U0188717

主编
William R. Jarvis

主译
胡必杰　高晓东　陈文森　潘珏

本内特和布拉赫曼医院感染

Bennett & Brachman's HOSPITAL INFECTIONS

7th Edition

上海科学技术出版社

图书在版编目（C I P）数据

本内特和布拉赫曼医院感染 / （美）威廉 R. 贾维斯 (William R. Jarvis) 主编 ; 胡必杰等主译. -- 上海 : 上海科学技术出版社, 2024. 7
书名原文: Bennett & Brachman's Hospital Infections ,7th edition
ISBN 978-7-5478-6647-4

Ⅰ. ①本… Ⅱ. ①威… ②胡… Ⅲ. ①医院－感染－预防(卫生)②医院－感染－控制 Ⅳ. ①R197.323

中国国家版本馆 CIP 数据核字(2024)第 099052 号

本内特和布拉赫曼医院感染
主编　William R. Jarvis
主译　胡必杰　高晓东　陈文森　潘　珏

上海世纪出版(集团)有限公司
上 海 科 学 技 术 出 版 社　出版、发行
(上海市闵行区号景路 159 弄 A 座 9F－10F)
邮政编码 201101　www.sstp.cn
山东韵杰文化科技有限公司印刷
开本 889×1194　1/16　印张 38.75
字数 1400 千字
2024 年 7 月第 1 版　2024 年 7 月第 1 次印刷
ISBN 978－7－5478－6647－4/R・3021
定价：198.00 元

本书如有缺页、错装或坏损等严重质量问题，请向印刷厂联系调换

内容提要

本书是国际上一部经典、权威的关于医院感染预防与控制的专著，由国际上极具影响力的感染预防与控制专家 William R. Jarvis 主编，并邀请了世界各地该领域的知名专家参与编写。本书译自原书第 7 版，在上一版的基础上更新了医院感染预防与控制的基本知识、循证证据，并介绍了最新进展，以及与 COVID - 19 相关的内容。

本书重点突出，特色鲜明。首先，全面阐述了医院感染流行病学的基本内涵和理论，几乎涵盖了所有医院感染预防与控制相关领域，包括重点部门、易感人群和重要病原体感染等，紧扣医院感染预防与控制领域的热点、重点和难点，侧重于临床实践，并介绍了该领域国际上最新的研究进展。其次，本书采用大量的循证数据，对临床上常见的一些医院感染预防与控制相关问题进行了权威解读，并给予切实可行的指导和建议。

本书配有大量图表，权威性强、指导性强，是医院感染预防与控制专业人员、临床医务人员及相关管理与研究人员必备的参考书和工具书。

致 谢

感谢我的妻子 Janine 和我们的孩子 Danielle、Ashley，感谢你们一如既往的支持和鼓励；感谢你们拥有的独特的能力，让我感到平静、踏实，让我能理性地看待一切事物，让我可以持续不断地努力来减少医疗保健相关感染，并提升全世界患者的安全和治疗效果。

译者名单

主译

胡必杰　高晓东　陈文森　潘　珏

学术秘书

林佳冰　王美霞　杨　悦

译者

（按姓氏汉语拼音排序）

陈　翔　复旦大学附属中山医院
陈文森　江苏省人民医院（南京医科大学第一附属医院）
陈璋璋　复旦大学附属中山医院
崔一忻　复旦大学附属中山医院
方婷婷　复旦大学附属中山医院
高晓东　复旦大学附属中山医院
韩梦鸽　复旦大学附属中山医院
黄　桦　复旦大学附属中山医院厦门医院
黄英男　复旦大学附属中山医院
胡必杰　复旦大学附属中山医院
胡莉娟　复旦大学附属中山医院
金文婷　复旦大学附属中山医院
李　娜　复旦大学附属中山医院
李占结　江苏省人民医院（南京医科大学第一附属医院）
林佳冰　复旦大学附属中山医院
林蕾蕾　复旦大学附属中山医院
刘海霞　复旦大学附属中山医院
马玉燕　复旦大学附属中山医院
米宏霏　复旦大学附属中山医院厦门医院
缪　青　复旦大学附属中山医院

潘　珏　复旦大学附属中山医院
钱奕亦　复旦大学附属中山医院
沈　燕　复旦大学附属中山医院
史庆丰　复旦大学附属中山医院
苏　逸　复旦大学附属中山医院
孙　伟　复旦大学附属中山医院
汪邦芳　上海市老年医学中心(复旦大学附属中山医院闵行梅陇院区)
王美霞　复旦大学附属中山医院厦门医院
王萌冉　复旦大学附属中山医院
王青青　复旦大学附属中山医院
徐化洁　复旦大学附属中山医院
杨　悦　江苏省人民医院(南京医科大学第一附属医院)
姚雨濛　复旦大学附属中山医院
苑菲菲　复旦大学附属中山医院
袁　征　复旦大学附属中山医院
张　翔　江苏省人民医院(南京医科大学第一附属医院)
张　尧　复旦大学附属中山医院
朱庆堂　江苏省人民医院(南京医科大学第一附属医院)

编者名单

主编

William R. Jarvis, MD
President, Jason and Jarvis Associates, LLC
Hilton Head Island, South Carolina

编写者

Cybele Lara R. Abad, MD
Clinical Associate Professor
Division of Infectious Diseases
Department of Medicine
University of the Philippines, Manila, UP - PGH
Manila, Philippines

Sonali D. Advani, MBBS, MPH
Assistant Professor of Medicine
Medicine-Infectious Diseases
Duke University School of Medicine
Durham, North Carolina

George J. Alangaden, MD
Director, Transplant Infectious Diseases
Division of Infectious Diseases
Henry Ford Hospital
Detroit, Michigan

Jaffar A. Al-Tawfiq, MD
Consultant Internal Medicine and Infectious Disease
Medicine Department
Johns Hopkins Aramco Healthcare
Dhahran, Saudi Arabia
Adjunct Professor of Medicine
Department of Medicine
Indiana University School of Medicine
Indianapolis, Indiana
Adjunct Associate Professor of Medicine
Department of Medicine
Johns Hopkins University School of Medicine
Baltimore, Maryland

Deverick J. Anderson, MD, MPH
Professor and Director
Duke Center for Antimicrobial Stewardship and Infection Prevention
Duke University School of Medicine
Durham, North Carolina

Lennox K. Archibald, MD, PhD, FRCP, DTM&H
Consultant Infectious Disease Physician
Infectious Disease Section (Medicine)
North Florida/South Georgia Veterans
Health System
Malcolm Randall Veterans Administration
Medical Center
Gainesville, Florida

Matthew J. Arduino, MS, DrPH
Senior Advisor of Environmental Hygiene and Infection Prevention
Office of the Director, Division of Healthcare Quality Promotion
Centers for Disease Control and Prevention
Atlanta, Georgia

Hilary M. Babcock, MD, MPH
VP, Chief Quality Officer
BJC HealthCare
Professor of Medicine, Infectious Diseases
Washington University School of Medicine
St. Louis, Missouri

Pamela Bailey, DO, MPH
Associate Hospital Epidemiologist
Clinical Assistant Professor
Infectious Diseases
Prisma Health Midlands
Columbia, South Carolina

Thale C. Berg, RN, MPH
Senior Adviser
Department of Antibiotic Resistance and Infection Prevention
Norwegian Institute of Public Health
Trondheim, Norway

Carlos E. Bergallo, MD
Consultant
Infectious Diseases
Sanatorio Allende
Cordoba, Argentina

Martin C. Berli, MD
Deputy Team Leader, Technical Orthopedics
Department of Orthopedic Surgery
Balgrist University Hospital
Zurich, Switzerland

Noah C. Bierwirth, MD
Fellow, Neonatal-Perinatal Medicine
Division of Neonatology
Department of Pediatrics
University of Texas Health Science Center at San Antonio
San Antonio, Texas

David Birnbaum, PhD, MPH
Adjunct Professor
School of Population and Public Health
University of British Columbia
Vancouver, British Columbia, Canada Principal
Applied Epidemiology
Sidney, British Columbia, Canada

Henry M. Blumberg, MD
Professor of Medicine (Infectious Diseases)

Epidemiology and Global Health
Director, Clinical and Translational
Research Training Programs
Department of Medicine/Infectious Diseases
Emory University
Atlanta, Georgia

Robert A. Bonomo, MD
Professor and Director
Case VA CARES
Medicine, Pharmacology, Biochemistry,
Molecular Biology and Microbiology
Cleveland VA Medical Center and Case
Western Reserve University
Cleveland, Ohio

Gwen Borlaug, BSMT, MPH (also CIC, FAPIC)
Infection Preventionist
Borlaug Infection Prevention Services
Phoenix, Arizona

James I. Brooks, MD, FRCPC
Division of Infectious Diseases
University of Ottawa
Ottawa, Ontario, Canada

Joseph B. Cantey, MD, MPH
Associate Professor of Pediatrics
Division of Neonatology
Division of Allergy, Immunology, and Infectious Diseases
Department of Pediatrics
University of Texas Health San Antonio
San Antonio, Texas

Carol E. Chenoweth, MD, MS
Professor, Division of Infection Diseases
Internal Medicine, Department of Epidemiology
Michigan Medicine, University of Michigan
School of Public Health

Raymond Chinn, MD
Consultant, Infectious Disease and Infection Prevention
Healthcare-Associated Infections Program
Epidemiology and Immunization Services Branch
San Diego County, Health & Human
Services Agency
Consultant, Infection Prevention and Clinical Epidemiology
Stamp Metropolitan Medical Campus
San Diego, California

Jeffrey M. Collins, MD, MPH, MSc
Assistant Professor
Department of Medicine
Emory University School of Medicine
Atlanta, Georgia

Sara E. Cosgrove, MD, MS
Professor of Medicine
Division of Infectious Diseases
Johns Hopkins University School of Medicine
Baltimore, Maryland

Stephanie J. Dancer, BSc, MBBS, MD, MSc, FRCPath, DTM&H, FRCP(Ed), FESCMID, FISAC
Consultant Microbiologist
School of Applied Sciences
Edinburgh Napier University and NHS
Lanarkshire
Scotland, United Kingdom

Daniel J. Diekema, MD, MS
Clinical Professor
Internal Medicine and Pathology
University of Iowa Carver College of Medicine
Iowa City, Iowa

Charles E. Edmiston, Jr., MS, PhD, CIC, FIDSA, FSHEA, FAPIC
Emeritus Professor of Surgery
Division of Vascular Surgery
Medical College of Wisconsin
Milwaukee, Wisconsin

Michael B. Edmond, MD, MPH, MPA, MBA
Chief Medical Officer
WVU Medicine & University Health Associates
Vice Dean for Clinical Affairs
West Virginia University School of Medicine
Professor of Medicine
Division of Infectious Diseases
Morgantown, West Virginia

Jonathan R. Edwards, MStat
Research Mathematical Statistician
Division of Healthcare Quality Promotion
Centers for Disease Control and Prevention
Atlanta, Georgia

Kevin Escandón, MD, MSc
Researcher
Division of Infectious Diseases and International Medicine
University of Minnesota
Minneapolis, Minnesota

Peter B. Graves, BSN, RN, CNOR
Independent Perioperative Consultant
Clinical Solution, LLC
Corinth, Texas

David G. Greenhalgh, MD
Chief of Burns, Professor Emeritus
Department of Surgery
Shriners Children's Northern California
University of Northern California, Davis
Sacramento, California

Alice Y. Guh, MD, MPH
Medical Officer
Division of Healthcare Quality and Promotion
Centers for Disease Control and Prevention
Atlanta, Georgia

Rodrigo Hasbun, MD, MPH
Professor of Medicine
Division of Infectious Diseases
Department of Internal Medicine
UT Health McGovern Medical School
Houston, Texas

Mary K. Hayden, MD
The James Lowenstine Professor of Internal
Medicine and Professor of Pathology
Rush University Medical Center
Chicago, Illinois

David K. Henderson, MD
Senior Consultant
Clinical Center, National Institutes of Health
Bethesda, Maryland

Nicholas D. Hysmith, MD, MS
Medical Director of Infection Prevention and Hospital Epidemiology, Methodist Le Bonheur Healthcare
Medical Director of Associate Health, Methodist Le Bonheur Healthcare
Associate Professor of Pediatrics
University of Tennessee Health Science Center
Division of Infectious Disease
Department of Pediatrics
Le Bonheur Children's Hospital
Memphis, Tennessee

William R. Jarvis, MD
President, Jason and Jarvis Associates, LLC
Hilton Head Island, South Carolina

Mini Kamboj, MD
Associate Professor of Medicine
Division of Infectious Diseases, Department of Medicine
Memorial Sloan Kettering Cancer Center
Weill Cornell Medical College
New York, New York

Tommi Kärki, MA, RN
Expert Antimicrobial Resistance and Healthcare-Associated Infections
Disease Programmes (DPR) Unit,
Antimicrobial Resistance and Healthcare-Associated Infections Section
European Centre for Disease Prevention and Control
Stockholm, Sweden

Michael Kessler, MD
Clinical Assistant Professor
Infectious Disease Division, Department of Medicine
University of Wisconsin School of Medicine and Public Health
Madison, Wisconsin

Pete Kinross, MSc
Principal Expert Antimicrobial Resistance and Healthcare-Associated Infections
Disease Programmes Unit
Stockholm, Sweden

Eili Y. Klein, PhD
Associate Professor
Department of Emergency Medicine
Johns Hopkins School of Medicine
Baltimore, Maryland

Michael Klompas, MD, MPH
Professor of Population Medicine
Harvard Medical School
Hospital Epidemiologist
Brigham and Women's Hospital
Boston, Massachusetts

David T. Kuhar, MD
Director, Office of Healthcare Worker Safety
Team Lead, Hospital Infection Prevention Team
Division of Healthcare Quality Promotion
Centers for Disease Control and Prevention
Atlanta, Georgia

Anne M. Lachiewicz, MD, MPH
Associate Professor
Division of Infectious Diseases, Department of Medicine
University of North Carolina
Chapel Hill, North Carolina

David Leaper, DSc, MD, ChM, FRCS, FACS, FLS
Emeritus Professor of Surgery
University of Newcastle upon Tyne
Newcastle upon Tyne, United
Kingdom

Daniel P. Lew, MD
Honorary Professor
Geneva University
Geneva, Switzerland

Michael Y. Lin, MD, MPH
Associate Professor
Division of Infectious Diseases
Department of Medicine
Rush University Medical Center
Chicago, Illinois

Moi Lin Ling, MBBS, FRCPA, CPHQ, MBA
Director of Infection Prevention & Epidemiology
Singapore General Hospital
Director, Infection Prevention
Singapore Health Services Pte Ltd
Singapore, Singapore

Janice Lo, MBBS, FRCPA
Consultant Medical Microbiologist
Centre for Health Protection
Department of Health
Hong Kong S. A. R., China

Nasim Lotfinejad, MD
Research Assistant
Geneva University Hospitals
Geneva, Switzerland

Shelley S. Magill, MD, PhD
Medical Officer
Division of Healthcare Quality Promotion
Centers for Disease Control and Prevention
Atlanta, Georgia

L. Clifford McDonald, MD
Associate Director for Science
Division of Healthcare Quality Promotion
National Center for Emerging Zoonotic and Infectious Diseases
Centers for Disease Control and Prevention
Atlanta, Georgia

Ziad A. Memish, MD, FRCPC, FACP, FIDSA, FSHEA
Senior Infectious Diseases Consultant and Director
Research and Innovation Center
King Saud Medical City, Ministry of Health & College of Medicine
Alfaisal University
Riyadh, Kingdom of Saudi Arabia

Leonard A. Mermel, DO, ScM, AM (Hon), FACP, FIDSA, FSHEA
Professor of Medicine
Warren Alpert Medical School of Brown University
Medical Director
Department of Epidemiology and Infection Prevention
Lifespan Hospital System
Providence, Rhode Island

Robyn Mitchell, MHSc
Senior Epidemiologist
Public Health Agency of Canada
Ottawa, Ontario, Canada

Puja H. Nambiar, MD, MPH
Assistant Attending
Department of Infectious Diseases
Memorial Sloan Kettering Cancer Center
New York, New York

Priya Nori, MD
Associate Professor of Medicine (Infectious Diseases) and Orthopedic Surgery
Medical Director of Antimicrobial
Stewardship & OPAT
Montefiore Health System
Albert Einstein College of Medicine
Bronx, New York

Shannon A. Novosad, MD, MPH
Medical Officer
Division of Healthcare Quality Promotion
Centers for Disease Control and Prevention
Atlanta, Georgia

Belinda Ostrowsky, MD, MPH, FIDSA, FSHEA
Field Medical Officer
Division of Healthcare Quality Promotion
Centers for Disease Control and Prevention
New York, New York

Gopi Patel, MD, MS
Professor
Division of Infectious Diseases
Department of Medicine
Icahn School of Medicine at Mount Sinai
New York, New York

Priti R. Patel, MD, MPH
Dialysis Safety Team
Division of Healthcare Quality Promotion
Centers for Disease Control and Prevention
Atlanta, Georgia

Linda Pelude, MSc
Senior Epidemiologist
Public Health Agency of Canada
Ottawa, Ontario, Canada

Eli N. Perencevich, MD, MS
Professor of Medicine
Department of Internal Medicine
University of Iowa Carver College of Medicine
Iowa City, Iowa

Michael A. Pfaller, MD
Professor Emeritus
Department of Pathology
University of Iowa College of Medicine
Iowa City, Iowa
Consultant
JMI Laboratories
North Liberty, Iowa

Didier Pittet, MD, MS, CBE
Director, Infection Control Programme
Infection Prevention and Control Department
The University of Geneva Hospitals and Faculty of Medicine
Geneva, Switzerland

Diamantis Plachouras, MD, PHD
Principal, Expert Antimicrobial Resistance and Healthcare-Associated Infections
Disease Programmes Unit
European Centre for Disease Prevention and Control
Stockholm, Sweden

Gillian Ray-Barruel, RN, BSN, BA (Honours), Grad Cert ICU Nursing, PhD
Senior Research Fellow
Herston Infectious Diseases Institute
Alliance for Vascular Access Teaching and Research
The University of Queensland
Brisbane, Queensland, Australia

Erica E. Reed, PharmD, BCIDP
Lead, Specialty Practice Pharmacist,
Infectious Diseases/Antimicrobial Stewards
Department of Pharmacy
The Ohio State University Wexner Medical Center
Columbus, Ohio

L. Barth Reller, MD
Professor, Pathology and Medicine
Department of Pathology and Medicine
Duke University School of Medicine
Durham, North Carolina

Claire M. Rickard, RN, Grad Dip (Critical Care), PhD, FAAN, FACN, FAHMS
Professor of Infection Prevention and Vascular Access
Herston Infectious Diseases Institute & Alliance for Vascular Access Teaching and Research
Metro North Health & The University of Queensland
Brisbane, Queensland, Australia

Alaina S. Ritter, MD
Assistant Professor of Medicine
Division of Infectious Diseases and Global Medicine
University of Florida
Gainesville, Florida

Carlos Federico Romero, MD (Internal Medicine and Infectious Diseases)
Department of Infectious Diseases
Sanatorio Allende
Córdoba, Argentina

Victor Daniel Rosenthal, MD
Research Associate Professor
Department of Public Health Sciences
Miller School of Medicine & International Nosocomial Infection Control Consortium (INICC)
University of Miami
Miami, Florida

William A. Rutala, PhD, MPH, CIC
Director, Statewide Program for Infection Control and Epidemiology
Division of Infectious Diseases
Professor of Medicine
UNC School of Medicine
Chapel Hill, North Carolina

Nasia Safdar, MD, PhD
Professor
Department of Infectious Disease, School of Medicine and Public Health
University of Wisconsin
Madison, Wisconsin

Syed A. Sattar, MSc, Dip Bact, MS, PhD
Professor Emeritus of Microbiology
Faculty of Medicine
University of Ottawa
Ottawa, Ontario, Canada

Richard W. Schule, MBA, BS
Senior Director, Enterprise Reprocessing or Surgical Processing
Cleveland Clinic
Cleveland, Ohio

Kent A. Sepkowitz, MD
Deputy Physician-in-Chief for Quality & Safety
Memorial Sloan-Kettering Cancer Center
New York, New York

Wing Hong Seto, MBBS Sing, FRCPath, MRCP (Lond), FHKAM (Pathology)
Co-Director
WHO Collaborating Centre for Infectious
Disease Epidemiology and Control, School of Public Health
The University of Hong Kong
Hong Kong S.A.R., China

Daniel Shirley, MD, MS
Assistant Professor
Division of Infectious Diseases
Department of Medicine
University of Wisconsin School of Medicine and Public Health
Madison, Wisconsin

Bryan P. Simmons, MD
Clinical Professor of Medicine
University of Tennessee Health Science Center
Memphis, Tennessee

Rachael E. Snyders, MPH, BSN, RN, CIC, FAPIC
System Director, Infection Prevention
BJC HealthCare
St. Louis, Missouri

Elizabeth Soda, MD
Medical Officer

Division of Healthcare Quality Promotion
National Center of Emerging and Zoonotic Infectious Diseases
Centers for Disease Control and Prevention
Atlanta, Georgia

Maureen Spencer, MEd, BSN, RN, CIC, FAPIC
Infection Preventionist Consultant
Boston, Massachusetts

Michael P. Stevens, MD, MPH
System Healthcare Epidemiologist
Professor of Internal Medicine
West Virginia University
Morgantown, West Virginia

Kurt B. Stevenson, MD, MPH
Professor
Division of Infectious Diseases, Department of Medicine
The Ohio State University College of Medicine
Columbus, Ohio
Infectious Diseases
Boise VA Medical Center
Boise, Idaho

Terri L. Stillwell, MD, MPH
Clinical Assistant Professor
Division of Pediatric Infectious Diseases
Department of Pediatrics
University of Michigan, Michigan Medicine
Ann Arbor, Michigan

Emily K. Stoneman, MD
Associate Professor
Division of Infectious Diseases
University of Michigan
Ann Arbor, Michigan

Carl Suetens, MD
Principal Expert Healthcare-Associated Infections
Disease Programmes Unit
European Centre for Disease Prevention and Control
Stockholm, Sweden

Geehan Suleyman, MD, MLS (ASCP)
Medical Director of Infection Prevention and Control
Department of Infectious Diseases
Henry Ford Health
Detroit, Michigan

Nicola D. Thompson, MSc, PhD
Epidemiologist
Division of Healthcare Quality Promotion
Centers for Disease Control and Prevention
Atlanta, Georgia

İlker Uçkay, MD
Professor
Department of Infectious Diseases
Balgrist University Hospital
Zurich, Switzerland

David J. Weber, MD, MPH, FIDSA, FSHEA, FRSM
Charles Addison and Elizabeth Ann
Sanders Distinguished Professor
Departments of Medicine and Pediatrics
UNC School of Medicine and Department of Epidemiology
UNC Gillings School of Global Public Health
University of North Carolina
Chapel Hill, North Carolina

Robert A. Weinstein, MD
Professor
Department of Medicine
Rush University Medical Center
Chairman of Medicine Emeritus
Cook County Hospital
Chicago, Illinois

Sharon F. Welbel, MD
Chief, Infection Prevention and Hospital Epidemiology
Cook County Health
Chicago, Illinois

Michael L. Wilson, MD
Professor of Pathology
Department of Pathology
University of Colorado School of Medicine
Aurora, Colorado

Christine Zirges, DNP, ACNS-BC, CIC, FAPIC
System Director, Infection Prevention
Center for Clinical Excellence
SSM Health
St. Louis, Missouri

中文版序一

尽管现代医学正在迅猛发展，医疗保健相关感染（healthcare-associated infection，HAI）仍然是一个全球性难题，既影响患者的安全和健康，又给医疗系统带来沉重负担。《本内特和布拉赫曼医院感染》作为这一领域的权威著作，多年来一直为无数医务人员和研究者提供宝贵的指导和支持。

自 Ignaz Semmelweis 在 19 世纪首次提出手卫生的重要性以来，感染控制领域已经取得了显著的进步。如今，我们拥有更加科学的手卫生指南、先进的无菌操作技术、有效的抗微生物药物管理方案，以及更广泛的感染监测系统。然而，由于不断出现的耐药菌株，以及与时俱进的医疗技术，新的挑战层出不穷，尤其是耐药菌感染引发的医院感染。据预测，至 2050 年，全球每年直接或者间接死于耐药菌感染的人数可达一千万。

事实上，从国家卫生健康委员会到地方医院和各种医疗机构，我们深刻地意识到医院感染对患者的巨大影响。随着人口老龄化加剧，住院患者免疫力低下、住院时间延长，医院感染的威胁将更普遍，风险也将更高。但即便是今天，我们仍然会忽略医院感染控制专家及其工作成效在患者获益和医院发展中的重大贡献，以至于各大医疗机构感染控制团队的人才建设极具挑战。归根结底，是未能真正了解拥有一支感染控制团队（通常由公共卫生专家组成）的价值。

本书特别提到了医疗机构内感染控制专家的作用，以及如何在医疗机构内建立一支医院感染控制专家团队。通过阅读与理解本书中相关内容并付诸实践，可以逐步建成一支优秀的医院感染控制专家团队，可进行疾病监测和数据分析，包括收集、分析和解读疾病发病率和患病率的数据，识别和追踪疾病模式、趋势和暴发；建立和维护疾病监测系统，及时检测和报告传染病和非传染病的流行情况；设计和实施感染控制计划，预防 HAI 的发生；制定并推广最佳实践指南，指导医务人员正确使用个人防护装备、执行手卫生措施和进行环境消毒；在疾病暴发或出现公共卫生危机时，迅速评估情况并及时采取有效的应对措施。本书提供了这些工作的具体流程与系统性建设方案。

本书还重点介绍了医院内抗微生物药物的管理流程和模式。耐药菌感染是医疗机构内感染的高风险事件。由于治疗失败率高，引发的结果更为严重。围绕抗微生物药物耐药而展开的工作形成了多学科体系，与医院感染控制密切相关。抗微生物药物的合理使用则是这个体系中的重要环节，需要感染科、病理科及药剂科与行政部门充分参与并共同制订、实施抗微生物药物管理计划，防止抗微生物药物的滥用和耐药菌的产生。应监控抗微生物药物的使用情况，根据实际情况调整用药策略，以确保抗微生物药物的有效性。

此外，本书基于最新的研究成果、临床实践经验和先进的预防控制策略，深入探讨了各类 HAI 的病因、流行病学、诊断方法、预防措施和治疗策略，还系统介绍了一些临床常见的 HAI，如中央导管相关血流感染、导管相关性尿路感染、呼吸机相关性肺炎和艰难梭菌感染。无论是感染病学、各相关学科专家，还是临床医生、护士、医院管理者和公共卫生工作者，本书都将是一本宝贵的参考书。

通过本书，我们可隐约看到未来医院感染控制学科的模式，其将由力量不亚于医院内任何一个临床科室的专业团队组成，该团队将通过科学研究、数据分析和公共卫生实践，致力于减少疾病负担、保护和促进人群健康，并在传染病和非传染病的预防和控制、健康政策制定、健康教育和应急响应等方面发挥至关重要的作用。

作为一名长期致力于感染病学研究和临床实践的医生，深知对于广大患者而言，医院感染的巨大风险，也更加了解建立一个科学、高效的医院感染控制队伍，以及打造医院感染控制体系的艰难。系统、权威的医院感染相关教科书和专著是开始一切行动的指南，然而长久以来，我们一直缺乏这样一本兼具权威性与实操性的指导用书。因此，特别感谢复旦大学附属中山医院胡必杰教授团队，他们不仅在医院感染控制的临床实践中为国内同道提供了宝贵经验，还为医院感染控制相关知识的传播和学科建设付出了大量心力。胡教授团队为本书的精准翻译做出的贡献，将为我国医院感染控制事业的发展带来深远的影响。我相信，在我们的共同努力下，医院感染能最大限度地被有效控制，未来的医疗环境将更安全、更高效，患者的健康和安全将会得到更好的保障。

在此，也向所有为本书做出贡献的译者、研究人员及出版社表示最深的敬意。你们的辛勤工作和智慧结晶将继续照亮感染控制的道路，推动全球医疗事业不断向前迈进。愿本书成为各位在对抗 HAI 路程中的有力工具，助力打造更安全和更高效医疗环境。

张文宏

教授、主任医师、博士生导师

国家传染病医学中心主任

复旦大学附属华山医院感染病科主任

2024 年 6 月

中文版序二

医疗保健相关感染是在医疗机构中发生的各种感染，一直是医疗界关注的焦点。近年来，随着医学科学和技术的不断进步，针对医疗保健相关感染的预防和控制也取得了一系列新进展。新型的消毒、灭菌技术，以及医疗器械材料的改进、手卫生和个人防护措施等方面的创新，有效地减少了病原的传播。医疗机构已借助大数据分析和人工智能技术，使医疗保健相关感染的监测和管理更加精准和实时，为感染控制提供了可靠的依据和途径。感染预防和控制离不开医务人员的积极参与和专业能力，现代医疗机构应通过加强感染预防和控制意识的宣传、举办培训课程和开展模拟演练等方式，提高医务人员对感染预防和控制工作的重视程度和应对能力，有效降低感染风险。

本书是国际感染控制领域顶尖专家的权威之作，内容涵盖了医疗保健相关感染总论、重点部门和重点环节、地方性和流行性医院感染等各个方面，涉及最新的病原微生物、抗微生物药物、消毒灭菌技术，以及感染监测和管理的国际最佳实践。此外，本书还着重介绍了一些成功案例和先进经验，这些宝贵的资料可供我国医疗机构借鉴和参考。

本书不仅填补了国内感染预防和控制领域的学术空白，更为国内相关感染控制工作者提供了与国际同行接轨的机会，有助于促进国内感染预防和控制水平的提升，为我国的医疗卫生事业做出更大的贡献。

后 COVID－19 时代，感染控制面临新形势和新挑战。在大流行冲击下，人们发现了既往感染控制措施的薄弱环节，亟需总结并吸取其中的经验、教训，加强抗微生物药物管理；对于难以预料的新发、再发传染病的预防和控制，以及灾害医学中的感染控制，需要重新进行研究并形成新的预案。对此，本书中许多更新的知识定有裨益。

最后，希望本书可以陪伴一直在感染控制领域默默奉献的医务人员，愿你们能够通过本书获得更多的知识和技能，以保障患者和自身的安全和健康。

何礼贤

教授

上海市院内感染质控中心原主任

复旦大学附属中山医院呼吸科原主任

2024 年 6 月

中文版前言

医疗保健相关感染/医院感染是全球公共卫生负担，也是严峻的临床挑战。随着医疗技术的不断发展，外科手术种类和数量日益攀升，大量侵入性和有创诊疗技术被普遍应用；此外，肿瘤放疗、化疗，以及抗微生物药物、糖皮质激素和免疫抑制剂被广泛应用，人口老龄化程度不断提高，人类疾病谱显著改变，这些因素均使医院感染问题越来越突出。同时，耐药菌感染加剧了医院感染的严重性和复杂性。2024 年，世界卫生组织（World Health Organization，WHO）更新了“细菌类重点病原体目录”，将碳青霉烯类耐药鲍曼不动杆菌、三代头孢菌素耐药肠杆菌目细菌、碳青霉烯类耐药肠杆菌目细菌和利福平耐药结核分枝杆菌列为关键优先级，将甲氧西林耐药金黄色葡萄球菌、碳青霉烯类耐药铜绿假单胞菌等 7 种细菌列为高度优先级，这些常见的多重耐药菌感染，在临床上越来越难治疗，不仅显著增加医疗费用，而且对患者的健康和生命构成严重威胁。

一些新发传染病，如 COVID-19、严重急性呼吸综合征、中东呼吸综合征、埃博拉出血热、甲型 H1N1 流感和高致病性禽流感等不断出现；结核、艾滋病、乙型肝炎和丙型肝炎等依然严重威胁人类健康，甚至在医院出现了相关聚集性感染，这些给医院感染管理和患者安全带来了极大的挑战。

WHO 一直致力于通过患者安全活动和全球手卫生运动，积极、有效地预防和控制医院感染。我国系统性的医院感染管理起于 1986 年，在各级卫生行政部门的领导和支持下，医院感染管理人员队伍与组织建设、工作模式与防控体系、法规制度与学科建设等从无到有，经历了从最初被轻视、然后逐渐受到关注、最终得到重视的转变。在 2003 年的 SARS 疫情后，越来越多的医务人员开始意识到医院感染危害的严重性，并开始关注如何进行有效的医院感染预防和控制。医院感染管理工作由仅进行监测发展到多方面管理，基础感染控制，如清洁、消毒和隔离工作普遍得到加强。2006 年，我国发布了《医院感染管理办法》，对医院感染管理提出了新的要求。在 2006 年由卫生部启动的“医院管理年”活动、2009 年开始的“医疗质量万里行”活动及 2011 年重启的等级医院复评审工作中，医院感染管理均被视为一项重要的内容，与“健康中国”战略下推动“以治病为中心”向“以人民健康为中心”的转变相契合，有力推动了我国的医院感染管理进一步系统化、规范化、标准化。目前，各省市每年都会举办各类医院感染培训班和学术会议，每所医院都在进行针对医院感染的新职工岗前培训，不少医院还通过举办“医院感染宣传周”等活动，促进医院感染预防和控制知识的普及和感染控制文化的建设。

在见证我国医院感染预防和控制体系日趋成熟、组织建设日趋健全、信息化建设飞速发展、医务人员的意识逐步增强、医院感染总体发病率明显下降的同时，我们必须清醒地看到，十多年来，国际上医疗保健流行病学和感染控制领域的理论、实践和科学研究也在高速发展，并取得了巨大成绩。当前，医院感染管理重点由早期的感染监测和控制，正快速转向全面的感染预防和患者安全保障，以及质量改进。全球在如何减少医院感染方面开展了大量临床研究，并据此制定或更新了一系列循证感染预防和控制指南。为促进这些预防和控制指南在临床实践中全面推广应用，许多国家从教育培训、集束化(组合干预)措施、核查和监督制度、文化建设等着手，提高医务人员对科学预防感染的认知度和预防措施的执行率，更提出了对可预防的医院感染"零容忍"的理念。自 2008 年起，对于可预防的医院感染，如中央导管相关血流感染，美国保险公司不再支付诊疗费用，而改由医院承担，迫使医疗机构主动实施更有效的医院感染预防策略。

近些年的资料显示，我国的医院感染发病率仍明显高于欧美等部分发达国家水平。呼吸机相关性肺炎的发病率约为美国的 5 倍，一些多重耐药菌的检出率也明显高于国际平均水平。究其原因，部分与我国广大医务人员，包括卫生行政管理人员、医院领导，以及很多医院感染管理专业人员、疾病预防控制中心消毒防疫人员，对现代医院感染的内涵、范畴和学科体系的认识严重不足有关。他们对于医院感染管理的内涵的认识，仍停留于传统的消毒隔离、环境微生物检测等基础感染控制层面，对国际上最近推行并快速发展的循证感染预防知之甚少。

复旦大学附属中山医院感染诊疗与防控中心牵头，创办了上海国际医院感染控制论坛(Shanghai International Forum for Infection Control，SIFIC)，迄今已经 20 年了。该论坛的宗旨是以全球视野，引进国际先进的医院感染管理理念，不断推进我国的循证感染预防和控制实践。近年来相继出版了《医院感染预防与控制标准操作规程(参考版)》《SIFIC 医院感染预防与控制最佳实践丛书》《SIFIC 医院感染预防与控制临床实践指引(2013 年)》《SIFIC 医院感染防控用品使用指引(2014—2015 年)》《SIFIC 医院感染预防与控制操作图解》《贝勒和斯科特诊断微生物学(中文版)》等一系列实用、有指导价值的工具书，受到同道的关注和好评。在胡必杰教授的带领和团队成员的共同努力下，复旦大学附属中山医院感染诊疗与防控中心于 2020 年获得上海市质量金奖。

为了更加全面、系统地介绍近年来国际上医院感染预防和控制领域的最新进展和成就，复旦大学附属中山医院感染诊疗与防控中心领衔，与江苏省人民医院感染管理处合作，共同将目前国际上最具影响力的医院感染巨著 *Bennett and Brachman's Hospital Infections*(第 7 版，2023 年出版)翻译成中文，供我国同道学习、参考。本书能让读者了解医疗保健流行病学和医疗保健相关感染预防与控制领域的最新进展，推动医疗保健流行病学和感染控制领域的发展——直至实现对可预防医疗保健相关感染的"零容忍"。

本书紧紧围绕医院感染预防与控制领域的热点、重点和难点，全面阐述了医院感染流行病学的基本内涵和理论，几乎涵盖了所有医院感染预防和控制相关领域、易感人群和重要病原体的知识。此外，本书基于循证感染控制理念，采用大量流行病学研究和循证实践案例的数据，对临床常见的医院感染预防与控制相关问题进行了分析，并提出了预防医疗保健相关感染项目的成本效益分析方法，非常贴近临床实践工作。本书翻译和审校团队包含不同专业领域，如临床医学、护理学、临床药学、检验医学、公共卫生学、医院管理学等领域的骨干和专家。从获得本书版权开始，翻译团队倾注了大量的心血和热情，力求使本书的翻译做到信、达、雅。

2008年,美国疾病预防控制中心提出了“医疗保健相关感染(healthcare-associated infection)”的概念,旨在与已有的“医院获得性感染(hospital acquired infections)”相区分,前者指与医疗活动紧密相关的感染,而不只是后者限定的仅在医院内获得的感染。目前,国际上更倾向于用“医疗保健相关感染”替代“医院获得性感染”,近十年来也已逐步得到国内同行的广泛认可。尤其在COVID-19后,越来越多的人意识到,面对新发传染病疫情时,医疗保健相关活动将深入社会的每个角落,此时相关感染的风险会更加明显。我们尊重原著,保留书名中“医院感染”——hospital infection——的名称,在正文中也按照原著使用“医疗保健相关感染”——healthcare-associated infection,或使用其缩写HAI。关于医疗保健相关感染,我国目前更广为接受的名称是“医院感染”,除非特别说明,读者可以将正文中的“医疗保健相关感染”统一理解为“医院感染”。

过去十年中,医疗保健相关感染控制的实践已经从仅在医院内进行监测和控制,转变为面向医疗机构,甚至包括家庭保健和康复养老机构等在内的所有门诊和住院患者,即应用于全流程的医疗保健相关活动中。相比于前一版,第7版邀请了全球相关领域的专家来共同阐述所有医疗保健相关机构亟待解决的各种感染控制问题。

本书是一部值得医院感染管理、预防和控制专业人员精读的感染控制案头书,也是适合感染病科、重症医学科等临床医生,医务处、护理部门、感染控制重点部门(ICU、消毒供应中心、透析室等)负责人,临床微生物学实验室研究人员,管理抗微生物药物的药师,以及主管消毒隔离的疾病预防控制中心相关技术人员细细研读的重要参考书。同时,本书也非常适合医学院校用作研究生或本科生课程的教材。

38年征程中,中国感染控制事业历久弥新。希望通过引进并出版这部国际上极具权威性和实用性的最新版本的感染控制专著,能让中国从事感染预防和控制工作,以及相关领域工作的医务人员,系统、全面地了解国际最新的动向和进展,让中国感染控制真正融入国际感染控制大家庭。

译者

2024年6月

英文版前言

医疗保健相关感染(healthcare-associated infection, HAI)的预防和控制已经成为全球共同努力的方向。尽管数十年来医院感染控制(以下简称感控)专业人员和其他对医疗保健流行病学感兴趣的学者把注意力集中在监测和控制 HAI 上,但是最近公众要求对可预防的 HAI 的预防控制问题进行问责,这在美国和其他国家引发了公开报告医疗保健相关感染率的风潮。美国国家和州的层面已经通过法案,要求公开报告 HAI,要求通过实施多模式策略或集束化预防措施来预防和控制这些感染。此外,世界卫生组织(World Health Organization, WHO)通过患者安全活动和全球手卫生运动,在预防和控制 HAI 中发挥了更积极、显著的作用。

不幸的是,严重急性呼吸综合征-2(severe acute respiratory syndrome-2,SARS-2)[①]的全球大流行使许多医疗保健机构不堪重负,并导致一些监管机构,如美国医疗保险与医疗补助服务中心(Centers for Medicare and Medicaid Services, CMS)暂停了对一些报告工作的要求,包括对重要的 HAI 的报告。来自美国疾病预防控制中心(Centers for Disease Control and Prevention, CDC)和其他机构的数据表明,在 SARS-2 大流行期间,随着 HAI 报告的暂停,HAI 发病率,包括中央导管相关血流感染(central line-associated blood stream infection, CLABSI)、导管相关性尿路感染(catheter-associated urinary tract infection, CA-UTI)、呼吸机相关事件(ventilator-associated event, VAE)和耐甲氧西林金黄色葡萄球菌(methicillin-resistant *Staphylococcus aureus*, MRSA)血流感染发病率均有所增加。严重急性呼吸综合征-1(severe acute respiratory syndrome-1,SARS-1)强化了感控对 HAI 预防的重要性。SARS-2 正向我们表明,如果监管机构暂停或取消对 HAI 预防的激励措施,以及对 HAI 发病率增加或提高的惩罚措施,那么在预防 HAI 方面取得的成绩可能会迅速被逆转。我们应该要意识到感染控制、HAI 预防和患者安全是关键要素,需要持续且不断增加的行政支持。

过去,大多数感染控制项目使用“标杆管理”或通过与国家监测数据或已发表的 HAI 发病率数据比较来衡量其有效性。换言之,如果医疗机构的 HAI 发病率等于或低于同类医疗机构的中位数[通常与美国 CDC 的国家医疗保健安全网络(National Healthcare Safety Network, NHSN)比较,以前是与(美国)国家医院感染监测(National Nosocomial Infections Surveillance, NNIS)系统比较],则没有必要采取进一步行动。然而,最近的实践

① 译者注:此处 SARS-2 应指 COVID-19。

说明，可预防的 HAI 比例超出了之前的预期。在一些医院，CLABSI 发病率低于每 1 000 个导管日 1 例。在一些医院，通过集束化的干预措施使 CA-UTI、手术部位感染(surgical site infection, SSI)、VAE 和呼吸机相关性肺炎(ventilator associated pneumonia, VAP)的发病率大大降低。此外，许多医院的多重耐药菌(multidrug resistant organism, MDRO)感染率大大降低，特别是 MRSA 及耐万古霉素肠球菌(vancomycin-resistant enterococcus, VRE)感染率。本书想让读者了解医疗保健流行病学和 HAI 预防与控制领域的最新进展，并提供工具以推动医疗保健流行病学和感控领域的发展——直至实现对可预防 HAI 的"零容忍"。

在过去的十年里，医疗保健流行病学和感控领域取得了巨大的进步。像医疗服务一样，医疗保健流行病学和感控领域已经从监测和控制医院的 HAI，转至面向所有住院和门诊医疗机构，包括长期护理机构、长期急症护理机构、康复机构、急症照护机构、急症过渡监护(acute step-down care)机构、过渡护理机构、门诊护理机构(如外科门诊中心、其他门诊部门、血液透析中心)甚至家庭保健领域等。感控被应用在整个医疗保健过程中。这些机构在医疗保健流行病学及感控上都有不同的问题需要解决。此外，医疗保健流行病学领域逐渐发展并包括了传染性和非传染性的过程。在本版中，我们邀请了全球该领域的专家来阐述这些问题。

本书各章节中近一半的作者是新加入的。此外，许多作者提供了美国以外的视角，包括资源匮乏国家的实践。我要特别感谢所有在 COVID-19 大流行期间，在承受医疗照护工作重担的非常困难的情况下，坚持为本书做出贡献的作者。因此，本书中的内容是全新的，涵盖了该领域的最新进展。我们试图从监测、预防、患者安全和质量改进等方面阐述医疗保健流行病学和感染控制的问题。我们阐述了医疗卫生机构的感染控制与预防，包括小型社区医院、大型转诊医疗中心、住院和门诊机构、重症监护病房、普通病房和外科手术室。我们提供了利用发病率和患病率进行监测的方法，包括来自美国 CDC NHSN 的 HAI 发病率监测方法，以及在西欧和世界各地更为普遍应用的 HAI 患病率监测方法。对于预防四大 HAI——CLABSI、CA-UTI、SSI 和 VAE——的当前和发展中的多模式策略或集束化措施，我们提出了一些想法。我们提供了 HAI 预防项目的成本和成本效益分析方法，并强调了预防 HAI 中最重要的多模式预防策略，重点关注推荐的干预措施所基于的循证证据。

抗微生物药物耐药病原体(antimicrobial-resistant pathogen, ARP)已经成为一个主要的公共卫生危机。自 20 世纪 70 年代以来，除了诸如丹麦、荷兰和澳大利亚西部等少数国家或地区，MRSA 已经在世界各地大多数的医疗机构流行起来。在过去的十年里，我们目睹医疗相关 MRSA (HA-MRSA)的流行情况发生了惊人的转变，而与此同时，社区相关的 MRSA (CA-MRSA)却增加了。医疗机构采用主动监测和隔离(active detection and isolation, ADI)的措施，包括筛查 MRSA 定植患者、对 MRSA 定植或感染的患者实施接触隔离、手卫生和环境控制(使用或不使用抗微生物药物控制)，使 MRSA 感染率显著下降，感控专业人员曾经不相信的很多事情变成了现实。这些干预还减少了 VRE 和艰难梭菌的感染。艰难梭菌相关疾病(*C. difficile*-associated disease)的出现，使人们将注意力集中在提升抗微生物药物管理和环境清洁消毒的重要性上。结果，病室终末消毒新技术，如过氧化氢蒸汽(或气体)和紫外线杀菌照射(ultraviolet germicidal irradiation, UVGI)被引入。泛耐药不动杆菌属以及最近耐碳青霉烯类肠杆菌科细菌(carbapenem-resistant Enterobacteriaceae, CRE)的出现，使得抗微生物药物管理的问题引起了更高度的重视。预防这些耐药细菌和其他多重耐药病原体的传播,有赖于可靠的感染控制措施的实施。提高对抗微生物药物的管理也许可以减少这些菌株的出现,但是只有彻底执行可靠的感控措施,才能阻止这些菌株在医疗机构中传播。鉴于这个问题十分重要,本书中几个章节从微生物学(耐药机制及检测方法)、流行病学(危险因素和传播模式)和干预(通过循证方法来预防这些病原体的出现或传播)等方面来阐述这一主题。

上一版出版以来,许多领域出现了争议。首先,出现了关于水平与垂直感控干预措施争论。我们提供了关于两者价值的数据,并鼓励读者仔细阅读原始文献,看看研究是如何完成的,以及真正的结果是什么。例如,大多数关于氯己定浴减少 HAI 的研究都是在重症监护病房进行的(不是在全院范围内),主要是减少 CLABSI(葡萄球菌属,特别是表皮葡萄球菌),而不是 CA-UTI 或 VAE。通常,这些研究的支持力度不足(underpowered),研究完成后需通过预设分析(ad hoc)以获得具有统计学意义的结果。其次,指南制定时更推崇随机对照试验(randomized controlled trial, RCT)和荟萃分析。如果仔细分析荟萃分析的结果,就会发现许多被纳入的研究支持力度都不足,总结出的结果/结论往往是由一两个被纳入的大型研究驱动的。将多个缺乏可靠性的研究与一个或两个可靠的大型研究——通常有许多设计上的差异——结合起来,能得出一个显著而有效的结论吗?再者,在某些情况下,证据力度较弱的结果成了已发布指南中的"教条"(dogma)。最近的一个例子是建议在手术过程中维持正常体温以降低 SSI 发生的风险。这是基于一项 25 余年前发表的关于结肠手术患者的 RCT。然而,这一建议已被纳入 HAI 预防指南、手术指南、骨科共识和麻醉学指南。最近发表的一项 RCT 显示,在外科患者中,积极维持体温正常与仅仅维持核心体温≥35.5℃相比,核心体温被积极维持在正常水平的患者 SSI 的发病率更高,而不是更低。一篇优秀的社论问到,在如此少的证据基础上,手术期间维持正常体温以减少心血管和 SSI 不良事件的建议是如何成为各大专业学科遵循的教条的?科学和证据应始终是我们预防 HAI 的指导原则。

医疗保健流行病学和感控行动不再仅在发达国家受到关注。HAI 的预防和控制已经是全球医疗机构中患者安全项目的一个关键组成部分。SARS-2、CRE、产超广谱 β-内酰胺酶的新型细菌等的全球流行,都说明了世界已经是一个紧密相连的地球村。因此,我们邀请了来自世界各地的知名专家阐述成功的感染预防和控制项目应重视的关键元素,如手卫生、大流感、冠状病毒和患者安全。我们希望通过汇集世界各地专家的观点,凝聚所有医疗保健流行病学和感控力量,并且更迅速地在全球医疗机构中提升感控和医疗保健流行病学水平。很多 HAI 的病理生理机制是相同的,无论患者年龄或地理位置如何不同。我们可以互相学习。瑞士的多模式策略在泰国也会奏效,反之亦然。全球各国所发表的感控和医疗保健流行病学的进展越来越多。我们应该学习彼此的经验,从而改善本地患者的结局。

过去十年中,感控在许多国家受到公众更多的关注。这导致了以下情况:HAI 发病率被公开报道;立法要求筛查指定的 MDRO,尤其是 MRSA;立法要求实施某一种多模式策略或预防 HAI 的集束化措施;减少或不予报销某些特定感染的费用;对出院后 30 日内患者再次入院的予以罚款;强调其他 HAI 预防策略。几十年来,我们已经知道感染预防和控制项目具有成本效益,预防 HAI 比治疗 HAI 成本更低。在过去十年,HAI 预防与控制已经取得了巨大的进步。SARS-2 已成为 HAI 预防的重大挑战,希望 SARS-2 能如之前的 SARS-1 一样，让患者和医院管理人员(以及监管机构)意识到HAI预防和控制项目的重要性。这是医疗保健流行病学和感染控制领域最激动人心的时刻之一，我们从事感控和医疗保健流行病学工作的医务人员应该带头，把我们在HAI预防和控制方面已经和正在取得的进展，传授给医务人员、医院管理者、立法者、患者及其他人。医疗保健流行病学工作和感控团体应该从本书中学习大量更新的知识，并确保全面实施预防干预措施，使可预防的HAI尽量得到控制，并最终实现可预防的HAI都得到预防的目标。我们已经进入了对可预防的HAI“零容忍”的时代，现在更多的HAI是可预防的，超出了过去的想象。如果预防HAI至关重要，那么就必须采取行动！

——William R. Jarvis，MD

President

Jason and Jarvis Associates，LLC

(杨悦 译；米宏霏 校)

目　录

第1篇　医疗保健相关感染总论　1

第2篇　重点部门和重点环节　197

第 3 篇　地方性和流行性医院感染　311

扫描二维码
可阅读本书参考文献

第 1 篇

医疗保健相关感染总论

General Consideration of Hospital Infections

第1章

Belinda Ostrowsky • Priya Nori
(杨悦 译;米宏霏 校)

医疗保健相关感染流行病学

Epidemiology of Healthcare-Associated Infections

引言和重要性：流行病学在医疗保健机构中的角色拓展

“epidemiology(流行病学)”这个词来源于希腊语单词 epi(在……之上)、demos(人或人群)和 logos(词或理由)。其字面意思“研究人群中发生的事情”已经延伸到对历史上流行性疾病的研究[1,2]。哈佛大学公共卫生学院将流行病学定义为“研究人群中疾病发生的频率、分布及其决定因素。流行病学家采用的方法很多,但流行病学研究的最终目的都是预防或有效控制人类疾病[3]”。多年来,本书讨论的对象主要是住院患者,医院获得性或医院感染的术语也一直被沿用。近年来,随着医疗保健范围的不断扩大,不同类型医疗保健机构(包括医院、长期照护机构、长期急症护理机构、康复机构、门诊护理机构和门诊手术中心)之间的联系愈加紧密,本章将使用一个更恰当的术语——医疗保健相关感染(healthcare-associated infection, HAI)[适当的时候,HAI 与医院(nosocomial)感染可以交互使用][4]。

根据 2002 年的数据,仅在医院,每年就约有 170 万例 HAI 导致的感染和 9 万例 HAI 导致的死亡。最近的数据表明情况有所改善,但仍然显示,每 31 名住院患者中就有 1 名发生 HAI[4,5]。医疗机构现在照护的患者的病情更复杂,出现越来越多伴免疫功能缺陷、多种并发症的患者,以及需要重症监护病房(intensive care unit, ICU)级别护理的患者。侵入性设备的总体使用和持续时间增加了,侵入性操作的数量和类型也增加了。医院普查(hospital census)越来越多,导致许多医疗机构工作人员短缺,工作人员与患者人数之比下降。此外,过去的几十年间,出现了多重耐药菌(multidrug resistant organism, MDRO)和新型病原体[6]。

所有这些都使预防和控制 HAI 面临的挑战增加[6,7]。无论如何,最近的数据表明,可预防的 HAI 的占比比以前估计的要高[8]。全国各地的医疗机构都采用了集束化干预措施,预防措施的应用已使 HAI,如中央导管相关血流感染(central line-associated bloodstream infection, CLABSI)和手术部位感染(surgical site infection, SSI)大幅减少[9-12]。

在 21 世纪初,艰难梭菌感染的发病率和严重程度急剧增加。在北美和欧洲,发生了艰难梭菌高毒力菌株(BINAP1)的地区性暴发,而这个毒株以前并不常见。毒素产生增加及其他毒力因子存在可导致更严重的并发症和难以治疗的疾病、入住 ICU、切除结肠和死亡[13,14]。尽管有所改善,但艰难梭菌仍是社区医疗保健流行病学界面临的挑战。除了感染预防和环境控制策略,还需要制定正式的抗微生物药物管理政策,解决广谱抗菌药物的过度应用问题[15,16]。

自本书上一版出版以来,很多州通过立法要求医院报告特定的 HAI 数据[17]。专业的感染控制和医疗保健流行病学组织协助政府立法,并推动政策落地[17-20]。每个州能够选择报告的 HAI 类型、特定的措施和报告机制。大部分州已经从疾病预防控制中心(Center for Disease Control and Prevention, CDC)①国家医疗保健安全网络(National Healthcare Safety Network, NHSN)获取了相关术语定义、模板和报告[17-21]。

此外,医疗保险与医疗补助服务中心(Centers for Medicare and Medicaid Services, CMS)为了一系列旨在减少医院获得性并发症的质量措施,创建了“医院获得性并发症(hospital-acquired conditions, HAC)”词条。CMS 的相关政策于 2008 年 10 月生效,对 10 种(入院时不存在的)HAC 不再报销,其中 3 种是 HAI,如 ICU 中的 CLABSI[21,22]。此外,为了与相关政策保持一致,自本书上一版面世以来,正式的抗微生物药物管理计划现在需要在整个医疗保健领域进行。这些项目促使医院领导和管理人员将重点从 HAI 和抗微生物药物耐药病原体的数据统计转移到预防和改善患者安全上来(见第 13 章)。

现在人们普遍认识到,公共卫生和医疗保健部门必须合作,共同应对 HAI 风险、抗微生物药物耐药性和新型病原体的挑战。自 2009 年以来,卫生部门已经从 CDC 的流行病学和实验室能力合作协议中获得了资金和其他支持,用于建立和维持预防医疗保健相关感染的州级计划[23]。

2009 年 H1N1 流感疫情暴发考验了医疗保健系统[24],2012—2013 年许多医疗保健流行病学家领导他们的团队应对埃博拉病毒,这为应对未来的威胁做好了准备[25,26]。尽管严重急性呼吸道综合征冠状病毒 2 型(severe acute respiratory syndrome coronavirus 2, SARS-CoV-2)或

本文中的发现和结论均为作者观点,不代表 CDC 的官方立场。

① 若无特殊说明,本书的 CDC 均指美国 CDC。——译者注

COVID-19 的流行给医疗保健流行病学界带来了前所未有的挑战，但能认识到感染预防和控制项目的重要性是人们期待已久的结果[26]。总体而言，上述内容和其他新发传染病的出现突显了个人医疗保健机构和更大的公共卫生组织架构（包括州和地方的 HAI 项目）之间应协调、合作的整体需求[24-26]。

最近出现的挑战展示了感染预防和医疗保健流行病学项目在医疗保健机构中的重要作用。医疗保健流行病学团队拥有严格审查不良事件和设计研究评估风险因素和干预措施影响（即用流行病学的力量影响 HAI 的预防和控制）的技能。

考虑到上述情况，本章的重点是回顾流行病学的基本原则，特别是强调这些原则在 HAI 中的应用。本书早期版本（《医院感染》[1]）的第一章由感染病流行病学和医院感染领域的杰出先驱 Brachman 博士编写，经受住了时间的考验。本章大部分内容没有改变，但更新了包括新的术语、先进的流行病学方法、更新的案例，以及与 HAI 相关的基本流行病学原理的参考文献的内容。

术语和定义

感染与定植

尽管一些术语，如感染、感染性疾病、亚临床感染和定植经常被使用，但这些术语之间的细微差别却常容易让人混淆。“感染”指某种微生物在宿主体表或体内成功进行繁殖。“感染性疾病”指因感染引起的体征和症状，通常伴随生理学改变和器官损害[1,27]。

如果感染仅引起免疫反应，而没有引起明显的临床疾病，则是一种“亚临床或隐性感染”。“定植”意味着宿主体内或体表存在某种微生物，且微生物能生长和繁殖。当微生物被分离时，宿主没有因此出现明显的临床表现或可检测到的免疫反应[1]。“亚临床或隐性感染”是指宿主和微生物之间的一种状态，微生物存在而没有明显的临床症状，但可检测到宿主和微生物之间相互作用的免疫反应，例如某种血清学反应、某种皮肤试验结果转变或某种对来自病原微生物抗原的白细胞的增殖反应[1]。因此，检测免疫反应的特殊检测技术对于区分定植与亚临床感染也许是必要的，但这样的检测技术通常难以获得。

微生物能从携带者或定植宿主中获得（即被培养出来），当分离出微生物时，宿主并无明显的临床表现[1,27]；带菌者可能存在由该微生物引起的疾病史，如伤寒或艰难梭菌感染。

定植是内源性菌群发展的一种自然过程。在新生儿中，这个过程发生在分娩之后的数天到数周之内，此后新生儿的正常菌群与成人相似[28]。无论定植什么时候发生，定植在 HAI 的发生中均起到重要作用。在很多情况下，定植是感染的必要条件。在感染控制/医疗保健流行病学中，定植是一个持续引起激烈争论的话题，因为其涉及筛查 MDRO 定植的政策和实践。那些主张筛查和采取积极感染控制措施/隔离的人认为（存在菌群）定植的患者是未被发现的感染源储存库，而抗菌治疗对此的治疗效果是极其有限的[29-31]。对定植者进行系列筛查是卫生部门和医疗机构采用的 CDC 控制新型和目标 MDRO 策略（CDC's Containment Strategy for Novel and Targeted MDRO）的一个组成部分，该策略还包括快速鉴定、目标感染控制评估、医疗机构之间的协调联动反应和直到传播得到控制的持续评估和筛查[32]。

那些反对进行筛查的人则对有限的资源/成本、竞争性挑战和对支持筛查的实践的数据可靠性存在一些担忧[31,33]。研究发现，当耐甲氧西林金黄色葡萄球菌（methicillin-resistant *Staphylococcus aureus*，MRSA）和其他多重耐药菌感染患者在医院里被隔离时，这些接触隔离措施会减少医务人员（healthcare worker，HCW）和探视者的数量，但能增加离开病房后的手卫生依从性。减少探视者数量和增加手卫生依从性对预防 HAI 的传播十分重要，但临床医生和流行病学家需要同时考虑这些干预措施的利弊，包括对患者心理健康的影响和护理认知[33]。

传播和相关概念

传播或微生物排出（shedding of microorganism）是指生物体从携带者转移到周围环境的过程[1]。可通过采集空气、医院物体表面或其他可能存在微生物的无生命物体中/上的样本来证实。（微生物）排出研究可在专门建造的用于量化传播的房间进行。虽然排出研究偶尔对证明非常规传播也有用[34]，但是它们通常在识别导致感染聚集的携带者方面没有任何作用。在医院里，通过对携带者的接触者中发生的 HAI 进行监测来识别传播。

在一些医院，为了识别出特定病原体（如新生儿重症监护病房中的 MRSA）携带者，可能通过对无症状的医务人员进行（细菌）培养来调查。即使在暴发的情况下，此类调查缺乏实际相关性且成本高昂，反而会对实际工作造成误导。这种做法仅能识别出培养结果呈阳性的人，本身不能将（菌群）定植人群中的传播者与非传播者区分开来。这种做法可能会错误地把医务人员识别为“感染源”，并对其工作场所产生严重的影响。实际上，培养调查应该基于可靠的监测和流行病学调查，以识别潜在的感染源[35]。

在某些情况下，携带者的传播可能受到不相关疾病（如二次感染）的影响[35]。

“污染”是指微生物短暂存在于体表（如手），无组织侵袭或生理反应。污染也指微生物存在于无生命物体的表面或内部。

医疗保健相关感染/医院感染

在本书早期版本里，医院获得性感染或医院感染被定义为在医院里发生或住院期间获得的微生物导致的感染。如上文所述，医疗保健流行病学的服务和范围正在不断扩大。现在 CDC 对 HAI 的定义是：患者因其他状况在接受治疗过程中获得的感染，或医务人员在医疗环境中履行职责时获得的感染[4]。在 21 世纪初，CDC 的医院感染项目转变为医疗保健质量促进专职部门，以体现其预防 HAI 的更积极的立场[4]。

在 20 世纪 70 年代早期，CDC 的（美国）国家医院感染监测（National Nosocomial Infections Surveillance，NNIS）

系统得到发展，用于监测 HAI 的发生率及其相关危险因素和病原体[36,37]。CDC的NHSN成立于2005年，整合了NNIS和另外两个CDC监测系统，即透析监测网和国家医疗保健人员监测系统。NHSN数据的收集、报告和分析被分为6个部分：患者安全、医疗保健人员安全、生物预警、长期照护机构、透析和门诊流程组成部分。根据具体的模块协议，NHSN(分别)使用了标准化的方法和定义。几十年前，NNIS只包含约300家医疗机构，而目前已有超过25 000家医疗机构参与NHSN系统[38,39]。自本书上一版出版以来，NHSN推出了各种新的模块。例如，抗生素使用和耐药性(Antibiotic Utilization and Resistance，AUR)模块，旨在收集和评估抗微生物药物使用和(或)耐药性数据，以便为抗微生物药物管理干预措施提供信息，并减少抗微生物药物耐药病原体引起的感染[40]。NHSN迅速应对COVID-19大流行，提供了国家数据，以捕捉长期护理机构和透析诊所中的SARS-CoV-2病例趋势，并为疫情暴发的应对和其他预防行动提供信息。

NHSN的HAI监测不用于临床/治疗决策[38,39]，而是为了标准化和识别HAI的趋势。在任何HAI暴发调查中，一个重要的初始步骤是对明确HAI"病例"的定义。此外，统一定义的使用对于来自整合系统(如NHSN)的机构内部或机构间的数据比较至关重要[38,39]。

NHSN对HAI的定义：一种因感染性病原体或其毒素产生的不良反应所引起的局部或全身性疾病，在进入医院或机构时不存在或不处于潜伏期。对于细菌性HAI，这意味着感染通常在入院48 h后变得明显(即典型的潜伏期)。由于潜伏期随病原体类型和患者基础疾病变化，因此每个感染病例必须单独评估。

有两种特殊情况通常被视为HAI，即由通过产道引起的新生儿感染和在医院内获得但出院以后才变得明显的感染。大多数HAI在患者住院时就有明显的临床表现；然而，不同研究提供的出院以后被发现的SSI的发生率差异很大[41]。由于手术后的住院时间在持续缩短，许多SSI可能在患者出院后几周都不会被发现，患者也不会再次入住当初手术的医院。在这些情况下，感染的潜伏期比患者初次住院的时间长。这种情况也见于一些新生儿感染和产后女性乳房感染。

有两种特殊情况通常不认为是HAI，即① 入院时感染并发症已经存在，除非病原体改变或症状强烈提示获得了新的感染；② 已知或被证明为经胎盘获得的新生儿感染(如弓形虫病、梅毒)，并在出生后48 h内变得明显。患者进入医疗机构时存在的处于潜伏期的感染也不认为是HAI，它们是在社区获得的，除非它们是因为近期暴露于医疗保健相关因素获得的。但社区获得性感染可感染其他患者或医务人员，因此必须纳入医院相关感染。

可预防与不可预防的HAI是重要的概念。例如，在接触两名患者的尿液收集装置之间不进行手卫生的医务工作者可能会将病原体从第一位患者传递给第二位患者，可能导致尿路感染(urinary tract infection，UTI)。在患者之间进行手卫生可阻止这种感染的发生。然而，回顾性地去鉴定此类事件是很困难的，必须与患者因内源性菌群(如大肠杆菌)导致的感染区分开来。通常，识别个体获得HAI的精准传播模式是具有挑战性的。相同的感染可能通过多种方式发生，而且并非所有的传播方式都是可以预防的。

不可预防的感染是指尽管采取了所有可能的预防措施但仍会发生的感染，如内源性菌群引起的免疫抑制患者的感染。过去估计所有HAI中大约30%是可预防的[1]；但最近的研究表明ICU患者的CLABSI几乎可以被消除，这提示可以预防的HAI比例可能更高，即便是在免疫抑制患者中[5,8,9]。许多机构和地区正在联手启动感染预防集束化措施，包括手卫生、最大无菌屏障、含醇洗必泰消毒皮肤、最佳穿刺位置和适当的维护、每日评估、尽早拔除导管[8,9,12]。(感染)暴发，特别是由共同传播媒介导致的暴发，究其根本，通常是可以预防的；但暴发与聚集性病例仅占所有HAI中相对较小的比例[42,43]。绝大多数HAI为流行性感染。由于意识到许多HAI，特别是那些与设备相关的是可以预防的，专业组织已经分享了一系列更有效的集束化措施和最佳实践方案[10]。然而，持续采用公认的有效预防和控制措施，如基础手卫生和标准预防措施，是减少HAI最重要的独立因素[11,12]。

来源：内源性(自体性)或外源性

另外两个术语——内源性(自体性)和外源性——有助于理解HAI。内源性感染由患者自身菌群引起，外源性感染是由患者体外其他来源的传播引起的。对于内源性感染，患者要么是在入院时就已经被微生物定植，要么是住院期间的某个时刻被微生物定植。可能并不是总能区分出HAI中的微生物是外源性的还是内源性的，因此人们使用"自体感染"表明感染源于患者自身菌群，而不用考虑感染发生的时间[1]。关于当前社区或医院中流行的感染性疾病或微生物的信息可能有助于区分这两种来源。例如，在20世纪90年代，如果一位患者感染了MRSA，可能会被认为这种感染是在医疗保健机构里获得的。但在过去几十年里，社区获得性MRSA有所增加[44]，这可能有助人们在医疗保健相关因素和使用抗微生物药物之外理解这些社区感染。通过生化和敏感性测试，以及分子分型(如以前的脉冲场凝胶电泳和目前的全基因组测序)确定的微生物学特征可能有助于确定引起这些感染的病原体是医疗保健来源还是社区来源。

病例发生谱

通常HAI聚集可通过临床微生物学、感染控制监测数据，或由细心的实验室工作人员和临床医生发现[35,45]。一旦监测到聚集性病例，工作人员必须评估这是否真正为一次需要关注的暴发。正如之前所讨论的那样，建立(HAI)病例的定义标准对于识别尽可能多的病例是至关重要的。对聚集性病例出现期间和出现前一段时间内的发生率(如基线发病率)进行比较，能确定是否发生了一次暴发。一些定义，包括散发、地方性流行(高度地方性流行)、暴发和大流行，有助于描述疾病频率。

"散发"是指偶尔和不规则发生的事件，没有任何特定的模式。"地方性流行"是指疾病在一个特定的地理区域和有限的人群中持续频繁发生，并超过了特定的时间段。“高度地方性流行”是指在有限区域内疾病的发生呈逐渐增加的趋势，超过预期数量，但还不能确定疾病是否将达到大流行的程度。“大流行”是疾病发病率明显增加，超过预期的地方性流行或基线发病率。“暴发”常常与大流行交替使用，但许多使用暴发的情况意味着局部发病率增加（如在某个医院的病房），并没有达到大流行或广泛传播的水平[1]。“大流行”是指跨越国界在全球发生的流行病疫情，而且通常会影响很多人[1]。

术后患者的偶发气性坏疽感染是散发感染的一个例子。地方流行性 HAI 表示由相同微生物引起的感染经常发生，发生率大致稳定，通常被认为是在预期的可接受范围之内。21 世纪早期，“高度地方性流行”被用于描述在很多急症照护或长期照护医疗机构中艰难梭菌 B1NP1 菌株的高水平感染[46]。在医疗保健机构，大多数暴发被证明是小的聚集性感染病例[42,43,47]。本章后面将对暴发进行详细讨论。

在“流行曲线”中根据时间绘制“病例”分布直方图可帮助确定一次暴发的存在（对比散发或地方性感染），并形成关于传播模式的假设[46-50]。这能简单地在方格纸上实现，或通过使用各种软件包，如 Microsoft Excel 或 PowerPoint 实现。关于“流行曲线”建立的详细步骤在“描述流行病学”部分进行了阐述（表 1.2 和图 1.1）。

疾病频率测量——发病率、患病率及相关指标

识别 HAI 时非常重要的问题是能够量化疾病或事件的发生频率（如病例计数）。两种最常用的疾病频率指标是患病率和发病率。我们将回顾与频率测量相关的 HAI 问题，以及发病率（发病密度和累积发病率）和患病率。在医疗保健流行病学中，每一种指标都有各自的用处及优缺点（表 1.1）。

发病率是在特定时间段内、特定人群中，新发生病例的数量（见第 6 章）[51]。患病率是对现状的测量而不只是测量新发疾病，指的是特定时间段内患有某种疾病的人数（见第 7 章）[51]。

发病率可以用几种方法来描述。发病密度（也被称为发病率）是在一定的高危人群中，特定人时（住院日或医疗机构日）范围内新发事件（疾病发病）的数量[51,52]。发病密度通常仅用于于第一次发生的事件（第一次 HAI，如 CLABSI），同一个体第二次发生的事件不作为独立事件统计（即一旦某患者已经发生过一次 HAI，那其更有可能再次发生）。高危人群包括尚未发生第一次事件的所有患者。一旦某患者发生了第一次 HAI，其将不再是高危人群并因此将被排除。从未发生过 HAI 的患者的住院/医疗机构日数均计入第一次事件总危险日数，但已经发生了感染的患者的第一次事件总危险日数仅为其第一次感染发生前的住院日数。

由于第一次事件仅是一个数字，因此发病密度的单位是“1/时间”。在医疗保健流行病学实践中，HAI 发病率通常表示为 1 000 个住院/医疗机构日中发生第一次事件的数量（通常是每 1 000 个住院日中发生 10 次以内或 100 次以内事件）[53,54]。使用发病密度的优点是能调整观察的时间并从日常风险的影响中分离出暴露的持续时间。在医疗保健流行病学中，比较短时间和长时间住院，以及外周静脉导管（peripheral intravenous line，PIV）和中心静脉导管（central venous catheter，CVC）的差异时，利用发病密度特别实用[52,53]。两种情况下，第二组暴露于风险的时间都比第一组更长。

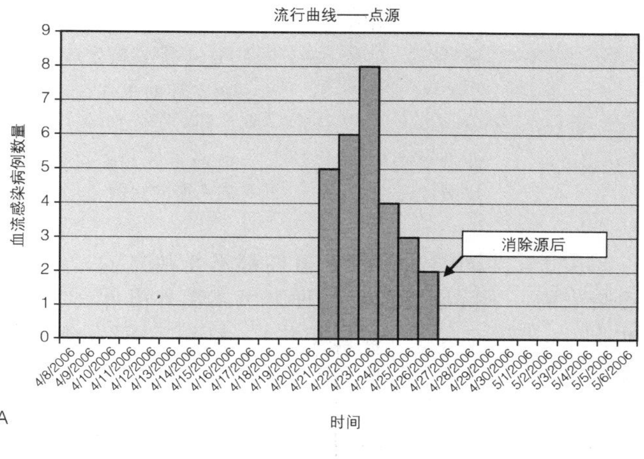

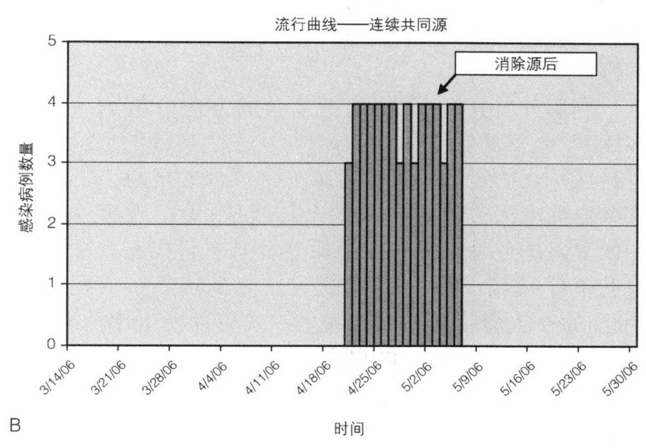

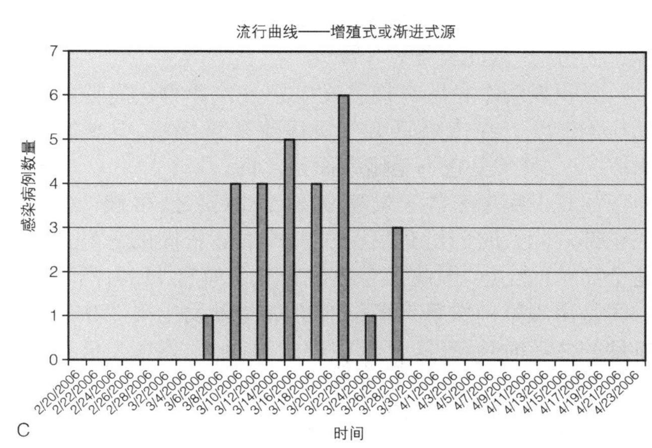

图 1.1 流行曲线实例。A. 点源：该流行曲线表示一次点源暴露。患者均暴露于相同感染源，曲线迅速上升到峰值，当感染源被消除后随即回落。B. 连续共同源：该流行曲线表示一次连续共同感染源的暴发。暴露于感染源的时间延长了，因此曲线峰值比点源暴露的流行曲线低。消除感染源后曲线向下迅速下降。C. 增殖式或渐进式感染源：该流行曲线为暴露于增殖式或渐进式感染源。每个病例都是后一个病例的感染源。通常会因人-人传播引起多个峰值。

表 1.1 疾病发生指标(发病率和患病率)

相关指标	其他名称	定义/公式	单位	医疗保健流行病学中的应用	
				优点	缺点
发病率		一定时间内发生新事件或疾病的数量	例/时间,率		
发病密度	发病比率	危险观察时间内发生的第一次事件的数量	1/时间	第一次事件数量/1 000 住院日 允许调整时间并分离出暴露持续时间	无法统计第二次事件和继发事件
累积发病率	罹患率	全部第一次事件的总和 第一次事件的全部危险人时总和	无单位,用%表达	有助于点源暴露的情况	不能区分第一次事件和其他事件,不能解释与时间有关的风险的差异
患病率	时点患病率,患病比例,患病比率	某一时间点存在疾病或状况的人群的比例	比例,%	用于时点患病率调查,如横断面研究	受发病率和持续时间影响

由于多个研究表明继发事件都不是独立的,发病密度带来的一个问题是如何处理继发或额外事件(如第二次 HAI,即第二次医疗保健相关 CLABSI)。第一条指导原则是,对于 HAI 的定量分析而言,把这些非独立事件数量相加,将其总和作为分母,过于简单化了,容易产生误导[54]。第一次事件和每一个继发事件实际上都是下一次感染的危险因素,这就是为什么最好只分析第一次事件的原因。

利用分层分析,可使用更复杂的方法分析第一次和多因素/继发事件[54]。例如,对每次发生事件的危险人群进行区别化的定义[51]:发生第一次事件的危险人群将由那些以前未患过这种疾病的个体组成;第二次事件或第一次复发的危险人群将限于那些曾经有且仅有一次经历过此事件(感染)的人,依此类推。直到疾病第一次发生为止,每个人应将时间都计入第一次事件发生率的分母。一旦第一次事件发生,即应停止将时间计入第一次事件发生率的分母,而应开始将时间计入第二次事件发生率的分母。当发生了第二次事件时,应立即停止将时间计入第二次发生率的分母,而应该开始计入第三次事件发生率的分母,依此类推。

累积发病率是所有最终发生第一次事件的危险人群的比例[51-53]。在传统感染性疾病流行病学中,这称为罹患率[52]。事实上它不是比率而是比例。

累积发病率来源于发病密度,简而言之,可被认为是在全部危险人时内所有第一次事件发病密度的总和。这是个简单的比例,因此没有单位。对于所有 HAI,所谓的时间是出现第一次感染事件或出院时未发生第一次感染事件的住院时长(在医疗机构内的时间)。累积发病率有一定的局限性。首先,应对所有危险人群进行随访以确定他们是否发生第一次事件。但患者的住院时间并不相同或相同时间内的风险不同。同时,HAI 与时间相关,将住院时间不同的患者间的 HAI 发病率进行比较具有误导性。当考虑 HAI 来自点源时,如受污染的液体或 SSI(手术为点源),累积发病率具有特别的用途[52-54]。

过去,通常使用每 100 个出院患者中感染病例数量计算出的累积发病率报道 HAI。这种汇总方式和描述的缺点之一是,无法区分是不同患者的第一次感染还是同一患者的多重感染(比如,每 100 个出院患者中有 10 例次感染,这 10 例次感染可以都来自某个非常复杂的患者,也可以来自 10 个不同的健康患者,或其他极端情况;说明这种汇总方式的临床意义与流行病学意义是多么不同,以及可能需要采取的干预措施多么不同)。另一个缺点是,一个患者可以被多次计数,没有考虑到统计学中数据的独立性(独立性丧失),从而使比较变得困难[52]。

与发病率关注重点事件不同,患病率关注的是疾病状态。"患病率"被定义为特定时间内患有疾病的人口的比例[53]。其也常被表达为时点患病率、患病比例和患病比率。患病率取决于发病率和病程。患病率随其中任意一个的增加而增加。对医疗保健流行病学而言,最有用的指标是来自某个横断面研究的时点患病率[32][即某一天在某个特定病房开展的时点患病率调查,通过培养检测耐万古霉素肠球菌(vancomycin-resistant *Enterococcus*,VRE)、耐碳青霉烯类肠杆菌科细菌(carbapenem-resistant *Enterobacteriaceae*,CRE)、耳念珠菌或 MRSA 的定植/感染]。在 COVID-19 大流行期间,调查了所有养老院 SARS-CoV-2 阳性的时点患病率。这可以识别特定时点内的问题(病原体或疾病)负担,有助于定义存在的问题,指导进一步调查及资源配置。值得注意的是,由于个体的进入或退出,人群是动态变化的;因而患病率随测量时机而变化。

流行病学方法

一般而言,描述性、分析性和实验性流行病学技术都可用于研究 HAI。描述流行病学是评价 HAI 的基础,用于监测和暴发调查。一旦最初的问题通过描述流行病学被阐明,应用分析性和(或)实验性方法进一步研究能发现更多关于这个问题的信息,验证最初的结果,证实或反驳假设(包括识别危险因素、潜在关联或来源),以及评价防控措施的效果。

描述流行病学包括病例报告和病例分析。病例报告是对单个患者临床特征的描述。病例分析是对多个患者的报告。这些研究/文章很容易准备，可用于向医疗保健流行病学界通报新出现的威胁。这些研究还可产生其他进一步研究的假设。这类研究的缺点是患者数量有限，研究结果可能不能外推至其他人群。此外，没有与其他组别进行比较。病例报告通常发表在影响力较低的期刊上，除非描述的是一种真正的新型病原体，比如发表在《新英格兰医学杂志》(*New England Journal of Medicine*)上的关于中国和西欧 SARS-CoV-2 感染的早期报告[55]。

分析性研究部分将讨论病例对照研究和队列研究，两者都是在医疗保健流行病学中经常使用的比较性研究，以发现暴发、识别危险因素和探索潜在关联。其他医疗保健流行病学的分析性研究包括生态学研究或横断面研究。实验性研究方法包括随机对照试验(randomized control trial，RCT；很少用于医疗保健流行病学)和类实验研究(评价非随机化的干预措施)。

描述流行病学

描述流行病学研究探讨疾病发生的时间、地点和人群[1,38]；每种疾病的"病例"的特征首先通过对这三种属性描述展现。当整合和分析个案数据时，应阐明关于暴发或疾病问题的参数。接下来将讨论一般描述性流行病学和特定医疗保健流行病学中出现的有关时间、地点和人群的问题。

时间

有四种需要考虑的时间趋势：长期趋势、周期性、季节性和短期波动[1]。长期趋势是某种疾病发生的长远趋势——换言之，即在一段时期内发生的变化。例如，医疗保健中真菌性血流感染(bloodstream infection，BSI)将会逐渐增加，包括非白念珠菌和唑类耐药的菌株[56]。周期性趋势表现为长期趋势的暂时性中断，常常反映人群对疾病整体易感性的变化。例如，甲型流感每 2～3 年会出现一个高峰，反映了这种疾病的周期性趋势，通常是甲型流感病毒抗原漂移的结果。季节性趋势是指每年疾病发病的变化与季节相关。一般来说，当环境有利于疾病传播时，某种特别的感染病的发生会增加。例如，社区获得性和医疗保健相关性急性呼吸道感染在秋、冬季高发，此时传播增强，因为室内环境有利于传播且循环的空气中含有未经过滤的感染性飞沫。

传染源和宿主因素可能影响其时间趋势。例如，医疗保健相关不动杆菌属感染有季节性趋势，在夏、秋季节高发，可能与湿度增加或水温升高有关[57]。第四种时间变化是短期波动或以发病率上升为特征的某种疾病暴发。

如前所述，利用图展示"病例数"能帮助确认暴发的存在、来源、传播模式、暴发现况和评价干预措施的影响。流行曲线的整体形状取决于许多因素的相互作用：媒介的特征(即致病性、载量和潜伏期)、传播方式、宿主因素(即易感个体的易感性和集中程度)以及环境因素(即温度、湿度、空气流动和物表清洁程度)。绘制流行曲线的步骤见表 1.2[47-50]。

表 1.2　流行曲线建立步骤

步骤
步骤 1：确定发病日期
步骤 2：设置时间间隔
步骤 3：建立 X 轴开始和结束时间
步骤 4：画刻度线并标注时间间隔
步骤 5：为每个病例分配相等的面积
步骤 6：在图上画出病例数量
步骤 7：在图上标记关键事件并添加图形标签
步骤 8：解释流行曲线
步骤 9：通过特征观察流行曲线

改编自：美国疾病预防控制中心，课堂流行病学课程。Epidemiology in the classroom. https://www.cdc.gov/careerpaths/k12teacherroadmap/classroom/index.html；Centers for Disease Control and Prevention. Principals of Epidemiology in Public Health Practice. 3rd ed. 2012. https://www.cdc.gov/csels/dsepd/ss1978/ss1978.pdf。

当解释流行曲线时，查看曲线的整体形状有助于确定暴发如何扩散到整个人群以及可能的疾病早期诊断(如果是未知疾病)。简单来说，流行曲线可采取三种主要模式(图 1.1)[48]。在点源流行中，在有限的特定时间内，暴露于同一感染源的人们通常处于潜伏期内。这种曲线往往快速上升并在顶部有一个明确的峰值，随后逐渐下降。有时，在点源暴露后的潜伏期或一定时间间隔内，可能会出现一个波。这被称为二次传播性点源。

在连续共同源流行中，可能出现暴露于感染源的时间被延长多达超过 1 个潜伏期的情况。如果共同感染源被消除，这个曲线下降的斜率可能会非常大；如果任由暴发进展直至自行消散(即影响到所有易感者)，则曲线会下降得很平缓。

当一个病例作为继发病例的感染源，这些继发病例又作为后续病例的感染源，就形成了增殖式(渐进源)流行。这种曲线通常包含一系列连续的更大的波峰，反映出由人与人接触所导致的病例数增加，直到易感者全部发病或实施控制措施。

事实上可能出现混合传播模式，这种流行曲线可能同时包括点源病例和增殖式病例。

COVID-19 疫情中体现了流行曲线的价值和实用性。大众和媒体非常依赖这一工具去追踪非药物干预措施和"封城"、季节性波动、旅行、新变异株的出现和疫苗传播等对全球疾病的影响随时间变化的趋势。

地点

虽然 ICU 很少成为 HAI 暴发的源头，但在医疗机构中，ICU 中发生的 HAI 还是在总体 HAI 中占据很大比例。在对 HAI 的调查中，可能涉及三个不同的地点。第一个地点是患者疾病被诊断的地点，第二个地点是患者和感染性病原体发生接触的地点。如果涉及感染传播的媒介，第三个地点则是传播媒介被污染的地点。为实施最恰当的防控措施，有必要对这三个进行区分；可能有从特定的角度去控制感染进一步扩散的做法，但如果感染源持续污染新的传播媒介，则可能无法阻止新病例的出现。

例如，在一起医疗保健相关沙门菌病的暴发中，当感染发展时，患者遍布整个医院的各种病房。对病房中的每个患者执行了控制措施。但是，患者与感染源接触的地点是放射科，用于消化道X线检查的钡餐被沙门菌污染。钡餐在放射科被污染，最终是在那里实施的预防措施终止了这场暴发[1]。

由于患者常在医院病房或诊疗单元之间移动，可能很难将一场暴发归因于某个特定的地点。可计算医院其他区域的感染率，并将其与病例聚集区域的进行比较，以帮助确定暴发的位置[35]。此外，利用散点图标示医院或ICU中病例的地理位置，可能有助于找到传播的位置或传播模式[35,48-50]。

人群或宿主

描述流行病学的第三个组成部分是人群。应对与个人相关的宿主因素进行仔细评估，包括年龄、性别、种族、免疫状态、免疫力，以及可能影响疾病（急性或慢性）易感性的基础疾病、治疗或诊断环节、药物治疗和营养状态。从本质上讲，任何会影响疾病发展的宿主因素都必须被考虑并描述。增加患者发生疾病可能性的因素被称为危险因素。

年龄也是疾病暴发来源的一个重要线索。如果在一家医疗机构内的共同源暴发涉及所有年龄的患者，则暴发来源至少分散在几个病房。另一方面，如果涉及流行的所有患者都是产后女性，调查范围可缩小至产科或母婴病房。

应考虑到治疗过程也许同样重要。如果由相同微生物引起的BSI患者都接受过静脉输液治疗，常见的静脉输液来源可能是疑似的暴发原因。

此外，对内源性的宿主危险因素的认知非常有用，因为可计算单独的特定风险率，然后比较有类似风险的患者的HAI。在医疗机构中，疾病严重程度是暴发的一个重要混杂变量[58]。急性生理与慢性健康评分（Acute Physiology and Chronic Health Evaluation Ⅱ，APACHE Ⅱ）和诊断相关分组（diagnosis related group，DRG）是众所周知的用于评估疾病严重程度的指标[58,59]。这些指标被用于预测ICU患者的死亡风险和医护人员资源的安排。在儿科，疾病严重程度评分包括经校正的损伤严重程度评分（modified abbreviated injury severity score，MISS）和新生儿急性生理学评分（Score for Neonatal Acute Physiology，SNAP），用于评估新生儿与儿童人群[60,61]。这些疾病严重程度评分已被用于预测死亡率，而且当评估HAI的危险因素时，可能对控制疾病的严重程度是有用的。

分析流行病学

在已经进行了描述流行病学回顾和建立了假设之后，还需进一步的研究以确定暴发的来源，比如当暴发与高死亡率或严重疾病相关时、当新的或不常见病原体或传播方法被识别时，或在已实施控制措施的情况下暴发依然持续。此外，这些方法中的指标被应用于监测。监测数据常通过描述性方法进行分析，说明需要分析性研究来定义疾病的某些特征。分析性/比较性研究的选择取决于资源、暴发的时间、规模和影响（即死亡率）。

我们应回顾一些基本的流行病学原则，同时重点关注它们如何变化或如何应用于HAI。这些基本原则包括研究设计/方法（重点是病例对照或队列研究，但也包括生态学和横断面研究）、关联指标、关联强度和偏倚/混杂。虽然本章不是流行病学概论的入门，但仍会提及一些关键内容。

研究设计/方法

两种常用的分析方法包括病例对照研究和队列研究。在这两种研究中，我们都能寻找到因果关系。病例对照研究从结果（病例）入手，寻找宿主因素和暴露因素；而队列研究从潜在的致病因素入手，并对其致病效应进行评价。病例对照研究和队列研究也分别被称为回顾性研究和前瞻性研究；但是，这两种研究方法都可以是回顾性或前瞻性的。回顾或前瞻代表对特定数据收集的时间参照系：在回顾性研究中，在事件发生后收集数据；在前瞻性研究中，在事件发生前或发生时收集数据。

- *病例对照研究* 病例对照研究中，将病例组患者与对照组患者（没有不良结局或感染但存在暴露风险的人）进行比较（设定比例为1∶2或1∶3）。病例对照研究的优点是费用少、耗时短和重复性好，常被用于急性疾病的调查，因为流行病学家通常是在问题被发现后才抵达现场，或者研究时流行高峰期已结束。其也可用于评价一些可能存在的相关暴露和可能已经持续了很长时间的暴发/问题。

这种研究类型的主要难点之一是如何选择合适的对照组[62]。

在ICU暴发中，由于其患者与普通住院人群差异很大（如病情更重、使用的器械更多、侵入性操作更多和静脉用药更多），因此其他ICU患者可能更适合作为对照组[47,63,64]。在一些研究中，对照组可与病例组在某些因素上进行配对，例如年龄、性别或其他已知的可对结局产生影响的因素。为了寻找有关艰难梭菌的抗微生物药物管理的最佳方案，一个多中心病例对照研究中使用了6个不同的对照组。尽管注意到一些差异，但无论选择哪个对照组，都发现使用抗菌药物与艰难梭菌检出高度相关[65]。一般来说，首选随机选择的对照组[53,54]。关于配对研究的两个问题是，配对分析需要特殊的统计学技能，以及当完成配对后，不能再比较病例组和对照组患者之间的已配因素[66]。

最近，有人尝试使用倾向性评分进行更复杂的匹配。有一篇文章比较了这种方法与传统的多元分析方法在分析肠杆菌相关血流感染中的优缺点。研究结论是，当使用观察性数据估计因果效应时，倾向性评分分析总体上比传统回归分析更有利。然而，与所有使用观察性数据的分析方法一样，残余混杂依然存在；只能解释被测量的变量。此外，倾向性评分分析并不能弥补研究设计缺陷和存疑的数据准确性[67]。

通过回顾病例组患者的医疗记录，可以确定一些潜在的感染源与危险因素。在病例对照研究中，比较病例组患者和对照组患者是否存在危险因素，观察这些（危险因素）暴露是否在病例组中更多，以确定其与暴发的关联。使用标准化的数据收集形式有助于对暴露的系统性回顾。

收集过多暴露信息是一些医疗保健相关暴发处置中的误区。其实应该仅仅评价生物学上合理的暴露。其基本原则是，如果暴露因素在低于 30％病例中出现，那么即使它在病例组中比在对照组中更多见，也不太可能成为暴发的源头（归因危险度——可归因于某种特定暴露的发病/风险的数量或比例）[63,68,69]。

还应了解两个与错误相关的重要的统计学知识。第一类错误（α 错误），得到差异有统计学意义的结论，而实际不存在差异。在病例对照研究中，评估许多因素或暴露时，这类错误可能会发生。在多重检验中，可能会发现关联存在统计学意义，但实际上得到的是假阳性结果。通常，这些假阳性关联仅是接近具有显著性差异（P 值接近 0.05），相关性较弱且缺乏生物学上的合理性。要避免检查与临床不相关或生物学上不可信的因素，对多个变量进行多次检验可以明确变量与结果的关联[66,70]。对于与暴发无关的其他研究，最好提前制订一个用于收集和分析变量的计划以预防这个问题。如果要进行多重比较，有一些方法可以“校正”，其中之一是增加判定具有统计学意义的阈值（例如，将 P 从<0.05 提高到<0.1）[71]。

第二类错误（β 错误），是实际上与疾病相关，但经统计学检验被认为没有关联。这类错误与功效的概念有关。把握度（检验效能）为 $1-\beta$。在研究中，这些概念受样本量的影响很大。在设计研究方案时，可以确定病例组和对照组样本的数量。在暴发情况下，病例的数量明显受限。HAI 暴发/研究的关键是规模较小且某些关联可能无法达到统计学意义；但得到的趋势仍然可能具备临床意义[72]。

另一个有争议的地方是，收集病例组和对照组患者中研究变量的时间跨度应该多长。对于那些审查医疗记录的人来说，这一点应该明确界定。在一次 ICU 暴发调查中，病例组患者的暴露数据收集从入住 SICU（surgical intensive care unit）到被诊断发生黏质沙雷菌 BSI 当天；对照组患者数据收集从入住 SICU 开始，到病例组患者发生黏质沙雷菌 BSI 的中位时间（7 天）或到离开 SICU（如果对照组患者在 SICU 入住时间少于 7 天）。病例组和对照组患者的暴露时间应该是相似的[63]。对于病例组患者，应收集疾病发生前的暴露数据。例如，对于艰难梭菌感染应收集确定携带艰难梭菌的前几天或几周的抗微生物药物暴露，而不是收集定植前数年用药史。同样，暴露数据的回溯收集应符合生物学合理性。对于对照组，应收集相似的一段时期，而不是整个住院期间。否则，病例组表现出的差异可能归因于对照组（从入院到出院）与病例组（从入院到发病）患者的暴露时间不同。

病例对照研究仅证实病例组患者比对照组更可能暴露于潜在的危险因素。在病例对照研究中，可以计算比值比（odds ratio，OR），它可近似估计相对危险度（relative risk，RR）并衡量条件与暴露或危险因素之间的关联强度（图 1.2）[66,73]。

因素		结局：存在（病例）	结局：不存在（对照）
因素	存在（暴露）	A	B
因素	不存在（非暴露）	C	D

相对危险度

暴露组的患病危险 = A / (A+B)

非暴露组的患病危险 = C/ (C+D)

$$相对危险度 = \frac{A / (A+B)}{C / (C+D)}$$

比值比

病例组的暴露比值 = A / C

对照组的暴露比值 = B / D

$$疾病比值比 = \frac{A/C}{B/D} = \frac{AD}{BC}$$

相对危险度和比值比之间的关系

当疾病罕见时，B>>A，且 D>>>C

$$相对危险度 = \frac{A / (A+B)}{C / (C+D)} \sim \frac{AD}{BC} = 比值比$$

图 1.2　2×2 表格实例和相关定义（效应或关联、相对危险度和比值比）。

引自：Freeman J. Quantitative epidemiology. In：Herwaldt LA，Decker MD，eds. *The Society for Healthcare Epidemiology of America — A Practical Handbook for Hospital Epidemiologists*. Slack；1998：205－213。

引自：Gerber J. Epidemiologic methods in infection control. In：Lautenbach E，Malani P，Woeltje KF，Society for Healthcare Epidemiology of America，eds. *Practical Healthcare Epidemiology*. 4th ed. University of Chicago Press；2018。

改编自：Gordis L. A pause for review：comparing cohort and case-control studies. In：Gordis L，ed. *Epidemiology*. W. B. Saunders；2000：180－183，with permission from Elsevier。

• 队列研究　在队列研究中，可评估整个人群（如从 2022 年 6 月到 2022 年 12 月期间入住 ICU 的所有患者）；并可评价与未发病/感染的人相比，在那些发病或感染的人中，何种暴露更常见。如前所述，队列研究既可以是前瞻性的，也可以是回顾性的，这取决于研究开始时间与研究结局发生时间的先后关系。研究对象被分为暴露组和非暴露组，然后随访一段时间以确定他们是否发病，这就是前瞻性队列研究。如果研究在结局已经发生后进行，这是回顾性队列研究。在任何一种研究中，对象的选择都基于他们对研究变量的暴露情况，并根据结局的发生情况对他们进行比较。

队列研究的主要优点（与病例对照研究相比）是，如果更多的暴露者比非暴露者出现疾病结局，那这种因素可能不仅相关，而且可能与暴发有因果联系。在一个队列研究中，使用 RR 来衡量暴露增加事件发生的风险程度（图 1.2）[73]。多个队列可能会被随访，每个队列代表不同的对于同一个危险因素的暴露水平，从而可以确定剂量-反应关系。与OR不同，RR不仅能反映暴露与结局的关联，也可揭示因果关系。

队列研究设计的缺点是耗费财力和耗时较多，因为必须对患者进行前瞻性随访，直到有足够数量的患者出现研究结局，如果病程进展缓慢(如前列腺癌)或是罕见病(如朊病毒病)，可能需要很长一段时间。这就可能导致队列中出现一些失访。对于回顾性队列研究，因研究开始时结局已经发生，这些局限性会减少。传统病例对照和队列设计的组合有助于评价HAI。在一个确定的队列中嵌入病例对照研究有时被称为“巢式病例对照”研究。例如，一个大型的队列研究可能会随访一组艰难梭菌感染的住院患者，包括复发感染患者。巢式病例对照研究会识别队列中出现复发性艰难梭菌感染的人并将其与队列中未发生艰难梭菌感染的患者人群样本进行比较，以寻找与艰难梭菌复发感染相关的患者和暴露因素。

其他分析流行病学方法

生态学研究

前述研究类型的共同特征是适用于观察个体。生态学或集合研究是以群体而不是个体为观察单位的研究。对被研究人群的信息的要求是可用来测量每组中暴露和疾病的分布。由于生态学研究的数据是个体均值的测量，因此暴露和疾病之间的关联强度不需要反映个体关联。这些数据可能比个体层面的患者数据更易获得，但在讨论时不能外推到具体患者。事实上这样做可能会导致生态学谬误，这是一种统计数据解释中的错误，即有关个体本质的推断完全基于所收集个体所在群体的总统计量。这种谬误认为一个群体全部成员一般都会表现出群体的特征。

在医疗保健流行病学中，有一些生态学研究是其他目的研究的数据来源，例如医院药房的药品分配数据和医院临床微生物实验室用于抗菌谱的抗微生物药物敏感性数据。一个很好的例子是，医院数据显示使用万古霉素治疗的天数增多、肠球菌分离株中的VRE增多或对万古霉素敏感性下降的MRSA增多，虽然不太可能知道接受万古霉素治疗的患者是否获得VRE或对万古霉素敏感性降低的MRSA。但是，这类数据可为其他研究提供假设。

横断面研究

横断面研究是人群的一个调查或抽样调查，在该研究中暴露和结局的状态在同一时刻被确定。在医疗保健流行病学中，这种类型研究常用于评估特定疾病的患病率，例如抗微生物药物耐药的数量。这种类型研究的缺点是不能提供随着时间推移的情况的变化。根据人群的不同，横断面研究可作为队列研究或病例对照研究来进行分析。

关联指标和相关概念

关联指标是在研究一致性存在差异的情况下，两种因素关联强度的指数[74]。联系越是紧密，彼此间存在因果关系(虽然不一定是一个导致另一个，因为两者可能都是由第三因素引起的)的证据越强。虽然这个术语和“效应指标”常被互换使用，但Rothman和Greenland认为，两者的区别在于：“关联”指组间或人群间的比较；“效应”指被观察的同一人群(假设)在两种不同条件下的比较；关联指标通常用于评估效应指标[74]。

在图1.2中，建立了一个2×2表格，对RR和OR[52,53,73]这两个在医疗保健流行病学中主要关联指标的计算进行了说明。重要的是，理解这些指标对于研究和被比较的两组人群意味着什么。

根据所做的研究，通常计算RR或OR。区分风险和率很重要：风险是指可能性，分子与感兴趣的事件/事件发生有关，分母与所有可能的结果有关，包括研究事件。率具有相同的分子，但分母包括所有可能性减去感兴趣的事件/结果。RR是暴露组结局发生率与非暴露组结局发生率的比值[74]。在队列研究(和RCT)中可以计算RR。如果暴露组和非暴露组的风险没有差别，那么RR=1.0。RR>1.0意味着暴露组比非暴露组(没有效应)发生结局的可能性大。RR<1.0意味着暴露组比非暴露组(保护性的)发生结局的可能性小[74]。

一项与庆大霉素每日单次静脉给药有关的热原反应研究说明了RR在队列研究中的运用[75]。作者研究了加利福尼亚州洛杉矶市的一家大型社区医院的住院服务，随访庆大霉素给药后3 h内发生热原反应(即畏寒、寒战或战栗)的患者。在流行期间，22/152(15%)的患者在接受庆大霉素注射后发生了明确的热原反应。接受庆大霉素每日单次给药的患者比每日多次给药的患者更可能发生热原反应[分别为20/73(27%)和2/79(3%)，RR是10.8]。因此，简单来说，那些接受庆大霉素每日单次给药的患者发生热原反应的风险是每日多次给药患者的10.8倍。

OR的解释不太直观，但它是病例对照研究中采用的指标[74]。在此类研究中，根据研究结局(比较发生结局组和未发生结局组)选择受试对象，以确定每组存在的研究暴露/风险的比例。病例对照研究不能计算RR，因为无法测量整个群体结局/暴露情况，故仅能计算OR。OR为两组患病病例数与非患病病例数比值的比。OR等于1.0时意味着暴露对结局发生没有影响。

通常情况下，病例对照研究中不能计算RR；但如果是罕见病，OR则近似于由队列研究得到的RR[53,74]。图1.2中的计算支持这一点。

一项将一起黏质沙雷菌BSI的暴发事件追溯到被输注的麻醉药品的病例对照研究，对OR做了说明[76]。为确定BSI的危险因素，将黏质沙雷菌BSI患者与随机选择的对照组患者进行比较。在外科ICU中，黏质沙雷菌BSI患者更可能接触过芬太尼(OR=31，$P<0.001$)，也极有可能暴露于两个特别的呼吸治疗师(OR=13.1和OR=5.1，两者$P<0.001$)。其中一个呼吸治疗师被报道污染了芬太尼，他的头发样本检测呈芬太尼阳性。对两个病例组患者输注的芬太尼进行培养，检出了黏质沙雷菌和阴沟肠杆菌。脉冲场凝胶电泳显示，从病例组患者和输

注的芬太尼中分离出的菌株具有相似的分子分型。调离可能有关联的呼吸治疗师后，没有新发病例出现。将这些 OR 转换成可理解的描述的话，以上值为 31、13.1 和 5.1 的 OR 的含义分别是，病例组（黏质沙雷菌 BSI 患者）在外科 ICU 接触芬太尼的可能性是对照组的 31 倍，病例组暴露于/接受呼吸治疗师 X 的照护的可能性是对照组的 13.1 倍，暴露于/接受呼吸治疗师 Y 的照护的可能性是对照组的 5.1 倍。

关联强度和置信区间

应先分析单变量的频率分布，然后利用 2×2 表格对二分类变量进行双变量分析（Fisher 确切概率法或卡方检验），或使用连续变量适用的检验方法（参数检验中的 t 检验或非参数检验）（图 1.2）[70]。来自 CDC 的软件包 Epi-Info 是免费使用的。从调查到最后数据分析的全过程，这个软件包对于获取、组织和解释流行病学数据是非常有用的（http://www.cdc.gov/epiinfo/）。

本章的目的不是讨论这些检验的背景或来源的意义，对于统计结果的解释在医疗保健流行病学的日常使用中是有帮助的。这些检验是为了评估研究中比较的组间差异是真实的还是偶然的，并得到赋予一个差异为真实这一事实的概率。按照惯例，$P<0.05$ 通常被认为有统计学意义[68,70]。这表明组间差异有<5%的可能是偶然性造成的。一般情况下，是以 0.05 为检验水准，但也可视情况而定，比如在想要一个不太严格的截点时会选择 0.10 为检验水准（如探索性研究、多因素模型的纳入标准）；而在需要严格的截点时，会选择 0.01 为检验水准（如多重比较时）。P 值可受样本量影响。一个足够大的样本，即使较小的差异也可能有统计学意义，但可能不具有临床相关性（大型数据库的问题，如全国性的数据库）。另一方面，如果样本量较小，更大的差异也可能不具备统计学意义（如一些 HAI，暴发病例数量很少）。

在上述与芬太尼污染有关的黏质沙雷菌暴发中[64]，黏质沙雷菌 BSI 患者更有可能在外科 ICU 接触芬太尼（OR=31，$P<0.001$）。事实上 P 值更小，<0.000 001，因此由偶然性得到结论（病例组比对照组更可能在外科 ICU 中接受芬太尼）的可能性小于 1/1 000 000。

由于 P 值的局限性，关联强度（OR 和 RR，取决于所进行的研究）的 95%置信区间提供了一个包含关联真实值并有一定程度保证的范围。如果范围包括 1.0，则 P 值通常没有意义或接近于 0.05。样本量也影响置信区间。特别是在 HAI 暴发规模较小时，研究会有宽泛的置信区间[43]。例如，在前述的研究中，相比接受庆大霉素每日多次给药的患者，热原反应更可能在接受每日单次给药的患者中发生[20/73（27%），2/79（3%）；RR=10.8，$P<0.01$，95%置信区间为 2.6～44.7][75]。因此，那些接受庆大霉素每日单次给药的人发生热原反应的风险比接受每日多次给药的患者更大，但是并不清楚是 2.6 倍，还是 44.7 倍，也有可能在两者之间。

偏倚和混杂

偏倚被定义为在流行病学研究中的系统误差，会导致暴露和疾病风险之间关联的错误评估[77]。偏倚作为所观察到关联的另一种解释，对其进行评价是所有研究结果解释时所必需的。不同于偶然性和混杂可以被定量评价，偏倚的影响难以评价，甚至在分析中难以考虑。有两大类偏倚。选择偏倚指的是在确定研究人群的过程中产生的误差（见"病例对照研究"部分中，选择合适对照的过程的讨论）。第二大类是观察或信息偏倚，包括在暴露或结局信息的测量中产生的任何系统误差（见"病例对照"部分讨论的关于收集病例组和对照组暴露信息的时间跨度该多长的问题）。潜在偏倚的预防和控制，必须通过仔细的研究设计和细致的研究工作来实现。一旦一种潜在的偏倚来源被引入，通常很难在分析阶段纠正它的影响。然而，有必要评估偏倚可能存在的影响方向和大小，研究者应该在发表的报告中充分地讨论所有这些问题，以提供给读者最大的机会，自己做出判断——偏倚是否影响了观察到的结果。

混杂被认为是在研究中，第三因素暴露对疾病影响的混合结果[78]。这个第三因素必须与暴露相关且独立，换言之，是一种疾病的危险因素。混杂会导致对暴露和疾病之间真实关联的高估或低估，甚至会改变观察到的影响的方向。许多方法可用于控制任一种研究的设计或分析中的混杂。这些方法包括设计阶段中的限制、匹配或采用随机化（在临床试验中），以及在分析阶段中使用分层分析和多变量技术分析。在各种情况下，单一方法难以获得最佳效果。每一种方法有优点也有缺点，这必须在研究刚开始时认真地考虑。在大多数情况下，组合对策比单一方法能更好地洞察数据的性质并更有效地控制混杂[78]。HAI 中常见的混杂因素是住院时间和疾病严重程度。

实验流行病学

随机对照试验

流行病学研究的第三种方法是实验性方法，这是一种证实或否定假设的确定性方法。实验性方法假设危险或保护因素会对结局产生影响，且有意控制这些因素后，出现可预测的结局改变，而这结局改变很难用偶然性来解释。除了研究因素，所选择的用于研究的两组对象在各方面应相似。无论是病例对照还是队列研究，都可用于评估原因和效应之间的相互作用。

实验性方法的一个例子是，评价一种用于疾病治疗的新药：有该疾病的患者被随机分成两个组，除了其中一组接受实验药物治疗外，这两组在各方面都相同，给予另一组（对照组）安慰剂或其他被认为对治疗或预防该疾病有效的替代品。如果两组之间没有其他变量，那么疾病过程中的任何差异都可归因于该药物的使用。

相比其他的分析性方法，如病例对照或队列研究，实验性方法现今较少直接在 HAI 暴发研究中使用。然而，实验性方法在评估一般的患者护理实践中，以及评价新方法对控制和预防疾病的作用中是有用的。

最近，这种方法的一个著名应用是集群随机试验。

利用这类设计的一项研究中，比较了美国20家医院的内科和外科ICU中，与常规护理相比，在ICU中与所有患者接触时使用手套和隔离衣能否减少MRSA或VRE的感染。设备和病房都是随机分配的。在内科和外科ICU患者中，与常规护理相比，与所有患者接触时使用手套和隔离衣并没有导致MRSA或VRE感染的主要结局存在差异，尽管有证据表明单独感染MRSA的风险较低[79]。

安慰剂对照试验在治疗研究中较少被使用，因为需要知情同意，并需要预防在进行研究时，将患者置于不公平或更大的风险中。因此，尽管医疗保健流行病学家很少进行HAI调查的随机试验，但掌握所有研究类型工作的知识是很重要的，这样才能考虑各种方法的优缺点（因为随机对照试验为因果关系提供了最佳证据）。此外，医疗保健流行病学家可能会被咨询，以批判性地回顾性研究来判断新产品和新设备是否能获得批准。这在COVID-19疫情期间起到了关键作用，因为医院需要适应异质性研究设计中快速变化的数据来调整治疗方案。

类试验性研究（前后对照干预研究）

类试验性研究常用于感染控制，特别是非随机化的干预，干预前的基线评估和干预前后相似数据的收集[53,80]。当RCT由于一些原因，包括伦理学考虑（一次暴发中，首要的是保护患者，暂停治疗或对照措施可能不符合伦理）、逻辑性、成本和可接受性而不可行时，类试验性研究是一个替代选择。

类试验性研究的一个缺点是，可能很难考虑所有在与干预相同或相似的时间内已造成改变的潜在混杂变量。与干预因素相比，这些混杂变量能解释结局的变化。另一个缺点是，即使在没有干预的情况下，结局也可能已经发生自然的改变；因此，这可能很难归因于干预引起的改变。感染控制中常利用多种或组合式的干预或控制措施，在这些情况下，可能很难辨别哪种干预是有效的以及效果如何。可以试着使用一些统计方法来解决这些问题，包括中断时间序列分析（考虑干预时机）。此外，也可以用并行控制组来改善类试验性研究。

感染链

一般状况

感染是由感染性病原体和易感宿主之间的相互作用产生的。这种相互作用被称为传播——通过病原体和宿主之间的接触发生。三种相互关联的因素——病原体、传播途径和易感人群——代表感染链。

这种相互关联的环节受环境影响，这种关系被称为感染生态学，也就是微生物与疾病的关系受环境因素影响。为尝试控制和（或）预防HAI，攻击感染链最薄弱的地方通常是最有效的方法。为每种HAI定义感染链中的脆弱环节有助于促进有效的预防和控制措施发展。

疾病常由多因素导致，也就是说，疾病由许多病原体、传播途径和宿主相关因素相互作用产生。当它们影响一个人的时候，疾病的发展反映了这些因素的相互作用。因此，有些暴露于感染性病原体的人发生疾病，而其他人没有。

病原体

病原体特征

感染链中的第一个环节是微生物病原体（细菌、病毒、真菌或寄生虫）。大多数HAI由细菌和病毒引起，真菌（如念珠菌类）引起的HAI越来越多，而寄生虫引起的HAI较少见。许多因素有助于理解病原体特征，包括致病性（包括毒性和侵袭力）、潜伏期、剂量、特异性、传染性和抗微生物药物耐药性[1,27]。

生物体感染的易感个体数量，是该生物体的一项感染力指标。宿主易感性会影响生物体的传染性。

衡量微生物诱导疾病能力的指标被称为致病性，它可通过发病-定植比来评估。甲型溶血性链球菌是一种低致病性的生物体，它常常定植于人体但很少引起临床疾病。致病性是指生物体的毒性和侵袭力。

毒性是衡量疾病严重程度的指标。在流行病学中，通过评估发病率、死亡率和传染程度，对毒性进行更具体的定义。生物体的毒性范围从轻微到强毒力。尽管一些生物体被描述为无毒的，但似乎在某些特定情况下，所有生物都会导致疾病。一些天然生物被认为无毒或低毒性；然而，在某些情况下，如高剂量（或接种）、宿主免疫缺陷或两者兼有时，会因接触这些生物体而导致疾病。例如，多年来，黏质沙雷菌被认为是无毒的生物体；由于与某种菌株产生的容易辨认的红色色素相似，这些生物体被用于医院环境研究。然而，住院患者因高龄、伴随疾病、免疫抑制，以及手术治疗等因素变得更容易发生感染，因黏质沙雷菌发生的HAI逐渐被识别并报告。侵袭力描述微生物入侵组织的能力。一些微生物能穿透完整的皮肤，而其他微生物只能通过破损的皮肤或黏膜伤口进入。

另一个重要的感染因素是剂量，即可以引起感染的生物体的数量。病原体的感染剂量是指引起感染所必需的量。引起感染所需生物体的数量因病原体和宿主而异，也受传播方式影响。

微生物有特定的宿主群。牛氏布鲁菌对牛有高度传染性，对人却没有。有些沙门菌在动物和人类中很常见，但其他沙门菌的特异性却有限。

传染性是指生物体从感染源传播到宿主的能力[1,27]。被感染的人在潜伏期（如甲型肝炎）、临床疾病状态（如甲型流感）、恢复期（如沙门菌病和志贺菌病），或这三者的一些组合的情况下可能具有传染性。此外，无临床疾病症状的无症状携带者（或定植者）也可能有传染性（如无症状、症状前驱期或轻度症状的COVID-19患者在聚集环境中具有独特的挑战性）。在某些疾病中，例如伤寒或乙型肝炎，慢性携带者可能长时间具有传染性，长达几年，但他们却没有任何疾病症状。然而，引起HAI最常见的微生物，如大肠埃希菌、肺炎克雷伯菌、阴沟肠杆菌和铜绿假单胞菌，并没有显示出像伤寒或乙型肝炎那样的感染模式或保护性免疫反应。

无症状的或亚临床携带者可能是比临床感染个体更重要的感染源。葡萄球菌携带者是典型的无症状的可传播感染性生物体的例子，他们可能经鼻前庭或皮肤传播。同样地，无症状的链球菌携带者可能经咽部、肛周区域或阴道传播链球菌。

感染源和临床过程可因治疗、疫苗（如麻疹疫苗）或预防措施（如甲型肝炎的免疫血清球蛋白的使用）而被改变。动物携带者也可能成为感染源，虽然在医疗保健机构中较少考虑。

其他可能影响病原体致病性的特征包括毒性因子或酶的产生、抗原的转移和漂移（如甲型流感）以及抗微生物药物耐药性的形成或获得（通过质粒或基因突变）[1]。

贮主、来源和排出途径

所有生物体都有贮主和来源，它们可能是相同的，也有可能不同，对其进行区分，对于控制和（或）预防措施的落实是非常重要的。贮主是生物体维持其存在和复制的地方。病毒一般在人类贮主中生存得更好；革兰阳性菌的贮主一般是人类，而革兰阴性菌的贮主可能是人类也可能是动物（如沙门菌），或无生命的贮主（如水里的铜绿假单胞菌）。

来源是感染性病原体传播给宿主的地方，通过直接或间接的接触、飞沫、空气、公共媒介或病媒生物传播。来源可以是有生命的，也可以是无生命的。来源可能由贮主污染。例如，铜绿假单胞菌菌种的贮主可能是医院里的自来水。然而，传播给患者的来源可能是装满了被污染的自来水的加湿器。

一般来说，人类宿主主要的排出途径是呼吸道、消化道、皮肤和伤口。在乙型肝炎病毒感染或人类免疫缺陷病毒（human immunodeficiency virus，HIV）感染时，血液也可能是排出途径。然而，根据某些病原体特征，任何身体分泌物或排泄物都具有传染性（如埃博拉病毒）。

传播途径

感染链中的第二个环节是传播途径，描述了生物体从感染源到宿主的运动。传播可能通过1个或更多途径（5个）发生：接触（直接或间接的）、飞沫、空气、公共媒介和病媒生物（见最新CDC医院隔离预防指南中的描述）[69]。一种生物体可能有单一的传播途径，也可能有两种或多种传播途径。例如，结核分枝杆菌几乎总是通过空气传播；麻疹主要通过接触传播，但也可能通过空气传播；沙门菌可能通过接触或公共媒介、空气或虫媒传播。HAI的传播可能涉及多种途径。明确特定病原体的传播途径在对HAI问题的研究中是非常有帮助的。这些信息能指出感染源并可更快速地指导控制措施。

接触传播

接触传播是最重要和常见的HAI病原体传播方式。接触传播可分为两类，直接接触传播和间接接触传播[81]。直接接触传播包括以下几种：身体表面的直接接触、微生物在易感宿主与感染者或定植者之间的物理转移。这可能发生在医护人员交接班、给患者沐浴或进行其他需要直接接触患者的护理活动时。直接接触传播也能发生在两个患者之间，一人作为感染微生物的来源，另一人作为易感宿主。

间接接触传播指易感宿主和被污染的中间媒介接触，中间媒介通常是无生命的，如被污染的器械、针具、敷料或被污染的手（未进行正确的手卫生）以及接触两个患者之间未更换的手套。中间媒介可能被一个有生命或无生命的感染源污染。例如，当内镜接触定植或感染患者（初始患者）时被首次污染，内镜中的肠道微生物通过污染的内镜转移到易感宿主。微生物通过接触进行传播的例子还有MDRO，如VRE、MRSA、CRE、耳念珠菌和艰难梭菌。

飞沫传播

从理论上讲，飞沫传播是一种接触传播形式。然而，飞沫传播中病原体转移到宿主的机制与直接或间接接触传播截然不同。飞沫主要是在感染源患者咳嗽、打喷嚏、说话，以及吸痰和支气管镜检查等操作时产生[81]。当包含感染患者微生物的飞沫（大颗粒飞沫，直径>5 μm）通过空气被推动一小段距离并沉降于宿主的结膜、鼻黏膜或口腔时，则发生传播。通过大颗粒飞沫进行的传播需要传染源和接受者之间的密切接触，飞沫通常只在空气中悬浮并传播很短距离（不超过3英尺②）。由于飞沫的这种特性，不需要特别的空气处理和通风措施来预防飞沫传播（相对于空气传播）。通过飞沫途径传播的病原体有百日咳杆菌、脑膜炎奈瑟菌和流感病毒。

空气传播

空气传播是通过空气飞沫核（小颗粒，直径≤5 μm）、含有微生物的长时间悬浮（数小时或数天）的蒸发液滴或含有感染性病原体的灰尘颗粒传播。以这种方式携带的微生物能通过气流广泛地分散，并可能被相同房间内或离感染患者有一定距离的易感宿主吸入，这取决于环境因素；因此，需要特别的空气处理和通风措施去预防空气传播。传统上，空气传播途径通常被认为是一种常见的感染途径，而实际情况并非如此[1]。空气传播的微生物包括结核分枝杆菌、麻疹病毒、水痘病毒（包括播散性带状疱疹）和天花病毒[81,82]。在过去的几年里，一直存在一个争议，即新出现的病原体（包括SARS和2009年的甲型H1N1流感病毒）是否可能通过空气途径传播（除了更常见的途径，如飞沫）[83-85]。这经常被提及，但可能很难证明（空气传播）是传播的主要方式[1]。气溶胶似乎也在SARS-CoV-2的传播中发挥了作用。在社区环境中，已有在特殊情况下超过6英尺的传播记录，包括长期暴露在通风不良的封闭空间内（如唱诗班练习时）[86-88]。

公共媒介传播

在公共媒介传播的感染中，被污染的无生命媒介，如食物、水、药品、医疗器械和设备，扮演了病原体传播多人的载体的角色[81]。易感宿主在接触这些公共媒介后被感染。如果微生物在媒介中复制，这种传播可能是活跃的，如食物中的沙门菌；如果微生物被媒介携带并在宿主体

② 1英尺＝0.3048米。

内复制，则这种传播可能是被动的，如食物中的甲型肝炎病毒。其他类型的公共媒介包括血和血制品（乙型肝炎病毒和HIV）、静脉注射液（革兰阴性菌败血症）和药物（革兰阴性菌败血症、真菌感染、丙型肝炎病毒），这些单位或批次的产品被共同感染源污染并作为多种感染的公共媒介[89,90]。例如，美国多州暴发的真菌性脑膜炎与商业配制药房生产的注射类固醇的污染有关[89]。另一种令人担忧的情况是，由于药物滥用和干预，丙型肝炎从受感染的医护人员传播给患者[90]。

虫媒传播

虫媒传播发生于蚊子、苍蝇、老鼠和其他害虫传播微生物时[81]；同世界其他地区相比，这种传播途径在美国的医院中不是那么重要。

宿主

感染链的第三个环节是宿主。疾病并不总跟随感染性病原体传播到宿主。如前所讨论，各种病原体因素都起着一定作用；同样地，各种宿主因素也必须在感染发生和疾病发展前被攻克。影响感染发展的宿主因素是病原体的沉积部位和宿主防御机制，也被称为特异性或非特异性免疫力。

入侵门户

病原体的沉积部位包括皮肤、黏膜、呼吸道、消化道和尿道。葡萄球菌属，包括社区获得性MRSA菌株，需要对皮肤的完整性进行微小的破坏才能进入身体。机械传播可经正常皮肤发生，如使用被血液污染的针头或注射器注射，导致感染乙型肝炎病毒、丙型肝炎病毒或HIV。不正常的皮肤，如一个先前存在的伤口，可能是微生物的沉积部位，如铜绿假单胞菌。黏膜，如结膜，可能是腺病毒等微生物的入侵部位。

另一个沉积部位是呼吸道。沉积的确切区域取决于传播时的空气粒子大小和空气动力学。一般而言，颗粒直径≥5 μm将沉积在上呼吸道，当颗粒直径<5 μm时将沉积在下呼吸道。

感染性病原体可通过肠道进入身体，借助摄入被污染的食物或液体、被污染的营养补剂和被污染的药品或通过被污染的设备，如插入肠道的内镜。尿道可被受污染的外来器械感染，如插入尿道的导尿管或膀胱镜，或由侵入性导尿管外表面微生物的逆行运动感染。

微生物可以通过手术、开放手术伤口的污染或植入受污染的设备或物体进入宿主体内。最近的一个例子是开放性心脏手术中，奇美拉分枝杆菌通过被污染的加热-冷却单元水箱传播给患者[91]。移植是微生物进入宿主的另一个途径。例如，如果捐赠的肾被巨细胞病毒感染，感染可能伴随肾移植而发生。

微生物定植在某个部位可能不引起疾病，但相同的微生物在另一部位定植可能导致临床疾病。例如，大肠埃希菌通常定植在消化道，在正常情况下不会引起疾病；然而，大肠埃希菌在尿道定植时可能引起感染。金黄色葡萄球菌定植在鼻前庭时可没有任何疾病症状，但定植在新手术伤口的金黄色葡萄球菌会引起SSI。

非特异性和特异性防御机制

人类有广泛的非特异性和特异性防御机制来抵御感染[1]。非特异性防御机制包括皮肤、黏膜和某些身体分泌物（眼泪、黏液、酶）。局部炎症反应提供了另一种非特异性的宿主防御机制。其他非特异性保护机制包括遗传、激素、营养、行为和个人卫生因素。年龄过小或过大时，抵抗力都会下降；婴幼儿和高龄患者通常更容易感染。近期手术和慢性疾病的存在，如糖尿病、血液病、某些淋巴瘤、胶原性疾病，也会改变宿主抵抗力。

特异性免疫由自然或人为诱导（如疫苗、免疫球蛋白）事件产生。在过去的几十年里，对诸如癌症、实体器官或骨髓移植和艾滋病等疾病的药物治疗，增加了具有严重免疫抑制的宿主人群数量。这些宿主增加了HAI防控的挑战。

宿主反应

宿主对微生物的反应谱可从亚临床（或隐性）感染到明显的临床疾病，最终甚至可导致死亡。宿主可能变成携带者。宿主反应水平由病原体和宿主因素决定，包括感染微生物的剂量、器官特异性，以及致病性、毒力、侵袭力和入侵门户。宿主因素包括前面讨论的特异性和非特异性免疫因素的数量和质量。

在不同个体中，感染不同宿主的同一种微生物可导致相同、相似或不同的临床疾病谱。例如，许多暴发疾病的病例可能符合临床病例定义，而其他与流行病学相关的病例可能不符合相同的病例定义。这些病例可能是暴发疾病的病例，但有不同的临床谱，或是与暴发同时发生的其他疾病的病例。

环境

医疗保健机构的患者常被限制在医院病床上，并被多种医疗器械、设备和环境表面所包围。因此，存在这样一种担忧，医疗机构环境可能在感染链中发挥着重要作用。

相比其他HAI，环境因素对于艰难梭菌和耳念珠菌的作用十分突出[14]。正是在这种背景下，增强的清洁方法，包括使用漂白剂/杀灭孢子的制剂已经成为标准。使用紫外线（ultraviolet，UV）灯或其他化学物质以补充标准清洁的研究已展示出良好的前景。越来越多的人认识到，患者护理环境中的自来水可能携带威胁患者安全的细菌，并传播耐药性病原体或导致HAI。潜在的传播途径包括接触再处理不当的医疗设备、营养准备过程（母乳/婴儿配方奶粉）、水槽附近的注射或药物、来自受污染的淋浴喷头和厕所的水滴和雾气，以及水槽排水管飞溅的液体[92]。

有时，环境的作用被过分强调。例如，整个医院进行常规环境培养并不合适。然而，在HAI调查期间，根据情况和证据/数据，获得环境培养结果可能是合适的[1,35,93]。然而，需要在合理有效的调查方法和过度消耗人力和资源之间取得平衡[1,35]。

有些环境因素会影响感染链中的所有环节，而其他因素则更多地局限在其活动范围内。例如，湿度可影响许多因素，如病原体来源的持久性、空气传播和宿主黏膜在抵抗感染中的有效性。

病原体在其贮主中的复制依赖于环境中的某些物质。病原体的生存受其贮主或来源的温度、湿度、pH 和辐射影响。

病原体的传播受环境因素影响，如之前所述的温度和湿度。空气传播受气流速度、湿度和空气运动方向影响。气溶胶的稳定性和浓度直接与环境因素有关。在冬天，人们往往处于窗户关闭的室内，空气流通不畅，这也增加了经空气传播疾病的风险；在夏天，室内空气受空调控制或被外部空气稀释。在与公共媒介传播相关的暴发中，环境温度将影响媒介的污染水平。

宿主自身的抵抗感染机制受环境因素影响。例如，在过度干燥的空气中，黏膜变得干燥，不太能抵御微生物的入侵。此外，宿主的行为模式也受温度影响。

最后，仔细检查感染链中的这些环节及其影响因素（如环境），就可以确定最合适的 HAI 防控方法。

小结

本章目的是回顾关于 HAI 的基础流行病学概念和方法。许多概念将在后面的章节中进一步阐述。在此基础上，读者可能还希望寻求其他有关 HAI 的通用流行病学概念和具体问题的资源和参考资料，详见表 1.3。

表 1.3　流行病学资源（主要针对 HAI 或医疗保健流行病学）

资源	类型	优点或评价
CDC Healthcare setting. Field Epidemiology Manual[49]	在线内容： https://www. cdc. gov/eis/field-epi-manual/chapters/Healthcare-Settings.html (Reviewed December 13, 2018)	医疗保健相关感染暴发指南
CDC healthcare-associated infection (HAI) outbreak investigation toolkit[50]	在线内容： https://www. cdc. gov/hai/outbreaks/outbreaktoolkit. html (Reviewed January 24, 2013)	医疗保健相关暴发资源
ÇDC, Division of Quality Healthcare Promotion. Healthcare Associated Infections[4]	在线内容： https://www.cdc.gov/hai/index.html (Reviewed June 3, 2020)	医疗保健相关感染，感染预防与控制原则及相关指南
Guidelines for prevention and control of HAI in partnership with Healthcare Infection Control Practices Advisory Committee (HICPAC)[11,12]	在线内容： https://www. cdc. gov/hicpac/index. html (Reviewed March 8, 2021)	医疗保健相关感染资源和指南
CDC, National Healthcare Safety Network (NHSN)[38]	在线内容： https://www. cdc. gov/nhsn/index. html (Reviewed January 26, 2021)	关于 NHSN、模块和定义的背景知识
State-based HAI Data and Activity Resources[21,22]	在线内容： CDC: https://www.cdc.gov/hai/data/index.html (Reviewed October 5, 2018) NHSN: https://www. cdc. gov/HAI/state-based/required-to-report-hai-NHSN.html (Updated November 13, 2019) APIC: Eliminating HAI Page: https://cqrcengage.com/apic/HAIs (Accessed March 9, 2021)	各种医疗保健流行病学主题，包括州和地方卫生部门的活动
Practical Healthcare Epidemiology. 4th ed. 2018.[53]	教科书	各种医疗保健流行病学主题
Society for Healthcare Epidemiology of America (SHEA)/Infectious Disease Society of America (IDSA) Compendium HAI Prevention Strategies (Updated 2014)[10]	在线内容： https://www.shea-online.org/index.php/practice-resources/priority-topics/compendium-of-strategies-to-prevent-hais	为医院预防常见 HAI 提供循证、实用的建议

第2章

Bryan P. Simmons • Nicholas D. Hysmith
(林佳冰 译;黄桦 校)

医疗保健流行病学家

The Healthcare Epidemiologist

定义

医疗保健流行病学家应对医疗保健领域十分精通,他们是将流行病学应用于医院和其他各类医疗保健机构,以改善患者、医务人员和所有接触这些环境的人的健康和安全的医疗专家,通常是医生。

历史

医疗保健流行病学始于19世纪中期,Nightingale、Semmelweis、Lister和Holmes均对这个学科做出了重大贡献。现代医疗保健流行病学始于20世纪50年代的英国,当时采取了系统性感染控制措施("sisters")来应对医院内葡萄球菌感染的暴发。20世纪60年代,美国医院协会成立了医院感染委员会,美国传染病中心[Communicable Disease Center;现为疾病预防控制中心(Centers for Disease Control and Prevention, CDC)]成立了医院感染部门[后来的医院感染项目(Hospital Infections Program, HIP),随后又发展为医疗质量促进部(Division of Healthcare Quality Promotion, DHQP)]。医院感染委员会和CDC医院感染部门这两个组织推动了采用系统性方法处理美国医疗保健相关感染(healthcare-associated infection, HAI)的问题,此外美国医院协会出版了一本预防HAI的手册,这本手册被广泛使用了近二十年[1]。为了组织推广医院感染预防控制项目、提升医院感染预防控制的科学基础,并鼓励更多地开展此类项目,CDC于1970年召开了第一届医院感染国际会议[2],并每十年召开一次国际会议,直到2020年SARS-CoV-2大流行导致该年的会议被取消。CDC从20世纪70年代开始制定基于循证的指南和专家共识来为预防HAI提供最佳指导。这项活动在20世纪90年代演变为医疗保健感染控制实践咨询委员会(Healthcare Infection Control Practices Advisory Committee, HICPAC)。医疗保健认证机构通过遵守基于循证的或新增良好证据支持的可以提高患者安全的做法,来表示对医疗保健流行病学计划的广泛支持。

20世纪70年代,感染防控专家(主要是护士)成立了感染控制从业者协会(Association for Practitioners of Infection Control)。1980年,一群从事医疗保健流行病学的医生成立了美国医疗保健流行病学协会(Society for Healthcare Epidemiology of America, SHEA),现称为美国医疗保健流行病学协会。其他国家也成立了类似的组织,其中许多是国际感染控制联合会(International Federation of Infection Control, IFIC)的成员组织。初期,医疗保健流行病学家主要致力于控制感染暴发和预防HAI,CDC的医院感染控制效果研究(Study on the Efficacy of Nosocomial Infection Control, SENIC)项目证明,受过感染控制培训的医生可以减少HAI发病率[3],这一结果具有里程碑式意义,充分展示了医疗保健流行病学家努力的结果。此外,多项研究也同样证明了感染控制计划的有效性[4,5]。医疗保健流行病学的范围已从感染预防控制扩展到临床绩效、监管审查、员工安全、质量改进[6]。此外,医疗保健流行病学的工作场所也已从医院扩展到长期照护机构、诊所、行政区域、门诊护理、社区机构、透析中心,甚至家庭医疗保健[6]。

角色和职责

医疗保健流行病学家在预防和控制不良医疗结果方面起到重要作用,特别是HAI。医疗保健流行病学家的职责包括HAI监测、数据管理、感染性疾病及其病原体的传播研究、感染预防控制、暴发调查、微生物学和实验室诊断、关注重点人群(如儿科、肿瘤、移植、血液透析的人群)、抗微生物药物管理、质量改进、领导团队工作、效果评估/风险调整和应急准备[6]等。具体而言,医疗保健流行病学家应了解感染性疾病,包括其发病机制、临床表现和传播方式、诊断试验、治疗和预防。医疗保健流行病学家必须清楚医疗保健机构的改建、扩建,以及用于降低因改建、扩建所导致的如高危患者的侵袭性真菌/霉菌感染的有效措施。医疗保健流行病学家通常与一名或多名感染防控人员一起工作,有时还需负责管理感染预防控制计划。沟通是实现医疗保健流行病学家的目标的一个重要技巧。医疗保健流行病学家应根据需要与医疗保健机构中的相关人员保持密切联系,以确保患者、访客和工作人员的安全。医疗保健流行病学家还有责任与公共卫生机构和政府机构进行有效沟通。基于这种紧密联系,医疗保健流行病学家越来越多地参与了大流行疾病和其他灾难应急计划的制订。精通上述专业知识的专家通常是一位深耕感染性疾病或微生物学的医生,许多技能是在研究感染性疾病期间习得的,特别是身兼医疗保健流行病学家角色时。

现在许多奖学金项目都提供额外一年的培训,以便进一步学习和攻读高级学位,如流行病学硕士或公共卫生硕士。医疗保健流行病学家的许多专业技能是通过参加专业性的全国会议、SHEA 或者其他机构所提供的专业课程，或者是通过阅读专业书籍所获得的。感染控制从业者协会出版了相关学习书籍并提供认证考试，通过后可以获得感染控制认证证书（Certified in Infection Control，CIC）。从工作中获得经验并自学补充，借助自我教育进行在职学习是无法替代的，尤其是与感染无关的知识。

监测

监测是医疗保健流行病学家重要的职能之一。由于越来越多的行政部门要求披露 HAI 发病率，越来越多的医疗保健流行病学家被召集设计并实施强制性报告系统并对结果进行监测（见第 6 章和第 45 章有关上报的内容）。监测的主要目标是识别可以改进的问题、制定优先秩序并采取措施减少不良结局（见第 6 章和第 8 章）。医疗保健流行病学家负责制定监测的重点，并监督数据收集、分析、解释和上报。医疗保健流行病学家必须能够在数据判读完成后及时制定适当的干预措施。除感染预防控制专业团队之外，越来越多的协会也在开发医院感染监测系统，例如美国国家手术质量改进计划。当对分子或分母数据的定义不同、采用不同的危险因素调整方法时，就可能会对同一医疗机构的数据得出相互矛盾的结果。医疗保健流行病学家应做好应对这些矛盾数据结果的准备，倡导使用与国家或国际监测体系[例如 CDC 的国家医疗保健安全网络（National Healthcare Safety Network，NHSN）]一致的监测方法，并确保收集感染监测数据的人员都经过必要的感染监测培训。医疗保健流行病学家必须了解感染的流行病学定义和临床定义之间的差异，以免反复陷入流行病学中是明确的感染，但有时在临床中却是疑似感染的困顿。监测可用于了解干预措施的执行情况（如手卫生、环境消毒和隔离措施）或目标病原体的定植和感染情况。当与同一机构内的历史数据或全国性基准数据进行比较时，机构的监测数据是最有帮助的。CDC 的 NHSN 证明了全国性监测系统在促进患者安全方面的价值。结果表明，许多医疗保健相关感染是可以预防的，数个中心研究数据显示，多层面的系统性干预措施可以将中央导管相关血流感染和呼吸机相关性肺炎的发病率降低至接近零，导管相关性尿路感染也显著减少。医疗保健流行病学家应领导多学科干预团队实施必要的系统性变革，以降低 HAI 发病率，并提高对政策的依从性。

暴发调查

医疗保健流行病学家在确认感染暴发、监督暴发数据收集、数据分析和落实感染暴发控制团队的控制措施等方面发挥着关键作用。感染控制团队必须知道如何定义病例、识别病例、描绘传播线路和绘制流行曲线，并确定是否需要进行病例对照或队列研究。作为暴发调查的一部分，医疗保健流行病学家应决定需要对哪些患者和环境采样，并协助解释检测结果。医疗保健流行病学家需要掌握新技术和最新文献来改进病例定义，例如分子分型和接触者追踪。医疗保健流行病学家在暴发期间的其他职责还包括与行政人员、医生、当地公共卫生部门和媒体的沟通。感染暴发常因出现能引起严重疾病或出现难以治疗的多重耐药微生物（multidrug resistant organism，MDRO）的传播而被曝光。未能及时控制暴发可能会使医疗机构面临侵权风险。

微生物学和实验室诊断

医疗保健流行病学家必须了解如何充分利用微生物实验室并能解读实验室的检测结果[7]。这些技能会涉及抗菌谱的选择，以及快速诊断和分子检测的恰当使用。当对医务人员进行管理和保护时，可适时使用血清学检测。

儿科和特殊人群的感染控制

医疗机构中有一些特殊人群，需要额外的专业知识来维护他们的安全。儿科患者可能是这些人群中最需要重视的[8]。儿科人群特殊的患者特征、感染源、传播途径和护理操作等危险因素使得这个群体的感染控制更加复杂。许多儿科患者本身免疫功能低下，尤其是新生儿和需要免疫调节治疗全身炎症的患儿。医疗保健流行病学家应了解先天性感染以及病原体在母乳和血液制品中的传播模式。许多患有短肠综合征的儿科患者需要长期住院治疗且采用全肠外营养，需要长期的中心静脉置管[9]。囊性纤维化（cystic fibrosis，CF）患儿的大部分治疗都是在儿科住院期间进行的，这些患儿需要长期隔离，以防止来自其他 CF 患者的疾病传播。其他特殊人群还包括移植[10]、肿瘤、重症监护病房、烧伤、血液透析和门诊手术患者。

护理集束化策略

护理集束化策略（care bundle）是一种新的、不断发展的预防医院感染的工具。过去，患者的护理任务完成质量常常是不一致的。护理集束化策略为循证措施提供了一致性和可靠性，医疗服务提供者提供了一种结构化的方法以便为患者提供更好、更安全的护理。集束化策略通常包括三到五个共同执行的、简单的措施。常见的集束化策略包括中央导管护理、呼吸机护理、导尿管护理。值得注意的是，集束化策略不是简单的核查表。核查表通常将琐碎的任务与重要的任务混合在一起，并且包含许多项目。在感染预防时，使用集束化策略可以将某些感染率降低到接近零[11]。

与员工健康服务部门的合作

医务人员如果接触病原体并发生感染，可能会对其他员工、患者、访客及自己的家人构成威胁。医疗保健流行病学家需要了解医院的免疫接种政策，并在医院员工拒绝接种疫苗时能够协助医院管理层进行指导。医疗保健流行病学家需要了解医院针对感染病暴露的政策，并根据暴露类型和医疗保健工作人员疫苗接种情况及其所接触的患者群体提供指导。该指导还包括在社区或医疗机构中接触大流行的感染病原体后的检疫和隔离。锐器伤在医疗机构中很常见，医疗保健流行病学家应了解医务人员锐器伤预防计划，并能在发生锐器伤后提供专业指导，能够将锐器伤人员的疫苗接种状况和暴露后实验室检测都考虑在内（见第4章）。

抗微生物药物管理

医疗保健流行病学家必须清楚抗微生物药物的使用和耐药性之间的关系。在许多机构中，医疗保健流行病学家负责医院抗菌谱的制作和验证，因此医疗保健流行病学家要与抗微生物药物管理团队密切合作。严格限制广谱抗微生物药物的使用，将减少艰难梭菌感染和新发多重耐药菌。领导和管理团队需要特殊的才能，不是每一位医疗保健流行病学家都能具备[12]。

结果评估、质量管理和患者安全

自从在医疗保健服务中发现严重的致命错误后，患者安全成为重要的国家性医疗保健问题[13]。由于流行病学在质量管理和患者安全中发挥着与在感染预防控制领域中同样的作用，许多医疗保健流行病学家开始参与质量管理和患者安全工作（见第46章）[18,19]。持续质量改进（Continuous Quality Improvement，CQI）计划依赖于数据管理和统计分析，而医疗保健流行病学家可提供上述职能[14,15]。HAI中的大多数为地方性感染，CQI工具也可以应用于感染预防控制计划，以降低地方性感染性疾病的发病率。根本原因分析作为质量评估的工具之一，可用于分析哪些问题可能导致不良结局，例如发生感染是否会导致不良结局。医疗保健流行病学家的工作范围还可以扩展到质量管理的其他领域，如临床实践指南的制定。指南的应用可以最大限度地减少不必要的实践差异、改善预后（如设备使用不当）、减少医疗保健住院时长和费用。医疗保健过程的质量评估必须是可量化的，这样才能持续改进。此类定量方法在患者安全相关文献中常被称为“指标”，以替代感染控制相关文献中使用的“率”。

教育项目

良好的感染预防行为可以降低患者和医务人员发生HAI的风险。遗憾的是，医务人员往往无法遵循这些基本措施。其中，医生的感染控制依从性是最低的。研究表明，医生明显缺乏感染防控培训和感染防控知识[16]。医疗保健流行病学家应促进并加强医生和实习生的感染预防措施。在学术机构中，医疗保健流行病学家通常负责向感染性疾病的研究员和其他医生提供正规的感染预防培训。此外，医疗保健流行病学家应支持和促进制订机构内所有医务人员的感染预防指导和培训计划。

研究

医疗保健流行病学家在确定和量化减少不良患者结局的感染预防控制措施方面应具有丰富的经验。感染预防控制的文献提供了许多有强烈科学证据支持的患者安全实践。然而，在感染控制和患者安全方面还存在许多研究空白，这正是需要医疗保健流行病学家发挥关键作用的地方[17,18]。美国医疗保健研究和质量局（Agency for Healthcare Research and Quality，AHRQ）和CDC预防中心计划通过资助充满前景的研究项目来弥补这些研究空白。与业界合作评估新产品和新技术也是医疗保健流行病学家的研究方向之一。在医疗机构将大量资金投入未经验证的技术之前，为机构提供公正的数据是很重要的。企业通常愿意为此类研究免费提供技术。重要的是，医疗保健流行病学家必须保持公正，无利益冲突。因此，医疗保健流行病学家不能直接从研究中获益，并且必须与企业达成协议，企业不参与数据分析或结果发表。

医疗保健感染预防委员会任职

医疗保健流行病学家应是感染预防控制委员会的主要成员，甚至担任主席。医疗保健流行病学家的所有活动和计划必须提交给委员会以供记录和批准。该委员会负责批准感染预防政策、向机构的管理层提交感染预防控制计划和结果、审查感染预防和控制监测与暴发数据并制订相应的行动计划。除担任感染预防和控制委员会委员外，医疗保健流行病学家还可在其他委员会中担任委员并提供宝贵的意见，包括职业健康安全、产品评估与标准化、药学和治疗学（特别是抗微生物药物的选择和使用），以及灭菌和消毒委员会。医疗保健流行病学家在这些委员会中的任职可能是临时的。此外，医疗保健流行病学家应为负责制定感染预防和患者安全相关指南的全国性和国际性委员会提供宝贵的技术及临床专业知识。

大流行和灾难应对技能

医疗保健流行病学家应在疾病大流行、生物恐怖主义事件、自然灾害和其他危机事件的应急准备与响应中发挥主导作用[19]。医疗保健流行病学家应参与制定医疗机构的应急方案，并为相关人员提供防护措施的知识与培训、药品和物资储备，以及确保建立完善的监测系统，以便能迅速发现新发感染性疾病、潜在危急情况或生物恐怖主义袭击。

沟通技巧

医疗保健流行病学家必须与感染预防控制小组的其他成员保持密切沟通。医疗保健流行病学家可以影响医疗保健服务的每个领域，包括医疗、护理、职业安全、微生物学、药学、总务、后勤、风险管理和医患关系。因此，医疗保健流行病学家必须与这些部门的人员保持良好的沟通。查房时的非正式沟通或走廊相遇时的对话也可产生同正式会谈或咨询一样好的沟通效果。因此，医疗保健流行病学家应该是感染预防控制团队中的一位平易近人的成员。此外，医疗保健流行病学家应确保与公共关系部门在感染预防控制相关问题上保持良好的外部沟通。

流行病学技能

医疗保健流行病学家掌握的最有价值的技能是熟练掌握流行病学知识及相关统计工具。那些将医疗保健流行病学视为业余爱好的人不太可能会对所在医疗保健系统产生良好影响或增加机构未来的竞争力。医疗保健流行病学家能够借助科学技能预防医院感染和其他不良事件，找出并剔除那些高成本但无效的感染预防和控制的传统行为（仪式行为），以及质量管理中的无益工作。其所掌握的技能也应有助于产品评估和选择。大多数新产品的成本都高于其要替代的产品，但很少有新产品值得其高出的价格。医疗保健流行病学家应在新产品的评估中发挥核心作用，包括产品所登记的美国食品药品监督管理局(Food and Drug Administration，FDA)适应证、功效数据、成本和成本效益。医疗保健流行病学家还需要运用其良好的流行病学技能，以简洁明了的形式向行政部门和医疗委员会展示精确的数据。数据精确才不容易被人忽略、才能推动必要的改革。

领导能力

医疗保健流行病学家需要具备一定的领导力，才能在复杂的医疗环境中发挥作用。有能力的领导者才能够在有些甚至是很多医生及医院领导者反对的情况下，还能做出改变并实施政策。领导能力对于制订感染预防和控制计划的愿景和目标，以及促进团队建设来实现这些目标是很重要的。负责项目管理的医疗保健流行病学家还需要掌握时间管理、预算管理、预案和人力资源管理技能。因此，医疗保健流行病学家应考虑接受领导力和管理方面的培训。

人际沟通能力

医疗保健流行病学家应该知道如何与人打交道来完成工作。医疗保健流行病学家应该是友好的、能随时见到与可及的、广为人知的。医疗保健流行病学家必须获得医务人员的信任，在必要时说服医生改变他们的习惯做法。协商技巧也是一项宝贵的财富，因为很多变革通常是通过协商而不是强制进行的。医疗保健流行病学家还必须获得行政部门的信任，并能够就实施变革所需的资金和其他支持进行协商，能够让行政部门随时了解感染预防控制部门的活动、所取得的成效和需求。

临床技能

从所需的技能中可以看出，临床背景对医疗保健流行病学家极其重要。这种背景让医疗保健流行病学家能更完美地与医疗保健环境融合、增加医生和其他临床领导者对其的信任。此外，临床背景还为其创造了在临床环境中(如在查房时)与其他医务人员沟通并提供即时反馈的机会，而不仅单纯依靠管理模式。

基础设施需求

有时候，医疗保健流行病学家还会负责感染预防控制计划的人事和财政。相关职责包括制定项目目标与实施、招聘和筛选员工、委派工作、制定和控制预算，以及向行政部门反馈。行政职责还包括根据机构需求申请所需的资源、制定合适的报告机制，以便在发现感染预防控制问题时能够及时采取行政措施。医疗保健流行病学家首先需要做的管理决策之一是确定需要哪些支持才能做好工作[20]。医疗保健流行病学家只有在拥有一支知识渊博的感染防控人员团队(最好是在感染控制方面获得认证的)并拥有行政支持时，才能有效发挥作用。医疗保健流行病学家应向上级管理者(如医院副院长)和有影响力的感染预防控制委员会汇报。使用SHEA的在线网站和美国感染病学会(Infectious Diseases Society of America，IDSA)的新发感染网络(Emerging Infection Network，EIN)在线网站论坛，可以向全国专家提问并了解国家和国际上所关注的新发感染相关问题。

计算机和软件对于现代感染预防控制项目是不可或缺的[20]。计算机可以管理监测数据、评估趋势并找到问题的解决方案。电子病历的出现解决了人工审查病历的效率问题。最近，智能手机等移动设备更是极大地促进了实时监控和流程审核(如手卫生的正确性)。微型相机可以有效地用来记录问题，如杂乱状态，并动员团队解决这些问题。医疗保健流行病学家需要与感染防控人员一起，选择最适合本机构的信息系统，并且必须熟悉系统内数据的潜在用途和局限性。

网络

对许多无法获得经验丰富的医疗保健流行病学家的医疗机构，特别是社区医院来说，感染预防控制网络是非常宝贵的资源(见第11章)。感染预防控制网络可以对减少HAI发病率产生有益影响[21]。此外，感染预防和控制网络还可以有效地在政策、监测技术、数据分析、教育、暴发调查、产品评估，以及对特定感染控制问题的回答等方面发挥作用。

获得报酬

某些管理人员不愿意为医疗保健流行病学家的服务买单，认为这些服务是医疗保健流行病学家通过委员会活动应向医院提供的分内工作。然而，随着医疗保健与医疗补助服务中心(Centers for Medicare and Medicaid Service，CMS)公开报告HAI、减少覆盖HAI的相关费用、做出HAI相关的经济处罚，预防HAI及其并发症变得更加重要，因为它们会影响机构的收入(见第12章)[22,23]，并可能导致机构失去许可。美国强制规定的感染指标和不支付HAI费用的规定，大大增加了(医院)对医疗保健流行病学家和感染预防控制项目的支持。除了通过预防HAI节省成本，博洽多闻的医疗保健流行病学家还可以通过减少不必要的环节、控制不必要的抗微生物药物使用，以及拒绝不具有成本效益的昂贵的新产品来节省医院开支。这些节省的费用可作为数据，在需要补偿时提交给管理部门。在许多情况下，更容易向管理层展示的是护理质量提高和患者不良结局减少，而不是医疗保健流行病学措施所带来的成本节约。但这些措施可以帮助减免医疗机构在出现患者不良结局时所需承担的法律责任。因此，质量，而不是成本，可能是管理者寻求医疗保健流行病学专业知识的主要动机。

展望

未来，医疗保健流行病学家将有更多机会运用他们的技能[24]。主要挑战之一是如何在资源不断减少的情况下持续改进医疗质量。伴随着HAI的强制公开报告，对绩效标准、监管及政府和患者权益团体对促进患者安全的要求不断增加，对于医疗保健流行病学专业知识的需求也随之增加。因此，训练有素、经验丰富的医疗保健流行病学家在未来会面临更多的挑战与机遇。

第3章

Nasim Lotfinejad • Didier Pittet
(崔一忻 译;孙伟 校)

手卫生

Hand Hygiene

手卫生历史

几个世纪以来,用肥皂和水洗手一直被视作是保持个人卫生的一种方法[1,2],但是洗手和疾病传播之间的关系仅在过去的200年里才被证实。19世纪中叶,在Pasteur与Lister发现洗手和疾病传播之间关系之前的数十年,由Ignaz Semmelweis和Oliver Wendell Holmes分别在维也纳和波士顿做的调查研究表明:医院感染是通过医务人员的手传播引起的。1847年,Ignaz Semmelweis作为维也纳大学综合医院两所产科诊所其一的一名住院医生,观察到该诊所由产褥热导致的孕产妇死亡率明显比另一家诊所高(16% *vs* 7%)[3]。他还发现医生和医学生进行尸检后经常直接进入产房,有时尽管进入产房前已用肥皂和水洗过手,手上仍留有一种难闻的气味。他推测尸体微粒(cadaverous particles)通过医生和实习生的手传播,引起产褥热。因此,Semmelweis建议医务人员在接触每个患者之前用氯化钙溶液擦洗双手,尤其在离开尸检室后。这一措施实施后,影响最大的诊所中孕产妇死亡率惊人地急剧下降到3%。这个干预实验第一次证实,医务人员使用消毒剂消毒严重污染的双手比使用普通肥皂和水洗手能更有效降低病原微生物的院内传播。不幸的是,Holmes和Semmelweis均未能持续观察同事们手消毒的后续执行情况。

20世纪80年代是医疗保健领域里手卫生概念演变的里程碑[4-6]。第一部国家权威手卫生指南于20世纪80年代在美国发布,近几年来其他国家也相继发布相关指南。在1995年和1996年,CDC的医院感染控制实践咨询委员会(Healthcare Infection Control Practices Advisory Committee, HICPAC)建议在离开多重耐药菌患者病房前使用抗菌肥皂或免洗消毒剂清洁双手[7,8]。后来,2002年颁发的CDC/HICPAC指南[9]和WHO手卫生指南[10]明确指出,只要条件许可,速干手消毒剂消毒双手可作为医疗机构中的标准手卫生方案,而洗手仅适用于特定情况[10]。

定义

手卫生是一个总称,泛指任何洗手行为。常规照护患者时执行手卫生的目的是去除感染或定植患者,以及环境中微生物对手的污染;在某些情况下,可去除手上的有机物质。在医疗保健服务中可以通过洗手或搓手(handrubbing)来实施手卫生。

不同的手卫生实践方案和定义见表3.1,来自CDC指南[9]和WHO推荐[10]。文献中不建议使用"手消毒"一词,因为消毒通常是指去除无生命表面和物体的污染[10]。

表3.1 根据CDC和WHO指南改编的手卫生实践的定义

手卫生实践	定 义
抗菌剂洗手	用药物(抗微生物)肥皂和水,或其他含有消毒剂的洗涤剂洗手
抗菌剂搓手	在手的所有表面涂抹手消毒剂,以减少或抑制微生物的生长
手消毒(hand antisepsis)/洗消/除菌	通过使用抗菌洗手液洗手或手消毒剂搓手来减少或抑制微生物的生长
手部消毒(hand santizing)	在手的所有表面涂上消毒剂(通常指含醇的手消毒剂),以减少或抑制微生物的生长
卫生手消毒	用抗菌洗手液或抗菌肥皂处理双手
手卫生	一个通用术语,适用于洗手、抗菌洗手液洗手或消毒剂搓手
洗手	用普通肥皂或抗菌肥皂和水洗手
外科手消毒/外科手部准备/术前手部准备	外科手术前医务人员用抗菌洗手液洗手或用手消毒剂杀灭暂居菌和减少常居菌的过程

改编自:Boyce JM, Pittet D. Guideline for hand hygiene in health-care settings. Recommendations of the Healthcare Infection Control Practices Advisory Committee and the HICPAC/SHEA/APIC/IDSA Hand Hygiene Task Force. Society for Healthcare Epidemiology of America/Association for Professionals in Infection Control/Infectious Diseases Society of America. MMWR *Morb Mortal Wkly Rep*. 2002; 51: 1-45 and World Health Organization. *WHO Guidelines for Hand Hygiene in Health Care*. WHO; 2009。

自21世纪初以来,手卫生的研究取得了令人印象深刻的进展[11,12],反映出了一种模式转变,即更倾向于使用含醇类手消毒剂(alcohol-based handrub, ABHR)而不是肥皂和水,从1920年1月1日至2020年12月30日期间最常用的手卫生相关关键词的频率和趋势可以看出这一点(图3.1和图3.2)。

医疗保健相关感染和手卫生的作用

医疗保健相关感染(healthcare-associated infection, HAI)是提供照护中最常见的不良事件之一,具有相当高的发病率和死亡率,给社会带来沉重的负担[13,14]。据估计,在高收入国家,HAI的发病率为3.5%至12%,在低收入和中等收入国家为 5.7%至 19.1%，尽管考虑到许多国家有漏报，这些数字还是可能被低估了[15,16]。HAI 主要通过医务人员被污染的手传播，因此保持手部清洁的策略在医疗保健中一直至关重要[17,18]。清楚地了解手-病原体传播的过程对于成功的教育战略、评估医务工作者的手卫生表现和研究至关重要。已提出了一种微生物经手传播的循证模型，并作为最近的手卫生措施审查的推荐依据[10,17]。根据这一模型，医疗保健过程中相关病原体经医务人员双手在患者之间或由患者某一身体部位到另一部位的传播的过程有 5 个连续的步骤(图 3.3)。需要注意的是，除了医院环境或患者间的传播，病原体的传播还可为从定植部位到清洁部位，或到侵入性医疗器械上。由于多数 HAI 是内源性的，经由医务人员双手的传播在病原学上尤为重要。

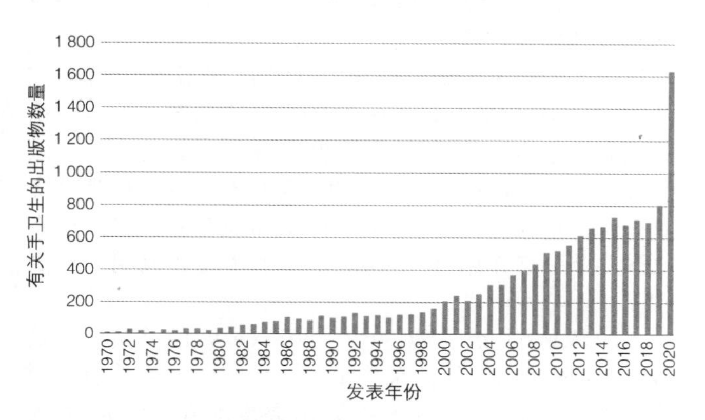

图 3.1 每年关于手卫生的出版物数量。

从 1920 年 1 月 1 日至 2020 年 12 月 31 日，使用医学主题(Medical Subject Heading，MESH)检索有关手卫生的出版物数量。考虑到早期出版物较少，从 1970 年开始检索。检索关键词为：("Hand Hygiene" [Mesh] OR "hand hygiene" OR "hand disinfection" [Mesh] OR "hand disinf*" OR "hand sanitizers" [Mesh] OR "hand sanit*" OR "hand washing" OR "handwashing" OR "hand wash" OR "hand rub*" OR "handrubbing" OR "hand cleans*" OR "hand deconta*" OR "hand cleaning" OR "alcohol-based hand rub*" OR "hand-antisep*" OR "surgical scrub*") AND (("1920/01/01" [Date-Publication]："2020/12/31" [Date-Publication])).搜索策略已经根据我们之前的研究进行了更新[11]。

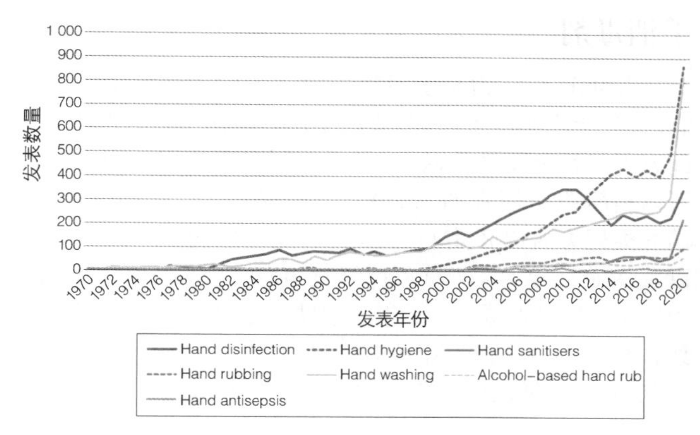

图 3.2 医学文献中手卫生相关关键词使用趋势。

搜索词为："hand hygiene"；"hand disinf*"；"hand sanit*"；"hand washing" OR "handwashing" OR "hand wash"；"hand rub*" OR "handrubbing"；"alcohol-based hand rub*"；"hand-antisep*"。

经 Elsevier 许可转载自：*The Lancet*：Lotfinejad N，Peters A，Tartari E，Fankhauser-Rodriguez C，Pires D，Pittet D. Hand hygiene in health care：20 years of ongoing advances and perspectives. Lancet Infect Dis. 2021；21(8)：e209－e221。

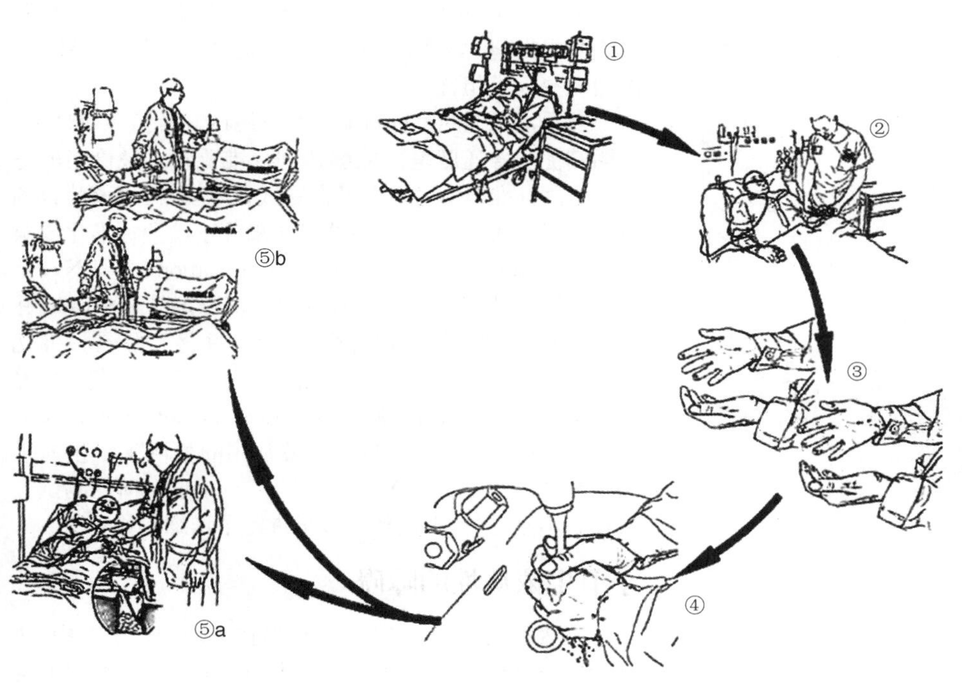

图 3.3 手传播微生物病原体模型。**步骤 1：微生物存在于患者皮肤或无生命的医疗环境中**。大量的病原微生物存在于患者的皮肤和无生命的医疗环境中，包括多重耐药细菌、真菌、病毒。**步骤 2：微生物经医务人员双手传播**。手部皮肤通过接触定植对象、物体表面和患者获得暂居菌。手套不能完全防止手污染。**步骤 3：生物体在手部生存**。在护理患者过程中，具有不同存活力的手部暂居菌随着潜在致病菌不断繁殖而在手部生存。**步骤 4：手卫生操作不当致双手仍污染**。足够(揉搓时间充分和双手表面全覆盖)和及时(当有指征时)的手卫生对有效去除污染和防止永久定植是必不可少的。戴戒指和人工指甲增加手污染发生概率并已经被证实和感染暴发相关。**步骤 5：微生物经被污染的双手交叉传播**。手污染后不严格执行手卫生使手变成微生物传播媒介，能随时散播潜在致病菌至另一物体表面。一旦沉积在患者身上，交叉传播即刻形成，或携带致病菌，或直接引起感染。

(经 Elsevier 允许引自：The Lancet，Pittet D，Allegranzi B，Sax H，et al. Evidence-based model for hand transmission during patient care and the role of improved practices. *Lancet Infect Dis*. 2006；6：641－652。)

手卫生依从性的改善可以减少 HAI 和多重耐药菌感染，特别是与医疗保健相关的耐甲氧西林金黄色葡萄球菌（methicillin-resistant *Staphylococcus aureus*，MRSA）感染[19]。投资手卫生也具有经济意义，手卫生被认为在任何感染预防和控制措施中具有最高的投资回报率[20]。实施手卫生推广的实际费用低于因 HAI 导致的费用的 1%[21]。

手消毒剂

ABHR 被认为是手卫生中最有效的消毒剂，通常含有乙醇、异丙醇或正丙醇，或其中两种的组合。ABHR 的配方可以复杂而昂贵，如一些商业制造商使用的配方；也可以是简单而便宜的，如 WHO 的配方[10]。WHO 推荐的醇类配方含有乙醇（80%，v/v）或异丙醇（75%，v/v），以及甘油（1.45%，v/v）和过氧化氢（0.125%，v/v），可在当地生产以降低成本[10,22,23]。润肤剂浓度较低的 ABHR，如含有 0.5%甘油的 ABHR，也显示出比传统配方更高的皮肤耐受性，醇的负面影响更小[24,25]（表 3.2）。

表 3.2 手卫生制剂配方中的常见成分

类别	产品名称	浓度	使用目的
醇	乙醇 异丙醇 正丙醇	60%～80%	抗微生物作用
额外的抗菌剂	氯己定 氯二甲苯酚 六氯酚 碘和碘伏 季铵盐 三氯生	0.5%～4% 0.5%～4% 3% 1%碘 0.1%～2%	持久抗菌
杀菌剂	过氧化氢	0.125%	杀灭细菌孢子
润肤剂	甘油 八氢化甘油 肉豆蔻酸异丙酯 红没药醇	1%～1.5% 1% 2% 0.1%	提高皮肤耐受性
胶凝剂	纤维素衍生物		提高皮肤耐受性，可能会降低抗菌效果
水	非无菌制剂	添加量最后决定	
其他添加剂	着色剂 芳香剂		不推荐

经允许改编自：Pittet D，Boyce JM，Allegranzi B. *Hand Hygiene: A Handbook for Medical Professionals*. John Wiley & Sons；2017。

醇是 ABHR 中使用的主要活性成分，因为它们具有最广泛的抗微生物活性，对体内外革兰阳性菌和革兰阴性菌，包括多重耐药菌，如 MRSA 和耐万古霉素肠球菌（VRE）、结核分枝杆菌和多种真菌等病原体都具有广谱的抗菌活性[26-35]。碘伏能杀灭分枝杆菌和真菌，而氯己定、氯二甲苯酚、六氯酚对分枝杆菌和真菌会更有效。大多数包膜（亲脂性）病毒、单纯疱疹病毒、人类免疫缺陷病毒（HIV）、流感病毒、冠状病毒、呼吸道合胞病毒、牛痘病毒等对醇、氯己定和碘伏敏感[26,36-45]。其他包膜病毒（乙型肝炎病毒和部分丙型肝炎病毒）对醇不太敏感，但当醇浓度高达 60%～70%（v/v）时可杀灭这些病毒[46]。一些体内研究表明，醇还能对部分无包膜病毒（轮状病毒、腺病毒、鼻病毒、甲型肝炎病毒、肠道病毒）有效[47-51]。一般而言，乙醇比异丙醇对病毒具有更大的活性[52]。即使在艰难梭菌等病原体暴发期间，用肥皂和水洗手是首选方法时，ABHR 也应始终存在于护理点，因为醇依然对一系列致病病原体有效，并可直接提高患者的安全性[10]。碘伏和少量氯己定对一些非包膜病毒也有活性。所列消毒剂中，没有一种对细菌芽孢或原虫卵囊有效。碘伏仅有微弱的杀芽孢作用，但与用于消毒的浓度相比明显要高很多[53]。

醇基配方中含乙醇 60%～80%（v/v）的杀菌效果最强，浓度过高或过低效果均下降[27,28,54]。醇类手消毒剂有几种产品类型，包括清洗液（低黏度配方）、喷雾、凝胶和泡沫。应确认每种产品的功效，因其配方及有效成分浓度的不同而有差别[10,55-61]。选择正确的 ABHR 产品类型和选择正确的配方一样重要。高质量的清洗液和凝胶被研究得最多，且被证明具有很高的效力。泡沫和喷雾剂也有很大的潜力，但它们是较新的产品，因此关于它们的文献仍然很少[10,62,63]。由于一种类型的产品无法适合所有需求，考虑到其目标人群，建议使用场所提供至少两种不同类型的产品[64]。

尽管产业化是生产大量高质量 ABHR 的优先选择，但在 COVID-19 大流行等疫情暴发期间，在中低收入国家，甚至在高收入国家，通过指南和在线获取 WHO 的 ABHR 配方并在当地生产已然拯救了生命[10,65,66]。在感染病暴发期间，当手卫生的重要性延伸到社区时，ABHR 的短缺更令人担忧[67,68]。

对手消毒剂的每种新配方均应测试其抗微生物性能，证明其优于普通肥皂或能够达到标准要求。最恰当的方法是先用标准微生物人为污染受试者双手，再用该消毒剂进行消毒。在欧洲，通用测试方法来源于欧洲标准化委员会（European Committee for Standardization，ECEN），针对抗菌肥皂的 EN 1499[69] 和针对手消毒剂的 EN 1500 标准[70]。这些测试采用随机交叉设计，并将产品与标准化参考药物进行比较。在美国，消毒剂由 FDA 监管[71]，并参考美国材料与试验协会（American Society for Testing and Materials，ASTM）标准。最常用的检测手卫生与手消毒剂的方法是 ASTM E-1174[72]。不过目前的测试方法仍有不足之处，在其他章节里进行了详细讨论[10,59]。

手卫生依从性的障碍

虽然手卫生看起来很简单，但在医疗护理机构中，执行情况一直远非理想[73,74]。据报道，高收入国家的平均手卫生执行率为 40%，而低收入国家的平均手卫生执行率不到 20%[75]。它们之间的差异被确定与低手卫生依从性相关。医生和技术人员执行手卫生的比例通常低于护士。在重症监护病房工作或需要每小时护理患者、需要进行大量手卫生的专业病房卫生工作者的手卫生依从性水平往往较低[75](图 3.4)。人员配备不足和过度拥挤也会对手卫生依从性产生不利影响。

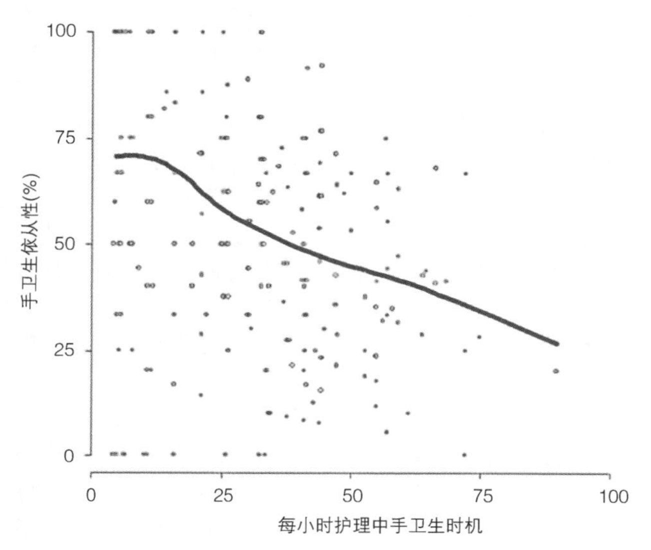

图 3.4 手卫生时机与手卫生依从性之间的关系。

经允许改编自：Pittet D，Mourouga P，Perneger TV. Compliance with handwashing in a teaching hospital. *Ann Int Med*.1999；126 - 130. ©American College of Physicians。

执行手卫生的主要障碍之一是时间限制，特别是在使用肥皂和水时，从到达水槽、洗手、擦干手，到返回患者进行护理至少需要 1 min[76]。将肥皂和水清洗改为 ABHR 搓揉，可以将手卫生所需的时间减少为只要 20～30 s[10,77,78]。手卫生产品的耐受性是影响医疗保健工作者接受产品和最终使用的另一个主要因素，也是一个关键的决定因素[10,79,80]。频繁地进行手卫生可能会导致两种皮肤反应：皮肤接触性刺激反应和过敏性接触性皮炎。皮肤接触性刺激反应是最常见的，据报道尤其与使用含碘伏的手消毒剂[81]有关，少数见于氯已定、氯二甲苯酚、三氯生和含醇产品。过敏性接触性皮炎罕见，主要是对手卫生产品中某一成分过敏，常见于香料和消毒剂，乳化剂不太常见[82-85]。医务人员使用的液体肥皂、护手霜、药膏或乳霜可能含有致敏成分[83,84]。一些研究表明，和普通的或抗菌手卫生用品相比，醇基产品与皮肤有更好的相容性[10,86-89]。醇是一种溶剂，它可以破坏角质层中角质细胞周围的脂质[90]。各机构必须选择具有较高接受度和皮肤耐受性的速干手消毒剂，如含有润肤剂和保湿剂的产品，以避免刺激皮肤[91]。最大限度降低医务人员手卫生相关接触性过敏性皮炎主要有三种方法：选择刺激性小的手卫生用品、培训相关护肤知识、常规使用保湿护肤品。戴手套被认为是执行手卫生的一个障碍，因为它经常被错误地认为是手卫生的替代品。滥用手套可能会产生一种错误的保护感，并促进病原体的交叉传播[10,92]。尽管在医疗保健环境中严格禁止重复使用手套，目前也没有标准化的手套再处理方法，但重复使用率的增加令人担忧，特别是在资源有限的环境中或在卫生危机期间[10,93,94]。在湿手上频繁戴手套会增加皮肤刺激。

其他可能让人担心的事件是手消毒剂可经口摄入、皮肤吸收或经鼻吸入。意外或故意摄入手消毒剂可能导致急性，甚至严重的醇中毒[10,95-97]。即使在如英格兰和威尔士推行了数年手卫生[98]这样的大型运动的背景下，直到最近，上述现象才变得罕见且仅发生在特定情况中。Gormley 等回顾美国国家毒药数据系统，发现 2005—2009 年间每年因手消毒剂的故意摄入而新增的病例数量明显增加，虽然大部分病例都能治愈[99]。尽管在使用手消毒剂中需要识别这种风险并采取适当的安全措施[10]，特别是在儿科、精神科和一些老年病房，但这不应动摇在医疗机构内继续推广使用速干手消毒剂的措施。另一个让人担心的问题是使用手消毒剂后醇被吸收或吸入。根据现有研究发现，血液中检测不到醇或其浓度可忽略不计时，未发现有任何症状[100-108]。速干手消毒剂的火灾隐患问题曾经被提及[10,109]，但现在已经不再是应用速干手消毒剂的障碍。其他障碍包括护士认为患者的需求应优先于手卫生，并认为手卫生会干扰他们与患者的关系[10]。一些医务人员可能不愿意鼓励患者询问他们是否洗过手，因为他们认为这不是患者的责任，而且医务人员和患者在这种场景下都会感到不舒服[110-112]。

医疗保健中手卫生指征

有效的手卫生指医务人员在医疗保健活动中，去除双手暂居菌以防止潜在病原体交叉传播引起感染。为便于手卫生指征在医疗保健活动中运用，WHO 在专家建议和科学论证的基础上将洗手指征精简为五个重要时刻，进而引入了一个新概念：五个手卫生指征[10,113]。这个概念为医务人员、培训人员和观察人员提供了一个统一标准，最大限度缩小个体间差异，利于培训、理解、监控、报告，进而实现手卫生最佳实践。根据这一概念，要求医护人员在以下情况下应该清洁双手：① 接触患者前；② 无菌操作前；③ 体液暴露后；④ 接触患者后；⑤ 接触患者周围环境后。这个概念已经成为 WHO 促进手卫生实施的有效工具之一，在全球范围内广泛采用，并被纳入国家手卫生指南[114](图 3.5)。

根据手传播模型，接触患者前或实施侵入性操作前执行手卫生旨在保护患者。相比之下，操作后、接触患者及其周围环境后执行手卫生可避免菌群定植或感染医务人员，防止病原体播散至周围环境。出于实际考虑，在一系列医疗保健活动过程中，同时出现两个或两个以上手卫生指征时仅需要实施一次手卫生。指南也描述了洗手与卫生手消毒的最佳操作时机，将洗手指征细化为当双手有明显可见的污染物、强烈怀疑或暴露于孢子时，以及如厕后[10]。戴手套不能完全防止手污染，所以摘手套后应该执行手卫生[10,92,115-118]。此外，当出现手卫生指征时，无论是否戴手套，都应进行手卫生[9,10]。

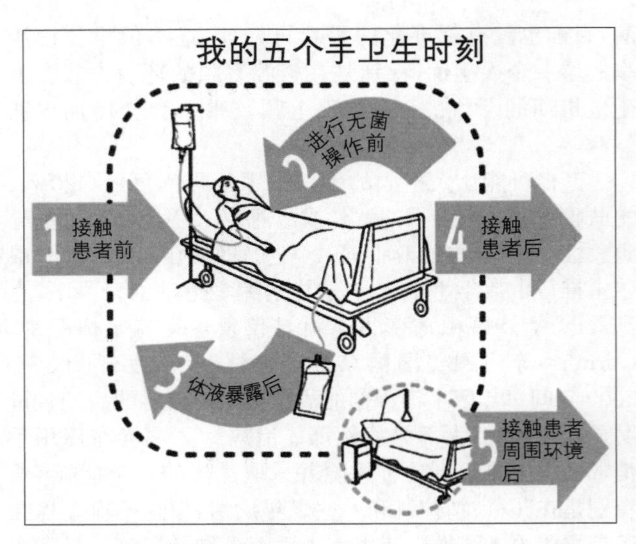

图 3.5 我的五个手卫生时刻。

经 Elsevier 允许引自：Sax H, Allegranzi B, Uckay I, et al. "My five moments for hand hygiene": a user-centered design approach to understand, train, monitor and report hand hygiene. *J Hosp Infect*. 2007; 67: 9-21。

另一个简化版的手卫生措施是 WHO 在手卫生指南中提到的"如何搓手"的方法，是一种使用适量的速干手消毒剂搓揉 20～30 s 的六步法[10]（图 3.6）。关于手消毒剂的用量，2～3 mL 的取用量已被证明是足够的，但应覆盖整个手部[68]。关于持续时间，一项研究结果表明，为了减少手部细菌，双手搓揉时间应不少于 15 s，最好在 30 s 以上[77]。尽管不断努力地想方便执行，但只有少数医务人员完成了六步法，这促使研究人员修改和简化以形成替代方案[119,120]。由于缺乏相关的证据，WHO 的六步洗手法仍被推荐为标准方法，替代方案需要进一步研究。

促进手卫生策略

了解影响医务人员手卫生行为及导致手卫生依从性低的相关因素对促进手卫生最佳实践具有重要意义。在过去的几十年中，许多研究已探索出克服障碍、实现手卫生最佳实践的最佳方法。在早期研究中主要依靠对医务人员进行教育培训，通过提倡用抗菌肥皂和水洗手来促进手卫生[121-124]。此后，许多研究结果显示引入速干手消毒剂后手卫生依从性显著增加[75,78,125-142]。然而，医务人员遵从手卫生指南的行为态度是复杂的、多因素的[10,143-148]。因此，要想成功推进手卫生必须从多学科、多角度提出改进策略[147-149]。多模式改进策略已成为管理不同类型 HAI 的重要策略，包括手术部位感染、呼吸机相关性肺炎和中央导管相关血流感染[149-151]。

在已发表的论据的基础上，WHO 提出了多模式手卫生改进策略[152]，其核心环节包括上述五个手卫生时刻概念和以下五个关键部分[10,113]，包括系统改变、培训与教育、监督与反馈、工作地点提醒及提高医疗机构安全氛围。这一策略在全球范围广泛实施，实践证明其切实可行，明显改善手卫生基础设施，显著增加手卫生依从性，医务人员手卫生知识与手卫生意识均较前有所提高[10,22]。在 WHO 报告中，这一策略被许多国家采用，并被已发表的几项研究所采用[153-161]。WHO 就如何在门诊、家庭照护机构和长期照护机构实施这一策略、相关技术及实施原则，已发布了相关指导性文件[162]。

- 系统改变 是多模式策略的主要组成部分之一，指通过必要的行动以确保在护理点提供手卫生用品，特别是速干手消毒剂。该变革还关注自来水、肥皂和一次性毛巾的可及性[163]。WHO 建议使用各种手段来支持医疗保健管理人员和政府为医务人员提供高质量的手消毒剂[10]。在医疗机构中，在医疗保健环境中，速干手消毒剂正越来越多地被用来代替肥皂和水来进行手卫生。然而获得手消毒剂的机会仍然有限，特别是在低收入和中等收入国家，这需要进一步的研究和政策支持。全面获得手消毒剂将使手卫生最佳实践在感染控制资源较少的环境中也可行。
- 教育 医务人员的教育是多模式手卫生改进策略的另一个关键组成部分，主要集中在手卫生的重要性，以及何时和如何按照推荐的技术清洁手部[164]。事实证明，技术和传统教育的单方面措施在改善行为，包括除医务人员外的管理人员和清洁工的教育方面的效果不如有强大、积极的领导者的多层面行动[165,166]。WHO 开发了各种教育工具，包括幻灯片、培训视频、小册子和各种语言的传单[167]。为了支持各国开展感染预防和控制专业人员的能力建设，感染预防和控制计划和 WHO 驻日内瓦大学医院的患者安全实验中心发起并开设了手卫生培训师课程[168]。这种教育模式在许多国家都获得成功。感染预防和控制专家可以利用这种方法对其他医务人员进行培训，传播知识和最佳做法。
- 评价和反馈 是多模式手卫生改进策略的组成部分，也是关键的绩效指标[169]。应持续促进手部卫生监测和反馈，以确保维持在可接受的水平[170-172]。手卫生监测没有最佳指标，但通常按应进行手卫生的时机下实际执行手卫生的次数与应执行手卫生的总次数的比来计算[10]。时机被定义为需要执行手卫生行为来阻断通过手传播致病菌的时刻[10,17]。目前手卫生监测的主要方法包括观察员直接观察（作为监测依从性的金标准）、患者对医务人员的评价、医务人员自我报告，或通过电子信息技术监测、手卫生用品耗量等数据间接评估[10]。监测手卫生执行情况对评估其依从性基线水平、提供监测反馈、评估干预效果、调查暴发并解释研究问题具有重要意义[10]。然而挑选最佳监测指标、监测方法，以及进行定期监测可能具有挑战性。由训练有素的专业人员对手卫生行为进行不显眼的直接观察是评估手卫生依从性的金标准，尽管观察者暴露，可能引起被观察者刻意执行手卫生（霍桑效应）。相比之下，进行暗访观察可避免被观察人员出现不信任感和影响绩效考核的效果，这在推进多模式手卫生策略中必不可少。在日内瓦大学医院研究的基础上[75,125]，WHO 研发了一种直接监测的标准方法和工具[170,173,174]，即通过关注五个关键手卫生指征（"我的五个手卫生时刻"；图 3.5）来监测，该方法相对简便易行，且

如何搓手?

搓手，保持手卫生！当手上有污垢时应洗手。

完整流程的时限：20~30 s

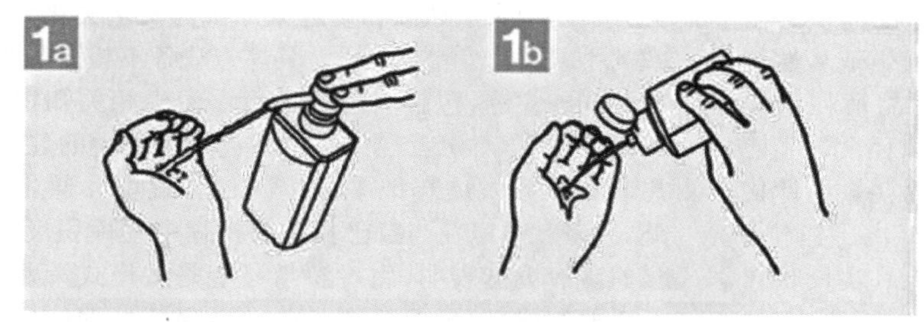

将手握成杯状，滴入适量搓手液，并覆盖手的整个表面

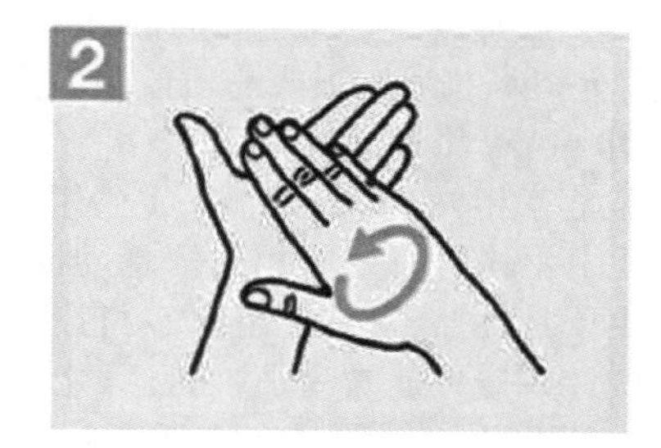

掌对掌搓手

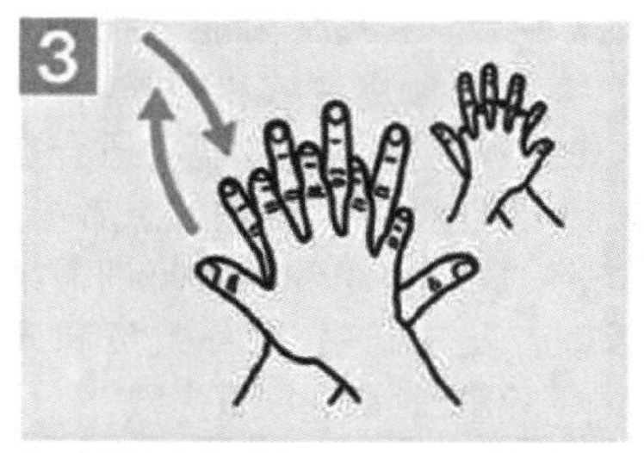

右手掌放在左手背上，手指交叉搓揉，反之亦然

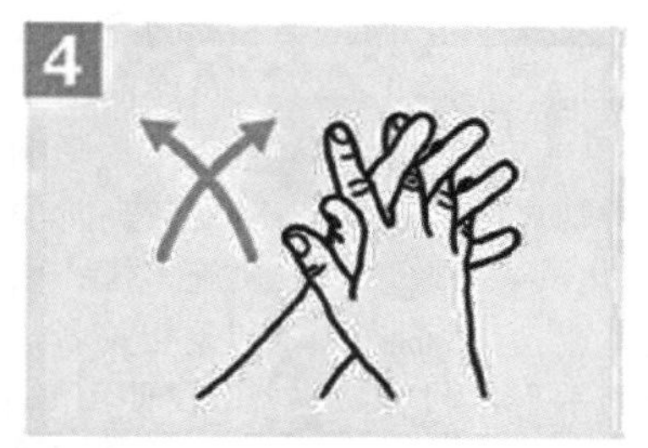

掌对掌，手指交叉搓揉

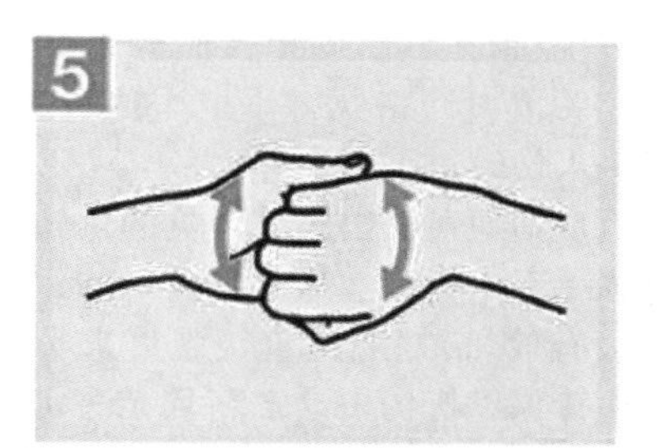

手指互锁，指背对着对侧手掌搓揉

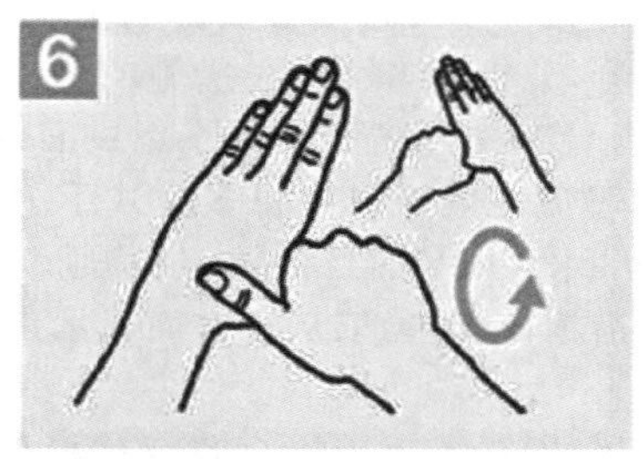

用右手掌扣住左拇指，旋转搓洗，反之亦然

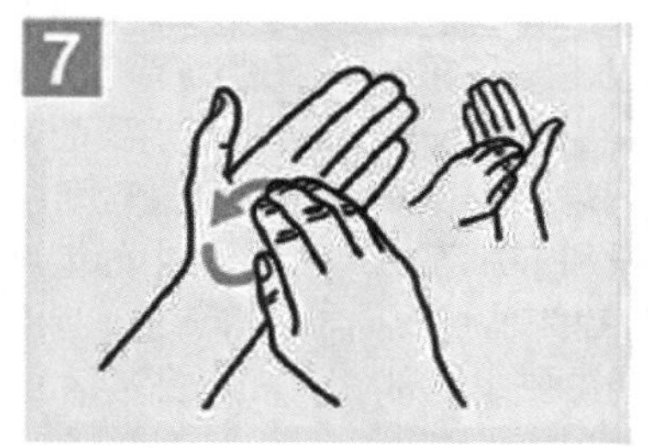

右手指扣在左手掌中来回旋转搓洗，反之亦然

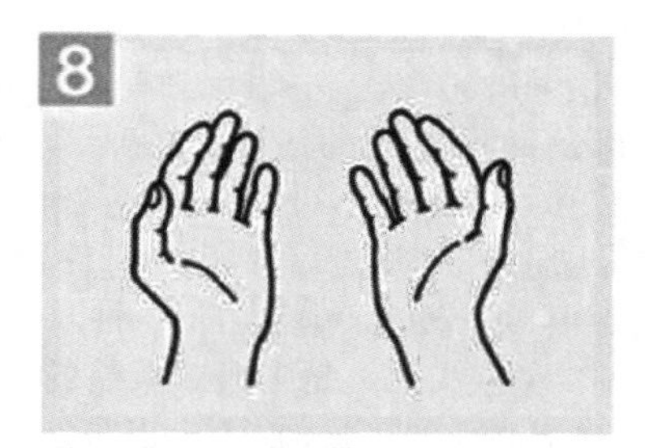

晾干后，您的手就是清洁的

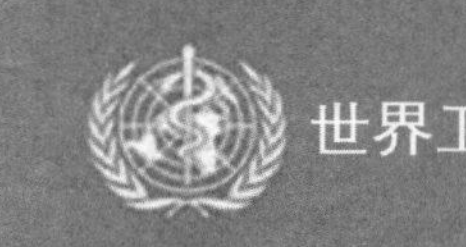

世界卫生组织　患者安全　一个安全卫生服务的世界联盟　挽救生命　清洁您的双手

图 3.6　如何在医疗保健体系中清洁手部："如何搓手"。

经 Elsevier 允许可引自：Sax H，Allegranzi B，Uckay I，et al. "My five moments for hand hygiene"：a user-centered design approach to understand，train，monitor and report hand hygiene. *J Hosp Infect*. 2007；67：9 - 21。

能通过教育工具和培训影片进行学习[175,176]。收集当地手卫生依从性数据并将监测数据定期反馈给相关医务人员，可有力地提高医务人员对手卫生不足的认识，并实现改进。如果将手卫生依从性监测作为一个持续性的常规工作，霍桑效应可能会减弱。许多最新报告表明，定期持续监测手卫生是可行的，甚至可在国家层面上提倡这种监测[154,158,177]。手卫生实施情况越来越多地被用作外部基准和公共报告的质量指标[178,179]。此外，创新的自动监控系统（电子或视频）[180]、网络资料收集、移动设备应用[154]可以方便专业人员收集数据，能最大限度节约人力和时间。

医务人员的自我评估是另一种可能导致极大高估依从性的监测方法[10]。视频监控是一种创新的直接观察形式，能够持续记录手卫生执行情况，但如果设置在患者区域，会引起患者隐私相关的伦理问题；如果设置在房间进出通道，则会错过相当多的观察机会[181-183]。电子监控能够在不受霍桑效应影响的情况下进行准确和持续的评估,同时节省人力资源[184]。尽管使用自动监控系统还不能完全实现监督手卫生的五个时刻,但这一领域的创新可能会使手卫生行为得到重大改善[185]。手卫生用品消耗量,特别是速干手消毒剂使用量,作为手卫生依从性的替代指标已越来越普遍,在某些国家还成为国家级感染控制的一个重要指标。随着时间的推移,定期提供的手卫生用品消耗数据可以很容易地监测出手卫生依从性的发展变化趋势,几项研究还发现手卫生用品消耗量与MRSA发病率相关。尽管追溯手卫生用品消耗量确实能提供对手卫生执行有用的相关信息,但用消耗量统计代替手卫生依从性监测仍需要谨慎对待[186]。手卫生用品消耗量统计数据可能被高估,而且可能不能真实反映仅由医务人员手卫生使用(或在恰当的手卫生时机所用)的消耗量。特别是这个替代指标由于不能反映医务人员的实际手卫生执行情况,即提供医务人员是否依据手卫生时机及相关情境严格执行手卫生的数据,因此不能据此激励医务人员改进手卫生行为。

绩效反馈通过突出医务人员的认知和行动之间的差异来增强手卫生行为。当它是及时的、个体化的、有既定目标时最有效,最好通过直接观察来实现[187,188]。然而,在一些医疗保健机构中设定高且无法实现的手卫生目标(例如90%～100%的正确执行率)不太可能改善医务人员的依从性并鼓励其改变行为[189]。考虑到个性化反馈可能只能让少数医务人员从中受益,所以只在小范围进行并提出了替代方法。小组反馈是另一种方法,有更多的观察机会,对依从性的估计更准确[145,188]。主要的反馈内容是手卫生的依从性,可以在直接观察期间以口头告知的形式提供,也可以通过信件、电子邮件、海报和卡片等书面形式告知小组成员其手卫生依从性及变化趋势[145]。

• 工作地点提醒　是多模式策略的五个主要组成部分之一,作为必要的工具,它的出现帮助卫生工作者在思想上将手卫生放在首位。为了让提醒有效,让它在视觉上比一般信息更醒目是很重要的[190]。海报是最常用的形式,因为它们价格低廉,并能向患者和探访者传达手卫生的最佳做法[191]。WHO的"我的五个手卫生时刻"图片已被国际公认为医务人员执行手卫生的标志性展示(图3.5)。然而应该记住,随着时间的推移,即使是最合适的方法,在持续使用后也会导致习以为常而降低效果[192]。在过去的几年里,已经提出了多种不同的方式来吸引人们的注意,去影响他们下意识的依从行为,比如利用嗅觉(如柑橘气味)、视觉(如表情符号和各种海报)和听觉提示,但到目前为止,还没有专用设计来最大化这些提醒的效果[193-197]。Vander Weg和他的同事进行的一项随机临床试验[193]显示,频繁更改提醒方式也会导致依从性降低。

• 医疗机构安全文化　是多模式策略的首要组成部分,它强调HAI和抗微生物药物耐药造成的社会负担是主要的患者安全问题[167]。该部分建议通过发展以患者安全为重的文化氛围和态度来激励医务人员、高级管理人员和患者共同优化手卫生的实施。医疗机构安全氛围成功构建的要素之一是领导者参与手卫生行动,这种积极的方式可为其他团队成员树立榜样[10]。对工作人员进行教育,提高对手卫生及其能减少HAI的认识,能有效改善他们的态度和行为[10]。患者的加入不仅能达到教育目的,也能增强患者的参与度,请他们提醒医务人员进行手卫生[198-203]。患者参与手卫生改善行动被认为是提高医务人员手卫生依从性和促进医疗机构安全文化潜在且有效的手段[10,111,199,200,204-214]。具体方法各不相同,但它们都有共同的主题,包括对患者进行手卫生相关知识和技术的培训教育,对患者在住院期间进行手卫生的建议,邀请患者在医务人员忘记手卫生时进行提醒。通过这些措施,患者就可以在与自己相关的护理中发挥积极的作用。虽然现有证据表明,患者参与可能是多模式策略中的一个重要组成部分,但仍有一些需要谨慎处理的风险和障碍[188]。这些障碍包括患者在医院环境中主动参与不足和能力有限,以及这种参与和提醒可能干扰患者与医务人员之间的关系。在仔细考量地域和利弊,特别是对医务人员的影响后,患者参与手卫生可能只适合在推广行动的较高阶段实施。要获得令人满意的患者参与,需要实施多模式联合方案,成员组织和教育培训需纳入所有利益相关者,包括患者及其亲属、医务人员和政策决定者,仅使用海报的单一策略通常会导致失败[10]。

尽管多模式手卫生改进策略通常能全面有效地促进手卫生行为改变和改善手卫生指标,但是它的复杂性可能会增加人们对其长期可持续性实施的担忧。因此,理清策略组成部分,分析多方面干预措施的最佳组合是相当重要的,以指导感染预防和控制小组的日常工作,帮助减轻负担和避免无效工作。将多模式手卫生改进策略中的措施集束化,并增加目标设定、奖励激励和问责等进一步干预措施,在改善依从性方面显示出了良好的效果[74]。

2009年,WHO发布了手卫生自我评估框架(Hand Hygiene Self-Assessment Framework, HHSAF),这是一个评估医疗机构手卫生开展情况的工具[215]。该工具可作为基线调查,也可重复调查以确定需要改进的方向,从而使多模式推广适应当地情况并能动态监测成效。WHO在2011年、2015年和2019年的全球调查证明了多模式策略和HHSAF工具在改善全球医疗机构规范进行手卫生方面的有效性[215-218]。2019年最新的WHO全球调查报告应用HHSAF工具纳入了全球90个国家3 206个医疗机构的数据[219]。该调查是为了确定世界各地医疗机构手卫生的实施情况和影响因素。大多数医疗机构的手卫生实施水平为中等水平(350分,IQR 248～430分)或更高,机构的资金来源(私人资金与公共资金)和国家收入水平被确定为重要的影响因素。资源的可用性、领导能力和组织支持是改进的其他关键因素。四分之一的医疗机构(主要来自低收入国家)手卫生执行情况不佳,改进行动缺乏资源支持。如果世界各地的卫生系统想要为患者提供安全的护理,并获得预防和控制疫情的能力,则需要进一步改进,特别是在低收入和公共资金资助的医疗机构中。

开展手卫生运动是另一种成功的方法，重点是持续性推广手卫生，首次行动为 2009 年 WHO 发起的"清洁你的双手拯救生命运动(Clean Your Hands campaign in 2009)"[220]。自那时起，每年 5 月 5 日在全球范围内以不同的主题开展。参与国和医疗机构可以使用 WHO 开发的资源和工具包来改善手卫生(表 3.3)。

表 3.3 WHO 拯救生命的主题和行动呼吁：清洁你的双手 5 月 5 日世界手卫生年度运动，2009—2021 年

时间(年)	主题和行动倡议
2009	首届年度活动全球启动："拯救生命：清洁你的双手" 5 月 5 日年度活动
2010	医疗机构参与手卫生时刻全球观察调查
2011	"追踪进展，制订行动计划和目标，持续做好手卫生"；医疗机构参与 WHO 手卫生自我评估框架的首次全球调查
2012	"使用 WHO 手卫生自我评估框架，制订你的行动计划"
2013	注重手卫生监测和反馈，并提醒在此方面，医疗机构内的患者可以起到作用
2014	"预防医源性败血症，就在你的手中"；医疗机构参与 WHO 手卫生自我评估框架第二次全球调查的情况
2015	"安全从手卫生开始"
2016	"关注双手：手卫生为外科诊疗安全保驾护航"
2017	"遏制抗微生物药物耐药——掌握在你我手中"
2018	"今天不采取行动，明天就无药可用——根据 WHO 五个手卫生时刻防止患者感染耐药性细菌"
2019	"所有人的清洁护理——就在你手中"；医疗保健机构参与第三次 WHO 手卫生自我评估
2020	"护士和助产士，清洁护理在你手中"
2021	"数秒挽救生命——清洁你的双手"

HHSAF，手卫生自我评估框架；WHO，世界卫生组织。
经 Elsevier 允许摘自：*The Lancet*：Lotfinejad N，Peters A，Tartari E，Fankhauser-Rodriguez C，Pires D，Pittet D.. Hand hygiene in health care：20 years of ongoing advances and perspectives. *Lancet Infect Dis*. 2021；21：e209 - e221。

全球视角和研究议程

不管在处于哪种发展水平的国家，手卫生依从性较差影响着医疗机构。提高手卫生依从性不仅依赖医务人员的个人意识和相关知识，还与医疗机构和政府层面的参与相关，因此这意味着组织机构和政策法规需要整改。从全球的角度来看，可能意味着各国促进手卫生实施的方法不同。在发达国家或手卫生推进较先进的地方，这个问题可能是为进一步推进手卫生而寻求创新策略或引进新的、复杂的解决方案；而在资源贫乏的国家或地区，则应该着力于确保手卫生基础设施到位，以最简单的方式传播手卫生知识，寻求低成本可行性解决方案。世界卫生组织医疗保健手卫生指南(WHO Guidelines on Hand Hygiene in Healthcare)及其实施策略表明，运用循证方法促进手卫生有利于切合当地实际，适应全球资源需求，极大地推动了手卫生实施[10]。

虽然在过去十年已有大量手卫生科研资料，但尚有几个问题亟待解决，需进一步调查(表 3.4)。重要的是，关于含醇类手消毒剂存在大量的错误信息，这对其在医疗保健机构和社区中的使用产生了负面影响[221]。因此，除了需要更多的资源来继续研究外，临床医生和研究人员还应该意识到信息泛滥存在误导的可能。

对手卫生持续实施高质量研究能证明手卫生依从性对病原体传播、医源性感染最终结局、抗微生物药物耐药性播散和患者安全的影响。同样，需要更多的定量和定性研究来进一步阐明短期或长期有效推动手卫生活动及相关成本效益所必需的重要特征。从全球的角度看，在不同文化背景下要确定手卫生持续改进的可操作性和寻求低成本解决方案还需继续努力[10]。最后，鉴于目前国家公共报告和强制性的手卫生目标的趋势，有时利用机构基金进行质量与安全研究可能有益于明确这些政策的意义。

致谢

感谢 HUG 及其所有合作者，以及其他专家在 WHO 指南和 WHO"拯救生命：清洁你的双手"运动中做出的贡献。

表 3.4 手卫生研究议程：2021 年及之后的 55 条提案

手卫生消毒剂和实验室相关研究
1. 评估润肤剂和凝胶对含醇类手消毒剂疗效的可能影响，并利用体外研究和使用中的临床研究来配制与研发新产品
2. 评估和验证在发展中国家生产的含醇类手消毒剂的现状
3. 评价含醇类手消毒剂对突发微生物的功效
4. 确定从手中获得微生物病原体的最佳方法，并进行接近临床背景的比较研究
5. 开发创新方法直接或间接地测量手上的微生物病原体，这些方法可在护理点使用，结果最好能立即反馈给医务人员
6. 从实验室(如抗微生物效果)到临床护理点(如可接受性、耐受性、使用频率、依从性)比较不同配方的含醇类手消毒剂(冲洗剂、凝胶、喷雾、泡沫)的效果，产生基于循证的高质量数据
7. 通过现实、真实的临床试验监测含醇类手消毒剂对皮肤的影响，并进一步阐明其对不同人群中高频率和低频率使用者的人体微生物的影响
8. 评估含醇类手消毒剂达到减少微生物病原体目的的最低使用量，以确保患者的安全

续　表

9. 根据可接受性、耐受性、使用频率和观察到的依从性，研究含醇类手消毒剂和手套使用之间的相互作用
10. 使用随机对照研究，评估消毒剂(如氯己定)在现实生活条件中对含醇类手消毒剂的附加价值
11. 为含醇类手消毒剂的验证和认证制定新的规范，更接近临床实践的要求和推荐
手卫生概念的简化
12. 确定 WHO“我的五个手卫生时刻”中每一项指征对特定感染结果和原因的贡献
13. 理解简化“我的五个时刻”的概念是否合适和安全
14. 提出替代的手卫生概念，以提高对患者预后的整体效果
15. 利用经过验证的微生物学和临床评价指标，研究与当前标准(WHO 六步洗手法)相比的最佳洗手方法
16. 测试替代的简化步骤，以提高手卫生技术和依从性
手卫生依从性
17. 确定不同社会经济和文化背景下医务人员依从性的决定因素，并提出改善依从性的策略
18. 评估测量手卫生依从性对改进行动的影响
19. 确定医生手卫生行为的具体决定因素以及改善手卫生的最佳方法
20. 通过临床试验确定短期和长期最有效的教育策略，并研究不同环境和不同医疗保健专业人员之间手卫生依从性的差异
21. 确定培训期间的教育是否更有效或更可持续，以及对医务人员来说理想的重复频率是多少
22. 开发功能性游戏并研究创新方法的效果，在医务人员中传授手卫生知识和最佳做法并确保其可持续性
23. 确定手套的使用对手卫生习惯、HAI 和抗微生物药物耐药性交叉传播的影响
24. 当需要采取接触预防措施时，确定适当的手卫生行为是否比使用手套更好
25. 利用随机对照研究比较更换手套与使用含醇类手消毒剂进行手套消毒的效果
26. 评估含抗微生物材料的手套的潜在附加值和风险
27. 确定对结局产生影响的手卫生依从性的最低值或理想值
手卫生推广策略
28. 评估手卫生促进对不同类型 HAI 的影响
29. 评估多模态策略的具体组成部分在引导医务人员持续改变行为、减少 HAI 和抗微生物药物耐药性交叉传播方面的重要性
30. 通过随机和(或)对照研究、时间序列分析、聚类随机和阶梯楔形研究等方法，评估改善手卫生对减少 HAI 和抗微生物药物耐药性交叉传播的有效性
31. 利用定性研究，确定机构如何成功地实施复杂的多模式改进策略，以及实施的障碍和促进因素
32. 评估不同环境下手卫生推广策略的成本效益
33. 确定不同监测技术与感染结果之间的相关性，以评估最佳预测匹配度
34. 确定不同手卫生表现水平与预防感染之间的关系
35. 确定在非医院环境中实施手卫生的最佳策略
手卫生改进策略的实施
36. 确定在全球范围内实现广泛获得含醇类手消毒剂的最佳机制，包括在需求增加导致短缺的危机时期
37. 确定在机构、地区、国家和世界范围内促进系统改变实施和长期维护的最佳方法
38. 确定在不同环境下引入含醇类手消毒剂的成本效益
39. 评估在患者和家属中使用含醇类手消毒剂的好处和可能产生的效果
40. 生成医务人员个人手卫生执行数据，以调查个人表现对感染结果的影响
41. 对手卫生执行反馈的预防效果进行有效性研究，并开发一个监测和反馈的整体系统
42. 应用执行反馈和成本效益，确定最佳策略和参数
43. 评估应用自动化系统进行手卫生反馈的成本效益
44. 评估信息框架、语言和数字通信技术在不同文化和背景下的社会营销策略中的影响

续　表

45. 通过提出提供信息的最佳方法，以及在设计和实施阶段纳入用户反馈，对提高患者的参与度进行对照研究
46. 描述高收入和中低收入国家的服务用户和患者对特定安全环境的看法
47. 识别和解释与多模式手卫生改进策略的成功本土化相关的因素
48. 确定确保多模式手卫生改进策略的可持续性的最佳方法及其积极成果
49. 确定和比较来自不同国家医疗保健机构的 WHO HHSAF 结果的最佳方法
50. 开发半自动化和电子工具，以促进定期和轻松完成 WHO 的 HHSAF
51. 在高收入和低收入国家，使用时间序列分析确定实施手卫生改进干预措施与明显减少 HAI 之间的时间跨度
手卫生运动
52. 对全国性的手卫生运动(最好与地方性活动对比)进行成果研究
53. 评估手卫生运动整合与单独推广的效果
54. 确定以手卫生为重点的全球医疗保健运动的最佳方法、结果衡量标准及成本效益
55. 评估让消费者/公众参与全球手卫生运动的效果

HAI，医疗保健相关感染；HHSAF，手卫生自我评估框架。
经 Elsevier 允许引自：*The Lancet*：Lotfinejad N，Peters A，Tartari E，Fankhauser-Rodriguez C，Pires D，Pittet D. Hand hygiene in health care：20 years of ongoing advances and perspectives. *Lancet Infect Dis*. 2021；21：e209 - e221。

第4章

Elizabeth Soda · David Kuhar
（苑菲菲 译；徐化洁 校）

职业感染预防与控制服务

Occupational Infection Prevention and Control Services

引言

医务人员与患者之间的感染病预防是所有医疗保健机构中安全医疗服务的重要组成部分。职业卫生服务（Occupational Health Service，OHS）向医疗保健机构提供职业感染预防与控制（infection prevention and control，IPC）的专业知识，并向医务人员提供服务，诸如旨在降低工作中感染风险（如对医务人员进行免疫接种）的服务，及对医务人员的感染暴露及患病进行管理以防止疾病向患者、同机构内医务人员、其他人群进行传播的服务等。在本章中，医务人员一词指在医疗保健机构中服务的所有有偿和无偿人员，他们有可能直接或间接接触到患者或有传染性的物质，包括身体物质（如血液、组织及体液），被污染的医疗用品、器械和设备，被污染的环境表面或空气。这些医务人员包括但不限于急救医务人员、护士、助理护士、医师、家庭医疗服务人员、技师、治疗师、抽血师、药剂师、学生及培训人员、非医疗机构雇用的合同工作人员，以及不直接参与患者护理但仍可能暴露于在医疗保健环境中传播的感染性病原体的人员（如文员、营养师、清洁工、洗衣人员、保安、维修人员、行政管理人员、收费员及志愿者）。

本章描述了 IPC 的基本要素，以及除乙型肝炎病毒（HBV）、丙型肝炎病毒（HCV）和人类免疫缺陷病毒（HIV）感染外一些传染性疾病的重要方面，这些内容也将在第 41 章中进行介绍。

职业健康服务的感染预防与控制要素

职业健康服务的组织结构取决于其上级医疗组织的规模、服务设施的数量、环境（住院或者门诊）、医务人员数量、医务人员的工作职责及可能的相关暴露，以及所提供的是现场还是场外服务。无论职业健康服务的结构如何，其项目职责均包括：① 领导和管理；② 沟通和协作；③ 评估和降低医务人员的感染风险；④ 医疗评估；⑤ IPC 的教育和培训；⑥ 免疫规划；⑦ 潜在的感染暴露和疾病管理；⑧ 医务人员健康记录的管理。

领导与管理

职业健康服务的领导者负责监督 IPC 服务的交付及质量，因此确定领导者对于向医务人员提供有效的服务至关重要。规划及决策制定可以与组织的其他部门共享，包括人力资源、设施服务、设施管理及环境部门。医疗保健组织领导对职业健康服务领导者的支持有助于促进组织内部协作及有效提供 IPC 服务。

沟通与协作

为了达到预防感染的目的，职业健康安全部门的活动必须与感染预防及其他相关部门的工作人员协作，有助于确保充分提供预防服务，并确保疾病接触及暴发的调查有效开展，迅速实施预防措施。

评估和降低医务人员的感染风险

医务人员有在工作场所中接触感染性疾病的风险，因工作职责及其他因素而异[1,2]。可以对医务人员的实际或潜在感染风险进行评估，并告知可以降低感染风险的措施。风险评估还可产生用于性能度量、设施认证、服务改进、法规遵从和其他质量保证活动的数据。职业健康服务还可领导一些评估及降低风险活动的开展，或与领导这些工作的其他部门合作，如 IPC 服务部门。这类活动可包括工作时间在场外工作地点提供资源，或与供应管理部门合作，确保医务人员获得正确的个人防护装备，从而改善获得服务的机会。

医疗评估

职业健康服务为医务人员提供或推荐入职前医疗评估，并在就职期间开展定期和不定期的医疗评估。通常在所有的医疗评估中均提供个体化的健康咨询，包括诸如职业感染的风险和预防；将感染传播给他人（如医务人员、患者、家人）的风险和预防；对潜在感染性疾病接触和患病的预防和管理策略，如暴露后预防（postexposure prophylaxis，PEP）的风险和获益，以及患病或具有潜在传染性时居家的重要性；其他可能影响获得或传播感染性疾病风险的医务人员的健康问题，如怀孕、HIV 感染或其他影响免疫系统的情况。

入职前医疗评估的目的包括记录医务人员的基础健康状况、实施措施以降低医务人员在医疗机构内感染或传播疾病的风险（如确保医务人员接种过疫苗而可预防疾病的免疫证据），提供或推荐医疗许可和呼吸机配合测试，评估工作安排及提供工作许可。入职后进行定期医疗评估，以解决日常问题，如入职前医疗评估相关问题的随访、常规筛查及测试、免疫接种及其他经常性服务。偶发性的医疗评估仅限于需要评估的事件，如潜在的感染暴露。

职业感染预防与控制的教育培训

IPC 的职业教育和培训计划旨在提高医务人员的相关知识、能力、传染性疾病处理及预防的实践技能。这些计划通常由 IPC 部门的程序管理。了解 IPC 实践的基本原理可以增加医务人员对这些实践的遵守和接受程度[3,4]。在聘用医务人员时即向他们提供 IPC 的教育培训，在工作期间定期开展教育培训（如进行年度培训），并根据需要满足特定需求（如新的工作职责、新的医疗器械或设备，或者疫情控制）。标准教育及培训不仅为医务人员安全开展工作所需，也是联邦政府、州和地方当局对其职工的强制性要求。

计划免疫

计划免疫涵盖一系列服务以监测可预防疾病的免疫情况，包括记录免疫证据、实施免疫接种、保存记录以及向州或当地免疫信息系统，即疫苗登记系统进行报告。有效的服务可以：① 预防疾病，② 降低传播风险，③ 遵守美国公共卫生署的免疫实践咨询委员会（Advisory Committee on Immunization Practices，ACIP）、联邦政府、州及当地政府对医务人员的要求，④ 降低反应性措施的需求及 PEP、病假及工作限制的相关成本，⑤ 提高医务人员免疫信息内部报告的效率以便进行绩效评估和质量改进，以及向外界机构（如付费单位及公众）报告的效率[5-8]。

医务人员接种疫苗的阻碍因人群及工作环境而异。这些阻碍包括对疫苗接种不良事件的恐惧、厌恶注射、接种疫苗不便捷（如地点、服务时间因素）、缺乏需要接种疫苗的认知（如认为感染疾病的风险低或疫苗的效力低）、缺乏对疫苗接种的领导支持[9-12]。

包括强制性免疫政策在内的综合免疫计划可靠并大幅地提高了入职前及年度疫苗接种情况[13,14]。医疗保健机构用于提高免疫接种覆盖率的其他策略包括：① 领导者做表率（如公开为领导者接种疫苗，提高该领导机构内医务人员的疫苗接种率）；② 开展教育或组织运动，提高对疫苗的认知；③ 在工作地点提供免费疫苗接种；④ 提供奖励以鼓励接种疫苗，如发放医院餐厅的优惠券；⑤ 工作时间内在工作地点灵活供应疫苗（如移动推车，所有班次均可提供疫苗）；⑥ 不接种疫苗的医务人员签署拒绝接种声明书；⑦ 检测并报告疫苗接种率[9-11,13-19]。

潜在感染暴露及疾病的管理

医务人员可暴露于具有潜在传染性的血液、组织、分泌物、其他体液，以及受污染的医疗用品、装置和设备、环境表面或医疗机构的空气。职业暴露的途径包括经皮损伤（如针刺伤）、经黏膜和不完整皮肤（如飞溅、喷雾），以及经气溶胶。医务人员在社区中也有感染暴露及疾病传播的风险。对医务人员进行适当的潜在感染暴露及疾病管理可以阻止感染的发生和传播。有效的暴露及疾病管理包括迅速评估和诊断，监测疾病症状和体征的进展，以及提供适当的暴露后或疾病管理。感染暴露及疾病管理服务也为医务人员提供保密咨询，以解决其关心的诸如潜在感染、PEP 的不良影响和工作限制等问题。

时间限制、害怕遭到谴责、不知如何上报及暴露管理的成本被认为是不上报暴露情况的相关因素[4]。尽管工伤赔偿法可确保大部分医务人员获得工作相关的感染暴露及疾病补偿，但并不包括志愿者和实习生在内。简化并支持医务人员暴露上报的程序及每周 7 天、每天 24 小时的服务，可使医务人员暴露的管理更加高效。

工作限制（表 4.1）指将具有潜在传染性的医务人员隔离在工作场所之外，或仅将其与患者隔离，以防止疾病传播。当医务人员的工作风险增加时，也可实施工作限制，例如，优先选择具有免疫力的医务人员与感染水痘-带状疱疹病毒（VZV）的患者接触[20]。隔离可基于时间，也可以根据感染情况评估是否可以重返工作岗位。不愿上报暴露及患病情况、担忧误工情况，以及人员配备的限制，都会使工作限制难以实施。备用工作方案（如远程工作）可将对他人的影响降到最低，使用带薪病假可减少工作限制带来的负面影响。

表 4.1　国家和地方无规定时推荐的医疗机构内暴露或患感染病的医务人员工作限制重点汇总

疾病/问题	工作限制	限制时间
结膜炎	限制接触患者和患者周围环境	直至症状消失
巨细胞病毒感染	没有限制	
急性胃肠炎（腹泻伴其他症状）	限制接触患者、患者周围环境或处理食物	直至症状消失；直到与诺如病毒感染类似的症状缓解 48 h 后
A 组链球菌感染	限制照护患者、接触患者周围环境或处理食物	直至开始适当治疗后 24 h。对于不能充分控制或覆盖的皮肤病变，应限制工作直到病变不再渗出
甲型肝炎	限制接触患者、患者周围环境或处理食物	直至黄疸出现后 7 天
手部单纯疱疹（疱疹性瘭疽）	限制接触患者和患者周围环境	直至病变结痂
麻疹活动期	禁止工作	直至出疹后 4 天
麻疹暴露后（医务人员无具有免疫力的证据）	禁止工作	从首次暴露后 5 天至末次暴露后 21 天
脑膜炎球菌感染	禁止工作	直至有效治疗 24 h 后
流行性腮腺炎活动期	禁止工作	直至腮腺炎后 5 天

续 表

疾病/问题	工作限制	限制时间
流行性腮腺炎暴露后(医务人员无具有免疫力的证据)	禁止工作	从首次暴露后 12 天至末次暴露后 25 天
百日咳活动期	禁止工作	从咳嗽开始起 21 天,或直至有效抗微生物治疗后 5 天
百日咳暴露后(可能使患者暴露于高百日咳风险中的医务人员,无论是否接种疫苗)	采取了 PEP 措施,则无限制 未采取 PEP 措施,则禁止接触患者或其他罹患重症百日咳的高危人群	直至末次暴露后 21 天
百日咳暴露后(不会使患者暴露于高百日咳风险中的医务人员,无论是否接种疫苗)	无限制,可采取 PEP 措施或在暴露后 21 天内每日监测	
风疹活动期	禁止工作	直至出疹后 7 天
风疹暴露后(无免疫力证据的医务人员)	禁止工作	从首次暴露后 7 天至末次暴露后 23 天
金黄色葡萄球菌感染		
急性、活动性、排菌的皮肤损伤	限制接触患者、患者周围环境或处理食物	在皮损愈合之前,可提前返岗的考虑因素包括感染部位(病变是否可被完全覆盖)、手卫生情况、感染预防措施的提供等
慢性、排菌的皮肤损伤	限制接触患者、患者周围环境或处理食物	在皮损愈合之前,可提前返岗的考虑因素包括源感染部位(病变是否可被完全覆盖)、手卫生情况、感染预防措施的提供等
结核		
活动性结核	禁止工作	直至证明无感染
潜伏性结核	不限制	
水痘活动期	禁止工作	直至所有病灶干燥或结痂;如果病灶不结痂(如斑疹或丘疹),则直到 24 h 内无新的病灶出现
水痘暴露后(无免疫力证据的医务人员)	接种过第一剂疫苗的医务人员,禁止工作直至暴露后 3～5 天内接种第二剂水痘疫苗后 暴露 5 天后接种第二剂水痘疫苗,或有疫苗接种禁忌	接种第二剂疫苗后可返岗 从首次暴露后的第 8 天至末次暴露后的 21 天(如注射免疫球蛋白则延长至 28 天)内禁止工作
病毒性呼吸道感染,急性发热	禁止工作	直至发热后 24 h(未使用对乙酰氨基酚等退热药物)
		可考虑临时分配工作或禁止工作直至症状发生后的 7 天,或直至症状消失;如果工作于保护性环境中,例如照护造血干细胞移植患者,则停止工作的时间应该更长
带状疱疹		
播散性	禁止工作	直至所有病灶干燥、结痂
无免疫力的医务人员的局限病变	覆盖皮损,限制照护高风险患者(孕妇、新生儿和任何年龄的免疫力低下患者)	直至所有病灶干燥、结痂
免疫抑制医务人员的局限病变	禁止工作直至排除播散性疾病并覆盖病变;限制照护高风险患者	直至所有病灶干燥、结痂
暴露后(无免疫力证据的医务人员暴露于播散性或局部带状疱疹,病变未被控制或覆盖)	接种过第一剂疫苗的医务人员,禁止工作直至暴露后 3～5 天内接种第二剂水痘疫苗后 暴露 5 天后接种第二剂水痘疫苗,或有疫苗接种禁忌	接种第二剂疫苗后可返岗 从首次暴露后的第 8 天至末次暴露后的 21 天(如注射免疫球蛋白则延长至 28 天)内禁止工作
暴露后(无免疫力证据的医务人员暴露于局部带状疱疹,病变被控制或覆盖)	至少接种过一剂水痘疫苗的医务人员无须工作限制 未接种过水痘疫苗的工作人员应限制与患者接触	从首次暴露后的第 8 天至末次暴露后的 21 天(如注射免疫球蛋白则延长至 28 天)内禁止工作

改编自:Bolyard EA, Tablan OC, Williams WW, Pearson ML, Shapiro CN, Deitchmann SD. Guideline for infection control in healthcare personnel, 1998. Hospital Infection Control Practices Advisory Committee. *Infect Control Hosp Epidemiol*. 1998; 19: 407 - 463。

记录维护、数据管理和保密

OHS负责收集、维护、报告医务人员的健康信息并进行保密,以便提供有效的职业IPC服务。保存的信息包括与工作有关的感染病筛查、疫苗可预防疾病的免疫证据、提供和实施的免疫接种、暴露和疾病管理服务,以及咨询服务。电子健康记录和其他电子健康信息系统加强了医务人员记录的管理,如在需要采取行动时发出警报,并为其他部门了解医务人员相关信息提供便利。

医务人员的记录必须按要求进行维护。美国职业安全与健康管理局(Occupational Safety and Health Administration, OSHA)要求建立和保留员工的医疗记录,为员工保密并在员工需要时提供相关记录。此外,OSHA的呼吸防护标准要求提供与呼吸器使用有关的医疗许可和其他服务文件[7,21-23]。联邦政府、州和地方当局对职业IPC的服务可能另有要求。

对医务人员的健康信息进行保密不仅符合规定,还可以建立医务人员对职业健康服务的信心。1996年《健康保险流通与责任法案》(*Health Insurance Portability and Accountability Act*)(HIPAA)隐私条例[24,25]中,联邦政府对受保实体及其商业伙伴持有的个人可识别的健康信息提供保护,并就这些信息赋予患者若干权利。要求或提供的医务人员医疗信息或记录需要符合HIPAA的规定,具体取决于获取信息的目的和接收方。

医务人员与患者之间特定传染性疾病传播的流行病学和控制

下文详细介绍了可在医疗环境中传播的特定感染性病原体及条件,重点介绍了暴露后的管理,包括医务人员的PEP及暴露或感染后的工作限制。血源性病原体中的HBV、HCV和HIV不包括在内,将第41章中讨论。

结膜炎

虽然多种细菌和病毒均可引发结膜炎,但是腺病毒是医疗保健相关性结膜炎暴发的主要原因。流行性角结膜炎(epidemic keratoconjunctivitis, EKC)是一种具有高度传染性的腺病毒眼部感染,与结膜和角膜的炎症相关,以眼睑肿胀、流泪、瘙痒、畏光和视力模糊为特征[26]。流行性角结膜炎的暴发主要发生在眼科诊所或办公室,但在新生儿重症监护病房和长期照护机构中也时有发生[27-31]。

腺病毒的感染潜伏期为2～12天,从潜伏后期至发病后2～3周内均可排放病毒[26]。腺病毒可在环境表面长时间存活,并可抵抗多种消毒剂,因此无效清洁和消毒的眼科仪器和设备可成为传染源。被污染的手是人与人之间腺病毒传播的主要来源,包括患者和医务人员间的相互交叉传播。加强手卫生、合理使用手套,以及仪器每次使用后的消毒(或处理)可以防止腺病毒的传播[27,28]。对诺如病毒有效的消毒剂对腺病毒也应当有效[详见环境保护署(Environmental Protection Agency, EPA)的清单G][32]。患有急性病毒性结膜炎的住院患者在患病期间应采取接触性预防措施[20]。

对于有腺病毒暴露的医务人员,目前没有PEP的建议或工作限制。然而,由腺病毒或其他病原体引起化脓性结膜炎的人员,在有症状阶段不应为患者提供照护[28,29]。

巨细胞病毒

在医疗机构中有两个主要的巨细胞病毒的储存库:① 感染了巨细胞病毒的婴幼儿;② 免疫功能低下的患者,如接受实体器官或骨髓移植的患者,或者患有获得性免疫缺陷综合征(acquired immunodeficiency syndrome, AIDS)的患者[33,34]。但是,为原发性巨细胞病毒感染的高风险患者提供照护的医务人员的感染率并不高于未与此类患者接触的医务人员(分别为3%和2%)[35-39]。

巨细胞病毒的传播似乎是通过直接与排放巨细胞病毒的人亲密接触,如母乳喂养和性接触,或通过输血和器官移植传播[38,40-42]。也有资料指出通过与医务人员或感染者的手接触可造成传播[34,43]。巨细胞病毒能在环境表面存活,特别是潮湿、高吸水性的表面,这表明巨细胞病毒可在环境表面存活足够长的时间,从而造成传播风险[44,45]。严格遵守手卫生和其他标准预防措施,可降低巨细胞病毒传播的风险[20,33]。

由于妊娠期间感染巨细胞病毒可能会对胎儿产生不利影响,因此应向育龄期女性提供有关在职业和非职业环境中巨细胞病毒传播的风险和预防方面的咨询[46]。孕妇可通过减少与婴幼儿唾液和尿液的接触以降低感染巨细胞病毒的风险,包括更换尿布后或接触口、鼻腔分泌物后的手卫生,不与婴幼儿分享食物和饮料等[47]。没有研究明确表明血清学阴性的医务人员可以通过转移到能够减少与容易成为巨细胞病毒宿主的患者接触的工作地点来防止感染[33-35,39]。因此,不应常规使用变更工作场所这种方法来降低血清学阴性的孕期医务人员巨细胞病毒的暴露风险。

用血清学或病毒学筛查方法来确诊巨细胞病毒感染或血清反应阴性的育龄女性是昂贵且不切实际的方法,因为:① 病毒释放是间歇性的[48],因此需要重复筛查试验以明确病毒释放;② 巨细胞病毒血清学检测阳性并不能为母体再感染或再激活,以及随后的胎儿感染提供完整的保护[33];③ 目前尚无针对医务人员的疫苗或预防性措施可预防初始感染。

医务人员暴露于巨细胞病毒后,不建议采取PEP措施或进行工作限制。对感染了巨细胞病毒的人员也没有必要进行工作限制。对于孕妇或免疫功能低下的医务人员,如果出现与巨细胞病毒感染一致的体征和症状,建议转给相应的产科医生、感染病专家或移植团队进行咨询,或讨论行进一步诊断性检测和管理的必要性[49]。

白喉

白喉是一种由白喉棒状杆菌引起的急性的、毒素介导的疾病,几乎可累及所有黏膜。白喉通过呼吸道、口腔或鼻腔分泌物,或者破损皮肤进行传播,少数情况下易感宿主黏膜接触白喉患者的污染物也可造成传播[50]。通常根据疾病部位对白喉分类:呼吸道白喉(包括鼻、咽和扁桃体),喉白喉,皮肤白喉[51]。呼吸道白喉在美国极为罕见,最后一例实验室确诊病例报告见于1997年[52]。

发生在患者和医务人员之间的医疗保健相关的白喉的传播已有报道[53-55]，但是医务人员与一般成年人罹患白喉的风险相当。然而，一些散发或输入性病例可能需要医疗护理，美国一些被报道的病例与输入相关[50,56,57]。无防护(如不戴口罩)，或与传染源或其分泌物近距离、面对面接触被认为是白喉暴露。

预防白喉棒状杆菌的传播：① 鼓励医务人员按照成人常规免疫接种计划接种白喉疫苗[5]；② 采用标准预防措施，对已知或疑似呼吸道白喉患者采取飞沫预防措施，对已知或疑似皮肤白喉患者采取接触性预防措施[20]；③ 快速诊断和治疗临床感染患者；④ 对有白喉暴露的人采取 PEP 措施；⑤ 禁止有潜在传染性的医务人员工作。

所有的密切接触者，无论是否为医务人员，免疫状况如何，均应进行微生物培养(以鼻、咽拭子为佳)；若为医务人员，则应进行工作限制。微生物培养后，对所有的密切接触者应采取接触性预防措施，肌肉注射苄星青霉素 G 或口服红霉素 7～10 天[58]。如果鼻、咽拭子培养均阴性，医务人员可在完成暴露后抗生素治疗后返岗；若任一培养为阳性，医务人员则需满足以下情况方可返岗：① 完成暴露后抗菌药物治疗，② 抗生素治疗结束 24 h 后连续两次鼻拭子及咽拭子白喉棒状杆菌培养阴性(两次采样时间间隔大于 24 h)。此外，对于所有密切接触者，如果接种白喉疫苗的次数少于 3 次或接种史不详，应立即接种白喉疫苗，并完成初次接种计划。如果距离末次接种白喉疫苗已超过 5 年，则需要进行一次强化接种[58]。

罹患呼吸道白喉的医务人员在结束抗生素和抗毒素(如需要)治疗前应暂停工作。此外，在其返岗前，需满足在抗生素治疗结束 24 h 后，连续两次鼻拭子及咽拭子白喉棒状杆菌培养阴性(两次采样时间间隔大于 24 h)。对于罹患皮肤白喉或其他类型白喉的医务人员，应与联邦政府、州、地方公共卫生局协商，确定暂停工作的时长。

肠胃炎

胃肠道感染可由多种病原体导致，包括细菌、病毒和原生动物。然而，在医疗保健相关的传播中，只有少数病原体被记录在案，最常见的是诺如病毒和艰难梭菌[59-61]。医务人员患有急性传染性胃肠疾病(定义为呕吐、腹泻或两者兼有，伴有或不伴有发热、恶心和腹痛等相关症状)，其粪便(细菌、病毒和寄生虫)或呕吐物(病毒和寄生虫)中可能有高浓度的感染源。对罹患肠胃炎的医务人员的初步评估应包括全面询问病史、体格检查和确定是否需要进行特定的实验室检查[62-64]。对于伴有腹泻或急性胃肠道症状的医务人员，无论病原体是什么，均应对其进行医疗护理，以及环境或食物处理方面的限制[20,62]。

在美国，诺如病毒暴发最常见于包括医院和长期照护机构在内的医疗机构，可能导致患者的护理中断并产生高昂的相关费用[59,61,65,66]。医务人员既可引起诺如病毒暴发，也可因暴露于医疗环境中而患病[61,67]。诺如病毒的传染性极高，传播途径包括人传人，以及经食物和经水传播。人传人可通过粪-口途径(包括吸入呕吐物产生的气溶胶)、接触污染物或污染的环境表面而发生。处理受污染食品的相关人员在准备和提供食物的过程中可发生食源性传播；此外，树莓等食物也有可能被人类粪便直接污染。娱乐用水和饮用水也可以作为传播媒介。对于疑似或确诊的诺如病毒感染患者，使用接触性预防措施进行快速识别和隔离，可减少病毒在医疗机构中的传播[60]。同样地，对患病医务人员(包括食物处理人员)，在其患病期间及症状缓解后 48～72 h 内应采取工作限制[59]。为最大限度地减少潜伏期或无症状感染的医务人员带来的疾病传播风险，在感染暴发期间，医务人员不应在未受感染的区域内进行工作。还应采取其他控制感染的行动，包括在感染暴发期间坚持用肥皂和水洗手，对环境保护局列出的具有诺如病毒活性的产品进行环境清洁和消毒[60,68]。

艰难梭菌感染往往与医疗保健相关，然而在医务人员中发生艰难梭菌感染的报道很少，并且尚无证据表明医务人员的艰难梭菌感染风险较高[69,70]。尽管如此，仍需预防医疗机构中艰难梭菌感染的传播，包括对处于感染期间的患者采取接触性预防措施并严格使用环境保护局批准的药剂进行环境清洁[20]。与其他非诺如病毒造成的急性肠胃炎的工作限制类似，艰难梭菌感染的医务人员在腹泻缓解后 24 h 内不得进行工作。

甲型肝炎病毒

医疗保健相关的甲型肝炎病毒(HAV)感染很少发生，通常在不知晓患者为 HAV 感染或患者出现大便失禁及腹泻时通过粪-口途径传播给医务人员[71-75]。未被识别的 HAV 感染多见于年龄≤5 岁的儿童(大多无症状)及任意年龄的免疫缺陷患者[71]。甲型肝炎传播给医务人员的其他危险因素包括提升粪-口污染风险的活动，例如① 在患者护理区进食或饮水[71,73,75]；② 照顾完患病婴幼儿后不进行手卫生[72,75,76]；③ 共用食物或饮料[72]；④ 侵入性手术感染[72]。然而，血清流行病学研究并未证实医务人员的 HAV 患病率高于对照人群[77]。

HAV 感染的潜伏期为 15～50 天。潜伏期内 HAV 经粪便的排泄量在出现黄疸前达到峰值。一旦疾病表现出显著的临床症状，那么病原体传播的风险将有所降低。然而一些住院甲型肝炎患者，尤其是早产儿或免疫功能低下患者，可因病程较长或甲型肝炎复发而持续排放病毒，从而被认为具有潜在传染性[78]。以前认为 HAV 的粪便排泄出现在尿色加深后 2 周，现已证明在婴幼儿确诊后 6 个月内均可发生[73]。

医务人员可以通过遵守标准预防措施保护自己和他人免受 HAV 感染，对于使用尿布或尿失禁的患者则要采取接触预防措施[20]。不建议医务人员常规接种甲型肝炎疫苗，因为尚无证据表明职业暴露会增加医务人员感染 HAV 的风险[5,79]。然而对有以下危险因素的医务人员，推荐接种甲型肝炎疫苗：国际旅行者、同性(男性间)性行为者、使用注射或非注射药物者、有职业接触风险者(接触非人灵长类动物或在实验室环境中接触 HAV)、可能与跨国被收养人有密切接触者、无家可归者、慢性肝病患者或 HIV 感染者[79]。

如果认为 HAV 的暴露风险高，医疗机构内可根据具体情况采用 PEP 措施[79]。如果采取 PEP 措施，则应对≥12 月龄的人均接种甲型肝炎疫苗。根据提供者的风险评估，在某些情况下可对年龄在 40 岁以上的人群联合使用单剂量免疫球蛋白。关于 HAV 的 PEP 的风险评估和临床决策的指导，请参阅 ACIP 的“2020 年美国甲型肝炎病毒感染的预防”的附录 B[79]。如果要形成长期免疫，应完成一系列疫苗接种。

对于感染 HAV 的医务人员，应避免其照护患者或处理食物。他们可在黄疸发作 1 周后恢复正常工作[80]。

单纯疱疹病毒

医疗保健相关的单纯疱疹病毒（HSV）传播比较罕见。曾有报道 HSV 感染发生在托儿所[81-83]和重症监护病房[84,85]，这与其收住的易感人群，如新生儿、严重营养不良患者、严重烧伤或湿疹患者、免疫功能不全患者有关。医疗保健相关的 HSV 传播主要通过接触原发或继发的损伤，或者病毒污染的分泌物（如唾液、阴道分泌物、羊水等）[82,85,86]。暴露的皮肤是主要的感染部位，特别是存在微小切口、擦伤或其他皮肤损伤时更易发生[87]。HSV 的传播最常发生在亚临床或无症状的病毒释放期间[88]。

医务人员破损的皮肤或手部直接暴露于受 HSV 污染的口腔或生殖器分泌物而导致手指疱疹感染（疱疹性瘭疽或甲沟炎）[88]。显然，这样的暴露对于护士、麻醉师、牙科医生、呼吸道护理人员或其他徒手接触患者口腔伤口或呼吸道分泌物的人员是有害的。医务人员很少通过接触身体的感染性分泌物而发生身体其他部位的黏膜与皮肤的感染[89]。

医务人员手部活动期的 HSV 有传播给其接触患者的可能[86]，但其口面部的 HSV 感染向患者传播鲜见相关报道[81]，但其风险等级尚未可知[83,90]。

医务人员通过遵守标准预防措施（包括在接触可能的传染物时佩戴手套等）可以保护自己免受 HSV 感染[20]。有限的数据表明，在已知的职业暴露后预防性使用泛昔洛韦等抗病毒药物可以防止 HSV 传播[91]。

由于有口面部损伤的医务人员能够接触到伤口并有传播 HSV 的潜在风险，应对其进行评估以确定其向高危患者（如新生儿，严重营养不良、严重烧伤或湿疹患者，免疫功能不全患者等）传播 HSV 的风险，并禁止其照护此类患者。手指或手部 HSV 感染的医务人员更易传播病毒，所以病灶结痂治愈前应禁止接触患者。另外，疱疹性皮损可以继发葡萄球菌或链球菌感染，应对有此类感染的医务人员进行评估，以决定是否禁止他们在感染痊愈前接触患者。尚未有生殖器 HSV 感染的医务人员向患者传播病毒的报道，因此对此类医务人员不建议进行工作限制。

麻疹

医疗保健相关的麻疹病毒传播已有诸多报道[92-95]，医疗机构内对麻疹暴露的应对成本高，影响大[95]。麻疹病毒具有高度传染性，可通过受感染者和易感者密切接触期间的大颗粒飞沫传播，也可在从前驱症状开始至出疹前 4 天期间通过空气传播给免疫功能正常者[96]。从接触麻疹病毒到出现前驱症状的潜伏期平均为 10～12 天，到出疹的潜伏期平均为 14 天（7～21 天）[96]。免疫功能低下的麻疹患者释放病毒的时间会更长。

预防医疗保健相关麻疹传播的策略包括：① 对医务人员麻疹免疫力的情况建档；② 对发热和皮疹患者迅速识别和隔离；③ 对疑似和确诊的麻疹患者采取标准及空气传播预防措施；④ 对呼吸道卫生和咳嗽礼仪进行常规宣传和促进；⑤ 对暴露及患病的医务人员适当管理[97]。

麻疹免疫力建档对所有医务人员都很有必要，不论其雇用时间长还是短，以及是否参与患者照护。对医疗机构内工作人员麻疹免疫力评估的证据包括：① 接种过两剂麻疹活疫苗或麻疹-流行性腮腺炎-风疹（Measles-Mumps-Rubella，MMR）疫苗的书面文件，第一剂在 1 岁生日当天或之后接种，第二剂在第一次接种 28 天之后接种；② 具备免疫力的实验室证据（模棱两可的结果视为无免疫力）；③ 有实验室确认的疾病诊断；④ 1957 年以前出生。尽管 1957 年以前出生的人普遍被认为已经有麻疹免疫力了，血清学研究表明 2%～9%的 1957 年前出生的医务人员没有被免疫[5,98,99]。2001—2008 年期间，12.5%的 CDC 收到的医务人员麻疹病例来自 1957 年前出生的人。没有麻疹免疫力的实验室证据或经实验室确诊的疾病的未进行免疫接种的医务人员。医疗机构应当考虑在麻疹的非暴发期，以适当的间隔为这些没有疫苗禁忌证的人员接种两剂 MMR 疫苗。若在麻疹暴发期间，则应为上述人员接种两剂 MMR 疫苗[5]。

没有麻疹免疫证据的医务人员不应进入疑似或确诊麻疹患者的房间[97]。对于有麻疹暴露（定义为在医疗机构中与传染性麻疹患者同时或患者离开后 2 h 以内在同一空间度过任意时间且未佩戴推荐的个人防护装备）的医务人员，有免疫证据者无须采取 PEP 及工作限制，只需在最后一次接触后的 21 天内每天监测感染的症状、体征[97]；如无免疫证据，则应在排除疫苗禁忌证（如怀孕、免疫低下）后，在暴露 72 h 之内接种 MMR 疫苗。对于重型麻疹及有高并发症风险的医务人员，如无麻疹免疫证据的孕妇和疫苗接种史不详的免疫抑制人群，应当在暴露后 6 天内接受静脉注射免疫球蛋白。疫苗和免疫球蛋白不可同时使用，否则会导致疫苗失效。

对缺乏麻疹免疫证据的医务人员，无论其是否采取了 PEP 措施，均应从首次暴露后的第 5 天至末次暴露后的 21 天暂停其工作。对感染麻疹的医务人员进行工作限制是必要的，至少应离岗至出疹后 4 天；若处于免疫抑制状态的医务人员患病，则患病期间都应离岗[97]。

脑膜炎球菌病

医疗保健相关的脑膜炎球菌病的传播相当罕见。防护不当时，脑膜炎奈瑟菌会在患者、医患之间进行传播，或通过处理实验室标本而发生传播[100-102]。

脑膜炎奈瑟菌可通过与临床患者（如脑膜炎或菌血症患者）的呼吸道分泌物或唾液进行无保护的直接接触而在人与人之间传播[103,104]。脑膜炎球菌病的潜伏期为

2～10天，一般为3～4天[105]。医疗机构内的暴露多发生于有近距离接触的活动，如口对口人工呼吸、气管插管术、气管插管维护、未佩戴或正确使用个人防护装备时进行开放气道吸痰[5,102,104,105]。短暂的、非面对面的接触一般不被认为是暴露，如站在患者病房门口、清洁患者房间、递药或送餐盘、进行静脉注射或常规身体检查[106]。未采取保护措施直接接触无临床症状的脑膜炎奈瑟菌定植者的呼吸道分泌物或唾液，也不认为是暴露。

除标准预防措施外，对确诊或疑似的脑膜炎球菌病患者应采取飞沫预防措施，直至有效的抗生素治疗开始后24 h[20]。

建议对无防护的直接接触者（气道管理或接触脑膜炎球菌病患者的切片），无论其是否接种脑膜炎球菌疫苗，均采取PEP措施，并以确定首例患者的24 h之内为佳[105]。如果在首例患者发病后14天给予化学预防，则效果有限甚至无效[104]。利福平（600 mg，每12 h口服1次，共2天）可有效切断脑膜炎奈瑟菌的鼻咽传播[104]。环丙沙星（500 mg，口服）和头孢曲松（250 mg，肌肉注射）单次给药也可有效减少脑膜炎球菌的鼻咽携带，为使用利福平的合理替代方案。在处理对利福平耐药的脑膜炎球菌或有利福平禁忌证的时候，这些抗微生物药物可能有用；若存在环丙沙星耐药株，则不建议使用环丙沙星。不推荐对孕妇使用利福平和环丙沙星。

尽管脑膜炎奈瑟菌疫苗可用于控制疫情暴发，但不建议在医疗机构中常规进行暴露后接种[107,108]。对日常处理脑膜炎球菌病原体标本的实验室人员推荐实施暴露前疫苗接种。

对于无症状的脑膜炎奈瑟菌暴露或仅有鼻咽携带的医务人员，可不必限制其工作。然而，脑膜炎奈瑟菌感染的医务人员则需要停止工作，直至有效治疗开始后的24 h。

流行性腮腺炎

尽管大多医务人员流行性腮腺炎的发生为社区获得性，但仍有医疗机构内流行性腮腺炎传播的相关报道[109,110]。此外，由于无症状感染者的占比较高，医疗机构内流行性腮腺炎的传播可能会被低估[5]。流行性腮腺炎通过接触病毒污染的呼吸道分泌物（包括唾液）而传播，口和鼻是病原体侵入的门户。潜伏期12～25天不等，通常为16～18天[111]。流行性腮腺炎在腮腺炎发病前的几天最具传染性，然而有前驱症状者或无症状者均可进行传播[111]。

除标准预防措施，建议对流行性腮腺炎患者执行飞沫传播的预防措施，一直执行到腮腺炎后第5日[112]。

对所有无疫苗接种禁忌证的医务人员均推荐接种流行性腮腺炎病毒疫苗（MMR的一部分）[5]。对医疗机构内工作人员流行性腮腺炎免疫力评估的证据包括：① 接种过两剂流行性腮腺炎活疫苗或MMR疫苗的书面文件，第一剂在1岁生日当天或之后接种，第二剂在第一次接种28天之后接种；② 具备免疫力的实验室证据（模棱两可的结果视为无免疫力）；③ 有实验室确认的疾病诊断；④ 1957年以前出生。尽管他们很可能已天然被感染，对1957年以前出生的未接种疫苗的、缺乏流行性腮腺炎免疫力的实验室证据或疾病经实验室确认的医务人员，医疗机构应考虑以恰当的间隔接种两剂MMR疫苗；若处于流行性腮腺炎暴发期间，则应为上述人员接种两剂MMR疫苗。流行性腮腺炎疫苗不能用于暴露后的预防[113]。

无防护的流行性腮腺炎暴露定义为距离患者3英尺之内且未使用推荐的个人防护装备。没有流行性腮腺炎免疫证据的医务人员（包括暴露后已接种第一剂疫苗的医务人员），应从首次暴露后的第12天至末次暴露后的25天暂停工作。暴露前已接种过一剂流行性腮腺炎疫苗的医务人员可继续工作并监测感染的症状体征，并应在距第一次接种后满28天接种第二剂疫苗。对流行性腮腺炎有免疫力的医务人员可正常开展工作，但需要监测感染的症状、体征，因为即使接种过两剂疫苗也不能完全建立免疫保护[113]。此外，以前接种过两剂含流行性腮腺炎病毒疫苗的人，如果因暴发而导致感染流行性腮腺炎的风险增加，应接种第三剂疫苗，以加强对流行性腮腺炎及其并发症的预防[114]。

若医务人员在发生流行性腮腺炎暴露后的潜伏期内出现非特异性呼吸道感染症状，即使没有腮腺炎，也应考虑流行性腮腺炎。确诊为流行性腮腺炎的医务人员在发病后的5天内都应进行工作限制[113]。

细小病毒

细小病毒B19是传染性红斑的病原体，曾有关于医务人员在照护B19感染相关的镰状细胞危象患者期间被传染的报道[115-120]。医务人员在实验室工作期间也可能感染B19[121]。然而，医务人员和患者在医疗机构内的患病风险并不高于社区获得性感染[122]。

B19的传播途径包括：接触感染者、污染物或大颗粒飞沫；经皮接触被污染的血液或血制品；母婴垂直传播[123]。根据疾病的不同临床表现，潜伏期为4～14天不等，最长可达21天。传染性红斑患者在出疹前就已经具有传染性，发病后红斑可伴随感染和贫血危象7天，慢性感染者可长达数年[123]。怀孕的医务人员与非怀孕的医务人员相比，感染B19的风险没有增高。然而，如果孕期的前半段感染B19，则会增加死胎的风险。因此，建议育龄期女性医务人员关注B19感染的风险，采取适当的预防措施[124]。

多数传染性红斑患者在临床感染阶段已经过了传染期，因此住院期间不需要采取减少传播的预防措施[124]。然而，B19导致的贫血危象患者或B19慢性感染者能够将病原体传播给易感的医务人员或其他患者。因此，对因发热和一过性贫血危象而住院治疗的既往贫血患者，应当继续实施飞沫传播的预防措施7天；对于确诊的B19感染者或疑似的B19慢性感染者，在住院期间应采取飞沫传播的预防措施[20,124]。此外，还应当遵守标准预防措施[117]。

对暴露于B19的医务人员不必采取PEP措施及工作限制[122]。妊娠期、有血红蛋白病或免疫缺陷的医务人员可以对B19感染的患者进行照护。妊娠期医务人员，如有 B19 暴露或出现与 B19 感染相一致的症状体征，则应咨询产科医生是否需要进一步检测以明确诊断及后续的处理[49]。

百日咳

医疗保健相关的百日咳鲍特菌的传播涉及患者和医务人员[125-128]。12 月龄以下的婴儿(特别是不满 4 个月的)及先前有可能因百日咳鲍特菌感染而健康状况恶化的人(如免疫低下者、中度至重度哮喘患者)，发生百日咳严重并发症的风险较高[129]。百日咳的潜伏期 4～21 天不等，通常为 7～10 天，最长可达 42 天[130]。百日咳具有高度传染性，传染期从卡他期开始(表现为轻微咳嗽和上呼吸道症状)，一直延续 3 周，进入典型咳嗽发作的痉咳期。百日咳在卡他期传染性最高，主要发生在咳嗽的前 2 周，而此时的临床症状无特异性[130]。

百日咳通过感染者的呼吸道、口腔或鼻腔分泌物沉积在易感宿主的黏膜上而传播[130]。无防护(如未戴口罩)、近距离、与感染源面对面接触或接触其分泌物可被视为发生百日咳暴露。密切接触包括但不限于：为患者进行体检、喂食或洗澡，支气管镜检查，插管，使用支气管扩张剂。在更有可能与重症百日咳高危人群发生互动的环境中，密切接触者的定义会更加宽泛。

对疑似或确诊的百日咳的患者应采取标准和飞沫预防措施，直至临床改善并接受至少 5 天抗微生物治疗[20]。

如果以前没有接种过破伤风-白喉-百日咳(tetanus toxoid/reduced diphtheria toxoid/acellular pertussis, Tdap)疫苗，无论年龄大小，无论末次接种破伤风-白喉疫苗的时间，医务人员最好在就业之前尽早接种单剂的 Tdap 混合疫苗[5]。

发生百日咳暴露之后，无论疫苗的接种情况如何，无症状的医务人员如接触过有高百日咳风险的人，或自身有较高患百日咳的风险，应当采取 PEP 措施。PEP 和百日咳治疗的抗微生物药物和给药方案是相同的。如果不接受 PEP 措施，则应在最后一次暴露后 21 天内限制与患者和其他重症百日咳高危人群接触。

发生百日咳暴露之后，无论疫苗的接种情况如何，无症状的医务人员如不接触重症百日咳高危人群，可以选择采取 PEP 和抗微生物治疗，或者在最后一次暴露后的 21 天内每日监测百日咳的症状和体征。

对于发生百日咳暴露后采取了 PEP 和抗菌治疗的医务人员，无论是否接触其他重症百日咳高危人群，均不需进行工作限制。

对于确诊或疑似百日咳的医务人员，应在咳嗽开始后的 21 天内或在有效的抗微生物治疗后的 5 天内暂停工作。

脊髓灰质炎

有资料证明美国已于 1994 年[131]消灭了本土的野生型脊髓灰质炎病毒，并于 2000 年完成了接种方式由口服脊髓灰质炎病毒(OPV)疫苗向(接种)灭活脊髓灰质炎病毒疫苗(IPV)的彻底转变。因此，在美国，暴露于任何活的脊髓灰质炎病毒的风险较低。然而，脊髓灰质炎尚未在全球灭绝，再度引入美国的可能性依然存在。

脊髓灰质炎病毒主要通过接触感染者的粪便和尿液而传播，也可通过接触呼吸道分泌物传播，少数情况下还通过接触被粪便污染的物品而传播。非瘫痪型脊髓灰质炎的潜伏期为 3～6 天，而瘫痪型脊髓灰质炎的潜伏期约 21 天[132]。传染性在出现症状前后达到高峰，此时病毒位于咽喉部且粪便中的排放浓度最高。出现症状后 1 周咽喉部病毒消失，粪便中病毒的清除则需要数周至数月。

口服脊髓灰质炎活疫苗相关的脊髓灰质炎可发生于易感者(接种后 7～12 天)或疫苗接种者的易感接触者(接种后 20～29 天)[133]。尽管口服脊髓灰质炎活疫苗在其他国家仍有应用，但由于存在较低麻痹性脊髓灰质炎风险而在美国已经不再常规推荐使用。灭活脊髓灰质炎病毒疫苗可用于成年人的免疫治疗，包括孕妇或免疫功能不全的医务人员，以及与免疫功能低下的患者有接触的医务人员[5]。

除标准预防措施，对疑似或确诊的脊髓灰质炎住院患者，在患病期间应采取接触预防措施[20]。

由于儿童时期接种过疫苗，大多数医务人员可能对脊髓灰质炎病毒具有免疫力，因此不建议对 18 岁及以上人群常规接种脊髓灰质炎疫苗。然而，未接种疫苗的医务人员有较高的脊髓灰质炎病毒暴露风险，如处理可能含有脊髓灰质炎病毒的标本的实验室工作人员。与排放野生脊髓灰质炎病毒的患者有密切接触的医务人员(包括前往病毒流行地区工作者)，应该接种三剂 IPV 疫苗；如果以前接种过疫苗，则可以接种加强剂量[5]。

狂犬病

医疗保健相关的狂犬病传播风险极低，因为大多数人类狂犬病发作是由于接触了患狂犬病的动物造成的。穿透皮肤的咬伤，尤其是面部和手部的咬伤，有极高的将狂犬病毒从动物传播给人的风险[134]。狂犬病的潜伏期从几天到几年不等，但大多患者在接触后 90 天内出现症状。

暴露于感染动物、动物组织或其分泌物的实验室人员和动物护理人员是狂犬病的高危人群。疫苗生产和研究机构的实验室人员暴露于高浓度(高滴度)感染性气溶胶而感染狂犬病也曾有报道[135,136]。当潜在的传染物(如器官和组织移植)与不完整的皮肤或黏膜接触时，也有可能传播狂犬病[137]。确实也存在一些关于狂犬病人传人的轶事报道[138]。理论上，医务人员可通过接触感染患者的唾液而被感染，但目前尚未有相关报道。

对狂犬病患者常规的照护不必使用个人防护用品，除非黏膜或非完整皮肤暴露于具有潜在感染性的体液，或确定医务人员被狂犬病患者咬伤[139]。这样的暴露和医务人员个人防护用品的供给在医疗机构已有报道[140]。通过在照护狂犬病疑似或确诊患者时实施标准预防措施，可降低狂犬病毒暴露风险。标准预防措施包括在预计暴露风险较高时(如插管和抽吸期间)穿戴隔离衣、眼罩、口罩和手套[139]。

建议工作中接触狂犬病毒或受感染的动物，或从事诊断、狂犬病疫苗生产或研究机构的人员，实施暴露前的疫苗接种[139,141]。此外,在国际地点工作或有国际旅行史的医务人员,如果有接触到潜在患病动物的可能,且能立即获得的医疗条件有限,应考虑在暴露前接种疫苗[139]。

风疹

尽管风疹在许多国家流行,但2004年美国已宣布消灭风疹[142],此后也没有医疗机构内发生风疹传播的报道。然而,仍有一些输入性风疹和先天性风疹综合征的病例报道,并造成了医务人员的暴露[143]。此外,在风疹被消灭的前几十年里,风疹在美国医疗机构中广泛传播并造成了严重的后果,包括终止妊娠、中断常规医疗工作、旷工和花费巨大的管控措施[144,145]。

风疹通过接触感染者的鼻咽分泌物而传播[146]。潜伏期从12～23天不等,大部分患者暴露后平均14～17天出疹[147]。本病在发疹期传染性很强,从出疹前1周至出疹后7天都会有病毒释放。25%～50%的风疹患者无症状[146]。

除标准预防措施,建议在出疹后7天内对风疹患者采取飞沫预防措施。先天性风疹的新生儿患者可排放病毒数月至数年;照护此类新生儿患者时,建议在出生后第一年实施接触预防措施,除非出生后3个月鼻咽部和尿液风疹病毒报告多次呈阴性[20]。

确保所有医务人员(男性和女性)的免疫力是能够有效清除医疗保健相关风疹病毒传播的最有效方法。对医疗机构内工作人员风疹免疫力评估的证据包括:① 接种过一剂风疹活疫苗或MMR疫苗的书面文件;② 具备免疫力的实验室证据(模棱两可的结果视为无免疫力);③ 有实验室确认的疾病诊断;④ 1957年以前出生(排除可能成为孕妇的有生育能力的妇女,尽管该年龄段成为孕妇实属罕见)[5]。因为许多卫生主管部门要求医务人员应具有风疹免疫力,在建立本机构员工保健政策之前应该与州或当地卫生主管部门进行协商确定。

不建议将疫苗接种作为PEP的一部分,但是有免疫证据的医务人员需要在风疹暴发期间或医疗保健机构内风疹传播的高风险期间进行额外的疫苗接种[148]。对没有免疫证据的医务人员(包括暴露后接种在内),应在风疹首次暴露后第7天至末次暴露后第23天内限制其工作[142]。有免疫证据的无症状医务人员无须限制其工作。对于患有风疹的医务人员,在出疹后7天内应限制其工作[142]。

疥疮和虱病

疥疮

疥疮是由疥螨感染所致。疥疮典型的临床表现包括剧烈的皮肤瘙痒和螨虫钻入皮肤所致的皮损。结痂性或挪威型疥疮可发生于免疫功能不全患者和老年患者,因为他们的皮肤已经逐渐角化,可不伴瘙痒。普通疥疮可含有10～15个螨虫,厚痂性疥疮的皮损部位可聚集成千上万个螨虫,传播的风险较高[149]。

医疗保健相关疥疮暴发可发生在不同类型的医疗机构中[149-152],传播主要发生在与普通疥疮患者有长期皮肤接触的医务人员中。与结痂性疥疮患者短时间的皮肤接触亦可导致疥螨传播。偶然的接触(如牵手)或通过无生命的物体(病床、衣物和其他污染物等)导致疥螨传播鲜有报道[153]。应避免与任何疑似或确诊的疥疮患者有直接的皮肤接触。对普通疥疮患者,在应用杀疥剂治疗后至少8 h内应佩戴手套进行护理。对结痂性疥疮患者建议采取接触预防措施,并应将患者隔离至皮肤刮取物检测结果为阴性[154]。对疥螨患者所处环境常规进行日常清洁,尤其是床上用品和软垫家具,有助于清除疥螨。结痂性疥螨患者环境清洁需要额外的环境清洁程序[154]。

应向与经典疥疮患者有长期直接皮肤接触的家庭成员及医务人员提供暴露后治疗。应向与结痂性疥疮患者或其使用过的物品(如衣物、床上用品、家具)有直接接触的家庭成员及医务人员提供暴露后治疗。患者、医务人员和家庭成员应同时接受治疗,以防止暴露再次发生[154]。

有几种用于治疗疥螨的清洗药物可供选择,包括局部使用5%苄氯菊酯[154];也可选择口服伊维菌素治疗,单独使用可治疗经典疥疮,与苄氯菊酯软膏联合使用可治疗结痂性疥疮[149]。如果医务人员在初始治疗后仍有症状,可根据需要再次使用杀疥剂。顽固的症状可能代表有新孵化的疥螨,而非新的皮肤损害;然而疥螨侵扰和治疗后的瘙痒可能会持续2周(即使不伴感染)[155]。

医务人员在接受治疗后次日即可恢复工作,然而,为疥疮患者提供护理且有症状的医务人员需要在治疗后几天内佩戴一次性手套,以确保不再感染[154]。

虱病

头虱、体虱和阴虱三种虱子中任何一种虱子的侵扰均可导致虱病。头虱通过头部接触进行传播。帽子、梳子或刷子等污染物可引发传播[156]。医疗保健相关的传播不常见,但仍有报道[157]。

暴露于虱病患者的医务人员如果没有虱子滋生的证据则不必进行治疗。所有被诊断为活动性头虱病的人均应接受治疗。应对家庭成员和其他密切接触者进行监测,对患者的同寝人员应进行预防性治疗。有多种治疗方法可选择。有些方法可以杀死虱子但不能杀死虫卵,所以可能需要接受二次治疗[156]。

患虱病的医务人员应停止照护患者,直至接受初始治疗后并且检查未发现成年虱和幼虱。如果在初步治疗后症状仍未消退,应当上报以进一步评估。

葡萄球菌的感染和携带,包括耐甲氧西林金黄色葡萄球菌

人体经常感染和携带葡萄球菌。在医疗机构内,金黄色葡萄球菌最重要的来源是感染或定植患者。随着社区菌株的出现及其进入医疗环境,耐甲氧西林金黄色葡萄球菌(methicillin-resistant *S. aureus*, MRSA)的流行病学再次被明确地界定为与医疗保健相关[158]。然而,美国医院的侵袭性MRSA感染率一直在下降(2009—2017年)[159]。

医疗保健相关的金黄色葡萄球菌的传播主要通过医务人员的手实现,主要通过接触细菌定植或感染的身体部位或受污染的环境表面使手受到污染[160]。MRSA的传播方式与甲氧西林敏感的金黄色葡萄球菌似乎没有什么不同。对所有患者进行照护时均应采用标准预防措施,如为MRSA定植或感染患者，需增加接触预防措施[20]。

金黄色葡萄球菌的携带在鼻前庭最为常见，但手、腋窝、会阴、鼻咽或口咽部位也可携带。

金黄色葡萄球菌感染或定植的医务人员可作为细菌的储存库和传播者[161]。然而，在执行标准感染控制措施的情况下，定植的医务人员不太可能成为传播源[162]。此外，对医务人员进行筛查可检测到金黄色葡萄球菌的无症状携带者，但不能表明哪些携带者有可能传播了病原体，也不能表明哪些医务人员可成为持久性宿主。因此这种筛查可能会使培养结果阳性的医务人员接受不必要的治疗及离职[161]。

如果经过全面的流行病学调查表明医务人员与感染有关，那么对医务人员进行无症状携带者筛查则有指示意义。如此，受到牵连的医务人员则可能不得不离开临床工作直至携带菌被彻底清除[163]。如有需要，一些抗微生物药物治疗方案已经成功地用于清除医务人员携带的葡萄球菌[164]。目前，去定植方案包括局部单独使用抗微生物药物(莫匹罗星)或与其他外用消毒剂(如氯己定)联合应用。口腔抗微生物治疗并不常规用于清除携带菌。使用口腔或外用抗微生物药物去定植后，金黄色葡萄球菌的耐药菌株就出现了[165,166]。

有皮肤损伤排放金黄色葡萄球菌的医务人员应禁止从事照护患者和处理食物等工作，直至他们接受适当的治疗、感染治愈为止。对于慢性皮肤损伤排放金黄色葡萄球菌的医务人员，其早期恢复工作的考虑因素应包括感染的部位(如未与患者有直接的接触的部位，如腿部等)，以及皮肤损伤部位是否能够完整地持续覆盖。对于金黄色葡萄球菌定植的医务人员，无须限制其工作，除非证明其与医疗机构内金黄色葡萄球菌的传播有流行病学关联。

A群链球菌感染

A群链球菌(GAS)是一种可以引起多种感染性疾病的细菌，包括咽炎(链球菌性咽喉炎)、猩红热、脓疱疮等。GAS是咽部、皮肤和其他软组织感染的常见原因，还可引起严重的、危及生命的疾病，包括肺部感染、链球菌中毒性休克综合征和坏死性筋膜炎[167]。已有医疗保健相关的GAS在医患之间的传播报道[167-171]。医疗机构内GAS的主要传播方式为接触传播和呼吸道飞沫传播。基于传播方式采取的预防措施取决于GAS感染的临床表现(如对肺部感染患者采取飞沫预防措施)[20]。医务人员发生GAS暴露后，无须采取PEP或工作限制。

一般来说，携带GAS的医务人员无须进行工作限制或去定植，然而却与手术部位感染、产后感染及烧伤创面感染的暴发有关。在上述感染暴发中，GAS可存在于定植者的咽部、皮肤、直肠和阴道中[167,172-175]，甚至产后或术后的一例GAS感染者都会引起流行病学调查，以预防感染患者增多[176]。

除非在流行病学上与HAI有关，否则不需要进行常规细菌培养检测医务人员A群链球菌的携带情况。需分别从皮肤损伤部位、咽部、直肠和阴道采取微生物培养标本，医务人员可在工作的同时等待培养结果。应通过相同的方法(如脉冲场凝胶电泳法)对从医务人员和患者身上获得的A群链球菌菌株进行对比，以确定菌株亲缘性。虽然从医务人员和患者身上分离的相关A群链球菌菌株可以是同一来源，或者只是代表了当前在社区流行的菌株血清型，但建议对携带A群链球菌暴发菌株的医务人员进行携带菌清除。在接受化学预防后的最初24 h内，应限制医务人员的工作。由于清除A群链球菌携带比对轻度感染(如咽炎、脓疱疮)的有效治疗更加困难，因此有限的几种抗菌药物治疗方案被推荐用于对A群链球菌携带者的治疗(如苄星青霉素G联合利福平、克林霉素或阿奇霉素)。抗生素治疗完成后7～10天应进行重复采样培养，以确保根除A群链球菌[176]。

对疑似或确诊感染A群链球菌的医务人员，应限制其工作直到感染被排除(如可能，应对感染部位进行培养)或开始有效抗菌药物治疗后的24 h。医务人员如有不能充分控制或覆盖的皮肤病变(如面部、颈部、手部、手腕病变)，应停止工作直到病变不再排菌。

肺结核

医疗保健相关的结核分枝杆菌(MTB)的传播是有充分记录的，但是在美国通常比较少见。美国1995—2007年的监测数据显示，医务人员的结核发病率与普通人群相似[177]。在结核分枝杆菌卷土重来的20世纪90年代早期，美国的一些地区耐多药结核病的发病率和流行性均升高，其中包括医疗保健相关的耐多药结核分枝杆菌感染暴发[178-181]。为应对这种情况，美国政府机构、州和地方卫生部门、医疗保健相关专业协会和社会组织及其他合作伙伴制定并实施了有效的结核病感染控制和预防措施，使全国结核病的发病率持续下降，耐多药结核病的占比保持稳定[182-184]。

通过制定和实施一个有效的结核病控制规划，可以把结核分枝杆菌的传播降到最低限度，该规划基于以下分级控制：管理控制(如改变医务人员的工作方式)、工程控制(如使用空气传播感染隔离室)和呼吸防护[如佩戴通过(美国)国家职业安全与健康研究所(National Institute for Occupational Safety and Health，NIOSH)测试的，获批准的呼吸器][185-188]。

医务人员的潜在结核病筛查是医疗机构内结核病综合控制项目的一个组成部分。所有医务人员在入职前需要进行基线结核病筛查，包括实验室检测和个人风险评估，以帮助解释检测结果[186]。对于年龄在5岁及以上，并且：① 可能感染结核分枝杆菌；② 疾病进展风险低或中等；③ 有必要进行潜伏性结核检测的个体，建议采用γ-干扰素释放试验(interferon-γ release assay，IGRA)而不是结核菌素皮肤试验(tuberculin skin test，TST)。IGRA也适用于符合这些标准且有卡介苗(Bacillus Calmette-Guerin，BCG)接种史或不太可能返院进行TST结果判读的个人[189]。

对于那些可能感染结核分枝杆菌和疾病进展高风险的患者，可选择IGRA或TST筛查。

对于不太可能感染结核分枝杆菌的个体，建议采用

IGRA 而不是 TST。在这种情况下，应通过第二次检测(IGRA 或 TST)确认阳性检测结果。如果两项测试均呈阳性，则认为该个体患有潜伏性结核[189]。

对于没有潜伏结核风险的医务人员不推荐进行系列筛查，除非是某些高危职业人群，如呼吸治疗师或处于曾发生过结核传播的环境中。作为替代，应对其提供结核相关的年度教育，包括危险因素和相关症状、体征，并根据个人在工作或其他地方接触结核病的风险决定是否进行进一步检测[186]。

当医务人员在未使用适当的个人防护装备(如未佩戴 NOISH 批准的测试合格的呼吸器)的情况下与可能为传染性结核的患者进行任何接触，如果以前未进行过基线筛查，则应对其进行症状评估和潜伏结核检测。基线检测呈阴性者应在最后一次接触后 8～10 周内再次进行检测，且最好使用与之前阴性检测相同的检测方式[186]。

任何最新检测呈阳性的医务人员都应进行症状评估和胸片检查，以评估是否患有结核病，并根据检查结果决定是否进行额外检查。对于确诊为潜伏性结核的医务人员，如果没有禁忌证，应提供和鼓励进行抗结核治疗。对于那些选择退出治疗的患者，应进行症状和治疗的年度评估[186]。

对于接受潜伏性结核预防性治疗的医务人员或未接受预防性治疗的潜伏性结核医务人员，无须进行工作限制。然而，如果出现活动性结核的症状，应立即对这些医务人员进行评估。

应限制患有活动性结核的医务人员工作，直到不再具有传染性。

水痘-带状疱疹病毒

医疗保健相关的水痘-带状疱疹病毒(VZV)传播已经得到公认[190,191]，尽管自引入水痘疫苗之后医疗保健相关的传播已并不常见[192-195]。医疗保健相关的传染源包括患有水痘或带状疱疹的患者、医务人员和探访人员[196]。

VZV 感染的潜伏期为病毒暴露后 10～21 天，通常为 14～16 天[197]。水痘患者在出疹前 1～2 天内具有传染性，直至皮损结痂[197]。患有活动性带状疱疹的人在皮疹呈水泡状时具有传染性，皮损结痂后则失去传染性[198]。带状疱疹的传染性比水痘小，如果皮疹被覆盖，则传播病毒的风险很低[198]。

VZV 可通过直接接触、吸入急性水痘或带状疱疹皮损处水疱液形成的气溶胶，以及水痘患者呼吸道分泌物的气溶胶而在人与人之间发生传播[197]。水痘患者住院期间应采取标准、接触和空气传播预防措施，直至病变干燥结痂。对于播散性带状疱疹或免疫功能低下的患者，在排除播散性感染之前，患病期间也应采取标准、接触和空气传播预防措施。对于免疫系统完好且病变可以覆盖的局部带状疱疹患者，应使用标准预防措施[5]。如果有具有免疫力的照护者，则易感的医护人员不应进入水痘、播散性带状疱疹或局部带状疱疹患者的房间。

建议所有没有水痘免疫证据的医务人员都接种水痘疫苗。存在既往免疫力的证据包括：① 接种过两剂水痘疫苗的书面文件；② 具备免疫力或经实验室确诊疾病的证据；③ 医疗保健机构提供的水痘病史的诊断或证明文件；④ 医疗保健机构提供的带状疱疹病史的诊断或证明文件[5]。

没有免疫力证据的医务人员应在间隔 4～8 周后完成两剂水痘疫苗的接种，有禁忌证者除外(如妊娠)。如果第一剂水痘疫苗接种后超过 8 周，可以接种第二剂疫苗而无须重新启动免疫计划。接种过水痘疫苗的医务人员不需要进行工作限制，但是接种过后出现疫苗相关性皮疹的医务人员应避免接触那些具有严重疾病或并发症风险且没有证据显示具有水痘免疫力的患者，直到所有的皮疹痊愈(即干燥变硬)；或者出现的疫苗相关性皮疹(只是皮疹、丘疹)没有干燥变硬，但 24 h 内没有出现新的皮疹[5]。疫苗相关的病毒传播鲜有报道[196,199]。

未采取保护措施(如未佩戴推荐的个人防护装备)接触水痘或播散性带状疱疹患者、其分泌物或含有传染性颗粒的空气可被视为发生了 VZV 暴露。专家对传播所需的与传染性患者接触的时间(如在同一房间内)有不同的建议，时间范围从 5 min 到 1 h 不等[196]。在没有接触患者或物体表面的情况下，短暂地、无保护地进入患者的房间通常不被认为是发生病毒暴露。

有水痘免疫证据的医务人员发生 VZV 暴露(水痘、播散性带状疱疹或局部带状疱疹的暴露病灶)不需要采取 PEP 措施或工作限制。但应在发生暴露后第 8～21 天每日监测发热、皮肤病变和提示水痘的全身症状。如果出现症状，医务人员应立即停止工作，远离工作场所。

若仅接种过一剂疫苗的医务人员发生 VZV 暴露(水痘、播散性带状疱疹或局部带状疱疹的暴露病灶)，应在接触皮疹后的 3～5 天内接种第二剂疫苗(前提为第一剂疫苗接种 4 周后)，疫苗接种后其管理与接种过两剂疫苗的人类似。那些未接种第二剂疫苗者或在接触后 5 天以后接种第二剂疫苗的人员，应在暴露后第 8～21 天停止工作[5]。

没有接种过疫苗且无水痘免疫证据的医务人员发生 VZV 暴露(水痘、播散性带状疱疹或局部带状疱疹的暴露病灶)，应在接触皮疹后的 3～5 天内接种水痘疫苗。暴露后超过 5 天仍建议接种疫苗，因为对后续的暴露可以起到保护作用(如果本次暴露没有引起感染)[5]。有导致严重疾病高风险以及疫苗接种禁忌证(妊娠或免疫功能低下)的医务人员，如果没有免疫证据且发生了 VZV 暴露，建议注射水痘-带状疱疹免疫球蛋白。水痘-带状疱疹免疫球蛋白可使潜伏期延长 1 周，从而使医务人员的工作限制时间从 21 天延长至 28 天[5]。在水痘暴发期间，没有免疫力证据且具有接种禁忌证的医务人员在最后一例皮疹患者确诊的 21 天内应远离疫情暴发环境，因为他们有发生严重疾病的风险。

如果 VZV 暴露仅限于局部带状疱疹被覆盖的病变部位，且医务人员至少接种过 1 剂水痘疫苗或暴露后 3～5 天内接种过第一剂疫苗，则不需要限制其工作。应在适当的时间间隔接种第二剂水痘疫苗。医务人员暴露后的第 8～21 天内应每日监测体温、皮肤病变和提示水痘感染的全身症状，如出现症状应停止工作。如医务人员未接种水痘疫苗，则建议其不要接触患者[5]。

对于感染水痘的医务人员，在所有病变干燥结痂之前应限制其工作；对于只有不结痂的非水疱性病变的医务人员，在 24 h 内没有新的病变出现之前应当限制其工作。对于伴有播散性带状疱疹或免疫低下的局限性带状疱疹的医务人员，在播散性疾病被排除、所有病灶干燥结痂之前，都应限制其工作。免疫功能良好的医务人员患有局限性带状疱疹（包括疫苗株带状疱疹），以及免疫功能低下的医务人员患有局限性带状疱疹且已排除播散性疾病的，应当覆盖所有病灶，避免其对水痘并发症高风险患者直接照护，直到所有病灶干燥结痂；如果病灶不能被覆盖（如在手上或脸上），在所有病灶干燥和结痂之前应限制其工作。

病毒性呼吸道感染，包括流感病毒和呼吸道合胞病毒

医疗保健相关的呼吸道感染可由多种病毒引起，包括腺病毒、流感病毒、副流感病毒、呼吸道合胞病毒（RSV）、鼻病毒和冠状病毒。本部分的重点是流感病毒和呼吸道合胞病毒的预防。

季节性流感

急症照护机构和长期护理机构内的医疗保健相关的流感传播可发生于患者与医务人员之间[200,201]、医务人员与患者之间[202]和医务人员之间[201,203,204]，并且可发生于任何医疗保健机构中。流感的潜伏期为 1～4 天，通常为 2 天，然而病毒可在症状出现之前和发病后 7 天进行传播，且幼儿和免疫功能低下者中传播时间有所延长[205]。

传统上认为流感病毒是通过大颗粒的呼吸道飞沫在人与人之间传播，这需要传染源与易感者有密切接触，因为飞沫在空气中移动的距离比较短（大约 6 英尺或更短）。通过手的间接接触可使流感病毒通过受病毒污染的表面或物体进行传播，通过患者周围空气中的小颗粒气溶胶可造成空气传播。从一个患者的房间向另一个患者房间的这种长距离的空气传播未见资料记载，且被认为不可能发生[206]。在医疗保健机构中，除标准预防措施，对于疑似或确诊的流感患者，应在发病后 7 天内或直到发热和呼吸道症状消退后 24 h 内（以时间较长者为准）采取飞沫预防措施。

减少医疗保健机构中流感传播的核心预防战略包括：① 接种流感疫苗；② 遵守呼吸道卫生和咳嗽礼仪；③ 支持患病的医务人员暂缓工作；④ 遵守感染预防控制措施[206]。

强烈建议医疗机构最大限度地为医务人员提供疫苗[206,207]，如在工作地点免费提供疫苗。未接种流感疫苗的医务人员在照护流感高风险患者时，如果患者自身无法进行抗病毒药物预防，则应考虑在流感暴发期对医务人员进行短期抗病毒治疗[208]。神经氨酸酶抑制剂（口服奥司他韦或吸入扎那米韦）应用作化学预防。

出现发热和呼吸道症状的医务人员应当停止工作，如仍在岗则需佩戴口罩且应停止对患者的照护，并在离岗前及时通知主管和感染控制/职业卫生人员。医务人员应在末次发烧的 24 h 内停止工作（未使用对乙酰氨基酚等退热药物）。对于呼吸道症状持续存在的医务人员，应由职业卫生部门对其进行评估，明确其是否可与患者接触。对于在保护性环境中照护患者（如造血干细胞移植患者）的医务人员，从流感症状出现之日起至症状缓解之日后 7 天（以较长时间者为准），应对其进行临时工作调整或暂停工作。有急性呼吸道症状而没有发热的医务人员仍然有患流感的可能性，因此需要进行职业健康评估，明确其是否可与患者接触[206]。

一般来说，不建议在机构暴发以外，或者基于目前医务人员或其家庭成员基本情况的非机构环境，对医务人员采取接触后抗病毒化学预防[208]。在医疗机构的流感暴发期间，可考虑对未接种流感疫苗、接种灭活流感疫苗或疫苗接种情况不详的医务人员使用预防性抗病毒药物，以减少人员短缺的风险。抗病毒化学预防治疗应持续 14 天，并在机构流感暴发期间发现的最后一例病例出现症状后持续至少 7 天[208]。

呼吸道合胞病毒

医疗保健相关呼吸道合胞病毒的传播在社区呼吸道合胞病毒暴发的初冬时节达到顶峰，患者、访视者和医务人员均可在医疗机构内传播病毒。呼吸道合胞病毒感染常发生于可能有严重疾病的婴儿和儿童。据报道，医疗保健相关呼吸道合胞病毒的传播常常发生于新生儿和儿科患者[209-211]，但在骨髓移植中心[212]、重症监护病房[213]和长期护理机构中[214]，成人呼吸道合胞病毒高发病率和死亡率相关的暴发已有报道。

呼吸道合胞病毒在有症状的呼吸道合胞病毒感染患者的呼吸道分泌物中大量存在，可通过与此类患者的密切接触时的大飞沫直接传播，或通过被呼吸道合胞病毒污染的手和污染物接触眼睛或鼻子而得以传播[215]。呼吸道合胞病毒感染的潜伏期为 2～8 天，多为 4～6 天。一般情况下，感染者在 3～8 天内排放病毒，但婴幼儿可在 3～4 周内持续排放病毒[216]。除标准预防措施，建议在住院期间采取接触预防措施[20]。

尽管 palivizumab（一种单克隆抗体）用于高危儿童的呼吸道合胞病毒预防，但不推荐医务人员采取 PEP[217]。有发热和呼吸道症状的医务人员应在退热后至少 24 h（未使用对乙酰氨基酚等退热药物）停止工作。患有已知呼吸道合胞病毒或呼吸道疾病的医务人员应禁止照顾易感婴儿[216]。

第5章

Rachael E. Snyders • Hilary M. Babcock
(黄桦 译;林佳冰 校)

感染预防和监测项目的制定

The Development of Infection Prevention and Surveillance Programs

引言

感染预防(infection prevention, IP)和医疗保健相关感染(healthcare-associated infection, HAI)监测的目标是预防患者、员工和探视者的医院感染。IP 项目的范围除了为降低 HAI 风险而采取的患者护理干预措施,还包括优化物理环境、政策和程序、应急准备、循证实践的实施和评估,以及技术的创新使用[1,2]。

负责管理 IP 项目并为其提供建议的人员必须掌握流行病学知识,以便更好地理解病原体、宿主和环境之间的复杂关系,并制定 IP 策略。精通监测方法、研究设计、统计方法和感染病(infectious disease, ID)也是 IP 项目取得成功的关键[3]。

美国感染预防与控制的历史

1958 年,医院内金黄色葡萄球菌感染的暴发流行促使美国医院协会建议医院制定 IP 项目[4]。几年后,在 20 世纪 60 年代早期,疾病预防控制中心(Centers for Disease Control and Prevention, CDC)组织了调查部门以协助医院对感染暴发进行调查。20 世纪 60 年代后,医疗照护变得越来越复杂,耐药菌和条件致病菌的出现使得医院环境中感染预防和控制面临着越来越严峻的挑战[2,5]。直到 20 世纪 70 年代初,美国 CDC 和联合委员会(The Joint Commission, TJC)建议医院开展 IP 项目,才在全美范围内推广医院 IP 项目[4,6]。具有里程碑意义的医院感染控制有效性研究(Study of the Efficacy of Nosocomial Infection Control, SENIC)项目表明,由具备医院感染知识的医生和护士实施的包括感染率监测与反馈在内的积极的 IP 项目可减少 HAI[7,8]。到 20 世纪 90 年代,几乎所有的美国医院都有一个致力于减少 HAI 的计划[9]。2008 年,美国卫生与公众服务部推出了预防 HAI 的四阶段行动计划,其重点是在整个医疗保健过程中实施旨在减少 HAI 相关危害的大型举措,并进一步强调了在医疗保健环境中实施强有力的 IP 计划的重要性[10]。

感染预防项目的组成部分

一个 IP 项目有很多方面,然而,在制定项目方案时需要解决的核心问题是管理、人员和 IP 计划(包括监测计划)。IP 计划应确定计划管理数据的方式、计划和医疗机构所需的政策和程序,以及教育员工、患者和其他对机构至关重要的人员的方法[10]。对于一个成功的项目而言,内部和外部的协作、依从性和干预是非常重要的部分。

管理方式

成功的 IP 项目必须同时具备医疗和管理两方面的支持和参与才能实现目标,通常是通过设立正式的 IP 委员会(委员会就本机构的 IP 项目做决定并提出建议)而获得两者支持[10]。IP 委员会向医院主管机构如医疗执行小组或医院的管理委员会报告,上述机构审查并执行 IP 委员会的建议。同时,主管机构也可能要求 IP 委员会就社区当前关注热点,或本医院其他部门,如外科委员会,提出的特定的制度、操作和问题等进行审议。虽然 TJC 并未要求设立 IP 委员会,但许多州的法规将设立 IP 委员会作为医院资质许可要求的一部分。IP 标准要求医务人员、管理人员、医院多学科和 IP 部门通力合作,共同制订和评估感染预防计划[11]。医院需表明 IP 活动贯穿于院内各个部门,以及所提供服务的各个方面,医院内所有员工都应了解自己工作相关的 IP 活动。

部门报告架构

如 IP 管理方式一样,没有哪一个部门的报告架构是适用于所有医疗机构的。在(美国)全国范围内,有许多成功地向不同部门(如护理部门、质量管理部门、患者安全部门或医疗服务部门)报告的例子。无论管理系统如何运作,关键都是在日常活动中对 IP 项目的支持,以及在出现哨点事件、暴发或社区突发事件等需要立刻应对、增加资源等关键问题时,获得理解与支持。

人员

专业人员的数量根据机构及社区的规模、复杂程度、所提供服务的量,以及机构的需求而定。对于一个 IP 项目而言,最起码的人员配备为一位医院流行病学家和至少一名感染预防专家(infection prevention specialist, IPS)。

医疗保健流行病学家最好是一名感染性疾病医生,并对医院流行病学有更多的兴趣和经验。感染性疾病医生的专业知识至关重要,但是医疗保健流行病学家有必要接受流行病学或 IP 方面的专业教育或培训[12]。美国医疗保健流行病学协会(Society for Healthcare Epidemiology of America, SHEA)、CDC、某些医学院和其他专业团体共同提供专门培训。医院流行病学家通常担任 IP 委员会的主席,参与 IP 项目的计划与实施。医疗保健流行病学家的职位在聘用模式(如受聘与签约)、正式职称、预期工作时间或工作百分比方面会有所不同，这取决于机构的规模和范围。理想情况下，医疗保健流行病学家应被视为机构领导团队的一员[13]。

IPS 通常是注册护士或医疗技术人员，也可能有其他医疗保健或公共卫生学科背景。美国感染控制和流行病学专业协会(Association for Professionals in Infection Control and Epidemiology, APIC)、加拿大社区和医院感染控制联合会(Community and Hospital Infection Control Association-Canada, CHICA)、其他国际协会，以及包括州医院协会和卫生部门在内的其他组织为 IPS 提供专门的培训方案。2012 年，APIC 推出了第一个定义 IPS 能力的模型[14]；该模型于 2019 年更新，包括以患者安全为中心的六个领域：感染预防与控制(infection prevention and control, IPC)操作、质量改进、IPC 信息学、领导力、专业管理和研究[15]。感染预防专业人员在该领域工作两年后，可自愿参加标准化的考试来证明对 IPC 知识的熟练掌握。医生、技师、其他医疗保健专业人员和护士都有资格获得感染控制与流行病学认证委员会(Certification Board of Infection Control and Epidemiology, CBIC)颁发的感染控制认证(Certified in Infection Control, CIC)。2020 年，CBIC 还宣布了 IPS 的感染预防与控制助理(Associate-Infection Prevention and Control, a-IPC)入门级认证，以证明其在该领域的基本能力[16]。IPS 最好还能熟练掌握项目管理、绩效改进和变革管理技术，以协助领导开展复杂的 IP 项目[17]。

由于 IP 项目的历史发展具有流行病学的根源，传统上负责 IP 项目运行的人员不仅需要具备较强的医疗和护理技能，还需要具备较强的医疗保健流行病学技能。最近，IP 领域也意识到商业和管理技能的重要性。从财务角度来看，IP 部门被视为非创收部门，因为没有向患者或付款人收取费用。如果不切实证明其对机构的价值，并与主要领导人分享，IP 组织可能会发现其财政资源受限或减少。为了为该方案和预防医院感染的任务争取资源，IP 项目必须采用“干预流行病学”的新方法，并“对任何项目或活动的经济影响给予足够的重视”[2]。IP 项目人员必须将有效性评估纳入常规方案和方案规划，以便能够向医疗保健机构展示 IPC 的价值。

历史上，根据 SENIC 的研究建议，每 250 张床需要配备一名 IPS[7]。但这一建议已不适应当前形势，而且没有考虑到非住院服务以及其他也需要大量 IP 支持的领域，如透析和康复服务。此外，SENIC 没有考虑机构内重症监护病房(intensive care unit, ICU)床位的数量[18]。APIC 所发起的 Delphi 研究项目结果提示，IPS 的数量配备应考虑机构的规模、需求、复杂程度及患者人数。一般来说，建议每 100 张急症照护病床应配备 0.8～1.0 名 IPS[19]。

除医疗保健流行病学家和至少一名 IPS，还需要有辅助人员，以使受过培训的 IP 人员专注于感染监测、预防和控制活动。为安排会议、维护和更新会议记录、政策、信函、其他文件和一般文书工作提供行政支持，可以大大提高 IP 项目的效率。IP 项目的成功实施还需要其他的服务，如表格制作、数据录入、数据管理等[20]。机构的规模和 IP 项目的复杂程度决定这些资源是专用的还是可与其他部门共享的。有些机构发现，在感染控制、质量管理和监管部门共享行政、图表制作、数据录入、数据管理等人员可节省费用。

感染预防计划

年度 IP 计划是 IP 项目拟实施活动的基本路线图。年度计划是根据 IP 项目的战略或长期目标、本医疗机构的任务及战略目标制定的。应考虑上一年的 IP 风险评估，并系统地衡量过程和结果措施[10,17]。战略性规划应包括传统商业战略、创新性思维和未来主义实践[21]。应纳入预防 HAI 的机构倡议、新的法律法规要求，以及新发布的感染预防方法。计划的组成部分包括计划的总体任务与目标、年度目标、IP 科室的业务范围(含部门人员组成、工作时间，以及提供 24 h 覆盖的机制)。近年来，IP 计划的范围和 IP 的作用因多种因素而扩大。例如，更多的监管要求和质量指标要求更多的监测和报告，门诊服务的增长，以及耐药菌的增加等[17]。在过去 10 年里，医疗保健的变化增加了非住院医疗服务的比例和范围。这些也应纳入 IP 计划中[22]。

年度 IP 计划的另一个基本组成部分是监测计划，应包括整个年度应监测的特定指标[如 ICU 中央导管相关血流感染(central line-associated bloodstream infection, CLABSI)发生率、心脏外科手术部位感染(surgical-site infection, SSI)发生率等]、选择这些指标的理由、感染病例的发现方法、定义和数据管理策略(含报表分布)。对于本机构历史数据的评估，以及本机构提供的服务和服务人群的审查将有助于制订 IP 监测计划[23]。监测计划仅仅是 IP 计划的一部分，IP 项目不只是监测方案，还应包括直接以改善患者结局为目的的活动。

IP 相关培训活动计划也是 IP 项目的重要组成部分。除常规要求，如新入职人员培训、年度培训，回顾过去医务人员提出的问题和关注点，可为本年度制订新培训计划和培训重点奠定基础。对于 IPS 来说，记录并关注医务人员的电话咨询有助于确定培训主题。

IP 计划中还应该包括对政策和操作规程的定期审查，尽管这种定期审查常常被认为是烦琐的行政工作，但如果将新文献或指南的审查与对当前环境、感染预防活动及其对患者和员工 HAI 风险的评估结合起来，就能将其转化为富有成效的活动。

IP 计划还应该概述任何特殊研究和干预项目，这些研究或干预项目应直接与感染预防任务与目标相关。

将日常工作，如向各委员会咨询、产品评估、环境监测和部门督查，以及社区工作纳入 IP 计划至关重要，因为这些活动占用了大量时间。计划的一个目标应是明确说明所有 IP 活动所需的时间和资源。然而，意想不到的情况时有发生，计划应具有足够的灵活性，以应对突发事件，如机构或社区暴发和非预期的监管任务等。

概括来说，IP 计划包括任务、目标和活动范围、监测计划、培训计划、政策和程序审查计划及专题研究。

内部协作

协作对于IP项目的成功实施至关重要。尽管无法进行量化，但IPS与其他工作人员的良好关系将极大促进目标的实现。任何制度或培训都抵不上IPS与医疗保健人员之间建立的信任关系。医疗保健人员对于其疑虑应该可以坦率地表达出来而不必担心会受到报复或耻笑。请记住，人际关系和信任是建立在人与人之间而不是部门之间的，因此，在制定IP项目时，IP人员应集中精力与包括一线员工在内的所有部门负责人和主要部门领导见面。IP人员应重点了解部门的问题并尽力解决这些问题，即使这些问题可能对降低HAI发病率没有显著影响。当烦人的小问题解决之后，人们才更可能有时间、精力和信任来解决更具有挑战性的问题。虽然看似简单，但信任和合作的确是制定有效IP项目的首要关键步骤。

由于IP涉及医院的各个部门，因此科室间的合作关系也涉及医院的各个部门。每个部门都应该将IP活动纳入其本身的工作之中，他们应该意识到IP是每个人的工作，而不仅仅是IPS的工作。对于感染方案至关重要且密切相关的部门将在后面详细讨论。

职业保健

TJC和某些州的法规要求职业卫生(occupational health, OH)部门与IP部门必须相互协作。即使没有上述要求，预防医务人员和患者发生感染性病原体暴露的任务重叠也使两个部门有明显的联系。IP和OH部门必须密切协作，共同制订医疗保健人员免疫接种、预防感染性病原体暴露、暴露后预防和二级暴露预防(含医疗保健人员工作限制)计划[24,25]。随着严重急性呼吸综合征冠状病毒2型(severe acute respiratory syndrome coronavirus 2, SARS-CoV-2)引起的COVID-19大流行的出现，对所有医疗机构而言，这两个部门之间建立强有力的合作关系的必要性已变得显而易见[26]。

具体而言，在管理与血液和其他感染性体液分泌物的暴露方面，部门协作具有特殊性和强制性。职业安全和健康管理局(Occupational Safety and Health Administration, OSHA)必须通过政策和工程控制措施来处理和预防锐器伤以及其他体液暴露。预先确定好的暴露处理规程可在发生暴露时迅速提供应对和管理措施，这对于血源性病原体尤其是HIV传播的预防至关重要[27](见第43章)。一些暴露事件不像可以用书面处理规程来管理那样简单。在这些情况下，医疗保健流行病学家通常担任异常职业暴露管理的顾问。为了预防锐器伤的发生，有必要对暴露发生率进行流行病学分析，包括在医疗保健人员亚群中(如护士、手术室人员、医生、后勤人员等)的暴露发生率、特殊设备、操作以及工作区域。除向发生锐器伤的科室随时反馈外，向IP委员会或其他管理机构提呈正式评估报告，可为管理层提供信息输入和资源分配机制。

由于社区的流行情况不同，结核病的预防和控制可能只占OH和IP部门的一部分时间，也有可能耗费大量精力。这也是为什么IPS人员配备需求是针对具体机构，以及为什么IP部门和OH部门必须密切联系的原因所在，可以通过行政管理系统正式联系，也可以通过和IP委员会合作进行非正式联系。

患者安全

另一个重要的内部协作关系为IP部门和患者安全部门的协作。尽管IP被认为是医疗机构中首个对患者的正式保护措施，自1999年美国医学研究所发表《孰能无过》(*To Err is Human*)报告以来，患者安全学科也逐渐得到了重视[28,29]。TJC于2002年创建了(美国)国家患者安全目标(National Patient Safety Goals, NPSG)，以协助TJC认证的医院优先关注患者安全领域。这些措施包括使用来自CDC或世界卫生组织(World Health Organization, WHO)的指南来提高医院手卫生的依从性，以及报告感染相关的不良或哨点事件[30,31]。现在要求所有医院使用根源分析法(root cause analysis, RCA)调查每一例因HAI而导致的死亡病例。RCA的目的是识别导致严重患者安全事件的系统和过程。然后根据调查结果制订行动计划，以实施风险降低策略。尽管RCA在分析罕见的感染如A型链球菌外科感染或曲霉医院感染病例时可能是一个合适的工具，但其在分析由常见原因或地方性HAI所导致的感染性死亡方面的价值还需进一步证实。不过，RCA分析过程在揭示导致地方性感染发生率高的许多过程问题时是一个有用工具，如艰难梭菌导致的死亡可能源于持续的、常见的多种水平传播原因，如手卫生效果不佳、隔离预防不够、长期使用抗菌药物、环境清洁不完善、特定宿主因素等，而不仅只有一个"根本原因"。由于TJC强制要求医疗机构进行RCA分析，IP人员必须与患者安全部门人员合作进行这些分析。IP人员可与患者安全部门同事合作，协助对医疗过程及结局，如摔倒事件、静脉血栓栓塞事件和用药相关安全事件进行流行病学分析。IP人员还可以与患者安全同行合作，协助对过程和结果措施进行流行病学调查，并合作制订行动计划和实施可行的解决方案。

质量

质量管理部门和IP部门也是紧密配合的，因为这两个部门都担负着改善患者结局的责任。许多质量管理部门被医院授权测量质量指标，并将结果报告给相关组织，如医疗保健改善研究所(Institute for Healthcare Improvement, IHI)和医疗保险与医疗补助服务中心(Centers for Medicare and Medicaid Services, CMS)。

除与IP部门有重叠的指标，质量管理人员常常熟知质量改进模型，如持续质量改进(Continuous Quality Improvement, CQI)、计划-执行-检查-行动(Plan-Do-Check-Act, PDCA)、六西格玛、丰田生产方式、正向偏差、精益管理等。IP部门常使用流行病学方法来降低局限性和流行性HAI的发生，这些质量管理工具可以拓宽IP部门解决问题的方法，质量管理人员常常擅长领导和促进团队，因此在这些方面，IPS可依赖质量管理人员的协助和指导。

风险管理

每例HAI相关死亡或永久性残疾均应向患者安全和

风险管理部门报告。IPS还需向风险管理部门报告感染暴发及其他可能引起诉讼的潜在问题，以保护本机构及其医务人员。除报告职责外，风险管理部门还依赖IP部门落实照护标准、预防HAI进而减少法律责任。风险管理部门可能还会要求IP部门审阅那些与感染预防相关而起诉或威胁要起诉医院的患者的病历。还可能需要对多年前的政策和程序进行审查，以验证当时的照护标准是否符合要求。

微生物学

高质量的微生物部门是IP部门的无价资产。经验丰富的微生物学家和技术员懂得特殊临床标本的重要性，并将感兴趣或关注的结果提醒IP部门。IP部门应制定关于微生物预警的制度，明确在发现常见但重要的病原菌(如艰难梭菌)，或其他不常见的微生物(如呼吸道标本中的抗酸杆菌、脑脊液染色时的革兰阴性双球菌等)时是否应该通知IP部门。由于实验室认证要求十分严格，美国的绝大部分实验室均具有可靠的鉴别微生物病原体的方法。也可利用外部实验室进行特殊设备、培养基或试剂的特殊检测(如罕见病原体血清学实验)。感染暴发期间，微生物学人员可就环境取样、附加样本处理计划(如对某一人群加强筛查)等提供建议。在潜在暴发期间，IP部门必须与微生物实验室取得联系，以保存关键的分离物供未来检测之用。与微生物实验室的密切合作还将使IP部门随时了解检测流程中可能对阳性率和报告产生影响的任何变化。

临床医护部门

IPS必须与所有临床领域(包括住院和门诊)的人员合作，以保证给患者提供最大程度的关注，IP操作规程应贯穿于日常工作的始终。临床区域中应注意常规监测方法不能够发现的问题，如患者和工作人员的胃肠炎或皮疹，昆虫和啮齿类动物，温、湿度异常，产品缺陷等。对于有高风险患者、高风险操作、人流密集的区域，应给予特别关注，如手术室、ICU、急诊科、肿瘤科[32]、血液透析室[33]、介入性放射科和进行心脏操作的区域应加强IP措施。

IP部门必须与其他关键部门，如环境安全部门、培训部门、应急部门和药房合作。对各专业学科发表的文献和实践标准的了解将有助于IP方法的发展。

外部伙伴关系

IP与社区公共卫生部门有直接的合作伙伴关系。在大多数医疗机构中，IP部门负责传染病的上报。在社区突发疫情或灾害事件中，公共卫生部门与IP部门并肩作战，共同保障公众健康。根据机构的任务，IP部门还可以直接参与或与公共卫生部门合作参与社区外展项目，如健康展览或培训教育活动。最近，在国家和地方层面加强了生物恐怖主义或应急准备合作，并强制报告选定的应报告疾病或医院感染发病率。与社区内其他医院、外科中心、长期护理机构和其他医疗机构的关系提供了关于患者发生HAI的双向反馈。

依从性问题

IP部门必须评估许多标准或规范的依从性。这些标准和规范可能是强制性的，如OSHA血源性病原体标准，也可能是法律上没有要求但建议实行的，如CDC的IP指南。即使没有特别要求强制执行，指南(如CDC的建议)也常常认为是标准，因此需认真评估。如果没有采取建议的措施，在发生不良事件和追究法律责任时，有可能将本机构置于危险境地。但是，不同的组织机构推荐的措施可能互相矛盾、某些推荐措施可能并没有基于可信的流行病学或医学原则(即非循证)，出现上述情况时，IPS应该对建议中引用的文献和研究进行评估，通过自己的管理方式(如IP委员会)推荐适用于本机构的、利于患者和医务人员的最佳实践方法。具有HAI预防标准的专业团体有美国的APIC和SHEA，加拿大的CHICA，英国的感染控制护士协会(Infection Control Nurses Association)和医院感染协会(Hospital Infections Society)，以及亚太感染控制学会(Asia Pacific Society for Infection Control)。此外，专科团体，如手术室护士协会、美国胃肠镜学会、胃肠镜护士及助理学会、血管穿刺协会、静脉护士学会均有各自的感染预防标准和指南。推动建议的政府和非政府管理机构包括TJC、CDC、OSHA、CMS、食品药品监督管理局、医疗研究与质量管理局、(美国)全国质量论坛，以及国家和当地政府部门(含卫生部门)。

过去的十年中，医疗机构被要求证明实施了循证实践和预防伤害的措施的需求激增。虽然这些要求可能会给没有使用电子病历系统的医院在数据收集管理方面带来相当大的负担，但这些要求推动了那些意在提高照护质量、改进医疗结局的活动的开展。例如，在CMS要求收集和报告手术预防性用药时机数据之前，手术预防性用药时机正确率仅有56%[34]。尽管支持适当外科预防用药时机的文献已有15年之久[35]，仍需行政管理手段强制提高依从性。

强制性报告

IP部门的职责之一是强制报告感染情况。CMS住院患者质量报告项目要求进行报告，以达到透明、质量监控和报销的目的。许多州要求进行基线测量，以及州和(或)地区性的HAI预防和质量改进计划，卫生部门要求进行传染病监测和接触者追踪[36]。从2011年开始，CMS要求急症照护医院报告特定的HAI(最初是重症护理区域的CLABSI)，在随后的几年中，它的范围不断扩大，包括ICU、内科、外科和内科/外科病房的CLABSI和尿管相关性尿路感染(catheter-associated urinary tract infection, CA-UTI)。此外，还要求报告艰难梭菌和耐甲氧西林金黄色葡萄球菌菌血症，以及腹部子宫切除术和结肠手术后的SSI[37]。CMS的其他项目要求其他类型的机构提供报告，如长期护理和住院康复机构。CMS选择使用CDC的(美国)国家医疗保健安全网络(National Healthcare Safety Network, NHSN)作为数据和报告存储库，以便使用成熟的、标准化的HAI监测定义。

为了保持数据的一致性和可比性，并用于质量改进措施，CDC和CMS已联合致函期望使用标准化的监测定义[38]。数据验证和文档编制对于确保准确性，以及为监管机构数据验证审核是必要的。由于医院需接受审计，清楚的电子病历记录一如既往地重要，需要有明确的理由说明为什么某个病例被认为符合或不符合监测定义。

不断变化的医疗保健环境将继续要求对门诊和社区开展监测和报告；NHSN发布了《门诊患者操作流程手册》，以协助开展监测。应至少每年审查一次强制性报告的法律和法规，并将必要的措施纳入每年的IP计划。IP计划仍然需要大量资源，如电子数据挖掘资源和人员，以对这些强制性报告措施进行必要的监督。

干预措施的实施

通过实施适当的干预措施，可以实现预防HAI的目标。利用监测数据，审查高风险、大批量、易出现问题的操作和过程，评估现有行政管理和实践标准，来选择需要改进的靶点[39]。应客观评价实施现有操作的对象是否愿意改变当前的操作。根据变革领导原则，人们在没有急迫感、缺乏变革需求时，不愿意做出牺牲而愿意维持现状并拒绝新对策[40]。当需要改进的那些部门的领导满足于现状时，感控团队首先应让他们对现状产生一种不舒适的感觉从而寻求改变。对现状的不满是灌输变革动力的关键，或者IPS应该给合作伙伴和关键领导展示改进实践或成果的必要性。

一旦项目选定后，IPS应使用与本机构相一致的改进模型，不同的改进方法学各有其优缺点，确保团队成员了解所用工具并使用系统的方法来评价问题和实施解决方案，比任何一种模型所谓的优越性都更为重要。所选模型应至少能够使多学科团队共同确立成功的目标并确定评价项目有效性的测定方法。

干预措施评价

应同时设计干预措施和对其效果进行评估的方法。评估应包括方案是否成功，即是否达到团队预期目标。评估还应包括成本分析，将干预措施产生的花费和因干预措施而避免的HAI所节省的费用进行比较，干预成本应包括干预团队成员的时间成本、培训项目制定、工作人员完成培训所需时间、工程控制（如产品与设备的改进、改装等）。

当一项改进项目同时有多项干预措施时，无法对单一干预措施的有效性进行评价，但这并不妨碍对干预措施整体进行评价（绝大多数HAI预防干预措施为多因素的，常被称作“集束化”）。通常在最初能看到改进效果，但随着时间推移成效不再显著，这是因为干预改变没有牢固地根植于新的操作方法中[40]。因此，应持续开展干预评估。

六西格玛管理中的定义-测量-分析-改进-控制（define-measure-analyze-improve-control，DMAIC）改进模型认为，需要有正式的程序来监测改进程度并在改进效果恶化时制订应对计划。在大多数干预项目中，IP部门应连续不断地跟踪HAI发病率（结果指标），临床部门应量化过程指标。如IPS应监测CLABSI发病率，而ICU人员监测在最大屏障预防下，股静脉置管百分率或中心静脉导管（central venous catheter，CVC）置管百分率。精心选择过程指标后，其监测至关重要，因为过程指标与结果指标直接相关[41]。大多数情况下，过程指标在结果指标受影响前已经变差，通过过程跟踪，医疗团队可在不良HAI结果出现之前进行干预。

小结

成功的IP方案包括下列组成部分：清晰定义的管理方式、精通专业知识的人员、降低HAI发病率并改进IP实践的战略计划。预先确定好的计划为各项IP活动提供指导，促使IP成员聚焦于其目标而不被其他事务或项目分散精力[42]。IP的使命是预防患者、医务人员、探视者发生HAI，并以良好成本效益比的方式达到上述目的。与医院其他工作人员和外部机构的正性积极关系也会直接影响IP专业人员履行其上述使命的能力。

致谢

感谢Keith F. Woeltje博士（MD，PhD），他是本书上一版中这一章的作者。感谢Christopher Blank（MPH，CIC），Kristen Siebels（RN，MPH）和Carole Leone（RN，MSN，CIC，FAPIC）对本章“职业保健”“患者安全”和“强制性报告”部分的贡献。

第6章

William R. Jarvis
（孙伟 译；沈燕 校）

医疗保健相关感染的监测

Surveillance of Healthcare-Associated Infections

监测的定义

监测是指持续、系统地收集、分析和解释卫生数据，这对规划、实施和评价公共卫生措施至关重要，并可及时向需要了解的人传播这些数据[1]。医疗保健相关感染(healthcare-associated infection，HAI)监测系统可以基于警讯事件、基于人群，或两者兼有。感染相关警讯事件表明医院预防 HAI 的努力失败，理论上需要进行个案调查[2,3]。例如，住院超过 3 天的患者出现沙门菌引起的胃肠炎应及时进行调查，因为这清楚地表明医院的保障措施失效。分母数据通常不收集以警讯事件为基础的监测数据。基于警讯事件的监测将仅识别最严重的问题，而不应是医院中唯一的监测系统。基于人群的监测(即对具有类似风险的患者进行监测)需要收集分子(即 HAI)和分母(即患者的数量或暴露于该风险的天数)数据。最常见的 HAI 监测类型是基于患病率的调查(见第 7 章)或基于发病率的监测。无论采用何种方法，HAI 监测计划都应该准确、及时、有效、一致、实用且有助于预防 HAI。

历史

早在本书第一版出版之前，感染预防和控制专业人员就是否继续常规前瞻性监测进行了大量的讨论和辩论，一些人认为在医院预算受限的时代，这种监测过于依赖人力和时间。随着讨论的继续，发现对监测概念和技术的发展进行描述可能有用。这些技术中有许多是为了满足新出现的问题而开发的，并发现监测在减少 HAI 方面是有效的。了解这些发展的历史原因可能有助于提高 HAI 监测的效率和有效性，同时也不会放弃仍然有效的成熟的方法。

使用监测方法来控制 HAI 至少可以追溯到 19 世纪 40 年代维也纳 Ignaz Semmelweis 博士的经典著作[4]。虽然最为人们熟知的 Semmelweis 的故事是首次证明产褥热可以在人与人之间传播，以及使用消毒液洗手的有效性；Semmelweis 另一个同样重要的成就是其严格地收集、分析和使用监测数据的方法。相反，Oliver Wendell Holmes 博士在美国就同一主题同时进行的工作主要是基于临床医学的传统案例研究方法。

Semmelweis 的调查是当代一个令人惊讶的例子，有效利用监测数据解决一个广泛的 HAI 问题。当他于 1847 年担任维也纳产科医院的产科服务主任时，Semmelweis 指出，孕产妇明显的高死亡风险在过去 20 年里一直处于较高水平。事实上，当时著名的临床医生认为，其风险并不会高于预期的地方性流行，可能不会受到影响。Semmelweis 首先对孕产妇死亡率进行了回顾性调查，并建立了一个前瞻性监测系统来监测这一问题，随后再评估已实施的控制措施的影响。他的年度医院死亡率的初步结果清楚地表明，通过计算年死亡率来衡量的孕产妇死亡率水平，在 19 世纪 20 年代采用尸检作为主要教学工具的新解剖病理学引入后增加了 10 倍。根据特定病房死亡率，Semmelweis 计算出，用于教医学生的病房死亡风险至少是用于教助产士学生病房的 4 倍。在他的导师因败血症死亡后（提示可能存在传染源），Semmelweis 根据他的回顾性监测研究结果研究医学生的操作。通过观察他们的日常操作，他推测学生们可能会将“尸体颗粒”从尸体转移到产妇身上，而用含氯溶液洗手可能会防止这种传播。随后，他前瞻性监测数据显示，强制在进入产房前洗手后，孕产妇死亡率显著下降。

显然，由于他粗暴的态度、缺乏沟通，以及无法将他的统计数据整理成简洁而令人信服的报告，Semmelweis 未能赢得临床同事的支持。两年后，他被医院解雇，他的继任者逐渐放松了严格的洗手措施。在没有继续监测的情况下，流行迅速恢复且一直持续到 20 世纪初，它的严重性和预防措施显然没有受到几代临床医生的重视。

这个故事说明了当今感染预防和控制的一个主要障碍：在缺乏仔细收集流行病学数据以及清晰沟通的情况下，几乎完全以个体患者治疗为导向的临床医生，往往无法认识到 HAI 病原体传播问题的严重性，有时会抵触控制措施。它还说明了监测在发现问题以及制定和应用控制措施方面的作用。从方法论的角度来看，Semmelweis 的工作几乎涵盖了现代监测方法的所有方面：回顾性收集数据以确认问题的存在；分析数据以确定时间、地点和人员的风险；对高风险组和低风险组进行对照比较，以确定风险因素；制定和应用控制措施；前瞻性监测问题，评估实施的控制措施，并确定未来的复发情况。他的方法的主要缺点是没有仔细地介绍或报告他的发现，以合适的沟通方式告知他强势的同事。

尽管 Semmelweis 的模型足以启示我们，但现代 HAI 监测更多源自 20 世纪中期的经验。在第二次世界大战期间，驻扎在太平洋战区的部队努力控制热带疾病时，疾病控制监测的重要性逐渐显现。在战争结束后，“战区疟疾控制单位”的大多数流行病学家被转移到一个民用机构，应用他们的监测和控制策略来控制美国南部的疟疾。该单位位于亚特兰大，靠近流行地区，最初被命名为传染病中心，后来成为疾病控制中心，然后更名为疾病预防控制中心(Centers for Disease Control and Prevention，CDC)。由于大量的疟疾报告表明该疾病已经广泛传播，所以立即建立了监测系统以确定问题的严重程度。然而，当调查人员检查每个报告的病例时，他们发现几乎所有报告都存在诊断错误。因此，仅仅凭监测活动就“根除”了美国的疟疾流行。

由于上述成功经验，在20世纪50年代中期，葡萄球菌感染大流行席卷了全美的医院时，CDC的工作人员迅速应用监测的概念解决面临的问题[5]。当被要求协助调查某家特定医院的葡萄球菌感染流行时，这些早期调查人员经常受到临床医生的强烈抵制，医院管理人员确信他们的医院不存在异常的感染问题。在CDC工作人员能够继续调查的情况下，监测数据的收集和定期报告改变了这些人的态度，他们对记录的问题表示强烈关注并渴望采取控制措施。这些初步调查证实了(美国)全国范围内存在葡萄球菌流行，并导致CDC主办了几次全国性的会议来讨论这个问题.

到20世纪80年代初，一些批评者质疑常规HAI监测的有效性和成本效益；但是越来越多的医院在增加监测工作，而不是减少监测工作[6]。监测过去是，现在仍然是一项耗时的活动，占感染预防专家(infection prevention specialist，IPS)40%～50%的时间[7]。

一些因素影响了当代的做法，在感染预防和控制方案中，监测获得了强有力的支持。首先，医院感染控制效能研究(Study on the Efficacy of Nosocomial Infection Control，SENIC)项目的结果有力地证实了前瞻性、标准化监测，以及预防和控制措施对降低HAI发病率的重要性，并为HAI监测提供了科学依据[8]。结论是，医院有一个有组织的、常规的、全院范围的监测系统能够有效降低HAI发病率。其次，医疗保健机构认证联合委员会(TJC，前身为JCAHO)使工作人员进行监测的必要性合法化[9,10]。最后，在感染控制方面制定的监测做法已开始影响医院的质量监控和改进活动的其他方面[11]。针对减少特定流行问题和评估干预措施有效性的监测，被纳入TJC 1994年感染控制认证标准，并应用于医院质量控制方案，以减少非传染性并发症[12]。

不断提高质量的压力越来越大，推动了监测在预防HAI方面的广泛应用[13]。美国医学研究所2000年的报告《孰能无过》(*To Err is Human*)有助于引起公众对医疗错误问题的关注，包括讨论HAI是可预防的危害[14]。自该报告发表以来，消费者权益倡导组织、立法机构和认证组织越来越多地要求公开报告HAI。这些团体认为，提高HAI发病率的透明度将通过增加竞争来刺激医院减少感染，从而大大提高医疗服务质量。再加上美国医疗保险与医疗补助服务中心(CMS)以及保险公司不支付某些HAI的费用，大大提高了HAI监测和预防对医院管理者的重要性，并导致了HAI监测、预防和控制的人员和财政资源的增加。

监测目标

医院应该有明确和具体的HAI监测目标。必须经常审查和更新这些目标(至少每年)，以应对不断变化的患者群体中新的HAI风险，如引入新的高风险医疗干预措施、不断变化的病原体[如严重急性呼吸综合征病毒2型(SARS-2)]、抗微生物药物耐药性模式的改变或其他新出现的问题。重要的是，监测数据的收集和分析必须与预防策略相结合进行。在设计并启动监测计划之前，确定和说明监测目标是至关重要的[15,16]。

医院内的HAI风险

监测最重要的目标是减少获得HAI的风险。为了实现这一目标，必须根据如何使用这些数据，以及用于监测的财力和人力资源的可用性来确定监测的具体目标[15-17]。目标可以是面向结果的、面向过程的，也可以是两者兼而有之。结果目标，如预防中央导管相关血流感染(central line-associated bloodstream infection，CLABSI)，旨在降低HAI风险及其相关成本[17]。通过比较HAI数据并向相关医务人员提供反馈，结果数据有助于判断预防HAI的活动是否存在差距。过程目标，如在中心静脉导管置管时使用氯己定与醇为皮肤消毒的比例，有助于确定可能对患者预后产生影响的问题。过程目标包括观察、记录和评估患者的护理实践，监测设备和环境，以及提供的教育。通常，收集这些过程目标在确定教育工作应重点关注哪里，以及在实现结果目标的过程中如何获得最大价值时是关键步骤。因此，如果一系列的过程目标与结果目标没有明确的联系，那么它们的价值就是有限的。虽然HAI监测有其他目的，但最终的目标是利用过程目标来实现预期的结果。

建立流行率

应使用监测数据来量化地区性HAI的基线水平。这种测量方法为医院提供了关于住院患者中持续存在的HAI风险的知识。大多数HAI，90%～95%，是地方性的(即非公认的暴发)[18]。因此，监测活动的主要目的应是降低地方性HAI发病率，而不是识别暴发，许多医院的IPS报告，在病房实施监测活动可能足以影响HAI发病率[19]。然而，仅靠收集数据的行为通常不会显著影响HAI风险，除非它与预防策略有关。否则，监测就不过是“统计数字”，是一种没有焦点的昂贵工作，今天的医院可能负担不起，而且IPS最终会感到不满意。

识别暴发

一旦确定了地方性HAI发病率，IPS和医院流行病学家应该能够识别出偏离基线的情况，有时表明感染暴发(见第8章)。这种监测的益处必须与持续收集数据的相对耗时的任务相平衡，因为只有一小部分HAI，5%～10%，会呈聚集性或暴发[17]。此外，敏锐的临床医生或实验室人员往往能更快地引起IPS对HAI暴发的关注，而不是通过常规HAI监测数据的分析。这种及时性的缺乏往往限制了常规HAI监测在识别医院暴发中的作用，尽管使用信息系统收集和分析HAI监测数据可以提高收集和分析HAI监测数据的便利性和快速性。

说服医院工作人员

说服医院工作人员采用建议的预防措施是感染预防和控制方案中最困难的任务之一。需要熟悉有关医院流行病学和感染预防控制领域的科学文献，只有在医院工作人员认为这些信息与具体情况相关时，才能有效地影响行为。文献中的研究可能无法解决特定医院中遇到的许多不同情况。利用自己医院的信息来影响工作人员是解决问题和应用推荐措施来预防HAI最有效的手段之一。如果对监测数据进行适当分析并以熟练的方式常规呈现，医院工作人员通常会依赖它们来指导工作。对这些信息的反馈在影响医院工作人员采取建议的预防措施方面往往相当有效[8]。采用让IPS与不同学科临床医生组成合作团队的方法特别有效[15]。

评价控制措施

在通过监测数据确定问题并制定控制措施后，仍需要继续进行监测，以确保该问题被消除或得到控制。通过持续的监测，一些看似合理的控制措施可能会被证明是无效的。例如，每日尿道护理预防医疗保健相关尿路感染(urinary tract infection, UTI)似乎是适当的，但并没有减少或消除UTI[20]。即使控制措施初期取得成功，在实施这些措施时也可能出现故障，需要继续保持警惕，包括继续收集监测数据。

满足认证和监管机构督查员的要求

满足认证机构，如TJC的要求，是HAI监测数据非常普遍的用途，但也是最不合理的用途之一。收集监测数据仅仅是为了满足每3年一次(或偶尔更频繁)的督查，在很大程度上是一种资源的浪费。TJC在1990年修改其标准时，也改变了其要求，以避免这种任务导向的数据收集过程。现在要求医院以针对性的方式使用HAI监测数据，以启动特定的干预措施，旨在降低患者HAI的风险[10]。TJC的改革议程促使医院将HAI监测用于其最初的目的——通过降低HAI风险来改变患者护理结果。最近，美国国会通过了一项立法，授权CMS通过财政措施激励医院减少潜在可预防的HAI[21](见第13章)。

应对医疗事故索赔

收集HAI监测数据的一个担忧是，它可能会产生一份记录，可用于对医院与HAI相关的医疗事故索赔。然而，感染预防和控制方案中强有力的监测组成部分将表明，医院正试图发现而不是隐藏这些问题。此外，感染控制委员会的记录在大多数州法律中享有特权，可能不会出现在民事法庭诉讼中。因此，监测往往有助于避免医疗事故索赔，且很少会成为一种障碍。

比较医院间的HAI发病率

传统上，建议进行HAI监测仅仅是为了获取及降低单个医院的HAI发病率。虽然管理者和质量控制主管经常建议比较医院间HAI发病率，但是未获得IPS和医院流行病学家支持。他们认为，不同医院患者的HAI内在风险不同使得医院间发病率的差异几乎无法解释。然而，CDC进行的研究表明，如果进行适当的标准化，医院间比较将有助于降低HAI风险[22]。这种标准化包括：① 发病率针对特定的HAI(如UTI)；② 包括对该类型感染的主要风险因素分布变化(装置天数，如留置导尿管的持续时间)的控制的发病率；③ 如果将计算所得的感染率与标准化感染率(standardized infection rate, SIR)进行比较，后者是标准人群的经验值[如国家医疗保健安全网络(NHSN)对与感染发生率差异显著相关的几个风险因素进行了校正的汇总数据]。CDC的NHSN已经将SIR作为报告来自参与机构比较结果的主要参数。SIR是在一个汇总的时间段内，观察到的感染(事件)数量与预测的感染(事件)数量的比。SIR为1，表明该机构观察到的感染数量与预测感染数量(即国家基线SIR)相同。SIR＜1，表明观察到的感染数量少于预测值。SIR＞1，表明观察到的感染数量比预测的要多。相反，使用单一数字来表示医院的整体HAI发病率不能作为一个有效的衡量标准，很大程度上是因为缺乏适合所有类型感染的整体风险因素[23-26]。因此，不应将医院的整体HAI发病率用于医院间比较。

HAI数据的公开报告

许多州和国家正在倡议授权或引导医疗保健组织公开披露相关机构和医生的医疗保健感染率(见第47章)。强制公开报告医疗保健感染率旨在使包括消费者在内的利益相关者能够在更知情的情况下对医疗保健做出决策，并采取了几种形式，如报告卡和荣誉名册。为了提供指导和建立更多的一致性，CDC通过医疗保健感染控制实践咨询委员会(HICPAC)，于2005年发布了一份关于公开报告HAI的指导文件，其中包括结果和过程措施[27]。截至2022年5月10日，有37个州授权给CDC的NHSN (https://www.cdc.gov/hai/state-based/required-to-report-hai-nhsn.html, accessed May 10, 2022)。此外，美国至少有32个州要求医院公开报告其HAI发病率[28,29]。大多数州和哥伦比亚特区使用CDC的NHSN授权进行HAI报告。

CMS的医院住院质量报告计划最初是由2003年的医疗保险处方药、改进和现代化法案(Medicare Prescription Drug, Improvement, and Modernization Act, MMA)第501(b)条规定的。MMA的这条规定授权CMS向成功报告指定质量指标的医院支付更高的年度支付率(annual update to their payment rates)。最初，MMA规定，对于没有成功报告的医院，每年的市场篮子(医院治疗有医疗保险患者时的商品和服务成本通货膨胀的指标)将减少0.4个百分点。2005年的赤字削减法案将这一降幅提高到了2.0个百分点。2009年美国复苏和再投资法案，以及2010年的平价医保法案再次进行了修改；根据这两项法案，从2015财年开始，如果未满足所有住院质量报告计划的要求，则减少该年年度支付率的1/4。目前，CMS从住院患者环境(https://qualitynet.cms.gov/inpatient)、门诊设置(https://qualitynet.cms.gov/outpatient)、门诊手术中心(https://qualitynet.cms.gov/asc)和终末期肾病设施(https://qualitynet.cms.gov/esrd/publicreporting)中收集HAI数据。在住院部分,CMS的医院住院质量报告计划要求该计划中的医院使用NHSN来报告CLABSI、导管相关性尿路感染(catheter associated urinary tract infections, CA-UTI)、手术部位感染(surgical site infection, SSI)(用于结肠和子宫切除术)、耐甲氧西林金黄色葡萄球菌(methicillin-resistant *Staphylococcus aureus*, MRSA)菌血症和艰难梭菌感染(*Clostridioides difficile* infection, CDI)、医务人员的流感疫苗接种覆盖率,以及医务人员的COVID-19疫苗接种覆盖率[30]。这些数据在CMS的医院比较网站上被公开报告[31]。

通过授权报告的数据的准确性受到过几次质疑[32-37]。问题通常源于不准确的分母数据,但更常见的情况是由于感染报告不足造成的,主要是由于在应用监测定义时的可变性和主观性。努力创建准确的HAI客观指标,包括电子算法[38-41];这些算法对于HAI数据的公开报告非常有用,应确保这些HAI措施评估同一事件,无论提供护理的地点在哪里或谁收集信息。此外,理想情况下,每一家医院,每位医疗保健服务提供者或支付者都应能够实施与所提供的医疗服务或补偿相关的措施。

目前,关于将HAI公共报告系统作为降低HAI手段的优点和局限性的证据不足。CDC/HICPAC指南旨在帮助决策者、项目规划者、消费者权益倡导组织和其他负责设计和实施HAI公共报告系统的人员。对公开报告HAI数据进行有意义的解释所面临的挑战包括准确识别HAI、对抽样患者群体中不同程度风险的风险调整,以及HAI数据的表达方式。一些调查人员建议,应努力制定可接受的准确、客观的护理质量衡量标准,如所有医疗保健机构都可以使用的过程和(或)替代措施[42]。当过程措施与有益或不良结果的联系得到确定时,它们是有用的。例如,围手术期抗微生物药物预防性使用是过程措施的典范,它源于几十年的研究[43]。替代措施是快速确定事件的客观指标,与HAI相关,以提供有关实际机构HAI发病率的有用信息[44]。例如,冠状动脉搭桥术、剖宫产术或乳房手术后的SSI发病率似乎与接受抗生素长疗程治疗的住院患者比例密切相关,并且是医院监测这些手术的SSI结果的有用指标[45]。

监测方法

监测计划

一旦确定了HAI监测的目标,医院就应该制订一个正式的书面监测计划,详细说明如何实现这些目标。该计划应包括待调查的结果和(或)护理过程;监测的频率和持续时间;将采取的监测方法,包括定义;监测的指标及其计算方法;传播策略[15]。美国大多数急症照护机构(如医院、长期急症照护医院)都对地方流行性感染进行前瞻性发病率监测。根据目标、设施的规模、患者的复杂性和可用于监测的资源,监测计划将结合有针对性的目标监测和全面监测。这些方法将侧重于结果和过程措施的结合,也包括主动发现病例。

前瞻性发病率监测

前瞻性监测是在住院期间和出院后的有限时间内对患者进行监测(见"出院后随访"部分)。这种方法可以与回顾性监测进行对比,回顾性监测是在患者实际住院后通过回顾病历来进行监测。发病率监测观察特定时间内在特定人群中发生的新感染的数量。这种方法可以与患病率监测相比较,患病率监测是观察在指定的时间段内(周期患病率)或在指定的时间点(点患病率)在定义的人群中发现的活跃传染病的数量(图6.1)。前瞻性发病率监测方法是HAI监测的首选方法,因为它侧重于及时识别新的感染事件,以便根据需要快速实施预防和控制措施。有关患病率监测及其在HAI监测中的作用的更多信息,请见第7章。

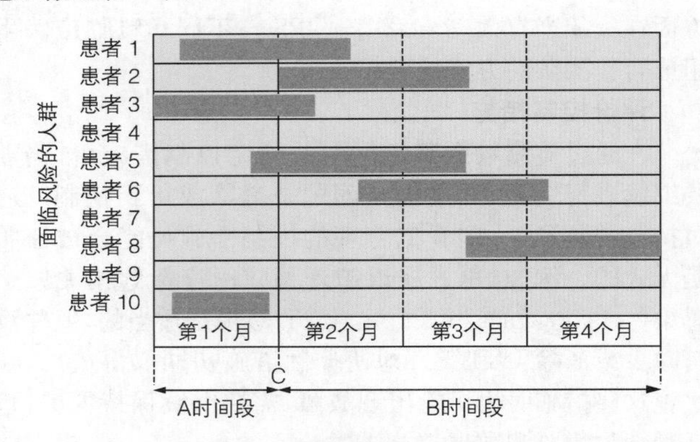

图6.1　A时间段或B时间段内感染发病率为3(每个时间段增加3例新病例)。A时间段的感染率为4,B时间段的感染率为6(每个时间段分别发生4例和6例感染)。C时刻点的感染患病率为3(该时刻存在3例病例)。

目标性监测

自20世纪80年代中期以来,趋势已经从持续监测医院所有部门所有患者的所有HAI(称为"全院范围"或"全面"监测)转向针对特定患者护理区域[如重症监护病房(intensive care unit, ICU)]、感染部位(如UTI、SSI),某些微生物(如MRSA、艰难梭菌)引起的感染,手术后的感染及与感染结果相关的医疗过程。当投入的工作量与HAI问题的严重程度相匹配时,这种方法被称为"目标性监测"[16]。虽然这种定向监测最初的动机是减少人员配备不足的医院用于监测的时间,但这种方法已被证明有利于降低某些高风险患者或环境中的HAI发病率[46-48]。例如,在一家医院,ICU的HAI发病率是普通外科患者的3倍[49]。ICU往往收治了最易患HAI的患者——即最有可能发生免疫系统抑制、正在接受侵入性诊断/治疗程序或正在接受集中护理和医疗服务的患者,从而增加了人与人之间病原体传播的风险。将有限的资源集中在几个相对较小单位的特定感染上,可以大大简化监测工作,并可以在风险最高、最有可能感染严重和危及生命的HAI的患者中预防感染。

器械相关感染和患者护理过程监测

许多医院为了最大限度地利用人员时间,已将监测重点放在器械相关的HAI上,特别是在HAI风险最高的患者护理区域的(如 ICU 中的 CLABSI)。CDC 的 NHSN 在其患者安全组件的器械相关模块中使用了这种方法[50]。在该模块中,医院每个月可以选择监测哪些与器械相关的 HAI 和(或)患者的护理流程,以及在哪些患者护理区域进行监测。例如,医院的监测计划可以要求每月在外科 ICU 中监测 CLABSI 和中心静脉导管插入操作(central line-insertion practice, CLIP)。通过集中精力对过程和结果措施监测,可以获得对感染预防工作有效性的重要见解[51]。

对特定区域重点病原体感染和患者护理流程的监测

最大限度利用监测资源的另一种方法是仅针对特定病原体,只监测由这些病原体引起的 HAI;或者只监测阳性实验室结果,以发现特定患者护理区域(位置)的病原体。在 NHSN 中,这是多重耐药菌和艰难梭菌感染(MDRO/CDI)单元的重点[52]。当执行这种局部监测(与监测手卫生依从性、最大无菌屏障的使用,以及在相同位置进行目标病原体主动监测的依从性相结合)时,切断这些病原体的传播,启动接触隔离措施,可以减少 MDRO 和 CDI 的发生率[53]。

针对手术过程相关感染和外科护理流程的监测

手术后 SSI 监测是 HAI 预防计划的重要组成部分。对于 SSI 监测,所有接受手术的患者在手术时都会纳入监测登记表,并在当时记录几个关键危险因素的信息。在分析中最有可能有用的一般风险因素包括伤口分类、类型和手术持续时间,以及衡量患者基础疾病的严重程度,如基础诊断的数量或美国麻醉医师协会(American Society of Anesthesiologist, ASA)评分的身体状态分类[54-57]。应尝试跟踪所有或部分患者出院后发生的 SSI 情况(见"出院后随访"部分)[58,59]。

全院综合性监测

全院综合性监测的例子之一是那些可以通过利用现有电子数据库来完成的监测,如 CDC NHSN 的 MDRO/CDI LabID 事件监测[52]。这种方法只使用阳性的实验室结果来定义感染(称为 LabID 事件),从而减少了监测工作量和错误分类,因为不需要应用复杂的感染病例定义。CDC 的另一个 NHSN 模块也直接从医院的源数据库中获取数据。在抗微生物药物使用和耐药性(Antimicrobial Use and Resistance, AUR)模块中,抗微生物药物使用数据来自药房数据库,抗微生物药物耐药性数据来自实验室数据库,并导入 NHSN 应用程序。这项监测的目的是促进对医院内和医院间的数据进行风险调整比较,并评估当地和全国的使用情况和耐药性趋势[60]。

收集数据

调查事件的定义

在开发 HAI 监测系统的初始阶段,精确定义那些要调查的事件至关重要。在数据收集过程中系统地应用公认的定义是另一个关键步骤。例如,在试图了解 UTI 和导尿术之间的关系时,有必要首先定义或建立标准来决定什么是 UTI,什么是导尿术。一旦确定了要调查的事件,并建立了确定其发生的标准,那么这些定义和标准就会被系统和统一地应用。理想情况下,所有处于感染风险的人群都应系统地监测,以确定是否存在定义感染的标准因素。

CDC 已经发布了明确的 HAI 定义和分类[61],这些定义已经被修改以用于 CDC 的 NHSN[62]。这些都不是对疾病的严格定义,但它们作为实用的、可操作的 HAI 监测定义,适用于大多数医院(无论其规模或医疗水平如何)。感染控制委员会、医院管理部门和受影响的临床工作人员需要理解用于 HAI 监测的定义,并且当监测的 HAI 属于报告授权的覆盖范围时,不允许有任何偏差。这种广泛的事先协议是必要的,以避免以后因定义上的分歧而使监测效果大打折扣。HAI 监测的定义并不等同于临床定义,而是为了标准化,以便可以确定每种感染的长期趋势,而不受监测定义的变异性的影响。

感染预防专家的作用

在美国,大多数医院都雇用了 IPS,其职责包括设计监测系统,准确地应用监测定义,收集和编译数据,以及解释和呈现监测结果。关于 IPS 的资格、职能和职责的其他细节已在本书其他部分介绍了(见第 5 章)。IPS 直接与感染控制委员会主席或医院流行病学家合作,并向医院管理人员、董事会及感染控制委员会报告预防和监测信息。除了在医院进行 HAI 监测外,IPS 还必须经常在其他环境下(如护理操作、健康行为和门诊领域)进行 HAI 监测。IPS 必须设置时间使用的优先级,以便在其负责的环境中最大化发挥其对感染风险产生的影响[63]。

收集有关感染的最基本数据

每个 HAI 精确信息的收集取决于监测目标,并可能因机构、服务、感染部位或病原体而有所不同。但是,可以推荐某些基本的识别数据:患者的出生日期、性别、医院识别号、在医院内的病房或地点、服务和入院日期;感染开始日期;感染部位;在培养研究或实验室检测分离出的微生物;分离出的微生物的药敏结果。只有在医院将这些信息进行分析和使用时才应收集额外的信息。一些机构可能希望包括患者的姓名、主要诊断、基础疾病严重程度的评估,主治医生或其他参与照护患者的工作人员姓名,患者是否暴露(在发生 HAI 前)于可能导致感染的治疗(如抗微生物药物、类固醇或免疫抑制疗法),用于治疗感染的抗微生物药物,以及一些与 HAI 相关的死亡率评估。记录是否存在特定的危险因素(如手术、使用侵入性设备,使用导尿管引起 UTI、使用呼吸机引起肺部感染,以及使用中心静脉导管引起原发性败血症)是很重要的。与对同质人群进行详细的流行病学研究相比,主动 HAI 监测方法在数据收集方面有所妥协。在主动 HAI 监测中,必须在数据收集方面做出妥协,以限制所需的时间和收集数据的便利性。因此,如果需要一个更明确的研究来对特定的感染和风险因素进行更复杂或更明确的评估,那么就需要更具体和更广泛的数据。例如,对于冠状动脉搭桥术后的 SSI,除了 NHSN 的核心数据外,还可以提供例如抗微生物药物预防使用的实际时间和剂量、体重指数、吸烟史、糖尿病和慢性阻塞性肺疾病(chronic obstructive pulmonary disease, COPD)的数据，这些数据可能提供更多和更精确的风险调整信息。

分母

收集HAI数据分母的方法一直是监测工作中最费时费力的环节[44]。历史上，最常用的分母是出入院患者数量，或者是特定病房或服务的患者数量[19,26]。另一个常用的分母是住院日，这是由监测期间所有患者的住院天数相加得出的。由于住院日分母包括住院天数，由此产生的HAI发病率至少部分考虑了患者住院时间——也是疾病严重程度的一个指标——的差异。这些数据可以通过电子方式获得，也可以通过医院医疗记录部门或业务办公室的书面月度报告获得。然而，这些分母没有考虑到HAI患者风险的其他差异，如暴露于某些侵入性设备。因此不建议使用这些患者数量或住院日分母计算总比率[23]，除非在个别情况下，如计算全院的CDI LabID事件率(见"全院综合性监测"部分)[52]。

SSI监测中常用的方法是收集每一个接受手术治疗的患者记录以监测是否发生SSI。在这种方法中，该记录包含了与SSI相关的一般风险因素，如果出现SSI，该记录与患者的手术记录相关联[64]。尽管与其他方法相比，收集所有被选中进行监测的外科手术的数据更耗时，但该方法在SSI分析类型中为IP提供了更多的灵活性，可以提供任意组合的危险因素。当可以从手术室数据库中定期下载详细的手术记录时，这种选择就更有吸引力了。

对于设备相关的HAI监测，考虑暴露风险因素(即设备)是很重要的。通常使用的分母是设备使用的天数。设备使用天数是通过每日计算在特定时间段内患者护理区域使用特定设备(如中心静脉导管、留置导尿管或呼吸机)的患者数量决定的。在时间段结束时，每日计数的和是分母中的设备使用天数[50]。关于计算CLABSI发病率的最佳分母，一直存在一些问题。目前，CDC的NHSN中是每个中心静脉导管(central venous catheter, CVC)患者使用一个CVC，无论CVC的数量或CVC管腔的数量如何。研究表明，如果使用更多资源，花费更多时间统计(每个患者使用的)CVC的数量[65]或CVC管腔数[66]，可以得到更准确的CLABSI发病率。

确定感染数据的来源

为了确保最完整地统计HAI发病率，IPS从医院内外寻找各种感染信息来源[19]。几乎所有医院都在使用这些主动病例查找技术，并且比被动技术更受欢迎。主动技术能够更全面地监测HAI，并为IPS提供定期访问患者护理区域的机会，与医疗和护理人员互动并提供咨询，并获得HAI问题的第一手资料。被动技术包括要求医生或护士填写感染报告表格，或仅依赖于计算机对所有类型感染的微生物学报告的审查。被动技术的有效性因其对HAI常规监测的不准确性而受到限制。依赖于被动技术的医院通常发现HAI的发病率极低，但这通常是由于漏报，而不是由于良好的患者护理措施[19]。虽然行政管理数据(如用于计费的ICD-10诊断代码)可以作为识别需要进行审查的患者病历的有用工具，但使用这种方法作为确定感染的单一方法也存在重大缺点[67-69]。实际上，HAI数据的收集通常是通过人工和电子监测技术相结合来完成的。IPS通常可以通过电子设备访问人口统计信息、微生物学和药房报告、护理图形(如体温、血压)和放射学报告。然而，满足HAI标准的许多数据元素可以在患者记录中，或通过咨询医生、护理人员或呼吸治疗人员发现。有各种HAI软件可供选择，可能会减少IPS收集数据的时间。然而，通常，这些"现成的"HAI数据收集系统不容易修改，无法根据每个医院特定的计算机系统定制数据收集，也无法添加或删除可能特别感兴趣或不感兴趣的变量。

微生物实验室的作用

在所有的病例发现方法中，最有用的方法之一是定期(通常是每天)审查微生物实验室报告。数据挖掘计算机应用程序也可用于识别对需要采取特定感染预防措施的患者群体具有特殊意义的微生物。每天早上在对患者护理区查房之前，可以对微生物学结果进行审查，以便及时识别出任何新的或潜在的HAI。这种审查要求IPS能够识别具有流行病学意义的微生物，以便立即进行审查和调查；这些知识可通过感染预防和控制课程来实现，并应通过定期的继续教育得以加强。然而，总体而言，仅对微生物实验室报告进行审查不足以识别所有类型的HAI，因为：① 并非所有感染都会进行培养或者标本可能处理不当；② 某些感染性病原体(如病毒)在许多医院实验室中无法鉴定；③ 对于某些类型的感染(如SSI和肺炎)，从培养标本中识别出潜在病原体并不意味着存在感染，这种感染需要临床检测和验证(见第11章)。此外，血培养阳性结果并不一定表明存在原发性血流感染；相反，它们可能表明污染来自其他原发感染部位，如为消化道的继发播种。

巡查患者护理区域

定期(最好是每天)进行患者护理区域查房应作为有效的HAI监测计划的一个组成部分。这种巡查的目的是识别新的HAI，并跟进之前确定的HAI。新的HAI可以通过所巡查照护区域的医生或护士直接识别，也可以通过审查患者记录、体温记录、正接受高风险操作(如手术、中心静脉置管、插管和机械通气、留置导尿管)的患者以及隔离或接受抗微生物药物治疗的患者来识别。访问患者护理区域还可以对患者进行直接评估，并记录可见的HAI。巡查的附加价值在于IPS有机会直接与医护人员互动，并采取措施以预防未来可能的HAI。

出院后随访

随着美国医院患者平均住院时间的逐渐减少，一些HAI的比例不断增加，尤其是SSI，在出院后变得明显。出院后出现明显症状的SSI占20%～60%[70-74]。因为手术患者的术后平均住院时间会影响患者住院期间SSI被识别的概率，所以在分析和评估医院SSI发病率时必须考虑这一变量[75]。SENIC项目中对多家医院SSI发病率的多元回归分析中使用住院时间作为协变量[8]；其他人建议使用发病密度(即以住院日为分母计算SSI发病率)[76]。

出院后监测方法的选择存在争议和问题。最少应回顾手术患者的再入院情况，以确定是否有 SSI 的证据。许多 IPS 在患者手术后 21 至 30 天通过明信片或电话询问外科医生，以确定是否发生了 SSI[72-74]。最近，电子邮件已被广泛使用。虽然这给 HAI 监测人员增加了额外的工作，但工作量可能与提高获得 SSI 发病率的完整性和准确性相匹配。患者很少被联系和询问 SSI 的体征和症状，因此这一信息的可靠性是值得怀疑的。出院后抗微生物药物暴露也可能是出院后监测 SSI 的一种有效的辅助手段[45]。

合并数据和制成表格

以更容易理解的方式整合 HAI 数据，有助于用户识别潜在的重要关系或感染模式。根据监测所要解决的目标，最有效的监测数据分析可能采取多种形式。作为第一步，IPS 应该在单变量频率表（如按医院区域、身体部位或病原体分类的 HAI 数量）和双向交叉表（如按身体部位和病原体列出的每个患者护理单元的 HAI 数量）中分析 HAI 数据，并应按 HAI 部位统计每种病原体的抗微生物药物敏感性模式[77]。然而，还应该进行更彻底的分析，包括三向率表（如包含病原体、部位和患者护理区域）、四向率表（如包含敏感性模式、病原体、部位和患者护理区域），以及更复杂的交叉表。通常，这些表格针对的是患者的子集，比如那些接受特定服务的患者或特定外科医生的患者。统计软件和其他软件也广泛可用于此类分析（见第 9 章）。

制作 HAI 表格的基本目的是对 HAI 发生的时间、地点、人物有一个新的理解。在处理原始数据时，最常见的错误之一是匆忙地制作初始表格，并没有停下来检查数据就继续计算比率。通常，阅读原始清单和简单制表对数据进行初步综合是有用的，这可以决定是否需要额外的表格、图表和清单。这种数据探索过程没有严格的规则，行之有效就是正确的！

仅对分母数据进行分析就有可能得到极具启示性的结果。例如，如果 IPS 确定某家医院 ICU 中心静脉导管的利用率高于其他同类型医院（见图 6.2 中间那幅图的医院单位 A），则可能需要对设备使用的适当性进行审查。此外，在评估了 SSI 发病率后，可以通过进一步探讨每个手术类别中风险因素的分布来获得有用的信息。例如，在高风险组别中进行了超出预期数量的疝修补手术的外科医生可能会为更高风险的患者进行手术，他或她的手术持续时间可能始终超过第 75 百分位数，从而增加患者的 SSI 风险。必须提出以下问题："患者是否不必要地面临 HAI 的风险？"由于对医疗保健和设备使用适当性的审查对绩效改进人员具有重要意义[24,78-80]，IPS 可能会找到与他们的绩效改进同事合作的领域。

计算

在完成 HAI 的初步表格后，IPS 和医院流行病学家应该对可能发生 HAI 问题的地方有了较为明确的方向。由于这些初步分析仅仅基于对 HAI 特征（分子数据）和分母数据的单独检查，因此有必要进行涉及计算比例或比率的进一步分析，以获得更有力的证据。

率的定义

率是某个特定事件发生的概率，它的计算方式是（x/y）k。分子 x 表示一个事件在特定时间段内发生的次数，通过除以分母 y，即在同一时间段内处于风险的人数，再乘以常数 k（100，1 000，10 000，以此类推），可以得到一个整数。所使用的常数取决于 x/y 的大小，并且是为了将率表示为一个方便的整数而选择的。例如，如果在某月的 100 名患者中发现了 5 例 HAI，x/y 的值为 0.05——每月每位患者 HAI 发病率为 0.05；为了将率表示为一个方便的整数，x/y 将乘以常数 100，得到每月每 100 名患者中 HAI 的发病率为 5。如果在 1 个月的 10 000 名患者中发现 50 例 HAI，乘以常数 1 000 计算率，得到每月每 1 000 名患者中 HAI 的发病率为 5。需要强调的是，在确定率时，必须同时指定时间段和人数，而这些必须同时适用于率表达式的分子（x）和分母（y）。

发病率类型

发病率是 HAI 监测的基本指标。发病率是通过在指定时间段内新发 HAI 的数量（分子）除以风险人群（分母）获得的。分母是患者的数量（从技术上讲，这是一个感染率）。图 6.1 描述了 10 名住院患者的感染情况，例如，A 或 B 时间段的感染率为 3，因为每个时间段，10 名患者中有 3 例新发感染。假设时间段 A 为 1 个月，时间段 B 为 3 个月；在时间段 A 中的发病率为 30%（每月每 10 名风险患者中有 3 例感染），在时间段 B 中的发病率为每月 10%（即每 3 个月 30%）。

另一个发病率的分母是在监测期间面临风险的天数。一种是住院日，即在指定时间段内所有患者在指定区域所花费的天数总和为分母[81]。另一种是设备日，即在指定时间段内患者在指定区域内使用特定设备的天数总和为分母。这种比率被称为发病密度。发病密度主要在两种情况下有用：① 当感染率与患者暴露于危险因素（如留置导尿或血管内导管）的时间长度呈线性函数时；② 当随访的持续时间影响感染率的判断时（如未监测出院后的 SSI 发病率）。

分母应尽可能准确地反映相应有风险的人群。例如，在确定 ICU 中 CA－UTI 的发病密度时，应仅将那些有留置导尿管的 ICU 患者纳入分母。在 CDC 的 NHSN 中，使用设备日（如中心静脉导管天数、导尿管天数或呼吸机天数）作为 CLABSI、CA－UTI 和呼吸机相关性肺炎（ventilator-associated pneumonia，VAP）发病率的分母数据[50]，因为分母的选择对医院间比较至关重要。医院 ICU 几个率的分布充分说明了这一点（图 6.2）。该图的顶部直方图显示了每 100 名患者中 CLABSI 的数量，中间直方图显示了中心静脉导管天数除以患者天数（即中心静脉导管使用率，将在下一节中进一步定义），底部直方图显示了每 1 000 个中心静脉导管日中 CLABSI 的数量。对于医院单位 A，顶部直方图上以患者数量为分母的率比中位数高出近 5 倍。但中间的直方图显示，医院单位 A 的中心静脉导管利用率最高；即＞80%的住院日是中心静脉导管日。使用中心静脉导管日作为分母有助于考虑到中心静脉导管的高利用率。医院单位 A 的 CLABSI 发病率略低于中位数（底部直方图）。虽然医院单位 A 不再是一个离群值,但对其中心静脉导管大量使用的情况可能需要进行审查以确定是否合适。另一方面,对于医院单位 B, CLABSI 发病率(顶部直方图)接近中位数,其中心静脉导管使用率(中间直方图)较低。当以中心静脉导管日作为分母计算其发病率时,该比率相当高,这表明有必要审查中心静脉导管的放置和维护方法[82]。

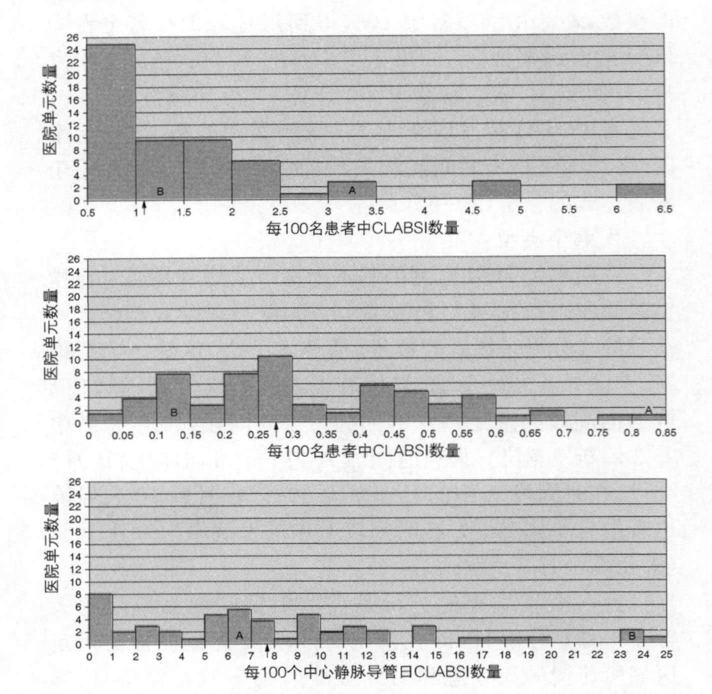

图 6.2 比较联合医院重症监护病房的血流感染(bloodstream infection, BSI)发病率(以患者为基础和以中心静脉插管日为基础)和中心静脉导管使用率的分布比较。

经 Elsevier 允许引自:(patient-based and central line-days-based) and central line utilization in combined hospital intensive care units。

罹患率是一种特殊的发病率。它通常以百分比表示(即率的计算表达式中的 k 为 100),几乎只用于描述暴发事件,在这些事件中,特定人群在有限时间内暴露于特定的风险因素(如在共同来源的暴发中)。由于暴发的持续时间相对较短,因此罹患率所指的时间段通常不会明确说明,而是假定的。这就是罹患率与总是说明时间段的发病率的区别所在。例如,一个新生儿室的 100 名新生儿在 3 周内暴露于受污染的婴儿配方奶,并且其中 14 名新生儿出现了一种特征性疾病,被认为是由受污染的配方奶引起的,那么这些新生儿暴露于受污染配方奶的罹患率将是 14%。请注意的是,发病率是每 3 周每 100 名新生儿中有 14 例感染,最好表示为每周每 100 名新生儿中 4.67 例感染。

器械使用率

器械使用率(device utilization ratio, DUR)是一种测量在指定时间段内使用特定器械的患者在总患者人群中所占比例的计算方法。DUR 的计算公式如下:

$$\frac{\text{设备日}}{\text{住院日}}$$

这个值没有乘以一个常数,结果总是<1。例如,如果一个 ICU 在一个月内有 100 个中心静脉导管日和 400 个住院日,那么 DUR 将为 0.25(100/400)。这意味着 ICU 中 25%的住院日也是中心静脉导管日。这项指标可以作为一种有用的工具,可以帮助判断器械的使用量与前几个月或与标准人群相比有所增加还是有所减少。如果发病率在上升,并且 DUR 也在增加,那么 IPS 可能需要考虑该器械使用量的增加可能是 HAI 发病率增加的原因之一。

标准化感染率

SIR 是一个汇总指标,用于跟踪国家、州或地方各级在一段时间内发生的 HAI。SIR 可针对每个医疗机构内存在不同风险的患者进行调整。在 HAI 数据分析中,SIR 将实际报告的 HAI 数量与标准人群的经验值(如 NHSN 汇总数据)进行比较,并对已知与感染发病率差异显著相关的几个风险因素进行调整。

SIR 的计算方法是将观察到的感染数量除以预期感染的数量。对于器械相关的 HAI,预期感染数量是使用基线时间段内标准人群的感染率计算的。对于 SSI,预期感染数量来自在基线时间段内获得的预测危险因素的 Logistic 回归模型。SIR 可以用以下公式表示:

$$\frac{\text{观察到的 HAI 数量(O)}}{\text{预期的 HAI 数量(E)}}$$

对于器械相关感染,使用 SIR 指标可使 IPS 根据多个患者护理地点汇总数据,对不同地点的感染发病率差异进行调整。此外,SIR 可能是内部和外部利益相关者之间更容易讨论的衡量标准。如果 SIR>1,则表示观察到的感染数量大于标准人群的经验(即过去的感染率)。如果 SIR<1,则表示观察到的 HAI 数量少于预期[83]。

比较患者群体

分析意味着对表格数据进行仔细检查,以试图确定其组成部分的性质和关系。这包括比较当前的 HAI 指标,以确定不同患者群体之间是否存在显著差异。例如,假设妇科和普通外科病房在某个月内都有两例 CA-UTI;但在同月内,妇科病房留置导尿管日数为 350 天,外科病房留置导尿管日数为 100 天。因此,妇科和普通外科病房的 CA-UTI 发病率分别为每 1 000 个留置导尿管日 5.71 例和 20 例。要确定这些感染率之间观察到的差异是否显著(即比我们预期的随机或偶然发生的概率要高,或者是否确实不存在真正的差异),需要使用一种称为显著性检验的统计过程。

医院流行病学家和 IPS 应该熟悉的几种显著性检验(如卡方检验、交叉表的 Fisher 精确检验或样本均值比较的 t 检验)(见第 9 章)。目前可用的计算机软件包使所有感染预防部门都能很方便地使用最复杂的统计检测程序[42,76]。在前面的例子中,根据二项精确检验,观察到的感染率(5.71 与 20.0)之间的差异非常显著,$P<0.03$。这意味着,差异与观察到的一样大或更大,预计每 100 次中偶然发生的次数少于 3 次。因此,这两个病房的 CA-UTI

发病率很可能存在真正的差异，进一步的研究可以解释为什么存在这种差异。如果 IPS 希望将医院的 HAI 指标与其他医院的进行比较，那么只有在使用相同的定义和方法收集了其他医院的数据时，才能进行这种比较[23]。

比较不同时期的率

另一种类型的分析涉及将当前的 HAI 发病率与同一护理区域或人群中以前的发病率进行比较，以确定是否随着时间的推移发生了显著的变化。可以将当前的发病率和之前时间段的发病率以表格形式进行可视化检查，或者可以将发病率绘制在图表上，以检测潜在重要的变化。然后应对与基线发病率可能存在的重要偏差进行统计学显著性检验（见第 9 章），如有必要，应进行进一步调查（见第 8 章）。虽然每个月比较发病率很方便，但当发病率的分母很小时需要谨慎。这在检查 SSI 发病率或 SIR 时可能尤其如此。通常，当外科的 SSI 发病率或 SIR 的估计值由于手术量较少而不稳定时，必须进行显著性检验。

解释结果

许多人认为对数据的解释是分析的最后一步，是一个赋予表格化和被分析的信息以意义的智力过程。从 HAI 发病率没有显著变化到在发现医院存在严重的流行问题或感染暴发时，解释可能是不同的。但是，通常情况下，对数据的最终解释往往需要更多的资料，特别是通过对监测数据分析确定的问题领域进行进一步调查所获得的信息。第 8 章和第 9 章描述了通过监测收集其他信息的额外用途，如 HAI 发病时间。

数据报告

将表格中的数据或者至少是他们的分析和解释带给医院里那些可以采取适当行动的人员是至关重要的。应定期向感染控制委员会提交包含表格数据、分析结果及其解释的报告，并在医院记录中保留。在暴发或异常情况下，可能需要每周甚至每日提交报告。当分析产生的表格所包含的数据不足，无法纳入报告时，应保留这些表，并在积累了足够的数据时发布一个汇总表。

数据应以图表形式显示，以便为临床医生和（或）管理人员提供直观的证据，证明存在的问题和需要采取行动的必要性。简单、富有创意的图形，如仪表板特别有效。IPS 不应假定这些人具有充足的时间或流行病学专业知识来解释数据，因此应清晰地呈现图形和叙述。在可能的情况下，让 IPS 或医院流行病学家亲自与医院内那些能够促进相关干预措施的人（如医院管理人员、病房/科室主任、临床领导和董事会）一起审查这些数据可能是有益的。

在报告阶段和整个监测过程中，应采取措施确保收集到的关于患者和医院工作人员的信息的隐私性。例如，IPS 应该确保所有列出患者姓名的监测表格处于非常严密的安全状态，包括电脑记录的密码保护，或使用上锁的文件柜或其他安全的方式存储纸质记录。报告不应提及患者或工作人员姓名，除非有充分的理由这样做，而且报告的分发范围应限于那些需要知道的人。感染控制委员会应制定关于信息隐私的政策，包括处理涉及患者或工作人员身份的记录或报告的具体程序（如外科医生特定的 SSI 发病率或 SIR，或者涉及员工为感染源的实验室数据）。

在医院环境中，HAI 对患者的预后有重大影响。随着医疗保健的发展趋势呈现出住院时间的缩短、侵入性设备使用的增加、抗微生物药物耐药率的增加，以及公众、监管机构和支付者（包括政府）对降低 HAI 相关发病率和死亡率的关注度不断增加，监测活动需要比过去更多的时间和专业知识。用于 HAI 监测和预防的资源并没有随着这些需求成比例地增加[84,85]。保持传统监测系统的成功特点，采用新的监测策略，如使用 HAI 的替代指标，以及采用新的方法收集和使用信息，将使 HAI 监测成为更好和更有效的预防工具。

美国疾病预防控制中心的国家医疗保健安全网络：HAI 发病率监测模型

CDC NHSN 是美国使用最广泛的 HAI 监测系统。NHSN 为医疗机构、州、地区和整个国家提供所需的数据收集和报告能力以实现以下目标。

- 根据机构、州或特定的质量改进项目来识别感染预防问题。
- 评估 HAI 预防工作的进展情况。
- 遵守州和联邦的公共报告规定。
- 推动国家在消除 HAI 方面取得进展。

NHSN 最初是 20 世纪 70 年代的（美国）国家医院感染监测系统（National Nosocomial Infections Surveillance，NNIS），当时约有 300 家医院参与，现在对＞25 000 家医疗机构进行 HAI 的追踪。目前的参与者包括急症照护医院、长期急症护理医院、精神病医院、康复医院、门诊透析中心、门诊手术中心（ambulatory surgery center，ASC）和养老院，其中医院和透析中心占大多数报告数据的机构。

NHSN 为美国医院的 HAI 监测提供了标准的国家指标和分析工具，使每个参与机构能够评估其 HAI 工作的进展，并确定需要进一步努力的领域。此外，NHSN 是医疗机构遵守 CMS HAI/感染报告要求的渠道。2020 年，CMS 要求各医疗机构需要参与以下数据要素（的收集）。

HAI 类型	急症照护医院	LTACH	住院康复机构
CLABSI	ICU，NICU，指定病房	ICU 和病房	不适用
CA-UTI	ICU 和指定病房	ICU 和病房	病房
VAE	不适用	不适用	不适用
SSI	成人住院结肠手术和腹式子宫切除术后的 SSI 数据	不适用	不适用

续 表

HAI 类型	急症照护医院	LTACH	住院康复机构
MRSA 菌血症和 LabID 的艰难梭菌事件	全院范围内的住院患者(FacWideIN)(包括来自急诊和 24 h 留观的报告)	全院范围内的住院患者(FacWideIN),只包括艰难梭菌	全院范围内的住院患者(FacWideIN)或 CMS 认证的 IRF 组织,只包括艰难梭菌

此外,公众(包括患者)可以访问和使用公开发布在卫生和公众服务部的医院比较网站上的 CDC NHSN 数据(https://www.medicare.gov/care-compare/?providerType=Hospital&redirect=true [accessed May 10, 2022])。

NHSN 包括以下组成部分:患者安全、长期护理设施、透析、生物安全、医疗保健人员安全(healthcare personnel safety, HPS)、新生儿和门诊程序。报告患者安全的机构包括急症照护/危重症准入医院、长期急症护理医院、住院康复和住院精神病治疗机构。患者安全组件包括五个模块,重点关注与医疗设备、外科手术程序、医疗保健过程中使用的抗微生物药物和多重耐药微生物(multidrug resistant organism, MDRO)相关的事件。

- 器械相关模块。
- 血流感染(CLABSI——中央导管相关血流感染)。
- 中心静脉插入操作(CLIP)的依从性。
- 尿路感染(CA-UTI——导管相关性尿路感染)。
- 小儿呼吸机相关事件(PedVAE)(仅适用于 NICU 和儿科)。
- 呼吸机相关事件(VAE)(仅适用于成人科室)。
- 和(或)呼吸机相关性肺炎(VAP)。
- 过程相关模块。
- SSI。
- AUR 模块。
- 多重耐药微生物和艰难梭菌感染(MDRO/CDI)模块。

长期护理机构的组成部分包括养老院、专业护理机构、长期照护机构和针对智障人士的中级护理机构。该组成部分为长期护理机构提供了四个模块的标准化监测方法和定义:① 实验室鉴定的(LabID)MDRO 和 CDI 事件;② UTI;③ 预防措施;④ 冠状病毒传染病(COVID-19)。

在透析组件中,门诊血液透析中心可根据其患者和环境提供多种监测方案。该组件包括三个模块:① 透析事件;② 预防措施;③ 透析患者流感疫苗接种。

在 HPS 组件中有两个模块:医护人员暴露模块和医护人员疫苗接种模块。医护人员暴露模块包括以下内容:仅血液/体液暴露,血液/体液暴露的暴露管理,流感暴露。医护人员疫苗接种模块包括:流感疫苗接种和 COVID-19 疫苗接种。

生物安全组件的血液监控模块促进了输血相关不良事件的全国性监测。血液监控模块是为输血服务人员设计的,用于收集输血站和机构特定的年度数据、输血不良反应的个体报告、与不良反应相关的差错或事故,以及每月输血或废弃成分的计数。

这包括两个模块,重点关注在 ASC 进行的外科手术相关的不良事件:当日结局指标和 SSI。

- 当日结局指标是一组门诊护理质量指标,代表了在各种门诊环境中接受护理的患者所面临的广泛风险。四个个体的结局衡量指标如下。
  - 患者烧伤。
  - 患者跌倒。
  - 错误的部位,错误侧,错误的患者,错误的手术,错误的植入物。
  - 全因转院/入院。
- SSI——针对在 ASC 的手术进行的 SSI 监测。

新生儿组件包括一个模块——迟发性败血症/脑膜炎。该模块将跟踪住在Ⅱ/Ⅲ级、Ⅲ级和Ⅳ级新生儿护理室的极低出生体重新生儿的迟发性败血症和脑膜炎事件。

上述所有组件活动都有相应的协议、手册和数据收集表单(https://www.cdc.gov/nhsn/pdfs/pscmanual/pcsmanual_current.pdf)(Accessed May 10, 2022)。

2021 年,美国 CDC 的 NHSN 使用 2020 年每季度的国家和州级 SIR 评估了 COVID-19 大流行对美国 HAI 发病率的影响,并将其与 2019 年的数据进行了比较[86]。对 2019 年和 2020 年急症照护医院实验室鉴定的 CLABSI、CA-UTI、VAE、特定 SSI,艰难梭菌和 MRSA 败血症事件进行了分析。每个 HAI 和每个季度的 SIR 是通过将报告的感染数除以根据 2015 年国家基线数据计算出的预测的感染数来计算的。2020 年,CLABSI、CA-UTI、VAE 和 MRSA 败血症的国家 SIR 显著增加(图 6.3)。CLABSI 的增幅最大,在 2020 年的四个季度中,VAE 发病率和呼吸机使用率均显著增加。他们得出的结论是,这些数据突出了恢复常规的感染预防和控制措施的必要性,并在这些项目中建立弹性措施,以抵御未来的疾病大流行。

2020 年 CDC NHSN 的 HAI 进展报告包括以下机构和数据。

急症照护医院	住院康复机构	长期急症护理医院
CLABSI	CLABSI	CLABSI
CA-UTI VAE	CA-UTI 艰难梭菌	CA-UTI VAE
SSI*	MRSA 败血症	艰难梭菌
艰难梭菌 MRSA 败血症		MRSA 败血症

2020 年 CDC NHSN 的 HAI 年度进展报告表明,年度 SIR 分析的结果与上述总结的季度分析的结果相一致。

在全国范围内,急症照护医院中,2020 年报告的重点包括以下内容。

- 总体而言，2019—2020 年，CLABSI 增加了约 24%。
- ICU 患者的增幅最大(50%)。
- 总体而言，在 2019—2020 年，CA-UTI 没有显著变化。
- 在 ICU 中观察到增加了约 10%。
- 总体而言，在 2019—2020 年，VAE 增加了 35%。

	第 1 季度	第 2 季度	第 3 季度	第 4 季度
CLABSI	↓ −11.8%	↑ 27.9%	↑ 46.4%	↑ 47.0%
CA-UTI	↓ −21.3%	无变化[1]	↑ 12.7%	↑ 18.8%
VAE	↑ 11.3%	↑ 33.7%	↑ 29.0%	↑ 44.8%
SSI：结肠手术	↓ −9.1%	无变化[1]	↓ −6.9%	↓ −8.3%
SSI：腹式子宫切除术	↓ −16.0%	无变化[1]	无变化[1]	↓ −13.1%
实验室鉴定的 MRSA 败血症	↓ −7.2%	↑ 12.2%	↑ 22.5%	↑ 33.8%
实验室鉴定的 CDI	↓ −17.5%	↓ −10.3%	↓ −8.8%	↓ −5.5%

图 6.3　与 2019 年各季度相比，2020 年全国急症照护医院医疗保健相关感染标准化感染率的变化。CA-UTI，导管相关性尿路感染；CDI，艰难梭菌感染；CLABSI，中央导管相关血流感染；MRSA，耐甲氧西林金黄色葡萄球菌；SSI，手术部位感染；VAE，呼吸机相关事件。

解释：除非另有说明，比较连续年度配对相应季度 SIR 的显著性检验结果基于双尾检验，$P \leqslant 0.05$；然而，方向性百分比的变化是基于幅度的相对变化。向下的箭头和负百分比变化值表示 2020 年的 SIR 低于 2019 年同一季度的 SIR。向上的箭头和正百分比变化值表示 2020 年的 SIR 高于 2019 年同一季度的 SIR。注：[1]表示 SIR 的变化没有统计学意义。

- 在 ICU 中观察到增加了约 34%。
- 在病房中观察到增加了约 60%。
- 总体而言，在 2019—2020 年，10 种特定手术的 SSI 下降了 5%。
- 这 10 种特定的手术是外科护理改善项目(SCIP)的手术。
- 腹式子宫切除术的 SSI 减少约 9%。
- 结肠手术 SSI 减少约 5%。
- 2019—2020 年，医院内发生的 MRSA 败血症增加了 15%。
- 2019—2020 年，医院内发生的艰难梭菌感染减少了约 11%。
- 其他的 NHSN 分析发现以下情况。
  - 2020 年，LTACH 中 CLABSI、CA-UTI 和 CDI 的 SIR 均有所下降，MRSA 败血症的 SIR 有所上升。
  - 与 2019 年相比，IRF 报告的 2020 年的 CA-UTI 和 CDI 的 SIR 均有所下降。
  - 据 CDC NHSN 估计，每天每 31 名医院患者中就有 1 人、每 43 名疗养院居民中就有 1 人发生 HAI(在医疗机构接受治疗时发生的感染)。此外，CDC 估计，每天大约有一半的医院患者和 1/12 的疗养院居民接受抗微生物药物治疗(https://www.cdc.gov/hai/eip/antibiotic-use.html)。这些数据强调了美国医疗保健机构改善患者护理实践的必要性。在各种医疗机构中还需要做更多的工作来预防 HAI(https://www.cdc.gov/hai/pdfs/progressreport/2020-Progress-Report-Executive-Summary-H.pdf)(accessed May 10, 2022)。

致谢

特别感谢 Mary Andrus、Teresa C. Horan 和 Robert P.Gaynes 博士，他们撰写了本书上一版的这一章。

Shelley S. Magill • Thale C. Berg • James I. Brooks • Diamantis Plachouras • Tommi Kärki • Pete Kinross • Robyn Mitchell • Linda Pelude • Jonathan R. Edwards • Nicola D. Thompson • Carl Suetens
（方婷婷 译；黄英男 校）

第7章

跨大西洋抗微生物药物耐药性工作组合作伙伴开展医疗保健相关感染患病率调查所用方法比较

Comparison of Methods Used by Partners of the Transatlantic Taskforce on Antimicrobial Resistance to Conduct Prevalence Surveys of Healthcare-Associated Infections

背景

医疗保健相关感染（healthcare-associated infection，HAI）、抗微生物药物的耐药、过度使用和误用是全世界患者安全的主要威胁。在医疗机构对这些结果进行前瞻性跟踪既复杂又需要资源。由于缺乏资金、基础设施或专业知识，或由于有不同的监测方法更适合公共卫生需求，导致一些国家可能缺乏对抗微生物药物的使用持续监测的系统。时点或期间患病率调查可以提供一种资源消耗较少的方法，以确定医疗机构中感染的全部范围和负担[1]。它们可以同时提供关于各种感染、抗微生物药物使用、感染预防与控制（infection prevention and control，IPC）或不同医疗保健环境中抗菌素管理实践的数据，而这在常规的持续监测中是不可能实现的。患病率调查的结果可以为持续监测和预防行动提出新的目标，并提供关于随时间变化的患病率或影响患者的感染和病原体类型的信息。患病率估计可以转化为HAI发病率和负担估计[2]，供政策制定者和领导者用来确定在哪里集中监测和预防工作并分配资源。

开展HAI时点患病率调查是跨大西洋抗微生物药物耐药性特别工作组（Transatlantic Taskforce on Antimicrobial Resistance，TATFAR）的行动之一[3]。TATFAR是加拿大、欧盟（European Union，EU）、挪威和美国（以下简称“合作伙伴”）之间的一个合作项目，汇集了专家“分享最佳实践，以加强国内和全球努力”，防止抗微生物药物耐药性的传播[4]。每个TATFAR的合作伙伴都有进行HAI患病率调查和使用调查数据补充通过持续监测获得的数据的经验。由于部分TATFAR合作伙伴的卫生系统和医疗服务提供方面具有差异，他们的患病率调查也存在很大差异，这意味着从他们各自的调查中获得的数据可能无法直接比较（表7.1）。然而，合作伙伴的方法之间存在共性领域，主要是由于持续的合作中彼此分享方法。例如，自2009年以来，美国疾病预防控制中心（Centers for Disease Control and Prevention，CDC）的工作人员参加了几次欧洲疾病预防控制中心（European Centre for Disease Prevention and Control，ECDC）患病率调查方案会议。为了解释不同国家的调查结果，并促进进一步统一方法的努力，我们比较了加拿大、欧盟/欧洲经济区（EU/European Economic Area，EEA）、挪威和美国使用的调查方法。

表7.1　跨大西洋抗微生物药物耐药性特别工作组合作伙伴医院时点患病率调查中医疗保健相关感染患者百分比

国家或地区，年份	医院数量	患者人数	HAI患者人数	HAI患者的百分比（95%置信区间）[a]
加拿大，2002[22]	28	6 747	665	9.9（8.4～11.5）[b]
加拿大，2009[22]	39	8 902	1 002	11.3（9.4～13.5）[b]
加拿大，2017[22]	47	9 929	780	7.9（6.8～9.0）[b]
欧洲，2011—2012[10]	947	231 459	13 829	5.7（4.5～7.4）[c]
欧洲，2016—2017[11]	1 209	310 755	18 287	5.5（4.5～6.7）[c]
挪威，2017[43]	61	9 966	471	4.7（4.3～5.1）[b]
美国，2011[19]	183	11 282	452	4.0（3.7～4.4）[d]
美国，2015[21]	199	12 299	394	3.2（2.9～3.5）[d]

a：导致HAI患病率差异的因素，如表7.2所示，并在文中进行了描述。
b：仅限于选定的HAI类型。
c：加权患病率，是根据每个国家平均每日占用床位数计算出来的。包括成人和儿科患者的临床败血症、未经微生物学确认的尿路感染、继发性血流感染，以及归因于调查医院以外的医院的入院时存在的HAI。
d：使用2011年实施的NHSN定义确定的HAI。不包括临床败血症、未经微生物学确认的尿路感染和继发性血流感染。不包括入院时归因于调查医院以外医院的医疗保健相关感染。

TATFAR合作伙伴国家医疗保健相关感染患病率调查概述

加拿大

加拿大公共卫生署（Public Health Agency of Canada，PHAC）于2002年、2009年和2017年在参与加拿大医院感染监测计划（Canadian Nosocomial Infection Surveillance Program，CNISP）的哨点医院中对HAI、耐药微生物、抗微生物药物使用和感染预防和控制实践进行了时点患病率调查[5]。另一项调查计划于2023年进行。

欧盟/欧洲经济区

2009—2010年，欧洲CDC制订了其第一次HAI医院时点患病率调查计划，以便广大国家参与。该调查作为欧洲 CDC 正在进行的 HAI 监测网络(HAI - Net)的一部分进行[6]，该网络基于 2000—2003 年由欧盟资助的通过监测控制欧洲医院感染(Hospitals in Europe Link for Infection Control through Surveillance，HELICS)网络开发的监测模块[7,8]。在 2010 年[9]的试点调查之后，于 2011—2012 年[10]和 2016—2017 年对 HAI 和抗微生物药物使用进行了全面调查[11]。在 2011—2012 年，有 29 个欧盟/欧洲经济区国家，以及克罗地亚参加；在 2016—2017 年，有 28 个欧盟/欧洲经济区国家和 1 个欧盟候选国(塞尔维亚)参加。挪威两次都参加了。建议使用欧洲 CDC 的协议，同时允许各国，如挪威，报告使用兼容国家协议收集的数据。还在 2016—2017 年收集了 IPC 指标[11]。由于 COVID - 19 大流行，原计划于 2020 年进行的一项调查被推迟，现在将于 2022 年进行。

挪威

挪威公共卫生研究所(Norwegian Institute of Public Health，NIPH)于 1979 年进行了第一次医院 HAI 时点患病率调查。到 1997 年，还偶尔进行了其他调查[12-14]。1996 年的新 IPC 规定要求所有医院进行 HAI 监测。因此，从 2002 年开始，NIPH 开始每年进行两次强制性时点患病率调查，以追踪 HAI[15]；这些调查在 COVID - 19 大流行期间一直在持续。除了这些全国性调查，挪威还参与了欧洲疾控中心的调查[10,11]。

美国

美国大多数医院都参与了 CDC 国家医疗保健安全网络(National Healthcare Safety Network，NHSN)对选定 HAI 的监测，这些感染包括在各州和美国医疗保险和医疗补助服务中心的报告要求中[16,17]。为了补充向 NHSN 报告的选定 HAI 的数据，CDC 还通过 CDC 的新兴感染计划(Emerging Infections Program，EIP)与 10 个州卫生部门合作，进行了 HAI 和抗微生物药物使用患病率调查[18]。于 2011 年和 2015 年进行了全面调查[19-21]；最初计划于 2020 年进行的另一项调查因 COVID - 19 大流行而推迟，目前预计将于 2023 年进行。

医疗保健相关感染的监测定义

监测定义是实施和解释 HAI 患病率调查结果的关键(表 7.2)。理想情况下，这些定义应该是客观的、临床上可信的，并且易于由具有不同专业知识的员工在各种资源不同的医院中应用。在一个国家或一组医院中运行良好的定义可能不适用于另一个国家或医院，这取决于诸如病历访问、临床文档完整性、临床实践和医疗保健服务提供方面的差异，以及提供者可以访问和使用诊断测试的程度。如果使用不同的定义，在国家之间或某些国家或地区内部对 HAI 患病率进行历史比较可能没有意义。

表 7.2　跨大西洋抗微生物药物耐药性工作组合作医院患病率调查方法总结

	加拿大公共卫生署	欧洲疾病预防控制中心(ECDC)	挪威公共卫生研究所	美国疾病预防控制中心(CDC)
时间				
最近的调查年份	2017 年	2016—2017 年	2020 年	2015 年
调查时期	2 月	4—6 月或 9—11 月	5 月和 11 月	5—9 月
调查间隔时间	7～8 年	5 年	6 月	4～5 年
医院				
级别	三级甲等急症照护成人、儿童的综合性医院	急症照护医院	医院	急症照护综合医院、妇女医院和儿童医院。
排除	非急症照护机构	非急症照护机构	精神病医院	非急症照护机构、关键通道医院、联邦/军事医院、专科医院，以及长期急症护理医院
样本	CNISP 医院；自愿参与	各国情况各不相同；ECDC 建议按医院类型和规模进行排序后，进行系统随机抽样，并为每个国家提供目标医院数量以供参考	所有医院；强制参与	10 个州的医院；自愿参与；优先考虑 2011 年参与调查的医院；每个州根据医院床位数通过分层随机抽样选择至多 25 家医院
患者				
级别	调查当日上午医院入院时间≥48 h 的所有患者，以及调查前一个月入院且住院时间＜48 h 的患者	调查当日早上 8 点在病房的住院患者，无论其住院时间长短	调查当日早上 8 点在病房的住院患者，无论其住院时间长短	调查当日上午医院人口普查中包含的住院患者，无论其住院时间长短

续 表

	加拿大公共卫生署	欧洲疾病预防控制中心(ECDC)	挪威公共卫生研究所	美国疾病预防控制中心(CDC)
排除	日间手术、门诊、急诊科、长期护理、产科、婴儿保健科、心理健康科、康复科	日间手术、门诊、急诊科、门诊透析。请注意,2011—2012年期间,急症照护医院的长期急症护理病房被排除在外,但2016—2017年期间被纳入其中	日间手术、门诊、门诊透析、精神科病房	日间手术、门诊、急诊科、门诊透析、精神科病房、专业护理病房、康复病房、住院时长<24 h的观察患者
样本	参与医院中所有符合条件的患者	参与医院中所有符合条件的患者	参与医院中所有符合条件的患者	每家医院中符合条件患者的随机样本
数据				
收集数据类型	医疗保健相关感染、抗微生物药物使用、IPC特征	医疗保健相关感染、抗微生物药物使用、IPC和抗微生物药物管理指标	医疗保健相关感染、抗微生物药物使用	医疗保健相关感染、抗微生物药物使用、IPC和抗微生物药物管理特征
数据收集者	医院感染预防人员	因国家而异	医院感染预防人员	州卫生部门/新兴传染病项目流行病学家收集大部分数据;医院感染预防人员收集有限数据
数据提交	提交的已完成的电子化标准表格或电子表格	基于网络的国家数据提交至ECDC的数据系统。对于医院级数据输入和国家级的数据提交,ECDC独立软件(HelicsWin. Net)在19个国家使用,11个国家使用国家网络系统,2个国家使用国家独立软件,1个国家使用OCR	基于网络的数据系统	基于网络的数据系统
HAI数量	在调查时期出现症状或患者正在接受抗微生物药物治疗的感染	在调查时期出现症状或患者正在接受抗微生物药物或其他治疗的感染	在调查时期出现症状或患者正在接受抗微生物药物治疗的感染	在调查时期出现症状或患者正在接受抗微生物药物治疗的感染
使用的HAI定义	CNISP定义,修改后的CDC NHSN定义(2017版)	ECDC定义	ECDC定义	CDC NHSN定义(2011版和2015版;定义每年更新一次)
包含的HAI类型	5种HAI类型	14种HAI类型	4种HAI类型	14种HAI类型
继发性BSI	未与原发性HAI分开计算	与原发性HAI分开计算	与原发性HAI分开计算	已报告,但未与原发性HAI分开计算
其他医院引起的HAI	不包括	包括	包括	不包括

CNISP,加拿大医院感染监测计划;HAI,医疗保健相关感染;IPC,感染预防与控制;NHSN,(美国)国家医疗安全网络;OCR,光学字符识别。

HAI监测定义的几个方面必须保持一致,才能直接比较患病率。各国在确定感染类型是医疗保健相关还是社区相关时可能存在差异。在一些患病率调查中,如果感染发生在入院后规定的小时或天数内,则被视为HAI[14,22]。在其他调查中,HAI的确定则基于更主观的标准。例如,历史上,CDC将HAI定义为入院时不存在感染或有处于潜伏期的感染,但有一些例外,如手术部位感染(surgical site infections, SSI)[23]。各国在患病率调查中纳入的感染类型也可能采取不同的方法。一些国家可能使用一组广泛的HAI定义[11,21],而其他国家可能只包括最常见类型的感染[14,22]。即便各国纳入了相同的感染类型,单个定义标准也可能存在显著差异,导致发现感染的可能性存在差异。各国在随时间更新定义以反映临床诊断实践的变化(如增加使用不依赖培养的诊断检测)或提高监测定义的临床可信度、客观性或可用性方面的做法也可能有所不同。定义的变化也会影响比较不同时间HAI患病率的能力。

自20世纪70年代以来,CDC就发布了HAI监测的定义[24,25]。其他国家在患病率调查和其他HAI监测中使用了这些定义的不同历史版本。随着时间的推移,这些定义经历了多次修订[26,27],2015年1月,NHSN的定义发生了重大变化[28],包括:① 数据收集者如何区分HAI和入院时出现的感染;② 感染的持续时间;③ 识别继发于其他感染部位的血流感染(bloodstream infection, BSI);④ 必须满足HAI的所有标准的期限。自2015年以来,CDC继续每年发布NHSN定义的更新[29]。

加拿大医院在2002年、2009年和2017年进行的HAI患病率调查使用了两个来源的定义来确定调查中包括的感染类型。肺炎(pneumonia, PNEU)、SSI和尿路感染(urinary tract infection, UTI)的定义采用当前但经过修改的CDC NHSN定义,而BSI和艰难梭菌感染(*Clostridioides difficile* infection, CDI)的定义则采用CNISP定义[30]。对成人和儿童患者分别指定了不同的HAI定义。

挪威医院在2002年至2014年期间对UTI、下呼吸道感染[(lower respiratory infection, LRI);包括PNEU]、浅表和深部SSI,以及临床脓毒血症(clinical sepsis, CSEP)进行的调查使用了经过修改的CDC NHSN HAI定义。挪威公共卫生研究所于2014年转而使用ECDC定义,但仍继续收集有关新生儿中的BSI、UTI、LRI和PNEU、SSI,以及CSEP的有限数量的HAI类型的数据[15]。

与加拿大和挪威调查采用的针对性方法相比,ECDC和美国CDC的患病率调查包括了13～14种不同的HAI类型。为了能够与既往结果进行比较,CDC在2011年和2015年进行的患病率调查使用了相同的一组历史性NHSN HAI定义,其中包括13种主要HAI类型和47种特定部位感染定义,包括用于婴儿或儿童的定义[27]。在2015年的调查中,数据收集者还应用了新实施的2015年NHSN常见HAI类型定义,以确保调查方法与NHSN的更新同步[21,28]。ECDC在2011—2012年和2016—2017年进行的调查包括14种主要HAI类型、1个新生儿定义的特殊类别,以及57种特定部位定义[10,11]。ECDC的调查使用了欧洲对肺炎、血流感染、尿路感染、导管相关感染(HELICS-ICU)[7]、手术部位感染(HELICS-SSI)[8]、艰难梭菌感染[31],以及选定新生儿感染的定义[32],并补充了2004年和2008年CDC NHSN对其他类型感染的定义,尽管没有实施针对婴儿和儿童的特定部位定义。欧洲对UTI和SSI的定义改编自早期的CDC定义[25,33]。ECDC在2011—2012年和2016—2017年的调查之间只对他们的HAI定义进行了少量修改:① 深部切口和器官/间隙SSI的随访期从1年改为90天;② 修改了肺炎定义所需胸部X线片的数量说明;③ 为满足CDI定义,纳入了额外的产毒艰难梭菌检测试验;④ 将成人和儿童的脓毒血症改为"经治疗的不明严重感染"[34]。

尽管TATFAR合作伙伴在调查中使用的许多特定场所的HAI定义非常相似,但仍需注意它们之间存在的一些主要差异。其中最基本的差异之一是,CDC和加拿大的调查仅计算了由进行调查的医院引起的HAI;而计入调查医院但由其他医疗机构引起的患者感染则未被计算在内。相比之下,ECDC的调查涵盖了所有与医院相关的HAI,无论其归因于哪家医院;而挪威的全国调查则计算了由调查医院、另一家医院或长期护理机构引起的HAI。另一个核心差异是,除某些例外情况,ECDC和加拿大的调查明确指出,感染必须发生在住院后第三天或之后,才能算作HAI[10,11,22]。CDC在其2011年的调查中并没有这一规定[19],但在2015年使用当时的NHSN定义收集、选定HAI时实施了类似的标准[21],并将在未来的调查中继续使用这一标准,以保持与NHSN方法的一致性。

调查人员先前描述了ECDC和CDC调查中使用的HAI标准之间的差异,尤其是与BSI和PNEU相关的差异[35,36]。一项关于历史性NHSN PNEU和BSI定义与ECDC定义的一致性研究显示,尽管PNEU定义子类别之间存在差异,但PNEU的整体一致性非常好,κ值为0.99。BSI的一致性中等,κ值为0.73[35]。ECDC的PNEU定义的组织方式与NHSN的PNEU定义不同,但在CDC调查中使用的三个特定场所定义和在ECDC调查中使用的五个特定场所定义中,标准是相似的。NHSN的PNEU定义包括针对免疫功能低下患者的特定场所定义和不在ECDC定义中的儿科特定标准。ECDC的定义允许包括对气管内吸出物进行的微生物学检测,而直到2015年这都不是NHSN定义的一部分。对于BSI,较低的一致性水平主要是由于处理继发性BSI的差异。ECDC的调查将原发性和继发性BSI视为不同的感染[35],但在美国的调查中,继发性BSI被视为原发性感染的一部分,没有单独报告。

加拿大PNEU定义具有ECDC和CDC定义的一些特点。例如,加拿大的PNEU定义类似于针对成人和儿童的NHSN临床肺炎特定场所定义(称为"PNU1")。加拿大的PNEU定义不包括以微生物学为基础的NHSN特定场所定义,即"PNU2"和"PNU3"。

对于UTI, ECDC调查采用了2008年的NHSN定义[23],这为报告没有微生物学证实的症状性尿路感染提供了一个选项[34,37]。在CDC调查中使用的2010版NHSN HAI定义中删除了此选项。加拿大调查中使用的UTI定义以及最近修订的NHSN定义[27-29]都要求有感染的培养证据,但特定场所定义中指定的CFU/mL阈值有所不同。此外,NHSN在2010年引入了另一个UTI特定场所定义:无症状性菌尿尿路感染(asymptomatic bacteremic UTI, ABUTI),该定义也被纳入了2017年加拿大调查中。这一定义要求无症状(包括发热)患者的血培养和尿培养呈阳性,并伴有相应病原体[27]。

最后,尽管CDC NHSN HAI定义的历史版本将CSEP特定场所定义包含在BSI大类中[26],2010年1月,CSEP从NHSN定义中被删除,因此,CSEP没有被包括在CDC的调查中。ECDC已将CSEP(现在被称为成人和儿童的"经治疗的不明严重感染")纳入"系统性"感染的一个子集,并对新生儿败血症进行了单独定义[34]。

这些基于医院归因、继发性BSI计数、UTI报告和纳入CSEP的HAI患病率报告的差异,很可能是导致美国和欧盟/欧洲经济区之间观察到的HAI患病率差异的主要原因。对ECDC和CDC调查中包括的HAI类型差异进行调整后[38],在观察中,将CSEP、未经微生物证实的UTI和继发性BSI排除在HAI患病率的计算之外,总体粗患病率从5.5%降至4.8%,而美国为3.2%。

医院和患者的选择和数据收集方法

医院和患者的选择方法,以及数据收集方法的差异也可能导致患病率的差异,并影响解读和比较各国患病率调查结果的能力(表 7.2)。特别是,参与流行病学调查的医院类型、符合纳入条件的住院地点、数据收集者的培训和经验,以及用于识别 HAI 的数据来源都是可能显著影响 HAI 患病率的因素。

在 2002 年的调查中,CNISP 纳入了 33 家参与调查的成人、儿童和混合医院中的 28 家(85%)的便利样本;2009 年纳入了 55 家中的 39 家(71%);2017 年纳入了 66 家中的 47 家(71%)[22]。他们是分布于多个省份的大型三级医院,其中 2002 年和 2009 年分布于 9 个省份,2017 年分布于 10 个省份。为了尽量减少 HAI 季节性的影响,在每年调查的 2 月的指定一天,通过医院人口普查来确定患者。长期护理、产妇、健康婴儿、心理科、日间手术或康复科患者被排除在外。具有收集监测数据和使用 NHSN HAI 定义经验的医院 IPC 人员参加了关于患病率调查方案的网络研讨会培训。数据收集采用标准化表格(可在线获取:https://www.cmaj.ca/content/cmaj/suppl/2019/09/04/191.36.E981.DC1/190361-res-2-at.pdf),并提交给 PHAC 进行录入、验证和分析。进行了双录入验证,并将数据中的不一致之处与提交的表格进行了比较,并在需要时由医院进行了验证[22]。

在挪威,所有医院都参与每年两次的强制性调查。除精神科病房外,所有病房的患者都被纳入调查范围。分子和分母数据在病房层面进行汇总。在医院层面,调查由 IPC 人员协调,他们还负责数据质量、本地验证以及向 NIPH 提交数据(T. Berg,个人交流)。

对于 ECDC 的调查,鼓励各国根据床位数和医院类型,采用议定书中提供的详细方法,选择具有代表性的医院样本[34,37]。无法实施这一方法的国家被允许使用便利样本。急诊室、门诊和日间手术的患者被排除在外。2011—2012 年的调查排除了急症照护医院的长期护理病房的患者,但 2016—2017 年则将其纳入调查。在参与调查的医院中,所有符合条件的患者如果在调查前或早上 8 点前在医院病房,并且在调查时尚未出院,都被纳入调查范围[34,37]。

每个参与的欧盟/欧洲经济区国家指定一名国家或区域协调员,负责组建数据收集小组。尽管调查方案建议包括医院 IPC 和医疗服务提供者团队的成员,但团队组成因医院和国家而异[34,37]。在大多数国家,多个医院团队收集调查数据,尽管在一些国家,同一团队在所有参与医院收集数据。培训在两个层面进行,ECDC 为国家协调员进行为期 2 天的培训,然后由国家协调员为医院团队进行培训。2011—2012 年,欧洲接受过使用 PPS 协议培训的医院工作人员估计为 2 800 人,2016—2017 年为 5 584 人。医院在两年的调查期间选择 4 个间隔进行调查,避开流感高峰季节和暑假。建议数据收集者在一天内收集某一单位的所有数据,并在最长 3 周的时间内从所有单元中收集所有数据。ECDC 为医院提供了两种数据收集方案:收集患者层面分子和分母数据的标准方案;以及收集患者层面的分子数据,但汇总基于单位或地点的分母数据的劳动力投入较少的"简化"方案[34,37]。允许数据收集者与患者护理人员沟通,以协助检测 HAI(C. Suetens,个人交流)。2016—2017 年调查中用于收集数据的表格可在线获取(https://www.ecdc.europa.eu/en/publications-data/point-prevalence-survey-healthcare-associated-infections-and-antimicrobial-use-3)。

在 CDC 的调查中,综合医院、妇女医院和儿童医院都有资格参加。几种类型的机构被排除在外,如专科护理和长期急症护理医院[19,21]。每个 EIP 站点在集水区招募了多达 25 家医院。在 2015 年的调查中,EIP 站点试图在使用基于有人值守的急症照护床位的分层随机抽样方法招募更多医院之前,与 2011 年参加调查的医院建立联系。医院参与是自愿的。每家医院在 5 月至 9 月之间选择一个调查日期,并在调查日期的早晨进行人口普查来随机选择患者参加[19,21]。每所医院纳入的患者数量由医院床位数量决定,中小型医院(最多 399 张床位)包括 75 名患者,如果在调查日期(院内患者)少于 75 人,则纳入所有急症照护住院患者;大型医院(≥400 张床位)包括 100 名患者[19,21]。与其他 TATFAR 合作伙伴的调查不同的是,在每个参与调查的医院中纳入一个患者样本,而不是纳入医院的所有患者。

CDC 调查的数据收集者参加了面对面的、网络研讨会或电话会议式的培训。大多数数据收集工作由 EIP 站点工作人员回顾性完成,使用调查日期之前或调查日期当天的医疗记录中的信息,包括调查日期进行的测试或收集的培养结果。与 ECDC 的调查不同,不允许与患者或医疗工作者直接互动(S. Magill,个人交流)。

医疗保健相关感染判定的验证

验证是建立对医院 HAI 流行病学调查数据准确性的信心的一个重要方面,特别是考虑到复杂的监测定义,以及参与数据收集的数量众多且专业背景不同的工作人员,由于需要花费大量时间和金钱,以及影响 HAI 判定准确性的众多因素,对流行病学调查 HAI 数据进行大规模验证具有挑战性,无论是由当地数据收集人员在自己的医院中进行判定,还是由经过广泛培训和具备 HAI 监测经验的独立验证人员进行判定。ECDC、NIPH 和 CDC 分别进行了不同程度的流行病学调查数据验证;CNISP 调查未进行验证。

ECDC 在其两项全面的医院调查中都进行了验证性调查[39]。2011 年,10 个国家参与了一项试点验证研究,该研究涉及 20 家医院和 1 950 例患者病历的便利样本;原始数据采集者的 HAI 判定的敏感性为 83%,特异性为 98%[40]。2012 年,保加利亚、匈牙利、爱尔兰和西班牙进行了国家验证研究,以专家验证团队判定的 HAI 作为参考标准。原始数据采集者 HAI 判定的平均敏感性为 71.9%,特异性≥99.0%[10]。在 2016—2017 年的调查中,鼓励所有参与国家进行验证研究,并将验证结果作为参考标准[11]。鼓励各国对 5 家医院至少 250 名患者的 HAI 判定结果进行验证,尽管达到国家代表性的建议人数为 750 名或≥75%的参与医院。对于招募人数超过这一目标的

9 个欧盟/欧洲经济区国家，其结果被用于计算经过修正的全国 HAI 患病率。欧盟/欧洲经济区的修正 HAI 患病率是根据 25 个执行 ECDC 验证研究的欧盟/欧洲经济区国家的结果计算的，共有来自 236 家医院的 12 228 名患者记录。验证数据显示，HAI 判定的敏感性为 69.4%（国家范围 40.1%～94.4%），特异性为 98.8%（国家范围 96.1%～100%）。与原始患病率 5.9%（95%累积置信区间：4.5%～6.6%）相比，修正后的欧盟/欧洲经济区 HAI 患病率为 6.5%（95%累积置信区间：5.4%～7.8%）[11]。此外，在 2016—2017 年的调查中，一个国际专家团队对 23 个国家的国家验证团队，以及结构和流程指标进行了外部验证。

虽然挪威没有参加 ECDC 的验证调查，但 2007 年作为对该国国家 HAI 患病率调查计划的全面评估的一部分，在两家医院进行了验证[41]。由挪威公共卫生研究所工作人员收集的数据被视为参考标准，并与医院工作人员收集的数据进行比较。医院工作人员确定的原始 HAI 判定的敏感性为 69%，特异性为 96%。对患者层面的验证结果进行调查显示，尽管挪威公共卫生研究所工作人员和医院工作人员在 9 名患者存在 HAI 方面达成了一致，但在这 9 名患者中，有 4 名患者由挪威公共卫生研究所和医院工作人员确定的感染部位不同[41]。

CDC 在 2009 年的试点调查和 2010 年的有限推广调查中，对 HAI 的判定进行了评估[42]。2009 年，一个由专家组成的感染预防小组审查了 40%的受调查患者样本，以验证 HAI 的准确性。虽然基于原始数据收集和验证数据收集的 HAI 总体患病率相似，但在患者个体或感染水平上存在许多差异。在对原始 HAI 测定值和验证组 HAI 测定值之间的 27 个主要差异进行额外的复核后，确定主要数据收集者的原始判定在约 26%的病例中是正确的[42]。在 2010 年的有限范围推广调查中，感染预防专家进行的评估也得出了类似的结论。虽然总体患病率几乎相同，但在个体 HAI 判定中出现了多重差异。与 2009 年一样，原始判定在相当一部分病例中被认为是正确的（S. Magill，个人交流）。差异的产生是由于数据收集错误、所审查的医疗记录数据的差异，以及对 HAI 定义标准的理解或解释的不同。在某些情况下，可能是具有临床经验的数据收集者无意中应用了他们的临床判断，而不是严格应用定义标准。CDC 在 2011 年和 2015 年的全面调查中都没有进行验证调查。

小结

患病率调查是了解世界各地医院 HAI 的广度和负担的有力工具。由于这些调查是间断进行的，通常比持续监测所需资源更少，因此患病率调查可能是那些不进行持续前瞻性监测的国家首选的 HAI 跟踪方法。那些在国家或区域系统方面投入大量资金建立持续 HAI 监测网络的国家，如 NHSN、CNISP 和 HAI - Net，患病率调查是一个宝贵的补充，为持续进行的 HAI 监测、预防重点，以及资源分配提供额外数据。

参与 HAI 患病率和抗微生物药物使用率调查可提高医务人员的监测技能，这些调查的结果提高了医疗保健提供者、公共卫生专业人员和决策者对 HAI、IPC 和抗微生物药物管理重要性的认识。在一个抗微生物药物耐药性对全球公共卫生构成严重威胁的时代，国家公共卫生机构必须能够评估和比较医疗保健环境中 HAI 的流行情况，以应对新出现的全球卫生问题。目前，由于调查方法的差异，尤其是与 HAI 监测定义，以及医院和患者的选择有关的差异，国际上对 HAI 患病率的直接比较可能具有挑战性。但是，可以明确的是，各国之间定义不一致的具体数据要素可能仍然十分相似，从而能够确定预防重点并提供可采取行动的信息。TATFAR 合作伙伴之间的合作促进了有关调查方法的信息共享，并确定了在定义、分析方法及调查实施的其他方面协调一致的领域，这将增强我们比较 HAI 负担和确定共同预防目标的能力。

致谢

感谢多年来为 TATFAR 合作伙伴的 HAI 患病率和抗微生物药物使用调查做出贡献的许多医院、医院工作人员和公共卫生专业人员。

免责声明

本章中的发现和结论是作者的，并不一定代表 TATFAR 合作伙伴的官方立场。

第8章

William R. Jarvis
（陈翔 林佳冰 译校）

地方性和流行性医疗保健相关感染的调查

Investigating Endemic and Epidemic Healthcare-Associated Infections

引言

尽管医疗机构感染控制项目已被证明在降低医疗保健相关感染(healthcare-associated infection, HAI)发生率方面是有效的，但地方性和(或)流行性 HAI 仍在持续发生[1]。在20世纪80年代初，一项关于医院感染控制效果的研究项目估计大约1/3的 HAI 是可以预防的[2]。然而，在20世纪70年代末和80年代初，美国医院的感染项目只预防了6%的 HAI，因为推荐的控制措施往往没有完全落实到位[2,3]。医疗机构感染控制项目的目标是基于推荐的 HAI 防控措施培训医务人员(healthcare workers, HCW)、开展积极的前瞻性的 HAI 监测、分析 HAI 监测数据以识别地方性或流行性 HAI 问题并判断是否需要进一步调查、开展流行病学调查寻找问题根源、实施控制措施并评价其防控效果。在21世纪初，各种基于循证实践的感染控制干预项目，证明了在重症监护病房(intensive care unit, ICU)患者中，近100%的中央导管相关血流感染(central line-associated bloodstream infection, CLABSI)是可以预防的[4-6]。随后的研究表明，35%～55%的导管相关性尿路感染(catheter-associated urinary tract infection, CA-UTI)和呼吸机相关性肺炎(ventilator-associated pneumonia, VAP)也是可以预防的[7](https://www.cdc.gov/hai/data/portal/progress-report.html)。因此，目前的数据表明越来越多的 HAI 是可以预防的，包括器械相关感染和耐药菌感染。本章主要描述地方性和流行性 HAI 的流行病学，讨论地方性和流行性 HAI 开展调查的标准，并概括此类调查的系统方法。

地方性和流行性 HAI 的定义

地方性 HAI 是散发感染，构成医疗机构 HAI 的背景发病率；HAI 发病率通常每月存在波动，但总体上与背景发病率没有统计学上的显著差异(见第6章和第27章)。在所有 HAI 中，地方性 HAI 占绝大部分，也是感染控制关注的重点。地方性 HAI 的主要病原体和感染部位在不同类型的医疗机构中是相似的，但根据患者构成(包括基础疾病和疾病的严重程度)以及所接受的手术类型和使用的器械设备不同，确实存在差异(见第30章、表8.1、表8.2A～E)[8,9]。地方性 HAI 的类型(病原体、感染部位或两者兼有)和(或)发病率可能会因多种因素而改变，包括开设新病区或搬迁、新开临床科室或扩大现有业务(如骨髓和器官移植、新生儿 ICU、外科和内科亚专科)、引入新的诊断方法(如实验室检验或放射学诊断)等。

表8.1 2015—2017年成人 HAI 中15种最常见的病原体分布和排序

病原体[a]	数量(%)	排序
大肠埃希菌	62 571(17.5)	1
金黄色葡萄球菌	42 132(11.8)	2
特定的克雷伯菌属	31 530(8.8)	3
铜绿假单胞菌	28 513(8.0)	4
粪肠球菌[b]	28 236(7.9)	5
凝固酶阴性葡萄球菌	24 199(6.8)	6
肠杆菌属	16 568(4.6)	7
屎肠球菌[b]	13 687(3.8)	8
变形杆菌属	11 463(3.2)	9
白念珠菌[b]	11 043(3.1)	10
其他肠球菌[b,c]	11 020(3.1)	11
拟杆菌属	8 251(2.3)	12
草绿色链球菌	6 575(1.8)	13
其他念珠菌[b,c]	6 467(1.8)	14
光滑念珠菌[b]	5 152(1.4)	15
其他[d]	49 226(13.8)	
合计	356 633(100.0)	

特定的克雷伯菌属：产酸克雷伯菌和肺炎克雷伯菌。
a：以下几种病原体在 NHSN 报告中通常是以种水平单独罗列的，在本表格中被合并到属里：表皮葡萄球菌(11 482，占凝固酶阴性葡萄球菌的47.4%)、阴沟肠杆菌复合群(11 886，占肠杆菌属的71.7%)、奇异变形杆菌(10 662，占变形杆菌属的93.0%)。
b：当在属水平上进行分析时，肠球菌属排名第2，念珠菌属排名第7。
c：其他肠球菌：除粪肠球菌、屎肠球菌和未报告种水平的肠球菌以外，其他所有已鉴定到种的肠球菌；其他念珠菌：除白念珠菌、光滑念珠菌和未报告种水平的念珠菌以外，其他所有已鉴定到种的念珠菌。
d：2015—2017年成人 HAI 的所有病原菌分布可见"2015—2017年成人抗微生物药物耐药报告在线补充材料(https://www.cdc.gov/nhsn/datastat/index.html)"。

表 8.2A 2015—2017 年导管相关 HAI 在不同感染类型和科室的病原体频数分布

机构类型[a]	CLABSI		CA - UTI		PVAP[b]	
	机构数量[c]	病原体例数(%)(N=89 203)	机构数量[c]	病原体例数(%)(N=103 260)	机构数量[c]	病原体例数(%)(N=10 037)
医疗机构病区[a]	9 648	34 788(39.0)	11 850	44 790(43.4)	101	289(2.9)
医疗机构 ICU	4 179	27 396(30.7)	4 626	40 755(39.5)	1 728	9 233(92.0)
医疗机构肿瘤科	698	16 191(18.2)	554	2 274(2.2)	9[d]	33(0.3)
LTACH	687	10 828(12.1)	699	11 366(11.0)	194	482(4.8)
IRF[e]	/	/	1 025	4 075(4.0)	0	0(0.0)

CA - UTI，导管相关性尿路感染；CLABSI，中央导管相关血流感染；ICU，重症监护病房；IRF，住院康复机构；LTACH，长期急症照护医院；PVAP，可能的呼吸机相关性肺炎。

a：机构类型是互斥的。"医疗机构病区"包括二级病房、混合病房、专科护理病房。

b：PVAP 是呼吸机相关事件(ventilator-associated event，VAE)中唯一会报告病原体的类型。

c：至少上报过 1 例病原体感染的机构。

d：仅肿瘤 ICU 有报告。

e：经美国医疗保险与医疗补助服务中心(Centers for Medicare and Medicaid Service，CMS)认定的，包括独立的康复机构和医疗机构内的康复病房。本报告未纳入 IRF 报告的 CLABSI。

表 8.2B 2015—2017 年成人 CLABSI[b] 中 15 种最常见的病原体在不同机构类型[c] 的分布和排序[a]

病原体	医疗机构病区[c]		医疗机构 ICU[a]		医疗机构肿瘤科[a]		LTACH[a]	
	数量(%)	排名	数量(%)	排名	数量(%)	排名	数量(%)	排名
金黄色葡萄球菌	5 386(15.5)	1	2 497(9.1)	3	1 163(7.2)	6	1 217(11.2)	3
凝固酶阴性葡萄球菌	3 792(10.9)	2	3 789(13.8)	1	1 681(10.4)	2	1 277(11.8)	2
特定的克雷伯菌属	3 344(9.6)	3	1 708(6.2)	8	1 441(8.9)	4	1 158(10.7)	4
粪肠球菌[d]	2 636(7.6)	4	2 117(7.7)	5	664(4.1)	8	1 314(12.1)	1
白念珠菌[d]	2 469(7.1)	5	2 844(10.4)	2	216(1.3)	15	642(5.9)	7
大肠埃希菌	2 279(6.6)	6	1 129(4.1)	9	2 667(16.5)	1	394(3.6)	10
其他念珠菌[d, e, f]	1 876(5.4)	7	2 186(8.0)	4	559(3.5)	9	739(6.8)	5
屎肠球菌[d]	1 673(4.8)	8	1 981(7.2)	6	1 670(10.3)	3	691(6.4)	6
光滑念珠菌[d]	1 460(4.2)	9	1 836(6.7)	7	249(1.5)	12	489(4.5)	9
肠杆菌属	1 453(4.2)	10	1 078(3.9)	10	532(3.3)	10	383(3.5)	11
铜绿假单胞菌	1 407(4.0)	11	1 061(3.9)	11	701(4.3)	7	495(4.6)	8
沙雷菌属	678(1.9)	12	588(2.1)	12	100(0.6)	18	256(2.4)	13
不动杆菌属	660(1.9)	13	392(1.4)	14	66(0.4)	22	245(2.3)	14
其他肠球菌[d, e]	577(1.7)	14	545(2.0)	13	339(2.1)	11	257(2.4)	12
草绿色链球菌	430(1.2)	15	223(0.8)	19	1 386(8.6)	5	33(0.3)	22
其他	4 668(13.4)		3 422(12.5)		2 757(17.0)		1 238(11.4)	
合计	34 788(100.0)		27 396(100.0)		16 191(100.0)		10 828(100.0)	

ICU，重症监护病房；LTACH，长期急症照护医院；特定的克雷伯菌属：产酸克雷伯菌和肺炎克雷伯菌。

a：本表展示了医疗机构病区排名前 15 的病原体分布和排序，以及这 15 种病原体在其他机构类型的分布和排序。其他机构类型中未展示的病原体排序如下：医疗机构 ICU，＃15 酵母菌(未进一步鉴定)；医疗机构肿瘤科，＃13 胺胨罗斯菌，＃14 拟杆菌属；LTACH，＃15 变形杆菌属。

b：黏膜屏障损伤-实验室确诊的血流感染(mucosal barrier injury laboratory-confirmed bloodstream infection，MBI - LCBI)和非黏膜屏障损伤-实验室确诊的血流感染(non-MBI - LCBI)的病原体排名详见"2015—2017 年成人抗微生物药物耐药报告在线补充材料(https://www.cdc.gov/nhsn/datastat/index.html)"。

c：机构类型是互斥的。"医疗机构病区"包括二级病房、混合病房、专科护理病房。

d：当在属水平上进行分析时，念珠菌属排名：医疗机构病区(＃1)、医疗机构 ICU(＃1)、医疗机构肿瘤科(＃7)、LTACH(＃2)；肠球菌属排名：医疗机构病区(＃3)、医疗机构 ICU(＃2)、医疗机构肿瘤科(＃1)、LTACH(＃1)。

e：其他肠球菌：除粪肠球菌、屎肠球菌和未报告种水平的肠球菌以外，其他所有已鉴定到种的肠球菌；其他念珠菌：除白念珠菌、光滑念珠菌和未报告种水平的念珠菌以外，其他所有已鉴定到种的念珠菌。

f：近平滑念珠菌的报告频数：医疗机构病区(846)、医疗机构 ICU(810)、医疗机构肿瘤科(122)、LTACH(446)。

表 8.2C 2015—2017 年成人 CA-UTI 中 15 种最常见的病原体在不同机构类型[b]的分布和排序[a]

病原体	医疗机构病区[b]和 ICU		医疗机构肿瘤科[a]		LTACH[a]		IRF[a]	
	数量(%)	排名	数量(%)	排名	数量(%)	排名	数量(%)	排名
大肠埃希菌	29 348(34.3)	1	653(28.7)	1	2 389(21.0)	2	1 414(34.7)	1
特定的克雷伯菌属	12 143(14.2)	2	337(14.8)	2	1 882(16.6)	3	704(17.3)	2
铜绿假单胞菌	10 982(12.8)	3	300(13.2)	3	2 570(22.6)	1	629(15.4)	3
粪肠球菌[c]	7 958(9.3)	4	266(11.7)	4	739(6.5)	6	273(6.7)	4
变形杆菌属	4 756(5.6)	5	79(3.5)	9	933(8.2)	4	244(6.0)	5
肠杆菌属	4 232(4.9)	6	111(4.9)	6	555(4.9)	7	226(5.5)	6
其他肠球菌[c,d]	3 420(4.0)	7	80(3.5)	8	249(2.2)	8	108(2.7)	7
凝固酶阴性葡萄球菌	2 271(2.7)	8	83(3.6)	7	111(1.0)	15	85(2.1)	8
屎肠球菌[c]	2 242(2.6)	9	115(5.1)	5	765(6.7)	5	33(0.8)	12
柠檬酸杆菌属	1 763(2.1)	10	48(2.1)	11	201(1.8)	9	83(2.0)	9
金黄色葡萄球菌	1 757(2.1)	11	60(2.6)	10	166(1.5)	11	83(2.0)	9
沙雷菌属	844(1.0)	12	23(1.0)	13	146(1.3)	12	45(1.1)	11
摩根菌属	777(0.9)	13	24(1.1)	12	116(1.0)	14	29(0.7)	13
不动杆菌属	455(0.5)	14	15(0.7)	14	174(1.5)	10	13(0.3)	14
斯氏普罗威登斯菌	297(0.3)	15	2(0.1)	25	136(1.2)	13	9(0.2)	16
其他	2 300(2.7)		78(3.4)		234(2.1)		97(2.4)	
合计	85 545(100.0)		2 274(100.0)		11 366(100.0)		4 075(100.0)	

ICU,重症监护病房;IRF,住院康复机构;LTACH,长期急症照护医院;特定的克雷伯菌属:产酸克雷伯菌和肺炎克雷伯菌。

a:本表展示了医疗机构病区和 ICU 排名前 15 的病原体分布和排序,以及这 15 种病原体在其他机构类型的分布和排序。其他机构类型中未展示的病原体排序如下:医疗机构肿瘤科,#14 嗜麦芽窄食单胞菌;IRF,#15 假单胞菌属(未进一步鉴定)。

b:机构类型是互斥的。"医疗机构病区"包括二级病房、混合病房、专科护理病房。

c:当在属水平上进行分析时,肠球菌属排名:医疗机构病区和 ICU(#2)、医疗机构肿瘤科(#2)、LTACH(#4)、IRF(#4)。

d:其他肠球菌:除粪肠球菌、屎肠球菌和未报告种水平的肠球菌以外,其他所有已鉴定到种的肠球菌。

表 8.2D 2015—2017 年成人 PVAP[b]中 15 种最常见的病原体在不同机构类型[c]的分布和排序[a]

病原体	医疗机构 ICU[d]		医疗机构病区[a,c]		LTACH[a]	
	数量(%)	排名	数量(%)	排名	数量(%)	排名
金黄色葡萄球菌	2 673(28.8)	1	58(20.1)	2	102(21.2)	2
铜绿假单胞菌	1 192(12.9)	2	63(21.8)	1	157(32.6)	1
特定的克雷伯菌属	936(10.1)	3	38(13.1)	3	50(10.4)	3
肠杆菌属	781(8.4)	4	18(6.2)	4	21(4.4)	7
流感嗜血杆菌	550(5.9)	5	10(3.5)	8	1(0.2)	16
所有链球菌属[e]	527(5.7)	6	6(2.1)	10	1(0.2)	16
大肠埃希菌	520(5.6)	7	14(4.8)	7	18(3.7)	8
沙雷菌属	428(4.6)	8	6(2.1)	10	24(5.0)	6
嗜麦芽窄食单胞菌	372(4.0)	9	17(5.9)	5	25(5.2)	5
不动杆菌属	294(3.2)	10	17(5.9)	5	32(6.6)	4
变形杆菌属	134(1.4)	11	7(2.4)	9	14(2.9)	9
柠檬酸杆菌属	110(1.2)	12	6(2.1)	10	6(1.2)	10
卡他莫拉菌	71(0.8)	13	0(0.0)	/	4(0.8)	12

续　表

病原体	医疗机构 ICU[d]		医疗机构病区[a,c]		LTACH[a]	
	数量(%)	排名	数量(%)	排名	数量(%)	排名
摩根菌属	32(0.3)	14	0(0.0)	/	0(0.0)	/
洋葱伯克霍尔德菌	26(0.3)	15	0(0.0)	/	0(0.0)	/
嗜血杆菌属(未进一步鉴定)	26(0.3)	15	1(0.3)	19	0(0.0)	/
其他	594(6.4)		28(9.7)		27(5.6)	
合计	9 266(100.0)		289(100.0)		482(100.0)	

ICU，重症监护病房；LTACH，长期急症照护医院；特定的克雷伯菌属：产酸克雷伯菌和肺炎克雷伯菌。
a：本表展示了医疗机构 ICU 排名前 15 的病原体分布和排序，以及这 15 种病原体在其他机构类型的分布和排序。其他机构类型中未展示的病原体排序如下：医疗机构病区，#13 斯氏普罗威登斯菌，#14 无色杆菌属(未进一步鉴定)和棒状杆菌属(未进一步鉴定)；LTACH，#13 三种病原体并列，每种都检出了两例。
b：PVAP 是 VAE 中唯一会报告病原体的类型。
c：机构类型是互斥的。“医疗机构病区”包括二级病房、混合病房、专科护理病房。
d：包括肿瘤 ICU。
e：所有链球菌属：包含链球菌属的所有种，包括未鉴定到种水平的菌株。肺炎链球菌在医疗机构 ICU 中报告较多(277，占所有链球菌的 52.6%)。

表 8.2E　2015—2017 年成人 SSI 中 15 种最常见的病原体在不同手术类型[a]的分布和排序

病原体	所有手术类型[b]		腹部[c]	骨科[d]	妇产科[e]	心脏[f]
	数量(%)	排名	数量(%)	数量(%)	数量(%)	数量(%)
金黄色葡萄球菌	26 970(17.5)	1	6 193(7.4)	13 968(38.6)	3 092(15.2)	2 331(27.0)
大肠埃希菌	21 746(14.1)	2	16 378(19.7)	1 737(4.8)	2 778(13.7)	478(5.5)
粪肠球菌[g]	12 267(8.0)	3	8 053(9.7)	1 779(4.9)	1 862(9.2)	281(3.2)
凝固酶阴性葡萄球菌	11 106(7.2)	4	2 980(3.6)	4 693(13.0)	1 476(7.3)	1 288(14.9)
铜绿假单胞菌	8 956(5.8)	5	4 787(5.7)	2 184(6.0)	907(4.5)	658(7.6)
特定的克雷伯菌属	7 789(5.1)	6	4 894(5.9)	1 167(3.2)	917(4.5)	518(6.0)
拟杆菌属	7 321(4.7)	7	5 968(7.2)	150(0.4)	1 100(5.4)	38(0.4)
肠杆菌属	7 178(4.7)	8	3 691(4.4)	1 797(5.0)	793(3.9)	538(6.2)
其他肠球菌[g,h]	5 444(3.5)	9	4 279(5.1)	491(1.4)	503(2.5)	85(1.0)
白念珠菌[g]	4 847(3.1)	10	4 131(5.0)	259(0.7)	216(1.1)	142(1.6)
屎肠球菌[g]	4 515(2.9)	11	3 942(4.7)	324(0.9)	139(0.7)	53(0.6)
变形杆菌属	4 357(2.8)	12	1 542(1.9)	1 356(3.8)	888(4.4)	400(4.6)
草绿色链球菌	4 267(2.8)	13	3 112(3.7)	323(0.9)	601(3.0)	101(1.2)
柠檬酸杆菌属	2 099(1.4)	14	1 395(1.7)	249(0.7)	275(1.4)	105(1.2)
沙雷菌属	1 904(1.2)	15	357(0.4)	649(1.8)	230(1.1)	475(5.5)
其他	23 367(15.2)		11 595(13.9)	5 021(13.9)	4 568(22.5)	1 156(13.4)
合计	23 367(15.2)		83 297(100.0)	36 147(100.0)	20 345(100.0)	8 647(100.0)

特定的克雷伯菌属：产酸克雷伯菌和肺炎克雷伯菌。
a：本表展示了 4 种报告最多的 SSI。各种不同 NHSN 手术编码的手术类型的病原体排名详见“2015—2017 年成人抗微生物药物耐药报告在线补充材料(https://www.cdc.gov/nhsn/datastat/index.html)”。
b：包含 NHSN 手术编码的所有类型，并不局限于本表展示的 4 种。
c：阑尾手术、胆管、肝或胰腺手术、肝移植、胆囊手术、结肠手术、胃手术、疝修补术、小肠手术、脾脏手术、剖腹探查术和直肠手术。
d：骨折切开复位、髋关节假体、膝关节假体、截肢、脊柱融合/再灌注和椎板切除术。
e：剖宫产、腹式子宫切除术、卵巢手术和阴道子宫切除术。
f：心脏手术、心脏移植、带或不带供体切口的胸部切口冠状动脉搭桥术、起搏器手术和胸外科手术。
g：当在属水平上进行分析时，肠球菌属排名第 2，念珠菌属排名第 9。
h：其他肠球菌：除粪肠球菌、屎肠球菌和未报告种水平的肠球菌以外，其他所有已鉴定到种的肠球菌。
数据来源：https://www.cdc.gov/nhsn/datastat/index.html；Weiner-Lastinger LM，Abner S，Edwards JR，et al. Antimicrobial-resistant pathogens associated with adult healthcare-associated infections：summary of data reported to the National Healthcare Safety Network，2015－2017. *Infect Control Hosp Epidemiol*. 2020；41：1－18。

大多数地方性HAI是由于无菌技术不严格，最常见的是HCW手部携带定植或感染的病原体造成人与人之间的传播。大量研究表明，HCW在与患者和污染的环境接触前后往往会遗漏手卫生[10]。尽管如此，此类HAI的调查主要关注一般感染控制措施（包括识别和隔离感染患者、HCW手卫生、环境清洁消毒、现行指南）的重要性，这些措施也确实带来了感染率的降低。由于许多地方性HAI是可预防的[4-7]，当某医疗机构的地方性HAI发病率逐渐上升、高于该医疗机构的预期目标、高于文献报道或高于其他同类医疗机构时，感染预防专家（infection prevention specialist，IPS）或医院流行病学家（hospital epidemiologist）则需要开展调查。

流行性HAI被定义为感染的发病率在统计学上显著高于背景发病率；感染人群往往是不典型的，涉及不常见的病原体或特殊药敏的病原体（见第9章和第15章）。识别常规药敏模式的常见病原体引起的流行性HAI则比较困难，因为会与现有的地方性HAI混杂在一起。感染控制人员常常试图仅根据分子数据（numerator data）确定聚集病例是否存在暴发。实际上用这种方法确定暴发是相当困难的，除非涉及非常罕见的病原体（如霍乱弧菌腹泻）或药敏特殊的常见病原体（如耐万古霉素的金黄色葡萄球菌）。

暴发的判定不应仅基于分子数据。在美国，1例医疗保健相关的疟疾或霍乱就可判定为流行，但无法确定一群医疗保健相关的金黄色葡萄球菌血流感染聚集病例是否存在暴发，除非能计算和比较聚集病例出现期间和出现之前的金黄色葡萄球菌血流感染发病率。由于流行性HAI具有突发性和可预防性，因此大多数情况下需要开展调查。

地方性和流行性HAI的识别

监测是快速识别地方性和流行性HAI的基石（见第1章和第5章）。为了判定地方性和流行性HAI，监测计划的建立是很有必要的。由于大多数HAI发生在有侵入性设备的重症患者（如ICU患者）和接受外科侵入性手术的患者中，因此这些人群的感染应重点监测。如果没有系统性监测体系，许多聚集性病例可能无法被识别，即使被识别也很难确定是地方性的还是流行性的，除非能获得适当的分母数据（denominator data）并计算和比较发病率。

如果主动的前瞻性监测没用使用标准化的定义和方法[如CDC的国家医疗保健安全网络（NHSN）发布的（https://www.cdc.gov/nhsn/index.html；https://www.cdc.gov/nhsn/pdfs/pscmanual/pcsmanual_current.pdf）]，则可能需要进行特定的回顾性研究，以确定背景发病率，然后才能判定HAI是地方性的还是流行性的[11-21]。如果某区域未开展主动前瞻性监测，当该区域的医疗机构发现聚集性病例时，必须进行回顾性研究，以重建该地区当前和既往的感染发病率。只有这样才能有效区分地方性HAI和流行性HAI。流行性HAI的一个简单定义是当前的HAI发病率显著高于背景发病率。

如果对HAI的主动监测和地区感染发病率的计算是持续、有效的，那么早期识别感染聚集性病例并确定究竟是地方性HAI还是流行性HAI是相当容易的。一旦识别到聚集性病例，调查员紧接着就该判断是地方性的还是流行性的。

要准确区分地方性和流行性的HAI，需要审查分子和分母的采集方式，验证这些数据的准确性，并评估是否存在分子和分母数据的影响因素[如监测噪声（surveillance artifact）、定义的变化、引入新的诊断技术、患者人群、手术等]（表8.3）（见第1章和第30章）。必须注意的是要确保监测噪声不会导致HAI数量和HAI发病率正在增加的错误结论。各种各样的因素可能会夸大或缩小分子和分母数据，从而导致监测噪声，包括HAI定义的变化、HAI检测方法（包括监测和实验室方法）的变化、收治的患者人群、所使用的设备和手术类型的变化。

表8.3 可能造成监测噪声的情况

使用新的感染定义
新入职感染控制专业人员
扩大监测的区域或患者人群
引入新的实验室检测手段
收治新的患者人群
提高/降低患者微生物培养/实验室检测频率
开展新的医疗操作（如内镜、心脏手术）

由于监测噪声既会影响分子数据也会影响分母数据，从而干扰HAI发病率的比较，因此在进行比较前先确定数据的准确性至关重要。虽然迅速开展比较流行病学研究以确定感染的来源和危险因素是诱人的，但在分析之前必须花费足够的时间来确保分子和分母数据的准确性。否则就可能会被虚假的HAI发病率的上升所误导，将宝贵的人力资源投入到不那么紧急、实际上并不存在或不重要的问题上进行不必要的调查。

分子数据通常是识别流行的首要信号，因此确保分子数据的有效性和准确性是重要的第一步。为了保持一致性，被比较的时间段内的分子数据应使用相同的标准化定义。例如，如果感染控制专业人员所使用的HAI定义发生了改变，那么HAI发病率可能也会随之改变，但如果使用旧的监测定义对HAI重新分类，也许就会发现HAI的数量/发病率实际并没有发生变化。微生物实验室检测的改变也会有类似的影响。例如，如果实验室起初只鉴定沙门菌属，后来才开始鉴定到种，那么在鉴定出多例鼠伤寒沙门菌时就可能会由于既往从未检出过该病原体而错误地判定为暴发。即使使用相同的监测定义，对于某些感染部位，仍有必要验证监测数据的准确性以及不同感染控制专业人员对定义的应用是否一致。

例如，如果感染控制专业人员仅根据微生物学结果将BSI分为原发性和继发性，没有收集BSI患者的导管留置数据，就可能导致BSI的错误分类。如果有证据表明所选用的监测定义的敏感性和(或)特异性较低，或存在相当大的主观性，则有必要让多位感染控制团队的成员独立审查每个“病例”，确保其准确性。感染预防大会上的病例系列专题报告显示，不同人员对原发性、继发性和非BSI的判定结果差异很大，哪怕这些感染预防专业人员都使用的是美国CDC NHSN的定义。

由于暴发不能仅通过分子数据来判定，因此同样需要保证分母数据的有效性和准确性。用于计算HAI发病率的分母数据的选择也是至关重要的。既往研究表明，对于ICU患者，患者的ICU住院时间、设备(如中心静脉导管、导尿管、机械通气)使用情况和使用时间，以及疾病的严重程度都会增加患者发生HAI的风险[14-17]。

如果要进行有效的HAI发病率比较，必须要控制重要的混杂变量，使用特定ICU的特定设备的留置情况作为分母数据(如外科ICU的导尿管留置天数)来替代患者数量或住院日[12](https://www.cdc.gov/hai/data/portal/progress-report.html)。同样地，对手术患者进行有效的HAI发病率比较时，需要通过风险指数来控制手术患者感染风险的重要影响因素(如手术类型、手术时长、疾病的严重程度、切口等级)[18,19]。此外，其他重要因素，如年龄、体重指数升高、糖尿病、二次手术、吸烟史等，都被证实会增加SSI的风险，也应加以控制。

大多数情况下，要判定是地方性HAI还是流行性HAI，只能通过疑似流行期间和流行前的HAI发病率的对比来实现。在与文献或其他机构报告的HAI发病率进行比较时，应十分慎重(见第30章)。除非使用的监测方法(包括HAI定义和病例确认的方法)、患者人群、侵入性设备的类型和数量、外科手术的类型和数量均相似，并且用于计算HAI发病率的分母数据类型相同，否则就可能会产生误导。基准化分析法(benchmarking)(如与州报告的HAI发病率或CDC NHSN报告的HAI发病率进行比较)可以对本机构的总体HAI发病率有一个大致的了解(https://www.cdc.gov/hai/data/portal/progress-report.html)。不过，影响分子数据、分母数据和HAI发病率的混杂变量很多，比较本机构内不同时段的HAI发病率才是最保险的。即使这样也需要非常严谨地确保参与比较的分子数据和分母数据类型相同。

例如，在仅收治内科患者的ICU与同一机构的同时收治内科和外科患者(或仅收治外科患者)的ICU之间进行CLABSI发病率的比较，或在内科ICU与外科ICU之间进行医疗保健相关CLABSI、CA-UTI、SSI、VAP、VAE发病率的比较时，都可能会产生误导。由于患者人群的构成和设备使用情况都会影响HAI发病率，因此，如果要进行有效的率的比较，就必须要选择相似的人群，并控制患者的住院时长和设备使用情况。控制这些因素最简单的方法，是在一个机构内的特定单位和人群中进行长期的HAI发病率的监测，在需要时可进行不同时段的率的比较。

地方性和流行性HAI的区分

目前尚没有一种流行性HAI的定义可以适用于任何情况，并有效区分地方性HAI和流行性HAI。要确定是否存在流行性HAI、是否需要开展调查，根据问题的严重程度、行政压力等，可以准确、精确地确定分子和分母数据后进行分析，抑或是只能进行“快速和粗略”的分析。确认数据的有效性和准确性后，就可以将聚集性病例中识别到的HAI或其他不良事件的发生率与其背景发生率进行比较，来确定该聚集性病例是流行性还是地方性。如果可以确定分子数据的准确性，但不能确定分母数据的准确性，则只能被迫使用不太准确的分母数据(如患者数量、住院日)来计算率[22]。

必须认识到，由于混杂变量的多变性，将“流行”与“流行前”的发病率进行比较时，结果(即统计学升高、降低、无统计学差异)也不一定准确。此外，即使有适当的分子和分母数据，有时也很难确定一组感染是地方性的还是流行性的。例如，如果地方性HAI发病率呈现继续上升趋势，将近期的发病率与较早的基线数据比较，可能会错误判定为流行性HAI。另外，如果缺乏背景发病率数据(如没有开展监测、收治新的患者群体、引入新的诊断试验)，则无法进行比较。大多数情况下，背景发病率都是确定的或可估计的，因此可以有效判断HAI聚集病例是地方性还是流行性的。近年来，各种计算机统计软件包的发展，简化了HAI发病率的计算和比较，这种简化使得所用分子和分母数据的准确性和有效性的重要性更突出了(见第30章)。

一些研究人员建议进行开展前瞻性监测，并设定阈值，当HAI发病率上升到阈值时则提示需要开展进一步调查。在20世纪70年代，美国CDC的国家医院感染监测(NNIS)系统曾使用了这样的方案，但最终发现是不可靠的，因为大多数医疗机构HAI发病率存在正常的波动。虽然将阈值设定得高一些可以规避这个问题，但同时会降低灵敏度。到目前为止，即使我们有非常先进的计算机和软件系统，也无法计算出一个同时兼顾敏感性和特异性的阈值，既可以快速识别流行性HAI，还可以标记出需要调查的非暴发聚集性病例。设定一个既敏感又特异的阈值来识别需要进一步调查的聚集性病例也同样困难。

最近，美国NNIS和一些研究发布了不同患者群体的HAI发病率分布数据[12-19](https://www.cdc.gov/hai/data/portal/progress-report.html#Tables)。医疗机构可以将本机构的HAI发病率与这些数据做对比，以明确本机构的地方性HAI发病率是否过高而需要开展调查、是否显著高于既往HAI发病率且显著高于全国平均水平。这些国家基准数据主要是用来评价本机构的地方性HAI发病率情况，而不是辅助判定是否为流行性HAI。目前仍有很多患者人群缺乏基准数据，且部分公布的基准数据没有严格控制内在和外在的风险因素。因此，各医疗机构仍然只能根据本机构的有限数据来判定是流行性HAI还是地方性HAI，以及是否需要进一步调查。

确定启动调查的时机

是否开展流行病学调查以及调查的程度取决于很多

因素。这些因素在医疗机构、卫生行政部门、联邦政府(CDC)、监管机构(联合委员会、CMS)和私人顾问层面有所不同。所有情况都适用的影响因素包括：聚集性病例是地方性的还是流行性的、与HAI聚集性病例相关的发病率和死亡率、人力资源和财政资源、工作人员可用性和专业性。

如果是卫生系统内部做出的调查决定，则应动员必要的工作人员并启动调查。如果人手不足或专业知识不足以开展调查，医院可以向私人顾问、当地卫生行政部门和CDC寻求帮助。无论向谁寻求帮助，在提出援助请求之前，调查的性质和范围以及外部顾问/组织提供的服务内容都应非常明确并罗列提纲。此外，由于HAI流行病学的多变性和调查的复杂性，流行病学调查和实验室调查可能需要同步进行，应在发出邀请之前或意识到需要开展时，将对实验室调查能力的需求记录下来。在向任何外部组织发出邀请之前，感染控制专业人员应获得相关科室、风险管理部门和行政部门的批准。

国家层面[即CDC的医疗保健质量促进部门(Division of Healthcare Quality Promotion)]决定在医疗机构发起流行病学调查的依据包括：该公共卫生问题的重要性、聚集性病例是否反映了全国性问题(如固有产品污染、与新引进的医疗设备有关的严重问题)、聚集性病例相关的发病率和死亡率、调查可以在多大程度上促进对医疗保健流行病学和感染控制的了解、工作人员的可用性[20-21]。此外，由于流行病学和实验室联合调查往往是最有用的，获得聚集性病例的定植或感染分离株并进行基因分型的能力可能会影响启动调查的决定。由于CDC是一个非监管机构，其在调查中的合作需要医疗机构的感染控制部门和行政部门，以及当地和(或)州卫生行政部门的批准和邀请。州卫生行政部门通常有执法权，可进入医疗机构开展调查，但即使在州级，此类行动通常也需要医疗机构主动发出邀请。

当聚集性感染是由特殊病原体引起的、发病率或死亡率很高，或具有重要的流行病学意义(发现新的耐药菌)时，在还未严格比较流行前后的发病率差异时可能就需要立即开展调查。这些聚集性感染包括由非常特殊的或以前从未报道过的病原体引起的感染(如手术患者中耐万古霉素的金黄色葡萄球菌、红球菌和诺卡菌感染)、常规定植菌(如A群链球菌)引起的2种及2种以上的感染，以及由耐药的HAI病原体(如耐万古霉素的金黄色葡萄球菌、多重耐药结核分枝杆菌、碳青霉烯耐药肠杆菌科)引起的感染。如果不加以控制，可能造成同一克隆株的长期地方性感染和传播，往往提示存在一个可根除的共同来源[20-31]。

一旦识别出聚集性病例并决定开展调查，首先必须确定调查的范围。如果该聚集性病例发病率和死亡率较低，且仅涉及少数患者的定植或感染，则可选择进行简短的调查。在这种情况下，应回顾疑似病例的病史、制作行列表、模拟传播模式、实施干预措施。如果要展开全面调查，则应采取系统的方法(稍后讨论)。一般来说，建议以流行病学数据为指导对HCW及留取物品、溶液和环境标本进行培养。

流行病学调查资料显示感染暴发与物品、设备、HCW之间存在关联时再进行培养确认，要优于直接广泛开展采样培养以期确定传播来源。无指向性地开展大范围的采样以寄希望于能偶然发现传播来源对于感染控制专业人员和实验室工作人员来说都是非常浪费时间的(见第11章和第19章)。但是，如果发生暴发的区域无法保持原状，那么应在环境进行清洁消毒、物品洗消或丢弃之前完成环境采样。此外，及时对HCW访谈也很重要，因为如果间隔几天甚至几周，容易存在回忆偏倚，相关行为也可能已经有所改变。

最后，应谨慎考虑是否需要关停某单元/病房/区域，或停止手术、其他操作。如果某病区的暴发导致了大量的死亡病例，应关停该病区。如果已经做出关停的决定，感染控制专业人员应认识到该信息发布的严肃性。在关停之前，应该进行讨论，并就病区重新开放的标准达成共识。对病区的关停和重新开放可以由医疗机构自行决定。无论该病区是否关停，感染控制专业人员和管理人员应确保所有可能相关的物品(即设备、药物、溶液等)都已被保存和隔离，以备进一步评估。

如果发病率很高、死亡病例很多或波及患者人群很广，医疗机构应认真考虑选定一名发言人，最好通过感染控制和公共关系和(或)风险管理工作人员进行协调，由发言人定期向有关内部(如工作人员和患者)和外部(如监管机构、政府、媒体、公众)人员提供最新情况。发言人应提供足够的信息，使他人确信医疗机构正在积极开展调查，但不应过早透露调查进展和结果。所有面对公众的发言都应由发言人进行，确保统一口径，以免出现矛盾的消息。与地方和国家媒体进行开诚布公的沟通比传播错误信息或拒绝透露信息更可取。

(美国)州和联邦法律要求医疗机构将特定的不良事件通知公共卫生局(见第47章)。由于每个州的法律不同，感染控制专业人员应该了解其医疗机构所在州的法律。任何可能在地方、州或国家层面造成公共卫生影响的暴发都应报告给地方、州或联邦卫生官员。任何与受污染或有缺陷的产品(包括溶液、血液或血液制品、设备)相关的暴发应通过不良事件报告系统(Med-Watch Program, 1-800-FDA-1088)报告给美国食品药物监督管理局(FDA)。如果暴发涉及多于1个州的多个医疗机构，联邦公共卫生机构负责协调调查，通常与州和地方卫生行政部门密切合作。

流行病学调查的开展

保存关键材料

任何调查的第一步都是确保可能与暴发有关的极其重要的分离株和(或)物品得到了妥善保存。一旦出现暴发的迹象，感染控制专业人员应提醒微生物实验室主任，要求保存近期疑似病例的所有感染病原体。还应提醒实验室人员在调查期间保存疑似的后续暴发菌株分离株。

否则就无法对菌株分型以证明后续的流行病学结论。此外，如果内部或外部污染的产品或设备疑似暴发的根源，则应立即对此类物品和设备进行隔离。

例如，如果在短时间内（1～5 天）在一个病区内出现相同病原体的 BSI 聚集性病例，则应怀疑是否是由污染的产品引起的。工作人员应仔细收集该病区所有药物、多剂量药瓶、溶液，并立即转移、妥善保存。如果怀疑产品或溶液受到外部污染，在进行流行病学调查时，让工作人员保存在该区域使用的产品或溶液会很有用，一旦流行病学研究确定它们与暴发之间存在关联，就可以进行培养、检测来进一步确证。

来源、病原体、宿主和传播方式

不同事件的流行病学调查有相似性，也有差异性。虽然评估的风险因素可能不同，但方法是相似的。因此，此类调查通常不适用标准化表格，每次流行病学调查期间收集的数据都由于病原体、宿主及已知或疑似的传播方式而各有不同。虽然每次调查的方法可能略有不同，但一般来说，流行病学家使用的都是一个相对标准的系统（表 8.4）。所有流行病学调查主要评估的四个内容包括来源、病原体、宿主和传播方式。这四个方面的因素导致了暴发，对其中一个或多个因素进行干预通常可以终止暴发。要发生感染，必须有足够的病原体存在，患者必须对该病原体易感，并且患者必须有机会与该病原体接触。流行病学调查的目标是确定这些因素中哪些是导致暴发最重要的因素，哪些最容易被干预从而中断传播。

了解病原体及其微生态是很重要的。例如，嗜麦芽窄食单胞菌和洋葱伯克霍尔德菌在 HAI 中越来越常见，通常是水源性的[27-29]。马拉色菌属是嗜脂生物，通常感染接受脂内治疗的患者。新生儿 ICU 中厚皮马拉色菌院内感染暴发最终追溯到 HCW 的手部定植造成的传播，来源于家中宠物狗的耳朵[30-31]。曲霉通常感染免疫功能低下的患者，常存在于土壤和空气中[32-33]。不动杆菌和沙雷菌常出现在广谱抗微生物药物高强度使用的情况下，后者曾被追溯至污染的消毒剂中[34-35]。军团菌通常与水有关，主要感染免疫功能低下的宿主[36]。一些沙门菌和大多数 A 群链球菌感染可追溯到人员定植[37-38]。

一般来说，病原体的分子分型可以提供有价值的信息[39]（见第 11 章）。有些人甚至主张采用全基因组测序（whole genome sequencing，WGS）监测而不是标准的感染控制监测来识别暴发[40]。如果感染的微生物是相同的（同一克隆株），那么很有可能存在一个共同的来源（如溶液、设备、HCW），流行病学调查可以确定这个来源，消除来源即可终止暴发。如果病原体的分子分型不同（非同一克隆株），则该病原体极有可能是从多个来源引入的和（或）通过 HCW 的手在人与人之间传播。流行病学调查可以确定增加感染风险的因素（如未能迅速识别定植/感染患者并将其隔离、HCW 未正确执行手卫生等），但经验性强化诸如患者隔离、手卫生等措施可能会在尚未更全面调查的情况下即终止暴发。因此，病原体的微生物学可以为传播来源提供有价值的线索，并有助于提出假设。

表 8.4　暴发调查的一般方法

初步调查："快速和粗略"
回顾现有信息
监测记录
访谈临床和实验室工作人员
微生物学记录
病史记录
诊断验证
制定初步的病例定义（可以宽泛一点，即敏感性高、特异性低）
微生物
其他临床实验
血液
生化
其他（如毒理学）
放射
病理
临床症状或体征
其他（如皮肤试验）
交叉领域
病例确认
描述流行病学
确定问题（如 SSI）的性质
风险人群、部位、疾病的严重程度和时间框架
绘制流行病学曲线
时间
空间
人群
确定是否为暴发
率的比较
排除监测噪声和假暴发
评估控制措施是否充分
加强现有措施的实施
补充其他控制措施
决定进一步调查还是终止调查
疾病的严重程度
定植还是感染
发病率和死亡率
控制措施的有效性
综合调查
细化病例定义（如增加特异性）
进一步确认病例
病史回顾
调查
微生物
其他（皮肤试验、抗体检测）
完善描述流行病学
完善评估，确定暴发
提出假设
假设检验（分析流行病学）
病例对照研究或队列研究
回顾性研究或前瞻性研究
选择对照
重新评估控制措施
如有必要，增加额外的控制措施
询问是否需要进一步流行病学/实验室研究
得出结论并形成正式的控制建议
继续监测新发病例
评估已实施的控制措施的有效性
撰写全面的报告并下发

接下来，需要对宿主因素进行评估。感染宿主必须有足够数量的微生物，并且患者对该微生物易感。宿主易感性与年龄和免疫抑制有关，免疫抑制分为条件特异

性的(如低出生体重新生儿)、疾病特异性的[如人类免疫缺陷病毒(HIV)感染的患者],以及条件和药物共同引起的(血液恶性肿瘤患者、骨髓或器官移植患者)。使用医疗设备、外科手术、侵入性操作、使用抗微生物药物或接触污染的环境会使宿主更容易定植和感染。

下一个要考虑的因素是传播方式。HAI病原体可通过接触(直接、间接、飞沫)和共同来源传播,也可通过空气(飞沫核、皮屑)和病媒生物传播(见第1章)。虽然HAI病原体可经空气传播(如曲霉、结核分枝杆菌、麻疹病毒、水痘-带状疱疹病毒、SARS-CoV-2),但大多数通过接触传播,通常需要通过短暂的HCW手部定植[23,26,31,34,41]或飞沫[<3英尺,如呼吸道合胞病毒(RSV)、腺病毒]将病原体从感染或定植的患者转移到易感患者。对于大多数通过接触传播的病原体,感染和定植的患者是传染源;对于艰难梭菌、耐万古霉素肠球菌(VRE)、RSV、诺如病毒和轮状病毒等病原体,环境在感染传播中起着重要作用。

HAI的主要感染部位也可以帮助感染控制调查小组将调查重点放在最可能的传播途径上。例如,一组BSI聚集病例很可能与导管的内部污染,或溶液和设备(包括药物、溶液、传感器)的外部污染有关,或者与HCW在操作血管内导管装置时的无菌技术不严格有关[42]。VAP、VAE往往可追溯到呼吸治疗设备的污染或传染性病原体通过HCW的手在人与人之间传播[43]。医疗保健相关尿路感染通常归因于尿路操作、开放式尿路引流系统、导尿管置管和维护过程中的污染[44](https://www.cdc.gov/infectioncontrol/guidelines/cauti/index.html)。SSI通常可追溯到术前定植和手术室来源的污染[20,23,37,45-48](https://www.cdc.gov/infectioncontrol/guidelines/ssi/index.html)。术后ICU[42]和术前病房来源的污染比较少见。

在开始调查时,对来源、病原体、宿主和传播方式进行回顾有助于指导流行病学调查的方向。了解得越多,调查就越有针对性。如果对这些信息的了解越少(如首个手术患者医疗保健相关支气管红球菌感染暴发),初始的调查范围就必须越广。

初步病例回顾

无论是简短的还是详细的流行病学研究,对可能的流行或暴发进行调查的第一步,是回顾疑似病例的部分或全部病史记录。目的是根据时间、地点和人群来确定高危人群的特征,以便制定病例定义。回顾病史时尽量纳入全部的疑似病例。如果疑似病例非常多,可以从中选择一部分样本作为代表;无论是随机抽样,还是对于具有较长潜伏期(即大多数患者在出院后才出现症状)的HAI(如SSI),仅回顾那些仍在院的患者的病史记录可能会导致对暴发程度的低估,并且可能无法准确描述受影响人群。例如,潜在的术后SSI(如由非结核分枝杆菌、军团菌、诺卡菌、红球菌引起的感染)、新生儿金黄色葡萄球菌感染和其他潜伏期较长的感染[23,47-50]。在潜伏期较长的感染暴发中,在确定病例定义后,需要扩大病例确认的范围。

行列表

开展病例回顾时,应该制作包含所有患者的详细的行列表(表8.5)。收集的数据应包括人口学特征、临床数据、入院日期、入住的病区、病区的转入和转出日期、基础疾病、感染和(或)定植的日期、定植(如有)是否发生在感染之前、感染部位。针对感染/定植的部位收集特定的信息。以SSI为例,收集疑似患者术前、术中和术后的病程信息,包括患者人口学特征、患者是否在手术前有ICU住院史、手术的日期和类型、参与手术的HCW、手术相关的抗微生物药物使用情况(包括预防性抗微生物药物的类型和给药时间)。

表8.5 暴发调查行列表——以SSI为例

病例	年龄	性别	病区	手术类型	手术日期	手术间	静脉抗菌药物预防性使用	手术时长(min)	切口引流	术后发热[a](h)	切口炎症日期	培养	
												时间	部位
1				经腹子宫全切术,双侧输卵管-卵巢切除术	4/23	A	否	100				4/30	切口
2	77	男	3C	胆囊切除术	5/02	F	否	150				5/06	切口
3	47	男	5SW	椎板切除术	5/06	G	否	120	是	24	5/09	5/09	切口
—	—	—	—	—	—	—	—	—	—	—	—	5/08	血
—	—	—	—	—	—	—	—	—	—	—	—	5/10	血
4	33	女	3C	肺叶切除和胸膜剥离术	5/08	D	否	120	是	27	5/12	5/16	切口
5	84	女	2SE	肾盂切开取石术	5/14	C	否	60	是	36	5/19	5/21	切口
—	—	—	—	—	—	—	—	—	—	—	—	5/21	血
—	—	—	—	—	—	—	—	—	—	—	—	5/24	血
6	55	男	3C	乙状结肠切除术	5/20	F	否	105	是	48	5/23	5/23	切口
7	22	女	5SW	踝关节切开复位内固定术	7/06	A	否	150	否	20	7/07	7/08	切口
8	65	女	5SW	拇囊炎切除术	7/21	F	否	45	否	18	7/23	7/23	切口

续　表

病例	年龄	性别	病区	手术类型	手术日期	手术间	静脉抗菌药物预防性使用	手术时长(min)	切口引流	术后发热[a](h)	切口炎症日期	培养	
												时间	部位
9	40	女	4SW	黑色素瘤切除并植皮术	7/21	A	否	145	是	99	7/25	7/25	切口
10	37	女	5NW	经腹子宫全切术，双侧输卵管-卵巢切除术	7/30	A	否	105	否	32	8/01	8/04	切口

a：发热：体温≥101℉①。

对于 BSI 暴发，应记录导管的类型、插管日期、带管时长、静脉输液的类型、药物和监测器类型。流行病学家或感染控制专业人员应收集足够的信息，充分描述高危人群的特征，以便确定暴发类型(定植还是感染)、人群(受影响的患者)、地点(某病区、ICU 或手术区域)和评估暴发时间。应该收集足够的细节来建立病例定义，注意避免大量无用的信息。病例回顾的主要目的是试图确定患者之间的共同特征，以便描述暴发的时间段、风险最大的患者群体及医疗机构受影响的区域。在病例回顾过程中，调查人员应确保 HAI 是真实的，无论是监测还是诊断都要确保无误。

病例定义

暴发调查的下一步是制定病例定义。最初，除非疾病是已知的，或暴露的时间/地点非常明确，否则病例定义应尽量宽泛。随着在调查过程中获得更多信息，可以将病例定义进一步完善。每个病例定义都应具体说明暴发的时间、地点、人群。在特定病原体的感染暴发中，病例定义要相对容易。例如，2013 年 6 月 2 日至 8 月 30 日新生儿 ICU 中所有血培养厚皮马拉色菌阳性的患者[31]。对于现有信息无法确定病原体的综合征(如中毒性休克、军团病、中毒)，病例定义的制定更具挑战性。这种情况下，病例定义应包括疑似病例共有的所有体征和症状。

病例定义可包括大多数疑似病例共有的体征和(或)症状的组合。例如，2022 年 1 月 5 日至 3 月 19 日在外科 ICU 的患者，体温＞102℉，收缩压下降超过 20 mm，合并以下任何一种或多种体征：白细胞计数＞25 000/mm^3，血小板计数＜20 000/mm^3，胆红素＞5 mg/dL，脾肿大。在制定病例定义时，必须平衡敏感性和特异性。选择特异性强的病例定义，可以更确定所识别的每个病例都是真实的。但在后续的分析流行病学研究中，遗漏的病例可能被分在对照组或非病例组中，造成在病例组与对照组或非病例组之间没有显著差异，存在偏倚。正因如此，识别出的任何显著差异都更有意义。或者，更希望将“确定的”“高度疑似的”和“可能的”病例全部识别出来，确保对照组不包含任何“高度疑似的”和“可能的”病例，并且病例组仅包含最有可能是“真实病例”的患者。

病例确认

建立病例定义之后下一步是进行广泛的病例确认。在此过程中，感染控制专业人员试图找出所有可能出现的病例。应检查所有潜在的信息资源，以获取有助于确定病例的信息。如果是基于微生物的病例定义，通常只需仔细回顾已有的微生物学资料即可识别病例患者。回顾微生物学资料时需要排除微生物无法检出或将样本外送的可能性。

因此，基于微生物的 BSI、UTI 或大多数 SSI 暴发中的病例确认是简单的。但是必须意识到病例的发现会因培养的频率而不同[51]。在不同感染部位的暴发中，存在培养偏倚(即临床医生不太可能通过培养来记录感染情况)。例如，医疗保健相关肺炎(除微生物学记录，还可能需要审查放射学报告)或是由多种病原体引起的 SSI(必要时应审查所有接受该手术的患者，以识别有 SSI 体征或症状但未进行培养的患者)可能需要更广泛和严格的病例确认。在病例确认过程中，应考虑可能有帮助的所有信息化和非信息化的数据来源(包括微生物学、放射学、感染控制专业人员、药学、手术室、外科手术、门诊或门诊手术、血液透析、其他侵入性操作、护理或患者诊疗记录)。在进行病例确认的同时，应审查任意界定的不良事件暴发前期(通常为 6 个月至 2 年)。借此可以掌握此类事件的背景例数、计算不良事件的流行前发生率，并将其与流行期间发生率进行比较，以确定是否已经发生或正在发生暴发。

流行病学曲线(时间)

根据病例定义和病例确认中获得的信息，可以绘制流行病学曲线(EPI 曲线)。该曲线的纵轴(y 轴)代表病例数量，横轴(x 轴)代表时间(图 8.1A～C)。行列表信息和 EPI 曲线可以为构建传播假设模型提供数据。使用的时间标尺应比不良事件的假定潜伏期要短，否则人际传播可能会被误认为共同来源的传播。通过绘制流行期和流行前期不良事件的时间进程，可以比较流行期和背景期不良事件的发生情况，识别聚集事件，并根据事件的 EPI 曲线形状，建立传播模式的假设。

EPI 曲线的形状可以显示可能的传播模式。如果不良事件的数量在短时间内突然增加，则该曲线表示暴露于一个点污染源，如受污染的产品(图 8.1A)。相反，当 EPI 曲线表现为患者的出现经过了一个较长的时间时，更提示人与人之间的传播(图 8.1B)。在某些情况下，可能有不止一种传播模式循序或同时运行(图 8.1C)。基于培养日期或疑似暴露日期的 EPI 曲线也可能提供有用信息，特别是当潜伏期较长时。在 EPI 曲线横轴上绘制不同时间间隔(即日、周、月)也可能有帮助。

① ℉＝32＋℃×1.8。

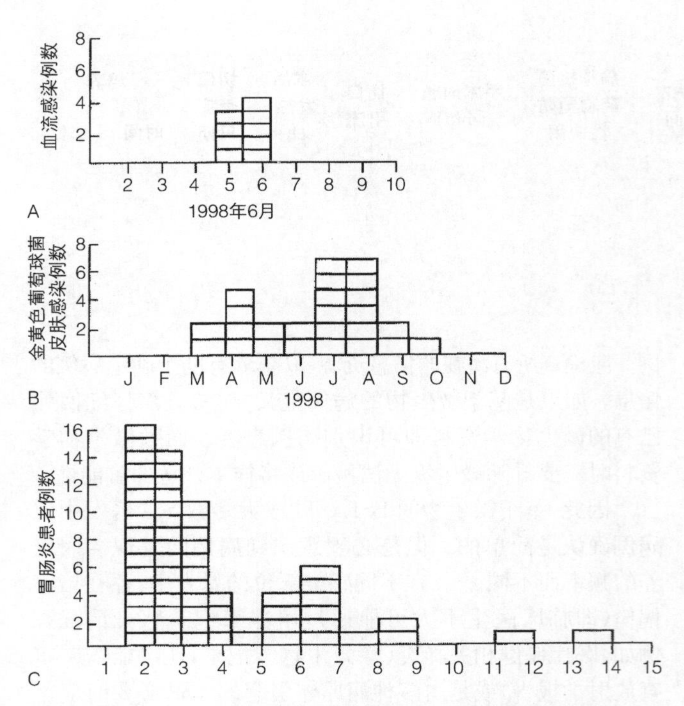

图8.1 流行病学曲线例图。A. 使用同种被污染药物的BSI患者分布。B. 人际传播的金黄色葡萄球菌皮肤感染患者分布。C. 共同进食被污染食物且随后引发患者间传播的胃肠炎患者分布。

地理评估(空间)

严格检查暴发地点有助于确定是否存在地理聚集。使用点图可以帮助识别原本不明显的病例聚集。是否所有病例都来自一个病房/单元？如果所有病例都来自一个病房/单元，则可以图形的方式绘制每个病例从该病房(或多个病房)出入院的日期，并询问患者之间是否存在连续重叠。如果有，则表明可能存在从一名定植或感染的患者传播给另一名患者的人际传播。如果所有病例感染的疾病都是通过空气传播的，按患者房间位置绘制的患者地域图(中病例出现的顺序)是否与通风系统气流图或排烟管道的气流方向一致？如果病例患者分布在多个不同的病房/单元，询问患者是否曾接触过共同的人员、药物、溶液、设备、操作或操作房间。如果暴发都是在同个手术部位，所有手术是否都在一个手术室？是一周内的同一天或当日/周的第一台手术，还是在门诊手术室进行的？按不同日期(包括培养时间、发病时间、可能的暴露时间等)绘制的病例患者地域图，也可能带来帮助。

宿主因素(人群)

进一步审查病例患者的特征，尝试确定最可能的感染风险因素。某一怀疑的宿主因素在感染暴发中发挥什么作用？例如，是所有新生儿ICU患者都有风险还是只有体重<1 500 g的新生儿才有风险？是所有手术患者都有风险还是只有那些接受体外循环心脏手术的患者有风险？是所有血液肿瘤患者都面临风险还是只有长期中性粒细胞减少症的患者才面临风险？应审查每个病例的宿主特征以确定是否存在共同特征。

用于评估的因素包括宿主固有因素(即年龄、性别、种族、体重指数、疾病的严重程度、基础疾病和营养状况)和宿主外在因素(接受药物/输液或有环境暴露，如转入ICU或手术室；接触的医务人员；可改变宿主易感性的治疗措施，如使用抗微生物药物、免疫抑制剂或注射类固醇；侵入性操作或侵入性设备，如中心静脉导管或导尿管、机械通气、硬膜外注射或动脉压监测)。

完善病例定义并重新评估进一步调查的必要性

至此，简单的流行病学调查的基本元素已齐备。感染控制专业人员应根据积累的数据完善病例定义。只保留反映不良事件发生的时间、空间和人群这些基本要素。例如，如果列表显示所有(或绝大多数)病例患者体重<1 500 g、新生儿ICU的住院日中位数为5天，那么病例的定义应从新生儿ICU的所有患者修改为体重<1 500 g且ICU平均住院天数≥5天的患者。应谨慎增加或删除符合初步病例定义但不符合修改后病例定义的患者。完善的病例定义必须尽可能清晰准确，因为后续流行病学研究的结果都将基于此病例定义。

如果病例定义错误，可能会导致错误的结论。如前所述，过度限制病例定义将排除真正的病例、降低发现暴露与病例之间关联的可能性。与此同时，过于宽泛的病例定义会导致将非病例患者纳入病例组，从而掩盖可能的关联。在大多数情况下，建议以宽泛定义的方式开始调查，并随着调查的进行逐渐严格。在某些调查中，可能无法将所有患者分为病例组、非病例组或对照组。如果无法做到，可以定义“可能的”和(或)“高度疑似的”病例，然后在进一步分析时，病例组可以纳入或剔除这些患者，进行多次分析。

有时，追溯病例患者的医疗和微生物实验记录时会发现微生物培养阳性但是患者没有临床疾病的情况[16]。此类发现警示假暴发的可能，即存在培养阳性，但可能是假阳性或污染。在20世纪60年代和70年代，此类暴发最常与实验室手工处理培养物过程中的交叉污染有关。在20世纪80年代和90年代，培养阳性的聚集性事件增加越来越多地与自动化系统的交叉污染有关[20,21]。假暴发已证实有多种来源，包括消毒剂或培养基内部或外部的污染、手动或自动处理过程中的培养标本交叉污染、采血管内部或外部的污染。每当出现异常的阳性培养标本增多，特别是培养出罕见的或环境微生物，并且病例患者没有出现HAI的临床体征或症状，则应评估标本采集和处理方法来排除假暴发。

调查至这一步，感染控制专业人员基本确定了最有可能的暴发来源和传播方式。由于人员、时间或其他条件限制，可能会采取一些认为可以减少或中断传播的感染控制干预措施，然后停止调查。如果暴发有过类似的案例报道，则可以直接采取之前报道的有效感染控制措施。如果采用这种方法，就必须进行不良事件监测，以便记录所采取干预措施的有效性。如果干预措施没有减少(至可接受的水平)或中断传播，则可能有必要启动更全面的比较调查。

是否需要外部支援

如果出现以下情况需要对暴发进行更全面的流行病

学调查：① 采取的控制措施无法终止暴发；② 不寻常的、复杂的，或高发病率、死亡率的暴发；③ 具有重大公共卫生意义；④ 暴发可以提供增加对医疗保健流行病学的知识和(或)理解的机会。应当重新评估人员、时间和(或)专业知识是否足以进行所需的全面调查。这种调查要求对感染控制专业人员、实验室、信息技术和统计/信息系统资源进行大量投入。全面调查需要对潜在的风险因素进行详细评估、一系列病例对照和(或)队列研究、包括多变量分析和建模控制混杂变量在内的复杂分析技术、医务人员调查问卷、访谈或观察性研究，以及基于流行病学的环境、产品、设备和(或)医务人员文化指导、感染或定植分离株的基因分型、干预措施的实施与有效性评估。

如果不良事件严重到需要考虑进行全面调查，则应对调查投入足够的资源，以便快速启动调查、查明来源并采取控制措施。如果医疗机构感染控制专业人员将进行此类调查作为常规工作内容，则意味着比较研究将花费数月才能完成。这种情况下，当调查到明确暴发的可能来源时，设备、溶液或感染源可能已被重新处理或丢弃，或者流行病学上相关的医务人员已经不再有感染菌株的定植。

如果需要外部的建议或帮助，可以联系不同类型的专家，包括当地或州卫生部门的人员、同一地区其他医疗机构的同事、附近研究所中致力于医疗保健流行病学的专家、私人流行病学顾问或 CDC。州和地方卫生部门可以协助提供流行病学和(或)实验室支持。医疗机构管理人员和感染控制专业人员或州卫生部门人员可以请求 CDC 的协助。在 CDC 进行的现场调查中，流行病学和实验室支持都是无偿向医疗机构提供的。

无论外部支援的来源如何，调查都应与医疗机构相关人员合作进行。如果没有医疗机构相关人员的协助，将无法有效地进行全面调查，同时这些人员也将是实施具体感染控制措施的人员。此外，当地人员可能更了解可利用的数据资料、当地感染控制专业人员和其他政策实践、医务人员的变化，以及在该机构中可行的具体控制措施。

全面调查

开展全面调查的第一步是要重新审查基础调查的行列表、病例定义、病例确认方法，确保未采取可能影响比较研究的捷径。病例的定义是基于所有可能病例的审查还是仅仅是一个样本？如果使用抽样，是随机抽样(可以代表所有病例)还是方便抽样(即容易获得医疗记录的对象)？回顾性病例抽样是否会对病例定义产生偏倚？除超级大规模的暴发外，最好审查所有潜在病例患者的医疗记录。

会有少数(通常是一两个)患者偶尔在其他方面与病例患者非常相似，但没有暴发相关的危险因素，这将有助于形成暴发来源的假设。此时病例确认全部完成了吗？如果没有，则应扩大并重复调查。病例确认是否需要扩大到回顾[和(或)联系]已出院的患者，或与附近医疗机构、门诊诊所、透析诊所或家庭护理的感染控制专业人员进行沟通？行列表覆盖性是否足够，或者是否有必要进一步审查病例患者的医疗记录以获得有关暴露或临床发现的其他信息？用于计算不良事件发生率并比较流行期间和流行前期事件发生率的分母是否正确？如果分母不正确，有没有办法获得正确的分母，还是需要对分母进行估算？

例如，关于内科 ICU 的 BSI 暴发，在调查起始阶段时使用了内科 ICU 患者数量或住院日作为分母，但如果使用 ICU 患者中心导管插管天数作为分母是否更合适？如果这些数据无法获得或尚未收集，想要通过审查所有 ICU 患者的医疗记录来提取这些数据也是不切实际的(假设中心静脉导管的插入、留置、拔除的医疗记录是完善的)[22]。

然而，估算这些分母数据还是有可能的。可以在暴发前和暴发期间随机采集时间段，如几天或一周，确定内科 ICU 中的所有患者有多少人使用中心静脉导管及其比例。然后就可以确定每个时间段的“中心导管使用系数”(即使用中心静脉导管的住院日比例乘以该病房的患者数量)，这样就可以估算出暴发期间和暴发前期本部门的中心静脉导管使用天数。当无法获得必要的数据或者对包含所需数据的记录进行审查过于费力耗时时，这种估算方法是可用的。

比较流行病学研究

一旦确定了病例患者、进行了全面的病例确认、制定了广泛的行列表并绘制了流行病曲线，就可以准备形成和测试假设的风险因素和传播模式。这些内容可以通过病例对照或队列研究来完成(参见第 1 章和第 9 章)。在病例对照研究中，比较所有或部分病例患者与一组未出现不良事件的患者(对照)之间暴露于潜在风险因素的情况。相反，在队列研究中，是对目标范围内的所有患者或在特定时期内接受相同手术的所有患者进行风险因素的暴露比较。

许多因素会影响开展病例对照或队列研究的决心，包括统计学和可行性。在队列研究中，可以计算相对危险度(RR)或定量测量暴露与发生不良事件之间的风险关联强度(见第 9 章)。与队列研究相比，在病例对照研究中，人们只能通过计算比值比(OR)来估计暴露与不良事件之间关联的强度，仅能说明病例组比对照组更容易暴露于该风险因素。发病率高的不良事件适合开展队列研究，而发病率低的则更适合病例对照研究。如果暴发持续时间短，且暴发期间该病区内患者人数较少，进行队列研究是可行的。但是如果暴发持续时间较长(数月或数年)且涉及的病区患者人数较多(>100 人)，则进行队列研究比较困难，选择病例对照研究更合适。根据暴发的持续时间、面临风险的人群规模及从病历中获取数据的情况，病例对照研究大约花费几天到几周的时间，而队列研究大约花费几周到几个月的时间。

队列研究

在队列研究中，对所关注的一个或多个病区内的所有患者或正在进行所关注操作的所有患者进行评估，以评估其对感兴趣变量的暴露程度。队列研究可以是前瞻性或回顾性的。由于病例对照研究更容易开展、花费时间更少并且往往更有效，因此很少进行回顾性队列研究来评估 HAI 地方性或流行性问题。但是，如果病例对照研究的结果不足以确定暴发的原因，或是病例对照研究缩小了风险人群范围，那么进行前瞻性队列研究会更有效。

病例对照研究

在病例对照研究中，病例患者会与没有不良事件的对照人群进行比较。在病例对照研究中，对照的选择至关重要。除非别无选择，尽量不要使用历史对照（即在暴发之前的时间段内住在该病房的患者）。这样的患者不具有相同的暴露机会，也不与感染人群相似。优先选择与病例患者同期在同一病房的患者作为对照。如果考虑某个或某些因素可能影响病例和对照之间的暴露的差异，可以在全面的病例对照研究之前进行一项针对这些因素的小型、集中的病例对照研究。例如，通过检查行列表，考虑出生体重（如＜1 500 g）和新生儿 ICU 住院天数（即＞5 天）会影响患者的暴露情况，则可以首先评估这两个因素。如果发现病例和对照患者之间存在显著差异，则对照患者的选择需限制于体重＜1 500 g 且在新生儿重症监护病房停留＞5 天的新生儿。有多种方法可以控制这些混杂因素（匹配、分层或多变量分析）。在匹配过程中，选择一项或多项因素（例如出生体重、住院时间、疾病严重程度、基础疾病）与病例患者进行匹配来选择对照患者。要注意选择的匹配因素不能是潜在的风险因素。但是如果病例和对照之间匹配的因素越多，将越需要彻底回顾匹配因素的相关资料找到对照患者。最好是随机选择对照并评估纳入因素与不良事件的关联强度。如果发现它们之间具有统计学关联，则可以通过分层或多变量分析进行控制。相反的是，在匹配分析中，会假设这些因素并不显著，而不是评估假设是否正确。

进行病例对照研究时有几个关键点。首先，是否包括全部病例或代表性病例。一般来说最好包括所有病例，这样可以增加研究的力度并避免引入偏倚。其次，必须确定对照的范围。为了提高确定暴发来源的可能性，对照组应与病例组的风险因素暴露机会相似。也就是说，对照组应该是从与病例组相同的人群（同一病房或部门，或者接受相同手术）且与病例组同期住院的患者中选出的。再者，一旦确定了对照人群，就必须确定每个病例匹配多少对照。

选择的对照数量取决于统计学效能和可行性。如果发病率高且病例数较多，则每个病例匹配一个对照就足够了。如果病例数较少（＜20），则每个病例应选择 2～3 个对照。1 个病例选择超过 3 个对照时，效能的增加比显著下降，如果选择 4～5 个甚至更多对照时，其所增加的效能远不如所增加的工作量。最后，必须决定如何选择对照。有两种选择方法：随机抽样和分层抽样或等比例抽样。

随机选择对照是最简单且使用最广泛的方法。首先列出所有对照选择范围，然后使用随机数字表进行选择。大部分统计书都附有随机数表，许多统计软件包也可以生成。如果希望从 500 个对象当中选出 50 个对照，则只需将对象按从 0 到 500 的数字顺序排序，然后生成 1 到 500 之间的 50 个随机数。其他随机选择方法包括从对照人群列表中按照每“第 n 个”选出对照组，或选择在病例组入院或手术之前和（或）之后来就诊的患者作为对照。首选随机数字法，因为其他方法可能会引入偏倚——所有患者的入院不是真正的随机，并且在与手术相关的暴发中，有风险的患者可能不会在夜间或周末接受手术。

如果担心某些因素在病例组中的分布，例如入住某特定 ICU 或导致患者需要接受多次外科手术的 SSI，则对照的选择需要借助比例法或分层法。考虑的因素越多，匹配这些因素就越困难、越繁琐。为了完成匹配，需要核查对照患者医疗记录中的要点；这个过程需要审查与剔除大量的对照人群，直到确定符合匹配所需的条件。相反，使用分层或比例法，根据关注的变量（如手术类型、入住 ICU）将对照进行分组，然后从每个组别中按照所需的比例随机选择对照。例如，在 SSI 暴发中，10％的病例组接受了心脏手术，20％接受了神经外科手术，30％接受了骨科手术，40％接受了普通手术，则对照组也将先根据所接受的手术类型进行分类，然后按照与病例组相同的比例从每个手术类别中选择对照。

一旦选择了病例组和对照组患者，就可以比较所关心的暴露因素。可使用统计软件对这些暴露进行统计学比较。如果病例患者和对照患者之间只有一项危险因素存在统计学差异，则无须进一步进行流行病学分析研究。如果有 2～3 个危险因素存在显著性差异，则需要使用分层分析进一步分析其中哪个因素最关键。此外，如果病例组和对照组在 2 个及 2 个以上因素上存在显著性差异，则可以进行多变量分析以确定这些因素的独立重要性。对于许多 HAI 暴发调查而言，有统计学差异的危险因素非常多。因为其中一些是混杂因素，与感染的危险因素高度相关。多变量分析可用于确定在单变量分析中具有统计学意义的因素的独立重要性。多变量分析需要流行病学家和统计学家的密切合作来完成分析与结果解释。

观察性研究

医疗机构相关的暴发通常是医务人员未能完全遵守当前建议或政策所导致的。因此，感染控制专业人员应观察医务人员有疑问的操作过程、记录医务人员对该操作的理解的充分性及对专业建议的依从性。观察性研究可以帮助提出暴发原因的假设，也可以证实流行病学研究的结果。例如，如果比较分析认为病原体的传播与使用某产品的医务人员有关，则通过观察该人员准备和操作该产品的过程，可以了解产品是如何被污染的。

感染控制专业人员应审查与可疑操作有关的所有政策信息，与管理人员面谈，并确定在暴发前、中、后相关操作过程的任何值得关注的改变。感染控制专业人员应观察相关流程和（或）医务人员，并直接询问具体执行操作的人员。观察所有轮班的医务人员并通过调查问卷了解医务人员的具体做法是有帮助的。例如，调查问卷中医务人员表示在与患者接触之前和接触时均进行手卫生，但在观察性研究中，这些时机的手卫生执行率为 30％～40％[10,51,52]。

微生物培养调查

在比较流行病学研究完成之前，不应进行环境和

(或)医务人员的微生物培养。环境培养可以识别病原体,但有时是二次污染而不是真正的污染源。没有暴发时,许多常见的HAI病原体,如革兰阴性杆菌和真菌,也可以从环境中分离出来。同样,医务人员的阳性培养结果不单可以代表暴发的来源,也可以代表来自环境的二次污染、定植或感染者、短暂携带或携带的是与暴发无关的病原体。一旦确认医务人员为携带者,可能需要其离开岗位,因此需要确凿的流行病学数据来识别暴发传播相关人员后再保证采取行动。对产品、环境或人员进行随机微生物培养调查在物质和时间上都花费巨大。

一旦完成比较流行病学研究,应采集流行病学相关来源(产品或人员)的培养样本。同时要对作为对照的医务人员或产品进行其他几种培养,以便尽早识别产品或医务人员的风险并提出建议。仅采集流行病学相关的产品或医务人员样本进行培养,可以减少标本数量及培养所需的人力资源(不应由涉及的医务人员进行培养操作),以及实验室的负担。对非无菌区域(如地板、水槽、墙壁)和其他与暴发无关的对象进行培养是浪费宝贵的资源的行为,并可能带来令人困惑的数据信息。

如果流行病学数据确定了暴发来源,但人或产品的培养未检测出病原体,也不应放弃现有的暴发假设。流行病学数据应始终强于实验室数据。当产品发生低水平污染时,可能需要对大量产品进行培养才能查明污染情况。此外,如果未对定植位点样本进行培养,或者医务人员样本培养结果是间歇性地报告阳性,或是已经自行治疗且培养不再呈阳性时,相关医务人员的培养结果可能呈阴性。通过精心设计的流行病学研究确认感染源后,即使缺失培养证据,感染控制专业人员也不应怀疑这个来源。

由于对无生命和有生命物体合适的培养方法不同,感染控制专业人员应在开始培养前咨询微生物学家。对于医务人员的手培养,首选肉汤洗手法[53]。对于血液透析中使用的水或透析液,首选倾注法或膜过滤法[54]。对于预期微生物数量较少的环境培养,使用湿润的棉拭子采样并接种到营养肉汤中可能会促进微生物的生长。在调查疑似空气传播相关的暴发时,使用沉降法或空气采样器可以加快相关病原体的生长[24,25,33,55-59]。

暴发株的分型

当从感染患者和环境、相关医务人员或产品中获得暴发菌株时,必须妥善保存以备将来研究。暴发可以是单克隆(由一种菌株引起)或多克隆的(由一个物种的多种菌株引起),因此对暴发菌株进行分型可作为流行病学研究的重要补充。许多医疗机构暴发相关的病原体有多种非分子和分子分型方法可用(参见第11、15和16章)[39,40,60]。分离标本之间存在克隆株表明暴发更可能是由受污染的产品或定植的医务人员导致,而无克隆株则增加了暴发病原体是通过医务人员的手从一个来源(患者或环境)传播到另一个患者的可能性。因此,对一些暴发菌株进行分型是有用的,特别是在环境、水或医务人员中常见的菌株。这种分型可影响比较研究的方向。

分型方法包括生物分型、药敏试验、多位点酶电泳、血清分型、噬菌体分型及多种分子方法,如质粒分析、限制性内切酶分析、染色体分析、核糖分型、限制性片段长度多态性、聚合酶链反应(PCR)、脉冲场凝胶电泳、随机扩增多态性DNA(random amplification of polymorphic DNA, RAPD)和WGS[61]。脉冲场凝胶电泳和WGS的是最有用的流行病学分子分型方法[34,60,61]。分子分型领域发展迅速,基于PCR的脉冲场凝胶电泳分型和其他方法能有效用于以前的分子或非分子分型方法无法分类的病原微生物[61]。

提出建议和评估建议的有效性

一旦流行病学和实验室研究完成,就可以评估结果并提出适当的建议来终止暴发和预防进一步传播。通常这些建议是基于现有的指南(https://www.cdc.gov/infectioncontrol/guidelines/index.html)。多项暴发调查表明,传播往往源于未能完全实施感染控制指南的建议,而不是指南的建议不充分[57-59]。暴发调查偶尔会发现需要修订的实践或是应剔除的受污染产品。但更常见的是调查发现无菌技术存在失误,需要进一步对医务人员进行培训。因此,一旦提出建议就必须启动后续追踪研究,以确保遵守建议并终止传播。

此外,在调查期间,人们有机会改进整个医院的基础感染控制措施(即使暴发仅发生在一个病区),并改进信息记录方法,从而使之后的调查变得更加容易。例如,在对ICU患者的BSI进行调查期间,无法确定中央导管插入和拔除的日期,则建议中应包括ICU工作人员以统一标准前瞻性地收集此类数据。

为了确保暴发调查高效进行且医务人员全面落实建议,医院行政人员应积极参与和跟进调查。一旦发现暴发,感染控制专业人员应立即通知医院行政人员且应在调查过程中向行政人员通报情况并一同审查调查结果和建议。感染控制专业人员还需与行政人员持续审查建议是否得到充分落实,并确定暴发是否已终止。

对于涉及多家机构或造成显著发病率或死亡率的复杂暴发,应在调查开始时成立一个包括行政人员在内的工作组,该小组应负责监测建议执行情况及效果评估。对地方性或流行性问题的任何成功调查,都需通过后续数据证明暴发已被采取的控制措施控制或终止。任何成功的调查都需要医院多部门各种人员的密切合作。这些人员有责任将建议转化为行动。

如果调查是与其他部门的工作人员密切合作进行的,他们将反过来在各自的部门协助贯彻和监督建议的执行。总结所使用的方法、结果和建议并撰写一份报告来培训和告知这些涉及暴发和参与调查的人员同样重要。本报告应分发给所有协助调查的人员、暴发所发生的部门主管或负责人,以及行政、风险管理和医院公共关系部门。通过这种方式,所有有关人员都会了解调查小组的调查结果和建议。向这些部门的工作人员反馈后续数据也有助于他们改善本部门的条件和做法。地方性或流行性问题的调查应由感染控制专业人员和其他部门合作完成。与其他部门合作可以提高成功率，否则将难以成功。在同行评议文献[62]或在线的暴发数据库（http://www.outbreak-database.com）中发布调查结果可以帮助其他机构避免类似的暴发。

一个简单的暴发调查如何揭示全球性暴发问题

2003年，Achermann等发表了苏黎世大学医院（the University Hospital of Zurich，UHZ）2名患者的病例报告：一名患者出现人工瓣膜心内膜炎（prosthetic valve endocarditis，PVE），另一名患者出现由奇美拉分枝杆菌引起的多次血培养阳性的播散性疾病。随机扩增多态性DNA（randomly amplified polymorphic DNA，RAPD）-PCR表明两种奇美拉分枝杆菌菌株之间存在相关性。2名患者都接受了心脏手术，但时间间隔两年。报告的结论是“没有发现医院内的关联”[63]。

由于感染的特殊性，且2名患者均在UHZ接受了体外循环心脏手术，UHZ感染病和感染控制专业人员启动了暴发调查，以确定潜在感染的来源和程度[49]。根据存档的组织病理学标本进行了自2006年起分离出奇美拉分枝杆菌的病例检索，并对高危患者进行了前瞻性调查。共有6名男性患者符合奇美拉分枝杆菌感染的病例定义。这些患者均于2008—2012年在UHZ接受过有关植入物的开胸心脏手术。手术和出现明显感染症状之间的潜伏期为1.5～3.6年。对6名病例患者的分离株进行RAPD-PCR分析，发现两组具有相似模式的聚集，各包含2名患者和3名患者。观察发现手术室内有2种非无菌水源：连接到体外回路的冷-热交换器（heater-cooler unit，HCU）和一个为患者保暖毯提供温水的独立装置。5个HCU均培养出奇美拉分枝杆菌。其中一个HCU的奇美拉分枝杆菌分离株和与该HCU产生的空气样本具有类似的RAPD-PCR分型。从不同HCU取样的奇美拉分枝杆菌分离株观察到不同的RAPD-PCR模式，表明不同设备中奇美拉分枝杆菌菌株存在广泛的多样性。来自加热毯装置的10种培养物均为阴性。作者认为，这6起心脏手术后侵入性奇美拉分枝杆菌感染病例同与心肺机相连的HCU中的受污染的水源密切相关，污染源通过空气传播的“可能性很高”。

Achermann的病例报告发表后不久，欧洲监控系统发出警报，引发了数个欧洲国家的回顾性调查[64-67]。每一项调查都发现了更多的病例，并进一步证明感染与特定的HCU（LivaNova，伦敦，英国；formerly Sorin或Stöckert 3T，米兰，意大利）有关，且奇美拉分枝杆菌的气溶胶在开胸心脏手术期间污染了HCU的储水箱。心脏手术相关的奇美拉分枝杆菌感染表现出四个显著特征：免疫功能正常的患者易感、潜伏期长、内源性传播倾向和高死亡率[68]。

2015年7月，宾夕法尼亚州一家医院还在开胸心脏手术患者中发现了一组侵袭性非结核分枝杆菌感染。宾夕法尼亚州西尔韦尼亚卫生部在其CDC的协助下进行了现场调查，利用流行病学和实验室证据来确定侵入性鸟分枝杆菌复合体（包括奇美拉分枝杆菌）的感染与接触受污染的Stöckert 3T HCU有关，这些设备由LivaNova PLC制造[69,70]。

2016年，Haller等报告称，在德国接受开胸手术的感染患者的临床样本、来自三个不同国家的使用过的HCU的样本、来自新的HCU和一家HCU（英国伦敦的LivaNova，前身为意大利米兰的Sorin或Stöckert 3T）制造现场的环境样本[71]中分离出了奇美拉分枝杆菌。这表明，在德国的5例奇美拉分枝杆菌病例中，至少部分病例的感染是由HCU在生产过程被奇美拉分枝杆菌污染所致。初步分型结果显示，管理部门检测到的奇美拉分枝杆菌分离株与制造商的分离株几乎相同。

2015—2016年间，Hasan等从美国8个机构的3T HCU水中采集到了非结核分枝杆菌分离株（$N=38$）和疑似感染患者（$N=24$）[72]。对分离株进行鉴定和WGS高通量分析，并从（美国）国家生物技术信息中心（National Center for Biotechnology Information，NCBI）序列读取档案（Sequence Read Archive，SRA）中下载了从澳大利亚、丹麦、意大利、新西兰、英国和瑞士收集的公开可用的奇美拉分枝杆菌分离株基因组。分析显示，所有与LivaNova 3T HCU暴露相关的奇美拉分枝杆菌分离株在基因上都与HCU1基因型分离株聚类，这些分离株与全球性心脏手术后奇美拉分枝杆菌感染的暴发有关。在美国未观察到HCU2簇，但观察到来自澳大利亚HCU的两个分离株，以及在欧洲HCU和德国HCU生产基地发现的奇美拉分枝杆菌的代表性基因型。与之前的发现一致，他们的发现表明生产现场水系统中存在第二种检出较少的菌株，导致了部分3T HCU的内在污染。应该指出的是，其他制造商已向FDA报告其HCU水源受到非结核分枝杆菌（包括奇美拉分枝杆菌）的污染，但关于HCU所导致的气溶胶或导致开胸心脏手术患者感染的报告仍为少数[70]。

2017年9月，Sommerstein等总结了上述感染带来的全球影响[73]。截至发表，该报告称全球已发现约120例病例，并且LivaNova的3T HCU（LivaNova，伦敦，英国）生产现场存在的内在分枝杆菌污染似乎是最有可能的暴发来源。该病原体暴露后潜伏期长，中位数为17个月（3～72个月），死亡率约50%。这种感染很罕见，最常影响开胸心脏手术中瓣膜置换或其他植入手术后的患者。研究者利用瑞士的数据估计，在10个主要心脏瓣膜置换术开展国家，侵入性奇美拉分枝杆菌每年发生156～282例。

因此，一开始可能只是一份简单的2名患者的病例报告，通过流行病学、监测和实验室研究，最终锁定一种特定的HCU，该HCU可能受到非结核分枝杆菌（尤其是奇美拉分枝杆菌）的内在和外在污染。由于3T HCU中水箱和风扇的特殊设计，这些分枝杆菌可能会在体外循环心脏手术期间形成气溶胶，从而导致严重的危及生命的感染[65,68,69]。该3T HCU已在美国和世界各地使用多年，如果没有这次暴发调查，这些设备可能永远不会被发现是感染的来源。这个例子和本章引用的许多其他例子说明了应用本章所介绍的原则可以真正地拯救生命。

第9章

David Birnbaum
（米宏霏 译；杨悦 校）

医疗机构感染调查的流行病学方法

Epidemiologic Methods for Investigating Infections in the Healthcare Setting

引言

流行病学的定义，从19世纪最初对传染病流行情况调查的小范围关注点，发展到现代的宏观视角（对影响人群健康和疾病的因素及其分布的研究）。更宏观的视角使流行病学成为整个医疗保健过程中提高质量和患者安全的各种工具的完美结合，而不仅仅适用于减少与医疗保健相关感染的传播。同样，成为流行病学家的条件也随之变化。在20世纪，当这个领域被称为医学统计学时，成为流行病学家的金标准是拥有医学和流行病学或统计学博士学位。20世纪末，以White和Henderson[1]等领域先驱为代表，人们认识到这是一个很高的门槛；推动这一领域的发展需要一小部分人，他们对理论和实践有着透彻、全面的理解；然而，还需要更多的人在流行病学方法方面接受更为专业、深入的培训，以便在自己的专业领域内应用相关的方法。事实上，这显示了所谓的学术型和应用型流行病学家的区别：前者指的是能够专注于流行病学理论的博士级学者，他们可以完善和发展基础方法；后者则更多指的是能够在提供临床医疗服务或公共卫生服务的机构组织开展应用研究的相关卫生专业的公共卫生硕士级从业者。在医疗保健环境中，流行病学不仅仅在感染控制中发挥作用，已发展到医生、护士和实验室技术人员使用各种流行病学方法调查所在机构中的传染病和其他不良结果问题。

本章为该领域的工作人员提供了一个全面的起点，以了解研究设计、方法和开展研究相关资源。然而，一章无法像正式的流行病学课程或整本教科书那样全面地涵盖这一主题。在正式课程中常用的经典教科书包括为特定受众编写的教科书，包括护士（如Harkness[2]）、医生（如Hennekens和Buring[3]；Sackett等[4]）、公共卫生从业者（如Friis和Sellers[5]）、硕士研究生（如Abramson和Abramson[6]；Gordis[7]），以及博士研究生（如Rothman和Greenland[8]；Kleinbaum[9]；Miettinen[10]）。读者可参考此类参考书，了解本文所述研究设计中的程序细节，样本量计算及实现期望的统计效能，在制定抽样策略时将限制和匹配考虑其中以减少偏倚，使比较有意义的分层与标准化，以及关于医疗保健相关感染的计量经济学研究的财务方面（如数据资源的费用、成本费用比、微观成本，以及何时应用折扣）等。

关于文献、综述研究方法的详细信息（如文献报道与系统综述、荟萃分析；确定性与随机模型构建），读者也可以参考其他资料（如进行荟萃分析的Cochrane手册[11]、Muench的开创性著作[12]以及后来在建模中的发展[13]）。本章也不包括在流行病学相关性分析中越来越重要的多变量聚类分析方法。聚类分析不同于聚类随机化（本章将对此进行讨论）。多元聚类与判别分类方法的区别还在于，后一种方法适用于在已知数量的组内分配组成员（如实验室识别新病原体的属和种），而前者适用于事先没有对组的数量和组结构做出假设的情况（如为疫情调查提供信息，以确定在相近时间和空间上发生的多种感染的同一属和种的几种微生物分离株在基因上是否足够相似，从而判断是否具有共同的祖先谱系[14]；或者哪些医院应该根据一组的医院特征，将其分为渐进但不同的风险层，以便向公众报告可预防的感染风险[15]）。有关多元层次和其他聚类方法的详细信息，读者应参考微生物学文献和多元统计学书籍中的章节。

另一个更具体地针对医疗保健相关流行病学的有用的资源，是由该领域的一家领先期刊发表的一系列关于医疗保健流行病学和抗微生物药物管理研究方法的白皮书。这些论文中的每一篇都提供了简明的实践概述，列出了所讨论方法的优点和缺点，总结了陷阱和最佳实践，并引用了已发表的医疗保健相关感染研究中的例证。该系列包括关于随机对照试验[16]、准实验设计（分为中断时间序列，前测、后测和重复或移除治疗设计）[17]、观察性（队列和病例对照）研究[18]、数学建模[19]、调查[20]以及行政监测感染数据源的相对优势的白皮书[21]。

研究设计的选择

从根本上说，在研究中，在可行性与理想设计之间的权衡中，总是需要在一系列流行病学方法中做出选择。理想情况下，需要尽可能论证力度强的设计，以最大限度地减少偏差的发生。从概念上讲，有三种基本类型的偏倚：选择偏倚、错误分类偏倚（也称为信息偏倚或观察偏倚）和混杂偏倚。混杂偏倚是分析中未包含的附加因素的扭曲影响。混杂偏倚不同于能产生真实生物学影响的其他因素，流行病学家称之为效应修正，生物统计学家称之为相互作用[22]。

选择偏倚是对真实值的系统性偏差，通常是由于选择的样本不能准确地代表研究人群。错误分类偏差也是一种与真实值的系统性偏差，最常见的原因是数据收集工具校准不当或仅基于回忆得到不准确的答案。Sackett 的 35 种偏倚的正式目录，如表 9.1 所示，值得一读[23]。随着其他人继续这项工作，目录也在不断增长（https://catalogofbias.org/）。然而，“理想”设计也是最难实施的，在许多情况下甚至不可能，因此可以采用其他公认的设计。表 9.2 总结了选择范围。该表是通过确定相对于实际事件发生（如暴露、干预、结果）何时进行观察（数据）以及是否存在比较组（如暴露组与未暴露组、有特定结果的组与无该结果的组）来制作的。这些设计中的一些是横断面研究设计（意味着关于暴露和结果的信息都是在一个时间点同时获得的），而另一些是纵向的（意味着信息是在不同的时间点按顺序收集的）；一些设计是真正的实验设计（意味着个体被随机分为不同的暴露组），而另一些则是观察性的（意味着人们只观察自然发生的事件序列，而不需要对这些事件序列进行任何外部操作）或准实验性的（观察设计和完全随机实验之间的灰色地带）。通常，考虑到伦理，在医院或医疗保健流行病学中进行随机实验是不可行的，因此观察性设计在感染控制研究中使用最多。非随机设计各不相同，但通常有更高的偏倚风险[24]。该表左上角的设计最容易进行，但最容易受到偏倚和混杂的影响（整个独立比较组的左列中都没有独立比较组，因此无法真正评估人群风险差异，而对于左上角的单元格，事件序列回忆是否完整、准确的不确定性加剧了这种情况）；表格右侧的设计是最具挑战性的，但最不容易失真（因为随机化降低了选择偏倚的风险，明确的纳入和排除标准加强了内部和外部的有效性，精心计划的数据收集和分析可能使探索和调整混杂影响成为可能）。

表 9.1 偏倚清单

领域研究偏倚
- 用来说服读者而不诉诸理性的修辞技巧
- 忽略或淡化争议或不同结果的一切努力
- 只支持问题一方的结果的单方面限制
- 与结果不显著的研究相比，阳性结果更有可能被提交和发表
- 热门内容过早公布初步结果或不可靠结果

指定和选择研究样本时的偏差
- 对某些情况感兴趣的流行程度影响患者选择性入院
- 临床医生或机构的声誉吸引患有特定疾病或暴露的个人的倾向
- 转诊机制将罕见病集中在个人从初级到二级再到三级护理的转诊过程
- 个体在地理、时间和经济上获得护理的途径不同的诊断途径
- 对其他特征的了解影响诊断调查强度的诊断怀疑
- 揭露不相关的暴露导致其他疾病的迹象或症状
- 一种模仿，无关的暴露会导致类似于所讨论疾病的良性疾病
- 先前的诊断意见影响后续策略和结果解释
- 错误的样本量：“太小不能证明什么……太大可以证明什么”
- 如果各组的入院率不同，入院率（Berkson 偏倚）会影响暴露和疾病之间的关系
- 因晚诊断导致未发现致命和其他短暂发作、轻度或无症状病例的患病率（Neyman 偏倚）
- 诊断时尚：同一种疾病在空间或时间的不同点上被贴上不同的标签
- 诊断纯度：排除了合并症，甚至变得不具代表性
- 手术选择：不同的手术优先提供给高风险患者组
- 由于正常、阴性、从未测量或未记录而忽略的临床数据缺失
- 定义、暴露、诊断等方面的长期变化会干扰非临时控制

续 表

- 未能确定暴露或疾病的共同起点时间，导致错误分类
- 不可接受的疾病，其中社会上不受欢迎的疾病往往被低估
- 移民与留在家中的移民的不同
- 属于与普通人群健康程度不同的群体
- 未回答或迟回答的受访者在暴露或结果方面与其他受访者不同
- 志愿者：参与者的健康或健康习惯与一般人群不同

执行实验干预（或暴露）时的偏倚
- 污染：其中对照组也无意中接受了实验操作
- 退出的患者与继续参加的患者群体存在不同
- 依从性：患者坚持治疗方案的实际程度
- 治疗性人格：非盲实验中治疗师对疗效的积极信念对报告结果的影响
- 虚假控制：违反意向治疗分析，忽略早期并发症或重新分配给对照组

测量暴露和结果的偏差
- 无法检测临床显著差异的不敏感测量方法
- 患病者比未患病者对过去事件回忆增加更多（沉思）
- 将模拟数据转换为数字数据时
- 担忧导致某些受试者的测量值与正常水平发生变化
- 不可接受性导致一些受试者拒绝或逃避测量（伤害、尴尬或侵犯隐私）
- 盲目性：其中一些人系统地将他们对问题的回答改变为他们所感知的方向
- 预期：观察者在记录观察结果时系统地出错，以与先前的预期一致
- 模拟推演替代了一个未被确定为其相关结果因果关系的风险因素
- 受家庭成员的影响，对暴露和疾病的回忆不同
- 对受试者疾病状况的了解影响调查强度和结果的暴露怀疑
- 回想一下，关于特定暴露的问题对病例患者的询问比对非病例的更强烈
- 当受试者知道自己被观察时，他们会系统地改变自己的行为
- 存在测量校准或维护缺陷的仪器

数据分析中的偏倚
- 当在检查数据后选择统计测试和决策水平时，事后显著性被夸大
- 在没有事先假设的情况下审查所有可能关联的数据时进行数据挖掘
- 当测量标尺在数据转换中折叠时，标尺退化掩盖了差异
- 在没有适当理由的情况下排除异常值时整理结果
- 重复浏览累积数据导致不适当的提前终止和夸大的 I 型错误

解释分析时的偏倚
- 依从性试验中的错误身份：如果提高患者依从性的策略导致更强烈的处方
- 面对矛盾的证据，认知失调强化了对相应机制的信念

公布结果时的偏倚
- 与其他研究相比，作者或编辑更有可能选择性地发表积极的发现或热门话题的结果

经 Elsevier 允许转载自：Sackett DL. Bias in analytic research. *J Chronic Dis*. 1979；32：51-63。

其中一些研究设计已被证明更适用于提出问题和假设（如病例系列和调查中的描述性流行病学）；其他研究设计适用于检验假设以回答这些问题[如队列中的分析流行病学、病例参考（又称病例对照）和随机试验研究]。应该注意的是，为了清晰起见，表 9.2 有意使用了“横截面”和“纵向”标签，而不是“回顾性”和“前瞻性”标签。这是因为时间性的回顾性和前瞻性标签可以指出研究是使用先前记录的数据，还是为研究进展而设计收集的新数据；或者在分析旧数据时，根据时序期间的重建，而非基于对暴露

（病例对照设计）还是结果（队列设计）的关注展开分析。后两个标签，回顾性和前瞻性，令人困惑地被用来指代时间性和分析基础。为了避免混淆，Feinstein[25]提出了“逆向选择（retrolective）”一词，以定义基于先前记录的数据的研究，以及“顺向选择（prolective）”一词用于定义收集新数据的研究。因此，与数据收集方法相比，分析方法保留了“回顾性”和“前瞻性”的描述。然而，Feinstein 提出的标签并没有被频繁使用。需要阐明的是，应注意关于医疗保健相关感染的发病率或流行率的许多问题有两种可能的观点。一种是在特定的时间段内发生的事情（因此该时间段涵盖了处于风险中的全部指定人群），而另一种则将特定的时间周期视为未来可能发生的事情的样本（所谓的未来所有时间的无限人群）。常用的近似方法对后一种观点足够有效，但对前一种观点并不总是足够有效[26,27]。

表 9.2　流行病学研究设计

观察时间（相对于事件）		比较组		
		无	两个或多个组非随机分配	两个或多个组随机分配
横断面	一次（之前或之后）	事后描述（案例系列；调查；焦点小组）	静态组比较（聚合）	仅前测（也称所罗门四组）设计
纵向设计	之前和之后	简单的前后描述	非等效比较（病例对照；队列）	随机实验（临床实验；现场实验；所罗门四组）
	多个时间点	时间序列（单病例随机对照实验）	时间序列（聚合）	随机时间序列
观察性或准实验性设计				实验设计

本章内容不涉及适用于每种研究设计的生物统计学计算的细节；关于这一点，请参阅其他章节、书籍和期刊系列文章，如 20 世纪 80 年代至 2007 年期间，在美国医疗保健流行病学学会（SHEA）期刊 *Infection Control and Hospital Epidemiology* 上发表的“Statistics for Hospital Epidemiology”专栏。然而，重要的是要指出，统计方法的复杂性并不是克服研究数据或性质缺陷的灵丹妙药。例如，Graves 等[28]提供了一份全面的综述（53 篇参考文献）和复杂的回归模型分析，表明先前研究中，可归因于医疗保健相关感染的边际成本和住院时间过长被高估了。从饱和模型（129 个非多重共线变量）开始并逐步去除变量，他们的研究表明，在整个模型中，超额天数和成本降低。从仅省略一个变量开始，偏差向上（$P \approx 0.06$）；随着预测变量数量的增加，归因于医疗保健获得性感染的住院时间稳步增加（增加了 2～4 倍），并且在先前研究的典型的 4～12 个变量模型区域内呈指数增长。特别容易发生严重的医疗保健相关感染并倾向于延长住院时间的患者类型也可能有其他影响因素（如院间转院入院）、其他不良事件（如跌倒、深静脉血栓形成）、干预措施（如抗凝治疗），或 Grave 等的完整模型中的特定合并症，这些合并症不是感染因果途径的一部分，但与延长住院时间独立相关。这些其他因素不包括在典型的 4～12 个变量的先验回归模型中，因此由此产生的归因于感染的高估是混淆的一个重要例子。最近，Chin 及其同事证明，当代使用的不同统计模型向公众展示的医院特定标准化手术部位感染率，实际上有相互矛盾的结论[29]，这是另一个混淆的例子（这由于对不同因素的调整存在差异）。尽管混淆可能由研究规划中的缺陷（未能收集足够多的变量数据）导致，但偏倚可能是由研究计划、执行或数据分析阶段的缺陷造成的。本章后面将提供后者[“偏移基准偏差”（shifting-base bias）]的示例。

医疗流行病学家常用的横断面设计

CDC 的《发病率和死亡率周报》（*Morbidity and Mortality Weekly Report*）等出版物及时总结了罕见病的发生情况，例如，全国新出现的高度不寻常耐药菌（新发）病例。这种性质的病例系列报告提出了一些问题，促使进一步的研究更好地了解风险标志物和风险因素，而这些可能是感染预防和控制措施的重要目标。已发表的从业者倾向于相信和倡导的内容，或医疗机构为保护其患者、员工和周围社区而采取的措施的摘要，代表了另一种横断面设计：调查。对案例系列和调查的关键评估应包括对数据获取的评估（如征求意见的方法是否足够彻底，调查中受邀者的实际答复率，以及关键术语定义的清晰度），统计效能（样本相对于其声称代表的总体是否足够大，就这一点而言，是否在确定所需的最小样本量、置信区间的长度和对称性时使用了有限总体校正因子，或两者兼而有之），以及结果解释的局限性（如人们声称他们所做或打算做的事情往往与他们实际做的事情不符）。当调查的应答率已知或未知时，应考虑到一些统计技术可以补偿潜在的无反应偏倚[30]。Cochran 还解释了 Haldane 处理罕见事件的“逆采样”方法[30]。

周期性点流行率调查也属于这一类，这一策略几十年来一直在资源有限的国家使用。基本概念很简单：在特定的一天对一个国家的医院进行年度流行调查，方法是采用横断面访问，简单地统计所有感染或曾经感染的住院患者，然后将由此产生的数据用公式计算以估计发病率[31,32]。这与每周回顾实验室结果和患者病情记录的劳动密集型最佳实践不同，后者通过记录感染的发病日期与相应的风险时间间隔来直接计算死亡率。许多偏差中的任何一种都有可能影响患病率调查结果（如严重潜在疾病和感染延长住院时间的影响导致的选择偏差，使这些病例的比例过高，而住院时间较短的非危重病例的比例偏低；调查当天尚未获得关键实验室结果从而导致未能完成病例定义，发生错误分类偏差）。似乎合乎逻辑的是，如果更频繁地进行患病率调查，那么其结果与直接监测方法之间的差异应该会减少（Ustun 等最近研究了每周、每两周和每月的患病率调查频率[33]），尽管这是以增加工作量为代价的。重复的患病率调查可能有助于监测一段时间内的长期趋势，尽管并不总是与连续监测记录的实际发病率准确匹配[34,35]。

病例报告、病例系列报告和调查可以描述单组患者(不与其他组进行任何比较)的研究结果;静态组比较(一种通常被称为生态或综合研究类型的方法的通用术语)也是横断面的,但总会进行比较。后者是横断面研究,因为有关暴露和结果的信息是同时收集的,尽管它可以进行组间比较,但数据本身是汇总的,而不是与个人联系起来进行分析。例如,湿热地区的医院可能报告的手术部位感染率高于凉爽干燥地区的医院;尽管这可能表明当地气候可能与感染风险有关,但静态组比较设计在潜在的偏倚和混淆易感性方面有缺点。以手术患者而非医院本身为采样单位的纵向设计可以提供更有力的证据。

医疗流行病学家常用的纵向设计

流行病学家经常看到研究不同暴露于所谓风险因素的患者的结果的机会,在这些机会中,流行病学家无法干预暴露或治疗决策的分配。其中一些纵向设计仍然只涉及一组(作为自身对照,用于前后比较)。表 9.2 中的其他设计可进行多组比较。在这种情况下,常用队列研究和病例参考研究设计。队列研究根据暴露情况选择研究对象,并根据结果进行分析(如随访观察留置导管/非置管患者,导管相关感染是否增加)。病例参考研究根据结果选择受试者,并根据暴露情况进行分析(如关注是否发生耐药菌感染的患者,回溯患者抗微生物药物使用情况)。病例对照是病例参考研究的另一个名称,但可能不那么合适,因为对照组的研究对象并不像生物实验研究中那样随机进入对照状态。队列和病例参考设计各有优缺点,还存在另一种变体:巢式病例对照研究。在这种组合中,确定了一个群体,采集了基线数据,并可以收集可以检测或存储的样本,然后在一些个体表现出疾病后的一段时间后,进行病例对照研究,将所有病例与来自无疾病者的亚组样本进行比较。巢式病例对照研究有助于降低成本,提高对需要长时间随访、罕见病或两者兼有的疾病的统计效能。本段中描述的所有设计都是观察性的或准实验性的,与下一段中讨论的研究设计不同。

基于伦理合理性和实用性的考虑,流行病学家很少设计随机化治疗的实验性研究。在医疗流行病学中,如果可能的话,这最容易通过集群随机化(将单个医疗机构中的一些病房或多站点研究中的某些站点指定为一种治疗与另一种治疗方式),而不是简单的随机抽样(将个体随机分为不同的治疗组)来实现。在这一领域的一本杂志上,有研究[36]总结了群体随机化研究中目标事件发生率及其标准误差估计的数学方法。最近,集群随机化方法特有的复杂性在与医院流行病学和感染控制领域不直接相关的期刊上进行了综述[37-38]。最近这类研究项目包括 REDUCE MRSA 和 ABATE 项目[39-40]。在这种情况下,使用了更强的随机实验设计,多站点聚类随机化更易实现对数据收集人员和数据分析人员设盲,以免过早地猜测哪一组患者获得了最理想的结果。尽管不太容易受到偏倚的影响,但在解释所有随机对照实验的结果时,需要注意的一点是,它们强制执行依从性,因此能够回答疗效问题(在理想的依从性情况下可以实现什么),但不一定能回答有效性问题(在真实世界中,不便、不同意和其他可能影响治疗依从性的方面)。另一个需要注意的是,尤其在教育是集群随机医院研究中的干预措施时,需要对污染的可能性进行批判性评估(其中,非干预患者护理区域的工作人员学习并采用干预组在常规护理中添加的内容,这样两组的做法就不再像假设的那样有太大差异)。

无论是观察性的、准实验性的还是实验性的研究设计类型,都应该注意到,时间序列设计及其分析方法包含了各种各样的术语,这些术语在不同的专业之间有所不同。时间序列设计中较简单的部分,它们在多个时间节点收集重复的观察结果(如在开始干预之前的一段时间内,然后在干预措施生效期间,接着在干预措施停止后再次收集),而非仅两个时间节点(在干预之前和之后各一次)。更复杂的部分是分析方法,它可能涉及各种不同的回归和样本曲线平滑技术。它们可以将一个群体作为一个单一实体参与交叉研究(一项 1 选 N 的试验,其中只有一个人参与,在不同的治疗之间以“洗脱”期分隔),也可以包括样本中含多个个体的更大人群。

关于实验设计的数据分析,尽管传统临床试验是等到整个试验完成后再分析数据(以避免夸大的Ⅰ型误差——见表 9.1 中的重复窥视偏差),在基于伦理考虑要求,尽快结束研究以避免进一步伤害的情况下,序贯医学实验设计值得考虑。Armitage 是方法论细节的经典参考[41]。例如,考虑一下最初提倡取消“保护性隔离”以保护免疫抑制患者免受感染的时代。与标准临床试验设计不同,序贯医学实验设计可以提供早期终止点,同时仍然确保对Ⅰ型和Ⅱ型统计错误的足够把握。

应用于复杂问题的附加方法

现阶段医疗流行病学研究特别具有挑战性的三个问题是,辨别医疗相关感染是死亡率的风险因素还是风险标志物[42-44];接受抗微生物药物治疗对于将来发生耐药菌感染风险的影响[45-46];选择医疗保健相关感染发病率有意义的指标公示[47]。在这三种情况下,一些传统方法已被证明是不够的。另一个正在出现的复杂性是处理“大数据”的挑战[48]。

在描述性流行病学水平上,许多研究表明,医院患者中具有临床意义的菌血症与较高的死亡率有关。然而,尽管流行病学家可以根据 1965 年 Bradford-Hill 的考虑因素清单[49]推断因果关系,但仅凭流行病学无法证明因果关系。在分析流行病学层面上,研究人员必须考虑此类菌血症发作导致死亡的程度,与此相对的考虑则是即将死亡的患者进行性多器官系统衰竭会导致许多并发症,包括内源性菌血症[50]。考虑到公认的,依赖医生填写的死亡证明上列出的死因的不确定性,以及尸检频率不断下降的长期趋势,准确确定个人的死因是有困难的,并可能导致结论偏差(低估或高估风险)。

在描述层面上,许多研究表明,既往抗微生物药物暴露与后来耐药菌感染之间存在关联。然而,为了量化风险，与耐药菌感染患者相比，对照组如何选取合适[45]？既往没有感染的患者，感染对药物敏感细菌的患者，或两者兼而有之？正如Kaye等以耐万古霉素肠球菌属为例所解释的那样，与未感染的患者进行比较将揭示敏感表型和耐药表型的危险因素，而与敏感细菌感染的患者进行对比则"……不代表'来源'人群……"存在外源性感染的风险和"……病例患者与某些风险因素之间的关系，尤其是抗微生物药物暴露，可能存在偏倚……与感兴趣的各种药物(通常是抗微生物药物)对对照组的'保护'作用有关(即分离敏感细菌)……"他们的解决方案是病例-病例对照研究设计，采用多变量模型，将单个研究中两个独立比较的数据进行比较，以便从敏感和耐药感染风险的共同因素中区分出耐药感染风险特有的因素[46]。因为获得耐药菌感染的风险取决于患者因素和暴露因素，所以还有一个问题是什么指标提供了最有意义的信息。德国医院的研究比较了耐甲氧西林金黄色葡萄球菌感染风险和MRSA分离株情况，探索了五种替代指标。

- 所有金黄色葡萄球菌分离株的百分比。
- 每1 000个住院日中MRSA阳性患者的发病率。
- 每1 000个住院日的MRSA医院感染发病率。
- MRSA日率。
- 每1 000个MRSA住院日的MRSA发病率。

最后一个指标是唯一一个同时考虑传播率(分子中的发病率)和定植率(分母中的周围流行率)的指标，提供了最具信息性的措施来区分感染控制工作的充分性和背景风险水平[51]。这一概念和其他概念在SHEA/CDC的医疗感染控制实践咨询委员会(Healthcare Infection Control Practices Advisory Committee，HICPAC)关于多重耐药菌生物指标的立场文件中进行了讨论[52]。

在描述性水平上，流行病学家将他们的发现报告为发病率、发病率差异或发病率比率。其他人调查了目标受众中的个人(如医疗保健高管、公众)是否能够根据提供给他们的指标正确理解并从同一发现中得出结论。Fahey等[53]发现，140名卫生地区的执行和非执行决策者中，只有3人认识到，当采用四种替代干预措施时，显示出完全相同的影响，其中一种表示为相对风险降低，另一种表示绝对风险降低，第三种表示为生存率，第四种表示为治疗所需的人数。绝大多数人错误地得出结论，认为最大数字(相对风险比)的"替代方案"具有最大影响。认知心理学家发现，在更广泛的群体中，比率是人类最难理解的指标之一，因此绝对比率差异等表征更透明、更有意义[54]。因此，除了间接标准化计算固有的偏移基准偏差的变化导致在医院血流感染风险排名公示中出现不可预期的分类错误外[47]，作为美国公开报告的国家指标——医疗保健相关感染风险的标准化感染率(SIR)指标也存在严重的固有认知缺陷。

在医院及州或国家报告层面，与医疗保健相关的感染数据在过去几十年中已从简单的感染发生数发展到现在的大量多变量(或Cleveland所说[55]的超变量)数据。这就是所谓的大数据，在数量、速度、多样性、可变性和准确性方面皆有不同。因此，传统的数据获取、存储、搜索、分析、共享、传输、可视化和保密方法变得难以负荷。对于医院和医疗保健流行病学，这将需要交互式数据可视化的动态技术辅助工具(如刷选的散点图矩阵)，而不仅依赖于数据汇总和静态数字统计分析方法。为了有效管理数据采集、检索和工作量分析，新兴的商业或独立开发的电子监控方法将发挥作用，这些方法使用自然语言处理、数据仓库和基于知识的算法，并结合电子临床记录和实验室健康记录系统[56]。

用于确定趋势和疫情暴发的方法

流行病学家有时需要采用其他领域的方法。统计过程控制(Statistical Process Control)是一种与其他统计方法相关的技术，用于区分感染率的随机分布与预示疫情暴发的不利信号。1984年的一份出版物[57]提供了相关实证，SPC在感染监测中的应用在1998年进行了广泛讨论[58,59]。SPC提供了足够的预测能力，可能是了解疫情时空聚集特征过程监测的最简单的方法。用于监测时空聚类事件的其他可应用的统计方法已被熟知多年[60-62]。

数据质量验证

医疗保健相关感染的强制性公开报告，还提出了一个超出常规流行病学研究范围的问题。当医院只跟踪自己的感染率时，监测的灵敏度和特异度的稳定性很重要，但这两个方面的实际水平并不那么重要。当对医院间进行相互比较时，至关重要的是，它们都要保持相近水平的灵敏度和特异度，足以达到可信度。这需要每年对每家医院监测情况进行验证，不幸的是，在国家医疗保健相关感染率的公开报告中，这一点非常缺乏[63]。对于这项任务，其他领域有两种值得注意的方法：数据获取-再获取，这是一种以前用于评估公共卫生报告完整性的现场生物学技术[64]；以及接受抽样，采用自1940年以来所有其他行业使用的国际标准质量保证方法(详见http://www.sqconline.com)。美国的一个州采用了这两种方法，从2010年启动年度验证计划，将每个报告医院的灵敏度保持在≥95%，并在几年内具有更高的特异性[65-67]。根据Fortuna等论文[63]中引用的消息来源，这是在一个时代进行的，当时只有不到25%的州公共报告项目进行了某种类型的验证，而少数做了一些工作(通常是一次性的，而不是每年开展)，被发现灵敏度差异很大，甚至低至48%。Fortuna、Lempp和Zarate引用的年度验证方案说明手册于2010年9月首次发布，并于2015年12月更新[68]。不幸的是，该手册已无法从国家机构获得，该验证程序也在所有发起项目工作人员离职后不久结束。该手册包含了对理论和实践的全面详细描述，以及所采用的非常实用和可扩展的ISO 2859双采样验收采样计划的效能曲线。2017年进行的一项全国性实践研究[69]显示，在2008—2016年间，只有一半的报告国家机构完成了医院报告质量的验证项目，2015—2016年只有5个；其中很少有人连续几年进行重复验证；在可以列出灵敏度的州中，总体灵敏度从32.4%到100%不等(与华盛顿州年度计划不同，不是逐个医院进行)；没有理由相信他们的各种验证协议具有 ISO 标准方法的统计效能或可信度。

对证据的强度进行分级

大约在 1979—2000 年，加拿大(加拿大定期健康检查工作队)、美国(美国预防服务工作队)和英国(循证医学中心)指南将随机对照试验的结果历史性地列为支持指南声明的最有力证据形式(1 级)，强于观察性研究的结果(2 级)，低于专家共识。最近，2017 年，CDC 发布了预防手术部位感染的指南，其中仅包括随机试验支持的建议声明，而这种首次排除观察性研究的做法在该领域引发了争议。评估单项研究论证强度的最佳视角可能在于更复杂的方法，如 GRADE(建议、评估、发展和评估的分级)，它并不将观察性研究排除在外。GRADE 最初将随机对照试验列为本质上比观察性研究更强的设计；然而，它也包括由于各种因素而降级的任何类型的研究，以及由于其他因素而升级的任何类型研究的标准(https://bestpractice.bmj.com/info/toolkit/learn-ebm/what-is-grade/)。这一历史在 2018 年 CDC 建议分类的更新中有所体现(https://www.cdc.gov/hicpac/workgroup/recommendation-scheme-update.html)。另一个有用的观点是加强流行病学中观察研究的报告(https://www.strobe-statement.org/index.php?id=strobe-home)。鉴于证据不足并不是缺乏证据，需要记住的是，统计能力不足的随机对照试验的阴性结果并不是有力证据，因为它是一项随机对照试验设计。在这种情况下，对几项研究的荟萃分析将是更有意义的证据，观察性研究也可能值得关注。Flowers 等关于巨细胞病毒感染患者对护士的职业风险的研究就是一个例子，相对于单个研究，这在荟萃分析中很明显[70]。

行动数据

流行病学中有一句陈词滥调，源于健康经济学家 Robert Evans 的一句话，即“数据统一，理论分裂”——我们都可以同意观察到的事实就是观察到的实际情况，但通过批判性评估和个人观点，对这些事实的含义的解释和不同观点受到了限制。在科学领域、在公共卫生学术和流行病学领域，这造就了可以通过进一步研究来检验的理论和假设的发展。在公共卫生机构、医院和其他医疗机构中，流行病学研究很少仅仅是为了填补知识空白——更常见的是，它是为决策提供信息的应用研究，这将我们带到研究人员和决策者之间的界面，带到证据的性质，以及关于维持或改变政策和实践的基于证据的决策。Parkhurst 为决策过程中的证据管理提供了一个有用的框架[71]。司法系统提供了关于决策所需证据强度的有用视角。

法律和医疗系统都在努力追求真理，同时承认没有绝对性。这两个系统都需要证据，并将其按层次进行分类，以此为基础做出可能对人们的生活质量甚至数量产生重大影响的决策。在法律上，最严格的证据标准适用于刑事事项。其中无罪推定要求，确定有罪应“在无合理怀疑的情况下”，以试图排除将无辜者定罪的可能性——当然，这种程度的证据的应用偶尔会带来实际有罪的被告被无罪释放的风险。一个较低但仍然相对严格的证明标准，即“明确和令人信服”的证据，适用于某些离散的民事事项和刑事事项，如设定保释。在绝大多数民事案件中，要求根据“合理的证据优势”得出结论的标准更低，而只需确定“可能的原因”标准则允许启动某些刑事诉讼。这些级别的法律证明与医学有相似之处[72]。

流行病学使用置信区间、α 和 β(统计显著性)水平以及统计效能来处理不确定性水平。医院流行病学家必须将这些技术细节转化为能引起管理者和管理者共鸣的信息。在具有严重后果、高度怀疑或与普遍信念背道而驰的调查结果的问题中，司法“超越一切合理怀疑”标准将适用于支持最终行政决定，从而缩小置信区间，具有非常高的科学和实际意义，并对潜在偏倚进行了极好的批判性评估。对于疑似医疗保健相关感染暴发的初步调查，“可能的原因”标准应该足够了。在这两者之间，“明确和令人信服”或“证据的公平优势”标准可能最适合支持医疗保健流行病学和感染控制的日常决策。

有意义的术语和格式报告结果

尽管本章侧重于研究设计本身，但在结束时，简要讨论一下应如何呈现结果，使之对读者更有意义。存在三种替代方案：根据感染率(即发病率、流行率和比较组之间发病率的绝对差异)、发病率比率(即相对风险、比值比和 SIR)和经济影响(即直接成本和间接成本)进行报告。流行病学方法为管理人员提供了可靠的科学依据，弗吉尼亚大学医院的经验清楚地表明了“……医疗机构内的项目可以被质疑、缩小规模或取消……”，有才华的流行病学家通过报告风险降低(比率)和经济价值(节省医院费用)方面来证明其综合监测和应用研究计划的重要性[73]。流行病学长期以来一直被认为是公共卫生的科学基础，但心理学家长期以来一直认识到，将任何由此产生的统计数据表示为比率(而不是绝对差异)，使大多数人几乎不可能真正了解基本信息[54]。这超出了本章的范围，但流行病学家最好检查认知心理学领域关于如何最好地传达风险统计数据的研究和建议[74]。

同样，虽然将定量信息以图形形式呈现通常是有帮助的，但流行病学家最好考虑到，图形和图表的几种常用格式设计难以准确地对其信息进行编码；存在更好的替代方案与已知的视觉感知更一致，但可能不为人所熟悉[55,75]。很多读者可能熟悉 Edward Tufte[76] 的优雅插图；Cleveland 的书提供了与 Tufte 经典著作中的说明性建议一致的科学解释。两者都考虑了图中的布局，Cleveland 引入了可能不熟悉但非常有用的数据汇总和探索性数据分析工具。最后，在考虑书面报告、信息图、幻灯片或网站的整个页面布局以呈现重要发现时，有研究证据表明字体、颜色、定位和其他设计方面对阅读理解的相对影响，有些选择有时会以反常的方式促进理解，有些则会阻碍理解[77]。

第10章

Michael A. Pfaller • Daniel J. Diekema
(米宏霏 译;杨悦 校)

实验室在预防医疗保健相关感染中的作用

The Role of the Laboratory in Prevention of Healthcare-Associated Infections

引言

随着我们进入新世纪的第三个十年,临床微生物学实验室和医院感染预防项目(infection prevention program, IPP)工作变得综合化、高要求和高交互性。为了高效地完成工作,改善患者的护理质量和医疗安全,这两个部门以及 AMS 计划必须利用每个学科的专业知识通力合作[1-3]。与往常一样,微生物实验室必须能够检测和鉴定微生物,并确定其药敏情况,以便临床医生在 AMS 的协助下能够诊断和治疗感染,IPP 能够监测和预防医疗环境中的感染和暴露[4]。

现代医疗保健日益复杂,给 IPP 工作带来了挑战。精准快速的诊断、鉴定和药敏检测的需求比以往任何时候都更加重要。为检测和鉴定微生物而开发的新技术不仅显著提高了实验室跟上不断变化的医疗保健相关感染(healthcare-associated infection, HAI)病原体的能力,还给实验室、AMS 和 IPP 人员以最合适和最具成本效益的方式应用新技术带来了挑战[5-12]。特别是分子和蛋白组学技术,提高了检测方法的速度、准确性和灵敏度,并使实验室能够识别以前未知或“神秘”的生物体,以及那些不易培养的生物体[13-16]。分子和蛋白质组学技术还使微生物学家能够鉴定院内耐药性基因,并进行菌株分型,从而促进 HAI 病原体传播的研究[4,13,17,18]。

除了在临床诊断实验室履行其传统职责,实验室人员还必须完成对支持感染预防活动至关重要的任务:① 参与医院范围内的 IPP 活动;② 在疫情调查所需的范围内找到并准确鉴定相关的病原体;③ 确定 HAI 病原体的药敏谱;④ 及时报告与感染监测和预防相关的实验室数据;⑤ 根据需要开展额外研究,以确定病原体的遗传相关性;⑥ 偶尔开展医院环境和人员的微生物学研究;⑦ 教 IPP 和 AMS 人员如何在 HAI 监测和流行病学调查期间适当使用实验室资源。

临床微生物学家(博士级微生物学家、病理学家、微生物学监督员或指定实验室人员)、医院流行病学家(或传染病临床医生)、感染预防专家(infection prevention specialist, IPS)和 AMS 人员(传染病临床医生和传染病药剂师)必须作为一个团队有效预防和控制 HAI[1,2,4,19-24]。鉴于 HAI 病原体、耐药性、医疗保健和医疗保健服务的持续变化,实验室和 IPP 的工作人员必须努力确保合作和开放的沟通。微生物实验室、IPP 和 AMS 计划[1-4,23,24]之间的关系对于这些重要努力的成功与否至关重要,这些努力旨在改善患者护理、控制成本和提供有效抗微生物药物治疗策略。在本章中,我们将讨论微生物实验室在这一重要合作中的作用。

参与医院范围内的感染预防活动

实验室与感染预防委员会的关系

临床微生物学家(没有博士级微生物学家的机构中的微生物学监督员)是 IPP 的组成部分,也应加入感染预防委员会。由于感染预防委员会的决定往往基于微生物学的结果,临床微生物学家必须指导委员会根据微生物学的结果选择适当的方法来解决特定问题。如果 IPP 工作人员能够将微生物学常规操作(如血液、伤口或尿液标本处理的时间和相关技术)标准化,微生物实验室将受益[4,14,25-30]。样本处理时间表使 IPP 和 AMS 工作人员能够设定特定结果的预期时间和微生物检测项目的时间限制,从而最大限度地减少过早致电实验室要求提供培养信息的情况。通过与 IPP 和 AMS 项目合作,临床微生物学实验室可以有效地执行诊断管理(diagnostic stewardship, DxS),以确保分子快速诊断测试(molecular rapid diagnostic testing, mRDT)的应用既恰当又有效[1-4,23,24]。

微生物学家必须就一系列重要问题对委员会进行沟通。由于大多数 IPP 和 AMS 人员没有在实验室工作过,微生物学家应确保这些人了解基本的微生物学原理和技术。微生物学家还必须解释用于检测、鉴定和评估 HAI 病原体药敏的微生物学方法的优势和局限性、范围和准确性(即敏感性和特异性)及检测成本[4,9,19-21,24]。

此外,微生物学家应将一些会严重影响实验室检测、鉴定 HAI 致病菌能力的方法、试剂、仪器的改变告知委员会。其中包括诊断方法的灵敏度和特异度的变化,耐药性检测结果解释标准的变化,以及可能造成混乱的生物学分类变化。直接影响感染预防工作的检测和报告标准变化的一个例子是临床与实验室标准协会(Clinical and Laboratory Standards Institute, CLSI)[31]和欧洲抗微生物药物敏感性检测委员会(European Committee on Antimicrobial Susceptibility Testing, EUCAST)[32]颁布的肠杆菌目细菌对头孢菌素类和碳青霉烯类药物耐药折点的变化。新的(较低的)折点旨在取消临床使用超广谱 β-内酰胺酶(extended-spectrum β- lactamase, ESBL)或碳青霉烯酶验证测试的需要。测试和解释标准的这一变化的结果是,一些依赖这些验证性测试来指导预防活动[33-35]的 IPP 失去了流行病学数据，也导致了对头孢菌素和碳青霉烯类药物具有耐药性的分离株数量的增加，因此具有潜在增加的多重耐药性（MDR，对至少 3 类抗微生物药物中至少 1 种抗微生物药物不敏感），对感染预防具有重要意义[4,36-38]。

IPP 成员必须相互沟通以实现其目标。IPP 工作人员可通过时常到实验室询问问题，回顾微生物学和分子生物学检测结果，并讨论当前的问题和观点加强交流。同样，微生物学工作人员应参加 IPP 人员关于流行病学原理和相关话题的讨论会议。不幸的是，一些客观条件阻碍了微生物学和 IPP 人员之间这些宝贵的交流[4,39]。临床微生物实验室服务的整合、微生物实验室的异地搬迁，以及完全依赖电子医疗记录而排除一手观察资料（如培养皿或革兰染色检查）往往使临床医生和感染预防人员远离微生物实验室，并将微生物学家限制在实验室内[19,40]。

预算注意事项

鉴于大多数实验室的财政和人力资源有限，微生物学家必须帮助 IPP 工作人员和委员会了解最常用于支持流行病学调查的微生物检测的成本和适应证，以便有效利用这些有限的资源。与患者护理没有直接关系的微生物程序（如人员或环境的细菌取样）的费用应由独立于实验室的预算承担。为了支持疫情暴发调查中所需的微生物活动，实验室（或医院流行病学家或感染预防委员会，取决于医院的组织结构）应设立应急资金，以便临时分配疫情调查所需的人员、物资需求[41]。对疫情的调查不应通过向个别患者收取调查期间采集和培养费用来获得。若将临床微生物学实验室视为 IPP 和 AMS 的一个组成部分，可以帮助医疗保健管理人员理解为临床微生物学实验室提供充足资金的重要性，特别是在实验室活动增加以满足感染预防和 AMS 优先事项的情况下[42]。有效的预防不仅可以挽救生命，还可以节省资金，而这些节省下来的经费很少被计入临床微生物实验室[4,19]。

医疗保健相关感染病原体的准确鉴定和药敏试验

在许多情况下，常规培养的结果是提示患者发生 HAI 的第一个征象。对于大多数流行病学调查来说，在微生物实验室进行的常规程序符合调查的要求。然而，在某些情况下，可能需要一些超出常规实践和知识范围的实验室检测技术和专业知识。无论进行了哪些测试，实验室都必须快速、准确、可重复地进行测试，以确保 IPP 能够正确识别和评估 HAI，从而 AMS 项目能够确保合适的患者在合适的时间以合适的剂量接受合适的抗微生物药物[3,4]。

引起 HAI 的病原体是不断变化的，在地区间乃至医院间都不尽相同（表 10.1）。从 20 世纪 70 年代到 2000 年，HAI 致病菌谱从革兰阴性杆菌（gram-negative bacilli）转变到革兰阳性菌，念珠菌也成为一个主要问题[43,44]。由葡萄球菌和肠球菌引起的 HAI 发病率增加，同时这些病原体对抗微生物药物的耐药性逐渐增强，IPP 的工作重点是耐甲氧西林金黄色葡萄球菌（MRSA）和耐万古霉素肠球菌（VRE）[45-47]。值得注意的是，念珠菌引起的感染在这段时间内稳步增加[48,49]，在 2007 年的重症监护病房感染扩展流行率（EPIC Ⅱ）调查中，发现重症监护病房（ICU）患者中念珠菌感染超过了 MRSA 和 VRE 引起的感染[44,50]。检测和鉴定病毒方法的改进也使这些病原体成为常见的 HAI 病原体[51]。

表 10.1 各地理区域 ICU 培养阳性感染患者的细菌及真菌类型：EPIC Ⅲ，2017

	按地理区域分类的数量(%)[a]							
病原体	总计	WEU	EEU	LAM	NAM	OC	AFR	亚洲
总分离株数	5 259(100.0)	2 148(100.0)	537(100.0)	744(100.0)	396(100.0)	107(100.0)	120(100.0)	1 207(100.0)
革兰阳性菌	1 946(37.0)	876(40.8)	221(41.2)	258(34.7)	182(46.0)	46(43.0)	37(30.8)	326(27.0)
金黄色葡萄球菌	815(15.5)	323(15.0)	83(15.5)	130(17.5)	90(22.7)	18(16.8)	10(8.3)	124(10.3)
MRSA	240(4.6)	49(2.3)	30(5.6)	53(7.1)	40(10.1)	4(3.7)	6(5.0)	58(4.8)
表皮葡萄球菌	432(8.2)	189(8.8)	55(10.2)	73(9.8)	21(5.3)	5(4.7)	10(8.3)	79(6.5)
肺炎链球菌	144(2.7)	66(3.1)	15(2.8)	17(2.3)	10(2.5)	6(5.6)	7(5.8)	23(1.9)
VSE	279(5.3)	157(7.3)	34(6.3)	19(2.6)	17(4.3)	5(4.7)	4(3.3)	42(3.5)
VRE	80(1.5)	44(2.0)	15(2.8)	7(0.9)	8(2.0)	3(2.8)	0(0.0)	3(0.2)
其他	228(4.3)	102(4.7)	17(3.2)	15(2.0)	37(9.3)	2(1.9)	7(5.8)	48(4.0)
革兰阴性菌	3 540(67.3)	1 310(61.0)	418(77.8)	537(72.2)	213(53.8)	47(43.9)	93(77.5)	922(76.4)
大肠埃希菌	902(17.2)	414(19.3)	95(17.7)	117(15.7)	69(17.4)	15(14.0)	16(13.3)	176(14.6)
肠杆菌属	196(3.7)	91(4.2)	20(3.7)	21(2.8)	15(3.8)	7(6.5)	8(6.7)	34(2.8)
克雷伯菌	973(18.5)	280(13.0)	166(30.9)	170(22.8)	37(9.3)	3(2.8)	37(30.8)	280(23.2)
假单胞菌	850(16.2)	289(13.5)	122(22.7)	124(16.7)	50(12.6)	9(8.4)	29(24.2)	227(18.8)
不动杆菌	602(11.4)	75(3.5)	123(22.9)	70(9.4)	4(1.0)	2(1.9)	19(15.8)	309(25.6)

续　表

病原体	按地理区域分类的数量(%)[a]							
	总计	WEU	EEU	LAM	NAM	OC	AFR	亚洲
其他	1 306(24.8)	619(28.8)	137(25.5)	162(21.8)	100(25.3)	23(21.5)	47(39.2)	248(20.5)
ESBL	736(14.0)	184(8.6)	126(23.5)	149(20.0)	26(6.6)	2(1.9)	26(21.7)	223(18.5)
厌氧菌	183(3.5)	105(4.9)	23(4.3)	12(1.6)	24(6.1)	7(6.5)	3(2.5)	9(0.7)
其他	92(1.7)	42(2.0)	7(1.3)	12(1.6)	10(2.5)	0(0.0)	1(0.8)	20(1.7)
真菌	864(16.4)	398(18.5)	89(16.6)	69(9.3)	59(14.9)	17(15.9)	27(22.5)	205(17.0)
念珠菌	777(14.8)	360(16.8)	90(16.8)	64(8.6)	39(9.8)	14(13.1)	27(22.5)	183(15.2)
曲霉属真菌	76(1.4)	48(2.2)	6(1.1)	0(0.0)	4(1.0)	1(0.9)	0(0.0)	17(1.4)
其他	61(1.2)	17(0.8)	2(0.4)	6(0.8)	18(4.5)	3(2.8)	0(0.0)	15(1.2)
寄生虫	43(0.8)	27(1.3)	1(0.2)	5(0.7)	3(0.8)	0(0.0)	1(0.8)	6(0.5)
其他	286(5.4)	126(5.9)	11(2.0)	28(3.8)	29(7.3)	23(21.5)	5(4.2)	64(5.3)

AFR,非洲;EEU,东欧;EPIC,重症监护病房感染扩展流行率;ESBL,超广谱β-内酰胺酶;ICU,重症监护病房;LAM,拉丁美洲;MRSA,耐甲氧西林金黄色葡萄球菌;NAM,北美洲;OC,大洋洲;VRE,耐万古霉素的肠球菌;VSE,万古霉素敏感的肠球菌;WEU,西欧。

[a],百分比不一定等于 100,因为患者可能感染/检出一种以上微生物。

数据引自：Vincent JL, Sakir Y, Singer M, et al. Prevalence and outcomes of infection among patients in intensive care units in 2017. *JAMA*. 2020; 23(15): 1478 - 1487. doi: 10.1001/jama.2020.2717。

最近,多重耐药革兰阴性杆菌在许多医院越来越普遍[52-58]。其中包括产 ESBL 和产碳青霉烯酶的肠杆菌目,以及多重耐药或泛耐药的非发酵菌,如铜绿假单胞菌、鲍曼不动杆菌和嗜麦芽窄食单胞菌(表 10.2)[59-62]。2017 年进行的 EPIC Ⅲ 研究[57]的数据显示,ICU 患者中的大多数(67.3%)感染是由革兰阴性杆菌引起的,在东欧和亚洲 ICU 中,44.4%~45.6%的感染是由铜绿假单胞菌和不动杆菌单独引起的(表 10.1)

ESKAPE 病原体(屎肠球菌、金黄色葡萄球菌、肺炎克雷伯菌、鲍曼不动杆菌、铜绿假单胞菌和肠杆菌属)是现代医院中主要 HAI 的病原体(表 10.2)[46,54,55,57,58,61]。EPIC Ⅲ 研究的数据表明,重症监护病房 70%以上的 HAI 涉及 ESKAPE 病原体(表 10.1)[57]。这类病原体是全球细菌耐药问题的关键,其耐药性来源于多种获得性和可传播的耐药性因素(表 10.2)。

表 10.2　ESKAPE 病原体有关的耐药性问题

病原体	抗微生物药物	耐药机制
屎肠球菌	氨苄西林	*Pbp5* 基因突变
	氨基糖苷类	酶变异
	万古霉素	改变肽聚糖交联靶位
金黄色葡萄球菌	氨基糖苷类	酶变异
	喹诺酮类	gyrA 突变导致与活性位点的结合降低;外排
	利奈唑胺	rRNA 突变导致与活性位点的结合降低
	青霉素	β-内酰胺酶
	苯唑西林	PBP(PBP2a)改变
	磺胺类	*DHPS* 基因编码改变或重组
	四环素	外排
	甲氧苄氨嘧啶	*DHFR* 基因编码改变
	万古霉素	肽聚糖交联靶位改变
肺炎克雷伯菌	β-内酰胺类	AmpC 酶
		ESBL
		孔蛋白改变或减少
		外排
	碳青霉烯类	金属-β-内酰胺酶
		KPC 型 β-内酰胺酶
		孔蛋白改变或减少
	喹诺酮类	改变靶位,避免与DNA结合,外排
鲍曼不动杆菌	氨基糖苷类	酶变异
	β-内酰胺类	大量 β-内酰胺酶
	碳青霉烯类	金属-β-内酰胺酶
		OXA 碳青霉烯酶
		孔蛋白改变
	喹诺酮类	改变靶位
铜绿假单胞菌	氨基糖苷类	改变外膜渗透性,外排,酶变异
	β-内酰胺类	染色体头孢菌素酶
		孔蛋白改变或减少
	碳青霉烯类	金属-β-内酰胺酶
		孔蛋白改变或减少
	喹诺酮类	改变靶位
		外排
肠杆菌属	β-内酰胺类	AmpC 酶
	喹诺酮类	改变靶位
		外排

DHFR,二氢叶酸还原酶;DHPS,二氢蝶酸合成酶;ESBL,超广谱β-内酰胺酶;PBP,青霉素结合蛋白。

快速准确地鉴定这些关键的 HAI 致病菌,包括其耐药性机制,是优化患者护理和预防工作中的一个重要问题[3,4,11,14,17,24]。目前大多数临床微生物学实验室都建立了半自动化和自动化的鉴定和药敏检测系统，一些自动化仪器的最新改进涉及数据库的扩展，并使用先进技术缩短检测时间，大大提高了其临床实用性。此外，一些商业平台已经创建了新的决策支持系统，该软件将鉴定和药敏测试结果与药敏监测策略和治疗指南相结合[13]。

为了补充培养物和临床材料的革兰染色信息，缩短微生物鉴定时间，已出现新的非培养技术，包括肽核酸(peptide nucleic acid，PNA)和荧光原位杂交(fluorescence in situ hybridization，FISH)、聚合酶链反应(polymerase chain reaction，PCR)、rRNA探针矩阵技术，以及基质辅助激光解吸电离飞行时间(matrix-assisted laser desorption ionization-time-of-flight，MALDI - TOF)质谱(mass spectrometry，MS)[3,4,11,13,15,63]。基于核酸的技术平台现在已被纳入临床实验室常规，通过DNA靶点鉴定微生物序列，通过实时扩增技术检测病原体，或通过阵列同时检测多种病原体(表10.3)[8,10-12]。细菌和真菌rRNA基因的核酸序列分析扩展了我们对这些微生物之间亲缘关系的理解，是细菌和真菌鉴定的新标准[64,65]。最近，引入了几种新的宏基因组方法来检测、鉴定和描述微生物病原体特征，具有病原体和耐药性鉴定的双重优势，从而开发了几种测试平台，这些平台现在可以作为快速诊断工具商业购买或正在开发中[6,9,66-71]。

表10.3　美国FDA批准/认证基于综合征的分子检测方法用于检测特定的病原体和耐药标记

通道类型	病原体(可检测数量)					耐药标记
	靶标数量	细菌	真菌	病毒	寄生虫	
阳性血培养						
FilmArray BCID	28	19	5			4
Verigene BC - 6P	15	12				3
Verigene BC - 6N	14	8				6
Accelerate Pheno	41	14	2			25
全血						
T2 Candida	5		5			
T2 Bacteria	6	6				
呼吸道						
Luminex						
X - TAG RVP	12			12		
X-TAG RVP Fast	8			8		
X - TAG - RPP	20	2		18		
FilmArray	20	3		17		
Verigene	16	3		13		
eSensor RVP	14			14		
ePlex	17	2		15		
胃肠道标本						
Verigene EP	9	7		2		
Luminex GPP	14	8		3	3	
BioFire GIP	22	13		5	4	
中枢神经系统						
FilmArray MEP	14	6	1	7		

标本的收集和运输

样本的收集、运输和处理必须具有足够高的质量，以保证提供有效的数据[72-74]。如果样本在采集或运输环节不正确，即使在到达实验室后尽可能好地进行处理，也可能产生不准确的结果。反过来，这些不准确的结果可能会导致医生做出错误的临床判断和决策、实验室和IPP人员做无用功，以及给患者带来不必要的负担。许多检测可能对样本类型、采集和运输到实验室有非常具体的要求。对于大多数分子生物学测试来说尤为重要[75]。

许多HAI病原体(如凝固酶阴性葡萄球菌、念珠菌)也通常定植在患者的皮肤或黏膜上，如果标本采集或处理不当，很容易污染培养基。如果因污染导致被认为病原学培养阳性，且患者符合HAI定义，则HAI发病率可能会因此而升高[19,20,76]。

实验室必须仔细监测样本质量，与住院和门诊护理单位密切沟通，制定并执行严格规范可执行的临床样本采集和处理标准。这对于确保实验室向临床医生和IPP提供的信息反映与患者培养部位而非污染物真正相关的病原体是必要的。

某些实验室检测结果表明存在特定的处理错误[41,77]。例如，革兰染色可见病原体，但一直未能分离出生物体，这提示运输培养基不当、运输中标本延迟或不适当的再冷冻、染色错误、试剂污染或培养技术不当。同样，在清洁中段尿样本中频繁发现≥3种不同的微生物，表明样本采集方法不当，样本运送到实验室的延迟或培养延迟。

为发现并纠正此类问题，应定期评估样本采集和处理情况；在特定医院区域中，从临床标本中分离可能的污染物的频率可用于衡量标本采集质量。解决这些问题是实验室和IPP人员可以协作改善结果的另一个领域。通过多学科协作，IPP和AMS人员的参与，有可能降低污染率[22,76,78]。例如，确定尿液样本受污染的频率来评估病区是否需要进一步宣教；必要时，还可以确定实验室、AMS或IPP人员进行的在职教育计划。

许多医院还监测标本运输时间，并利用这些信息来避免培养超时、不合格的标本。对周转时间的评估已成为实验室质量保证的一个重要组成部分[17,20,76,77,79,80]。

标本的初始评估

在标本到达实验室接收时，评估其质量是决定是否适合进一步微生物检测的最佳方法之一。显微镜检查痰液标本作为判定标本质量的方法已被证实[72,77]。不合格标本(可见多个鳞状上皮细胞,没有中性粒细胞)不会被进一步处理,也不会报告令临床医生或流行病学家困惑的结果。供判定创面、阴道、宫颈或其他标本是否合格的评分系统也有描述[72,77]。这些标准的应用确保了完全处理后的标本提供的信息能与感染病原体相对应,并将减少非必要的实验室成本。对于不合格的标本,应要求重复采集标本,并应推迟或取消对从不良标本中分离出的病原体的进一步处理(如菌种鉴定、药敏测试)。由于导尿管留置患者尿标本培养阳性代表导管相关无症状菌尿(CA-ASB),而非导管相关性尿路感染(CA-UTI),除非已知疾病的可能性很大[20,28],否则应不鼓励留取此类标本。培养报告应提醒临床医生标本的可疑价值,以便谨慎对待结果(如果有的话)指导诊断和治疗。这样的举措大大提高了所提供的微生物学结果的质量,并减少误诊和非必要的抗感染治疗。这是实验室、AMS和IPP之间的合作可以减少不必要检测的另一个领域,从而降低HAI发病率、提供更好的患者护理和改善AMS[20]。

病原体检测和鉴定的快速试验

在临床微生物学实验室进行的最快速、成本效益最高的检测方法是对临床标本进行直接显微镜检查[81]。不幸的是,显微镜本质上是不敏感和非特异性的,因此已经开发了许多不同的非培养方法,这些方法使用免疫学、分子生物学的蛋白质组学方法来提高实验室诊断和鉴定HAI病原体的能力[3,4,8,10,24,42,69,82]。

尽管没有关于获得检测结果“快速”的正式定义,但大多数临床和微生物学家认为快速结果可以在2～4 h内得到[5,14,30]。目前,直接使用临床样本快速诊断的免疫学方法被用于检测多种病原体,如肺炎链球菌、脑膜炎奈瑟菌、B组链球菌、嗜肺军团菌、艰难梭菌毒素、曲霉、念珠菌属、新型隐球菌、肺孢子菌、贾第鞭毛虫、隐孢子虫和溶组织内阿米巴等[82]。

尽管长期以来,分子生物学方法被认为在提高微生物实验室快速检测和鉴定传染源的能力方面具有巨大潜力,仅在过去10年左右的时间里,分子方法在传染病诊断中的使用才大幅增加[3,4,8,10]。用于快速检测阳性血液培养瓶、全血或血浆、呼吸道标本、粪便和脑脊液中病原体的基于面板的分子诊断测试的商用平台数量增长,促进了这项技术在临床实验室的使用(表10.3)[3,4,8,10,12,75]。这些新的诊断工具有望扩大微生物实验室快速检测和鉴定重要的医院病原体的能力,并提供更多抗感染耐药标志物和快速药敏结果[3,4,63,83]。这些快速诊断工具很重要,但在许多情况下,还需要注意其正确应用、结果解释,以及将检测结果融入日常感染管理[1,3,4,23,78]。尽管检测和结果报告传统上属于微生物学实验室的职权范围,但为了最大限度地发挥这项新技术的价值,有必要以多学科协作的方式进行感染预防与控制管理,不仅涉及实验室,AMS和IPP也应参与其中[1,3,23]。

在美国FDA批准或认证的mRDT中,对预防感染最有用的包括通过PNA-FISH快速鉴定ESKAPE病原体、基于核酸序列或蛋白质组学(MALDI-TOF MS)的方法,以及MRSA、结核分枝杆菌、艰难梭菌、肠道病毒、流感和其他呼吸道病毒的分子检测方法。全基因组测序(WGS)在临床实验室中的使用更加广泛,并正在成为医院病原体分子表征的筛选方法,包括菌株分型和抗微生物耐药标志物的检测[7,9,18,67,69,71]。

PNA-FISH探针已用于直接从阳性血培养瓶中鉴定金黄色葡萄球菌、大肠杆菌、铜绿假单胞菌和白念珠菌[84-86],以及直接检测涂阳痰标本中的结核分枝杆菌[87]。用于直接快速鉴定阳性血培养标本中的金黄色葡萄球菌、凝固酶阴性葡萄球菌、肠球菌、大肠埃希菌、肺炎克雷伯菌、铜绿假单胞菌、白念珠菌、光滑念珠菌、热带念珠菌、近平滑念珠菌和克柔念珠菌,以及Lim肉汤培养基中的无乳链球菌的PNA-FISH探针,可从OpGen(Gaithersburg, MD)购买[86,88,89]。尽管PNA-FISH探针可以在3 h内提供鉴定结果,但对培养前进行扩增的要求降低了这一技术的影响力。

PCR结合核酸测序已被证明是从血培养或其他培养基中快速鉴定细菌和真菌的良好手段,被认为是细菌和真菌鉴定的新标准[75]。美国应用生物系统公司(加利福尼亚州,福斯特市)开发了用于细菌和真菌的核糖体基因测序试剂盒。通过使用MicroSeq分析软件,将来自未知微生物的序列与来自1 000多个类型菌株的完整或部分16S rRNA(真菌的D2大亚基rRNA)序列进行比对[90]。软件分析提供了未知病原体和20个最密切相关的病原体之间的碱基对差异百分比,比对工具显示相关序列之间差异,进化树用于验证未知病原体与数据库中20个最接近的病原体的聚类信息。方法和软件的不断改进及成本的降低,将会带来更为普遍的基于核酸序列的微生物鉴定手段。

如表10.3所示,三种美国FDA批准/认证的多重检测同时直接从阳性血培养标本中鉴定出许多血液病原体及特定的耐药基因:FilmArray血培养鉴定(Blood Culture Identification, BCID) panel (BioFire Diagnostics),Verigene革兰阳性血培养(BC-GP)和革兰阴性血培养(BC-GN)测试(Luminex Corporation),以及Accelerate Pheno系统(Accelerate Diagnostics)。

FilmArray BCID测试是一种多重PCR系统,提供自动扩增、检测和分析,并同时测试28个不同的靶标(8个GP、11个GN、5个念珠菌属和4个耐药标记),周转时间为1 h[8]。Verigene BC-GP和BC-GN测试通过使用基于金纳米颗粒探针的技术,以微阵列形式提供细菌DNA的自动样品制备和检测,该技术在约2～2.5 h内生成15个GP靶标(12个细菌和3个耐药标记)和14个GN靶标(8个细菌和6个抗性标记)的结果[8]。总体而言,这些应用显示出生物体ID的时间减少,优化抗感染治疗的时间缩短。当与AMS专家协作时,这些检测技术的好处是理想的,为医护人员提供个性化和快速的指导[14,21,22,29,91]。

Accelerate PhenoTest BC试剂盒(Accelerate Diagnostics)是一个新引入的美国FDA批准的平台,将FISH鉴定和抗微生物药物敏感性试验结合到一个仪器中[15,63,83,92,93]。

该系统可以在 90 min 内提供鉴定结果，并在 7 h 内提供阳性血培养的抗微生物药物敏感性试验结果。通过暗场显微镜对单个活的、生长的、固定化的细胞进行形态动力学细胞分析(不论是否有抗微生物药物压力存在)，最小抑制浓度(minimum inhibitory concentration, MIC)测定和抗微生物药物敏感性试验解读报告近乎实时(大约每 10 min)生成[15,63]。对 Accelerate Pheno 系统的几项评估已经证明，阳性血培养的快速鉴定和抗微生物药物敏感性试验具有令人满意的性能，比目前的方法早 1～2 天得出结果[15,63,82,92,93]。预计 Accelerate 系统将提供鉴定和抗微生物药物敏感性试验结果，从而快速调整广谱抗微生物药物治疗方案，有利于抗微生物药物使用量管理和患者临床结局[15,63]。临床微生物学实践中的这些创新对 AMS 和 IPP 的工作都有帮助。

适用于诊断和预防感染目标的理想的监测，应是可直接采用患者血液样本(或其他部位临床标本)进行检测，并在 2～4 h 内或至少在接收到标本的当天检测病原体的存在并鉴定[5,7-10,12,69]。现已在研究领域中开发了许多使用基于核酸的检测技术[6,10,66,69]；近年来，几种多重检测系统也已实现商品化，用于直接从血液、呼吸、中枢神经系统(central nervous system, CNS)和粪便标本中检测细菌、真菌、病毒和寄生虫[8,94,95]。

目前，只有两种获得美国 FDA 批准的直接检测和鉴定血液样本中病原体的商业化分析方法：T2 念珠菌 panel 和 T2 细菌 panel(T2Biosystems)[94,95]。这些方法通过直接从全血中提取 DNA，然后进行 PCR，随后使用 T2 磁共振对扩增产物进行表征，以多重检测五种念珠菌(T2 念珠菌，白念珠菌、热带念珠菌、近平滑念珠菌、克柔念珠菌和光滑念珠菌)和六种细菌(T2 细菌，屎肠球菌、金黄色葡萄球菌、肺炎克雷伯菌、鲍曼不动杆菌、铜绿假单胞菌和大肠杆菌)。与平均周转时间为 4～6 h 的血培养相比，这些检测显示出高灵敏度。除了这些基于面板的诊断，16S 和 18S RNA 基因 PCR 检测和测序以及鸟枪法宏基因组测序，用于直接从血液中检测病原体的检测方法正在持续开发与评估中[6,10,66,69,96]。

除了鉴定血液或血培养中病原体的平台外，还有所谓的综合征方法，可以对呼吸道、消化道和中枢神经系统标本中的选定病原体进行非偏检测[8]。

目前，有七种多通道检测技术已被美国 FDA 批准用于临床实验室：Luminex xTAG RVP v1(Luminex Corporation)、Luminex xTAG RVP Fast(Luminex Corporation)、FilmArray 呼吸道病原体检测(FA - RP)(BioFire Diagnostics)、eSensor RVP(GenMark Diagnostics)，Verigene 呼吸道病原体 Flex 测试(Luminex Corporation)，Luminex xTAG 呼吸道病原体检测技术(NxTAG RPP)(Luminex Corporation)和 ePlex 呼吸道病原体检测(ePlex RPP)(GenMark Diagnositics)(表 10.3)。这些多通道技术针对常见的病毒病原体，检测和识别 8～20 个呼吸道靶标，周转时间为 1～8 h[8]，其中 4 种(FA - RP、Verigene、NxTAG RPP 和 ePlex)分别检测 2 到 3 种不同的细菌病原体(表 10.3)。使用这些多通道呼吸道病原体检测技术可能使临床获益，包括如果检测到病毒病原体，可能会降低使用抗微生物药物的等级，减少侵入性采集样本的操作，并为感染控制和及时开展暴发调查等决策提供支持[8,12]。与 WGS 不同，这些小组并非包罗万象。例如，肺炎链球菌或军团菌等细菌和巨细胞病毒(CMV)、中东呼吸综合征冠状病毒(MERS - CoV)、严重急性呼吸综合征相关冠状病毒(SARS - CoV - 1 和 SARS - CoV - 2)和汉坦病毒等不包括在内[8]。

传统的感染性腹泻检查是缓慢和依赖人力的，通常要几天才能得出结果[72]。目前，有三种经美国 FDA 批准的多通道检测方法可以检测至少 5 种胃肠道病原体：Luminex xTAG 胃肠道病原体 panel(Luminex GPP; Luminex Corporation)、BioFire FilmArray 胃肠道 panel(BioFire GIP; BioFire Diagnostics)和 Verigene 肠道病原体(Verigene EP)测试(Luminex Corporation)(表 10.3)。这些多通道测试方法检测和鉴定 9～22 种胃肠道病原体，周转时间为 1～5 h[8]。这三者都能检测到几种细菌病原体，以及诸如病毒和轮状病毒。Luminex GPP 和 BioFire GIP 还可以检测艰难梭菌(毒素 A/B)和几种寄生虫[8]。这三种市售的多重胃肠道 panel 对其预期靶标的检测表现出了良好的灵敏度和特异度[8]。除了广覆盖范围和检测传统方法经常遗漏的共感染的能力外，多重胃肠道 panel 还比传统方法缩短了周转时间，并可能降低成本。尽管 Luminex GPP 和 BioFire GIP 面板都提供了对产生毒素的艰难梭菌的检测，许多实验室已经开发了使用谷氨酸脱氢酶(glutamate dehydrogenase, GDH)酶免疫分析(enzyme immunoassay, EIA)和艰难梭菌毒素 EIA，然后进行核酸扩增试验(nucleic acid amplification test, NAAT)来检测艰难梭菌的存在的特定测试算法，以避免对艰难梭菌感染的过度诊断[97]。

用于检测和诊断由几种病毒，包括 HSV - 1、HSV - 2 和肠道病毒引起的中枢神经系统感染的分子方法已经使用了几年，并且目前构成了诊断这些感染的金标准。相反，细菌、真菌或 CNS 寄生虫感染的检测使用传统的显微镜和培养方法进行。FilmArray 脑膜炎/脑炎测试 panel(MEP, BioFire Diagnostics)是美国 FDA 批准的第一个用于诊断中枢神经系统感染的多重 mRDT。MEP 共覆盖 14 种中枢神经系统病原体，包括 7 种病毒、6 种细菌和新型隐球菌，周转时间为 1 h(表 10.3)[8]。鉴于最近引入了使用 MEP 的中枢神经系统综合征检测，关于其临床实用性的信息有限。美国细菌性脑膜炎的低发病率可能会限制该检测的实用性，并可能导致对结果的解释出现问题。

从培养物中快速鉴定细菌和真菌的最新方法是使用由 MALDI - TOF MS蛋白质组学[13,98]。MALDI - TOF - MS 系统测量细菌或真菌的核酸或蛋白质的质量，在达到稳健、快速和廉价的同时，能够检测和表征广泛生物体，包括厌氧菌、非发酵革兰阴性杆菌、葡萄球菌、念珠菌和曲霉属[99,100]。相对于 16S rRNA 测序，使用 MALDI - TOF MS 鉴定细菌已被证明是高准确性的，并且成本仅为传统鉴定方法的四分之一，在 6 min 内提供预培养病原体的鉴定结果[99]。一些处理阳性血培养样本的方法已经发表，但对其他样本（如尿液）的直接检测需要进一步研究[13,98,99]。这项技术的新应用正在开发中，包括微生物菌株分型、抗微生物药物敏感性试验和毒力谱研究[99,100]。

快速检测重要耐药菌的方法已开发，早期的大部分重点是 MRSA 和 VRE 的快速检测[101]。阳性结果可以让临床医生迅速实施适当的隔离预防措施，以防止耐药菌的传播。最近，人们的注意力集中在开发分子测试方法上，以检测编码 β-内酰胺酶（ESBL、AmpC 和碳青霉烯酶）的基因，这些基因现在存在于各种革兰阴性杆菌中[101]。快速准确地检测广谱 β-内酰胺酶对个体患者的感染预防和治疗都很重要，因为耐药表型检测并不完善[35,101,102]。目前，有三个经美国 FDA 批准的多通道平台用于从阳性血培养（BioFire FilmArray 和 Luminex Verigene）或菌落（Cepheid Xpert）中检测革兰阴性杆菌中的 β-内酰胺酶抗性基因（表 10.3）[101]。这些检测平台快速（48～120 min）、自动化，主要专注于检测具有重要流行病学意义的碳青霉烯酶基因[101,102]。

大部分临床医生和微生物学家热烈欢迎诊断传染病的快速分子生物学方法和免疫学检测方法的引进，但这些检测方法的高成本令人担忧[3,24,26,42]。快速分子生物学和免疫学检测的一个优点是，在实验室资源充足的情况下可以快速进行。然而，由于批量测试节约成本，而频繁检测浪费人力，在快速周转的情况下进行此类测试具有挑战性。分子生物学检测技术快速获得结果与改善患者预后、缩短住院时间和抗微生物药物使用时间有关，同时节约了成本；然而，人们越来越认识到，如果没有诊断团队和 AMS 团队的共同努力，mRDT 的潜在好处是无法实现的[1,3,4,11,23,24,42]。IPP、AMS 和诊断管理（实验室）团队的协同作用是优化实验室诊断（正确的检测、正确的患者、正确的时间）、解释结果，以及启动正确和恰当的治疗的关键[1,3,23]。这些努力的结合有望以高成本效益的方式使用更新、更昂贵的诊断技术，也将确保患者获得最佳结局[1,3,4,23,42]。此外，实验室、IPP 和 AMS 的相互协作创建了一个有效的网络，为采取正确的感染预防措施提供支持，确保患者和医护人员的安全环境[1]。

新的分子生物学和免疫学检测的快速报告时间可能会增加临床接受度，导致其使用率显著提高。任何一项实验室检测，都存在过度使用的可能性——如果临床医生不加选择地使用，或者实验室质量控制不力，快速诊断测试可能会导致假阳性错误，导致不当的隔离和治疗。错误的结果也可能导致 IPP 浪费时间调查“假暴发”[103-106]。某新生儿重症监护病房（neonatal intensive care unit，NICU）发生过一次“假暴发”，56 名婴儿中有 28 名腺病毒抗原检测呈假阳性[104]。这些假阳性检测结果使 IPP 组织了广泛的调查，整个 NICU 都采取了接触预防措施，耗费了大量资源。

临床微生物学家应与相关临床医生及 IPP 和 AMS 团队的成员协商，确定应提供哪些快速分子生物学检测方法，并为其使用提供必要的限制条件和指南。团队应根据文献中的数据、实验室产生的数据（如可能），以及目标患者群体的数据做出决定。理想情况下，这些检测应作为精心设计与规划的用于减少 HAI 和耐药的策略的一部分[4]。考虑到此类检测的额外费用，团队应尝试确定该检测方法是否会实质改善患者照护。如果这些检测程序减少了相对不敏感和非特异检测方法的使用，并取消了不必要的诊断程序和无效的治疗，那么花费较高的检测程序可能是合理的[3,4,11,23,24,42]。

自动化鉴定和药敏试验

现代临床微生物学实验室很大程度上依赖所谓的系统方法来鉴定微生物[13]。这种方法依赖于一组经过仔细选择的、适合的阳性和阴性反应的底物。每个属和种的反应模式产生的代谢图谱可与已建立的数据库进行比对。为了克服大多数微生物培养时间慢的问题，加快鉴定速度，大部分鉴定系统的制造商采用新的预制酶底物，与待检测微生物产生的酶发生反应，从而在 2～4 h 内引发可被检测的反应。单独或组合使用的生物化学指标包括：① 由底物的利用引起的 pH 变化；② 酶促反应释放显色和荧光化合物；③ 在各种碳源存在下的四唑指标代谢活性；④ 挥发性或非挥发性酸的检测；⑤ 肉眼可见的生长。如前所述，蛋白质组学方法在微生物鉴定中的引入（MALDI - TOF）正符合大多数大型实验室对生物化学方法的需求。

目前，所有商用抗微生物药物敏感性试验系统都依赖于微生物生长，半自动和自动化系统使用各种光学方法监测生长和生长抑制[15,63,83]。尽管关键耐药基因的检测可用于流行病学调查和感染预防目的，但现有的检测方法范围有限，无法检测所有潜在的耐药基因，因此目前有必要对易感性和耐药性进行表型测定[4,18,26,42]。

由于定植和感染微生物的重症患者范围扩大，临床微生物学实验室准确鉴定 HAI 病原体的能力不断受到挑战[64,65]。比较常见的 ESKAPE 病原体容易通过半自动和自动化系统鉴定，但许多非传染性革兰阴性杆菌和其他罕见菌或苛养菌可能更难识别。目前的例子包括细菌，如革兰阳性杆菌、新型肠杆菌目和非肠道革兰阴性杆菌（如不动杆菌属、洋葱伯克霍尔德菌和嗜麦芽窄食单胞菌）；真菌，如耳念珠菌、曲霉属的非烟曲霉属、镰刀菌属和其他丝状真菌；病毒，如呼吸道合胞病毒、H1N1、甲型流感病毒、轮状病毒、巨细胞病毒和新出现的冠状病毒（MERS - CoV、SARS - CoV - 1 和 SARS - CoV - 2）；以及寄生虫，如隐孢子虫和弓形虫。因此，实验室必须不断更新用于鉴定和分类 HAI 病原体的方法。

微生物鉴定进行到何种程度，对 HAI 控制工作非常重要。感染预防人员经常寻求同一种微生物在患者之间传播的证据[17-19,107]。若在种属水平上鉴定到微生物，可以增强此种推断的论证能力。在种属水平上鉴定 HAI 病原体的实验室可能会发现原本未被发现的疫情暴发，因为不寻常的微生物聚集或常见病原体的不寻常聚集可能是疫情暴发的线索。此外，对微生物的不完整或不正确鉴定可能会掩盖真正的问题，并使回顾性流行病学调查变得困难。例如，“克雷伯菌/肠杆菌群”的报告未能区分医院内具有不同流行病学感染模式的两个属（克雷伯杆菌属和肠杆菌属）。相反，在采用 MALDI - TOF MS 进行微生物鉴定以前，从导管抽取血标本对病原体进行的种属水平鉴定报告为白喉棒状杆菌、凝固酶阴性葡萄球菌时，将被归类为污染物，并可能导致将该事件定性为中央导管相关血流感染（CLABSI），导致患者治疗过度或治疗不足，并对机构的 CLABSI 发病率产生不利影响[5,20]。

罕见微生物或具有非典型表型特性的常见微生物通常无法通过商业系统可靠地鉴定，可能需要使用分子或蛋白质组学方法来获得准确的鉴定结果[13]。随着病原体的不断进化和分类学的修订，微生物学家必须注意制造商关于产品的信息通知，如关于测试方法准确性的信件、通知或测试结果通知，以及描述其他人使用这些鉴定系统遇到的潜在问题的已发表文献。将此类问题及时通知 IPP 和 AMS 人员也将避免这方面的混乱。

商业抗微生物药物敏感性试验系统于 20 世纪 80 年代引入临床微生物学实验室，自 20 世纪 90 年代以来已在大多数实验室使用[83]。少量实验室使用手动和半自动肉汤微量稀释（broth microdilution，BMD）系统，大多数实验室通常选择自动 BMD 系统。大多数抗微生物药物敏感性试验系统也进行微生物鉴定。抗微生物药物敏感性试验系统通常包括可以与实验室信息系统（laboratory information system，LIS）连接的数据管理软件，并提供各种级别的专家系统和流行病学分析。

实验室选择使用自动化抗微生物药物敏感性试验系统的原因包括节省劳动力、检测的可重复性、通过专家系统分析进行数据管理，以及有机会快速生成结果。抗微生物药物敏感性试验系统提供的结果比大多数手动抗微生物药物敏感性试验方法提供的结果早 1 天，这在患者照护中是一个合理进步。必须认识到，几乎没有临床数据表明快速抗微生物药物敏感性试验和报告可以改善患者的预后[15]。在旧文献中的研究已经证明了使用快速抗微生物药物敏感性试验和报告的临床和经济效益[108-110]。最近，Accelerate Pheno 系统（Accelerate Diagnostics）已被证明，相比传统抗微生物药物敏感性试验方法，其能早 1～2 天直接从阳性血培养标本中提供鉴定和表型 MIC 及分类抗微生物药物敏感性试验结果，并支持准确的抗微生物药物调整[63]。在一项研究中评估了 Accelerate - Pheno 系统的临床影响，该研究比较了有/无 AMS 干预的传统微生物学诊断与 Accelerate Pheno（除传统标准外）加 AMS 干预的影响[15]。Accelerate Pheno 系统的使用显著缩短了鉴定和抗微生物药物敏感性试验的时间，以及最佳抗微生物治疗的时间，但不影响抗微生物药物的消耗、抗微生物药物治疗的持续时间、死亡率、住院时间或艰难梭菌感染的发病率[15]。当使用快速抗微生物药物敏感性试验时，在耐药性高的环境中进行更大规模的研究是否能显示出更低的死亡率和抗微生物药物消耗量，还有待确定[15]。

新的抗微生物药物耐药性不断出现，现有耐药性的频率也在增加。在 HAI 病原体中出现的最重要的耐药菌包括产 ESBL（包括碳青霉烯酶）的肠杆菌科细菌[59,111]，对糖肽类耐药的肠球菌[47]和葡萄球菌[46]，MRSA[46]，以及多耐药或泛耐药的非发酵菌（如铜绿假单胞菌、不动杆菌和嗜麦芽窄食单胞菌）[60,62]（表 10.2）。

前面提到的快速抗微生物药物敏感性试验方法的缺点是无法检测一些诱导性或细微的耐药性机制[83,112-116]。然而，有这些众所周知问题的仪器不再销售，其余仪器的制造商已做出巨大努力来纠正早期的问题[83]，或将检测范围扩大到苛养菌[117,118]。目前自动化系统的问题包括肠球菌和葡萄球菌的利奈唑胺耐药性检测、葡萄球菌中青霉素耐药性检测、凝固酶阴性葡萄球菌中苯唑西林假耐药性检测、葡萄球菌中糖肽敏感性降低的检测、产 ESBL 和碳青霉烯酶肠杆菌的耐药性检测，以及多种 β-内酰胺酶和铜绿假单胞菌[83]（表 10.4）。尽管 β-内酰胺酶和产 ESBL 的 GNB 的新 CLSI 折点旨在提高产 ESBL 菌株的检出率，并消除确证实验的必要性，但一些自动化系统已报告了假阳性结果[33,83]。值得注意的是，测定克拉维酸与头孢他啶或头孢噻肟的抑制作用的 ESBL 确证实验可用于所有自动化系统[33,83]。商业抗微生物药物敏感性试验系统（手动和自动）的另一个严重限制是在系统中添加新的抗微生物药物之前存在显著的滞后时间，并且无法快速适应监管机构规定的临床折点的变化[33,36,119,120]。

表 10.4　自动药敏试验系统检测耐药表型的潜在问题

耐药表型	评价
万古霉素耐药的肠球菌	用 Vitek、Phoenix 和 MicroScan 三种耐药测定系统检测万古霉素低水平耐药（耐药基因 *vanB* 和 *vanC*）都有问题。若检测铅黄肠球菌和鹑鸡肠球菌，建议用其他确认方法
氨基糖苷类高水平耐药（HLAR）的肠球菌	通过生长培养基和延长孵育的改变检测 HLAR
利奈唑胺耐药的葡萄球菌属和肠球菌属	拖尾现象使得 MIC 的判读困难重重。利奈唑胺耐药发生率较低限制了优化检测能力，对照 CLSI 指南中 BMD 的结果，耐药测定系统的准确率为 89.6%（Phoenix 法）～96.0%（MicroScan 法）
青霉素耐药的葡萄球菌属	一般需要 β-内酰胺酶诱导实验。青霉素敏感的葡萄球菌属患病率低，β-内酰胺酶产物可能不会被表型方法检测出。推荐采用分子生物学方法来确认青霉素的敏感性
苯唑西林耐药的葡萄球菌属	自动化系统展示了检测 MRSA 极佳的敏感性和特异性。但是 CLSI 的新折点可能会导致凝固酶阴性的葡萄球菌（coagulase-negative *staphylococci*，CoNS）出现假耐药性检测结果
糖肽类敏感性降低的葡萄球菌属	系统可能会将金黄色葡萄球菌和 CoNS 归类为万古霉素耐药菌。CLSI 鼓励实验室对万古霉素结果为不敏感的情况采用第二种方法来确认
诱导克林霉素耐药	FDA 最近批准的葡萄球菌属的诱导克林霉素耐药实验可用于所有自动化检测系统（Phoenix，Vitek 2，MicroScan WalkAway，Sensititre ARIS2x）

续　表

耐药表型	评价
产 ESBL 的肠杆菌科	2010 年 CLSI 修订的肠杆菌科细菌对头孢菌素和氨曲南的折点实施后，ESBL 实验变得没有必要了。ESBL 确证实验一般是测量头孢他啶/克拉维酸的抑制效果，适用于所有自动化系统。经常会出现假阳性和假阴性结果
碳青霉烯类耐药	已有报道，自动化检测系统不能识别耐碳青霉烯的肺炎克雷伯杆菌和鲍曼不动杆菌分离株。肠杆菌和铜绿假单胞菌也出现假耐药性。可运用第二种抗微生物药物敏感性试验去证实碳青霉烯类的不敏感结果。CLSI 建议，对碳青霉烯类的 MIC 升高的分离株，用改良的 Hodge 检测方法来确认碳青霉烯酶产物
GNB 中的其他耐药	已有报道，所有自动化系统中对 β-内酰胺酶和铜绿假单胞菌耐药性的识别错误率不断升高

为了防止抗微生物药物敏感性试验某些细菌抗菌组合出现明显错误，实验室必须为自动化系统提供其他方法。例如，一方面，自动化系统无法识别肺炎克雷伯菌和鲍曼不动杆菌分离株中的碳青霉烯耐药表型[33,83,121]；另一方面，对于肠杆菌和铜绿假单胞菌中的假耐药性表型[122]，建议分别使用改良的 Hodge 试验或另一种抗微生物药物敏感性试验方法来确认碳青霉烯敏感或耐药[33,83,102,122]。如果实验室使用的方法不能准确鉴定微生物或特定的耐药表型，IPP 可能无法发现严重的问题，甚至是暴发。相反，IPP 人员可能会调查虚假问题，从而浪费宝贵的资源。

每个 IPP 都必须实施控制措施，以防止多重耐药菌（multidrug resistant organism，MDRO）的传播[19,41,107]。然而，任何控制 MDRO 的计划的成功都取决于实验室检测这些微生物的能力。实验室主任必须了解有关自动化系统检测新发耐药表型的最新文献，并在必要时实施额外的方法来检测或确认特定的耐药表型。这种确证实验可能需要使用分子学方法实现[101]。

新发病原体及其耐药性

在 20 世纪 90 年代，感染预防方面的大部分努力多在遏制 MRSA 和 VRE 的传播上：这些病原体被宣布为美国医院“最失控”的两种耐药菌[123]。尽管这两种革兰阳性菌仍然是 HAI 的主要原因，但全球 ICU 患者中的革兰阴性菌感染人数超过了革兰阳性菌感染人数（表 10.1）。在 2017 年进行的 EPIC Ⅲ研究中，革兰阴性细菌感染人数占 ICU 中感染人数的 67%，而 1995 年首次进行该研究时，这一比例仅为 39.1%[44,57]。真菌感染（主要是念珠菌）的流行率从 1995 年的 17%上升到 2007 年的 19%，并在 2017 年回落到 16.4%[57]。在目前关注的革兰阴性菌中，最令人担忧的是肺炎克雷伯菌、铜绿假单胞菌、鲍曼不动杆菌和肠杆菌属的多重耐药（对≥3 类抗微生物药物中的≥1 种抗微生物药物不敏感）菌株的出现[57,59,60,62,111]。值得注意的是，在 EPIC Ⅲ中，多重耐药菌（如不动杆菌和假单胞菌）及真菌感染与超额死亡率具有统计学相关性[57]。

最令人担忧的趋势之一是耐药菌导致 HAI 的频率日益增加[52-55,57,58]。ICU 环境中多种抗菌和抗真菌药物的广泛使用，使重症监护区成为细菌和真菌耐药性获得和传播的场所。大量抗微生物药物暴露所产生的选择压力引起耐药基因的选择和表达[47,53,57,58,111]。即使在通常易感的菌种中，引起 HAI 的菌株通常对不止一类抗微生物药物耐药[124,125]。因此，IPP 团队不仅必须监测 MRSA 和 VRE，还要对 β-内酰胺类和碳青霉烯类耐药的肠杆菌科、不动杆菌属和假单胞菌属的 MDR，以及对唑类和棘白菌素耐药的念珠菌属进行监测[47,49,52,57,59,60,62]。在某些情况下，对用于治疗革兰阴性菌感染的一线药物（即阿米卡星、妥布霉素、头孢吡肟、头孢他啶、亚胺培南、美罗培南、哌拉西林他唑巴坦、环丙沙星和左氧氟沙星）和二线药物（如替加环素和多黏菌素）全部耐药的革兰阴性菌（最常见的是鲍曼不动杆菌、铜绿假单胞菌或嗜麦芽假单胞菌），因具有“超级耐药性”而被注意[60,126,127]。新德里金属-β-内酰胺酶（一种广谱碳青霉烯酶，能够通过质粒在正常人类肠道革兰阴性菌群中快速传播）等新出现的耐药性因子的发现进一步加剧了这种耐药负担[53,59,128,129]。

微生物实验室在监测耐药性方面的作用对感染预防工作的成功至关重要。当重要耐药菌被发现，以及检测到新的或不寻常的耐药表型时，实验室人员必须立即通知 IPP 工作人员，以便采取适当的隔离预防措施[17,19,22,56,107]。

MRSA 引起的感染仍然令人担忧：根据（美国）国家医疗安全网络（NHSN）2015—2017 年的报告，北美 ICU 中 50%的金黄色葡萄球菌中央导管相关血流感染是由 MRSA 引起的[58]。社区相关耐甲氧西林金黄色葡萄球菌（CA－MRSA）的报告始于 20 世纪 90 年代末，在一些地区，CA－MRSA 已成为皮肤和软组织感染的主要原因[130]。这些菌株通常对环丙沙星、克林霉素、庆大霉素和甲氧苄啶/磺胺甲噁唑敏感，并具有外毒素基因[如 Panton－Valentine 杀白细胞毒素（Panton－Valentine leukocidin）基因][131]。最初认为这些菌株与医院获得性菌株不同，但最近的报告表明，这些菌株现在是引起 HAI 的常见原因[46,132]。

转座子介导的尿肠球菌万古霉素的耐药性已被深入地研究[133,134]。对由 vanA 和 vanB 操纵子编码的万古霉素耐药性机制的深入了解，促进了新一代抗微生物药物的研发，这些抗生素保留了对万古霉素耐药性菌株的活性[47]。尿肠球菌对氨基糖苷类、红霉素、氟喹诺酮类、克林霉素和利奈唑胺的耐药性也已被深入研究（表 10.2）[47]。在 EPIC Ⅲ的报告中，在各种耐药菌中，耐万古霉素的肠球菌感染与其他病原体感染相比，与更高的死亡风险相关[57]。

肺炎克雷伯菌的耐药性问题通常集中在各种 ESBL 上[53,59,129]。碳青霉烯类药物被认为是治疗产 ESBL 菌株引起的感染的首选药物[135]；然而，在过去十年中，新 ESBL 的出现进一步限制了治疗选择。一些肺炎克雷伯菌菌株现在表达水解碳青霉烯活性的β-内酰胺酶，包括肺炎克雷伯菌碳青霉烯酶(*K. pneumoniae* carbapenemase, KPC)类和金属酶IMP、VIM和NDM(表10.2)[59]。无论耐药性是由金属酶还是KPC引起，对广谱头孢菌素、酶抑制剂复合制剂和氨曲南的耐药性都伴随着酶的表达。产碳青霉烯酶菌株通常对氨基糖苷类、复方新诺明和氟喹诺酮类药物耐药[59,136]，几乎没有治疗选择[53,137,138]。目前，治疗耐碳青霉烯类肠杆菌(carbapenem-resistant *Enterobacterales*, CRE)的抗微生物药物选择有限，多黏菌素、替加环素、磷霉素和氨基糖苷类是治疗的主要药物[137]。对CRE具有良好活性的新制剂包括头孢他啶/阿维巴坦、美罗培南/韦博巴坦、普拉佐米星和依拉环素[53,137,138]。对黏菌素和替加环素的耐药性正在增加[137,139,140]。值得注意的是，CDC NHSN监测系统的研究发现，在调查中，美国78%的州报告了多重耐药肺炎克雷伯菌菌株[140-142]。幸运的是，美国CRE的频率一直很低，从2006年到2017年每年下降15%[142]。在EPIC Ⅲ的报告中，耐β-内酰胺类抗生素的克雷伯菌属(包括ESBL和碳青霉烯类耐药性菌株)，较其他病原体造成的感染，死亡风险更高[57]。

鲍曼不动杆菌一直被认为是数量较少的存在于环境中的多重耐药菌，直到世界不同地区发生MDR菌株的暴发[143]。这种天然耐药可能是细胞外膜通透性的降低引起的[144]：鲍曼不动杆菌还具有至少两种不同的MDR外排泵，它们对多种药物耐药。对β-内酰胺类抗微生物药物耐药是由于产生了一种或多种β-内酰胺酶，包括染色体头孢菌素和多种获得性酶(表10.2)。耐碳青霉烯的鲍曼不动杆菌主要产生OXA类酶[60,143]。鲍曼不动杆菌几乎对所有常用抗微生物药物耐药的报道越来越多[60,145,146]，需要使用疗效不明确的二线药物，如多黏菌素和替加环素。在接受治疗的过程中，可能也会对这些药物耐药，从而导致真正的泛耐药菌株[60,146]。在EPIC Ⅲ调查中，不动杆菌感染与住院死亡风险增加有关[57]。考虑到不动杆菌对包括碳青霉烯类在内的许多抗微生物药物的高耐药性和高相关死亡率[60,147]，这种病原体在重症监护环境中成为持续性的挑战。

尽管研究新型抗微生物药物与已经成为多年来的焦点，铜绿假单胞菌仍然是HAI的主要原因，多重耐药菌株的报道也越来越多[52,55,58,62,148]。各种外排泵和拓扑异构酶突变，是对氟喹诺酮类抗微生物药物耐药的常见原因(表10.2)[58,62]。铜绿假单胞菌染色体介导的头孢菌素酶会导致β-内酰胺类耐药，当结合外膜蛋白D2缺失时，会导致对亚胺培南产生耐药性[149]。在参与SENTRY监测项目的巴西医院中发现的碳青霉烯类高耐药率主要是由XDR铜绿假单胞菌ST277克隆的传播引起的，该克隆的染色体编码SPM-1和RmtD，一种16S rRNA甲基化酶[62]。铜绿假单胞菌还可以表达几种质粒介导的β-内酰胺酶、氨基糖苷类修饰酶且有外排机制(表10.2)。仅对多黏菌素敏感的铜绿假单胞杆菌泛耐药菌株已被报道[62]。

AmpC酶是由染色体编码的β-内酰胺酶，常见于肠杆菌属[150-152]。AmpC β-内酰胺酶通常低表达，当细菌暴露于广谱头孢菌素时，可以被诱导产生，从而产生稳定的耐多药菌株[150,152-154]。AmpC酶能被调动参与质粒传播，并可被传播到缺乏或低表达染色体酶的其他GNB[150,152]。

来自NHSN和SENTRY抗菌监测项目的数据清楚地表明了念珠菌在ICU感染中的重要性[48,49,59,155]。在大多数念珠菌血症的情况下，白念珠菌、近平滑念珠菌和热带念珠菌被认为对氟康唑敏感[49]，而光滑念珠菌和克柔念珠菌被认为本质上不太敏感或耐药，因此氟康唑不是治疗首选[156,157]。在美国，自1992年以来，光滑念珠菌作为BSI病因的频率和对氟康唑的体外耐药性都稳步增长[48,49]。此外，病例报告也表明该病原体MDR菌株出现。在美国进行的多中心调查的最新数据表明，光滑念珠菌的临床分离株对唑类和棘白菌素类药物都出现了交叉耐药[49,158]。最近，近平滑念珠菌不仅频繁地成为念珠菌血症的原因，而且还显示出对氟康唑的耐药性增加[159-162]。近平滑念珠菌是众所周知的CLABSI的原因，检测到该菌应在导管护理工作中发出警示提醒[48,163]。值得注意的是，在SENTRY对2016—2018年念珠菌血症的调查中[160]，近平滑念珠菌对氟康唑的耐药性高于光滑念珠菌(分别为12.5%和8.6%)，欧洲分离株的耐药性最高(24.8%)。鉴于氟康唑是治疗近平滑念珠菌引起的念珠菌血症的重要药物，对该药剂的耐药性的出现是IPP和抗微生物药物管理(antimicrobial stewardship, AMS)项目工作的一个重要问题[156,157]。

耳念珠菌是一种新出现的机会性真菌病原体，其特征是能够在无生命的表面存活，在感染和未感染患者身上长期定植，在医院和长期护理机构中于患者间传播，并倾向于对多种抗真菌药物耐药[164-167]。在2009年首次被发现后，耳念珠菌已在全球范围内传播，在30多个国家和6个不同大洲的住院患者中造成严重感染和死亡[164-167]。鉴于其多重耐药特性和在医院环境中生存的能力，以及能在患者间传播，美国CDC现在认为耳念珠菌是一种严重的全球威胁[165]。

这些发现强调了对BSI样本在种属水平快速鉴定念珠菌及抗真菌药敏试验的重要性，尤其是在正在接受抗真菌治疗或曾经抗真菌治疗的复发性念珠菌感染患者[49]。

分子方法可以在临床场景中快速检测耐药性，并促进我们了解耐药性的传播和对遗传学的了解。传统的基于肉汤和琼脂的抗微生物药物敏感性试验方法提供了已知微生物对一系列试剂的反应的表型图谱[101]。传统方法虽然对于选择有效治疗方案有用，但速度慢且存在问题(表10.4)。更常见的失败之一是检测MRSA(表10.4)，这种耐药性可能以非常异质的方式表达，使耐药性难以被检测[83,168]。目前，采用分子生物学技术检测耐药基因*mecA*是针对甲氧西林耐药表型检测的判断标准[101]。

分子方法可用于检测许多病原体中的特定耐药基因(耐药基因型)(表10.2)[101]。监测抗病毒药物耐药性特定点突变也越来越重要[75,169]。可以通过使用高密度探针阵列、蛋白质组学或焦磷酸测序来促进对扩增产物中突变的筛选[75,101]。

尽管基因分型有许多潜在的优势，但它不太可能很快取代临床实验室检测抗微生物耐药性表型的方法。用于耐药性检测的分子方法可以直接应用于临床标本，对病原体及其耐药特征同时提供检测和鉴定[4,8,17,69,170,171]。同样，分子方法还能用于检测病毒，以及生长缓慢、不能存活，或耐药机制无法通过表型方法检测的细菌[75,101,169]。然而，由于其高特异性，分子方法无法检测新的耐药机制，并且不太可能用于检测先前未被观察到的耐药基因[75,101]。此外，耐药基因的存在并不意味着这种基因被表达，并且已知耐药基因的缺失并不排除来自另一机制产生耐药的可能性。实验室可使用表型抗微生物药物敏感性试验方法检测许多病原体，并检测新出现的和已建立的耐药模式[15,63,83,172]。

抗微生物药物管理

现在，美国每家医院都必须有AMS，以美国感染病学会（Infectious Diseases Society of America，IDSA）和美国医疗保健流行病学协会（Society for Healthcare Epidemiology of America，SHEA）发布的AMS指南为方针[173-175]。AMS的工作直接依赖于临床微生物学实验室的报告，因此实验室、药房、IPP和管理团队之间的良好沟通至关重要[1,2,17,19,21,22]。为了指导经验性抗感染治疗，应定期更新部门特异性和量身定制的药敏谱信息，并提供给临床医生在床边使用[4,176]。这种药敏谱数据也可用于评估重要的耐药趋势变化，并用于临床医生关于优化抗微生物药物使用的教育。

从实验室及时、有效地获得药敏数据的能力是有效抗微生物药物监管面临的主要挑战。努力减少报告周期是有益的；然而，这些数据必须迅速应用到抗微生物药物管理中[4,17,22]。如果每个接受抗微生物药物治疗的患者都要费力地接受各个环节审查，ASP的任务就会变得相当艰难。使用计算机决策支持系统可以简化这一过程，当开具限制性药物时，自动提醒管理团队，展示患者床位、患者正在接受的其他药物治疗，以及相关的微生物学实验室结果[28,177-180]。其他警报可能包括：患者是否接受了已鉴定的病原体的双联抗感染治疗或未使用抗微生物药物，从静脉注射调整为口服治疗，或当培养物未能检测到潜在病原体时停止治疗[177-180]。一位AMS人员预测，与没有决策支持系统的AMS相比，决策支持系统每年为医疗机构节省60多万美元[180]。

鉴于mRDT在加强HAI诊断和治疗及其相关成本方面的吸引力，人们已将注意力转向增加诊断管理，作为对现有IPP和AMS工作的补充[1,3,4,23,78]。诊断管理包括修改下单、执行和报告诊断测试结果的过程，以改进感染和其他疾病的治疗[1,3,4,23,78]。诊断管理的目标是为正确的患者选择正确的测试，在正确的时间产生准确的临床相关结果，以优化临床照护并节约医疗资源[3,23]。为此，有人提出，IPP、AMS和诊断管理工作的集成可以产生一个旨在优化实验室诊断的协作系统，解释结果并开始正确和适当的抗菌治疗，以及应用适当的感染预防措施，以便为患者和医护人员提供安全的环境[1,4]。

实验室信息系统和数据报告

LIS可以进行前瞻性数据挖掘，与电子病历的其他部分对接后，可以帮助IPP工作人员进行监督：监测病原体在患者之间的传播，更早地检测到疫情暴发[177-179,181]。因此，在为医院配置优化系统前，选择LIS时必须咨询实验室和IPP人员。

培养和药敏结果是IPP和AMS的重要数据来源，通常由IPP和AMS人员每天进行审查。因此，IPP和AMS人员应易于获得常规微生物学结果。在大多数情况下，结果存储在计算机数据库中，便于检索和分析。实验室应存储以下信息：样本类型、采集日期、患者姓名、住院号、医院服务，以及所有专业检测的结果（如菌株分型）。临床医生、AMS和IPP人员将受益于所选微生物数据的定期总结，如专门针对HAI病原体的药敏谱[4,176]。这些结果可以以表格形式呈现，其中包括感染部位和不同科室划分的最常见的HAI病原体的药敏谱，还包括抗微生物药物给药剂量和成本信息[4,176]。这些信息将帮助临床医生为HAI患者选择经验性抗感染治疗。CLSI已经制定了药敏谱的制定准则[176]。

实验室应尽快报告所有结果。在大多数情况下，医院LIS的常规报告将足以用于临床和流行病学目的。然而，检测某些流行病学上重要的病原体需要立即通知IPP人员，以便立即启动传播预防措施（如适用，包括通知公共卫生部门）[4,182]。应紧急通知的生物体包括结核分枝杆菌、脑膜炎奈瑟菌、军团菌、肠道病原体（如沙门菌或志贺菌），以及MDRO（如耳念珠菌、MRSA、耐糖肽类药物的金黄色葡萄球菌、VRE、CRE和产ESBL的肠杆菌）[4,165]。此外，应立即向IPP报告新的或不寻常的病原体或潜在的生物恐怖主义病原体（如炭疽芽孢杆菌、鼠疫耶尔森菌和正痘病毒属）[183]。需要立即报告的病原体清单可能因机构而异。例如，MDRO可能已在一家医院流行，IPP不再需要立即通知；而另一家医院尚未检出某MDRO，需要此类通知[19]。

除了提供电子、纸质和口头报告外，实验室工作人员还应定期与IPP工作人员会面，以确保他们的沟通是直接和清晰的。他们可以讨论共同关心的领域，例如聚集或暴发的流行病学和微生物学现状。他们可以一起确定是否有必要进行补充研究，如分子分型或环境微生物培养。如果有必要进行特殊研究，他们可以准确地确定需要做什么，谁来执行，以及何时进行。

微生物实验室在监测和疫情调查中的作用

监测

回顾临床微生物学实验室记录是HAI监测中最常见的病例发现方法：据估计，80%以上的HAI可以通过回顾实验室的阳性培养结果发现[41,183]。因此，微生物实验室最重要的作用是及时准确地检测HAI病原体及其耐药表型[4]。实验室还必须与IPP和医院的信息技术部门合作，以确定病原体数据是如何传输的，并与其他监测数据相关联，从而简化这一过程。计算机程序已能识别同一时间在同一患者护理单元同种病原体的聚集性感染[28,177-179,184]。这种程序被用来识别暴发，但其是否以足够快的方式提供此类信息，从而有效使用控制措施，仍然是一个悬而未决的问题。

临床微生物学实验室面临的主要监测挑战包括新型传染源、新型耐药病原体(如多重耐药不动杆菌、CRE 和耳念珠菌)的持续出现,以及新的政府和公共卫生任务,这些任务给实验室带来了更大的压力,要求其加大监测支持的力度(如在一些州,强制要求进行主动监测、绩效付费和向公众报告 HAI 发病率)[17,20,142,185]。

根据微生物实验室提供的常规培养结果诊断 HAI 是 HAI 监测最常见的手段,实验室通常充当"预警"系统[186]。通过鉴定具有独特表型特征的微生物聚集,将观察结果及时传达给 IPP 人员。尽管这种监测模式可能足以检测真实的感染情况,但不太可能检测到那些可能被 MDRO 定植并可能成为 MDRO 传播库的患者[185,187-189]。因此,在疫情暴发期间,当新的 MDRO 出现时,或者如果尽管使用了标准的感染预防措施,MDRO 的传播仍在继续,则可以使用"主动监测"来识别 MDRO 定植(但非临床感染)的患者[185,190]。此外,一些州(以及 VA 医疗保健系统)已强制要求常规使用 MRSA 主动监测,因此许多医院已采用这种方法来控制 MRSA[189,191]。

与主动监测 MRSA 的丰富经验相比,我们对如何应用主动监测来防止 MDR GNB 的传播知之甚少[185,187,188]。MDR GNB 在多样性和耐药机制方面与 MRSA 有很大不同,无数关于多重耐药 GNB 的优化筛选方法仍在研究中,在为这些病原体建立主动监测机制之前,关于多重耐药 GNB 传播的几个重要问题仍有待回答[185,187,188]。因此,检测和预防 MDR GNB 引起的感染/定植的最佳方法,以及 MDR GNB 的主动监测的作用,目前仍不明确[185]。

在开展大规模主动监测工作之前,需要仔细考虑的一个主要原因是,这些措施复杂且占用资源多[185,192]。除了筛查本身的成本,还有与样本采集和运输、实验室验证和报告、过程和结果监控、个人防护设备、床位管理,以及患者/家庭教育相关的成本[185,187,188]。事实上,对大量不同的 MDRO 进行主动监测(这需要从每个患者的几个不同解剖部位获得检测样本)可能会占用和压垮微生物实验室、IPP 和医院的资源[185,192]。主动监测的更广泛应用将需要开发分子生物学或其他新方法,以在患者样本中同时低成本识别多个 MDRO[185]。

与此同时,对 MDRO 的主动监测应限于新发生的带来威胁的病原体(如 CRE、耳念珠菌)、尽管实施了标准并加强的感染预防措施,但仍有 MDRO 持续传播,或疫情暴发等情况[191]。此外,主动监测的使用应始终被视为一种辅助手段,不应抛弃那些针对所有高危患者群体的既定感染预防措施,这些实践旨在普适性防止所有病原体造成的感染(如手卫生和预防器械相关感染的集束化措施)[19,185,187,188,191]。

COVID-19 大流行(由最近出现的 SARS-CoV-2 引起)在基于诊断和监测等目的的充足响应,对临床和公共微生物实验室提出了挑战[193]。美国 FDA 批准了几个自动化平台后,检测能力随之提高[194],针对无症状 SARS-CoV-2 感染者的主动检测已广泛开展。由于很大一部分 SARS-CoV-2 传播事件发生在症状出现之前,甚至发生在无症状感染个体身上,因此这种检测可能有助于通过早期识别和适当的基于传播的预防措施来防止院内感染[195]。

暴发检测和管理

当面临 HAI 聚集或暴发时,IPP 必须迅速采取行动,描述和定义暴发的程度,确定可能的原因,并设计和实施有效的控制措施(表 10.5)。临床微生物学实验室在任何潜在的暴发情况下都发挥着重要作用,包括早期识别可能的聚集性和暴发、与 IPP 工作人员的快速沟通和合作、寻找其他病例,以及为确定相关性提供分子分型技术,这需要建立一个微生物数据库。由于存在快速诊断、筛查检测、样本在实验室内或外受到污染呈假阳性的可能,实验室还应与 IPP 工作人员协商,以帮助确定疫情暴发是否"真实"。此外,实验室可以通过对可疑微生物进行分子分型,必要时对环境和(或)人员采样检测,帮助分析疫情暴发的可能来源、宿主和传播模式的假设。

表 10.5 医院感染暴发调查的步骤和实验室在各环节中的作用

调查步骤	实验室参与
识别问题	实验室检测
形成病例定义	交流(早期预警)
病例确认	微生物确认
寻找其他病例	识别
计算感染率	药敏测试
	感染数据归档
	为后续研究保存分离株
暴发的特征	暴发相关分离株特征
谁	分离株的菌种类型
在哪里	耐药表型
什么时间	耐药基因型
发生了什么事件	评估菌株的数量和分布(聚集情况)
考虑可能的原因	进行补充研究
确定传播模式	从医务人员、患者和环境获取标本进行培养
识别潜在感染源	
识别潜在带菌者	基于表型特征选择分离株
进行病例对照或队列研究	对表型相同的分离株进行菌株分型,判断是否与暴发菌株相符
暴发的控制或终止	调整实验室工作流程以支持控制工作
定义和实施控制措施	继续实验室监测
评估控制措施的有效性	保存分离株
继续监测新发病例	保持沟通

改编自:McGowan JE Jr, Metchock BG. Basic microbiologic support for hospital epidemiology. *Infect Control Hosp Epidemiol*. 1996; 17: 298-303; Diekema DJ, Pfaller MA. Prevention of health care-associated infections. In. Carroll KC, Pfaller MA, Landry ML, et al, eds. *Manual of Clinical Microbiology*. 12th ed. American Society for Microbiology; 2019: 139-154。

如果实验室和IPP团队提前做好准备，疫情暴发的调查就会比较顺利地开展。这个过程中的一个步骤是确定医院中已发生的最常见的暴发类型(如外科ICU中的金黄色葡萄球菌伤口感染或肾脏科病房中的军团菌病)。然后，实验室和IPP人员可以确定调查“典型”疫情暴发所需的资源(如人员、时间、金钱、材料、空间或特殊检测)。实验室工作人员还应预计与疫情暴发调查相关的额外费用，以便帮助医院管理部门将这些工作的资金纳入年度预算。

对疫情暴发进行的检测通常是回顾性的，不论是疫情暴发被解决之后，还是已经开始控制时进行的。因此，临床微生物学实验室面临的一个主要挑战是尽早发现疫情暴发，从而给予有效干预，降低发病率和死亡率。实验室人员和IPP工作人员之间的有效和定期沟通对这项工作至关重要。考虑到疫情暴发调查的内在压力，以及做出重要决定的速度，IPP团队(包括实验室人员)可能需要每天开会讨论新的发现，并确定调查的下一步行动。未来，实时数据分析系统可能会促进早期检测工作，这些程序可以根据检测顺序或阳性检测结果的细微变化发出信号。

IPP和实验室的工作人员在暴发调查期间都负有重要的独一无二的职责(表10.5)。实验室的关键职责之一是保存所有潜在的相关微生物，以备需要进一步分析时使用。无论是否有能力对微生物行特殊检测进行特征描述，所有微生物实验室都应在暴发期间保存分离株。如果实验室无法进行必要的检测，可以将分离的菌株送往参考实验室。同样，实验室应该保存所有可能与疫情暴发相关的病原体，一旦丢弃，就无法找回。

从更广泛的意义上讲，微生物实验室应该提前计划，在常规培养中保存所有流行病学上重要的分离株。实验室和IPP人员应根据其流行病学重要性和可用资源的情况决定哪些分离株应储存，以及储存多长时间。我们建议，来自正常无菌部位(如血液和脑脊液)的所有分离株，来自任何部位的重要MDRO(MRSA、VRE、CRE和产ESBL的GNB)，以及其他流行病学上重要的病原体(如结核分枝杆菌、军团菌、耳念珠菌)都应保存3～5年。

补充培养

临床微生物学实验室经常被要求检测潜在的HAI病原体，这些病原体可能是来自患者、医务人员和医院环境的定植菌。例如，越来越多的患者和医务人员被筛查是否携带具有流行病学意义的重要病原体，被筛查的最常见的病原体是MDRO(即MRSA、VRE和MDR GNB)，这通常是MDRO控制强化计划的一个方面[185,189,192,196,197]。作为HAI或暴发调查的一部分，可以对其他病原体(如A组链球菌、耳念珠菌)进行筛查。最后，可以进行手部培养，作为支持手卫生活动中培训教育工作的一部分，或者用于暴发调查期间确认交叉感染的机制[198]。

对于一些病原体(如MRSA、VRE)，筛选方法是标准化的和完善的；而对于其他病原体(如多药耐药GNB)，筛查方法处于变化中，并将随着更复杂的耐药性表型的出现而继续发展[185,192]。表10.6概述了目前筛查患者和医务人员中具有流行病学意义的病原体的方法。

在对人员和环境进行筛查培养时，特殊的培养基可能会提高实验室识别病原体来源和关注的病原体的能力。例如，选择性培养基(即抑制非目标菌生长)或鉴定培养基[如显示独特形态学特征(色素沉着、菌落类型)，将目标菌与其他菌种区分开]，或两者兼有，可能使实验室工作人员能够快速有效地处理标本[185]。此外，富集培养可能是优化实验室检测少量特定HAI病原体(如念珠菌[199]或MRSA[200])的能力所必需的(表10.6)。

在决定在暴发调查期间对医务人员开展采样培养之前，实验室和IPP应权衡两个重要因素：① 在医务人员的手上或鼻腔内发现暴发菌株，并不能确定传播途径或明确表明该医务人员是暴发的源头或贮主；② 不加区别地对医务人员进行采样与培养，可能导致混乱的结果，对IPP产生反感。一般来说，只有与感染病例有流行病学联系的医务人员才应该进行采样培养。考虑到这些注意事项，我们建议IPP应在咨询有暴发调查经验的医院流行病学家后，再对相关医务人员进行采样培养[41]。

医院环境曾被认为是HAI病原体的主要来源。最近，人们已经认识到，患者获得的感染更多来源于内源性(定植性)菌群[185]。尽管如此，医院环境是潜在HAI病原体的重要来源[185,192]，在某些特定情况下，出于质量保证(QA)或检测潜在病原体的目的，也需要对环境进行采样。QA常规采样应仅限于灭菌/消毒过程的生物监测，以及血液透析用水和透析液的每月培养。在极少数情况下，可能有助于对医院清洁消毒的有效性进行短期评估(如在终末消毒后对物体表面采样检测VRE、耳念珠菌或艰难梭菌，以评估清洁措施的有效性)。医疗用水环境，包括饮用水、水龙头、水槽表面和废水排放系统(排水沟、水槽、存水弯、厕所)，可以是医院多重耐药病原体的贮菌点，如CRE、铜绿假单胞菌和鲍曼不动杆菌[192]，并且可以容纳其他能够很好地在水系统中存活的病原体[如军团菌、非结核分枝杆菌(non-tuberculous *Mycobacteria*，NTM)]。例如，诊断出医院内军团菌病后，对医院饮用水供应系统中的军团菌进行采样，或是作为降低医院内军团菌病风险的综合计划的一部分[201]。

美国CDC最近对经水传播的HAI风险进行了回顾性审查，发现超过20%的医疗机构涉及可能与水有关的病原体。最常见的病原体是NTM[202]。事实上，由于全球范围内奇美拉分枝杆菌造成的院内感染暴发的粗死亡率高达50%，NTM作为HAI病原体的重要性最近受到重视。此次暴发与心血管外科手术有关，最终确定是由心肺旁路手术中常用的特定加热-冷却装置污染引起的[203]。此次暴发的管理是一个巨大的挑战，需要临床微生物学、IPP、外科和工程部门密切合作，进行风险评估、病例发现，以及风险消除等工作[204]。

对于高度免疫抑制患者来说，霉菌孢子的空气采样是确定侵袭性真菌感染来源的重要步骤。在极少数情况下，只有经过仔细的流行病学调查后，提示特定物体表面可能与病原体传播有关时，才对物体表面进行采样。表10.7概述了目前在医院环境中筛查具有流行病学意义的病原体的方法。

一般来说，应劝阻对医务人员或医院环境进行常规无明确目的的采样培养。IPP 和实验室工作人员都必须明白，这样的采样培养是消耗资源且无标准可依的，其结果很少提供有用的信息[205]。除了少数例外（表 10.6 和表 10.7），此类采样仅应作为与医院流行病学家协商后的流行病学调查的一部分时，按需进行。当此类调查在患者、医务人员和（或）环境样本中发现常见微生物时，实验室还应提供流行病学菌株分型方法。由于对肠杆菌属之间环境质粒交换现象的发现，促使一些作者建议在 MDRO 暴发调查中，对耐药基因和相关的可移动遗传元件进行检测[192,206]。

表 10.6 对患者和医务人员进行无症状携带具有流行病学意义的重要微生物的筛查[a]

微生物	诊断程序	检测时间（h）	最佳标本
金黄色葡萄球菌（包括 MRSA）	需氧培养和抗微生物药物敏感性试验	48～96[b]	鼻腔[c]，咽喉，直肠周围，皮肤，伤口
	显色培养基	18～48[d]	鼻腔，咽喉，直肠周围，皮肤，伤口
	RT - PCR	1～4	鼻腔[e]
VRE	需氧培养和抗微生物药物敏感性试验	48～72	直肠周围或粪便拭子
	RT - PCR	1～4[f]	直肠周围或粪便拭子
多重耐药 GNB（铜绿假单胞菌、不动杆菌属、嗜麦芽窄食单胞菌、产 ESBL 和碳青霉烯酶的微生物）	采用选择性培养基需氧培养和抗微生物药物敏感性试验[g]	48～72	直肠周围或者粪便拭子，气管内或痰液样本，容易感染或定植的部位[h]
A 型链球菌	需氧培养	24～48	直肠、阴道、皮肤、咽喉
手上携带的各种微生物	采用选择性培养基需氧培养，接种琼脂平板，肉汤技术	48～96	手培养
			直接印在琼脂平板上
			手在肉汤中浸泡揉搓，1 min 后进行肉汤培养

a：这些培养只能因为以下原因才进行：① 作为暴发调查的一部分，在与暴发病例有流行病学关联的患者或医务人员中寻找携带者；② 寻找 MDRO 携带者，作为加强 MDRO 控制策略的一部分；③ 识别金黄色葡萄球菌携带者，制定策略以减少在免疫力低下时（如围手术期）发生定植金黄色葡萄球菌感染的风险。
b："金标准"方法包括过夜肉汤增菌、菌种鉴定和药敏试验，其导致检测时间增加至 96 h。大多数传统的没有肉汤增菌的基于琼脂（例如有/无苯唑西林的甘露醇盐琼脂）的培养，检测时间大约为 48 h。
c：鼻腔是检测金黄色葡萄球菌（包括 MRSA）最具灵敏度和特异性的部位。然而，一些研究显示，增加其他部位，包括口咽和直肠周围的标本，可增加 10%～40%的检出率。
d：显色培养基的阳性结果可以在 18～24 h 报告，但阴性结果需要 48 h。
e：目前可用于实时 PCR 检测的样本，FDA 只批准了鼻腔样本。但在一些研究中，口咽、皮肤和直肠周围的样本也已被使用。
f：目前没有 FDA 批准的对 VRE 的实时 PCR 检测方法。
g：通过增加添加剂（如对产 ESBL 的肠杆菌科，添加头孢他啶；对耐氟喹诺酮类的大肠杆菌，添加左氧氟沙星）等培养方式的若干修改会提高 MDRO 的发现率。
h：采样部位应尽可能选择细菌的聚集地、消化道（如大肠埃希菌）和呼吸道（不动杆菌属、铜绿假单胞菌）

表 10.7 医院环境（空气、水和物表）中具有流行病学意义的重要病原体的微生物学研究[a]

来源和微生物	流程	检测时间	最佳标本
空气			
真菌（霉菌）	选择培养基上进行真菌培养	48 h 至 7 天	大容量空气采集器采集空气[b]
细菌[c]	常规需氧培养	48～72 h	大容量空气采集器采集空气
水			
军团菌属	选择培养基上培养[d]	5～10 天	500 mL 至 1 L 的水样[e]。用拭子采集水龙头、淋浴喷头和增氧机的内表面[e]
真菌[f]	选择培养基上进行真菌培养	48～96 h	500 mL 至 1 L 的水样[e]。用拭子采集水龙头、淋浴喷头和增氧机的内表面[e]
细菌	常规需氧培养	48～72 h	AAMI[g]规定的水和透析液样本

续 表

来源和微生物	流程	检测时间	最佳标本
物表			
需氧菌(包括 MDRO)	选择性或非选择性培养基需氧培养	48～72 h	用拭子或海绵表面接触琼脂平板(RODAC)[h]
艰难梭菌	厌氧培养	48～72 h	用拭子或海绵表面接触琼脂平板(RODAC)[i]
VRE	选择性需氧培养	48～72 h	用拭子或海绵表面接触琼脂平板(RODAC)

a：除了血液透析的透析用水和透析液每月培养监测，以及对饮用水进行军团菌属培养监测外，只有在流行病学调查表明环境与病原体传播有关时，才需要进行环境采样培养。
b：用于检测霉菌孢子的空气样本优先选择大容量空气采集器，不应该使用沉降平板。
c：关于空气样本中的可接受的细菌水平没有标准，也没有证据表明空气中的细菌会加大感染风险。应该减少对空气样本进行细菌监测，除非作为暴发调查或研究协议的一部分。
d：军团菌属在常规需氧培养基中不能生长。分离军团菌属需要用活性炭酵母浸膏培养基(BCYE 琼脂)在富含 CO_2 的培养箱中培养。
e：优先选择大容量(1 L)，如果水源是加氯消毒的，每升样本中要加入 0.5 mL 的 0.1%硫代硫酸钠来中和氯。水样本要进行过滤，拭子要浸没在 3～5 mL 于同样地方采集的水中，防止干燥。
f：医院环境中水源性真菌在感染传播中的作用仍然很少有报道。当免疫功能低下的患者发生侵入性真菌感染暴发时，作为寻找环境相关来源的一部分，可以进行水生真菌培养。
g：AAMI 指美国医疗器械促进协会，它制定了血液透析微生物监测标准。
h：在样本采集前，无菌拭子或海绵应该先浸湿(如用营养肉汤或无菌生理盐水)
i：对于艰难梭菌，接种琼脂平板应该进行厌氧复苏优化(选择性预还原培养基，迅速放置于厌氧环境培养)
经 Copyright Clearance Center，Inc.授权改编自：Diekema DJ，Pfaller MA. Prevention of health care-associated infections. In：Carroll KC，Pfaller MA，Landry ML，et al，eds. *Manual of Clinical Microbiology*. 12th ed. American Society for Microbiology；2019：139 - 154。

支持感染预防活动的分子分型

HAI 病原体的实验室特征能为其生物学和遗传相关性提供依据，这对进行 HAI 调查的流行病学家来说非常有帮助。在许多情况下，物种鉴定和抗微生物药物敏感性试验结果可能为流行病学关联提供强有力的证据。然而，如果 HAI 聚集是由大肠杆菌、表皮葡萄球菌或铜绿假单胞菌等人体正常菌群或环境常见的细菌引起的，则可能需要额外的检测来确定分离株是否与之相关。在这种情况下，基因型或基于 DNA 的分子分型方法已经取代了不易区分不同分离株差异的表型分型方法(如抗微生物药物敏感性试验、生化图谱和噬菌体易感性模式)[18,41,192,207]。

分子生物学分型的技术范围很广，从简单的质粒指纹图谱到 WGS(表 10.8)[18,207]。进行菌株分型是采用一种或多种分子实验方法来确定不同分离株为相同还是不

表 10.8 医院内病原体的流行病学菌株分型的基因型方法

分型方法	评价
质粒指纹图谱	简单、成本低的方法。作为其他分型方式的补充方法，仅适用于含有质粒的微生物。质粒 DNA 的限制性内切核酸酶分析加强了这种方法的分辨能力
核糖体分型	操作复杂、浪费人力的方法。手动核糖体分型的历史价值。自动化核糖体分型可能作为一级(昂贵的)筛查方法
PFGE	操作复杂、浪费人力但有极佳的分辨能力的方法。通常被认为是细菌亚型高分辨的金标准。用于监测暴发疫情和发展大规模细菌亚型数据库
RAPD	重复性差的方法，最适合用来回答特定但有限的流行病学问题。可用于小规模的暴发疫情调查
rep - PCR	重复性差、适用性有限的方法。半自动方法(DiversiLabsystem，bioMérieux，Marcy l'Etoile，France)可用于局部监视
PCR -核糖体分型	一种操作简单、低成本的方法。用于艰难梭菌亚型的一线方法
MLST	是一种基于 DNA 序列测定的分型方法。分辨能力有限，100%的稳定性和高重复性。最适用于病原体系统进化研究
MLVA	使用毒力相关基因提高 MLST 方法的分辨能力。浪费人力，有极佳的分辨能力。标准化后可用于暴发监测和大规模细菌亚型数据库
基因组测序	根据选择的基因，可提供极佳的分辨能力。适用于暴发监测、大规模细菌亚型数据库和病原体系统进化研究
SNP	被作为一种简化的 MLST 方法开发。与 MLST 方法一样提供病原体系统进化信息，但分辨能力较低。一般不适用于要依托实验室的、专注于聚集性病例检测的监控
WGS	操作复杂、成本昂贵、浪费人力的方法，有极佳的分辨能力。比较适用于暴发调查和大规模细菌亚型数据库，但目前不适用于涉及原核生物和真核生物的研究

MLST，多位点序列分型；MLVA，多毒力位点序列分型；PFGE，脉冲场凝胶电泳；RAPD，随机扩增多态性 DNA；rep - PCR，重复序列 PCR；SNP：单核苷酸多态性。
经 Copyright Clearance Center，Inc.授权改编自：John Wiley，from Trees E，Ng TFF，MacCannell D，et al. Molecular epidemiology. In：Carroll KC，Pfaller MA，Landry ML，et al，eds. *Manual of Clinical Microbiology*. 12th ed. American Society for Microbiology；2019：167 - 196。从 Copyright Clearance Center，Inc。

同的基因型。如果来自不同患者的分离株产生相同的结果或“指纹”,则分离株可能来源于同一个克隆,并通过共同来源或共同机制在患者之间传播[18,207]。在某些情况下,使用传统的分型方案,如脉冲场凝胶电泳(PFGE),可能不够敏感,无法对密切相关的细菌分离株的流行病学差异进行鉴别。在这样的背景下,Ben Zakour 及其同事[208]在对一起化脓性链球菌引起的产褥期败血症进行精细流行病学调查中,已经证明了采用 WGS 进行快速、高分辨率基因分析的重要性。尽管 PFGE 和 emm 测序分型结果显示,来自四个不同患者的化脓性链球菌分离株是同一菌株,但 WGS 提示此次暴发中的病原体是多克隆的,来自不同医院的 2 个分离株被证明非同源,来自同一医院的两名患者的分离株则无法区分,这表明患者间传播或感染来自共同来源[208]。测序技术和分析工具的最新改进提高了 WGS 在医疗环境中使用的可行性[18]。

基因型分型方法提供了有意义的数据,但只有在用于明确的流行病学目标时才具有成本效益。这些目标包括:① 确定暴发的来源和范围;② 确定 HAI 病原体的传播模式;③ 评估预防措施的效果;④ 监测病原体在公认的交叉感染高风险地区(如 ICU)的传播。

理想的基因型分型系统应该是标准化、可重复、稳定、敏感、广泛适用和廉价的。以往的流行病学调查已经证明了分型方法的价值。关于许多分型方法的相对优势和劣势的进一步讨论超出了本章的范围,在近期相关综述中进行了总结[18,207]。

小结

临床微生物学实验室是有效 IPP 的重要组成部分。实验室人员检测和鉴定 HAI 病原体的技术范围很广,从传统的基于培养的方法到现代分子、免疫学和蛋白质组学方法,这些方法支持和加强 IPP 的工作。如果感染预防团队合理地应用这些技术,就可以有效地预防问题并解决 HAI 问题。如果实验室和 IPP 合作,HAI 的风险和细菌耐药率将降低,这两个问题都得到解决,患者和医院也将从中受益。

第11章

Sonali D. Advani • Deverick J. Anderson
（徐化洁 译；苑菲菲 校）

社区医院的流行病学实践

The Practice of Epidemiology in Community Hospitals

背景

在美国，大部分的医疗卫生服务是在小型的社区医院进行的。根据美国医院协会（American Hospital Association）的数据，美国医院的平均规模是152张床位。截至2018财年，美国共有5 200家社区医院，其中35%为农村医院。截至2018年，5年来社区医院数量下降了2%，农村医院数量下降了4%。同期，加入医疗保健系统的附属医院数量在5年内增加了3%。这种相对较小的所有权变化，是继近年来医院附属机构显著增加之后的又一个变化，最终导致了对这些机构的审查增加[1,2]。

越来越多的研究开始关注社区医院的感染预防和控制状态，检测这些感染预防项目如何配置，以及它们如何应对资源可用性、多重耐药菌（multidrug-resistant organisms，MDRO）、手术部位感染（surgical site infections，SSI）、艰难梭菌感染（*Clostridioides difficile* infection，CDI）和抗生素管理的挑战[3]。

社区医院面临的挑战

社区医院面临着与资源更丰富的学术型医院类似的多个挑战。例如，尽管所有医院都面临着日益增加的压力，这些压力来自监管和报告要求、财务压力、人员短缺和日益复杂的医疗服务，但这些挑战在社区医院中表现得更为明显。社区医院也面临着独特的挑战，包括行政领导不足、缺乏专业化、人员流动频繁、人员数量有限。

行政领导缺位

任何成功的感染预防计划的关键组成部分包括社区医院领导的质量、承诺和远见。如果感染预防不是行政领导的明确优先事项，社区医院的地方感染预防举措很可能会失败。不幸的是，行政领导的频繁更替导致了时间、精力和"规划动力"的巨大浪费。每当医院领导层发生更换，如新首席执行官（chief executive officer，CEO）上任时，感染预防项目经常发生停滞或倒退。此外，不同的CEO可能会以不同的方式优先考虑预防感染，导致干预措施的实施和可持续性不一致[4]。

缺乏专业化

大多数社区医院严重依赖忙碌的临床医生和工作人员的志愿服务，以推动患者安全、感染预防和质量举措。通常情况下，这些医生在提供感染预防措施的专业知识方面准备不足，也没有专门的时间来执行这些职责。在2006年对39家社区医院进行的一项调查中，不到四分之一的医院专门针对其工作人员用于感染预防的时间提供报酬。此外，虽然28%的医院有传染病专家，但只有少数人接受了医院流行病学和感染预防方面的高级培训，或将感染预防作为他们的主要兴趣之一。在许多情况下，这些传染病专家的临床职责过重，或者在没有补偿或受保护时间的情况下，没有兴趣把大量时间和精力花在感染预防行动上[4]。

人员数量有限

社区医院面临的第三个独特挑战是人员数量有限。许多社区医院未能满足对感染预防专家（infection prevention specialist，IPS）的人员配置建议[5]。是在人员比例上达到如IPS与床位的比例为1∶100这样的简单配备标准的社区医院，IPS们也经常因繁重的职责和责任而感到压力巨大。我们对28所社区医院的42名IPS进行了调查，并与3所三级医院的13名IPS的职责进行了比较。与三级医院相比，社区医院的IPS更常需要负责非感染预防职责，如员工健康（95% *vs* 64%；$P<0.01$），额外的工作任命（50% *vs* 0%；$P<0.01$），并且不太可能有支持人员（60% *vs* 100%；$P<0.01$）[6]。

医疗保健相关感染的复杂性和报告要求

医疗保健相关感染（healthcare-associated infection，HAI）的类型和严重程度，以及社区医院中可预防的患者伤害急剧上升，加剧了感染预防项目资金有限和人员短缺的问题。

大多数社区医院现在必须公开报告其医疗保健相关感染和（或）流程指标的数据。目前和拟议中的医疗保险与医疗补助服务中心（CMS）对报销的限制导致了社区医院的失望，因为它们缺乏资源来制定多学科预防措施以实现这些目标。此外，许多社区医院面临的感染预防挑战的复杂性已经增加，几乎接近三级医院所面临的水平。所有医院都在增加植入设备、复杂侵入性医疗程序的使用，MDRO的定植和感染也有所增加。

医院规模对社区医院医疗保健相关感染风险的影响

医院规模、患者数量和病例组合可能会影响医疗保健相关感染的严重程度和数量。因此，公开报告社区医院的未经调整的HAI发病率可能会导致一些关于这些医院提供的治疗的潜在误导性结论。

例如，Lee等最早进行的一项多中心研究，详细描述了在社区医院网络中的呼吸机相关性肺炎（ventilator-associated pneumonia，VAP）。VAP 监测由 IPS 使用疾病预防控制中心（CDC）的（美国）国家医疗保健安全网络（NHSN）协议进行。医院根据患者住院日分为小型（<30 000 住院日/年）、中型（30 000～60 000 住院日/年）和大型（>60 000 住院日/年）。在该研究中，VAP 在非教学社区医院的通气患者中并不常见。VAP 的发病率低于此前报道的类似社区医院 VAP 的发病率（2.5 例/1 000 住院日）[7]，但高于 2009 年 NHSN 报告的内科/外科非教学医院 VAP 的发病率[（1.1～1.2）例/1 000 住院日][8]。有趣的是，VAP 的发病率与医院规模呈负相关。尽管小型社区医院的呼吸机使用率（ventilator utilization ratio，VUR）最低，但 VAP 发病率最高。此外，通气患者在患者数量较少的医院中预后较差。与大型教学医院相比，非教学医院（ICU 床位<15 张）的 VAP 发病率和 VUR 较低。事实上，单个 VAP 影响了许多医院的 VAP 发病率。因此，我们认为有必要对非教学医院的 ICU 类型进行进一步的分层，以使 NHSN 成为社区医院更有意义的基准[9]。

在规模较小的社区医院中，较差的预后与 SSI 之间的关系以前曾被描述过。Anderson 等分析了 18 家社区医院两年多来的 132 111 例手术。分析表明，手术量与 SSI 风险之间的关系是复杂的、非线性的。根据每年的平均手术量对医院进行分层：小型（<1 500 例）、中型（≥1 500 例，<4 000 例）和大型（≥4 000 例）。前瞻性监测发现 1 434 例 SSI，患病率＝1.09/100。小型和大型社区医院的未调整的 SSI 总体患病率明显高于中型医院。即使在调整了 CDC 的国家医院感染监测（National Nosocomial Infection Surveillance，NNIS）风险指数后，小型医院和大型医院的患病率也更高。基于这项研究的结果，我们得出结论，医院外科手术量与社区医院的 SSI 发病率有重要而复杂的关系[10]。

同样，Pepe 等在 2019 年比较了康涅狄格州 29 家急诊医院的导管相关性尿路感染（catheter-associated urinary tract infection，CA－UTI）指标。按床位大小分为大型（≥425 张）、中型（250～424 张）和小型医院（≤249 张）。康涅狄格州的大多数医院都是小医院（69%），因此标准化感染率（standardized infection ratio，SIR）要么无法计算，要么为 0，因为他们预测的感染数<1。然而，在这些小型医院发生了 1～3 起 CA－UTI 事件。CDC 建议，不要为分母较小的医院计算 SIR。在缺乏可报告的性能指标的情况下，这些小型医院可能不会被激励来减少导管伤害[11]。一些推荐的指标，如 SIR，对监测大型医院的预防工作是有用的，但并不适用于规模较小的小型医院。

社区医院的抗菌药物耐药性和艰难梭菌感染

无论医院的环境或规模如何，MDRO 问题是 IPS 关注的一个主要问题，已导致许多机构呼吁采取行动。Diekema 等对美国 400 多家医院进行了调查，发现抗菌药耐药率与医院的规模、地理位置和学术附属机构密切相关[12]。这些医院，特别是那些设有重症监护病房和长期护理设施的医院，是 MDRO 重要的中心和储存场所。社区发病的艰难梭菌（CO－*C. difficile*）感染率逐步增加，现在被认为是 HAI 的原因。围绕着这些感染的成本和安全问题——增加的发病率和死亡率、更昂贵和有限的治疗选择、更长的住院时间、患者的不满、预防措施的成本和不便、诉讼、对医疗机构的负面宣传[特别是在耐药性被公开报道和（或）被认为是一种质量衡量标准的地方]——在现今消费者驱动的患者安全运动中日益成为现实。随着多重耐药革兰阴性杆菌（multidrug-resistant gram-negative rod，MDR－GNR）的鉴定，如不动杆菌（*Acinetobacter* sp.）和假单胞菌（*Pseudomonas* sp.）、耐碳青霉烯类肠杆菌科（carbapenem-resistant Enterobacteriaceae，CRE）、耳道假丝酵母菌、耐多药结核分枝杆菌和其他出现的微生物等，社区医院必须全面了解其机构、附属机构和所在地区的抗微生物耐药性模式，这是迫在眉睫的事情。

• 耐甲氧西林金黄色葡萄球菌　Anderson 等对 6 家社区医院和 1 家三级医院的 659 名手术患者进行了一项多中心匹配结果研究，发现与未受感染的对照组相比，耐甲氧西林金黄色葡萄球菌（methicillin-resistant *Staphylococcus aureus*，MRSA）引起的 SSI 与死亡风险增加 7 倍、再入院风险增加 35 倍、住院时间增加 3 周、额外费用超过 60 000 美元（Anderson 等）相关。在调整后的分析中，与甲氧西林敏感金黄色葡萄球菌（methicillin-susceptible *Staphylococcus aureus*，MSSA）引起的 SSI 相比，在控制了合并症、感染严重程度和治疗适当性等变量后，由 MRSA 引起的 SSI 不再是死亡风险的独立预测因子。总体而言，继发于 MRSA 的 SSI 导致研究组医院成本增加超过 1 900 万美元。

• 耐药的革兰阴性生物体　MDR－GNR，如广谱菌和产 β-内酰胺酶 AmpC 的细菌，是引起 HAI 的重要原因。铜绿假单胞菌对喹诺酮类、亚胺培南和第三代头孢菌素耐药，肠杆菌对第三代头孢菌素耐药和耐多药不动杆菌在世界范围内均呈上升趋势[13]。对社区医院 MDR－GNR 感染的影响了解较少；然而，来自杜克感染控制外展网络（Duke Infection Control Outreach Network，DICON）的监测数据显示，美国社区医院中产生超广谱 β-内酰胺酶（ESBL）的细菌正在增加，从 2009 年到 2014 年几乎增加了一倍[14]。由于是产 ESBL 的革兰阴性菌治疗的首选药物，碳青霉烯类药物一直被视为感染管理的药物。然而，从 2008 年到 2012 年[15]，美国东南部社区医院的 CRE 检出也增加了 5 倍。

临床与实验室标准协会（Clinical and Laboratory Standards Institute，CLSI）[前身为国家临床实验室标准委员会（National Committee for Clinical Laboratory Standards，NCCLS）]发布了指南，以帮助实验室识别产 ESBL 的肠杆菌科和 CRE。尽管如此，并不是所有的临床微生物实验室都例行鉴定产 ESBL 的微生物。此外，社区医院的微生物实验室使用各种不同的技术来检测和报告 ESBL 和 CRE[15,16]。

社区医院的暴发都有很好地被描述[17,18]。感染这些微生物的危险因素与其他革兰阴性细菌 HAI 的危险因素相似：留置导管、疾病严重程度增加、紧急腹部手术、使用呼吸机和延长住院时间。Lautenbach 等发现，感染产 ESBL 病原体的患者比对照组有更大的抗生素累积暴露；总抗生素暴露量是这些微生物感染的唯一独立预测因子[19]。他们的研究表明，限制所有用于治疗革兰阴性菌的抗生素的使用可能很重要。控制措施应侧重于限制耐药分离株的接触传播和控制抗生素的使用。尚不清楚与 MDR - GNR 感染相关的死亡率增加是否主要是由不适当的抗菌治疗或其他因素介导。在对 DICON 网络中的社区医院进行的一项研究中，约三分之二的 MDR - GNR 感染患者接受了不适当的初始经验治疗，而非 MDR - GNR 感染患者的初始经验治疗不足 10%，两组患者最终都接受了适当的最终抗生素治疗，但 MDR - GNR 组获得适当治疗的中位时间推迟了 1 天。在调整适当的经验性抗生素治疗前后，两组间的死亡率没有差异。与非 MDR - GNR 感染患者相比，MDR - GNR 感染患者的直接成本往往更高，尤其是尿路感染（urinary tract infections，UTI）患者。这些费用差异可能与 89% 的 MDR - GNR UTI 患者静脉使用抗生素有关，而非 MDR - GNR UTI 患者静脉使用抗生素的比例仅为 34%[20]。DICON 网络调查人员首次使用混合方法来描述和比较社区医院中 CRE 的流行病学趋势。94% 的 CRE 感染患者与医疗卫生相关。从 2008 年到 2012 年，在社区医院的网络中，CRE 的检出率增加了 5 倍以上。CRE 感染率的升高可能是多种因素造成的，包括广谱碳青霉烯类药物的使用增加、细菌间碳青霉烯酶易传播，以及患者间医院传播的增加[15,21]。

● 艰难梭菌　在最近一项对 2013 年至 2017 年在 43 家社区医院网络中收治的 200 万余名患者的大规模长期分析中，医疗机构相关的 CDI 发生率随着时间的推移有小幅下降。然而，在同一时期，社区获得性 CDI 发生率并没有下降。社区获得性 CDI 目前在美国社区医院的 CDI 负担中占很大比例。社区获得性 CDI 患者的比例较高，表明社区中存在独立的 CDI 宿主[22]。

总体而言，这些资源有限和抗微生物药物耐药性不断增加的挑战，对人手不足的社区医院的感染预防项目来说似乎是难以承受的，使他们专注于“灭火”，而不是加强其基本的感染预防基础设施。每个社区医院的行政领导对这些问题的反应对其未来的成功至关重要。如果将解决方案集中在加强其核心感染预防计划、横向感染预防措施和安全文化上，那么医院更有可能生存和繁荣。

在本章中，我们讨论这些问题对社区医院感染控制计划的影响。我们对社区医院感染控制的挑战和担忧的理解源于我们与 DICON 里的美国东南部超过 60 家社区医院的长期合作[23]。我们承认其他社区医院的数据已经发表，但我们认为，讨论来自大型网络的趋势数据比讨论单个医院的数据更具有通用性。此外，根据我们的经验，以及 CDC 和美国医疗保健流行病学协会（SHEA）目前的指导方针，我们概述了成功项目的关键组成部分。

社区医院医疗保健相关感染预防的基础知识

预防和减少 HAI 是美国卫生与公众服务部（Department of Health and Human Services，HHS）的一项首要任务。HHS 预防 HAI 指导委员会与科学家和其他卫生与公众服务部项目官员合作，制定了 HHS 预防 HAI 行动计划，为急症照护医院提供预防 HAI 的路线图。持续实施感染预防计划的基本要素，有助于预防 HAI。

感染预防小组

感染预防小组的核心成员包括 IPS、内科流行病学家、数据分析师和一名行政助理[24]。IPS 通常是在感染预防方面受过特殊培训和认证的护士（但不是唯一的），最好是感染控制和流行病学专业协会（Association for Professionals in Infection Control and Epidemiology，APIC）的护士。他们主要负责大多数医院感染预防项目的日常运作。在没有受过训练的内科医生、流行病学家的地方，他们尤其重要。理想情况下，IPS 应具备良好的管理和信息技术（information technology，IT）技能，以及微生物学、传染病流行病学和质量改进方面的工作知识。在小型医院，他们可以在员工的健康、质量和安全方面发挥作用。根据 Stone 等的一项研究[25]，IPS 只花 13%～15% 的时间在预防工作上，如教学、隔离和准备政策。IPS 花在监察活动上的时间相当多（44.5%）。由于 IPS 的监测、数据输入和分析职责，现在更常见的是将感染预防活动分散，由护理单位或临床部门的调查员独立行事或作为感染控制计划的联络人。

另一项使用 Delphi 法进行的关于人员配备的重要研究报告了类似的结果，即监测占主导地位（IPS 工作时间的 39%）[5]。Delphi 项目的专家小组建议，每 100 个床位应该配有 0.8～1.0 个 IPS。还有人指出，影响人员配备决策的不仅是床位数量。较小的医院可能没有现场可用的内科流行病学家（通常是受过流行病学培训的传染病专家）。正如 Delphi 项目所显示的那样，现代医疗保健的复杂性使得对 HAI 预防团队的全职等效人数（full-time equivalent，FTE）的简单计算变得困难。文献中没有建议将病床大小或出院时间与医院流行病学家需要的时间联系起来[26]。

- 在急症照护医院，每 100 张床位，应至少有 1 名 FTE 培训过的 IPS 和至少能带薪上班 4 h 的医院临床流行病学家。
- IPS 在规模最小的医院每周应至少为其服务 8 h（占工作时间的 20%），每周至少有 3 日待在医院里。同样地，医院临床流行病学家应通过电话或电子邮件为规模最小的医疗机构提供服务，但要向其咨询则应按时收费。
- 无论医院规模大小，充分的 IT 支持、网络访问和继续教育时间对 IPS 都至关重要。
- 在有超过 200 个床位的急症照护医院，必须配备有 1 名员工支持的全职（FTE）文秘和（或）医疗记录专家。这个人将作为行政管理助理，为 IPS 和临床流行病学家开展工作提供便利。

• 这些建议是最基本的要点。充分的证据表明，一个积极主动的 HAI 预防团队可以大大减少医院为患者提供医疗服务过程中的不良事件。关键的问题是如何为感染控制项目撰写一个令人信服的案例。SHEA 已经发布了有价值的指南，为感染控制相关提案的制定提供了令人信服的证据[27]。为撰写一个典型的案例，Cook 等从文献中总结了许多有用的建议[28]。这些案例对资源有限的小型医院非常重要。这类医院在制定感染控制方案前从行政管理者、关键利益相关者和机构领导中征求反馈意见并获其支持，他们强调这些是很重要的。

核心实践

CDC 在 20 世纪 70 年代提出了针对患者和医疗保健人员的感染预防建议，并根据越来越多的证据和经验不断改进。这些建议是跨环境医疗保健安全的基础，也是质量改进工作的基础。指南的制定方法已经从单纯的专家意见转向纳入系统的循证分析。CDC 推荐的这些核心做法被认为是预防 HAI 的护理标准(如无菌技术、接触患者前的手卫生)。

隔离措施

标准预防措施

标准的预防措施都是基于这个原则，即所有的血液、体液、分泌物、不完整的皮肤和黏膜都可能具有传染性。标准预防措施适用于所有患者，无论其在任何医疗机构中的感染状况如何，包括：① 手卫生；② 基于预期暴露的个人防护装备(personal protective equipment，PPE)(如手套、隔离衣、口罩)的使用；③ 呼吸卫生；④ 安全注射操作；⑤ 环境清洁和消毒；⑥ 安全处理患者环境中可能受污染的设备或表面。医务人员与患者接触的性质和程度决定了标准预防措施的类型。对于某些接触(如进行盆腔检查)，可能只需要手套；而在其他接触过程中(如插管)，必须使用手套、隔离衣、面罩或口罩和护目镜。关键要素包括对建议做法的原则和基本原理进行教育和培训。标准预防措施还确保医务人员不会通过受污染的手或患者护理期间使用的污染物将传染因子传播给患者。

基于传播的预防措施

当仅使用标准预防措施不能阻断传播时，除标准预防措施，还使用基于传播的预防措施。一些感染源可能有不止一种传播方式，这需要综合采取基于传播的预防措施(如免疫缺陷患者的播散性水痘带状疱疹需要接触和空气传播预防措施)。基于传播的预防措施有三种：① 接触预防措施，② 飞沫预防措施，③ 空气传播预防措施。对于多种传播方式的感染，可能需要结合使用不同类型的基于传播的预防措施。这些预防措施应始终作为标准预防措施的补充。

手卫生

无论是否使用手套，在接触患者或其直接环境之前和之后，都应进行手卫生。世界卫生组织设计了“五个手卫生时刻”，建议在接触患者或其周围环境前后、体液暴露/风险后，以及清洁/无菌操作之前进行手部卫生，以最大限度地减少医务人员、患者和环境之间的传播。即使在 CDC 的医疗保健感染控制实践咨询委员会(HICPAC)发布了《手卫生指南》之后[29]，多项研究表明，这种干预只有适度的依从性。医务人员在看完患者后似乎比看患者前更注重手卫生。护士往往做的比医生好。而且，最令人惊讶的是，非外科初级保健医生和重症监护医生比外科医生更注重手卫生[30,31]。

可以采用以下几种策略来提高手卫生的依从性。

• 衡量手卫生实施成功与否的一种有效方法是直接观察医务人员，并直接向单位和工作人员反馈。

• 选择一种试验中员工最能接受的含醇的免洗洗手液(泡沫或凝胶)。

• 授权所有医务人员要求“暂停”，以审查在患者隔离情况下错过正确使用个人防护装备的机会。

• 如果新患者的入院诊断或病情需要，允许住院和(或)监护护士对其进行隔离。

• 在任何可能的情况下，使用“强制功能”或工程控制，而不是人类行为改变来实施新政策。

• 为所有单位/病房建立临床医生负责的文化。确保遵守感染控制建议是临床医生和病区/科室主任的责任，而不仅仅是感染控制部门的责任。

医疗保健人员的教育和培训

医疗机构必须向医疗保健人员提供有关感染预防和控制的持续教育项目。

• 具有流行病学和传染病知识的感染控制人员应积极参与规划和实施教育方案。

• 教育方案应该满足所在团体或部门的需要，必须为具有广泛教育背景和工作职责的人提供学习经验。

• 必须建立、实施、维护并定期更新基于循证指南(如 CDC/HICPAC 等)的书面感染预防及控制政策和程序。

• 所有设施员工，包括合同雇员(如顾问，外部机构的环境服务人员)，应由指定人员进行以下方面的教育和培训。

- 正确选择和使用个人防护装备。
- 特定工作或任务的感染预防实践。

• 进行培训的人员应满足与其提供培训的任务相关的能力要求。

• 培训应在入职培训时进行，至少每年重复一次，并在政策或程序更新时开展，并根据政策变动进行记录。

• 如果出现了失误，或引入了新的设备、程序，则应提供额外的培训。

• 应向患者、家属、探视者和护理网络中的其他人员提供适当的感染预防教育。

能力评估与反馈

• 工作人员的能力应在雇用时记录在案，并根据特定工作需要定期重复记录。

- 应由指定人员对员工遵守感染预防措施(如手卫生、环境清洁)的情况进行定期审核。
- 应及时、定期向员工和领导提供依从性和相关结果的反馈。
- 人员监控绩效指标应使用标准化的工具和定义。

监测和报告

常规监测活动包括监测 HAI 发病率和与感染预防相关的过程措施(如手卫生)。这些对于病例发现、疫情检测和医疗保健实践的改进非常重要。

医疗保健相关感染监测

必须开展 HAI 监测,并应包括以下基本要素。

- 识别和描述要研究的问题或事件。
- 定义风险人群。
- 选择适当的测量方法,包括统计工具和风险分层。
- 识别和描述数据来源、数据收集人员和方法。
- 定义分子和分母。
- 撰写报告并分发给适当的团队。
- 选择特定事件进行监测,应使用经过验证的、通过患者风险指数校正的全国普遍标准进行比较,这样的对比才更有意义。
- 应对 HAI(如中心静脉导管相关血流感染)采用标准监测定义。
- 与外部对比所使用的临床表现和评价指标应该符合 SHEA 和 APIC 设定的标准。
  - 与结果或过程的关系。
  - 评估治疗多样性的能力。
  - 分子和分母的定义。
  - 数据收集的可靠性、完整性和可行性。
- 适当的风险校正。
  - 人群的可比性;外部比较时疾病严重程度和病例混杂因素的校正。
  - 完成指标所需的培训。
  - 适用的护理标准基准。

基准

HAI 的基准测试可以是内部的,也可以是外部的。内部基准测试包括比较医疗机构的流程和(或)结果指标(即比率)与基线数据,或比较同一机构内的不同单位。外部基准测试涉及将医疗机构的流程和结果指标与规模类似且经风险调整的机构进行比较。

CDC NHSN 发布的报告包括了来自 4 000 家美国医院的数据,是公认的 HAI 监测基准[32]。然而,如果不符合下列条件,为 HAI 制定基准可能会产生误导。

- 基准需要比较以相同的方式收集和分析的数据——这意味着案例定义和数据收集方法在足够长的时间内在类似的人群中同样适用。
- 收集到的数据应使用类似的风险分层或风险校正指标进行分析和报告,以允许进行公平的比较[33]。

疾病报告

- 医疗卫生工作人员应遵守地方、州和联邦政府对可报告疾病和疫情报告的要求。

遵守法规、指南和认证要求

- 医疗机构应安排感染控制人员,以协助遵守相关的法规和认证要求。
- 感染控制人员应能够适当地获得医疗或其他相关记录,以及能够接触提供有关该机构是否遵守法规、标准和准则的信息的工作人员。
- 感染控制方案应与适当的地方和国家卫生部门合作并提供联系,以报告传染病和相关情况,并协助控制传染病。
- 医疗机构应向 CMS 报告有关 HAI 的数据,在某些情况下,还应报告国家卫生部门。CMS 对 2011 财年医院住院患者预期支付系统(Inpatient Prospective Payment System, IPPS)的最终规则要求所有参与医疗保险计划的医院通过 CDC 的 NHSN 报告特定 HAI 的数据。

查明疫情

所有卫生机构都必须具备查明传染病暴发或聚集的能力。

- 感染控制人员应定期审查微生物学记录,以确定某些微生物种类或菌株的异常聚集性或高于通常水平的发生率。
- 在没有进行积极前瞻性监测的医疗机构的患者区域,感染控制项目应与临床、医疗和护理人员保持定期联系,以确定聚集性疾病或暴发的发生,以协助维持和监测感染控制程序,并根据需要提供咨询。
- 所有医疗保健机构必须能够获得在进行疫情调查方面受过培训和有经验人员的服务。
- 当暴发发生时,感染控制小组必须拥有足够的资源和权力,以确保进行全面和及时的调查,并实施适当的控制措施。

感染控制评估工具

感染控制评估工具最初是为了协助卫生部门评估感染预防做法,并根据差异指导有针对性的干预措施。这些 CDC 工具也可用于社区医院进行内部质量改进审计。

多重控制耐药生物体

尽管抗生素耐药性是一个令人生畏的问题,但大量文献表明,这些生物体可以通过多学科的努力得到成功的控制,包括主动监测测试、接触或屏障预防措施、仔细的环境清洁、有效的抗菌药物管理,以及严格遵守循证的手卫生实践。

CDC 的 HICPAC - MDRO 指南建议,如果一家医院的这些病原体的感染率没有下降,它应该实施更积极的措施,包括积极的监测测试[34]。Huang 等记录了常规筛查培养和在 ICU 中隔离定植患者对全院范围内 MRSA 菌血症的影响。他们使非 ICU 患者 MRSA 血流感染减少 40%,全医院范围内减少 67%。经典的多重干预措施，如引入含酒精的洗手液、洗手“运动”和最大限度的无菌屏障预防中心静脉插管，对医院感染发生率没有显著影响[35]。然而，Huang等后来的研究发现，ICU患者广泛去定植比靶向去定植更有效，临床培养MRSA阳性率显著减少37%，任何病原体的血流感染显著减少44%。在各种医疗环境中，包括社区医院，都可以观察到这种影响，这些医院已经在日常的实践中实施了全国性的循证建议。

革兰阴性生物体的抵抗

关于控制产ESBL和其他在流行病学中具有重要性的MDR-革兰阴性微生物，建议遵循一种积极的方法。Harris等发表了一份关于积极监测培养数据的优秀总结和分析，以确定定植患者，以及是否对他们采取接触预防措施[13]。它们为决策提供了一个框架和为今后的调查提出了建议。医院的流行病学家必须确定在他们的机构中什么是最好的。Paterson和Yu针对产ESBL的病原体提出了以下建议；然而，其中一些建议也可用于控制其他具有流行病学重要性的高MDR-革兰阴性生物体[36]。

(1) 实验室在检测产ESBL生物体和CRE时应遵循CLSI指南。

(2) 在照顾感染或长期住院的患者时，应使用适当的手卫生、手套和防护服。

(3) 临床和实验室的工作人员、患者和他们的来访者应该接受有关这些微生物的教育(CDC的网站为医疗保健提供者和外行人提供了这些病原的相关信息来源)。

(4) 应将感染的患者隔离或分组，医疗保健人员配置应尽量减少交叉传播的可能性。

(5) 应采取抗微生物药物控制，特别是广谱头孢菌素和碳青霉烯类药物。

(6) 考虑对ICU患者的定期粪便培养，以确定携带者。在一些机构中，只有在暴发的情况下才积极监测培养物。

(7) 通知感染或住院患者的接收单位或其他设施。

(8) 由于携带可能持续存在，以前定植或感染的患者应被视为定植，直到有其他证明，并应标记医疗记录以表明再次入院时的状态。

(9) 长期住院或感染的患者可能被送进疗养院，他们应该被安置在有私人浴室的单间。长期住院患者使用公共区域应单独考虑。

暴发/大流行的防范

虽然疫情管理是一项重要的应对功能，但许多社区医院无有领导力的或内部流行病学家，或准备在应急框架内开展工作。

SHEA/CDC疫情应对培训计划

该项目为美国医院流行病学家提供了管理设施一级暴发和大型公共卫生突发事件的技能、知识和工具(https://learningce.shea-online.org/content/sheacdc-outbreak-response-training-program-ortp#:～:text=This%20program%20is%20designed%20to，large%2Dscale%20public%20health%20emergencies)。

• SHEA专家指南(SHEA Expert Guidance)。疫情应对和事件管理(Outbreak Response and Incident Management)。美国急症照护医院的保健流行病学家SHEA指南和资源(SHEA Guidance and Resources for Healthcare Epidemiologists in United States Acute-Care Hospitals)。

• SHEA疫情应对培训计划。

应急管理计划

每家医院应建立一个应急管理计划(Emergency Management Program，EMP)，指导在紧急情况下的准备、缓解、反应和恢复阶段。EMP还应包括应急行动计划(emergency operations plan，EOP)，其中包括以下组成部分(表11.1)。

表11.1 EOP的基本组成部分

联合委员会要求的EOP的6个关键组成部分	EOP附加组成部分
沟通：CDC的CERC结合了危机和风险沟通的要素，并为我们提供了一套在紧急情况发生前、期间和之后进行有效沟通的原则，如下所示：① 使用快递；② 正确；③ 可信；④ 表达同理心；⑤ 可远程操作；⑥ 表示尊重	针对不同类别事件的计划(如正在出现的病原体、辐射事件、化学事件、大规模伤亡事件)。EOP利用了微生物之间的共性(如传播方式、实验室风险，废物管理需求)
资源和财产	与外部实体协调的协议
安全和保障	人员培训
员工职责	EOP实施计划
公用程序	EOP的审查和评估
临床支持性工作	

CDC，疾病预防控制中心；CERC，危机和紧急风险沟通。

强烈建议通过多次练习、能力评估和模拟练习来评估EOP的充分性。此外，社区医院应通过由医院事件管理团队(Hospital Incident Command System，HIMT)管理的医院事件指挥系统(Hospital Incident Management Team，HICS)来协调和沟通暴发响应。

资源有限的机构

某些医疗机构，如资源有限的农村医院，可能在准备和应对传染性疾病暴发和危机方面面临独特的挑战，如SARS-CoV-2大流行。这些医院应评估其应对疫情的能力，并通过识别和培训当地专家、与已建立的感染预防和控制计划合作，以及与地方、州/地区/地区卫生部门协商来减少缺陷[37]。资源有限的机构应根据该机构的能力和需求制定工作行动表，结合HIMT岗位并对其进行优先排序。理想情况下，感染预防或质量负责人应该参加演习和培训，以获得事件管理程序的经验，熟悉设施负责人和员工。小型医院可能需要与其他机构或特定个人签订合同，以提供医疗保健流行病学家顾问支持。这些应在事件发生之前建立关系，以便医疗保健流行病学家顾问能够与设施内的工作人员和决策者建立关系。

合作

感染预防工作人员与职业卫生、抗微生物药物管理等其他部门之间有效的内部沟通和协作[38]，可以加强医务人员和患者的安全感染预防工作人员与各部门保持有效的沟通途径，包括以下几点。

- 职业健康服务。
- 抗微生物药物管理。
- 临床服务。
- 工程和机构管理服务。
- 环境服务。
- 护理领导者和管理者。
- 人力资源。
- IT 服务。
- 实验室服务。
- 法律部门(如风险管理)。
- 药物与治疗。
- 采购和中央供应服务。
- 质量保证和认可委员会。
- 安全委员会。

抗生素管理

尽管称职的抗生素管理和感染控制项目在减少耐药性传播、抗微生物药物的全面使用和成本方面具有明显的效力，但较小的社区医院可能由于缺乏资金或人力资源而无法获得这类专业知识[39]。在许多医院，抗微生物药物管理是感染控制、药房和治疗委员会，以及临床医生的共同责任。与优化抗微生物药物使用相比，感染控制对MDRO减少HAI的比例影响似乎在一定程度上取决于微生物和传播方式[40,41]。水平传播的微生物，如MRSA、耐万古霉素肠球菌(vancomycin resistant enterococci，VRE)或艰难梭菌，似乎更容易受到感染控制措施的影响，而接受抗生素的患者内源性菌群产生的耐药性，如产ESBL的微生物和CRE，则需要更多强调抗微生物药物控制。根据适当的培养物收集和结果解释，选择最合适的抗菌药物、剂量和治疗时间，使用最新的临床微生物实验室，治疗感染而不是定植，限制某些药物的使用，应该是减少所有医院耐药性的总体战略的一部分。专家对抗微生物药物使用的同时审查，以及计算机辅助的抗微生物药物决策支持对控制耐药性的传播非常有帮助[42]。这类项目需要医院投入大量资源，但也可能导致医院文化变化、降低成本和降低细菌耐药性率[43]。促进在所有医院的感染控制和抗微生物药物管理应成为抗击耐药性的国家战略的优先事项。

员工健康状况

感染控制计划人员应与医疗机构的员工健康计划人员一起发挥支持性作用。社区医院的IPS不应被要求领导员工健康计划。

- 感染预防人员应审查和批准员工健康计划中制定的所有与医院感染传播有关的政策和程序。
- 感染预防工作人员应向员工健康计划提供有关传染病问题的咨询，如接种疫苗和接触调查。

资源

人事

- 为医院流行病学和感染控制方案提供的人员和支持资源，包括秘书服务，应与该机构所服务人群的规模、复杂性和估计风险成比例。
- 所有医院都应拥有训练有素的医院流行病学家和IPS的持续服务。
- 应鼓励和支持IPS获得感染控制认证。

非人事

- 每个医疗机构应及时提供足够的办公空间和设备，统计和计算机支持，以及临床微生物学和病理实验室服务，以支持机构的HAI监测、预防和控制计划。
- 应为医院流行病学家和IPS继续专业教育提供资源。
- 应使用CDC开发的感染控制评估工具来评估感染预防措施并指导质量改进。这些工具包括流行病学和实验室能力(Epidemiology and Laboratory Capacity，ELC)、感染控制评估和应对工具[44]，以及针对性预防评估(Targeted Assessment for Prevention，TAP)战略。TAP战略是CDC制定的一种方法，以医疗保健设施和设施内的特定单位为目标，以解决感染方面的差距[45]。下面列出了由CDC和其他组织开发的其他工具。

CDC资源

急诊/门诊设置

- 门诊感染预防指南(完整指南和检查表)(https://www.cdc.gov/infectioncontrol/pdf/outpatient/guide.pdf；Accessed November 6，2020)。
- 门诊感染预防(仅限检查表)(https://www.cdc.gov/infectioncontrol/pdf/outpatient/guidechecklist.pdf；Accessed November 6，2020)。

牙科设置

- 牙科环境中的感染预防与控制(https://www.cdc.gov/oralhealth/infectioncontrol/index.html?CDC_AA_refVal=https%3A%2F%2Fwww.cdc.gov%2Foralhealth%2Finfectioncontrol%2Findex.htm；Accessed November 6，2020)。

环境清洁评价

- 评估环境清洁的选项(工具包)(https://www.cdc.gov/hai/pdfs/toolkits/environ-cleaning-eval-toolkit12-2-2010.pdf；Accessed November 6，2020)。
- CDC监控终端清洁环境检查表(https://www.cdc.gov/hai/pdfs/toolkits/environmental-leaning-checklist-10-6-2010.pdf)。
- 终端清洁电子表格(https://www.cdc.gov/hai/pdfs/toolkits/environmental-cleaning-eval-worksheet-10-6-2010.xls)。

感染控制转移表格

• 跨机构感染控制转移表(https://www.cdc.gov/hai/pdfs/toolkits/Interfacility-IC-TransferForm-508.pdf; Accessed November 6, 2020)。

美国医疗保健研究和质量机构资源

• 核心 CUSP 工具包(https://www.ahrq.gov/hai/cusp/index.html; Accessed November 6, 2020)。

• 降低医院 CLABSI 的工具包(https://www.ahrq.gov/hai/clabsi-tools/index.html; Accessed November 6, 2020)。

• 降低医院 CA-UTI 的工具包(https://www.ahrq.gov/hai/tools/cauti-hospitals/index.html; Accessed November 6, 2020)。

• 提高机械通气患者安全性的工具包(https://www.ahrq.gov/hai/tools/mvp/index.html; Accessed November 6, 2020)。

• 促进安全手术工具包(https://www.ahrq.gov/hai/tools/surgery/index.html; Accessed November 6, 2020)。

• 通过抗菌管理减少艰难梭菌工具包(https://www.ahrq.gov/sites/default/files/publications/files/cdifftoolkit.pdf; Accessed November 6, 2020)。

• 耐碳青霉烯类肠杆菌科(CRE)控制和预防工具包(https://www.ahrq.gov/sites/default/files/publications/files/cretoolkit.pdf; Accessed November 6, 2020)。

• 美国医疗保健流行病学协会(Society for Healthcare Epidemiology of America, SHEA)(预防急症照护环境中 CA-UTI 的战略)(https://shea-online.org/compendium-of-strategies-to-prevent-healthcare-associated-infections-in-acute-care-hospitals/; Accessed November 6, 2020)。

• 急症照护中预防 CLABSI 的策略。
• 急症照护环境中预防艰难梭菌的策略。
• 患者教育指南——CA-UTI、CLABSI 和艰难梭菌。
• 急症照护设置接触预防措施的持续时间。
• 通过手卫生预防 HAI 的策略。
• 在急症照护医院预防医疗保健相关感染的战略纲要。
• 在急症照护医院预防手术部位感染的策略。
• 手术室麻醉工作区的感染预防。

医疗保健感染控制实践咨询委员会

• 任何医疗环境下安全医疗服务的核心感染预防和控制规范——医疗感染实践咨询委员会的建议(https://www.cdc.gov/hicpac/pdf/core-practices.pdf; Accessed November 6, 2020)。

感染控制和流行病学专业协会

• APIC 在线课程(https://apic.org/education-and-events/online-learning/; Accessed November 6, 2020)。

• 实施指南(http://apic.org/Professional-Practice/Implementation-guides/; Accessed November 6, 2020)。

美国供热、制冷和空调工程师协会

• ASHRAE(美国供热、制冷和空调工程师协会)(https://www.ashrae.org; Accessed November 6, 2020)。

• ASHRAE - IP 资源(https://www.ashrae.org/search?q=IP%20Resources; Accessed November 6, 2020)。

机构

• 机构指南研究所:医院和门诊设施的指南或设计和构造。(https://fgiguidelines.org/guidelines/purchase-the-guidelines/; Accessed November 6, 2020)。

• 开展全面的感染控制风险评估(Infection Control Risk Assessment, ICRA)的重要性(https://abatement.com/wp-content/uploads/2020/10/the-importance-of-conducting-a-comprehensive-icra.pdf; Accessed November 6, 2020)。

感染预防的未来

社区医院不是单独运营的,通常从他们的门诊、三级护理中心、小型医院、庇护所、监狱、疗养院和辅助生活机构接收患者。因此,在考虑社区医院时,必须考虑到它的"贸易路线",因为这为传播耐药性提供了机会(图 11.1)。抗微生物药物耐药性通常是一个区域性问题,涉及一个地理区域不止 1 个设施,目前 CDC 建议采用区域性方法控制多重耐药微生物,如 CRE 的传播[46]。

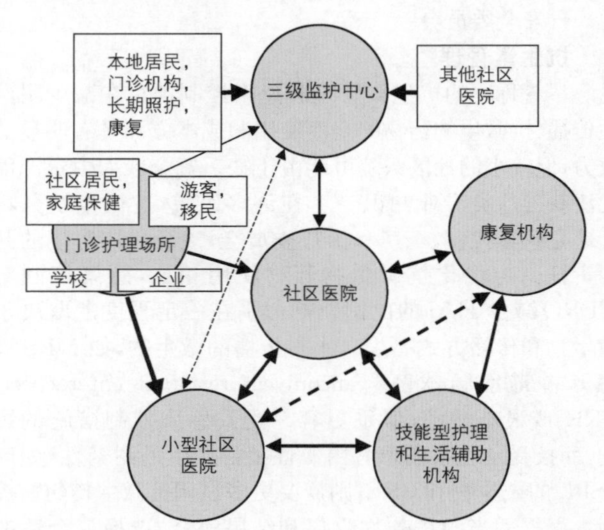

图 11.1 社区中不同类型的医疗机构之间的关系——抗菌药物耐药性的传播途径。

纳入与当地公共卫生当局合作的区域方法对于监测和阻止高耐药性生物在社区内的传播至关重要。一项对爱荷华州医院(该州不同地理区域的 86~858 张或 858 张以上床位)的 MRSA 和 VRE 流行病学研究发现了这两种微生物的流行病学差异;这些发现对它们的控制具有重要意义[47]。例如,他们发现 VRE 和 MRSA 在获得方面有一些共同的风险因素,而且 MRSA 在农村医院流行方面也有一些显著的差异(农村地区和医院规模为 200 张病床是 MRSA 感染的重要风险因素),而在较小的医院住院与 VRE 感染呈负相关。这组作者提出了令人信服的证据,说明了解耐药性的区域流行病学和确定这些生物的宿主的重要性。从区域角度考虑,在一个地理区域内控制 VRE 和 MRSA 是有益的。一项 Ostrowsky 等在南达科塔州、爱荷华州、内布拉斯加州的具有里程碑意义的调查报告表明，通过实施积极的监测培养来检测高危患者的定植，并对定植患者和受感染患者采取接触预防措施，可以在区域医疗系统中实现 VRE 的控制[48]。本研究证明了在一个地区的所有医疗机构中使用循证指南的有效性。

合作伙伴关系

在中心之间共享数据和资源的合作伙伴关系可以改进控制 MDRO 和其他重要的 HAI 工作。Kaye 等报告，在 DICON 网络的 12 家医院中[49]，采用了标准化的监测方法，经常提供反馈，并遵循了采用 CDC 指导方针的统一政策，这种合作方式减少了血流感染、医疗相关 MRSA 感染、VAP 和员工血流传播病原体暴露，并带来了显著的经济效益。特别是，长期参与 DICON 的 HAI(50%)、死亡率和医疗成本显著降低[7]。

努力的可持续性

在社区医院努力发展其感染预防团队和实施预防举措时，必须注意这些措施的可持续性。当减少 HAI 等目标在几年内得到保持或改善时，就可以实现可持续性[50]。应在实施早期讨论干预措施的可持续性，以便将这些过程纳入日常工作流程。此外，必须将重点放在依赖于一线员工感知的适应性组件上[51]。当一线工作人员认为拟议的措施有效时，该方案才会成为医院护理标准的一部分(如在进入或离开患者房间前一定要进行手卫生，只在有需要时放置导尿管)。

小结

解决社区医院面临的上述挑战需要有效的领导战略和充足的财政资源，并注重安全和可持续性的文化。我们在前面的评论中描述了一些具体的措施[4]，概述如下。

(1) 社区医院应放弃志愿医务人员扮演安全和质量角色的模式，包括感染预防、抗生素管理和员工健康。应由经过充分培训的人员担任这些角色，并明确他们的任务、提供时间和报酬。

(2) 社区医院应雇用受过充分培训的医院流行病学家，或与受过培训的医院流行病学家一起加入感染控制网络。已经创建了几个不同的网络模型，并取得了明显的成功。DICON 的医疗流行病学家和联络 IPS 直接与当地医院感染预防团队合作，以验证监测数据，协助制定基准，并向参与医院开展感染预防教育。

(3) 对关键感染控制措施和过程指标有意义的数据应定期提交给行政领导。这些数据应准确收集，使用正确的定义，并由感染预防工作人员分析，然后广泛传播给关键工作人员。关于手卫生符合率、VAP 和器械相关感染的数据通常受到有争议的定义和分母问题的困扰，使得这些数据难以解释、做基准和比较[7]。相比之下，流程度量(如设备利用率)的数据相对容易收集和使用。

(4) 应为当地人员和资源分配资金，以指导质量改进举措。如果没有这样的资金，这些举措要么完全失败，要么随着时间的推移而不可持续。

(5) 社区医院应该采用技术解决方案和电子病历(EMR)干预措施来解决基于系统的问题。例如，在数字化的订单输入系统中加入微生物数据和“强制系统提示”程序的医院，比接受(和不可接受)当前现状的医院更有可能实现安全和质量目标。

(6) 此外，还必须注意所采取的干预措施的可持续性。重要的是，工作人员认为干预措施对于长期成功实施是有效和有用的。

那些接受这些目标和安全文化的医院将更有可能找到可持续的解决方案。我们认为，社区医院应对这些挑战的解决办法掌握在医院领导层手中。此外，应赋予感染预防人员权力，并向其行政领导阐明其需要和目标。最后，如果你有一张方向清晰的地图，你就会更容易到达目的地。

致谢

感谢 August Valenti 博士，他撰写了本书上一版的这一章。

第12章

Christine Zirges
(史庆丰 译;王美霞 校)

专家、政府及监管机构在医院感染预防与控制中的作用

The Role of Professional, Governmental, and Regulatory Organizations in Infection Prevention and Control

引言

美国的医院感染控制学科始于20世纪50年代,是现代感染预防与控制(infection prevention and control, IPC)的开端。20世纪50年代末至60年代初,一种新型的、致命的耐药菌——金黄色葡萄球菌导致的疫情席卷了美国医院。疫情在新生儿科、妇科和外科中迅速蔓延,感染患者数量激增,超过25%的新生儿出现浅表脓皮病或者更严重的深部感染,约1%的围产期健康妇女死于由金黄色葡萄球菌感染引起的败血症[1]。

这种严重感染所导致的高发病率和高死亡率暴露出当时护理条件的缺陷,并引发医务人员对于医疗保健相关感染(healthcare-associated infections, HAI)的关注[2]。当时两个有影响力的国家机构——疾病预防控制中心(Centers for Disease Control and Prevention, CDC)和美国医院协会协助医院进行感染控制和HAI的预防[3]。医学专家、公共卫生机构、政府部门及后来的专业组织之间进行跨学科合作并建立伙伴关系,促进了IPC的发展,并建立持续至今的关系。

本章描述了专家、政府、监管机构在IPC和医疗流行病学实践中的作用和影响,以及对患者结果的影响。本章还以医疗保健中流感免疫实践的制定和实施为例,说明了这些实体之间的相互作用。

早期历史

CDC和美国医院协会是第一批与从事IPC工作的医疗保健组织和专业人员进行合作的实体机构。20世纪五六十年代,CDC成立了一个由流行病学家组成的小组,为努力了解和控制葡萄球菌流行的医院提供帮助;1958年,CDC主办了第一次预防金黄色葡萄球菌感染的全国会议——"全国医院获得性葡萄球菌疾病会议"[4]。会议发布了医院隔离技术指南,并为担任感染控制这一新角色的护士提供指导[5,6]。1985年,在社区医院进行的HAI试点研究——"社区医院感染项目(Community Hospital Infection Program, CHIP)"发展为美国唯一的国家医院感染监测系统(National Nosocomial Infections Surveillance, NNIS)[即如今的国家医疗保健安全网络(National Healthcare Safety Network, NHSN),也是美国唯一的国家HAI数据库][7-9]。CDC仍是感染预防专家(infection prevention specialist, IPS)和医院流行病学家的政府公共卫生主要合作伙伴。

20世纪50年代末至60年代初,美国医院协会认识到有必要向其成员医院提出控制医院感染传播的建议[3,4,10]。美国医院协会建议医院成立HAI委员会,建立医院感染监测和报告系统,在手术、产房和育婴室中严格执行无菌操作,尽量减少抗微生物药物的使用,并识别HAI和社区感染。这些建议成为所有医院IPC计划的早期指南。后续的研究报道和技术介绍展示了IPC的发展,如HIV/AIDS和HBV的感染[11,12]。时至今日,美国医院协会依然在其成员医院乃至全国倡导IPC计划。

在IPC发展的早期,CDC、美国医院协会和其他类似组织推动了这一议程。20世纪70年代末,近90%的医院开展了HAI监测并成立IPC委员会,近一半的医院设置有兼职的感染控制护士[13]。值得一提的是,当时还没有IPC相关的法规或标准,因此早期的IPC工作都由医院自愿开展[6]。

CDC从1975年开始在全国范围内针对IPC的有效性及价值问题开展了一项为期10年的研究。医院感染控制效果研究项目提供了强有力的证据,证明具有特定监测、报告和人员配置的有效IPC项目可以减少HAI[14]。如今,CDC积极引导IPC同专业协会和其他政府机构合作(表12.1),美国医院协会通过赞助研究、教育倡议、宣传计划和循证指南等措施将预防HAI列为优先事项,以帮助IPC领域定义HAI流行病学,并利用科学实践降低HAI风险。

国际感染预防控制组织

随着全球化的不断发展,传染病可以迅速在国际间传播,造成重大影响。例如,CDC内部有国际IPC项目,该项目由多学科成员组成,提供与政策、实践和培训有关的IPC专业知识。这些专业知识在应对疫情、技术援助和抗微生物药物管理方面给医疗机构提供了巨大的帮助[15]。因此,CDC在COVID-19大流行中为超过50个国家提供了帮助,并制定了符合美国政府和美国国家安全战略目标的战略框架,这两个目标都旨在保护美国公民,同时最大限度地降低传染病在国际间的传播风险[15]。另一个案例是海湾合作委员会(Gulf Cooperation Council, GCC),它由六个阿拉伯国家组成,同时开展政治和经济合作。GCC采取减少COVID-19传播的措施,包括暂停所有航班[16]。GCC还制定了可供所有成员国使用的IPC指南、

表 12.1　部分 WHO 的 HAI 项目

项目	HAI 预防和控制主题	参考指南或文献
输血安全[a]	预防输血传播感染(包括 HIV、HBV、HCV、梅毒,以及被细菌污染的血液和血制品)	• 输血安全：建立信息档案 • 预防医疗保健相关 HIV 感染：宣传册 • WHO 血液安全资料：光盘
清洁护理更安全[b]	HAI 的预防和控制,特别是监测和预防地方性 HAI 负担,尤其关注手卫生	• 医疗机构的手卫生指南 • WHO 手卫生改善多模式战略实施指南 • 手卫生实施工具包(32 种工具) - 用于系统更改的工具 - 医疗安全环境工具 - 手卫生自评框架 - "手卫生时刻 1——全球性观察调查"：总结报告 - 挽救生命：清洁你的双手,宣传视频 - 职业健康：初级医务人员手册 - 保护医务人员：预防针刺伤工具包 - 世界卫生组织/国际劳工组织关于接触后预防 HIV 感染的联合指南
医务人员职业安全[c]	预防医务人员发生 HAI	
医疗机构感染预防控制[d]	HAI 的预防和控制,尤其是对可通过医疗行为传播甚至加重的传染病有准备、有控制、有响应	• 预防 HAI • 在医疗机构内落实 IPC 指南 • 院内急性呼吸系统疾病流行和大流行的预防控制；WHO 提供了临时指南及可在社区和医疗机构实施指南的配套指导工具 • IPC 项目的核心及国家和地区项目实施指引的补充
安全注射[e]	预防因不安全注射方式所传播的血液疾病	• 首先,减少伤害：在发展中国家的免疫接种中引入一次性注射器以确保注射安全 • WHO 注射最佳实践和相关操作工具手册 • 修订注射安全评估工具
安全手术拯救生命[f]	减少手术并发症,包括手术部位感染	• WHO 手术安全核查表 • 实施手册清单
水、设施、卫生和健康[g]	改善医疗机构的环境卫生,加强医疗废物管理	• 安全的医疗废物管理：政策文件 • WHO 实现医疗废物安全、长效管理的核心原则 • 基层医疗中心固体医疗废物管理：决策指南

注：这些与 WHO 项目相关的文档(PDF 格式)均可以在下列网站查询。
a：http://www.who.int/bloodsafety/en/
b：http://www.who.int/gpsc/en/
c：http://www.who.int/occupational_health/topics/hcworkers/en/index.html
d：http://www.who.int/csr/bioriskreduction/infection_control/en/index.html
e：http://www.who.int/injection_safety/en/
f：http://www.who.int/patientsafety/safesurgery/en/index.html
g：http://www.who.int/water_sanitation_health/hygiene/en/
改编自：Allegranzi B, Pessoa-Silva CL, Pittet D. The World Health Organization approach to Healthcare Associated Infection prevention and control. In: Soule B, Memish Z, Preeti M, eds. Best Practices in Infection Control: *An International Perspective*. 2nd ed. Joint Commission 2nd ed. Joint Commission International; 2012: 11-18。

报告机制、监测方法和预防战略[17]。泛美卫生组织(Pan American Health Organization, PAHO)是一个拥有 51 个成员国和地区的国际卫生机构,主要制定卫生事业方针,以促进健康和提高生活水平[18]。泛美卫生组织专门负责美洲体系的卫生工作,是 WHO 在美洲的地区办事处。该组织出版了拉丁美洲 IPS 的感染控制指南、手册和教育材料,包括监测策略和灭菌主题,并为 IPC 项目创建了评估工具[16,19,20]。

世界卫生组织

WHO 与全球 194 个成员国合作,旨在提高全球人民的健康水平[21]。WHO 共有 150 多个办事处,在 6 个地区开展防控流感、HIV 以及最新的 COVID-19 等传染病工作,在国际社会的感染控制工作方面发挥了关键作用[22]。WHO 的决策机构是世界卫生大会(World Health Assembly, WHA),由 WHO 成员国代表参加。例如,2020 年举行的第 73 次 WHA 会议包括流行病规划、流感病毒防控框架、全球疫苗行动计划、公共卫生防范和应对工作[23]。基于在国际健康中的作用,WHO 在支持全球 HAI 的预防和控制工作、WHO 合作中心、各国卫生部和其他机构方面处于独特的地位。WHO 在 IPC 中的主要举措包括在 WHO 网站上提供改进策略的综合工具,其中包括 COVID-19 指南、感染控制规划要求、手卫生及预防手术部位感染(surgical site infection, SSI)指南[24]。2011 年,WHO 发布了遏制细菌耐药的政策,此后又增加了最新的概况介绍、问答和全球行动计划[25]。WHO 全球感染预防和控制网络为各种主题(包括败血症、SSI 预防和减少耐碳青霉烯类微生物传播)提供工具和资源[26]。表 12.2 列出了 WHO 有关 IPC 的主要举措和网站。

国际医院感染控制联盟

国际医院感染联盟(International Nosocomial Infection Control Consortium，INICC)成立于20世纪90年代，在过去的11年中该联盟制订了一系列计划，对全球医疗机构的感染风险因素进行过程和结果监测，并致力于评估IPC的成本效益[27]。截至2012年，1 000多名来自非洲、亚洲、欧洲和拉丁美洲39个国家、200个城市、约1 000个医疗中心的调查员积极参与并报道了他们的监测数据[28,29]。近年来，INICC开展了一系列简单、经济的医院感染预防措施，这些干预措施证明了它们可有效减少HAI发生。有关INICC的更多数据，请参见第18章。

标准和表现的外部评估过程

外部标准的评估过程有三个关键步骤[30]。首先，制定并采用正式标准，为即将使用这些标准的组织制定一套绩效预期。其次，对标准进行外部审计，以确定执行标准的程度。Cruse认识到使用外部观察员(IPS和临床医师)评估SSI时取得了积极的效果，以及向临床医生提供SSI发病率数据和趋势的积极影响[31]。认证和监管机构还通过定期和未经公布的调查进行审计，以监测其标准的遵守情况并对投诉做出回应。再者，根据机构执行标准的程度给予奖惩或惩罚。例如，授予、扣留或撤销认证或许可证，给予通报批评或罚款，以改进医疗机构的服务水平。

许多标准制定组织会影响IPC实践。虽然不可能详细讨论所有这些组织，但本章涵盖了几个特别有影响力的组织，表12.2对这些组织进行了汇总。

团体和规范性标准制定组织：对感染预防和控制的影响

卫生服务的外部评估和控制涉及制定衡量组织和项目的运作标准。在19世纪中叶的克里米亚战争期间，Florence Nightingale制定了IPC标准，以控制患者的环境，改善卫生条件，减少野战医院病房的感染[32]。

表12.2 部分组织的参考资料和网站

组织类型	网站	说明
质量		
美国医疗保健研究和质量局(AHRQ)	http://www.ahrq.gov	质量和患者安全的指南和文献
美国健康质量协会(AHQA)	https://www.ahqa.org/qio-success-stories/	质量改进组织-共享网络
美国质量协会(ASQ)	http://asq.org	质量参考文件
CDC医疗质量促进部(DHQP)	http://www.cdc.gov/ncezid/dhqp/index.html	准则和相关建议措施
医疗机构比较	www.medicare.gov/care-compare/	护理过程和结果评估
医疗保健改善研究所(IHI)	http://www.ihi.org	循证实践实施的指导文件
国家医学院(前身为医学研究所)	https://nam.edu/publications/	医疗保健相关出版物，包括医疗事故和国家质量提升
Leapfrog组织	http://www.leapfroggroup.org	公开报告的质量和患者安全措施
国家医疗质量协会(NAHQ)	http://www.nahq.org	质量参考文件
国家质量保证委员会(NCQA)	http://www.ncqa.org	医疗计划的质量标准
全国儿童医疗质量倡议组织(NICHQ)	http://www.nichq.org	针对儿童的质量措施
(美国)国家质量论坛(NQF)	http://www.qualityforum.org	针对各种情况(包括医疗保健相关感染)的国家团体共识措施
感染预防与控制		
感染控制和流行病学专业协会(APIC)	http://www.apic.org	有关感染预防与控制和医疗保健流行病学的资源，包括指南
明尼苏达大学传染病研究与政策中心	http://www.cidrap.umn.edu	有关感染预防与控制和医疗保健流行病学的资源，包括指南
疾病预防控制中心(CDC)	http://www.cdc.gov	有关感染预防与控制和医疗保健流行病学的资源，包括指南
美国感染病学会(IDSA)	http://www.idsociety.org	有关感染预防与控制和医疗保健流行病学的资源，包括指南
国家传染病基金会(NFID)	http://www.nfid.org	传染病资源
美国医疗保健流行病学协会(SHEA)	http://www.shea-online.org	有关感染预防与控制和医疗保健流行病学的资源，包括指南
世界卫生组织(WHO)	http://www.who.int/en	有关感染预防与控制和医疗保健流行病学的资源，以及疫情的最新数据

续　表

组织类型	网站	说明
患者安全		
美国医疗保健研究和质量局(AHRQ)	http://www.ahrq.gov	质量和患者安全信息;患者安全网络
美国医院协会	http://www.aha.org	为医院提供的资源
美国医疗风险协会管理(ASH RM)	http://www.ashrm.org	风险管理资源
美国卫生系统药剂师协会(ASHP)	https://www.ashp.org/	患者安全用药方面的资源
麻醉患者安全基金会(APSF)	http://www.apsf.org/	与患者麻醉安全相关的资源
ECRI 研究所(原急诊护理研究所)	http://www.ecri.org	患者安全资源
国家急诊医学基金会	https://www.nfem.org/about/	急诊医学相关资源
国家健康研究所;美国国家医学图书馆	http://www.nlm.nih.gov	PubMed、MeSH、Clinical Trials.gov、Med Line Plus 和其他与患者安全有关的网站
英国国家患者安全局(NPSA)	https://www.psnet.ahrq.gov	患者安全相关的国际资源
国家患者安全基金会(NPSF)	http://www.npsf.org	患者安全资源
(美国)国家质量论坛(NQF)	http://www.qualityforum.org/Measures_List.aspx	针对各种医疗状况的国家团体措施
患者安全的合作组织	http://www.p4ps.org	患者安全资源
患者安全研究所	http://www.ptsafety.org	患者安全资源
卓越安全研究所	http://www.premierinc.com/safety/	有关患者和医护人员安全主题的资源
美国国防部患者安全计划	http://www.health.mil	患者安全资源
退伍军人管理局国家患者安全中心(NCPS)	http://patientsafety.va.gov	患者安全资源
监管		
医疗保险与医疗补助服务中心(CMS)	http://www.cms.gov	参与医疗保险和医疗补助计划的条件;网站公开显示医院的质量比较数据
美国消防协会(NFPA)	http://www.nfpa.org	制定减少火灾隐患的法规
CDC(美国)国家职业安全与健康研究所(NIOSH)	http://www.cdc.gov/niosh	对预防医护人员伤害开展研究并提出建议
美国职业安全与健康管理局(OSHA)	http://www.osha.gov	监管医护人员的健康,包括血源性病原体和呼吸器的使用
美国运输部	http://www.dot.gov	监管包括医疗废物在内的美国境内的运输
美国环境保护署(EPA)	http://www.epa.gov	监管空气和水的排放,以及表面使用的消毒剂
美国食品药品监督管理局(FDA)	http://www.fda.gov	对一次性使用医疗器械、医疗器械使用的防腐剂和消毒剂进行监管
美国政府问责局(GAO)	http://www.gao.gov	调查美国政府的经费使用情况
美国核管理委员会	http://www.nrc.gov	对实验室和患者检验中使用的核设备和材料进行监管
美国法规	http://www.regulations.gov	所有可搜索美国法规的网站
认证		
美国骨科协会(AOA)	http://www.osteopathic.org	骨科医生的专业组织;可替代联合委员会的认定地位
挪威船级社(DNV)医疗保健部	http://www.dnvusa.com/	基于国际标准化组织的标准
联合委员会	http://www.jointcommission.org	适用于医院、重症接诊医院、长期护理、门诊护理、行为医疗、家庭护理、实验室、门诊手术和其他机构的标准
国际联合委员会	http://jointcommissioninternational.org	国际组织的标准,包括医院、非住院护理、连续护理、临床实验室、家庭护理、长期护理、医疗转运、初级保健中心

续 表

组织类型	网站	说明
消费者		
美国人的医疗事故经历和对患者安全的看法	http://www.ihi.org/about/news/Documents/IHI_NPSF_NORC_Patient_Safety_Survey_2017_Final_Report.pdf	消费者关于医疗事故(包括医院感染)的故事
减少感染死亡委员会(RID)	http://www.hospitalinfection.org	消费者关于医院感染的故事
消费者促进患者安全(CAPS)	http://patientsafety.org	给消费者的提示
消费者报告	http://consumerreports.org	增强医疗保健消费者能力和教育消费者的信息
国家医学委员会联合会	http://www.docinfo.org	有关医生的优质信息
健康评级	https://www.healthgrades.com	医生、牙医和医院评级
社会公民	https://www.citizen.org/topic/health-care/	关于医生问责的信息;药品、器械和补充剂;医疗保健服务的信息
其他资源		
美国国会图书馆	http://www.loc.gov	国会的研究部门;包括美国立法的世界上最大的图书馆
美国政府印刷局联邦公报	http://www.gpo.gov/fdsys/browse/collection.action?collectionCode=FR	可搜索机构法规的网站

如今,美国的一些 IPC 标准,如(美国)国家质量论坛(National Quality Forum, NQF)和美国医疗保健研究和质量局(Agency for Healthcare Research and Quality, AHRQ)的相关标准,是通过自愿和协商方式制定的[33,34]。各组织利用这些标准进行专业自查,检验 IPC 计划的实施过程和效果。爱尔兰卫生信息与质量管理局和加拿大标准协会等国际组织自发制定了标准,以推动 IPC 实践持续改进[35,36]。其他标准则用于改善患者安全和确定医疗费用的报销。联合委员会(The Joint Commission, TJC)和美国骨科协会(American Osteopathic Association, AOA)制定的标准是非强制性的,而美国医疗保险与医疗补助服务中心(Centers for Medicare and Medicaid Services, CMS)制定的标准则是强制性的,是获得医疗许可和(或)支付费用的必要条件[37-39]。

美国职业安全与健康管理局、美国食品药品监督管理局和美国环境保护局等联邦机构也制定了监管标准[40-42]。这些机构的成立是为了保护人类健康和环境,它们根据国会通过的法律和法规来制定和执行,并将标准制定、解释和监督权下放给特定的联邦或州机构。例如,美国药典委员会是一个非营利的科学组织,负责为全球生产、销售和消费的药品、食品成分和膳食补充剂的特性、强度、质量和纯度制定标准。在美国,纳入联邦法律的美国药品标准由美国食品药品监督管理局负责执行;超过 130 个国家都在使用这些标准[43]。美国药典第 797 章提到了 IPS 和其他内容,涵盖患者用药前复方无菌制剂的安全配制、储存和处理[44]。2012 年,CMS 发布了一份基于美国药典第 797 章的备忘录,所有医疗机构以及关键利益相关者为多个患者使用的、重新包装的、单剂量小瓶应符合 CMS 参与条件(Conditions of Participation, CoP)[45]。

联合委员会和国际联合委员会

TJC 是由几个主要医疗组织创建的一个自愿的、非官方、非营利的组织。TJC 标准源于美国外科医师协会(American College of Surgeons, ACS)对医院的最低标准,该标准基于 Ernest A. Codman 提出的基于结果的监测系统[46]。Codman 系统包括随访每位患者,以确定治疗效果及治疗无效的原因,以便对患者进行更有效的治疗。1918 年,ACS 开始使用这些标准对医院进行现场检查,1953 年,TJC(当时称为医疗保健组织认证联合委员会)接管了这项调查。1965 年,美国国会通过了社会保障修正案(Social Security Amendments),其中一项条款规定凡是经 TJC 认证的医院可视为遵守医疗保险条例,并可以获得医疗保险和医疗补助资金[47]。如今,该委员会通过调查和评审程序对医疗机构进行认证。

1976 年,TJC 首次颁布了 IPC 标准[48]。一些专业人士指出,这些刚颁布的条款缺乏实质性的科学证据来表明遵循这些标准是否会减少 HAI[3]。一项最新的研究表明,评审认证的医院在 13 项质量指标(总计为 16 项)的得分明显高于未通过评审的医院,其中包括与预防肺部感染相关的指标[49]。最新的 IPC 标准增加了对风险评估、目标和策略评估、IPC 数据评估,以及提高绩效和持续改进的要求[37]。2012 年,TJC 增加了一项标准以鼓励医疗机构提高医护人员的流感疫苗接种率。该标准要求医疗机构为执业医师和员工制订年度流感疫苗接种计划并设定目标,逐步提高员工的疫苗接种率,现已成为行业标准[50]。TJC 与 CMS 紧密合作,确保 TJC 的大部分标准与 CoP 和包含条件(Conditions for Coverage, CfC)保持一致,从而使医疗机构更容易同时满足两个组织的要求[51]。TJC 还制定了国家患者安全目标(National Patient Safety Goals, NPSG)。NPSG 聚焦于减少 HAI 发生,2021 年 NPSG 通过优化手卫生指南来降低 HAI 的发生风险[52]。此外,国际联合委员会(Joint Commission International, JCI)颁布了适用于国际社会认可组织的预防和控制感染的标准和国际患者安全目标(International Patient Safety Goals, IPSG)[53]。

美国骨科协会

AOA 成立于 1897 年,旨在推动骨科医学的发展,并为骨科医生提供支持[54]。AOA 为美国超过 78 000 名骨科医师提供服务,促进公共卫生和学术科学研究,提供教育、成本-效益和伦理方面的指导。AOA 是所有骨科医学院和医疗机构的主要认证机构,并采取自愿原则。1966 年,美国卫生与公众服务部(Department of Health & Human Services, DHHS)认定 AOA 为医疗保险覆盖的骨科医院的官方认证机构。此外,根据医疗机构认证计划,CMS 授予 AOA 认证包括门诊外科中心在内的其他医疗机构的权利[55]。

挪威船级社

挪威船级社(Det Norske Veritas, DNV)于 1864 年在挪威奥斯陆成立,总部设在瑞士日内瓦,并在包括美国在内的 100 多个国家设有办事处。DNV 医疗保健部采用国际标准化组织(International Organization for Standardization, ISO)标准(公认的国际质量管理体系)作为医疗机构认证框架。2008 年 9 月,CMS 批准 DNV 对医疗机构进行认证,最近又批准 DNV 成为重症接诊医院的认定机构。DNV 医疗认证流程结合了 CMS CoP 与 ISO 9001 标准。DNV 的感染风险管理(Managing Infection Risk, MIR)标准能够满足医疗系统的需求,并为医疗机构提供了促进感染风险管理的框架。MIR 标准与 WHO 和 CDC 的指南一致[56]。

医疗保险和医疗补助服务中心

参与联邦医疗保险的急诊、重症医院和门诊手术中心如果没有得到 TJC、AOA 或 DNV 的认可,必须接受国家卫生部门的调查,以初步确定(并定期审核)他们是否有资格获得医疗保险和医疗补助报销。CMS 推荐的 IPC 标准与该机构 CoP 和 CfC 是一致的,适用于重症医院、急症照护医院、日间手术中心、专业护理机构、养老院、血液透析中心、临终关怀医院、家庭保健机构[57]。只有遵守 CMS 标准,才能参与医疗保险和医疗补助计划并进行报销。法规要求医院、疗养院、血液透析中心和家庭医疗机构等医疗服务提供者制订、实施和维护 IPC 计划,以预防 HAI[58]。TJC 标准和 CMS CoP 的 IPC 标准相似,但不完全相同。这些标准已获得 CMS 批准,因此 CMS 认为遵守这些认证组织的标准等同于遵守联邦法规。

2005 年,随着削减赤字法案(Deficit Reduction Act, DRA)的通过,美国国会采取措施修订了医保对医院的支付方式。自 2008 年 10 月 1 日起,不再支付患者在住院期间或住院后发生的可预防的医院获得性并发症(hospital-acquired conditions, HAC)相关的治疗费用[59]。2013 年,CMS 认定了 11 个 HAC,其中 6 个为 HAI。CMS 在实施 DRA 第 5001(c)款的最终法规中,首先明确导管相关尿路感染(urinary tract infections, UTI)、血管导管相关血流感染,以及冠状动脉旁路移植术后的纵隔炎为 HAC。2009 年至 2020 年新增的其他 HAI 包括肥胖减肥手术(即腹腔镜胃旁路手术或胃限制性手术、胃肠造口术)、某些矫形手术(即脊柱、颈、肩、肘),以及心脏植入式电子设备术后的 SSI[60]。

自 2011 年 1 月 1 日起,选择参与 CMS 医院住院患者质量报告项目(Inpatient Quality Reporting, IQR)的医院必须使用 NHSN 报告特定 HAI 发病率。未参加医院住院患者质量报告项目的医疗机构市场成本更新指数①将会被削减相应的百分比。医院住院患者质量报告项目规定,医院必须通过 NHSN 报告其成人 ICU、儿童 ICU,以及新生儿 ICU 的中央导管相关血流感染(central line-associated bloodstream infection, CLABSI)数据,并与 CMS 共享这些数据[61]。2013 年,CMS 增加了耐甲氧西林金黄色葡萄球菌(methicillin-resistant *Staphylococcus aureus*, MRSA)菌血症、艰难梭菌感染和医务人员流感疫苗接种情况[62]。此外,CMS 医院比较网站会上传各个医疗机构的数据。CMS 将继续增加必须向 NHSN 报告的 HAI 项目,以参与医院的 IQR 计划。

2011 年 4 月,CMS 的医疗保险和医疗补助创新中心成立了一个国家性的、以公私合作模式运作的患者之友组织,旨在对医院和其他医疗机构内的医生、护士及其他医务工作者提供支持,帮助他们使患者护理更安全,并且为患者安全、有效地转院提供支持。该组织确定了九个重点关注领域,其中四个与 HAI 相关:CA - UTI、CLABSI、SSI 和 VAP[63]。该组织计划到 2013 年底,将美国可预防的 HAC(包括 CLABSI、CA - UTI、SSI 和 VAP)减少 40%,感染人数减少 180 万人次,避免 60 000 名住院患者死亡。2010 年至 2015 年间,不良事件报告率从 145‰降至 115‰。CMS 的这一患者安全方案采用了创新和领导参与的原则,促使方案实施并取得成功[62]。实现患者安全的目标体现了对优质护理、健康人群和财务管理的承诺[62]。

职业安全与健康管理局

职业安全与健康管理局(Occupational safety and health administration, OSHA)是隶属于美国劳工部的政府机构[40]。它通过制定和执行标准、提供培训、推广和教育、建立合作关系,以及鼓励持续改善工作场所的安全和健康,以确保美国工人的安全和健康[40]。1991 年,为了预防医疗保健人员职业暴露和所导致的感染,OSHA 颁布了血源性病原体标准(Bloodborne Pathogens Standard, BBP)[64]。根据标准的一般责任条款,雇主必须提供一个"没有对其员工造成(或可能造成)死亡或严重身体伤害的公认危险"的工作环境[65]。

BBP 标准已通过政策、教育和培训、行政控制和安全实践很好地融入 IPC 计划和医疗保健组织中。2001 年 1 月,OSHA 根据 2000 年美国针刺安全和预防法案(U.S. Needlestick Safety and Prevention Act of 2000)修订了 BBP 标准,该法案要求医疗机构重新定义工程控制,

① 反映医院所购医疗用品和服务的通货膨胀增长率,以便更新医院因通货膨胀带来的医院补偿比率。——译者注

包括采用更安全的医疗设备和系统，并让一线医务人员参与设备评估和选择[66]。一家医院的一项研究显示，采用安全工程设备能显著降低有血液传播病原体暴露的经皮损伤和锐器伤[67]。OSHA标准和法案有助于减少美国医护人员的感染。一些州在制定职业安全标准方面有自主权，这些州被称为“自治州”，他们的标准不能低于OSHA所要求的标准。在美国H1N1流感暴发期间，OSHA参与了与CDC和其他组织关于“使用呼吸器还是外科口罩来保护医务人员”的辩论。目前，OSHA针对IPC主题发布了有用的文件和概况介绍，如流感流行季节医务人员的预防，以及根据不同的预防目的使用呼吸器还是外科口罩等[68,69]。

美国卫生与公众服务部

DHHS认识到，HAI是一个重要的公共卫生和患者安全问题。因此，DHHS于2009年成立了预防医疗相关感染联邦指导委员会，并责成该委员会负责协调美国政府的IPC工作，同时最大限度地提高其效率。该委员会成员广泛，包括临床医生、科学家和来自众多公共卫生组织的代表，其中包括（美国）国立卫生研究院（National Institutes of Health，NIH）、国家疫苗计划、CDC、CMS、美国健康与质量管理局，以及美国劳工部、国防部和退伍军人事务部。

2009年，卫生部负责卫生事务的助理部长设立了医疗质量办公室（Office of Healthcare Quality，OHQ），以落实预防和消除HAI并提高医疗质量[70]。OHQ工作方法非常具有协作性，它利用公共和私营合作伙伴关系来寻找减少HAI的新方法。OHQ在制订“预防医疗保健相关感染国家行动计划：消除路线图（National Action Plan to Prevent Healthcare-Associated Infections：Roadmap to Elimination）”中发挥了重要作用[71]。该计划分为三个明确的阶段，并采用各种激励措施以支持降低HAI发生，如将付款与护理质量挂钩、加强对医院的监管和监督等。计划的第一阶段针对急症照护医院的HAI。第二阶段的重点是日间手术中心、终末期肾病机构，以及增加医护人员的流感疫苗接种。第三阶段解决长期护理机构的HAI问题。第四阶段涉及抗微生物药物管理。HAI行动计划包括五年目标和指标，用于改善HAI预防的9项具体措施，以解决设备相关感染和特定病原体[71]。2012年的9项目标中已有6项在2011年实现。该计划受到了医疗服务提供者和美国政府的高度关注，如果取得成功，将为减少HAI做出重大贡献。有关实现行动计划目标的最新国家数据，请访问 https://www.cdc.gov/hai/pdfs/SIR/SIR-Report_02_07_2013.pdf(accessed July 14,2021)。

其他标准制定组织

许多其他组织也发布了影响IPC的标准（表12.1）。这些组织包括EPA，其制定了医疗废物处置和运输标准，并对医院用于表面消毒和灭菌的液体化学产品进行登记[72]。另一个政府机构是美国食品药品监督管理局，它负责管理消毒剂和医疗器械[通过安全医疗器械法案（Safe Medical Devices Act）]、一次性使用器械的重复使用、血液供应安全，以及大部分食品安全[73]。另一个机构是政府问责局，该机构发布了有关IPC计划要素的最低标准，这些标准主要关注经济问题[74]。此外，美国国家防火协会与IPS和其他医务人员共同参与了关于在医院出口的走廊放置含醇手卫生用品时长的讨论[75]。

设施指南研究所

非营利性的医疗设施指南研究所（Facility Guidelines Institute，FGI）成立于1998年，旨在确保医疗设施指南修订过程的连续性，发挥共同协调实体的作用，并加强指南出版物的内容和格式，以鼓励和改进其应用和使用。FGI的医疗设施设计与建造指南（FGI Guidelines for Design and Construction of Health Care Facilities）就医院、非住院医疗设施、康复设施、护理和其他住院医疗设施的临床和支持区域的最低要求、空间和设备需求提出了建议[76]。许多建议都是针对普通医疗环境和临床环境中的IPC而提出的。例如，指南明确规定了内镜检查室、手术室、食品准备区，以及医院和非住院医疗机构的其他环境要求。指南还规定了管道、电气，以及供暖、通风和空调系统的最低工程设计标准。这些标准如果执行得当，将有助于防止病原体的传播[76]。

美国供暖、制冷和空调工程师学会

美国供暖、制冷和空调工程师学会成立于1894年，是一个建筑技术学会。如今，它在全球拥有超过50 000名会员。该协会制定了促进室内空气质量和能源效率的指南和标准，包括医疗机构通风的绿色技术和标准[77]。

美国医疗保健工程学会

美国医疗保健工程学会是一个拥有11 000名会员的学会，主要致力于优化医疗保健的物理环境。该组织开发了大量工具和指南，以帮助组织符合CMS和ASHRAE标准。这些工具包括自动喷水灭火系统和发电机检查表、入住和搬迁检查表、感染控制风险评估施工和翻新预防措施矩阵，以及医疗设施灾难恢复检查表[78,79]。

医疗仪器促进协会

美国医疗器械促进协会（Association for the Advancement of Medical Instrumentation，AAMI）是一个成立于1967年的非营利性组织，目前拥有7 000名医疗保健技术专业人士，为医疗保健界开发、管理和使用安全有效的医疗技术提供指导[80]。除了制定医疗设备和消毒标准外，AAMI还为无菌处理领域提供了一个基准测试研讨会。

感染预防与控制卫生政策：科学与政治的作用

公共卫生政策的制定过程是复杂的。它反映了参与者的异质性、他们的多元利益及政策过程本身。政策的制定和通过不是无中生有的，也不是按部就班存在的[81]。当公众、利益集团、政府机构和政策制定者在考虑、支持或反对哪些政策时，他们将承担个人、政治、意识形态和文化价值观的责任[82]。并非所有HAI问题都能成为公共政策的考虑对象。有关问题必须引起公众或决策者的焦虑或不满，或者被公众或决策者视为问题[83]。涉及个人恐惧、紧迫性或威胁性的问题更有可能进入政策议程。有些议题描述的是实际风险，而另一些议题则通过耸人

听闻或基于缺乏科学知识的误解来加剧公众的恐惧。通常情况下，公共政策的制定过程反映了这些因素的综合作用。

20 世纪 80 年代，由于公众对 HIV/AIDS 的传播、感染者的身份，以及缺乏足够的信息感到恐惧和不确定，HIV/AIDS 首次成为一个政策问题[84,85]。其中一个例子是医疗废物处理，它成为了一个重要的政策问题。如果以合理的方式进行管理，医疗废物很少被认为会对人类构成疾病风险[86]；然而，HIV 的出现加剧了人们对医院、诊所或其他医疗机构使用的医疗设备、装置和用品传播 HIV 的恐惧，并将这些问题提升到政策层面进行讨论[83]。禽流感大流行的风险也被列入政策议程，由于焦虑和科学上的不确定性，以及担心它可能导致患者发病和死亡。此外，直到最近，重大的 IPC 问题（如抗微生物药物耐药性的增加、免疫接种的缺乏及与器械相关的感染）仍主要由医疗保健专业人员进行处理，而没有成为具有政治性的卫生政策问题。

健康问题必须得到明确阐述，才能引起决策者的关注。然而，有些问题由于其"隐性"性质而难以量化[82]。让人们关注这些问题的一种策略是收集和分享数据，以说明问题的严重性；另一种策略是宣传不幸事件。在无家可归者、移民或其他政治力量薄弱的人群中所发生的感染在很大程度上是由医疗专业人员来处理。然而，HAI 数据的可用性不断增加，增加其可见性，并提高了公众的意识和关注度。包括消费者联盟在内的消费者团体成功地阐明了强制公开报告 HAI 数据的必要性，并游说各州立法机构制定 HAI 报告法规（有关这些团体的更多信息，参见表 12.2）。IPC 协会、政府机构和其他组织也加入了这场对话，媒体也一直将这些问题置于公众意识的最前沿。

科学和政治都有助于卫生政策的制定。科学是必不可少的，但往往还不够。它为政策制定提供了相对公正和理性的一面，但政治因素，如经济、社会价值观和公众观念，在决定政策方面可能更具影响力[81]。例如，2005 年美国 CDC 结核病指南的更新涉及知识产权人与 CDC 及其（美国）国家职业安全与健康研究所（National Institute for Occupational Safety and Health，NIOSH）等机构之间的广泛谈判和游说，目的是将重点放在科学上，以确定结核病防护的呼吸保护政策[87]。H1N1 流感流行期间也进行了类似的讨论。修订后的隔离、消毒和灭菌指南在制定过程中也进行了数年的讨论，与此同时专业人士就医疗机构管理中的 MDRO 科学性、政治性和成本，以及各种消毒剂的问题展开了辩论[88-90]。如何在决定 IPC 议程的各项力量之间取得平衡是一项持续的挑战。

伙伴关系的时代：共识与合作

IPC 在过去二十年中的主要变化之一是专业性、政府性和监管性机构及组织以协作的方式进行合作。该工作始于 1991 年，当时美国卫生与公众服务部部长邀请 IPC 专家帮助 CDC 制定和修订 HAI 指南，并成立了医疗保健感染控制实践咨询委员会（Healthcare Infection Control Practices Advisory Committee，HICPAC）。同年，医疗保健改善研究所（Institute for Healthcare Improvement，IHI）成立，并开始与 TJC 等众多组织发起和参与一些安全和 IPC 协作项目。其中一个合作案例是监测手卫生的共识，TJC 在该项目中联系了美国和国外的主要领导机构，以确定监测医疗机构手卫生指南遵守情况的最佳实践。参与该项目的组织包括 WHO、IHI、感染控制和流行病学专业协会（Association for Professionals in Infection Control and Epidemiology，APIC）、CDC、美国医疗保健流行病学协会（Society for Healthcare Epidemiology of America，SHEA）和世界患者安全联盟。手卫生项目于 2008 年出版了一本免费教育专著，推荐了监测手卫生依从性的最佳实践[91]。

近年来，地方、州和国家层面推动了许多合作、伙伴关系和共识文件。美国 CDC 利用美国复苏与再投资法案（American Recovery and Reinvestment Act funds）的资金，支持雇用和培训 HAI 协调员，并将他们派驻到各州公共卫生部门，与本州所有类型的医疗保健提供者进行合作。2008 年，SHEA、美国感染病学会（Infectious Diseases Society of America，IDSA）、美国医院协会和 APIC 建立了合作伙伴关系，在《感染控制与医院流行病学》（*Infection Control & Hospital Epidemiology*）杂志中联合发布了以科学为基础的实用建议，供急症照护医院预防常见的 HAI。《急症照护医院预防医疗保健相关感染策略汇编》（Compendium of Strategies to Prevent Healthcare-Associated Infections in Acute Care Hospitals）一文将预防 HAI 的最佳实用证据综合为 CA - UTI、CLABSI、艰难梭菌、MRSA、SSI 和 VAP 的共识指南[92]。CDC 还采用合作模式，鼓励各州相互学习和分享经验，向公共卫生机构和多种类型的医疗机构（包括透析、长期护理、急症照护和门诊护理机构）推广工具[93]。

如今，许多旨在减少 HAI 的公私合作项目正在发挥作用。其中一个值得关注的项目是密歇根的 Keystone 项目，该项目由密歇根健康与医院协会和约翰霍普金斯大学合作开展[94]。该项目针对密歇根州复杂的组织进行变革，在密歇根州各家医院的 ICU 之间建立了一个社交网络，以分享降低 CLABSI 的最佳实践，为临床医生行中心导管置入制定核查表，并制定 CLABSI 发病率的监测实践。该项目取得了巨大成功，参与医院的 CLABSI 发病率降低了 66%，这意味着在项目的前 18 个月内挽救了 1 500 人的生命，节省了 2 亿美元的成本。这些成功引起了美国总统和美国卫生与公共服务部部长的关注，他们将 IPC 作为美国的一项重点工作，从而提高了 IPC 的知名度[95]。

患者安全与质量组织

医学研究所

1999 年，具有里程碑意义的美国医学研究所（Institute of Medicine，IOM）报告《孰能无过：建立安全的医疗体系》（*To Err Is Human: Building a Safety Health System*）引发了媒体、政策和医疗服务提供者对美国医疗安全及其对患者发病率、死亡率和医疗失误成本的激烈讨论[96]。IOM随后于2001年发表了一份报告《跨越质量鸿沟：21世纪的新医疗系统》(*Crossing the Quality Chasm: A New Health System for the 21st Century*)，讨论了重新设计医疗系统以提高患者安全的必要性[97]。最后，IOM的第三份报告《以身作则：协调政府在提高医疗质量方面的作用》(*Leadership by Example: Coordinating Government Roles in Improving Healthcare Quality*)，该报告不仅讨论了免疫接种问题，还估算出通过更广泛地实施CDC指南，每年可挽救超过40 000人的生命[98]。

此类报告有助于推动众多患者安全和质量组织的发展，并有助于刺激各种按绩效付费的质量计划，以及旨在提高医疗质量和预防HAI的大型州和国家的合作发展。与监管机构一样，不可能讨论所有的患者安全与质量组织。因此，下面将重点介绍几个患者安全与质量组织。

医疗保健研究和质量局

AHRQ的前身是医疗保健政策与研究机构，源于1999年的医疗保健研究与质量法案(Healthcare Research and Quality Act)，该机构隶属于DHHS[34]。AHRQ是美国医疗质量研究的领导机构，负责协调美国所有的质量改进工作和医疗服务研究。它通过下属的12个循证实践中心，支持科学质量研究，并维护国家准则信息交换中心(一个专门收集和整理外部机构和专业协会制定的各种循证实践与指南的网站)[99]。

AHRQ网站提供住院患者质量指标，这些指标可以从行政数据中提取，以帮助医院确定需要进一步改进的问题领域。此外，AHRQ的患者安全指标还包括术后败血症、伤口开裂和特定感染。AHRQ网站还包含大量可用于改进工作的免费资源，包括为消费者提供的信息。2006年，AHRQ发布了一份质量推荐汇编，其中28%的推荐与IPC有关，11项中的5项"明确的改进机会"推荐与IPC有关，包括在中心静脉置管时使用最大无菌屏障和合适的手术预防[100]。此外，AHRQ还资助了一系列研究项目，以确定预防HAI的最佳策略。2011年，其中一些项目包括预防VAP综合单元安全计划、门诊儿科SSI电子监测，以及控制艰难梭菌的环境消毒干预措施[101]。最新报告《2014年至2017年全国医院获得性感染率记分卡》显示，2014年至2017年HAC下降了13%，挽救了约20 700人的生命和节省了约77亿美元的医疗成本(https://www.ahrq.gov/hai/pfp/index.html)。

国家质量论坛

(美国)国家质量论坛(National Quality Forum, NQF)是一个成立于1999年的公私合作的非营利组织，由约170个组织组成，是美国总统消费者保护和医疗保健行业质量咨询委员会的一部分[33]。NQF的目标是使医疗保健绩效指标标准化，以便用于比较美国各地的医疗保健。NQF围绕住院和门诊环境的自愿措施建立共识，帮助标准化患者安全分类，并纳入循证建议[33]。NQF认可的IPC相关措施包括SSI预防措施、特定疾病的免疫接种和设备相关的HAI措施[33]。此外，2011年11月NQF指定一个团队负责制定报告HAI的国家团体共识标准。该共识过程产生了七项报告HAI数据的国家团体标准和八项关于感染测量开发和研究的建议[102]。

许多NQF措施随后被CMS和TJC采用，并作为医院绩效、按报告付费或基于价值的采购措施。在其他措施集中，还有大约13项NQF认可的HAI额外措施，如敏感性护理措施和患者安全措施。

医疗保健改善研究所

IHI是一个成立于1991年的非营利组织，其目标是向世界各地患者提供高品质的医疗保健[103]。2005年1月，IHI发起了一项全国性的自愿合作活动——拯救十万人的生命活动，目标是在18个月内以及此后每年减少10万例与医疗相关的死亡[103]。在六项活动倡议中有三项涉及减少HAI，包括SSI、VAP和CLABSI。VAP和CLABSI倡议涉及实施中央管路"集束化"(一组循证实践，共同实施比单独实施效果更好)[104]。这项活动在2006年随着"拯救500万人的生命"活动而发展起来，其目标是在两年内预防500万起医疗事故——包括减少MRSA感染和SSI在内的HAI相关组成部分[105]。

这些活动使参与的医院能够分享最佳实践，频繁参加电话会议，并在IHI网站跟踪进展[102,104]。除宣传资料外，IHI网站还提供了许多旨在提高患者护理质量的资源。例如，前面提到的"患者伙伴关系(Partnership for Patients)"确定了九个重点领域，其中四个与HAI相关，IHI为每个领域都制定了改进图。IHI的另一个重要项目是"全球触发工具"，该工具最初由IHI设计，用于检测和测量与药物相关的不良事件。如今，它提供了一种易于使用的方法，可以准确识别任何类型的不良事件(或伤害)，并测量不良事件在一段时间内的发生率[99]。

使用该工具可帮助医院更有效地识别能造成患者伤害的事件，量化伤害的程度和严重性，并选择和测试可减少伤害的策略[105]。该工具还可用于HAI的预防工作(如设备相关HAI、艰难梭菌和MDRO)。

循证实践

循证实践定义为得到一定程度科学文献综述支持的实践，其范围包括使用加权方案的量表(如对随机对照实验给予最大权重的CDC方法)和专家共识。AHRQ国家指南信息交换中心提供了对不同证据评级系统的描述[106,107]。

医疗感染控制实践咨询委员会

在IPC中使用最广泛的循证指南来自CDC的HICPAC(表12.3)、APIC和SHEA，它们都使用加权等级来评定证据[108-110]。

HICPAC是由14位IPC专家组成的美国联邦咨询委员会。委员会成员就降低HAI发生的IPC实践和策略向CDC和DHHS部长提供建议和指导[108]。该委员会颁布了IPC循证指南，在美国和世界许多国家广泛流行和使用。政府机构(如CMS、AHRQ和NIH)的大量成员，以及代表APIC、SHEA、IDSA、美国手术室注册护士协会(Association of Operative Registered Nurses, AORN)、

TJC、美国医院协会及其他专业组织和认证机构的联系人对这些指南和立场文件进行了额外审查。

表 12.3　CDC HICPAC 发布的指南、规范和建议

年份	文件名
2020	医疗保健人员感染控制指南：冠状病毒(COVID－19)
2020	预防和控制新生儿 ICU 患者感染的建议：金黄色葡萄球菌
2019	医护人员的感染控制。职业感染预防和控制服务的基础设施和常规做法
2017	预防 SSI 指南
2013	减少人体 HIV、HBV 和 HCV 通过器官移植传播的指南
2011	医疗机构诺如病毒肠胃炎疫情防控指南
2011	预防血管内导管相关感染指南
2009	导管相关性尿路感染预防指南
2009	急症照护机构中耐碳青霉烯类或产碳青霉烯酶肠道杆菌感染控制指南
2008	医疗机构消毒和灭菌指南
2007	隔离防护指南：预防医疗机构中的传染源传播
2006	医疗机构中多重耐药菌的管理
2006	医疗保健人员的流感疫苗接种
2005	关于公开报告 HAI 的指南：HICPAC 的建议
2003	预防医院内肺部感染指南
2003	医疗机构环境感染控制指南
2003	在预防接种计划中使用天花疫苗的建议
2002	预防血管内导管相关感染指南
2002	医疗机构手卫生指南
2001	预防慢性血液透析患者感染传播的建议
1998	医疗保健人员感染控制指南(修订中)
1997	医疗保健人员的免疫接种
1995	防止万古霉素耐药性扩散的建议

最新的 HICPAC IPC 指南如表 12.3 所示。HICPAC 的所有会议都向公众开放，并在《联邦公报》上公布指南草案，以征求更广泛的意见[111]。指南定稿前需通过美国管理和预算办公室(Office of Management and Budget，OMB)进行同行评审。

SHEA、APIC 和 IDSA 等专业协会制定的指南也采用循证研究。这些指南由在 IPC 和医疗流行病学领域拥有丰富经验的专家委员会制定，并由各自的学会进行批准。IPC 合作组织还制定了强有力的、成功的 IPC 战略(如预防 HAI 的集束化措施)，以及美国和全球组织正在实施的其他创新方法[93]。表 12.4 列出了部分共识文件。

免疫实践咨询委员会

与 HICPAC 类似，免疫实践咨询委员会(Advisory Committee on Immunization Practices，ACIP)也是一个美国联邦咨询委员会，由 15 名免疫相关领域的专家组成，他们由 DHHS 挑选，就疫苗相关疾病的控制问题向 DHHS 和 CDC 主任提供指导[111]。该委员会还包括 8 名代表美国其他机构的成员，以及在 IPC 领域具有专业知识且无投票权的其他专业组织联络人。ACIP 为疫苗接种制定书面建议，包括接种年龄、剂量间隔、预防措施和禁忌证[112]。ACIP 建议的制定流程与 HICPAC 相同。

专业组织对感染预防与控制和医疗流行病学实践的影响

感染控制与流行病学专业人员协会

APIC 成立于 1972 年，是美国第一个致力于减少 HAI 发生的专业组织。APIC 是全球最大的 IPS 专业协会，在全球拥有超过 14 000 名会员[109]。APIC 的使命是通过预防感染创造一个更安全的世界。其目标主要是通过提供更好的护理、更低的成本、促进更好的健康来实现的[113]。早在 1978 年，APIC 就强调需要训练有素的 IPS，并鼓励专业人员使用流行病学原理和方法来解决感染、质量和风险问题，最近又新增了患者安全策略。为了支持 IPS 的专业发展，APIC 出版了一本指导实践的综合教材，最近又发布了 IPS 的新岗位胜任力模型[114-117]。

表 12.4　部分感染预防与控制共识文件

文件/指南	作者或出版社
多协会关于软式消化内镜及配件再处理的指南	Day LW，Muthusamy VR，Collins J，et al. *Gastrointest Endosc*. 2021；93：11－33.
欧洲预防和控制医院相关感染的共识标准和绩效指标	Cookson B，Mackenzie D，Coutinho AP，Russell I，Fabry J. *J Hosp Infect*. 2011；79：260－264.
预防急症照护医院导管相关性尿路感染的策略：2014 年更新	Lo E，Nicolle LE，Coffin SE，et al. Infect Control Hosp Epidemiol. 2014；35(Suppl 2)：S32－S47.
预防急症护理医院中央导管相关血流感染的策略：2014 年更新	Marschall J，Mermel LA，Fakih M，et al. *Infect Control Hosp Epidemiol*. 2014；35：753－771.
预防 MRSA 在急症照护医院传播和感染的策略：2014 年更新	Calfee DP，Salgado CD，Milstone AM，et al. *Infect Control Hosp Epidemiol*. 2014；35(Suppl 2)：S108－S132.
急症照护医院预防呼吸机相关性肺炎的策略：2014 年更新	Klompas M，Branson R，Eichenwald EC，et al. *Infect Control Hosp Epidemiol*. 2014；35(8)：915－936.

续 表

文件/指南	作者或出版社
预防急症照护医院艰难梭菌感染的策略：2014年更新	Dubberke ER，Carling P，Carrico R，et al. *Infect Control Hosp Epidemiol*. 2014；35 (Suppl 2)：S48 - S65.
医疗保健相关感染数据报告的国家团体共识标准	http://www.qualityforum.org/Publications/2008/03/National_Voluntary_Consensus_Standards_for_the_Reporting_of_Healthcare-Associated_Infection_Data.aspx. Accessed July 15，2021.
急症照护医院预防医院相关感染策略汇编：2014年更新	Yokoe DS，Anderson DJ，Berenholtz SM，et al. *Infect Control Hosp Epidemiol*. 2014；35 (Suppl 2)：S21 - S31.
IDSA 和 SHEA 制定医疗机构加强抗微生物药物管理的指南	Dellit TH，Owens RC，McGowan JC，et al. *Clin Infect Dis*. 2007；44：159 - 177.
新生儿重症监护病房 MRSA 感染暴发的管理：共识声明	Gerber SI，Jones RC，Scott MV，et al. *Infect Control Hosp Epidemiol*. 2006；27：139 - 145.
软式消化内镜的再处理多协会指南	Nelson DB，Jarvis WR，Rutala WA，et al. *Infect Control Hosp Epidemiol*. 2003；24：532 - 537.
囊性纤维化患者的感染控制建议：微生物学、重要病原体和预防患者间传播的感染控制实践	Saiman L，Siegel J；Cystic Fibrosis Foundation. *Infect Control Hosp Epidemiol*. 2003；24：S6 - S52.
炭疽作为一种生物武器，2002年：最新管理建议	Inglesby TV，O'Toole T，Henderson DA，et al. *JAMA*. 2002；287：2236 - 2252.
美国 NIH 关于 HCV 管理共识声明：2002版	*NIH Consens State Sci Statements*. 2002；19：1 - 46.
院外环境中感染控制和流行病学基础设施和基本活动的要求：一份共识报告	Friedman C，Barnette M，Buck AS，et al. *Am J Infect Control*. 1999；27：418 - 430.
全球共识会议：最终建议	*Am J Infect Control*. 1999；27：503 - 513.
对医院感染控制和流行病学基础设施和基本活动的要求：共识小组报告。SHEA	Scheckler WE，Brimhall D，Buck AS，et al. *Infect Control Hosp Epidemiol*. 1998；19：114 - 124.
MRSA 暴发：共识小组的定义和管理指南	Wenzel RP，Reagan DR，Bertino JS，et al. *Am J Infect Control*. 1998；26：102 - 110.
SHEA 和 IDSA 预防抗菌药耐药性联合委员会：医院预防抗菌药耐药性指南	Shlaes DM，Gerding DN，John JF Jr，et al. *Infect Control Hosp Epidemiol*. 1997；18：275 - 291.
输血的传染病检测。美国 NIH 输血传染病检测共识发展小组	*JAMA*. 1995；274：1374 - 1379.
预防急症护理医院 SSI 的策略：2014年更新	Anderson D，Podgorny K，Berríos-Torres SI，et al. *Infect Control Hosp Epidemiol*. 2014；35：s66 - s88.
通过手卫生预防医护人员相关感染的策略	Ellingson K，Haas JP，Aiello AE，et al. *Infect Control Hosp Epidemiol*. 2014；35：S155 - S178.
NIH 关于 HBV 管理的共识发展声明	BelongiaEA，Costa J，Gareen IF，et al. *NIH Consens State Sci Statements*. 2008；25：1 - 29.
有效预防和控制感染项目的核心内容：WHO 最新的循证建议	Storr J，Twyman A，Zingg W，et al. *Antimicrob Resist Infect Control*. 2017；6：6.
一种评估住院患者护理结果的质量指标方法	Quality Indicator Study Group. *Infect Control Hosp Epidemiol*. 1995；16：308 - 316. https://www.shea-online.org/index.php/practice-resources/2015-04-25-18-30-42/retired-guidelines/72-an-approach-to-the-evaluation-of-quality-indicators-of-the-outcome-of-care-in-hospitalized-patients. Accessed July 15，2021.
外科抗菌药物预防的临床实践指南	Bratzler D，Dellinger EP，Olsen KM，et al. *Surg Infect (Larchmt)*. 2013；14：73 - 156. https://www.shea-online.org/index.php/practice-resources/41-current-guidelines/414-clinical-practice-guidelines-for-antimicrobial-prophylaxis-in-surgery. Accessed July 15，2021.
感染预防和医疗流行病学计划指南：医疗流行病学家的技能和能力	Kaye KS，Anderson DJ，Cook E，et al. *Infect Control Hosp Epidemiol*. 2015；36：369 - 380. https://www.shea-online.org/index.php/practice-resources/white-papers/420-guidance-for-infection-prevention-and-healthcare-epidemiology-programs-healthcare-epidemiologist-skills-and-competencies. Accessed July 15，2021.
抗菌药物监管领导者所需知识和技能指南	Cosgrove SE，Hermsen ED，Rybak MJ，et al. *Infect Control Hosp Epidemiol*. 2014；35：1444 - 1451. https://www.shea-online.org/index.php/practice-resources/white-papers/419-guidance-for-the-knowledge-and-skills-required-for-antimicrobial-stewardship-leaders. Accessed July 15，2021.

续　表

文件/指南	作者或出版社
抗生素管理实施计划：美国感染病学会和美国医疗保健流行病学协会指南	Barlam TF, Cosgrove SE, Abbo LM, et al. *Clin Infect Dis*. 2016; 62: e51 – e77. https://www.shea-online.org/index.php/practice-resources/41-current-guidelines/458-implementing-an-antibiotic-stewardship-program-guidelines-by-the-infectious-diseases-society-of-america-and-the-society-for-healthcare-epidemiology-of-america. Accessed July 15, 2021.
囊性纤维化感染预防和控制指南：2013 年更新版	Saiman L, Siegel JD, LiPuma JJ, et al. *Infect Control Hosp Epidemiol*. 2014; 35 Suppl 1: S1 – S67. https://www.shea-online.org/index.php/practice-resources/41-current-guidelines/418-infection-prevention-and-control-guideline-for-cystic-fibrosis-2013-update. Accessed July 15, 2021.
儿科患者及其家属居住设施的感染预防与控制	Guzman-Cottrill JA, Ravin KA, Bryant KA, et al. *Infect Control Hosp Epidemiol*. 2013; 34: 1003 – 1041. https://www.shea-online.org/index.php/practice-resources/41-current-guidelines/415-infection-prevention-and-control-in-residential-facilities-for-pediatric-patients-and-their-families. Accessed July 15,2021.
预防牙科手术患者的骨科植入物感染	Watters W 3rd, Rethman MP, Hanson NB, et al. *J Am Acad Orthop Surg*. 2013; 21(3): 180 – 189. https://www.shea-online.org/index.php/practice-resources/2015-04-25-18-30-42/retired-guidelines/413-prevention-of-orthopaedic-implant-infection-in-patients-undergoing-dental-procedures. Accessed July 15, 2021.

感染控制与流行病学认证委员会(Certification Board of Infection Control and Epidemiology，CBIC)由 APIC 于 1980 年成立，是一个自愿、自主、多学科的委员会，通过对 IPS 和流行病学家的认证考试，指导和管理感染控制和流行病学专业人员的认证流程[118]。

美国医疗保健流行病学协会

1980 年，一群传染病学医生创立了 SHEA，这是一个致力于开发、应用和传播医院流行病学以预防 HAI 和其他不良后果的专业学会。SHEA 的目标之一是将知识转化为有效的政策和实践[110]。目前，SHEA 拥有超过 2 000 名成员。自成立以来，该学会已扩大其成员范围，包括 IPS 和更高比例的国际成员。

SHEA 致力于影响 IPC 行业，因此成立了教育与研究基金会以推动该领域的发展，教育和表彰领导者，促进国际思想交流，并推动科学研究议程[119]。此外，SHEA 还创建了 SHEA 研究网络，这是一个由近 200 家医院组成的联盟，共同开展对医疗流行病学具有重要意义的研究项目[120]。SHEA 还启动 SHEA 国际大使评选计划，并与世界各地新兴的流行病学领导者建立牢固的关系。在最初几年，SHEA 国际大使计划在教育和支持 42 名医院流行病学专家和 IPS 方面取得了显著成绩，他们代表亚洲、非洲、拉丁美洲、中东、远东和欧洲的 22 个国家，在资源有限的情况下努力改善措施以减少 HAI 发生[121]。最后，SHEA 不断审查医疗保健流行病学中具有挑战性的问题，并发布白皮书、立场文件和汇编/指南，涵盖预防器械相关感染、抗微生物药物管理、流感免疫、特殊病原体管理和政策问题等。

SHEA 和 APIC 积极倡导合理务实的 IPC 政策及必要的资源，以维持 IPS 和医院流行病学项目。这两个组织在其同行评审期刊《美国感染控制杂志》(*American Journal of Infection Control*)和《感染控制与医疗流行病学》(*Infection Control & Healthcare Epidemiology*)上发表立场文章、共识文件和指南、科学研究报告，以及该领域现状和政策问题相关的文章。这些协会还认可 IDSA 或 IHI 等其他组织的指南，以加强其促进最佳实践的建议。APIC 和 SHEA 还积极教育其成员，并与法律制定者、监管机构、CDC 及其他机构参与 IPC 法规和标准的制定以及应对新出现的问题。SHEA 和 APIC 在促进 HICPAC 指南方面发挥了重要作用。

专业人员和多专业机构的实践：医疗保健人员流感疫苗接种的个案研究

努力提升医疗保健人员流感免疫接种率，阐述各种认证标准、专业协会和监管机构之间的相互作用。

自 1984 年以来，ACIP 一直建议为所有医疗保健人员接种流感疫苗，然而高危人群的疫苗接种率一直很低[122]。为医疗保健人员接种流感疫苗是一个关系到患者安全的问题，因为医疗保健人员在症状出现前一天就可能传播流感病毒，而且许多患者的病情会因流感而增加发病和死亡的风险。

CMS CoP §482.42(a)(1) 文件包含了感染控制和抗生素管理计划。因此，CoP 要求“感染控制官员必须制定一个系统，用于识别、报告、调查和控制感染患者”[58]。根据解释性指南，该 CoP 要求 IPC 项目制定“根据美国 CDC 及 ACIP 的建议，评估员工患有指定传染病的措施和权限”[58]。

2006 年，TJC 通过 IC.02.04.01 标准，该标准要求经认证的医院、重症监护医院和长期护理机构制订流感免疫计划，为所有医疗保健人员提供流感疫苗接种[123]。该标准纳入了 ACIP 关于提高疫苗接种覆盖率的建议，包含员工教育和提供现场疫苗接种等[124]。2012 年，TJC 扩展并修订了 IC.02.04.01 标准，要求各机构将提高流感疫苗接种率纳入其 IPC 项目中，逐步提高各机构流感疫苗的接种目标，以实现 90%流感疫苗接种率的 2020 年健康人群目标，通过书面方法来描述他们如何确定流感疫苗接种率，评估疫苗接种率下降的原因，并向关键利益相关者提供疫苗接种率[50]。APIC和SHEA也将每年接种流感疫苗作为保护患者和医疗保健人员的一种手段[125,126]。

尽管许多组织提出了这些建议，但只有63.5%的医疗保健人员在2010—2011年的流感流行季接种了流感疫苗[127]。此外，只有13%的医疗保健人员报告其所在机构要求接种流感疫苗[127]。强制流感疫苗接种的机构与未强制接种的机构在疫苗接种率方面存在巨大差异。前者医疗保健人员疫苗接种率为98.1%，而后者为58.3%[126]。

2012年5月，NQF批准了一项医疗保健人员接种流感疫苗的措施，该措施于2015年纳入CMS医院的IQR项目措施[128]。

为了应对公众压力，加强政府对这一涉及患者安全重要问题的关注、宣传和认可，在HICPAC、ACIP、IDSA、APIC和美国医院协会的大力支持下，越来越多的医疗机构开始强制要求其员工接种流感疫苗。这些努力旨在通过减少流感在医疗机构的传播来提高医疗保健人员和患者的安全性[129-132]。

小结

许多专业机构、政府机构、监管机构、志愿机构、公共机构和认证机构，以及州、国家和国际非营利性合作伙伴都致力于减少HAI。随着时间的推移，这些机构和专业协会之间在预防患者和医务人员感染方面的合作关系日益紧密。在这一领域，人们越来越重视质量指标、数据透明度和监管要求；然而，这一关注点得到了致力于患者安全的专业人士支持。

致谢

衷心感谢在本书上一版中编写本章的作者Barbara M. Soule、Karen K. Hoffmann和Tammy S. Lundstrom。

第13章

Kurt B. Stevenson • Erica E. Reed
(陈瑋瑋 译；张尧 校)

抗微生物药物管理：优化抗微生物药物使用的方案

Antimicrobial Stewardship：Programmatic Efforts to Optimize Antimicrobial Use

引言

在上世纪之交，美国疾病预防控制中心(Centers for Disease Control and Prevention，CDC)发表了一篇标志性文章，重点介绍了1900—1999年美国在公共卫生领域取得的10项伟大成就[1]。传染病(infectious disease，ID)的控制是其中的关键，文章指出"……在公共卫生领域，抗微生物治疗的发现是成功控制感染的关键……"。在现代，无论怎样强调抗微生物治疗的重要性都不为过。然而，抗微生物药物的使用是一把双刃剑。它们挽救生命所带来的益处及对病情的改善是一个奇迹。但剑的另一面也同样锋利。例如，药物不良事件(如肝毒性、过敏反应、肾功能衰竭、危及生命的皮疹等)对患者造成的严重伤害，以及可能危及生命的艰难梭菌感染(*Clostridioides difficile* infection，CDI)[2]。这些潜在不良事件的关键是产生抗微生物药物耐药性(antimicrobial resistance，AR)[3,4]。对于临床医生来说，更容易观察到治疗期间发生的许多不良事件，而AR通常较晚发生，不太容易观察到。

最近的研究重点关注人体微生物群的重要作用[5]。微生物占人体10^{14}个细胞中的90%，在多种生理和调节功能中发挥着关键作用。例如，微生物代谢产物(如短链脂肪酸)会影响肠-脑信号传导及免疫反应[5]。由于抗生素暴露而破坏人体微生物群可能会产生不良后果，许多后果还有待阐明。

青霉素的发现者亚历山大·弗莱明很早就认识到需要谨慎使用这种新发现的治疗方式。他表示："公众会需要(这种药物)，然后就会开启滥用时代……微生物被训练以抵抗青霉素，并产生许多耐青霉素的微生物……在这种情况下，随意使用青霉素进行治疗的人，对死于耐青霉素微生物感染的人负有道德上的责任。我希望这种现象能够避免。"[《纽约时报》(*New York Times*)，1945年6月26日]。不幸的是，今天许多医生仍然没有充分重视保存这些治疗资源的重要性。据估计，人类每年消耗2 500万磅抗微生物药物，其中30%～50%用于住院患者，美国门诊患者接受了1.6亿个抗微生物药物疗程[3]。在最近的一项评估中，2006—2012年，55.1%的住院患者住院期间至少接受了一剂抗生素，全美抗生素总治疗天数估计为755天/1 000个患者。在此期间，广谱抗生素的使用急剧增加[6]。然而，数据显示，大约有50%的抗微生物药物使用(antimicrobial use，AU)是不适当的。管理这些珍贵的资源已成为许多组织的首要任务，包括美国传染病协会(Infectious Diseases Society of America，IDSA)、美国医疗保健流行病学协会(Society for Healthcare Epidemiology of America，SHEA)、感染病药剂师协会(Society of Infectious Diseases Pharmacists，SIDP)、谨慎使用抗微生物药物联盟、CDC和世界卫生组织(World Health Organization，WHO)。事实上，多个学会联合颁布的指南重申，在医疗保健机构中，需要积极主动的努力方案来优化抗菌药物的使用[7,8]。正如下文将描述的，监管机构还被授权制订计划来解决抗微生物药物的优化使用、预防耐药性的发展和减少药物不良事件。

本章将概述并强调为什么合理使用抗微生物药物至关重要，为什么制度的执行(包括潜在的阻力)对于最优化AU来说是很有必要的。同时也会讨论这些项目与感染预防项目、质量改进项目和微生物实验室的多学科合作。随着研究发表数量的增加，该领域正迅速发展。因此，我们的目标是向读者介绍这个主题，认识到循证可能发展的速度。

优化抗微生物药物使用的依据

抗微生物耐药性

抗微生物药物管理的主要目标之一是降低将耐抗微生物药物的病原体引入医疗机构的风险，这些病原体治疗困难、需要更昂贵的药物且不良事件的风险更高[4,9,10]。在世界经济论坛最近的一份报告中，人们认识到"可以说，保护人类生命的最有效和最常见的手段之一——使用抗细菌和抗微生物化合物(抗生素)——在不久的将来可能不再容易获得……"[11]。耐药性产生的原因众多且复杂，而抗微生物药物不仅仅在人类中使用。正因如此，现在很难找到迅速解决的方案[12]。在现代，AR的发展历史是独一无二的。人们认识到，早在抗生素发现之前，微生物生态系统中就已经存在耐药基因[13-15]。最初，在20世纪20年代，就发现了费佛杆菌(现在称为流感嗜血杆菌)对青霉素表现出天然耐药性，彼时青霉素尚未用于临床[16]，随着磺胺类药物的上市，淋病奈瑟菌和肺炎链球菌对其产生了所谓的"不敏感性"[16]。20世纪40年代，当青霉素用于人类感染的治疗后，观察性研究就从实验室转移到了临床。1944年5月15日《时代》(*Times*)杂志报道，最初对治疗金黄色葡萄球菌血流感染(bloodstream infection, BSI)有效的神奇药物——青霉素,已经开始无法治疗由产青霉素酶菌株引起的感染了。实际上,通过仔细的观察发现,几乎所有抗生素在上市后不久就被检出耐药性[17,18]。

尽管导致耐药性的突变可能以某种速率发生,并可能导致耐药性的发展,但对于耐药性的增加还有许多其他解释,主要包括耐药基因经常从环境生物转移到病原微生物,以及这些耐药菌株在暴露于抗微生物药物后在医疗环境中的增殖[13,19,20]。Levy 等开发了一种生物模型,显示 AU 与人类耐药性选择之间存在明确的关系[21]。此外,临床研究已发现药物暴露与耐药性之间存在关联性[21-23]。过去,随着耐药性的发展,临床医生可以依靠开发新药来对抗新的耐药机制。不幸的是,许多制药公司不再支持抗感染药物的研发,并且发现的新化合物也越来越少[24,25]。由于新微生物药物有限且耐药性不断增加,当前的策略是需要采取有针对性的干预措施,以减少医疗保健机构中抗微生物药物的暴露。因此,当前抗微生物药物管理方案的核心是为监测使用情况、减少不必要使用和不适当处方所采取的干预措施[7]。这不仅意味着限制不必要的使用,还要确保根据患者的临床表现和微生物数据提供最佳的治疗。这一点尤其重要,因为现在许多与医疗保健相关的感染都是由耐药病原体引起的。CDC 最近将与 AR 相关的病原体分为紧急、严重和令人担忧的威胁,并提出了应对这些威胁的建议[18]。这些建议的核心是抗微生物药物管理方案。抗微生物药物管理方案能够推动基于疾病或病原体的临床指南、方案和基于本地数据的医嘱集的多学科发展,为决策者提供临床决策支持,同时防止耐药性的发展[7,8]。

患者安全

除了耐药性不断增加之外,无论抗微生物药物的使用是否合理,都可能对患者造成潜在的严重伤害。例如,大环内酯类、酮内酯类和氟喹诺酮类药物与 QT 间期延长相关;大环内酯类和酮内酯类与抑制细胞色素 P4503A4 酶代谢相关;甲氧苄啶-磺胺甲噁唑与史蒂文斯-约翰逊综合征相关;β-内酰胺类药物与过敏反应相关[26-28]。而许多抗微生物药物与 CDI 相关。[29]令人不安的是,CDI 的发病率和严重程度正在增加,并被 CDC 列为紧急威胁[18]。抗微生物药物造成的潜在危害应该让临床医生不要在非细菌感染的情况下随意开具抗微生物药物,或及时停止治疗并仔细监测患者是否需要使用抗微生物药物[2]。与大多数其他药物不同,抗微生物药物的独特之处在于,它们在一名患者中的使用可能会影响其对未来任何患者的有效性;一个人可能在未使用过相关特定抗微生物药物的情况下因耐药病原体而发生感染。因此,抗微生物药物被称为"社会药物",因为它们的使用会产生社会后果[30]。

抗微生物药物管理的监管依据

几十年来,ID 专家与感染预防和控制专家一起一直致力于指导降低 AU,但"抗微生物药物管理"一词最近才被创造出来,用于描述和广泛推广这些努力,甚至最近才对此类行动提出了要求。2007 年,IDSA 和 SHEA 发布了第一部指南,为抗微生物药物管理方案提供支持和框架[7]。该指南的更新主要侧重于必要的团队成员和进行抗微生物药物管理的两个主要策略,分别是反馈/干预的前瞻性审查和预授权的处方限制。这些指南于 2016 年进行了更新,更全面地阐述了大量支持推荐的抗微生物药物管理实践和干预措施的文献[8]。

2014 年,CDC 呼吁所有美国医院实施抗微生物药物管理方案,并发布了医院抗微生物药物管理方案的核心要素,为这些项目的最佳组成部分提供进一步指导(表 13.1)[31]。这些核心要素于 2019 年更新(https://www.cdc.gov/antibiotic-use/healthcare/pdfs/hospital-core-elements-H.pdf)。2016 年《国家质量合作伙伴手册:急症照护中的抗生素管理》(*National Quality Partners Playbook: Antibiotic Stewardship in Acute Care*)和 2017 年的小型和危急通道医院实施指南,进一步阐述了实施每个核心要素的策略,该指南由 CDC、皮尤慈善信托基金、美国医院协会和联邦农村卫生政策办公室共同制定[32,33]。2015 年,当奥巴马政府发布为期 5 年的遏制抗生素耐药细菌国家行动计划(National Action Plan for Combating Antibiotic-Resistant Bacteria)时,情况从抗微生物药物管理建议转向了监管要求。该计划呼吁卫生与公共服务部(Health and Human Services, HHS)推动在医疗机构中实施强有力的抗微生物药物管理方案[34]。2015 年 6 月 2 日,抗微生物药物管理的白宫论坛上,来自超过 150 家医疗保健组织、食品公司、零售商的代表和动物卫生组织表达了他们对行动计划(Action Plan)的承诺[35]。

表 13.1 美国疾病预防控制中心关于医院抗生素管理项目的核心要素

领导承诺	投入必要的人力、财力和信息技术资源
问责制	任命一名负责项目成果的领导者
药学专业知识	任命一名药剂师领导负责改善抗生素的使用
行动	在设定的初始治疗期后建议措施的实施,例如对持续治疗需求进行系统评估
追踪	监测抗微生物药物管理项目,其中可能包括有关抗生素处方和耐药机制的信息
报告	定期向医生、护士和相关工作人员报告有关抗微生物药物管理项目的信息,其中可包括有关抗生素使用和耐药性的信息
教育	对工作人员和患者进行抗微生物项目教育,其中可包括有关耐药性和最佳处方的信息

全球认证机构联合委员会于 2016 年宣布,自 2017 年 1 月 1 日起,医院、危急通道医院和疗养院将要求制定包含特定要素的抗微生物药物管理方案,其中包括:① 领导者将抗微生物药物管理确立为机构的优先事项;② 对参与抗微生物药物采购、调剂、管理和监测的工作人员进行有关 AR 和抗微生物药物管理实践的教育;③ 教育患

者及其家属正确使用抗微生物药物，包括抗生素；④ 多学科团队，包括(如果有的话)一名感染科医师、感染预防专家、药剂师和临床医师；⑤ 反映 CDC 医院抗生素管理项目核心要素的做法(表 13.1)[31]；⑥ 使用组织批准的多学科协议；⑦ 收集、分析和报告项目数据；⑧ 不断改进计划[31,35]。已发布的标准提供了执行每个绩效要素的一些示例，为解释和机构偏好留下了空间。

2020 年 1 月，一项新的抗微生物药物管理要求发布，适用于联合委员会认可的常规开具抗微生物药物的门诊医疗机构(不包括门诊手术中心和住院手术项目)[36]。根据该标准，此类项目的要素必须包括：① 确定负责制定、实施和监测活动的个人，以促进适当的抗微生物药物处方实践；② 设定至少一个年度的抗微生物药物管理目标；③ 使用与其年度抗微生物药物管理目标相关的循证实践指南；④ 向临床工作人员提供与抗微生物药物管理目标和策略相关的教育资源，以促进适当的抗微生物药物处方实践；⑤ 收集、分析和报告与抗微生物药物管理目标有关的数据，并向机构领导和处方者报告[8]。

此外，自 2020 年 3 月 30 日起，医疗保险与医疗补助服务中心(Centers for Medicare and Medicaid Services，CMS)的参与条件要求医院和危急通道医院实施抗微生物药物管理方案[37]。这进一步支持了在全国医疗机构中实施抗微生物药物管理方案行动的呼吁。

优化抗微生物药物使用的主要方案

一些组织为抗微生物药物管理方案的开发和实施提供了指导[7,8,31]。下面两部分概述了主要的方案特征，并对多学科团队成员、主要干预措施和补充干预措施提出了建议。

团队成员

抗微生物药物管理方案最有价值的一个方面是监督抗微生物药物使用的全机构责任。尽管在中型或大型医院中，ID 医师咨询服务、ID 药师和感染控制部门经常存在，并在特定感兴趣的领域共存或合作；通常不承担医院层面的抗微生物药物管理责任。受管理层面支持的抗微生物药物管理方案可以协调这些不同专业的资源并为他们分配职责。

IDSA/SHEA 制定的机构内加强抗微生物药物管理项目指南 2007 年版中明确指出：抗微生物药物管理方案由两名核心团队成员，一名 ID 医生和一名受过 ID 培训的药师指导或共同指导，他们均按时计酬[7]。CDC 在抗微生物药物管理方案的问责和药学专业知识核心要素(Accountability and Pharmacy Expertise Core Elements for Antimicrobial Stewardship Program)中也建议这样做[31]。药师应当接受过 ID 方面的正规培训或者熟知抗微生物药物合理使用的相关知识，并能不断学习以保持专业技能。如果特定机构中没有经过 ID 专业培训的从业人员可以担任此角色，则应由那些对 ID/抗微生物药物管理方案感兴趣的人来支持这项工作。其他团队成员最好包括一名专职的计算机信息工程师、一名微生物学家和一名感染防控专家/医院流行病学家。行政和委员会支持(如药物与治疗委员会)也很重要。在实施之前讨论特定的干预理念、责任、薪酬和报告措施，以解决期望和资源问题。随着医疗环境的不断变化，应保持抗微生物药物管理方案、行政部门和委员会之间的有效沟通，以促进对话。

主要干预策略

抗微生物药物管理方案常用的两种主要干预方式：预授权(“事前”程序)和前瞻性审核和反馈(“事后”程序)。预授权涉及抗微生物药物管理方案团队成员在开具抗微生物药物处方之前的审批。团队成员携带寻呼机或电话来接收限制使用抗微生物药物的审批申请。在提出请求时，抗微生物药物要么合理通过审批，要么给出替代建议。宾夕法尼亚大学、匹兹堡大学和其他大学多年来一直使用预授权作为其主要策略[38-41]。该策略的好处是可以把所有最初开具抗微生物药物的处方让精通抗感染治疗的专家过目，能很快显著地节约成本。它还提供了对抗微生物处方的直接控制，以及迅速应对抗微生物药物短缺的机制。这一策略的潜在缺点包括：抗微生物药物处方自主权丧失，这可能导致有些人“钻系统的空子”，并培养潜在的敌对关系(如果没有得到重要且固执己见的处方者的认同而影响治疗方案的正确执行)；可能会延迟初始治疗；既耗时又耗资源(通常每周 7 天，包括夜间的应急方案)；需要在只有少量实际感染情况信息的情况下做出决定(2～3 天还无法提供培养和药敏结果，并且处方者向抗微生物药物管理方案团队成员传递的信息质量可能会有变化)[42,43]。此外，抗感染治疗专家的专业技能也会影响该策略实施的有效性。

相反，前瞻性审核和反馈是一种支持技术，可提供建议或反馈来帮助处方者选择适当的治疗方法。该过程通常需要获取每天接受抗微生物药物治疗的患者名单并确定干预措施，例如，药物剂量调整、降阶梯、根据培养和药敏结果识别多余的治疗、胃肠外给药到口服给药的转换、药物相互作用的识别、指南/规范的依从性，以及推荐更具成本-效益的治疗方案。建议通过口头或书面形式提供给处方者。书面形式的沟通常常临时放置在患者病历中，在出院删除；或者通过进度记录进行，成为病历的一部分。通过临时记录的方式进行沟通可以灵活地决定哪些可以记录下来，并且抗微生物药物管理方案团队成员可以有效交流教育信息，在为何提供该干预措施时提供相关的文献或参考资料。这种策略的好处是无论小型还是大型医院，都可以针对性地进行定制[44-46]；它保留了处方者的自主权，增加了富有成效的“教育”对话；而且由于抗微生物药物已经开具而避免了抗微生物治疗不及时的可能性。缺点是这种策略可能会更加耗时，并且建议是可选的[尽管有途径可以通过与部门负责人或机构委员会(如医疗执行委员会、药物治疗委员会、患者安全委员会)沟通来更正多次被拒绝的建议]。许多机构已经采用了这种沟通形式，并发表了他们的研究结果[46-49]。

选择哪种核心策略很大程度上取决于项目的基础设

施和医疗机构的文化。抗微生物药物管理方案可能倾向于两种主要策略中的一种，但经常存在重叠使用的情况。例如，在(日间)工作时间使用预授权方式；而在夜间工作时间的处方会在下一个工作日通过前瞻性审核和反馈的方式进行，来确保处方的适当性。此外，机构可以选择限制某些抗微生物药物(通常是广谱、高成本或毒性风险的抗微生物药物)，而其他抗微生物药物则通过前瞻性审核和反馈进行评估。在某些情况下，一种策略在特定机构中的表现可能优于另一种策略。例如，俄亥俄州立大学Wexner医学中心发表了他们的研究，对于抗假单胞菌碳青霉烯类药物处方，从前瞻性审核和反馈策略过渡到限制处方策略，使用量从每1 000个住院日使用27天下降至每1 000个住院日使用11天($P=0.000\ 8$)[50]。宾夕法尼亚大学医院也发现了类似的结果，从限制处方策略过渡到前瞻性审核和反馈策略时，发现后一种策略的总体抗生素使用量更高(每1 000个住院日使用天数减少9.75天，每1 000个住院日使用天数增加9.65治疗天数，$P<0.001$)[51]。尽管如此，已有多项研究显示，使用两种核心策略都可减少抗生素的使用量和成本且对患者的治疗结果无不利影响[41,49,52-62]。2016年IDSA/SHEA发表的抗微生物药物管理方案指南针对该主题进行了文献综述[8]。2013年，Davey等发表了一篇Cochrane综述，其中包括221项研究[58项随机对照试验(RCT)和163项非随机研究(NRS)]，结果显示使用限制处方策略与抗生素政策依从性和减少抗生素治疗天数独立相关[63]。前瞻性审核和反馈策略进一步增强了干预效果，相关文献较少。作者将“限制”定义为“利用规则来减少参与目标行为的机会(或通过减少参与竞争的机会来增加目标行为)”，包括选择性药敏试验报告上报、预授权的处方限制或替代治疗建议，以及自动停止医嘱。“提供技术”定义为“增加手段/减少障碍以增加能力或机会”，包括干预措施，如前瞻性审核和反馈、教育推广，以及针对管理特定患者的提供者的间接提醒。因此，相比于没有任何措施，任何一种核心策略都是有利的。

抗微生物药物管理项目主要干预措施的补充方案

除了前面描述的预授权、前瞻性审核和反馈等主要抗微生物药物管理方案干预措施外，还可以使用其他补充干预措施。这些其他干预措施的证据支持已在其他地方被详细阐述过[8]。《国家质量合作伙伴手册》(*National Quality Partners Playbook*)还建议了其他干预措施[32]。

药物剂量优化

药物剂量优化可能是抗微生物药物管理方案最常见的干预措施之一[64]。这在AR增加的情况下尤其重要，其目标是药物暴露最大化来消除病原体耐药。剂量优化还需关注包括肾功能不全、身体质量指数超标的患者，术中追加剂量，还有封闭部位或其他难以穿透的感染部位(如脑膜炎、心内膜炎、肺部感染、骨和关节感染)。最近的一篇论文对该主题做了更深入的回顾，整合了剂量优化的所有策略，可以作为抗微生物药物管理方案的入门读物[65]。为了尽量减少对患者的伤害，抗微生物药物管理方案尤其关注氨基糖苷类和万古霉素这类毒性较高的药物[66-68]。药物剂量优化特别实用的例子是，为了更有效地治疗高MIC病原体，通过持续或“延长”输注短半衰期的β-内酰胺类(如哌拉西林/他唑巴坦、头孢吡肟、美罗培南)的给药时间和延长氨基糖苷类给药间隔[69-71]。

教育项目

可以合理地假设，改进抗微生物药物处方的第一步是教育。最近一篇综述得出的结论是，“……一些证据表明，增加参与者活动度并提供练习技能机会的互动式CME课程会影响专业实践的变化，有时还会影响医疗结果的变化。仅凭少量设计良好试验的教学课程似乎不能有效地改变医生的表现”[72]。最近的一篇综述也显示，积极的教育形式和多方面的干预措施促进了行为的最佳改变[73]。处方者和抗微生物药物管理方案团队成员之间就特定患者进行直接互动，可以进行类似于学术细节和社会营销的一对一教育。最近的教育干预措施被称为“握手项目”，抗微生物药物管理方案团队成员提供基于查房的面对面的抗微生物药物管理方案方法[74]。教育干预措施应成为每个管理计划的一部分，不应作为改善抗微生物药物处方的唯一方法[8]。

抗生素暂停

CDC多年来一直提倡使用抗生素“暂停”(antibiotic “time-outs”，ATO)[31]。其基本流程是，处方者和临床医生独立于抗微生物药物管理方案团队，在开始使用抗生素后的首个48～72 h内进行ATO。根据CDC的建议，评估的关键是：患者的感染对抗生素是否有反应？是否获得合格的标本进行培养？根据培养结果和(或)患者的临床情况，是否可以停止使用抗生素或将抗生素降阶梯至更窄谱的药物？预计的疗程是多长？可以让护理人员进行多学科查房，提醒处方者进行ATO。在一项多中心类实验中，使用ATO虽然没有降低总体AU，但抗生素选择适当性增加[75]。ATO可以提高抗微生物药物管理方案主要干预措施的有效性。

计算机辅助决策支持程序

电子健康记录(electronic health record，EHR)已成为美国医疗保健系统中标准的医疗记录保存平台。这些程序采用计算机辅助决策支持(computer assisted decision support，CADS)。CADS项目旨在提供实时综合的患者和机构数据，包括培养和药敏结果、实验室检查、过敏史、药物相互作用、综合的或针对本地特点定制的药敏数据及成本信息。这些数据为临床医生提供治疗选择，同时也考虑了根据最重要的意见进行的临床判断。CADS的可用性取决于所使用的EHR类型。

定制适合本地的指南

IDSA、SHEA、美国胸科学会(American Thoracic Society，ATS)和CDC的国家治疗指南可在线获取，可以帮助制定本地各种感染性疾病的临床路径。本章引用的CDC核心要素文件[31]建议可以根据本地数据制定多种治疗指南。例如，对社区获得性和医院获得性肺炎、败血症、尿路感染、皮肤和软组织感染、金黄色葡萄球菌菌血症和艰难梭菌结肠炎。考虑到国家指南发布和疾病发展过程之间的时间间隔，在制定指南时必须使用本地数据。例如，在经验性选择抗生素治疗感染时，需要参考本地的耐药数据。提供有关具体指南的更多详细信息超出了本章的范围，但请读者参考所提到的在线资源。将这些指南作为抗微生物药物管理方案干预措施的积极组成部分应用，可能大大优化 AU。

基于药学的干预措施

药学专业知识是每个抗微生物药物管理方案团队的关键，它提供了将抗微生物药物管理方案干预措施与常规药学实践联系起来的机会，这些实践由非抗微生物药物管理方案团队成员的临床药师执行。除了已经阐述的药物剂量优化干预措施外，药师还可以在肾或肝功能变化的情况下直接参与剂量调整，并可以协助督促治疗药物监测。当患者能够耐受口服药物时，胃肠外给药的药物可自动转换为生物等效的口服药物。EHR 可进行编程，在出现重复治疗或当前治疗与药敏结果不匹配时向抗微生物药物管理方案团队成员发出警报。EHR 还可以根据临床状况和药物特定疗程实施自动停止命令。另一种有效的具体干预措施是让医务人员说明他们选择抗生素的临床原因。

指标和数据报告

过程和结果的测量指标

有许多关键文件描述了抗微生物药物管理方案的流程和结果衡量标准，包括 AU 和其他有意义数据的测量标准。IDSA/SHEA 加强机构项目的最初指南强调抗微生物药物管理的结局能测量[7]。多学科抗微生物药物管理方案团队的成员中有一名数据分析师，可以访问信息系统，促进过程和结果的测量。随后的 IDSA/SHEA 文件详尽地总结了循证干预措施和所测量的相关结果[8]。“抗微生物药物管理的监管理由”部分中描述的联合委员会标准还提供了一些在每个抗微生物药物管理方案中都应考虑的指标[35,36]。开发抗微生物药物管理方案的另一个关键资源是由（美国）国家质量安全论坛（National Quality Forum，NQF）提供的[32]。该“手册”基于 CDC 核心要素，根据基础、中级、高级提供有针对性的示例，对每个核心要素进行干预，并提出指标。提出了潜在的障碍和解决方案，以及其他工具和资源。随着关于成功抗微生物药物管理方案干预措施的更多研究出现，更多的指标可能会变得相关。

抗微生物药物消耗量

抗微生物药物的消耗量可以通过对目标（或所有）抗微生物药物进行测量而实现[76]。监测 AU 趋势是特定抗微生物药物管理方案干预措施的最佳结局指标；在实施措施之前建立 AU 基线，使团队能够跟踪干预措施的实施进度。每个项目可测量的指标取决于可用的资源。抗生素支出的测量可能是某些医疗机构中唯一可用的指标。人们认识到需要更具体的药物利用衡量指标。1969 年，WHO 宣布需要一个国际公认的分类系统。随后 WHO 开发了限定日剂量（defined daily dose，DDD）系统，该系统在 20 世纪 80 年代广泛采用（https://www.whocc.no/ddd/definition_and_general_considera/）[76]。DDD 的标准化定义可在 www.whocc.no/atcddd/上找到。将每 1 000 个住院日使用的抗微生物药物克数换算为 DDD，可以得出比药物支出数据更有用的抗微生物药物消耗的内部和外部基准。能够获得所用药物总克数的医疗机构发现这是一个可改进的指标。DDD 用成人标准剂量进行计算，这可能不适用于肾功能不全患者或剂量不“标准”的儿科患者[76,77]。目前，大多数研究将抗微生物治疗天数（days of therapy，DOT）作为最佳和最有效的指标。研究表明，当给药剂量与 WHO 给出的标准剂量不同时，每 1 000 个住院日的 DDD 和每 1 000 个住院日的 DOT 是不一致的[77]。因此，最新的 IDSA/SHEA 指南[8]和 CDC[31]推荐将抗微生物 DOT 作为最佳指标。CDC 的（美国）国家医疗保健安全网络（National Health Safety Network，NHSN）AU 选项使用电子药物管理记录（electronic medication administration record，eMAR）或条形码药物管理记录（bar-coding medication administration records，BCMA）来计算目标药物的抗微生物 DOT[31]。无论选择哪种机制，确定抗微生物药物使用随时间推移的趋势对于确定改进和评估具体抗微生物药物管理方案干预措施的可行性至关重要。

门诊抗微生物药物管理

背景

尽管不同于按程序实施的抗微生物药物管理的医疗机构方法，但解决门诊抗微生物药物管理同样重要。据估计，美国每年有 1.01 亿名成人在门诊就诊时被开具抗生素，约占所有就诊人数的 10%，这些处方占美国所有抗生素支出的 60%[78,79]。不幸的是，这些处方中大约有一半是不适当的，30% 是不必要的[78,80-82]。比较 2010—2011 年、2014—2015 年门诊抗生素处方数据显示，成人年龄组之间没有显著变化（分别为 30% 和 28%），但在 0～19 岁儿童中不必要的抗生素处方比例从 32% 降至 19%[83]。尽管儿科有所改善，但这项研究指出，按照国家抗击抗生素耐药性细菌行动计划（National Action Plan for Combating Antibiotic-Resistant Bacteria）[34]的要求——到 2020 年门诊抗生素不适当处方减少 50%，仍有大量工作要做。随着时间的推移，更随意地开具抗微生物药物、患者要求和管理式医疗约束一直困扰着抗微生物药物在这一领域的最佳使用。必须认识并克服这些挑战，来减少门诊不适当和不必要的抗生素使用，从而减少 AR 的发展。

2016 年，CDC 发布了门诊抗生素管理核心要素，为如何最好地进行门诊抗微生物管理提供指导[84]。这些核心要素包括：① 所有医疗团队成员承诺应正确开具抗生素处方并参与抗微生物药物管理工作中；② 政策和实践行动，如提高合适抗生素处方的干预措施；③ 跟踪和报告临床医生的抗生素处方（即审核和反馈）；④ 针对临床医生和患者的正确使用抗生素的教育和专业知识[84]。除了核心要素，CDC 还提供广泛的教育和实用材料来协助这些工作[84]。

目标适应证

解决门诊抗生素管理的挑战之一可能是决定从哪里开始。基于适应证的方法代表了一种选择，“最容易实现的目标”可能是上呼吸道感染（upper respiratory tract infection，URTI）。在以咳嗽为主诉的门诊就诊成人中，URTI 约占初次诊断的 70%，并且在无并发症的病例中通常不使用抗生素治疗[85-87]。尽管如此，美国大多数门诊抗生素处方都是针对急性 URTI 的[85]。国家 URTI 诊断和治疗指南提供了治疗这些感染的基本原则，但不幸的是，临床医生似乎经常忽视它们。在 CDC 进行的一项研究中，对儿科医生和家庭医生关于 URTI AU 的自我报告与实际实践进行了评估[88]。尽管 97%的人同意过度使用抗微生物药物是导致 AR 的主要因素，83%的人认为在决定为 URTI 开具抗微生物药物时应考虑 AR 的选择性压力，但很大一部分人忽视了审慎对待 AU 的基本原则。例如，69%的人认为化脓性鼻炎是鼻窦炎的诊断，86%的人认为无论咳嗽持续时间如何，支气管炎都需要使用抗微生物药物，42%的人认为普通感冒需要使用抗微生物药物[88]。此外，家庭医生比儿科医生更可能忽略诊断和治疗鼻窦炎时需要长期症状的要求（分别为 4 天和 10 天），以及忽略诊断咽炎所需的实验室检查（分别为 27%和 14%）[88]。

门诊抗微生物药物管理优先考虑的其他适应证包括尿路和皮肤/软组织感染[89]。这些感染通常在门诊管理，之前的研究已经证明可以改进抗微生物药物选择和疗程[90-92]。

改善门诊患者抗微生物药物使用的干预措施

多项研究表明，门诊患者的总体 AU（降低）和治疗适当性改善方面取得了成功。有几种方法已得到运用并产生了改变，包括教育、共识指南、数据反馈、医疗信息系统提醒、财务约束、延迟处方和意见领袖的使用[93-95]。

首先，越来越多的文献评估了针对处方者和患者的多种教育策略的影响。Razon 等举办了为期 1 天的研讨会，讨论内容包括儿童 URTI 的诊断和谨慎使用抗微生物药物治疗[96]。研究人员采用类实验研究设计来确定教育干预对确诊的中耳炎[比值比（OR）=1.8，$P<0.01$；咽炎（OR=1.35，$P<0.01$）]的治疗适当性有所改善[96]。此外，中耳炎和 URTI 的总体 AU 下降（$P<0.05$）[96]。然而，鼻窦炎的 AU 没有变化。

对处方者和患者进行教育可对抗微生物药物处方产生积极影响。因为一些患者希望针对 URTI 等适应证开具抗生素处方，另一些患者并没有这种期望（但处方者认为他们有）[97]。威斯康星州抗生素耐药性网络（Wisconsin Antibiotic Resistance Network，WARN）进行的全州范围内的教育干预使用了双管齐下的方法[98]。一方面，在专业会议、大型会议和卫星会议上对临床医生进行教育，并发送很多邮件和演示文稿光盘。另一方面，通过多语言小册子和海报、撕纸（tear-off sheets）、彩页、贴纸、活动赠品（magnets）和讲义对公众进行教育。这些教育形式应用于全州的诊所、药房、儿童保育设施、管理式医疗组织和社区团体。此外，也包括广播和电视广告等大众媒体。以明尼苏达州作为对照。干预后（2002 年），威斯康星州临床医生发现患者对抗微生物药物的需求数量显著下降（从 1999 年的 50%降至 30%；$P<0.001$），父母对其孩子开具抗微生物药物的需求数量（从 1999 年的 25%降至 20%；$P=0.004$）[98]。威斯康星州的临床医生使用抗微生物药物治疗对临床症状的影响更少（脓性鼻分泌物，$P=0.044$；排痰性咳嗽，$P=0.010$）[98]。在这两个州干预后期，对包括成人病毒性呼吸道疾病在内的治疗方案中很少包含抗微生物药物；然而，在儿科患者中，相同情况只发生在威斯康星州。在另一项类似的研究中，Rubin 等评估了他们在乡村社区改善 URTI 抗微生物药物处方的努力[99]。他们使用了患者教育材料、媒体宣传活动、与医生进行的小组会议，以及 URTI 的治疗流程。尽管医疗救助索赔数据和社区药房数据表明抗微生物药物处方率有所下降，但第三个数据源（使用医疗记录审查）显示特定感染诊断的 AU 率并没有下降。然而，这三个数据来源确实表明大环内酯类药物的使用有所减少。在一项类似的乡村社区研究中，比较了两种干预策略——一种是对临床医生诊断和管理急性呼吸道感染的临床决策支持（纸质和手持电脑）加上社区范围的教育干预，另一种是单独的社区范围教育干预[100]——结果表明，临床决策支持加上社区范围的教育干预，减少了总体 AU 并提高了治疗的适当性。

此外，教育与审核和反馈相结合可能会对抗生素处方产生更大的影响。Gerber 等证明，每季度提供反馈与临床医生教育相结合，使门诊广谱抗生素处方减少了 50%[101]。然而，作者同时指出，当干预停止时，抗生素处方又恢复到了基线水平。作为维持任何过程改进成果的辅助手段，需要有对住院部有效的机制（如开具处方时的信息提醒和像正规抗微生物药物管理方案一样进行计算机支持决策支持）来维持成效。该策略的长期有效性已在医疗机构得到证实，但维持社区成效的最佳方法仍不清楚[47,45]。

促进持续抗微生物药物管理实践的一项策略是在 EHR 内使用临床决策支持。这些工具包括但不限于电子警报、基于适应证的处方集，以及指导抗生素选择、剂量和疗程的逐层传递问题[102]。Jenkins 等实施了基于 EHR 的临床路径结合同行竞争（peer champion）和患者教育干预策略，结果使急性 URTI 的整体抗生素处方减少 14.4%（$P<0.001$）[103]。其他一些人已经证明，使用 EHR 以及基于临床决策支持工具可以有效减少 URTI 的不适当门诊抗生素处方[100,103-109]。在经过测试的门诊策略中，将教育与临床决策支持工具相结合可能是可持续抗微生物药物管理最有希望的策略。

长期护理中的抗微生物药物管理

在长期护理机构（long-term care facility，LTCF）中的患者数量不断增加，其中很大一部分居民在长期护理期间接受抗微生物药物治疗[110,111]。因此，最近一直努力在这些地方实施抗微生物药物管理，来优化抗微生物药物处方并减少由于不适当的药物选择或疗程而导致的AR。我们在本章中阐述的原则和干预措施通常适用于LTCF，并根据居民的特点和LTCF中的可利用的资源进行了一些修改。与医院和门诊护理一样，CDC描述了LTCF的核心要素[112]。这些要素包括，首先，领导承诺在机构中提供安全和适当的抗生素，其中包括提供必要的资源、在员工中明确抗微生物药物管理方案的责任、制定适当AU的政策并向员工传达预期目标。其次，为确保项目的成功实施，对负责该项目的医生、护理和药房领导建立问责制。问责制使医生、护理人员和药师能够制定和实施抗微生物药物管理方案标准。同时还需要感染控制人员参与抗微生物药物管理方案活动。再次，可以通过聘请接受过抗微生物药物管理方案培训的合格药师来为该项目提供药物专业知识。这可能需要与当地医院合作，当地医院拥有ID医生和经过ID培训的药师，他们拥有实施机构内ASP活动的专业知识。第四个要素是采取行动。CDC建议实施至少一项策略或行动来改善抗生素的使用。本章讨论了许多潜在的干预措施。对LTCF特定干预措施的深入讨论超出了本章的范围，因此读者可以访问CDC网站获取更多详细信息（https://www.cdc.gov/longtermcare/pre-vention/antibiotic-stewardship. html）。严格遵守CMS药物安全指南也可以实现这一目标。至关重要的是，在开始抗生素治疗之前，确保获得合格的培养标本，并根据培养结果选择抗生素。第五个核心要素是监测AU和监控流程措施。第六个核心要素是定期向临床医生、护理人员、药师、感染预防和质量改进人员反馈情况。最后一个核心要素是开发抗微生物药物管理方案的教育形式。一般来讲，长期护理机构的员工流动性很大，这就要求对感染预防和抗微生物药物管理的基本原则进行持续不断的教育。

CMS于2017年11月28日制定了新的联邦法规[感染控制第483.80(a)(3)条]，要求所有机构实施抗微生物药物管理方案[37]。这些法规要求制定抗生素使用方案、建立监测抗生素使用的系统，对处方者、住院医师和护理人员进行教育。每年对每个机构都要进行审查。尽管临床研究人员已经描述了在LTCF中成功实施抗微生物药物管理方案的其他策略[111,113,114]，但提供成功项目结果数据的研究有限（如果有的话）。我们预计随着这些项目进一步推广，此类研究将会出现。

扩大抗微生物药物管理项目的影响：公共卫生的作用与日俱增

抗生素耐药性正在成为全球公共卫生危机。抗生素在人类和动物中广泛使用，并对环境产生污染。因此，公共卫生机构越来越多地参与解决AR和管理问题。CDC最近重新发布了有关耐碳青霉烯类肠杆菌（carbapenem-resistant Enterobacterales，CRE）的警报[115]。CDC和其他公共卫生机构在推动抗微生物药物管理方案方面变得更加积极（https://www. cdc. gov/antibiotic-use/index. html）：通过制定AU指南、宣传材料、印刷品和其他教育材料。CDC在多个医疗机构（医院、乡村机构、门诊和疗养院）开发抗微生物药物管理方案核心要素就说明了这一点。州卫生部门要么启动了AU监测系统（主要在急症照护机构）[116]，要么甚至在急症照护机构中启动了全州范围的抗微生物药物管理方案[117]。国际上也在持续推进这个项目。例如，在英国，国家卫生服务（National Health Service，NHS）重点已从对AR进行监测转向加强和评估医院的抗微生物药物管理方案[118]。2012年11月18日，作为第五个欧洲抗生素宣传日（European Antibiotic Awareness Day，EAAD）的一部分，在整个欧洲评估了抗微生物药物使用和管理意识；这是一个提高公众和专业人士对谨慎使用抗生素的重要性，以及抗生素耐药性对公共卫生的威胁的认识的机会[119]。因此，我们看到抗微生物药物管理方案从单个医院扩展到医院网络甚至全州或全国范围内。

小结

AR增加的原因是多方面的，但核心问题是不恰当的抗微生物药物处方，再加上越来越多的制药公司放弃了抗感染药物的研究和开发，从而导致了日益严重的公共卫生危机。一个明智的解决方案是实施计划性变革，促进更负责任的AU。各种研究显示，抗微生物药物使用管理项目有利于患者安全，解决AR，减少不必要的AU，同时还能最大限度地减少医疗机构的直接和间接成本。以IDSA/SHEA指南、CDC核心要素，以及CMS和联合委员会标准为起点，制定加强抗微生物药物管理的机构方案。20世纪人们认识到“……抗微生物疗法的发现对于成功控制感染的公共卫生工作至关重要[1]”。然而，如果没有成功的抗微生物药物管理，我们将面临失去这一对抗ID的重要武器。

致谢

衷心感谢撰写本书上一版中本章的作者（Robert C. Owens，Jr和William R. Jarvis）对本章格式和内容的贡献。

第14章

Michael Y. Lin · Robert A. Weinstein · Mary K. Hayden
(李占结 译;张翔 校)

多重耐药菌:流行病学与控制

Multidrug-Resistant Organisms: Epidemiology and Control

概 述

抗微生物药物每一次更新都受到了耐药微生物出现的挑战。抗微生物药物耐药现象并非是现在才出现的,从30 000年前永久冻土中回收的细菌中就已经存在高度多样化的编码对β-内酰胺、四环素和糖肽类抗微生物药物耐药的基因,这反映了微生物生存所需的自然防御机制[1]。然而,对多数或全部可用抗菌药物产生耐药性的"多重耐药菌(multidrug resistant organism, MDRO)"是一个现代现象,在医疗保健环境中越来越常见(图14.1)[2]。抗微生物药物耐药病原体感染增加了患者的发病率、死亡率和费用负担[3,4]。

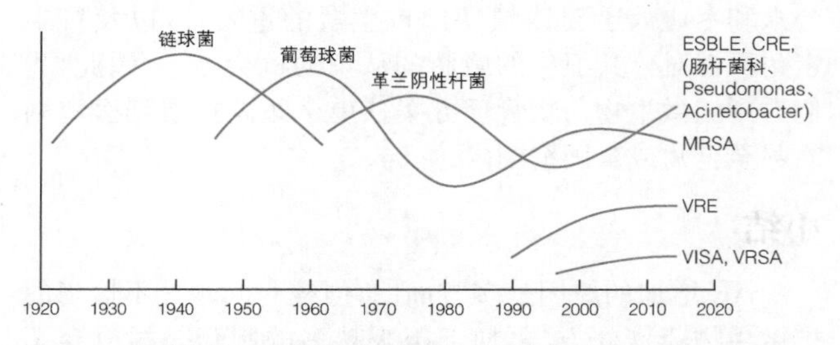

图14.1 医疗机构相关感染病原菌检出时间变化示意图。Acinetobacter,多重耐药鲍曼不动杆菌;CRE,耐碳青霉烯类肠杆菌目细菌;ESBLE,产超广谱β-内酰胺酶肠杆菌目细菌;MRSA,耐甲氧西林金黄色葡萄球菌;Pseudomonas,多重耐药铜绿假单胞菌;VISA,万古霉素敏感性降低的金黄色葡萄球菌;VRE,耐万古霉素肠球菌;VRSA,万古霉素耐药的金黄色葡萄球菌。

由Copyright Clearance Center, Inc授权,经美国微生物学会允许,改编自:Herwaldt LA, Wenzel RP. Dynamics of hospital-acquired infections. In: Murray P, Baron E, Pfaller M, et al, eds. *Manual of Clinical Microbiology*. 6th ed. American Society of Microbiology Press; 1995。

医疗保健机构(包括医院和长期护理机构)成为耐药病原体的中心主要归于以下三个因素[5]。第一,医疗保健机构是使用和滥用抗微生物药物比较多的地方,这种"抗菌药物压力"推动了耐药性的选择和维持。第二,住院患者往往有严重的基础疾病和免疫功能低下,是获得MDRO的高危因素。第三,医院还是一个容易发生耐药病原微生物相互传播的场所,如患者之间的交叉感染、接触污染环境、共用设备或通过医护人员等传播。

泛耐药的"超级细菌"对抗微生物药物的敏感性很小甚至没有,这引起了高度关注,至少对于某些感染来说,我们已经实际上进入了后抗菌药物时代[6]。了解抗菌药物耐药机制是感染控制工作的基础。在本章中,我们回顾了医疗保健环境中多重耐药菌的流行情况,并讨论了预防和控制策略。

定义

当一种病原体被描述为"耐药"时,它通常是指对至少一类首选治疗用抗菌药物失去敏感性。通常情况下,对一种重要的药物耐药表明一线抗微生物药物缺乏有效性(比如金黄色葡萄球菌对于苯唑西林),也表明对其他的同类抗微生物药物具有耐药性[比如肺炎克雷伯菌对头孢唑肟产生耐药性,提示产超广谱β-内酰胺酶(extended-spectrum β-lactamase, ESBL)]。

一直以来,抗菌药物耐药性都是通过基于培养的实验室技术来进行定义和表型检测的,即微生物在特定抗菌药物存在情况下的生长能力。采用分子技术进行耐药基因型检测越来越普及,如聚合酶链反应(polymerase chain reaction, PCR)直接检测耐药基因的存在,比如耐甲氧西林金黄色葡萄球菌(methicillin-resistant *S. aureus*, MRSA)中的*mec*A基因。基于培养或基因检测的方法各有利弊;在实际工作中,这两种方法可单独使用,也可结合使用,取决于临床需求。基于培养的耐药性检测正在被广泛应用,而且有时可以检测到可能被PCR遗漏的耐药性(如某些由点突变或小基因改变导致的ESBL)。另一方面,基因型检测能较快地从临床标本中检出某一种特定的耐药基因(如从直肠拭子标本中筛选耐碳青霉烯类肺炎克雷伯菌基因)[7]。

"多重耐药"或"多药耐药(multidrug-resistant)"没有统一的定义[8]。医疗机构通常根据公共卫生机构发布的标准对多重耐药性进行分类,但不同地区对多药耐药性的定义会有所不同[9]。明确多重耐药的定义对感染暴发调查、感染控制监测及机构间交流是非常重要的。一般而言,革兰阳性细菌多重耐药相对容易定义,通常使用一种关键抗微生物药物耐药情况进行定义(如对甲氧西林或苯唑西林的耐药定义MRSA,对万古霉素的耐药定义VRE)。对于革兰阴性菌而言,"多重耐药"不那么容易定义,部分原因是耐药机制差异较大[10]。某些定义可参考一定的耐药阈值水平(如多重耐药铜绿假单胞菌定义为对3类及3类以上抗微生物药物耐药)或与某些特殊的耐药模式相关联(如多药耐药的肺炎克雷伯菌若对头孢曲松或头孢他啶耐药,可以作为携带ESBL的表型标志)。多药耐药菌暂行标准定义国际专家建议中界定了多药耐药、广泛耐药(extensively drug-resistant，XDR)及全耐药(pandrug-resistant，PDR)细菌的定义(表 14.1)[2]。

表 14.1　多药耐药菌暂行标准定义国际专家建议

分类	定义
多药耐药(MDR)	对 3 类或 3 类以上(每类中 1 种或 1 种以上)所选用的抗微生物药物不敏感
广泛耐药(XDR)	对至少 1 种抗微生物药物不敏感，但≤2 类
全耐药(PDR)	对所选用的抗微生物药物均不敏感

这些标准是针对以下细菌提出的：金黄色葡萄球菌、肠球菌属、肠杆菌目(沙门菌和志贺杆菌除外)、铜绿假单胞菌和不动杆菌属。
经 Elsevier 允许改编自：Magiorakos AP，Srinivasan A，Carey RB，et al. Multidrug-resistant，extensively drug-resistant and pandrug-resistant bacteria：an international expert proposal for interim standard definitions for acquired resistance. *Clin Microbiol Infect*. 2012；18(3)：268 - 281。

MDRO 可分为感染(即患者出现感染的临床症状)及定植(即无症状携带者)两种类型[8]。患者和医疗保健人员多重耐药菌的定植具有重要的流行病学意义，因为这会增加耐药菌的储菌库(图 14.2)，并且往往是感染性疾病发生的先兆[11-13]。区分感染与定植有时是有一定难度的，需要从临床的角度判断。从正常的无菌部位(如血流、脑脊液、胸腔积液、滑膜液、骨和腹腔积液)培养出微生物通常表示感染；非无菌体液的阳性标本(如痰或伤口分泌物)是定植或是感染，需要结合临床具体情况判断[14]。

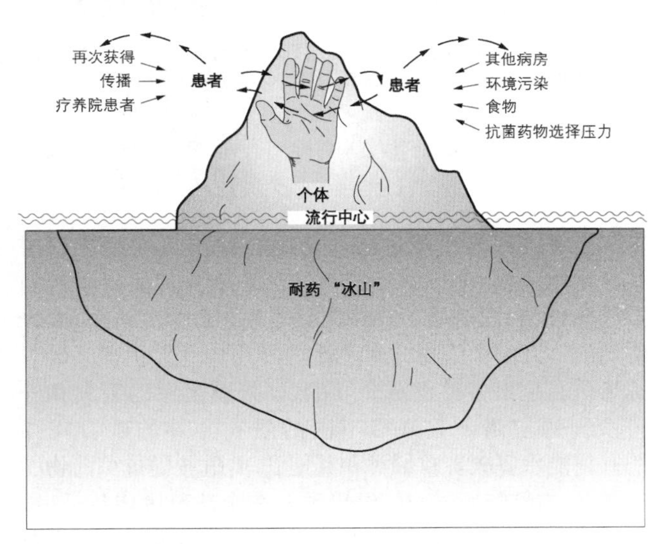

图 14.2　医疗机构感染耐药病原菌的动态传播：耐药菌冰山。

经 Elsevier 允许引自：Weinstein RA，Kabins SA. Strategies for prevention and control of multiple drug-resistant nosocomial infection. *Am J Med*. 1981；70(2)：449 - 454。

出于流行病学目的，将感染或定植根据获得地点进行分类，即医疗机构获得和社区获得[8]。但这种分类也有局限，因为患者在住院前有可能已经获得 MDRO 定植，在入院时未被检测出来。例如，15%～25%有耐氨基糖苷类抗菌药物的革兰阴性菌定植或感染的患者，以及高达 50%的术后出现耐头孢唑啉肠杆菌目细菌患者被发现是院外获得这些细菌的[15,16]。考虑到这些情况，通过回顾患者既往病史和医疗设施的接触情况，可以将感染分类为"医疗保健相关"或"社区相关"(表 14.2)。"医疗保健相关"是指从任何与医疗保健(如医院、门诊、长期护理机构、康复中心、血液透析、外科手术等)相关的设施中获得。"社区相关"是指与当前或以前的医疗保健接触无关的感染。在实践中，这种定义繁琐且缺乏特异性。作为一种替补方法，可以简单用时间节点区分"医疗保健发病"或"社区发病"(医疗保健发病定义为以入院当天为第一天，患者入院后>3 个日历日采集临床标本为节点)，可用于常规监测。

表 14.2　MRDO 感染的流行病学分类定义

分类	定义
时间	
医疗保健发病	标本采集自住院>3 个日历日(第一日为住院日)的患者。所有医院发病的感染均被认为是医疗保健相关感染
社区发病	标本采集自住院≤3 个日历日的患者，部分社区发病的感染可能与医疗保健相关
临床	
医疗保健相关	感染发生时患者(目前或近期)接受过医疗保健相关服务
医院感染	感染可能是住院期间获得的，没有任何证据表明是潜伏感染或入院前感染的(注：该术语有时可与"医疗保健相关"或"医疗保健获得"互换使用)
社区相关	感染发生时患者最近没有接触过医疗保健服务

时间定义仅要求了解临床标本采集用于培养的时间。临床定义除了需要了解临床培养标本的采集时间，还需要追溯患者的既往史。>3 个日历日，也称为"3 午夜规则"。例如，如果患者在周一某个时段入院，周三午夜送检标本检出 MDRO，则提示为医院感染(即标本是在住院第 4 天采集的)。
经允许改编自：Cohen AL，Calfee D，Fridkin SK，et al. Recommendations for metrics for multidrug-resistant organisms in healthcare settings：SHEA/HICPAC Position paper. *Infect Control Hosp Epidemiol*. 2008；29：901 - 913。

耐药机制与遗传学

由于微生物具有遗传多样性和适应性，每一类新抗微生物药物在引入后的几年内就会产生耐药性[17,18]。细菌获得耐药性有两种主要机制：染色体基因突变和基因水平转移。两种机制都非常重要且不互相干扰。微生物可聚集多种耐药机制，表现出对多类抗微生物药物耐药。

染色体上的抗微生物药物耐药性是在抗微生物药物选择性压力下存活下来菌株的基因突变和自然选择的结果。有利于染色体自发突变的条件包括大量生物体的存在(有利于增加突变可能性的概率)、疗程不足或是抗微生物药物治疗无效(突变体得以存活)，以及一个相对较少数量的耐药基因的突变。某些细菌的亚群(如铜绿假单胞菌)因具有增加新的突变基因的可能性故被认定为高突变细菌[19]。染色体介导的抗微生物药物耐药性的典型案例包括抗微生物药物靶点的基因突变导致利福霉素(通过

rpoB 基因的突变)[20]和氟喹诺酮类药物(通过DNA拓扑异构酶的突变)的耐药[21]。通过染色体突变改变基因表达的启动子,从而改变抗菌药物灭活酶、抗微生物药物靶标、膜流入或流出系统的水平,也会导致抗药性的产生。例如,铜绿假单胞菌中控制OprD孔蛋白表达的启动子发生突变,会阻碍碳青霉烯类的进入,使其失效[22]。抑制基因的突变可导致抗菌药物灭活酶(如β-内酰胺酶AmpC)的过度表达,从而导致对第三代头孢菌素产生耐药性[23]。

水平基因转移在微生物群落中普遍存在,是生物体适应恶劣自然环境和新抗微生物药物的主要机制。例如,细菌可以通过转化(结合周围环境中的外源DNA)、转导(通过噬菌体载体转移遗传物质)或结合(直接在细胞间转移遗传物质)来交换DNA信息[17]。耐药基因的水平转移是在移动遗传元件,主要包括整合子、转座子和质粒的介导下实现的。移动元件的排列有多种可能性:单独的整合子或插入到转座子中;整合子和转座子均可以借助质粒或噬菌体进行转移[24]。如此的变化引起了基因重排,并为细菌提供了巨大的能力,以适应不断变化的环境或抗微生物药物的压力,特别是在大量细菌生存的集聚处(如消化道或环境储菌库)[25]。

ESBL在全球范围内肠杆菌目细菌中的迅速传播,是研究基因水平转移的一个非常好的模型。如CTX-M ESBL基因($bla_{CTX\text{-}M}$)为已经多次促使染色体DNA的质粒通过接合到其他肠杆菌目细菌而迅速蔓延;这样的接合现象在全球范围内发生[26,27]。不幸的是,移动元件经常同时携带多个突变,赋予其广泛的耐药性,快速从一个细菌种类传播到另一个。携带碳青霉烯酶($bla_{NDM\text{-}1}$)的质粒也被证实携带氨基糖苷类、大环内酯类、利福平、磺胺甲噁唑耐药基因,导致几乎全耐药的肠杆菌目细菌出现[28]。

耐药性概述

多年来,已经观察到一些令人警醒的耐药性趋势(表14.3)。在19世纪70年代和80年代,对氨基糖苷类抗菌药物耐药的细菌猛增成为关注的重点,特别是医院感染相关的肠杆菌目细菌和铜绿假单胞菌。随着对氨基糖苷类抗微生物药物的关注,为降低其使用量,逐渐使用更安全的抗微生物药物取而代之,如使用β-内酰胺酶抑制剂和氟喹诺酮类抗菌药物,然而氨基糖苷类抗菌药物的耐药率一直居高不下[29]。从1997年到2016年,全球大肠埃希菌(7%~19%)、肺炎克雷伯菌(18%~27%)[30]对氨基糖苷类药物的耐药率有所上升。氨基糖苷类药物的耐药性很可能是与氟喹诺酮类药物等其他抗菌药物耐药基因共同选择的结果[31]。

第二代头孢菌素(如头孢西丁和头孢呋辛)、第三代头孢菌素(如头孢曲松和头孢唑肟),以及β-内酰胺酶抑制剂复方制剂(如哌拉西林-他唑巴坦)的出现,反映了革兰阴性菌的耐药性风险。例如,最初认为肠杆菌属对头孢菌素敏感,但在治疗过程中经常产生耐药性。罪魁祸首是一种自发去抑制的内源性染色体AmpC β-内酰胺酶[32]。进一步发现质粒介导的β-内酰胺酶(如ESBL)对各种青霉素类和头孢菌素类抗菌药物具有广泛的耐药性,导致很多革兰阴性细菌,如大肠埃希菌和克雷伯菌难以控制,从而使用"抗菌药物的最后一道防线",如碳青霉烯类抗菌药物。最早获得公认的ESBL是通过从常见的、较老的质粒传播酶的点突变进化而来的,主要在20世纪80年代初到90年代末的医院获得性革兰阴性菌(尤其是克雷伯菌属)中发现。然而,自2000年以来,β-内酰胺酶CTX-M家族越来越占主导地位,取代了其他β-内酰胺酶,通过大肠埃希菌和肺炎克雷伯菌侵入社区和医院储菌库[30,33,34]。

表14.3 部分医疗保健相关病原菌耐药性判定时主要关注的抗菌药物

生物体	主要抗菌药物	次要抗菌药物
金黄色葡萄球菌	甲氧西林(所有β-内酰胺类)、万古霉素	大环内酯类、四环素类、克林霉素、复方新诺明、氟喹诺酮类、达托霉素、利奈唑胺
屎肠球菌、粪肠球菌	氨苄西林(产β-内酰胺酶)、万古霉素、氨基糖苷类药物	达托霉素、替加环素、利奈唑胺
肠杆菌目细菌	头孢菌素类(所有β-内酰胺类)、碳青霉烯类、氟喹诺酮类、复方新诺明	氨基糖苷类
铜绿假单胞菌	抗假青霉素类、抗假头孢菌素类、氨基糖苷类、氟喹诺酮类、碳青霉烯类	
鲍曼不动杆菌	舒巴坦类、碳青霉烯类、氨基糖苷类	头孢菌素类、青霉素类、复方新诺明、氟喹诺酮类
嗜麦芽窄食单胞菌	甲氧苄啶-磺胺甲噁唑、替卡西林-克拉维酸酯	碳青霉烯类、头孢菌素类、青霉素类、氨基糖苷类、氟喹诺酮类
伯克霍尔德菌	复方新诺明、碳青霉烯类、氟喹诺酮类	头孢菌素类、青霉素类、氨基糖苷类、四环素类

由于碳青霉烯类抗菌药物是目前市售的最广谱的抗微生物药物,他们是治疗产ESBL菌及其他高耐药的革兰阴性菌(如鲍曼不动杆菌)的至关重要的药物,碳青霉烯类抗微生物药物的耐药性上升趋势令人担忧。碳青霉烯耐药是由多种机制介导的,如外膜蛋白的丢失和外排系统的上调[35]。许多不同的质粒介导的碳青霉烯酶——能水解碳青霉烯类和其他β-内酰胺类抗菌药物的广谱β-内酰胺酶——已经出现并在全球范围内传播,增加了感染无法治愈的风险[28]。产生新德里金属-β-内酰胺酶(New Delhi metallo-β-lactamase, NDM)碳青霉烯酶的革兰阴性菌多药耐药菌株的出现,以及NDM基因在革兰阴性菌(包括大肠杆菌、志贺菌和霍乱弧菌等社区获得性细菌)中的显著传播能力,可能是迄今为止感染控制面临的最大挑战[36,37]。

革兰阴性细菌对三甲氧苄啶和磺胺类药物的耐药性主要发生在门诊环境中,这一点令人担忧,因为在门诊环境中,口服三甲氧苄啶(单独使用)或三甲氧苄啶-磺胺甲噁唑(trimethoprim-sulfamethoxazole)复方制剂往往是治疗尿路感染的经验性处方。对甲氧苄啶的耐药性是通过目标酶二氢叶酸还原酶的改变介导的[38]，而对磺胺类药物的耐药性则是通过其目标酶二氢蝶酸合成酶的改变介导[39]。这些耐药基因通常与可传播元件上的其他耐药基因相关联，从而进行传播，并间接承受来自相关抗菌药物的选择性压力。在过去几十年中，TMP－SMX 耐药性呈逐年上升趋势；2017 年，美国约有 32％的大肠杆菌尿路监测分离株具有耐药性[40,41]。减少甲氧苄啶的单独使用似乎不能降低大肠埃希菌对甲氧苄啶的耐药率，这可能是由于甲氧苄啶的耐药性与用量的相关性较小，或其他药物的使用导致了对甲氧苄啶的共同耐药性[42,43]。

自 20 世纪 80 年代以来，甲氧西林耐药性一直是（治疗）葡萄球菌的一个主要问题，在随后的 20 年中，医院中的耐药率从＜5％逐步上升到 53％[44,45]。在葡萄球菌中，耐药性的关键决定因素是青霉素结合蛋白（penicillin-binding protein，PBP）的改变，而青霉素结合蛋白是细菌细胞壁生物合成过程中的一种关键酶，几乎能抵抗所有β-内酰胺类抗菌药物[46]。尽管感染控制和抗微生物药物管理方面的改进使得美国和欧洲的 MRSA 感染率有所下降，但目前大多数医院仍普遍存在金黄色葡萄球菌和凝固酶阴性葡萄球菌对甲氧西林的耐药性[33,47]。

氟喹诺酮类药物通过抑制细菌 DNA 旋转酶和拓扑异构酶来阻止细菌 DNA 复制，对许多革兰阴性菌及部分革兰阳性细菌有较好的抗菌效果[48]。自 20 世纪 80 年代以来，因其效价和口服生物利用度使其广泛应用于感染（尤其是肺部、泌尿系统、胃肠道感染）的治疗和预防（如对中性粒细胞减少的患者）中。从 1997 年到 2016 年，肠杆菌目细菌对氟喹诺酮类药物的耐药性从 9％增加到 23％，主要是由大肠杆菌（9％～23％）和肺炎克雷伯菌（7％～28％）引起[30]。氟喹诺酮耐药性可通过多种机制产生（在革兰阴性菌中，至少有八种不同的机制，从常见的 gyrA、gyrB、parC 和 parE 拓扑异构酶突变，到质粒介导的喹诺酮耐药基因、外排上调和孔蛋白缺失；革兰阳性菌，如金黄色葡萄球菌，还有其他拓扑异构酶突变）[49]。因此，目前还没有一种简单的分子遗传学检测方法可以筛查所有氟喹诺酮耐药细菌，需要采用培养方法进行筛查[50]。

宿主定植或感染耐药菌的风险因素

患者的一些风险因素与耐药菌的感染有关（表 14.4）。我们的流行病学对这些危险因素的了解仍然是有限的，因为大多数为回顾性研究，只能获取一些容易获取的数据，如近期的抗微生物药物的使用。其中所确认的大多数数据只是一些难以衡量的间接指标，如患者与医务人员接触的频率。较重要的是风险因素可能会有所不同，取决于病原体是否流行或流行期间是否正在被研究，以及定植或感染的耐药病原体是否在流行期间被隔离。

病原菌（如耐药的金黄色葡萄球菌、肠球菌和革兰阴性菌）定植或感染的危险因素具有显著的共性[51]。这些风险因素包括：高龄、基础疾病和病情严重程度、跨院/转院（尤其是从疗养院转院）、长期住院、接触各类侵入性设备（尤其是中心静脉导管），以及使用抗菌药物。

表 14.4　与抗微生物药物耐药微生物导致的医疗保健相关定植或感染的宿主因素例子

因素	参考文献
识别频率较高	
住院时间或在重症监护病房住院的时间（在许多研究中进行了调整或匹配）	214,456－459
既往使用过的抗微生物药物	56,327,457,460－474
重症监护病房住院	457,462,472,474
侵入性设备或程序	462,467
• 中心静脉导管	327,463
• 气管插管	463,471
• 导尿管	465
• 鼻胃管	464,475
基本合并症	56,327,463,465
曾定植或感染耐药菌	56,476
曾住院或入住长期护理机构	214,456,473
识别频率较低	
年龄	214,472
性别	463,464,474
化疗	477
内窥镜检查	477
手术（或操作次数）	214
接近其他患者	327

抗菌药物在促进产生耐药菌方面的作用在文献中引起了广泛关注，可能是因为它具有修饰的潜力，并且是一个基本的危险因素。尽管抗微生物药物用量的增加会促进耐药性的产生，但抗微生物药物与耐药性之间在患者水平和人群水平上的详细的化学计量关系仍不清楚。例如，医疗机构通常很难在各种抗微生物药物管理策略之间做出决定，如减少所有类别抗微生物药物的使用、针对特定类别抗微生物药物或轮换可用的抗微生物药物。

许多重要的耐药微生物，如 MRSA 和 VRE，耐药是由复杂基因介导的，不太可能在任何个体患者中自发发生。在这种情况下，耐药性的产生与微生物本身或基因载体（携带耐药基因的质粒）水平有关。此外，许多重要的耐药菌，如肠球菌，在肠道或皮肤上定植，使它们有机会间接地暴露于抗微生物药物中。

因此，使用抗微生物药物可能会通过各种间接机制导致耐药菌在群体水平上的流行率上升[52]。对于 VRE 来说，使用头孢菌素会消除竞争性肠道菌群，促进（基因）水平转移的机会[53]。抗厌氧菌药物的使用可能会促进粪便排泄耐药肠球菌，增加其进一步传播的机会[54]。在人群水平上，可能是由于万古霉素近十年的使用，加速了20世纪80年代 VRE 的出现[55]。然而，许多抗菌药物的使用与 VRE 的产生息息相关；一旦 VRE 在某一地区蔓延，患者之前使用过万古霉素对获得 VRE 风险的影响似乎微乎其微[56,57]。

耐药菌来源

医院内大多数耐药菌株的来源是定植或感染的患者[58-61]。因为住院患者口咽部及肠道正常菌群可能被多重耐药菌取代，如多重耐药的铜绿假单胞菌有可能会定植在尿道、会阴、伤口，只看得到感染患者，而对很多被细菌定植的患者视而不见，这就是所谓的"冰山效应"(图14.2)[58]。这种菌群转移定植现象通常发生在住院一定时间、老年患者，以及基础病情严重或免疫力低下患者中。这种共生菌群转变的原因还不清楚，可能涉及与医院相关的多方面因素(如特殊治疗手段、更常用手护理)和患者的宿主因素[如细胞膜的受体或配体可能被改变，抗菌药物抑制正常菌群，设备(如鼻胃管和气管导管)内部形成生物膜][62-65]。一些流行菌株盛行可能是由于使用抗菌药物后少量社区获得性菌群的转变，而非真正的医院感染[66,67]。利用全基因组测序进行的研究发现，大多数明显的医院获得性金黄色葡萄球菌或艰难梭状芽孢杆菌感染无法追溯到其他患者来源，这表明只要手卫生和其他标准感染控制措施到位，就能最大限度地减少患者之间的传播[68,69]。

重要的是要认识到多重耐药菌可以从健康人、患者完整的皮肤[60,70-72]，以及从体液、分泌物及创面分离出来。而患者会阴或腹股沟区域通常是污染最严重的部位，腋下、躯干、手臂、手也常出现定植[73,74]。在这些部位最常发现的病原菌包括鲍曼不动杆菌、金黄色葡萄球菌、肠球菌，也许是因为这些病原体比其他细菌更耐干燥[73,75,76]。有研究报道，29%ICU 机械通气患者的肘窝部位培养出VRE[60]。耳念珠菌也常见于全身的皮肤，包括指尖和足趾[74]。这些发现对针对这些病原体的控制策略具有意义，这将在本章后面讨论。

已有证据表明人是耐药革兰阳性菌株的来源，如MRSA[77-80]，甚至包括凝固酶阴性葡萄球菌[81]。然而，携带耐药革兰阴性菌(除下面所述的短暂手部携带外)似乎并不常见，但也有一些例外[82-86]。

在多项调查[87-89]中都提到了经食物传播的多药耐药革兰阴性菌污染，尤其是在肿瘤科[90,91]。一些病原体(如假单胞菌属)可从未煮过的食物(如蔬菜)和饮用水(包括瓶装水)中分离出来[92]。然而，尽管这些观察结果具有潜在的重要性，但食物在将耐药菌株引入医疗环境中的总体作用仍不明确。

耐药菌株的环境来源和储菌库一直是个反复出现的问题，特别在护理患者的设施、设备污染时容易发生。大范围暴发泌尿系统医院感染(以及呼吸道、会阴或肠道定植)有可能是患者共用被肠道杆菌和铜绿假单胞菌污染了的尿液测量装置所致[58,93]；头颈外科病房由于超声雾化吸入过滤器被 MRSA 污染，从而导致感染和定植暴发[94]；污染了耐万古霉素屎肠球菌的电子温度计作为一种传播媒介，导致外科 ICU 感染暴发[95]。

最后，人们再次关注到患者不经常接触的许多无生命环境(如管道和水槽)的污染问题[96,97]。医疗机构的水槽与耐药菌的克隆性暴发有关，这与饮用水污染和从受污染的排水管溅起的水花有关[98-100]。对一家医疗中心10 年间韩国鞘氨醇单胞菌感染的仔细分析表明，受污染的管道可能是散发的医院获得性感染的一个来源，这种感染很难被发现[101]。

医护人员接触污染的无生命的环境表面，可能是一个更重要的传染源，尤其是能存活在物品表面的多重耐药菌(如 VRE 和多重耐药的不动杆菌属)[102-104]。在一份报告中显示，医护人员在患者房间接触污染 VRE 的物体，如血压袖带、床栏或皂液分配器等，在日常护理中约11%是通过手或手套将污染物传播至房间的清洁区域或患者皮肤的，从而导致 VRE 传播[105]。同样，发现医务人员仅接触患者房间内的环境后的手套被 MRSA 污染[106]。对于高风险的免疫功能低下的患者，特别是那些在环境暴露下有感染高风险的患者，如衰弱的肿瘤患者，坐在水池里洗浴，水槽表面菌株会导致患者出现定植和感染[90]。

传播途径

传统的教学提示耐药菌在医院从感染的患者到易受感染的患者，主要通过医务人员的手传播(表 14.5)。这种传播导致了定植患者的冰山现象，并大大增加了医院内耐药株的来源和储菌库(图 14.2)。尽管许多证明医务人员双手有害的证据都是间接证据，而且都是基于发现医务人员双手定植或污染了耐药细菌，但实验[107]和数学模型，以及在患者护理环境中进行的观察研究都证明，医务人员可以将病原体从他们的双手或手套转移到患者的皮肤或设备上[105,108-112]。此外，从 Semmelweis 成功地将手卫生作为一项控制措施开始，大量的实践经验也有力地支持了这一理论。

表 14.5 医院内出现某些 MDRO 时相对重要的因素[a]

MDRO，根据关键耐药性标记定义	通过医务人员污染的手导致在患者之间传播	通过医务人员污染的手从环境到患者的传播	医务人员直接将自身定植菌传给患者	空气传播	抗菌药物压力下的内源选择
耐甲氧西林金黄色葡萄球菌	+++	+/++	+	+/−	+
耐万古霉素肠球菌	+++	++	−	−	++
多重耐药肠杆菌目细菌	+++	+	−	−	+++
耐亚胺培南铜绿假单胞菌	+	+	+	−	+++
耐亚胺培南的鲍曼不动杆菌	+++	++	−	−	++

a：相对重要是指那些在控制特定耐药病原体时需要考虑的因素。

病原体通过医务人员的手从受污染的环境表面向患者传播的问题重新受到关注[105,113]。由于环境的菌落数通常低于患者[60]，因此对于许多病原体而言，这种传播途径的重要性似乎低于从患者到医务人员再到患者的传播（表 14.5）。

持续定植耐抗菌药物细菌的医务人员有时会将这些病原体直接传染给患者（表 14.5）[86,114]，这对 MRSA 尤为重要，但在 MRSA 流行和交叉传播频繁的环境中可能未得到充分重视[114]，从而掩盖了携带者在其中起到的作用。

在暴发流行定义中主要关注的是耐药菌同源性传播问题，由于引人关注，医学界（报纸和期刊编辑）常常关注医院感染的暴发，如较多患者感染耐药菌、技术或操作的失误，或使用污染的产品。比起这样的“报道”，更常见的应该是由于耐药菌污染了患者共用设备而导致的交叉感染，这可能占感染蔓延原因的一大部分[115,116]。

耐药菌经空气传播的报道很罕见。有一所医院的医院感染暴发中涉及金黄色葡萄球菌经气溶胶传播的报道，MRSA 定植的医生与患者发生的上呼吸道感染相关联[80]；随后经实验室证实，志愿者也受到 MRSA 的定植[117]。对收治呼吸道感染 MRSA 患者的房间内的空气检测，发现 MRSA[118]。这些发现对于 MRSA 的防控的直接影响目前仍不清楚。

当今在大多数医院，因昆虫媒介，如苍蝇和蟑螂导致的耐药菌传播不是主要的原因。

流行病学

医疗机构流行事件的诱因是多方面的，在多数 MDRO 暴发事件中没有得到很好的阐明。人传播途径增加的因素包括无菌操作不规范、病房中病床拥挤或护士与患者的比例过低。在照顾慢性病患者的长期护理机构中，常常面临入院时和随着时间推移高定植压力的挑战，这增加了新病原体（如耐碳青霉烯类肠杆菌目细菌）流行的风险[119]。长期护理过程中由于卫生管理不善，如受感染的尿液污染了尿液测量或测试设备，导致耐药菌在院内的储菌增多。过度使用抗菌药物可能会增加耐药性菌株的选择性压力。

一些偶然的事件可能会导致感染暴发，如商业化产品的污染，收治一个携带大量耐药菌的患者[120]，或由善于定植或对消毒产生异常抗性的细菌物种获得耐药性。另外，随着医学技术的发展，如移植、透析和新的假肢设备等技术的引入，均造就了额外的流行风险。

医院内的某些特定区域，尤其是 ICU，以及烧伤、创伤、移植、肿瘤和神经外科部门容易发生医院感染暴发。这些区域的患者病情较重，侵入性操作多且常暴露于多种抗菌药物的使用下。在这种情况下，无菌可能在危机护理中被忽视。我们发现多重耐药菌在这样的病区或中心容易传播[58]。当耐药菌定植的患者被转移到医院的其他病区时，定植的耐药菌也可以污染病区的环境。

由质粒和其他移动遗传元件引起的暴发

多数医源性感染的暴发是由单一菌株的流行蔓延所致。在医院内使用新的分子实验室技术对耐药菌的研究发现，主要是可移动遗传元件，如整合子、质粒或转座子，引起暴发流行。尽管这些元件在基因水平转移对耐药革兰阳性菌的传播很重要[121,122]，这种模式导致的耐药性快速蔓延在革兰阴性菌中更常见。从几个质粒引起的暴发案例描述中可知，质粒以接合性耐药质粒或非接合性耐药质粒的传播形式在不同物种或属间流行[123-125]。移动遗传耐药元件已被发现在一个城市、州，甚至整个国家蔓延[126-130]。

大多数暴发的流行病学，尤其是耐药菌储菌库、时间、遗传物质移位点和压力，大多是推测出的[131,132]。转移可发生在肠道、皮肤、尿液和环境中（如在尿液容器中），并可通过抗微生物治疗得到促进[133,134]。此外，相对无毒的菌株可以作为耐药性的“特洛伊木马”库。例如，数量较大但相对无毒的肠道厌氧菌，可携带可移动的抗生素耐药性元件，随后传递给其他致病性更强的细菌，如大肠埃希菌中[135]。在暴发中识别到许多整合子和质粒介导的克隆传播或聚集，似乎交叉传播在传播中也起着重要的作用[136-148]。

质粒和整合子引起的暴发可能很难检测到[136]，所以应通过监测具有相同或相似的多种药物（甚至只是关键药物）耐药模式的多个物种或属的发生情况来寻求。暴发同源性鉴定依赖于先进的技术，如全基因组测序，在许多医疗中心或公共实验室已经得到开展[133,134]。一旦发现可转移遗传因子导致的流行，目前的控制方法与控制单一菌株暴发基本相同（见“控制”部分），但还需要更多的研究来确定最有效的质粒导致的暴发的控制措施。

其他多种菌株的暴发

偶尔会出现来源可能被几种细菌污染导致的暴发。例如，骨科伤口感染多菌株的暴发流行，追溯到一个共同的用于混合铸造材料的桶。桶没有常规消毒，并含有各种污染物，可能在使用灌铸塑性材料时被接种到伤口内。另外，在 7 家不同的医院由多个菌株引起一系列不寻常的术后感染暴发，追溯到一种麻醉剂——异丙酚的暴露。异丙酚溶于脂质溶液中，在室温下容易滋生各种微生物[141]。显然，麻醉人员在手术时无菌技术失误导致注射器或麻醉剂污染。这样的暴发难以识别，除非一个菌株占优势或流行病学情况很不寻常。

控制

遏制细菌耐药现象是很重要的事，因为耐药现象的存在，限制了有效的治疗方案，导致了治疗失败或产生更多的毒副作用。由于几种多重耐药菌的感染使得治疗延迟或无效，并被报道增加了发病率和死亡率[142-145]。多重耐药菌的感染增加额外费用，延长了住院天数，这表明，控制多重耐药菌能够减少医院的损失[3,146-148]。

过去十年产生了大量与医院 MDRO 流行病学相关的知识。分子流行病学研究已经区分了主要通过克隆繁殖传播的病原体（通过阻断交叉传播可以更有效地清除这些病原体)[121],对于那些主要由患者的内源性菌群突变和选择引起的病原体传播,减少抗菌药物压力可能是更好的控制方法[149,150]。传播的数学模型已经可以预测不同干预措施的效果,而这在大型临床研究中是很难实现的[151-154]。研究设计和分析变得更加严谨,为感染控制措施的效果提供了更好的信息[155-157]。

然而,我们从已发表的报告中了解到的信息也存在很大的局限性。第一,大多数在流行病期间进行,而医院面对的这些病原体具有当地耐药流行特点;流行病学问题和控制措施的有效性在这两点上可能是不同的。第二,大多数研究同时或依次实施了多种干预措施(也称为"集束化"),这使得难以确定集束化方案中各组成部分的相对作用。这在控制地方病的流行中尤为重要:由于需要长期投入,并且某些干预措施可能带来不良后果[158-160],因此我们必须只实施那些既必要又足以实现控制的措施。第三,尽管研究方法有所改进,但用于干预试验的优化设计却很少,如随机化集群、阶梯设计或交叉设计等。我们获得的大部分信息来自准实验(前后对比)研究,这些研究可能没有考虑到随机或长期变化,没有对偏倚或混淆进行充分控制,或者随访时间非常短[161-163]。第四,在需要医护人员在临床环境中积极参与的感染控制干预研究中,如接触隔离对 MDRO 获得性定植的影响研究,很少进行依从性监测。那些确实监测依从性的研究发现,依从性往往较差,这引发了对作者所做因果推断的有效性的质疑。第五,采取隔离预防措施的干预措施取得成功的原因尚不清楚,也就是说,这一结局是与手卫生改善相关(预期的积极效果),还是与医护人员与定植或感染患者的接触减少相关(这是一种非预期效果,可能带来额外的非预期负面后果)[164]。

各种控制措施的组合可能都是有效的,成功与否取决于流行病学问题,例如,单克隆性暴发与多克隆流行、受影响的人群、所需护理的强度及构成干预措施的各项措施的遵守程度。基于我们的研究和对文献的批判性回顾,我们建议在医疗机构中采取多方面和灵活的方法来控制抗菌药物耐药细菌。接下来讨论该计划中可能包含的一些组成部分。

培训

抗菌药物耐药是整个医疗行业,而不仅仅是感染预防专家面临的问题。所有医疗人员都应该接受培训,以认识到抗菌药物耐药性的影响,以及他们在控制(抗菌药物耐药性)中的作用。几项研究已经表明,即使医生可以获得显示当地耐药率较高的信息,他们仍然倾向于认为在个人或自己所在的机构中的抗菌药物耐药性不如在全国范围内重要[165,166]。培训课程应强调本地数据和反应,并应根据员工的兴趣领域进行定制;频繁的提醒,如带有简单信息的海报或教育短片,可能是有效的辅助教育措施[165]。

医院领导参与

医疗机构管理部门必须为有效的感染控制计划提供充足的资金,并将感染控制纳入机构的患者和职业安全计划目标中,从而支持控制抗菌药物耐药性的工作。此外,医院高层领导,包括部门领导和其他主要领导应该被招募进入活动中并积极促进这些目标和行为的良好实施,如严格遵守手卫生[73,167-170]。

在美国,有几个因素提升了医院领导层对感染控制的重视程度,包括公开报告医院感染发生率[171]的重要作用,以及医院获得性感染导致的增加的经济后果(如美国医疗保险与医疗补助服务中心不支付数种医疗保健相关感染的费用)[172]。

区域领导

患者在区域内不同类型医疗机构(如急症照护医院和长期护理机构)之间的流动性提高了区域协调控制工作的重要性。在一次区域性疫情中,产 KPC 肠杆菌迅速扩散,KPC 阳性患者在 14 家急症照护医院、2 家长期急症照护机构和 10 家疗养院中广泛传播[173]。有证据表明,在区域甚至国家层面的努力协调[174-178]可能显著且持久地减少抗微生物药物耐药性。在可行的情况下,如在综合医疗保健系统或公共卫生协调能力强的地区,应寻求多机构合作。

预防感染

预防感染可以使耐药性降低,尤其是设备相关感染。过度使用医疗器械,如留置导尿管,与耐药菌引起的感染和定植有关[179,180]。集束化措施对于显著减少或消除器械相关和手术部位感染的有效性已达成共识[181,182]。降低感染率不仅可以降低个体患者因耐药菌而发病的风险,还可以减少抗菌药物处方,从而减少抗菌药物对生态耐药性的选择性压力。

被动监测

临床实验室数据的监测可以发现耐药菌群(如 2 周内同一病房 3 名及 3 名以上患者出现类似的耐药菌),因此可进一步识别和控制交叉感染或不利的环境因素。联合计算机程序及微生物结果的新方法可以通过运用统计学数据提高识别医疗保健相关感染暴发的能力[183]。运用分子流行病学方法有时可以提高标准的实验室监测结果和揭示不明显的分离株之间的关系[101,184,185],如脉冲场凝胶电泳、核糖分型,甚至全基因组测序。如果在医院和实验室信息系统的支持下,通过电子警报通知工作人员以前住院时被定植或感染耐药病原体的患者,可加快隔离患者并有助于区域监测和控制[186,187]。

为了更好地定义监测多重耐药菌株的有效指标,已经制定了相关指南。这些指标利用微生物实验室的数据,捕捉了病原体监测的以下基本要素:① 重要病原菌携带患者;② 监测病原体的敏感性模式;③ 估计感染负担;④ 估计定植压力;⑤ 量化医疗物品。详情可参照相关参考文献[8]。

手卫生

在医院发生的交叉感染中,由于绝大部分的传播途径都是医务人员的手(表 14.5),因此手卫生是防止抗菌药物耐药菌扩散的重要组成部分。医疗机构中手卫生的宣传包括教育、观察和反馈、设施的跟进(额外的水槽和充足的卫生用品）、海报、漫画、其他图片或影像、处罚或奖励，以及避免超额工作量和人员配备不足[73]。含醇洗手液是减少医务人员手上细菌数量最有效的方法[188]，将它们引入医疗机构可以提高手卫生的依从性[189]。改善手卫生的一个主要挑战是充分监测手卫生的依从性；已经开发了使用各种技术进行自动化监测的方法，但其在医务人员中的有效性和可接受性仍然不确定[190-192]。

手套

手套是标准预防中的关键因素，它已被证实在预防医务人员接触患者，以及接触患者周围环境物品后的手污染中有很好的效果[109,110]。在多种情况下，与患者接触时都戴手套（通用手套）已被证明可有效控制 MDRO[192-195]。虽然手套不是手卫生的替代品，但它可以填补实际情况和最佳的手卫生之间的差距。手套也存在一定的限制，如小缺口或者是脱手套引起的手污染[196]。此外，如果医务人员在接触下一个患者时没有及时更换手套，交叉污染的发生率将会提高。

接触预防

接触预防主要用于在医疗机构中尽量减少患者之间多重耐药菌的传播。一般接触预防原则包括医务人员在护理重点监测的 MDRO 患者时，穿戴隔离衣和手套。理想情况下，这类患者应该被安置在单间或与其他被同一种病原体定植的患者放在同一组，并由专门负责该组的医务人员提供护理。有几项研究提供了证据，证明穿上干净的隔离衣可以有效阻断病原体的传播[197-201]，但也有研究表明，只戴手套（不穿防护服）可能就足够了[194,195]。

尽管使用接触预防措施来控制暴发相关病原体已经被广泛接受，但是将接触预防措施扩展到非暴发（流行）环境中的病原体仍然存在争议[202,203]。例如，反对常规使用接触预防措施的论点包括：有证据表明，一旦实施了包括手卫生在内的其他常规预防措施，接触预防措施对传播的影响是微乎其微的[201,204]，并且接触预防措施与潜在的危害相关，包括减少工作人员的查看次数[205]和降低患者满意度[206]。支持使用常规接触预防措施的论点包括：大多数评估接触预防措施的研究都没有足够的证据[207,208]，而使用建模并将住院期间和出院后发生的结果纳入其中，则揭示了接触防护措施的巨大潜在益处[154]。

越来越多的人认识到，接触预防措施可能更好地集中在高风险患者和高风险患者与医务人员的互动上。例如，在养老院中，使用"加强接触预防措施"代表了常规方法，即在特定的高风险活动，如亲身照料（例如洗澡）、设备护理或伤口护理期间，使用隔离衣和手套来照顾有医疗设备或伤口的患者[209,210]。

主动监测

主动监测被定义为对无症状患者进行特定耐药菌定植的筛查，是目标性感染控制工作的主要手段。与影响一种以上耐药菌的"水平"或"整体"干预措施（如后面讨论的葡萄糖酸氯己定沐浴）不同，主动监测是一种"垂直"工具，侧重于单一病原体[211,212]。从流行病学角度来看，主动监测有助于识别所有病原体定植患者（"耐药冰山"），而不仅仅是通过临床培养确定的少数患者。对于 MRSA，主动监测培养可以比常规临床培养多识别出 20%～60%的 MRSA 携带者[213,214]。对于 VRE，主动监测带来的好处更大，可以检测出 3 倍常规临床培养检测出的 VRE 携带者[215]。此外，常规监测还可以防止一些耐药菌阳性的临床培养被误分类为"新发病例"。例如，如果仅使用临床培养而不了解入院监测培养结果，则大约 17%的 MRSA 病例和 43%的 VRE 病例可能被误分类为"新发病例"[213,215]。

当保守控制措施效果不好时，主动监测对于控制疫情效果更好。当涉及新发病原体（如碳青霉烯类抗菌药物耐药的肠杆菌）或者定植于消化道的病原体（如肠球菌），可能存在大量未被发现的储菌库，主动监测尤其有用[216,217]。然而，在非暴发区域主动监测的作用还不清楚，特别是 MRSA（见 MRSA 部分具体讨论）[218]。在医院、暴发期或者流行期，主动监测预防 VRE 已成为一个重要组成部分[174,219,220]。然而，在流行期间主动监测 VRE 的重要性值得商榷，唯一的随机对照试验表明在非暴发期 ICU 患者中 VRE 的主动监测没有意义[204]。

有时，尤其是对于 MRSA 和 A 群链球菌，医务人员是一群暴发或聚集性事件的感染源。对于特定的病原体，可能需要对医务人员进行监测并对携带者进行去定植，以控制传播[78-80,221]。

依从性监测

坚持干预措施是感染控制成功的关键，如手卫生和接触预防措施。观察、干预研究和行为模型表明任何干预措施依从性都不能达到 100%，任何成功的干预措施（如手卫生）的阈值都是未知的。尽管如此，医疗机构应该努力诚实地监测手卫生依从性率，并确定改进依从性的机会[222]。多项研究表明，监测和反馈结果，尤其是即时监测和反馈结果，可改善对感染控制程序的遵守情况[189,223-226]。由于霍桑效应，被观察者熟悉的监测人员直接观察可能导致不准确的结果。替代的依从性监测方法包括跟踪供应品的使用（如含醇洗手液或隔离衣），以及使用自动化的依从性监测系统（用于手卫生）[190,227]。

环境清洁与消毒

仔细关注患者房间的清洁和消毒可能对控制耐药菌特别重要，这些细菌已在医疗保健设施中被证明持续污染非生物环境，如 VRE、耐药的鲍曼不动杆菌、艰难梭菌和曲霉[228-230]。最近的证据表明，受污染的物体表面是这些病原体的重要贮藏地；这些发现反过来又重新激发了大家对环境"源头控制"的兴趣[103,105,106,231,232]。

改善环境清洁度可减少耐多药细菌交叉传播的证据好坏参半[233]。在一项我们进行的准实验研究中，在病原体流行的 ICU 中严格执行常规环境清洁可在超过 11 个月的时间里有效控制 VRE。干预措施与减少 VRE 的环境污染、减少医务人员手污染和减少 3 倍以上 VRE 患者有关[231]。而且这些情况的改善是建立在不断有 VRE 定植的患者入院，而且只有中等比例的医务人员坚持适当的手卫生的情况下的。针对环境清洁的大型干预措施在控制各种环境病原体方面显示出不同的效果[234,235]。

标准的清洁和消毒方法仍然是环境去污的基础，尽管清洁的彻底性往往不是最佳的。通过教育、密切监测和反馈，可以提高环境服务人员对清洁方案的遵守程度[236,237]。一项对 27 个 ICU 的研究表明，经过系统培训，按操作标准行政干预，包括用荧光笔标记监测物表面清洁情况等方法后，清洁程度由 49.5%上升到 82%[238]。

已经开发了几种技术来减少耐药病原体对环境的污染，尽管它们在常规（非流行性）设施清洁时减少感染的效果仍然不确定。过氧化氢蒸汽、气溶胶及紫外线已经被用于净化环境[235,239-242]。还研究了在医院使用自消毒材料或过渡金属（如铜和银）作为接触表面[243-245]。在这些技术得到普及之前，还需要进一步的研究。

患者去污染和去定植

通过提高患者皮肤清洁程度以减轻耐药微生物的负担，从而减少潜在的患者之间的传染以及中央导管相关的血流感染并发症，此方法已成为感染控制的重要工具。

葡萄糖酸洗必泰的研究最为深入；它是一种局部杀菌剂，具有广谱活性（革兰阳性菌和革兰阴性菌，以及真菌和某些病毒，但不包括孢子）和出色的安全性[246]。与常规的肥皂水沐浴相比，每天使用洗必泰沐浴已被证实可减少患者皮肤上的 VRE 负担，降低医务人员双手和病房环境的 VRE 污染率，并降低重症监护病房患者的 VRE 感染率[247]。在一项对照交叉临床试验中，每天使用洗必泰沐浴也被证明可以减少原发性血流感染[248,249]。洗必泰沐浴已被证明可减少重症监护病房患者中 MRSA 和 VRE 的交叉传播[250]。更广泛地使用洗必泰是否会促进洗必泰耐药性的产生是一个令人担忧的问题。在一项研究中，在存在 MRSA 的重症监护病房中引入基于洗必泰的消毒方案后，大多数 MRSA 菌株的感染率显著下降，但携带 *qac*A/B 基因的 MRSA 菌株的感染率却有所上升，而这种基因与洗必泰最低抑菌浓度（minimum inhibitory concentration，MIC）的升高有关[251]，但这种现象尚未被广泛观察到。

患者的去定植有时也是控制计划的一个组成部分，尤其是在无法采用常规感染控制措施或常规感染控制措施不成功的情况下[228,252]。在减少 MRSA 临床分离株和预防任何病原体引起的血流感染方面，重症监护病房的通用去定植方法优于两种竞争性方法（有针对性的去定植方法或无去定植方法）[218]。随后进行的一项以非重症监护病房为重点的通用去定植研究并未显示 MDRO 或血流感染有所减少，但事后分析表明，在感染 MRSA 的医疗器械（如血管内导管）亚组患者中效果显著[253]。

抗微生物药物管理

由于抗微生物药物的消耗似乎是 MDRO 出现和传播的驱动力，因此人们在研究抗菌药物管理方面投入了大量精力，希望能够遏制选择性压力。在群体层面上，抗微生物药物的消耗量与抗微生物药物的耐药率有关[254,255]。然而，在个体层面上，先前的抗微生物药物使用与随后出现的耐药感染或定植之间的直接关系更为复杂和非线性。例如，几乎没有证据表明限制万古霉素的使用会降低无 VRE 患者感染 VRE 的风险[57]。此外，限制一种抗菌药物的使用可能与另一种抗菌药物耐药性的降低有关，部分原因是基因相关的耐药机制；例如，在一家法国医院中，氟喹诺酮类药物的使用量减少 10 倍与 MRSA 的发生率和流行率在统计学上的显著下降有关[256]。

一种可能解释抗微生物药物暴露与随后感染 MDRO 的假设是，人体的天然细菌生态（如肠道微生物群）是一种抵御入侵微生物的防御机制[257]。当一个人接受抗菌药物治疗时，这种“定植抗性”就会受到破坏，从而改变现有的微生物群，并为新的抗微生物药物耐药生物体的建立提供机会[258]。如果接受抗微生物药物是第一个“事件”，那么第二次感染抗微生物药物耐药菌取决于偶然因素，如医务人员在特定时间是否注意手部卫生，以及附近患者和医疗环境中 MDRO 的动态流行情况。一般来说，感染控制计划应促进良好的抗微生物药物管理，美国疾病预防控制中心（Centers for Disease Control and Prevention，CDC）已在医院、门诊和疗养院环境中推广抗微生物管理计划的核心要素[259-261]。核心要素包括领导承诺、问责制、跟踪抗微生物药物的使用情况和耐药性模式，以及处方者/患者教育。减少抗微生物药物治疗应重点关注以下三点：① 确定感染的性质，只治疗真正受到感染的患者；② 在适当的时候缩小抗微生物药物治疗的范围；③ 仅治疗需要治愈的感染。

在设施和地区层面，对抗微生物药物使用情况进行跟踪，可以设定基准并评估进展情况[262,263]，类似于医疗保健相关感染监测对降低感染率的影响[264]。

调查的门槛和控制计划的目标

有些生物由于具有关键的耐药性，总是需要及时关注。这些细菌包括 MRSA、对糖肽类药物敏感性降低的金黄色葡萄球菌、VRE、对碳青霉烯类耐药的革兰阴性菌，以及产 ESBL 的肠杆菌目细菌。不同医疗机构对这些病原体的控制措施可能会因患者护理环境的不同而有所差异。例如，与康复机构的患者相比，住在重症监护病房或移植病房的患者更有可能因 VRE 定植而发生严重感染。病原体对医疗机构的潜在风险也会影响行动；与分离出 MRSA 相比，分离出耐万古霉素金黄色葡萄球菌（vancomycin-resistant *S. aureus*，VRSA）会引起更积极的反应。一旦发现重大疫情，尽快采取行动是控制和消除病原体的关键，以免其成为流行病。

考虑到这些变量，医疗机构应针对这些或其他多药耐药细菌的控制计划制定长期目标。首先，医疗机构应确定要针对的病原体和单位。其次，应评估问题的严重程度，即抗菌药物耐药菌的罕见或偶发病例、一次或多次持续暴发、低度或高度流行。最后，医疗机构应确定目标是根除特定的病原体、控制疫情暴发，还是将地方病病例数降至可实现的最低水平[265]。我们谨慎地反对聚焦过窄；密切关注单一多药耐药病原体的控制可能会导致忽视另一种病原体，从而导致其不受控制地传播[211,266]。

特定微生物

金黄色葡萄球菌

MRSA 是最常见的抗生素耐药医源性感染病因之一，引起了医务人员和患者的特别关注。MRSA 于 1961 年首次被发现，当时甲氧西林刚刚问世两年，可用于治疗耐青霉素金黄色葡萄球菌[267]。甲氧西林耐药性是由 *mec*A 基因赋予的，该基因会产生一种改变的 PBP2a。细菌细胞壁的这种改良成分可抵抗与 PBP 结合的抗菌药物，从而使几乎所有 β-内酰胺类抗菌药物和碳青霉烯类抗菌药物失效[268]。

MRSA 似乎是由金黄色葡萄球菌的多种基因谱系引起的[269]。从 20 世纪 60 年代到 90 年代，大多数 MRSA 克隆[主要是葡萄球菌盒式染色体（SCC*mec*）Ⅰ～Ⅲ型]都是在与医院有流行病学接触的患者中发现的（医院相关或 HA－MRSA）。然而，自 20 世纪 90 年代以来，在没有医疗保健接触的社区人群（社区相关或 CA－MRSA）中发现了携带 SCC*mec* Ⅳ型的独特 MRSA 菌株[270]。随着时间的推移，在 CA－MRSA 高度流行的地区，CA－MRSA 菌株已进入医院环境，与传统的医院菌株混杂在一起，引起医疗保健相关感染[271-273]。

在美国，2006 年至 2014 年 CDC 报告的数据显示，约一半医院感染中的金黄色葡萄球菌对甲氧西林耐药[274,275]。在欧洲，医院感染中的金黄色葡萄球菌耐甲氧西林的比例因国家不同而有很大差异，北欧（如荷兰、挪威、瑞典、丹麦）的金黄色葡萄球菌中耐甲氧西林菌株的比例＜5％，而南欧（如葡萄牙、西班牙、意大利和希腊）的金黄色葡萄球菌中耐甲氧西林菌株的比例为 25％～50％[276]。在全球范围内，金黄色葡萄球菌分离菌株对甲氧西林耐药的比例在 2005—2008 年达到 44％的峰值，在 2013—2016 年略有下降，为 39％[277]。

与医院相关的 MRSA 克隆（通常为 SCC*mec* Ⅰ～Ⅲ型）通常携带有基因，除对 β-内酰胺类药物产生耐药性外，还对氨基糖苷类、大环内酯类、林可霉素类（如克林霉素）和四环素类产生广泛的耐药性[278]。CA－MRSA 菌株通常对非 β-内酰胺类抗菌药物更敏感，但在某些地区，非 β-内酰胺类抗菌药物的耐药性似乎正在增加[279,280]。

由于万古霉素一直是治疗 MRSA 的主要一线疗法，因此万古霉素的耐药性趋势一直受到密切关注。2006 年，临床与实验室标准协会（Clinical and Laboratory Standards Institute，CLSI）更新了定义万古霉素敏感性的 MIC 折点，以更好地预测临床治疗反应：万古霉素敏感，≤2 μg/mL；万古霉素敏感性降低的金黄色葡萄球菌（vancomycin-intermediate *S. aureus*，VISA），4～8 μg/mL；VRSA≥16 μg/mL[281]。几乎所有报告的 VISA 和 VRSA 菌株都表达了耐多药性，包括对甲氧西林的耐药性[282]。

迄今为止，VRSA 尚属罕见（全球已知的临床分离菌株约 52 株，美国约 14 株[282-284]），没有明显的二次传播。在美国，VRSA 患者具有一些共同特征，包括慢性基础疾病、MRSA 和 VRE 感染史或定植史，以及曾接触过万古霉素[285]。据称，金黄色葡萄球菌的万古霉素耐药性是通过 VRE 中的 *van*A 基因水平传播而多次独立出现的[286]。

金黄色葡萄球菌对万古霉素的中间耐药性是通过合成异常增厚的细胞壁产生的，这种细胞壁过度表达万古霉素的结合靶标（D－Ala－D－Ala），从而抑制抗菌药物向细胞靶标扩散[287]。1997 年，日本报告了第一株 VISA 菌株[288]，随后世界各地都有关于 VISA 分离物的报告。尽管 VISA 菌株比 VRSA 常见许多，但仍相对罕见。在对 20 年间收集的全球 191 000 株金黄色葡萄球菌分离株（截至 2016 年）进行分析后发现，只有 61 株（0.03％）对万古霉素中介[277]。

对利奈唑胺和达托霉素等其他治疗 MRSA 的重要药物产生耐药性的情况并不常见，但一旦发现则非常重要。据估计，全球金黄色葡萄球菌分离菌株对利奈唑胺的耐药性发生率≤0.1％，但值得注意的是，耐利奈唑胺的金黄色葡萄球菌曾在医疗机构内部或跨医疗机构暴发[289,290]。达托霉素耐药性也有零星报道，有病例报告显示，在治疗 MRSA 不成功的过程中，体内出现了耐药性[291,292]。金黄色葡萄球菌对万古霉素和达托霉素的非敏感性之间似乎存在一定的相关性，这表明存在一种通过增厚细胞壁产生耐药性的共同机制[293]，尽管其他耐药性机制会影响达托霉素的实际靶点。金黄色葡萄球菌（如细胞膜）也很重要[294]。

与易感菌株一样，耐药金黄色葡萄球菌的主要医疗储存库也是患者的前鼻孔[295]。鼻腔以外的部位也可能被定植，包括开放性皮肤伤口、咽喉、下消化道、会阴/腹股沟区域和腋窝[296,297]。此外，无生命的医疗环境（如高频接触区域和医疗设备，如血压袖带）也是一个主要的储藏库[298]。接触 MRSA 感染患者或受污染环境的医务人员手上或设备上会短暂携带 MRSA，从而成为患者间传播的媒介[299]。

控制医疗机构中耐药性金黄色葡萄球菌的最佳策略仍存在争议[299]。控制策略通常侧重于全球性干预措施（如手卫生计划、改善环境清洁、加强使用洗必泰给患者洗澡、捆绑式干预措施以减少医疗保健获得性感染）或针对性干预措施（通过接触预防措施对 MRSA 进行主动监测、对 MRSA 感染患者进行去定植）[212]。特别地，主动监测对控制 MRSA 的作用存在争议。主动监测的原理是识别所有携带 MRSA 的患者（有症状或无症状）：识别这些患者可以加强控制（如接触预防措施）或去定植的机会（既可降低传播风险，又可降低后续感染 MRSA 的风险）[300]。关于主动监控的研究结果相互矛盾。一些研究显示 MRSA 感染有所减少[301-303]，而另一些研究则未显示 MRSA 感染减少[204,304]，但由于干预措施本身、研究设计和患者人群的不同，这些研究很难进行比较。在一项针对 ICU 的整群随机研究中，在预防 MRSA 临床培养和所有病原体血流感染方面，普遍去定植方法优于主动监测和靶向去定植[218]。我们认为，除 MRSA 暴发外，考虑到感染控制资源的限制，影响所有潜在病原体（而不仅仅是 MRSA）的“全球”或“横向”感染控制策略更为有效[305]。

肠球菌

自20世纪80年代中期以来，肠球菌已成为重要的院内病原体，并成为美国医疗机构获得性感染的第二大病因。两种肠球菌，即粪肠球菌和屎肠球菌，占肠球菌感染的绝大多数。肠球菌并不是毒性很强的生物。它们主要在衰弱或免疫力低下的患者中引起感染，导致严重的发病率、死亡率和住院时间延长[53,306-308]。

肠球菌对所有头孢菌素类、耐青霉素酶青霉素类和克林霉素均有天然耐药性。自20世纪70年代以来，肠球菌发病率的上升与几乎没有或根本没有抗肠球菌活性的抗微生物药物（尤其是头孢菌素类）的使用增加在时间上存在相关性[53]。安非西林是治疗肠球菌感染的首选药物，但在低亲和力PBP（PBP-5）的作用下会失效[309]。这种蛋白的改变或过量产生是造成粪肠球菌对氨苄西林产生高度耐药性的原因[310]。在极少数情况下，氨苄西林耐药性可归因于β-内酰胺酶的产生[311]。

万古霉素耐药性在肠球菌中的传播令人担忧。自1988年首次发现万古霉素耐药性以来[312]，全球所有肠球菌的总耐药率为15.4%（从欧洲的9.9%到北美的21%）[313]。尽管美国住院患者中的VRE感染人数有所下降（从2012年的84 800例降至2017年的54 500例）[33]，但欧洲的趋势却恰恰相反（从2007年的8 277例增加至2015年的15 917例）[314]。万古霉素耐药性主要与*van*A或*van*B基因簇有关，这些基因簇是复杂的遗传因子，经常存在于可转移质粒中[315]，且大多与粪肠球菌有关。万古霉素耐药性从未被证明是在微生物压力下发生的新突变[316]；因此，定植或感染VRE的必要步骤必须是接触耐药肠球菌菌株。医疗环境中大多数耐万古霉素的粪肠球菌都是克隆复合体（CC17）的一部分，该克隆复合体适应性很好，因为它能轻易获得辅助基因，部分原因是缺乏CRISPR自我防御系统，否则它就会受到质粒和噬菌体的基因组改造[317,318]。

氨基糖苷类药物用于协同治疗严重的肠球菌感染，在美国，氨基糖苷类药物的耐药性从30%到60%不等，更常见的是对粪肠球菌产生耐药性[319]。利奈唑胺、达托霉素和替加环素通常是治疗VRE的唯一药物，在每种抗菌药物上市后不久就出现了肠球菌对它们产生耐药性的零星报道[320-323]。然而，全球监测表明，达托霉素、利奈唑烷和替加环素对VRE的耐药性均在98%～99%的范围内。

抗微生物压力是导致患者在医院中感染VRE的一个重要风险因素。头孢菌素和具有抗厌氧菌作用的抗微生物药物的前期使用一直与VRE定植有关[53,56]。这些数据表明，对内源性肠道菌群有效但对肠球菌无效的抗微生物药物会促进肠球菌的定植和粪便中的大量排出[53,54]。相比之下，在万古霉素菌株已经很普遍的情况下，之前接触过万古霉素本身似乎并不是感染VRE的一个强有力的风险因素[56]。在易受感染的患者群体中，如异体造血干细胞移植患者，VRE在肠道中的主导地位可能会导致VRE血流感染[324]。

在医院中，VRE通常通过医务人员被污染的双手上的耐药克隆水平传播；质粒或其他遗传因子的转移作用较小[121,325]。定植患者的人数通常远远多于感染患者的人数；这就导致了VRE的传播。"冰山效应"在这些病原体的院内传播中也发挥了重要作用[325]。

控制流行性和地方性多药耐药肠球菌（尤其是VRE）的策略基于以下几个观察结果。首先，肠球菌很容易在完整的患者皮肤、环境表面、医务人员的手和衣服上存活，为水平传播提供了大量机会[72,105,111,326]。在流行病环境中，与指标患者的接近程度已被证明是感染耐药肠球菌的一个重要因素；在地方病环境中，"定植压力"或感染VRE的患者比例高时，是影响感染VRE的最重要变量[327,328]。其次，在美国，住在急诊科或长期护理机构的患者是耐药肠球菌最重要的储存库[329]。在欧洲，VRE的社区定植很常见，这可能与20世纪最后几十年在动物养殖中广泛使用糖肽类药物阿伏帕星有关[330]。然而，在欧洲医院引起感染的流行菌株似乎比非流行社区菌株更具致病性，可通过检测变异*esp*基因（一种致病因子）将其与流行菌株区分开来[331]。再次，抗菌药物接触可能至少以两种方式影响VRE的流行病学：一是增加VRE阴性患者感染VRE的风险，二是增加VRE阳性患者粪便中VRE的密度，从而增加皮肤或环境污染的概率，促进交叉传播[57,332]。最后，许多美国医院都面临着VRE流行的情况，这种情况的形成往往遵循一个可预测的过程，从罕见和零星病例的保护，到单克隆暴发，再到多克隆流行[325]。与抗菌药物耐药性的一般情况一样，如果在早期阶段就对VRE实施控制，要比在后期阶段实施控制容易得多。

控制VRE的方法应包括对受感染患者的接触预防和环境消毒[194,231,234,333]。在流行病和地方病的情况下，主动监测VRE定植情况可以加强控制工作[174,334,335]，尤其是在移植、肿瘤和重症监护病房等有严重肠球菌感染高风险患者的医疗环境中，可能更有必要这样做。与MRSA一样，准确、灵敏的实验室鉴定，以及在再次入院时识别先前已感染菌落的患者非常重要[336]。在荷兰一家医院成功控制了一次大规模*esp*阳性VRE暴发的多方面计划中，队列疗法是其中的一个组成部分[335]。事实证明，在重症监护病房进行葡萄糖氯已定擦浴可以通过源头控制减少VRE的传播，从而减少医务人员双手和环境表面的污染[247,337]。目前还没有任何抗菌药物方案被证明可用于肠道去定植。

肠杆菌目

肠杆菌目（Enterobacterales，以前命名为Enterobacteriaceae）[338]由大量的需氧革兰阴性菌组成，经常引起患者临床重大感染。在这一菌群中，大肠杆菌、克雷伯菌属和肠杆菌属具有特别重要的流行病学意义，因为它们容易引起医疗保健相关感染并产生广泛的抗菌药物耐药性[30]。其他可能产生多药耐药表型的肠杆菌目细菌包括：侯氏沙雷菌、柠檬酸杆菌属、变形杆菌属、普罗维登西亚菌属和摩根菌属。

在过去的三十年中，肠杆菌目的抗菌药物耐药性呈加速趋势。尽管革兰阴性菌（包括氨基糖苷类、四环素类、三甲双氨/磺胺甲噁唑和多黏菌素）存在多种抗菌药物耐药途径[339]，但本次讨论将重点关注对氟喹诺酮类、头孢菌素类和碳青霉烯类的耐药性，因为它们被认为是治疗革兰阴性菌感染的主要一线选择，它们的出现通常与对其他抗菌药物的多重耐药性有关。在某些肠杆菌目细菌分离物中，多重耐药机制已发展成泛耐药性[340]。由于赋予泛耐药性的遗传因子（质粒和整合子）通常具有流动性，很容易从一个革兰阴性菌种转移到另一个革兰阴性菌种，因此很难对其进行控制[136]。

自 20 世纪 80 年代开始使用氟喹诺酮以来，肠杆菌目细菌的氟喹诺酮耐药性显著增加。从 1997 年到 2016 年，全球肠杆菌目细菌监测发现，氟喹诺酮耐药性从 8.8%增加到 23.3%，主要由大肠杆菌（9.5%～31.4%）和肺炎双球菌（7.3%～27.9%）驱动[30]。氟喹诺酮耐药性对社区的影响相当大；对于常见的门诊患者感染，如尿路感染，据估计大肠杆菌的氟喹诺酮耐药性在北美高达 12%，在欧洲为 15%～31%，在亚洲为 40%[341]。影响拓扑异构酶靶点，以及细胞壁渗透性和外流的多个染色体点突变导致了耐药性的产生[342]。令人担忧的是，质粒介导的氟喹诺酮耐药性于 1998 年首次发现，现已在全球范围内发现[31,343]。从流行病学角度看，氟喹诺酮耐药性的增加与其他耐药性基因，特别是那些编码 ESBL 的基因有关[31]。

肠杆菌目细菌对头孢菌素和碳青霉烯耐药性演变的主要驱动力是 β-内酰胺酶的增加和传播[344]。β-内酰胺酶不能激活部分或全部的 β-内酰胺类抗菌药物，从而广泛地避开了一系列治疗严重革兰阴性菌感染的一线抗菌药物。天然存在的 β-内酰胺酶超过 2 770 种，它们在移动遗传元件上的移动，以及与异常成功的细菌克隆配对促进了它们的传播。目前，全球最主要的 β-内酰胺酶是 ESBL（尤其是 CTX-M 家族）、AmpC 头孢菌素酶、丝氨酸碳青霉烯酶（KPC 酶）和金属-β-内酰胺酶（NDM、VIM 和 IMP）（表 14.6）。我们将讨论与特定耐药性表型相关的 β-内酰胺酶。

肠杆菌目细菌对广谱头孢菌素的耐药性通常是由 ESBL 引起的。尽管对 ESBL 的准确定义尚未达成共识，但常用的定义是一种通过水解青霉素类、第一代/第二代/第三代头孢菌素和氨曲南类（但不包括头孢菌素类或卡巴培南类）而产生细菌耐药性的 β-内酰胺酶，并能被 β-内酰胺酶抑制剂（如克拉维酸）抑制[34]。ESBL 主要在大肠杆菌和克雷伯菌中被发现，但也存在于许多其他肠杆菌目细菌，如肠杆菌、沙雷菌、柠檬杆菌和变形杆菌中。对第三代头孢菌素（尤其是头孢曲松）的耐药性是大肠杆菌和克雷伯菌中存在 ESBL 的表型标志。在全球范围内，ESBL 表型肠杆菌目细菌的比例在 20 年的监测期内（1997—2016 年）从 10%增加到 24%[30]。这一增长在全球范围内均可观察到，其中以拉丁美洲（增长 22%）为首，亚太地区也较高（18%）；其次是欧洲（16%）和美国（11%）。2019 年，美国 CDC 发现，随着时间的推移，产 ESBL 的肠杆菌目细菌数量出现了令人担忧的增长，从 2012 年的 131 900 例增至 2017 年的 197 400 例[33]。欧洲 CDC 的研究人员采用

表 14.6　临床上重要的 β-内酰胺酶肠杆菌目细菌

酶家族	Ambler 分类	可选用酶	备注
AmpC 头孢菌素酶	C	CMY	比 ESBL 少见。某些细菌（如肠杆菌属）天然携带诱导性染色体 AmpC。超产 AmpC 克隆已被详细描述。此外，质粒介导的 AmpC 已在 1989 年首次被描述并迅速扩展
ESBL	A、D	CTX	自 2000 年以来，CTX-M-15 克隆（主要存在于大肠杆菌中）已在全球范围内扩散，在医院和社区环境中均有发现
丝氨酸碳青霉烯酶	A	KPC	KPC 于 20 世纪 90 年代末在美国东北部出现，目前正作为主要的碳青霉烯酶在全球蔓延
金属-β-内酰胺酶	B	NDM-1、VIM、IMP	据报道，一些地区暴发了产生 VIM 和 IMP 的肠杆菌目细菌。NDM-1 已从南亚迅速蔓延到世界各地，并与泛耐药性相关

ESBL，超广谱 β-内酰胺酶。

不同的建模方法，估计从 2007 年到 2015 年，产 ESBL 大肠杆菌的数量增加了四倍[30,314]。

产 ESBL 肠杆菌目细菌感染的分子流行病学在不断发展。从 1983 年首次报告 ESBL[345] 到 2000 年左右，大多数 ESBL 属于 TEM 和 SHV 家族，它们主要是在曾经接触过医疗保健的患者中发现的。自 2000 年以来，TEM 和 SHV 家族的 ESBL 已被 CTX-M 家族所取代，侵入世界各地的人类、动物和环境储库[27]。特别是，产 ESBL 的肠杆菌目细菌，主要是携带 CTX-M 基因型的大肠埃希菌株，已在未接触过医疗保健的患者中出现[346,347]。在世界上饮用水匮乏和贫困现象普遍的地区，产 ESBL 肠杆菌目细菌很容易在社区传播，这与其他粪-口传播方式一致[348,349]。到 2015 年，全球健康人群中产 ESBL 肠杆菌目细菌的定植流行率估计为 14%，并以每年 5%的惊人速度呈上升趋势，在非洲和亚洲的影响尤为严重（如南亚为 46%，非洲为 22%）[349]。

AmpC β-内酰胺酶虽然不如 ESBL 广泛，但在肠杆菌目细菌的多药耐药中发挥着重要作用[23,350]。AmpC β-内酰胺酶能使青霉素类，第一代、第二代和第三代头孢菌素，以及氨曲南类失活。许多肠杆菌目细菌，特别是肠杆菌属、柠檬酸杆菌属、沙雷菌属、普罗维登西亚菌属和摩根埃拉菌属，都携带编码染色体 AmpC 酶的固有基因，这些酶可在 β-内酰胺治疗过程中被解除抑制。值得关注的是发生突变从而导致稳定的 AmpC 过度生产的肠杆菌目细菌；这些克隆可在人与人之间传播并成为地方病[351]。已转移到质粒上的 AmpC 酶已被详细描述并在世界各地发现。遗憾的是，由于没有可靠的抗菌药物敏感性模式来跟踪 AmpC 的流行情况，AmpC 在全球的流行情况尚不清楚。AmpC 脱抑制与孔蛋白突变相结合，似乎可以解释对碳青霉烯类耐药的阴沟肠杆菌越来越普遍的一个

子集[352]，尽管与碳青霉烯酶基因相比，它不太可能造成流行病的传播[353]。

随着碳青霉烯类药物的使用增加，ESBL和随着肠杆菌目细菌对AmpC产生耐药性，对碳青霉烯类抗菌药物的耐药性已成为对这些“最后手段”抗菌药物的威胁。从1997年到2016年，全球肠杆菌目细菌对碳青霉烯类抗菌药物的耐药率从0.6%上升到2.9%，其中拉丁美洲的耐药率最高(6.4%)[30]。对碳青霉烯类耐药的肺炎克雷伯菌是这一时期耐药性增加的主要原因，占碳青霉烯类耐药分离株的71%。碳青霉烯耐药性主要通过两类流行性β-内酰胺酶产生：丝氨酸碳青霉烯酶(如KPC)和金属-β-内酰胺酶(如NDM)。这些碳青霉烯酶类型的作用机制和流行病学均有所不同。

2001年，美国首次发现KPC[354]。随后，KPC在美国东北部、以色列和希腊开始流行，并在全球范围内蔓延[28]，2016年的分离株约占全球医疗保健领域耐碳青霉烯类肠杆菌目细菌的一半[30]。大多数KPC报告来自医院感染的肺炎克雷伯菌分离物，主要是单一克隆(多焦点序列类型-258)[355,356]，尽管大肠杆菌等其他肠杆菌目细菌也能产生KPC。产KPC的肠杆菌目细菌通常对其他抗微生物药物(如氟喹诺酮类和氨基糖苷类)具有耐药性[357]。一些产生KPC的菌株对所有测试过的抗菌药物都有耐药性[358]。

金属-β-内酰胺酶是碳青霉烯酶，历来以VIM和IMP家族的酶为代表，主要在肺炎链球菌和铜绿假单胞菌中被发现[216]。然而，2008年发现的金属-β-内酰胺酶NDM有可能成为世界上最主要的碳青霉烯酶[36]。携带*bla*$_{NDM-1}$基因的质粒种类繁多，同时还携带大量耐药基因，包括对其他β-内酰胺类(其他碳青霉烯酶、头孢菌素酶、ESBL)、氨基糖苷类、大环内酯类、利福平和磺胺甲噁唑的耐药性[28]。因此，治疗方案有限，包括头孢唑肟/阿维菌素联合氨曲南加头孢唑肟或单用头孢克肟[359]。与其他碳青霉烯酶通常与单一克隆相关联不同，NDM-1碳青霉烯酶很容易在非克隆相关的菌种和菌属中传播，主要是大肠杆菌和肺炎克雷伯菌。大肠杆菌在人类、动物和环境中无处不在，是主要的社区获得性人类病原体；它在全球传播NDM-1的能力(就像CTX-M一样)令人担忧。

实验室检测β-内酰胺酶在历史上一直是一项挑战，由于产生这些酶的菌株在常规检测中可能会出现错误的易感性。为了解决这一问题，降低了第三代头孢菌素和碳青霉烯类的折点，以提高检测ESBL和碳青霉烯酶的灵敏度[360]。在某些肠杆菌目中，ESBL、AmpC或碳青霉烯酶的存在可通过进行一种或多种表型检测来确认[361]。β-内酰胺酶基因的明确鉴定可通过检测多个基因靶标的分子测定或DNA序列分析来完成。实验室检测ESBL和碳青霉烯酶的建议已经公布[28,34,361]。

耐药肠杆菌目细菌通常定植于消化道、尿道和呼吸道；慢性定植患者往往是大量交叉感染的来源[120,362]。在住院患者中，皮肤(尤其是腹股沟皮肤)似乎是肠杆菌目细菌定植的常见部位，可能会促进患者之间通过医务人员的手进行传播[363,364]。某些肠杆菌目细菌(如沙雷菌属)在潮湿的无生命环境中生存良好[120]。这些证据表明，接触预防措施和环境净化对疫情控制至关重要。

控制耐药肠杆菌目细菌的最佳方法取决于所涉及的细菌属和耐药机制。控制克隆性疫情(如产KPC的肺炎克雷伯菌)的最佳方法是通过接触预防措施、手卫生，以及尽可能使用葡萄糖酸氯己定擦浴对患者皮肤进行消毒来阻断患者之间的传播[365-367]。减少头孢菌素的选择性压力，可能是控制阴沟肠杆菌等染色体AmpC β-内酰胺酶过量产生的最佳方法。一般来说，感染控制人员应与微生物实验室密切合作，识别多药耐药肠杆菌目细菌。如果出现暴发，主动监测培养可能有助于发现携带耐药肠杆菌目细菌的患者，因为仅靠临床培养只能发现少数定植患者[368]。对于耐碳青霉烯类肠杆菌目细菌，捆绑式感染控制干预[366,369]和协调的公共卫生监测[175,187]降低了流行率。

铜绿假单胞菌

铜绿假单胞菌是一种不发酵葡萄糖的革兰阴性菌，具有内在抗菌药物耐药性，会导致住院患者感染。它能在不同的环境中生存，并能在医疗机构的有生命和无生命设施中定植，因此很难控制。铜绿假单胞菌已显示出对所有传统有效药物的耐药性，如抗假单胞菌青霉素类、第三代和第四代头孢菌素类、氨基糖苷类、氟喹诺酮类和碳青霉烯类。

虽然所有革兰阴性细菌都有一个外膜，可以作为抗菌药物的半透膜屏障，但革兰阴性细菌的外膜上却有一个“噬菌体”。铜绿假单胞菌的外膜特别不透水(只有大肠杆菌外膜透水性的8%)，从而产生天然耐药[370]。铜绿假单胞菌通过名为“孔蛋白”的充满水的通道管理重要分子的流入和流出，从而存活下来。β-内酰胺类、氨基糖苷类、四环素类和氟喹诺酮类等抗菌药物通过孔蛋白通道穿过外膜；特定孔蛋白通道(如孔蛋白OprD)的缺失会导致对碳青霉烯类等抗菌药物的敏感性降低。

其他染色体介导的耐药元件也很重要。铜绿假单胞菌的外膜含有多种外排泵，包括MexAB-OprM和MexXY-OprM，可将包括抗微生物在内的各种分子从细胞内排出。外排泵的上调可使其对β-内酰胺类、氟喹诺酮类、美罗培南和氨基糖苷类产生耐药性[22]。此外，铜绿假单胞菌携带一种可诱导的染色体AmpC头孢菌素酶(与某些肠杆菌目细菌中发现的酶类似)，这种酶在野生型铜绿假单胞菌中产量较低时不会产生临床上显著的耐药性，但如果通过突变抑制这种酶，就会导致对所有抗假单胞菌β-内酰胺类药物(包括头孢吡肟，但不包括碳青霉烯类)产生耐药性[22]。泛氨基糖苷类药物的耐药性是通过氨基糖苷修饰酶，以及外流增加和膜渗透性降低产生的[371]。氟喹诺酮类药物的耐药性是由氟喹诺酮类药物靶点、DNA拓扑异构酶Ⅳ(*gyr*A和*gyr*B)和DNA回旋酶(*par*C和*par*E)的突变介导的[22]。铜绿假单胞菌的“高突变体”亚群可促进突变的连续获得[372]，尽管在重症监护病房中可能很少见，但在囊性纤维化患者中却得到了很好的描述[373]，这些亚群有发生基因改变的倾向，因此，只要适度组合突变，如增加外流、OprD 缺失和氨基糖苷不渗透性，就能产生虚拟的泛耐药性。

可转移耐药性也是铜绿假单胞菌对β-内酰胺和氨基糖苷耐药性的一个重要途径。虽然与肠杆菌目细菌相比，铜绿假单胞菌的耐药性并不普遍，但已对多种质粒编码的β-内酰胺酶进行了详细描述，尤其是金属-β-内酰胺酶(IMP、VIM)[351]。铜绿假单胞菌似乎也能够跨克隆类型传播 KPC，不过迄今为止的数据表明，其传播范围更多的是受地理位置限制，而非遍布全球[374,375]。

据估计，2013—2016 年期间，全球范围内与医疗保健相关的细菌中铜绿假单胞菌的多重耐药性(定义为对三种或三种以上抗微生物药物不敏感)流行率为 22%，与 2005—2008 年 27.5%的峰值相比有所下降[376]。更好地坚持感染控制和预防医源性感染似乎促成了这些改善，美国多药耐药铜绿假单胞菌病例的减少(2012 年 46 000 例多药耐药铜绿假单胞菌病例与 2017 年 32 600 例病例相比)也证明了这一点[33]。这些人口平均数据并没有反映出地区性(例如，2019 年，欧洲有四个国家的铜绿假单胞菌多重耐药率为 25%～50%)[47]，或个别重症监护病房、烧伤科和囊性纤维化科的局部高耐药负担。

在医疗环境中，铜绿假单胞菌在有生命和无生命的容器中无处不在[377]。几乎任何潮湿的表面都能培养出铜绿假单胞菌，包括水龙头[378,379]、患者相关设备[380]，以及蒸馏水[381]和透析液等液体容器[382]。此外，患者的消化道定植是内源性感染的重要储存库，也是向其他患者水平传播的来源[383]。虽然继发于受污染的环境来源的流行病已得到很好的描述，但在医疗环境中造成地方性定植和感染的内源性和外源性贮源之间的动态关系却不太清楚。最近的证据表明，以多克隆感染为特征的地方病流行期是由亚临床定植的患者促成的。在这些患者中，暴露于抗微生物药物的压力会成为明显定植和最终临床感染的风险因素。尽管一些研究表明消化道和呼吸道定植是地方性医院感染的最重要来源[384]，但其他研究也表明环境来源也是重要原因[385,386]。控制多药耐药铜绿假单胞菌最终需要采取多方面的方法，既要注意医疗设施卫生以防止外源性水平传播，又要控制抗微生物压力以防止内源性感染[377]。

不动杆菌属

不动杆菌属至少包括 73 个命名的物种[387]，其中大部分是非致病性环境生物。在医疗机构中，鲍曼不动杆菌是最重要的菌种，因为它具有耐药性和致病性；醋酸钙不动杆菌和非鲁不动杆菌是较少报道的临床病原体。由于很难从表型上区分单个的醋氨曲霉属，临床上常见的菌种有时被归类为醋酸钙不动杆菌-鲍曼不动杆菌复合体(*A.calcoaceticus*-*A.baumannii* complex)[388]。鲍曼不动杆菌属已成为重要的鼻腔病原体，尤其是在宿主防御功能受损的患者中，而且可能对许多或所有可用的抗菌药物产生耐药性。鲍曼不动杆菌的多重耐药性(定义为对≥3 类药物不敏感)很常见，据估计，2013—2016 年期间，全球 66%的医疗分离菌株对其产生耐药性，耐药性范围很广，从北美的 41%到拉丁美洲的 87%[389]。

不动杆菌属有多种耐药机制，其中β-内酰胺酶最普遍[388]。染色体编码的 AmpC β-内酰胺酶虽然不像某些肠杆菌那样具有诱导性，但可通过上游插入序列 ISAba1 上调，导致对头孢菌素(头孢吡肟除外)产生临床相关耐药性[390]。更令人担忧的是流行性碳青霉烯类耐药性，因为碳青霉烯类是疗效最好的最后的抗菌药物。在鲍曼不动杆菌中，金属-β-内酰胺酶家族(IMP、VIM、NDM)的碳青霉烯酶已被描述，但最重要和最常见的碳青霉烯酶是 OXA-β-内酰胺酶类。大多数鲍曼不动杆菌自身产生 OXA-51 样的苯唑西林酶，通常对碳青霉烯酶的抑制作用较弱，但当其过度表达(如与 ISAba1 结合)时，可产生更高的碳青霉烯耐药性[391]。此外，鲍曼不动杆菌还能获得其他 OXA 基因(最常见的是 OXA-23、OXA-40 和 OXA-58)，从而产生碳青霉烯耐药性[392]。

其他机制对产生多药耐药性也很重要。孔蛋白的变化通常会影响β-内酰胺类药物，并与碳青霉烯类耐药性有关。多药外排泵可将喹诺酮类、四环素类、消毒剂和替加环素从细胞质排出。非典型菌株可能通过 DNA 回旋酶或拓扑异构酶Ⅳ的修饰产生氟喹诺酮类药物耐药性，也可能通过氨基糖苷修饰酶产生氨基糖苷类药物耐药性[393]。

在医疗环境中，感染控制的改善可能会控制不动杆菌属感染。在美国，耐碳青霉烯类鲍曼不动杆菌感染的发病率从 2012 年到 2017 年有所下降(从 11 700 例降至 8 500 例)[33]。尽管如此，各国的耐药模式仍存在巨大差异，部分与天气(在温暖潮湿的气候条件下，鲍曼不动杆菌属更为流行)和低水平感染控制实践有关。鲍曼不动杆菌对碳青霉烯类的耐药占比从北欧国家的<1%，到南欧国家和南美部分地区的>50%不等[47,394]。鲍曼不动杆菌感染的风险因素包括入住重症监护病房、近期手术、侵入性设备(包括机械通气和中心静脉导管)，以及使用头孢菌素、氟喹诺酮类或碳青霉烯类等广谱抗菌药物治疗[395,396]。

鲍曼不动杆菌能在干燥、无生命的表面长期存活[76,397]，这表明医疗环境是耐药菌株的储藏地。尽管有几种鲍曼不动杆菌是健康人皮肤菌群的常见成分，但除了在疾病暴发时在住院患者的皮肤上发现外，很少在医务人员的手或其他皮肤上发现鲍曼不动杆菌[397,398]。有生命和无生命的载体很可能导致了许多医院疫情的暴发，这些疫情通常具有克隆或寡克隆的性质[399]。有报道称，多药耐药不动杆菌在医院间进行区域性传播[400]。

有关多药耐药不动杆菌控制干预措施的知识主要来自应对暴发的经验，并已有综述[395,401]。常用的策略包括确定和消除共同污染源(如受污染的呼吸设备)、优化接触隔离和手卫生以尽量减少交叉传播、加强环境清洁以减少污染，以及减少广谱抗菌药物的使用。一般来说，只有找到并消除共同污染源，控制工作才能取得最大成功。

如果在疫情早期就采取积极的控制措施，可以防止多药耐药不动杆菌暴发的发生。

嗜麦芽窄食单胞菌

嗜麦芽窄食单胞菌是一种 MDRO，可引起免疫力低下和重症患者的多种感染，尤其是肺炎和菌血症[402]。它在环境中无处不在，存在于水、土壤和植物中。在医疗保健环境中，已从各种含水容器和设备中分离出嗜麦芽窄食单胞菌，包括自来水[403]、用受污染的去离子水稀释的洗必泰消毒剂[404]和机械呼吸机部件[405]。

嗜麦芽窄食单胞菌本质上具有多种广泛的抗菌药物耐药性机制，包括多药外排泵、具有选择性膜孔的相对不渗透外膜和 β-内酰胺酶（包括诱导型 ESBL 和金属碳青霉烯酶），可提供对广谱青霉素类、头孢菌素类、氨基糖苷类、碳青霉烯类和氟喹诺酮类药物的保护[406,407]。已知嗜麦芽窄食单胞菌不携带显著的拓扑异构酶突变，喹诺酮类耐药是通过外排泵[408]介导的；后几代喹诺酮类药物，如左氧氟沙星和莫西沙星可能对其治疗有效[409]。

根据体外药敏试验和临床经验，TMP－SMX 仍是治疗的首选。全球对 TMP－SMX 的耐药率仍然很低（＜5％）[389]，尽管在一些地区（例如，在来自中国的监测分离物中耐药率为 47％[410]）和特殊患者群体（例如，在长期有嗜麦芽窄食单胞菌定植的囊性纤维化患者中耐药率为 86％[411]）中出现了较高的耐药率。

鉴于医疗机构获得的菌株具有高度的遗传多样性，从住院患者身上发现的大多数嗜麦芽窄食单胞菌可能是从医疗机构以外的地方传入的，不过医疗机构传播的小规模集群显然也有发生[412,413]。与其他无处不在的环境生物一样，对嗜麦芽窄食单胞菌的控制主要依赖于在流行病期间识别常见来源并保持最佳的医疗机构卫生状况。

洋葱博克霍尔德菌复合群

洋葱博克霍尔德菌复合群是一类广泛分布于环境中的革兰阴性菌；这种细菌特别适合在液体容器和潮湿表面生长[414,415]。暴发可追溯到营养缺乏和生物环境恶劣的来源，包括自来水、蒸馏水、受到内在和外在污染的消毒溶液（苯扎氯铵、聚维酮碘或葡萄糖酸氯己定），以及呼吸设备中的雾化溶液[416,417]。囊性纤维化患者在社区和医院的获得性洋葱博克霍尔德菌感染已得到充分描述，其定植和感染均与死亡率增加有关[418]。有记录表明，囊性纤维化患者之间通过人与人之间的接触[419]，以及共用呼吸设备传播洋葱博克霍尔德菌[420]。除了感染囊性纤维化患者，洋葱博克霍尔德菌是一种机会致病菌，可引起重症或免疫力低下患者的呼吸道、泌尿道和血液感染。

洋葱博克霍尔德菌对氨基糖苷类、抗假青霉素类和多黏菌素类天然耐药[421]。这种内在耐药性主要归因于外膜渗透性降低[422]、存在外排泵[423]和可诱导染色体β-内酰胺酶[424]。TMP－SMX 是最有效的抗菌药物（全球敏感率为 93％），其次是头孢他啶（91％）和美罗培南（89％）[425]。

洋葱博克霍尔德菌流行病的控制通常包括确定共同来源（如果有的话）[416]。对定植患者进行分组并采取接触预防措施可防止水平传播[426]，尽管这一策略主要是在囊性纤维化患者中进行研究[427]。值得注意的是，虽然许多共同源暴发导致了真正的临床感染，但也有假暴发的描述。在一项此类调查中，一家医院检测到的多个血培养阳性病例是抽血过程中使用的聚维酮碘被污染所致，而非真正的菌血症病例[428]。

耳念珠菌

耳念珠菌是一种新出现的真菌，它通常对治疗念珠菌感染常用的多种抗真菌药物具有抗药性，并在医疗机构（尤其是长期护理机构）中造成高发病率和高死亡率的暴发，因此备受关注[429,430]。

2009 年，日本首次报告了耳念珠菌[431]，10 年间蔓延全球。值得注意的是，耳念珠菌出现了四个基因不同的支系同时出现在世界不同地区：支系Ⅰ（南亚）、支系Ⅱ（东亚）、支系Ⅲ（非洲）、支系Ⅳ（南美洲）[432,433]。与许多多药耐药人类病原体一样，耳念珠菌可能起源于环境生物，非常适合在严酷的竞争条件下生存。耳念珠菌是从印度洋远离人类活动的岛屿上的海洋湿地中分离出来的；这些环境分离物表现出耐热性，以及对氟康唑和两性霉素的内在抗真菌抗性[434]。大多数环境真菌都不太适合在哺乳动物体内引起感染，因为它们不能耐受 37℃的温度。因此，有人假设全球变暖促进了耳念珠菌在多个地区的热适应性，使其成为人类病原体[435,436]。

在使用传统的表型方法进行酵母鉴定时，耳念珠菌可以被误鉴定为一些不同的微生物，如假丝酵母菌；也可能是无法鉴定的[437]。只要仪器数据库中包含耳念珠菌，最可靠的耳念珠菌鉴定方法就是基质辅助激光解吸/电离飞行时间（matrix-assisted laser desorption/ionization-time of flight，MALDI－TOF）质谱（mass spectrometry，MS）法[438]。

耳念珠菌有在人类皮肤上定植的倾向，至少在某些支系中，耳念珠菌有在前鼻孔定植的倾向[74]。耳念珠菌还能长时间污染医疗环境表面并在其上存活[439]，并对常见的医疗设施消毒剂（如季铵盐产品）具有耐药性[440]。因此，耳念珠菌已在医疗机构（医院病房）和长期护理机构（尤其是护理长期通气患者的机构）中引起暴发[441,442]。长期衰弱和长期使用气管造口管、胃管和血管内导管等医疗设备的患者似乎更容易受到定植和感染[443]。

耳念珠菌通常对一种或多种抗真菌药物产生耐药性，偶尔也会对所有三种主要抗真菌药物（唑类、棘白菌素类和多环芳香族化合物类）产生泛耐药性[443]。根据美国 CDC 提出的暂定 MIC 折点，在美国耳念珠菌分离株中，约有 85％对氟康唑产生耐药性，33％对两性霉素 B 产生耐药性，1％对棘白菌素类产生耐药性[444,445]。不同分离株和不同地理支系的抗真菌耐药性水平差异很大。虽然耳念珠菌支系Ⅰ、Ⅲ和Ⅳ经常表现出抗真菌耐药性，但支系Ⅱ（东亚）分离株通常对氟康唑和其他抗真菌药物敏感[433]。目前尚不清楚治疗耳念珠菌的最佳抗真菌治疗方法；目前是根据对当地流行病学的了解和实验室药敏试验来确定适当的治疗方法[443]。

暴发期间的最佳耳念珠菌控制措施仍不确定。在暴发期间，使用具有抗菌活性的清洁剂（如双氧水、次氯酸钠或含醇的消毒剂）彻底清洁医疗环境来对抗耳念珠菌是至关重要的[440,446]，并应识别可能带有菌落的共用医疗设备，以阻止传播[447]。使用肥皂或含醇速干手消毒液进行手卫生可有效防止通过医务人员的手进行传播。葡萄糖酸氯己定可减少患者皮肤上的耳念珠菌，但可能需要高浓度的氯己定或多种杀菌剂才能达到持久的去菌效果[74,448]。对于鼻腔有定植菌的患者，鼻腔去定植的作用还需要进一步研究。

未来的挑战

随着多重耐药性或泛耐药性威胁的逼近，现代医学治疗感染的能力正处于一个不确定的时代。有几种趋势预示着全球范围内抗微生物药物耐药性的增加，其中包括微生物对抗菌药物的适应性、新抗菌药物开发的减少、耐药生物在社区蓄水池中的建立、全球范围内人口流动性的扩大（因此也包括搭便车的微生物），以及随着医学科学对人类寿命和免疫抑制的不断突破，医疗机构中的患者越来越多。

微生物流行病学的基因组时代让我们对 MDRO 的起源和传播有了新的认识，并对旧的假设提出了挑战[68,69]。例如，全基因组测序揭示了 MDRO 在养老院[449]和社区[279]等环境中的传播程度，而这些地方传统上并不被认为是抗微生物药物耐药性的中心。此外，对共生微生物和 MDRO 之间相互作用的研究也为病原体如何在人体内建立新的生态提供了答案，即通过与常住菌群竞争或协同[74]。

最后，正如贫困和不公平的生活条件在历史上影响了从常见感染（如肺结核）到新感染（如 COVID－19）的流行病学一样[450]，越来越清楚的是，这些因素也在影响着 MDRO 的传播[451,452]。许多革兰阴性耐药菌，如产 ESBL 和耐碳青霉烯类肠杆菌，正在水和卫生设施不足的社区中传播[453,454]。MRSA 是另一个集中在过度拥挤和过度封闭地区的生物[455]。预防 MDRO 的感染控制已经从关注单一设施转向区域性方法，最终，未来的控制将与全球社会解决世界范围内生活条件、公共卫生基础设施和医疗保健系统不平等问题的能力息息相关。

第15章

Gopi Patel • Robert A. Bonomo
(李娜 译;王萌冉 校)

耐药的分子生物学:耐药机制和基因转移发现的简史

Molecular Biology of Resistance: A Brief History of Resistance Mechanisms and the Discovery of Gene Transfer

引言

青霉素的广泛应用在第二次世界大战中拯救了成千上万受伤士兵的生命。这项功绩标志着抗菌药物时代的开启。在随后的几十年间抗菌药物强劲发展,使得各种各样病原体感染得以安全有效地治疗。但是伴随着每一种新型抗菌药物的产生,细菌耐药的发生也不可避免。随着越来越多新型有效抗菌药物的研发,自发随机突变造成的低频细菌耐药在早期并未引起重视。在大肠埃希菌[1]中发现了青霉素酶(能破坏青霉素的酶),随后在金黄色葡萄球菌[2]中也有检出,提示耐药机制可能更为复杂。抗菌药物的主动外排系统[3]、药物作用靶点修饰[4]及保护[5],以及细菌表达药物修饰酶[6]等,共同构成了复杂细菌耐药机制所带来的挑战。20 世纪 80 年代,严重的医疗保健相关革兰阴性菌感染给患者和医务人员带来了很大困扰,而碳青霉烯类抗菌药物的引进被寄予厚望。不幸的是,革兰阴性菌对碳青霉烯类药物的耐药性报道频频见诸报端,尽管有新型抗菌药物上市,耐药基因的遗传可塑性仍然是对公共健康的一大威胁。

20 世纪 50 年代末,敏感的志贺菌属能够获得多重耐药性表型这一标志性的发现[7],引入了耐药基因水平转移的概念,且可在不同细菌间发生。在这种情况下,耐药性与质粒有关,质粒通过接合过程在细菌之间转移耐药基因[8]。质粒介导的多耐药基因的转移似乎是如今多数革兰阴性杆菌多重耐药的主要原因。

随后在 20 世纪 60 年代,噬菌体(能够感染细菌的病毒)被发现可以通过转导的方式在细菌之间传递耐药基因甚至小型质粒[9]。在 20 世纪 70 年代,其他的可移动遗传元件(mobile genetic element, MGE),如转座子、染色体或质粒携带的转座元件(一种能在基因组中移动的 DNA 序列)也相继被报道[10]。20 世纪 80 年代,整合子的概念被提出。整合子是一种可移动遗传元件,具有位点特异性重组功能,可携带耐药基因,并将这些基因插入质粒或染色体 DNA[11,12]。20 世纪 90 年代末报道了金黄色葡萄球菌染色体盒(Staphylococcal chromosomal cassette, SCC),负责捕获和转移甲氧西林耐药基因,此类细菌为耐甲氧西林金黄色葡萄球菌(methicillin resistance *S. aureus*, MRSA)[13]。了解微生物耐药机制的潜在复杂性,有助于研发新的抗菌药物、实现快速精准诊断,以及指导医院感染防控。

耐药机制

天然耐药

天然耐药机制主要包括药物靶位的缺失、通透性下降、主动外排机制、染色体表达药物修饰酶或失活酶[14]。例如,支原体无细胞壁肽聚糖层,因此对青霉素类、头孢菌素类和其他 β-内酰胺类抗菌药物天然耐药。大多数肠球菌对氨基糖苷类表现为低水平耐药性,主要由于药物无法穿过细胞壁的肽聚糖层达到作用靶点核糖体。只有在与细胞壁合成抑制剂(如氨苄青霉素或万古霉素)联合使用时,氨基糖苷类药物才可到达作用靶点,发挥协同杀菌作用[15]。万古霉素的大小和结构使其无法通过革兰阴性菌的外膜,从而使其只能用于革兰阳性菌。染色体编码能够使抗菌药物钝化或破坏的酶也会导致细菌的天然耐药。例如,AmpC β-内酰胺酶与一些临床致病性革兰阴性菌的天然耐药有关,包括肠杆菌属、弗氏柠檬酸杆菌、产气克雷伯菌、黏质沙雷菌和铜绿假单胞菌[16]。通常情况下,没有 β-内酰胺暴露时,这些酶低水平表达。调控区的自发突变产生去阻遏作用,随后酶高水平表达,从而使细菌对最常用的青霉素类、头孢菌素类、头霉素类抗菌药物,以及氨曲南耐药。

获得性耐药

尤其令人担忧的是,敏感细菌可发生基因突变或获得外源性耐药基因,从而发展为耐药菌。遗传物质的转移主要是通过 MGE(包括整合子、转座子及质粒)介导。MGE 可编码多种耐药基因,从而对一种或多种甚至多类抗菌药物产生耐药性。临床上对此类型的多重耐药治疗非常棘手。下文阐述了几种抗菌药物的获得性耐药机制,重点关注临床相关的常见机制,以及革兰阳性菌和革兰阴性菌的多重耐药机制。

临床常用抗菌药物的耐药机制

β-内酰胺类抗菌药物的耐药

β-内酰胺类药物包括青霉素类、头孢菌素类、单环 β-内酰胺类和碳青霉烯类。这些药物可与青霉素结合蛋白(penicillin-binding proteins, PBP)相结合,PBP 是参与革兰阳性和阴性细菌细胞壁肽聚糖生物合成和维持稳态的酶(如转肽酶)。β-内酰胺类抗菌药物的耐药机制包括：通过外排系统或外膜蛋白基因突变减少药物与 PBP 的接触，降低 PBP 对 β-内酰胺类药物的亲和力，以及产生 β-内酰胺酶。

如前所述，葡萄球菌 β-内酰胺酶（blaZ）是窄谱青霉素酶，对半合成的抗葡萄球菌青霉素（如甲氧西林和苯唑西林、头孢菌素类及碳青霉烯类）的水解活性相对较差。临床主要致病革兰阳性菌（如链球菌、肠球菌和葡萄球菌）的 β-内酰胺类耐药性，大多与低亲和力 PBP 的表达（药物作用靶点改变）有关。

MRSA 的出现主要归因于 PBP2a 的表达[16]。这种低亲和力的 PBP 由 *mec*A 基因编码。该基因定位于 MGE 金黄色葡萄球菌染色体盒（SCCmec）上[13,17]。已鉴定出 13 种变体，包括一种与 *mec*A 同源的 *mec*C 变体[18-23]。这些染色体盒的大小不一，小型染色体盒（如 SCCmec Ⅳ和 SCCmec Ⅴ）可能携带更少的耐药基因[24,25]。这些染色体盒包含 *mec* 基因复合体，以及独特的负责剪切和整合的盒式重组酶基因（*ccr* 复合体基因）[17]。现有的 SCCmec 分型是依据这些成分的变化而定的。

类似地，肺炎链球菌对青霉素的耐药也归因于嵌合基因产物表达低亲和力 PBP（PBP2b，PBP2×和 PBP1a 基因的修饰）。这些嵌合基因来源于染色体 PBP 基因和低毒力链球菌的 PBP 基因之间的 DNA 重组[26,27]。粪肠球菌和大肠埃希菌都表达 PBP5，对青霉素具有低至中等水平的耐药性。大部分医疗保健相关的屎肠球菌分离株对氨苄青霉素高水平耐药，与 PBP5 的改变或过表达有关[28,29]。介导 PBP 改变的嵌合基因也是致使淋病奈瑟菌对青霉素类耐药的主要原因[30,31]。

头孢洛林在 2010 年末获得美国 FDA 批准上市，其对 PBP2a 具有高度的亲和力，因而对 MRSA 具有良好的抗菌活性。然而，PBP2a 蛋白中的氨基酸被取代可能导致其敏感性降低[32]。监测数据和病例报告表明，某些克隆类型可能与敏感性降低有关[32-36]。

革兰阴性杆菌对 β-内酰胺类药物耐药的主要机制是产 β-内酰胺酶（表 15.1）[37,38]。这组异质性酶可有效水解破坏 β-内酰胺环，导致 β-内酰胺类药物失效。这些酶可以是固有的（如阴沟肠杆菌和铜绿假单胞菌的 AmpC β-内酰胺酶），也可以是获得性的，已报道了超过 2 600 种独特的 β-内酰胺酶[29]。这些酶有两种不同的分类方案：① Ambler 分子分类法，基于氨基酸结构[39]；② Bush-Jacoby-Medeiros 功能分类方案，根据底物水解谱的相似性和对各种抑制剂的不同反应[40]。简单起见，我们在此主要参照 Ambler 分类方法。

表 15.1　具有流行病学意义的革兰阴性杆菌中常见的 β-内酰胺酶实例

Ambler 分类	Bush-Jacoby-Medeiros 分类	常见名	β-内酰胺类耐药谱	典型代表
A	2b	青霉素酶	青霉素类、第一代头孢菌素（窄谱）	SHV-1，TEM-1
A	2be	超广谱 β-内酰胺酶（ESBL）	青霉素类、头孢菌素类、氨曲南，不被第一代 β-内酰胺酶抑制剂抑制[a]	SHV-2，CTX-M
A	2f	碳青霉烯酶	青霉素类、头孢菌素类、氨曲南、第一代 β-内酰胺/β-内酰胺酶抑制剂复方制剂、碳青霉烯类	KPC
B	3	产金属 β-内酰胺酶	除了氨曲南，包括碳青霉烯类在内的所有 β-内酰胺类，不受 β-内酰胺酶抑制剂抑制，但可被 EDTA 抑制	IMP，VIM，NDM
C	1	AmpC β-内酰胺酶或头孢菌素酶	青霉素类、头孢菌素类，不被第一代 β-内酰胺酶抑制剂抑制	CMY，PDC
D	2df	碳青霉烯酶/氧青霉烯酶	青霉素类、头孢菌素类、氨曲南、第一代 β-内酰胺/β-内酰胺酶抑制剂复方制剂、碳青霉烯类	OXA-23，OXA-48，OXA-58

EDTA，乙二胺四乙酸；PDC，铜绿假单胞菌头孢菌素酶。
a：克拉维酸和他唑巴坦。

大肠埃希菌和肺炎克雷伯菌对氨苄青霉素耐药主要由窄谱青霉素酶（如大肠埃希菌的 TEM-1 和肺炎克雷伯菌的 SHV-1）介导[41,42]。20 世纪 80 年代，临床引入了对这些青霉素酶稳定的三代头孢菌素，但很快就出现了能灭活这些广谱抗菌药物的 β-内酰胺酶。值得注意的是，编码窄谱青霉素酶基因的单点突变即可扩大底物谱[43]。这类酶被称为超广谱 β-内酰胺酶（extended-spectrum β-lactamase，ESBL）[44]。ESBL 可导致对青霉素类、第一/二/三代头孢菌素和氨曲南的耐药。如无其他耐药机制，头霉素类和碳青霉烯类抗菌药物对产 ESBL 细菌有效，这些酶可被一代（如克拉维酸）和二代 β-内酰胺酶抑制剂（如阿维巴坦、瑞来巴坦和法硼巴坦）所抑制。然而，使用一代 β-内酰胺类/β-内酰胺酶抑制剂复方制剂对产 ESBL 的肺炎克雷伯菌和大肠埃希菌所致血流感染的治疗效果并不佳[45]。

在过去的十年里，社区和医疗机构中 ESBL 的流行和类型发生了戏剧性的变迁。β-内酰胺酶的 CTX-M 家族，尤其是 CTX-M-14 和 CTX-M-15，已成为全球流行的 ESBL 类型[43-46]。不同于 SHV 型（如 SHV-2）和 TEM 型 ESBL，CTX-M 的进化主要靠质粒介导的青霉素酶的突变，CTX-M 型 ESBL 与克雷瓦菌（*Kluyvera*）的染色体酶高度同源。CTX-M 型 ESBL 耐药基因的全球传播与质粒和其他 MGE 有关，CTX-M 型 ESBL 的流行与家畜和可食用动物、环境、人类旅行和卫生条件有关。CTX-M-15 型耐药基因主要存在于 ST131 型的大肠埃希菌中[47-52]，助力了这种优势基因型的广泛流行[46]。

许多携带 ESBL 的质粒也可携带氟喹诺酮类和(或)氨基糖苷类耐药基因[47,53]。对于有产 ESBL 细菌感染风险或既往有相关重症感染史的患者应首选碳青霉烯类药物，其他类药物即使体外药敏报告为敏感，也可能导致临床治疗失败。

AmpC β-内酰胺酶(C 类 β-内酰胺酶)通常由染色体编码。然而，质粒传播的获得性耐药也很常见[54]。特定类型的 β-内酰胺类药物可诱导这些 β-内酰胺酶的低水平表达，包括亚胺培南和第一代 β-内酰胺酶抑制剂(如克拉维酸)。质粒介导的 CMY 型 AmpC β-内酰胺酶最为常见，已在大肠埃希菌中初步鉴定。与 CTX-M 型 ESBL 类似，牲畜和其他动物中也分离出了产 CMY-2 的大肠埃希菌，这一情况令人担忧[52]。

头孢洛扎是一种新型的头孢菌素，对铜绿假单胞菌中的 AmpC β-内酰胺酶的水解作用具有较高的稳定性。然而，酶的过度表达和结构修饰可能导致铜绿假单胞菌对头孢洛扎/他唑巴坦耐药[55,56]。

早期认为肠杆菌科细菌对碳青霉烯类药物的耐药率较低，但现在却越来越普遍。碳青霉烯类抗菌药物的耐药机制有以下一种或多种：高产 AmpC β-内酰胺酶或 ESBL 合并外膜孔蛋白改变、药物外排泵高表达、PBP 改变和(或)产碳青霉烯酶[57]。

目前在美国、南欧、以色列和中国，肠杆菌科细菌的碳青霉烯类药物耐药主要是由质粒介导的肺炎克雷伯菌碳青霉烯酶(KPC 型碳青霉烯酶)所致。这些 A 类丝氨酸碳青霉烯酶可水解碳青霉烯类，以及青霉素类、头孢菌素类和氨曲南，对第一代 β-内酰胺酶抑制剂稳定[57]。在多种肠杆菌科细菌、假单胞菌属和鲍曼不动杆菌中发现了 KPC[56]。KPC-2 和 KPC-3 是肠杆菌目中最常见的亚型。bla_{KPC}基因定位于转座子 Tn*4401* 上[58]，介导 β-内酰胺酶在菌株和菌种之间的高效转移。据报道，许多携带 bla_{KPC}的质粒常常同时携带氟喹诺酮类及氨基糖苷类的耐药基因，这种情况很令人担忧[59,60]。

KPC 酶介导的耐药存在差异，已报道的最低抑菌浓度(minimum inhibitory concentration，MIC)范围可从敏感到≥16 μg/mL。高水平的碳青霉烯类耐药可能继发于基因拷贝数的增加(即剂量反应)或功能性外膜孔蛋白 OmpK35 和(或)OmpK36 的缺失。同时缺乏外膜孔蛋白和高产 KPC 酶的菌株耐药性最强[61]。第二代 β-内酰胺类/β-内酰胺酶抑制剂头孢他啶/阿维巴坦可抑制 KPC。氨基酸的替换和缺失导致头孢他啶的亲和力降低、水解增加[62]，以及 OmpK36 的突变影响膜的渗透性，均可导致耐药[56,63]。

法硼巴坦是一种新型的基于硼酸的 β-内酰胺酶抑制剂，与美罗培南组成复方制剂，可抑制 AmpC β-内酰胺酶和包括 KPC 在内的丝氨酸碳青霉烯酶。在肠杆菌目中，膜孔蛋白突变和 bla_{KPC}拷贝数的增加可导致耐药性增强[64]。

革兰阴性杆菌对碳青霉烯类的耐药也可由 B 类 β-内酰胺酶介导，即金属 β-内酰胺酶(MBL)[65]。该酶通常使用金属锌作为辅助因子，使 β-内酰胺水解。MBL 能水解所有除氨曲南外的 β-内酰胺类抗菌药物，并且不被市售的 β-内酰胺酶抑制剂所抑制。然而实际上，ESBL、AmpC β-内酰胺酶和(或)其他碳青霉烯酶的协同作用也可导致氨曲南的耐药。

嗜麦芽窄食单胞菌对碳青霉烯类抗菌药物天然耐药归因于染色体的 MBL。获得性 MBL 更为烦扰。MBL 最初是在假单胞菌属中被发现的，不过目前在肠杆菌科中也较为常见。最常见的 MBL 包括 IMP 型(耐亚胺培南 MBL)、VIM 型(维罗纳整合子编码的 MBL)，以及 NDM 型(新德里型 MBL)。截至 2009 年，国际注意力转向 NDM 的日益流行。由于旅游和医疗旅行的便利，NDM 型 MBL 不仅在印度次大陆流行，也已成功在全球范围传播[66,67]。

NDM 的迅速传播证实了菌种之间基因转移的流动性。虽然 bla_{NDM}基因最早发现于碳青霉烯类耐药大肠埃希菌和肺炎克雷伯菌分离的质粒上，但是在其他肠杆菌科细菌、不动杆菌属和铜绿假单胞菌中也发现了质粒和染色体表达 bla_{NDM}[57,68]。

一小部分 D 类 β-内酰胺酶，通常指氧青霉烯酶，表现出低水平的碳青霉烯酶活性。这些碳青霉烯酶通过染色体或质粒介导，促进不动杆菌属对碳青霉烯类抗菌药物的耐药。获得性 D 类碳青霉烯酶包括 OXA-23、OXA-58 及 OXA-48。这类酶中 OXA-23(旧称 ARI-1)是第一个被发现的[69]。据报道，从中东和阿富汗军事行动中退役的军人或者文职人员的皮肤软组织感染处分离的鲍曼不动杆菌对碳青霉烯类抗菌药物的耐药归因于 OXA-23 和 OXA-58[70]。OXA-48 是这类碳青霉烯酶中对碳青霉烯类抗菌药物亲和力最强的，在肠杆菌目中出现的频率越来越高[29]。高水平的碳青霉烯类耐药性通常与其他耐药机制并存有关，包括膜孔蛋白(如鲍曼不动杆菌中的 CarO)的改变[71]、PBP 的修饰、插入序列(insertion sequence，IS)介导的转录增加、耐药基因拷贝数的增加，以及药物外排泵高表达[72]。也有报道其他耐药决定因子的表达，如 CTX-M-15 或其他 ESBL。

铜绿假单胞菌对碳青霉烯类抗菌药物的耐药通常由包括表达碳青霉烯酶在内的多种机制组成，其他因素包括药物外排系统和外膜蛋白改变。通常情况下碳青霉烯酶对碳青霉烯类药物的选择不具备特异性，但铜绿假单胞菌中发现常见药物外排泵却不针对亚胺培南[3,73]。外膜蛋白 OprD 的缺失或改变仅对亚胺培南特异性耐药，而不影响其他 β-内酰胺类药物[74]。

红霉素等大环内酯类抗菌药物的耐药

虽然许多细菌被报道对大环内酯类抗菌药物耐药，但是这类抗菌药物对于肺炎链球菌和金黄色葡萄球菌等常见革兰阳性菌的临床治疗具有重要的价值。肺炎球菌的两种耐药表型在全球范围内流行，尽管地域间的流行率有所差异[75]。一种是孤立的低水平大环内酯类耐药，另一种是高水平耐药，对大环内酯类、林可酰胺类（如克林霉素）和链阳霉素 B 类（MLS_B）均耐药[76]。

低水平大环内酯类抗菌药物的耐药由一种外排泵（由 *mef*A 基因编码）介导，从细胞质中泵出大环内酯类药物，阻止其与细菌核糖体作用[77,78]。高水平大环内酯类耐药，即 MLS_B表型，继发于 *erm* 基因（红霉素 rRNA 甲基化酶）的表达，尤其是 *erm*B，可导致 50S 核糖体亚基的 23S rRNA 中 2 058 位点腺嘌呤的二甲基化，从而改变红霉素、克林霉素、奎奴普丁的药物作用靶点。*erm* 基因的表达可以是固有型，也可被诱导。

不完全同源 *erm* 基因的表达（*erm*A 和 *erm*C）似乎是金黄色葡萄球菌表型相似的原因，与甲氧西林敏感与否无关[79,80]。体外研究表明，天然携带 *erm* 基因的金黄色葡萄球菌对红霉素和克林霉素均耐药。然而，诱导性耐药的分离株尽管对红霉素耐药，但可能对克林霉素敏感。这些基因的可诱导性与相关的临床预后不佳，促进了耐药表型检测 D-试验的发展[81,82]。葡萄球菌属对大环内酯类的耐药与大环内酯类药物外排泵（如 *msr*A）有关[83]。

氨基糖苷类抗菌药物的耐药

氨基糖苷类耐药在革兰阳性菌和革兰阴性菌中都极为常见。可能的耐药机制包括：药物作用靶点修饰，外膜蛋白的改变导致细胞内药物浓度降低[84,85]，药物外排系统[86]，酶促药物修饰[6]。后者是最常见的，包括通过质粒或转座子编码的酶引起的抗菌药物磷酸化、乙酰化、腺苷酰化[29]。这组酶是非常多样化的，既往也被系统综述过[6]。

AAC(6′)-Ⅰb 是一种常见的氨基糖苷类 N-乙酰基转移酶，可导致不动杆菌属、肠杆菌科细菌、弧菌属和假单胞菌属对阿米卡星耐药。如其他的氨基糖苷类修饰酶一样，编码这些酶的基因通常位于整合子、转座子或质粒上。这些酶的变体降低了对其他氨基糖苷类抗菌药物（如庆大霉素）的敏感性，一些可移动遗传元件携带与氟喹诺酮类耐药[87]、产 β-内酰胺酶（包括产碳青霉烯酶）[88]有关的附加基因。

AAC(6′)-Ⅰb-cr 是 AAC(6′)-Ⅰb 的一个重要变体，除乙酰化阿米卡星，其双碱基对的变化还导致环丙沙星和诺氟沙星乙酰化。这是第一次发现单一功能的药物修饰酶能灭活不相关的抗菌药物[89]。这可能是首次对一种可灭活无关抗菌药物的单功能药物修饰酶进行阐述[89]，并已在肺炎克雷伯菌、肠杆菌科、鲍曼不动杆菌和铜绿假单胞菌中报道[29]。

导致高水平氨基糖苷类耐药的一个重要机制是 16S rRNA 甲基化酶的表达（如 *rmt* 和 *arm*A）。这些酶使与 30S 核糖体亚基中有关的 rRNA 甲基化，以阻止氨基糖苷类药物的结合[90,91]。编码这些酶的基因也被定位于携带其他耐药因子的转座子和质粒上[90,92]。

四环素类抗菌药物的耐药

四环素类通过抑制氨酰-tRNA 与核糖体的结合而抑制细菌中蛋白质的合成。四环素类耐药广泛存在于革兰阳性和革兰阴性细菌中，主要通过药物外排系统或核糖体保护（机制）介导[93]。获得性的四环素类耐药基因大多位于转座子、质粒或整合子上，得以高效地实现基因水平转移[94]。四环素破坏酶和单加氧酶可灭活四环素类药物，虽不常见但越来越令人担忧[95]。

外排泵有效降低药物在细胞内的有效浓度，从而阻止对蛋白质合成的抑制。已鉴定出 30 多种 tet 外排基因，均可编码能量依赖性膜相关蛋白[93,94]。tetK 和 tetL 主要存在于金黄色葡萄球菌等革兰阳性菌中，导致对除米诺环素外的四环素类药物的耐药性[96]。tetB 在革兰阴性杆菌中的宿主范围最广，导致对除甘氨酰环素、替加环素外的四环素和米诺环素的耐药[93]。

核糖体保护蛋白可介导对四环素、多西环素和米诺环素的耐药。*tet*M 广泛分布在葡萄球菌属、粪肠球菌、淋病奈瑟菌、肺炎支原体和脆弱拟杆菌中[93]。由于与 MGE 相关，可与其他耐药决定因子共转移，包括前述的 *erm* 基因[94]。

新一代的四环素衍生物（如替加环素、依拉环素和奥玛环素）能克服常见的外排泵和核糖体保护等细菌耐药机制。然而，革兰阴性菌中的多药外排系统依然可导致替加环素耐药[97-101]。新型氟环素依拉环素的耐药也已被报道[102]。四环素破坏酶类似于 β-内酰胺酶，它们降低了四环素类药物在细胞内的有效浓度。tet(X)是一种黄素依赖性单加氧酶，最初在拟杆菌属中发现，随后在肠杆菌科和不动杆菌属中也检测到。携带 *tet*X 衍生物的临床分离株比较罕见，它能灭活所有的四环素类药物，包括更新一代的四环素类药物，但在中国、欧洲、非洲和泰国都已有报道[103]。

糖肽类抗菌药物的耐药

万古霉素于 1958 年获批用于 MRSA 的治疗，尽管存在争议，它仍是治疗 MRSA、其他对 β-内酰胺类药物不能耐受或耐药革兰阳性菌感染的首选药物。与耐药性发展相对较快的青霉素类和头孢菌素类不同，应用数十年后才出现对万古霉素敏感性降低的报道，20 世纪 80 年代中期首次报道了万古霉素耐药肠球菌（vancomycin-resistant *Enterococcus faecium*，VRE）[104]，20 世纪 90 年代末日本首次报道了金黄色葡萄球菌对万古霉素敏感性降低[105,106]。

万古霉素可与细菌细胞壁肽聚糖前体末端的 D-丙氨酰-D-丙氨酸结合，从而抑制细胞壁肽聚糖的合成和稳定。尽管仍处于大量研究过程中，金黄色葡萄球菌对万古霉素敏感性降低或中介（VISA）可能继发于细胞壁的增厚，这似乎是万古霉素暴露后选择性的结果[22,107]。肽聚糖过度合成、细胞自溶减少及未交联的肽聚糖前体的积聚，可能导致细胞壁增厚。这导致药物靶点浓度增加，万古霉素在穿透厚细胞壁过程中被“捕获”，而无法到达并作用于新生的肽聚糖层[106,108]。也有异质性耐药的报道。异质性耐药 VISA（hVISA）是指在特定实验室条件下对万古霉敏感，但包含 MIC 升高的亚群，理论上可能被万古霉素的治疗筛选出并导致不良预后[109]。尽管 hVISA 和 VISA 的流行率存在差异，尚未有报道 VISA 表型的水平基因转移[105,110-112]。

肠球菌的糖肽类耐药主要是由 *van* 基因簇介导的肽聚糖前体变化所致。到目前为止已报道了 9 种不同的基因型[28,29,113]。其中 *van*A、*van*B 与临床关系最为密切。*van*C 可引起鹑鸡肠球菌、铅黄肠球菌和(或)浅黄肠球菌对万古霉素天然低度耐药[114]。

屎肠球菌的万古霉素耐药最常继发于 *van*A，与万古霉素和替考拉宁的高度耐药性有关[115,116]。*van*B 与 VRE 暴发有关，表现出对万古霉素不同水平的耐药性，药敏试验通常表现为对替考拉宁敏感[115,117]。这两种耐药基因都位于 MGE，*van*A 定位于转座子 Tn*1546* 上，从粪肠球菌获得的质粒介导的 *van*A 基因转移是金黄色葡萄球菌对万古霉素高水平耐药且难以逆转的主要原因[118-120]。

氟喹诺酮类抗菌药物的耐药

革兰阴性菌和革兰阳性菌对氟喹诺酮类的耐药通常由编码 DNA 螺旋酶和拓扑异构酶Ⅳ的基因(如 *gyr*A 和 *par*C)自身突变积聚，从而改变药物的作用靶点并降低对氟喹诺酮类药物的亲和力所致。单点突变对耐药性影响不大，但突变量累积到一定程度可导致高度耐药性。

通过减少摄入、增加外排以减少细胞内氟喹诺酮类的有效浓度，也可导致耐药[121]。

质粒介导的氟喹诺酮类耐药包括 *qnr* 基因编码蛋白的转移，首次报道于 1998 年[122]。*qnr* 基因的几个变体被鉴定出，随后在肠杆菌目细菌中被发现。*qnr* 基因产物是一种五肽重复蛋白，可保护 DNA 螺旋酶免受氟喹诺酮类药物的作用[123]。其他质粒介导的氟喹诺酮类耐药决定因素包括前文所述及的 AAC(6′)- Ib - cr，以及外排泵 QepA[124] 和 OfxAB[125]。就个体而言，这些耐药决定因素导致氟喹诺酮耐药性水平较低。然而，一旦与其他质粒介导的耐药基因和(或)DNA 拓扑异构酶突变同时存在，便可导致高水平耐药。介导氟喹诺酮类药物耐药的质粒通常是大质粒，因此与其他耐药机制也有关联，如 ESBL[126]、KPC[127] 和 NDM 型 MBL[128]，这并不足为奇。

甲氧苄啶和磺胺类抗菌药物的耐药

磺胺类药物，如磺胺甲噁唑，可抑制能将对氨基苯甲酸转化为二氢叶酸的二氢叶酸合成酶(dihydropteroate synthase，DHPS)。甲氧苄啶抑制二氢叶酸还原酶(dihydrofolate reductase，DHFR)合成，从而抑制二氢叶酸还原为四氢叶酸。这两个步骤是许多细菌生产叶酸所必需的。对甲氧苄啶-磺胺甲噁唑复合制剂(复方磺胺甲噁唑)的一种或两种成分的耐药在肠杆菌目、链球菌属，以及葡萄球菌属中均相当常见。

磺胺类耐药性由 DHPS 变化所致[129]。肺炎球菌中，核苷酸重复序列引起的氨基酸变化导致酶结构的构象随之变化[130]。化脓性链球菌和脑膜炎奈瑟菌中，继发于转化、转导或重组的嵌合基因(如 *fol*P)，可导致 DHPS 改变，对磺胺类药物亲和力降低[129,131]。质粒介导的磺胺类药物耐药在肠杆菌目细菌中也有报道[7,132-134]。早在 20 世纪 50 年代初，已报道过磺胺类耐药基因可在肠杆菌目细菌中转移[7]。*sul* 基因编码 DHPS 变体，介导磺胺类耐药。*sul* Ⅰ型基因通常位于转座子 Tn*21* 上，与其他耐药基因有关[11,135]。已报道了 4 个可移动的磺胺类耐药基因[136]。

甲氧苄啶耐药机制可能由外膜渗透性降低、靶标酶数量增加、靶酶 DHFR 的改变，从而降低甲氧苄啶的亲和力所致[135]。金黄色葡萄球菌和肺炎链球菌中均已发现染色体上 DHFR 编码基因的突变[135]。革兰阴性杆菌中，质粒传播的耐药很常见，所致 DHFR 变体对甲氧苄啶的亲和力降低，并且在革兰阴性菌中很常见。*Dhfr*1 是 30 余个 *dhfr* 基因中首个被鉴定的，也是最常见的[131,137]。

噁唑烷酮类抗菌药物的耐药

葡萄球菌和肠球菌属中都报道了对噁唑烷酮类利奈唑胺的耐药[138]。在肠球菌中，最常见的耐药机制是基于 23S 核糖体 rRNA 的单核苷酸多态性，可抑制利奈唑胺与核糖体结合，并干扰蛋白质合成。G2567T 的突变也是利奈唑胺的耐药机制之一[139]。编码 L3(*rpl*C)和 L4(*rpl*D)核糖体蛋白的基因突变降低了药物结合的亲和力[8]。质粒介导的 *cfr* 基因转移与产 rRNA 甲基转移酶密切相关，可导致利奈唑胺耐药，但对特地唑胺没有影响[8]。

ATP 结合盒 F(ATP-binding cassette F，ABC - F)家族的蛋白对肠球菌等革兰阳性菌耐药性贡献很大[5]。*optr*A 基因最初于粪肠球菌临床分离株的可移动质粒上被发现。介导利奈唑胺耐药的基因的发现及全球监测数据[140]证实，这种可移动耐药决定因素在人和动物肠球菌分离株(包括屎肠球菌)中都存在。

脂肽类抗菌药物的耐药

达托霉素是脂肽类抗菌药物，最早用于治疗金黄色葡萄球菌，目前关于其耐药的报道已越来越多，尽管尚未获批用于肠球菌的治疗，但达托霉素却常用于治疗 VRE。在治疗过程中出现的药物不敏感令人担忧且难以克服，达托霉素的耐药机制在金黄色葡萄球菌及肠球菌中并不同。

金黄色葡萄球菌中，达托霉素的耐药与负责维持细胞膜稳态和流动性的基因点突变有关[141]。*mpr*F 的突变导致带正电的赖氨酰磷脂酰甘油的合成增加(获得性功能)并向细胞表面转运，从而使膜的表面带有更多正电荷[142]。在特定达托霉素不敏感金黄色葡萄球菌菌株中，*dlt* 操纵子表达的增加可促进细胞壁磷壁酸的 D-丙氨酰化增强，导致达托霉素电荷依赖性的排斥[143]。达托霉素敏感性降低的第三个因素是细胞壁增厚[144]。有人推测 VISA 和 hVISA 对达托霉素的敏感性降低即可能是因为无法穿透增厚的细胞壁所致[145]。

LiaFSR 系统参与维持细胞膜的稳态，通过两步现象介导粪肠球菌的耐药。这包括 LiaF 或 LiaFSR 系统其他组分的初始突变，以及细胞膜磷脂代谢(*gdp*D)的变化[146]。LiaFSR 系统的类似变化已通过对达托霉素非敏感屎肠球菌的全基因组测序(whole genome sequencing，WGS)鉴定[147]。LiaX 最近被认为是一种新的前哨蛋白，能够在细胞外检测到达托霉素的存在，从而激活粪肠球菌适应其细胞膜的能力[148]。

多黏菌素的耐药

由于肾毒性、神经毒性，且随着氨基糖苷类药物的出现，多黏菌素的使用大幅下降。然而随着碳青霉烯类耐药革兰阴性杆菌检出率的增多，在第二代 β-内酰胺酶抑制剂①和新型抗菌药物问世前，多黏菌素的临床应用率再次上升。多黏菌素是一种阳离子抗菌肽，通过与脂多糖(lipololysaccharide，LPS)的带阴离子脂质 A 成分结合，破坏细胞膜完整性。脂质 A 的电荷改变或缺失可导致对多黏菌素的不敏感[149]。其他报道的耐药机制包括 PmrAB 双组分系统的改变，该系统参与感知周围环境及调节脂质 A 表达[150]。

近期发现的 *mcr-1* 基因[151]位于质粒上，可编码磷酸乙醇胺转移酶，并介导多黏菌素耐药性的转移，其传播与可食用动物中多黏菌素的使用有关。MCR-1 可修饰 LPS 的脂质 A，降低其负电荷，促使对多黏菌素的 MIC 增加 4～8 倍[52]。尽管 *mcr-1* 最早发现于大肠埃希菌，现已在其他肠杆菌目细菌中发现。越来越令人担忧的是同时携带其他耐药基因，包括编码 ESBL 和 NDM 的基因。

多重耐药

大量突变的积聚、同时携带多种质粒，以及有足够容量携带多种耐药基因的 MGE，可赋予细菌多耐药表型。外排泵和外膜孔蛋白的改变同样能引起细菌多重耐药。多药外排泵的实例如铜绿假单胞菌的 MexAB-OprM 和鲍曼不动杆菌的 AdeABC 主动外排泵，这两种外排泵都属于耐药小结节分类区(resistance-nodulation-cell division，RND)家族[3]。MexAB-OprM 主要存在于铜绿假单胞菌中，是该菌几种外排机制之一[152]。调节基因的突变伴随这种外排系统的过表达，导致对 β-内酰胺类(除亚胺培南)、氟喹诺酮类、四环素类、氯霉素和大环内酯类抗菌药物的耐药。mexT 的 nfxC 突变，上调了另一种外排泵 MexEF-OprN 的表达，同时降低了 OprD 的表达，可导致亚胺培南耐药[153]。鲍曼不动杆菌的 AdeABC 主动外排泵可将氨基糖苷类、头孢噻肟、替加环素、红霉素、氯霉素、甲氧苄啶和氟喹诺酮类药物从细胞内有效泵出，从而阻止药物与作用靶点结合[88]。当与碳青霉烯类水解 D 类 β-内酰胺酶一起过表达时，可产生碳青霉烯类的高度耐药性[154]。

ABC-F 蛋白介导革兰阳性病原体的多重耐药性[5]。这组转运蛋白样蛋白靶向细菌核糖体的 50S 亚基，提供“靶向保护”，使多种抗菌药物失活。尽管没有一种可对所有类别抗菌药物耐药，已报道了 4 种不同的蛋白表型，包括林可霉素和链阳霉素 A(LS_A)、大环内酯类和链阳霉素 B(MS_B)的同时耐药，质粒携带 *optr*A 基因介导的噁唑烷酮类和氯霉素的耐药，以及近期提到的与 poxtA 有关的氯霉素、噁唑烷酮类和四环素类耐药[155]。

耐药基因的传播

耐药基因在菌株与菌种间高效地转移和获取，是耐药性传播的关键决定因素(表 15.2)。细菌可通过转化、转导和接合的方式来交换遗传信息[8]。转移的遗传信息可来源于细菌的染色体或在 MGE 上。

表 15.2　描述细菌耐药性传播的常用术语

术语	定义
结构	
质粒	染色体外 DNA，通常为环形，具有自我复制能力
接合性质粒	能介导自身转移的质粒
非接合性质粒	无法介导自身转移的质粒
转座子	不能自我复制的 DNA 片段，但能随着可复制 DNA(即质粒和染色体)转移
插入序列	小转座子的编码基因，编码自身运动所需(蛋白)
整合子	含有能够插入质粒、转座子和(或)染色体的位点特异性重组系统的 DNA 片段
噬菌体	一种细菌病毒
基因转移机制	
接合	将遗传物质从一个细胞转给另一个细胞。革兰阴性菌中通常由菌毛介导
转导	遗传物质在细胞之间的转移，通过噬菌体感染介导
转化	从环境中摄取遗传物质，并与宿主染色体重组

质粒

质粒是染色体外的双链 DNA(dsDNA)片段，可以自主复制，在许多细菌内都能发现，可在不影响宿主的情况下丢失或获得。总体而言，质粒通常是环形的，大小为 2～400 kb。质粒编码的蛋白质数量相当可观，较大的质粒(约 300 kb)可编码 50～75 种蛋白。除耐药基因外，质粒还通常编码质粒转移和维持所需要的相关蛋白。质粒根据其转移到其他微生物的能力进行分类。接合性质粒能自主在细胞间传递。革兰阴性细菌中，接合通常是通过外部蛋白质附属物(如菌毛)在两个细胞间桥接以实现质粒 DNA 转移。革兰阳性细菌的接合性质粒不通过菌毛，可进一步分为信息素反应型接合性质粒和非信息素反应型接合性质粒[156]。信息素反应型接合性质粒主要存在于粪肠球菌中[157-159]。在这个背景下，接合过程是由信息素应答型无质粒受体菌株所产生的信息素短肽诱导启动的，介导胞内聚集和随后 DNA 转移。非信息素反应型非接合性质粒的转移机制尚不清楚[160]。

非接合性质粒往往较接合性质粒小，且缺乏编码细胞间转移功能的基因。该质粒会利用偶联接合性质粒的质粒编码机制，可以被接合性质粒动员到受体细胞中。此外，非接合性质粒及接合性质粒均可通过转导的方式传播。在此过程中，遗传物质通过噬菌体这类病毒性中介来转移。细菌的遗传物质被包装进感染性噬菌体的病

① 原文为 second-generation β-lactamases，实际应为 second-generation β-lactamases inhibitors。——译者注

毒外壳蛋白中。子代病毒感染合适的受体细胞，并将“异质”DNA释放进新宿主细胞的细胞质中。这被认为是葡萄球菌（包括金黄色葡萄球菌）基因转移的一个重要机制[161-163]。

质粒根据其复制策略被分为若干不相容的群[164]。多耐药肠杆菌目细菌携带来自各种不相容性（incompatibility，Inc）群组（如IncF、I、H、L、C和N）的质粒[29,164]。

奈瑟菌属和链球菌属等能吸收和整合来自环境的外源遗传物质，从而产生嵌合基因和低亲和力的新型药物靶点[4,27,30,31]，谓之转化。作为质粒获得的一种模式，转化并不常见。

转座子和插入序列

质粒的耐药基因经常由转座子携带。这些较小的DNA片段（<2.5 kb）可以从一个位置移动到另一个，包括质粒之间、质粒和噬菌体之间，以及质粒和天然染色体之间的转移[165]。和质粒不同，转座子不能独立复制。转座子是通过编码转座酶（一种核酸内切酶），通过“复制粘贴”（复制）或“剪切粘贴”（保守）的方式，实现转座子从供体到受体的切除和插入[10]。IS是小型转座子，编码自身运动所需（蛋白）（包括转座酶），并促进基因重排。它们可以通过在耐药基因的上游插入启动子元件，来修饰或诱导耐药基因的表达。复合转座子是具有一对插入序列的转座子，插入序列位于编码转座酶且包含至少一个基因的DNA片段的两侧。已发现很多携带对多种抗菌药物耐药基因的转座子。在某些情况下，IS可以动员相邻的基因。IS*Ecp1*与β-内酰胺酶基因（包括$bla_{CTX\text{-}M}$和$bla_{CMY\text{-}2}$）有关。有些转座子，尤其是在革兰阳性菌，如肠球菌和肺炎链球菌中，是通过接合方式将自身从供体染色体转移到受体细胞中[156,166,167]。

整合子

整合子是可移动的DNA元件，通过位点特异性重组捕获外源基因盒并使之表达。整合子广泛分布于革兰阴性菌中，可定位于质粒或转座子上。除基因盒外，整合子还包含三个关键因素：编码整合酶的基因（*int*Ⅰ）、关键重组位点（*att*Ⅰ）和负责基因直接转录的启动子[11,168]。所有整合子相关基因盒都在3′端含有一个59个碱基对区域——*att*C位点，可被整合酶识别以插入。已知五类可移动整合子，与IS、转座子和质粒等MGE有关[169]。1类整合子最为突出[170]，在*sul*1型[131]和VIM型金属-β-内酰胺酶等耐药基因的传播中起着重要的作用[171,172]。

多重耐药菌的发展和传播

突变和耐药基因的不断积聚可能导致多重耐药性[61]。在抗菌药物的选择压力下，自发突变可能有生存优势，从而垂直传递给子代细菌。同样，抗菌药物压力可以选择携带耐药基因（存在于一个或多个MGE上）的病原体，或者选择通过自发突变、获取有效转录启动子或者IS从而导致耐药基因表达上调的病原体[72,173]。了解耐药决定因素倾向于集中在同一MGE的特征，有助于选择合适的经验性抗菌用药方案[156,174]。多重耐药表型的成功转移和稳定存在，严重威胁我们目前可应对微生物感染的武器库，可选用的抗菌药物有限或仍在研发中，了解并控制多重耐药菌的持续传播至关重要。

优势耐药菌的广泛传播备受关注。耐药菌的成功传播主要发生在小范围的感染暴发或在重症监护病房（intensive care unit，ICU）背景下。然而，产CTX-M大肠埃希菌的播散[167-170]、特定肺炎克雷伯菌菌株与碳青霉烯酶的区域和全球传播之间的关系，均表明耐药性的传播不仅可能发生在医院环境中，也可能发生在社区及长期照护机构。

有利于耐药微生物发展的条件——选择性压力

出于代谢成本的考量，耐药微生物通常难以存活，尤其是那些通过自发突变而来的，除非维持耐药表型更具生存优势。抗菌药物的使用及其“选择性压力”有助于维持耐药表型[175]。因此，抗菌药物的合理使用和评估，即抗菌药物管理，对于遏制多重耐药的趋势至关重要[176-178]。

抗菌药物在农业中的广泛应用导致可食用动物的耐药性增加[52]。一项系统综述表明，耐药菌可以在牲畜和农场工人间传播，并通过受污染动物产品传播给其他人[179]。耐药菌也可通过废物、废水和受污染的农产品进行传播。

医疗机构相关的选择性压力

与医疗机构关系最密切的致病菌，如葡萄球菌、肠球菌及革兰阴性菌，均被证实可成功获取并传播耐药基因。此外，即使合理使用广谱抗菌药物，也有可能使环境中的耐药菌日益增多。使用广谱抗菌药物的一个非预期结果就是共生易感菌群的改变和消除，从而促使更具耐药性菌株的无症状携带。这反过来可能助力了微生物间的基因转移，尤其是在消化道[180]，并增强医疗环境中患者之间的水平传播。免疫功能受损的患者和重症患者，不可避免地频繁使用抗微生物药物，通常是耐药表型水平转移的宿主。多重耐药病原体的暴发与共用医疗设备和接触受污染的环境有关，医务人员被证实是耐药菌传播的重要媒介。长期护理机构已成为多重耐药微生物储存的重要场所，并成为产碳青霉烯酶微生物[181-183]或其他耐药病原体[184]在机构内传播的中介。

社区相关的选择性压力

住院环境之外的选择性压力，主要包括社区环境中使用抗菌药物。针对门诊处方的大规模监测数据表明，门诊患者抗菌药物的使用与肺炎球菌对青霉素、大环内酯类抗菌药物的耐药性相关[185,186]。美国的VRE出现似乎仅与医疗暴露有关，而相比之下，在20世纪90年代的欧洲，社区中无症状的消化道VRE定植与畜牧业中使用糖肽类抗菌药物安巴素作为生长促进剂有关[187,188]。KPC型和VIM型碳青霉烯酶已从长期护理机构的患者中分离出，但在社区获得性感染中较为罕见[189,190]。然而，NDM-1已从社区供水和污水中、相当毒力的致病性肠杆菌[191]中都分离出，美国科罗拉多州报道了与旅行或医疗保健无关的 NDM－1 暴发[192]。

细菌耐药性的流行病学研究

描述抗微生物药物耐药的分子流行病学特征需要特异性和可重复的分型方法。在疑似暴发中，可使用一些技术来证实分离株是克隆的（即源自同一个患者）。生化检测和常规药敏试验的结果可能为耐药性决定因素提供一些线索。下面将介绍一些可以提供更加确切信息的技术。

脉冲场凝胶电泳

脉冲场凝胶电泳（pulsed-field gel electrophoresis，PFGE）于 20 世纪 80 年代中期首次被提及[193]，并一直作为鉴定菌株间同源性的“金标准”，尤其是在医疗机构发生暴发的情况下。PFGE 使用限制性核酸内切酶将染色体 DNA 消化成较小分子的片段。然后对这些片段进行凝胶电泳，其中电流的方向频繁地以特定间隔交替，以促进这些 DNA 片段的分离。通过去除染色体 DNA，质粒也可被分离和确定其大小。通过对离散条带模式的观察可对相关性进行比较和解释。当菌株量较大或用于区分细微的带型差异时，可使用计算机辅助分析。带型分析和比较的标准已经公布[194]。这类分子分析的缺点包括难以区分或分辨相似大小的条带，不同实验室之间结果重现性欠佳。

重复序列聚合酶链式反应

重复序列聚合酶链反应（repetitive element polymerase chain reaction，REP－PCR）通过扩增细菌基因组中广泛分布的短重复序列形成结合图谱，以类似于 PFGE 条带的方式进行比较分析[195,196]。此项技术的商业化可实现快速周转、提高可重复性、电子化共享数据分析和报告[196]。

多位点可变数目串联重复序列分析

多位点可变数目串联重复序列分析（multiple-locus variable number tandem repeat analysis，MLVA）利用特定细菌基因组不同基因座中 DNA 串联重复序列数量[可变数目串联重复序列（variable number of tandem repeat，VNTR）]的拷贝数量来进行基因分型。MLVA 使用多重 PCR 来确定不同可变位点重复序列数量[197,198]。

MLVA 已被用于对多种高度单形态生物进行分类，包括金黄色葡萄球菌，炭疽杆菌、鼠疫耶尔森菌、野兔热弗朗西斯菌、结核分枝杆菌等潜在生化武器，以及肠道致病菌，如产志贺毒素大肠埃希菌和沙门菌属[197,199]。

多位点序列分型

多位点序列分型（multilocus sequence typing，MLST）是一种基于 DNA 序列测定的细菌分型方法，利用管家基因的变异来分析菌株的差异[200]。该分型方法主要用于研究细菌种群生物学和物种的进化，不过也可用于鉴定能成功传播耐药基因的菌株（如大肠埃希菌的 CTX－M－15 和肺炎克雷伯菌 KPC 型酶）。MLST 的概念源于一项研究多种酶的电泳图谱变化（即多位点酶电泳 MLEE）的旧技术[201]。在 MLEE 中，各种电形态等同于等位基因。类似地，在 MLST 中，分离株是根据不同代谢基因的 DNA 编码序列的多态性进行分类的，其中序列中的每个核苷酸变体都被认为是一个独特的等位基因。等位基因图谱定义了序列类型（sequence type，ST）。这些 ST 是目前用于高毒力和耐多药克隆命名的基础。例如，大肠埃希菌 ST131 型被认为是 CTX－M－15 在全球传播的罪魁祸首[49]，肺炎克雷伯菌 ST258 促进了 KPC 在美国的传播[202]。当分析的菌株量较少时，MLST 的鉴别能力通常不如 PFGE。该分型方法更适于发生区域性和（或）全球性传播情况时对大量菌株进行分析。

各种病原菌的综合 MLST 数据库已经建立（https://bigsdb.pasteur.fr/，https://pubmlst.org/databases/），将有助于分析多种细菌物种的序列数据。

金黄色葡萄球菌蛋白 A 分型法

金黄色葡萄球菌蛋白 A（*spa*）基因多态性 X 区的变异是单基因座序列分型技术的基础，被称为 SPA 分型[203]。*spa* 基因座由许多核苷酸重复组成，缺失、重复和偶发点突变造成了其多样性。SPA 分型法的鉴别能力优于 MLST，可替代 PFGE 应用于医院感染暴发分析[204]。该方法快速且可重复，共享数据库使大量菌株的分析和比较得以实现[205]。

全基因组测序

高通量 WGS 技术的应用在诠释微生物耐药性、基因转移和传播机制，以及潜在治疗决策方面具有革命性意义[62,206]。WGS 正迅速取代 PFGE，成为菌株间相关性鉴定的“金标准”。WGS 因其具有更强的鉴别能力和更高的可重复性而极具优势。相比之下，高通量测序平台耗费更少的时间和劳动力[207]。

WGS 和其他的分型检测技术可靶向分析与耐药决定因素表达有关的基因，以及表型敏感性检测，有助于为难治性感染制定靶向治疗方案[174,207]。例如，WGS 用于推断氨曲南联合头孢他啶/阿维巴坦用于治疗产 MBL（伴或不伴产 ESBL 或 AmpC β－内酰胺酶）革兰阴性杆菌的潜在价值[174,208]。此外，WGS 用于推断磷霉素和头孢他啶/阿维巴坦用于治疗携带 AmpC β－内酰胺酶、MexAB－OprM 外排泵和 *mur*A 基因（与磷霉素不敏感有关）上调的多重耐药铜绿假单胞菌的效果[209]。WGS 近期还揭示了两株多重耐药铜绿假单胞菌对亚胺培南/西司他丁/雷巴坦的耐药机制[210]。

小结

细菌的基因组是动态可变的，为适应环境挑战而不断进化。抗微生物药物耐药性往往继发于一种或多种联合机制：药物外排泵、外膜渗透性变化、药物的酶促修饰或破坏、药物靶点的修饰或保护。越来越令人担忧的是，细菌可通过转化、转导和接合的方式在同一或不同菌种间传播编码这些耐药决定因素的耐药基因。MGE，包括整合子、转座子和质粒，使得细菌可在自发突变和重组等传统过程之外，也能获得或失去遗传信息。在革兰阴性菌的耐药史中，携带多重耐药基因和多种质粒是永恒的主题。耐药性的威胁不只存在于医疗机构内，虽然随着新型抗菌药物和抑制剂的出现，对抗这些多重耐药病原体也有了一些希望，我们仍应时刻保持警惕，以促进全球抗菌药物的管理和保护，致力于快速精准诊断、感染控制和预防。

致谢

Robert A. Bonomo 获得（美国）国立卫生研究院(National Institutes of Health，NIH)国家过敏和传染病研究所，以及美国克利夫兰退伍军人事务部的支持。

第16章

Eili Y. Klein • Eli N. Perencevich • Sara E. Cosgrove
(姚雨濛 译;陈璋璋 校)

医疗保健相关感染、感染控制和抗微生物药物管理干预的经济学评估

Economic Evaluation of Healthcare-Associated Infections and Infection Control and Antimicrobial Stewardship Interventions

引言

据估计,美国每25名住院患者中会有1名受到医疗保健相关感染(healthcare-associated infection, HAI)的影响[1],并且与每年280亿至330亿美元的预防性医疗保健支出相关[2]。此类感染多由抗生素耐药菌引起,这增加了患者的发病率和死亡率、治疗的复杂性以及医治的成本[3-5]。过去几十年以来,随着医疗成本的增加,医疗保健系统需要证明支出的合理性、提高护理质量,因此面临的压力也日益增加[6]。包括医疗保险与医疗补助服务中心(Centers for Medicare and Medicaid Services, CMS)和联合委员会在内的几个组织已经制定了一些措施,这些措施要求或使用公开报告提高组织质量或安全水平,在某些情况下,这与报销或经济处罚直接相关[6]。医院管理人员的任务是评估医院在经济方面的良好表现和患者的护理质量,因此满足这些措施标准的项目通常需要具备经济合理性。由于实施这些计划通常不能直接为机构创收,这对于维持和扩大感染控制(infection control, IC)和抗微生物药物管理(antimicrobial stewardship, AS)计划而言是一项艰巨的挑战。因此,医院流行病专家、感染预防专家(infection prevention specialist, IPS)和AS计划需要工具证明他们为医疗机构所做的监测和实施干预的价值。此外,人们越发关注在预防感染方面的集束化干预[如中央导管相关血流感染(central line-associated bloodstream infection, CLABSI)和耐甲氧西林金黄色葡萄球菌(methicillin-resistant *Staphylococcus aureus*, MRSA)的传播],以确定何种集束化措施和集束化成分最有效力、最具成本效益。

HAI和抗微生物耐药性(antimicrobial resistance, AMR)对患者安全构成重大风险,两者还会对公共卫生带来长期后遗症等负面影响(如截肢、长期住院、残疾、劳动生产率下降、过早死亡)。此外,耐药病原体可能在医院和社区中传播。然而,尽管估计会在HAI上花费340亿至740亿美元的社会成本[7],美国每年因AMR仍导致约200万人感染和35 000至162 000人死亡[3-5],而医院在推行IC或AS计划方面未获得直接补偿。在这种情况下,医院和医疗保健系统必须根据各自基础设施对资助IC和AS干预计划做出经济决策。大多数研究描述了医院对控制HAI影响的展望,只有少数研究从社会角度进行分析[8,9]。正如我们所强调,在美国,从医院角度进行业务成本分析,在为当地决策提供信息的过程中至关重要;然而,在美国和国际上,为更好地向公共卫生机构提供信息,通过从社会角度完成成本效果分析(cost-effectiveness analyses, CEA),以更全面的角度证明资助IC和AS活动的重要性逐渐显现。例如,从医院角度分析实施疫苗接种计划(如出院时的肺炎球菌疫苗接种),预计不会产生成本效果,因为大多数疫苗接种的效益在社区环境下显现[10]。同样,医院谨慎使用抗生素预防艰难梭菌感染从而节约成本,但如果患者出院后被初步诊断为感染,则可能难以测量通过实施AS计划节约的成本[11]。

本章将详细介绍经济学分析中的重要概念,包括经济学分析的类型和优势、不同的分析角度,以及将货币价值以定值美元计算的方法。随后我们将描述评估特定HAI的方法和控制干预措施对财务方面的影响,并提供在社会层面制定CEA的方法。完成对卫生经济学的必要审查后,我们将描述各机构完成特定IC干预的商业案例分析所需的基本步骤。虽然我们尝试概述HAI和相关干预措施经济测量的重要考虑因素,但在关于经济研究设计和分析方面,有更详细的文献可供参考[12-14]。尽管许多实例侧重于预防感染活动,但在评估AS干预和计划的同时,可以进行类似分析[15]。

基本经济学概念

本节定义了与经济学分析相关的重要概念,包括成本分析的类型、分析的角度、成本的折现和通货膨胀。

经济学分析的类型

在医疗保健领域中使用四种基本类型的经济学分析:成本最小化分析、成本效果分析、成本效用分析、成本效益分析(表16.1)。这些不同形式的分析方法通常难以区别。重点在于考虑每种具体分析所包括和不包括的内容,以此能够更好地为分析设计提供信息,并对决策者产生影响[12]。

成本最小化分析

成本最小化分析是假设两种干预措施或产品的效果相同(疗效和副作用相等),分析目的在于确定何种干预措施和产品的成本最低[16]。例如,对IC进行成本最小化

表 16.1 经济分析结果的差异评价

分析类型	结果的评价	最终报告结果的制定
成本最小化分析(CMA)	无	节省美元
成本效果分析(CEA)	自然单位(如预防感染、挽救生命年)	预防每次感染的成本或挽救生命年的成本
成本效用分析(CUA)	健康年数(质量调整生命年数 QALY)	每个QALY节省的成本
成本效益分析(CBA)	货币单位	以美元计的净收益(或损失)
商业案例	货币单位	以美元计的净收益(或损失)

分析,在两种品牌的非乳胶手套之间进行选择。在该例中,大多数人会选择价格较低的品牌。更为复杂的关于AS的实例为,使用自动治疗替代,即当临床医生开具较高成本的等效抗生素时,系统会自动分配价格较低的等效抗生素[17]。请注意,这两种分析是在功能等效的商品之间进行选择,选择造成的影响与医务人员(healthcare worker, HCW)对手套的不同的满意度水平或抗菌药物不同的患者结局不相关。

成本效果分析

成本效果分析与成本最小化不同,CEA比较的是具有不同成本和不同效果的干预措施或产品。如果特定的新干预措施比现有干预措施成本更高但效果较差,或者成本更低但效果较好,则易于做出选择。然而,如果新干预措施以更高的成本提供更多服务,则决策会更为复杂,这常发生于技术快速发展的背景下。测量CEA的干预效益需要使用最自然的单位进行比较,如挽救的生命或预防的感染[12]。该类型的分析可用于比较两种类型的计划、评估实施新IC或AS干预的影响。例如,可以将实施筛查和隔离计划的MRSA病例与未实施筛查计划的基础病例进行比较,评估两者间的成本效果。或者,可以将筛查和隔离MRSA患者的成本效果与普遍去定植的成本效果进行比较[18]。在CEA计划中使用相同的测量单位至关重要。

成本效用分析

成本效用分析是CEA的扩展,其中特定干预的效益通过健康偏好评分或效用加权进行调整[12]。质量调整生命年(quality-adjusted life years, QALY)是一种针对在干预中拯救或失去的生命质量和数量的通用测量单位[19],也是用于比较干预措施的货币单位。使用QALY可以包括与健康相关的生活质量因素(如与所治疗疾病或治疗副作用相关的残疾或副作用),并且能够在不同干预措施之间进行比较。例如,某种干预措施可以延长寿命一年,但如果病例处于残疾状态,与另一种仅延长寿命6个月但生活质量更好的干预措施相比可能不具备优势。在IC文献中,成本效用分析通常与CEA共同进行。例如,一项评估医院清洁方法影响的研究估计了每次预防感染的成本(CEA),以及每次获得的健康效益成本(以QALY测量)[20]。

成本效益分析

成本效益分析与成本效用分析类似,其不仅能够确定计划的货币成本,还能够确定货币效益来扩展CEA。如果一项干预的效益(以美元计)超过其成本,则认为其具有价值[13]。在医疗保健中使用成本效益分析的主要障碍是要求以货币单位来评估人类生命或健康效益。尽管有些人从伦理角度反对给人类生命定价[21],但已经制定了一些正式方法评估增加寿命的经济价值,如统计寿命值(value of a statistical life, VSL)。这种方法不对特定生命进行估价,而是提供一种干预价值的测量标准,以将统计预期死亡人数减少一人[22]。或者,一些干预措施的成本效益分析可能仅从医院角度考虑问题,而忽略了对患者的效益,仅审查医院的成本和应计效益(通常是减少支出)[23]。

首选何种类型的分析?

CEA和与之密切相关的成本效用分析已成为医疗保健经济评估的首选方法[13,24]。重点在于,建议尽可能使用标准单位将新干预措施与参考病例进行比较。例如,每次节约的生命成本或每次节约的生命QALY成本[13]。如果一个机构考虑在资助手卫生倡议和癌症筛查计划之间做出选择,则难以将每次预防感染的成本与每次检测癌症的成本进行比较。然而,如果将每项计划每次节约的生命年成本或每次节约的QALY成本进行比较,则可以做出知情决策。

何为成本效果的判断依据?

有种错误情况较为常见,但研究人员表示,从医院角度分析,如果干预措施能够节约成本,则认为IC干预具有成本效果或成本效益。然而大多数医疗干预措施并不能节约成本。审查1976年至2002年间发表的所有CEA,分析表明实际上仅有130/1 433(9%)节约了成本,意味着这些措施在拯救生命的同时节约了费用[25]。因此,鉴于实施成本和任何节约的成本,大多数医疗干预措施都需要投入资源实现健康效益。例如,无人期望切除胶质母细胞瘤的神经外科手术能节约成本。我们也不应该期望通过实施IC或AS干预降低接受神经外科手术的患者发生耐药手术部位感染(surgical site infection, SSI)的风险,以此节约成本。评估效益(无论是以挽救的生命、预防的感染、QALY,还是以货币单位测量)是否超过成本,此为主观判断,评估应取决于可用预算和经济资产替代用途的成本和效益。鉴于医疗保健的资源限制,政策制定人员和医院管理人员必须选择是否在干预措施上进行投资,并且通常会使用阈值协助他们做出决定。许多研究人员引用50 000美元/QALY作为阈值,但在某种程度上该阈值似乎被随意选择,并不一定反映社会实际增加QALY支付费用的意愿[26]。世界卫生组织建议阈值约为人均国内生产总值的2~3倍,而在美国每QALY则为130 000至200 000美元。然而,也有人认为,根据对人们为健康收益支付费用意愿的调查,该阈值应该更高[26]。阈值的重要意义在于承认对挽救生命和预防感染的干预措施的投资的局限性。

角度

HAI 和干预措施的经济影响可以从患者、医院、第三方付款方(如健康维护组织或 CMS)、政府机构[如退伍军人健康管理局(Veterans Health Administration, VHA)]或从整体社会角度进行评估。以单一角度审查研究可能造成对感染情况或对干预产生整体经济影响的低估。因此,认识研究角度、适当地解释其结果,并且从利益角度设计研究至关重要(表 16.2)。例如,在治疗 SSI 时,重点在于门诊医生的访视成本需要包括 CMS 分析,但该成本可能未包括常见的急症照护医院成本分析。

表 16.2　医疗保健相关感染预防干预的几个潜在分析视角下的成本和结果示例

资源类型	社会视角	付款人视角	医院视角
住院费用			
抗菌药物	×	×	×
住院时间的延长	×	×	×
重症监护病房住院	×	×	×
干预成本			
测试成本	×		×
防护服和手套	×		×
护士和医生的时间	×		×
隔离室	×		×
门诊费用			
访问医生	×	×	
抗菌药物	×	×	
家庭健康访问	×	×	
康复中心住院	×	×	
患者费用和预后			
死亡率	×		
发病率	×		
感染	×		
收入损失	×		
差旅费用	×		

社会角度涵盖所有成本和所有健康结果,无论何者承担成本,何者获得效益[13]。通常情况下,除非特定组织资助该分析,否则研究人员应该选择从社会角度进行分析,该角度在比较不同的医疗干预措施时最全面、实用。美国健康和医学成本效果专家组称,即使要求从非社会角度进行特定分析时,也应该完成一份完整的社会角度分析[13]。重点在于社会角度分析提供的信息更全面,以此对计划进行比较,可能让资源分配更公平,从而改善公共卫生。从社会角度进行分析可能会提出一种不同于从更受限的角度进行分析的战略[13]。

例如,从医院角度进行经济学分析可能不包括患者发病率(如功能性活动能力下降)或门诊药物费用(表 16.2)。由于 SSI 预防计划在实施和设备成本方面的成本将高于通过降低 SSI 成本(如缩短住院时间或减少抗生素成本)所能收回的成本。因此,医院可能不会资助该计划。然而,对于必须支付额外门诊医生访视、药物,以及归因于预防 SSI 家庭健康访视费用的保险公司而言,他们可能会选择资助相同的 SSI 预防计划。当然,无论是从医院还是从保险公司的角度分析,均未包括患者的发病率、死亡率等其他重要因素。例如,工资损失的机会成本。从社会角度分析将包括所有此类因素。一份关于 SSI 预防计划的适当的成本效益分析显示,从社会角度进行分析能够在最大程度上节约成本和挽救生命,这将为国家医疗保健系统或政府组织(如 CMS 或 VHA)提供信息,使其为整体社会效益资助该计划。这很可能由于 IC 干预未曾以社会角度进行 CEA,导致当前 IC 项目资金不足,让原本可以预防的 HAI 持续发生。

以定值美元计算货币价值

通货膨胀调整

在经济学分析中使用不同年份的成本数据时,应将其调整为当年值。例如,如果你考虑在医院的商业案例分析中包括治疗 MRSA 菌血症的成本,而当前仅有 2006 年的成本估计,则需要将该金额调整为当年的美元数值。处理这些调整的常见方法是使用标准价格指数(如消费者价格指数的医疗部分)调整美元金额[13,27]。

折现

人们普遍认为在经济学分析中所有未来成本和未来健康后果都应该以其现值表示[12,13]。将未来的美元数值和健康结果转换为现值的过程被称为折现。美国健康和医学成本效益专家组建议使用 5%和 3%的折现率[13]。例如,假设今年对鼻内 MRSA 定植患者实施去定植策略,使用 3%的折现率,则明年在预防 MRSA 感染方面将节约 10 000 美元,折现后节约的金额将为 $10\ 000/(1+0.03)^n$ 美元或 9 709 美元,其中 n 为未来应计效益。

评估与医疗保健相关的感染或感染控制干预措施

两个原因表明测量 HAI 或减少 HAI 干预措施造成的经济影响的重要性。首先,这些数据在地方级的机构中可能具有价值。各机构通过获取有关归因于 HAI 发病率和成本的数据能够了解 HAI 的财务负担,评估干预措施造成的影响对于确定干预措施是否成功实施及是否应该计划扩展干预措施至关重要。其次,与感染相关的成本和干预措施相关的成本节约结果,为成本效果分析、成本效用分析和成本效益分析提供了原始数据。本节描述了关于量化 HAI 造成的影响和测量 IC 干预结果的研究设计和分析。

测量归因于医疗保健相关感染的成本

研究为了确定归因于 HAI 的成本,通常纳入一组发生感染的患者和一组未发生感染的患者。比较两组归因于死亡率、住院时间和成本的结果。这些研究定义为队列研究,因为关注的结果(如发病率、死亡率和成本)发生在关注的暴露(HAI)之后。这些研究的例子包括与 CLABSI 或 MRSA - SSI 相关的死亡率和成本的研究[28,29]。

定义成本

在评估 HAI 的成本时,确定测量何种"成本"为最关键因素。用于评估机构内 HAI 经济负担的潜在方法包括测量医院成本、医院收费、所用资源或实际报销的费用[30]。医院成本包括日常运营成本(有时称为固定成本),这些成本不会随着患者数量增加而变化。以及药品、检验等其他与患者护理相关活动的成本(有时称为可变成本),这些成本取决于住院患者数量或住院时间[31]。医院必须确保所有成本均能报销;因此,其将使用的资源费用列于患者账单。由于患者可以享受折扣,保险公司、医疗保险和医疗补助不会支付账单上的金额;因此,为弥补这些"损失",所有患者的账单费用均高于医院实际产生的成本[32]。医院成本可以作为测量各医院结果的实用指标,因其最能反映医院的实际经济负担。然而,VHA 等机构[33]已经实施复杂的成本核算系统用于跟踪所用资源和分配成本,该举措导致大多数机构的成本难以收回[34]。

相较之下,医院收费较难反映实际成本,但通常易于在管理数据库中检索,并且在大多数情况下,医院对不同的患者收取一致的费用。因为医院收费通常将实际成本高估 25%至 67%,所以可以通过改变成本收费比率进行调整[34,35]。每年根据提交给 CMS 的数据确定医院和科室的成本收费比率。使用医院成本收费比率测量多个诊断相关组(diagnostic-related groups, DRG)中的患者队列成本可能更准确,而使用科室的成本收费比率测量同组 DRG 中的患者队列成本可能更准确[34,36,37]。

使用微成本具体评估直接测量资源利用率,可以了解患者使用的服务或程序。然而,为了比较所用资源,必须将检验数量乘以其成本或收费转换为货币价值。请注意,评估中仅包括医院成本或收费,并未包括医生的专业费用和患者因生病而无法工作导致的成本。此外,医疗保健的经济测量并不一定由市场定价体系决定。特定患者的护理成本的计算较为主观随意,可能在不同地点和不同的时间段有所不同。

根据研究的角度来看,研究人员必须确定付款方能报销医院成本的比例。如果保险公司报销了患者治疗感染的部分费用,则从医院角度分析,只有未报销的部分才应该涵盖在成本分析中[38]。医院可能会根据患者的报销方式采用不同的方法限制成本。例如,如果按日报销,医院将专注于减少因住院时间延长产生的高额成本[如在重症监护病房(intensive care unit, ICU)住院或因手术住院的时间],而不是减少总住院时间;如果根据 DRG 或根据人数报销,降低成本则侧重于减少总费用。

在相对较短的时间内,通过比较同一机构内发生 HAI 和未发生 HAI 患者的总成本或收费,可以普遍估计出 HAI 造成的经济影响程度。相较之下,应该更加谨慎地解释研究中引用的成本或收费的绝对值,因为这些值可能仅适用于采集这些数据的机构。请注意,如果采用的成本数据不来自当地机构,则某些管理人员可能对商业案例分析持怀疑态度。多中心研究必须报告跨机构标准化的测量方法。

如果你所在机构内无法测量 HAI 成本,则需要在完成干预措施的商业案例分析前使用文献数据评估特定感染造成的经济影响。Stone 等就 1990—2000 年和 2001—2004 年发表的关于 HAI 成本的文献发表了一篇综述[8,39];2009 年发表了一份补充摘要[40]。尽管研究估计的成本受限于研究中使用的可变方法,但其提供了与最常见 HAI 相关成本和结果的最全面可用数据(表 16.3)。2013 年和 2019 年,美国疾病预防控制中心(Centers for Disease Control and Prevention, CDC)根据抗微生物耐药病原体感染发布了一份威胁报告,对许多与医院相关的抗微生物耐药病原体感染所需的成本进行估计[41,42]。

表 16.3 基于感染部位的 HAI 归因结果和成本[a]

HAI	每次感染的住院费用	美国医院的总成本(百万)	每年死亡人数
中心导管相关血流感染	36 411	9 062	30 665
手术部位感染	25 546	7 421	13 088
呼吸机相关性肺炎	9 969	2 494	35 967
尿路感染	1 006	565	8 205

a:以美元计算。
改编自:U.S. Department of Health and Human Services. National action plan to prevent healthcare-associated infections: roadmap to elimination. Accessed May 6, 2022. http://www.health.gov/hi/prevent_hai.asp#hai_plan。

成本结果研究中的方法论问题

这些队列研究设计中有几个方法论问题值得讨论,包括控制感染前住院时间、调整基础疾病严重程度和选择参照组。

- 调整感染前住院时间　由于住院时间与 HAI 的风险、成本、感染后的住院时间和死亡率之间存在直接相关性,因此对 HAI 患者和未发生 HAI 的对照组感染前住院时间的差异进行调整至关重要。研究表明,如果研究未调整发生 HAI 的"风险时间",则会造成结果测量出现"时间依赖性偏倚",可能将归因于 HAI 的住院时间延长和产生的成本高估 2 倍[43]。例如,调整感染前的住院时间,可以将归因于 HAI 的住院时间延长从 11.2 天减少至 1.4 天[44]。

人们为准确估计 HAI 导致的额外住院时间和相应增加的成本,提出几种方法。在最低限度上,未发生 HAI 的参照组患者在发生 HAI 前的住院时间应至少与 HAI 患者长度相等。可以根据感染前的住院时间匹配病例组和对照组,或者进行更复杂的统计分析落实此类方法[43,45]。

- 调整基础疾病严重程度和合并症　必须注意控制 HAI 前的疾病严重程度和合并症。研究评估 HAI 造成的影响时,必须调整患者的基础疾病严重程度和合并症,因为发生 HAI 的患者往往比未发生 HAI 的患者有更严重的基础疾病，疾病本身可能导致不良结局。

人们为评估疾病严重程度，提出并采用几种方法，包括使用主观和客观数据评分、借助 ICU 数据驱动进行测量或管理严重程度评分。McCabe 和 Jackson 使用一种简单的三分类评分法预测革兰阴性菌所致菌血症患者的死亡率[46]。该评分系统已被广泛应用，但其评分方式较为主观，完全基于审核患者记录人员的判断。评分系统不包括客观的生理数据，从而限制了其在不同研究之间的普遍性。该系统更适用于预测死亡率，而不是预测发病率和成本。Pitt 菌血症评分已在多项研究中用于评估革兰阳性菌和革兰阴性菌引起的菌血症患者的疾病严重程度[47]。该评分基于客观标准：体温、血压、是否需要机械通气、是否存在心脏骤停、精神状态。最近，已将 Pitt 菌血症评分认定为非菌血症性碳青霉烯类耐药肠杆菌感染患者死亡率的预测因子[48]，并且制定了用于预测脓毒血症患者器官功能障碍和死亡率的评分系统，如序贯器官功能衰竭评分（Sequential Organ Failure Assessment Score，SOFA）[49]；该评分包括多个数据元素，因此采集很费时，在危重病房的脓毒血症者中进行验证效果最佳，而并非在所有 HAI 患者中进行验证。

急性生理与慢性健康评分（Acute Physiology，Age，and Chronic Health Evaluation；APACHE）系统主要依赖生理参数，其中大部分仅在 ICU 环境下采集，并且该评分经验证明仅能用于预测 ICU 患者的死亡率[50]。简化急性生理学评分（Sequential Organ Failure Assessment Score，SAPS）是一种较为简易的替代方法，但通常也用于预测 ICU 患者的死亡率[51]。制定医疗疾病严重程度分类系统（MedisGroup）、入院严重程度组评分和所有患者精细诊断相关组（All Patient Refined Diagnosis Related Groups，APR－DRG）等评分系统用于管理风险调整，其在预测感染性疾病结局方面的效用存疑，需要进一步评估[52]。

评估基础疾病严重程度的时机至关重要，有几项研究已经对此进行评估[53-55]。疾病的严重程度易受感染影响，因此，如果评估时患者处于感染活动期，则疾病严重程度可能是暴露（即感染）和关注的结局之间的混杂因素。由于调整混杂因素通常会低估研究暴露因素对结局的影响，因此必须注意，需要在首次出现感染迹象之前（如 24～48 h）评估疾病的严重程度[56]。如果在感染发生时对疾病严重程度进行评分，所得研究结果可能让研究人员低估耐药性对结局的影响程度[57]。

为了调整研究、审查 HAI 患者的风险因素和结局，已将 Charlson 合并症指数[58]或者慢性病评分[59]等综合合并症指标用于概括患者的基础合并症[60-63]。特别是在受试者数量较少的、分析无法包括所有个体合并症的情况下，这些评分可以作为实用方法概括合并症程度。

最初 Charlson 合并症指数被设计用于测量住院患者在前瞻性研究中归因于合并症的 1 年死亡率风险，经过调整后，可以使用从管理数据库中获取的国际疾病分类第十版（ICD－10）编码进行计算[64,65]。尽管未对该指数进行全面验证，但通常将其用于 HAI 风险因素和结局研究。慢性病评分根据当前的药物使用情况计算。该评分最初根据门诊药物的使用情况，用于预测医生评定的疾病状态、自我评定的健康状态、住院率和死亡率。经研究人员修改，该评分根据入院当天开具的药物来预测 SSI 风险和 SSI 造成的经济影响[61,66]。此外，其他研究人员制定并验证了根据慢性病评分的新合并症风险指标，用于评估 HAI 风险因素研究和 MRSA 或万古霉素耐药肠球菌（vancomycin-resistant enterococci，VRE）引起的感染，尽管这些评分尚未经过验证，但已将其用于预测感染引起的结局[63]。

• 参照组的选择　大多数评估 HAI 的研究都对关注的感染患者与未感染患者的结局进行比较。该研究设计评估了 HAI 获得的独立影响。然而，研究为评估具有特定抗微生物耐药模式的特定微生物造成的 HAI 影响，可能设置两个参照组，一组为易感病原体引起的感染组，另一组为无感染组。例如，可以将由甲氧西林敏感性金黄色葡萄球菌（methicillin-susceptible *S. aureus*，MSSA）引起 SSI 患者的结局与由 MRSA 引起的 SSI 患者结局进行比较，确定与甲氧西林耐药性相关的增量成本。或者可以将由 MRSA 引起的 SSI 患者结局与未感染的患者结局进行比较，确定与 MRSA－SSI 相关的成本。后一种比较方法会造成与耐药性相关的不良事件的估计值大幅度增加[29]。

测量干预措施对减少医疗保健相关感染造成的经济影响

有关 IC 计划的最优决策必须包括比较有效性[67]和具体干预措施造成的经济影响。经济学分析在 IC 领域的主要作用是说服医院管理部门或公共卫生当局为特定干预措施提供资金支持。目前的文献缺乏随机对照试验等高质量的研究，这点颇有遗憾，但可以将其用于支持特定干预措施的有效性和成本效益。

有关 IC 干预措施的决策需要适当 CEA 的支持。数篇具有影响力的论文概述了测量抗菌药物耐药病原体的经济影响时采用的最佳方法学[30,35]。然而，2005 年发表的一项对所有 IC 干预研究的调查表明，69%的研究采用准实验设计，仅有 4%的研究包括成本分析[68]。在 2001 年 1 月至 2004 年 6 月声称对 IC 干预进行经济学分析的 30 项研究中，仅有 5 项研究进行适当的 CEA[8]。最近的一项审查表明，仅有 7 项研究对 HAI 进行经济学评估[69]。少有研究发表关于评估干预措施成本效益的内容，因此迫切需要对大多数 IC 干预措施进行适当的经济学评估。重点在于，虽然已完成一些研究，但许多研究存在固有的方法学缺陷，导致在报告 IC 干预措施时倾向于认为其具备“成本效果”。以下是基本研究设计的优缺点，在评估 IC 干预措施的有效性和成本效果时应采用这些设计。

随机对照试验和集群随机对照试验

IC 干预措施可以分为两种基本类别。第一种类别是接受干预的患者是直接受益于干预的同一患者。该类型干预的实例：选择最佳时机使用抗生素预防措施降低 SSI

风险[70]。在该例中，在正确的时间接受正确抗生素治疗的患者发生SSI的风险降低，而医院中的其他患者未直接受益于该干预措施[71]。因此，如果目的是试图测量在适当的时机使用手术预防性抗生素得到的效益，则可以将个体患者视为“分析单位”。在该例中，评估有效性和安全性的研究设计金标准是随机对照试验。尽管队列研究等观察性试验可能会产生与随机对照试验类似的结局，但随机对照试验被认为是评估干预措施有效性的金标准[72-74]。

第二种类别的IC干预措施针对个体患者、特定患者群体和从该计划中受益的一组患者。该类型干预的实例：在ICU环境下隔离MRSA定植患者，并对其进行主动监测。集群随机试验用于研究此类计划可能最实用，有助于调整传染性疾病控制计划中固有的聚集效应[75,76]。可以使用受此类IC计划影响的患者表示暴露于共同环境、护理实践和定植MRSA的其他(如ICU)患者的集群。如果在非独立性研究中不能控制患者结局，则可能会高估干预措施的有效性。因此，如果目的是试图测量主动监测在减少MRSA定植和感染方面的效益，则在该例中可以将整个ICU视为“分析单位”。集群随机试验需要对单个ICU进行随机分配，而并非对个体患者进行随机分配，因此需要多家医院参与试验，这将产生巨大的经济和时间成本。此类试验被称为集群随机试验或群体随机试验，公共卫生官员逐渐开始使用此类试验研究在群体层面具有效应的群体干预和个体干预[77]。人们就集群随机试验中具体的方法学和伦理问题撰写了大量文献[20,76-82]。

由于存在伦理问题，医院流行病学中难以完成随机试验的情况很常见。例如，在评估阻止活跃暴发的干预措施的成本和有效性时[83,84]。无法进行随机对照试验或集群随机对照试验时，可以使用准实验研究，也称为非随机研究或前后研究，以及使用决策分析模型。

准实验研究

非随机准实验研究与随机对照试验类似，目的在于证明干预和结局之间的因果关系[85]。该研究与随机试验的不同之处在于，患者并非随机被分配至干预组或对照组。由于多种混杂因素和偏差可能影响这类研究的质量，因此其可能具有较低的内部效度[86]。然而，因为准实验研究的成本通常较低，所以可以在多种不同的护理环境中完成此类研究，这可以提高其外部效度，即普遍性。因此，准实验研究设计在IC研究中相当普遍[68,87-92]。最近的一项系统综述估计，这种设计的使用频率在过去十年内增加了一倍以上[93]。

最基本的准实验设计是单组前后测量设计，其将干预前的一段时间与干预后的一段时间在同一人群中进行比较。该类研究的实例：在干预前1个月和干预后1个月测量内科ICU中使用氯己定外洗治疗的MRSA患者的感染率和相关治疗成本。有人预计，经过干预后MRSA的感染率和相关成本将会下降，但由于干预前后仅进行了一次测量且未设置对照组，因此MRSA的感染率下降的原因可能存在许多替代解释。

有许多关于基本准实验设计的改进建议。纳入对照组是提高准实验研究有效性的重要方法之一，由于分组方式不是随机分配，因此称为非等效对照组。例如，干预组可能包括内科ICU，而控制组可能是同一医院中的外科ICU。最近的一项审查表明，仅有12%的准实验研究在考察HAI或多重耐药菌(multidrug-resistant organism, MDRO)预防干预措施时使用了对照组，这点颇有遗憾[93]。提高内部效度的其他方法包括采集多项干预前后的比率和成本测量值(如增加干预前后测量MRSA感染率和相关治疗成本的月数)，取消干预(如比较干预前、干预期间和停止干预后的MRSA比率和成本)。关于准实验研究设计选项的更多详细解释可参阅其他文献[85,86,94,95]。重点在于，应该谨慎解释使用基本准实验设计评估特定IC干预成本效益的研究。

决策分析模型和数学模型

鉴于现有医院和其他医疗保健机构数量众多、种类繁杂，对所有可能的IC干预措施进行临床试验测试其成本效益几乎不太可能。在人群中实施干预策略之前，数学模型是评估干预策略的实用工具[96-102]。在可用数据有限或数据缺乏普遍性时，建议将数学模型作为进行虚拟比较效果分析的方法[67]。重点在于，临床试验成本高昂、劳动密集且未必能充分解答关于具有各种基线特征的人群问题。数学模型的构建和分析通常可以在较短的时间内完成，而且使用该模型能够在不同特征的人群中进行调查。因此，数学模型可以成为确定哪些干预措施在预防传染性病原体传播方面是最具成本效益的理想方法[101,103-107]。例如，主动监测和隔离作为控制MDRO传播的工具已经在医院实施多年，但由于其预期成本高昂并且缺乏明确的临床试验或其他数据，仅在少数医院ICU中实施[108]。许多与人群相关的因素或变量(如ICU的规模、出院率)、个体患者(如合并症、年龄)或正在评估的传染性病原体(如定植持续时间、感染可能性)可以通过建模策略进行单独评估，评估这些因素或变量对观察到的结果在个体和综合方面的重要性。这种评估被称为“敏感性分析”，大多数数学和决策模型中均使用该评估[101,109]。因此，数学模型可以让将来的临床试验具有针对性，在最大程度上惠及患者，并能优化微生物学部门和IC部门有限的预算开支。数学模型的另一种使用方法是解构干预措施可能改善结果的途径。例如，BUGG研究采用了一项集群随机研究评估对通用防护服和手套产生需求的影响[110]。尽管研究规模庞大，但由于其涉及众多因素，结果并不具有决定性意义。然而，通过使用数学模型可以发现减少MRSA感染主要归因于防护服和手套的屏障效应[111]。

实施成本效果分析

本章无法提供完整的有关CEA的详细说明，但已有一些文献描述了如何逐步完成CEA[12,14,109]。然而，重要的是要在具体的临床实践或医院情景下应用此类分析，你可以用回顾分析中通常采取的步骤，对文献进行更深入的解读。进行一项全面的 CEA 相当复杂，通常需要在医疗保健经济学专家的协助下完成分析。将 CEA 的方法和结果与更常用的商业案例成本分析的方法和结果进行比较很重要，我们将在下文详细讨论。

成本效果分析实例

完成 CEA 的方法可以分解为几个步骤，可以从明确陈述问题和提出干预措施开始着手。例如，你可能考虑比较几种不同的干预措施或策略减少 CLABSI。这些策略可能包括改进导管插管技术的教育计划、使用抗微生物药物涂层导管、定期更换导管或者拔除股静脉导管。最初构建问题框架的基础是确定分析视角，如医院或社会视角。

第二步是为关注的感染和潜在的干预措施定制或使用概念模型[14]。概念模型能让研究人员描述关注疾病发生的所有结局、了解成本的完整范围和干预措施在研究中可能造成的影响。在我们提供的例子中，归因于 CLABSI 的患者结局可能包括住院时间的延长、入住 ICU 增加抗生素暴露和相关的死亡率。成本可能包括急症医院护理成本、门诊治疗成本和工资损失。在许多情况下，CEA 的概念框架是一种决策分析模型，通常采用决策树的形式（图 16.1）。因此，创建决策树是常用于构建概念模型和完成分析的方法。决策树或 Markov 模型[112]并非完成 CEA 的唯一方法；然而，由于这些方法能够用于敏感性分析，因此目前两者为标准方法。

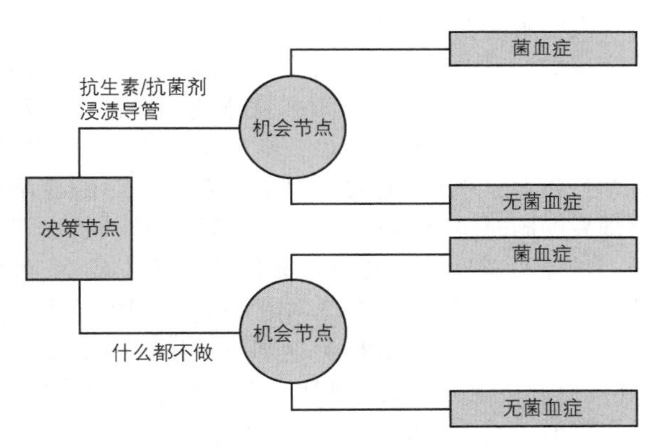

图 16.1　在控制中心静脉导管相关菌血症方面，将抗生素浸渍导管的使用与“什么都不做”策略进行比较的假设决策树。

以决策树形式完成框架之后，下一步是采集分析所需的数据。例如，每种结果的发生概率，以及在每种干预措施下每种结果预期减少（或增加）的概率。在我们提供的例子中，每天确认导管在位并且估计每天发生 CLABSI 的概率至关重要。此外，还需要了解与 BSI 相关的住院时间延长、ICU 住院时间和死亡率。关键在于我们需要了解使用每种潜在的干预措施预防 CLABSI 发生的比例和每种干预措施产生的成本。

可以从现有的文献中获取输入至决策分析模型的数据，或者从现有的医院管理或临床数据库采集原始数据。期望研究人员完成每项临床试验来获取分析所需的数据并不实际，因此使用现有文献至关重要。研究人员应优先使用随机临床试验，其次是设计良好的高水平准实验性试验和其他观察性研究[85]。有时可以通过专家意见生成估计值，然而通常不建议此类做法，在进行敏感性分析期间应该仔细审查这些估计值。

获取所有必要的结果概率和成本估计值后，可以使用决策树，完成对每种干预措施成本效果的估计。通常情况下，CEA 的结果以成本效果比率表示，即净成本（干预成本减去避免成本）除以健康结果的变化（如每次预防感染的成本 5 000 美元，每次拯救生命的成本 15 000 美元或每 QALY 的 2 000 美元）。仅审查单项干预措施时，将干预措施的成本效果与现有的护理标准进行比较。然而，审查多项干预措施时，必须将一项干预措施的成本效果与下一项最佳替代措施进行比较，估计增量成本效果比率（incremental cost-effectiveness ratio，ICER）。该比率是 CEA 的重要组成部分，由于在选择另一种策略时会产生投资机会成本，如果未进行此类比较，则可能导致潜在的错误结论。例如，一项关于医院流行性呼吸道病毒威胁的模拟研究审查了以下干预措施：① 仅针对发生感染的患者，② 高风险区加强防护，③ 全院实施全面防护。虽然所有干预措施均具有成本效果，但干预措施①至③的增量效益（即实施措施避免的死亡人数）较大，而干预措施②至③的增量效益较小。由于成本不可忽视，因此干预措施③的增量成本效益高于 ICER[113]。另一实例：一项关于使用利奈唑胺、达托霉素或万古霉素治疗 MRSA 皮肤和软组织感染的相对 ICER 研究[114]。研究表明利奈唑胺的治疗效果比其他两种药物更具成本效益。

特别是在许多输入的数据获取自较低水平的研究的情况下，决策模型分析与结果的不确定性相关，这与所有类型的流行病学调查类似。模型中使用的多个参数很可能存在不确定性或具有较大的置信区间。重点在于，应在预期范围内改变模型的参数数据和模型结构进行敏感性分析，以确认模型对结果的预测，并评估在哪种假设条件下（如与 CLABSI 相关的住院时间延长或死亡率，或者抗菌涂层导管的成本）干预措施在减少关注的感染方面最具备成本效果。敏感性分析让报告结果更具普遍性，以便各机构或系统能够确定何种条件下干预措施在特定的医院或医疗保健系统中具有成本效果。

实施商业案例分析

鉴于 IC 和 AS 计划在目前的报销结构中通常是成本中心，而非创收中心，因此这两种计划被认定为削减预算的潜在领域[115-117]。因为卫生管理人员需要应对诸多举措和预算紧缩，所以向管理人员展示计划的价值变得越发重要[118]。为避免计划被缩减规模，通常需要完成商业案例经济分析启动新计划，或者在预算谈判中证明继续实施计划的合理性。

商业案例分析是一种从医院角度进行的成本分析，因为其通常会忽略患者的结局。商业案例在广义上用于医疗保健改善干预，商业案例存在该种情况：“如果在合理的时间框架内，使用合理的折现率所投资干预的实体能够获得经济回报[119]。”此类合理的回报可以通过利润、减少损失或避免成本实现。在这种情况下，目的在于纯粹地看待IC干预或整体计划的美元成本和效益，并且向医院管理人员证明其存在的合理性。由于许多人员在实施IC计划时缺乏完成此类分析所需的经济学专业知识，因此制定商业案例(分析)所面临的困难不容忽视。不论何者考虑进行商业案例分析，都应该在当地财务管理人员的协助下获取可用的本地成本数据。

通常，某种干预计划已经实施数年，并且保持较低的感染率。如果此类感染目前较少见，不再被视为问题，则管理人员可能考虑削减侧重于控制感染的计划成本，而未意识到该计划能够节约成本、具备高效性。试图启动新干预计划同样面临困难，虽然新计划的成本通常易于量化，但往往难以估计效益，特别是可用于说服管理人员的临床试验较少时，你所在的机构很可能缺乏足够资源完成研究工作。

部分解决方案有助于保留现有计划，即审查干预措施尚未实施的领域，并将这些领域的感染率与实施干预措施的领域进行比较。例如，将实施预防计划的内科ICU与未实施预防计划的外科ICU的CLABSI发病率进行比较。或者，如果成本削减迫使某项特定计划被取消，分阶段取消该计划将有所帮助，当某些取消干预的单位感染率上升时，可以使用这些证据重新制定计划。

在确定需要解决问题、出现新要求或新技术推动IC干预产生新的需求时，注意此时为采集结果、成本数据和实施数据的重要时机。如果机构不再有支持计划的意愿，则干预将面临被取消的风险，这些数据将有助于证明此种干预的合理性。因此，从分析的角度出发通常有所帮助，但从实施的角度逐步推出新的干预措施更为重要[82]，从而可以使用更高水平的准实验设计比较对照人群(即尚未实施该干预措施的病房或ICU)[85]。

商业案例分析实例

商业案例分析的步骤与上文描述的CEA步骤相似，第一步是构建问题及对潜在的解决方案提出假设。例如，考虑实施干预措施减少医院SSI。为了实施这项干预措施减少此类感染，需要为IC部门聘用额外的工作人员。因此，你需要完成的任务是说服医院管理层，向他们证明减少感染(包括SSI)所节约的成本将抵消聘用额外全职员工(full-time employee, FTE)的成本。

下一步是确定该计划的年度成本，在这种情况下，成本即包括福利在内的FTE工资。你可以从许多来源获取这些信息，包括所在机构的预算或使用在线调查[120]。例如，一位IPS的FTE年薪可能为75 000美元。

现在你需要确定通过减少感染可以避免产生何种成本，以确定聘用额外IPS的前期成本是否能在合理的时间内(通常是在当前财政年度)收回。在理想情况下，你可以获取所在机构的数据，将数据用于分析以确定雇用IPS后是否减少了SSI。或者，必须审查医学文献，观察其他人是否发表了关于类似问题的数据。例如，如果你所在机构每年完成4 000例手术，当前SSI率为2%，则每年将发生80例SSI。如果你根据自身经验或者通过研究文献综述得出结论，通过额外的SSI监测(包括出院后监测)、向外科医生增加报告比率、监测SSI预防清单和改善围手术期抗生素的使用时机，则聘用额外IPS预计可将SSI减少25%，高效的IPS能直接避免20例SSI的发生。

在估计可以预防的SSI数量后，下一步是从医院角度确定与SSI相关的成本。如果医院有现成的管理数据，可以按照之前描述的方法计算归因于SSI的成本。或者，某些文献综述可能显示SSI的平均成本为25 000美元[8]。此时，可以尝试将预期的SSI预防成本(20例)乘以每例SSI的估计成本，并且声明聘用IPS仅在预防SSI方面就能节约500 000美元的成本。然而，目前第三方付款方在一定比例上可报销这些成本。或许你所在机构有75%的成本可以报销，因此预防20例SSI节约的成本将降至125 000美元。一项研究表明，患者手术利润从无并发症时的3 288美元降至发生并发症时的755美元[38]。因此，医院在(患者术后)发生并发症时仍然可以盈利，但每次发生并发症可能会损失大约2 500美元的潜在利润。

完成商业案例需要用估计节约的成本或额外利润减去前期支出的成本，在该案例中，成本为IPS的工资和福利，医院的总收益估计为50 000美元。许多IC干预措施具有多种效益。例如，增加手卫生教育来应对鲍曼不动杆菌暴发的同时也有望减少MRSA和VRE的感染[121]。为进一步证明额外IPS的商业案例能够减少成本，可以包括减少的感染和IPS可能影响的其他类型潜在预防感染相关的成本，如呼吸机相关性肺炎。最近一篇文献表明，还可以制定业务案例来证明AS计划的合理性[122]。

尽管商业案例分析不包括发生HAI的患者死亡等不良结局，但医院管理人员也会应对这些问题。虽然患者安全不能作为整个论点，但应该包括与干预措施相关的改善患者安全的一些计算。如果与SSI相关的死亡率为5%，则估计预防20例SSI的发生可以预防1例死亡。此外，预防SSI等并发症可能减少相关的法律成本。这些因素可能影响医院管理，必须将其包括在合适的商业案例中。因此，医院风险管理小组应该尽早参与任何质量改进计划的经济分析。

第 17 章

Victor Daniel Rosenthal
(缪青,钱奕亦 译校)

资源有限机构中医疗保健获得性感染的流行病学、预防和控制

Epidemiology, Prevention, and Control of Healthcare-Acquired Infections in Limited-Resource Settings

引言

医疗保健获得性感染(healthcare-acquired infection)的预防和控制中,对 HAI 发生情况的全面监测知识对于有效应对这一公共卫生挑战至关重要。尤其在中低收入国家(lower-and middle-income country, LMC),这类准确的知识常被忽视,使得评估 HAI 对 LMC 机构中人群的实际和重大影响成为一大难题[1-3]。本章分析了 2002 年至 2020 年中期发表的关于 LMC 中 HAI 的研究。

为了界定哪些国家属于"LMC",世界银行根据 2015 年人均国民总收入(gross national income, GNI)将世界各国划分为四个经济阶层:低收入经济体(小于 1 025 美元)、中低收入经济体(1 026 至 4 035 美元)、中上收入经济体(4 036 至 12 475 美元)和高收入经济体(超过 12 476 美元)。在这一分类中,144 个国家中有 68%属于低收入和中低收入经济体,它们被称为低收入国家、低资源国家、发展中经济体或新兴国家[4]。这些国家占全球人口的 75%以上,在这些环境中,HAI 的问题尚未得到解决,需要作为公共卫生的优先事项来强调和处理[4]。

考虑到患者群体的差异性,计算和报告风险调整后的 HAI 发病率已成为标准做法。设备相关(device-associated, DA)HAI 发病率应根据其最重要的已知混杂因素(即设备使用天数)进行调整后报告[5]。风险调整包括计算每 1 000 个设备日的感染率,如每 1 000 个中央导管日的中央导管相关血流感染(central line-associated bloodstream infection, CLABSI)、每 1 000 个 PVC 日的短期外周静脉导管相关血流感染(peripheral venous catheter-related bloodstream infection, PVCR-BSI)、每 1 000 个机械呼吸机日的呼吸机相关性肺炎(ventilator-associated pneumonia, VAP)和每 1 000 个导尿管日的导管相关性尿路感染(catheter-associated urinary tract infection, CA-UTI)。因此,按设备使用天数监测 CLABSI、PVCR-BSI、VAP 和 CA-UTI 以有效描述所有 DA-HAI 的特点至关重要。然而,遗憾的是,在 LMC,很少有研究报告每 1 000 个设备日的 DA-HAI 数量,因此无法与其他国家的 DA-HAI 发病率进行比较。

2002 年之前,关于资源有限国家 DA-HAI 发病率的研究非常有限。在大多数情况下,医院报告了 DA-HAI 的百分比(即感染人数占出院或住院人数的百分比),或以每 1 000 个住院日的感染人数来报告 DA-HAI 发病率,而不是每 1 000 个设备日的 DA-HAI。在这种情况下,由于设备日数的分母不明确,因此无法将其作为医院间比较的基础。

因此,为了确定所有使用设备日作为分母的同行评审文章,本研究对 2002 年至 2020 年的文献进行了全面系统的回顾,以便找到那些来自 LMC 的文章,按照建议以设备日作为分母报告 HAI 发病率。

我们在对 2002 年至 2020 年的文献进行回顾时,共发现 187 篇报告了 LMC 的 HAI 发病率[6-181]。在这 187 篇文章中,有 36 篇发表于 2002 年至 2020 年,以百分比或每床日为单位报告了 HAI,但未报告每设备日的 HAI 发病率[6-42]。而在这 187 篇出版物中,有 151 篇发表于 2002 年至 2020 年,以每设备日 HAI 发病率的形式报告其 HAI 数据。在这 151 份文章中,139 份(约 92%)由国际医院感染控制联盟(International Nosocomial Infection Control Consortium, INICC)发布,并使用 INICC 软件收集和分析此类数据。INICC 对了解 LMC 中的 HAI 做出了巨大贡献,占此类发表数据的 90%以上(表 17.1)[55-181]。

表 17.1 成人、儿科和新生儿 ICU 每 1 000 个设备日的设备相关医疗保健相关感染发生率

国家	ICU 类型	每 1 000 个 CL 日 CLABSI	每 1 000 个 MV 日 VAP	每 1 000 个 UC 日 CA-UTI	发表年份	参考资料
阿尔巴尼亚	成人	—	40.0	41.0	2008	43
阿根廷	成人	11.4	—	—	2002	44
阿根廷[a]	成人	30.3	46.3	18.5	2004	55
阿根廷[a]	成人	2.7	—	—	2004	56

续 表

国家	ICU 类型	每 1 000 个 CL 日 CLABSI	每 1 000 个 MV 日 VAP	每 1 000 个 UC 日 CA - UTI	发表年份	参考资料
巴西	成人	10.2	18.7	1.8	2003	46
巴西[a]	NICU	17.3	3.2	—	2010	100
巴西[a]	成人	9.1	20.9	9.6	2008	57
巴西[a]	NICU	3.1	4.3	—	2007	101
中国[a]	NICU	18	63.3	—	2007	102
中国[a]	成人	3.1	20.8	6.4	2012	58
中国[a]	成人	7.66	10.46	1.3	2012	59
中国[a]	成人	—	19.56	—	2015	60
哥伦比亚[a]	成人	11.3	10.1	4.3	2006	61
哥伦比亚[a]	成人	12.9	—	—	2016	62
哥伦比亚[a]	NICU	50.6	13.2	—	2004	103
哥斯达黎加[a]	成人	4.65	29.9	0.0	2009	63
哥斯达黎加[a]	成人	2.9	30.7	1.5	2015	64
哥斯达黎加[a]	成人	4.65	29.9	—	2009	63
克罗地亚[a]	成人	8.3	47.8	6.0	2006	65
古巴[a]	成人	2.0	52.5	8.1	2011	66
厄瓜多尔[a]	成人	6.5	44.3	5.7	2017	67
埃及[a]	成人	22.5	73.4	34.2	2013	68
埃及[a]	成人	18.8	31.8	—	2011	68
萨尔瓦多[a]	成人	8.16	11.1	7.53	2007	69
萨尔瓦多[a]	成人	10.1	12.1	5.8	2011	70
萨尔瓦多[a]	NICU	16.1	9.9	—	2011	104
印度[a]	成人	7.9	10.4	1.4	2007	71
印度[a]	成人	0.48	21.9	0.6	2010	72
印度[a]	成人	5.1	9.4	2.1	2015	73
印度[a]	成人	7.9	10.4	1.4	2007	71
伊朗	成人	147.3	275	137.5	2004	47
伊朗[a]	成人	5.84	7.88	8.99	2015	74
黎巴嫩[a]	成人	5.2	8.1	4.1	2012	56
立陶宛	成人	7.7	28.8	3.4	2009	48
马其顿①[a]	成人	1.47	6.58	0.45	2010	75
马来西亚[a]	成人	9.4	21.2	5.0	2016	76
墨西哥[a]	成人	23.1	21.8	13.4	2006	77
墨西哥[a]	成人	23.1	21.8	13.4	2006	77
墨西哥[a]	NICU	24.6	25.9	—	2004	105
蒙古[a]	成人	19.7	43.7	15.7	2015	78
摩洛哥[a]	成人	12.1	45.3	9.7	2007	79

① 数据均引自 2019 年之前的报告。2019 年 1 月更名为“北马其顿”,后同。

续　表

国家	ICU 类型	每 1 000 个 CL 日 CLABSI	每 1 000 个 MV 日 VAP	每 1 000 个 UC 日 CA-UTI	发表年份	参考资料
摩洛哥[a]	成人	15.7	43.2	11.7	2009	80
秘鲁	成人	18.1	7.9	5.1	2010	49
秘鲁[a]	成人	7.7	31.3	5.1	2008	81
菲律宾[a]	成人	14	27.4	16.2	2007	82
菲律宾[a]	成人	4.6	16.7	4.2	2011	83
菲律宾[a]	成人	8.23	12.8	0.0	2011	83
波兰[a]	成人	4.01	18.2	4.8	2011	84
波兰[a]	成人	—	11.15	—	2015	85
突尼斯	成人	15.3	4.4	—	2006	50
突尼斯	成人	14.8	—	—	2007	54
突尼斯[a]	成人	8.65	5.56	0.0	2010	86
土耳其	成人	11.8	27.1	9.6	2010	51
土耳其	成人	2.8	21.2	11.9	2011	52
土耳其	成人	—	—	19.02	2012	53
土耳其	成人	6.4	14.3	4.3	2014	45
土耳其[a]	成人	17.6	26.5	8.3	2007	87
土耳其[a]	成人	11.1	21.4	7.5	2014	88
土耳其[a]	NICU	9.8	53.6	—	2004	106
土耳其[a]	NICU	21	8.1	—	2014	88
委内瑞拉[a]	成人	5.1	7.2	3.9	2017	89
越南[a]	成人	9.8	13.4	5.3	2018	90
INICC 2006 年报告——汇集 8 个国家的数据[a]	成人	18.5	24.1	8.9	2006	91
INICC 2008 年报告——汇集 18 个国家的数据[a]	成人	9.2	19.5	6.5	2008	92
INICC 2010 年报告——汇集 25 个国家的数据[a]	成人	7.6	13.6	6.3	2009	94
INICC 2010 年报告——汇集 25 个国家的数据[a]	NICU	13.9	9.5	—	2010	109
INICC 2012 年报告——汇集 36 个国家的数据[a]	成人	6.8	15.8	6.3	2012	95
INICC 2012 年报告——汇集 36 个国家的数据[a]	NICU	12.2	9.0	—	2012	95
INICC 2014 年报告——汇集 43 个国家的数据[a]	成人	4.9	16.8	5.05	2014	96
INICC 2014 年报告——汇集 43 个国家的数据[a]	NICU	5.17	9.54	—	2014	96
INICC 2016 年报告——汇集 50 个国家的数据[a]	成人	4.1	13.1	5.07	2016	97
INICC 2016 年报告——汇集 50 个国家的数据[a]	NICU	16.37	9.02	—	2016	97
INICC 2019 年报告——汇集 45 个国家的数据[a]	成人	5.05	14.1	5.1	2019	98
INICC 2019 年报告——汇集 45 个国家的数据[a]	NICU	12.7	7.5	—	2019	98

由世界银行界定为低收入、中低收入或中高收入经济体的医院报告。

CA-UTI，导管相关性尿路感染；CL，中央导管；CLABSI，中央导管相关血流感染；ICU，重症监护病房；INICC，国际医院感染控制联盟；MV，机械呼吸机；NICU，新生儿重症监护病房；PICU，儿科重症监护病房；UC，导尿管；VAP，呼吸机相关性肺炎。

- INICC 2006 年报告——汇集 8 个国家的数据：阿根廷、巴西、哥伦比亚、印度、墨西哥、摩洛哥、秘鲁和土耳其。
- INICC 2008 年报告——汇集 18 个国家的数据：阿根廷、巴西、智利、哥伦比亚、哥斯达黎加、古巴、印度、黎巴嫩、马其顿、墨西哥、摩洛哥、尼日利亚、秘鲁、菲律宾、萨尔瓦多、土耳其和乌拉圭等国。

续 表

- INICC 2010 年报告——汇集 25 个国家的数据：阿根廷、巴西、中国、哥伦比亚、哥斯达黎加、古巴、萨尔瓦多、希腊、印度、约旦、黎巴嫩、立陶宛、马其顿、墨西哥、摩洛哥、巴基斯坦、巴拿马、秘鲁、菲律宾、泰国、突尼斯、土耳其、委内瑞拉和越南等国。
- INICC 2012 年报告——汇集 36 个国家的数据：阿根廷、巴西、保加利亚、中国、哥伦比亚、哥斯达黎加、古巴、多米尼加共和国、厄瓜多尔、埃及、萨尔瓦多、希腊、印度、约旦、黎巴嫩、立陶宛、马其顿、马来西亚、墨西哥、摩洛哥、巴基斯坦、巴拿马、秘鲁、菲律宾、波多黎各、新加坡共和国、沙特阿拉伯、斯里兰卡、苏丹、泰国、突尼斯、土耳其、乌拉圭、委内瑞拉和越南等国。
- INICC 2014 年报告——汇集 43 个国家的数据：阿根廷、玻利维亚、巴西、保加利亚、中国、哥伦比亚、哥斯达黎加、古巴、多米尼加共和国、厄瓜多尔、埃及、萨尔瓦多、希腊、印度、伊朗、约旦、沙特阿拉伯王国、黎巴嫩、立陶宛、马其顿、马来西亚、墨西哥、摩洛哥、巴基斯坦、巴拿马、秘鲁、菲律宾、波兰、波多黎各、新加坡共和国、罗马尼亚、俄罗斯、塞尔维亚、斯洛伐克、斯里兰卡、苏丹、泰国、突尼斯、土耳其、阿拉伯联合酋长国、委内瑞拉和越南等国。
- INICC 2016 年报告——汇集 50 个国家的数据：阿根廷、巴林、玻利维亚、巴西、保加利亚、智利、中国、哥伦比亚、哥斯达黎加、古巴、多米尼加共和国、厄瓜多尔、埃及、希腊、洪都拉斯、印度、印度尼西亚、伊朗、科威特、黎巴嫩、立陶宛、马其顿、马来西亚、墨西哥、蒙古、摩洛哥、尼泊尔、巴基斯坦、巴拿马、巴布亚新几内亚、秘鲁、菲律宾、波兰、波多黎各、罗马尼亚、俄罗斯、沙特阿拉伯、塞尔维亚、新加坡、斯洛伐克、斯里兰卡、苏丹、泰国、突尼斯、土耳其、阿拉伯联合酋长国、乌拉圭、委内瑞拉和越南等国。
- INICC 2019 年报告——汇集 45 个国家的数据：阿根廷、巴林、巴西、保加利亚、中国、哥伦比亚、哥斯达黎加、多米尼加共和国、厄瓜多尔、埃及、希腊、洪都拉斯、印度、伊朗、约旦、沙特阿拉伯王国、科威特、黎巴嫩、立陶宛、马其顿、马来西亚、墨西哥、蒙古、摩洛哥、尼泊尔、巴基斯坦、巴勒斯坦、巴拿马、巴布亚新几内亚、秘鲁、菲律宾、波兰、罗马尼亚、俄罗斯、塞尔维亚、斯洛伐克、斯里兰卡、苏丹、泰国、突尼斯、土耳其、阿拉伯联合酋长国、委内瑞拉和越南等国。

a：由 INICC 成员使用 INICC 软件进行的科学研究，并由 INICC 小组发表。

在过去的 20 年里，INICC 一直在收集世界各地的 HAI 数据，为这一信息库做出贡献，从 2002 年到 2019 年，INICC 发表了 7 份研究报告，汇集了来自不同国家的越来越多的 HAI 数据，作为 INICC 的总结报告[55-181]。

第一份 INICC 报告于 2002 年至 2005 年进行，于 2006 年发表，数据来自 8 个国家：阿根廷、巴西、哥伦比亚、印度、墨西哥、摩洛哥、秘鲁和土耳其[91]。

第二份 INICC 报告于 2002 年至 2007 年进行，于 2008 年发表，数据来自 18 个国家：阿根廷、巴西、智利、哥伦比亚、哥斯达黎加、古巴、印度、黎巴嫩、马其顿、墨西哥、摩洛哥、尼日利亚、秘鲁、菲律宾、萨尔瓦多、土耳其和乌拉圭等国[92]。

第三份 INICC 报告于 2003 年至 2008 年进行，于 2010 年发表，包含 25 个国家：阿根廷、巴西、中国、哥伦比亚、哥斯达黎加、古巴、萨尔瓦多、希腊、印度、约旦、黎巴嫩、立陶宛、马其顿、墨西哥、摩洛哥、巴基斯坦、巴拿马、秘鲁、菲律宾、泰国、突尼斯、土耳其、委内瑞拉和越南等国[94]。

第四份 INICC 报告于 2004 年至 2009 年进行，于 2012 年发表，涵盖了 36 个国家的数据：阿根廷、巴西、保加利亚、中国、哥伦比亚、哥斯达黎加、古巴、多米尼加共和国、厄瓜多尔、埃及、萨尔瓦多、希腊、印度尼西亚、约旦、黎巴嫩、立陶宛、马其顿、马来西亚、墨西哥、摩洛哥、巴基斯坦、巴拿马、秘鲁、菲律宾、波多黎各、新加坡共和国、沙特阿拉伯、斯里兰卡、苏丹、泰国、突尼斯、土耳其、乌拉圭、委内瑞拉和越南等国[95]。

第五次报告，覆盖了 2007 年至 2012 年的数据，发表于 2014 年，涉及 43 个国家，包括：阿根廷、玻利维亚、巴西、保加利亚、中国、哥伦比亚、哥斯达黎加、古巴、多米尼加共和国、厄瓜多尔、埃及、萨尔瓦多、希腊、印度、伊朗、约旦、沙特阿拉伯王国、黎巴嫩、立陶宛、马其顿、马来西亚、墨西哥、摩洛哥、巴基斯坦、巴拿马、秘鲁、菲律宾、波兰、波多黎各、新加坡共和国、罗马尼亚、俄罗斯、塞尔维亚、斯洛伐克、斯里兰卡、苏丹、泰国、突尼斯、土耳其、阿拉伯联合酋长国、委内瑞拉和越南等国[96]。

其后，2016 年公布的第六次报告则基于 2010 年至 2015 年的数据，2016 年发表，涵盖 50 个国家，如：阿根廷、巴林、玻利维亚、巴西、保加利亚、智利、中国、哥伦比亚、哥斯达黎加、古巴、多米尼加共和国、厄瓜多尔、埃及、希腊、洪都拉斯、印度、印度尼西亚、伊朗、科威特、黎巴嫩、立陶宛、马其顿、马来西亚、墨西哥、蒙古、摩洛哥、尼泊尔、巴基斯坦、巴拿马、巴布亚新几内亚、秘鲁、菲律宾、波兰、波多黎各、罗马尼亚、俄罗斯、沙特阿拉伯、塞尔维亚、新加坡、斯洛伐克、斯里兰卡、苏丹、泰国、突尼斯、土耳其、阿拉伯联合酋长国、乌拉圭、委内瑞拉和越南等国[97]。

到 2019 年，第七次 INICC 报告发布，收集了 2012 年至 2017 年，发表于 2019 年，来自 45 个国家的数据，包括：阿根廷、巴林、巴西、保加利亚、中国、哥伦比亚、哥斯达黎加、多米尼加共和国、厄瓜多尔、埃及、希腊、洪都拉斯、印度、伊朗、约旦、沙特阿拉伯王国、科威特、黎巴嫩、立陶宛、马其顿、马来西亚、墨西哥、蒙古、摩洛哥、尼泊尔、巴基斯坦、巴勒斯坦、阿曼、巴布亚新几内亚、秘鲁、菲律宾、波兰、罗马尼亚、俄罗斯、塞尔维亚、斯洛伐克、斯里兰卡、苏丹、泰国、突尼斯、土耳其、阿拉伯联合酋长国、委内瑞拉和越南等国[98]。

此外，INICC 还公布了 28 个国家的 HAI，这些国家包括：阿根廷[55,56]、巴西[46,57,100,101]、中国[58-62,102]、哥伦比亚[103]、哥斯达黎加[63,64]、克罗地亚[65]、古巴[66]、厄瓜多尔[67]、埃及[68]、萨尔瓦多[69,70,104]、印度[71-73]、伊朗[74]、科威特[182]、黎巴嫩[56]、立陶宛[48]、马其顿[75]、马来西亚[76]、墨西哥[77,105]、蒙古[78]、摩洛哥[79,80]、秘鲁[81]、菲律宾[82,83]、波兰[84,85]、沙特阿拉伯[183]、突尼斯[86]、土耳其[87,88,106]、委内瑞拉[89]和越南[90]。

在 2009 年对 LMC 的一项综述中，针对 CLABSI 的发病率进行了研究。这项研究发现，成人重症监护病房（intensive care unit，ICU）和儿科重症监护病房（pediatric intensive care unit，PICU）的 CLABSI 发病率介于每 1 000个中央导管日 1.6～44.6 例，而新生儿重症监护病房（neonatal intensive care unit，NICU）的发病率则介于每

1 000个中央导管日 2.6～60.0 例。这些感染与显著增加的额外死亡率有关[184]。综述中还指出，一些结构性和行为性因素与更高的 CLABSI 发病率有关。这些问题包括：ICU 过于拥挤和隔离室不足，这可能导致感染控制措施的执行困难和交叉感染的风险增加；洗手设施的缺乏，如缺乏洗手池，以及医疗用品的普遍缺乏，特别是酒精洗手液、杀菌肥皂和纸巾；个人防护装备的缺乏：在插入静脉内(intravascular，IV)导管时，缺乏用于最大限度隔离防护的个人防护装备；消毒剂的不足，如由于缺乏氯己定而使用聚维酮碘；缺乏无针连接器和使用三通止水栓，缺乏无针连接器和使用带通气孔的 IV 容器而非封闭式 IV 系统，增加了感染的风险；依赖手工混合药物，缺乏即用型药物，因此所有药物都需要手工混合(manual admixture，MA)，这可能增加污染的风险[184]。

在 2010 年 INICC 发布的一项研究中，应用流程监测发现，多项措施与 CLABSI 的风险增加相关联。这些措施包括：缺乏手卫生(hand hygiene，HH)、使用非抗菌肥皂洗手、氯己定皮肤消毒不充分、缺少无菌纱布或透明敷料进行导管护理、在非必要情况下维持中心静脉导管(central venous catheter，CVC)、使用三通活塞而非无针接头、使用开放式输液容器等[130]。这类过时技术的使用，在许多 LMC 中是主要问题。然而，有一些 LMC 尚未批准使用氯己定[130]。

此外，在感染控制措施方面的不良表现也颇为突出，如将已浸渍消毒剂的棉球存于受污染的容器中、未使用无菌敷料覆盖静脉导管插入部位、将药物存放于已开封的一次性小瓶中、重复使用一次性小瓶、在可复用瓶中遗留针头、从 1 000 mL 容器中提取液体用于肠外溶液的稀释，以及使用黏性垫子等[130]。

同样，在 Arabi 等对 1966 年至 2007 年期间 LMC 成人 VAP 的系统性回顾中，发现 VAP 的总体发病率高于疾病预防控制中心(Centers for Disease Control and Prevention，CDC)的(美国)国家医疗保健安全网络(National Healthcare Safety Network，NHSN)基准率，每 1 000 个呼吸机使用日的发病率介于 10～41.7 例之间。研究还发现，VAP 相关的粗死亡率介于 16%至 94%[185]。

LMC 所面临的问题远超出临床研究结果和医疗保健实践的范畴；LMC ICU 住院患者所遭遇的严酷现实，不仅反映了医院本身的情况，更映射出国家的社会政治环境、恶劣生活条件、劳动市场的难以进入或差异化、不稳定的劳动条件、文化价值观的多样性、人口资产分配不平等导致的基本需求无法满足(包括卫生基础设施和教育、医疗系统的有限获取)。只要这些情况存在，我们就应该鼓励来自这些地区的医务人员(healthcare workers，HCW)集中精力改善医疗保健和临床实践，并推广他们的成果，以弥补那些无法通过临床实践直接控制的社会因素[186]。

较高的 HAI 发病率可能反映了整体 LMC 中 ICU 的典型情况[187,188]。有几个原因可以解释这一现象[189]。其中最主要的原因是，在大多数 LMC 中，仍然缺乏关于实施感染控制计划的法律强制性规定，如国家感染控制指南；而在极少数有法律框架的情况下，对规定的遵守非常不规范，医院认证也非强制性。

大多数医院中，官方规定的缺乏与遵循手卫生指南的高度变异性密切相关。大多数医院行政和财政支持不足，无法资助感染控制计划，进一步加剧了这一情况[4]。相较于发达国家，LMC 可用的人力资源和物资供应差异巨大，这就解释了为什么不能直接将发达国家发布的指南应用于 LMC 的实际情况。研究表明，护士与患者比例降低与 HAI 发病率增加有关，尤其是在护士与患者比例极低、医院过度拥挤、医疗用品短缺、缺乏经验丰富的护士或训练有素的医护人员的情况下，与 ICU 的高 HAI 发病率密切相关[91]。

近期一项研究评估了国家社会经济地位和医院类型对 15 家 LMC 的 INICC 成员医院中 30 个 NICU 医疗保健相关感染的影响。研究发现，私立医院的 HAI 发病率明显低于学术医院，每 1 000 个导管日计算的 CLABSI 分别为 10.8 和 14.3 例($P<0.03$)。公立医院和学术医院的 CLABSI 发病率相近，分别为每 1 000 个中央导管日 14.6 例和每 1 000 个中央导管日 14.3 例($P=0.86$)[104]。此外，低收入国家的 NICU 中 CLABSI 发病率显著高于中低收入或中高收入国家；同时，学术医院 NICU 患者的 VAP 发病率也明显高于私立或公立医院[104]。

这些研究结果清楚地表明，经济水平、技术落后和人力资源稀缺性对地方医疗中心的影响，以及医院类型与资源限制之间的密切关系。相比私立医院，公立医院和学术医院在专业人员培训、预算、医疗用品和行政支持等方面面临更严重的资源限制，因为这些医院在预算分配上更依赖于国家的社会经济类别[55-182,183,190]。

INICC 关于 2012—2017 年间 ICU 中 DA - HAI 的报告

2012 年 1 月至 2017 年 12 月，INICC 对拉丁美洲、欧洲、东地中海、东南亚和西太平洋 45 个国家的 523 个 ICU 进行了监测研究。在这六年的研究期间，通过 INICC 在线监测系统(INICC Surveillance Online System，ISOS)收集了 242 家 INICC 成员医院的 532 483 名 ICU 患者的数据，共计 2 197 304 个住院日。采用了美国 CDC NHSN 对 DA - HAI 的定义。

尽管 INICC ICU 的设备使用情况与 CDC 下属 NHSN 的 ICU 报道的相似，但 INICC 的 ICU 中 DA - HAI 发病率更高，包括 CLABSI、VAP 和 CA - UTI 的发病率(分别为每 1 000 个中央导管日 5.05 例和 0.8 例，每 1 000 个呼吸机日 14.1 例和 0.9 例，以及每 1 000 个导尿管日 5.1 例和 1.7 例)。尽管 INICC 报告 ICU 的 DA - HAI 发病率有显著的减少趋势，在此期间，与代表发达国家的 CDC 的 NHSN ICU 数据相比，仍然要高得多(表 17.2～17.6)。

表 17.2 2012—2017 年 45 个国家 INICC 报告及数据摘要

	非洲	拉丁美洲	东地中海	欧洲	东南亚	西太平洋	汇总(pooled)
ICU,类型							
心胸外科	1	4	1	6	9	0	21
心内科	0	14	10	2	12	2	40
内科	5	11	17	7	29	3	72
内科/外科	2	61	35	30	44	11	183
新生儿	3	22	20	6	17	2	70
神经外科	0	3	2	4	8	3	20
神经系统	0	1	0	1	5	0	7
肿瘤学	0	1	2	0	0	0	3
儿科	2	19	11	9	11	5	57
呼吸系统	0	2	0	3	1	0	6
外科手术	3	3	4	10	15	2	37
创伤	0	2	2	0	3	0	7
ICU 总数,*n*(%)	16(3)	143(27)	104(20)	78(15)	154(30)	28(5)	523(100)
医院							
学术教学,*n*(%)	3(75)	12(17)	11(20)	35(85.4)	6(10)	5(33)	72(30)
公众,*n*(%)	0(0)	19(27)	37(66)	2(4.8)	4(7)	4(33)	66(27)
私人社区,*n*(%)	1(25)	39(56)	8(14)	4(9.8)	48(83)	4(33)	104(43)
医院总数,*n*	4	70	56	41	58	13	242

INICC 为本报告提供各地区机构的数据。
ICU：重症监护病房。

表 17.3 2012—2017 年期间 45 个国家的 INICC 报告及数据摘要

	CLABSI 发病率					百分位数[a]						
ICU 类型	ICU 数量	患者数量	CLABSI 数量	中央导管日	汇总平均值(pooled mean)	95%CI		10%	25%	50%(中位数)	75%	90%
心胸外科	21	22 979	169	76 729	2.2	1.8	2.6	0.0	0.0	0.9	2.5	5.2
心内科	40	44 526	439	86 395	5.08	4.6	5.6	0.0	0.0	0.6	4.3	18.0
内科	72	38 313	642	143 716	4.47	4.1	4.8	0.0	0.0	3.8	9.3	30.6
内科/外科	185	304 958	6 140	1 216 897	5.05	4.9	5.2	0.0	0.7	3.6	9.4	24.8
神经外科	20	15 949	197	44 466	4.43	3.8	5.1	0.0	1.1	3.9	7.9	11.4
神经内科	7	1 901	15	5 883	2.55	1.4	4.2	0.0	0.0	0.0	6.1	—
肿瘤学	3	832	44	2 998	14.68	10.7	19.7	1.6	1.6	15.6	—	—
儿科	57	27 486	975	135 543	7.19	6.7	7.7	0.0	0.0	3.5	7.5	23.5
呼吸系统	6	2 139	54	21 843	2.47	1.9	3.2	0.0	0.9	4.4	13.5	—
外科手术	37	29 654	424	81 013	5.23	4.7	5.6	0.0	0.0	2.5	10.9	35.2
创伤	7	10 260	151	27 614	5.47	4.6	6.4	0.0	0.0	10.1	12.6	—
总计(成人和儿科 ICU)	455	498 997	9 250	1 843 097	5.02	4.9	5.1	0.0	0.0	3.1	8.7	21.1

续　表

NICU,出生体重类别,g						95%CI		百分位数				
<750	70	1 739	137	7 468	18.3	15.4	21.7	0.0	0.0	3.6	36.5	71.4
751～1 000	70	2 442	255	17 553	14.5	12.8	16.4	0.0	0.0	0.0	24.7	70.2
1 001～1 500	70	10 223	566	36 978	15.3	14.1	16.6	0.0	0.0	0.0	21.3	47.4
1 501～2 500	70	9 492	156	20 310	7.7	6.5	9.0	0.0	0.0	0.0	4.6	46.5
>2 500	70	9 981	180	19 376	9.3	8.0	10.8	0.0	0.0	0.0	0.0	36.6
汇总(NICU)	70	33 877	1 294	101 685	12.7	12	13.4	0.0	0.0	0.0	15.9	52.6
呼吸机相关性 PNEU(VAP)感染率						百分位数[a]						
ICU 类型	ICU 数量	患者数量	VAP 数量	呼吸机日	汇总平均值	95%CI		10%	25%	50%(中位数)	75%	90%
心胸外科	21	22 979	288	39 073	7.4	6.5	8.3	0.0	0.0	1.6	10.8	14.7
心内科	40	44 526	735	41 409	17.7	16.5	19.1	0.0	0.0	10.1	20.7	37.5
内科	72	38 313	1 192	93 867	12.7	12.0	13.4	0.0	0.0	6.6	20.9	42.2
内科/外科	185	304 958	10 882	771 025	14.1	13.8	14.4	0.0	3.2	11.7	24.2	41.8
神经外科	20	15 949	450	32 987	13.6	12.4	15.0	0.0	2.3	13.4	33.0	51.2
神经内科	7	1 901	31	2 243	13.8	9.4	19.6	0.0	0.0	0.0	17.6	—
肿瘤学	3	832	13	1 574	8.3	4.4	14.1	0.0	0.0	0.0	—	—
儿科	57	27 486	1 356	114 845	11.8	11.2	12.5	0.0	0.0	4.6	11.9	29.4
呼吸系统	6	2 139	207	19 356	10.7	9.3	12.3	8.5	10.8	16.9	40.2	—
外科手术	37	29 654	566	41 767	13.6	12.5	14.7	0.0	0.0	7.1	17.6	72.4
创伤	7	10 260	379	35 460	10.7	9.6	11.8	0.0	8.5	27.5	32.4	—
汇总(成人和儿科 ICU)	455	498 997	16 099	1 193 606	13.5	13.3	13.7	0.0	0.0	8.4	21.7	39.0
NICU,出生体重类别,g						95%CI		百分位数				
<750	70	1 739	26	7 807	3.3	2.2	4.9	0.0	0.0	0.0	0.0	14.2
750～1 000	70	2 442	62	12 582	4.9	3.8	6.3	0.0	0.0	0.0	0.0	24.3
1 001～1 500	70	10 223	298	22 650	13.2	11.7	14.7	0.0	0.0	0.0	16.3	48.8
1 501～2 500	70	9 492	114	17 728	6.4	5.3	7.7	0.0	0.0	0.0	0.0	30.4
>2 500	70	9 981	112	20 534	5.5	4.5	6.6	0.0	0.0	0.0	0.0	25.6
总计(NICU)	70	33 877	612	81 301	7.5	6.9	8.1	0.0	0.0	0.0	2.1	31.2
导管相关 UTI(VA - UTI)率						百分位数[a]						
ICU 类型	ICU 数量	患者数量	CA - UTI 数量	呼吸机日	汇总平均值	95%CI		10%	25%	50%(中位数)	75%	90%
心胸外科	21	22 979	148	65 836	2.2	1.9	2.6	0.0	0.0	0.3	2.4	6.2
心内科	40	44 526	344	79 539	4.3	3.8	4.8	0.0	0.0	1.0	4.4	8.5
内科	72	38 313	729	165 930	4.4	4.1	4.7	0.0	0.0	1.1	7.2	16.1
内科/外科	185	304 958	6 527	1 274 202	5.1	5	5.2	0.0	1.0	3.0	7.0	15.1
神经外科	20	15 949	337	73 508	4.6	4.1	5.1	0.0	1.0	2.8	11.3	16.9
神经内科	7	1 901	56	9 395	6	4.5	7.7	0.0	0.0	1.4	3.3	—
肿瘤学	3	832	9	3 441	2.6	1.2	5	0.7	0.7	9.4	—	—

续 表

导管相关 UTI(VA-UTI)率						百分位数						
ICU 类型	ICU 数量	患者数量	CA-UTI 数量	呼吸机日	汇总平均值	95%CI		10%	25%	50%（中位数）	75%	90%
儿科	57	27 486	425	80 782	5.3	4.8	5.8	0.0	0.0	0.0	5.1	20.5
呼吸系统	6	2 139	155	23 132	6.7	5.7	7.8	0.0	3.2	6.1	11.2	—
外科手术	37	29 654	329	94 577	3.5	3.1	3.9	0.0	0.0	3.2	9.1	47.3
创伤	7	10 260	153	43 622	3.5	3	4.1	0.0	0.0	3.3	6.9	—
汇总（成人和儿科 ICU）	455	498 997	9 212	1 913 964	4.8	4.7	4.9	0.0	0.0	2.4	6.5	14.7

2012—2017 年间，器械相关模块(DA module)中，成人、儿科和新生儿 ICU 的 CLABSI 发病率和 VAP 发病率，以及成人和儿科 ICU 的 CA-UTI 发病率，按照不同类型的地点进行了汇总均值、95%置信区间和主要百分位数的计算。
BSI，血流感染；CA-UTI，导管相关性尿路感染；CI，置信区间；CL，中心线；CLABSI，中央导管相关血流感染；DA，器械相关；ICU，重症监护病房；NICU，新生儿重症监护病房；PNEU，肺炎；VAP，呼吸机相关性肺炎。
a：百分位分布比较是在至少有 20 个地点对分层数据做出贡献的情况下进行的。

表 17.4 2012—2017 年 45 个国家 2011 年 INICC 数据摘要

中心导管利用率					百分位数[a]						
ICU 类型	ICU 数量	中央导管日	住院日	汇总平均值	95%CI		10%	25%	50%（中位数）	75%	90%
心胸外科	21	76 729	76 336	1.01	0.9	1.01	0.3	0.7	0.9	1.2	1.5
心内科	40	86 395	355 575	0.24	0.24	0.24	0.1	0.2	0.3	0.6	0.8
内科	72	143 716	374 411	0.38	0.38	0.39	0.1	0.3	0.5	0.7	0.9
内科/外科	185	1 216 897	1 870 390	0.65	0.65	0.65	0.2	0.3	0.6	0.9	1.1
神经外科	20	44 466	89 881	0.49	0.49	0.50	0.1	0.2	0.4	0.7	0.8
神经内科	7	5 883	12 925	0.46	0.44	0.47	0.0	0.2	0.5	0.7	—
肿瘤学	3	2 998	4 328	0.69	0.67	0.72	0.6	0.6	0.9	—	—
儿科	57	135 543	210 935	0.64	0.64	0.65	0.0	0.2	0.4	0.8	1.1
呼吸系统	6	21 843	27 624	0.79	0.78	0.8	0.3	0.6	0.8	1.2	—
外科手术	37	81 013	118 523	0.68	0.68	0.69	0.2	0.4	0.6	0.8	1.0
创伤	7	27 614	55 548	0.50	0.49	0.50	0.2	0.2	0.5	0.6	—
汇总（成人和儿科 ICU）	455	1 843 097	3 196 476	0.58	0.57	0.58	0.1	0.3	0.5	0.8	1.1
NICU，出生体重类别，g					百分位数						
<750	70	16 435	7 468	0.45	0.44	0.46	0.0	0.1	0.44	0.77	1.0
751～1 000	70	39 578	17 553	0.44	0.43	0.45	0.0	0.14	0.43	0.74	1.0
1 001～1 500	70	111 732	36 978	0.33	0.32	0.33	0.0	0.03	0.24	0.53	0.77
1 501～2 500	70	97 378	20 310	0.21	0.21	0.21	0.0	0.0	0.09	0.28	0.5
>2 500	70	89 084	19 376	0.22	0.21	0.22	0.0	0.0	0.11	0.29	0.46
汇总(NICU)	70	354 207	101 685	0.29	0.29	0.29	0.0	0.02	0.2	0.49	0.77

机械通气使用率					百分位数[a]						
ICU 类型	ICU 数量	插管日	住院日	汇总平均值	95%CI		10%	25%	50%（中位数）	75%	90%
心胸外科	21	39 073	76 336	0.51	0.51	0.52	0.05	0.20	0.33	0.42	0.65
心内科	40	41 409	355 575	0.12	0.12	0.12	0.06	0.07	0.16	0.29	0.46

续　表

机械通气使用率					百分位数						
ICU 类型	ICU 数量	插管日	住院日	汇总平均值	95%CI		10%	25%	50%（中位数）	75%	90%
内科	72	93 867	374 411	0.25	0.25	0.25	0.07	0.15	0.35	0.49	0.68
内科/外科	185	771 025	1 870 390	0.41	0.41	0.41	0.11	0.23	0.39	0.60	0.74
神经外科	20	32 987	89 881	0.37	0.36	0.37	0.11	0.24	0.32	0.51	0.83
神经内科	7	2 243	12 925	0.17	0.17	0.18	0.09	0.16	0.26	0.40	—
肿瘤学	3	1 574	4 328	0.36	0.35	0.38	0.0	0.0	0.32	—	—
儿科	57	114 845	210 935	0.54	0.54	0.55	0.15	0.32	0.45	0.55	0.67
呼吸系统	6	19 356	27 624	0.70	0.69	0.71	0.18	0.34	0.68	0.79	0.92
外科手术	37	41 767	118 523	0.35	0.35	0.36	0.03	0.08	0.25	0.52	0.68
创伤	7	35 460	55 548	0.64	0.63	0.65	0.06	0.08	0.25	0.57	—
汇总（成人和儿科 ICU）	455	1 193 606	3 196 476	0.37	0.37	0.37	0.07	0.18	0.36	0.53	0.70
NICU，出生体重类别，g					百分位数						
<750	70	16 435	7 807	0.48	0.46	0.49	0.05	0.33	0.59	0.88	1.0
750～1 000	70	39 578	12 582	0.32	0.31	0.32	0.0	0.13	0.32	0.54	0.89
1 001～1 500	70	111 732	22 650	0.20	0.20	0.21	0.0	0.02	0.11	0.31	0.53
1 501～2 500	70	97 378	17 728	0.18	0.18	0.18	0.0	0.03	0.08	0.20	0.38
>2 500	70	89 084	20 534	0.23	0.23	0.23	0.0	0.04	0.14	0.8	0.46
汇总（NICU）	70	354 207	81 301	0.23	0.23	0.23	0.0	0.01	0.15	0.38	0.64
导尿管使用率					百分位数[a]						
ICU 类型	ICU 数量	导尿管日	住院日	汇总平均值	95%CI		10%	25%	50%（中位数）	75%	90%
心胸外科	21	65 836	76 336	0.86	0.86	0.86	0.18	0.43	0.69	0.90	0.99
心内科	40	79 539	355 575	0.22	0.22	0.23	0.28	0.49	0.84	0.95	1.0
内科	72	16 593	374 411	0.44	0.44	0.44	0.11	0.26	0.43	0.63	0.85
内科/外科	185	1 274 202	1 870 390	0.68	0.68	0.68	0.23	0.44	0.71	0.87	0.99
神经外科	20	73 508	89 881	0.82	0.82	0.82	0.28	0.54	0.75	0.92	0.99
神经内科	7	9 395	12 925	0.73	0.72	0.73	0.04	0.39	0.85	0.93	—
肿瘤学	3	3 441	4 328	0.80	0.78	0.81	0.07	0.07	0.81	—	—
儿科	57	80 782	210 935	0.38	0.38	0.39	0.03	0.17	0.34	0.49	0.76
呼吸系统	6	23 132	27 624	0.84	0.83	0.84	0.71	0.88	0.99	1.0	—
外科手术	37	94 577	118 523	0.80	0.80	0.80	0.24	0.55	0.78	0.94	1.0
创伤	7	43 622	55 548	0.79	0.78	0.79	0.24	0.30	0.80	0.93	—
汇总（成人和儿科 ICU）	455	1 913 964	3 196 476	0.60	0.60	0.60	0.18	0.43	0.69	0.90	0.99

2012—2017 年，DA 模块中成人、儿科和新生儿 ICU 中央导管使用率、呼吸机使用率（按地点类型划分）及导尿管使用率（按地点类型划分）分布的汇总平均值、95%置信区间和主要百分位数。CI，置信区间；ICU，重症监护病房；NICU，新生儿重症监护病房。

表 17.5 2012—2017 年期间 45 个国家的 INICC 报告及数据摘要

ICU 类型	CLABSI 率		VAP 率		CA-UTI 率	
	INICC 2012—2017 年汇总平均值（95%CI）	NHSN 2013 年汇总平均值（95%CI）	INICC 2012—2017 年汇总平均值（95%CI）	NHSN 2012[a]/2013[b] 年汇总平均值（95%CI）	INICC 2012—2017 年汇总平均值（95%CI）	NHSN 2013 年汇总平均值（95%CI）
心胸外科	2.20(1.8～2.6)	0.8(0.8～0.9)	7.4(6.5～8.3)	1.7(1.5～1.9)	2.2(1.9～2.6)	1.8(1.7～1.9)
心内科	5.08(4.6～5.6)	1.0(0.9～1.1)	17.7(16.5～19.1)	1.0(0.8～1.1)	4.3(3.8～4.8)	2.3(2.2～2.4)
内科	4.47(4.1～4.8)	1.1(1.0～1.2)	12.7(12.0～13.4)	0.9(0.8～1.1)	4.4(4.1～4.7)	2.0(1.9～2.1)
内科/外科	5.05(4.9～5.2)	0.8(0.8～0.9)	14.1(13.8～14.4)	0.9(0.8～1.0)	5.1(5.0～5.2)	1.7(1.6～1.8)
神经外科	4.43(3.8～5.1)	0.9(0.8～1.1)	13.6(12.4～15.0)	2.1(1.9～2.5)	4.6(4.1～5.1)	5.3(5.1～5.5)
神经内科	2.55(1.4～4.2)	1.1(0.9～1.4)	13.8(9.4～19.6)	3.0(2.3～3.8)	6.0(4.5～7.7)	4.5(4.1～4.9)
肿瘤学	14.68(10.7～19.7)		8.3(4.4～14.1)		2.6(1.2～5.0)	
儿科	7.19(6.7～7.7)	1.2(1.1～1.3)	11.8(11.2～12.5)	0.7(0.6～0.8)	5.3(4.8～5.8)	2.5(2.2～2.7)
呼吸系统	2.47(1.9～3.2)	1.0(0.5～1.9)	10.7(9.3～12.3)	0.7(0.2～1.7)	6.7(5.7～7.8)	2.1(1.5～3.0)
外科手术	5.23(4.7～5.6)	0.9(0.8～1.0)	13.6(12.5～14.7)	2.0(1.7～2.3)	3.5(3.1～3.9)	2.0(1.9～2.2)
创伤	5.47(4.6～6.4)	1.4(1.3～1.6)	10.7(9.3～12.3)	3.6(3.3～3.9)	3.5(3.0～4.1)	4.3(4.1～4.5)
NICU，出生体重类别，g						
＜750	18.3(15.4～21.7)	2.1(1.9～2.3)	3.3(2.2～4.9)	1.0(0.8～1.3)	—	—
751～1 000	14.5(12.8～16.4)	1.3(1.2～1.5)	4.9(3.8～6.3)	1.1(0.8～1.6)	—	—
1 001～1 500	15.3(14.1～16.6)	0.8(0.7～0.9)	13.2(11.7～14.7)	0.7(0.3～1.2)	—	—
1 501～2 500	7.7(6.5～9.0)	0.6(0.5～0.7)	6.4(5.3～7.7)	0.5(0.2～1.1)	—	—
＞2 500	9.3(8.0～10.8)	0.7(0.6～0.9)	5.5(4.5～6.6)	0.1(0.0～0.4)	—	—

INICC(2012—2017 年)和 NHSN(2012 年)ICU 每 1 000 个设备日的器械相关医疗保健相关感染率比较。
CA-UTI，导管相关性尿路感染；CI，置信区间；CLABSI，中央导管相关血流感染；ICU，重症监护病房；INICC，国际医院感染控制联盟；NHSN，(美国)国家医疗保健安全网络；NICU，新生儿重症监护病房；VAP，呼吸机相关性肺炎。
a：为了比较成人 ICU 的 VAP 发病率，我们使用了 CDC NSHN 报告中 2012 年的数据。
b：为了比较儿科 ICU 和 NICU 的 VAP 发病率，我们使用了 CDC NSHN 报告中 2013 年的数据。

表 17.6 2012—2017 年期间 45 个国家的 INICC 报告及数据摘要

病原体、抗微生物药物	在 INICC ICU 中分离和检测的病原体数量，汇总 (VAP)	在 INICC ICU 中的抗药性百分比(%) (VAP)	在 INICC ICU 中分离和检测的病原体数量，汇总 (CA-UTI)	在 INICC ICU 中的抗药性百分比(%) (CA-UTI)	在 INICC ICU 中分离和检测的病原体数量，汇总 (CLABSI)	在 INICC ICU 中的抗药性百分比(%) (CLABSI)	在 CDC NSHN ICU 中的抗药性百分比(%) (CLABSI)
金黄色葡萄球菌							
OXA	141	41.8	7	57.1	51	64.7	50.7
粪肠球菌							
VAN	12	16.7	54	5.6	27	18.5	9.8
铜绿假单胞菌							
FQs	436	34.6	87	40.2	110	20	30.2
PIP 或 TZP	367	39.2	68	38.2	91	33	18.4
大肠杆菌							
FQs	108	53.7	269	55	81	49.38	49.3

INICC ICU 的抗微生物药物耐药率，以及 INICC ICU 和 NHSN 的抗微生物药物耐药率(%)比较。
CA-UTI，导管相关性尿路感染；CLABSI，中央导管相关血流感染；FQs，氟喹诺酮类药物(环丙沙星、左氧氟沙星、莫西沙星或氧氟沙星)；INICC，国际医院感染控制联盟；OXA，苯唑西林；PIP，哌拉西林；TZP，哌拉西林-他唑巴坦；VAN，万古霉素；VAP，呼吸机相关性肺炎。

2013—2019 年短期外周静脉导管相关血流感染的 INICC 报告

在 2013 年之前，尚未对 LMC 的短期 PVCR - BSI 进行系统性研究，也缺乏按设备使用天数分列的感染率数据。一项自 2013 年 9 月至 2019 年 5 月关于短期 PVCR - BSI 的前瞻性监测研究，在非洲、美洲、地中海东部、欧洲、东南亚和西太平洋地区 42 个国家的 141 个城市中的 268 家 INICC 成员医院的 727 个 ICU 中进行。该研究采用了 CDC NHSN 对 PVCR - BSI 的定义，并通过 ISOS 报告相关数据。

在此期间，共对 149 609 名 ICU 患者进行了 731 135 个床位日和 743 508 个短期 PVC 日的随访。在这些随访中，共发现 1 789 例 PVCR - BSI，导致 BSI 的发病率为每 1 000 PVC 日 2.41 例。INICC ICU 的 PVCR - BSI 发病率远高于工业化国家公布的发病率（表 17.7）[108-111]。

表 17.7　每 1 000 个外周静脉导管日短期 PVCR - BSI 发病率

国家	ICU 类型	患者人数	每 1 000 个 CL 日 PVCR - BSI	发表年份	参考资料
INICC 2020 年报告——42 个国家的数据[a]	成人	149 609	2.41	2020	108
INICC 2020 年报告——亚洲 8 个国家的数据[a]	成人	83 295	2.65	2020	109
INICC 2020 年报告——中东 14 个国家的数据[a]	成人	31 083	2.32	2020	110
INICC 2020 年报告——印度 19 个城市的数据[a]	成人	7 513	2.91	2020	111

由世界银行界定为低收入、中低收入或中高收入经济体的医院报告。
CL，中心静脉置管；ICU，重症监护病房；INICC，国际医院感染控制联盟；PVCR - BSI，外周静脉导管相关血流感染。

- INICC 2020 年报告——汇集 42 个国家的数据：非洲、美洲、东地中海、欧洲、东南亚和西太平洋地区 42 个国家 141 个城市 268 家医院的 727 个 ICU。
- INICC 2020 年报告——汇集亚洲 8 个国家的数据：东南亚地区 8 个国家（中国、印度、马来西亚、蒙古、尼泊尔、菲律宾、泰国和越南），32 个城市 78 家医院的 262 个 ICU。
- INICC 2020 年报告——汇集中东 14 个国家的数据：来自中东 14 个国家（巴林、埃及、伊朗、约旦、沙特阿拉伯王国、科威特、黎巴嫩、摩洛哥、巴基斯坦、巴勒斯坦、苏丹、突尼斯、土耳其和阿拉伯联合酋长国），52 个城市 83 家医院的 246 个 ICU。
- INICC 2020 年报告——汇集印度 19 个城市 57 家医院 204 个 ICU 的数据。

a：由 INICC 成员使用 INICC 软件进行的科学研究，并由 INICC 小组发表。

在使用 PVC 的患者中，发生 PVCR - BSI 的患者死亡率高于未发生 PVCR - BSI 的患者（分别为 18% 和 6.67%）。此外，发生 PVCR - BSI 的 PVC 患者的住院时间（length of stay，LOS）也比未发生 PVCR - BSI 的患者更长（分别平均为 9.85 天和 4.83 天）。

与 PVCR - BSI 相关的病原体主要是革兰阴性菌（占 58%），包括大肠埃希菌（16%）、克雷伯菌属（11%）、铜绿假单胞菌（6%）、肠杆菌属（4%）和其他细菌（20%），如肉豆蔻沙雷菌。在革兰阳性菌中，金黄色葡萄球菌是最主要的病原体，占比 12%。

手术部位感染

手术部位感染（surgical site infection，SSI）对患者安全构成的风险日益受到重视，其负担包括疼痛、痛苦、伤口愈合延迟、抗生素使用增加、再次手术、住院时间延长、死亡率和发病率上升，同时也导致医疗费用显著增加[191]。

以医院获得性感染（HAI，包括 SSI）为重点的监测计划是预防和减少其不良影响的重要手段，有助于降低患者的感染风险，提高患者安全。据高收入国家文献显示（包括美国），实施 HAI 监测计划能使 HAI 发病率降低 30%，SSI 发病率降低 55%[192]。

在发展中国家，INICC 的报告表明，系统地实施 HAI 监测和控制策略可以显著减少 HAI[130,153,173]。

通过文献检索，我们发现世界银行定义的低收入、中低收入和中高收入国家医院报告的每次手术 SSI 感染率数据（表 17.8）。

表 17.8　世界银行定义的低收入、中低收入和中高收入经济体医院报告的每次手术的 SSI 发病率

国家	汇总 SSI 发病率（%）	发表年份	参考资料
非洲（撒哈拉以南）	23.6	2009	285
玻利维亚	12	2003	286
巴西	23.6	2004	287
巴西	11	2006	288
巴西	24.5	2006	289
巴西	10.3	2010	290
巴西[a]	0.6	2015	194
布基纳法索	23.4	2011	291
哥伦比亚[a]	3.8	2014	199
哥伦比亚	2.6	2003	292
科特迪瓦	13.2	2009	293
埃塞俄比亚	11.4	2012	294
格鲁吉亚	14.6	2007	295
印度	18.86	2003	296
印度[a]	4.2	2014	195
墨西哥[a]	5.5	2014	198
摩洛哥	5.2	2005	298
尼泊尔	7.3	2008	299
尼日利亚	17.4	2011	300
巴基斯坦	13	2008	301

续　表

国家	汇总 SSI 发生率（%）	发表年份	参考资料
秘鲁[a]	2.5	2015	196
俄罗斯联邦	9.5	2007	302
坦桑尼亚	24	2006	303
坦桑尼亚	26	2011	304
坦桑尼亚	19.4	2011	305
泰国	2.7	1995	306
泰国	9.1	2005	307
泰国	1.4	2009	308
泰国	1.2	2009	308
土耳其	6.2	2005	309
土耳其[a]	4.3	2015	197
越南[a]	5.5	2016	254
INICC报告——汇集30个国家的数据[a]	2.9	2013	68

CI，置信区间；RR，相对危险度；SSI，手术部位感染。

- INICC 2013 年报告——汇集 30 个国家的数据：阿根廷、巴西、哥伦比亚、古巴、多米尼加共和国、埃及、希腊、印度、黎巴嫩、立陶宛、马其顿、马来西亚、墨西哥、摩洛哥、巴基斯坦、巴拿马、秘鲁、菲律宾、波兰、萨尔瓦多、沙特阿拉伯、塞尔维亚、新加坡、斯洛伐克、苏丹、泰国、土耳其、乌拉圭和越南等国。

a：由 INICC 成员使用 INICC 软件进行的科学研究，并由 INICC 小组发表。

2013 年，INICC 发布了一项关于 SSI 的前瞻性联合监测研究结果，研究覆盖了 2005 年 1 月至 2010 年 12 月在 30 个国家 66 个城市的 82 家医院进行的外科手术（surgical procedure，SP），包括来自美洲、亚洲、非洲和欧洲四大洲的阿根廷、巴西、哥伦比亚、古巴、多米尼加共和国、埃及、希腊、印度、黎巴嫩、立陶宛、马其顿、马来西亚、墨西哥、摩洛哥、巴基斯坦、巴拿马、秘鲁、菲律宾、波兰、萨尔瓦多、沙特阿拉伯、塞尔维亚、新加坡、斯洛伐克，苏丹、泰国、土耳其、乌拉圭和越南等国[193]。

该研究共收集了 7 523 例 SSI 的数据，与 260 973 例 SP 相关联。与 CDC NHSN 的数据相比，INICC 医院大多数类型 SP 的 SSI 发病率都明显较高，包括髋关节假体植入术后[分别为 2.6%和 1.3%；相对风险（relative risk，RR）=2.06，95% CI=1.8～2.4，$P<0.001$]、带胸部和供体切口的冠状动脉旁路移植术（分别为 4.5%和 2.9%；RR=1.52，95% CI=1.4～1.6，$P<0.001$）、腹部子宫切除术（分别为 2.7%和 1.6%；RR=1.66，95% CI=1.4～2.0，$P<0.001$）、探查性腹部手术（分别为 4.1%和 2.0%；RR=2.05，95% CI=1.6～2.6，$P<0.001$）和心室分流的 SSI 发病率（分别为 12.9%和 5.6%；RR=2.3，95%CI=1.9～2.6，$P<0.001$）（表 17.9～17.11）[193-199]。

将 INICC 的研究结果与 CDC NHSN 在 2006—2008 年报告的数据进行比较后发现，在 INICC 中，在国际医院中，与大多数 SP 相关的 SSI（58%）远高于美国公布的数据[200]。这些数据表明，与一些发达国家相比，国际环境下医院的 HAI（尤其是 SSI）对患者安全构成了严重的风险。根据文献报道，HAI 发病率与国家社会经济水平和医院类型之间存在负相关。因此，有必要对这一问题进行更广泛的分析，尤其是在发展中国家。这些信息可以作为制定针对性干预措施、设计 SSI 预防计划并评估其影响的基准工具[193]。

表 17.9　2005—2010 年 30 个国家的手术部位感染 INICC 数据摘要

	拉丁美洲	亚洲	非洲	欧洲	全部
国家，名称	阿根廷、巴西、哥伦比亚、古巴、多米尼加共和国、墨西哥、巴拿马、秘鲁、萨尔瓦多、乌拉圭	印度、黎巴嫩、马来西亚、巴基斯坦、菲律宾、沙特阿拉伯、新加坡、泰国、越南	埃及、摩洛哥、苏丹	希腊、立陶宛、马其顿、波兰、塞尔维亚、斯洛伐克、土耳其等国	
国家，n	10	9	3	8	30
城市，n	23	17	3	23	66
医院，n	28	22	5	27	82
学术教学，n（%）	9(32)	10(45)	4(80)	22(81)	47(55)
公众，n（%）	9(32)	4(18)	0(0)	3(11)	16(20)
私人社区，n（%）	10(36)	8(36)	1(20)	2(7)	21(25)
外科手术	124 099	68 415	5 706	62 753	260 973
程序，n					
手术部位感染，n	2 047	2 580	181	2 715	7 523

2005—2010 年参与 INICC 医院的特点。

表 17.10　2005—2010 年 30 个国家的手术部位感染 INICC 报告

代码	手术名称	手术，*n*	INICC SSI，*n*	INICC SSI 发生率(%)	医院数量	第 10 个 PCT	第 25 个 PCT	第 50 个 PCT	第 75 个 PCT	第 90 个 PCT
AAA	腹主动脉瘤修补术	13	1	7.7	1	—	—	—	—	—
AMP	截肢	4 040	111	2.7	14	—	—	—	—	—
APPY	阑尾手术	13 668	395	2.9	21	0.12	1.5	2	5.3	8.2
BILI	胆管、肝脏或胰腺手术	1 262	116	9.2	13	—	—	—	—	—
BRST	乳房手术	4 148	72	1.7	12	—	—	—	—	—
CBGB	带胸腔和供体切口的冠状动脉搭桥术	36 057	1 615	4.5	35	0	1	3.2	71	10.8
CARD	心脏外科	14 070	781	5.6	21	0	1.2	2.8	6.6	18.9
CHOL	胆囊手术	9 980	247	2.5	21	0	0	1.4	3.8	5.7
COLO	结肠手术	4 285	402	9.4	15	—	—	—	—	—
CRAN	开颅手术	12 501	551	4.4	32	0	0.7	3	6	9
CSEC	剖宫产	85 254	606	0.7	18	—	—	—	—	—
FUSN	脊柱融合术	990	32	3.2	9	—	—	—	—	—
FX	骨折切开复位	6 642	281	4.2	15	—	—	—	—	—
GAST	胃部手术	1 221	67	5.5	8	—	—	—	—	—
HER	疝气手术	9 843	173	1.8	25	0	0.5	12.3	3.1	4.9
HPRO	髋关节假体	8 607	225	2.6	38	0	0.2	2.1	4.5	5.9
HYST	腹部、子宫切除术	3 875	106	2.7	20	0	0	2.1	4.9	10.5
KPRO	膝关节假体	9 299	153	1.6	28	0	2.4	1.2	4.1	10.3
LAM	椎板切除术	5 352	91	1.7	17	—	—	—	—	—
NECK	颈部手术	695	26	3.7	11	—	—	—	—	—
NEPH	肾脏手术	1 575	49	3.1	15	—	—	—	—	—
PRST	前列腺手术	2 221	47	2.1	15	—	—	—	—	—
PVBY	外周血管搭桥手术	2 184	54	2.5	7	—	—	—	—	—
REC	直肠手术	385	9	2.3	2	—	—	—	—	—
SB	小肠手术	1 921	106	5.5	15	—	—	—	—	—
SPLE	脾脏手术	287	16	5.6	13	—	—	—	—	—
THOR	胸外科	7 880	482	6.1	16	—	—	—	—	—
THYR	甲状腺和(或)甲状旁腺手术	307	1	0.3	4	—	—	—	—	—
VHYS	阴道、子宫切除术	1 584	31	2	10	—	—	—		
VSHN	心室分流	2 623	338	12.9	18	—	—	—		
XLAP	腹部探查手术	8 204	339	4.1	23	0	2.2	4	6.8	15.7
全部		260 973	7 523	2.9						

2005—2010 年参与 INICC 医院的 SSI 情况。INICC，国际医院感染控制联盟；PCT，百分位数；SSI，手术部位感染。

表 17.11　2005—2010 年 30 个国家手术部位感染 INICC 报告

代码	手术名称	INICC 2005—2010 年，SSI 发生率(%)	CDC NHSN 2006—2008 年 SSI 发病率(汇总风险类别)(%)	RR	95%CI	*P* 值
AAA	腹主动脉瘤修补术	7.7	3.2	2.41	0.33～17.40	0.366 8
AMP	截肢	2.7	2.3	1.18	0.80～1.74	0.409 9

续 表

代码	手术名称	INICC 2005—2010 年，SSI 发生率(%)	CDC NHSN 2006—2008 年 SSI 发病率(汇总风险类别)(%)	RR	95%CI	*P* 值
APPY	阑尾手术	2.9	1.4	2.05	1.61～2.59	0.000 1
BILI	胆管、肝脏或胰腺手术	9.2	9.9	0.93	0.70～1.22	0.594 5
BRST	乳房手术	1.7	2.3	0.77	0.55～1.06	0.111 1
CBGB	冠状动脉搭桥术，胸部和腹部切口	4.5	2.9	1.52	1.44～1.61	0.000 1
CARD	心脏外科	5.6	1.3	4.32	3.81～4.88	0.000 1
CHOL	胆囊手术	2.5	0.6	3.94	3.10～5.01	0.000 1
COLO	结肠手术	9.4	5.6	1.69	1.52～1.87	0.000 1
CRAN	开颅手术	4.4	2.6	1.69	1.46～1.96	0.000 1
CSEC	剖宫产	0.7	1.8	0.39	0.34～0.43	0.000 1
FUSN	脊柱融合术	3.2	1.5	2.10	1.48～3.00	0.000 1
FX	骨折切开复位	4.2	1.7	2.44	2.02～2.93	0.000 1
GAST	胃部手术	5.5	2.3	2.41	1.82～3.19	0.000 1
HER	疝气手术	1.8	2.3	0.78	0.63～0.96	0.019 7
HPRO	髋关节假体	2.6	1.3	2.06	1.80～2.37	0.000 1
HYST	腹部子宫切除术	2.7	1.6	1.66	1.36～2.03	0.000 1
KPRO	膝关节假体	1.6	0.9	1.84	1.56～2.18	0.000 1
LAM	椎板切除术	1.7	1.0	1.67	1.33～2.09	0.000 1
NECK	颈部手术	3.7	3.5	1.07	0.60～1.91	0.811 6
NEPH	肾脏手术	3.1	1.5	2.12	1.07～4.18	0.026 7
PRST	前列腺手术	2.1	1.2	1.82	0.97～3.43	0.059 8
PVBY	外周血管搭桥手术	2.5	6.7	0.37	0.28～0.49	0.000 1
REC	直肠手术	2.3	7.4	0.32	0.16～0.63	0.000 5
SB	小肠手术	5.5	6.1	0.91	0.72～1.14	0.393 7
SPLE	脾脏手术	5.6	2.3	2.39	0.93～6.10	0.060 6
THOR	胸外科	6.1	1.1	5.50	3.59～8.44	0.000 1
THYR	甲状腺和(或)甲状旁腺手术	0.3	0.3	1.27	0.13～12.19	0.836 6
VHYS	阴道子宫切除术	2.0	0.9	2.24	1.52～3.28	0.000 2
VSHN	心室分流	12.9	5.6	2.30	1.96～2.69	0.000 1
XLAP	腹部探查手术	4.1	2.0	2.05	1.64～2.55	0.000 1
全部		2.9	2.0	1.45		

比较 INICC 和 CDC NHSN 医院的 SSI 发病率。CDC，疾病预防控制中心；CI，置信区间；INICC，国际医院感染控制联盟；NHSN，(美国)国家医疗保健安全网络；RR，相对危险度；SSI，手术部位感染。

医疗保健获得性感染带来的后果包括额外的死亡率、额外的住院时间、额外的医疗费用和细菌耐药性的上升

根据现有文献，不良后果，即可归因的死亡率[56,57,61,64,66,70,71,76,80,71,83,91,92,94,95,112-115,182,201,202,]、延长的 LOS[56,57,64,66,70,71,76,81,83,84,94,95,104,112-115,182,201,202]和额外的住院费用[112,113,115,129]，在发展中国家的 HAI 中比发达国家更为严重。

在 LMC 中，与医疗保健获得性感染相关的最严重后果之一是较高的死亡率，这在不同的研究中报道的范围从 3%到 75.1%不等[55,57,58,80]。这种巨大的差异可能反映了不同医院的感染控制实践、患者群体的不同，以及资源限制的差异。INICC 的数据显示其导致的死亡率也在一个很宽的范围内，从 4%到 75.1%不等[2,71]。这表明 CLABSI 在低收入国家中是一个重要的公共卫生问题，特别是在那些资源有限的医疗机构中。为了更深入地理解这些感染的经济负担和临床后果，INICC 进行了前瞻性匹配分析，以确定 DA - HAI 的成本、额外 LOS 和死亡率[112,113,201]。

对 LMC 中 CLABSI 的影响分析表明，CLABSI 与显著的额外死亡率相关[比值比(odds ratio，OR)为 2.8～9.5][184]。

同样，VAP 导致的死亡率也高达 56.7%。而关于 CA－UTI 的报道较少，其研究结果的解释多样。一些研究指出，CA－UTI 与较高的死亡率无关，而其他研究则显示死亡率高达 21.3%。

在多项研究中，研究者们强调了在 NICU 住院的新生儿面临因 DA－HAI 导致的极高死亡率的问题。在发达国家，这些死亡率从使用表面活性剂前的 24%降至使用后的 11%[203-206]。

然而，在 LMC 范围内，对 DA－HAI 的认识有限，且未充分认识到监测在衡量 HAI 风险、结果及 NICU 中新生儿流程的重要性[70,116,184,207]。

NICU 中的 CLABSI 不仅导致死亡率增加，还与中枢神经系统不良后果、机械通气时间增长、肝纤维化和慢性肺部疾病相关[205,208-211]。

在 10 家 LMC INICC 医院进行的一项研究中，为了估计由 VAP 在 ICU 引起的额外住院时间和死亡率，对 69 248 次入院进行了 283 069 天的随访。通过使用随机效应的荟萃分析，结果显示 VAP 平均延长住院时间 2.03 天(95% CI＝1.52～2.54 天)，并使死亡率增加了 14% (95% CI＝2%～27%)[114]。

为了估算因 DA－HAI 导致的 LOS 和死亡率，INICC 应用了一种新的多状态模型，包括特定的审查来保证对每种 DA－HAI 的独立影响的估计，而不是多种 DA－HAI 的综合影响[114,137,212,213]。

为了估算 CA－UTI 在 ICU 造成的 LOS 和死亡率，对来自 10 个国家(阿根廷、巴西、哥伦比亚、希腊、印度、黎巴嫩、墨西哥、摩洛哥、秘鲁、土耳其)的 29 家 INICC 成员医院的 ICU 中 69 248 名住院患者进行了 371 452 天的随访，应用多状态模型来估计 HAI 引起的 LOS。该模型包括特定的审查手段以确保估计考虑到社区获得性 CA－UTI 的独立效应，而非多重感染的综合效应。额外的 LOS 与每个国家的死亡风险增加独立相关，然后使用随机效应荟萃分析将结果合并。结论显示，CA－UTI 平均延长住院时间 1.59 天(95% CI＝0.58～2.59 天)，并使死亡率增加了 15%(95% CI＝3%～28%)[202]。

为了估计由 CLABSI 在 ICU 造成的 LOS，在 3 个拉丁美洲国家(阿根廷、巴西和墨西哥)的 INICC 成员医院进行了一项研究。通过一个考虑 HAI 发生时间的统计模型进行了分析。对 11 个 ICU 中的 3 560 名患者进行了 36 806 天的随访。由 CLABSI 导致的平均额外 LOS 增加，变化范围为－1.23～4.69 天[213]。(表 17.12 和表 17.13)

表 17.12　成人和儿科 ICU 患者以及 NICU 中婴儿的器械相关医院获得性感染粗略住院时间

国家	ICU	汇总平均 LOS，无 DA－HAI，天	汇总平均 LOS，有 CLABSI，天	汇总平均住院日，有 VAP，天	汇总平均 LOS，有 CA－UTI，天	出版年份	参考资料
阿根廷[a]	成人	12.14	26.08	22.14	17.5	2003	115
巴西[a]	成人	5.7	13	16.8	14.1	2008	57
中国[a]	成人	3	18	23.5	30	2012	59
哥斯达黎加[a]	成人	2.8	11.2	13.6	—	2016	66
古巴[a]	成人	4.9	23.3	23.8	—	2011	66
厄瓜多尔[a]	成人	5.3	12.7	10.1	14.5	2017	67
萨尔瓦多[a]	ICU	6.2	19.1	18.6	13.5	2011	70
萨尔瓦多[a]	NICU	16.7	37.7	42.3	—	2011	70
印度[a]	成人	4.4	9.4	15.3	12.4	2007	71
印度[a]	成人	4.6	14.1	13.6	14.6	2014	71
伊朗[a]	成人	4.8	28.3	25.5	12.9	2015	74
科威特[a]	成人	5.2	19.9	22.2	19.2	2016	182
科威特[a]	NICU	8.7	35.8	33.5	—	2006	182
黎巴嫩[a]	成人	7.4	13.8	18.8	15.8	2012	56
马来西亚[a]	成人	4.8	11.2	17.1	5.2	2016	77
蒙古[a]	成人	4.03	15.15	7.81	8.17	2016	78
摩洛哥[a]	成人	5.1	9	10.6	13.7	2008	80
秘鲁[a]	成人	4	13.1	13.4	10.8	2008	81
菲律宾[a]	成人	4.3	16.2	12.4	11.9	2011	83

续 表

国家	ICU	汇总平均 LOS,无 DA-HAI,天	汇总平均 LOS,有 CLABSI,天	汇总平均住院日,有 VAP,天	汇总平均 LOS,有 CA-UTI,天	出版年份	参考资料
菲律宾[a]	ICU	5.6	17	10.7	—	2011	83
菲律宾[a]	NICU	12.6	28	—	—	2011	83
波兰[a]	成人	6.9	10	15.5	15	2011	84
沙特阿拉伯[a]	成人	5.4	20.2	17.5	27.6	2017	183
土耳其[a]	成人	7.9	19.4	16.6	18	2014	88
土耳其[a]	NICU	8.9	22.1	25.1	—	2014	88
委内瑞拉[a]	成人	3.8	11.8	13.4	9.5	2017	89
越南[a]	成人	7.3	8.9	13.2	17.6	2018	90
越南[a]	NICU	5	36.7	35.7	—	2018	90
INICC 2010 年报告——汇集 25 个国家的数据[a]	成人	5	17.14	15.58	14.51	2010	94
INICC 2010 年报告——汇集 25 个国家的数据[a]	NICU	11.12	33.3	27.3	—	2010	94
INICC 2012 年报告——汇集 36 个国家的数据[a]	成人	6.2	17.1	18	18.5	2012	95
INICC 2012 年报告——汇集 36 个国家的数据[a]	NICU	10.9	30.3	34	—	2012	95
INICC 2014 年报告——汇集 43 个国家的数据[a]	成人	6.1	19.47	19.66	20.29	2014	96
INICC 2014 年报告——汇集 43 个国家的数据[a]	NICU	10.75	23.22	35.83	—	2014	96
INICC 2016 年报告——汇集 50 个国家的数据[a]	成人	7.08	17.36	16.98	10.3	2016	97
INICC 2016 年报告——汇集 50 个国家的数据[a]	NICU	17.46	37.82	36.16	—	2016	97
INICC 2019 年报告——汇集 45 个国家的数据[a]	成人	8.16	17.6	17.6	17.7	2019	98
INICC 2019 年报告——汇集 45 个国家的数据[a]	NICU	13.1	40	43.6	—	2019	98

由世界银行界定为低收入、中低收入或中高收入经济体的医院报告。

CA-UTI,导管相关性尿路感染;CLABSI,中央导管相关血流感染;DA-HAI,设备相关性医疗保健相关感染;INICC,国际医院感染控制联盟;LOS,住院时间;NICU,新生儿重症监护病房;PICU,儿科重症监护病房;VAP,呼吸机相关性肺炎。

- INICC 2010 年报告——汇集 25 个国家的数据:阿根廷、巴西、中国、哥伦比亚、哥斯达黎加、古巴、萨尔瓦多、希腊、印度、约旦、黎巴嫩、立陶宛、马其顿、墨西哥、摩洛哥、巴基斯坦、巴拿马、秘鲁、菲律宾、泰国、突尼斯、土耳其、委内瑞拉和越南等国。
- INICC 2012 年报告——汇集 36 个国家的数据:阿根廷、巴西、保加利亚、中国、哥伦比亚、哥斯达黎加、古巴、多米尼加共和国、厄瓜多尔、埃及、萨尔瓦多、希腊、印度、约旦、黎巴嫩、立陶宛、马其顿、马来西亚、墨西哥、摩洛哥、巴基斯坦、巴拿马、秘鲁、菲律宾、波多黎各、新加坡共和国、沙特阿拉伯、斯里兰卡、苏丹、泰国、突尼斯、土耳其、乌拉圭、委内瑞拉和越南等国。
- INICC 2014 年报告——汇集 43 个国家的数据:阿根廷、玻利维亚、巴西、保加利亚、中国、哥伦比亚、哥斯达黎加、古巴、多米尼加共和国、厄瓜多尔、埃及、萨尔瓦多、希腊、印度、伊朗、约旦、沙特阿拉伯王国、黎巴嫩、立陶宛、马其顿、马来西亚、墨西哥、摩洛哥、巴基斯坦、巴拿马、秘鲁、菲律宾、波兰、波多黎各、新加坡共和国、罗马尼亚、俄罗斯、塞尔维亚、斯洛伐克、斯里兰卡、苏丹、泰国、突尼斯、土耳其、阿拉伯联合酋长国、委内瑞拉和越南等国。
- INICC 2016 年报告——汇集 50 个国家的数据:阿根廷、巴林、玻利维亚、巴西、保加利亚、智利、中国、哥伦比亚、哥斯达黎加、古巴、多米尼加共和国、厄瓜多尔、埃及、希腊、洪都拉斯、印度、印度尼西亚、伊朗、科威特、黎巴嫩、立陶宛、马其顿、马来西亚、墨西哥、蒙古、摩洛哥、尼泊尔、巴基斯坦、巴拿马、巴布亚新几内亚、秘鲁、菲律宾、波兰、波多黎各、罗马尼亚、俄罗斯、沙特阿拉伯、塞尔维亚、新加坡、斯洛伐克、斯里兰卡、苏丹、泰国、突尼斯、土耳其、阿拉伯联合酋长国、乌拉圭、委内瑞拉和越南等国。
- INICC 2019 年报告——汇集 45 个国家的数据:阿根廷、巴林、巴西、保加利亚、中国、哥伦比亚、哥斯达黎加、多米尼加共和国、厄瓜多尔、埃及、希腊、洪都拉斯、印度、伊朗、约旦、沙特阿拉伯王国、科威特、黎巴嫩、立陶宛、马其顿、马来西亚、墨西哥、蒙古、摩洛哥、尼泊尔、巴基斯坦、巴勒斯坦、巴拿马、巴布亚新几内亚、秘鲁、菲律宾、波兰、罗马尼亚、俄罗斯、塞尔维亚、斯洛伐克、斯里兰卡、苏丹、泰国、突尼斯、土耳其、阿拉伯联合酋长国、委内瑞拉和越南等国。

a:由 INICC 成员使用 INICC 软件进行的科学研究,并由 INICC 小组发表。

表 17.13　成人、儿科 ICU 联合和 NICU 中婴儿的器械相关医院获得性感染的粗略死亡率

国家	ICU	汇总平均死亡率，无 DA－HAI(%)	汇总平均死亡率，CLABSI(%)	汇总平均死亡率，VAP(%)	汇总平均死亡率，CA－UTI(%)	发表年份	参考资料
阿根廷[a]	成人	37.2	62.5	71.4	42.9	2003	115
巴西[a]	成人	19.3	47.1	34.5	30	2008	57
中国[a]	成人	4	18	26	47	2012	59
哥伦比亚[a]	成人	18.1	36.6	35	28.6	2006	61
哥斯达黎加[a]	成人	3.8	0	29.4	—	2016	66
古巴[a]	成人	33	50	80	—	2011	66
厄瓜多尔[a]	成人	15.8	46.7	30.2	33.3	2017	70
萨尔瓦多[a]	ICU	13.6	25	19	18.2	2011	67
萨尔瓦多[a]	NICU	12.3	38	23	—	2011	67
印度[a]	成人	6.6	10.6	25.6	18.2	2007	71
印度[a]	成人	6.9	23.2	29.6	23.5	2014	71
科威特[a]	成人	7.4	27.3	38.2	18.5	2016	271
科威特[a]	NICU	7.9	38.9	—	—	2016	271
黎巴嫩[a]	成人	19.1	60	15	12.5	2012	56
马来西亚[a]	成人	7.8	60.9	22.6	40	2016	77
蒙古[a]	成人	19.9	38.46	37	25	2016	78
摩洛哥[a]	成人	24.9	100	81.6	43.6	2008	80
秘鲁[a]	成人	14	29	38.5	18.2	2008	81
菲律宾[a]	成人	6.8	10	9.7	3.8	2011	83
菲律宾[a]	ICU	3.8	50	—	—	2011	83
菲律宾[a]	NICU	5.6	25	—	—	2011	83
沙特阿拉伯[a]	成人	17.7	56.1	49.5	36.7	2017	183
土耳其[a]	成人	25.2	37.3	35.7	44.6	2007	87
土耳其[a]	成人	3.5	18.9	14	—	2014	88
委内瑞拉[a]	成人	8.1	11.1	12.5	25	2017	89
越南[a]	成人	17.5	21.4	36.5	—	2018	90
越南[a]	NICU	15.8	33.3	38.9	—	2018	90
INICC 2008 年报告——汇集 18 个国家的数据[a]	成人	15.3	29.6	42.8	35.8	2008	92
INICC 2008 年报告——汇集 18 个国家的数据[a]	NICU	14.3	39.7	46.5	—	2008	92
INICC 2010 年报告——汇集 25 个国家的数据[a]	成人	14.4	38.1	43.7	32.9	2010	94
INICC 2010 年报告——汇集 25 个国家的数据[a]	NICU	8.8	34.5	27.1	—	2010	94
INICC 2012 年报告——汇集 36 个国家的数据[a]	成人	10	24.7	25.2	17.3	2012	95
INICC 2012 年报告——汇集 36 个国家的数据[a]	NICU	9.1	35.3	24	—	2012	95
INICC 2014 年报告——汇集 43 个国家的数据[a]	成人	7.9	24.9	23.4	13.3	2014	96

续 表

国家	ICU	汇总平均死亡率，无 DA-HAI(%)	汇总平均死亡率，CLABSI(%)	汇总平均死亡率，VAP(%)	汇总平均死亡率，CA-UTI(%)	发表年份	参考资料
INICC 2014 年报告——汇集 43 个国家的数据[a]	NICU	6.2	17.6	19.7	—	2014	96
INICC 2016 年报告——汇集 50 个国家的数据[a]	成人	14.7	38.4	35.9	25.4	2016	97
INICC 2016 年报告——汇集 50 个国家的数据[a]	NICU	19	29.7	28.4	—	2016	97
INICC 2019 年报告——汇集 45 个国家的数据[a]	成人	13.5	41.6	36.6	26	2019	98
INICC 2019 年报告——汇集 45 个国家的数据[a]	NICU	9.5	32	25.8	—	2019	98

由世界银行界定为低收入、中低收入或中高收入经济体的医院报告。

CA-UTI，导管相关性尿路感染；CLABSI，中央导管相关血流感染；DA-HAI，设备相关性医疗保健相关感染；INICC，国际医院感染控制联盟；NICU，新生儿重症监护病房；PICU，儿科重症监护病房；VAP，呼吸机相关性肺炎。

- INICC 2008 年报告——汇集 18 个国家的数据：阿根廷、巴西、智利、哥伦比亚、哥斯达黎加、古巴、印度、黎巴嫩、马其顿、墨西哥、摩洛哥、秘鲁、菲律宾、萨尔瓦多、土耳其和乌拉圭等国。
- INICC 2010 年报告——汇集 25 个国家的数据：阿根廷、巴西、中国、哥伦比亚、哥斯达黎加、古巴、萨尔瓦多、希腊、印度、约旦、黎巴嫩、立陶宛、马其顿、墨西哥、摩洛哥、巴基斯坦、巴拿马、秘鲁、菲律宾、泰国、突尼斯、土耳其、委内瑞拉和越南等国。
- INICC 2012 年报告——汇集 36 个国家的数据：阿根廷、巴西、保加利亚、中国、哥伦比亚、哥斯达黎加、古巴、多米尼加共和国、厄瓜多尔、埃及、萨尔瓦多、希腊、印度、约旦、黎巴嫩、立陶宛、马其顿、马来西亚、墨西哥、摩洛哥、巴基斯坦、巴拿马、秘鲁、菲律宾、波多黎各、新加坡共和国、沙特阿拉伯、斯里兰卡、苏丹、泰国、突尼斯、土耳其、乌拉圭、委内瑞拉和越南等国。
- INICC 2014 年报告——汇集 43 个国家的数据：阿根廷、玻利维亚、巴西、保加利亚、中国、哥伦比亚、哥斯达黎加、古巴、多米尼加共和国、厄瓜多尔、埃及、萨尔瓦多、希腊、印度、伊朗、约旦、沙特阿拉伯王国、黎巴嫩、立陶宛、马其顿、马来西亚、墨西哥、摩洛哥、巴基斯坦、巴拿马、秘鲁、菲律宾、波兰、波多黎各、新加坡共和国、罗马尼亚、俄罗斯、塞尔维亚、斯洛伐克、斯里兰卡、苏丹、泰国、突尼斯、土耳其、阿拉伯联合酋长国、委内瑞拉和越南等国。
- INICC 2016 年报告——汇集 50 个国家的数据：阿根廷、巴林、玻利维亚、巴西、保加利亚、智利、中国、哥伦比亚、哥斯达黎加、古巴、多米尼加共和国、厄瓜多尔、埃及、希腊、洪都拉斯、印度、印度尼西亚、伊朗、科威特、黎巴嫩、立陶宛、马其顿、马来西亚、墨西哥、蒙古、摩洛哥、尼泊尔、巴基斯坦、巴拿马、巴布亚新几内亚、秘鲁、菲律宾、波兰、波多黎各、罗马尼亚、俄罗斯、沙特阿拉伯、塞尔维亚、新加坡、斯洛伐克、斯里兰卡、苏丹、泰国、突尼斯、土耳其、阿拉伯联合酋长国、乌拉圭、委内瑞拉和越南等国。
- INICC 2019 年报告——汇集 45 个国家的数据：阿根廷、巴林、巴西、保加利亚、中国、哥伦比亚、哥斯达黎加、多米尼加共和国、厄瓜多尔、埃及、希腊、洪都拉斯、印度、伊朗、约旦、沙特阿拉伯王国、科威特、黎巴嫩、立陶宛、马其顿、马来西亚、墨西哥、蒙古、摩洛哥、尼泊尔、巴基斯坦、巴勒斯坦、巴拿马、巴布亚新几内亚、秘鲁、菲律宾、波兰、罗马尼亚、俄罗斯、塞尔维亚、斯洛伐克、斯里兰卡、苏丹、泰国、突尼斯、土耳其、阿拉伯联合酋长国、委内瑞拉和越南等国。

a：由 INICC 成员使用 INICC 软件进行的科学研究，并由 INICC 小组发表。

为了计算 ICU 患者感染 CLABSI 的成本，INICC 在阿根廷三家成员医院的六个成人 ICU 进行了一项为期五年的前瞻性巢式病例对照研究。研究共纳入 142 名 CLABSI 患者(病例)和 142 名未患 CLABSI 的患者(对照组)，并进行了如下因素匹配：医院、ICU 类型、入院年份、住院时间、性别、年龄、平均病情严重程度评分(average severity of illness score，ASIS)。CLABSI 患者的平均 LOS 为 11.90 天，平均额外抗生素定义限定日剂量(defined daily dose，DDD)为 22.6，平均额外抗生素费用为 1 913 美元，平均额外总费用为 4 888.42 美元，额外死亡率为 24.6%[112]。

为了估算 ICU 患者感染 CLABSI 的成本，墨西哥城的 3 家 INICC 成员医院进行了为期 18 个月的前瞻性巢式病例对照研究。研究比较了 55 例 CLABSI 患者(病例组)与 55 例无 CLABSI 患者(对照组)，考虑了多种因素，如医院、ICU 类型、入院年份、住院时间、性别、年龄、急性生理和 ASIS。结果显示，CLABSI 患者的额外住院时间平均为 6.05 天，抗生素的平均额外费用为 598 美元，其他药物的额外费用为 25.77 美元，住院总额外费用为 8 326 美元，病例组的平均额外费用为 11 591 美元。最终，BSI 所致的额外死亡率为 20%[201]。

在阿根廷 3 家 INICC 成员医院的 6 个 ICU 中，对 VAP 患者的成本进行了为期 5 年的匹配队列研究。共 307 名 VAP 患者(暴露组)与 307 名无 VAP 患者(未暴露组)进行了匹配，考虑了住院时间超过 7 天、性别、年龄等因素。与未暴露组相比，VAP 患者的平均额外住院时间为 8.95 天，平均额外 DDD 为 15 次，平均额外抗生素费用为 996 美元，总额外费用为 2 255 美元，额外死亡率为 30.3%[113]。

在印度北部的一项研究中发现，VAP 患者的住院时间明显更长[21(IQ=14～33)天 *vs*. 11(IQ=6～18)天，$P<0.000\ 1$]，住院费用也更高，平均为 6 250.92 美元(IQ=3 525.39～9 667.57 美元)，相比之下，无 VAP 患者的平均住院时间为 11 天(IQ=6～18 天)，费用为 2 598.84 美元(IQ=1 644.33～4 477.65 美元)。多元回归分析表明，VAP 的发生和住院时间是导致成本增加的主要因素($P<0.000\ 1$)。VAP 感染的可归因成本估算为 5 200 美元(95%CI=3 245～7 152 美元)(表 17.14)[214]。

表 17.14　世界银行定义的低收入、中低收入和中高收入经济体医院报告的中央导管相关血流感染的额外成本

国家	DA-HAI	控制成本（无 HAI）（美元）	CLABSI 患者的费用（美元）	额外费用（美元）	发表年份	参考资料
阿根廷[a]	CLABSI	7 971.74	3 083.32	4 888.42	2003	112
墨西哥[a]	CLABSI	28 966.34	17 375.41	11 590.93	2007	201
阿尔及利亚	CLABSI	—	—	1 315.00	2008	310
阿根廷[a]	VAP	4 946.46	2 693.58	2 252.88	2005	113

CLABSI，中央导管相关血流感染；DA-HAI，设备相关医疗保健相关感染；INICC，国际医院感染控制联盟；VAP，呼吸机相关性肺炎。
a：由 INICC 成员使用 INICC 软件进行的科学研究，并由 INICC 小组发表。

这些在 LMC 医院进行的研究强调了医疗保健获得性感染在延长患者住院时间和增加医疗费用方面造成的不良后果[56,57,66,70,71,81,83,84,94,104,112-115,161,201,202]。他们阐释了持续监控对于理解医疗和社会各个方面的重要性，这些方面涉及基于确凿证据的感染控制程序的实施。这些知识不仅对于降低医疗保健获得性感染的发病率至关重要，还有助于优先配置资源和其他努力，以提高患者安全。

抗菌药物耐药性

众所周知，细菌对抗生素治疗的反应可能导致抗药性的产生，这意味着抗生素的有效时间有限。AMR 受到不必要或不适当使用抗菌药物的影响。在过去几十年中，抗菌药物的普遍过度使用已将一些原本易于治疗的常见感染转变为严重甚至生命威胁的疾病[215]。

随着越来越多的细菌、病毒、真菌、原生动物和蠕虫对传统治疗不再敏感，AMR（包括多药耐药性）给患者安全带来高风险，这一问题在资源有限的国家和高收入国家均普遍存在，影响着从复杂治疗到常见传染病的常规治疗。

AMR 给医疗系统带来额外的经济负担，特别是在资源有限的国家。因为耐药病原体可以跨境传播，所以它不仅在公共卫生层面产生影响，还影响到经济部门，如国际贸易和旅游[215]。AMR 与生产力损失（收入损失和工人生产力降低），以及诊断、检测和治疗成本增加（与基础设施、筛查、设备、咨询和药物相关的成本）有关。

欧洲的研究表明，AMR 每年造成的额外死亡超过 25 000 例，每年的额外医疗成本和生产力损失估计为 15 亿欧元[215]。由于许多国家关于 AMR 造成的健康和经济负担的数据有限，因此难以准确估计问题的实际严重程度。患者的压力和痛苦更加难以估量。此外，抗微生物药物在动物食品工业中的广泛使用，加上使用不当的措施控制病原体的传播，增加了传达这种极端复杂情况的难度。因此，AMR 影响到公共和私营部门的多个实体，它们必须在不同层面努力，以应对这一不断变化的威胁。

通常，关于 AMR 的报告是由实验室结果生成的。这些数据被用作决策者决策和个别患者治疗决策的依据。这些报告记录了 AMR 如何日益影响到医疗机构内以及社区内的感染预防和控制。此外，抗感染药物对于近年来许多医学进步至关重要，如癌症治疗的化疗和器官移植，这些都依赖于它们来控制感染。

全球各地的医疗机构经历了各种各样的 AMR 模式和不同的流行程度，这导致抗生素治疗失败、成本增加、发病率和死亡率上升[216]。为了抗击 AMR 的不断演变，有多种不同的选择可以实施，以有效地最大化抗生素的有限使用寿命。然而，现有的策略和干预措施应全球推广应用，以优化它们的有益效果。在过去的二十年里，AMR 已被视为公共卫生危机的一部分，国际机构和世界各地的不同组织已在不同领域实施策略[217]。

人类和动物健康、食品生产中对抗感染药物的适当与不适当使用，以及控制病原体传播措施的不足，均是 AMR 不断发展的公共卫生威胁因素[217]。

对于引起社区获得性感染的细菌，AMR 的负担难以评估。实验室报告显示，引起肺炎的细菌的耐药性在增加，每年大约有 180 万儿童死于肺炎[215]。

大约 90%的人用抗生素治疗是作为一般医疗实践的一部分开出的，这导致了抗生素的普遍使用，这是基于国家治疗指南，并未从全球角度考虑。二线和三线药物的使用增加了治疗成本，使得制定针对多种常见感染的治疗指南变得更为困难[215]。

耐药细菌在医院和社区广泛传播，一些细菌对碳青霉烯类不敏感，并对第三代头孢菌素产生耐药性，导致了大量的 HAI 和社区获得性感染[215]。近年来，AMR 发生了显著变化，可能在主要致病菌类别之间转变（从革兰阳性病原体到革兰阴性病原体）。控制革兰阳性细菌的成就可能被新出现的高耐药性革兰阴性细菌所抵消[215]。由于缺乏新的抗生素，人们担心某些 MDR 病原体感染可能无法治疗。尽管实施了抗药性抑制和抗生素管理计划（antibiotic stewardship program，ASP），但抗药性的逆转非常缓慢，甚至是不可逆的[215]。因此，采取干预措施避免 MDR 病原体的初始传播显得尤为重要。

AMR 应被视为公共卫生的优先事项。为全面解决 AMR 问题，必须同时考虑环境因素[215]。我们正在对水、空气和土壤进行检测，以确定是否存在抗药性细菌的传播[215]。事实证明，受污染的污水和粪便中含有大量抗生素，因此，提供合适的卫生和供水服务，以阻止或减少细菌（包括 AMR）的传播，显得尤为重要。

减少 AMR 的一般干预措施包括监测 AMR 和药物使用，但是抗药性细菌的比例可能因地区而异，在许多医院和医疗中心没有关于耐药性模式的本地数据。据报告，关于抗菌药物使用和 AMR 的数据可用于治疗选择的指导、了解和理解 AMR 趋势、为公共卫生政策提供信息、识别需要优先考虑的领域，以及监测包含 AMR 的干预措施的影响。

AMR 控制的另一个重要方面是合理使用抗菌药物并实施抗生素管理。众所周知，任何细菌在受到威胁时抗药性的发展是其自然反应。个人使用、过度使用和不适当使用对 AMR 的演变有着相当大的影响。因此，遏制

策略必须包括对抗生素适当使用的规定。在资源有限的国家,存在可能导致 AMR 增加的社会经济和行为因素。特别是在农村地区,由于缺乏适当的实验室支持和对抗生素耐药性模式流行病学知识的不足,可能迫使开药者经验性地使用广谱抗生素组合。LMC 还面临着由于次标或假冒抗生素引起的重大困难。

遗憾的是,据报道,由于黑市的存在,以及个人经济利益的影响,WHO 的基本药物计划在多数国家未能取得满意成果。

然而,正如最近的研究报告所述,高收入国家也受到假冒抗生素的影响。万维网通过网际药店在这一现象中扮演了核心角色,即使是持有执照的药店,也越来越多地从国外购买假药以满足市场需求。

感染预防和控制活动对限制 AMR 的传播也是至关重要的,因为它们从个体传播到其他个体或环境,然后再次传播到个体。有效控制医疗保健获得性感染有助于减少 AMR 的影响。

1992 年,7 个国家发起了亚历山大项目(Alexander Project),以应对欧洲日益严峻的抗生素耐药性威胁[216]。世界卫生组织(World Health Organization, WHO)也呼吁成员国和国际社会采取行动,通过 2001 年发布的全球抗生素耐药性控制战略来遏制抗生素耐药性的扩散,该战略提出了一系列控制抗生素耐药性的建议。

多个世界卫生大会决议已经呼吁就与抗微生物药物耐药性(AMR)相关的特定健康方面采取行动,WHO 于 2001 年发布了其包含 AMR 的全球战略。十年后,即 2011 年,在世界卫生日,WHO 发布了一个面向全球各国的六点政策包括:① 承诺一个全面的、有资金支持的国家计划,具有问责制和公民社会参与;② 加强监测和实验室能力;③ 确保对质量有保证的基本药物的不间断访问;④ 在动物饲养中规范和促进药物的合理使用,并确保适当的患者护理;⑤ 加强感染预防和控制;⑥ 促进创新和研究,以及开发新工具[215]。

政治承诺和激励抗生素研发创新是控制 AMR 的关键干预措施。过去几十年中,有效药物的研发逐渐减少,尤其是针对耐药病原体的。制药公司对这类药物的开发缺乏经济激励。此外,快速诊断检测、ASP 和感染控制等领域亦急需新技术和创新,这对有效控制 AMR 至关重要。因此,政府在此方面的作用非常关键,决策者需要采取必要措施,实施有效行动。

细菌耐药性的增加在 LMC 的医院中尤为严重[57,61,64,71,74,76,80,81,83,84,92,94,182,218-220]。INICC 的研究发现,LMC 医院的医疗保健获得性感染发病率至少是欧洲 CDC 公布的 2 倍[221],且是 CDC NHSN 公布的 3 倍[222]。抗生素的使用与耐药性 HAI 的出现之间的联系,是地方医疗中心流行病学家和医院管理者必须关注的问题[80,218,223]。

INICC 在 2012—2017 年对 45 个国家的 DA - HAI 进行了汇总,发现金黄色葡萄球菌对苯唑西林的 AMR 发生率为 64.7%,粪肠球菌对万古霉素的 AMR 发病率为 18.5%,大肠杆菌对氟喹诺酮类药物的 AMR 发病率为 49.38%,均远高于 CDC NHSN ICU 的发病率(表 17.6)[98]。

手卫生依从性

在手卫生规定方面,Semmelweis 160 年前的研究表明了进行手卫生对预防感染的重要性[224]。自那时起,多项研究证实,改善手卫生可有效降低 HAI 发病率和 AMR[225-228]。医护人员的手常携带 HAI 病原体,多数 HAI 病原体通过医护人员的手在患者间传播[229,230]。尽管有助于预防 HAI 的设备和其他感染控制措施有所改进,但手卫生仍是预防患者 HAI 的基础。

提高对手卫生规范的依从性一直是个挑战,许多全球医疗机构仍未能妥善解决这一问题[231]。自 20 世纪 80 年代以来,一些研究已经识别出影响手卫生规范依从性的因素[232],主要包括男性性别[186]、医务人员类型[186,233]、ICU 类型[234,235]及手术类型等[233,234]。

自 20 世纪 80 年代初以来,多项研究集中于不同干预措施的有效性。例如,由 Preston 在 1981 年[236],Mayer 在 1986 年[237]和 Doebbeling 在 1992 年[225]提出的供应物品可及性的影响;Conly 在 1989 年[238],Graham 和 Simmons 在 1990 年[227,239],Lohr 在 1991 年[240],Dorsey 在 1996 年[241]和 Avila-Aguero 在 1998 年[242]使用提醒和海报作为干预工具。Mayer 在 1986 年[237],Conly 在 1989 年[238],Graham 和 Dubbert 在 1990 年[239,243],Lohr 在 1991 年[240],Raju 在 1991 年[244],Berg 在 1995 年[245],Tibballs 在 1996 年[246],Larson 在 1997 年[247],Avila-Aguero 在 1998 年[242]和 Rosenthal 在 2003 年和 2005 年[186,228]使用监控和性能反馈;Larson 等在 1997 年和 2000 年[226,247],Rosenthal 在 2003 年和 2005 年[186,228]探讨了行政支持对于感染控制的重要性;Graham 在 1990 年[239]提出了引入酒精搓手液的策略;Dubbert、Tibballs 和 Dorsey 在 1996 年[241,246],Larson 在 1997 年[247]和 Rosenthal 在 2003 年和 2005 年[186,228]探讨了教育效果有效性。

自 20 世纪 80 年代末以来,结合多种干预措施实施的多模式方法已取得显著成功。1989 年,Conly[238]的研究得出结论,认为教育和执行计划是提高手卫生依从性的有效工具。1990 年,Dubbert 等通过结合教育、监测和绩效反馈的方法,得出了类似的结论[243]。而 Larson 等在 1997 年的美国研究中明确提出了考虑多种干预措施的多模式策略[247]。同样,在 1998 年,Won 等在中国台湾一家大学医院进行的多模式推广手卫生活动,包括讲座、书面指导、关于正确手卫生技术的提醒海报、监测、经济奖励和绩效反馈中,同样取得了成效[248]。2003 年和 2005 年,Rosenthal 等在阿根廷实施了类似的计划,该计划结合了行政支持[186]、供应品提供[186]、教育和培训[186]、过程监控以及绩效反馈[186]。这些措施不仅持续改善了手卫生依从性,还有效降低了医疗保健获得性感染的发生率[186,228]。

2002 年,CDC 发布了手卫生指南,其中纳入了所有此前发布的策略[249,250]。

我们对同行评议的文献进行了广泛审查,发现许多研究分析了手卫生依从性(表 17.15)。

表 17.15　世界银行定义的低收入、中低收入和中高收入经济体医院报告的提高手卫生依从性改进计划的结果

国家	HH 依从性，基线率(%)	HH 依从性，干预率(%)	RR	95%CI	*P* 值	发表年份	参考资料
阿根廷[a]	17	44	2.65	2.33～3.02	<0.001	2003	186
阿根廷[a]	41	68	1.66	1.45～1.90	0.000 1	2004	311
阿根廷[a]	23.1	64.5	2.79	2.46～3.18	<0.001	2005	228
阿根廷[a]	7.8	54.5	7.01	4.22～11.67	0.000 1	2006	312
阿根廷[a]	28.3	64.8	2.3	2.19～2.46	0.000 1	2015	262
巴西[a]	27	58	2.9	2.3～3.6	0.000 1	2015	263
中国	40	53	1.3			2004	313
中国	51	80	1.57	73.2～87.8	0.004	2015	264
哥伦比亚[a]	50	77	1.55	1.43～1.68	0.000 1	2013	265
萨尔瓦多	33.8	40.5	1.19			2009	314
印度[a]	36.9	82	7.3	79.3～84.5	0.001	2014	266
马里	8	21.8	2.75			2010	315
墨西哥[a]	28	84	3.03	2.35～3.90	<0.001	2003	316
墨西哥[a]	21.16	56.3	2.66	2.11～3.36	0.000 1	2005	317
墨西哥[a]	45	79	2.1	69.1～86.5	0.01	2014	267
墨西哥[a]	38.76	63.63	1.64	1.42～1.90	0	2005	318
墨西哥[a]	35.8	75.8	2.11			2004	319
墨西哥[a]	46.3	67.7	1.46			2005	320
墨西哥[a]	46.35	69.71	1.5	1.31～1.72	0.000 1	2005	318
秘鲁[a]	82.2	90.2	1.1	1.01～1.19	0.024 6	2006	321
秘鲁[a]	20	64.3	3.21	1.61～6.40	0.000 4	2006	91
菲律宾[a]	62	88	1.41	—	—	2010	177
俄罗斯	44.2	48	1.08			2003	322
土耳其[a]	35.16	55.4	1.58	1.27～1.96	0.000 1	2005	323
土耳其[a]	11.95	43.99	3.68	3.14～4.31	0.000 1	2005	261
土耳其[a]	27	58	2.9	2.3～3.6	0.000 1	2014	268
土耳其[a]	11.9	43.9	3.68			2005	324
INICC 2008 年报告——汇集 12 个国家的数据[a]	36.6	59.2	1.62	1.57～1.66	<0.01	2008	325
INICC 2008 年报告——汇集 14 个国家的数据[a]	35.1	60.7	1.73	1.68～1.78	<0.01	2008	326
INICC 2013 年报告——汇集 19 个国家的数据[a]	48.3	71.4	1.47	—	<0.01	2013	251

CI，置信区间；HH，手卫生；INICC，国际医院感染控制联盟；RR，相对危险度。

- INICC 2008 年报告——汇集 12 个国家的数据：阿根廷、巴西、哥伦比亚、萨尔瓦多、印度、马其顿、墨西哥、摩洛哥、巴基斯坦、秘鲁、菲律宾和土耳其。
- INICC 2008 年报告——汇集 14 个国家的数据：阿根廷、巴西、哥伦比亚、哥斯达黎加、萨尔瓦多、印度、尼日利亚、墨西哥、摩洛哥、巴基斯坦、秘鲁、菲律宾和土耳其等国。
- INICC 2013 年报告——汇集 19 个国家的数据：阿根廷、巴西、中国、哥伦比亚、哥斯达黎加、古巴、希腊、萨尔瓦多、印度、黎巴嫩、立陶宛、马其顿、墨西哥、巴基斯坦、巴拿马、秘鲁、菲律宾、波兰和土耳其。

a：由 INICC 成员使用 INICC 软件进行的科学研究，并由 INICC 小组发表。

在拉丁美洲、亚洲、中东和欧洲的 19 个资源有限国家的 51 个城市，进行了为期 13 年的"国际消除手卫生研究所多维手卫生方法"的研究，以评估其对改善医护人员遵守手卫生规定的影响，以及确定相关变量

监测医务人员的手卫生遵守情况并对其执行情况提供反馈，是多学科手卫生提升计划中不可或缺的关键组成部分。当前，由专业培训人员执行的观察性调研被视为确立遵守率的"黄金标准"。本研究旨在评估一项针对提高医务人员手卫生依从性的多维干预策略的效果，并探究影响医务人员手卫生不遵守行为的相关因素。

在 INICC 成员医院的 99 个 ICU 中进行的一项多中心、前瞻性、队列式干预研究，覆盖了拉丁美洲、亚洲和欧洲 19 个 LMC，包括阿根廷、巴西、中国、哥伦比亚、哥斯达黎加、古巴、希腊、萨尔瓦多、印度、黎巴嫩、立陶宛、马其顿、墨西哥、巴基斯坦、巴拿马、秘鲁、菲律宾、波兰和土耳其等[251]。研究从 1999 年 4 月持续到 2011 年 12 月，其间在每个单元随机选定的 30 min 内对手卫生进行观察。在为期三个月的基线阶段之后，采用了包括行政支持、物资供应、教育培训、工作场所提醒、过程监控和绩效反馈在内的多维干预方法。研究期间，手卫生机会得到监测。总体来看，手卫生遵守率从 48.3%提升至 71.2%（RR＝1.47；95%CI＝1.44～1.50，P＜0.01）。考虑到时间因素并调整了 ICU 的影响，发现在参与的第二年和第三年，改进效果更加显著（OR 分别为 3.07 和 3.03）。随访期为 9 年，在此期间未出现对均值的回归。逻辑回归多变量分析表明，以下独立变量与较差的手卫生行为显著相关：男性（OR＝0.91，P＜0.001）、医生（OR＝0.68，P＜0.001）、非侵入性接触（OR＝0.95，P＜0.001）、成人 ICU（OR＝0.49，P＜0.001）等。在医疗卫生工作者中，INICC 多维干预措施后手卫生遵守率呈现统计学显著增加[251]（详见表 17.16～17.20）。

国际医院感染控制联盟资源：INICC 多维方法和 INICC 在线监测系统

INICC 成立于 1998 年的阿根廷，并于 2002 年开始在国际层面上运作。INICC 是一个国际性质的、无私的、非营利的、开放式的医疗保健获得性感染监测网络。该联盟由来自高收入国家及 LMC 的 30 名成员组成的国际理事会领导，汇聚了 50 多个国家拉丁美洲、亚洲、非洲、中东和欧洲的数百家医院中的 2 000 多名感染控制专业人员（infection control professional，ICP）。自从 2003 年一家会员医院首次发表研究成果[115]，以及 2006 年进行首次汇总性发表以来[151]，INICC 已成为国际医疗保健获得性感染流行病学标准化数据的唯一来源[96]。INICC 的方法论基于 CDC NHSN 的方法和定义[252]。通过为全球医院提供基于证据的感染控制的免费培训及在线结果和过程监测工具的免费使用，INICC 推动了感染控制的科学发展[253]。

INICC 致力于在成人 ICU、PICU、NICU，以及住院病房中监控和预防器械相关的医疗保健获得性感染、肺炎和 CA - UTI 等。此外，INICC 还致力于改善抗菌药物的使用，提高 SSI 的控制，以及实施多种其他干预措施来提高患者安全，比如降低针刺伤害的风险等[253]。

自 1998 年起，INICC 在 LMC 持续开展医疗保健获得性感染的监测工作。通过自 2006 年首次发布的 7 份跨国报告，INICC 展示了其显著成果[91,92,94-96,98,151]。此外，INICC 还在 28 个国家独立进行了相关研究，其首份研究报告于 2003 年在阿根廷发表[115]，随后也发表了包括巴西[46,57,100,101]、中国[58-62,102]、哥伦比亚[61,103]、哥斯达黎加[63,64]、克罗地亚[65]、古巴[66]、厄瓜多尔[67]、埃及[68]、萨尔瓦多[69,70,104]、印度[71-73]、伊朗[74]、科威特[182]、黎巴嫩[56]、立陶宛[48]、马其顿[75]、马来西亚[76]、墨西哥[77]、蒙古[78]、摩洛哥[79,80]、秘鲁[81]、菲律宾[83]、波兰[84,85,190]、沙特阿拉伯[183]、突尼斯[86]、土耳其[87,88,106]、委内瑞拉[89]和越南[90]等国的相关研究。

表 17.16　国际医院感染控制联盟多维手卫生方法在 13 年间对来自拉丁美洲、亚洲、中东和欧洲的 19 个低中等收入国家的 51 个城市的影响

数据	ICU，*n*	观察次数
参与医院的特征（1999 年 4 月至 2012 年 12 月）		
国家		
阿根廷	11	23 616
巴西	4	4 837
中国	5	2 079
哥伦比亚	11	13 925
哥斯达黎加	1	303
古巴	1	434
希腊	1	2 315
萨尔瓦多	3	1 691
印度	18	32 869
黎巴嫩	1	1 728
立陶宛	1	1 565
马其顿	1	3 418
墨西哥	10	13 201
巴基斯坦	3	1 830
巴拿马	1	551
秘鲁	5	6 610
菲律宾	9	17 844
波兰	1	102
土耳其	12	22 840
所有国家	99	151 758
ICU 类型，*n*		
成人	80(81)	133 913
儿科	9(9)	9 081
新生儿	10(10)	8 764
所有 ICU	99(100)	151 758
医院类型，*n*(%)		
学术教学	27(42)	50 515
公立医院	16(25)	40 530
私人社区	22(34)	60 713
所有医院	65(100)	151 758

HH，手卫生；ICU，重症监护病房。

表 17.17　国际医院感染控制联盟多维手卫生方法在 13 年间对来自拉丁美洲、亚洲、中东和欧洲的 19 个低中等收入国家的 51 个城市的影响

	ICU(个)	HH 机会(*n*)	HH 依从性(*n*)	HH 依从性合规率，平均值%(95% CI)
各 ICU 手卫生达标率分布情况				
烧伤	1	1 324	1 176	89(87～90.5)
心内科	7	16 836	10 729	64(63～64.5)
心脏外科	3	4 975	3 943	79(78.1～80.4)
内科	4	8 873	7 150	81(79.7～81.4)
内科/外科	48	75 945	47 350	62(62～62.7)
新生儿	9	8 764	7 101	81(80.2～81.8)
神经外科	6	9 715	7 767	80(79.1～80.7)
儿科	10	9 081	6 443	71(70～71.9)
呼吸科	1	413	272	66(61.1～70.4)
外科手术	8	8 299	4 963	60(58.7～60.9)
创伤	1	6 671	5 449	82(80.7～82.6)
病房	1	862	757	88(85.4～89.9)
全部	99	151 758	103 100	68(67.7～68.2)

CI，置信区间；HH，手卫生；ICU，重症监护病房。

表 17.18　国际医院感染控制联盟多维手卫生方法在 13 年间对来自拉丁美洲、亚洲、中东和欧洲的 19 个低中等收入国家的 51 个城市的影响

变量	校正 OR	95%CI	*P* 值
手卫生依从性与各变量的关系。逻辑回归，多元分析			
性别(基线：女性)	1		
男	0.91	0.89～0.93	<0.001
专业人员类型(基线：护士)	1		
医生	0.68	0.66～0.70	<0.001
辅助人员	0.53	0.51～0.54	<0.001
接触类型(基线：侵入性)	1		
非侵入性	0.95	0.93～0.98	<0.001
ICU 类型(基线：新生儿)	1		
成人 ICU	0.49	0.47～0.52	<0.001
儿科 ICU	0.6	0.56～0.65	<0.001
工作班次(基准：夜班)	1		
下午	0.78	0.75～0.81	<0.001
上午	0.83	0.81～0.86	<0.001

CI，置信区间；ICU，重症监护病房；OR，比值比。

表 17.19　国际医院感染控制联盟多维手卫生方法在 13 年间对拉丁美洲、亚洲、中东和欧洲 19 个 LMC 的 51 个城市的影响

国家	HH 依从性，基线率(%)	HH 依从性，干预率(%)	RR	95%CI	*P* 值
各国改善手卫生的情况					
阿根廷	20.3	63.8	3.14	2.83～3.49	0.000 1
巴西	26.7	47.7	1.79	1.61～1.99	0.000 1
中国	51.5	67.3	1.31	1.16～1.48	0.000 1

续　表

国家	HH依从性，基线率(%)	HH依从性，干预率(%)	RR	95%CI	*P*值
哥伦比亚	56.3	78.4	1.39	1.30～1.50	0.000 1
哥斯达黎加	77.3	87.1	1.13	0.80～1.45	0.349 6
古巴	43.8	61.4	1.4	1.04～1.89	0.025
萨尔瓦多	40.8	53.8	1.32	1.10～1.58	0.002 4
希腊	26.5	32.3	1.22	1.04～1.43	0.015 4
印度	70.9	83.5	1.18	1.13～1.23	0.000 1
黎巴嫩	87.2	91.6	1.05	0.75～1.48	0.775 7
立陶宛	68.5	71.7	1.05	0.91～1.20	0.519 8
马其顿	83.9	97.5	1.16	1.02～1.33	0.028 8
墨西哥	45.3	69.6	1.54	1.45～1.64	0.000 1
巴基斯坦	28.5	39.8	1.4	1.16～1.69	0.000 4
巴拿马	79.4	80.7	1.02	0.76～1.35	0.098 6
秘鲁	72.4	79	1.09	1.02～1.17	0.136 7
菲律宾	65.3	82.9	1.27	1.21～1.34	0.000 1
波兰	51.6	62.5	1.21	0.72～2.04	0.472 6
土耳其	28.8	49.5	1.72	1.60～1.84	0.000 1
全部	48.3	71.2	1.47	1.44～1.50	0.000 1

CI，置信区间；HH，手卫生；RR：相对危险度。

表 17.20　国际医院感染控制联盟多维手卫生方法在13年间对拉丁美洲、亚洲、中东和欧洲19个低中等收入国家的51个城市的影响

加入INICC的年份	HH观察	HH依从率，%(95%CI)	校正OR
按参与年份分列的手卫生改善情况			
第一季度(基线)	11 267	48.3(47.6～49.0)	1
第二季度	7 214	61.2(60.5～61.9)	1.72(1.65～1.81)
第三季度	5 511	67.2(66.4～67.8)	2.10(1.99～2.2)
第四季度	4 639	69.4(68.6～70.1)	2.21(2.10～2.33)
第二年	8 190	71.4(70.9～71.9)	3.07(2.92～3.23)
第三年	5 573	69.1(68.4～69.7)	3.03(2.84～3.22)
第四年和第五年	4 278	81.2(80.1～81.6)	3.3(3.07～3.52)
第六年和第七年	1 120	86.0(85.2～86.8)	2.87(2.57～3.19)

CI，置信区间；HH，手卫生；INICC，国际医院感染控制联盟；OR，比值比；RR，相对危险度。

在LMC的ICU中，DA－HAI的发病率是高收入国家医院的3～5倍。这一数据不仅涉及器械的使用情况，还包括了原始的额外住院时间和额外死亡率[46,48,56-81,83-92,94,95,96,98,100-104,106,115,151,182,183,190]。

同样地，SSI对LMC患者的安全构成的威胁高于工业化国家。INICC近期通过对30个国家的跨国数据分析[193]，以及在巴西[194]、哥伦比亚[199]、印度[195]、墨西哥[198]、秘鲁[196]、土耳其[197]和越南[254]等国家的单独研究，深入探究了SSI的发病率。

此外，INICC还首次在LMC对DA－HAI的归因成本、住院时间和死亡率进行了评估。这一评估基于在阿根廷[112,113]关于CLABSI和肺炎的前瞻性、匹配分析，以及在墨西哥[201]进行的CLABSI研究。

在评估LOS时，INICC首次在LMC采用了一种创新的多状态模型。该模型通过特定的审查手段，确保了对每种DA－HAI独立效应的准确估计，避免了混合多种感染的综合效应[212]。运用这种方法，INICC对阿根廷、巴西和墨西哥的CLABSI引起的LOS和死亡率进行了时

间依赖性分析[213]。此外,该联盟还分析了阿根廷、巴西、哥伦比亚、希腊、印度、黎巴嫩、墨西哥、摩洛哥、秘鲁和土耳其的肺炎和 CA－UTI 的相关影响[94]。

INICC 发表了多项研究报告,包括随机对照试验[129],比较了新设备与过时的技术[256]在阿根廷[137,255]、巴西[123,255,257]、印度[129]、意大利[255,258,259]和墨西哥的情况[137,255,257]。

为应对这种不利局面,INICC 实施了 INICC 多层面方法(INICC Multidimensional Approach, IMA),以预防和控制 DA－HAI。

长期以来,提高对手卫生的依从性被视为医疗保健获得性感染预防和控制的核心。自 1998 年起,INICC 一直致力于推广其 INICC 多维手卫生方法(INICC Multidimensional Hand Hygiene Approach, IMHHA),该方法首次在 2003 年阿根廷的一项研究中发表。IMHHA 包含以下六个要素:① 行政支持,② 物资供应,③ 培训和教育,④ 工作场所提醒,⑤ 过程监控,⑥ 绩效反馈。该方法在 19 个 LMC 的一项跨国研究及阿根廷、巴西、中国、哥伦比亚、印度、墨西哥和土耳其的国家级研究中实施,并取得了成效[186,260-268]。

针对特定的 DA－HAI,自 1998 年以来,INICC 一直在执行特定的综合管理方法(IMA)。该方法首次于 2003 年在阿根廷发表,其在跨国研究中成功应用,显著降低了 LMC 的成人 ICU、儿科 ICU 和新生儿 ICU 中 CLABSI 的发病率,并在阿根廷、巴林、哥伦比亚、印度、墨西哥、沙特阿拉伯和土耳其的国家级研究中得到了证实[62,116,118,128,130,132,134,144,149,269,270]。

此外,IMA 在预防肺炎方面的实施也在成人 ICU、儿科 ICU 和 NICU 的跨国研究中取得了成功,并在阿根廷、中国、古巴、印度、科威特、马来西亚、土耳其和沙特阿拉伯的国家级研究中得到了证实[151-153,157,157,157-162,166,179,181,271]。

最终,IMA 在预防尿路感染方面的应用同样在成人[175]和儿科 ICU[174]的跨国研究中被发现可显著降低感染发生率,并在阿根廷[169]、黎巴嫩[176]、菲律宾[178]、沙特阿拉伯[179]和土耳其[180]的国家级研究中得到了证实。

在 LMC 的数千家医院和数十亿患者中,以及高收入国家中缺乏足够 HAI 监测和控制经验的医院里,加深对医疗保健获得性感染的流行病学、预防和控制的理解是一个持续的关注点。特别是在 LMC,对 HAI 及其预防的知识不足促成了对采用监测和感染控制计划的需求,以更精确地评估特定患者群体中 HAI 的风险和影响。这些计划旨在成功降低 HAI 风险,促使 INICC 提出、开发并实施了 IMA。IMA 引入了一种新的 HAI 预防方法,其重要性在于清晰、全面地描述了 INICC 的资源和方法,以促进其在全球范围内的实施,减少和控制 HAI 及其不良后果。

INICC 的目标、成员机制和基本架构保持与我们 2008 年发表的论文中描述的一致[219]。

参与医院积极加入 INICC 并成为会员,可以获得多方面的医疗安全和医疗保健改进的好处,包括以下几点。

- 为医院流行病学家和 ICP 提供关于医院流行病学、监测方法和数据分析的基础培训。
- 进行培训以识别 HAI 趋势,并使用风险调整数据进行医院内外比较,为地方、区域和国家级质量改进活动提供支持。
- 培训医院流行病学家和国际比较方案人员进行简单的假设驱动应用研究的设计和实施。
- 提供持续支持和建议,以协助监测活动和控制计划的实施。
- 提供名为 ISOS 的在线监测工具,进行结果和过程监控,及时识别患者安全问题并采取相应控制措施,评估 HAI 的临床和经济影响,及评估特定感染控制措施的效果。
- 提供 ISOS 自动生成的报告,包括关键的表格和图表。
- 通过实施系统性计划降低 HAI 发病率、LOS、额外费用及 HAI 导致的死亡率。
- 通过降低 HAI 发病率、相关死亡率、超长住院时间和超额费用,以及减少细菌耐药性,提高医疗安全和质量。
- 改善抗感染药物的预防和治疗使用,助力控制 AMR。
- 提供证明医疗机构符合一系列监测、预防和控制 HAI 的标准要求的证书,体现医疗机构致力于为患者和员工提供安全环境的承诺。
- 提供与人类感染性疾病的诊断、监测、预防和控制相关的最新科学知识。
- 提供有关感染控制相关新技术的临床成本效益的建议。
- 为与其他专业人士合作,在同行评审的出版物上发表研究成果提供机会。

参与国际医院感染控制联盟的医院特点

参与 INICC 的医院为成人、儿童和需要急性护理的新生儿提供常规住院服务,同时也服务于住院病房的患者,以及接受各类手术程序的患者。这些医院可能拥有不同的规模和所有权,与医学院有或没有附属关系,并可能位于世界各地。虽然加入 INICC 是自愿且免费的,但医院必须提交加入申请,具备足够的感染控制人员和支持,以及经医院管理层批准才能参与。目前,来自拉丁美洲、亚洲、非洲、中东和欧洲 50 多个国家的数百家医院中的 2 000 多名 ICP 参与了 INICC[96]。INICC 已经在每个大洲的超过 5 个国家、每个国家的超过 5 个城市和每个城市的超过 1 家医院中建立了会员关系,这组成了全球有限资源国家和医院的一个具有代表性的样本[253]。

方法论、方法和资源

INICC 的 IMA 涵盖六大核心组成部分,旨在降低医疗保健获得性感染的发病率、死亡率、LOS、成本、细菌耐药性和抗生素消耗量[219]。

INICC 执行两种监督方式:成果监督和过程监督。

在监控方面,INICC 运用名为 ISOS 的在线平台进行数据管理，该平台包含 27 个模块[253]。

INICC 多维方法

INICC 开发的 IMA 包括六个核心组成部分，旨在有效控制和预防医疗保健获得性感染。

(1) 实施包束措施。

(2) 进行教育和培训。

(3) 监测 HAI 的发病率和不良后果。

(4) 监控遵守包束措施的过程。

(5) 反馈 HAI 发病率和不良后果。

(6) 绩效反馈。

作为上述 IMA 的一部分，INICC 使用一个名为 ISOS 的在线平台，该平台包含了 IMA 的六个组成部分中的四个：① 结果监测；② 过程监测；③ 对 HAI 发病率和不良后果的反馈；④ 绩效反馈(图 17.1)。

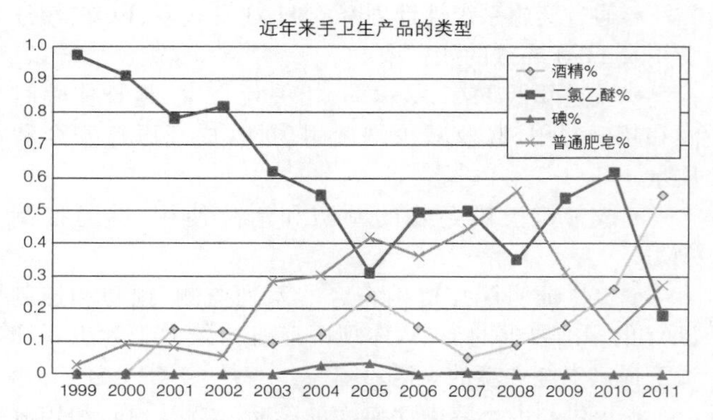

图 17.1 INICC ICU 近年来所使用的手卫生产品类型。

INICC 对于 HAI 预防的集束化干预措施改编自医疗保健改善研究所(IHI)[272]、CDC[273]、美国医疗保健流行病学会(SHEA)、美国感染病学会[274]、感染控制专业人员协会[275]和国际联合委员会[276]发表的推荐和指南上的集束化措施。这些指南描述了不同群体中 HAI 预防的推荐。

教育与培训

在有效实施感染控制计划的过程中，医务人员的教育显得至关重要。确保预防教育实践深入人心，成为医院文化和习俗的一部分是非常重要的。医疗卫生工作者的教育涉及监测和感染控制措施的信息，这些信息基于前述的指南和建议。

INICC 的创始人兼主席 Rosenthal 博士，亲自为多家成员医院的医院流行病学家和 ICP 进行培训。在其他情况下，会举办网络研讨会，播放教学视频，或提供含有 ISOS 截图的印刷教程，以此作为如何进行监测和上传监测数据的培训工具。

医院流行病学家和 ICP 可以通过电话和电子邮件持续联系布宜诺斯艾利斯 INICC 中央办公室的支持团队，对所有咨询，该团队将在 24 h 内提供回应。此外，INICC 主席会亲自审阅这些咨询并回应[253]。

INICC 监控在线系统

ISOS 共有 27 个模块，分为三个主要类别：10 个模块用于结果监测，4 个模块用于过程监测，13 个模块用于改善医疗质量。

这些模块能够在 1～5 s 内生成所需报告。所有 27 个模块均支持在线查看、打印、生成 PDF 文件和 Excel 文件格式的报告[253]。

结果监测

结果监测是指对 HAI 发病率和影响的评估，包括但不限于以下变量：HAI 发病率、额外死亡率、额外住院天数、额外费用、微生物谱和细菌耐药性。

结果监测数据也可以通过病例对照研究来发现 HAI 的高危因素。ICP 能通过 HAI 结果监测的结果确定问题的严重程度、风险最高的设备，然后提供降低感染风险的大体计划，包括评估某一感染控制措施的成本效益[129]。应用 INICC 资源(DA－HAI 发病率按每 1 000 个设备日报告)，可以将 LMC 的 HAI 发病率与高收入国家的 HAI 发病率进行比较。

INICC 结果监测在线系统有成人 ICU、儿科 ICU、NICU、住院病房、二级病房的 HAI，LOS，死亡率和成本监测，SSI，病原谱和细菌耐药性，基于实验室的 MDR 微生物和艰难梭菌感染监测，以及抗菌药物用量等模块。

INICC 采用 CDC NSHN 的方法，同时收集其他数据。根据标准的 CDC NSHN 方法，分子是每种类型 HAI 的数量，分母是从汇总的所有患者的设备使用天数，不标识每个特定患者的设备使用天数，也不收集患者的特定数据，如年龄、性别、基础疾病、疾病严重程度评分、生命体征、抗生素使用情况、住院时间、死亡率等。

自 1998 年以来，INICC 还开展了一项队列研究，旨在收集所有患者的特定数据，包括有/无 HAI 的患者，如年龄、性别、基础疾病、病情严重程度评分、生命体征、抗生素使用情况、住院时长、死亡率等。通过 ISOS，可以在研究期间前瞻性地从所有住院超过 24 h 的患者中收集数据。每家 INICC 医院的 ICP 负责从医疗记录、图表、患者检查、实验室结果(包括影像学和所有培养)中前瞻性地提取患者的数据。

INICC 是专为持续督促 ICP 怀疑 HAI 而设计的，因为它提供了每位 ICU 患者每天的全景视图，包括高危因素(如使用侵入性设备)以及 HAI 的关键替代指标(如高热、低血压、培养结果、抗生素治疗、住院时间和死亡率)。这种方法尤其适用于未做培养或培养结果不明确或阴性而被漏诊 HAI 的情况(如临床肺炎)，或者当 ICP 缺乏经验、对 HAI 缺乏敏感性的时候[277]。我们发现，INICC 队列方法进一步提高了 HAI 监测的灵敏度，因为每例报告的 HAI 都经过上述严格全面的流程验证。

此外，通过收集所有 ICU 患者的数据，可以很容易地根据年龄、性别、基础疾病、接受的治疗、入院诊断、ASIS、季节或使用特定侵入性设备的时间等特征，以及其他一些变量，对有 HAI 和无 HAI 的患者进行匹配，以便计算感染导致的额外住院时间、费用、死亡率和感染风险因素[61,81,112]。感染采用 CDC NHSN 的标准定义(包括临床、实验室和其他标准)进行 HAI 感染部位的分类[252]。

每个 HAI“病例”都进行了验证，并仔细检查所记录的感染症状和体征以及实验室、影像学检查和培养结果，以确保符合 CDC NHSN 的 HAI 标准[252]。所有患者均进行长期随访，以确定从入院当天到出院后 2 天内 HAI 发病率、死亡人数和住院时间。

分母数据包括 ICU 患者人数、病房总住院日、接触侵入性设备——中央导管、导尿管和呼吸机的天数，以及外科组件的手术程序数量。特定部位感染率的计算基于适当的分母(如 CA-UTI 除以留置导尿管总天数)[252]。

有多个院区的医院可在任一或所有院区进行监测，但在选定院区，每名患者都要接受 HAI 监控，包括以下几组：BSI、肺炎、尿路感染、呼吸机相关事件(ventilator-associated event，VAE)(包括所有类型的感染)；黏膜屏障损伤实验室确诊的 BSI；骨关节感染；中枢神经系统；眼耳鼻喉和口腔感染；下呼吸系统感染；生殖道感染；皮肤软组织感染(包括所有类型的感染)。

对于在新生儿 ICU 住院的患者，分母数据按以下五个出生体重类别进行分层(<1 000 g、1 001～1 500 g、1 501～2 500 g、>2 500 g)，包括当月 NICU 患儿总数、总住院日、脐导管/中央导管日和呼吸机日[252]。

记录每位 HAI 和无 HAI 患者的住院时间，并记录 HAI 的发生时间。目前 HAI 对 LOS 的影响是通过按年龄、性别、病情严重程度评分和其他变量，对监测期间同一 ICU 中的患者进行匹配来估算的。LOS 的差异被归因于 HAI[113,201]。这种方法应用广泛，但也存在一些缺陷。与 ICU/医院的住院时间相关的因素很多。根据 7 个以上的因素进行匹配会将没有匹配对象的感染患者排除，这会导致选择偏倚。根据 6 个或更少的因素进行匹配则不太可能控制其他影响 LOS 的变量，而导致另一种偏倚来源[212]。INICC 已经开发了 LOS 统计模型，以减少这些问题并提供更好的估算。事件发生的时间非常重要，将 HAI 定义为一个时间依赖的共同变量对于预测住院时间的模型很重要[212]。HAI 导致的住院时间延长的有效估计是非常有力的数据，可用于显示通过预防 HAI 而减少的住院日数量。INICC 正通过严格的经济学方法来估算预防 HAI 所带来的成本变化[129]。

在监测期间，因 HAI 死亡的 ICU 住院患者的总病死率与无 HAI 患者的病死率的差值称为粗略额外死亡率。目前额外死亡率是通过一种匹配的程序估算的[255,257]。

耐药病原体是指那些能够对为消灭它们而开发的抗菌药物产生耐药性的病原体。这些病原体对医院机构构成的挑战不断增大。它们导致 HAI，影响诊疗[278]。抗生素广泛、长期的使用是导致病原体对抗生素产生耐药性的原因[279]。这些病原体包括耐甲氧西林金黄色葡萄球菌(methicillin-resistant *Staphylococcus aureus*，MRSA)、耐万古霉素肠球菌、产超广谱 β-内酰胺酶的大肠埃希菌和克雷伯菌，以及耐氟喹诺酮或耐碳青霉烯肠杆菌目细菌或铜绿假单胞菌。

微生物谱和耐药谱的最新数据对于描述这个问题的严重程度，以及显示与特定 HAI 相关的细菌耐药模式变化至关重要。

ISOS 收录了 CLABSI、尿路感染和肺炎中经微生物学证实的 HAI 微生物和耐药谱[279]。

过程监督

医务人员都知道“元素集束化”是最有效的感染控制手段。但是在日常护理中，这些手段的实际应用可能做不到一致。过程监督可以用来保证在任何时候、对所有患者都一致地执行所有干预措施。

过程监督是对医疗机构内一系列常规感染控制措施和用品使用情况的标准化数据采集。这些措施包括手卫生依从性、中央导管护理、导尿管护理、预防肺炎和 SSI 措施的监督。

与旨在减少 DA-HAI 和 SSI 的 IMA 其他五个组成部分一起，过程监督为以下这个需要更多关注的领域提供了基础：首先，它评估了措施的实际依从性，提供了医务人员的感染预防和控制理念和 HAI 负担的概况。其次，通过这种评估和测量，可以定位医疗保健服务中存在问题的领域，从而实施针对性干预措施[253]。

过程监督由 ICP 进行。ICP 按照标准流程直接监督医务人员的操作和用品使用情况，并定期进行针对性监督。医务人员并不知晓监督的实际安排，从而最大限度地减少了霍桑效应[219]。

过程监督数据包括控制和减少 HAI 发病率的关键措施，如手卫生依从性[186,261,262]，以及预防肺炎[151]、CLABSI[116,134]、尿路感染[169]和 SSI 的具体措施。

INICC 过程监测在线系统包含以下模块：监督手卫生依从性、监督预防血流感染集束化的依从性、监督预防肺炎集束化的依从性、监督预防尿路感染集束化的依从性、监督预防 SSI 集束化的依从性等。

医疗保健相关感染率和不良结果的反馈

通过结果监测来衡量 HAI 的目标与向医务人员传达这些比率的需要直接相关，因为医务人员应该据此进行改善。这一沟通过程涉及向医务人员提供有关 HAI 发病率及其不良后果的反馈信息。在资源有限的医院中，运用结果监测反馈这一概念是一项强有力的控制措施，自 1998 年以来，INICC 就对其有效性进行了分析，并于 2003 年做了报告[116]。在每月的例会上，医务人员通过审查 ISOS[219]生成的报告，获得有关 HAI 发病率及其后果的反馈信息，包含动态监测的每月数据的图表[253]。

绩效反馈

从医务人员角度看，向其提供反馈以评估其绩效水平是综合管理评价的一个重要激励方面。通过衡量他们的做法和 HAI 的发病率了解他们努力的结果是很有正反馈价值或提高认识的因素，对确保 IMA 的有效性至关重要。

ICP 从 ISOS 中检索这些图表，有月度报告，展示手卫生、中央导管、导尿管护理、预防肺炎和 SSI 的依从性的柱形图。ICU 人员每月都会对这些数据进行分析，并将其张贴在医院的显著位置，以便向医务人员提供反馈[186,261]。

定义

ISOS使用CDC NHSN对所有特定类型HAI的监控定义和标准[252]，包括2015年发布的及之后的所有更新。

这个地区特异性的标准包括了报告指南，并对其充分应用提供了全面解释[252]。

主动前瞻性地验证医源性感染

灵敏度的增加与ICP监测经验的年数呈强相关线性趋势($P<0.001$)。对于工作年限小于4年的ICP来说，10个ICP观察年中，只有1年达到了满意的灵敏度(≥80%)。对于工作年限大于4年的ICP，18个观察年中有14个达到了满意的灵敏度($P=0.001$)。Ehrenkranz于1995年在美国医院进行的一项研究中描述了这些发现，结果表明ICP在最初3年中对HAI的敏感性非常低，而4年后则大幅上升至80%。因此，有必要采用各种方法提高ICP的灵敏度，尤其是在头3年[277]。

HAI的验证是INICC结果监测部分的一个特征，被认为是最大限度地提高监测数据的敏感性和准确性的关键。由ICP报告的每例HAI都要经过验证，即仔细检查，以确定是否符合标准，从而有理由将其记录为HAI；验证过程还包括仔细检查为假定未感染患者的数据，以便发现未报告但存在的HAI。为此，INICC机器人会向ICP显示一条在线信息，要求检查CDC NHSN关于假定HAI的标准。

避免数据录入过程中错误的信息系统：INICC在线监测系统的机器人

ISOS有一个机器人，可以优化监控的性能和准确性，并与研究人员合作，以查明漏报情况，避免错误和不一致的选择、疏忽和输入错误，如选择入院日期之前的出院日期、忘记上传出院日期或上传使用过的侵入性设备，或者重复报告HAI。

所有必要的更正和补充都会在屏幕上以明显的标志提醒，并可由ICP酌情修改和删除。该机器人是验证上传到ISOS上的数据的重要工具，因为它可以确定数据收集过程中上传的信息是否完整和准确，根据一套验证规则检查数据，目的是减少输入系统的数据错误数量。INICC机器人在数据上传的同时进行验证。

成本效益分析

在同行评审的出版物中，不同的研究已经证明了IMA和使用ISOS预防HAI的成本效益[129,149,160,162]。最近的研究表明，虽然这些计划需要在预防HAI方面持续投资，但成本降低的效果显著[280]。

INICC成本效益分析的方法包括通过模拟生命年(life-year，LY)、质量调整生命年(quality adjusted life year，QALY)、有HAI和无HAI的医疗支出，以及IMA和ISOS用于HAI预防的增量成本效果比率(incremental cost-effectiveness ratio，ICER)来估算有效性[280]。在从医疗支付方角度进行的成本效益分析中，对于每种备选方案，中央导管日乘以美元(即每日住院费用)。估计65岁患者的QALY会额外减少，并考虑65岁以上每年减少0.005。使用上述参数估算本试验每位患者的成本和QALY，并计算出每组的平均值(标准值和试验关怀值)。

INICC方法的结论

2006年INICC在一个多国报道首次提出，HAI是导致患者患病和死亡的一个重要原因，而DA-HAI则对ICU(尤其在LMC)的安全构成最大威胁[91]。CDC NHSN通过提供标准化定义，对HAI进行了标准化监测[252]。通过针对性监测和计算每1 000个设备日的DA-HAI感染率，可以与其他同类医院进行比较，发现需要纠正的机构各自的问题。

在定义和标准方面，INICC使用的方法以CDC NHSN方法为基础，但INICC还增加了一个IMA，其中包括同时实施六个组成部分：① 集束化，② 教育和培训，③ 结果监测，④ 过程监测，⑤ HAI发病率和不良后果的反馈，⑥ 绩效反馈。应该指出的是，INICC医院于1998年首次提出并使用过程监测，并于2003年首次发表[116]。

INICC采用CDC NSHN方法，还收集了额外的数据。根据标准的CDC NSHN方法，分子为每种类型的HAI数量，分母为汇总所有患者收集的设备日，不计算每个患者个体的设备日，也不收集每个患者的特征。INICC也是一项队列研究，旨在收集所有患者(包括HAI患者和非HAI患者)的具体数据，收集HAI的风险因素(如侵入性器械)和HAI的替代指标(包括但不限于高温、低血压、培养结果、抗生素治疗、住院时间和死亡率)。这种方法有助于提高ICP检测HAI的灵敏度。此外，通过收集所有ICU患者的数据，还可以根据几个特征对有HAI和无HAI的患者进行匹配，以估算额外的生命周期、死亡率和成本。

ISOS和IMA已成功应用于世界各地的医院，自2002年推出以来，DA-HAI发病率已显著下降。对DA-HAI问题严重程度的了解为改变感染预防做法提供了证据。通过过程监控和绩效反馈，我们发现手卫生依从性和中央导管、机械通气呼吸机和导尿管的护理得到了改善，CLABSI、VAE和CA-UTI的发病率有所下降[116,128,134,144,151,153,157,159,166,169,176,178,180]成员国的国家医疗保健规划人员利用INICC的数据制定策略和目标资源，以控制HAI[253]。

降低医院获得性感染的建议

有几项措施可作为实施感染控制方案的基本建议，它们应与医疗机构和人员的实际能力相符合。在这方面，IHI[272]、CDC[273]、美国卫生保健流行病学学会、美国感染病学会[274]、感染控制专业协会[275]、国际联合委员会[276]和INICC[281]共同发布的指南提供了具有成本效益的预防措施，可适用于LMC的感染控制计划。

合理的第一步是组织一个监控系统，因为它可以发现本地机构特有的问题，从而为随后的改进提供指导。靶向监测和计算每1 000个设备日的DA-HAI发病率，还可以与其他类似机构进行比较。在这方面，INICC开发的“结果监测”包括对DA-HAI发病率及其相关影响

(死亡率、发病率、额外住院日、额外住院费用和细菌耐药性)进行系统的标准化测量[253]。

要准确了解 HAI 的负担，并将工作重点放在需要更多关注的领域，监测数据是必不可少的。资源有限的医院需要开始对 ICU 等关键区域进行监控，因为这些区域的 DA - HAI 对患者安全的威胁最大。然后需要对流程进行监控。流程监控对于监测感染控制预防指南和基本措施的依从性是必要的，如手卫生、血管导管护理、导尿管护理和预防 VAP 的措施。必须针对医务人员，尤其是护士，开展有关 HAI 控制和预防的持续教育计划，因为护士传播微生物的风险最大，是阻断 HAI 传播的关键[253]。

为了降低国际上这些较高的发病率，特别是在 LMC，INICC 采用了 IMA[253]。作为 IMA 的一部分，INICC 使用了一个名为 ISOS 的在线平台[253]。

多国重症监护病房的研究和国内研究[116,128,134,144,151,153,157,159,166,169,176,178,180]都显示 IMA 和 ISOS 的成功应用显著降低了 CLABSI、VAP 和 CA - UTI 的发病率[68,130,132,149,160,161,174,175]。

最后，需要指出的是，降低 DA - HAI 发病率本身并不是靠监测就能实现的，如果缺乏定期强化，效果可能会昙花一现。因此，在缺乏财政资源的情况下，必须找到并展示医院一级 HAI 发病率和负担的信息。这些数据的收集必须用于改进患者护理方法、提高对感染控制指南的依从性以及绩效反馈。

正如来自不同 LMC 的研究报告所述，发布有关 HAI 导致的发病率和死亡率、可避免的患者痛苦和经济影响的数据，是促使医院管理部门和医护人员支持感染控制计划的必要方法[116,128,134,144,151,153,157,166,169,176,178,180]。

在国家层面，阿根廷、墨西哥和巴西的 INICC 医院成员发布了各自的成功干预措施、降低 CLABSI、VAP、CA - UTI、DA - HAI 的发病率并提高手卫生依从性的临床试验[260,262-268]。

减少中央导管相关血流感染

在对 INICC 的 15 家 LMC 进行的一项时序分析中，研究人员得出结论：在实施感染控制计划后，感染控制措施依从性明显改善，CLABSI 发病率降低了 54%(7.4～16.0 例/1 000 个中央导管日；RR=0.46，95%CI=0.33～0.63，P<0.001)，CLABSI 相关死亡数减少了 58%[130]。

INICC 最近对五家 LMC 的 PICU 进行了一项研究，分析多维感染控制方法对 CLABSI 发病率的影响。该方法包括：① 一系列感染控制干预措施；② 教育；③ 结果监测；④ 过程监测；⑤ CLABSI 发病率反馈；⑥ 感染控制实践的绩效反馈。干预后，CLABSI 感染率比基线降低了 52%(5.2～10.7 例/1 000 个中央导管日，RR=0.48，95% CI=0.29～0.94，P=0.02)[132]。

INICC 在四家 LMC 的 NICU 开展的另一项研究也采用了类似的多维方法来评估 CLABSI 的降低。CLABSI 基线发病率为每 1 000 中央导管日 21.4 例，干预后，CLABSI 发病率降至每 1 000 中央导管日 9.7 例(RR=0.45，95% CI=0.33～0.63)，CLABSI 发病率降低了 55%[161]。

关于减少 CLABSI 的问题，在阿根廷的 INICC 成员医院进行的一项前瞻性前后试验中，将在没有教育或绩效反馈的主动监控期间(第一阶段)确定的 CLABSI 发病率，与相继实施的包括教育(第二阶段)和绩效反馈(第三阶段)在内的感染控制计划后确定的 CLABSI 发病率进行了比较。总的 CLABSI 发病率降低了 75%，从 46.6 例/1 000 IVD 日降至 11.1 例/1 000 IVD 日(RR=0.25，95% CI=0.17～0.36，P<0.000 1)[116]。

在墨西哥，一家 INICC 成员公立大学医院的三级成人 ICU 开展了一项前瞻性前后试验。在未进行过程控制的主动监测期间，确定了 CLABSI 的发病率(第一阶段)，然后将其与实施了采用流程监控和绩效反馈的感染控制计划(第 2 阶段)比较。在研究期间，中心静脉置管部位护理和手卫生的依从性与基线相比有了显著提高：在导管插入部位放置纱布敷料的依从性从 86.69%提高到 99.24%(RR=1.14，95% CI=1.07～1.22，P<0.000 01)、正确使用纱布中央管路插入部位的比例从 84.21%提高到 97.87%(RR=1.16，95% CI=1.09～1.24，P<0.000 01)、记录血管导管放置日期的比例从 40.69%提高到 93.85%(RR=2.34，95% CI=2.14～2.56，P<0.000 01)、接触患者前行手卫生的比例从 62%提高到 84.9%(RR=1.37，95% CI=1.21～1.51，P<0.000 01)。CLABSI 的总发病率在实施流程控制计划后，从每 1 000 个中央导管日 46.3 例大幅降至 19.5 例，降幅达 58%(RR=0.42，95% CI=0.27～0.66，P=0.000 1)。最后，总体未经调整的粗死亡率与基线比率相比明显降低，从每 100 例出院患者中 48.5%降至 32.8%(RR=0.68，95% CI=0.50～0.31，P=0.01)[134]。

印度的一项研究评估了 INICC 多维感染控制方法对 INICC 11 家成员医院 16 个成人 ICU CLABSI 发病率的影响。基线测量期间，采用 CDC NHSN 的定义对 CLABSI 进行结果监测。在干预期间，实施了 INICC 方法，其中包括一系列干预措施、教育、结果监测、过程监测、CLABSI 发病率和结果反馈，以及绩效反馈。随机影响泊松回归用于对不同时间段的 CLABSI 发病率进行聚类。基线率为每 1 000 个中央导管日 6.4 例，第二年降至每 1 000 个中央导管日 3.9 例，并在 36 个月的随访中保持不变，CLABSI 发病率降低了 53%(发病率比=0.47，95% CI=0.31～0.70，P=0.000 1)[128]。

在巴西，一个多学科工作组制订了一项教育计划，以强调中央导管护理的正确做法。干预前，CLABSI 感染率为每 1 000 个中央导管日 20 例，经过教育干预和政策改变(如在敷料护理中规范使用聚维酮碘等)后，CLABSI 发病率降至每 1 000 个中央导管日 11 例[120]。

在突尼斯进行的一项随机对照试验中，246 名非隧道式中央导管患者被随机分为两组，一组接受肝素涂层导管，每天持续输注 50 mL 生理盐水(肝素涂层组)，另一组接受非涂层导管，持续输注低剂量普通肝素(对照组，每天持续输注 100 U/kg)。肝素涂层组的 CLABSI 发病率为 0.9 次/1 000 天，对照组为 3.5 次/1 000 天(3.5 次/1 000天；$P=0.027$)。这项研究的结论指出，使用肝素涂层管路是预防血液肿瘤疾病患者发生 CLABSI 的一种安全有效的方法[282]。

土耳其开展了一项研究，分析教育对 CLABSI 感染率的影响。在教育前，CLABSI 发病率为每 1 000 个中央导管日 8.3 例；而在教育后，CLABSI 发病率为每 1 000 个中央导管日 4.7 例[283]。在土耳其进行的另一项研究中，随机选择了 133 名需要中央导管的患者，让他们接受抗菌剂浸润的三腔管(64 人)或标准的非浸润三腔管(69 人)。抗菌管路组的 CLABSI 发病率为 5.3 例/1 000 中央导管日，标准管路组为 1.6 例/1 000 中央导管日($P=0.452$)。该研究结果表明，在土耳其的这间 ICU 中，抗菌剂浸渍的中央导管对重症患者的管路定植或 CLABSI 的发病率均无影响[141]。

在巴西，INICC 成员医院的三个 ICU 开展了一项开放标签、前瞻性队列、主动 HAI 监测和序列研究，以确定在比较开放式和封闭式输液容器时首次 CLABSI 的发病率和时间。随时间推移对感染 CLABSI 的发病率进行评估，并在开放式和封闭式输液容器之间进行比较；研究时间间隔为 3 天。开放式输液容器期间的 CLABSI 发病率明显高于封闭式输液容器(分别为 6.5 例/1 000 中央导管日和 3.2 例/1 000 中央导管日；RR=0.49，95% CI=0.26～0.95，$P=0.031$)。在密闭输液容器期间，CLABSI 在使用中央导管期间保持相对稳定(第 2～4 天为 0.8%，第 11～13 天为0.7%)，但在开放式输液容器期间增加(第 2～4 天为1.5%，第 11～13 天为 2.3%)。综合所有时间间隔来看，在密闭输液容器期间，患者感染 CLABSI 的概率显著降低(55%)(Cox 比例危险比=0.45，$P=0.019$)[123]。

只有一项来自 LMC 的荟萃分析的研究比较了阿根廷、巴西、意大利和墨西哥使用开放式输液容器(玻璃瓶、滴定管或半硬质塑料瓶)或封闭式输液容器(可完全折叠的塑料容器)对 CLABSI 发病率和死亡率的影响。从开放式输液容器改用封闭式输液容器后，四个国家的所有参与医院的 CLABSI 发病率都明显下降(汇总结果，CLABSI 发病率从每 1 000 个中央导管日 10.1 例降至 3.3 例；RR=0.33，95% CI=0.24～0.46，$P<0.001$)，死亡率也显著下降，从 22.0%降至 16.9%(RR=0.77，95% CI=0.68～0.87，$P<0.001$)。由开放式改为封闭式输液容器带来总体 CLABSI 发病率和 ICU 全因死亡率的显著降低。这些研究结果表明，开放式输液容器与输液相关 BSI 的风险大大增加和 ICU 死亡率的增加有关，而这在 LCM 中尚未被认识到[255]。

印度 INICC 开展了第一项随机对照试验，对使用带预穿孔隔膜的封闭式系统(裂隙式隔膜)和一次性预充式冲洗装置(single-use prefilled flushing device，SUF)的患者与使用开放式系统(三通止水带)和 MA 的患者之间的 CLABSI 发病率进行了比较，结果显示，与三通止水带+MA 组相比，裂隙式隔膜+SUF 组的 CLABSI 发病率明显更低，成本效益更高[129]。同时，与三向止水带+MA 相比，使用分体式隔膜+SUF 显著提高了无感染导管的累积存活率(危险比=0.33，95% CI=0.15～0.73，$P=0.006$)。使用分体式隔膜+SUF 可为每位患者节省 402.88 美元，并提高了 0.000 8 QUALY。在裂隙式隔膜+SUF 上每多投入 1 美元，就能节省 124 美元。总之，与使用三通止血塞[129]相比，使用分体式隔膜+SUF 具有成本效益，且 CLABSI 发病率显著降低(表 17.21)。

减少医疗保健相关肺部感染

关于减少 VAP，INICC 在 14 个 LMC 的成人 ICU 进行的另一项多中心研究中采用了多学科方法，目的是减少 VAP 的发病率。VAP 基线发病率为每 1 000 个机械通气日 22.0 例，干预后降至每 1 000 个机械通气日 17.2 例(RR=0.78，95% CI=0.68～0.90，$P=0.000\,4$)，降低了 55.83%[161]。

采用同样的方法，在五家 LMC 的 PICU 进行的一项研究显示，基线 VAP 发病率为 11.7，干预后降至每 1 000 个机械通气日 8.1 例(RR=0.69，95% CI=0.5～0.96，$P=0.02$)，降低了 31%[111]。

INICC 最近在 10 家 LMC 的 NICU 开展了另一项类似的研究，以评估多维方法对 VAP 发病率的有效性。第一阶段的 VAP 发病率为每 1 000 个机械通气日 17.8 例，第二阶段为每 1 000 个机械通气日 12.0 例(RR=0.67，95% CI=0.50～0.91，$P=0.001$)，降低了 33%[160]。

据报道，在阿根廷两家 INICC 成员医院的四间三级成人 ICU 中开展的一项前后对比研究显示，在实施多方面的感染控制计划后，VAP 的发病率成功降低了 31%，从每 1 000 个机械通气日 51.3 例降至 35.5 例(RR=0.69，95% CI=0.49～0.98，$P<0.003$)[151]。

在中国，INICC 成员进行了一项前后对比研究。在 2005 年 1 月至 2009 年 7 月期间，该中心对所有住院患者进行了调查，以评估减少 VAP 的多维方法的实施情况。VAP 基线发病率为每 1 000 个住院日 24.1 例，2009 年显著降至每 1 000 个住院日 5.7 例(2009 *vs.* 2005：RR=0.31，95% CI=0.16～0.36，$P=0.000\,1$)，相当于 VAP 感染率累计降低 79%[153]。

在印度，对印度 10 个城市 14 家 INICC 成员医院 21 个 ICU 的住院成人患者进行了 IMA 降低 VAP 的评估。基线期间的 VAP 发病率为每 1 000 个机械通气日 17.43 例，干预期间为每 1 000 个机械通气日 10.81 例，VAP 发病率降低了 38%(RR=0.62，95% CI=0.5～0.78，$P=0.000\,1$)[159]。

在古巴，一项针对 INICC 成员医院 ICU 患者的事后研究评估了多维方法对降低 VAP 发病率的影响。基线 VAP 发病率为每 1 000 个住院日 52.63 例，干预期间为每 1 000 个住院日 15.32 例，研究结束时 VAP 发病率降低了 70%[157]。

在土耳其，一项前瞻性前后研究评估了 IMA 对减少土耳其 10 个城市 10 家 INICC 成员医院 11 个 ICU 住院成人患者 VAP 的影响。基线 VAP 发病率为每 1 000 个机械通气日 31.14 例，在干预期间降至每 1 000 个机械通气日 16.82 例，VAP 发病率降低了 46%（RR=0.54，95% CI=0.42～0.7，P=0.000 1）[166]。

在巴基斯坦，一项观察性干预前后研究旨在评估一项以预防 VAP 为重点的教育计划能否降低 VAP 的发病率。该研究制定了床边预防措施的循证指南，并向 ICU 的工作人员分发。VAP 发病率降低了 51%，从干预前的平均每 1 000 个机械通气日 13.2 例降至干预后的 6.5 例（平均差异=6.7，95% CI=2.9～10.4，P=0.02）[164]。

泰国进行了一项研究，观察内科 ICU（medical ICU，MICU）开展预防 VAP 教育项目的长期效果。该教育项目有呼吸治疗师和护士参与，包括一个自学模块，内含干预前和干预后评估、讲座、概况介绍和海报。干预前在 ICU，每 1 000 个住院日有 20.6 例 VAP，而在介入治疗后，VAP 的发病率为每 1 000 个住院日 8.5 例，下降了 59%，（P=0.001）[284]。

在四家三级成人 ICU 进行的一项前后对比研究中，在 INICC 的两家阿根廷成员医院中，在实施了多方面的感染控制计划后，VAP 的发病率成功降低了 31%，从每 1 000个住院日 51.28 例降至 35.50 例（RR=0.69，95% CI=0.49～0.98，P≤0.003）[113]（表 17.21）。

减少导管相关性尿路感染

关于 CA-UTI，一项在 15 个国家的 INICC 成员医院进行的前后对比研究评估了多维感染控制策略对降低成人 ICU 住院患者 CA-UTI 发病率的影响。在采取干预措施之前，CA-UTI 的发病率为每 1 000 个导尿管日 7.86 例。干预后，CA-UTI 的发病率下降至每 1 000 个导尿管日 4.95 例（RR=0.63；95% CI=0.55～0.72），提示发生降低了 37%[175]。

同样，INICC 在六家 LMC 的 PICU 中开展了一项研究，分析了 INICC 为降低 CA-UTI 发病率而开发的多维方法的影响。在第一阶段，CA-UTI 发病率为每 1 000 个住院日 5.9 例，而在第二阶段，在采用多维感染控制方法预防 CA-UTI 感染后，CA-UTI 发病率下降至每 1 000个导尿管日 2.6 例（RR=0.43，95% CI=0.21～1.0），减少 57%[174]。

在阿根廷一家 INICC 成员医院进行的一项公开试验中，确定了在未开展教育和绩效反馈的基线期间的 CA-UTI 感染率，然后将其与开展教育、流程监控、导管护理措施和手卫生合规性绩效反馈后的 CA-UTI 发病率进行了比较。研究结果表明，CA-UTI 发病率降低了 42%，从每 1 000 个导尿管日 21.3 例降至 12.39 例（RR=0.58，95% CI=0.39～0.86，P=0.006）[91]。关于手卫生依从性，INICC 三家阿根廷成员医院进行了研究，观察了 15 531 次与患者的接触。与患者接触前的手卫生依从率基线为 17%。在实施了一项由教育组成的计划后，依从性提高到了 44%（RR=2.65，95% CI=2.33～3.02，P<0.001）。通过教育和绩效反馈，手卫生依从性进一步提高到 58%（RR=1.86，95% CI=1.38～2.51，P<0.001）[186]。

在土耳其，一项前后对比的前瞻性主动监测研究评估了 INICC 多维检查控制方法在 10 家 INICC 成员医院的 13 个 ICU 中减少 CA-UTI 的效果。在第 1 阶段，CA-UTI 的发病率为每 1 000 个住院日 10.63 例，在第 2 阶段显著下降了 47%，降至每 1 000 个住院日 5.65 例（RR=0.53，95% CI=0.4～0.7，P=0.000 1）[180]。

在黎巴嫩，一项研究评估了 INICC 成员医院采用多学科感染控制方法对减少成人 ICU 患者 CA-UTI 的影响。CA-UTI 的基线发病率为每 1 000 个住院日 13.07 例；而在该研究中，CA-UTI 的发病率下降了 83%，降至每 1 000 个住院日 2.21 例（风险比=0.17，95%CI=0.06～0.5，P=0.000 2）[176]。

菲律宾开展了一项前后对比的前瞻性主动调查研究，以评估 INICC 多维感染控制方法对减少菲律宾 INICC 成员医院 CA-UTI 的影响。基线时，CA-UTI 发病率为每 1 000 个住院日 11.0 例，在干预期间下降了 76%，降至每 1 000 个住院日 2.66 例（RR=0.24，95% CI=0.11～0.53，P=0.000 1）[178]。

从现有临床试验中提取的研究结果表明，多维度感染控制策略可在 LMC 中发挥有效作用。在广泛的感染控制范围内，要成功解决资源有限的医疗机构的 HAI 负担，关键在于对 DA-HAI 发病率以及与适当使用和护理器械相关的流程实施监控，对医务人员进行教育，评估他们的做法，并向他们提供观察到的流程反馈，同时确保充分遵守指南中的建议。这些研究结果表明，在 LMC 中减少 DA-HAI 是可行且具有成本效益的；因此，这一有效证据应促使每家医院强制组织多维感染控制计划。

总之，有必要强调的是，为了降低 LMC 中住院患者的感染风险，采取多维度方法是首要和必要的。作为第一步，有必要实施 DA-HAI 监测，因为它有效地描述和处理了 HAI 所造成威胁的重要性和特点。此外，DA-HAI 监测不仅在提高人们对 DA-HAI 风险的认识方面发挥了根本性作用，还为感染控制措施的实施提供了示范基础。至关重要的是，在实施监测的同时，还要监测感染控制的实践（过程监测）、教育、操作、绩效反馈以及 DA-HAI 发病率和结果的反馈。

DA-HAI 的高发病率和死亡率可通过实施多维方法，对手卫生、中央导管、呼吸机和导尿管护理实施有效的绩效反馈计划而降低。最后，有效控制抗生素耐药性、限制抗感染药物的使用非常重要；但这一主题超出了本章的范围，可参见其他章节（第 14～17 章和第 41 章）（表 17.21）。

很明显，HAI 是对患者安全的一个巨大威胁，而且在很大程度上被低估了，特别是在发展中国家的医院，我们认为其威胁远远大于高收入国家的医院，可与儿童腹泻、肺结核和疟疾造成的巨大负担相比。我们希望 INICC 取得的成功，以及我们为更加持续地实施简单、实用、廉价的 HAI 预防措施所做的不懈努力，将使感染控制实践得到更广泛的接受，并持续降低 HAI 发病率及其不良影响，不仅在 INICC 的医院，而且在全世界的医院都是如此。

表 17.21 由被世界银行定义为低收入、中低收入和中高收入经济体的医院报道的旨在减少器械相关感染的干预性研究

国家	DA-HAI 类型	基线率[a]	干预率[a]	RR	*P* 值	发表年份	参考文献
阿根廷[a]	CLABSI	11.1	4.63	0.25	<0.001	2003	116
阿根廷[a]	CLABSI	13.39	2.78	0.21	0.000 1	2004	117
阿根廷[a]	CLABSI	9.6	4.1	0.43	<0.001	2018	118
阿根廷[a]	CLABSI	45.94	11.1	0.24	0.001	2003	116
阿根廷[a]	CLABSI	6.52	2.36	0.36	0.02	2004	119
巴西	CLABSI	20	16	0.8	—	2005	120
巴西[a]	CLABSI	14	7.1	0.5	0.002	2005	121
巴西[a]	CLABSI	7.1	3.2	0.45	0.02	2006	122
巴西[a]	CLABSI	6.5	3.2	0.49	0.03	2009	123
哥伦比亚[a]	CLABSI	12.9	3.5	0.27	0.002	2016	62
哥伦比亚[a]	CLABSI	15.4	10.6	0.69	0.012 5	2010	124
哥伦比亚[a]	CLABSI	12.9	3.5	0.27	0.001	2016	62
哥伦比亚[a]	CLABSI	54.8	6	0.1	0.01	2005	125
哥伦比亚[a]	CLABSI	54.8	6	0.11	0.016 3	2005	125
印度[a]	CLABSI	12	5.05	0.42	0.001 3	2007	126
印度[a]	CLABSI	11.4	7.9	0.7	<0.001	2009	127
印度[a]	CLABSI	6.4	3.9	0.47	0.000 1	2013	128
印度[a]	CLABSI	6.4	2.21	0.35	0.006	2015	129
墨西哥[a]		47.1	20.81	0.44	0.000 9	2003	133
墨西哥[a]	CLABSI	46.3	19.5	0.42	0.000 1	2005	134
墨西哥[a]	CLABSI	28.9	12.5	0.43	<0.001	2009	135
墨西哥[a]	CLABSI	17	3	0.17	0.001	2004	136
墨西哥[a]	CLABSI	46.3	19.5	0.42	0.001	2007	134
墨西哥[a]	CLABSI	16.1	3.2	0.19	<0.000 1	2010	137
墨西哥[a]	CLABSI	40.7	10.3	0.25	0.015 2	2005	138
摩洛哥[a]	CLABSI	22.9	8.3	0.36	0.033 4	2007	139
塞内加尔	CLABSI	10.9	2.9	0.26	0.03	2011	327
突尼斯	CLABSI	3.5	0.9	0.25	—	2007	282
土耳其[a]	CLABSI	10	1.8	0.18	0.001 6	2006	140
土耳其	CLABSI	5.3	1.6	0.3	0.452	2006	141
土耳其[a]	CLABSI	23.1	15.5	0.67	<0.001	2009	142
土耳其	CLABSI	5.3	2.1	0.39	<0.001	2012	143
土耳其[a]	CLABSI	13.04	7.6	0.61	0.004	2013	144
土耳其[a]	CLABSI	10	1.8	0.18	0.001	2006	145
土耳其[a]	CLABSI	29.1	13	0.44	0.007	2006	146
INICC 2008 年报告——12 国荟萃分析：阿根廷、巴西、哥伦比亚、古巴、萨尔瓦多、印度、马其顿、墨西哥、摩洛哥、秘鲁、菲律宾和土耳其[a]	CLABSI	14	10.3	0.74	0.000 1	2008	147
INICC 2008 年报告——13 国荟萃分析：阿根廷、巴西、哥伦比亚、哥斯达黎加、古巴、萨尔瓦多、印度、马其顿、墨西哥、摩洛哥、菲律宾、秘鲁和土耳其[a]	CLABSI	16.1	10.1	0.63	0.000 1	2008	148

续　表

国家	DA-HAI 类型	基线率[a]	干预率[a]	RR	*P* 值	发表年份	参考文献
INICC 2010 年报告——15 国荟萃分析	CLABSI	16	7.4	0.46	<0.001	2010	130
INICC 2013 年报告——4 国荟萃分析：萨尔瓦多、墨西哥、菲律宾和突尼斯[a]	CLABSI	21.4	9.7	0.45	0.000 1	2013	149
INICC 2009 年报告——7 国荟萃分析：阿根廷、哥伦比亚、萨尔瓦多、墨西哥、秘鲁、菲律宾和土耳其[a]	CLABSI	19.8	11.5	0.58	0.001 4	2009	63
INICC 2009 年报告——5 国荟萃分析：哥伦比亚、萨尔瓦多、印度、墨西哥和菲律宾[a]	CLABSI	10.4	5.9	0.56	0.048 9	2009	150
INICC 2012 年报告——5 国荟萃分析：哥伦比亚、印度、墨西哥、菲律宾和土耳其[a]	CLABSI	10.7	5.2	0.48	0.02	2012	132
INICC 2015 年报告——15 国荟萃分析	CLABSI	16	7.4	0.46	<0.001	2010	130
INICC 2012 年报告——4 国荟萃分析：萨尔瓦多、墨西哥、菲律宾和突尼斯[a]	CLABSI	21.4	9.7	0.45	<0.001	2012	131
INICC 2011 年报告——6 国荟萃分析：哥伦比亚、印度、马来西亚、墨西哥、菲律宾和土耳其[a]	CLABSI	13	6.9	0.53	<0.001	2011	132
阿根廷[a]	VAP	51.2	35.5	0.69	<0.03	2016	151
阿根廷[a]	VAP	19.9	9.4	0.48	0.001	2018	152
阿根廷[a]	VAP	19.9	9.4	0.47	0.001	2018	152
中国[a]	VAP	24.1	5.7	0.31	0.000 1	2012	153
哥伦比亚[a]	VAP	11.7	4.2	0.36	0.001 6	2007	154
哥伦比亚[a]	VAP	11.3	7.4	0.66	0.02	2009	155
古巴[a]	VAP	43.5	9.2	0.21	0.009	2008	156
古巴[a]	VAP	52.63	15.32	0.3	0.003	2013	157
印度[a]	VAP	3.8	1.1	0.31	0.001 3	2007	158
印度[a]	VAP	17.43	10.81	0.62	0.000 1	2013	159
印度[a]	VAP	26.3	10.9	0.41	0.005	2007	158
墨西哥[a]	VAP	17.6	8.3	0.47	0.026 7	2010	163
巴基斯坦	VAP	13.2	6.5	0.49	0.02	2004	164
泰国	VAP	40.50	24	0.59	<0.001	2005	328
泰国	VAP	20.6	8.5	0.41	0.001	2007	329
土耳其[a]	VAP	29.1	13	0.45	0.007 6	2006	146
土耳其[a]	VAP	19.6	8	0.41	0.006 5	2007	165
土耳其[a]	VAP	17.60	4.50	0.26	<0.001	2007	165
土耳其[a]	VAP	31.14	16.82	0.54	0.000 1	2013	166
INICC 2008 年报道——13 国荟萃分析：阿根廷、巴西、哥伦比亚、哥斯达黎加、古巴、萨尔瓦多、印度、马其顿、墨西哥、摩洛哥、菲律宾、秘鲁和土耳其[a]	VAP	22.5	18.6	0.83	0.000 7	2008	148
INICC 2012 年报道——14 国荟萃分析：阿根廷、巴西、中国、哥伦比亚、哥斯达黎加、古巴、印度、黎巴嫩、马其顿、墨西哥、摩洛哥、巴拿马、秘鲁和土耳其[a]	VAP	22	17.2	0.78	0.000 4	2012	96
INICC 2012 年报道——10 国荟萃分析：阿根廷、哥伦比亚、萨尔瓦多、印度、墨西哥、摩洛哥、秘鲁、菲律宾、突尼斯和土耳其[a]	VAP	17.8	12	0.67	0.001	2012	167

续 表

国家	DA-HAI 类型	基线率[a]	干预率[a]	RR	P 值	发表年份	参考文献
INICC 2009 年报道——7 国荟萃分析：阿根廷、哥伦比亚、萨尔瓦多、墨西哥、秘鲁、菲律宾和土耳其[a]	VAP	11.1	5.6	0.5	0.007 8	2009	168
INICC 2012 年报道——5 国荟萃分析：哥伦比亚、萨尔瓦多、印度、菲律宾和土耳其[a]	VAP	11.7	8.1	0.69	0.02	2012	162
INICC 2011 年报道——11 国荟萃分析：阿根廷、哥伦比亚、印度、马来西亚、墨西哥、摩洛哥、秘鲁、菲律宾、萨尔瓦多、突尼斯和土耳其[a]	VAP	17	12.1	0.71	0.02	2011	160
INICC 2011 年报道——16 国荟萃分析：阿根廷、巴西、中国、哥伦比亚、哥斯达黎加、古巴、印度、黎巴嫩、马其顿、马来西亚、墨西哥、摩洛哥、巴拿马、秘鲁、菲律宾和土耳其[a]	VAP	20.8	16.5	0.79	0.000 2	2011	161
INICC 2011 年报道——5 国荟萃分析：哥伦比亚、萨尔瓦多、印度、菲律宾和土耳其[a]	VAP	11.7	8.1	0.69	0.02	2011	162
阿根廷[a]	CA-UTI	21.3	12.39	0.58	0.006	2004	169
印度[a]	CA-UTI	7.4	2.2	0.3	0.481	2007	170
印度[a]	CA-UTI	2	0.5	0.27	0.003	2007	170
印度[a]	CA-UTI	4.2	1.3	0.31	<0.001	2009	171
黎巴嫩[a]	CA-UTI	13.07	2.21	0.17	0.000 2	2013	176
菲律宾[a]	CA-UTI	7.92	2.66	0.34	0.010 7	2010	177
菲律宾[a]	CA-UTI	11	2.66	0.24	0.000 1	2013	178
菲律宾[a]	CA-UTI	7.92	2.66	0.33	0.01	2010	177
沙特阿拉伯[a]	CA-UTI	4.1	2.3	0.56	0.012	2018	179
土耳其[a]	CA-UTI	10.2	5.7	0.55	<0.001	2012	143
土耳其[a]	CA-UTI	10.63	5.65	0.53	0.000 1	2013	180
INICC 2008 年报道——11 国荟萃分析：阿根廷、巴西、哥伦比亚、古巴、印度、马其顿、墨西哥、摩洛哥、秘鲁、菲律宾和土耳其[a]	CA-UTI	9.1	6.1	0.67	0.000 1	2008	172
INICC 2008 年报道——13 国荟萃分析：阿根廷、巴西、哥伦比亚、哥斯达黎加、古巴、萨尔瓦多、印度、马其顿、墨西哥、摩洛哥、菲律宾、秘鲁和土耳其[a]	CA-UTI	8.2	6.9	0.85	0.028 2	2008	148
INICC 2012 年报道——6 国荟萃分析：哥伦比亚、萨尔瓦多、印度、墨西哥、菲律宾和土耳其[a]	CA-UTI	5.9	2.6	0.43	0.03	2012	173
INICC 2011 年报道——7 国荟萃分析：哥伦比亚、萨尔瓦多、印度、马来西亚、墨西哥、菲律宾和土耳其[a]	CA-UTI	5.9	2.7	0.45	<0.01	2011	174
INICC 2012 年报道——15 国荟萃分析：阿根廷、巴西、中国、哥伦比亚、哥斯达黎加、古巴、印度、黎巴嫩、马其顿、墨西哥、摩洛哥、巴拿马、秘鲁、菲律宾和土耳其[a]	CA-UTI	7.86	4.95	0.63	0.000 1	2012	175

显著降低：采用 INICC 方法，每 1 000 个中央导管日 CLABSI 发病率降低，每 1 000 个呼吸机日 VAP 发病率降低，每 1 000 个导尿管日 CA-UTI 降低。CA-UTI，导管相关性尿路感染；CI，置信区间；CL，中央导管；CLABSI，中央导管相关血流感染；DA-HAI，设备相关医疗保健相关感染；HAI，医疗保健相关感染；ICU，重症监护病房；INICC，国际医院感染控制联盟；MV，机械呼吸机；NICU，新生儿重症监护病房；PICU，儿科重症监护病房；RR，相对危险度；UC，导尿管；VAP，呼吸机相关性肺炎。

a：由 INICC 成员使用 INICC 软件进行的科学研究，并由 INICC 小组发表。

第 2 篇

重点部门和重点环节

Functional Areas of Concern

第18章

Stephanie J. Dancer
（沈燕 译；崔一忻 校）

无生命环境
The Inanimate Environment

引言

尽管人们普遍认为医疗保健相关感染（healthcare-associated infection, HAI）病原体通过被污染的手传播给患者，但毫无疑问，无生命的医院环境为这些病原体提供了储存库[1]。医疗机构中的无生命环境通常是指环境表面，如地面、墙面、医疗设备和仪器表面、家具，以及其他基础设施，还包括空气和水。术语“污染物”是指可能被污染并因此在病原体传播中发挥作用的无生命物体。

被广泛接受的斯波尔丁分类基于物品在使用前（或使用期间）受到微生物污染时传播感染的潜力[2]分为三大类，分别为“高度危险性物品”“中度危险性物品”和“低度危险性物品”。与无菌组织或血管系统接触的高度危险性物品，以及与黏膜或非完整皮肤直接接触的中度危险性物品，将在第19章中讨论。低度危险性物品是指接触完整皮肤但不接触黏膜的物品。低度危险性物品可分为两类：低度危险性患者诊疗用品和低度危险性环境表面[3]。低度危险性患者诊疗用品包括血压计袖带、便盆、脉搏血氧仪和拐杖等。低度危险性环境表面包括床栏、床头柜、餐具、患者房间的家具和地面等[4]。

环境表面可进一步分为医疗设备表面（如血液透析机、X光机、仪器推车、牙科治疗台的旋钮或手柄等）和硬质表面（如地面、墙面、桌子）[2]。2003年美国疾病预防控制中心（Centers for Disease Control and Prevention, CDC）的环境指南中引入了术语“高频接触的环境表面”（如门把手、床护栏、开关、手柄、扶手、隐私隔帘边缘）来指代患者和工作人员频繁触摸且更容易通过手部接触引起病原体传播的物体表面[2]。该指南也深入讨论了空气和水。Huslage等对医务人员（healthcare worker, HCW）进行了一项观察性研究，以便更明确地定义高频接触表面[5]。五类表面被定义为高频接触表面：床护栏、床表面、治疗车、跨床桌和静脉注射泵。最近的一项研究发现，重症监护病房（intensive care unit, ICU）中高频接触的表面是输液泵控制面板、心电监护仪按钮、通气管路、床护栏和跨床桌[6]。

本章节将讨论与完整皮肤（不包括黏膜）、空气和水接触的低度危险性物品。

历史回顾

在过去的几十年里，人们对无生命环境是HAI来源的关注程度发生了显著变化。例如，在20世纪50年代和20世纪60年代，许多医院对呼吸治疗设备、购买的无菌物品、医院配置的婴儿配方奶、床单、厨房用具、环境表面和空气进行了采样与常规培养，并认为这些物品的任何污染都是病原体传播的重要因素[7-10]。Sanborn在1963年回顾了来源于无生命环境的疾病传播，探讨了一些暴发的原因[11]。尽管这些暴发发生在社区，但毫无疑问都与受污染的表面有关，并且在采取适当的清洁和消毒方法后，每起暴发都得到了控制。很显然，在医疗环境中受污染的表面在病原体传播中的作用是有意义的。

尽管缺乏可接受的微生物污染限度的标准，也没有证据表明是这些污染导致了感染，但在此期间常规培养仍在持续中。部分医院在患者出院后使用季铵盐类和其他消毒剂对病房进行雾化消毒处理，以减少空气和表面污染[12]。这促使美国CDC在20世纪70年代初建议医院停止对环境进行常规培养和对病房进行雾化消毒处理。由于直到20世纪70年代中期，许多医院仍在进行不必要的环境培养，医院被告知应更重视HAI监测和循证控制措施[7,13]。后来出现了两项研究并不支持无生命环境导致HAI的这一观念[14,15]。在接下来的几年里，常规的环境培养逐渐被淘汰，受污染的环境表面在HAI病原体传播中的作用几乎被忽视了。因此，在20世纪80年代和20世纪90年代初，人们对医疗机构环境表面清洁和消毒的关注度大大降低，国家指南中几乎没有提及环境表面的清洁与消毒[8,16]。

人们对无生命环境的重新关注很可能是基于多种因素，包括关于国内劳动力的减少和多重耐药菌，特别是耐甲氧西林金黄色葡萄球菌（methicillin-resistant *Staphylococcus aureus*, MRSA）感染率上升的争议[1]。此外还出现了军团菌病，免疫功能低下的患者数量也在迅速增加[1,17,18]。诸如MRSA、耐万古霉素肠球菌（vancomycin-resistant enterococci, VRE）和艰难梭菌等微生物在环境表面表现出的超强生存能力也引起了人们的关注[1,19-22]。因此，美国CDC在2003年发布了一项大幅扩充的医疗机构环境控制指南[2]。自该指南发布后，越来越多的证据让人们进一步了解了无生命环境在病原体传播中的作用。

环境表面在病原体传播中的作用

如果环境微生物导致HAI的发生，需要具备以下几个因素。

(1) 环境中必须存在足够量的病原微生物。

(2) 微生物必须具有毒力并且能够在人类宿主之外的环境生存。

(3) 易感人群的暴露。

(4) 存在某种机制使足够数量的病原体从源头传播到宿主。

(5) 应有适当的门户侵入宿主体内[1,2,23-26]。

本章的目的是回顾支持环境表面、水和空气作为病原体储存库以促进病原体传播给患者的证据。与受污染的透析装置、药物以及接触无菌组织或黏膜的器械相关的传播将在其他章节中阐述。

环境表面被病原体污染的频率。环境表面被污染的频率取决于多种因素，包括感染源排出病原体的数量和病原体在环境中的生存能力[1,25]。此外，还取决于微生物对标准清洁剂和消毒剂的敏感性、物品和环境表面清洁的难易程度，常规清洁措施执行的充分性，以及监测时暴发是否正在发生。整个过程也可能会受到微生物检测能力的影响，包括采样和标本处理方法。通常情况下，患者本身是诊疗护理区域内环境污染的主要来源[19-22,27,28]。HCW 也可能污染环境，但污染程度低于患者[29-31]。

患者将病原微生物释放到环境中的频率和数量在一定程度上取决于患者被病原体定植或感染的类型和数量，以及患者及其陪护人员的活动范围[9,19-21,28,32-34]。20 世纪 50 年代和 60 年代的研究表明，葡萄球菌感染的患者污染了房间内的床单、窗帘、地面及其邻近的医疗设备[10,35]。Rutala 等的研究证明了感染的烧伤患者房间内环境表面被 MRSA 污染[36]。在一项针对 MRSA 鼻腔定植患者的研究中，15%的患者在入院 25 h 内污染了环境表面，25%的患者在入院 33 h 内污染了环境表面[37]。MRSA 定植或感染的患者会污染周围至少四分之三的环境表面，伤口或尿液中有 MRSA 的患者或重度消化道 MRSA 定植并伴有腹泻的患者，污染环境的程度和频率更高[19,23,34]。VRE 定植的患者也会污染其病房内相似比例的表面，污染程度最严重的发生于腹泻或多部位(包括体内装置)阳性的患者[20,21,32,33]。革兰阴性菌中的不动杆菌属特别容易在环境表面上存活，尤其是在干燥表面[38-40]。即使患者既往有过不动杆菌定植或感染的经历，环境污染仍会频繁发生[40]。艰难梭菌的环境污染频率从无症状携带者的 29%到有症状的艰难梭菌相关性腹泻(*C. difficile*-associated diarrhea，CDAD)患者的近 50%～100%[22,33,41,42]。CDAD 患者即使腹泻症状消退，仍可能会持续定植并继续污染其环境[28]。急性诺如病毒或星状病毒感染的患者可以将大量病毒颗粒释放到周围的环境中[43,44]。

微生物必须具有毒力和在环境表面生存的能力。医疗机构的环境表面通常被低毒力的细菌和非致病菌污染，如芽孢杆菌属、类白喉杆菌，以及多种凝固酶阴性葡萄球菌[1,45]。大多数情况下，环境表面发现这些细菌几乎没有临床意义。然而，医疗机构中的病原体可以在干燥表面存活数天[46,47]。包括肠球菌属、金黄色葡萄球菌、化脓性链球菌和艰难梭菌在内的革兰阳性菌可以在无生命的环境表面存活数周至数月[46]。艰难梭菌芽孢在干燥表面可以存活长达 5 个月[48]。虽然革兰阴性细菌在干燥环境表面的存活能力不如革兰阳性细菌，但它们仍可能长时间存活于手频繁接触的物体表面，包括患者的病历牌和把手[46,49,50]。事实上，在来自携带产超广谱 β-内酰胺酶(extended-spectrum β- lactamase，ESBL)肺炎克雷伯菌和产 ESBL 大肠埃希菌患者的周围环境样本中，分别有 19%和 4%的污染源于患者携带的菌株[51]。不动杆菌属细菌似乎比其他革兰阴性菌存活时间更长，可能是由于其独特的结构特点，即能抵抗干燥[38,49,52,53]。

在环境中生存良好的微生物，并不一定意味着其保留了对人类致病的毒力。例如，Perry 等发现化脓性链球菌受干燥影响，不太可能引起咽炎[54]。而有关金黄色葡萄球菌和艰难梭菌的研究则为证明来自无生命表面的病原体可以致病提供了强有力的证据。Colbeck 发现被金黄色葡萄球菌污染的缝合线在干燥达 10～14 天后仍能引起脓肿[55]。艰难梭菌芽孢通常能导致仓鼠患上致命的小肠结肠炎，一般认为人类的 CDAD 与摄入芽孢有关，因为艰难梭菌的繁殖体会在干燥表面迅速死亡[56,57]。

易感宿主的暴露。近年来，为了缩短住院时间并在门诊及家庭环境中提供更多医疗保健服务，导致住院患者疾病严重程度增加[58]。随着肿瘤化疗和器官移植技术的发展、用于患者的侵入性诊断和治疗操作的种类与数量增多，使 HAI 的易感患者数量不断增加。医疗机构广泛使用广谱抗微生物药物也增加了患者感染多重耐药菌(multidrug resistant organism，MDRO)的风险，包括存在于无生命环境中的耐药菌[59-63]。

足够数量的病原微生物通过适当的方式从源头传播到宿主。病原微生物可以直接从环境传播给患者，或者更常见的是从环境间接传播给患者。Bonten 等发现，一些患者的感染来自床边护栏上分离出的同株 VRE，表明病原体直接从环境传播给患者[21]。Hardy 等发现患者直接从污染的环境表面感染到 MRSA，但是不能完全排除由 HCW 传播的可能性[64]。Weist 等报道了新生儿暴露于污染的超声凝胶，引起甲氧西林敏感的金黄色葡萄球菌感染暴发[65]。另一起暴发涉及污染的超声波雾化器，通过空气或气溶胶传播引起 MRSA 感染[66]。其他也有研究报道 MRSA 通过空气从污染的通风格栅传播给患者[67,68]。

与患者直接接触的受污染的体温计被认为是 VRE 和艰难梭菌感染的来源[69-71]。有报道不动杆菌属细菌直接或间接从各种环境表面传播给患者，包括床垫、枕头、隔帘、水龙头节水阀、用于加热腹膜透析液的水浴箱、床栏、床旁加湿器、压力传感器、呼吸机和水疗仪、用于脉冲式伤口治疗的设备，以及其他环境表面[39,49,72-78]。其他革兰阴性菌生存能力和污染水平较低，较难从干燥的环境表面采集，但仍可能在表面/患者/环境之间传播[79]。

越来越多的证据表明，即使没有直接接触感染患者，HCW 仍可能通过接触受污染的环境表面而污染他们的手或手套[19,22,80-82]。环境污染的频率越高，HCW 污染手或手套的可能性越大[22,83]。这意味着 HCW 的手因接触无生命环境表面而被污染，可能将环境中的微生物传播给易感患者。一项研究发现，VRE有10.6%的机会通过HCW的手或手套从污染的环境或患者完整皮肤转移到清洁部位[84]。触摸污染的物品(如血压计袖带)与触摸定植的患者一样，有可能将VRE传播到无菌表面。在Hayden等的一项研究中，超过半数的HCW同时触摸患者和患者周围环境，没有HCW仅接触患者[82]。在103名进入病房前手部采样VRE呈阴性的HCW中，52%在接触环境后污染了手或手套，70%在接触患者和环境后污染了手或手套($P=0.001$)。未戴手套的HCW中37%的手被污染，戴手套的HCW中5%的手被污染。作者得出结论，HCW触摸VRE定植患者所在的病房环境表面后，其手或手套受到的污染概率几乎与触摸患者一样[82]。

进入宿主体内的合适门户。侵入性操作如中心或外周静脉置管、留置导尿、腹腔引流置管、胃造瘘置管和气管插管都可以是病原体进入宿主体内的潜在途径[25]。任何破坏皮肤和黏膜完整性的操作，如手术切口、皮肤溃疡、皮炎和烧伤，也将有助于病原体找到适当的生存环境，从而在易感患者体内引发感染。

除了已经提出的证据外，还有另一组证据支持环境在HAI病原体传播中的作用。与患者出院后病房的终末清洁或消毒质量不佳而导致的病原体感染风险有关[85]。

既往入住患者是病原体感染的危险因素。一项病例对照研究和六项队列研究发现，耐药菌(如VRE、MRSA、艰难梭菌)患者居住的病房，是后续入住该房间的患者感染这些细菌的独立危险因素[86-92](表18.1)。一项在内科ICU中进行的病例对照研究使用多变量分析证明，感染VRE的患者很可能入住了即使经过终末清洁但表面仍遗留污染的房间[86]。Huang等估计，此类暴露导致了约7%的新发VRE病例和5%的MRSA病例[87]。随后，Drees等发现，前任入住者为VRE定植患者、前2周有VRE定植患者居住，以及先前培养结果为阳性的房间是感染VRE的独立预测因子[88]。尽管调查多重耐药大肠杆菌和艰难梭菌感染风险的研究结果达成一致，但一项调查产ESBL的革兰阴性菌感染的队列研究表明在ICU患者中，与其他病原体相比，产ESBL病原体在环境污染传播中的作用较弱[92]。最近，Cohen等进行了一项控制暴露因素和患者特征的多变量分析，发现暴露于病房前任患者携带病原体中的感染相同病原体概率是对照组的5.83倍[95%置信区间(confidence interval，CI)3.62～9.39]。此外，暴露于携带病原体的室友的环境中的患者感染相同病原体的机会是对照组的近5倍[93]。尽管进行了终末清洁，但环境仍是病原体传播给下一位入住患者的重要因素，这一观点得到了大量相似研究的支持。还需要反思的是，无论病房内的手卫生程序如何，这种风险始终存在[94]。

表18.1　证明病房前任感染者使后来入住者感染或定植风险增加的研究

作者	研究设计和人群	研究时间	危险因素	调整比例
Martinez	回顾性病例对照研究；30例病例和60例对照；多因素分析	9个月	持续存在VRE污染的房间	OR：81.7
Huang	回顾性队列研究；10 151名患者有感染MRSA的风险； 10 349名患者有感染VRE的风险；多因素分析	20个月	病房既往入住者有MRSA感染 病房既往入住者有VRE感染	OR：1.4 OR：1.4
Drees	前瞻性队列研究；638名患者有感染VRE风险；Cox比例风险模型	14个月	病房既往入住者有VRE感染 病房环境既往培养阳性	HR：3.8 HR：4.3
Shaughnessy	回顾性队列研究；1 770名患者有感染CDI风险；Cox比例风险模型	20个月	病房既往入住者有CDI感染	HR：2.3
Nseir	前瞻性队列研究；511名患者有感染风险；多因素分析	12个月	病房既往入住者有假单胞菌感染 病房既往入住者有不动杆菌感染	OR：2.3 OR：4.2
Passaretti	前瞻性队列研究；6 350个患者居住的房间；泊松广义线性模型	30个月	入住经VHP消毒的MDRO患者房间 入住经VHP消毒的VRE患者房间	IRR：0.36 IRR：0.20
Ajao	回顾性队列研究；9 371例符合条件的ICU病例；logistic回归分析	94个月	病房既往入住者有产ESBL的细菌感染	OR：1.39
Cohen	病例对照研究；4家医院；761 426名符合条件的患者	72个月	同病床的既往患者或室友有金黄色葡萄球菌、鲍曼不动杆菌、肺炎链球菌、假单胞菌、克雷伯菌或肠球菌属感染	OR：5.83(既往患者) OR：4.82(室友)

CDI，艰难梭菌感染；ESBL，超广谱β-内酰胺酶；HR，比例风险；ICU，重症监护病房；IRR，发病率比；MDRO，多重耐药菌；MRSA，耐甲氧西林金黄色葡萄球菌；OR，比值比；VRE，耐万古霉素肠球菌。

去除污染或去除可能涉及的污染源可消除病原体传播[1]。例如，包括净化或去除受污染的手术室排班表、枕头或床垫、布料、外用乳霜制剂、皮肤乳液、超声凝胶、剃须刀和肥皂[72,73,76,95-104]。

提高清洁和消毒的质量可以减少感染。许多研究表明，对可能被艰难梭菌或VRE污染的环境表面进行消毒可减少这类病原菌的感染[91,105-111]。例如，使用含氯消毒剂或含氯消毒湿巾对物体表面进行消毒从而减少了艰难梭菌的传播，尤其是在一些高阳性率的病房[105,106,108,111]。一项受瞩目的流行病学研究提供了令人信服的证据，在实施良好的手卫生措施的同时减少 VRE 环境污染可以降低易感患者的感染率[109]。在 Perugini 等的一项干预研究中，对 HCW 进行教育培训及减少环境与仪器表面 VRE 的污染率与 VRE 感染的显著降低有关[110]。

Datta 等的一项研究表明，重视病房清洁显著减少了患者入住 MRSA 阳性患者居住过的病房时获得 MRSA 的风险，同时也在一定程度上降低了患者从既往入住患者处获得 VRE 的风险[91]。另一项前瞻性交叉研究，在血管外科病房引进一种额外的清洁剂，结果发现病房使用额外清洁剂清洁时手接触部位的微生物污染水平降低了 32.5%[112]。尽管在加强清洁期间 MRSA 患者的住院日和床位占用率都较高，但使用额外清洁的病房新增 MRSA 感染率减少了 26.6%。

支持环境表面在病原体传播中发挥作用的证据强度。大多数支持环境表面在 HAI 病原体传播中有作用的研究是在急症照护医院中进行的，针对专科或长期护理机构的研究较少。支持性研究分为几类，其中的一些研究提供了更为可靠的证据。

很少有随机对照研究涉及环境表面在 HAI 病原体传播中的作用。一项随机对照试验比较了抗菌隐私隔帘与普通隐私隔帘，发现抗菌隐私隔帘推迟了首次污染的时间[113]。另一项随机、前瞻性非盲研究显示，日常清洁病房的高频接触表面减少了艰难梭菌和 MRSA 对 HCW 手部的污染[114]。最近的 REACH 研究是一项在澳大利亚 11 家急症照护医院中使用阶梯式楔形设计进行的多中心随机试验[115]。各医院依次引入了集束化清洁方案，侧重于优化产品的使用方法和技术、员工培训、核查与反馈和沟通以改进日常清洁工作。主要结果是与医疗保健相关的金黄色葡萄球菌败血症、艰难梭菌和 VRE 感染的发现率。次要结果是通过使用荧光标记凝胶来衡量高频接触点的清洁程度。虽然金黄色葡萄球菌和艰难梭菌的感染率没有显著变化，但 VRE 的感染率有所下降，并且从凝胶数据来看，清洁效果有明显改善[115]。

另一类涉及环境的回顾性病例对照研究提供了合理的证据证明环境暴露与获得感染（或定植）之间的关联。这些研究因证据级别不同分为两组。一些病例对照研究提供了最佳证据，显示了易感患者的暴露与污染的环境来源之间存在关联，并证明了所采集的患者菌株和环境菌株为同一菌株（通常通过分子分型）。这类研究提供了令人信服的证据，证明患者从临床设备、家具、手术室排班表、沐浴玩具、制冰机、水疗设备、下水道、床护栏和病房淋浴器中获得病原体[76,95,103,112,116-123]。

一些较低证据级别的病例对照研究显示易感患者与受污染的环境之间存在关联，这些研究表明来源于患者和环境的病原体为同一种属，但没有对相应的菌株进行分子分型[86,88,124,125]。最近的一项病例对照研究量化了血液、呼吸道、尿液或伤口培养呈阳性的先前床位使用者或室友与后续入住者感染相同病原体之间的关联[93]。虽然研究发现被感染或定植的室友或前任入住者似乎增加了下一位患者的感染风险，但试验并未进行相应的菌株分子分型，而且一些病原体可能来自患者自身菌群而非污染的环境[126]。

队列研究也被用于环境污染可能或明确增加感染风险的研究。例如，一些队列研究发现，病房入住携带病原体[如 VRE、MRSA、艰难梭菌、多重耐药革兰阴性菌（multidrug-resistant gram-negative，MDR－GN）]的患者后，增加了随后入住该病房的患者感染病原体的风险[85,87-91]。有的队列研究也表明，HCW 使用的手部护理霜也可能增加感染风险[127]。

另一类研究证据包括患者暴露于污染的环境，并通过去除或纠正涉及的污染源来减少或消除病原体传播；但遗憾的是，这些病例对照研究缺乏所提及的感染源。早期关于床垫、床单和枕头的研究并未证实这些来源的病原体与感染患者病原体基因型的一致性[72,73,96-98]。随后的调查通过分子分型的方法表明了感染患者的菌株和环境菌株是同一菌株。Van der Mee-Marquet 等调查了 ICU 中多重耐药阴沟肠杆菌感染暴发，在患者、床垫，以及抗菌和透气处理的聚氨酯合成床垫罩中发现了同种基因型的分离株[128]。这类研究涉及的其他的环境感染源包括预包装的毛巾、泌尿外科钳、担架车、血氧饱和度监测仪、抗菌肥皂和超声凝胶[76,99,100,102,103,129-136]。

水在医疗保健相关感染传播中的作用

长期以来，医院供水系统一直被认为是 HAI 的潜在感染源，并与许多感染暴发有关[137]。病例对照研究为水在 HAI 病原体传播中的作用提供了最佳证据，这些研究发现易感患者的暴露与污染的水源之间存在关联，证实了来自患者和所涉水源的病原体为同一菌株（通过分子分型）。与此类感染暴发相关的水源包括沐浴玩具、水疗设备、淋浴器和制冰机[118-122]。尽管 Wisplinghoff 等通过病例对照研究指出水疗设备是感染来源，但在调查中并没有进行环境培养[138]。队列研究还发现器械漂洗水也与感染有关[139]。其他一些病例对照研究或队列研究并没有特别指出水源的因素，但使用菌株分型确认了来自患者和水源，如水槽、自来水、淋浴或理疗池水的菌株具有相关性[140-144]。

非病例对照研究的调查也证实了易感患者暴露与污染的水源有关，通过分子分型显示来自患者和水槽、自来水、淋浴器、水疗设备或装饰性喷泉的分离株为同一菌株[145-152]。

拆除污染的水疗浴缸和其他患者洗浴设备，并对暴发或假暴发中相关的污染的制冰机、患者淋浴器、水槽和理疗池进行消毒，阻止了病原体的进一步传播[118,121,122,143,146,149,151,153]。

医疗机构中水源性感染暴发最常见的微生物是铜绿假单胞菌，其次是革兰阴性杆菌，如军团菌、不动杆菌属和窄食单胞菌属。尽管很多医疗机构从水槽中发现了假单胞菌属细菌，但大多数调查并没有提供令人信服的证据证明水槽是患者感染该病原菌的来源。不过，在发现患者感染假单胞菌属细菌前，Doring 等在水槽中分离到假单胞菌属菌株，说明有可能通过 HCW 的手传播[145]。有研究表明水槽中高浓度的假单胞菌会污染 HCW 的手和水槽上方的空气。在后来的一项研究中，Hota 等使用荧光标记证实在水槽中洗手会促使水槽排水口的污染物飞溅到距离水槽至少 1 米的地方[149]。水槽被认为是 ICU 患者感染来自水槽的同株假单胞菌导致感染暴发的来源。为防止水溅到周围区域，对水槽进行了改造，从而终止了感染暴发。最近的一项研究利用绿色荧光蛋白标记的大肠杆菌来追踪水槽的污水向周围环境的扩散，包括管道组件、过滤器以及最终到达水槽表面[154]。

长期以来，饮用水和冷却塔一直被认为是医院内军团菌病的来源[17,18,155,156]。包括运用菌株分型的病例对照研究也已证实冷却塔和饮用水是军团菌感染的来源[157-159]。通过摄入或吸入饮用水，或通过冷却塔或淋浴喷头的气溶胶造成传播[17,155,157-159]。尽管军团菌从医院供水系统中被检出的情况并不少见，但供水系统中的高浓度定植(30%或更高的末梢出口端军团菌)被证实与医院内军团菌病的发生有关[160]。

最近一项研究提出电子感应水龙头是医疗机构中军团菌的来源引起了人们的关注[161]。调查人员发现，在医院几个装有电子感应式水龙头的区域更容易被军团菌和其他细菌污染。与传统的手动式水龙头相比，电子感应式水龙头在供水系统经过二氧化氯消毒处理后仍持续产出大量军团菌和其他细菌。虽然电子感应式水龙头没有造成军团菌感染，但这项研究支持了先前的报道，即电子感应式水龙头比传统手动式水龙头污染更严重，且更难消毒[162]。也有人对水龙头节水阀的使用表示担忧，因为这种装置可能会被革兰阴性菌株污染从而引起患者定植或感染[148]。要确定电子感应式水龙头和水龙头节水阀是军团菌病和其他 HAI 的来源，还需要进一步的研究。

装饰性的喷泉墙最近被证实为医院内军团菌病的另一个可疑来源。Palmore 等报道了一起医院内由装饰性喷泉墙引起的军团菌感染事件[152]。通过脉冲场凝胶电泳鉴定来自患者和泉水分离出的军团菌菌株，发现菌株完全相同。喷泉中还检测到大量其他细菌，包括分枝杆菌属和假单胞菌属细菌；对喷泉附近的空气采样，也发现大量细菌生长。尽管采取了标准的维护和消毒措施，壁挂式喷泉仍被认为是一个感染源。在最近一次由医院装饰性喷泉墙引起的感染暴发事件中发现，从喷泉槽上方的泡沫材料中培养出大量的嗜肺军团菌血清Ⅰ型，8 位感染患者中有 6 位被证实接触过位于医院主入口附近的喷泉墙[163]。经过常规清洁和维护后，仍能从喷泉墙的组件中检测到军团菌。这个研究建议，装饰性喷泉墙不应安装在医疗环境中的任何封闭空间内(尤其是经常有高感染风险患者出入的场所)，并应定期对喷泉进行采样培养以确定卫生清洁措施的有效性[2,164]。

预防医院内军团菌病应最大限度地减少能产生军团菌的末端出水口的数量[160]。有效的策略也包括使用铜银离子消毒和使用点对点过滤器[165]。其他策略包括使用有效氯、二氧化氯和氯胺。

空气作为医疗保健相关感染传播的途径

长期以来，空气一直被认为是传染性疾病的潜在传播途径[166]。最早期的一些研究提供了病原体可通过空气传播的有力证据，其中包括将豚鼠暴露于开放性肺结核(tuberculosis，TB)患者的病房空气中[167]。最近的一项研究将豚鼠安置在活动性肺结核患者机械通风房间的上方，证明了肺结核分枝杆菌(mycobacteria tuberculosis，MTB)可以通过空气传播[168]。

除了 MTB，有证据表明的能引起医院内空气传播的其他病原体包括水痘-带状疱疹病毒(varicella zoster virus，VZV)、流感病毒、麻疹病毒、天花病毒、金黄色葡萄球菌、化脓性葡萄球菌和曲霉等真菌[31,166,169-171]。Josephson 等调查了一起医院内 VZV 感染暴发，几名感染的护士从未直接接触过带状疱疹患者[170]。空气气流研究表明，患者病房的空气可到达病房外的走廊和护士站，证明了空气传播在此次暴发中的作用。流感病毒被认为通过大颗粒的飞沫传播，较少通过手接触传播[172]。然而，最近的研究证明了流感病毒可能通过短距离的空气传播[173,174]。携带有流感病毒的微小颗粒在空气中停留的时间似乎比原先认为的要久，并且可以被气流推进更远的距离。目前对于流感病毒，以及严重急性呼吸综合征冠状病毒 2(severe acute respiratory syndrome coronavirus 2，SARS-CoV-2)是否经空气传播仍然存在争议[175]。

一些病例对照研究发现易感患者的暴露与呼吸设备中污染的气溶胶有关，并证明从患者和相关感染源采集的病原体是同一菌株(常用分子分型方法)[116,117,124,176]。Beck-Sague 等对一起医院内多重耐药结核杆菌感染暴发进行了病例对照研究，发现感染 MTB 的主要风险因素是暴露于收治开放性肺结核患者的正压病房之下的喷他脒(戊烷脒)治疗室[177]。队列研究也表明了污染的空气是传播途径[166,174]。几个不包含病例对照研究的调查提供了证据，证明通过超声雾化器产生的气溶胶或受污染的通风格栅进行空气传播[66,68,178,179]。

患者和 HCW 每天可以将多达 10^7 个皮肤角质碎屑排放入环境[180]。那些金黄色葡萄球菌和 A 群链球菌定植的人可以将这些病原体排放到周围的空气中并沉积到附近的环境表面[23,39-31,181]。许多研究显示，患者在没有直接接触携带相同菌株的定植或感染的 HCW 情况下而发生感染。早期研究表明，手术患者会因为停留于手术室外围的金黄色葡萄球菌携带者而发生相同噬菌体类型的金黄色葡萄球菌伤口感染[180]。Sherertz 等证实，一名医师发生病毒性呼吸道感染时将定植于鼻前庭的金黄色葡萄球菌释放到空气中至少 6 英尺的距离[29]。容积空气采样显示，该医师周围至少 4 英尺范围内的空气中可以回收到 $<5\ \mu m$ 的颗粒物，与该医师接触过的一些患者发生了感染，这表明金黄色葡萄球菌可能通过空气传播和气溶胶传播。有人提出在进行铺床等活动期间，病房空气中的金黄色葡萄球菌浓度升高可能是 HCW 鼻腔定植菌的来源[9]。

也有确切的证据表明，化脓性链球菌可以通过空气传播由定植或感染的 HCW 传播给患者。Kolmos 等回顾了 15 起暴发事件，涉及 136 例术后发生伤口链球菌感染的患者[31]。那些咽喉、肛门、阴道或皮肤有定植但与患者无直接接触的 HCW 被认为是感染源，其中一些 HCW 手术期间在手术室内，但还有一些人在手术过程中甚至没有在手术室出现或在患者到达之前就已经离开了手术室，或者在隔壁房间[31,182]。

几乎所有与医疗保健相关的曲霉病暴发都是经空气传播造成的[171]。大量通过分子分型技术的研究证实，从患者和患者暴露的空气样本或通气设备中分离到的曲霉属菌株具有亲缘关系[171,183,184]。感染暴发最常由烟曲霉或黄曲霉引起，通常与建筑、拆除或翻修等活动有关，这些活动可能发生在医院内部，也可能在医院周围。免疫功能低下的患者暴露于有少量芽孢的空气中即可导致曲霉病的发生，而且没人可以确认空气中的芽孢浓度低到什么水平不会传播感染。CDAD 患者附近的空气也被证实有芽孢污染，但这些空气中的芽孢在传播艰难梭菌中的作用尚不清楚[185,186]。

病原体的其他环境来源

地毯、隔帘和病床织物

地毯经常会被细菌和真菌污染。吸尘和清洁地毯可以暂时降低污染程度，但细菌数量会很快恢复到清洁前的水平。能证明地毯对 HAI 发病率有影响的证据非常有限，因此大多数负责感染控制的国家机构并不建议在收治免疫功能低下患者的病区铺设地毯[2]。一起干细胞移植病房的曲霉感染暴发事件由地毯污染和一种特殊的地毯清洁方法引起[2]。另一起事件涉及两名地毯安装工，他们在近期诺如病毒暴发的病房拆除地毯后感染了诺如病毒[187]。显然，应避免在可能发生喷溅的区域（如实验室、水槽周围）铺设地毯。CDC 的指南依然建议在患者感染风险较高区域应避免使用地毯，如干细胞移植病房、烧伤病房、ICU、临床治疗室和手术室。

患者病床的织物经常会受到潜在病原体的严重污染，因此遵守织物和其他布制家具的洗涤指南非常重要[188]。病床织物可能由于不适当的储存或处理，或洗涤设备的问题而被污染[189-191]。在一家医院中，羽绒枕被认为是不动杆菌污染的来源，将羽绒枕更换为合成纤维枕并改变了洗涤程序后不动杆菌的检出率显著降低[73]。一家养老院的洗衣工中沙门菌胃肠炎的暴发由处理污染的床单引起[192]。

大量研究表明，病房中的隐私隔帘经常受到潜在病原体的污染，如不动杆菌属、MRSA 或 VRE[74,193-196]。关于污染的隐私隔帘在 HAI 病原体传播中的作用，现有数据很少。然而最近的研究表明，隐私隔帘可能是 HCW 手部污染的一个来源[193]。还未证实抗菌隐私隔帘能否减少病原体的传播[113,197,198]。上述报告表明，可进一步研究以明确隐私隔帘在病原体传播中的重要性，以及合适的清洁频率。

肥皂

几起 HAI 暴发都由污染的皂液引起。据报道有两起沙雷菌属感染暴发由非医用皂液的污染引起[102,199]。另两起感染暴发是由含氯二甲酚和含三氯生的皂液引起[133,135]。用于清洁皮肤和血管导管部位的低浓度氯己定消毒液也被认为是引起伯克霍尔德菌属感染的来源[103,134]。应避免使用重复灌装的皂液分配器。即使是含醇速干手消毒液分配器的喷嘴也可能被医院的病原体，如诺如病毒污染[200]。

鲜花

鲜花和干花常受到各种微生物的污染，花瓶中的水也经常受到革兰阴性菌包括假单胞菌属的污染。鲜花和观赏植物可能含有曲霉属的孢子，这些孢子可以释放到空气中[2]。在一项使用分子分型技术的研究中，从来自盆栽植物、环境和血液系统恶性肿瘤感染患者的临床标本中分离到了相同类型的曲霉[201]。

CDC 指南建议，在免疫抑制患者的病区内不允许出现鲜花、干花和盆栽植物[2]。对其他患者区域不限制花卉和植物，即使医院普遍确认尚未发生任何与鲜花相关的 HAI 事件，但仍继续推行“无花”政策[202]。

不直接参与患者护理的工作人员负责花卉和盆栽植物的照护。如果不可避免地要由患者护理人员进行花卉或植物的照护，这些工作人员必须在处理花卉或植物的过程中戴上手套，并在完成工作脱手套后进行手卫生[2]。

环境采样

对环境表面、空气和水进行常规微生物采样既昂贵又耗时，通常不推荐，除了以下两种情况：使用生物芽孢对灭菌过程进行生物监测和每月对血液透析用水进行培养[2]。也可因一些其他原因对医疗环境进行采样，包括：① 当环境宿主或污染物有流行病学指征，环境采样能支持对感染暴发的调查；② 出于研究目的；③ 监测潜在的危险环境状况并帮助有效消除危害；④ 评估感染控制措施的实施效果，或确保设备或系统按预期正常运行[2]。在“支持环境表面在病原体传播中的作用证据”部分（见上文）中引用了许多利用环境培养技术支持感染暴发调查的例子。环境培养也被用于各种环境下的研究目的，包括确定各种临床情况下的环境污染水平，调查环境污染水平与 HCW 手部污染之间的联系，评估新的液体消毒剂和“无接触式”消毒系统，评估清洁和消毒措施的有效性，评估改变环境卫生清洁措施的影响，模拟环境表面污染水平与空气传播的微生物及感染率等参数之间的关系。环境培养可用于常规监测潜在危险的环境条件，如医院内被军团菌污染的供水系统及与医疗相关的曲霉病的来源。

环境表面微生物采样方法

医疗机构内无生命环境表面、空气和水的采样方法有很多种，对这些方法的全面概述超出了本章的讨论范围，有关这些方法的综述已经发表在其他地方[2,203-205]。不过，本文将简要介绍常用的方法。

环境表面微生物采样最常使用拭子、琼脂接触平皿或测菌板(dipslide)进行。用于表面采样的拭子应湿润以提高干燥表面微生物的采集率[205,206]。拭子的类型包括棉签、人造纤维拭子、植绒尼龙或泡沫头拭子[203,204]。最近的研究表明,植绒尼龙拭子可以提高60%环境表面细菌的收集率[207,208]。拭子标本可以直接接种到营养琼脂或专用选择性琼脂平皿上,或接种到肉汤培养基中培养过夜或更长时间(肉汤增菌)后再接种到固体琼脂平皿上[19,28,209-212]。使用肉汤增菌培养通常可提高环境表面微生物的检出率,但只能提供定性结果。与此相反,直接接种培养可提供半定量结果。使用无菌规格板可以获得更为准确的定量结果,但只适用于规整的平面。拭子的优点是能够接触难以触及的物体或具有不规则或弯曲表面的物品,而且相较于平皿接触更容易检测到表面上的革兰阴性菌[213]。

最近研发了专用的纤维素海绵并用于医疗机构环境表面采样[42,107]。在对表面进行采样后,将海绵放入含有中和剂的Stomacher均质机中均匀浸润[42]。再将浸出液通过离心浓缩后接种于固体琼脂培养基上培养并检查其生长情况。用纤维素海绵代替拭子采样的优点是可以更轻松地对更大的区域进行采样,从而可以收集到更多数量的菌落形成单位(colony forming unit, CFU)。使用海绵的主要缺点是需要专业的设备,以及技术人员需要时间来处理海绵。纱布块也被用于环境表面的采样[28]。

琼脂平皿接触法或称为微生物直接接触琼脂复制法(replicate organism direct agar contact, RODAC)和测菌板可提供定量结果,因为从确定的表面积中采集的需氧菌落数可以用CFU/cm^2表示[214-219]。测菌板是每一面都覆盖着琼脂的无菌玻璃载玻片。它们可以用于液体和表面采样。据报道,平皿接触比使用标准拭子采样能更有效检测到环境表面的革兰阳性菌[213]。使用非选择性或基本培养基可以获得标准需氧菌落计数,如果表面可能有消毒剂残留则需要添加中和剂。Dey-Engley(D/E)中和剂琼脂平皿就是一个例子,可以用于采样时灭活任何表面残留的消毒剂[214,215]。选择性培养基可用于鉴定病原体,如革兰阴性杆菌、MRSA、VRE或艰难梭菌[112,204,220-224]。如果将载玻片的一侧涂上营养琼脂用于采集CFU/cm^2,另一侧涂上选择性琼脂以采集特定病原体,则可获得同一表面的两组数据。一项研究报告称对手触摸部位采样后,总CFU/cm^2与金黄色葡萄球菌的存在有关联[225]。

影响环境表面培养结果的其他因素包括采样时间;采样部位,如手接触表面或其他表面;空气质量和通风情况;采样擦拭力度,以及采样频率[204,219,226]。一些病原体需要用特定的产品来帮助从医院环境中采集,例如艰难梭菌[227]。如果采样的目的是为了监控管理流程的充分性,那么了解环境采样时机是在病房保洁员日常或终末清洁之前还是之后就很重要。保洁员使用的产品也可能影响表面微生物的收集率。

同样,在研究清洁和消毒方法时,最好是在清洁前后立即对相同部位的表面进行采样。如果不在清洁前对表面污染程度进行评估,可能会导致对清洁和消毒措施效果的不准确评估。在评估清洁措施时,最好是在每次监测时更改被监测的表面或隐蔽地进行监测,以防保洁员改变他们的行为并只清洁他们知道将会被采样的表面[228]。

液体采样的方法是将拭子浸入待培养的样本中,然后将拭子接种到固体琼脂培养基上。另一种方法是用测菌板对液体取样。需要对大量液体进行采样时,较为合适的是用膜过滤法(如0.22 μm Millipore过滤器)过滤液体,然后将过滤膜直接放置于琼脂平皿上进行培养。

有一些问题会影响对环境培养结果的解释,包括目前还没有采集和处理环境培养标本的标准化方法[229]。还没有建立对医院环境表面污染水平理想的计数方法[205,207,230]。这使得不同研究和不同机构之间的研究结果难以具有可比性[231]。未来在研究和评估医疗机构常规清洁工作有效性时,需要进一步明确是否有一种或多种实用的环境表面微生物培养的标准化方法,然后能从采样方法获取的数据中就可能对患者和工作人员“安全”的表面污染水平的基线范围达成一定的共识[229]。

空气采样方法

在医疗机构中对室内空气进行采样通常是出于研究目的、暴发事件期间、通风设备维护后或涉及ICU、洁净室、骨髓移植室和手术室等重点部门的相关事件发生后进行常规采样[232]。当考虑以流行病学目的进行空气采样时,首先必须确定此机构是否具有进行空气采样的资源和技术,或者获得具有空气采样经验的环境微生物学专家的帮助是否更合适[2]。这是因为虽然有许多不同类型的空气采样器可用,但没有标准化的规程来指导其应用(如采集时间、气流速率)或分析,从而影响了数据比较[233]。一些专家认为收集累积的数据有助于确定特定场所室内和室外丝状真菌的基线水平,这可以为医院内外的特定位置进行风险评估。CDC医疗机构环境和感染控制指南对空气采样需要考虑的问题和方法等进行了更深入的探讨[2]。本章仅讨论医疗机构中最常用的方法。

医疗机构中最常用的空气采样方法包括主动空气采样法(即将空气与液体撞击或与固体琼脂表面撞击)或被动沉降法(使用平皿沉降)[234]。采样的方法部分取决于可用的资源和所关注的微生物种类(细菌、真菌孢子或病毒)。在液体中进行撞击需要特殊设备,因为空气被吸入一个小喷射口直接撞击液体表面。对固体表面的撞击则是抽吸空气进入采样器,撞击到采样器内的平皿表面,其中的颗粒沉积在琼脂表面。借助使用的设备可以获得悬浮于空气中颗粒物大小的数据。在呼吸系统疾病的流行病学调查中实施空气采样非常重要,因为直径<5 μm的颗粒最有可能到达肺部。许多液体撞击式采样器和固体撞击式采样器都能提供有关颗粒直径大小的信息,并且可以用单位体积空气中的微生物或颗粒数量(CFU/m^3)来表达。

使用平皿沉降(将打开的琼脂平皿放置于房间的不

同点位)不需要特殊的设备,最常用于检测空气中是否存在细菌。有人提出了"微生物空气污染指数(IMA)",按照 1×1×1 规则规定了 9 cm 平皿上沉降的需氧菌落计数,该规则规定将营养琼脂平皿放置于离地 1 m、离墙或物体 1 m,并在空气中暴露 1 h[234]。但不建议用此方法采集真菌孢子[2]。使用平皿沉降法采样的结果可表示为暴露时间内每单位面积平皿上可见的存活的细菌数量。与使用液体撞击式采样器或固体撞击式采样器不同,这种方法无法提供每单位体积采样空气中微粒或微生物的数量。然而成组平皿数据的系统收集可用于研究主动和被动法采集空气微生物之间的关系,甚至可用于研究环境表面污染水平与平皿沉降法之间的关系[226]。

在关注空气采样时,需注意目前除了国家对手术室空气质量的建议外,还没有统一的医疗机构内空气质量标准[235,236]。此外,采样数据代表的是采样当时采样地点的空气质量。空气中微生物的数量可能会因在场人员数量、服装和活动程度、环境温度、相对湿度、一天中的某个时间或季节、建筑设计、医院位置,以及空气处理系统的性能而有所变化[2,226,237-239]。

水采样方法

医疗机构内对水进行的常规采样主要用于监测内窥镜清洗消毒和透析用水的质量[2,240,241]。当涉及的病原体提示水可能是潜在感染源时,对所涉及设施的水路系统进行水的采样有助于流行病学调查。最常见的水源性病原体包括假单胞菌属、窄食单胞菌属、军团菌属、不动杆菌属和环境分枝杆菌属细菌。应使用无菌容器采集水样,在冷藏条件下(4℃左右)转运至有资质的实验室并尽快进行检测,因为悬浮在水中的微生物数量和类型可能会随着时间的推移而变化[2]。如果怀疑水路系统中的水是感染源,应在拆除水龙头节水阀并快速放水冲洗后从水龙头采集水样。如果怀疑节水阀是感染源,则可在以不拆除节水阀的情况下采集水样或直接对节水阀进行培养。

如果预计细菌污染严重,则只需将少量的水样接种在琼脂培养基上。然而在大多数情况下,疑似病原体的数量很少,可以使用膜过滤法采集至少 100 mL 水样[2]。水样通过膜过滤后,将膜的过滤面朝上放置于琼脂平皿上培养。应根据怀疑的微生物特性,选用特殊或选择性培养基,尤其是针对一些革兰阴性菌和军团菌属细菌。为了便于解释水样培养结果,应从与调查地点不相连或与调查地点相关供水系统无关的水路系统中采集对照样本。并仔细确定采样方法及时机以区分水源为病原体的可疑来源还是水路管道组件内的生物膜储菌库为感染源。CDC 医疗机构环境和感染控制指南对医疗机构的水样采集进行了更详细的讨论[2]。

环境表面清洁与消毒

环境表面可分为两类:非重症患者护理设备(如血压计袖带)和家政卫生表面或普通表面[4]。家政卫生表面可进一步分为两组:手低频接触表面(如地面和天花板)和手频繁接触的表面("高频接触表面")[2]。此外,一些医院还将"患者区域"(含床旁表面)内或病房内的表面和患者区域外或床旁区域外的表面区分开来[242]。有关清洁方法、清洁程度、清洁频率及推荐产品的详细讨论,读者可以参考 CDC 的消毒和灭菌指南(详见第 19 章)[4,229]。简而言之,低危患者诊疗设备在使用前后应使用通过美国环境保护署(Environmental Protection Agency, EPA)注册的医用清洁剂或消毒剂进行清洁消毒,并注意遵照安全防护措施和使用说明。物品应干燥储存在指定的储存设施中,并标记为清洁物品。地面和桌面等普通表面,应每天清洁或当表面有可见污染时及时清洁。患者诊疗护理区的高频接触表面(如门把手、床护栏、灯开关、跨床桌、床头柜)应比低频接触表面更频繁地进行清洁和(或)消毒[2,242,243]。

尽管医疗机构环境表面的清洁和消毒已建立完善的指南,但许多医院仍难以确保遵照推荐的方法对病房进行日常和终末清洁[244]。HCW 往往不清楚由谁负责各种物品的清洁和消毒[245]。因此,非常有必要制定书面指南以明确护士、医生、助理医护人员和保洁员对清洁各类设备和环境表面的职责[245-247]。

最大限度减少环境表面日常污染的新策略

为了尽量减少医疗环境表面的细菌数量已经制定了许多新的策略。这些方法包括将具有杀菌功能的金属,如铜或银,应用于医疗环境表面;将抗菌物质,如三氯生加入产品中;或将具有长效抗微生物效果的涂层或涂料(如含有机硅烷的产品)应用于环境表面[229,248,249]。其他策略包括使用物体表面微形态(具有类似鲨鱼皮纹路的物体)或光激活的抗菌涂层[250,251]。Ontario 健康保护和促进局最近总结了这些方法的潜在优缺点[252]。其中一些方法显著降低了环境表面积聚的细菌数量[251]。然而关于这些方法还有许多未解决的问题,包括它们的成本、效果的持久性、受常规清洁和消毒措施的影响程度,以及它们对 HAI 的影响[253]。显然未来有必要对这些方法进行进一步研究以明确说明[229,251]。

房间或区域"非接触式"去污新方法

20 世纪 60 年代和 70 年代,一些医院采用一种被称为雾化消毒的方法对传染病患者出院后的房间进行消毒[13]。雾化消毒就是在密闭的病房中将消毒剂雾化喷洒直到所有表面湿润,然后由戴口罩和穿隔离衣的工作人员擦拭,去除表面残留的液体。使用的消毒剂包括季铵盐类、酚类、次氯酸盐溶液和甲醛。CDC 的研究指出这种雾化程序是无效的,并建议医院放弃使用这种雾化方法作为病房的终末消毒措施[13]。之后的 CDC 指南,包括 2008 年发布的医疗机构消毒和灭菌指南(Guideline for Disinfection and Sterilization in Healthcare Facilities),也建议在患者诊疗护理区域不应将消毒剂雾化消毒作为常规消毒措施[4]。

最近,已经开发了许多用于病房或区域的"非接触式"去污新方法。以汽化或雾化为基础的方法使用过氧化氢、气态二氧化氯、气态臭氧、乙醇或过氧乙酸雾化和饱和蒸汽装置。以汽化为基础的过氧化氢(Vapor-based hydrogen peroxide, VHP)、二氧化氯和臭氧不属于雾化方法,因为消毒剂是以气体形式存在而不是可见颗粒。另一种化合物 peroxone 将过氧化氢和臭氧结合在一起,形成具有增强氧化的双重作用体系[254]。其他方法包括移动紫外线(ultraviolet, UV)和脉冲氙 UV 光装置,以及高强度窄光谱灯(high-intensity narrow-spectrum, HINS)[255]。大多数这些"非接触式"自动去污方法已经经过详细审查[256,257]。

雾化和汽化过氧化氢都被证明能减少环境表面的嗜热芽孢杆菌和艰难梭菌芽孢,并对多种病毒,包括诺如病毒替代物及细菌繁殖体,如 MRSA、VRE 和鲍曼不动杆菌也能发挥类似作用[130,256]。汽化方法的工作时间为 1.5～2.5 h,雾化方法的工作时间为 8 h。后者已被证实能显著减少表面的细菌污染,但减少芽孢的效果弱于汽化方法[258,259]。所有以过氧化氢为基础的方法都需要在密闭的房间内进行,并在去污过程中监测房间内过氧化氢的泄露情况。过氧化氢无法穿透织物或室内家具软装,对人、宠物和植物有毒[260,261]。

有许多研究详细描述了这些方法对实验室和医院环境表面潜在病原体的作用,但只有少数研究对常规使用期间的临床影响进行了评估[257]。其中一种雾化 VHP 法似乎降低了患者在入住有病原体定植或感染的患者曾居住的病房后感染 MDRO 和艰难梭菌的风险[262]。这项研究监测了 VRE、MRSA、艰难梭菌和 MDRGN 细菌的感染率,虽然 VRE 感染率显著降低,但艰难梭菌、MRSA 或 MDR - GN 的个体感染风险并没有明显降低。感染 MDRO 的风险总体降低可能归因于该机构自身的 VRE 流行数据[262]。

Boyce 等的一项前后对照干预研究发现,使用 VHP 对病房进行消毒与艰难梭菌 HAI 发病率的显著降低有关[107]。尽管该研究表明 VHP 能有效清除部分病房中的艰难梭菌,但研究者并未确定 CDAD 的减少是否与全院范围内艰难梭菌环境污染的减少有关。另一项研究显示,使用 VHP 方法可能有助于控制长期护理医院的多重耐药鲍曼不动杆菌(multidrug-resistant *A. baumannii*, MDR - AB)感染暴发[130]。在使用 H_2O_2 之前有 13 名患者感染 MDR - AB,但在使用 H_2O_2 后未再出现感染病例。然而在 H_2O_2 使用后的 2 周和 3 周,环境监测发现分离到了菌株,且使用聚合酶链反应(polymerase chain reaction, PCR)的基因分型显示这些菌株与临床分离株相关[130]。Otter 等的综述简要回顾了气态臭氧、气态二氧化氯和各种雾化方法的特点和有效性[263]。

有几项研究评估了一种使用水银灯泡产生杀菌光的自动化移动式 UV 光系统[218,264,265]。这种 UV 光系统已经被证实可以减少各种 HAI 病原体对环境的污染。然而在一项对比研究中,UV 光系统并没有将环境表面的细菌数量减少到与 VHP 方法相同的水平,并且对于光线直射不到的部位杀菌效果较差[266]。光波无法绕过角落或穿透房间和家具的暗角。总体而言,UV 光系统比过氧化氢扩散器更容易操作,对操作者的培训要求较少,工作时间也较短,仅需 15 min 到 1.5 h。Anderson 等进行了一项多中心研究,评估 UV 光系统对 HAI 的影响,结果发现消毒剂和消毒剂/UV 组合在目标微生物(即 VRE、MRSA 和 MDR - AB)感染或定植的发现率中几乎没有差异;事实上,将消毒剂与 UV 结合使用后,艰难梭菌感染率没有变化[264]。Sitzlar 等发现,在一项分三个阶段进行的研究中,与医疗保健相关的艰难梭菌感染率稳定在约 10 例/10 000 个住院日,直到最后阶段感染率降至约 6 例/10 000 个住院日。这归功于成立了一个集检查和监督签审的内务管理小组,因为增加 UV 光系统并未达到降低患者感染艰难梭菌的预期效果[265]。

在一个小样本研究中,另一种基于脉冲氙技术的 UV 光系统工作时间为 12 min,显著降低了环境表面 VRE 的污染[267]。Haas 等在一家高等院校的附属医院中使用了脉冲氙气系统,在 22 个月的研究期间发现由一组细菌(即艰难梭菌、MRSA、VRE 和 MDR - GN)引起的 HAI 发病率总体降低了 20%,但没有一种细菌达到单独的统计学意义[268]。在研究期间引入一些额外的感染控制和卫生管理策略可能会混淆干预措施产生的影响。Sampathkumar 等将脉冲氙气系统引入了一家三级医院的多个高危科室和外科病房,并在另外三个病房设立了对照组。结果显示艰难梭菌感染率降低了 47%,VRE 感染率也有所降低[269]。另一种用于血液肿瘤内科病房的 UV 系统数据显示,与基线期相比,干预期间研究病房的艰难梭菌感染率下降了 25%,但非研究病房的艰难梭菌感染率上升了 16%。对其他 HAI 病原体,包括 MRSA 的感染率没有影响[270]。

显然,尽管这些自动化系统可以通过释放过氧化氢或 UV 光来达到消除医疗环境表面的病原体,但它们不一定对 HAI 发病率产生影响。这可能是因为它们通常只能用于患者出院后的终末处理。患者在入院后不久就会从患者区域内的手接触部位获得 HAI 病原体,并可能在医院住院期间存在数日[271]。这意味着他们每天都面临着感染 HAI 的风险,因此通过对高风险场所进行日常清洁可以获得更好的保护[242]。这些设备的使用成本很高,很少有研究提供全面的成本效益分析[272]。如果它们被纳入常规的清洁消毒规程,则需要像对消毒产品的监管一样,制定某种类型的国家标准。

清洁和消毒效果的监测方法

建议对家政卫生表面进行定期清洁,或在发生喷溅和表面有明显污染时及时清洁[4,229]。近年来,病房的日常清洁或终末清洁(患者出院后)显然未必会遵照医疗机构的政策和程序进行。因此越来越强调制定针对清洁和消毒措施有效性的监测方法,以及加强对清洁人员的培训和反馈[244,273]。监测清洁措施实施和在清洁人员离开后表面清洁度的监测方法如下。

目测法。多年来,保洁主管对表面的目测检查是评估医疗机构环境表面清洁效果的最常用方法。然而,最近的研究表明使用目测法评估医院内高频接触表面的清洁度并不可靠[219,274-277]。更有用的方法包括使用拭子、直接接触平皿或测菌板进行表面采样，并计算需氧菌菌落总数，使用三磷酸腺苷（adenosine triphosphate，ATP）生物荧光法和荧光标记法。这些方法各有其优缺点。

荧光标记法。2006 年，Carling 等描述了一种监测和改进患者出院后清洁和消毒措施的新方法[244]。他们在三家医院使用一种新型的荧光凝胶，在病房终末清洁后标记于高频接触表面，这种凝胶在表面干燥时是不可见的，用湿布擦拭表面 5 s 即可轻松去除荧光标记。在另外两位患者使用完病房并进行终末清洁后，使用紫外线灯来检验是否已通过清洁工作完全擦除或大部分擦除荧光标记。研究表明目标部位被清洁的比例从干预前的 47% 上升到干预期间的 76%～92%，其中包括对清洁人员的教育和反馈的效果也在提升。其他很多医院也采用了同样的策略[278,279]。Blue 等描述了一项使用不同荧光溶液的短期研究，结果表明环境表面清洁的有效性从基线时的 23%提高到了 80%以上[280]。

荧光标记法的优点包括所需的设备最少，使用简单。当与清洁人员的教育和反馈相结合时，荧光标记法已被证实在众多医院中提高了表面清洁的频率[244,278,279,281]。荧光标记法的缺点包括它们只能提供表面清洁频率的信息，不能提供细菌污染程度或表面整体清洁度的信息。此外，有证据表明清洁人员会意识到这类监测方法，从而寻找荧光标记，然后针对这些标记进行清洁，这可能会影响其他部位和表面的清洁效果[282]。

通过表面培养监测清洁措施。使用拭子获得的定性培养和以需氧菌菌落总数表示的定量培养已被广泛用于监测清洁和消毒措施的有效性。许多研究人员直接使用湿润的拭子接种于培养基上，或在接种到固体培养基前放入肉汤增菌[19,108,203,275,276,283-285]。另一种偶尔使用的方法是用无菌布在物体表面进行采样，然后在肉汤中增菌后接种到固体培养基[286]。

在英国，测菌板经常用于评估清洁度；而在美国，琼脂平皿接触法更常用[5,112,203,215,218,219,225,275,287]。如果以标准化的方式进行采样，培养的方法可以提供环境表面被需氧菌污染的定量数据，还可以检测目标病原体或未知的表面污染物。

目前，关于如何根据 ACC 数据评估医疗机构环境表面的清洁效果，尚没有经过验证且被广泛接受的标准。早期的标准来自食品加工行业，手接触表面需氧菌菌落总数<5 CFU/cm^{2}定义为清洁[274]。相比之下，一些研究者使用<2.5 CFU/cm^2 的标准将医院环境表面归为“清洁”[46,112,275]。有研究比较了这两个标准，发现结果几乎没有差异[288,289]。也有提议手接触部位的指示微生物（如 MRSA）的菌落计数应<1 CFU/cm^2[274]。抽样研究表明，这两种标准是相关的，因为较高数值的需氧菌菌落总数预示着硬质表面上存在病原体[225,226]。此外，较高的需氧菌菌落总数可能与患者的感染风险有关[226,229]。然而必须指出，目前尚未对表面污染低于这些水平能降低 HAI 病原体的传播风险达成普遍共识。显然还需要进一步的研究，以确立基于循证为依据的标准来定义医疗机构“清洁”的环境表面。

需氧菌菌落总数方法的缺点包括技术人员处理标本及培养耗时，培养基的成本、需要微生物实验室的支持，以及通常需要等采样后 48 h 才能获得实验室结果。

ATP 生物荧光法。ATP 存在于所有有机物质中，包括微生物、食物和人类排泄物、分泌物。ATP 生物荧光法在食品和饮料行业中作为表面清洁度的评估方法使用多年。使用特殊的拭子对环境表面进行采样，再将拭子放入手持的光度计中，结果表示为相对光单位（relative unit，RLU）。表面的有机物越多，ATP 和 RLU 数值就越高。2000 年，Griffith 等提议使用 ATP 生物荧光法监测医院内清洁工作的效果[219]。在早期的研究中，如果表面 ATP 生物荧光法测得数值<500 RLU，则被定义为清洁表面[219,275]。近期几位研究者将 ATP 生物荧光法测定的数值<250 RLU 定义为清洁的医院表面[221,230,284,287]。然而，与清洁度的微生物指标一样，ATP 测定值为多少与显著减少或消除病原体传播的关系尚未明确。需要进一步的研究来确定<250 RLU 作为医院环境表面清洁度的最佳标准是否合适。事实上，医院内各种不同的表面用同一个清洁度标准可能并不合适。例如，床护栏就是难以清洁的表面，需氧菌菌落总数和 ATP 读数之间的差异就反映了这一点[221]。它们的表面可以由各种不同的材料制成，表面越粗糙就越难清洁，测得的 ATP 水平就越高[290]。另外，不同制造商的 ATP 生物发光检测系统和光度计具有不同的灵敏度[291]。使用 3M Clean-Trace 系统的清洁度阈值为<250 RLU，而 Hygiena 系统的清洁度阈值为<100 RLU 甚至更低[277]。

重要的是，ATP 读数与表面微生物采样的结果（需氧菌菌落总数）相关性较低[216,277,284,287,292,293]。这是因为生物荧光法可以检测来自需氧菌、厌氧菌和可能不可培养的微生物中的 ATP，也可以从分泌物、排泄物、食物和可能存在任何其他有机物质的表面中检测到 ATP[293]。一项研究表明，医院表面测得的 ATP 中仅有 33%来自细菌[219]。影响 ATP 结果的另一个因素是表面使用的消毒剂和抹布的类型，如超细纤维。表面残留的某些消毒剂（以漂白剂或铜为主要成分的产品）可以部分淬灭 ATP 反应，引起 ATP 数值低下的假象[230,294]。

ATP 生物荧光法的优点包括表面采样非常容易操作，并且在表面采样后可立即获得结果，这样能及时反馈给清洁员。此外，与荧光标记法不同，不需要事先标记表面，可以随机选择不同的表面进行监测，因此清洁人员也不知道哪天可能会对哪些表面进行监测。ATP 生物荧光法也提供了定量结果，可用于趋势分析。ATP 生物荧光法的缺点包括需要专用拭子、培养基和光度计的成本较高。

全面评估了表面 ATP 检测法、荧光标记法和微生物培养法，将后者即微生物培养作为清洁度评价的金标准[221]。荧光标记有助于确定在终末清洁过程中高频接触部位的擦拭频率，但根据标记结果归为清洁表面的，根据微生物学和 ATP 检测标准也能归类为清洁的可能性却很小，尤其是后者。数据表明，如果想确定哪些表面需要清洁，ATP 监测可能是最好的选择，而微生物监测则能告诉你表面清洁的程度[288]。

这四种监测清洁工作的方法各有优缺点（表 18.2）。一些医疗机构可以选择一种监测方法用于所有的临床场所，而另一些医疗机构根据所需信息的类型和可用资源的情况，可能会发现常规使用一种监测方法并以另一种方法作为补充是非常有用的[228,295]。

表 18.2　评估清洁措施有效性的方法

	目测法	荧光标记法	拭子或接触平皿培养	ATP 生物荧光法
使用方便	好	好	一般；需实验室支持	好
快速获得结果	好	好	≥48 h	好
评估清洁措施的准确性	差	好	好	好
细菌污染的具体判定	无	无	有	无
教育和反馈的有效性	差	好	好	好
提供定量结果	差	差	好	好
成本	$	$ $	$ $ $	$ $ $ $

$，表示美金。

小结

本章回顾了无生命环境在 HAI 病原体传播中的作用，越来越多的证据证明其重要性，并提出了一系列的干预措施来降低风险。尽管患者可能直接或间接地从医疗环境中获得感染，但这种风险的确切程度仍然未知。可能永远无法得知环境造成的 HAI 的确切比例，但目前应用的合理性原则是有意义的[296]。

毋庸置疑，传统的基于洗涤剂的清洁应继续接受全面彻底的评估[228]。但出乎意料的，这种情况并未发生。增加已确定的高风险部位的清洁频率可能是降低感染风险的关键因素，而不是采用某些有毒的替代品。存活在环境表面的病原体只需要去除，而不是被杀灭。刚被消毒过的表面也不会长期保持无菌状态，它们很快会被重新定植，可能比原始污染物中的微生物问题更加严重。消毒剂无一例外都会对人类和环境产生有害影响，它们与抗微生物药物耐药性之间的关系现在已是不争的事实[297-300]。而肥皂和水的成本要低很多。

鉴于目前对医疗保健环境的关注，显然在关键时刻我们能保证控制环境污染。在所有医疗机构中营造卫生文化将影响和鼓励每个人重视清洁措施并追求清洁。全球商业和工业在将新方法推向市场方面已经发挥了核心作用；通过医生、科学家、政府和清洁人员的共同努力，可以帮助我们的患者在抗微生物药物耐药性日益增加的世界中选择更具有成本效益的清洁策略。

第19章

William A. Rutala • David J. Weber
（林佳冰 译；黄桦 校）

医疗机构的消毒和灭菌

Disinfection and Sterilization in Healthcare Facilities

引言

在美国，每年大约会进行5 300万台门诊手术和4 600万台外科手术[1]。其中，每年至少会进行1 800万例胃肠道内镜检查[2]。进行这些操作时，医疗设备或手术器械都有接触患者的无菌部位和（或）黏膜的可能。因此，发生感染的主要风险是这些医疗设备或手术器械所带来的病原体。医疗设备和手术器械不正确的消毒或灭菌可能会导致病原体的传播[如被碳青霉烯类耐药的肠杆菌（carbapenem-resistant Enterobacterales, CRE）污染的内镜][3]。

通过使用消毒剂和灭菌程序来实现消毒和灭菌是防止医疗设备和手术器械将传染性病原体传播给患者的重要措施。对所有患者的物品进行消毒不是必需的，要根据物品的预期用途来确定是否需要清洁、普通消毒、高水平消毒（high-level disinfection, HLD）或灭菌。

多项研究报道了存在未按要求进行消毒灭菌的情况[4-6]。未能遵守科学指南导致了多起暴发事件[4]。本更新章节主要介绍了在设计良好的研究中评估消毒和灭菌的理论效力（通过实验研究）和实际效能（通过临床研究），提出正确选择和使用消毒和灭菌程序的切实可行的方法[7-14]。

术语定义

灭菌是指在医疗保健机构中，通过物理或化学方式杀灭或消除一切微生物的过程。医疗机构中常用的灭菌方法包括压力蒸汽、干热、环氧乙烷（Ethylene oxide, EtO）气体、过氧化氢等离子体气体（hydrogen peroxide gas plasma, HPGP）、过氧化氢蒸气（vaporized hydrogen peroxide, VHP）、过氧化氢臭氧和化学制剂。灭菌是一种严格定义，而不是泛指。但是一些卫生专业人员、相关专业和商业文献错将“消毒”称为“灭菌”，将消毒物品称为“部分无菌物品”。当化学制剂用于杀灭一切微生物（包括真菌和细菌芽孢）时可被称为化学灭菌剂。这些灭菌剂短时间作用即可达到消毒水平（如HLD）。

消毒是指消除无生命物体表面上除细菌芽孢外的大部分甚至全部病原微生物的过程。医疗机构中通常使用化学制剂或湿式巴氏灭菌来进行消毒。消毒效果会受到多种因素的影响，任何一种因素都可能影响消毒效果。影响消毒和灭菌效果的因素包括物品预清洁、有机和无机物载量、微生物污染的种类和负荷、消毒剂的浓度和作用时间、消毒物品的特征（如带缝隙、转轴、管腔）、生物膜的存在、消毒过程的温度和pH值，以及在某些情况下灭菌过程（如EtO）中的相对湿度。

消毒与灭菌定义上的不同在于消毒无法杀灭芽孢，但这只是区别中的一点（表19.1）。部分消毒剂延长作用时间时（如≥2%戊二醛在20～25℃下作用10 h即可杀死芽孢），这些消毒剂可称为化学灭菌剂。在浓度相似但暴露时间较短时（如≥2%戊二醛在20～25℃下作用20～90 min），这些消毒剂将杀死除大量细菌芽孢外的所有微生物，此时称为高水平消毒剂。低水平消毒剂可在特定使用时间内（<10 min）杀死大多数细菌繁殖体、部分真菌和病毒，而中水平消毒剂可杀灭分枝杆菌繁殖体、大多数病毒和真菌，但不能杀灭芽孢。不同杀菌剂在抗菌谱和起效速度方面存在显著差异。

此外，清洁是去除物体表面可见污垢（有机和无机物体）和污染微生物的过程，常通过使用清洁剂或含酶制剂进行人工或机械清洗来完成。在HLD和灭菌之前进行彻底清洁是非常重要的，因为仪器表面残留的有机和无机物会干扰消毒过程的有效性。此外，如果有污垢被干燥或烘烤到器械上，则再次去除会变得更加困难并且消毒或灭菌的效果会大打折扣甚至无效。手术器械应进行预处理或冲洗，并且需在使用后尽快软化或清除器械中的血液，以防止血液凝固。

用醇类处理污染的仪器、让器械长时间浸泡在水中，以及器械处于干燥状态会增加清洁难度，不推荐这样操作[15]。去污是一种将病原微生物从物体表面去除的过程，以便这些设备可以安全地处理、使用或丢弃。

后缀带有“cide”或“cidal”的术语常用于形容“杀灭”。例如，杀菌剂（germicide）可以杀灭微生物，特别是病原微生物（“germ”）。杀菌剂一词既包括皮肤消毒剂，又包括物品消毒剂。皮肤消毒剂用于组织和皮肤，而物品消毒剂只适用于无生命的物体。皮肤消毒剂能够抑制引起物质/材料变质的微生物生长。一般来说，皮肤消毒剂仅用于皮肤而不用于物体表面消毒；同样，物品消毒剂也很少用于皮肤消毒，因为它们可能会对皮肤和组织造成伤害。带有后缀“cide”的名词[如杀病毒剂（virucide）、杀真菌剂（fungicide）、杀细菌剂（bactericide）、杀芽孢剂（sporicide）、杀结核分枝杆菌剂（tuberculocide）]可以杀死名词前缀所指的微生物。例如，杀细菌剂（bactericide）是能够杀死细菌的制剂[16-19]。

表 19.1 医用设备和手术器械的高水平消毒方法

程序	杀灭微生物水平	方法	示例(作用时间)	医疗保健相关应用(示例)
灭菌[a]	杀灭所有微生物，包括细菌芽孢	高温	蒸汽(约 40 min)，干热(视所选温度 1～6 h)	耐热的高度危险性(手术器械)和中度危险性的患者相关物品
		低温	环氧乙烷气体(约 15 h)、过氧化氢等离子体气体(28～38 min，NX)、过氧化氢联合臭氧(46～60 min，VP4)、过氧化氢喷雾(28～55 min，V-Pro MAX)	不耐热的高度危险性和中度危险性患者相关物品
		液体浸泡	化学灭菌剂[b]：>2%戊二醛(20～25℃，10 h)；1.12%戊二醛联合 1.93%苯酚(25℃，12 h)；7.35%过氧化氢联合 0.23%过氧乙酸(20℃，3 h)；7.5%过氧化氢(20℃，6 h)；1.0%过氧化氢联合 0.08%过氧乙酸(20℃，8 h)；约 0.2%过氧乙酸(46～55℃，6 min)	不耐热的高度危险性和中度危险性的患者相关的可浸泡物品
高水平消毒	杀灭除芽孢外的所有微生物	热力消毒	巴氏灭菌法(65～77℃，30 min)	不耐热设备(如呼吸治疗设备)
		液体浸泡	化学灭菌剂/高水平消毒剂[b]：>2%戊二醛(20～25℃，20～90 min)；2.5%戊二醛(35℃，5 min)；0.55% OPA(20℃，12 min)；1.12%戊二醛联合 1.93%苯酚(25℃，20 min)；7.35% HP 联合 0.23%PA(20℃，15 min)；7.5% HP(20℃，30 min)；1.0%HP 联合 0.08% PA(20℃，25 min)；400～450 游离氯(20℃，10 min)；3.4%戊二醛联合 20.1%异丙醇(25℃，5 min)	不耐热设备(如胃肠镜、支气管镜、腔内探头)

EPA，环境保护署；FDA，美国食品药品监督管理局；HP，过氧化氢；PA，过氧乙酸；OPA，邻苯二甲醛。

a：常规的化学和物理去污方法对朊病毒(如克罗伊茨费尔特-雅各布病)无效，并且不容易通过常规灭菌程序灭活。

b：有关消毒的作用时间和温度的信息，请参阅 FDA 批准的包装说明书，并参见参考文献[33]讨论为什么使用>2%戊二醛产品时，可以减少作用时间(2%戊二醛，20 min，20℃)。使用 AER 提高温度可减少作用时间(如在 AER 中，OPA 在 20℃下为 12 min，但在 25℃下需作用 5 min)。一些高水平消毒剂的作用温度从 20℃到 25℃不等；需核查是否符合 FDA 批准的温度条件[33]。管腔必须完全浸没，以便达到高水平消毒和灭菌。应考虑材料与试剂之间的相容性。(如 HP 和 HP 合并 PA 可能导致内镜设备损伤)。

改编自：Rutala WA，Weber DJ. Guideline for disinfection and sterilization in healthcare facilities. Centers for Disease Control and Prevention. 2008. Accessed December 2017. https://www.cdc.gov/infectioncontrol/guidelines/disinfection/；http://www.cdc.gov/ncidod/dhqp/pdf/guidelines/Disinfection_Nov_2008.pdf；Rutala WA，Weber DJ. Disinfection，sterilization，and antisepsis：an overview. *Am J Infect Control*. 2019；47：A3-A9；Rutala WA，Weber DJ. Disinfection and sterilization in health care facilities：an overview and current issues. *Infect Dis Clin North Am*. 2016；30：609-637；Rutala WA，Weber DJ. Selection and use of disinfectants in healthcare. In：Mayhall CG，ed. *Hospital Epidemiology and Infection Control*. 4th ed. Wolters Kluwer/Lippincott Williams & Wilkins；2012；Rutala WA，Weber DJ. Disinfection and sterilization in healthcare facilities. In：Lautenbach E，Preeti MN，Woeltje KF，et al，eds. *Practical Healthcare Epidemiology*. 4th ed. Cambridge University Press；2018；Rutala WA，Weber DJ. High-level disinfection and sterilization. In：Talbot T，Weber DJ，eds. *Hospital Epidemiology and Infection Control*. Lippincott Williams & Wilkins；In press；Rutala WA，Weber DJ. *Disinfection，sterilization，and control of hospital waste*. In：Bennett JE，Dolan R，Blaser MJ，eds. *Mandell，Douglas and Bennett's Principles and Practices of Infectious Diseases*. Elsevier Saunders；2020：3542-3559；Rutala WA，Weber DJ. Reprocessing semicritical items：outbreaks and current issues. *Am J Infect Control*. 2019；47：A79-A89；Rutala WA，Weber DJ. Reprocessing semicritical items：current issues and new technologies. Am J Infect Control. 2016；44：e53-e62；Rutala WA，Weber DJ. Disinfection and sterilization：an overview. *Am J Infect Control*. 2013；41：S2-S5；Rutala WA，Weber DJ. Disinfection，sterilization and control of hospital waste. In：Bennett JE，Dolan R，Blaser MJ，eds. *Principles and Practice of Infectious Diseases*. Elsevier Saunders；2015：3294-3309；and Kohn WG，Collins AS，Cleveland JL，et al. Guidelines for infection control in dental health-care settings—2003. *MMWR Recomm Rep*. 2003；52：1-61。

正确的消毒和灭菌方法

大约 50 年前，Earle H. Spaulding[17]设计了一套对患者诊疗用品或器械进行消毒灭菌的合理方法。这种分类方法简洁科学，感染控制人员及其他人员在选择消毒灭菌方法时可以借鉴或基于此优化运用[8-14,16-18,20,21]。Spaulding 认为根据感染风险程度，将患者所使用的诊疗器械和物品分为三类，可以更针对性地进行消毒。虽然这个分类方式仍然有效，但对某些病毒、分枝杆菌和原虫消毒失败的案例，质疑了当前高水平和低水平消毒的定义和有效性[22]。Spaulding 描述的三个类别是高度危险性(critical)、中度危险性(semicritical)和低度危险性(noncritical)。

高度危险性物品

之所以称为高度危险性物品，是因为如果此类物品一旦被微生物(包括细菌芽孢)污染，将具有很高的感染风险。进入无菌组织或脉管系统的物体必须是无菌的，因为任何微生物的污染都可能导致感染。常见的高度危险性物品包括手术器械、心脏导管和导尿管、植入物、关节镜、腹腔镜和用于无菌部位的超声探头。在购买此类物品时应确认无菌，或能够在有条件的情况下进行蒸汽灭菌。如果不耐热，则可以使用 EtO、HPGP、VHP 蒸气、过氧化氢联合臭氧，或者是化学灭菌剂来灭菌。表 19.1～19.3 总结了不同灭菌过程和化学灭菌剂的优缺点。重要的是，处理之前要进行清洁来消除有机和无机物，以及减少微生物负荷，才能够通过灭菌技术来达到灭菌[23-25]。当处理重复使用的器械时，器械托盘的承重、湿包、包装、外来器械、清洁效果检测和水质需要特别关注[26,27]。

中度危险性物品

中度危险性物品是指与完整黏膜或破损皮肤接触的物品。包括呼吸治疗和麻醉设备、部分内镜、喉镜刀片和手柄[28,29]、食管测压探头、腔内探头、鼻咽镜、前列腺活检探头[30]、红外凝血装置[31]、肛肠测压导管、膀胱镜和隔膜拟合环[28,32]。这类器械应去除所有微生物(少量细菌芽孢除外)。肺或消化道的完整黏膜通常能够抵抗普通的细菌芽孢感染，但易被其他生物体如细菌、分枝杆菌和病毒感染。中度危险性物品至少需要使用化学消毒剂达到 HLD。戊二醛、过氧化氢、邻苯二甲醛（ortho-phthalaldehyde，OPA）、过氧乙酸、次氯酸盐（通过超氧化水），以及过氧乙酸混合过氧化氢，均已获得美国食品药品监督管理局（Food and Drug Administration，FDA）[33]的批准，可以达到有效的 HLD，当然前提是去除影响杀菌效果的因素（见表 19.1 和表 19.2）。当选择消毒剂消毒某些患者诊疗物品时，还应考虑与待消毒物品长期使用后的化学兼容性问题。

HLD 的传统定义是完全消除器械内或器械表面的所有微生物（少量细菌芽孢除外）。FDA 对 HLD 的定义是一种灭菌剂，即在短时间作用后能杀灭至少约 $6\log_{10}$ 分枝杆菌的效果。清洁后进行 HLD，应能达到消除所有能够引起感染的病原体的效果。

中度危险性物品在 HLD 后应使用无菌水冲洗，以防止非无菌水中可能存在的微生物污染，如非结核分枝杆菌、军团菌或假单胞菌[34]之类的革兰阴性杆菌。在无法使用无菌水冲洗时，应先用自来水或过滤水（0.2 μ 的过滤膜）冲洗，然后用醇类冲洗并彻底干燥[8,35,36]。彻底干燥可显著减少内镜储存过程的细菌污染，主要是通过去除潮湿这一有利于细菌生长的环境[35]。漂洗后，物品要以避免再次污染的方式干燥和储存（如包装或悬挂）。

一些可能会短暂接触非完整皮肤的物品[如水疗池、完整皮肤上的超声探头（包括中心静脉穿刺部位）]通常被视为低度危险性，并使用低或中水平消毒剂进行消毒[8,37]。考虑到水疗池与感染有关，一些机构根据推荐选择使用含氯消毒剂进行消毒[8,37]。

低度危险性物品

低度危险性物品是指与完整皮肤接触、不与黏膜接触的物品。完整的皮肤对大多数微生物起到有效屏障的作用，因此，与完整皮肤接触的物品的无菌性“不那么重要”。低度危险性物品包括便盆、血压计袖带、拐杖、床栏、床头柜、病房家具、玩具[38]、便携式设备（如轮椅、输液泵、血脉氧仪、药物推车）[39,40]，以及地面[41,42]等。根据定量研究结果显示，患者相关环境中高频接触的五种低度危险性物品是床栏、床表面、推车、床头柜和静脉（intravenous，IV）泵[43]。与高度危险性和部分中度危险性物品相反，大多数可重复使用的低度危险性物品可以就地进行去污，不需要转运到消毒供应中心。低度危险性物品可能涉及间接传播。当低度危险性物品不接触破损的皮肤和（或）黏膜时，并不会将感染性病原体传播给患者[44]。然而，这些物品（如眼科设备、床头柜、床栏）可能会通过污染医务人员的手或通过污染共用的医疗设备而导致二次或间接传播[45]。例如，新生儿重症监护病房（intensive care unit，ICU）医务人员使用被污染的手持眼科设备（镜片、间接眼镜）进行眼科检查所导致的腺病毒暴发。眼科设备消毒和感染预防措施的不一致性（如是否使用手套、手卫生不足）导致了婴儿发生腺病毒感染。该设备是由使用者手握接触，并不直接接触患者的[46]。表 19.4 列出了几种可用于低度危险性用品的低水平消毒剂。部分环境保护署（Environmental Protection Agency，EPA）批准的化学消毒剂标签附有作用时间 10 min 的说明。然而，多项研究证明这些消毒剂对植物细菌[如李斯特菌、大肠杆菌、沙门菌、耐万古霉素肠球菌（vancomycin-resistant *Enterococci*，VRE）、耐甲氧西林金黄色葡萄球菌（methicillin-resistant *Staphylococcus aureus*，MRSA）]、酵母菌（如念珠菌）、分枝杆菌（如结核分枝杆菌）和病毒（如脊髓灰质炎病毒），起效时间为 30～60 s[8,47-51]。因此，对低度危险性物品（如血压计袖带）和低度危险性表面（如床头柜），使用 EPA 注册的消毒剂，或按说明稀释的消毒剂/清洁剂，约 1 min 的消毒作用时间是有效的[8,52,53]。由于液体消毒剂在表面上的常规干燥时间为 1～2 min[除非产品含有酒精（60%～70%的酒精可在约 30 s 内干燥）]，因此推荐将杀菌剂（germicide）用于所有手接触和触摸的物体表面。

表 19.2　常用灭菌技术的优缺点总结

灭菌方法	优点	缺点
蒸汽	• 对患者、工作人员、环境无毒 • 运行周期易于操纵和监测 • 快速杀灭微生物 • 受有机/无机污染物的影响最小 • 运行周期快 • 对医疗包装及管腔设备穿透力强	• 可能损坏不耐热设备 • 多次灭菌可损坏微创手术器械 • 可使仪器潮湿而易生锈 • 操作人员可能发生烫伤
过氧化氢等离子气体	• 对环境和医务人员安全 • 无有毒残留物 • 运行周期为 28～38 min，无须换气通风 • 过程温度＜50℃，因此可用于不耐热和不耐潮湿的物品 • 易于操作、安装（208 V）与监测 • 与大多数医疗设备兼容 • 只需提供电源插座 • 可显示灭菌效果数据	• 不能用于纤维（纸张）、亚麻布和液体 • 对于可灭菌的内镜或医疗设备的管腔内径和长度有要求（请参照说明书）（如单、双通道的不锈钢管腔设备要求内径≥1.0 mm，长度≤150 mm） • 需要外包装（聚丙烯包装、聚烯烃袋）和特殊容器托盘 • 过氧化氢浓度＞1 ppm TWA 时可能有毒 • 有机物会降低灭菌效果
100%环氧乙烷（EtO）	• 可穿透医疗包装和照明设备 • 单剂盒和负压仓可最大限度地减少气体泄漏和	• 需要耗时通气来去除 EtO 残留物 • EtO 有毒、可能致癌且易燃

续 表

灭菌方法	优点	缺点
100%环氧乙烷(EtO)	暴露的可能性 • 操作和监测简便 • 与大多数医疗设备兼容	• EtO 排放受美国国家/各州监管。催化剂和酸化水可减少 EtO 排放 • EtO 卡盒应存放在易燃物品储存柜中 • 灭菌周期/通风时间长 • 有机物会降低灭菌效果
过氧化氢蒸气	• 对环境和医务人员安全 • 无毒性残留物;无须通气 • 循环时间 28～55 min • 可用于不耐湿热的物品(包括金属和非金属设备)	• 对于医疗器械的管腔内径和长度有限制(请参照说明书)(如具有不锈钢管腔的单通道装置,要求内径≥0.7 mm,长度为≤500 mm) • 不适用于液体、亚麻布、粉末或任何纤维类材料 • 需要外包装(聚丙烯) • 材料兼容性数据有限 • 临床使用数据有限 • 灭菌效果比较数据有限 • 有机物可降低灭菌效果
过氧化氢联合臭氧	• 对环境和医务人员安全 • 使用双重灭菌剂:过氧化氢和臭氧 • 由于无毒性副产物,因此无须通气 • 与大部分医疗设备兼容 • 循环时间 46～70 min • FDA 批准用于常规设备和多通道软式内镜(详见供应商说明书)	• 对于医疗器械的管腔内径和长度有限制(请参照说明书)(如单通道和双通道的不锈钢内腔设备,要求内径为≥0.7 mm,长度为≤500 mm) • 临床使用数据有限 • 材料兼容性数据有限 • 微生物的灭菌数据有限 • 需要外包装(聚丙烯包装、聚烯烃袋)和特殊的容器托盘 • 有机物会影响灭菌效果

EtO,环氧乙烷;FDA,美国食品药品监督管理局;TWA,时间加权平均值。
改编自:Rutala WA, Weber DJ. Guideline for disinfection and sterilization in healthcare facilities. Centers for Disease Control and Prevention. 2008. Accessed December 2017. https://www.cdc.gov/infectioncontrol/guidelines/disinfection/; http://www.cdc.gov/ncidod/dhqp/pdf/guidelines/Disinfection_Nov_2008.pdf; Rutala WA, Weber DJ. Disinfection, sterilization, and antisepsis: an overview. *Am J Infect Control*. 2019; 47: A3 - A9; Rutala WA, Weber DJ. Disinfection and sterilization in health care facilities: an overview and current issues. *Infect Dis Clin North Am*. 2016; 30: 609 - 637; Rutala WA, Weber DJ. Selection and use of disinfectants in healthcare. In: Mayhall CG, ed. *Hospital Epidemiology and Infection Control*. 4th ed. Wolters Kluwer/Lippincott Williams & Wilkins; 2012; Rutala WA, Weber DJ. Disinfection and sterilization in healthcare facilities. In: Lautenbach E, Preeti MN, Woeltje KF, et al, eds. *Practical Healthcare Epidemiology*. 4th ed. Cambridge University Press; 2018; Rutala WA, Weber DJ. High-level disinfection and sterilization. In: Talbot T, Weber DJ, eds. *Hospital Epidemiology and Infection Control*. Lippincott Williams & Wilkins; In press; Rutala WA, Weber DJ. Disinfection, sterilization, and control of hospital waste. In: Bennett JE, Dolan R, Blaser MJ, eds. *Mandell, Douglas and Bennett's Principles and Practices of Infectious Diseases*. Elsevier Saunders; 2020: 3542 - 3559; Rutala WA, Weber DJ. Reprocessing semicritical items: outbreaks and current issues. *Am J Infect Control*. 2019; 47: A79 - A89; Rutala WA, Weber DJ. Reprocessing semicritical items: current issues and new technologies. *Am J Infect Control*. 2016; 44: e53 - e62; Rutala WA, Weber DJ. Disinfection and sterilization: an overview. *Am J Infect Control*. 2013; 41: S2 - S5; Rutala WA, Weber DJ. Disinfection, sterilization and control of hospital waste. In: Bennett JE, Dolan R, Blaser MJ, eds. *Principles and Practice of Infectious Diseases*. Elsevier Saunders; 2015: 3294 - 3309。

表 19.3 用于化学灭菌剂或高水平消毒剂的化学物质优缺点

灭菌方法	优点	缺点
过氧乙酸/过氧化氢	• 无须活化	• 在外观和功能性方面存在材料兼容性问题(铅、黄铜、铜、锌) • 临床使用经验有限 • 影响黏膜和呼吸系统健康 • 可能损害眼睛和皮肤
戊二醛	• 临床应用研究证据充足 • 相对便宜 • 良好的材料兼容性	• 戊二醛蒸气具有呼吸道刺激性 • 有刺激性气味 • 杀灭分枝杆菌活性相对缓慢(除非添加其他消毒剂,如酚类、醇类) • 会使血液和组织凝结固定到器械表面 • 可引发过敏性接触性皮炎 • ACGIH 建议限制员工接触浓度上限为 0.05 ppm
过氧化氢(标准型)	• 无须活化 • 可增强对有机物和无机物的去除能力 • 不存在后续处置问题 • 无气味及刺激性问题 • 不会使血液和组织凝结固定到器械表面 • 6%～7.5%浓度可灭活隐孢子虫 • 有已发表的应用研究	• 在外观和功能性方面存在材料兼容性问题(黄铜、锌、铜和镍/银镀层) • 接触可引起严重眼损伤

续　表

灭菌方法	优点	缺点
邻苯二甲醛(OPA)	• 速效高效消毒剂 • 无须活化 • 无明显气味 • 极好的材料兼容性 • 不会使血液和组织凝结固定到器械表面 • 相对快速的分枝杆菌灭活能力	• 蛋白质染成灰色(如皮肤、黏膜、衣服和环境表面) • 价格较戊二醛昂贵 • 接触后会产生眼睛刺激性 • 杀孢子速度较慢 • 需反复膀胱镜检查的膀胱癌患者多次接触 OPA 后引发 OPA 的过敏反应
过氧乙酸	• 标准化循环周期(如使用过氧乙酸的化学灭菌剂灌注,再用过滤水冲洗) • 低温(50～55℃)浸泡灭菌 • 副产物对环境友好(乙酸、O_2、H_2O) • 全自动化 • 一次性处理系统,无须进行浓度测试 • 可增强有机物和内毒素的去除效果 • 在正常操作条件下对操作人员的健康无害 • 与多种材料和设备兼容 • 不会使血液和组织凝结固定到器械表面 • 消毒液流经范围可促进盐、蛋白质和微生物的去除 • 能快速杀灭芽孢 • 提供标准化程序(持续稀释、通道灌注、温度、暴露)	• 可能存在材料不兼容(如钝化氧化铝电镀涂层) • 仅适用于可浸泡的器械 • 生物指示剂可能不适合用于常规监测 • 一个运行周期内仅能处理一批或少量器械 • 比高水平消毒剂更昂贵(内镜维修、运行成本、购买成本) • 接触(浓溶液)后可造成严重的眼睛和皮肤损伤 • 立即使用,不能无菌储存 • 使用 0.2%过氧乙酸的 AER 还未获 FDA 批准达到灭菌水平,但能达到 HLD 水平
强化型过氧化氢(2.0%);高水平消毒剂	• 不需要被活化 • 无气味 • 不着色 • 无特殊通风要求 • 人工或自动化方式均可 • 保质期 12 个月,可持续使用 14 日 • 20℃作用 8 min 可达高水平消毒	• 由于缺乏临床使用经验,材料兼容性问题不明确 • 由于数据有限,可能存在有机材料抗性问题

ACGIH,美国政府及工业卫生协会;AER,自动内镜清洗机;FDA,美国食品药物监督管理局。

有机污渍不影响产品的有效性,相对容易使用,并具有广谱抗微生物活性(细菌、真菌、病毒、芽孢和分枝杆菌)。上述特征均有文献报道,更多详情请联系器械和高水平消毒剂/化学灭菌剂的制造商以获取更多信息。以上列出的所有产品均经 FDA 批准作为化学消毒剂,但 OPA 和 2%强化型过氧化氢除外,后两者是经 FDA 批准的高水平消毒剂。

改编自：Centers for Disease Control and Prevention. Guideline for disinfection and sterilization in healthcare facilities (2008). 2008。

改编自：Accessed December 2017. https://www.cdc.gov/infectioncontrol/guidelines/disinfection/; http://www.cdc.gov/ncidod/dhqp/pdf/guidelines/Disinfection_Nov_2008.pdf; Rutala WA, Weber DJ. Disinfection, sterilization, and antisepsis: an overview. *Am J Infect Control*. 2019; 47: A3 - A9; Rutala WA, Weber DJ. Disinfection and sterilization in health care facilities: an overview and current issues. *Infect Dis Clin North Am*. 2016; 30: 609 - 637; Rutala WA, Weber DJ. Selection and use of disinfectants in healthcare. In: Mayhall CG, ed. *Hospital Epidemiology and Infection Control*. 4th ed. Wolters Kluwer/Lippincott Williams & Wilkins; 2012; Rutala WA, Weber DJ. Disinfection and sterilization in healthcare facilities. In: Lautenbach E, Preeti MN, Woeltje KF, et al, eds. *Practical Healthcare Epidemiology*. 4th ed. Cambridge University Press; 2018; Rutala WA, Weber DJ. High-level disinfection and sterilization. In: Talbot T, Weber DJ, eds. *Hospital Epidemiology and Infection Control*. Lippincott Williams & Wilkins; In press; Rutala WA, Weber DJ. Disinfection, sterilization, and control of hospital waste. In: Bennett JE, Dolan R, Blaser MJ, eds. *Mandell, Douglas and Bennett's Principles and Practices of Infectious* Diseases. Elsevier Saunders; 2020: 3542 - 3559; Rutala WA, Weber DJ. Reprocessing semicritical items: outbreaks and current issues. *Am J Infect Control*. 2019; 47: A79 - A89; Rutala WA, Weber DJ. Reprocessing semicritical items: current issues and new technologies. *Am J Infect Control*. 2016; 44: e53 - e62; Rutala WA, Weber DJ. Disinfection and sterilization: an overview. *Am J Infect Control*. 2013; 41: S2 - S5; Rutala WA, Weber DJ. Disinfection, sterilization and control of hospital waste. In: Bennett JE, Dolan R, Blaser MJ, eds. *Principles and Practice of Infectious Diseases*. Elsevier Saunders; 2015: 3294 - 3309。

表 19.4　用于低水平消毒的消毒剂优缺点

消毒剂活性	优点	缺点
醇类	• 可以杀灭细菌、结核杆菌、真菌、病毒 • 见效快 • 无腐蚀性 • 不染色 • 操作简单 • 可用于小型物品消毒,如药瓶上的橡胶塞[295] • 无有毒残留物	• 无法杀灭芽孢 • 有机物会影响消毒效果 • 对无包膜病毒(如诺如病毒)起效缓慢 • 无洗涤或清洁作用 • 未获美国 EPA 许可 • 会对部分仪器造成损坏(如导致橡胶变硬、胶水变质) • 易燃(储存大量醇类需要特殊环境) • 挥发快速,难以维持有效作用时间 • 不建议在大范围面积上使用 • 醇类污染可造成暴发事件[296]

续 表

消毒剂活性	优点	缺点
次氯酸钠	• 可以杀灭细菌、结核杆菌、真菌、病毒 • 可以杀灭芽孢 • 见效快 • 便宜(可稀释使用) • 不易燃 • 不受水质硬度影响 • 可减少表面生物膜 • 相对稳定(30 天内氯浓度降低 50%)[297] • 可用作水处理消毒剂 • 取得美国 EPA 许可	• 与酸和氨会产生危险反应 • 产生盐残留物 • 对金属有腐蚀性(某些成品可能含有缓蚀剂) • 活性物质不稳定(某些成品可能含有稳定剂以达到更长的保质期) • 有机物会影响消毒效果 • 使织物脱色/褪色 • 产生三氯甲烷的潜在危险 • 气味(某些成品可能含有气味抑制剂)。高浓度时气味有刺激性
改良型过氧化氢	• 可以杀灭细菌、结核杆菌、真菌、病毒 • 见效快 • 容易达到湿作用时间 • 对操作人员安全(EPA 最低毒性类别,Ⅳ级) • 对环境无害 • 表面兼容性 • 不染色 • 取得美国 EPA 许可 • 不易燃	• 比大多数消毒活性物质更昂贵 • 低浓度时无法杀灭芽孢
碘伏	• 可以杀灭细菌、分枝杆菌、病毒 • 不易燃 • 可用于血培养瓶消毒	• 无法杀灭芽孢 • 证实可溶解硅胶导管 • 需要长时间作用才能杀死真菌 • 会对表面染色 • 主要用于皮肤消毒而不是物品消毒
酚	• 可以杀灭细菌、结核杆菌、真菌、病毒 • 便宜(可稀释使用) • 不染色 • 不易燃 • 取得美国 EPA 许可	• 无法杀灭芽孢 • 会被多孔材料吸收,具有组织刺激性 • 某些酚类会引起皮肤色素脱失 • 当酚类未按要求制备时,会引起婴儿高胆红素血症
季铵类化合物(如双癸基二甲基溴化铵、二辛基二甲基溴化铵)	• 可以杀灭细菌、真菌、带包膜的病毒(如 HIV) • 可作为良好的清洁剂 • 取得美国 EPA 许可 • 具有表面兼容性 • 无干扰时具有持续的抗微生物活性 • 便宜(可稀释使用)	• 无法杀灭芽孢 • 一般来说,无法杀灭结核和无包膜病毒 • 水质硬度高和棉/纱布会影响杀微生物效果 • 暴露于苯扎氯铵可能引发哮喘 • 有机物会影响消毒效果 • 会被棉类、部分湿巾所吸收 • 受污染的苯扎氯铵引起过多起暴发事件[296]
过氧乙酸/过氧化氢	• 可以杀灭细菌、真菌、病毒和芽孢(如艰难梭菌) • 有机物不影响活性 • 环保副产物(乙酸、O_2、H_2O) • 取得美国 EPA 许可 • 表面兼容性	• 缺乏稳定性 • 部分材料不兼容(如黄铜、铜) • 比大多数消毒活性物质更昂贵 • 气味可能有刺激性 • 可影响黏膜和呼吸道健康

EPA,环境保护署;HIV,人类免疫缺陷病毒。
如果现场配备低浓度消毒剂(但未立即使用),请按常规频率进行浓度监测。
改编自:Rutala WA, Weber DJ. Guideline for disinfection and sterilization in healthcare facilities. Centers for Disease Control and Prevention. 2008. Accessed December 2017. https://www.cdc.gov/infectioncontrol/guidelines/disinfection/; http://www.cdc.gov/ncidod/dhqp/pdf/guidelines/Disinfection_Nov_2008.pdf; Rutala WA, Weber DJ. Disinfection, sterilization, and antisepsis: an overview. *Am J Infect Control*. 2019; 47: A3 - A9; Rutala WA, Weber DJ. Disinfection and sterilization in health care facilities: an overview and current issues. *Infect Dis Clin North Am*. 2016; 30: 609 - 637; Rutala WA, Weber DJ. Selection and use of disinfectants in healthcare. In: Mayhall CG, ed. *Hospital Epidemiology and Infection Control*. 4th ed. Wolters Kluwer/Lippincott Williams & Wilkins; 2012; Rutala WA, Weber DJ. Disinfection and sterilization in healthcare facilities. In: Lautenbach E, Preeti MN, Woeltje KF, et al, eds. *Practical Healthcare Epidemiology*. 4th ed. Cambridge University Press; 2018; High level disinfection and sterilization. In: Talbot T, Weber DJ, eds. *Hospital Epidemiology and Infection Control*. Lippincott Williams & Wilkins; In press; Rutala WA, Weber DJ. Disinfection, sterilization, and control of hospital waste. In: Bennett JE, Dolan R, Blaser MJ, eds. *Mandell, Douglas and Bennett's Principles and Practices of Infectious Diseases*. Elsevier Saunders; 2020: 3542 - 3559; Rutala WA, Weber DJ. Selection of the ideal disinfectant. Infect Control Hosp Epidemiol. 2014; 35: 855 - 865; Rutala WA, Weber DJ. Monitoring and improving the effectiveness of surface cleaning and disinfection. *Am J Infect Control*. 2016; 44: e69 - e76; Rutala WA, Weber DJ. Disinfection and sterilization: an overview. *Am J Infect Control*. 2013; 41: S2 - S5; Rutala WA, Weber DJ. Disinfection, sterilization and control of hospital waste. In: Bennett JE, Dolan R, Blaser MJ, eds. *Principles and Practice of Infectious Diseases*. Elsevier Saunders; 2015: 3294 - 3309。

医院的清洁度备受患者关注，在美国，目测法仍然是主要的清洁程度评估方法，但并不是一个可靠的指标[54]。其他三种方法也可用来监测病房环境卫生：三磷酸腺苷(adenosine triphosphate，ATP)生物标记[55,56]、荧光标记物[57-59]和微生物采样。研究表明，通过需氧菌落计数，以及使用 ATP 生物标记和荧光标记物的清洁检测效果不佳[55-59]。其中 ATP 生物标记和荧光标记优于需氧菌落计数，因为前两者可以实时评估清洁效果。当比较四种主要的医院清洁检测方法(即目测、微生物采样、ATP 和荧光标记)时，荧光标记是确定表面清洁程度最有效的工具，并且比 ATP 能更好地模拟微生物数据(＜500 RLU)。ATP 和需氧菌标准平板计数结果之间没有统计相关性[60,61]。最近研发了一种提高清洁的依从性和有效性的新型颜色标记物，即在使用的消毒湿巾上吸附蓝色，一旦达到要求的作用时间后颜色就会消失[62]。

清洁

清洁是指去除物体表面的外来物质[如污物和(或)有机物]，通常将清洁剂或含酶制剂加入水中用于清洗。在 HLD 和灭菌之前需要进行彻底的清洁，因为残留在仪器表面的有机物和无机物会影响消毒或者灭菌过程的有效性。此外，如果污渍变干或被烘烤到仪器表面，则很难被清除，并且会降低消毒或灭菌效果甚至使其无效。手术器械应预浸泡或冲洗，避免血液凝固的同时还可以软化血渍或清除器械上的血液。

当仪器设备的使用区域没有清洗机(如超声波清洗机或清洗消毒机)时，或是仪器设备易碎或难彻底清洗时，需要人工进行器械清洗。人工清洗的两个重要元素是擦洗和冲洗。擦洗(如用刷子擦洗或刷洗污渍区域)是一种传统但可靠的方法。冲洗(即高压水流)用于在刷洗后冲净内部管腔，或在刷子无法进入设备内部时使用[63]。使用清洗消毒机时，应注意装载器械的要求。铰链器械应完全打开，以便与洗涤剂充分接触；应避免将器械堆叠在清洗机中；器械应尽可能拆卸到最小单元。

最常见的机械或自动清洗机包括超声波清洗机、清洗去污机、清洗消毒机和清洗灭菌机。超声波清洗去污的过程被称为空化作用和内爆炸，在此期间超声波能量在水溶液中传播，破坏颗粒物与物体表面的连接。使用过的超声波清洗剂(或其他使用后的清洗剂)中可能存在细菌污染，因为这些清洗剂通常不具有抗菌功能[64]。虽然单独使用超声波不能灭活细菌，但它可以协同增加消毒剂的消毒效率[65]。使用超声波清洗机时应注意清洁液可能会导致手术器械被内毒素污染，从而引起严重的炎症反应[66]。清洗灭菌机是由蒸汽灭菌机改良而来，清洗时器腔内充满水和清洗剂，同时有蒸汽通过起到搅拌作用。清洗后的器械将进行漂洗，随后进入短时间的蒸汽灭菌循环。另一种清洗灭菌机在清洗周期时采用旋转喷臂，随后进入 285℉的蒸汽灭菌周期[67,68]。清洗去污/消毒机的作用原理类似于洗碗机，将水和清洁剂混合来去除污渍。这些工作模块中有时会设置一个加热周期对器械进行加热(如 93℃，10 min)[69]。清洗消毒机对实心和管腔类手术医疗器械进行清洁、消毒和干燥的模块通常是计算机控制的。一项研究结果表明，清洗消毒机可以出色地减少模拟污染仪器上的微生物(减少＞$7\log_{10}$)，包括植物性细菌和芽孢。在不添加酶液和清洁剂的情况下，清洗消毒机仍能有效地去除微生物[24]。有关终末消毒仪器设备的清洁和预处理的详细信息要参照专业机构和书籍[69-71]。研究表明，内镜经人工或机械清洗后可去除 $4\log_{10}$～$6\log_{10}$ 的污染微生物[72-75]。因此，仅仅是清洁就能够有效地减少污染设备上存在的微生物数量。清洗复用的微创手术器械时，人工清洗与机器清洗比较，无论是有气门还是无气门的腹腔镜，自动清洗方法效率均更高，污物参数(如蛋白质、糖类、血红蛋白)清除率＞99%[76]。

器械清洗首选中性或接近中性 pH 值的清洁剂，因为这类清洁剂的材料兼容性最好且去污能力强。还可将酶(通常是蛋白酶)添加到中性 pH 值溶液中来帮助去除有机物。这些配方溶液中的酶可以去除大部分由蛋白质组成的常见污渍(如血液、脓液)。清洁液还可以添加脂酶(作用于脂肪的酶)和淀粉酶(作用于淀粉的酶)。酶清洁剂并不是消毒剂，其中的蛋白酶反而会被消毒剂灭活。与其他化学消毒剂一样，设备上残留的酶制剂也应当进行漂洗，否则可能会引起不良反应(如发热)[77]。含酶清洗剂应按照制造商的说明使用。含酶清洗剂可能会引起使用者的哮喘或其他过敏反应。含酶的中性 pH 值清洁剂与金属和其他医疗器械材料兼容性较好，是清洗精密医疗器械(尤其是软式内镜)的最佳选择。碱性清洁剂因能有效溶解残留蛋白质及脂肪而被用于清洗医疗器械，但其可能有腐蚀性[74]；一些数据表明，含酶清洗剂比中性清洗剂能更有效地清除物体表面的微生物[78,79]，但有两项研究发现含酶清洗剂和碱性清洗剂的清洁效率没有差异[80,81]。一种不含酶的、以过氧化氢为基础的配方(未经 FDA 批准)在去除测试载体表面上的蛋白质、血液、糖类和内毒素方面与含酶清洗剂同样有效[82]。此外，该产品在室温下作用 3 min 能够减少 $5\log_{10}$ 的微生物负荷[82]。尽管有效的 HLD 和灭菌要求先进行有效的清洁，但临床中尚无可用于验证清洁有效的"实时"试验。如果有商业化的试验方法，则可用于确保已完成充分的清洁[25,26,83]。确保充分清洁的唯一方法是进行二次验证测试(如微生物采样)，但并不推荐常规这样做[84]。在实验室检验项目中可以通过微生物检测法、有机污染物化学检测、放射性核素标记法和特定离子化学检测法来验证清洁过程的有效性[85,86]。已发表的数据显示，可使用人造污物、蛋白质、内毒素、X 射线造影剂或血液来检验人工或自动清洁过程[25,26]，也可以采用 ATP 生物发光法、荧光法和微生物采样法来评估环境表面清洁效果[58,87]。虽然 ATP 被建议用于设备清洁度的评估，但这种方法的效果尚未得到验证。Visrodia 等发现 ATP 与终末培养结果一致性较差，不推荐作为终末培养的替代方法[88]。每个器械都至少进行单独检查并目测是清洁的。用醇类浸泡或喷洒手术器械，可显著减少活细菌的数量，但会明显增加器械上残留的污染细菌蛋白；空气干燥也是如此[15]。最近推荐对器械（如内镜）进行管道镜检，但不一定要与目测检查同时进行来作为补充检查[89]。管道镜由一根一端带有目镜、另一端带有物镜或相机的软管组成，是一种光学仪器，可用于对狭窄、难以触及的腔内进行目测检查。部分研究人员多次观察到管腔中有液体储留、变色、划痕和碎片[90]。在将上述检测方法作为常规检测使用之前，充分了解每个检测结果的意义是非常重要的[89]。

眼前节毒性综合征（toxic anterior segment syndrome，TASS）是白内障术后眼前房或眼前节的急性炎症反应。多种可引起 TASS 的物质包括压力蒸汽中的污染杂质、耐热的内毒素和眼科手术器械表面的刺激物。眼科手术器械清洁灭菌的一般原则已经发布[91]。

消毒

在医疗环境中，大量消毒剂以单独或组合的形式使用（如过氧化氢联合过氧乙酸的复方制剂）。这些消毒剂包括醇类、氯及氯化合物、甲醛、戊二醛、邻苯二甲醛、过氧化氢（标准型）、强化型过氧化氢、碘类、过氧乙酸、酚类和季铵盐类化合物（quaternary ammonium compound，QUAT）。配方中含有这些化学物质的商品为特殊制剂，必须在 EPA 注册或经 FDA 批准。在大多数情况下，每种产品都有特定的使用目的和固定的使用方式。因此，应仔细阅读说明书，以确保正确选择既定用途的产品且按照制造商的使用说明（instructions for use，IFU）有效地使用。

消毒剂之间不可互相替换使用，表 19.3 和表 19.4 提供了不同消毒剂的性能特征概述，使用者可通过这些充足的信息为物品选择合适的消毒剂并掌握消毒剂最高效的使用方式。使用者要清楚，不正确的消毒剂浓度或不适宜的消毒剂可能会增加成本消耗。此外，保洁人员的职业病与使用甲醛、戊二醛、氯等多种消毒剂有关，应采取防护措施（如戴手套、适当通风、护目镜）来尽量减少暴露[92,93]。易感人群暴露于挥发在空气中的任何化学消毒剂（包括灭菌剂）后均可能引发哮喘或气道反应性疾病。即使接触低于美国职业安全与健康管理局（Occupational Safety and Health Administration，OSHA）规定或 CDC 国家职业安全与健康研究所（National Institute for Occupational Safety and Health，NIOSH）建议剂量时也可能发生有重要临床意义的哮喘。首选的控制方法是消除化学物质（通过工程控制或使用替代产品）或进行岗位调动。

高度危险性物品的灭菌

医疗机构中使用的医疗手术器械大多由耐热材料制成，因此可采用热力灭菌，首选蒸汽灭菌。1950 年以来，由于需要低温灭菌的材料（如塑料）制成的医疗器械设备开始不断增加。自 20 世纪 50 年代起，EtO 开始被用于不耐湿热的医疗器械的灭菌。在过去的 25 年里，许多新型低温灭菌系统（如 HPGP、VHP、过氧化氢联合臭氧）被大量研发并用于医疗器械的灭菌。本节回顾医疗保健中使用的灭菌技术，并就不同方法在医疗器械灭菌中的最佳效果提出建议[8]。

灭菌能够杀灭物体表面或液体中的所有微生物，以防止使用该物品时带来的病原体传播风险。虽然未充分灭菌的高度危险性物品传播病原体的风险较高，但鲜有因高度危险性物品灭菌不充分导致病原体传播的案例报道[94-97]。这可能是由于医疗保健机构中使用的灭菌安全边际系数较大。“无菌”的概念是通过每个待灭菌物品的无菌概率来定义的。这个概率通常指物品的无菌保证水平（sterility assurance level，SAL），其定义为灭菌后物品上出现一个存活微生物的概率。SAL 通常用 10^{-n}表示。例如，如果芽孢存活的概率为百万分之一，则 SAL 为 10^{-6}[98,99]。多年来，美国常用的 SAL 有两种（如血培养管、引流袋采用 10^{-3} SAL；手术刀、植入物采用 10^{-6} SAL），选择 10^{-6} SAL 是经过严格考虑的，这个标准下不会导致任何不良后果（如患者感染）[98]。

与人体无菌组织或体液接触的医疗器械为高度危险性物品。这些物品在使用时应无菌，因为任何微生物污染都可能导致病原体传播。高度危险性物品包括手术器械、活检钳和医疗植入物。如果这些物品耐热，则首选蒸汽灭菌，因为这种方法可靠性、一致性和杀伤力强、具有最高的安全性，并且受有机/无机污染物的影响最小[100,101]。但对于重复使用的、不耐热和潮湿的物品则需要采用低温灭菌技术（如 EtO、HPGP、VHP、过氧化氢联合臭氧）[102]。表 19.2 总结了常用灭菌技术的优缺点。

医疗机构必须制定质量控制流程，以确保医务人员得到充分的培训与能力测试考核（初次上岗时及之后每年一次）、遵循指南和（或）制造商的产品说明、提供适宜且充足的空间和设备，以及合适的过程监管（如清洁效果监测）并附上制度文件[26,83]。应对中度危险性或高度危险性患者设备进行再处理的所有区域进行审查，以确保其符合指南和（或）制造商的产品说明，以及对发现的问题进行及时纠正[103]。如果在中度危险性或高度危险性设备的再处理过程中出现不符合指南的情况，则使用患者风险评估 14 步法来指导机构确定是否以及如何通知患者潜在的不良事件风险[104,105]。

蒸汽灭菌

在所有灭菌方法中，压力饱和湿热蒸汽是应用最广泛且最可靠的方法[100]。蒸汽灭菌无毒副产物，价格便宜，杀灭微生物和芽孢速度快[106]，能够快速加热并穿透织物（表 19.3）[107]。与其他灭菌程序一样，蒸汽灭菌会损害某些材质，包括会引起牙科手机润滑剂的氧化、腐蚀[108]，降低喉镜的透光能力[109]，增加石膏模型的硬化时间（5～6 倍）[110]。

蒸汽灭菌的基本原理是将物品在特定的温度和压力下通过高压灭菌器蒸汽作用一定时间。因此，蒸汽灭菌有四个参数：蒸汽、压力、温度和时间。用于灭菌的理想蒸汽是干饱和蒸汽和含少量水分蒸汽（干燥率≥97％）[111]。压力是产生快速杀死微生物所需高温的一种方式。必须达到特定的温度才能确保杀菌活性。两种常见的蒸汽灭菌温度是 121℃（250℉）和 132℃（270℉），并且必须作用超过最短时间才能杀死微生物。带包装的医疗物品最低暴露时间是在重力置换灭菌器中 121℃下 30 min，在预真空灭菌器中 132℃下 4 min。在固定温度下，灭菌时间根据物品类型（如金属还是橡胶、塑料，是否有管腔）、物品是否有外包装，以及灭菌器类型而变化。

蒸汽灭菌器（高压灭菌器）的两种基本类型是重力置换式高压灭菌器和高速预真空灭菌器。在前者中，蒸汽从灭菌室的顶部或侧面进入，由于蒸汽比空气轻，因此迫使空气通过灭菌室底部排水口排出。重力置换式高压灭菌器主要用于处理实验室介质、水、药品、管制的医疗废物和表面可直接与蒸汽接触的无孔物品。使用重力置换式灭菌器时，由于无法完全消除空气，因此多孔物品的灭菌时间需要延长。高速预真空灭菌器与重力置换式灭菌器类似，不同之处在于高速预真空灭菌器配有真空泵（或抽气泵），以确保在蒸汽进入前，灭菌室中空气彻底排出。使用真空泵的优点是，即使要灭菌多孔的物品，蒸汽也几乎可以瞬间穿透。

与其他灭菌系统一样，蒸汽循环应进行物理、化学和生物监测[8]。蒸汽灭菌器通常通过打印（或绘制）温度、温度持续时间和压力数据来完成监测。化学指示条常规贴在外侧并放入包中以监测温度和温度持续时间。通过使用含有嗜热脂肪地芽孢杆菌（以前的嗜热脂肪芽孢杆菌）的生物指示剂监测蒸汽灭菌的有效性。芽孢检测结果阳性比较少见，多由于操作错误、蒸汽输送不足[112]或设备故障。

便携式蒸汽灭菌器可在门诊、牙科和农村诊所使用。这些灭菌器专为小型仪器而设计，如皮下注射器、针头和牙科器械。应通过物理、化学和生物指标监测灭菌器达到灭菌效果的能力[8]。

应尽可能对所有耐湿热的高度危险性和中度危险性物品（如呼吸治疗和麻醉设备）使用蒸汽灭菌，即使这些物品并不一定能造成病原体的传播。蒸汽灭菌器也用于医疗机构处理微生物废物[113]和锐器容器，但这些物品的重力置换灭菌需要额外的排气时间。

快速压力蒸汽灭菌

"快速"压力蒸汽灭菌最初由 Underwood 和 Perkins 定义，为 132℃、27～28 psi① 下对裸露物品灭菌 3 min[81]。快速压力蒸汽灭菌方法本意是用于没有足够时间消毒的器械（如意外掉落的手术器械），因为常规包裹的器械需要长时间灭菌。"快速"一词是指裸露器械的暴露时间。"快速灭菌"是一个陈旧的术语，它已经不能完全描述现在用于处理非储存备用的物品的各种蒸汽灭菌程序。"立即使用"是指灭菌物品从灭菌器中取出到转移至无菌区域之间的最短时间。这意味着灭菌物品已完成灭菌，并尽可能地减少其暴露于空气和其他环境污染物。快速压力蒸汽灭菌也必须遵循相同的再处理关键步骤（如清洁、消毒、漂洗和从灭菌器到使用区域的无菌转移）。快速压力蒸汽灭菌（immediate-use steam sterilization, IUSS）的使用目的不应是为了方便，而应该是补偿需轮替的器械数不足，或者是为了节约时间[115,116]。因为使用 IUSS 所导致的部分事件，一些医院已经减少或限制 IUSS 的使用，并借助多学科协作来讨论每一次 IUSS 事件的原因[117,118]。

环氧乙烷"气体"灭菌

EtO 是一种无色、易燃、易爆的气体。四个基本参数（使用范围）：气体浓度（450～1 200 mg/L）、温度（37～63℃）、相对湿度（40%～80%，水分子携带 EtO 到反应位点）和暴露时间（1～6 h）。这些参数会影响 EtO 灭菌的有效性[119-121]。在一定限制范围内，气体浓度和温度的增加可能会缩短达到灭菌所需的时间。

EtO 主要缺点是周期时间长及对患者和医务人员存在潜在危害，主要优点是穿透性强，可以对医疗器械中的密闭部位进行灭菌，并且可以对不耐湿热的医疗器械进行灭菌，而不会损害医疗器械所使用的材料（表 19.3）[120]。急性暴露于 EtO 可能产生刺激（包括皮肤、眼睛、胃肠道或呼吸道）和神经系统抑制[92]。EPA 的结论是，吸入 EtO 会对人类致癌，可能会引发淋巴癌和乳腺癌[122]。然而，一些研究人员认为，将 EtO 归类为致癌物是夸大了基本证据，EPA 严重夸大了 EtO 的吸入风险[123,124]。

EtO 的使用是在对不耐湿热的医疗器械灭菌几乎没有替代品的情况下发展起来的，现在有不止一种低温灭菌技术（表 19.2），然而，EtO 的优点足以让大家选择继续使用[125]。两种 EtO 气体混合物取代了 EtO-氯氟烃（chlorofluorocarbon, CFC）混合物，来用于大容量、罐式灭菌器。EtO-二氧化碳（CO_2）混合物由 8.5%的 EtO 和 91.5%的 CO_2 组成，这种混合物在美国的医疗机构中被广泛使用，部分印度和中国的医院中也会使用。EtO-CO_2 比 EtO-氢氯氟烃（hydrochlorofluorocarbon, HCFC）便宜，但缺点是需要更多的蒸汽灭菌压力容器，因为需要更高的压力（28 psi，表压）。另一种混合物是氯氟烃的替代品，是 EtO 与 HCFC 混合。HCFC 对地球臭氧层的破坏比 CFC 低约 50 倍。EPA 于 2015 年开始对 HCFC 进行监管，并将于 2030 年停止其生产。加压混合气体 EtO 系统的替代方案是使用 100%EtO。由于前面提到的 EtO 事件，美国医疗机构中目前的 EtO 系统使用单剂量卡式瓶的 100% EtO 灭菌器。

EtO 优异的灭菌活性已被多项研究证实[23,100,125-129]并被公开总结[130]。EtO 可使所有微生物失活，尽管芽孢（尤其是萎缩芽孢杆菌）比其他微生物更具抵抗力。因此，萎缩芽孢杆菌被推荐作为 EtO 生物监测的指示生物。

与所有灭菌过程一样，EtO 灭菌的有效性可受管腔长度与直径、无机盐和有机物的影响[23,100,126-129,131]。例如，虽然 EtO 在内镜的再处理中使用不多[132]，但一些研究结果显示，EtO 未灭活内镜通道[133]或管腔污染测试装置中的芽孢[23,126,128,129]。即使在标准排气时间之后，也发现了平均 66.2 ppm 的残留 EtO[73]。在牙科手机被变形

① 1 psi=0.145 kPa。

链球菌污染并使用 EtO 灭菌后，也观察到灭菌失败及 EtO 残留[134]。因此建议对牙科手机使用蒸汽灭菌。

EtO 在医疗机构中用于对不耐湿热且无法使用蒸汽灭菌的高度危险性物品（或是中度危险性物品）进行灭菌。

过氧化氢等离子气体

基于过氧化氢和等离子体的新型低温灭菌技术于 1987 年获得专利，并于 1993 年在美国上市。等离子气体被称为物质的第四种状态（即液体、固体、气体和等离子气体）。等离子气体是在高真空下的封闭室中产生的，使用射频或微波能量来激发气体（即过氧化氢）分子并产生带电粒子，其中许多粒子是自由基的形式（如羟基和过氧羟基）。该系统的工作原理是将过氧化氢扩散到室内，然后将过氧化氢"激发"成等离子体状态。过氧化氢蒸气和等离子体的结合使用能够安全快速地对器械进行灭菌，不会产生有毒残留物。该系统使用的生物指示剂是嗜热脂肪地芽孢杆菌。

过氧化氢等离子能够灭活多种微生物，包括耐药细菌。已经针对植物性细菌（包括分枝杆菌）、酵母、真菌、病毒和芽孢的有效性进行了研究[23,100,126,128,135-141]。像所有的低温灭菌过程一样，其灭菌的有效性受到管腔长度与直径、无机盐和有机物的影响[23,100,126,131,135-137]。不耐高温和高湿度的材料设备，如某些塑料、电气设备和易腐蚀的金属合金，可以用 HPGP 消毒。过氧化氢等离子与大多数（>95%）已被测试的医疗设备和材料兼容[142,143]。

过氧化氢蒸气

另一种用于医疗机构可重复使用的金属和非金属设备低温灭菌的方法是过氧化氢蒸气（VHP）[144]。该系统与多种医疗器械和材料（如聚丙烯、黄铜、聚乙烯）兼容。不产生有毒副产物，且只产生水蒸气和氧气。该方法不用于处理液体、亚麻制品、粉末或任何纤维材料。该方法可以用于扩散空间受限的器械（如剪刀）和带有单一不锈钢管腔的医疗器械且对管腔内径和长度有所限制（如内径≥1 mm，长度≤125 mm，或根据制造商说明）。因此，胃肠道内镜和支气管镜目前不能使用该方法灭菌。表 19.2 列出了过氧化氢蒸气和其他灭菌方法的优缺点。

最近的一项研究将低温灭菌技术（VHP、环氧乙烷和 HPGP）的杀菌活性与在盐和血清存在下（模拟不充分的清洁）的蒸汽灭菌进行了比较，用铜绿假单胞菌、大肠杆菌、金黄色葡萄球菌、VRE、地衣分枝杆菌、萎缩芽孢杆菌、嗜热脂肪地芽孢杆菌或艰难梭菌芽孢接种试验载体。蒸汽灭菌器、环氧乙烷灭菌器和 HPGP 灭菌器能够灭活不锈钢载体上的试验微生物，失败率分别为 0%（0/220）、1.9%（6/310）和 1.9%（5/270）。VHP 的失败率为 76.3%（206/270）。这可能是由于结晶基质或盐晶体阻碍了灭菌剂渗透到芽孢[85]和（或）VHP 的过氧化氢浓度低于 HPGP 的浓度（即 9.1 mg/L *vs.* 25.6 mg/L）[145]。

过氧化氢联合臭氧

一种低温灭菌器是以过氧化氢联合臭氧的组合形式工作的。该灭菌器主要是一种类似于 VHP 和 HPGP 灭菌器的过氧化物灭菌器。灭菌器通过使用臭氧来降低过氧化氢浓度[146]。2016 年 7 月，该灭菌器获得 FDA 批准，可用于肠镜、胃镜和其他多达四个通道、内径≥1.45 mm，长度≤3.5 m 的多通道软式内镜[146,147]。尽管过氧化氢联合臭氧方法尚未与其他灭菌技术进行对比，但 VHP 已被证明在杀灭芽孢、病毒、分枝杆菌、真菌和细菌方面是有效的[146]。表 19.2 列出了不同灭菌程序的优缺点。制造商发表了一项采用过氧化氢联合臭氧的实验室模拟和临床实际使用研究，实验模拟和临床研究表明，过氧化氢联合臭氧灭菌器对十二指肠镜的灭菌有效性[148]。

灭菌目前面临的问题

灭活克罗伊茨费尔特-雅各布病病原体

克罗伊茨费尔特-雅各布病（Creutzfeldt-Jakob disease，CJD）是一种退行性神经系统疾病，在美国的发病率约为每一百万人年 1 例[149,150]，克罗伊茨费尔特-雅各布病被认为是由感染性的蛋白质或朊病毒引起的。克罗伊茨费尔特-雅各布病与人类传染性海绵状脑病（transmissible spongiform encephalopath，TSE）有关，包括库鲁病（发病率为 0，已绝迹）、格斯特曼施特劳斯勒-沙因克综合征［（Gerstmann-Sträussler-Scheinker，GSS）；$1/(4\times10^7)$］和致死性家族失眠症（fatal insomnia syndrome，FFI）［$<1/(4\times10^7)$］。CJD 和其他 TSE 朊病毒耐受常规的化学和物理消毒方法。目前报道了一种检测脑脊液中致病朊蛋白的实用诊断试验，称为实时震动诱导蛋白扩增试验[151]。由于常规消毒和灭菌程序难以灭活克雅朊病毒，并且总是导致致命性结果。因此，克罗伊茨费尔特-雅各布病朊病毒的消毒和灭菌程序多年来一直既保守又有争议[149,152-155]。

目前推荐的措施不仅考虑了灭活数据，还参考了朊病毒传播、人体组织的易感性，以及病毒清除有效性的流行病学研究[149,152,155]。基于科学数据，只有被高危患者（如已知或疑似感染克罗伊茨费尔特-雅各布病或其他朊病毒病）的高危组织（即脑、脊髓和眼组织）污染的高度危险性（如手术器械）和中度危险性微小型器械需要特殊的消毒处理。潮湿环境可减少污染器械不锈钢表面上蛋白质和朊病毒的黏附性，因此建议器械需要保湿[156]。相关器械清洁后，应通过高压灭菌（即蒸汽灭菌）或使用氢氧化钠和以下任一选项进行高压灭菌：① 预真空高压灭菌器 134℃灭菌 18 min；② 重力置换灭菌器 132℃高压灭菌 1 h；③ 1N NaOH 中浸泡 1 h，清水冲洗后转移至敞口锅中高压灭菌（121℃重力置换或 134℃多孔或预真空灭菌器）1 h；④ 1N NaOH 中浸泡 1 h，并在 121℃重力置换下加热 30 min，清洗并进行常规灭菌[149,152-155,157]。一些研究表明温度不应超过 134℃，因为随着温度升高（如 136℃、138℃），高压灭菌的有效性可能会下降[158]。受朊病毒污染但无法或难以清洁的医疗设备应丢弃。为了尽量减少环境污染，低度危险性物品表面应覆盖塑料薄膜，当其被高危组织污染时，应妥善处置薄膜。被高危组织污染的低度危险性环境表面（如实验室表面）应进行清洁，然后用 1∶10 稀释的次氯酸盐溶液进行局部消毒[149,157]。

灭菌技术的稳定性

尽管对手术器械进行了仔细的再处理，但外科医生或其他医务人员仍有报告再处理后的手术器械存在有机物（如血液）污染的情况。尽管大多数情况是在器械再次使用前观察到的，但有时污染的器械会污染无菌区域，甚至偶尔会污染患者。研究评估了当芽孢和细菌与血液混合，污染“脏”（未清洁）器械上时灭菌技术的稳定性，以及蛋白质、盐或润滑油残留在器械上对灭菌效果的影响[23,100,101]。

在一项实验中，在盐和血清存在下，模拟载体接种了铜绿假单胞菌、大肠杆菌、金黄色葡萄球菌、VRE、土地分枝杆菌、萎缩芽孢杆菌，嗜热脂肪地芽孢杆菌或艰难梭菌芽孢，然后进行灭菌（包括蒸汽、EtO、VHP 和 HPGP）。蒸汽、EtO 和 HPGP 灭菌器能够灭活不锈钢载体上的测试微生物，失败率分别为 0%（0/220）、1.9%（6/310）和 1.9%（5/270）。VHP 的失败率为 76.3%（206/270）[100]。失败率差异的原因可能是 HPGP 的过氧化氢理论浓度高于 VHP（25.6 mg/L *vs.* 9.1 mg/L）[145]。另外一个失败的原因可能是结晶基质或盐晶体阻碍了灭菌剂对芽孢的渗透[85]。蒸汽灭菌是最有效且最安全的，其次是 EtO 和 HPGP，最后是 VHP[100]。数据表明灭菌前清洁是十分重要的，因为器械中残留的盐和有机物会影响低温灭菌效果[100,145]。

对中度危险性物品进行高水平消毒

中度危险性物品是指与黏膜或破损皮肤接触的物品，包括呼吸治疗和麻醉设备、胃肠镜、支气管镜、喉镜、经食管超声探头、眼压计、腔内探头、经直肠超声引导前列腺活检探头[30]、膀胱镜、宫腔镜、红外凝血装置和隔膜拟合环等[32]。这些医疗器械应去除除少量芽孢外的所有微生物（包括分枝杆菌、真菌、病毒、细菌）。肺或消化道这类完整的黏膜通常能够抵抗常见细菌芽孢的感染，但对如细菌、分枝杆菌和病毒等其他生物体仍旧易感。中度危险性物品至少要使用化学消毒剂达到高水平消毒。戊二醛、过氧化氢、OPA、过氧乙酸、过氧乙酸联合过氧化氢和含氯制剂均已获得 FDA[33] 批准，只要满足其灭菌程序的条件，这些都是可靠的高水平消毒剂。表 19.3 列出了 FDA 批准的高水平消毒剂和化学灭菌剂的优缺点。大多数高水平消毒剂的暴露时间在 20～25℃下、8～45 min不等（表 19.1）[33]。与所有消毒剂、灭菌设备一样，使用者必须熟悉制造商的使用说明。当选择消毒剂作用于某些患者诊疗用品时，还必须考虑与待消毒物品长期使用后的化学兼容性。一些中度危险性物品（如压平眼压计、直肠/阴道探头）的消毒方法区别很大[159]。

由于出现过中度危险性设备导致的患者追溯与通知事件，因此必须采取控制措施以防止患者暴露[104,105]。在新设备开始重复使用前（特别是中度危险性设备，因为其安全系数小于灭菌设备[160]），应制定该设备的再处理流程。FDA 要求设备制造商在其产品说明中应包含至少一项经过验证的清洁和消毒/灭菌有效性报告。医务人员应接受有关设备安全使用和再处理的培训及能力测试。在北卡罗来纳大学（University of North Carolina，UNC）医院，为了确保患者的器械安全，所有对中度危险性器械（包括接触黏膜的器械，如阴道探头、内镜、前列腺探头）进行再处理的医务人员上岗前都必须参加 3 h 的中度危险性器械 HLD 课程培训，以及每年 1 h 的持续培训课程。3 h 的课程包括 HLD 的基本原理和重要性、高水平消毒剂和暴露时间、再处理步骤、最低有效浓度的监测、个人防护装备（personal protective equipment，PPE）和再处理环境布局（如建立“从污到洁”的流程）。应至少每年对所有再处理高度和中度危险性器械的部门进行感染预防措施审查，以确保部门遵守再处理指南、制造商的 IFU 和（或）机构政策。这包括在门诊环境中对高度和中度危险性的医疗手术器械进行再处理，因为门诊环境中存在许多患者接触和感染的可能[161]。应向单位管理部门提供感染预防审查的结果，及时纠正再处理中的错误并在 30 天内记录错误的改正情况。患者安全问题，如暴露时间、温度或高浓度消毒剂浓度配置错误，需要立即纠正和跟进[104,105]。

接触消化道或上呼吸道黏膜的中度危险性物品应用无菌水、过滤水或自来水冲洗，再用醇类冲洗[8,36]。醇类冲洗和彻底干燥可消除有利于细菌生长的潮湿环境，从而迅速降低器械（如内镜）污染的风险[35]。冲洗后的仪器设备应以防止损坏或污染的方式干燥和储存（如外包装或悬挂）。干燥还会延缓生物膜的形成[97,162]。最近的一篇研究表明，使用自动干燥储存柜，内部管腔可在 1 h 内干燥，外表面在 3 h 内干燥。使用普通储存柜，24 h 后管腔内部有残留液体，而外表面在 24 h 干燥[163]。使用自来水冲洗直接接触黏膜，如直肠黏膜（如直肠探头、肛门镜）或阴道黏膜（如阴道探头）的中度危险性物品即可，无须使用无菌水或过滤水[8]。对于与直肠（如直肠探头、肛门镜等）或阴道（如阴道探头）的黏膜接触的中度危险物品，没有推荐使用无菌或过滤水（而不是自来水）进行冲洗。

中度危险性物品具有疾病传播的最高风险，可重复使用的中度危险性物品引起的医疗保健相关感染远超高度或低度危险性物品[28,32]。目前尚无接触完整的皮肤和（或）黏膜的低度危险性物品传播给患者的风险报道[44]。当低度危险物品作为低度危险物品使用，且不接触非完整皮肤和（或）黏膜时，则几乎不存在通过低度危险物品向患者传播感染性病原体的风险。同样，高度危险性物品也很少与疾病传播相关[96,97]。相比之下，中度危险性物品（如胃肠镜）引起超过 150 起暴发相关事件（表 19.5）。

表 19.5　与中度危险性医疗器械相关的感染/暴发[a]

设备	暴发/感染	血源性病原体暴发/感染
阴道探头	0[b]	0
鼻内镜	0	0
宫腔镜	0	0
喉镜	2[298-300]	0

续　表

设备	暴发/感染	血源性病原体暴发/感染
泌尿外科器械(如膀胱镜、输尿管镜)	8[47-54]	0
经直肠超声引导下的前列腺探头	1[301]	0
经食管超声心动图(TEE)	5[302-306]	0
压裂眼压计	2[307,308]	
胃肠镜/支气管镜	＞130[4,6]	3起HBV[309]；HCV[310,311]

HBV,乙型肝炎病毒;HCV,丙型肝炎病毒。
a: 这些感染/暴发来源于PubMed和Google的同行评审文献。
b: 不包括与阴道探头使用的受污染超声凝胶或通过医护人员传播相关的疫情。
改编自: Rutala WA, Weber DJ. Reprocessing semicritical items: outbreaks and current issues. *Am J Infect Control*. 2019; 47: A79 - A89。

当前高水平消毒的问题

内镜再处理: 从消毒到灭菌的转变

医生使用内镜来诊断和治疗多种疾病。尽管内镜作为现代医学中有价值的诊疗工具之一且报道的感染率较低,但被污染的内镜所引起的医疗保健相关感染暴发超过任何其他医疗设备。仅在过去几年中,世界各大医院暴发超过25起的多重耐药菌[(multidrug resistant organism, MDRO),如CRE]感染事件,导致数十名患者死亡、数百人发病[6]。这些暴发事件主要与肝脏、胆管和胰腺疾病诊疗的十二指肠镜受污染有关。尽管进行了适当的清洁和高水平消毒,仍发生了9起暴发事件[164]。此外,其他胃肠镜(如结肠镜、胃镜)和支气管镜引发大约100起暴发,导致更多的死亡和疾病[4]。这些暴发带来了对当前内镜再处理指南确保患者安全的有效性(即不含潜在病原体的内镜)的担忧。内镜通道长且狭窄、存在直角转弯、难以清洁和消毒的部分、严重的微生物污染,以及生物膜的形成(和去除)[165]使得HLD失效[164]。虽然胃肠镜和支气管镜主要接触完整的黏膜,但也经常接触不完整的黏膜和无菌组织,存在潜在的病原体在患者之间传播,以及引发随后感染的风险。

降低内镜再处理相关风险的尝试(如重复两遍HLD)尚未成功[166,167]。从HLD到灭菌的转变将为内镜再处理提供$6\log_{10}$的安全范围,因为HLD会导致减少$6\log_{10}$芽孢,而灭菌会减少$12\log_{10}$芽孢。内镜也需要遵守Spaulding分类,当这些器械进入黏膜时,它们会间接接触正常无菌组织,应归类为高度危险性器械[如膀胱镜(膀胱)、支气管镜(肺)和十二指肠镜(十二指肠、胆管)][63]。各种同行评审出版物[包括《美国医学会杂志》(*Journal of the American Medical Association*, *JAMA*)、《美国感染控制杂志》(*American Journal of Infection Control*)和《感染控制与医院流行病学》(*Infection Control and Hospital Epidemiology*)]等各种同行评审出版物都讨论了内镜从消毒到灭菌转变的关键需求和基本原理[3,160,164,168]。

虽然已经发布了关于内镜清洁和消毒的建议并要求严格遵守[8,36]。但根据监测审计显示,由于程序复杂性[5,169],相关人员难以遵守再处理准则,从而导致暴发陆续发生[6]。一项关于ATP作为十二指肠镜细菌污染评价指标的系统性回顾表明,ATP无法替代细菌培养来监测十二指肠镜,但可用于培训医务人员的内镜再处理[170]。为了确保再处理人员得到适当的培训,应对参与内镜器械再处理的每个人进行上岗前和年度能力考评。

一般来说,除预清洗(床旁擦拭外部和管腔清洁剂抽吸)及测漏,使用液体化学消毒剂或高水平消毒完成内镜消毒或灭菌的过程共包括五个步骤: ① 清洁——机械清洁内、外表面,包括刷洗内部通道并用水和酶清洁剂冲洗每个内部通道;② 消毒——将内镜浸没在高水平消毒剂中,并将消毒剂灌注所有管腔通道(排出空气,确保消毒剂完全浸没内部管腔),如抽吸/活检通道和空气/水通道,使用适宜的消毒产品作用一定时间;③ 冲洗——用无菌水、过滤水[通常用于内镜再处理自动清洗机(automated endoscope reprocess, AER)]或自来水冲洗内镜及其内部所有通道;④ 干燥——消毒后和储存前用醇类冲洗插入管和内通道,并使用气枪确保干燥;⑤ 储存——以防止再污染和促进干燥的方式存放内镜(如垂直悬挂)[8]。

用于引导外周和中央导管插管的超声传感器消毒

目前用于引导外周和中央导管的超声探头的清洁/消毒做法并不一致[171]。由此引发问题: 用于放置周围静脉或中心静脉通路装置的超声换能器是否需要HLD或灭菌?最近发表的一份出版物对CDC和美国超声医学研究所(American Institute for Ultrasound in Medicine, AIUM)的指南进行了解释,建议用于引导中心静脉导管(central venous catheter, CVC)插管的超声探头应灭菌或HLD,并与无菌套和无菌凝胶一起使用[171]。该篇文章建议,用于扫描不健康皮肤的探头应进行高水平消毒,并与干净的保护套和干净的凝胶一起使用[171]。AIUM和血管通路协会指南相似,建议所有用于外周或中心静脉通路插管的传感器都应至少进行低水平消毒(即清洁和低水平消毒步骤),并与一次性无菌探头盖一起使用[172,173]。如果此类探头有时被血液或其他潜在传染性物质污染,需进行适当的清洁。低水平消毒可去除重要的血源性病原体[即人类免疫缺陷病毒(human immunodeficiency virus, HIV)、乙型肝炎病毒(hepatitis B virus, HBV)和丙型肝炎病毒(hepatitis C virus, HCV)]。

用于探头的过氧化氢喷雾系统

对腔内探头和表面探头进行消毒的另一种方法是过氧化氢喷雾系统,该系统在56℃下使用35%的过氧化氢,且不会让探头温度超过40℃(即Trophon系统)[32]。在一项研究中,结果显示不论是否使用5%胎牛血清(fetal calf serum, FCS),过氧化氢让VRE和CRE-肺炎克雷伯菌株完全失活(减少＞$6\log_{10}$)。Trophon EPR系统显示,使用FCS虽然不能完全使土地分枝杆菌失活,但是也展现了良好的土地分枝杆菌清除能力(减少 $5.2\log_{10}$，无 FCS 减少 $4.6\log_{10}$)和艰难梭菌芽孢清除能力(含 FCS 减少 $5.1\log_{10}$，无 FCS 减少 $6.2\log_{10}$)[174]。其他研究表明，Trophon 可灭活人乳头瘤病毒(human papilloma virus，HPV)[175]和其他病原体(如细菌、分枝杆菌、病毒)，包括在载体试验中对土地分枝杆菌和艰难梭菌孢子减少 $>6\log_{10}$，在土地分枝杆菌模拟接种的超声探头表面减少 $>6\log_{10}$[176]。不同研究结果之间略有差异，可能是由于测试方法的不同。在作者的研究中，仅对探头装置进行接种(未测试不同材料的载体)，并且为了加速探头上的细菌繁殖，将探头浸入培养基中(后续未擦拭，这可能会导致较低的覆盖率)[174]。Trophon 系统不仅可以处理探头中与黏膜接触的部分，还可以处理可能被污染的腔内探头的手柄，可作为推荐使用 HLD 的超声探头的高级化学消毒的替代方案。

人乳头瘤病毒灭活

HPV 是一种极其常见的性传播病原体，是宫颈癌最重要的病因。2014 年的一篇研究显示，FDA 批准的高水平消毒剂(即 OPA)在试验中无法灭活 HPV 这种无包膜病毒[177]。这些发现与同行评审文献中的许多研究所表明的 OPA 和戊二醛等高水平消毒剂可以灭活甲型肝炎病毒、脊髓灰质炎病毒、腺病毒和诺如病毒等无包膜病毒[8]不一致。由于高浓度消毒剂通常用于腔内探头(如阴道探头、直肠探头)的消毒，因此迫切需要证实数据的有效性。在与 CDC 工作人员关于这个问题的谈话中，CDC 工作人员表示在不同的数据被确认之前，医院应继续使用符合制造商说明的 FDA 批准的高水平消毒剂。数据表明，过氧化氢喷雾装置[175]和 UVC 装置[178]具有灭活 HPV 的活性。为了降低通过经阴道超声传播 HPV 的风险，Combs 和 Fishman 建议使用过氧化氢喷雾装置对阴道超声探头进行消毒，并在检查期间用避孕套包裹超声探头[179]。2018 年 10 月，Ozbun 及其同事在澳大利亚举行的第 32 届国际乳头瘤病毒会议上发表了一篇摘要，表明 HPV 能被包括 OPA 在内的多种消毒剂灭活[32]。

不要重复使用一次性设备

美国司法部(U.S. Department of Justice)和 FDA 对重复使用一次性设备的行为发起共同起诉。例如，一名医生因在前列腺手术中重复使用一次性使用的导针器而受到刑事起诉。起诉的原因包括参与实施掺假和医疗保险欺诈。当再处理器械在文件第 220 部分设备制造商名录内时，FDA 允许第三方对该器械进行再处理。

对因未遵守医疗器械再处理指南而导致患者可能暴露于血源性病原体的追溯或暴露调查

当未能遵循中度危险性物品的再处理指南时，医疗机构应使用 15 步法评估患者暴露于血源性病原体的风险(表 19.6)[104,105]。有时，医疗保健机构不仅需要评估患者的血源性病原体暴露，还需要考虑评估其他流行病学上重要的病原体，如多重耐药(multidrug-resistant，MDR)肠杆科细菌或艰难梭菌。关于其他病原体传播的流行病学回顾性调查(即医疗机构官方地通知患者)，尚不确定是否有医疗机构对再处理不当的中度危险性医疗器械(如内镜)开展评估，如 MDR 肠杆科细菌或艰难梭菌等其他病原体的流行病学回顾性研究。已有针对再处理不当的中度危险性器械(即胃肠镜)引起血源性病原体传播的大规模流行病学回顾性研究[104,180,181]。在一项涉及非医院类型的内镜诊所研究中，内镜再处理失败与接受检测的患者中血源性病原体的风险增加无关[180]。在另一项涉及近 10 000 名接受血源性病原体检测的人群研究进行基因分析的患者中，暴露于未经适当再处理的耳鼻喉镜不会导致病毒传播。结肠镜检查对血源性病原体的任何潜在传播仍然未知，因为无法进行确诊/疑似患者检测[181]。

表 19.6　消毒灭菌失败后的暴露调查方案流程

1. 确认消毒或灭菌再处理失败
2. 立即禁运任何可能未正确消毒/灭菌的物品
3. 在确保正常运行之前，请勿使用有问题的消毒/灭菌装置(如灭菌器、自动内镜清洗机)
4. 通知主要利益相关者
5. 对消毒/灭菌失败的原因进行全面彻底的评估
6. 拟定一份潜在暴露患者的名单
7. 评估消毒/灭菌失败是否会增加患者感染的风险
8. 向扩大范围的利益相关者通报再处理出现的问题
9. 制定关于消毒/灭菌失败的假设并启动纠正措施
10. 制定评估患者潜在不良事件的方法
11. 考虑通知相关的州部门和联邦当局(如州卫生部门、FDA)
12. 考虑通知患者
13. 如果患者收到通知，请考虑该患者是否需要通过医学评估来进行可能的暴露后治疗，及用适当的抗感染药物。如有必要，应进行适当的随访以监测感染(如 HIV、HBV、HCV)
14. 制订详细的计划以防止将来发生类似的事件
15. 完成总结报告

FDA，美国食品药品监督管理局。
改编自：Rutala WA，Weber DJ. How to assess risk of disease transmission to patients when there is a failure to follow recommended disinfection and sterilization guidelines. *Infect Control Hosp Epidemiol*. 2007；28：146－155；Weber DJ，Rutala WA. Assessing the risk of disease transmission to patients when there is a failure to follow recommended disinfection and sterilization guidelines. *Am J Infect Control*. 2013；41：S67－S71。

对低度危险性环境表面和医疗器械进行低水平消毒

在过去的十年中已有很好的证据表明，受污染的环境表面和低风险患者的诊疗用品在几种关键的医疗保健相关病原体的传播中起着重要作用，包括 MRSA、VRE、不动杆菌、诺如病毒和艰难梭菌[39,45,182-191]。上述病原体已被证明会在环境中存活数天(有些情况下数月)[187,191-193]，经常定植或污染患者房间的环境表面[194]，短暂定植于医务人员的手[195,196]，并借由医务人员传播，导致环境污染所引起的暴发。需要注意的是，Stiefel 等的一项研究表明，医务人员接触患者周围环境与直接接触患者一样，都会污染医务人员的手[196]。此外，已证实有曾定植或感染过 MRSA、VRE、不动杆菌或艰难梭菌患者入住过的病房是新入院患者发生定植或感染的危险因素[58,197]。因此，对低度危险性环境表面和医疗器械(即与完整皮肤接触的器械)进行表面消毒是防止病原体传播的重要感染预防策略之一。

这种来自环境表面的感染风险并不意外,多项研究表明,病房环境物体表面经常没有得到充分的清洁,并在医疗保健相关病原体的传播中起重要作用[186]。此外,虽然在以提高清洁彻底性的技术研究中已经证明了表面消毒在减少微生物污染和(或)医疗保健相关感染方面的有效性[188,189,198-204],但许多表面仍然未得到充分清洁从而被污染。目前,研究人员可使用16S rRNA扩增测序和定量聚合酶链反应(polymerase chain reaction, PCR)来研究医院环境中的微生物多样性。在一项研究中,研究人员发现两个病房都存在大量的微生物多样性和人类皮肤微生物群[205]。本章将讨论当前低水平消毒的问题,包括严重急性呼吸系统综合征冠状病毒2(severe acute respiratory syndrome coronavirus-2, SARS-CoV-2)相关的消毒问题[7,14,182,206]。

低水平消毒的当前问题

医疗机构环境表面在SARS-CoV-2传播中的作用和潜在的控制措施

近年来,我们目睹了大量新发感染病的出现,其中许多成为了重大的公共卫生威胁,需要采取严格的感染预防策略。当下,新型冠状病毒[即导致2019年冠状病毒病的SARS-CoV-2(COVID-19)]的暴发迅速蔓延;2022年9月,美国有约9 500万病例并造成100万人死亡,超过200个国家/地区出现确诊病例。

医疗机构的环境是流行病学上重要的病原体传播途径之一,但SARS-CoV-2借由被污染环境的传播作用仍不清楚。最近的综述评估了SARS-CoV-2在环境表面和共用医疗设备中的存活、污染和传播情况,以及医疗机构中对COVID-19的环境消毒。冠状病毒,包括SARS-CoV-2,已被证明可以在环境表面存活数小时至数天,不同实验条件可能会有所差异。在大多数研究中,医疗保健环境经常被SARS-CoV-2污染,但几乎没有证据表明存在活病毒。呼吸道飞沫传播是SARS-CoV-2的主要传播途径。在医疗环境中可能会通过接触被污染的物体表面,然后接触自己的嘴、鼻子或眼睛造成SARS-CoV-2传播,但这不被认为是病毒传播的主要方式。提高医疗机构清洁/消毒实践的彻底性并选择适当的消毒剂来净化无生命表面和患者共用诊疗物品非常重要[207,208]。

自2020年7月15日起,CDC建议对COVID-19使用EPA网站列表N上的EPA注册消毒产品[209],该列表确定了哪些注册产品符合EPA新发病毒病原体计划的要求,可用于SARS-CoV-2[208]。EPA建议的理由是,如果消毒剂能够灭活比冠状病毒更难灭活的微生物(如分枝杆菌、无包膜病毒),则应该能够灭活SARS-CoV-2。SARS-CoV-2是一种有包膜病毒,是三个亚类病毒中最容易灭活的病毒。根据EPA新发病毒病原体标准,EPA注册的医院消毒剂必须具有针对至少一种小的或一种大的无包膜病毒的消毒功效声明,才有资格用于对抗包膜类新发病毒病原体。CDC指南建议对高频接触的物体表面使用列表N中的消毒剂进行常规清洁和消毒,并维持产品标签上所需的接触时间[208]。

静电喷涂

医疗机构中大多数清洁和消毒都是使用湿润的一次性擦拭巾或是在布类(如棉布、超细纤维)上涂抹消毒剂来完成的。若使用消毒剂作为喷雾剂,可以最少的预清洁来去除可见的污物来提升效率。Cadnum等评估了一种静电喷雾器装置,该装置可喷射平均直径为40~80 μm的带静电液滴,这些液滴被吸附到表面来增加表面覆盖率。使用的消毒剂含有0.25%的次氯酸钠,该氯浓度在5 min接触时间下能使艰难梭菌芽孢减少≥6$\log_{10}$个CFU;在2 min接触时间下使噬菌体MS2减少≥6$\log_{10}$个噬菌体形成单位。喷雾器的使用可以快速有效地减少轮椅、便携式设备和候诊室椅位上的微生物污染[210]。

口罩(N95口罩)去污

SARS-CoV-2的大流行(COVID-19)给医疗机构的资源(包括个人防护用品)带来了前所未有的压力。N95口罩的设计与管理要求均为一次性使用后丢弃。然而,尽管医院采取了节约个人防护用品的做法(如重复使用),但随着感染SARS-CoV-2的患者呈指数级增长,医院在危机期间还是耗尽了库存。其中N95口罩的短缺尤为严重。由于N95口罩表面在过滤含有病原体的气溶胶时可能会受到污染,因此许多研究人员评估了N95过滤式口罩的去污程序[211-217]。

在考虑去污方法时必须考虑几个问题,包括净化功效(如能减少模拟污染口罩上≥3$\log_{10}$的有效性)以及不影响贴合性和过滤性能(即过滤材料的降解)。目前的结果支持以下结论:请勿使用电离辐射,因其会导致过滤性能下降;请勿使用微波,因为口罩金属部件附近会熔化,导致佩戴困难;请勿使用高温(如蒸汽灭菌和160℃干热),因其会导致过滤层降解;请勿使用乙醇,因其会导致过滤层变性[212]。其他去污选项(不一定评估过滤效率)包括EtO(不改变过滤效率,但需考虑排气)、VHP、HLD柜、紫外线杀菌照射和湿热(60℃,80%相对湿度)[211-217]。选择N95口罩去污方法时,必须有效并且不能改变适合性或过滤性能。N95口罩去污后可重复使用的次数也受到污染、弄脏和损坏的限制。FDA不再许可使用去污后的一次性口罩,因为一次性口罩不再短缺。

水槽排水管净化

水槽排水管已被认为是产碳青霉烯酶肠杆科细菌的重要来源和储存库。鉴于水槽CRE的高阳性检出率,研究人员试图找出一种实用的常规消毒方法。研究者发现,24 h后,含有过氧化氢的泡沫消毒剂比普通消毒剂或空白对照组能更有效地减少细菌数量。但是含有过氧化氢消毒剂的效果在初次使用7天后完全失效[218]。Jones等发现,使用含有过氧化氢和过氧乙酸的泡沫消毒剂,可抑制水槽排水管定植至少3天。通过每3天重复处理,从水槽中检测到的细菌负荷逐渐减少[219]。

拖把和湿巾

定期使用拖把(超细纤维或棉布)、可重复使用的清洁抹布、一次性湿巾和喷雾剂来实现低水平消毒[206,220]。清洁消毒湿巾和喷雾剂(如季铵盐和醇类、氯)已被证实能有效去除/灭活流行病学上重要的病原体(减少>$4\log_{10}$)[61,221,222]。消毒湿巾(毛巾)通过机械作用去污并在表面释放消毒剂,从而发挥杀菌效果[220]。West 等发现,测试的10种消毒湿巾中的大多数都能减少 MRSA 和铜绿假单胞菌 $4\log_{10}$～$5\log_{10}$,其中擦拭的总表面积显著影响了湿巾每英尺释放的液体百分比[223]。许多消毒湿巾含有乙醇或异丙醇或两者兼有,并添加其他活性成分(如季铵盐)[224]。医院的清洗做法可能不足以去除可重复使用的清洁用具中的污染微生物。

拖把(尤其是棉布拖把)通常无法充分清洁和消毒,如果不定期更换消毒液(如每3～4个房间更换一次,更换间隔时间不超过60 min),拖地过程反而可能会扩散整个医疗机构的微生物污染[225]。在一项研究中,标准清洗能够很好地对污染严重的拖把头去污,但使用酚类化学消毒剂效果较差[225]。因此,推荐增加清洗棉布拖把的频率(如每天)。当与清洁剂一起使用时,与棉布拖把相比,超细纤维拖把具有更出色的微生物去除效果(95% *vs.* 68%)。在棉布拖把中,与使用清洗剂相比,使用消毒剂显著提升了微生物去除效果(95% *vs.* 68%)[226]。

湿巾对季铵盐类化合物的吸收

多项研究表明,当与一次性或非一次性的棉布湿巾、超细纤维共用时,季铵盐类化合物的活性会因发生吸收而降低[227,228]。这些研究表明,与湿巾/毛巾共用后,季铵盐浓度显著降低(>50%)[227-229]。一项使用标准方法测试消毒剂性能的研究中,在使用超细纤维毛巾时,消毒剂通过测试;而在使用棉毛巾时失败[227]。一项未发表的研究表明,尽管棉毛巾和超细纤维会吸收季铵盐,但它们对表面 MRSA 的去除/灭活效果与无纺布湿巾相当[使用棉毛巾加季铵盐可减少 $4.41\log_{10}$,使用季铵盐可减少 $4.60\log_{10}$,使用无纺布可减少 $4.51\log_{10}$,使用超细纤维可减少 $4.40\log_{10}$(Rutala、Gergen、Weber,未发表的结果,2013年)]。无纺布湿巾的纤维含量使其无法结合季铵盐[228]。一次性湿巾制造商认为他们已经解决了这个问题,因为湿巾在 EPA 注册测试时,通过了拧出液体中的活性成分含量检测,因此表明在生产时已经考虑到了可能发生的季铵盐吸收的影响。

地面

最近的研究将医院地面评估为病原体传播的潜在来源。Deshpande 等发现病房的地面经常受到医疗保健病原体[如艰难梭菌、MRSA、VRE(患者住院期间污染率为35%～53%)]的污染,以及高频接触物品(如血压袖带和呼叫按钮)的接触(约为41%)。与地面上的物体接触会导致病原体以不同的频率转移到手或手套上(如艰难梭菌3%、VRE 6%、MRSA 18%)[41]。另一项研究发现,接种到医院病房地面上的非致病性病毒会迅速传播到患者的脚部、手部和房间内的高频接触表面,以及相邻病房和护理站的高频接触表面。这表明医务人员在与环境表面或患者接触期间被病毒污染并促进传播[42]。虽然需要进一步研究来确定地面是否增加了病原体的传播,但已有的数据支持对地面进行消毒。

生物膜

生物膜常与潮湿环境有关,如在患者体内留置的医疗设备。2019年,Alfa 描述了三种类型的生物膜:传统的水合生物膜(含水量90%);堆积生物膜——常见于内镜通道中;干燥表面生物膜——有机体和其他物质在干燥表面的不均匀堆积(含水量61%)[97,230,231]。在一项多中心研究中,使用培养和扫描电子显微镜对来自英国三家不同医院的61个终末消毒物品进行了检测。61个样品中95%检测到了多物种干燥生物膜[232]。这些干燥生物膜主要由革兰阳性菌(如芽孢杆菌、葡萄球菌)形成。Costa 及其团队的研究表明,在其研究中,显微镜下观察的所有研究对象表面上都存在生物膜,其中包括 MDRO 等临床上重要的致病菌[233]。

生物膜耐消毒剂,但不耐氧化剂[234,235]。许多研究者研究了消毒灭菌的效果。Al matroudi 等测试了次氯酸钠溶液对金黄色葡萄球菌干燥表面生物膜的效果。当使用 CDC 生物膜反应器(模拟海洋环境中潮间带一样的交替湿润和干燥环境)构建干燥表面生物膜时,他们发现用1 000～20 000 ppm 的含氯消毒剂处理干燥表面生物膜可减少>$7\log_{10}$的金黄色葡萄球菌。然而,即使使用20 000 ppm 的含氯消毒剂,生物膜在延长培养后再次恢复,并释放出浮游金黄色葡萄球菌[234]。这引发了关于目前使用的清洁/消毒方法灭活干燥表面生物膜微生物的担忧。当 Alma troudi 等测试金黄色葡萄球菌的浮游、水合和干燥表面生物膜形式对干热和湿热(水浴)的敏感性时,发现与金黄色葡萄球菌水合生物膜相比,金黄色葡萄球菌干燥表面生物膜不易被干热(热风烤箱)和蒸汽灭菌杀死,因其比浮游菌悬浮液更不易受到热处理的影响[236]。

生物膜中抗微生物药物敏感性降低的原因是多样的,包括渗透性降低(由于细胞密度和细胞外聚合物)、生长缓慢和群体感应效应(基因表达对细胞群密度波动的响应)[231]。一项研究报告称,与季铵盐相比,过氧化氢和次氯酸钠消毒剂对金黄色葡萄球菌和铜绿假单胞菌生物膜更有效[237]。需要更多的研究来了解干燥生物膜在表面传播中的作用,以及对干燥生物膜有效的杀菌产品。

消毒剂杀灭时间

每种化学消毒剂都需要与微生物保持一定的接触时间,才能达到完全灭活的效果。所需作用时间被称为"杀灭时间"(或"接触时间"),每种微生物所需的接触时间均清晰地列在 EPA 注册液体消毒剂的标签上。快速杀灭时间很重要,这保证了在消毒液干燥或去除之前,以及患者或工作人员可能重新接触表面之前,完全杀死最常见的医疗保健相关病原体的能力。例如,某些消毒剂对植物性细菌的杀灭时间可能为1 min,这意味着其标签上列出的细菌将在 1 min 内被灭活。其他经 EPA 注册的产品(通常是需要在使用前稀释的浓缩配方),用于杀灭细菌和病毒(如 HBV、HIV)的接触时间常为 10 min。如此长的接触时间对于医疗机构中的环境表面消毒来说是不切实际的,因为大多数医疗机构仅使用水基消毒剂后待干,这个过程通常只花费 1～4 min[238]。

虽然 CDC 指南提到消毒剂使用者必须遵循 EPA 注册产品上的标签说明,但许多科学研究证明医院消毒剂在接触时间超过 1 min 的情况下就对病原体产生功效[8]。据本章作者了解,在同行评审文献中只有两篇评估 EPA 注册的消毒剂论文中直接讨论了上述问题。一份发表文献测试了常见的医院消毒剂(如季铵盐-醇、氯、酚类)对金黄色葡萄球菌的效果,在 30 s 和 5 min 分别检测金黄色葡萄球菌、大肠杆菌、铜绿假单胞菌和猪霍乱沙门菌,结果表明在 30 s 时能实现最大 $\log_{10}$减少量(即减少约 $5\log_{10}$)[50]。该研究还表明 30 s 时的 $\log_{10}$减少量与 5 min 时的 $\log_{10}$减少量相同。West 等证实了上述研究,并证明保湿时间对于消毒而言并不重要,因为 30 s 时的 $\log_{10}$减少量与 60 min 时的 $\log_{10}$减少量没有显著差异(均减少约 $4\log_{10}$)[238]。由于季铵盐 30 s 和 60 min 时的 $\log_{10}$减少几乎相同,因此湿润时间＞30 s 不会增加微生物减少量[238]。这挑战了目测湿润度是确定有效消毒指标的观点[239],并挑战了当消毒剂没有在其说明的作用时间内保持湿润时(如干燥),机构需要采取罚单和惩罚措施(如在 1 min 内已干燥,但说明的所需接触时间为 2 min)。湿润时间很重要,但没有数据表明湿润时间＞1 min 可以帮助减少微生物并有助于预防感染。消毒剂应充分湿润以确保达到至少 1 min 的湿润时间。当擦拭巾太干而达不到 1 min 湿润时间时,应更换新的湿擦拭巾。在 UNC 附属医院,研究者通过风险评估证明使用医院消毒剂和消毒湿巾(如季铵盐-醇类)的湿润时间为 1 min 是有效的[240]。低度危险性环境表面和医疗设备的 1 min 润湿时间与 CDC 指南中的文献综述及两篇专项问题研究的结果一致。

对低度危险性物体表面和设备进行消毒的集束化措施

医疗保健改善研究所(Institute for Healthcare Improvement, IHI)开发了集束化(bundle)的概念,以帮助医务人员更有效地为患者提供最佳护理。集束化是一组基于循证的实践,通常是 3～5 个,当一同有效执行时,已被证明可以改善患者结局。集束化的“力量”来自支持它的科学体系及同质性执行集束化组件的能力。集束化中的科学依据并不新鲜,通常已经十分成熟,但执行效果可能欠佳。正如 IHI 的 Carol Haraden 博士所述,集束化将基于科学的干预措施捆绑在一起形成一个包,制定者知道必须统一、完整地遵循这些措施才能获得最大的患者利益[241]。

Havill 指出,对低度危险性表面和设备进行消毒的集束化措施有五个组成部分[182,242]:制定政策和程序;适当选择清洁/消毒产品;对工作人员进行环境、患者诊疗设备和护理方面的培训;监管依从性(如清洁的彻底性、产品使用)并提供反馈;实施“非接触(no-touch)”房间净化技术,确保患者遵守接触预防和肠道疾病预防措施。

房间净化的“非接触”(或机械)方法

如前所述,多项研究表明,环境表面和房间内的物体经常无法得到充分清洁,而环境表面可能在医疗保健相关病原体的传播中扮演重要角色。此外,旨在提高清洁彻底性的干预措施已证明可以有效减少表面和(或)HAI 中的微生物污染[188,189,198-204],以及在消毒剂替代品的研究(如在艰难梭菌的消毒中用季铵盐替代含氯制剂)和涉及“非接触”房间净化技术的研究[183,188,243]中的有效性。尽管如此,许多表面仍未得到充分清洁,因此存在被污染的可能,并会让后一位患者面临感染前一位患者病原体的风险。为此,一些制造商开发了室内消毒装置,可以有效地净化环境物体表面和(或)接种的试验表面[183,244-278]。研究最全面的两个系统是紫外线和过氧化氢系统[269]。Boyce 和 Donskey 总结了能够将医疗保健相关病原体减少 $3\log_{10}$所需的 UVC 剂量,以及影响 UVC 功效的因素[279]。这些技术可作为补充但不能取代标准清洁消毒,因为环境物体表面必须通过物理方式清除污物和碎片。

房间持续净化

即使在清洁和消毒之后,表面也可能很快被再次污染。因此,医务人员的手可能会因接触受污染的环境表面和患者护理设备而被定植[38],然后借由不充分的手卫生或不恰当手套使用,将医疗保健相关病原体从医务人员转移给患者。由于保洁部门对房间表面的常规清洁常常不够充分,因此需要评估房间持续净化的方法。该技术的目的是使表面达到卫生清洁(不是无菌),即将病原体数量降至能引起人类疾病的标准以下来预防感染,包括可见光消毒(高强度窄谱光)[280,281],干燥过氧化氢[282],远 UVC 光(222 nm)[283]、持续活性消毒剂[284-290]、多喷冷空气等离子体[291]和自消毒表面(如铜)[292-294]。其中,部分技术正在积极研究中,部分技术已被证明能够减少微生物污染和感染[290,293],并为控制无生命物体的传播提供希望。

小结

如果使用得当,消毒和灭菌可以确保侵入性和非侵入性医疗器械的安全使用。选择消毒灭菌的方法取决于医疗器械的预期用途:高度危险性物品(接触无菌组织)在使用前必须进行灭菌;中度危险性物品(接触黏膜或破损皮肤)必须进行高水平消毒;低度危险性物品(接触完整皮肤)应接受低水平消毒。清洁应始终先于 HLD 和灭菌执行。必须严格遵守现行的消毒和灭菌指南。

由于中度危险性设备与导致患者追溯和通知的再处理错误相关,因此必须采取控制措施以防止患者暴露[104,105]。在新设备启用(特别是中度危险性设备,因为安全系数小于灭菌)[98]用于多名患者护理之前,应对该设备进行再处理。

工作人员应接受有关设备安全使用和再处理的培训

与能力测试。每年应在所有再处理中度危险性设备的临床部门进行感染控制巡查或审核，以确保遵守再处理标准和政策。应向单位管理者提供感染控制巡查的结果，纠正并记录再处理中的问题。

致谢

感谢 Amy W. Powell 检索了 2012—2020 年的同行评审文献中关于消毒和灭菌的文章。

第20章

Syed A. Sattar
(苑菲菲 译;徐化洁 校)

医疗机构中食源性疾病的预防

Foodborne Disease Prevention in Healthcare Facilities

引言

接受医疗保健服务的人群中,大多有潜在因素使其更易感染病原体,包括食源性病原体。这就要求在选择、处理和提供食物时提高认识和注意,在保护住院患者免受感染的同时保持膳食的营养质量。发生食源性感染的患者或工作人员可引起继发性病例,有尿失禁患者的存在则风险会显著增加。此外,食源性疾病暴发甚至会导致整个医院或其部分区域被关闭。

一般来说,食品安全要求:① 对食品处理人员进行培训,使其意识到他们在患者安全中的重要作用;② 通过安全可靠的来源获取食品供应;③ 安全储存和加工食物;④ 生食的食物需洗净,防止交叉污染;⑤ 使用正确的温度/保温时间烹饪食物;⑥ 在适当的温度下分开保存生、熟食,以防止微生物污染和生长。

虽然一般的预防措施大大降低了常见的食源性感染(如沙门菌和弯曲杆菌)风险,但成本的削减、预制食物的集中供应、预期寿命的延长、积极的内科/外科手段、气候变化,以及国际可食用食品贸易的扩大都为食源性病原体的感染带来了新的挑战

接受医疗保健服务的人群本身已有很多负担,最不希望成为食源性感染的受害者。

背景

医疗机构包括各种不同规模及提供不同诊疗服务的机构。在这些机构中,患者可能只住一日,也可能长期居住。同样地,食品供应机构也包括了大型餐饮服务企业和小型餐馆,餐饮的种类和营养品质也参差不齐。另外,食物的来源(产自本地或外地运输而来)、运输过程中储存/处理的条件和时间等地域性因素都会影响食物的质量和安全性。

食源性感染和中毒是由于摄入被细菌或其毒素污染的食物而引起的急性的或长期疾病。比如,贝类在养殖过程中会累积肠道致病菌,蔬菜和水果在接触了被粪便污染的泥土或水源后会获得此类病原体。另外,被污染的食品处理人员的手、食品加工区域的设备和环境表面,以及昆虫和寄生虫,都是微生物污染食物的源头。生食或食用不恰当烹饪和(或)储存的食物会引起感染,其有害的病原体也会在处理和加工过程中交叉污染其他食物。虽然每个人都有暴露的风险,但儿童、老年人、免疫功能低下者和孕妇更容易患病,这与医疗机构内的食物安全关系密切[1,2]。

当今世界,由于食品贸易的全球化[3]、人口的增加和拥挤、人口结构和预期寿命的改变、城市化程度的提高、生活和饮食习惯的改变、更快更频繁的国际旅行[4,5]、气候变化[6,7],以及蓄意或偶然污染的可能性增加[8],食品安全遇到了前所未有的挑战。削减成本、给邻近多家机构供应食物的趋势,也会增加食品储存和运送的周期,从而增加出现各种问题的风险。

据估计,全球每年受到食源性和水源性[世界卫生组织(World Health Organization, WHO)将"水"归类为"食物"]腹泻影响的约有6亿人——几乎每10人中有1人——导致42万人死亡及3 300万健康寿命年损失[伤残调整生命年(disability-adjusted life year, DALY)]。即使在诸如美国等工业化国家,每年至少有4 800万例食源性疾病发生,导致12.8万人住院和3 000人死亡;据估计,此类感染造成的经济负担可达500~780亿美元[9]。据估计,加拿大在2000—2010年期间,每年食源性疾病可达400万例[10],虽然没有关于国家经济负担方面的全面数据,但估计每年仅急性胃肠炎导致的经济损失约为340万加拿大元。

尽管不断有"新"的病原体引起食源性疾病[11,12],但耐药率的增加也不断挑战我们对常见的和以前可治愈的食源性病原体的处理能力[13]。这些因素促使多国和国际社会去切实应对日益突出的食品安全问题。

在北美,进口食品的数量和种类日益增加,随之而来的难题是在原产地,以及包装、储藏和运输环节的质量控制。例如,美国15%的食物供给是外来的,62%~65%的海产品依靠进口。最近公布的食品安全现代化法案(Food Safety Modernization Act, FSMA)赋予了美国食品药品监督管理局(Food and Drug Administration, FDA)额外的权力(包括现场检查),以查证国外供应商是否遵守安全制度并确保其有向美国出口食品的资格。同样地,加拿大食品安全法授权加拿大政府去保证更全面的食品安全,一旦发现违规将实施严重的惩罚。

尽管食物会传播有害的化学物质、天然毒素和寄生虫,但本章仅侧重于北美的食源性感染性病原体及其毒素(表20.1)。

表 20.1　美国和加拿大常见食源性疾病名单及其基本特征

病原体种类	病原体名称	基本生物学特性	潜伏期	临床特性	常见的污染食物	备注
细菌[a]	蜡样芽孢杆菌	需氧菌，革兰阳性，产芽孢杆菌	30 min 至 15 h	腹泻、腹部绞痛、呕吐，因含有孢子的食物储存不当产生的热稳定毒素导致的毒血症引起	肉类、牛奶、蔬菜、鱼、米饭、土豆、奶酪	当摄入含有毒素的食物时，该病原体能引起呕吐性毒血症和腹泻。摄入大量的该细菌后，细菌在肠道中产生毒素，也可引起感染。嗜冷菌株，可在冷藏条件下繁殖，在奶粉中可能会死亡，但婴儿配方奶粉的不适当储存可导致细菌繁殖至有害水平
	弯曲菌属（空肠弯曲菌占人类弯曲菌病的 80%）	微需氧，革兰阴性，能动，螺旋菌	2～5 天	恶心、腹部绞痛、腹泻和呕吐	家禽和家禽类产品、未经巴氏消毒的牛奶和由其制成的奶酪；鸡蛋、家禽、生牛肉、蛋糕糖霜	对热和干燥相对敏感。在美国国内获得性细菌性食源性疾病中居第三位，每年大约有 90 万例。由于质量和消费者意识的提高，在过去十年，该菌引起的感染下降了 1/3。少见并发症，包括 Guillain－Barré 综合征和流产。HIV/AIDS 患者发生感染的风险升高 40 倍
	幽门螺杆菌	微需氧，革兰阴性杆菌	3～7 天	上腹部疼痛、恶心、呕吐		常见肠道正常菌群。已知会引起消化道溃疡和胃癌。但其食源性传播的风险仍不明确
	肉毒杆菌	厌氧，革兰阳性芽孢杆菌	12～36 h	恶心、呕吐、腹泻、疲乏、口干、复视、无力，由热不稳定的神经毒素引起的毒血症导致的呼吸衰竭	低酸性罐头食品、肉类、香肠、鱼	罐头食品的相关处理方法变好，已很少见
	产气荚膜杆菌	厌氧，革兰阳性芽孢杆菌	8～22 h	由热不稳定的肠毒素引起的菌血症导致的腹部绞痛、腹泻、脱水	未煮熟的肉类和肉汁	也可引起伤口感染和气性坏疽
	艰难梭菌	厌氧，革兰阳性芽孢杆菌	在开始一个抗菌药物疗程后的 5～10 天内	毒血症导致的腹部绞痛、腹泻、脱水	未煮熟的肉类和蔬菜	由危及生命的肠道炎症引起的腹泻
	致病性大肠埃希菌（肠产毒型、肠侵袭型、肠致病型、肠出血型、肠黏附型和弥散黏附型）	兼性厌氧，革兰阴性杆菌	8 h 至 4 天	致病型通过热稳定和热不稳定的毒素造成损害；贫血，出血性肠炎，溶血性尿毒症综合征伴肾功能衰竭，由 O157:H7 等菌株引起	碎牛肉、生牛奶	引起严重食源性和水源性感染的致病性大肠埃希菌的种类不断增多。如近期德国发生了 O104:H4 血清型引起的食源性感染暴发。其中一些菌株与旅行者腹泻相关。这些病原体也是这些食源性感染导致肾衰竭等长期损害的经典范例
	单核细胞增多性李斯特菌	兼性厌氧，革兰阳性杆菌	2～3 周	脑膜炎，败血症，流产	生蔬菜、牛奶、奶酪、肉类、海产品	能在冷藏食品中生长。孕妇、老年人和免疫功能不全者易感风险高，后果严重
	沙门菌属（几种伤寒和非伤寒菌种）	兼性厌氧，革兰阴性杆菌	12～72 h	恶心、腹泻、腹痛，发热、头痛、寒战、虚脱	肉类、家禽、鸡蛋或牛奶制品	每年美国国内获得性非伤寒沙门菌感染超过 100 万例，易感人群中暴发的病死率高达 4%
	金黄色葡萄球菌	兼性厌氧，革兰阳性球菌	1～6 h	由某些菌株的热稳定性肠毒素引起的严重呕吐、腹泻、腹部绞痛	奶油或奶油馅的烘焙食品、火腿、家禽、调味品、肉汁、鸡蛋、土豆沙拉、奶油酱、三明治酱	常见的食物中毒类型。美国每年大约有 25 万例，死亡 6 例
	志贺菌属（宋内、鲍氏、福氏和痢疾志贺菌）	兼性厌氧，不动，革兰阴性杆菌	12 h 至 3 天	腹痛、严重腹部绞痛、发热、呕吐、腹泻、便中带血/黏液	新鲜生蔬菜、奶制品、家禽	高传染性产毒者。人类是唯一宿主。罕见的后遗症包括黏膜溃疡、直肠出血、反应性关节炎、溶血性尿毒症综合征。美国每年发病 37.5 万例，31%是食源性的

续　表

病原体种类	病原体名称	基本生物学特性	潜伏期	临床特性	常见的污染食物	备注
	霍乱弧菌		6 h至3天	肠毒素引起严重的腹泻(米泔水样)和偶发性呕吐,可能导致致命性脱水	贝类、蟹类、龙虾、虾、鱿鱼和有鳍鱼类	如果不治疗病死率可达50%。曾经是主要的肠道致病菌,现在在美国和加拿大已经很罕见,美国每年不超过100例。在发展中国家每年都有百万例感染,表明通过感染的人群和进口食品输入的风险很大
	弧菌属(副溶血弧菌和创伤弧菌)	兼性厌氧,革兰阴性弯曲状	4 h至4天	腹部绞痛、寒战、恶心、呕吐、发热,血性便感染的鱼和贝类排出毒素	鱼和贝类	副溶血弧菌和创伤弧菌是嗜盐菌,能感染暴露于海水的开放性伤口或加工海鲜时受伤的伤口。美国每年大约报告有4.5万例副溶血弧菌感染,其中86%是食源性的。创伤弧菌感染可能更重,但在美国和加拿大很少见
	小肠结肠炎耶尔森菌和假结核耶尔森菌	兼性厌氧,革兰阴性杆菌	1～2周	高热、胃痛、腹泻(便中可能带血)和呕吐	肉类(猪肉、牛肉、羔羊肉等)、牡蛎、鱼、蟹类、生牛奶	可在冰冻食物中生长。罕见的后遗症包括反应性关节炎。可能误诊为阑尾炎
	流产布鲁菌	微需氧,革兰阴性杆菌	3周或更长	间歇性发热、寒战、发汗、虚弱、乏力、头痛、关节/肌肉痛	生牛奶、未经巴氏消毒的牛奶制成的软奶酪	高度传染性的白细胞胞内寄生物。除了牛,散放的麋鹿和野牛也可以是宿主。并发症包括心内膜炎和心肌炎。除了摄食,也可通过气溶胶和破损的皮肤发生暴露。美国每年大概有800例食源性感染病例。动物接种疫苗可以大幅度降低人类感染的风险
	克罗诺杆菌(曾称阪崎肠杆菌)	兼性厌氧,革兰阴性杆菌,能动	1天至3周	拒食、烦躁、黄疸、呼吸有咕噜声、体温波动、癫痫、脑脓肿、脑积水、发育迟缓	主要是婴儿配方奶粉	能在诸如婴儿配方奶粉等干燥食物中存活,并能在补水时迅速繁殖。80%以上受影响的新生儿可能死于全身感染,存活者也可能受到脑损害。在美国和加拿大,其他方面严重的感染很罕见
	土拉弗朗西斯菌(兔热病)	兼性厌氧,革兰阴性球杆菌	3～6天	突然出现寒战,发热和头痛,侵入部位出现溃疡;轻度腹泻到严重肠道损害	生牛奶、未煮熟的肉(如家兔肉或野兔肉)、被啮齿动物粪便污染的食物	能通过食物、水、空气、伤口和蚊虫叮咬传播的繁殖能力强的病原体。20世纪50年代以来,美国每年的发病例数从大约900例降至小于100例
病毒[b]	甲型肝炎病毒	小(～30 nm),球形颗粒,无包膜,单股正链RNA病毒	15～45天	发热、乏力、恶心、腹部不适导致的黄疸	新鲜水果、蔬菜、冰饮、生贝类	已知只有一个血清型。成人多是亚临床感染。应该为食品处理人员接种疫苗
	诺如病毒	小(～30 nm),球形颗粒,无包膜,单链RNA病毒	12～48 h	恶心、喷射性呕吐、水样泻、腹部绞痛、脱水	生蚝、贝类、冰、沙拉、糖霜	现在被认为是食源性和水源性病毒急性胃肠炎的最常见原因。该病毒的潜伏期是已知传染性病原体中最短的。针对该病毒的疫苗可能很快出现
	轮状病毒	大(～70 nm),球形,无包膜,分段式双链RNA病毒	约48 h	恶心、低热、水样泻、呕吐、脱水	新鲜蔬菜	美国每年超过300万的病例中,只有大约1.5万例考虑为食源性感染。在幼儿中,不及时口服或静脉补液可能引起死亡。儿童接种疫苗可以明显降低该病毒带来的健康问题
	戊型肝炎病毒	小(～30 nm),无包膜,单股正链RNA病毒	3～8周	恶心、发热、全身疲乏、食欲不振、胃痛、关节痛、肝肿大、黄疸	生的或未煮熟的肉类、贝类、生蔬菜	孕妇易出现肝衰竭,病死率高达25%。猪可能是人类感染该病毒的来源。免疫抑制患者会发生慢性肝炎。许多发达国家本国的戊型肝炎发病呈上升趋势

续　表

病原体种类	病原体名称	基本生物学特性	潜伏期	临床特性	常见的污染食物	备注
原虫	微小隐孢子虫		2～10 天	水样泻、腹部绞痛、恶心、食欲不振	生的或未煮熟的蔬菜、果汁	卵囊对干燥和热敏感，但对许多消毒剂和抗菌剂耐药
	蓝伯贾第虫		1～2 周	水样泻、腹部绞痛、乳糖不耐受	新鲜的蔬菜和水果	孢囊对干燥和热敏感，但对许多消毒剂和抗菌剂耐药
	刚地弓形虫		5～23 天	正常健康成人无症状至轻度感染。早期妊娠感染后，可能感染胎儿并导致死胎或各种畸形	任何食物，污染了含有活性卵囊的泥土	猫科动物粪便中的卵囊在环境中经过几日的成熟后才具有感染性
	环孢子虫	原虫可形成对环境耐受的卵囊	7～10 天	恶心、疲乏、腹胀、腹部绞痛、慢性复发性胃肠炎、体重降低	新鲜的蔬菜（莴苣、罗勒）和水果（浆果类）	粪便排出的卵囊在环境中需要 1～2 周成熟，才具有感染性。人类可能是唯一宿主，可能于 20 年前通过从中美洲进口的浆果传入北美。散发病例和暴发在美国和加拿大都很少发生
	溶组织阿米巴（阿米巴痢疾）		2～4 周	严重者引起肝脓肿	新鲜的蔬菜和水果	孢囊对干燥和热敏感。在发展中国家是常见的感染，美国和加拿大都很少见

注：该表格的信息来源甚广，包括 CDC、FDA、加拿大卫生部和 WHO。
a：嗜水气单胞菌、类志贺邻单胞菌，鲍曼不动杆菌等细菌也会引起食源性感染，但是较为少见。
b：其他肠道病毒，如腺病毒、星状病毒、爱知病毒、细小病毒和札如病毒等，也可引起食源性感染，但是其对人类健康影响的真实程度及通过食源性传播的潜在风险，目前仍不甚了解。

医疗机构中的食品

医疗机构中餐饮服务与餐馆和餐饮公司有许多相似之处，但更为复杂。大型医疗机构通常会提供餐饮服务，每天持续 12～18 h，每周 7 天。与大型餐馆一样，这些机构购买和加工大量的食物，需要巨大的工作空间、多样的餐具和设备，以及许多工作人员。他们必须遵循严格的时间表，需要快速准备和储存大量的食物。与餐馆不同的是，医疗机构的餐饮服务还要应对种类广泛的特殊膳食，包括肠内营养。这些特殊的膳食和补充喂养物可能来自一个中心设备，或某些情况下来自病房的厨房。食品运输的延误和食用前储存或处理不当，均会增加食源性病原体滋生的风险。

如表 20.2 所述，医疗机构中的餐饮服务面临许多独特的挑战，由于需要服务于更易感的人群，因此在预防食源性疾病方面需要更加谨慎。

医疗机构不管是现场准备还是外购食物[14]，都可能对患者、工作人员和访客造成影响。

一名患有食源性疾病的患者或工作人员，可将病原体传染给邻近的人（二次传播）。机构内如有大便失禁的患者，将大幅提高二次传播的风险[15]。可疑食物引起的急性胃肠炎暴发，有时会干扰正常的治疗，甚至导致医院整体或局部关闭[16]。无症状的食物处理者成为食源性疾病的源头也并非罕见[17]。这些因素使预防食源性疾病不仅是一项挑战，更应成为医疗机构的优先关注事项。

表 20.2　医疗机构内引起食源性感染和中毒传播的因素

相关因素		
食物	• 考虑到每日供给的食物种类和类型繁多，恰当的选择和监督生的食材是至关重要的 • 源头发生的病原体污染，容易影响多种食物，也会在内部准备食物的过程中发生交叉污染	• 食物种类繁多且在继续扩大，来源为本土或进口 • 复杂的供应链导致追踪疑似感染源变得困难
食品加工和服务人员	• 在准备和供给新鲜沙拉及处理其他即食食品时不谨慎，可能引起病原体污染或交叉感染 • 过度延迟送餐，可能导致金黄色葡萄球菌等病原体的滋生和食物中毒 • 食品加工者无症状的病毒感染和不良卫生习惯	• 更好地意识到正确处理食物的重要性 • 接种疫苗，如甲型肝炎和伤寒疫苗
机构	• 设计并保持食品储存、膳食准备/供给部门必须排除病原体的污染和繁殖	
病原体	• 食源性病原体的来源、在食物中存活的时间、最小感染剂量，以及引起继发感染的能力各不相同	

续 表

相关因素		
患者	• 许多潜在性的因素会增加患者对食源性疾病的易患性 • 医源性因素 • 先天因素 • 饮食限制	• 恶性肿瘤、胃酸缺乏、高龄、糖尿病、AIDS、炎症性肠病、肝硬化 • 化疗、免疫抑制、胃部手术 • 髓过氧化物酶缺乏症、iskott－Aldrich 综合• 征、慢性肉芽肿、高IgM综合征、白细胞黏附缺陷症、Chediak－Higashi 综合征、严重的联合免疫缺陷 • 过敏、食物不耐症、个人偏好、糖尿病、治疗、外科、宗教信仰
访客	• 不鼓励携带家中烹饪的和院外购买的食物 • 医疗机构为患者准备食物时，建议小心操作	

食源性病原体和易感人群

通常来说，老年人、免疫抑制患者，以及有慢性基础疾病的患者更容易遭受经典和条件性食源性病原体的攻击，也容易产生严重的后果[1,2,18,19]。此外，上述患者中很多人无法自主进食，在进食期间需要与喂食者及其双手进行额外接触。食源性病原体的最小感染剂量（minimal infective dose，MID）在此类易感者中可能更低。这种易感性的增加主要源于年龄相关的生理改变（包括胃酸减少、肠道蠕动受损），黏膜、体液和细胞免疫功能减弱，以及放疗、化疗的影响。

消化道功能正常的危重患者通常给予肠内营养液。肠内营养液被微生物污染后可导致严重的感染，因此在其制备、储存、运送和给药过程中应格外小心。比如，婴幼儿配方奶粉发生外源性和内源性污染，导致新生儿中阪崎肠杆菌的暴发[20]。肠内营养液的微生物污染可能来自其材料及喂食过程中的多个环节，以及给药方式和持续时间；营养化学物质的混合、防腐剂缺乏，加之不恰当运输和储存，可引起微生物在营养液中迅速繁殖。

显然，在准备食物时，污染的容器和餐具可引起食物污染。包装好的食物如储存时间延长也可能导致病原体滋生。

医疗机构内预防食源性病原体的传播

WHO、国际医疗机构联合认证委员会（Joint Commission on Accreditation of Healthcare Organization，JCAHO）及感染控制和流行病学专业协会（Association for Professionals in Infection Control and Epidemiology，APIC）就医院和其他医疗机构的食物安全服务提供了建议。但是，并不一定要定期开展餐饮服务检查或对食品处理人员进行培训。在美国和加拿大，各省或州有责任检查和认证其辖区内卫生保健相关的餐饮服务。医疗机构的感染控制委员会最终负责与食物服务部门合作，通过制定制度和标准程序，并每年至少修订一次，从而降低食源性疾病感染的风险。

目前，食品工业内的危害分析和关键控制点系统（Hazard Analysis and Critical Control Point，HACCP）已经被广泛使用，但其在医疗机构内的使用率仍不高，并可能仅用于一些大型的餐饮机构。

常规预防措施

食品安全的基本原则是：① 确保所有处理食品的人都意识到个人卫生，并接受适当的培训；② 所有食品从安全、可靠的地方获取；③ 安全地储存食物，使用干净的餐具、台面和设备加工食物；④ 对于生吃食物，用流动水彻底清净可见的污物或泥土，防止交叉污染，并在合适的地方干燥；⑤ 烹饪食物时使用合适的温度和时间，确保所有的食物煮熟；⑥ 在正确的温度下分开放置生熟食以预防微生物的污染和滋生。

（1）食物处理者要记住，任何地方的食物处理者对食品安全都至关重要，在医疗机构中尤其如此。因此，给这些员工提供必要的培训，并留下能够安全处理食物的员工[21]。由于对食物处理者的健康进行常规监测会产生模棱两可的结果，因此应鼓励这些员工自行报告健康问题，并制定自由的病假政策。确保所有的员工，不管其是否当班，都能及时得到良好的食品加工处理操作方面的培训。可通过周期性的在职培训强化，采用简单、直接、针对性的语言制作海报和告示并策略性地张贴，提醒员工注意食品安全。应确保员工在开始准备食物前接受培训，并对早期变化进行密切监督，以此来避免大量员工的失误。还应该注意的是，烹饪和处理食物的地方应具备安全性[22]。

（2）标准操作程序（Standard operating procedure，SOP）：制定并根据需要更新加工食物各方面的标准操作程序。使用标准操作程序培训所有新员工，并在现场准备副本以便查阅。

（3）机构管理和感染控制委员会：通过建立和实施食品安全体系进行主动管理控制，对持续保持餐饮服务各方面的质量至关重要。因此，鼓励医疗机构的管理部门和感染控制委员会与餐饮服务者直接交流，从各自的角度表达食品安全的重要性，并找到各自在确保患者、员工和访客安全方面的关键点。

一个基于HACCP原则的管理系统是有效降低食源性疾病的综合框架[23]。该系统要求员工分析和理解在食物准备过程中，污染最可能发生的方式和时间，并对这些关键操作给予特别关注。正确实施HACCP要求管理人员完全理解食物准备过程中的潜在风险。HACCP的要素已被证明对老年人的食物安全有效[24]。

（4）法规：咨询州/省等当地卫生行政部门关于食品

供应人员、食品卫生和废物处理的法规和标准，并遵照执行。

(5) 食品的质量和种类：从已经建立安全和可靠性记录的可信的地方购买食品。不应为中性粒细胞减少症患者提供新鲜沙拉，因为由铜绿假单胞菌等机会致病菌引起的污染风险较高。不要向老年人、孕妇和免疫缺陷患者(如 HIV 患者、移植患者或是癌症治疗期患者)提供可能被单核细胞增多性李斯特菌污染的肉类，这些易感者对该机会致病菌的易患性增加了 7～700 倍[18]。不要供应未经巴氏消毒的牛奶、生鸡蛋或包含它们的生食。

(6) 设备和器材：购买和使用接触食品的设备时，尽可能选择易于拆卸的，以便于清洗和去污染。比如，很难清洗的切肉机可能成为食源性病原体的源头[25]。

(7) 在食品储存、处理和供应过程中，要特别注意避免交叉污染。

(8) 手卫生：如果把多次重复的手卫生重要性的相关信息当作“唠叨因素”，这会导致手卫生存在被忽视的风险。然而，就“持续提醒”而言，在医疗机构中更为重要。所有处理食物的工作人员同其他医务人员一样，接受正确进行手卫生的培训，用皂液和水洗手，以及使用速干手消毒液。定期提醒所有人手卫生在保护自己及其他人避免感染食源性病原体中的重要性。在整个机构内配置合适的、便利的、充足的洗手点，并鼓励所有的员工遵守手卫生。在洗手设备之间的关键位置配置速干手消毒液以保持手卫生。禁止共用干手毛巾。制定在食品准备区正确使用手套的制度并实施。要意识到，戴手套并不能代替良好的手卫生。

(9) 机构设计：整个食品处理机构的流程布局应该是优化的单向流动，通过避免发生气溶胶、喷溅物、水滴、昆虫、害虫等暴露，以及废水回流等措施，在食物储存和处理过程中减少交叉污染。

如可能，安装水龙头、皂液和干手纸，以及非接触式干手器。尽可能将到洗手间的大门安装为感应门或其他外出时不需要触碰门把手的装置。其他食物准备区域的出入口也应安装类似装置。

(10) 上餐：将准备好的膳食从准备间转运至进食点时，应保持热食是热的，冷食是冷的。尽量不在进食点处理食物，不鼓励在送餐后延迟进食。

(11) 控制害虫和寄生虫：制订监测和预防计划，以消除鼠类、蟑螂、苍蝇等害虫的侵扰。

小结

尽管食品处理技术、监测和食源性感染的治疗方面不断进展，但感染性病原体及其毒素的食源性传播仍然是对公共卫生的主要挑战[26]。以前未知的或怀疑为食源性的病原体已经被证实[12]，包括其对长期健康的影响正在研究当中[27]。同时，越来越多的侵入性操作和外科手术增加了医疗照护中患者的总体易感性。人均预期寿命的增加也会导致其对病原体的抵抗能力降低。不断增多的进口食品、持续扩大的农业和畜牧业，以及饮食偏好的改变正在不断拓宽食源性病原体的范围。此外，越来越多的医疗机构有特许快餐经营场所，并从外购置准备好的饭菜，也为食物源性病原体传播提供了条件。

因此，对于医疗机构内已经存在的和新发的食源性感染的威胁，采取任何有效的打击措施时都需要更加强调食品质量控制，为食品的储存、准备、分装和质量监督提供更好的设施，以及更加精细和严格的员工培训，加强其健康检查。在对其他医疗保健人员、患者和访客进行更好的食品安全教育和培训的同时，这些措施必须开展或强化。接受医疗照护的人本身就有许多健康问题，最不希望成为食源性感染的受害者。

综上所述，日常生活中，特别是在医疗机构内，食源性感染的许多方面仍然是公共健康的主要挑战。然而，已经有许多改变在进行中，这些改变使食品安全趋于改善，并使人免于感染食源性病原体。通过一些组合联合预防措施，诸如沙门菌病[28]、弯曲菌病[29]等重大食源性感染的病例已大幅减少。现在已经有针对甲型肝炎病毒[30]和诺如病毒的疫苗[31]。对食物处理者进行免疫接种可以大幅降低这些常见食源性病毒传播的风险。许多医院已经发起了改善“医院食物”卖相和质量的倡议，其他人也在其经营场所逐步淘汰“快餐”和可能不健康的膳食。

最近我们注意到，与餐饮设备相比，医疗机构的决策者更关注知名的医疗设备，尽管事实上对患者的康复和总体幸福感来说，可口的、安全的、营养的饭菜与适当的治疗和手术干预同样至关重要。这种观点需要改变。

第21章

Michael L. Wilson • L. Barth Reller
(张翔 译;李占结 校)

临床实验室获得性感染

Clinical Laboratory — Acquired Infections

临床实验室是医院感染预防和控制中需要特别关注的一个领域。所有实验室工作人员在标本采集、运输、处理和分析过程中都有接触感染性病原体的风险;然而,在临床微生物实验室工作的人员尤其会面临职业感染的风险。原因包括:与其他类型检测标本相比,培养的临床标本更有可能含有感染性因子,分离和培养过程会产生大量病原微生物,微生物标本通常由几个人在几天至几周内多次处理,而不是一次。

本章的目的是概述实验室获得性感染的流行病学,重点强调实验室特别关注的感染,并为预防和控制实验室获得性感染提出具体建议。本章不讨论研究型实验室、解剖病理学机构、商业性参比实验室和涉及大量病原微生物生产或处理的实验室的个体性问题。临床微生物实验室在感染监测、地方性和流行性医疗保健相关感染(healthcare-associated infection, HAI)的调查以及这些HAI的控制中的作用分别在第6、8、9章进行了讨论。如需更多背景信息,读者可参阅Collins的专著,以获得关于实验室获得性感染这一主题的广泛综述[1]。

发病率、病原体和影响

发病率

实验室获得性感染的真实发病率仍然未知。早期数据来自调查、个人交流和文献报告,这些数据均不能用于计算发病率[2-5]。一项调查[6]报告了实验室获得性感染每年的发病率为3/1 000,另一项调查[7]报告了在医院和公共卫生实验室的工作人员中,每年的发病率分别为1.4/1 000和3.5/1 000。1994—1995年英国实验室的一项调查报告显示其发病率为每100 000人年16.2例,而1988—1989年的发病率为每100 000人年82.7例[8]。尽管公布的数据存在局限性,尤其是最近几年来的数据,但实验室获得性感染的年发病率为1/1 000～5/1 000似乎是合理的。来自美国的另一项调查指出,多达1/3的临床实验室在3年期间报告了至少1例实验室获得性感染事件[9]。这项调查还指出了与一般人群相比的感染相对风险,强调在临床微生物实验室工作导致获得特定感染的相对风险显著增高[9]。

病原体

确定实验室获得性感染最常见的病原体存在几个混杂因素。首先,虽然其中大多数病原体引起的感染需要向公共卫生机构报告,但感染的来源可能并不明确。第二,一些病原体,如沙门菌和大肠杆菌O157,是感染的常见病原体;因此,实验室人员发生的感染可被认为是在社区或某次感染暴发期间获得的。最后,结核分枝杆菌等病原体感染当时可能不会有症状,而且暴露可能未被发现,因此也未报告。

历史上,最常见的实验室获得性感染是布鲁菌病、Q热、伤寒、乙型肝炎和结核病[3,4]。最近的数据显示,目前在临床实验室中最常见的感染是由志贺菌、布鲁菌、沙门菌、金黄色葡萄球菌、脑膜炎奈瑟菌和大肠杆菌O157引起[9-31]。

影响

实验室获得性感染对医疗保健系统造成的成本消耗尚不清楚。在一份报告中[7],平均每一例实验室获得性感染可导致医院实验室1.2个离岗日,可导致公共卫生实验室1.3个离岗日。然而,除了生产力损失以外,还有诊断、治疗和对同事进行筛查的费用。所在医疗机构还要承担调查和向监管机构和公共卫生机构报告的费用。与实验室病原体暴露相关的事件可能会对实验室操作产生重大影响,因为需要进行暴露调查、暴露后环境清洁和消毒、对工作人员进行医学评估,以及在需要隔离时更换人员[33]。

感染者的死亡人数可能很高;许多实验室获得性感染是由能够引起严重和(或)慢性疾病的病原体引起的,而致命的实验室获得性感染确实持续有报告[32]。尽管与其他职业或社会风险相比,严重或致命感染的发生率较低,但即使是接触病原微生物也可能对工作人员产生严重后果。这些风险包括需要进行医学评估(包括为记录或排除感染而进行的血清学检测),接受暴露后预防治疗及其伴随的不良反应风险[30,33],以及因严重急性呼吸综合征冠状病毒(severe acute respiratory syndrome coronavirus-2, SARS-CoV-2)等病原体而导致的隔离及由此造成的对日常生活的干扰。

实验室获得性感染的原因

Pike[2,3]和其他人[6,7,34,35]曾试图确定哪些实验室操作、事故或其他感染原暴露是实验室获得性感染的来源。这些数据表明,低于20%的病例中感染源是未知的,而在另外21%的病例中感染者仅知晓曾与病原体有过接触[3]。因此,在大多数病例中,感染的直接原因未知[36]。

在已确认的原因中,意外暴露占18%[3]。包括:在喷溅或溢出产生气溶胶期间意外接触传染性物质,皮肤缺损的暴露(割伤、擦伤、溃疡、皮炎等)、结膜或黏膜表面的暴露，意外误吸或误食，以及针刺伤和其他“利器”造成的锐器伤[3]。

气溶胶

气溶胶液滴大小不一，较大的液滴会迅速落在暴露的表面。这些飞沫可能携带感染因子，因此可能污染环境表面。较小的飞沫在空气中悬浮的时间较长，在适当的环境条件下，可以无限期悬浮。液滴直径<5 mm 的气溶胶可直接吸入肺泡；直径约 1 mm 的气溶胶最有可能滞留在肺泡内[37]。许多常用的实验室操作已证明可产生这种大小范围内的气溶胶[38-41]。与肺部感染相关的结核分枝杆菌和非结核分枝杆菌均可通过气溶胶传播[42]。

针刺伤

针刺伤和碎玻璃及其他锐器割伤占意外暴露的一半，导致实验室获得性感染[43,44]。实验室人员的针刺伤发生率在医疗保健人员中最高[44,45]。大多数针刺伤发生在处理用过的针头、组装或拆卸静脉输液器、实施肠外注射或输液、抽血、针头回套或处置损伤性废物的过程中[44,45-47]。重新回套针头尤其危险，导致 12%～30%的针刺伤[43,44]。但应该注意的是，针头不回套也可能是危险的[48]。所有实验室都应尽可能禁止使用针头和锐器，鼓励使用安全装置，并在无法完全避免处理或使用锐器的情况下，提供必要的操作流程和培训[49-51]。

临床实验室特别关注的感染性病原体

在临床实验室获得感染的风险取决于多个因素，其中最重要的是暴露于感染性病原体的可能性。这种暴露导致感染的概率取决于病原体的类型和相对传染性[29]、暴露量、暴露个体的免疫状态，以及暴露后有效预防治疗的可及性。

致病菌

特别关注的引起实验室人员感染的细菌，主要是那些高毒力的病原体，如布鲁菌、脑膜炎奈瑟菌和土拉弗朗西斯菌[3,5,12-16,24-26]，以及肠道病原体如志贺菌、沙门菌和大肠杆菌 O157∶H7[5,17-23,52,53]。这些细菌除了是实验室获得性感染的最常见原因外，其中许多细菌还可导致严重感染。在某些情况下，即使是某些细菌性病原体的无毒或减毒菌株也会带来严重感染的风险[32]。由于大多数实验室并不常规分离这些细菌，因此对这些细菌缺乏了解，可能会导致工作人员在一段时间内暴露风险增加，因为他们可能还没有意识到自己在与这些病原体打交道。

冠状病毒

最近出现了三种具有全球公共卫生重要性的冠状病毒：SARS-CoV-1、中东呼吸综合征冠状病毒（Middle Eastern respiratory syndrome coronavirus，MERS-CoV）和 SARS-CoV-2。这些病原体似乎不会对采用标准预防措施和生物安全 2 级条件的实验室工作人员构成任何特别的风险[54]。分子诊断方法已将这些空气传播的病原体通过人际传播的风险降至最低。

人类免疫缺陷病毒

HIV 职业暴露是由于感染物质与非完整的皮肤或黏膜表面接触，或由于感染性物质通过外伤侵入人体。幸运的是，因一次针刺伤而感染 HIV 的风险仅为 0.3%～0.5%[55-57]。关于皮肤黏膜暴露感染风险的数据很少，但其感染风险可能低于针刺伤。实验室人员接触 HIV 的频率未见报道；然而，根据实验室人员中乙型肝炎病毒（hepatitis B virus，HBV）感染的流行病学情况[56]，实验室人员很可能是医疗保健工作者中最常发生 HIV 标本暴露的人群。

虽然存在有效的暴露后治疗方案，但预防医疗保健工作者感染 HIV 的主要途径还是取决于预防暴露的发生。已发布的工作场所预防 HIV 暴露的指南均基于标准预防的原则（见第 4 章），并且有证据表明，当采用标准预防措施时，职业暴露已减少[55-57]。这些指南也有助于防止发生其他血源性病原体职业暴露。

乙型和丙型肝炎病毒

尽管与 HIV 或丙型肝炎病毒（hepatitis C virus，HCV）相比，HBV 更容易通过针刺伤传播，但已有有效的 HBV 疫苗，这意味着预防职业性 HBV 感染的最简单的方法是接种疫苗（见第4章）。自1982年推出疫苗并实现广泛接种以来，全球许多地区实验室获得性 HBV 感染的发病率有所下降。医疗保健组织应继续要求所有医疗保健工作者在成为雇员或志愿者之前接受一系列完整的疫苗接种[6,58,59]。

HCV（见第 41 章——预防血源性病原体在医疗保健机构中的传播）的传播途径与 HBV 相同。但与 HBV 不同的是，HCV 不易通过针刺伤传播，针刺伤后传播的风险估计为 0%～3%[56,60-62]。尽管如此，仍应避免发生暴露，因为与 HBV 不同，目前还没有针对 HCV 的疫苗，而且在缺乏现有医疗手段的情况下，至少 50%的 HCV 感染者会发展为慢性肝病。与 HBV 和 HIV 一样，HCV 感染在某些患者群体中非常普遍[63]。

结核分枝杆菌

与一般人群相比，参与处理结核病患者临床标本或培养物的工作人员患结核病的风险更高[11,64]。临床微生物实验室工作人员风险最高，尤其是那些在现场进行分枝杆菌培养而不是将标本转运至参考实验室的人员。然而，其他实验室工作人员也存在风险，包括处理呼吸道标本以进行细胞病理学检查、对组织标本进行肉眼检查、制备冰冻切片或进行尸检的人员。

通过采取标准预防措施、佩戴 N95 口罩、在生物安全柜中处理标本，以及对设备进行充分消毒，可降低实验室环境中罹患结核病的风险。涉及结核分枝杆菌培养物的溢出需要特殊处理（稍后讨论）。所有医疗机构都应该制定一个全面的预防、控制、诊断和治疗结核病的方案[65]。

致病真菌

对实验室工作人员有意义的真菌病原体包括粗球孢子菌、皮炎芽生菌和荚膜组织胞浆菌[9,10,33]。与前面提及的细菌一样，实验室获得性感染这些真菌病原体的风险可能比以前要低，但不会是零。关于疑似含有这些病原体的临床标本和培养物的安全处理的建议将在下文中给出[66,67]。

预防实验室获得性感染

每个临床实验室必须制定制度和流程来预防、记录和治疗实验室获得性感染。实验室主任应与指定的实验室安全员一起，在制定和实施这些规章制度方面发挥主导作用，并将其纳入实验室工作流程手册中[1,49,50]。所有工作人员都应接受适当的教育和必要的培训，以安全地完成他们的工作。他们应该认识到各种感染性病原体的危害，以及在发生暴露时应该如何处理。应要求所有实验室工作人员接种乙型肝炎疫苗。应根据现行指南进行本底和后续结核菌素检测。最后，必须采取措施来保持这些制度和流程的依从性，适当的文件记录、咨询，以及必要时的处罚措施，以确保工作人员的安全[68,69]。

生物安全级别

疾病预防控制中心(Centers for Disease Control and Prevention，CDC)和(美国)国立卫生研究院(National Institutes of Health，NIH)发布了一份文件，根据“病原体和实验室功能或活动的潜在危害”定义了4个级别的生物安全水平。该文件详细说明了达到每个生物安全水平所需的实验室设计、设备和流程。大多数常见病原体可在2级生物安全条件下进行处理。对疑似含有布鲁菌、土拉弗朗西斯菌、粗球孢子菌、皮炎芽生菌或组织胞浆菌的培养物，只应在3级生物安全条件下进行处理。一般临床微生物实验室不需要具备4级生物安全条件。

标准预防措施

严格遵守标准预防措施足以减少或消除临床实验室在处理大多数患者标本过程中获得感染的风险。只有实验室管理人员和工作人员将CDC的建议纳入常规实验室操作，并尽一切合理努力保持和执行这些制度，标准预防措施的实施才会成功。标准预防措施已被证明可减少卫生保健工作者对血液和其他体液的职业暴露次数[10,58]。CDC对所有医务人员和临床实验室的标准预防措施的建议分别见表21.1和表21.2。

表21.1　预防医疗机构中血源性病原体感染的标准预防措施

- 所有医务人员在预期接触任何患者的血液或其他体液时，应常规使用适当的屏障预防措施，防止皮肤和黏膜暴露。以下情况应戴手套：接触所有患者的血液和体液、黏膜或非完整的皮肤时，处理被血液或体液污染的物品或表面时，以及进行静脉穿刺和其他血管通路操作时。与每位患者接触后应更换手套。在可能产生血液或其他体液喷溅的手术过程中，应佩戴口罩和防护眼镜或面罩，以防止这些物质接触口、鼻和眼睛的黏膜。在可能产生血液或其他体液飞溅的手术过程中，应穿着隔离衣或围裙
- 如果被血液或其他体液污染，应立即彻底清洗双手和其他皮肤表面。脱下手套后应立即洗手
- 所有医务人员在以下情况时应采取预防措施防止造成伤害：手术过程中使用的针、手术刀和其他尖锐的工具或装置时，清洗使用过的器械时，处理用过的针头时，处理手术后的尖锐工具时。为防止针刺伤，针头不应回套，或用手故意弯曲或折断，或从一次性注射器中取出，或以其他方式用手操作。一次性注射器和针头、手术刀刀片和其他尖锐物品使用后，应放置在防刺穿的容器中处置；防刺穿容器应尽可能靠近使用区域。大口径可重复使用的针头应放置在防刺穿的容器中，以便运送到再处理区域

续　表

- 虽然唾液与HIV传播关系不大，但为了尽量减少急救时口对口人工呼吸，在可预测需要进行心肺复苏的区域，应提供口套、简易呼吸器或其他辅助通气装置
- 患有渗出性皮损或渗出性皮炎的医疗保健工作者应避免对患者进行任何直接护理，并避免处理用于护理患者的设备，直到症状消退
- 目前尚不清楚医务人员怀孕后感染HIV的风险是否会更大；但是，如果医务人员在怀孕期间感染HIV，婴儿就有因围产期传播而感染的风险。由于这种风险，怀孕的医务人员应特别熟悉并严格遵守预防措施，以尽量减少HIV传播的风险

表21.2　诊断病理学实验室工作人员的标准预防措施

- 所有血液和体液标本应放在构造良好的容器中，并有安全的盖子，以防止在运输过程中泄漏。在收集每个标本时应谨慎，以避免污染容器的外部和标本所附的实验室表格
- 所有处理血液和体液标本的人员(如取下真空管的管帽)应戴手套。如果黏膜预计会与血液或体液接触，则应佩戴口罩和护目镜。完成标本处理后，应更换手套并手洗
- 对于常规程序，如组织学和病理学研究或微生物培养，不是必须使用生物安全柜。然而，在有高度可能产生液滴的操作(包括混匀、超声处理和大力混匀等活动)时，应使用生物安全柜(Ⅰ级或Ⅱ级)
- 使用机械移液装置来操作实验室中的所有液体。不得使用口吸液
- 在没有其他选择的情况下，限制使用针头和注射器，并遵循医疗保健机构标准预防措施中概述的预防针刺伤的建议(表21.1)
- 在血液或其他体液溢出后，以及工作活动完成后，用适当的化学消毒剂清除实验室工作台表面
- 实验室检测中使用的受污染材料应在再处理前进行净化，或放入袋子中，并按照机构处理感染性废物的政策进行处理
- 已被血液或其他体液污染的设备应在实验室维修或运往制造商之前进行去污和清洁
- 所有人员应脱掉防护用品，包括手套，并在离开实验室前洗手

标准微生物学操作

以下操作如果与标准预防措施结合使用应可有效预防大多数实验室获得性感染。这些流程或类似流程应作为所有临床实验室的常规操作[50,51,70-75]。

进入实验室

一般情况下，实验室只允许经过培训的人员进入。维修人员、送货人员和其他有正当理由进入实验室的参观人员应有陪同或被密切监督，以避免不必要的感染性病原体暴露。实验室学员、内部员工和其他学生也应受到密切监督。禁止无人看管的儿童进入临床实验室。

人事政策

所有人员都应接受与其专业水平相对应的培训，使之能安全完成所有必要的操作。表21.3[51]列出了此类培训的建议主题。所有人员均应接受必要的持续的继续教育，以确保工作能力和安全。工作评估应记录安全、技术或其他行为方面的失误，这些失误可能导致职业接触传染性病原体。对出现此类行为的人应提供咨询和(或)重新培训。

实验室设备

实验室在设计上应尽量减少移动路径和不必要的工

作区域进入。实验室，包括家具和设备，应易于清洁和消毒。应配备脚踏式、膝式或肘式洗手池，并安置于实验室出口附近。实验室设施的设计和建造应符合其对应的生物安全水平所推荐的标准[49]。

工作人员卫生

严禁在实验室内进食、饮酒、吸烟和化妆[49]。所有人员在实验室时应穿着白色长实验服并扣好纽扣。在实验室工作时应始终佩戴防渗透手套，工作人员在脱下手套后应洗手，防止意外接触手套外表面的病原体[76,77]。工作人员和参观人员应在脱下手套后和离开实验室前洗手。不应将食物和其他个人物品储存在用于储存临床标本或培养物的冰箱或冰柜中。用于储存或制备食物的冰箱、冰柜和微波炉必须放置于实验室之外。

临床标本

标本必须标明患者的全名、住院号，以及采集或获取的日期。标本发生容器损坏、泄漏或受污染时不应进行检测，应通知标本采集人员并重新采集标本。

微生物学技术

严格禁止用口移液，所有移液均应使用机械移液装置。所有操作程序都应尽量减少或防止产生气溶胶。产生气溶胶的操作应在生物安全柜中进行。为了避免喷溅，最好使用圆柱形电灼烧器对接种环、接种针或其他小型器械的尖端进行消毒。接种环和接种针在接触培养皿、菌落或肉汤培养基之前应冷却，以避免再次飞溅。

应使用适当的消毒剂清洁、消毒工作台面，每日至少一次。如果工作人员有多个班次，则应在每个班次之间清洁、消毒。工作台面发生溢洒时也应进行消毒（稍后讨论）。感染性废物和患者标本在丢弃前应消毒（见下文）。针头、刀片和其他锐器应在坚硬、难以破坏的、防刺穿、有标记的容器中处置。从实验室取出的材料应无感染性危害。临床标本、培养物或其他可能具有感染性的材料应按照相关法规进行包装、贴标签和运输[51]。

安全操作手册

每个实验室都应该有一本最新的安全手册，其中包括以下信息。

（1）一名指定的实验室安全管理员，以及在发生事故或暴露时如何与该人员取得联系的明确说明。该安全员应负责生物安全的培训计划（见表 21.3）。

（2）实验室最佳实践与医院感染控制制度的安全要素简介，包括标准预防措施。

（3）根据当前建议制定一项预防实验室工作人员结核分枝杆菌传播的方案。

（4）必要位置配备应急器材及溢出清理装备。

（5）清理溢撒物的详细流程。

（6）生物安全柜的有效使用说明。

（7）安全使用离心机和高压灭菌器的流程。

（8）疫苗接种政策。

（9）暴露后治疗、预防和咨询的流程。

表 21.3　实验室工作人员生物危害安全培训 10 步计划

1. 处理血液和体液的标准预防措施
2. 无菌技术和程序
3. 个人卫生和防护装备
4. 1～4 级生物安全标准
5. 有效使用Ⅰ～Ⅲ级生物安全柜
6. 安全使用离心机和高压灭菌器
7. 去污、消毒、灭菌
8. 处理、包装和处置生物有害性废物
9. 生物有害性废物包装、运输和转运
10. 报告事件和事故

事故处理、设备使用和废物处理的安全

溢出和事故的处理程序

由于患者标本和培养基中微生物浓度高，必须遵照特殊流程对溢出和其他实验室事故进行消毒[51]。对于可能含有分枝杆菌的溢出物，应使用在推荐浓度下具有杀结核作用的消毒剂[49]。这一建议适用于所有类型的溢出或其他实验室事故。

与溢出相关的危害取决于溢出物的性质、体积、浓度，以及溢出发生的位置（即生物安全柜内或柜外）。涉及结核分枝杆菌、土拉弗朗西斯菌、布鲁菌、粗球孢子菌或荚膜组织胞浆菌等微生物的溢出可能会对实验室工作人员构成重大危害。大量中等风险微生物或可能产生气溶胶的微生物外溢也应作为对实验室工作人员的主要危害加以处理。

实验室安全手册中应有书面流程。应培训员工当实验室内培养或研究的微生物溢出时安全地清洁与消毒。实验室必须备有所有必要的消毒剂和清洁用品。在转运、接种、处理或储存微生物培养基的任何阶段中均可能发生溢出，因此在每个阶段发生溢出时应有适用的特殊处理方案，并且在中危微生物溢出和高危微生物溢出（如结核分枝杆菌）的常见区域中也应有适用的特殊处理方案。

用于少量中危微生物常规溢出后的处置流程

（1）立即用合适的消毒剂覆盖受影响的区域，并用纸巾覆盖。

（2）警告其他工作人员避开污染区域。

（3）戴上手套，使用可高压灭菌的簸箕和刮刀或镊子来收集固体废物。

（4）用纸巾擦拭剩余的液体或其他物品。

（5）将受污染的物品作为感染性废物处置。

（6）除非实验室工作人员在溢出或清理过程中受伤或暴露于其他环境中，否则不需要采取其他特别措施。

生物安全柜外中等风险微生物或高致病性微生物大量溢出的处理程序

（1）人员应屏住呼吸，立即撤离房间，并关上门。

（2）必要时协助他人，保护他们免受潜在的暴露。

（3）警告邻近区域的人员有潜在的安全隐患。

（4）脱掉受污染的衣物和防护装备，作为生物危害废物丢弃。

(5) 彻底清洗暴露的皮肤表面。

(6) 通知实验室安全管理员和主任。

(7) 保持生物安全柜运转,有助于降低被污染房间内的气溶胶浓度。

(8) 如果溢出发生在负压房间,至少等待 30 min 后方可进入受污染的房间。

(9) 如果泄漏发生在没有负压的房间,应立即开始清理。

(10) 穿戴个人防护装备(personal protective equipment, PPE)。

(11) 应从溢出物的侧面倒入适当的消毒剂。消毒剂直接倒在溢出物上可能产生气溶胶。

(12) 用纸巾覆盖溢出区域,静置 20 min。

(13) 使用可高压灭菌的簸箕和橡皮刮刀或镊子清理碎玻璃和其他尖锐物品。

(14) 用纸巾擦拭剩余的液体。

(15) 将包括防护服在内的所有物品作为生物危害废物丢弃。

生物安全柜内溢出处理程序

(1) 生物安全柜应保持运行,以尽量减少对实验室工作人员进一步危害的风险。

(2) 立即开始清理。

(3) 清理时穿好个人防护装备。

(4) 用足够量的消毒剂覆盖工作台表面和所有孔槽。

(5) 让被消毒剂覆盖区域静置 20 min。

(6) 在此期间,用消毒剂(如酚类或碘伏化合物)清洁生物安全柜的内壁、工作台面和内部的所有设备。不要使用易燃的有机溶剂,如酒精,因为这些化合物可能在某些生物安全柜内达到危险浓度。

(7) 受污染的物品和液体应作为生物危害废物处置。

(8) 按照制造商的建议清洁孔槽。

(9) 不要清洗或消毒高效微粒空气过滤器(high-efficiency particulate air, HEPA)和生物安全柜表面以外的部件。对于大多数溢出,这是不必要的,应该由经过厂家培训和认证的人员完成。重大溢出或涉及高风险物质的泄漏可能需要对生物安全柜进行甲醛熏蒸消毒,只能由有资质的专业人员进行操作。

实验室设备

实验室安全和诊断设备必须具有适当的类型,并应根据制造商的建议进行测试和维护。同样重要的是实验室人员正确使用仪器设备。应告知所有人员如何正确使用、保养和维护实验室设备。

生物安全柜

生物安全柜对于安全处理许多感染性病原体是必不可少的。使用哪一种生物安全柜主要取决于要处理的感染因子[78]。Ⅰ级生物安全柜(图 21.1)有一个开放的前室,房间的空气可以流入。所有排出的空气都通过 HEPA 排放到室外环境。虽然Ⅰ级生物安全柜保护使用者免受橱柜内的物质暴露,但它们不能保护橱柜内的物品免受污染;Ⅰ级生物安全柜不适合在临床微生物实验室使用[51]。

Ⅱ级生物安全柜(图 21.2)也有一个开放的前室,房间的空气可以流入。不同于Ⅰ级生物安全柜的是,Ⅱ级生物安全柜一部分排出的空气通过 HEPA 再循环进入机柜。过滤后的空气用于保护临床标本或培养物不受污染。Ⅱ级生物安全柜有两种基本类型。Ⅱ级 A 型生物安全柜最常用于临床实验室,足以满足 2 级或 3 级生物安全标准。Ⅱ级 B 型生物安全柜也可用于此目的,但通常更昂贵[51,78]。Ⅲ级生物安全柜(图 21.3)为实验室人员提供了最大的保护,但它们的使用通常仅限于在生物安全 4 级实验室中处理高致病性病原体。

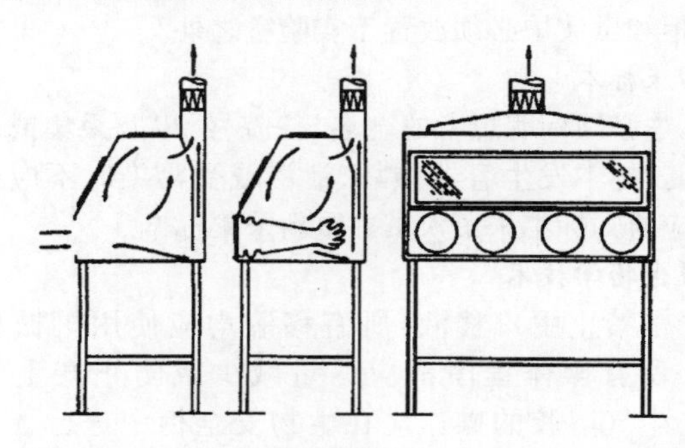

图 21.1 Ⅰ级生物安全柜的设计。

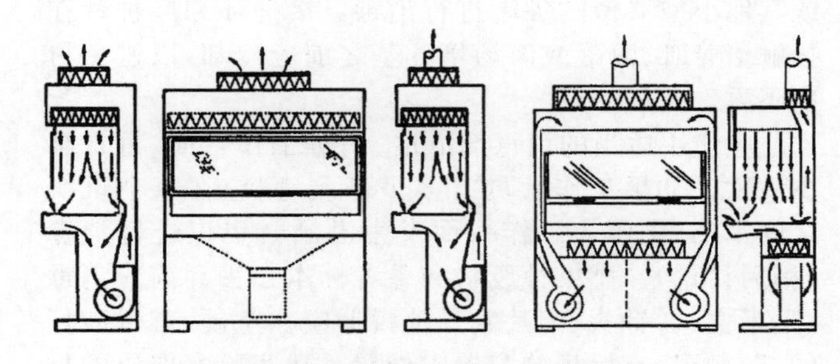

图 21.2 A 型和 B 型Ⅱ级生物安全柜的设计。

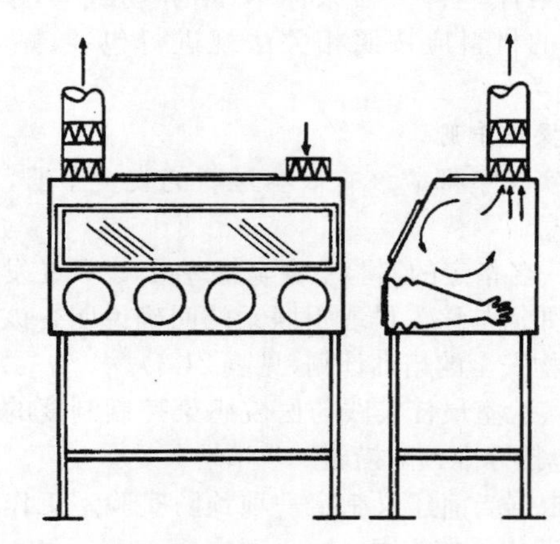

图 21.3 Ⅲ级生物安全柜。

实验室工作人员必须记住,生物安全柜不是化学通风柜。有毒、有害或易燃的化学品不能在这些柜中使用,因为排气的再循环可能会让这些化学物质在柜中达到危险水平。生物安全柜只能由具有资质的人员安装、测试和维护。定期对生物安全柜进行检测和认证对于确保用户的安全至关重要。应指导实验室人员正确使用生物安全柜,并应了解其在控制气溶胶方面的局限性。如果没有经过适当的生物安全柜使用培训,在生物安全柜操作的人员可能会对其遏制传染性气溶胶的能力产生不利影响[75]。在使用生物安全柜之前,应向制造商咨询这一因素和其他因素的潜在影响(如在生物安全柜内使用设备)。最后,工作人员应该意识到,生物安全柜的功能取决于适当的气流模式;由于供气或排气的改变、临时停机维修和施工而引起的气流模式变化可能对生物安全柜的功能产生不利影响。实验室内生物安全柜的位置不应靠近门口或人流量大的区域。

离心机

用于处理临床标本或培养物的离心机应配备可密封、可高压灭菌、防破损的离心杯,以防止离心机受到污染,并且在处理过程中,一旦离心管破裂,应防止气溶胶的释放。这些离心杯必须可从离心机转子上拆卸下来,以便进行清洗和高压灭菌。

高压灭菌器

大多数实验室不再对自己的危险废物进行高压灭菌,而是依赖全设施卫生系统或使用外部供应商来清除和消毒生物危害废物。如果这两者都不具备,对于处理高危标本的设施,临床实验室应能够随时获得高压灭菌器。高压灭菌器的例行维护、检测和清洗是必不可少的。应测试高压灭菌器杀灭标准细菌孢子的能力[51]。应该强调的是,高压灭菌指示胶带只表明物体经过高压灭菌,但不一定达到灭菌效果。

实验室和防护设备

乳胶和乙烯基一次性手套的渗透性差异很大[68,73]。不建议清洗和重复使用手套。此外,脱去手套后,手部被微生物污染的比例从 5%到 50%不等[72]。因此,医务人员在脱下手套后应洗手。戴两副手套("双层手套")的问题争议更大。虽然从逻辑上来说两层屏障比一层屏障提供了更多保护,但考虑到双层手套会使手部触觉和灵敏性减弱,因此不建议在常规实验室操作中使用双层手套[73]。

感染性物品的处置

必须妥善处理被感染性病原体污染的物品,以保护医务人员和公众[51]。建议采用以下程序安全处置感染性物品和废物[51]。

(1) 必须准备好足够的垃圾桶和锐器盒。

(2) 在垃圾箱里放置两个可高压灭菌的袋子。

(3) 清楚地标明容器的用途。

(4) 避免与这些物品进行直接接触,将泄漏的容器视为污染物。

(5) 用易于清洁和消毒的推车运输感染性物品。

(6) 感染性物品在处置前应进行高压灭菌,高压灭菌时避免过度填装,因为这会限制灭菌程序的有效性。

预防、暴露后预防/治疗和随访

疫苗

实验室工作人员可能与患者有直接接触,也可能不接触,但仍应遵循针对所有医务人员接种疫苗的建议。所有医疗保健工作者应证明对 HBV 具有免疫力,如果没有免疫力,应在就业前接种 HBV 疫苗。此外,所有医院工作人员在就业前均应提供风疹免疫证明。对风疹病毒缺乏保护性抗体的人应接种疫苗。流感、麻疹、腮腺炎和脊髓灰质炎疫苗,以及破伤风-白喉类毒素免疫接种应遵照美国公共卫生服务(U.S. Public Health Service)免疫实践咨询委员会(Immunization Practices Advisory Committee)的现行指南。

暴露后预防/治疗

应向所有发生感染性病原体暴露的医务人员提供特定的接触后预防或治疗及咨询。对临床实验室工作者来说,特别重要的是关于预防或治疗从感染乙型肝炎病毒(HBV)、丙型肝炎病毒(HCV)和人类免疫缺陷病毒(HIV)的患者身上采集的标本所导致的暴露的建议。在分枝杆菌实验室工作的人员,以及参与处理或处置可能被分枝杆菌污染的物品的人员应每年接受潜伏性结核感染筛查,并在疑似暴露后接受适当的检测。

暴露后调查

如果工作人员在实验室接触病原体,应立即调查接触原因。调查应包括对相关微生物操作、实验室的制度和流程、设备和设施的审查。例如,如果分枝杆菌实验室的一名工作人员的筛查结果呈阳性或患活动性肺结核,则必须进行彻底调查。所有微生物有关操作、制度和流程都需要审核。此外,所有生物安全柜和空气处理系统应由有资质的人员进行检查、维护和校准,以确定它们是否正常工作或是否为潜在的暴露源。如果最初的调查未能对暴露的原因提供令人满意的解释,则有必要在医疗机构的实验室内外扩大调查范围。如果未发现暴露源,应酌情扩大调查范围,纳入医疗机构以外的潜在暴露源(如旅行史和接触史等其他潜在的暴露源)。

小结

尽管实验室获得性感染的发病率似乎正在下降,感染的发生率仍然很低,并与显著的发病率和死亡率、实验室操作中断和成本有关。为了降低发生实验室获得性感染的可能性,所有实验室工作人员在处理感染性物品时都应遵循推荐的指南、制度和流程。此外,实验室必须以此类方式设计、建造和维护,以最大限度地减少事故并易于清洁。实验室必须提供必要的安全和诊断设备,并培训工作人员使用这些设备,作为他们在临床实验室工作的基本能力的一部分。最重要的是,实验室主任和主管必须提供所需的资源和领导,以提供一个安全的工作环境。

第22章

Shannon A. Novosad • Matthew J. Arduino • Priti R. Patel
(陈翔 译;韩梦鸽 校)

透析相关并发症及其控制

Dialysis-Associated Complications and Their Control

引言

血液透析是通过过滤代谢废物、清除多余的液体、平衡和纠正电解质异常和代谢性酸中毒来治疗终末期肾病(end-stage renal disease, ESRD)的一种方式。ESRD患者通常每周在门诊中心进行多次维持性血液透析。2017年,有超过45万名维持性血液透析患者在约6 500家门诊血液透析机构接受治疗[1],占美国接受肾脏替代治疗(血液透析、腹膜透析和肾移植)的ESRD人群的88%。大约1.8%的血液透析患者在家中进行,即家庭血液透析。ESRD项目由美国卫生和公众服务部的医疗保险与医疗补助服务中心(Centers for Medicare and Medicaid Services, CMS)管理,是唯一基于医疗诊断的医疗保险权利。

维持性血液透析患者感染风险增加。尿毒症所致的细胞免疫、中性粒细胞功能和补体激活缺陷,使ESRD患者更容易受到病原体感染[2-3]。此外,大多数维持性血液透析患者每周要接受多次透析,透析环境通常是多人同时进行,并且需要建立血管通路,主要是中心静脉导管(central venous catheter, CVC)、自体动静脉内瘘(arteriovenous fistula, AVF)和移植物动静脉内瘘(arteriovenous graft, AVG)。因此,通过导管、受污染的设备、用品、注射药物、环境表面、医疗保健人员的手,获得和(或)传播感染的机会很多。

血液透析患者经常住院和手术,暴露的机会和发生医疗保健相关感染(healthcare-associated infections, HAI)的风险都会增加。血液透析患者的年调整死亡率为167/1 000住院年。感染是第二大死亡原因(约占所有死亡人数的8%)[1],并且很可能会促进心血管原因引起的死亡,也是血液透析患者住院的一个重要原因。心血管和感染引起的住院率是很接近的(分别为46/100住院年和44/100住院年)[4]。菌血症(包括因血管通路感染引起的菌血症)和呼吸道感染也是住院和死亡的常见原因[5-7]。2016年,血液透析患者因感染住院的天数是接受肾移植患者的两倍多[4]。

本章主要介绍:① 在维持性透析中心环境中可能获得的主要感染性疾病;② 重要的流行病学和环境微生物学方面的考虑;③ 感染预防策略。主要关注的是最常见的门诊血液透析中心。不过这些理念很多可以广泛适用于提供血液透析照护的其他环境,如急症照护机构、长期护理机构、家庭血液透析。

血流和血管通路感染

发病机制

血管通路,尤其是AVF、AVG和CVC,易使血液透析患者发生血流感染(bloodstream infection, BSI)和其他血管通路感染(vascular access infection, VAI)。VAI包括透析血管通路所致的BSI和血管通路局部感染(如CVC出口感染和隧道感染)。引起感染的细菌和真菌病原体可以是内源性的(由存在于患者体内或体表的细菌侵入引起),也可以是外源性的(如从受污染的透析液或设备获得)。CVC相关感染(VAI的一种)通常是由患者皮肤上的细菌在导管外部定植或直接接触(如医疗保健人员接触污染)导管接头导致导管内表面污染引起的。

外源性病原体引起了许多暴发,其中许多是由于透析器复用不当(如水被污染、消毒剂浓度不足)或水处理和分配系统消毒和维护不足造成的。由内源性病原体引起的感染往往是地方性的,通常不引起暴发。

补液污染和血行扩散引起的BSI在所有血管通路类型中都不常见,且一般都会报告存在受污染的药瓶。1999年报告的一起血液透析患者中暴发的液化沙雷菌BSI和热原反应,可追溯到红细胞生成素药瓶的污染[8]。这些药瓶原本是一次性使用的,但是为了将剩余的药物收集至同一瓶中以获得额外的剂量,药瓶被反复穿刺从而被污染。

监测

由于BSI的重要性,特别是与血液透析患者血管通路相关的BSI,美国疾病预防控制中心(Centers for Disease Control and Prevention, CDC)于1999年启动了一个自愿的持续监测系统,称为透析监测网络[9]。当时,与住院和静脉注射抗微生物药物相关的感染也包括在内。后来该监测系统逐渐扩大并演变为(美国)国家医疗保健安全网络(National Healthcare Safety Network, NHSN)的透析事件监测部分[10]。NHSN是美国使用最广泛的HAI监测系统,有超过25 000家机构通过基于互联网的系统向CDC报告HAI数据。血液透析机构向NHSN的透析事件监测报告透析患者的BSI和相关事件。门诊血液透析机构也可参与,经指导后按标准流程开展监测[11]。根据方案,针对所有接受血液透析的门诊患者开展NHSN定义的三种透析相关事件的监测。三种透析相关事件(血培养阳性,开始静脉使用抗微生物药物,血管通路处化脓、发红或肿胀加剧)是 BSI 和(或)血管通路局部感染的指标,并使用标准数据收集表进行上报。作为 ESRD 质量激励计划的一部分,CMS 将报告给 NHSN 的透析相关事件数据用于透析机构绩效评估[12]。因此,门诊血液透析机构普遍都会向 NHSN 上报。CDC 在 2018 年未发表的数据显示,超过 6 800 家透析机构报告了 133 525 次静脉注射(intravenous, IV)抗微生物药物,21 584 例血管通路处化脓、红肿或肿胀加剧,24 736 例血培养阳性,其中包含 19 172 例通路相关的血培养阳性。血液透析人群 BSI 监测的公认挑战是医院与门诊透析中心的 BSI 诊断存在差异。潜在的解决办法是加强医院与门诊透析中心之间的信息交流和电子病历数据共享[13]。

流行病学和危险因素

通路局部感染非常重要,因为它们可造成播散性菌血症和血管通路的损失。VAI 的局部体征包括红斑、皮温升高、硬结、肿胀、压痛、皮肤破裂、积液和化脓性渗出[9,14-16]。CDC 在 2018 年未发表的数据显示,NHSN VAI 合并平均发病率为 0.77/100 住院月。通路相关 BSI 合并平均发病率为 0.36/100 住院月,因通路类型而异,AVF 为 0.11,AVG 为 0.24,CVC(隧道和非隧道)为 1.24。CVC 患者的 BSI、通路相关 BSI 和 VAI 的发病率始终且显著高于其他血管通路类型。

VAI 的主要危险因素是通路类型,与 AVG 和 AVF 相比,CVC 的感染风险最高[9,14-21]。AVF 是通过嫁接患者动脉和静脉制成的(通常是手臂上的),而 AVG 则是用一根管子连接患者的动脉和静脉。与原生 AVF 相比,通常认为 AVG 的 VAI 风险更高,但是很难辨别患者的风险增加是 AVG 引起的还是患者特征或其他因素引起的。VAI 的其他潜在危险因素包括:① 通路在下肢的位置,② 近期血管通路手术,③ 外伤、血肿、皮炎、通路部位刮伤,④ 患者卫生条件差,⑤ 针头穿刺技术差,⑥ 老年,⑦ 糖尿病,⑧ 免疫抑制,⑨ 铁过载,⑩ 注射毒品,⑪ 慢性炎症状态[14,15,22-27]。

VAI 主要是由金黄色葡萄球菌(32%~53%)、凝固酶阴性葡萄球菌(20%~32%)、革兰阴性杆菌(10%~18%)、其他革兰阳性球菌(包括肠球菌,10%~12%)和真菌(<1%)引起(按频率降序排列)[18,19,28]。在 BSI 中,金黄色葡萄球菌仍然是最常报告的病原体(NHSN 报告的 31%的 BSI 和 32%的通路相关 BSI)。2014 年,血培养分离的报告了药敏信息的金黄色葡萄球菌中,有 40%对甲氧西林耐药[20]。

基于感染性和非感染性并发症的相对风险,广泛认为原生 AVF 是首选的血管通路类型;建议的目标是不超过 10%的患者继续接受永久性导管血液透析治疗[29-32]。来自透析结局和实践模式研究的数据显示,从 2010 年 8 月到 2013 年 8 月,AVF 的使用从 63%增加到 68%,而导管的使用从 19%下降到 15%[33]。然而,大多数新发患者刚开始透析时仍使用导管。2018 年和 2019 年美国肾脏数据系统(United States Renal Data System, USRDS)年度数据报告显示,尽管现存(所有)血液透析患者中只有 19.5%使用导管,但新发患者刚开始透析时却有 80.1%使用导管,并且随着时间的推移,后者的比例几乎没有变化[1,4]。在透析开始前进行永久性血管通路(即 AVF 或 AVG)的规划和放置有许多障碍[34]。例如,许多患者缺乏 ESRD 前的保险,因为 ESRD 医疗保险项目的福利没有扩展到患有晚期慢性肾脏疾病的个体,其中一部分经历肾功能突然下降后在医院开始透析的患者可能很少有机会享受到透析前医疗保险。尽管如此,为了最大限度地减少感染并发症,理想情况下,患者应尽早建立功能性 AVF,以尽量减少或消除通过导管透析的时间[35,36]。

预防

CDC[37]、医疗保健感染控制实践咨询委员会(Healthcare Infection Control Practices Advisory Committee, HICPAC)[38] 和美国肾脏基金会[29-32]都制定了预防 VAI 的建议。CDC 制定了一项推荐性的"透析机构预防 BSI 方法(Approach to BSI Prevention in Dialysis Facilities)",主要包含了预防血液透析患者发生 BSI 的核心干预措施(表 22.1)[39]。一部分试点机构实施了这套干预措施,显著降低了通路相关 BSI 发病率,并至少 4 年维持该低发病率[40]。核心干预措施包括:① BSI 监测并向临床工作人员反馈数据;② 手卫生依从性观察与反馈;③ 导管/血管通路护理观察与反馈;④ 通过能力评估,培养工作人员预防感染的技能;⑤ 患者教育和参与感染控制过程;⑥ 努力减少现存患者导管使用;⑦ 使用酒精复合氯己定(>0.5%)作为 CVC 出口部位护理的一线皮肤消毒剂;⑧ 导管接头消毒;⑨ 用于导管出口部位的多孢菌素三联抗菌药物软膏或聚维酮碘软膏(或潜在替代品)。CDC 还制定了工具、规程和指南,以协助干预措施的实施(https://www.cdc.gov/dialysis/prevention-tools/index.html)[41]。

表 22.1　透析血流感染的预防措施

使用 NHSN 进行监测和反馈	使用 NHSN 每月对 BSI 和其他透析相关事件进行监测。计算本机构的发病率,并与 NHSN 其他机构的发病率进行比较。积极与一线临床工作人员反馈结果
手卫生依从性观察	每月进行手卫生依从性观察,并与临床工作人员反馈结果
导管/血管通路护理观察	每季度对导管和血管通路护理进行观察。评估工作人员在连接和断开导管以及换药时对无菌操作的遵守情况。与临床工作人员反馈结果
人员教育培训与能力提升	对工作人员进行感染控制主题培训,包括通路护理和无菌技术。每 6~12 个月和新聘任时对导管护理等技能进行能力评估
患者教育和参与	为所有患者提供有关感染预防主题的标准化教育,包括血管通路护理、手卫生、与导管使用相关的风险、识别感染迹象,以及离开透析单元时的通路管理指导
减少导管使用	多方努力(如通过患者教育、血管通路协调员),通过识别和解决永久性血管通路放置和移除导管的障碍来减少导管使用

续 表

使用氯己定做皮肤消毒	使用酒精复合氯己定(>0.5%)作为中心静脉导管置管和换药时的一线皮肤消毒剂。氯己定不耐受者可选用聚维酮碘(最好是含醇)或70%酒精
导管接头消毒	在取下导管帽后,用恰当的消毒剂擦洗导管接头。每次接入和断开导管时都要执行。如果使用了封闭的无针连接器装置,请按照制造商的说明对连接器装置进行消毒。
抗微生物药物软膏[a]	换药时,在导管出口部位使用抗菌药物软膏或聚维酮碘软膏。使用氯己定敷料也是一种选择。

BSI, bloodstream infection,血流感染;NHSN, National Healthcare Safety Network,国家医疗保健安全网络。
a:特定的长期血液透析导管兼容的特定的抗菌药物软膏。
改编自:Centers for Disease Control and Prevention. Core interventions. Accessed November 5, 2020. https://www.cdc.gov/dialysis/prevention-tools/core-interventions.html。

一项大型整群随机试验进一步支持了CDC推荐的导管护理干预措施[42]。具体而言,持续使用酒精氯己定进行CVC出口部位护理和酒精消毒导管接头可显著减少CVC患者的BSI、抗菌药物使用和败血症住院。通过"透析患者安全联盟",CDC将许多个人和组织联合起来,包括专业协会、透析机构、患者团体、卫生部门、鉴定机构、个体工作人员和患者,加强透析提供者能力建设,提高患者参与,并促进BSI预防的核心干预措施的实施[43,44]。

在一次血液透析期间通常存在多个手卫生时机,且工作人员经常同时照护多名患者。应定期观察工作人员的手卫生实践,并将结果进行反馈。一个专门用于门诊血液透析机构的手卫生监测工具可在https://www.cdc.gov/dialysis/prevention-tools/audit-tools.html以及https://www.cdc.gov/handhygiene/pdfs/Provider-Dialysis-Brochure-P.pdf上的教育小册子中获得[45,46]。

CDC最近更新了预防血管内导管相关感染指南(Guidelines for the Prevention of Intravascular Catheter-Related Infections),建议使用氯己定(洗必泰)敷料来保护短期非隧道CVC的插入部位,18岁及以上患者都适用[47](https://www.cdc.gov/infectioncontrol/guidelines/bsi/c-i-dressings/recommendations.html)。但是对于长期使用隧道式导管的患者没有提出建议,而这种导管在维持性血液透析患者中更为常见。很少有研究专门探索氯己定敷料在使用隧道式导管的血液透析患者中的应用,氯己定敷料在血液透析患者中减少导管相关BSI的作用在很大程度上仍不清楚[48-51]。值得注意的是,一些参与试点项目评估CDC核心干预措施的机构使用了氯己定敷料,并显示出了BSI的持续下降[40]。目前,CDC建议使用氯己定敷料作为在出口部位应用抗微生物药物软膏的一种替代方法。

可能有助于实施建议干预措施的其他策略包括促进工作人员的参与和营造安全文化。使用行为改变策略("积极偏差")有助于降低透析机构的BSI,即部分工作人员先采取建议的策略并达到预期的目标后,再将该策略推广到所有的工作人员中[52]。

封管是指在透析间隔期将溶液注入导管的做法。已经有许多研究评估了各种抗菌封管液(抗菌药物和非抗菌药物)在预防血液透析患者导管相关BSI方面的效果[53-55]。透析人群中常用的抗菌药物封管液包括万古霉素、庆大霉素和头孢菌素(如头孢他啶和头孢唑林),非抗菌药物封管液包括牛磺酸、亚甲蓝和乙醇[56-59]。抗菌封管液通常与抗凝剂(如柠檬酸盐、肝素)联合使用以维持导管通畅。一篇最近的综述得出结论,与对照组封管液相比,抗菌药物封管液和联合封管液(抗菌药物与非抗菌药物)都降低了导管相关感染的发病率,而非抗菌药物封管溶液仅在隧道导管中降低了导管相关感染。但是这些证据的可信度比较低,需要更好的研究设计来证实抗菌封管液的有效性和安全性[60]。CDC和HICPAC指南推荐在严格遵循无菌技术最佳实践的基础上,对多种BSI患者使用封管液[38]。不建议对血液透析导管相关的BSI常规预防性使用抗菌封管液,并且对毒性、耐药性和在门诊环境中进行溶液冲配等问题仍然存在担忧。美国食品药品监督管理局(Food and Drug Administration, FDA)目前还没有批准用于血液透析患者的非抗菌药物抗菌封管液,尽管一些封管液已被其他国家批准使用[61]。

一种无针连接器(Tego无针血液透析连接器)可显著减少血液透析患者静脉注射抗菌药物的使用,但血培养阳性的风险没有显著降低[62]。最近开发的一种带有葡萄糖酸氯己定包被棒的导管帽(ClearGuard HD)已被证明可以减少导管相关BSI和BSI的住院率[63,64]。这种包被棒穿过导管接头进入管腔,将氯己定释放到导管的管腔中。在一项整群随机、开放标签试验中,单独使用ClearGuard HD的BSI发病率显著低于Tego与Curos(含70%异丙醇的消毒帽)联合使用[63]。鉴于循证证据支持使用氯己定浸渍导管帽,在实施了其他常规推荐的措施后透析导管患者的BSI发病率仍然很高时,可以考虑增加这项干预措施。

安全注射是同时减少血源性病毒(如乙型肝炎病毒和丙型肝炎病毒)和BSI传播的一项策略[8]。为降低感染风险,应在专用区域以无菌操作配置药物,并使用表22.2所述的无菌技术给药[65]。应根据制造商的建议正确使用一次性和多剂量小瓶。CDC建议:① 在单独的房间准备药物(首选);如果没有单独的房间,则在远离患者治疗区域划定药物的专用区域;② 在配制药物时进行手卫生和使用无菌操作;③ 用酒精对药瓶的隔膜进行消毒,并使用新针头和新注射器取药;④ 单剂量瓶使用后丢弃,多剂量瓶保存恰当;⑤ 不要在药物配制区内和附近处理、储存用过的用品、设备、血液样本和生物危害容器;⑥ 单独给每位患者送药,不使用患者治疗区域内的共用推车配置和分发药物;⑦ 保持手卫生,戴上干净的新手套,用消毒剂擦洗注射口,给药时使用无菌操作[65]。标记为一次性使用的静脉注射药瓶,包括促红细胞生成素的,不应穿刺超过一次。多剂量药瓶应尽可能保证用于单个患者注射[66]。安全注射核查表和专门用于门诊血液透析机构的督查工具可在 https://www.cdc.gov/dialysis/prevention-tools/audit-tools.html 上获得[46]。

表 22.2　血液透析单位的推荐感染控制措施

所有透析患者的护理[a]

- 执行手卫生的时机
  - 直接接触患者的完整皮肤前后
  - 接触血液、体液、排泄物、黏膜、不完整的皮肤、伤口敷料后
  - 在接触到患者附近的无生命物体(包括医疗设备)后
  - 在患者护理期间,手从污染的身体部位移动到干净的身体部位时
  - 脱卸手套后
- 在照护患者和触摸患者的设备时,请戴一次性手套;每个患者之间需更换手套并进行手卫生
- 被带入透析站的物品应丢弃,或在被带到公共清洁区域或用于其他患者之前进行清洁和消毒
  - 无法进行清洁和消毒的非一次性物品(如橡皮胶带)也应丢弃
  - 已被带到患者区域的未使用的药物(包括多剂量小瓶)和用品(注射器、酒精棉签等)应只用于该患者,而不应返回到公共清洁区域或用于其他患者
- 优先选择单剂量小瓶。当使用多剂量药物小瓶(包括含稀释剂的小瓶)时,在远离透析站的一个干净(集中式)的区域准备每个患者的剂量,并分别提供给每个患者。请勿随身携带多剂量药瓶
- 不要使用普通的药物推车向患者运送药物。不要在口袋里携带药物瓶、注射器、酒精棉签和其他用品
- 应明确指定清洁区域用于药品、未使用的物品和设备的准备、处理和储存。清洁区域应与处理使用过的物品和设备的污染区域明显分开。不得在处理使用过的设备和血液样本的同一或邻近区域处理和储存药物和清洁物品
- 每个患者治疗时使用外部传感器保护器(静脉或动脉),以防止透析机压力监测设备的血液污染。在不同患者治疗和潮湿时更换这些外部传感器保护器,不要重复使用。冗余的内部传感器保护器不需要在每个患者之间进行常规更换。如果外部传感器保护器被血液污染,在用同一台机器给另一名患者透析之前,应评估内部传感器保护器的污染情况
- 不同患者间对透析站(椅子、床旁桌、机器、静脉输液架等)的清洁和消毒
  - 患者离开后才能进行清洁消毒,清洁消毒完成后方能接受新的患者
  - 需要特别注意透析机的控制面板和其他高频接触、易被患者血液污染的表面
  - 丢弃所有液体,并清洁和消毒所有表面和废液/废物容器(包括附在机器上的桶)。消毒后和使用前保持干燥
- 不要重复使用透析器和管路。将所有使用过的透析器和管路放在防漏容器中,以便从透析站运输至医废处置区

HBsAg(+)患者的护理

- 遵循对所有血液透析患者推荐的感染控制实践
- HBsAg(+)患者安排在专用的房间里,使用专用的机器、设备、用具和用品
- HBsAg(+)患者的照护人员不应同时照护 HBV 易感患者(如一个轮班期间、患者轮换期间)

疫苗

乙型肝炎疫苗

- 为所有易感患者接种乙肝疫苗[b]
- 最后一剂接种后 1~2 个月进行抗 HBs 监测
  - 如果抗 HBs<10 mIU/mL(或实验室自定的可以反映免疫水平的值),考虑患者仍然易感,重新接种全程疫苗,并再次进行抗 HBs 检测[c]
  - 如果抗 HBs≥10 mIU/mL(或实验室自定的可以反映免疫水平的值),则免疫成功,每年复查一次
    如果抗 HBs 下降至<10 mIU/mL,则给予疫苗加强针,并继续每年复查[d]

续　表

- 为所有易感工作人员接种疫苗,并遵循工作人员接种疫苗后检测的标准建议

流感疫苗

- 所有患者每年接种一次
- 所有工作人员每年接种一次

肺炎球菌疫苗

- 所有患者都应按照当前的指南接种肺炎球菌疫苗[e]

抗 HBs,乙型肝炎病毒表面抗体;HBsAg,乙型肝炎病毒表面抗原。
a:改编自:CDC's Recommendations for Preventing Transmission of Infections Among Chronic Hemodialysis Patients[65]。
b:建议所有终末期肾病患者在常规透析前接种疫苗。
c:如果患者在重复接种后仍没有产生足够的抗体,考虑患者易感并每月检测 HBsAg。
d:加强针接种后不必立即重新检测。
e:取决于患者的疫苗接种状况,可在 CDC 网站上查询(https://www.cdc.gov/vaccines/hcp/acip-recs/vacc-specific/pneumo.html)[166]。

血源性病原体

丙型肝炎

丙型肝炎病毒(hepatitis C virus, HCV)在环境中是中等稳定的,即使暴露在室温下至少 16 h 仍能在物体表面持续存在并保持活性[67]。文献报道最长(存活)时间可达数周[68]。HCV 最有效的传播途径是直接经皮穿刺暴露于血液,与乙型肝炎病毒(hepatitis B virus, HBV)一样,慢性感染患者对 HCV 传播具有重要流行病学意义。在透析机构中,HCV 的传播效率不如 HBV。当推荐的感染预防措施(包括基本注射安全)有效实施时,无须进行隔离即可防止 HCV 在血液透析患者中传播[65,69-71]。如果感染控制不当,维持性血液透析患者中会继续出现新的 HCV 感染。目前,HCV 在透析机构中的传播比 HBV 更常见。患者之间的 HCV 传播可能是通过未经恰当消毒的患者共用物品[如药物、用品、环境表面和(或)HCP 手]的血液污染发生的。大多数透析诊所的大型开放式的布局、仓促的操作流程,以及患者治疗站之间缺乏物理屏障,往往会导致手卫生的不足和物品洁污区分不严格。

流行病学

2002 年,63%的透析中心对患者进行 HCV 抗体(抗 HCV)检测[72]。在进行筛查的机构中,2002 年的发病率为 0.34%,患者抗 HCV 的阳性率为 7.8%,自 1995 年以来下降了 26%。只有 11.5%的透析机构报告了患者中新获得的 HCV 感染。不过其他研究中报道过更高的发病率,美国 1%~3%或 1%以下、日本<2%、欧洲 3%~15%[73-80]。从 2012 年到 2015 年,在高收入和中等收入国家的成人血液透析患者中,HCV 感染的患病率为 9.9%[81]。在个别机构和其他国家也报告过更高的患病率(10%~85%)[73,74,82-86]。

与 HCV 感染相关的血液透析患者层面和机构层面的危险因素包括:未经筛查的献血者输血、来自 HCV 感染供者的器官移植、注射毒品、高危的性接触、较低的机构人员与患者比例、透析时长,以及在 HCV 高患病率的机构接受透析[78-80,87-95]。

筛查和诊断试验

CDC 建议维持性血液透析患者在入院时常规进行抗 HCV 的筛查，之后每 6 个月对检测结果为阴性的患者进行复查[65]。对于血液透析患者的常规 HCV 筛查，建议使用抗 HCV 筛查免疫测定法（快速检测或实验室检测）（图 22.1 和表 22.3）[96]。在美国，FDA 许可或批准的抗 HCV 筛查试验不区分活动性和消退性 HCV 感染[97]。所有抗 HCV 检测呈阳性的患者应使用经 FDA 批准的核酸检测（nucleic acid test，NAT）进一步检测 HCV RNA，以确定当前的感染状态[96]。此外，建议对所有 HCV 易感患者每月检测谷丙转氨酶（alanine aminotransferase，ALT），以识别到在抗 HCV 转阳之前的 ALT 升高。在“改善肾脏疾病全球结局（Kidney Diseases：Improving Global Outcomes，KDIGO）”最近更新的指南中，建议的 HCV 感染筛查方法是直接使用 NAT 或先使用免疫测定法，阳性后再进行 NAT[98]。KDIGO 指南还建议在开始腹膜透析和家庭血液透析时对所有患者进行筛查，并建议在评估肾移植时进行筛查。虽然 CDC、KDIGO 和其他组织建议对在血液透析机构接受治疗的患者进行常规 HCV 筛查，但 CMS 不做要求也不报销筛查费用。因此，各机构间新病例的发现和报告可能不完全。

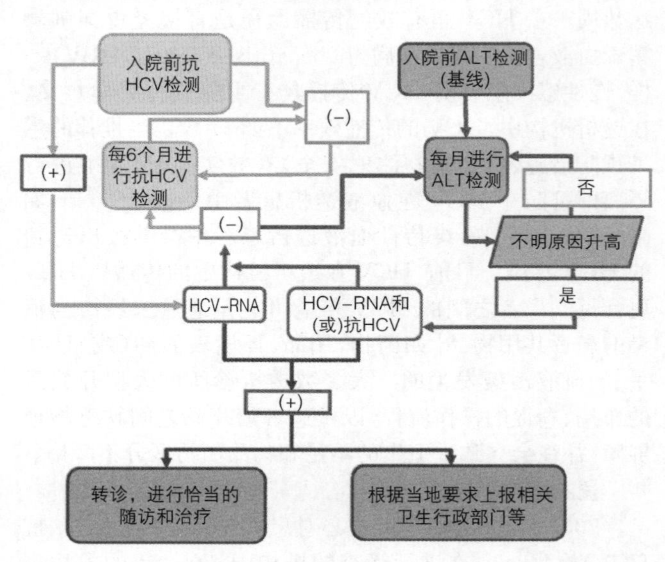

图 22.1 丙型肝炎筛查流程。如果抗 HCV 呈阳性，但 HCV RNA 检测为阴性（如治疗以后的持续病毒学免疫应答），随后的抗 HCV 检测被 HCV RNA 检测替代。HCV 感染状态的变化（即新的感染或血清转化）应向（美国）州或地方卫生行政部门上报。ALT，谷丙转氨酶；抗 HCV，丙型肝炎病毒抗体；HCV RNA，丙型肝炎病毒核糖核酸。

转载自：Nephrologists Transforming Dialysis Safety. America Society of Nephrology. Promoting infection prevention in dialysis facilities Hepatitis C testing and monitoring algorithm [cited 2019 December 31]. https://www.asn-online.org/g/blast/files/NCHHSTP_NTDS- HCV%20Subcommittee%20Algorithm_FINAL%2003.29.19.pdf.

预防丙型肝炎病毒传播

对与透析相关的 HCV 暴发的调查表明，HCV 的传播最有可能是由于感染预防措施不充分而发生的[99]。CDC 会追踪透析机构中的 HCV 暴发（https://www.cdc.gov/hepatitis/outbreaks/healthcarehepoutbreaktable.htm）[100]。

表 22.3 乙型肝炎病毒和丙型肝炎病毒常规检测计划表

患者分类	入院时[a]	每月	每半年	每年
所有患者	HBsAg[b]，总抗 HBc，抗 HBs，抗 HCV，ALT	—	—	—
HBV 易感者	—	HBsAg[b]	—	—
抗 HBs 阳性（≥10 mIU/mL），抗 HBc 阴性	—	—	—	抗 HBs
抗 HBs 和总抗 HBc 阳性[c]	—	—	—	—
抗 HCV 阴性	—	ALT	抗 HCV	—

ALT，谷丙转氨酶；抗 HBc，乙型肝炎核心抗体；抗 HBs，乙型肝炎病毒表面抗体；抗 HCV，丙型肝炎病毒抗体；HBsAg，乙型肝炎病毒表面抗原。

a：在患者开始首次透析前，应知道 HBV 检测的结果。

b：用 HBsAg 突变体检测 HBsAg。

c：对于有既往感染证据的患者，不建议进行 HBV 感染监测。可以考虑定期筛查 HBsAg 的复发。

2008—2018 年，共报告了 22 起暴发，涉及至少 104 名新发患者。在这些暴发中，一个常见的原因是在慢性感染患者之后立即使用同一台机器或邻近机器进行透析[101,102]。在 HCV 传播的情况下，已经观察到多种交叉污染的机会，包括：① 在患者之间共用未消毒的设备和用品；② 使用普通药品推车准备和分发药品；③ 共用多剂量瓶；④ 被污染的灌注桶，没有在患者之间定期更换或清洗和消毒；⑤ 患者之间未常规清洁和消毒的机器表面；⑥ 没有及时清理溢出的血液。在这些暴发中，很少发现单一来源的共同暴露事件，许多暴发随着时间的推移而出现不同的传播链。此外，已经注意到，工作站的周转程序（即为下一个患者准备透析治疗椅和机器的过程）是匆忙的，并且在完成治疗的患者离开治疗站之前就开始对机器表面进行消毒。这些常见的做法对机器和工作站的恰当清洁和消毒、防止 HCV 等血源性病原体的交叉传播构成挑战。

尽管维持性血液透析患者的 HCV 感染可能是通过注射毒品等传统的 HCV 高危行为获得的，但传统的传播方式在透析患者中新发病例的占比尚不清楚。当透析患者新发 HCV 感染（包括急性、有症状的感染和 HCV 血清转阳）时，应假设感染与医疗保健有关，并据此进行调查，同时评估其他危险因素。州和地方卫生行政部门（即 HCV 感染需要上报的部门）在进行评估时应充分知晓，患者除医疗保健暴露外还可能有传统高危行为暴露。评估所有医疗保健暴露是很重要的，包括透析机构以外的暴露，是 HCV 感染的潜在因素。在一项调查中，透析中心患者的 HCV 感染聚集最终归因于在血管通路中心的共同暴露[103]。新发 HCV 感染也可能是由于在发展中国家旅行期间接受透析（或其他医疗保健）所致。

以下推荐措施可用于预防 HCV 在透析机构中的传播（https://emergency.cdc.gov/han/han00386.asp）[104]：

① 评估每个机构的感染预防措施，并确保遵守感染控制标准，CDC 督查工具[46]可用于帮助评估诸如注射药物配制和给药、手卫生和常规环境表面清洁和消毒等操作；② 及时解决在感染控制实践方面发现的任何不足；③ 确保透析工作人员充分了解并接受培训以执行预防感染准则[65]；④ 按照 CDC 的建议，对血液透析患者进行 HCV 筛查，并对检测呈阳性的患者进行管理；⑤ 立即向州或地方卫生行政部门报告血液透析患者中所有 HCV 感染新发病例，并开展调查[105]。

HCV 阳性患者可以不必与其他患者隔离或在专用机器上单独透析[98]。应根据现行的医疗实践指南对 HCV 感染者开展评估和治疗。HCV 感染的治疗在过去几年中取得了显著进展，最近的研究表明，感染 HCV 的 ESRD 患者可以成功治愈[106,107]。所有 HCV 感染的透析患者应转诊接受照护和评估以进行治疗。由于在 HCV 高患病率的机构进行透析是 HCV 感染的一个危险因素，因此 HCV 治疗可能有助于减少新发感染的数量。随着 HCV 消灭工作的进展，可能会出现更多关于 HCV 治疗对血液透析患者影响的数据[108]。

乙型肝炎

流行病学

乙型肝炎病毒（hepatitis B virus，HBV）是透析环境中传播效率最高的病原体。在 20 世纪 70 年代早期，HBV 感染在维持性血液透析机构是地方性的，且暴发很常见。在血液透析机构中控制乙肝的建议于 1977 年首次发表[109]，到 20 世纪 80 年代，这些建议的广泛实施使得患者和医疗保健人员的 HBV 感染发病率急剧下降[110,111]。1982 年，建议所有易感患者和医疗保健人员接种乙型肝炎疫苗[112]。随后，美国维持性血液透析患者中 HBV 感染的发病率和患病率急剧下降，到 2002 年，分别为 0.12%和 1%[72]。2002 年的数据显示，2.8%的美国血液透析中心报告了新发 HBV 感染，27.3%的中心报告了一个或多个慢性 HBV 感染患者[72]。

在过去的研究中，维持性血液透析患者获得 HBV 感染的独立危险因素包括血液透析机构中存在≥1 名未隔离的 HBV 感染者，以及该机构患者的疫苗接种率<50%[113]。在过去的 20 年里，由于高比例的疫苗接种、筛查和隔离，在美国很少有传播的报道。将 HBsAg 阳性患者及其设备与 HBV 易感患者隔离，使血液透析患者的 HBV 感染发生率降低了 70%～80%[111,114,115]。常规筛查 HBV 感染标志物、易感患者接种 HBV 疫苗、HBsAg 阳性患者隔离均为 CMS 的要求。

HBV 通过经皮穿刺、黏膜（直接接触黏膜）暴露于感染性血液或含有血液的体液传播。HBV 在环境中相对稳定，并已证明室温下在环境表面上至少可保持 7 天的传染性[116-118]。透析机构的止血器、剪刀、透析机控制面板和门把手上都可检测到 HBsAg[118]。在没有任何可见血液的情况下，存在于环境表面的 HBV 滴度为每毫升 10^2～10^3 颗粒时，仍可引起感染[116-119]。因此，未经常规清洁和消毒的被血液污染的表面也是 HBV 传播的途径。透析医疗保健人员可将病毒从这些环境储存库转移给易感患者，特别是在同时照护多名患者时[116,117,119]。

美国一家透析诊所最近记录的传播是由于乙型肝炎感染的再激活，该感染发生在一名既往感染的患者身上，该患者在免疫抑制的情况下重新表达了表面抗原[120]。在该诊所观察到多次感染控制违规行为，包括透析站消毒不足、携带患者护理材料穿梭在透析站之间，以及在透析站附近的移动推车上准备注射药物。CDC 收到了透析患者中非典型乙型肝炎血清学结果的其他报告，这些结果可能代表 HBV 感染或 HBV 突变株的重新激活，不过，这些病例尚未发现透析相关的传播[121,122]。

其他感染 HBV 的危险因素包括注射毒品、与 HBV 感染者的性接触和家庭接触、多个性伴侣、男性同性性生活和围产期暴露[95]。活动性 HBV 感染（HBsAg 阳性）的透析患者应了解这些相关风险，性伴侣和家庭接触者应知晓情况并接种疫苗[123-125]。HBV 感染患者应接受 HBV 治疗评估。

筛查和诊断试验

几种明确的抗原-抗体系统与 HBV 感染相关，包括乙型肝炎病毒表面抗原（HBsAg）和 HBsAg 抗体（抗 HBs）、乙型肝炎病毒核心抗原（HBcAg）和 HBcAg 抗体（抗 HBc）、乙型肝炎病毒 e 抗原（HBeAg）和 HBeAg 抗体（抗 HBe）。除 HBcAg 外，这些标志物都能通过商品化的血清学检测检出，因为血液中无游离的 HBcAg 循环。这些血清学标志物存在于 HBV 感染的不同阶段，可以帮助区分急性和慢性感染（表 22.4）[126]。也可以通过 HBV DNA 定性或定量检测来识别 HBV 感染[127,128]，最常用于接受抗病毒治疗的 HBV 感染者[129-133]。HBV DNA 检测对于评估乙型肝炎再激活的可能性和疑似感染 HBV 突变株时也有价值[121,122]。维持性血液透析患者常规检测 HBV 的建议见表 22.3。

HBsAg 的存在通常与病毒血症（HBV DNA 阳性）相关，提示活动性的 HBV 感染和潜在的传染性。在新感染的个体中，HBsAg 在暴露于 HBV 后平均 30 天（范围 6～60 天）存在于血清中，持续时间会有所不同。所有 HBV 感染都会产生抗 HBc 并持续终生。急性感染或新获得的感染可通过抗 HBc 中免疫球蛋白 M（IgM）的检出来区分，IgM 持续时间约为 6 个月。从 HBV 感染恢复的个体中，HBsAg 和 HBV DNA 通常从血液中消除，并出现抗 HBs。恢复后，大多数个体的总抗 HBc 和抗 HBs 均呈阳性，成功接种疫苗的个体仅抗 HBs 阳性。大多数没有恢复并保持慢性感染的个体 HBsAg、总抗 HBc 和 HBV DNA 会持续阳性。HBeAg 可在急性或慢性 HBV 感染中检测到，通常与病毒复制和高水平病毒血症（即高传染性）相关，而抗 HBe 与复制病毒的丢失和较低水平的病毒相关。所有 HBsAg 阳性患者都具有潜在传染性。患者的 HBsAg 状态应在入院（或首次在透析单元内治疗）时确定，HBsAg 阳性患者应隔离。由于在透析中心遗漏 HBV 感染个体的潜在严重后果，透析提供者应常规使用能够检测常见 HBV 突变株的 HBsAg 试验[121,122]。

表 22.4 乙型肝炎病毒感染的血清学检测结果解释

血清标志物				说明
HBsAg[a]	总抗 HBc[b]	IgM[c]抗 HBc	抗 HBs[d]	
－	－	－	－	易感，未感染
＋	－	－	－	急性感染，早期潜伏期[e]
＋	＋	＋	－	急性感染
－	＋	＋	－	急性消退性感染(acute resolving infection)
－	＋	－	＋	既往感染，已恢复和免疫
＋	＋	－	－	慢性感染
－	＋	－	－	假阳性(易感)、既往感染或低水平慢性感染
－	－	－	＋	如果滴度≥10 mIU/mL(或实验室自定的可以反映免疫水平的值)，具有免疫力

a：乙型肝炎病毒表面抗原。
b：乙型肝炎病毒核心抗体。
c：免疫球蛋白 M。
d：乙型肝炎病毒表面抗体。
e：在一些患者接种疫苗后，可能会检测到短暂的 HBsAg 阳性。

在一些个体中，唯一检测到的 HBV 血清学标志物是总抗 HBc(即抗 HBc 单阳)。在美国进行 HBV 感染检测的大多数无症状者中，平均 2%(0.1%～6%)的抗 HBc 检测呈阳性[134]，在注射吸毒者中，这一比例为 24%～28%[135,136]。这种模式可发生在 HBV 感染后恢复但其抗 HBs 减弱的个体中，或发生在低水平慢性 HBV 感染但未能产生抗 HBs 的个体中。也可能是总抗 HBc 结果假阳性，或在自然感染后的早期恢复期尚未出现抗 HBs 时。在抗 HBc 单阳个体中检测到 HBV DNA 的比例小于 10%，传染风险较低，除非在直接经皮穿刺接触大量血液(如输血)或器官移植的特殊情况下[135-140]。即使 HBsAg 阴性，具有高滴度 HBV DNA 和抗 HBc 单阳的罕见个体也可能具有传染性，并且应在专家会诊进行诊断工作的同时需要隔离透析[121]。在一般人群中，大多数人抗 HBc 单阳是假阳性。研究数据显示，在接种三剂乙型肝炎疫苗后，大多数人会出现原发性抗 HBs 反应[141,142]。对抗 HBc 单阳血透患者的检测和随访有专门的推荐意见[65]。建议的方法包括复查总抗 HBc 结果，如果仍为阳性且 IgM 抗 HBc 为阴性，则患者可接受疫苗接种和疫苗接种后的抗 HBs 检测。也可以考虑进行 HBV DNA 检测，以确定患者是否易感、是否会从疫苗中受益，或者是否患有“低水平”慢性感染。

预防乙型肝炎病毒传播

血液透析患者中大多数 HBV 暴发(https://www.cdc.gov/hepatitis/outbreaks/healthcarehepoutbreaktable.htm)[100]是通过以下途径造成的交叉传播：① 环境表面、物品(如止血钳、夹子)和设备每次使用后未常规清洁和消毒；② 多剂量小瓶或静脉注射液不是一人专用的；③ 在处理血液样本的区域附近制备注射用药；④ 医疗保健人员同时照护感染(HBsAg 阳性)患者和易感患者[143-150]。

以下建议可用于预防血液透析机构中 HBV 的传播(表 22.2)：① 入院时对所有患者进行 HBV 感染血清学筛查；② 每月对所有易感患者进行 HBsAg 检测(表 22.3)；③ 易感患者接种乙肝疫苗(以及根据免疫实践咨询委员会的建议，无免疫记录的医疗保健人员也要接种[151])；④ 将所有 HBsAg 阳性患者隔离在单独的房间；⑤ HBsAg 阳性患者的照护人员不应同时照护 HBV 易感患者(如一个轮班期间、患者轮换期间)；⑥ HBsAg 阳性患者透析设备和用品应专用；⑦ 非一次性物品(如止血钳、夹子)在用于其他患者之前进行清洁和消毒；⑧ 在接触患者或血液透析设备时使用手套，并在每位患者(和透析站)之间更换手套并进行手卫生；⑨ 设备和环境表面常规清洁和消毒[65,109]。由于透析患者对乙肝疫苗的免疫反应可能减弱，需要一次或多次加强针的患者不应与感染患者由同一医疗保健人员护理。

丁型肝炎

丁型肝炎是由丁型肝炎病毒(hepatitis delta virus, HDV)引起的，这是一种相对较小的缺陷病毒，仅在 HBV 活动性感染者中引起感染。在美国，大多数 HBsAg 阳性人群中 HDV 感染的患病率很低[152]，但在反复经皮穿刺暴露的高危人群(如注射吸毒者、血友病患者)中，HDV 感染的患病率可能超过 10%[153]。关于慢性血液透析患者中 HDV 感染患病率的数据很少。

在美国，只有 1 例 HDV 在透析患者中传播的报道[154]。在 1 位长期感染 HBV 和 HDV 的患者大出血后，将 HDV 传染给了 1 名 HBsAg 阳性患者，2 位患者在同一透析站接受透析。因此，在透析环境中，HDV 感染患者应与其他 HBV 感染患者和 HBV 易感患者隔离。

人类免疫缺陷病毒

1985 年至 2002 年，美国为人类免疫缺陷病毒(human immunodeficiency virus, HIV)感染患者提供慢性血液透析的血液透析中心的百分比从 11% 增加到 39%，HIV 感染患者的比例从 0.3% 增加到 1.5%[72]。HIV 通过血液和其他含有血液的体液传播。与血液透析相关的 HIV 患者间传播是罕见的，在美国血液透析中心没有相关报道。美国最近报告了一名在急症照护机构接受血液透析的患者新发急性 HIV 感染[155]。但随后的调查发现，感染可能与住院病房提供的护理有关，不太可能发生在透析病房。相比之下，其他国家患者中有与透析有关的 HIV 传播事件。所有这些暴发都是由于感染预防方面的失误造成的：① 重复使用通路针头和消毒设备不充分；② 患者共用注射器；③ 不同患者共用透析器[156-160]。据报道，在沙特阿拉伯的一次暴发涉及 3 例新发 HIV 感染，与共用多剂量肝素瓶、血液透析设备消毒不充分，以及透析医疗保健人员使用受血液污染的手套为多名患者操作血管通道[161]。遵守建议的感染预防措施足以防止透析机构中的 HIV 的传播[65]。

其他感染

呼吸道

与一般人群相比，血液透析患者因肺部感染住院的比例高于 102%[162]。在一项对 433 名透析患者进行的为期 9 年的研究中，肺部感染是第三大最常见的感染病因（仅次于血管通路和下肢皮肤与软组织感染），占所有感染的 13%[163]。血液透析患者的肺部感染预后较差，通常是心血管死亡的前兆[164,165]。根据免疫实践咨询委员会，慢性肾衰竭患者应根据推荐的计划接种肺炎球菌疫苗（可在 CDC 网站上下载 https://www.cdc.gov/vaccines/hcp/acip-recs/vacc-specific/pneumo.html 和 https://www.cdc.gov/dialysis/pdfs/vaccinating_dialysis_patients_and_patients_dec2012.pdf）[166,167]。

慢性肾脏疾病患者，包括血液透析患者，患季节性流感并发症的风险很高[168]，可通过接种疫苗有效预防。流感疫苗接种与 ESRD 患者低住院率和低死亡风险相关[169]。尽管在已发表的文献中尚未描述流感在美国透析诊所的传播（即使是在大流行期间），但存在一些传闻。由于其并发症的风险增加，维持性血液透析患者的流感疫苗接种覆盖率是很重要的。除了对患者进行流感疫苗接种，对透析医疗保健人员进行疫苗接种也很重要。医疗保健人员接种疫苗可以减少缺勤率和医疗保健机构获得性流感[170-172]。然而透析医疗保健人员的疫苗覆盖率并不理想，数据显示，在 2011—2012 年流感季，透析诊所中只有 73%的医疗保健人员接种了流感疫苗[173]。建议透析患者和医疗保健人员每年接种疫苗[168]。

伴有潜伏性结核（tuberculosis，TB）感染的 ESRD 患者进展为结核病的风险较高。因此，CDC 建议所有透析患者在入院时至少接受一次结核菌素皮肤试验或结核病血液试验（γ-干扰素释放试验），以确定是否有潜伏性结核感染或结核病[174]。检测结果呈阳性的患者应接受治疗和活动性结核病的评估。在美国的透析机构中，结核病的传播非常罕见[175]。最近报道的病例发生在 2003 年，当时一名感染的医疗保健人员将结核传染给透析机构的患者和其他医疗保健人员[176]。在透析机构内发生的疑似或确诊结核应上报至相关的州或地方卫生行政部门。

为防止呼吸道感染在透析机构中传播，透析机构应建立机制，在患者出现呼吸道症状时对其进行检测，并实施干预措施以减少传播（如在治疗期间患者之间充足的间距）。医疗机构应教育患者有关呼吸道卫生和咳嗽礼仪的知识，并提供必要的物品，如纸巾、口罩和手卫生用品。应鼓励患者在到达医院时主动向工作人员报告呼吸道症状。机构还应制定政策，鼓励透析医疗保健人员在患有呼吸道感染时不要工作[177]。

抗微生物药物耐药性

血液透析患者一直处于抗微生物药物耐药性流行的前沿，特别是革兰阳性菌对万古霉素的耐药性。最早报道耐万古霉素肠球菌（vancomycin-resistant enterococci，VRE）的报告之一是 1988 年来自英国伦敦的一个肾病病房[178]。一项荟萃分析纳入了全球 100 家机构和 4 800 名患者的研究，显示 VRE 的总定植率为 6.2%[179]。在一个血透中心，直肠 VRE 定植率为 9%，非定植者中的 2%在 1 年内发生 VRE 感染[180]。医院获得 VRE 可能在很大程度上促成了 VRE 在慢性血液透析患者人群中的高患病率[181]。万古霉素暴露也可能增加血液透析患者的 VRE 负担，它广泛应用于透析机构，是血液透析患者中最常用的抗菌药物之一。2014 年，NHSN 报告的静脉使用抗菌药物中，75%为万古霉素[20]。据报道，在导致血液透析患者 BSI 的肠球菌中，高达 11.4%对万古霉素耐药[20,182-184]。

在透析患者中也有金黄色葡萄球菌对万古霉素耐药的报道。美国首例发现感染万古霉素耐药的金黄色葡萄球菌（vancomycin-resistant *S. aureus*，VRSA）的患者是一名维持性血液透析患者；VRSA 从糖尿病足伤口和短期 CVC 出口部位分离[185]。2002—2009 年，美国有 9 例 VRSA 病例，其中 3 例是慢性肾衰竭患者、2 例是血液透析患者[186,187]。迄今为止，已向 CDC 报告了 14 例 VRSA，最新的一例是一名透析患者[188]。CDC 发布了 VRSA 调查和控制指南[189]，其中包括透析中心 VRSA 控制的建议策略。

血液透析机构报告耐甲氧西林金黄色葡萄球菌（methicillin-resistant *S. aureus*，MRSA）感染或定植的比例从 1995 年的 40%[190]上升到 2002 年[72]的 76%。在 2005 年 CDC 对透析患者侵袭性 MRSA 感染发病率的研究中，发现每 1 000 名透析患者中有 42.5 例侵袭性 MRSA 感染[191]，比一般人群高约 100 倍。不过，血液透析患者的侵袭性 MRSA 感染率似乎正在下降[192]。2016 年，“新发感染计划”覆盖范围内的侵袭性 MRSA 发病率已降至每年每 1 000 名透析患者 19 例[192]。英国的一项 VAI 研究发现，在血液透析患者中，30%的金黄色葡萄球菌导管相关感染是由 MRSA 引起的[193]。在美国，血液透析患者中 30.6%的 BSI 是由金黄色葡萄球菌引起的，39.5%的金黄色葡萄球菌 BSI 分离株是耐甲氧西林菌株[20]。

慢性肾病患者，包括 ESRD，是艰难梭菌感染（*Clostridioides difficile* infection，CDI）的高危人群[194]。在对 2005—2008 年 USRDS 医疗保险索赔数据的回顾中，4.25%的透析患者被诊断为 CDI[195]。在 1999—2007 年随访的透析患者队列中，14.3%的血液透析患者发生 CDI（发病率为每 100 住院年 8.3 例）[196]。据英国肾脏登记处报道，2013—2014 年，血液透析患者中 CDI 发病率为每 100 住院年 1.09 例[197]。对血液透析机构中 CDI 暴发的调查发现，患者中抗菌药物暴露率高（调查前 12 周为 44%），使用β-内酰胺类药物、患者前 30 天内住院史、非瘘管透析通路（即 AVG 或 CVC）是 CDI 的重要危险因素。此外，调查还揭示了预防和控制透析患者 CDI 的几个挑战（如共用患者环境和设备、患者透析站之间缺乏物理屏障，以及典型的清洁和消毒程序不足）[198]。本次暴发期间采用的 CDI 控制策略包括指定固定的 CDI 患者接触隔离透析站、医疗保健人员在接触隔离站照护患者时使用专用的一次性隔离衣和手套、在照顾CDI患者后用皂液和流动水洗手、在治疗CDI患者后使用浓度更高的漂白剂对透析站的环境物表进行消毒并努力确保漂白剂在表面有足够的湿式接触时间。

为了对抗透析患者中出现的抗微生物药物耐药性，必须了解每个病原体的传播动力学。急症照护机构采取接触预防措施预防某些病原体的传播，如多重耐药菌(multidrug resistant organisms，MDRO)，包括MRSA和VRE[65]。然而，CDC不建议在血液透析中心对MDRO感染或定植患者常规使用接触预防措施。病原菌的传播在医院中有详细的记录，至少一项研究表明，在透析患者中，耐药病原体的传播和获得大部分发生在入住急症照护机构期间[181]。然而，其他研究报道过MDRO在透析中心的传播[198,199]。CDC建议，在对传播致病菌风险较高的患者(即皮肤伤口感染且敷料无法包裹引流液、大便失禁、腹泻失控)开展诊疗操作时，应采取额外的预防措施。这些额外的预防措施包括：① 对患者进行诊疗的医疗保健人员应加穿隔离衣，并在完成对患者的操作后脱掉；② 远离人流量大的透析站并尽可能减少相邻透析站(如在尽头或角落)[65]。透析机构中特定MDRO的传播，以及减少传播的干预措施的有效性，还需要更多的研究和数据进行评估。

随着对透析患者中MDRO传播的了解越来越多，这些建议措施可能会发生改变。例如，新出现的令人担忧的病原体不断被发现，包括耳念珠菌，一种对多种抗真菌药物具有耐药性的酵母菌[200]。CDC在其网站上发布了预防耳念珠菌传播的感染控制建议(https://www.cdc.gov/fungal/diseases/candidiasis/cauris-infection-control.html)[201]，其中包括针对透析的建议措施。如果对特定MDRO的预防措施存在疑问，透析机构的工作人员或管理人员应联系当地或州卫生行政部门寻求帮助。

抗微生物药物管理

抗微生物药物的不当使用是导致耐药细菌产生的一个重要因素。透析患者经常使用抗菌药物，尤其是万古霉素、头孢唑林和第三代、第四代头孢菌素。在一项小型研究中，多达30%的抗菌药物适应证被发现是不恰当的[202]。不恰当使用抗菌药物的原因和改进透析机构抗菌药物管理的可能策略已经被提出[203]。需要更多的数据来了解透析中心的抗菌药物处方模式与抗菌药物耐药性之间的关系，以便更好地提出潜在的管理策略[204]。CDC和美国肾病学会最近合作编写了一份白皮书，描述了在门诊血液透析机构中抗菌药物的使用、使用的恰当性和优化使用的机会。由于没有专门针对透析中心的抗菌药物管理核心要素，这份白皮书旨在提供可用于改善透析环境中抗菌药物处方的策略。白皮书中概述的关键策略包括血培养采集的标准化[205]、在转院治疗期间加强沟通(例如在住院期间开始使用抗菌药物并在出院后继续使用)，以及适当降低抗菌药物的剂量(图22.2)。白皮书还概述了人口和环境方面的具体考虑和研究差距[206]。

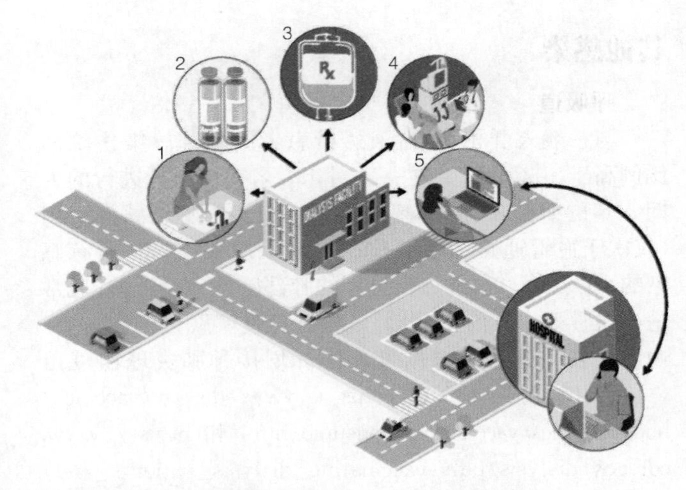

图22.2　在透析机构中进行抗微生物药物管理的策略。

经Elsevier允许引自：Apata IW, Kabbani S, Neu AM, et al. Opportunities to improve antibiotic prescribing in outpatient hemodialysis facilities. *Am J Kidney Dis*. 2020; 205。

血液透析系统和潜在感染风险

水

潜在的微生物污染

20世纪60年代末和70年代初，血液透析系统的技术发展和临床应用得到了显著改善。然而，血液透析系统仍然是复杂的，其组成部分包含各种液体通路，这些液体通路用来运输水、透析液、透析废液和血液。很多血液透析机及其各自的供水系统的设计中，没有考虑到微生物因素。在许多情况下，微生物(最常见的是革兰阴性水生细菌)可以在血液透析供水和与血液透析设备相关的水环境中持续存在并活跃繁殖。这会导致革兰阴性菌大量污染，可直接或间接引起败血症或内毒素血症[207-220]。这些细菌可以附着在物体表面并形成生物膜，几乎无法根除[209,221-223]。控制策略的目标不是消灭细菌，而是将其浓度降到相对较低的水平，并阻止其增殖。

虽然某些属的革兰阴性水生细菌(如伯克霍尔德菌、假单胞菌、罗尔斯顿菌、沙雷菌、嗜麦芽窄食单胞菌和鞘鞍醇单胞菌)是最常见的，但实际上任何可以在水中生长的细菌都是血液透析单元的难题。几种非结核分枝杆菌也可能污染水处理系统；这些微生物不含细菌内毒素，但相对耐化学杀菌剂[224-229]。

革兰阴性水生细菌甚至可以在有机物含量较少的水中繁殖，如经过蒸馏、软化、去离子或反渗透(reverse osmosis, RO)处理的水，可达10^5～10^7/mL[210]，没有肉眼可见的浑浊。当处理过的水与透析浓缩液混合时，得到的透析液是一种平衡的盐溶液和培养基，它的营养物质几乎与传统营养肉汤一样丰富[210,230]。在透析液中生长的革兰阴性水生细菌可达10^8～10^9/mL，有肉眼可见的浑浊。

血液透析用水中的细菌生长取决于所使用的水处理系统类型、透析液分配系统、透析机类型和消毒方法(表22.5)[209,223,226,231,232]。

表 22.5　血液透析系统中微生物污染的影响因素

影响因素	说明
供水	
地下水	含有内毒素和细菌
地表水	含有高水平的内毒素、细菌和其他生物体
透析中心的水处理	
无	不建议
过滤	
预滤器	通过深度过滤操作；微粒过滤器保护设备；不清除微生物
绝对过滤器（深度或膜）	通过深度或膜过滤操作；清除细菌，但如果不经常更换或消毒，细菌就会通过过滤器富集和生长；是细菌和内毒素的重要蓄积场所
颗粒活性炭（GAC）	去除有机物和有效氯、氯胺；重要的水细菌和内毒素的蓄积场所
水处理装置	
离子交换（软化剂、去离子）	软化剂和去离子剂可以去除水中的阳离子、阴离子和污染物；细菌和内毒素的重要蓄积场所
反渗透（RO）	通过半透膜去除细菌、内毒素、化学物质；必须清洗和消毒；大多数用于透析的系统都在高压下运行
紫外线杀菌辐照器	杀死大多数细菌，且没有残留；一些抗紫外线的细菌会生长
超滤器	清除细菌和内毒素；在正常压力下运行；可放置在储存罐或去离子器远端；必须消毒或更换
水和透析液分配系统	
分配管	
尺寸	过大的直径和长度会降低液体流速，并容易以生物膜的形式增加水和透析液（碳酸氢盐浓缩液或碳酸氢盐透析液）的细菌蓄积
材料	管道材料会影响细菌的定植和生物膜的形成，也会影响消毒方式的选择（高温巴氏消毒或化学消毒）
装配	粗糙的接头、盲端和未使用的分支都有利于细菌的蓄积
高度	出口水阀门应位于最高的位置，以防止消毒剂的流失
储存罐	通常是不建议的，因为大的表面积并且可以作为水细菌生长的蓄积场所；设计得当的储存罐可以将这种风险降至最低
血液透析机	
单通	透析液不在机器内再循环至透析液供应回路；消毒剂应与机器所有跟水和透析液接触的部件有充分的接触时间
单通循环或分批循环	再循环泵和机器的设计导致在没有正确消毒的情况下容易产生大量污染；透析废液可能与新鲜透析液混合，存在污染透析液供应通道的风险；建议消毒过夜

热原反应

透析水和透析系统组件（水、透析液、用于再处理的水）的革兰阴性细菌污染可引起热原反应。热原反应定义为在透析治疗开始前没有发热且无感染体征和症状的患者中，出现寒战（明显的僵直）或发热（口腔温度≥37.8℃）或两者皆有[233,234]。根据透析系统的类型和污染程度，发热和寒战会在透析开始 1～5 h 后出现。其他症状还包括低血压、头痛、肌痛、恶心和呕吐。无菌血症也可发生热原反应，但表现体征和症状不能区分菌血症和热原反应。无菌血症的热原反应的体征和症状通常在透析停止后几小时内减轻。如果伴有革兰阴性菌败血症，可能会持续发热和寒战，且低血压更难治疗[212,235]。

1990—2002 年，美国平均每年有 20%～24%的血液透析中心至少报告过 1 例维持性血液透析患者在没有败血症的情况下发生热原反应[9,72,113,190,236-241]。热原反应可由透析液中的细菌内毒素（脂多糖）或其他物质穿过透析膜引起[242-245]，或透析液中的内毒素对患者血液中细胞因子产生的跨膜刺激引起[244,246-248]。内毒素还可随着被革兰阴性细菌污染的液体直接进入血液[235]。透析液中细菌和内毒素含量越高，细菌及其产物穿过透析膜产生菌血症或刺激细胞因子的可能性就越高。血液透析患者暴发热原反应时，罹患率与透析液中的微生物污染水平成正比[209,212]。

当患者在透析过程中出现热原反应时，建议采取以下步骤：① 对患者进行仔细的体格检查，以确定体征和症状，并评估引起寒战和发热的其他可能原因（如肺部感染、血管通路感染）；② 临床指示的血培养和其他诊断检查（如胸片）；③ 收集透析器的透析液（即透析废液的样品），进行定量和定性微生物培养；④ 在病历日志或其他永久记录中做好记录。此外，应对患者进行经验性抗菌药物治疗。确定热原反应发作的原因是很重要的，因为可能有大量潜在的患者受到相同的影响，而这是发现的第一征象。

水处理

用于生产透析液的水通常来自市政供水系统（即自来水），必须经过处理以去除化学和微生物污染。美国医疗器械促进协会（Association for the Advancement of Medical Instrumentation, AAMI）发表了针对水的化学和微生物质量建议指南，规范透析液制备用水和血液透析器再处理用水（表 22.6）[249-251]。最高限值表明透析系统的液体质量正在接近可能对患者造成不良健康影响的水平，因此需要暂时停用，以便采取适当措施去除污染。行动限值是指在达到该浓度时应采取额外措施以防止出现最高限值。CMS 已将感染预防条件纳入其 ESRD 机构，详细说明了透析机构需要遵循的最低监管要求，包括水质标准[252]。

推荐使用水处理系统，能够产生符合化学性质要求的水，同时避免微生物污染水平升高。典型水处理系统的组件包括：① 预过滤器，② 软水器，③ 碳吸附罐（至少串联两个），④ 颗粒过滤器（保护反渗透膜），⑤ 反渗透装置（图 22.3）。当自来水通过系统组件时，它在化学层面变得更加纯净，但微生物污染的水平增加了。水处理系统的某些组件会有利于细菌扩增。例如，离子交换器（如软水器和去离子器）不能去除内毒素和微生物，并且许多点位有利于细菌繁殖[253]，这就是为什么超滤和反渗透是很重要的。根据 pH 值、饮用水消毒剂和市政用水的化学质量，预处理链中可能包括其他组分和工艺（表 22.5）。系统在充分消毒和正确维护的情况下，水中的微生物含量应该完全在建议的限度之内。

表 22.6　CMS[a]和 AAMI 对透析液的要求

类型	微生物[b]		内毒素	
	最高限值	行动限值	最高限值	行动限值
CMS 透析液质量标准[a]				
所有用水	200 CFU/mL	50 CFU/mL	2 EU/mL	1 EU/mL
常规透析液	200 CFU/mL	50 CFU/mL	2 EU/mL	1 EU/mL
AAMI 23500透析液质量标准				
所有用水	100 CFU/mL	50 CFU/mL	0.25 EU/mL	0.125 EU/mL
常规透析液	100 CFU/mL	50 CFU/mL	0.5 EU/mL	0.25 EU/mL
超纯透析液[c]	1 CFU/10 mL	—	0.03 EU/mL	—
输注透析液	由制造商验证所生产的液体是无菌无热原的			

a：根据 CMS 2008 基于 AAMI RD52 提出的最低监管要求。
b：符合 10^{-6} CFU/mL 不能通过培养来验证，需要制造商专门的工艺来验证。
c：如果机器配备了经制造商验证的细菌和内毒素保留过滤器，并根据说明书正确使用，则不需要进行培养和内毒素检测。
改编自：Association for the Advancement of Medical Instrumentation. *Preparation and Quality Management of Fluids for Haemodialysis and Related Therapies — Part 1: General Requirements*. Association for the Advancement of Medical Instrumentation；2019；Association for the Advancement of Medical Instrumentation. *Preparation and Quality Management of Fluids for Haemodialysis and Related Therapies — Part 3: Water for Haemodialysis Related Therapies*. Association for the Advancement of Medical Instrumentation；2019；Association for the Advancement of Medical Instrumentation. *Preparation and Quality Management of Fluids for Haemodialysis and Related Therapies — Part 5: Quality of Dialysis Fluid for Haemodialysis Related Therapies*. Association for the Advancement of Medical Instrumentation；2019；Centers for Medicare & Medicaid Services. Medicare and Medicaid programs；conditions for coverage for end-stage renal disease facilities. Final rule. *Fed Regist*. 2008；73(73)：20369 - 20484。

市面上有各种各样的过滤器用于控制水和透析液的细菌污染。大多数是不充分的，特别是如果没有常规消毒或经常更换。颗粒过滤器，通常称为预过滤器，通过深度过滤操作，旨在通过去除颗粒物质来保护其他设备。它们不能去除细菌和内毒素，而且会被细菌定植，导致过滤器流出液中的细菌和内毒素水平更高。绝对过滤器，包括膜过滤器，可以暂时去除水中的细菌。但有些过滤器容易堵塞，革兰阴性水生细菌可以"穿过"过滤器基质，并在几天内于过滤器的下游表面定植。此外，绝对过滤器不能降低内毒素水平。这些过滤器应按照制造商的说明定期更换，并与水系统的其余部分以相同的方式同时消毒。颗粒活性炭吸附介质（即碳过滤器）主要用于去除水中的一些有机化合物和有效氯（游离和结合），但它们也显著增加水中细菌、酵母、真菌和内毒素的水平。

反渗透是一种有效的水处理方式，在美国超过 97% 的血液透析中心使用。反渗透具有独特的优势，能够去除各种物质，包括微生物和内毒素，主要基于颗粒大小和对膜的吸附。然而，少量的微生物可能会穿透膜或通过其他方式（例如密封件周围泄漏）在水系统的下游部分定植。因此，反渗透装置必须常规进行消毒。

紫外线杀菌辐照（ultraviolet germicidal irradiation，UVGI）有时会用于减少水中的微生物污染，但使用 UVGI 有一些特殊的考虑。紫外灯的大小应与通过装置的水流量相适应，并监测紫外灯的能量输出，以确保紫外灯的有效性。紫外灯的制造商可能会要求常规更换。一些细菌种群可能对 UVGI 产生耐受性。在循环透析分配系统中，反复暴露于 UVGI 以确保充分消毒，但是这种方法在逐步去除敏感微生物的同时筛选出耐 UVGI 微生物。此外，细菌内毒素不受影响。

有些机构可能会在水通过反渗透装置后设置额外的步骤。例如，增加去离子单元（去除阳离子、阴离子和污染物），或者可以使用储水罐。储水罐大大增加了流体的体积和分配系统的表面积。如果使用的话，应设计成锥

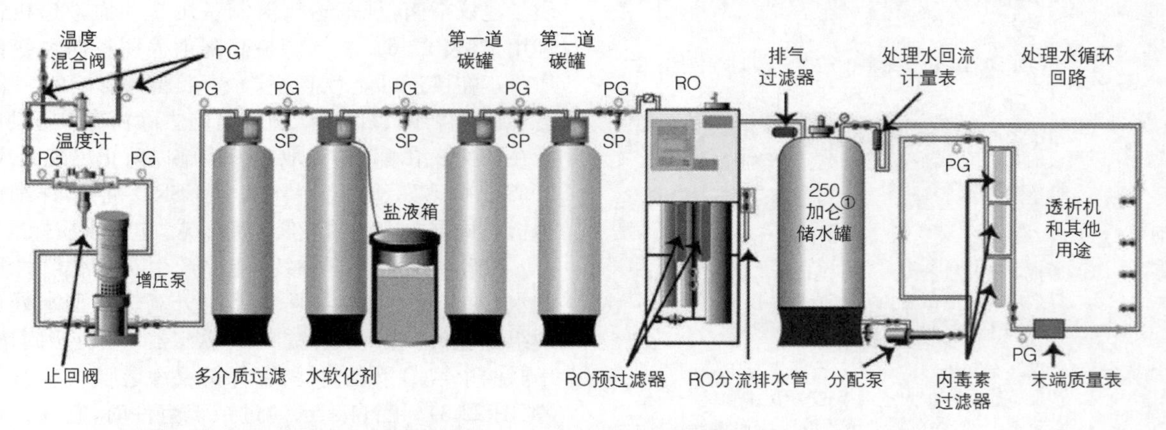

图 22.3　带有储水箱的水处理系统示意图。PG，压力表；RO，反渗透；SP，取样口。
经美国肾病协会允许引自：Kasparek T，Rodriguez OE. What medical directors need to know about dialysis facility water management. *Clin J Am Soc Nephrol*. 2015；10（6）：1061 - 1071；permission conveyed through Copyright Clearance Center，Inc。

① 1加仑＝3.785 4 升。

形底部，以便水在储水罐的最低点排出(并允许储水罐被充分排干)，安装一个密封严密的盖子，配备一个喷雾头，和含有细菌过滤器的通风口。当使用储水罐或去离子装置时，在将水泵入分配系统之前应加入超滤器。

透析液

透析液最常用的配制方法是采用三流配比系统，将酸和碱浓缩液与 AAMI 级水按特定比例混合，还可制定个性化的透析液配比[254]。在配比系统中，透析机在原位将酸浓缩液、碱浓缩液和 AAMI 级水混合，因此不需要透析液储存罐。酸浓缩液通常含有电解质、葡萄糖和一种有机酸(如柠檬酸或乙酸)，或一种有机酸盐(如乙酸钠)。酸浓缩液有液体和粉末两种剂型。粉末制剂必须在使用前与 AAMI 级水混合。酸浓缩液可以通过血液透析站使用的一次性(一次治疗中)罐混合和输送，或者更常见的是作为三流配比系统的一部分使用复用的容器。

碱浓缩液是透析液缓冲液，有助于纠正肾功能衰竭时发生的代谢性酸中毒。碳酸氢盐是最常用的缓冲剂，碳酸氢盐前体(如乳酸盐、柠檬酸盐和醋酸盐)较少使用。与酸浓缩液类似，碳酸氢盐浓缩液有液体和粉末两种剂型。然而，由于化学性不稳定和细菌污染的倾向，碳酸氢盐缓冲液需要定期制备。

碳酸氢盐的潜在混合和输送系统包括：① 物理搬运到血液透析站的罐子；② 带有机械混合装置的大型水箱；③ 直接连接到血液透析机的预充药筒/袋。大型混合罐最常用于门诊血液透析机构，可以同时为大量患者制备透析液。一个大的水箱预先装满 AAMI 级的水，然后加入碳酸氢盐粉末或液体来制备碱浓缩液。浓缩液通过分配回路输送到透析机(串联)。

碳酸氢盐浓缩液为细菌生长提供了理想的培养基。根据输送方法的不同，需要特定的程序来确保输送给所有患者的碳酸氢盐是清洁、安全的[255]。碳酸氢盐储存罐和输送回路必须充分清洁、净化和冲洗。透析中心应确保透析液符合 AAMI 微生物标准(表 22.6)。

分配系统

水通过分配系统分配到各个透析机，在透析机与透析液浓缩液混合。如果血液透析机构需要对透析机进行再处理，则水还会分配到再处理区域。也可以在一个中心位置将水与酸碱浓缩液结合，然后将透析液供应给各个机器。输送管路是塑料管(通常是聚氯乙烯)。分配系统应包括基于循环的系统和无盲端的管道。透析机的出口应具有相对较短的路径，配件数量尽量最少，并使用具有最小无效空间的阀门。空隙、盲端和表面积较大的区域是微生物定植的场所。大直径管道降低了流体速度，增加了可用于微生物定植的湿润表面积。此外，管道长度也会增加可用于定植的表面积。在管道中过夜的液体中的革兰阴性水生细菌可以迅速繁殖并在分配系统的潮湿表面上定植，产生大量微生物和内毒素，其数量与表面积成正比。这种定植会形成保护性的生物膜，这种生物膜很难去除，可以保护细菌和其他生物体使之难以消毒[256]。水的持续循环可以减缓这一过程。过去的暴发与分配系统消毒不足有关[212,213,232,257-261]。

透析机

在 20 世纪 70 年代，大多数透析机都是循环式的，这样的设计导致了透析液中相对较高水平的革兰阴性细菌污染。目前，美国几乎所有的透析机都是单通透析机(即透析液只流过一次)。恰当的清洁和消毒程序往往对单通机器很有效，并且单通机器通常比循环机器具有更低的细菌污染水平。单通机器的污染程度主要取决于进水的微生物质量和机器消毒方法[209,262]。早期的透析机有一个端口(废液处理端)，用来处理体外循环灌注液。如果废液处理端的单向止回阀没有按照建议进行维护、检查是否合格和消毒，则会导致废液从透析液路径回流并污染端口和连接的血液管道。这导致 HD 患者中感染暴发[258,260,261]。现在已经很少使用废液处理端了。

透析机和部件的外表面也是污染源。包括经常接触的物体表面(如控制面板、透析椅、键盘、公用的病史记录计算机)、在透析器充注期间使用的连接充注桶、悬挂或夹在废液容器上的血液管道、带入透析站的其他设备。物体表面污染是血源性病原体传播的潜在因素[101]，透析机消毒不充分与菌血症的暴发有关[212,213,232,257-261]。

复用

1976—1982 年，美国一次性中空纤维透析器的(单人)重复使用有所增加，从 18%增加到 43%，最高达到 82%(1997 年)[9]。到 2002 年，报告重复使用透析器的机构下降到 63%[72]。NHSN 最近未发表的数据显示，2017 年只有 1.8%的机构报告了重复使用。这与一些大型透析机构决定停止重复使用透析器，转而使用一次性透析器(单次)有关。在一系列与透析器的复用和再处理相关的细菌感染暴发之后，CDC 建议一次性使用透析器是首选做法，应用尽用[263]。虽然透析器的重复使用在发展中国家仍然很普遍，但已经相对减少了，一些国家已经计划逐步淘汰[264,265]。

1986 年，AAMI 血液透析器再处理标准[266]被美国公共卫生服务局(Public Health Service)采用，并被 CMS 纳入监管。在美国，透析器的重复使用与血源性病原体(如 HBV、HCV、HIV)的传播没有关联[266-268]。但透析器的再处理与患者的热原反应和细菌感染有关[268]，并可能造成再处理人员的血源性病原体暴露。

血液透析器的再处理程序通常是高水平消毒，而不是灭菌[221,269]。几种液体化学灭菌剂已被用于透析器的高水平消毒。市面上有专门为此配制的化学灭菌剂(如过氧乙酸、氯基和戊二醛基产品)，这些产品已被 FDA 批准为血液透析器再处理的灭菌剂或高水平消毒剂。1983—2002 年，使用甲醛进行透析器再处理的机构比例从 94%下降到 20%，而使用过氧乙酸的比例从 5%上升到 72%[72]。只有少数机构(4%)报告使用戊二醛或热力消毒。

使用不理想的消毒剂可能导致感染的暴发，如非结核分枝杆菌[221,225,268,269]。由于高通量透析器在人工再处理过程中被脓肿分枝杆菌污染，并用一种制备浓度不能确保分枝杆菌完全灭活的商品化消毒剂消毒，5 名血液透析患者发生了全身性非结核分枝杆菌感染，其中 2 人死亡[229]。

发生热原反应的原因往往是用不符合 AAMI 标准的水对血液透析器进行再处理。在大多数情况下，用于冲洗透析器或制备透析器消毒剂的水超过了 AAMI 允许的微生物或内毒素标准，这是由于分配系统没有经常消毒、消毒剂制备不当或常规微生物监测执行不当造成的。

透析器重复使用相关暴发已有多次报告。透析器部件(如 O 型圈)的消毒违规，以及再处理步骤中预防感染措施不当造成的污染已被确定为造成暴发的主要原因[262,270-272]。在至少一次暴发中，没有发现再处理方面的重大违规行为。更确切地说，在通常情况下，透析器安全、完全地再处理是相当困难的。这是由于工作人员缺乏训练(通常从事低薪工作)、程序多变、质量控制标准很少[263]。美国允许对透析器进行人工再处理，但不包括对膜完整性的测试(如压力泄漏测试)，可能无法检测到膜缺陷，并且依赖于特别难以标准化的消毒过程[267,268]。

在目前一次性透析器廉价的时代，大多数透析机构为了患者的安全已经停止了重复使用透析器[263]。再处理可以用无数种方式进行，但几乎没有质量控制检查。对于继续进行复用和再处理的机构，需要改进流程的标准化和严格的质量保证计划。

高通量透析和碳酸氢盐透析

高通量透析使用的透析膜的水力渗透性比传统透析膜大 5～10 倍。人们一直担心透析液中的细菌(或者更可能是内毒素)会穿透这些高渗透性的膜。高通量膜需要使用碳酸氢盐而不是醋酸盐透析液。由于碳酸氢盐浓缩液支持(微生物)快速生长[273]，会增加透析液中的微生物和内毒素浓度，理论上可能有助于增加热原反应，特别是在使用高通量透析期间。

20 世纪 90 年代的监测数据显示，高通量透析的使用与透析期间患者热原反应的报告之间存在显著关联，其中一些担忧似乎是合理的[190]。然而，一项对 27 000 多例常规、高效/高通量透析治疗患者的热原反应的前瞻性研究发现，在使用含有高浓度细菌和内毒素的碳酸氢盐透析液时，热原反应与透析治疗类型之间没有关联[210]。尽管关于高通量透析与热原反应之间的关系似乎存在相互矛盾的数据，但提供高通量透析的中心应确保透析液符合 AAMI 微生物标准(表 22.6)。

废液

废液通过废液管离开透析机并排入卫生下水道系统。废液管连接到墙盒中的排水口。墙盒是每个透析站墙壁上的凹陷区域，其中包含各种接头，使透析机能够连接到供水、酸碱浓缩液和废液排水管(图 22.4)。透析废液富含营养物质和蛋白质，提供了有利于微生物生长的环境，导致废液管中生物膜的形成和微生物的增殖。在包括黏质沙雷菌在内的革兰阴性菌大规模暴发期间，透析墙盒被确定为感染源[274]。不久之后，另一个州报告了与墙盒有关的 BSI 聚集性病例[275]。CDC 制定了一套建议策略，以减少与墙盒相关的患者感染风险，可在网站(https://www.cdc.gov/dialysis/guidelines/wall-boxes.html)上找到[276]。如果墙盒和排水管没有得到妥善维护和(或)医疗保健人员没有遵守感染预防策略(如严格的手卫生)，这些微生物可能会转移到患者身上，导致感染。大多数透析中心可能不会对墙盒进行常规清洁和消毒。此外，不同的设计特征和管道配置可能会影响医疗保健人员的微生物污染风险和随后的患者感染。目前仍然需要做更多的工作来提高对这些问题的认识、实施建议的消毒方法、并了解墙盒在病原体传播中的作用。

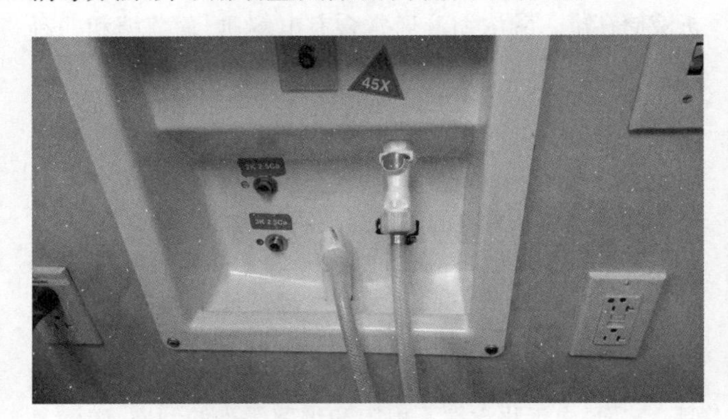

图 22.4 透析站墙盒(wall box)。

水和透析液监测

水和透析液的微生物和内毒素标准[277-281]最初是基于暴发调查期间进行的培养分析的结果。越来越多的证据表明，血液透析液的微生物质量在透析患者的慢性炎症反应综合征中起作用、影响贫血管理、加速残余肾功能的丧失、影响血清白蛋白水平[282-296]。越来越多的数据表明，超纯水和透析液的使用对维持性血液透析患者有利，并可节省成本[297,298]。日本的一项大型队列研究发现，在使用超纯水的机构中，全因死亡率较低[299]。然而，目前还没有随机对照研究来评估和证实这些研究结论，因此监管机构尚未强制执行这些更为严格的标准[297]。

用于常规检测的水样应尽可能从靠近水进入透析液配比装置的地方收集。在大多数情况下，是透析站的水阀门(不是连接阀门到透析机的软管)。水样应至少每月从透析单元内的多个地点采集，包括不同的透析站。在对水处理系统或分配系统进行任何修改或维护后，也应使用类似的方法采集样品。透析液样本应在透析治疗期间或结束时从靠近透析液进入或离开透析器的地方收集。透析液样本应至少每月从有代表性的透析机中采集。当怀疑出现热原反应时，也应采集水和透析液样本。如果对复用血液透析器进行再处理，用于配制消毒剂和冲洗透析器的水也应每月检测一次。水中的最高限值为细菌 100 CFU/mL 和内毒素 0.25 EU/mL(表 22.6)[249-251,266]。微生物和内毒素检测方法可在其他地方找到[300]。

在暴发调查中，可能需要同时采用定性和定量测定方法。在水和透析液中检测非结核分枝杆菌是有价值的，某些情况下还需要检测真菌。在这种情况下，培养皿应在 36℃和 28～30℃下孵育 5～14 天。常规水检测之外的特殊检测要求应提前通知实验室，如当机构希望寻找特定病原体时。

系统和机器消毒

应定期对水和透析液分配系统进行消毒，使液体的微生物质量在可接受的标准范围内。消毒频率应由每个机构自行验证，应至少每月进行一次，并在系统发生任何变化或修改后进行[230,262]。AAMI标准和建议实践是社区共识标准，除了建议进行常规消毒外，没有规定消毒频次。在大多数情况下，微生物监测可用于确定分配系统的消毒频率[262,280]。在某些情况下，由于已形成的生物膜，对系统进行重复消毒仍然不能充分控制微生物的生长，更换系统是唯一的选择。

为了防止消毒剂在足够的接触时间之前由于重力从管道中排出，分配系统的所有水阀门应设计在相同的高度且在系统的最高点。此外，系统不应有粗糙的接头和盲端管道。滞留在这些区域的液体可能成为细菌和真菌的蓄积场所，进而会污染分配系统的其余部分[259]。如果使用储水罐，应定期清洗、消毒和排空。为了去除生物膜，强氧化剂可能有助于从表面剥离生物膜，但可能需要对储水罐的内表面进行物理擦洗。若只常规消毒透析系统中单个部分，效果经常不够理想。因此，整个透析系统（水处理系统、分配系统和透析机）都应包括在消毒程序中。

透析系统的消毒通常采用次氯酸钠溶液、过氧化氢溶液、商品化过氧乙酸消毒剂、臭氧，在某些系统中还采用高温巴氏消毒。次氯酸钠溶液在大多数透析系统中以制造商推荐的浓度使用是方便和有效的。检测剩余有效氯以确认冲洗是否充分是一种简单而灵敏的方法。由于氯具有腐蚀性，通常在相对较短的停留时间（20～30 min）后将其从系统中冲洗干净。系统放置过夜后，漂洗水中总是含有大量繁殖的微生物[230]。因此，用含氯消毒剂消毒最好是在第一个患者治疗开始前，而不是在一天结束后。对于大多数透析机构目前使用的机器型号，可以选择的消毒方法包括在一天结束后进行高温消毒或使用其他接触时间较长的消毒剂（消毒剂停留过夜）。在不同患者之间，液体通路不需要消毒。

甲醛、过氧乙酸、过氧化氢和戊二醛溶液均有良好的消毒效果[223,301,302]。这些产品不像次氯酸盐溶液那样具有腐蚀性，当系统不运行时，可以长时间停留在系统中。但是具有良好穿透力的甲醛被认为是一种环境危害和潜在的致癌物，并且具有刺激性，可能会使工作人员反感[303]。美国环境保护署（Environmental Protection Agency，EPA）也限制了可以排放到污水中的甲醛量，这让使用甲醛作为消毒剂的透析机构大大减少。过氧乙酸和戊二醛是商品化的，根据制造商的说明设计用于透析机。戊二醛的使用也受到限制，因为它被认为是一种致敏剂，可能对医疗保健工作者构成风险。

一些透析系统（包括水处理和分配系统，部分血液透析机）利用热水消毒（巴氏消毒）来控制微生物污染。在这种类型的系统中，每天结束后将水加热到80℃，然后流过分配系统和血液透析机，或者仅流过血液透析机。这些系统在控制微生物污染方面非常出色。应该注意的是，血液透析机的高温消毒不能控制废液管和排水管的微生物污染。可能需要额外的工艺对废液管、排水管和墙盒进行消毒。

环境清洁消毒

严格的清洁和消毒是血液透析中心感染预防程序的重要组成部分（表22.2）。机构应有清洁和消毒环境表面和设备的书面操作规程。这些操作规程与其他医疗机构没有什么不同，但血液污染的高风险使血液透析机构具有独特性。医疗物品被归类为高度危险性（如针头和导管），直接接触血液或身体无菌区域；中度危险性（如纤维内窥镜），与完整的黏膜接触；低度危险性（如血压袖带），只接触完整的皮肤[304,305]。

透析中心的清洁有两个目标：定期清除有机物和废物，从而防止潜在传染性物质的积累，并维持有利于患者护理的良好环境[305]。透析站过度拥挤，以及HCP的过度负担会增加微生物传播的可能性。如果一个区域内有多根电线、管道和软管，恰当的清洁可能会很困难。透析站之间应预留足够的空间，使工作人员可以充分操作和活动而不会干扰相邻的患者。根据机构指南研究所（Facility Guidelines Institute）的规定，每个透析站的面积应至少为80平方英尺，并且相邻透析站之间的距离应至少为4英尺，以避免污染[306]。然而，大多数透析机构没有足够的空间来满足这一要求。为避免污染，只有在患者离开透析站后才应开始清洁，在清洁和消毒完成之前不应让下一位患者进入。在治疗班次轮换间隔，将机构的患者全部清空，可能会提高患者之间的透析站清洁和消毒的充分性。在空间有限时，清除不必要的物品、有序地安排需要的物品并移除地板上多余的管道、软管和电线，这样可以提高清洁的可及性。由于透析中心对清洁的特殊要求，从事清洁的工作人员应接受专门的培训。

每次患者治疗后，高频接触的环境表面（包括透析机外表面）都要进行恰当的消毒，有些表面在消毒前可能还需要预清洁（使用洗涤剂）。清洁对于阻断交叉污染的传播路线至关重要。荷兰的一项研究和美国对HCV大规模暴发的调查显示了环境清洁的重要性，研究人员使用化学发光剂检测到肉眼不可见的血液污染[101,307]。抗菌剂（如含聚维酮碘、六氯苯或氯己定的制剂）不应用于表面消毒，因为这些制剂是用于皮肤的，而不是为坚硬表面设计的。鉴于在最近的一次暴发中发现的与机器相邻部件的环境表面（如墙）在传播病原体方面的作用[274]，也应注意对这些表面的清洁和消毒。只能使用经EPA注册的医院消毒剂。常规（低水平）消毒对大多数环境表面是足够的，对于明显被血液或其他体液污染的表面，应使用中水平消毒剂。由于透析中心的环境表面可能经常发生血液污染，因此应考虑在透析治疗区域的表面常规使用对结核或HBV和HIV有效的医院消毒剂。在透析单元中使用单一产品进行所有环境表面消毒可以减少工作人员的迷惑,并且不太可能由于使用错误的产品而导致消毒不充分。大量的血液溢出应首先清理掉任何可见的物质,有机物的存在会干扰消毒剂的活性。应将足够的消毒剂涂抹在所有表面(表面应明显湿润)。CDC 的“透析机构环境表面消毒:临床管理人员说明(Environmental Surface Disinfection in Dialysis Facilities: Notes for Clinical Manager)”介绍了推荐的环境表面消毒方法(https://www.cdc.gov/dialysis/PDFs/collaborative/Env_notes_508.pdf)[308]。CDC 有提供督查表和核查表[46],用于评估透析站消毒方法,网址为 https://www.cdc.gov/dialysis/prevention-tools/audit-tools.html。

小结

在慢性血液透析患者中预防病原体传播和减少 HAI 需要实施全面的感染控制计划,该计划可以支持所有 HCP 一致遵守感染控制建议(表 22.2)。坚持核心预防措施(表 22.1)已被证明可持续减少 CVC 透析患者的高 BSI 发病率。积极的感染预防计划是这些努力的基础。该计划的组成部分包括专门为血液透析机构设计的感染预防实践的常规实施保障:① 除了具有高级专业知识的人员,每个透析机构应至少有一名具有感染预防知识和经验的 HCP;② 应向 HCP 和患者提供预防感染的培训和教育;③ 定期督查预防感染的措施(督查和评估工具可在 https://www.cdc.gov/dialysis/prevention-tools/index.html 找到)[41];④ 安全文化的建设、领导的参与,以及一线 HCP 参与感染预防工作;⑤ 患者和 HCP 的常规血清学检测和免疫接种;⑥ 感染监测和利用数据进行持续质量改进;⑦ 公共卫生上报体系。对感染预防计划的这些基本组成部分可以在其他地方找到[309]。CDC 还发布了这些部分的详细建议[65]。

展望

传统的门诊中心目前是提供透析的主要场所,工作人员在复杂的患者流动率高的环境中照顾多名高度脆弱的患者。改进或重新设计流程(如通过工程控制)以促进工作人员遵守最佳实践可减少感染。在不久的将来,在机构以外的透析可能会变得更加普遍。随着血液透析不断扩大,且在传统门诊血液透析中心以外的场所(即家中或养老院)开展,确保这些情况下采用标准的感染预防措施并对新发现的增加感染风险的问题保持警惕将是非常重要的。

预防血液透析患者 HBV 感染的感染预防策略已经建立,但一些问题依然存在。需要做更多的工作来确定透析前和透析儿童患者,以及透析前成人患者的理想乙肝疫苗剂量方案,以及进行随访检测和给予加强剂量的最佳时机。此外,最近关于 HBV 突变患者、血清逆转患者和非典型 HBV 血清学患者的报道强调,仍需要更多的研究来评估它们在透析人群中的意义。需要进一步的工作来理清导致 HCV 在血液透析患者中传播的具体因素,并评估目前的预防建议、HCV 治疗和其他策略在这些机构中预防和控制 HCV 感染的效果。

在接受维持性血液透析的患者中,血管通路感染仍然是一个毁灭性的并发症,需要采取更多的干预措施来进一步降低这些感染率。透析中心在 MDRO 传播中的作用,以及预防 MDRO 传播的干预措施的有效性等其他重要问题需要进一步研究。更好地了解机构设计、人员配备和感染风险之间的关系,有助于扩大这一高度脆弱人群的预防策略。

致谢

感谢 Duc Nguyen 对本章的贡献。

第23章

Michael Kessler • Cybele Lara R. Abad • Daniel Shirley • Nasia Safdar
（黄桦 译；林佳冰 校）

重症监护病房：抗生素耐药与中央导管相关血流感染、导尿管相关尿路感染和艰难梭菌感染的预防

The Intensive Care Unit：Antibiotic Resistance and Prevention of Central Venous Catheter-Associated Bloodstream Infections，Catheter-Associated Urinary Tract Infections，and *Clostridioides difficile*

引言

重症监护病房（intensive care unit，ICU）彻底改变了我们对创伤、休克和其他危及生命状况的危重患者的照护方式，使患者的预后得到了极大的改善[1,2]。然而，ICU医疗保健相关性感染（healthcare-associated infection，HAI）是ICU患者面临的重要挑战，ICU的感染率是其他病房的3～5倍[3,4]。在美国医院中，ICU患者仅占全部住院患者的10%，但是发生的感染占所有医院感染的近50%。我们对ICU获得性感染的流行病学和发病机制的理解有了很大进步，制定了措施，极大减少和预防了这些HAI。

流行病学

据估计，2015年美国急症照护医院发生HAI 68.7万例。大约7.2万HAI患者在住院期间死亡[3,4]（https://www.cdc.gov/hai/data/portal/index.html）。

HAI的监测，尤其是对高感染风险科室（如ICU）的监测，已成为美国所有医院感染控制和质量保证的整体特征[5,6]。

由于住院时间严重影响HAI风险，感染率应以每1 000住院日表示。器械的使用影响器械相关感染（device-associated infection，DAI）的发病率，因此美国CDC建议对DAI进行监测，并计算1 000器械使用日感染率。不同类型ICU内HAI发病率不同，新生儿科、外科和烧伤科ICU最高，其次为内科ICU。冠心病ICU的患者感染风险很低（表23.1）[8-10]。

国际医院感染控制联盟（International Nosocomial Infection Control Consortium，INICC）是一个大型的跨国监测系统，2008—2017年，来自45个（非美国）国家的664个ICU的DAI国际发病率为9.01/1 000床位日。具体报道的DAI包括中心静脉导管相关菌血症（central line-associated bacteremia，CLAB）为5.3/1 000导管日，呼吸机相关事件（ventilator-associated events，VAE）为11.4/1 000呼吸机通气日，导管相关尿路感染（catheter-associated urinary tract infections，CA－UTI）为3.1/1 000导尿管日。令人担忧的是，对亚胺培南不敏感的铜绿假单胞菌和克雷伯菌属感染率较高，分别为52.7%和49.2%，对苯唑西林不敏感的金黄色葡萄球菌感染率为56.3%，对万古霉素不敏感的肠球菌感染率为42.3%。研究结果表明，ICU中的HAI，尤其是具有耐药性病原体的HAI，在全世界都是个问题[11]。

一般来说，需氧革兰阴性杆菌（尤其是铜绿假单胞菌）占ICU感染病例的50%；革兰阳性球菌（20%）和假丝酵母菌属（10%）构成了剩余部分[3,4,12]。图23.1～图23.4显示了ICU的总体感染、呼吸机相关性肺炎（ventilator-associated pneumonia，VAP）、CLABSI和CA－UTI的微生物构成情况[4]。

感染控制的一般状况

美国联合委员会（The Joint Commission，TJC），即以前的医疗机构联合认证委员会（Joint Commission Accreditation of Healthcare Organization，JCAHO），它和许多其他国家的监管机构类似，要求每家医院都主动监测、

表23.1 美国CDC NHSN医院各类型ICU器械相关感染的发病率（/1 000器械使用日，2010年1—12月）

感染	ICU类型			
	内科ICU感染率，中位数（25%，75%）	内科-外科ICU感染率，中位数（25%，75%）	外科ICU感染率，中位数（25%，75%）	冠心病ICU感染率，中位数（25%，75%）
导尿管相关尿路感染	2.4（0.9，3.7）	2.2（0.6，3.4）	3.0（1.0，4.4）	1.9（0.3，3.1）
中央导管相关血流感染	1.8（0.8，2.3）	1.4（0.0，2.1）	1.4（0.4，1.9）	1.3（0.0，1.8）
呼吸机相关性肺炎	1.4（0.1，2.2）	1.8（0.0，2.5）	3.5（0.4，4.8）	1.3（0.0，2.1）

改编自：Dudeck MA，Horan TC，Peterson KD，et al. National Healthcare Safety Network（NHSN）Report，data summary for 2010，device associated module. *Am J Infect Control*. 2011；39：798－816，with permission from Elsevier。

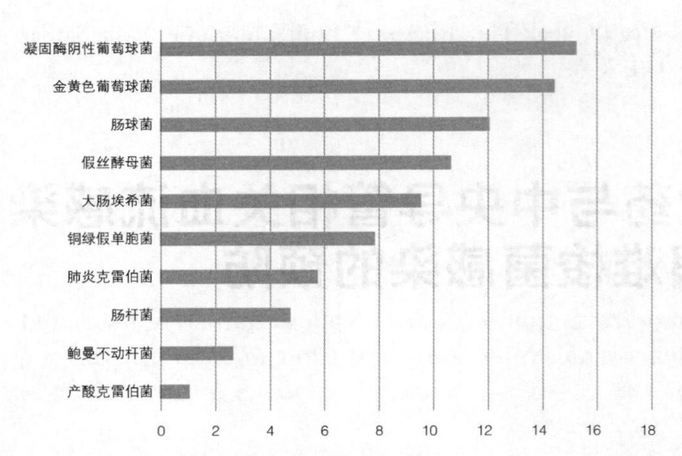

图 23.1 引起 ICU 感染的微生物构成情况。

改编自：Doyle JS，Buising KL，Thursky KA，Worth LJ，Richards MJ. Epidemiology of infections acquired in intensive care units. *Semin Respir Crit Care Med*. 2011；32(2)：115－138. © Georg Thieme Verlag KG。

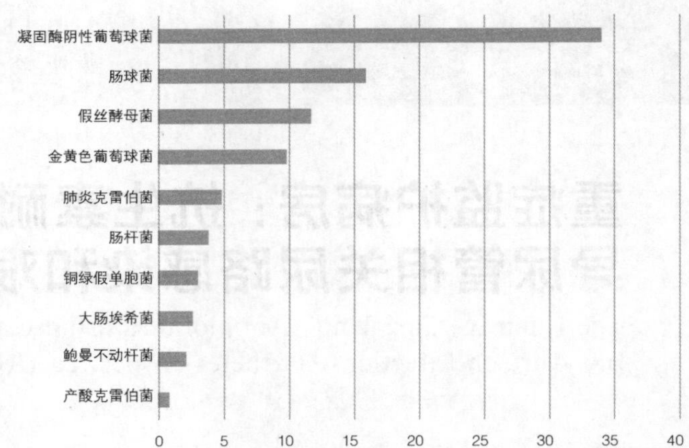

图 23.2 引起 ICU 血流感染的微生物构成情况(译者注：参考文献为引起 ICU 中央导管相关血流感染的微生物构成情况)。

改编自：Doyle JS，Buising KL，Thursky KA，Worth LJ，Richards MJ. Epidemiology of infections acquired in intensive care units. *Semin Respir Crit Care Med*. 2011；32(2)：115－138. © Georg Thieme Verlag KG。

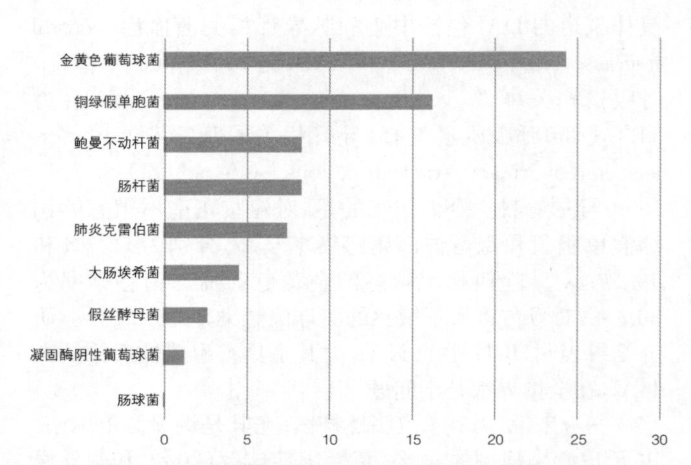

图 23.3 引起 ICU 医院内肺炎的微生物构成情况(译者注：参考文献为引起 ICU 呼吸相关性肺炎的微生物构成情况)。

改编自：Doyle JS，Buising KL，Thursky KA，Worth LJ，Richards MJ. Epidemiology of infections acquired in intensive care units. *Semin Respir Crit Care Med*. 2011；32(2)：115－138. © Georg Thieme Verlag KG。

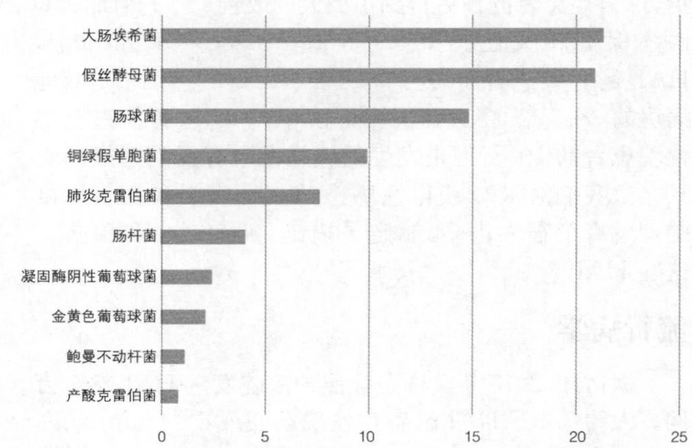

图 23.4 引起 ICU 导尿管相关尿路感染的微生物构成情况。

改编自：Doyle JS，Buising KL，Thursky KA，Worth LJ，Richards MJ. Epidemiology of infections acquired in intensive care units. *Semin Respir Crit Care Med*. 2011；32(2)：115－138. © Georg Thieme Verlag KG。

预防和控制 HAI[13]。监测是有效控制行动的基础。在大多数医院中，监测的重点是由耐药菌引起的感染和显著增加发病率和死亡率的感染。例如，手术部位感染(SSI)、血流感染(BSI)和 VAP。

尽管目前尚不清楚环境中的耐药菌污染是否会导致患者的更多感染，但无生命的环境是耐药 HAI 病原菌的储存库。多项研究表明，耐甲氧西林金黄色葡萄球菌(MRSA)、耐万古霉素肠球菌(VRE)、艰难梭菌和革兰阴性菌可从各种医疗机构表面检出。虽然 ICU 环境无法做到无微生物污染，但某些建筑和环境问题仍值得关注。ICU 应设置在能限制非 ICU 相关工作人员通行的区域。必须配备足够数量的洗手池和含醇手消毒剂或抗菌皂，随时满足所有进入 ICU 并跟患者或环境直接接触的人员需求。应具备独立的区域和水槽，用于清洗、储存和再处理受污染的设备。所有 ICU 都应具备收治结核病(tuberculosis，TB)或其他空气传播疾病患者的隔离病房。对于涉及骨髓移植或血液恶性肿瘤患者治疗的 ICU，应配备使用高效微粒空气过滤器(high-efficiency particulate air，HEPA)的正压隔离病房。与 ICU 患者相邻的所有物体表面，应每天使用医院常规消毒剂擦拭至少一次，而尿液测量工具是革兰阴性杆菌的常见储存库，每次使用后应用消毒剂冲洗。ICU 的每个患者都应配备专用的听诊器和血压计。

手卫生

感染或定植的患者是 ICU 内 HAI 的主要储菌库，ICU 内感染性病原体的主要传播机制是通过医务人员的手、衣服或仪器进行传播。这在新型制剂应用之前(如含醇手消毒剂用于手卫生)的感染暴发与革兰阳性病原体的研究中更显而易见。在一个设计良好的队列研究中，Waters 等试图确定新生儿护士手携带的革兰阴性杆菌是否与这些护士所照顾的新生儿发生的革兰阴性杆菌相关 HAI 有关[14]。研究者发现，2 935 名新生儿中 192 例发生了由革兰阴性杆菌引起的获得性感染；70%的分离株可进行分子分型，引起感染的 9%(11/119)的菌株从新生儿

ICU 护士手中检出。另外，33%(39/119)的菌株在婴儿中流行，这为医务人员手携带病原菌提供了间接证据。在这项研究中，护士的手每季度采样一次，都是在含醇手消毒剂进行手卫生后立即采样，因为携带是典型的转移，所以很可能培养的次数越频繁，就越可能产生更多的流行菌株。值得注意的是，环境作为 HAI 革兰阴性病原菌储菌库的作用并没有在这次研究中进行评估。考虑到手作为水平传播的主要载体的重要性，手卫生仍然是预防 HAI 的基本措施[15-20]。尽管普遍认为洗手/手卫生是 HAI 控制的基础，但手卫生依从率>50%一直难以实现，在对医务人员的研究中发现，洗手/手卫生依从率在 9%～50%[21,22]。

面对洗手/手卫生对预防 HAI 非常重要这样的强有力证据，最近的研究试图更好地了解洗手/手卫生依从性差的原因[21]，找出皮肤刺激、水槽的位置不方便、时间约束、工作负荷大、人员配备不足这几个原因。值得注意的是，手卫生依从性差的危险因素包括医生(而不是护士)、在 ICU 工作，以及从事交叉传染风险较高的患者治疗活动[21]。为弥补这些不足而采取的干预措施包括：有针对性的教育、反馈、洗手池和手卫生用品的位置便利、使用可替代的和刺激性较小的手卫生用品，以及患者教育[17]。表 23.2 总结了增强手卫生依从性的策略[23]。

表 23.2　改善手卫生依从性的策略

- 医务人员教育
- 日常观察和反馈
- 工程控制
- 容易、方便获得的含醇手消毒剂
- 患者教育
- 工作场所的提示
- 行政处罚或奖励
- 改善医务人员的皮肤护理
- 个人层面和医院层面上的主动参与

改编自：Pittet D. Improving adherence to hand hygiene practice: a multidisciplinary approach. *Emerg Infect Dis*. 2001; 7: 234 - 240。

与传统的用肥皂和水洗手相比，使用抗菌剂进行手卫生护理显然更为有效，当污染较重时，这种优势最明显[24,25]。与洗手前的细菌数量相比，常规使用普通肥皂和水洗手后细菌数量减少较少，甚至反而增加细菌数量(图 23.5)[18,26]。细菌数量增加的原因可能是皮肤碎屑的脱落促进了其中定植细菌的释放和扩散[27,28]。除了优异的抗菌活性外，某些抗菌剂，如氯己定，通过结合于角质层上，使皮肤表面产生长期的抗菌活性[29]。

美国市面上有各种配方的消毒剂，包括氯己定、碘伏、三氯生、对氯甲二苯酚和乙醇[17]。一些以 ICU[15,16,30-34] 主要结局作时间序列分析的前后对照研究显示，含醇手消毒剂可显著减少 HAI。三个大型的、实施良好的随机试验评估了含氯己定手卫生产品的有效性，试验显示 HAI 相对减少了 27%～47%[30,33,34]。美国 CDC 公布了关于手卫生的建议[35]，强调用含有抗菌成分的肥皂或清洁剂或含醇手消毒剂进行手消毒的情况有：① 直接接触患者

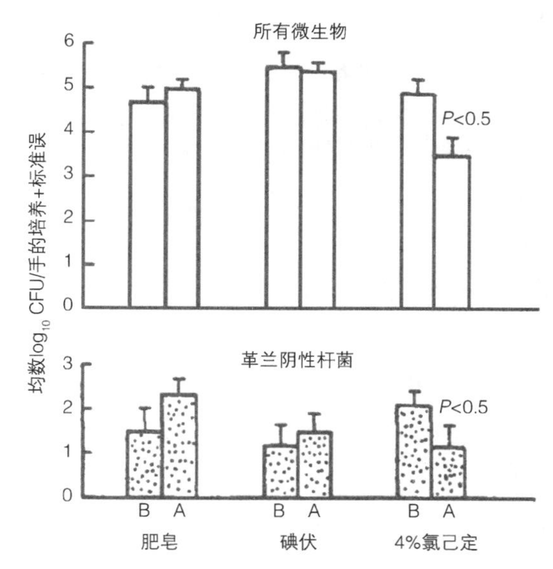

图 23.5　3 种洗手产品的快速除菌情况。每种洗手产品对 10 个人进行试验，试验间隔时间为 1 周。在使用产品洗手前(B)和洗手后(A)立即进行细菌培养。仅使用肥皂洗手，细菌数量有所增加。

改编自：Maki DG. The use of antiseptics for handwashing by medical personnel. *J Chemother*. 1989; 1(suppl 1): 3 - 11. © Taylor & Francis Ltd. http://www.tandfonline.com。

或患者周围环境和设备前后；② 在进行侵入性操作之前，如插入血管内装置(intravascular device, IVD)或导尿管。含醇手消毒剂由于其便捷性和广谱性，在医院得到广泛使用[17]。然而，所有的手消毒液对有明显污染的手部作用有限，因此有明显可见污染时应使用抗菌皂和水洗手[35]。

过去，限制人们接受含醇类产品作为手消毒剂的主要因素是干燥和皮肤刺激。现在，通过将润肤剂加入含醇手消毒剂，增强了医务人员的接受度，并可能通过减缓醇的蒸发来增强抗菌活性[36]。一项在 50 名 ICU 医护人员中进行的随机临床试验比较了传统的 2%葡萄糖酸氯己定和水洗与含醇手消毒剂(61%乙醇和润肤剂)的效果，结果表明，使用含醇手消毒剂可显著减少皮肤脱屑和刺激[37]。遗憾的是，这项试验没有评估除菌效果。美国 CDC 指南得到了美国医学协会[38]和美国微生物学会[39]的认可，这两个协会在各个医学领域强调手卫生的重要性中发挥了积极的作用。医院的承诺对促进手卫生实践、改善依从性非常重要。美国 CDC 指南推荐：医院应该分病房或服务区域监测和记录手卫生的依从性，向医务人员反馈他们手卫生的执行情况，以 1 000 住院日为单位监测含醇手消毒剂的使用量。

手卫生依从性监测通常是由经过培训的观察员直接观察进行的。虽然这仍是金标准，但存在局限性，包括观察者的差异、观察时间和劳动强度的差异。最近，许多用于捕捉手卫生依从性的电子监测系统已经问世，但这些系统在推广使用前需要进行有效性验证和测试。表 23.3 总结了 2002 年美国 CDC 指南中关于手卫生的建议[40]。

表 23.3　美国 CDC HICPAC 手卫生指南对洗手和手消毒的推荐意见

推荐	推荐强度[a]
当手有明显污染、被蛋白样物质污染，或有明显血液或其他体液污染时，使用非抗菌皂/抗菌皂和水洗手	ⅠA
以下情形，当手没有明显污染时，可使用含醇消毒剂或抗菌皂和水洗手： 直接接触患者前 中心静脉导管置管时戴无菌手套前 导尿管、外周静脉置管或其他非外科手术的侵入性操作前 接触患者的完整皮肤后 接触患者体液、黏膜和伤口敷料后，手部没有明显污染时 照护患者时，从患者的污染部位转移至清洁部位时 接触患者周围环境后 脱手套后	ⅠB
饭前和如厕后，使用非抗菌皂/抗菌皂和水洗手	ⅠB
含抗菌成分的湿巾不能代替使用含醇洗手液或抗菌皂	ⅠB
如果暴露于炭疽杆菌，使用非抗菌皂/抗菌皂和水洗手	Ⅱ

a：推荐意见的分类。
ⅠA 强烈支持实施，有设计良好的试验的、临床的、流行病学的研究大力支持。
ⅠB 强烈推荐实施，某一临床或流行病研究支持或理论依据强烈支持。
Ⅱ 建议实施，有提示性的临床或流行病学研究或理论依据支持。
经许可引自：Boyce JM, Pittet D. Guideline for hand hygiene in health-care settings. Recommendations of the Healthcare Infection Control Practices Advisory Committee and the HICPAC/SHEA/APIC/IDSA hand hygiene task force. *MMWR Recomm Rep*. 2002; 51: 1 - 45; with additional information from Novosad SA, Fike L, Dudeck MA, et al. Pathogens causing central-line-associated bloodstream infections in acute-care hospitals-United States, 2011 - 2017. *Infect Control Hosp Epidemiol*. 2020; 41: 313 - 319。

ICU 的微生物耐药

抗微生物药物耐药性的全球危机对 ICU 造成了巨大的影响，抗微生物药物压力、危重患者、侵入性装置和操作都加剧了耐药病原体的传播(图 23.6 和图 23.7)[41-43]。正是认识到这一重大威胁，2014 年美国政府制定了《抗击耐药细菌国家战略》。阻止耐药性的发展需要多元方法，包括增强抗微生物药物管理、加强监测、开发快速识别和鉴定耐药菌的诊断方法、加快新抗菌药物的研发及加强国际合作[44]。在 ICU 内，防止耐药菌产生和传播的策略包括抗微生物药物管理、识别和分离耐药病原体的患者、与高危患者接触的医务人员的隔离预防措施，以及加强手卫生。

控制微生物耐药：优化抗菌药物使用

抗微生物药物的使用促进了微生物耐药性的产生[45,46]。有研究表明，不适当的抗微生物药物使用在医疗机构中很常见[47,48]。抗微生物药物管理对于限制不必要的抗微生物药物使用、优化患者预后和减少微生物耐药性问题至关重要[49]。已经提出了各种策略来改善抗微生物药物的使用和限制微生物耐药性的产生[42]。这些策略包括使用协议或指南、关键药物的处方限制、感染性疾病科会诊、计算机医嘱录入，并增加诊断手段以确认感染(表 23.4)。

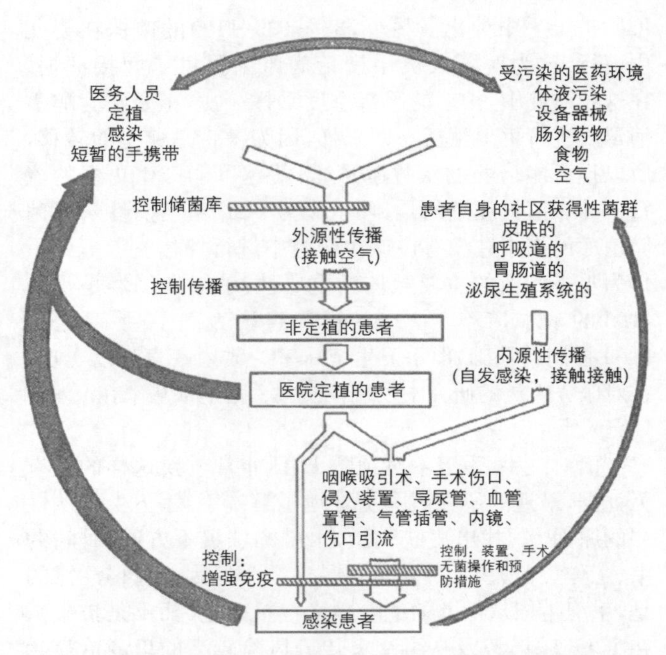

图 23.6　医院感染的流行病学。主要通过接触传播，空气传播较少。咽喉吸引术、手术伤口、侵入装置和抗菌药物的使用增加了传播、定植和易感性。

改编自：Maki DG. Control of colonization and transmission of pathogenic bacteria in the hospital. *Ann Intern Med*. 1978; 89: 777 - 780. © American College of Physicians。

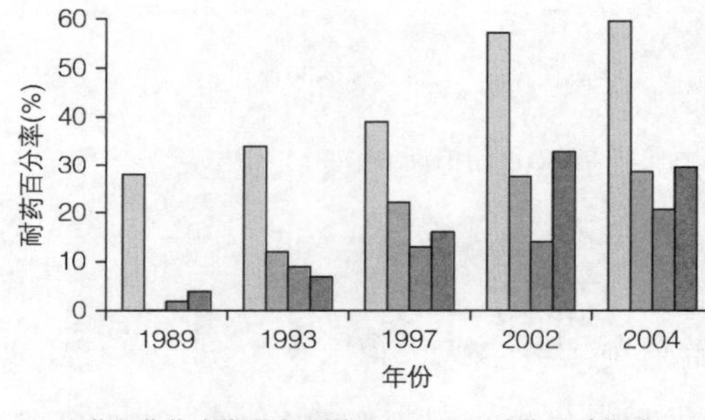

图 23.7　1989 年、1993 年、1997 年、2002 年和 2004 年 ICU 医院感染的主要耐药菌。

参考美国 2004 年发布的全国医院感染监测系统(NNIS)报告中 1992 年 1 月至 2004 年 6 月的数据摘要；Richards M, Thursky K, Buising K. Epidemiology, prevalence, and sites of infections in intensive care units. *Semin Respir Crit Care Med*. 2003; 24: 3 - 22. © Georg Thieme Verlag KG。

表 23.4　降低 ICU 内微生物耐药出现的抗微生物药物使用策略

推荐	推荐强度[a]
限制不必要的抗菌药物使用	
制定医院层面的抗菌药物使用指南	Ⅱ
成立抗菌药物使用质量改进团队	Ⅱ
为医生提供有关抗菌药物使用的教育和专业指导	Ⅱ
限制医院处方	Ⅱ
对院内肺部感染进行定量培养和定量评估治疗	Ⅰ、Ⅱ

续 表

推荐	推荐强度[a]
优化抗菌药物效力	
避免机械化的使用指南进行不充分的治疗	Ⅱ
联合使用抗菌药物进行治疗	Ⅰ、Ⅱ
咨询感染性疾病科专家	Ⅱ
循环使用抗菌药物	Ⅱ
自动停止手术预防用药的医嘱	
避免常规进行消化道去污	Ⅰ、Ⅱ
计算机辅助医嘱录入	

a：Ⅰ表示随机对照试验支持，Ⅱ表示有非随机同期队列调查和历史队列调查，Ⅲ表示病例系列调查支持。
改编自：Kollef MH, Fraser VJ. Antibiotic resistance in the intensive care unit. *Ann Intern Med*. 2001; 134: 298-314(译者注：英文原稿与引用文献中的表格内容有出入，推荐意见和强度已按引用文献原文内容修改，参考 https://pubmed.ncbi.nlm.nih.gov/11182841/。

预防耐药菌的医院内传播

感染或定植患者的隔离被普遍认为是预防耐药菌院内传播的最重要措施[50]。最新的美国 CDC 指南将隔离预防措施分为标准预防措施和以传播途径为基础的预防[51]。标准预防措施指预期可能接触血液、任何体液、分泌物或排泄物(汗液除外)、破损皮肤和黏膜时使用手套。如果患者的诊疗活动可能产生血液、体液和分泌物的喷溅，建议使用隔离衣。脱除手套后、接触不同患者之间应进行手卫生。标准预防措施适用于所有患者，无关患者的临床诊断。

以传播途径为基础的预防包括接触隔离、飞沫隔离和空气隔离，每种措施都基于感染性病原体在医疗机构内的传播方式。多重耐药 HAI 病原体，特别是 MRSA 和 VRE，主要通过与医务人员的直接(间接)接触传播，因此指南规定对定植或感染耐药菌的患者实施接触隔离，为患者提供一个单间(或将定植或感染相同病原体的患者进行队列管理，安置于同一房间内)。医护人员进入隔离病房时应戴手套，如果预期可能与患者或环境有直接接触，则应穿隔离衣。在离开隔离病房前脱下隔离衣和手套，并用手部消毒卫生用品消毒双手。低度危险性诊疗用品应专人专用，如果重复使用，则应在患者之间进行消毒。

然而，目前防止耐药菌在院内传播的模式是被动的。等到鉴定出定植或感染的耐药菌才开始按上述方法隔离患者。ICU 微生物耐药性的不断增长证明了这一策略的失败[52]。

美国医疗保健流行病学会(Society for Healthcare Epidemiology of America, SHEA)[53]指南建议由感控人员进行监测培养以发现 VRE、MRSA 定植或感染患者和其他高危患者同病房内无症状的 VRE 或 MASA 携带者，发现的定植患者也必须进行接触隔离[53]。如果这些措施不能遏制传播，应该在风险最高的区域(如 ICU)加强措施。如果流行病学数据认为有关联，建议将医务人员进行队列管理并筛选携带状况。此外，还建议在清洁 VRE 或 MRSA 定植或感染患者的环境前后，通过环境监测培养来验证环境清洁/消毒程序是有效的。

预防多重耐药菌传播的一个更简单的策略是：从入院时就为高危患者预先使用屏障隔离预防措施(隔离衣和手套)和专用的患者诊疗用品(如听诊器和血压计)，以防止医务人员接触未被识别的定植或感染的患者而被污染，并传播给其他患者。大量研究表明，预先使用屏障预防措施，可以有效地防止多重耐药菌(multidrug-resistant organism, MDRO，如 MRSA 或 VRE)在流行病区中的传播[54]。另有研究表明，在高危人群(如 ICU 患者)中，预先隔离对于预防地方性 HAI(包括 MDRO)是有效的[55-58]。三个前瞻性随机试验已评估了预防性屏障措施的有效性[55,56,59]；两项研究显示出在降低 ICU 患者所有 HAI 方面的益处(相对危险度降低 52%～81%)[55,56]。预先使用屏障预防措施的有效程度可能取决于病原体、ICU 的感染率和预防措施的遵守程度。

特殊感染

血管内装置相关血流感染

血管内装置(IVD)已成为许多患者，特别是癌症患者护理中的重要组成部分。遗憾的是，血管通路与大量的、容易忽视的医源性疾病有关，特别是与来自血管通路的经皮装置感染相关的 BSI。近 40%的医院感染相关的 BSI 来源于某种形式的血管通路[60]，并且与此相关的超额死亡率接近 35%[61]，增加住院时间和额外的医疗费用[62,63]。

不同类型的 IVD 造成的感染风险不同。在 200 项前瞻性研究的系统评价中，发现外周静脉(0.1%，0.5/1 000 导管日)或中心静脉(0.4%，0.2/1 000 导管日)的 IVD 相关 BSI(IVDR-BSI)发生率最低。短期无涤纶套和非药物中心静脉导管(central venous catheter, CVC)(4.4%，2.7/1 000 导管日)的感染率更高。用于血流动力学监测的动脉导管(0.8%，1.7/1 000 导管日)和住院患者外周静脉置入中心静脉导管(peripherally inserted central catheter, PICC)(2.4%，2.1/1 000 导管日)的风险接近于 ICU 短期常规 CVC。手术植入的长期 CVC 带涤纶套和隧道导管(22.5%，1.6/1 000 导管日)和中心静脉港(3.6%，0.1/1 000 导管日)，当用血流感染/100 导管日表示时，似乎具有较高的感染率，但用血流感染/1 000 导管日表示时，风险要低得多[64]。

图 23.2(译者注：原著为图 23.3)总结了引起 IVDR-BSI 的微生物构成情况[4]。正如人们对这些感染的预期一样，皮肤微生物导致的感染在导管相关血流感染中占比最大。然而，美国 CDC NHSN 的数据显示，截至 2017 年，念珠菌属已成为成人 ICU 中导管相关血流感染最常见的病原体，占 27%，其次是肠球菌属和肠杆菌科细菌，最可能反映出强烈的选择性抗菌药物压力。在儿科 ICU 中，肠杆菌科细菌在导管相关血流感染中占比最高，为 25%。

在决定是否启动抗菌治疗或移除 IVD 之前，必须对有发热或败血症特征的ICU患者进行彻底检查，以确定所有可能的感染部位，包括VAP、CA-UTI、SSI、抗微生物药物相关性结肠炎或导管相关血流感染(CR-BSI)。另外，中心静脉导管血培养较外周静脉穿刺血培养有更高的污染率和假阳性率[65]。如果怀疑是其他感染，应首选外周静脉穿刺，而不是从IVD进行血液培养，以避免诊断错误。

若干临床、流行病学和微生物学结果强烈指向IVD是败血症发作的根源，第38章将对此进行更深入的探讨。如果患者突发败血症的症状和体征，且没有任何其他可识别的来源，则应怀疑感染了IVDR-BSI。导管插入部位的炎症或化脓在IVDR-BSI患者中并不常见[66]。然而，当出现局部炎症时，提示患者很可能患有IVDR-BSI，应立即拔除IVD。最后，多次血培养出某些微生物(如葡萄球菌属、棒状杆菌属或芽孢杆菌属、念珠菌属或马拉色菌)可强有力地支持IVD的感染。

对于怀疑或假定为IVD感染的危重症患者，在未获得两个独立部位血培养(其中至少一个是经皮静脉穿刺从外周静脉抽取)的情况下就开始使用抗感染药物是不推荐的。在成人中，如果抽取至少30 mL的血液进行培养时，99%可检测的菌血症病原体能被鉴定[67-69]。在儿童中，根据体重计算体积的方法获取血培养也能达到类似的操作要求[70]。取自CVC的标准血培养标本，在BSI诊断中灵敏度很高，但特异性低于外周静脉获得的培养结果[71,72]。如果患者有长期多腔导管，应该从导管的每个管腔获取标本，因为研究发现从同一导管的不同管腔获得的培养之间不一致率很高(约30%)[73]。

对于怀疑有IVDR-BSI的不稳定患者，应从一开始就移除短期IVD(如下所示)，然而，通常不希望或很难做到拔除患者通过手术植入的IVD，如Hickman和Broviac导管。因疑似感染而取出的长期IVD中，只有15%～45%在取出时真正被定植或感染[74-76]。为了避免不必要地拔除IVD，以下方法可以诊断感染，同时允许保留该装置：① 从IVD及经皮从外周静脉抽取配对的定量血培养[77]；② 成对的标准血培养阳性差异报警时间(differential time to positivity, DTP)不同，一份来自IVD，另一份来自外周静脉[78]；③ 来自IVD的血标本革兰染色[79]或吖啶橙染色[80,81]。

定量血培养是高强度的工作，成本几乎是标准血培养的2倍。成对标准血培养的DTP，一份来自IVD，另一份来自外周静脉，不论短期和长期的IVD，如果来自IVD血培养阳性时间早于从外周静脉血培养阳性时间2 h以上，就可以明确IVDR-BSI[78]。

如果因患者没有明显的其他感染源来解释发热、导管插入部位有炎症或来源不明的葡萄球菌BSI或念珠菌血症而怀疑短期血管导管感染，应采集血培养并拔除导管进行培养。如不及时拔除感染导管，患者将面临外周静脉导管感染性血栓性静脉炎、中心静脉导管感染性血栓形成的风险[82]，甚至发展成心内膜炎。如果必须继续使用，可以在一个新的部位植入一个新的导管。少量研究发现，更换怀疑感染的CVC导管有一定效果[83-86]。然而，在没有随机试验证明其安全性的情况下，除特殊情况外，除非怀疑IVDR-BSI，一般不应进行导管更换。尽量避免导管插入部位出现局部感染征象，如患者出现插入部位化脓、红斑或不明原因的全身败血症症状，应进行更换。在此情况下，应将当前的导管拔除并进行培养，并将新的导管置于新的部位。

血管内装置相关血流感染的预防

2011年美国CDC HICPAC发布了IVDR-BSI预防指南(表23.5)[87]，第38章将进一步阐述。

表23.5 美国CDC HICPAC预防IVDR-BSI指南摘要

推荐	推荐强度[a]
一般措施(综合措施)	
对所有参与IVD护理和维护的医务人员进行教育	ⅠA
确保ICU有足够的护理人员	ⅠB
监测	
监测医院的IVD感染率和IVDR-BSI感染率	ⅠA
明确CVC-BSI用/1 000 CVC日表示	ⅠB
插管时	
无菌技术：	
插入或操作任何IVD前执行手卫生	ⅠA
插入或操作非中心IVD时洗手或戴无菌手套	ⅠC
插入CVC时确保最大无菌屏障：口罩、帽子、无菌衣、手套和铺巾	ⅠA
强烈推荐专业的IVD团队	ⅠA
皮肤消毒首选氯己定	ⅠA
插管部位首选锁骨下静脉而不是颈内静脉	ⅠA
使用无缝合固定装置	NR
无菌纱布或半渗透的聚氨酯敷料覆盖穿刺点	ⅠA
插管时不全身或局部使用抗菌药物	ⅠA
维护	
血管内装置一旦不需留置尽早移除	ⅠA
每日监测血管内导管部位	ⅠB
CVC插入部位至少每周换药一次	Ⅱ
不要使用局部抗菌药膏	ⅠA
更换无针静脉注射系统的频率至少与给药装置相同；更换瓶盖的频率不得超过每3日一次或根据制造商的建议	Ⅱ
12 h内完成脂质输注	ⅠB
更换给药装置的频率最多为72 h一次。当给予含脂质的混合物或血液产品时，装置应该每24 h更换；使用丙泊酚每6～12 h一次	ⅠA
外周静脉输液系统每72～96 h更换一次	ⅠB
除非怀疑IVD感染，否则不要仅仅因为发热常规更换CVC或PICC导管，但如果在出口部位有脓性分泌物，尤其当患者血流动力学不稳定且怀疑IVDR-BSI时更换导管	ⅠB

续　表

推荐	推荐强度[a]
操作技术	
如果持续采取了预防措施，但机构 BSI 感染率仍然很高，且导管可能会留置>5 日，则应在成人患者中使用抗菌涂层或抗菌剂浸渍的 CVC	ⅠB
为无袖套的 CVC 患者或其他可能留置导管超过 5 日的患者使用含氯己定的海绵辅料	ⅠB
仅对长期使用 IVD 的患者使用预防性抗菌药物封管液，这些患者在坚持实施感染控制措施后仍会发生与 IVD 相关的 BSI	Ⅱ

a：CDC HICPAC 系统基于科学证据权衡的建议等级。
ⅠA：强烈推荐实施，有通过精心设计的实验研究、临床研究、流行病学研究强烈支持。
ⅠB：强烈推荐实施，有特定的临床和流行病学研究支持和强有力的理论基础。
ⅠC：需要实施，美国联邦或州规定或标准强制执行。
Ⅱ：临床提示或流行病学研究或强烈的理论原理建议实施和支持。
NR，目前不推荐或反对，涉及未解决的问题，实践证据不足或其功效不存在共识。
BSI，血液感染；CVC，中心静脉导管；IVD，血管内装置；PICC，外周置入中心静脉导管。
数据引自：O'Grady NP, Alexander M, Bums LA, et al. Guidelines for the prerention of intrarascular catheter-related infections. *Clin Infect Dis*. 2011, 52: e162 - e193。

呼吸机相关性肺炎

机械通气是现代 ICU 治疗的一个基本特征。不幸的是，机械通气与 VAP 的巨大风险有关，VAP 是 ICU 中最常见的 HAI，其发生率为 9%～40%[88-90]，它与住院时间延长[91-93]、医疗费用增加[94]和 15%～45%的归因死亡率有关[95-97]。

了解 VAP 的发病机制对于制定预防这些感染的策略至关重要[98]。我们对发病机制认识的进步促进了能大幅度降低 VAP 风险的具体措施的发展[99-102]。机械通气的患者，多种因素联合攻击宿主防御系统：重大疾病、并发症[103]和营养不良削弱免疫系统[104]，最重要的是气管插管抑制咳嗽反射[105]，损害黏液纤毛清除功能[106]，破坏气管上皮表面[107]，且为细菌快速从上到达下呼吸道提供直接的通路[108,109]。将 VAP 更名为"气管插管相关性肺炎"在发病机制上可能更为准确。侵入性装置和操作及抗微生物药物治疗为耐药的 HAI 病原菌定植于呼吸道创造了有利的环境[110]。受损的宿主防御系统和通过气管导管持续暴露于下呼吸道大量潜在的病原菌(图 23.8)[111]，使机械通气患者面临发展为 VAP 的巨大危险。

对于引起 VAP 的微生物，它们必须首先进入正常无菌的下呼吸道，黏附在黏膜上并产生持续感染。微生物通过以下四种机制获得机会：① 含有微生物的分泌物直接从口咽部吸入，或从胃回流到口咽，然后再进入下呼吸道[112-114]；② 邻近感染的直接延伸，如胸膜腔感染；③ 吸入被污染的空气或医疗相关气溶胶；④ 微生物从局部感染的远端血源性携带至肺部，如 CVC - BSI。

已有相关文献报道由呼吸治疗设备[115-123]和诊断设备(如支气管镜和内镜)污染引起的 VAP 的暴发[124-130]。

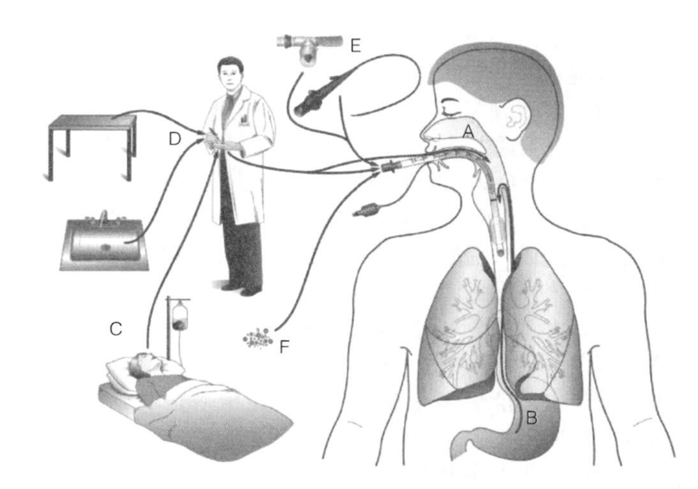

图 23.8　机械通气患者定植/感染路径。上呼吸道可能存在内源性(A、B)定植或外源性(C～F)定植。外源性定植主要导致口咽部定植或在呼吸设备操作时直接接种到下呼吸道(D)，在使用呼吸设备过程中(E)或来自污染的雾化器(F)

改编自：Crnich CJ, Safdar N, Maki DG. The role of the intensive care unit environment in the pathogenesis and prevention of ventilator-associated pneumonia. Respir Care. 2005; 50: 813 - 836, discussion 836 - 838; permission conreyed through Copyright Clearance Center, Inc。

例如，Takigawa 等报道了 16 例由于吸入洋葱布克氏菌污染的药物雾化器储液器引起的医院获得性肺部感染[123]。Srinivasan 等报道了 28 例由铜绿假单胞菌引起的肺部感染，从流行病学角度看，与污染的支气管镜和有缺口的活检端口帽有关[130]。尽管遵守了消毒和灭菌指南，还是发生了这起暴发[131]。

自 2003 年首次报道严重急性呼吸综合征(severe acute respiratory syndrome, SARS)在中国(包括香港地区和台湾地区)、新加坡、越南和加拿大的大规模暴发，最终超过 8 000 人感染，9.6%死亡[132]，人们对 SARS 的流行病学和传播方式的认识已经取得了重大进展[133]。SARS 几乎完全通过人与人之间的呼吸道飞沫传播，很少通过空气传播或接触传播。在医院获得 SARS 的风险远远高于社区，早期近一半的感染涉及医务人员或入院后继发感染的住院患者[134]。虽然 SARS 目前已经得到控制，但如果再次暴发，将是一个持续威胁患者和医务人员罹患医院获得性肺部感染的原因。关于最近出现的与大流行相关的新型冠状病毒肺炎(coronavirus - 19, COVID - 19)的流行病学讨论见第 48 章。文献也详细描述了医院内其他呼吸道病原体的暴发，如军团菌属、甲型流感病毒或呼吸道合胞病毒[64-70]。

20 世纪 80 年代中期，美国的结核病发病率在经历了半个世纪的下降后有所上升，并出现了大规模的由多重耐药菌株引起的医疗保健相关性感染的暴发。美国 CDC 调查的一次结核病暴发中，6 例肺结核患者是在接触了一名在医院住了几周后才进行呼吸道隔离的结核患者感染的[135]。也有报道结核分枝杆菌通过污染的气管镜和呼吸装置传播[136,137]。

尽管已报道的非结核分枝杆菌的假性暴发远远超过其真实的流行情况，但这些环境中无处不在的微生物很好地解释了医院感染暴发的原因，最常见的原因是受污染的医院水源[138-140]。

对于大多数 VAP 的流行，最重要的感染机制是口咽部微生物进入远端支气管，随后细菌增殖和实质侵袭。细支气管壁的炎症累及肺泡间隔和肺泡腔，导致支气管肺炎。

导致 VAP 的病原体可能是住院期间宿主内源性菌群的一部分或入院后经医务人员的手、衣物和设备、医院环境和侵入性设备使用等外源性获得。

尽管大多数 VAP 的流行是由外源性病原体（如革兰阴性杆菌、军团菌或曲霉等）直接感染下呼吸道引起的，但其流行也可能更多是在上呼吸道定植潜伏，然后在几日或几周内发生 VAP。

未插管非重症患者口咽部正常菌群主要由草绿色链球菌、嗜血杆菌和厌氧菌组成。唾液量和成分（免疫球蛋白、纤维连接蛋白）是维持口腔正常菌群（和牙菌斑）的主要因素。需氧革兰阴性杆菌很少从健康患者的口腔分泌物中检出[141,142]。在危重症患者，尤其在 ICU 患者中，口腔菌群急剧转变为由需氧革兰阴性杆菌和金黄色葡萄球菌定植[143]。机械通气患者气道黏膜 IgA 减少和蛋白酶生成增加、黏膜暴露和脱失、气道 pH 升高、急性疾病引起的气道细菌受体数量增加，以及抗微生物药物的使用，均可促进细菌黏附于气道黏膜。

大量研究表明，需氧革兰阴性和革兰阳性致病菌，如金黄色葡萄球菌在接受机械通气的危重症患者口咽部的定植几乎是普遍发生的[112-114,144-147]。在一项对 80 例机械通气患者的研究中，de Latorre 等发现，在 19 名继发气管定植的患者中，46%在气管中分离的微生物已经在咽部分离到[112]。George 等报道，在 26 例 VAP 患者中分离出 42%的病原体先前在口咽部获得[114]。在最近一项对 48 例外伤患者的研究中，Ewig 等发现，患者在入住 ICU 时，定植菌主要为金黄色葡萄球菌、流感嗜血杆菌、肺炎链球菌。然而，后续培养显示正常的口咽部菌群被肠道革兰阴性杆菌和铜绿假单胞菌代替。口咽部定植菌是后续气管支气管定植的一个强有力的独立预测因子（*OR* 23.9，95%*CI* 3.8～153.3）[113]。

吸入含有大量细菌的口咽内容物会使已经因危重症和气管导管的存在而受损的宿主防御系统不堪重负，从而导致 VAP 的发生。

了解这一系列的病理生理事件，似乎在逻辑上，减少口腔微生物的浓度应该有利于预防 VAP。5 项研究评估了使用含氯己定的消毒液按时进行口腔护理预防 VAP 的效果[148-152]；氯己定口腔护理降低了口腔微生物定植和 VAP 的发生率。使用氯己定对口腔消毒及其在临床实践中的应用需要进一步研究和思考。

胃被认为是引起 VAP 的重要生物储存库[153]。在健康人群中，很少细菌进入胃后能在胃酸中存活。升高胃内 pH 的情况（如胃酸缺乏、H_2受体阻滞剂、肠内营养等）易导致胃内细菌增殖[154-157]。多项研究表明，胃液的高 pH 与胃内细菌的大量繁殖之间存在着密切的关系[154-157]。胃内微生物在平卧位和长期留置鼻胃管或口胃管的刺激下反流入食管，并被吸入气管。直接和间接的证据表明，胃是引起 VAP 的潜在细菌储存库[158-160]。许多研究表明，尽管存在气管套囊，但胃内容物仍可被吸入下呼吸道[161,162]。然而，最近的文献表明，胃虽然是肠道革兰阴性菌的储存库，但不是病原菌定植的主要部位，并且胃与肺的通道不是 VAP 发生的主要致病途径[144,163]。在一项对 ICU 患者的前瞻性、随机、双盲研究中，Bonten 等比较了抗酸剂和硫糖铝，并测量了胃内酸度。胃、气管和口咽部都出现了肠杆菌科细菌的定植，然而胃内酸度并不影响 VAP 的发生率[164]。在同一研究的另一项分析中，同样的研究人员表明，肠杆菌科细菌的口咽定植是 VAP 一个重要的独立风险因素。相比之下，胃内肠杆菌科细菌定植并不会增加 VAP 的发生风险[165]。

VAP 的诊断标准和检测方法包括临床症状、定性或定量支气管内培养、支气管肺泡灌洗（bronchoalveolar lavage，BAL）或通过支气管镜技术用防护功能的标本刷采集的样本培养，以及通过盲法非支气管镜操作获得的标本（包括支气管冲洗液、小支气管肺泡灌洗或用防护功能标本刷采集的样本）。在 VAP 发生可能性较低的患者中，呼吸道标本革兰染色阴性对 VAP 具有极好的阴性预测价值；然而，阳性的革兰染色缺乏特异性[166]。临床症状标准（如发热、白细胞增多、脓性分泌物、新的或进展的胸部 X 线片渗透性改变）具有较高的敏感性，但特异性相对较低。临床症状标准可用于 VAP 的初步筛查和选择患者进行侵入性操作，其敏感性和特异性均在 80%左右[167]。在临床实践中定义 VAP 的最佳方法及不同诊断技术对患者结果的影响仍存在许多争议[168]。最近美国 CDC NHSN 对 VAP 的定义进行了修改，现在称为呼吸机相关事件（VAE），其中一部分可能是 VAP。这样做是为了减少观察者之间的差异，提高客观性，并在比较不同机构的 VAP 时提高准确性[169-171]。

NHSN 数据显示，基于临床诊断，ICU 肺部感染患者分离的最常见病原体为金黄色葡萄球菌、铜绿假单胞菌、肠杆菌属和肺炎克雷伯菌，其流行率因 ICU 的类型而异[11]。早发型 VAP 多发生在住院的前 4 日内，多由社区获得性病原体引起，如肺炎链球菌和嗜血杆菌。当使用侵入性技术诊断 VAP 时，肠道革兰阴性杆菌的检出率从 50%～70%降至 35%～45%。20%～40%的 VAP 患者为多种细菌感染。最近的多项研究表明，厌氧菌在 VAP 中并不起主要作用[172]。

控制措施

许多非药物性和药物性预防措施已被推荐用于 ICU 的临床使用（表 23.6）[173]。使用不被吸收的口服抗菌药物来消除或减少胃肠道携带的致病菌，通常称为选择性消化道去污（selective digestive decontamination，SDD），已被广泛研究[174,175]。在评估 SDD 预防 VAP 疗效的大多数研究使用了较短疗程的肠外抗菌药物和较长时间的局部抗菌药物。目前已有 40 余项随机对照试验[176,177]和 8 项 Meta 分析[178-182]研究 SDD 降低 VAP 发生率的效果，大多数（不是所有）都发现了对 VAP 有益的影响，但对

ICU 死亡率的影响不一致。不管疗效如何，一个非常现实的问题是，长期使用 SDD 可能会导致产生微生物耐药性[183,184]。最近的研究证实了这一担忧，并进一步打击了这种方法的积极性。此外，大多数研究并未评估 SDD(局部和全身)成分对预防 VAP 的相对作用。未来的研究需要更明确地将抗微生物药物耐药性作为主要终点，包括使用选择性培养基进行监测培养，以加强与医疗保健相关的、抗微生物药物耐药的病原体的回收率。

表 23.6　VAP 的预防措施

推荐	推荐强度[a]
一般预防措施	
有效的感染控制措施：员工教育、使用含醇手消毒剂进行手消毒、常规隔离多重耐药病原体以减少交叉感染	Ⅰ
对 ICU 感染情况进行监测，以识别和量化流行病原体和新发 MDR 病原体，及时为感染控制提供数据，指导疑似 HAP 或其他院内感染患者的抗菌药物治疗	Ⅱ
插管和机械通气	
尽可能避免插管和通气，因为会增加 VAP 风险	Ⅰ
呼吸衰竭患者尽可能使用无创通气	Ⅰ
经口气管插管和经口胃管优于经鼻气管插管和鼻胃管，可预防院内鼻炎，降低 VAP 风险	Ⅱ
如有条件可考虑持续抽吸声门下分泌物，以降低早发型 VAP 风险	Ⅰ
气管导管气囊内压力应保持＞20 cmH_2O，以防止气囊周围细菌病原体泄漏进入下呼吸道	Ⅱ
呼吸机管道中污染的冷凝水应该小心地从呼吸机回路中排空，防止冷凝水进入气管导管和内置式药物雾化器	Ⅱ
辅助加湿器或湿热交换器减少呼吸机回路的细菌定植，但不能持续降低 VAP 的发生率。因此，它们不能被视为预防肺炎的工具	Ⅰ
减少插管时间和机械通气时间可预防 VAP 发生，可以通过改进镇静的使用和尽早脱机来实现	Ⅱ
ICU 维持充足的人员配备水平可以减少住院时间，提高感染控制措施，减少机械通气时间	Ⅱ
吸痰、体位和肠内营养	
患者应该保持半卧位	Ⅰ
肠内营养优于肠外营养	Ⅰ
定植菌的调节：口腔消毒剂和抗菌药物	
不推荐常规对消化道选择性去污	Ⅱ
在一些患者中优先进行全身给药可降低院内肺部感染的风险，但如果在感染开始时已经存在优先给药史，应该有增加多重耐药菌感染的可能	Ⅱ
颅脑损伤患者在紧急插管后 24 h 内预防性使用全身抗菌药物对预防 ICU 获得性 HAP 证明有效，但是在获得更多的数据前不推荐常规使用	Ⅰ
在获得更多的数据前不推荐常规使用口腔氯己定消毒	Ⅰ
每日中断或减轻镇静，避免持续大剂量镇静，尽量避免使用麻醉剂	Ⅱ
预防应激性出血、输血和高血糖	
如果需要，可采用 H_2受体阻滞剂或硫糖铝预防应激性出血	Ⅰ
输注红细胞和其他同种异体血制品应遵循限制性输血策略；在特定患者群体中，输注去白细胞红细胞有助于减少 HAP	Ⅰ
建议 ICU 患者强化胰岛素治疗，使血糖维持在 80～110 mg/dL	Ⅰ

续　表

a：等级Ⅰ，由随机对照试验支持；等级 Ⅱ，由非随机试验和观察性研究支持。
HAP，医院获得性肺炎；MDR，多重耐药；VAP，呼吸机相关性肺炎。
改编自：Klompas M, Branson R, Cawcutt K, et al. Strategies to prevent ventilator-associated pneumonia, ventilator-associated events, and nonventilator hospital-acquired pneumonia in acute-care hospitals: 2022 update. Infect Control Hosp Epidemiol. 2022: 1-27。
(译者注：内容源于 2005 年版指南，非 2022 年版指南。)

使用硫糖铝而不是 H_2受体阻滞剂预防应激性溃疡，其目的是维持胃液 pH，从而抑制潜在 VAP 病原体在胃内定植，最初似乎是一种有前景的预防策略，但在一项大型多中心、随机试验中效果不佳[141]。降低误吸风险的预防措施，尤其是通过对患者进行半卧位定位，是较为成功且成本较低的策略之一。在最近的一项多中心随机对照试验中，9 417 名患者被随机分配到标准气管导管或镀银气管导管组，主要结果是基于下呼吸道样本定量培养的 VAP 发生率。使用镀银气管导管后，VAP 的发生率相对降低了 35.9%(4.8% *vs*. 7.5%，$P=0.03$)[185](译者注：英文原稿为 $P\geqslant 0.03$，参考文献中为 $P=0.03$，见参考文献 1)。由同一研究者进行的后续研究发现，镀银气管导管可节约成本[186]，并降低死亡率[187]。然而，很少有医疗机构广泛采用镀银气管导管，主要是因为成本问题且 VAP 降低程度一般。

针对提高宿主和肺部对吸入病原体的防御能力的措施尚未准备好实施。

艰难梭菌(梭状芽孢杆菌)感染

艰难梭菌感染(*Clostridioides difficile* infection，CDI)是医疗保健相关性腹泻最常见的原因。以前称为梭状芽孢杆菌，2016 年分子方法发现该生物与消化链球菌科而非梭菌属更为相似，因此被重新命名为艰难梭菌(*Clostridioides difficile*)，并被重新归类为艰难梭菌属[188]。在美国，估计每年 CDI 的发病率为 45.3 万例，死亡人数为 2.9 万[189]。在欧洲，预计每年的病例数为 12.4 万例[190]，在 2016—2017 年欧洲时点患病率研究中，艰难梭菌是导致人类感染性疾病的第六大微生物[191]。亚太地区的 CDI 发生率大部分是未知的，最近一项系统评价估计 CDI 发生率为 5.3/10 000 住院日，与美国的数据相似[192]，CDI 的数据从(1～10)/1 000 出院患者到(17～60)/100 000 床位日不等[193]。

CDI 的临床表现多变，从无症状携带者状态到危及生命的结肠炎。通常在抗微生物药物治疗期间或开始后不久出现急性水样腹泻，伴下腹部疼痛和发热。潜伏期尚不明确，根据个体风险因素的不同可短至几日或更长[194-197]。几乎任何抗微生物药物都可能引发CDI，但最易引发CDI的抗菌药物是第三或第四代头孢菌素、氟喹诺酮类、克林霉素或青霉素类[198]。

CDI的诊断可以通过聚合酶链反应（polymerase chain reaction，PCR）检测粪便样本中的产毒素基因，能够快速得到检验结果且敏感性和特异性达95%以上[199]。替代试验可用酶联免疫法（enzyme-linked immunoassay，ELISA）检测粪便样本中的艰难梭菌毒素A/B。如果该试验为阴性且高度怀疑CDI，则应进行细胞毒素检测或PCR，它们是公认的参考标准[199]。细胞毒素试验敏感性为94%～100%，特异性为99%，但操作繁琐，检测时间较长，需要48～72 h或更久才能获得结果。在重症患者中，软式乙状结肠镜提供了快速诊断手段，90%的伪膜性肠炎发作累及左半结肠，结肠假膜的显影是CDI的重要特征。腹部CT虽然有助于识别肠壁厚度，但不能区分艰难梭菌和其他原因如缺血性结肠炎引起的肠壁增厚[200]。

艰难梭菌是HAI的主要病原体，在医疗机构广泛流行，因此控制院内传播至关重要。越来越多的文献表明，无生命的环境可能有助于艰难梭菌的传播[201-204]，医院常用的消毒剂对艰难梭菌孢子不具有杀菌作用，可在物体表面长时间存在，有时可长达5个月[202]。季铵盐化合物是医院传统的表面消毒剂，但次氯酸钠或等量次氯酸钠是清洁感染MDRO或CDI患者所居住环境表面的首选消毒剂[194]。一项使用次氯酸钠溶液消毒骨髓移植病房的前后对照研究发现，CDI发生率从8.3/1 000住院日降至3.4/1 000住院日；当停止次氯酸盐消毒后，CDI发生率恢复到基线水平[195]。同样，另一项研究发现经过消毒干预后，艰难梭菌的检出率降低了48%（95% *CI* 36%～58%，$P<0.0001$）[205]。虽然使用含氯消毒剂来进行环境消毒被认为是最便宜和最简单的方法，但常规使用高水平的消毒剂也带来了挑战，如腐蚀性、有机物质抑制和职业及环境风险。手工清洗也是一个复杂的、涉及多方面的过程，存在着随机变化的问题，如果清洁布和溶液被污染，可能会引入新的病原体。其他问题还包括医院内务人员流动性大、消毒剂消毒时间不正确，以及消毒剂溶液过度稀释[206]。为解决这些问题，一些新的"无接触技术"也称为强化消毒，已被用于对抗CDI。其中包括气体消毒和紫外线（ultraviolet light，UVL）技术。

气体消毒是指将化学消毒剂，如过氧化氢或二氧化氯等，以气体或蒸气形式产生，对密闭的特定区域或房间进行消毒的过程。气体消毒的一个主要优势是可以对原本难以消毒的医疗设备进行彻底消毒，减少人工消毒的固有差异性。过氧化氢是一种氧化剂，可产生高反应活性的羟基自由基，攻击DNA、膜脂质和其他细胞必需成分。最近的一项系统综述[206]包括6项研究[207-212]，评估了使用过氧化氢蒸汽（hydrogen peroxide vapor）消毒系统以降低CDI发生率。其中，来自5项研究[207-212]的数据被合并，显示CDI发生率无显著降低（pRR 0.52，95% *CI* 0.15～1.81，$P=0.30$）。其他用于气体消毒剂包括二氧化氯和臭氧，但这些对减少CDI的临床数据非常有限。

UVL系统传统用于减少空气传播微生物（如结核分枝杆菌）的传播，或用于食品工业的表面消毒，因此现代UVL技术已被用于大肠杆菌和单核细胞增多李斯特菌等抗紫外线能力较低的非产孢微生物的测试。然而，在最近的一项荟萃分析中，包括11项使用非接触式UVL消毒系统来评估CDI风险降低的研究[213-222]，这些研究中的合并数据检测到CDI率的显著降低（pRR 0.64，95% *CI* 0.49～0.84，$P=0.001$）[205]。

非接触技术的缺点是在使用该技术之前，必须腾空并清洁病房。这可能会造成后勤问题，影响患者流动和护理工作，尤其是当下一个患者需要病房时。此外，房间的设备和家具必须远离墙壁以防止UVL的阴影，而通风口、门和窗必须隔离和密封以便使用过氧化氢蒸汽。其他缺点包括接触时间、设备距离及紫外线无法照射到角落或部分打开的物品（如抽屉）[205]。

SHEA最近更新了已发布的CDI预防和控制指南[194]。策略主要集中在两个部分：抗微生物药物管理和减少医疗环境中艰难梭菌的水平传播。这些措施的总结见表23.7。

表23.7　预防和控制CDI

预防措施	建议
隔离措施	• 疑似CDI的患者应在艰难梭菌检测结果之前进行预先进行接触预防措施 • CDI患者应入住有专用厕所的单人病房，以减少向其他患者的传播 • 停止腹泻后继续接触预防措施至少48 h • 尽管实施了针对CDI的标准感染控制措施，但如果CDI发生率仍然很高，则将接触预防措施延长至出院
患者队列	• 如果需要进行队列管理，建议对感染或定植CDI的患者进行队列管理
手卫生及个人防护用品	• 医护人员在进入CDI患者的房间和照顾CDI患者时，必须使用隔离衣和手套 • 在常规或地方性流行的环境中，在接触CDI患者前后和脱下手套后，用肥皂和水或含醇消毒剂进行手卫生；如果直接接触粪便或有粪便污染的区域，则首选肥皂和水洗手 • 在CDI暴发或高流行率（持续高发病率）的环境中，在护理CDI患者前后，应优先使用肥皂和清水进行手部卫生，而不是使用含醇消毒剂，因为肥皂和去除孢子的效果更好 • 如果直接接触粪便或可能受到粪便污染的区域，最好用肥皂和水洗手
消毒/清洁	• 患者尽可能使用一次性物品，可重复使用的物品应彻底清洁和消毒，优先选择与设备兼容的杀孢子消毒剂 • 在地方性高发病率或感染暴发期间，或有证据表明同一房间内重复出现CDI病例时，应考虑使用杀孢子消毒剂进行终末消毒，同时采取其他措施预防CDI

续 表

预防措施	建议
管理措施	• 尽量减少高风险抗菌药物治疗的频率和持续时间，以及处方抗菌药物的数量，以降低 CDI 风险 • 实施抗菌药物监管计划 • 应根据当地的流行病学和艰难梭菌菌株情况来针对性地使用抗菌药物。应考虑限制氟喹诺酮类、克林霉素、头孢菌素类(手术预防使用抗菌药物除外)
质子泵抑制剂	• 尽管质子泵抑制剂(PPI)的使用与 CDI 之间存在流行病学关联，且不必要的 PPI 应随时停用，但停用 PPI 作为预防 CDI 措施的证据尚不充分
益生菌	• 目前还没有足够的数据建议在临床试验之外使用益生菌进行 CDI 一级预防

在可能的情况下，一旦不再需要广谱抗微生物药物治疗，就应调整或停止使用，以避免 CDI 的发生。在医疗保健环境中，抗微生物药物管理计划或方案的实施至关重要，许多策略已被使用，如限制使用抗微生物药物、常规审查抗微生物药物治疗并向医疗团队提供反馈意见等[223]。

应将 CDI 患者安置在单人病房，并采取接触预防措施。在无法做到这一点的医院，将所有感染艰难梭菌的患者集中起来也是一种替代方案。然而，必须严格遵守接触预防措施和环境清洁[224]。如果采取了标准的感染控制措施，但 CDI 发生率仍然很高，则建议继续采取这些基于传播的预防措施，直至腹泻停止后至少 48 h，或在整个住院期间保持这种预防措施[194]。

使用消毒剂或肥皂和水进行手卫生至关重要。即使是针对艰难梭菌孢子的肥皂和水，也无法达到通常用乙醇消毒其他细菌时所达到的 3 - log 到 4 - log 单位菌落的降低效果[225]。强烈建议使用手套，这是防止艰难梭菌在医疗环境中传播的主要方法。治疗 CDI 患者时应使用一次性专用医疗设备。可重复使用的设备应在使用后用美国环境保护局注册的杀菌消毒剂彻底清洗和消毒[194]。日常和终末病房的清洗和消毒的重点是高频接触物体表面。在暴发期间，建议使用杀孢子剂进行终末消毒，并结合其他干预措施，如“非接触”技术，以预防 CDI。然而，在非暴发的环境中，这种特定的消毒方法与持续减少 CDI 并无关联。因此，加强杀孢子剂消毒仍最适合作为疫情暴发、高流行率环境或同一房间出现多例 CDI 病例时的补充干预措施[194]。

导尿管相关尿路感染

在美国，住院患者导尿管使用率为 20%～31%，在 ICU 中的使用率为 58%～61%[226-228]。诊断导尿管相关尿路感染(CA - UTI)需要留置导尿管、UTI 症状或体征，以及阳性尿培养结果[229]。由于导尿管在 ICU 中非常常见，而留置导尿管时尿路感染的症状是非特异性的，并且经常在重症患者中观察到，因此常表现为非特异性临床症状(如发热)。即使没有症状，留置导尿管也会导致尿培养呈阳性(细菌定植风险为每日 3%～7%)。即便发热更有可能是其他原因引起的，这种情况也可能被诊断为 CA - UTI[230]。因此，在 ICU 中，重点关注导尿管的合理使用和良好的尿液培养管理，是预防 CA - UTI 的关键所在(表 23.8)。

表 23.8 美国 CDC 关于 CA - UTI 的指南

推荐	推荐强度[a]
培训工作人员掌握正确的导管插入和护理技术	Ⅰ
定期对导管护理人员进行再培训	Ⅱ
只在必要时导尿	Ⅰ
在使用留置导尿管之前考虑替代使用尿引流技术	Ⅲ
加强手卫生	Ⅰ
用无菌技术和无菌设备插入尿管	Ⅰ
使用最小的合适的导管	Ⅱ
妥善固定导管	Ⅰ
保持封闭式无菌引流	Ⅰ
当封闭式无菌引流损坏时更换集液系统	Ⅲ
避免冲洗，除非需要预防或缓解梗阻	Ⅱ
避免日常用碘伏或肥皂和水护理尿道口	Ⅱ
采用无菌技术获得尿液标本	Ⅰ
保持尿流通畅	Ⅰ
不得以任意固定时间间隔更换导管	Ⅱ
将感染的和未感染的留置导管患者分开安置	Ⅲ
避免常规细菌学的监测	Ⅲ
如果 CA - UTI 的发生率居高不下，考虑抗菌/消毒导尿管	ⅠB

a：等级Ⅰ，由随机对照试验支持。等级 Ⅱ，由非随机试验和观察性研究支持。等级 Ⅲ，专家意见，描述性研究。
NR，不推荐。
改编自：Gould CV，Umscheid CA，Agarwal RK，et al. Guideline for prevention of catheter-associated urinary tract infections 2009. Infect Control Hosp Epidemiol. 2010；31：319 - 326。

CA - UTI 是医疗保健相关 BSI 的第二大常见原因[202]，有研究也发现其与死亡率增加有关[231]，但在 ICU 中，与死亡率相关的多种混杂变量使得很难将超额死亡率归因于 CA - UTI[232]。研究表明，导管相关性细菌尿和 CA - UTI 与住院时间延长和费用增加有关，虽然与其他 HAI 相比，这些增加并不严重，但 CA - UTI 相对较高的频率会对医疗系统产生重大影响[233]。此外，诊断 CA - UTI 甚至导管相关性菌尿可能会导致不必要的抗微生物治疗，从而增加抗微生物药耐药性风险，并增加不良反应或艰难梭菌相关性腹泻的发病率[234]。CA - UTI 可能是最大的医院感染耐药病原菌库，其中最重要的是多重耐药肠杆菌科细菌，包括超广谱 β - 内酰胺酶(extended-spectrum beta-lactamase，ESBL)肠杆菌科细菌和碳青霉烯耐药肠杆菌科细菌(carbapenem-resistant enterobacteriaceae，CRE)。在所有住院患者中，尤其是 ICU 中，与 CA - UTI 相关的最常见微生物不仅包括革兰阴性菌，如大肠埃希菌、克雷伯菌属、肠杆菌属、变形杆菌属、柠檬酸杆菌属和铜绿假单胞菌，还包括肠球菌和葡萄球菌，以及念珠菌属[235]。

除罕见的血行播散来源的肾盂肾炎几乎完全由金黄色葡萄球菌引起外，大多数导致CA-UTI流行的微生物来源于患者自身结肠或会阴的菌群，或在导管插入或收集系统操作期间从医务人员的手中获得[236]。微生物获得有两种方式：① 管腔外，可能发生在早期置管时的直接接种，也可能是后期在黏液薄膜的微生物从会阴通过毛细管作用到达邻近的导管外表面。② 管腔内，由于未能保持密闭引流或收集袋中的尿液受到污染，导致微生物逆流进入导管管腔。研究表明，CA-UTI最常见的来源是通过管腔外途径进入膀胱的微生物[237]，但这两条途径都很重要。许多与CA-UTI相关的重要危险因素，如导管留置时间延长和患者特有的临床因素(如合并症和病情严重程度)，通常存在于需要ICU级别护理的患者中[238]。

大多数感染的导尿管被一层厚厚的生物膜覆盖，其中包含矩阵式嵌入宿主蛋白的感染微生物和微生物外糖萼[210]。生物膜可在管腔内、管腔外或同时在腔内腔外形成，并不断扩张。生物膜在CA-UTI发病机制中的作用尚未不明确，但这些生物膜从本质上保护微生物免受宿主免疫反应和抗菌治疗的影响[237,239]。预防和治疗生物膜还需要进一步研究，但目前对抗生物膜的最佳方法是对导管进行适当的管理和维护。

CA-UTI的预防需要多管齐下。从广义上讲，包括优化导尿管插入、维护、拔除的操作，以及重点关注尿液分析和尿培养管理。推荐的导管护理实践包括避免不必要的导管插入；考虑使用其他导管，如避孕套导管或其他体外导管；使用其他方法来判断尿量，如日常体重或称量吸水垫；如必须置管，则由训练有素的医务人员遵循无菌技术和标准进行操作。导尿管维护的方法包括实施集束化措施，通常包括保持闭式尿液收集系统尿流通畅、集尿袋保持在膀胱水平以下、会阴区的护理，以及记录所有维护操作。优化导管拔除通常包括每日评估导管的必要性/适应证、拔除指令委托协议或电子信息提醒/时限。优化尿液分析和尿培养管理的方法包括：掌握并记录循证适应证，避免"泛培养"做法(根据局部体征/症状集中进行感染性检查，并认识到院内发热通常更可能来自其他来源)[240]，避免无UTI症状或体征情况下，因尿液性状改变而进行尿液检查[237,241]。

许多研究已经对导尿管材料和涂层及其他技术进行研究，以降低CA-UTI的风险，但迄今没有一致的证据表明常规使用抗菌或抗菌涂层导管、特定的导管材料、复杂的导管系统、频繁更换导管或抗菌药物预防措施会带来益处[237,238,242-251]。

未来的发展方向

显然，HAI是ICU中需要生命支持的患者发生医源性并发症和死亡的最重要原因。如何提高手卫生的依从性、预防患者定植、隔离定植患者及预防定植后的感染，应成为ICU工作人员关注和研究的重点。医务人员手在传播病原体中的重要性、空气传播在ICU中的作用，以及MDRO污染无生命环境的作用都需要进一步阐述。遵循循证指南的更有效的方法、提高手卫生的依从性，对预防VAP、IVDR-BSI和CA-UTI会起到巨大的即时效益。

致谢

感谢Kelsey Baubie帮助我们排版。感谢Dennis G. Maki博士在前几版中对本章所做的贡献。

第24章

Noah C. Bierwirth • Joseph B. Cantey
(张翔 译；李占结 校)

新生儿室和新生儿重症监护病房

The Newborn Nursery and the Neonatal Intensive Care Unit

引言

医疗机构收治新生儿的部门为新生儿室和新生儿重症监护病房(NICU)，新生儿室收治健康足月新生儿，包括母婴同室、家庭病房及仅收治新生儿的病房，NICU 收治早产、低出生体重、先天畸形、围产期并发症等多种情况的高危儿。与年龄稍大的儿童或成人相比，这类婴儿免疫系统各部分均存在缺陷，且严重程度随胎龄的减小而增加，因此其获得感染的风险增加[1]。随着高危产科诊疗、新生儿护理技术的更新和推广，早产儿的存活率有所提高，如表面活性剂替代治疗肺透明膜疾病、机械通气(包括常规和高频通气)、体外膜肺氧合(ECMO)、持续血液滤过以支持心肺和肾功能、无创通气(如持续气道正压通气 CPAP)和心脏介入技术、手术技术改进，以及早发型 B 族链球菌(GBS)疾病筛查和药物预防。因此，越来越多的极低出生体重(VLBW，1 000～1 499 g)、极低出生体重(ELBW，<1 000 g)婴儿存活，但同时延长了 NICU 的住院时间，并且医疗保健相关性感染(HAI)的风险增加。美国 CDC NHSN 在 2018 年发布的 HAI 进展报告指出，每 1 000 个中央导管置管日发生 0.97 例中央导管相关血流感染(CLABSI)[2]。NICU 的 CLABSI 发生率仍然高于其他类型 ICU 和普通病房(表 24.1)。在美国和加拿大的 NICU 中，即使对相关的风险因素进行了调整，细菌和念珠菌感染率差异仍然很大[3,4]。在感染控制做得最好的确定一些有价值的做法，然后再推广到其他病房，被证明能有助于降低感染率[5]。与其他类型 ICU 一样，NICU 的器械相关感染率已有所下降，原因最有可能是按照推荐的规程进行操作、开展主动监测并向主要护理人员反馈结果等措施[6]。

在没有宫内感染的情况下，新生儿在通过产道时首先可能暴露于病原微生物下，随后环境菌开始在皮肤和黏膜定植。健康足月儿通常住院时间较短(通常<48 h)，因此，在正常的新生儿室中感染很少发生(<1%住院人数)并且通常到出院后才表现出来，这导致监测变得困难。相比之下，VLBW 婴儿通常在 NICU 停留数周至数月，持续暴露于诸多设备、侵入性操作、抗生素耐药的医院环境菌群，以及使用影响其菌群组成的抗微生物药物。因此，NICU 是 HAI 监测和预防的重点部门，因为相对于新生儿室，其发病率和死亡率增加，考虑到 NICU 人群的特殊性，应使用一致的定义和风险分层来确保数据分析有意义。

表 24.1 NICU 的 CLABSI 的发生率高于其他科室

ICU 类型	报道医院数	住院总日数	设备使用总日数	感染例数	CLABSI 发生率[a]	器械使用率[b]
NICU[c]	1 009	6 162 974	1 326 801	1 287	0.97	0.22
普通病区	3 547	106 246 046	15 991 301	10 707	0.67	0.15
其他 ICU	3 093	18 804 934	8 651 829	7 194	0.83	0.46

a：CLABSI 发生率=(CLABSI 例数/中央导管置管总日数)×1 000。
b：器械使用率=中央导管置管总日数/患者住院总日数。
c：对于 NICU，中央导管置管总日数包括经脐带置管天数。
引自：Centers for Disease Control and Prevention. 2018 National and state HAI progress report: acute care hospitals. 2020. https://www.cdc.gov/hai/data/portal/progress-report.html#Tables。

定义

发病时间

许多研究者将早发型感染定义为在分娩后第 3、7 或 10 天无菌体液/部位标本培养阳性。但在 HAI 的研究中最合适的时间间隔为 3 日。48 h 内出现的感染被认为是分娩过程中接触的病原体引起的，并且来源于母体的泌尿生殖道或胃肠道。约 15%的血流感染(BSI)和高危儿室中的肺炎是由母体获得的[7]。早发型感染暴发很少被报道，暴发原因不明，可能与产房中复苏设备污染或者生命最初几小时内使用过污染材料有关[8-10]。

对于 HAI 的追踪，出生后>3 天培养阳性定义为迟发型感染。由于感染的临床表现通常是延迟的，且很难确定感染是来源于母亲还是新生儿室，NHSN 没有将经胎盘传播感染定义为 HAI[11]。区分早发型或晚发型感染对制定防控方案是最有价值的。建议将出院后 1 个月内发生的除尿路感染(UTI)外的其他细菌感染报告到新生儿室，以便及时识别(例如，与金黄色葡萄球菌、A 群或 B 群链球菌相关的皮肤感染、脐炎或细菌性腹泻，特别是沙门菌)[8,12-14]。

器械相关医院感染

美国 CDC 制定了器械相关医院感染监测规范，用于监测 NICU 中心静脉导管(CVC)(包括脐带导管)和呼吸机相关性肺炎(VAP)[现在重新分类在呼吸机相关事件(VAE)下]的发生率[15]。

研究表明，监测器械相关医院感染发生率有助于控制器械使用时间这一首要危险因素[16,17]。只要各医院采取统一的标准收集数据，不同医院之间可以采用器械使用(DU)率这一指标进行对比。器械使用率是评估 ICU 侵入性操作的指标，是 HAI 的外源性因素之一，也可以用于评估疾病严重程度或患者对感染的敏感程度。器械相关感染率和器械使用率计算方法如下：

$$\text{CLABSI 发生率} = \frac{\text{CLABSI 例数}}{\text{中央导管置管总日数}} \times 1\,000$$

$$\text{VAP 发生率} = \frac{\text{VAP 例数}}{\text{呼吸机使用总日数}} \times 1\,000$$

$$\text{器械使用率} = \frac{\text{器械使用日数}}{\text{住院总日数}}$$

病情严重程度评分

自 1993 年若干病情严重程度评分系统首次被提出以来，除出生体重外，一些评分系统已经应用于新生儿 HAI 风险研究中[18,19]。新生儿急性生理学评分(SNAP)采用住院首个 24 h 内＞24 个常规测量生理变量的最差记录值。围产期-新生儿急性生理学评分(SNAP－PE)则在前者的基础上增加了 3 个变量，即出生体重、早产和低 Apgar 评分(5 min 时 Apgar 评分＜7 分)。在一项针对医院获得性凝固酶阴性葡萄球菌血流感染(CoNS－BSI)的研究中，笔者对数据进行了多元回归分析，其结论认为入院当天 SNAP 每增加 5 分，医院感染风险增加 53.9%[20]。但这些评分系统被用于预测死亡率，而不是用于调整 NICU 医院感染风险(医院感染风险常根据出生体重进行分组评估)，这些指标是否适用尚需要进一步验证。

从血培养微生物中识别真正的病原体

皮肤定植菌(如 CoNS)引起的败血症通常菌落数较少且临床症状相对较轻[21,22]。标本采集部位(如外周血、经 CVC 导管采血)、报阳时间有助于临床区分真正的病原体或污染。报阳时间是反映细菌数量的一个指标，虽然粗略但简单易行，因此实验室仍然采用以替代血培养定量检测[23,24]。如果不同部位标本的接种量相当，报阳时间间隔＞2 h，则首先报阳的部位更大概率是感染的原发部位。以下建议可以提高临床医生区分真正脓毒症和污染的准确性[25-27]：

(1) 从两个不同的部位(置管患者最好一个部位经外周采血，另一个部位经导管采血)采集 0.5～2 mL 或以上血液[22,28,29]。

(2) 24～36 h 检测到的分离株更大概率是真正的病原体。如果无症状新生儿在出生时因存在母体危险因素(即感染)而接受血培养，血培养 36 h 仍为阴性，可以排除细菌性败血症。

(3) 一些感染生物标志物的特异度高，如中性粒细胞绝对计数(ATN)、未成熟中性粒细胞绝对计数(ATI)、未成熟中性粒细胞绝对值与中性粒细胞绝对值比值(I：T)、C 反应蛋白(CRP)。在感染生物标志物阴性的情况下，脓毒症可能性＜1%[30]。

(4) 如使用对分离株有活性的抗微生物药物(如万古霉素治疗 CoNS 和 MRSA)治疗有效则提示真正的脓毒血症存在。当婴儿使用对病原体没有活性的抗微生物药物治疗时，临床症状改善和(或)再次血培养中检测相同的病原体，则怀疑病原体是否为真正的致病病原体。

医院感染危险因素

HAI 的内源性、外源性因素见表 24.2[31]。

表 24.2　新生儿 HAI 危险因素

危险因素
内源性因素
免疫系统功能降低
天然屏障的保护不足(例如，皮肤)
内源性微生物菌群繁殖
胎龄
病情严重程度
基础疾病损害(如先天性器官系统异常、慢性肺部疾病、胃肠道疾病等)
外源性因素
使用器械
放置胎儿头皮电极
脐部、动脉、中心静脉置管
机械通气
体外膜肺氧合治疗
脑室-腹腔分流术
输液
肠外营养，脂肪乳
输入血制品
呼吸治疗
母乳
药物治疗
静脉激素治疗
使用 H_2 受体阻滞剂/质子泵抑制剂
环境
医院菌群的获取
医护人员配备不足
设备、液体污染
从其他部门获得：放射科实验室

内源性因素

出生体重和胎龄是 HAI 最重要的危险因素。大多数早产儿免疫系统功能缺失是感染风险增加的主要原因[1]。在妊娠 32 周之前，母体免疫球蛋白 G(IgG)极少通过胎盘主动转运，中性粒细胞的趋化性或吞噬作用有缺陷，经典和替代补体途径的活性降低。一些改善新生儿免疫功能的治疗方式包括换血疗法[32]、输注白细胞[33,34]、静脉注射免疫球蛋白(IVIG)[35]和重组人粒细胞集落刺激因子(G－CSF)[36]。虽然这些研究有一定的启发性，但在充分的对照试验中没有证明其有效性，也未对其常规使用提出建议[33,37,38]。注射 IVIG 与增强吞噬细胞活性和提高中性粒细胞对细菌感染部位的趋向性有关，但 IVIG 替代治疗并没有显著降低 HAI，在降低早产儿死亡风险上也没有统计学意义[39]。理论上使用含有针对特定病原体的高抗体滴度 IVIG 具有益处，但在静脉注射金黄色葡萄球菌免疫球蛋白的试验中，并没有显示出显著的保护作用[40,41]。

新生儿黏膜表面没有类似大龄婴儿和成人那样的保护性菌群，因此极易受到致病力和(或)抗微生物药物耐药微生物定植[42]。VLBW 患儿未成熟、脆弱的皮肤可能无法形成足够的保护屏障，以防止病原体定植于皮肤并导致侵袭性疾病[43]。

外源性因素

与成人 ICU 类似，NICU 的许多外源性 HAI 危险因素与设备或环境有关。可以分为：① 医疗器械和设备；② 母乳和配方奶；③ 药物治疗；④ 行为方式；⑤ 管理与配置。

医疗器械和设备

中心静脉导管，包括外周静脉置入中心静脉导管(PICC)，与细菌或真菌引起的 BSI 的风险增加有关[44-48]。事实上，每天使用导管都与念珠菌血症风险增加相关[49]。用于呼吸支持的各种设备（如呼吸机和无创通气设备，包括 CPAP、ECMO 和经鼻高流量氧疗）与感染风险增加有关[50,51]。呼吸窘迫的新生儿需要对气体进行湿化，导致其呼吸道黏膜直接暴露在可能污染的水中。因此，建议湿化液使用无菌水[51]。例如，Vapotherm 公司的设备在制造过程中受到罗尔斯顿菌属(*Ralstonia* sp.)的污染，并且无法被各种消毒程序消毒，导致临床感染[52]。

母乳和配方奶

尽管母乳喂养有许多好处，但有传播感染的可能。例如，感染 B 族链球菌(GBS)或金黄色葡萄球菌的母亲可以通过乳汁将病原体传播给婴儿并导致严重败血症[53,54]。布鲁菌病通过母乳传播已经证实[55]。肺炎克雷伯菌引起的新生儿败血症与母乳污染有关，污染来源是吸奶器组件[56]，而母乳库巴氏消毒器污染则与 NICU 铜绿假单胞菌感染暴发有关[57]。此外，病毒可以通过母乳、母乳喂养过程中经干燥、破裂的乳头发生血液接触传播，包括乙型肝炎病毒（HBV）、人类免疫缺陷病毒（HIV）和人类嗜 T 淋巴细胞病毒 1 型（HTLV－1）。因此，在一些国家禁止感染 HIV 和 HTLV－1 的母亲进行母乳喂养。新生儿接种 HBV 疫苗可阻断经母乳喂养造成的 HBV 传播。虽然巨细胞病毒(CMV)可以通过母乳传播[58]，但母亲抗体能预防有临床意义的疾病。关于捐献母乳的管理，美国 CDC 的指南建议对捐献者进行 HIV、HTLV－1 和 HBV 表面抗原筛查，并对乳汁进行巴氏消毒（62.5℃，30 min）[59]。非致病菌菌落总数≥10^4 CFU/mL，或检出革兰阴性菌(GNB)、金黄色葡萄球菌、α 或 β 溶血性链球菌的母乳禁止使用。应遵循关于母乳库（www.hmbana.org）、个人卫生及吸奶器清洁消毒的现行指南。

医疗机构应制定制度和流程规范母乳的储存和处理，挤出的母乳应标签注明挤出日期和时间，用专门的冰箱储存。美国儿科学会（American Academy of Pediatrics，AAP）建议将不会立即使用的奶放入冰箱保存，24 h 内不使用的母乳，应在≤0℉（约－17.77℃）进行冷冻，解冻奶应在 24 h 内使用或丢弃[60]。配方奶不是无菌的，如果处理不当，有感染阪崎克罗诺肠杆菌或沙门菌属等微生物的风险[61]，WHO 制定了配方奶配制、储存和处理指南[62]。核心要点包括手卫生、奶具清洗消毒、丢弃≥24 h 未使用的冷藏奶、室温下放置时间不超过 2 h。美国 CDC 则建议 NICU 中配方奶在室温下放置时间不应超过 4 h，WHO 提出的最有争议的建议是使用>70℃的水配奶，该建议得到了实验室研究的支持，证明了较高的水温会导致坂崎克罗诺杆菌更大程度的失活[63]。目前还没有公开发表的临床数据来评估不同制备方法的比较效果。其他机构包括欧洲儿童胃肠病、肝病和营养学会，则认为高温会对配方中的维生素产生不利影响，因此不推荐这么做[64]。

药物治疗

使用类固醇治疗慢性支气管肺发育不良增加感染风险[65-67]，一项研究支持了这一观点，该研究发现在出生后不久长期低血压的婴儿中单剂量使用类固醇导致播散性念珠菌发病率增加[68]。因此，类固醇的使用应综合考虑风险-受益。使用 H_2 受体阻滞剂/质子泵抑制剂与坏死性小肠结肠炎（NEC）、革兰阴性菌败血症及念珠菌血症的发生率增加相关[45,69,70]。生命早期长期使用抗菌药物会增加晚发型感染的风险[71-74]，特别是第三代头孢菌素，与产 ESBL 的克雷伯菌属和念珠菌属引起的侵袭性疾病的风险增加有关[45,75]。为了改善皮肤保湿效果，局部涂抹石蜡油会增加真菌感染的风险[43]。

行为方式

为改善新生儿发育，增加了多胎婴儿与彼此和母亲的皮肤接触机会有助于改善新生儿发育，因此在 NICU 中创新性采用的共床[76,77]和袋鼠式护理[78]，但理论上可能增加感染。在一项研究中，袋鼠式护理是 MRSA 感染的独立危险因素[79]，虽然发现 NICU 床位上的玩具被病原菌污染，但尚未确定与 HAI 的显著关联[80,81]。

管理与配置

新生儿室和 NICU 感染暴发研究证明了 HAI 发病率与患者过多、医护人员配备不足有关[82-84]，一项评估护士配比水平的研究发现，在 NICU 中增加护士的配比，BSI 风险显著降低[85]。在一项纳入 558 个 NICU 的大型队列研究中发现，在卓越护理认证（RNE）的医院分娩的 VLBW 婴儿出生后>3 日的血液或脑脊液（CSF）培养阳性率显著低于非 RNE 医院分娩的婴儿[86]。配置单人病房的 NICU 具备一些优势，包括通过声、光改善神经发育效果，促进家庭式护理、母乳喂养、袋鼠式护理和必要时进行隔离，可能降低 HAI 发病率[87-89]。尽管缺少充足的数据支持 NICU 配置单人病房，但新版 NICU 设计标准中推荐配置单人病房，表明单人病房在以后会更加普遍[90]。此外，在新生儿转运过程中接触建筑粉尘或孢子可能导致曲霉病[91]，因此，在涉及施工、改建和任何建筑施工过程中，粉尘控制和空气过滤对 NICU 尤其重要，因为 VLBW 婴儿在接触这些物质后患病的风险增加[92]。

感染部位

新生儿感染部位不同于成人[46]，根据出生体重不同，原发性血流感染占 30%～50%，手术部位感染(SSI)和尿路感染(UTI)非常少见。相比之下，成人导尿管相关尿路感染、SSI 发病率较高[93]。

皮肤感染

新生儿较成人更容易发生皮肤感染，一项关于健康足月儿、NICU 新生儿甲氧西林敏感金黄色葡萄球菌

(MSSA)和MRSA临床表现的综述表明，在新生儿室(常在出院后出现)、NICU感染暴发案例中，MSSA或MRSA引起的脓疱、大疱性脓疱病、皮下脓肿、烫伤样皮肤综合征和中毒性休克综合征均可见到[94,95]。脐带护理是预防感染的常规操作，在发达国家，分娩是无菌的，因此脐炎非常罕见(0.7%)。但脐炎可能引起严重的并发症，包括败血症、浅表或深部脓肿、坏死性筋膜炎、腹膜炎和肝静脉血栓[96]。骨髓炎/化脓性关节炎和结膜炎相对少见。新生儿也可发生脑膜炎和脑脓肿。足月儿先天性皮肤黏膜念珠菌病通常与侵袭性疾病无关，经阴道分娩、使用类固醇药物或血糖升高的ELBW新生儿，出生后第2周发生的白念珠菌真菌性皮炎通常是一种全身性疾病的表现[49]，接触社区流行的病毒或细菌后也可发生胃肠道炎症和结肠炎。

肺部感染

肺部感染是由接触社区流行的呼吸道病毒和(或)NICU呼吸支持引起的。VAP一直是成人和较大儿童中重要的HAI，但在新生儿(尤其是早产儿)中诊断非常困难，VAP诊断要点中，包括异常气体交换和影像学浸润，在新生儿常见的肺透明膜病或潜在心肺疾病中也可能存在[97,98]。因此，2016年，NHSN对新生儿监测指南中建议用VAE取代VAP，VAE的定义为有创通气稳定或改善≥2日后发生的临床恶化[99]。

胃肠道感染

NEC(新生儿坏死性小肠结肠炎)是新生儿最常见的消化道急症。实际上超过90%的NEC发生在早产儿群体，且NEC风险与出生体重和胎龄呈负相关。总体而言，VLBW患儿NEC发病率约为7%(5%～10%)，且在不同的新生儿室、不同时间有很大的变化[100]。导致NEC的因素包括胃肠道功能发育不成熟，包括循环调节、缺氧/缺血性损伤、异常细菌定植和早期喂养配方奶。特异性炎症细胞因子在NEC发病机制中的作用正在研究中，NEC可呈现散发，也可出现暴发流行。在一些聚集性报告中，几种不同的细菌(如大肠埃希菌、肺炎克雷伯菌、阴沟肠杆菌、梭状芽孢杆菌)和病毒(如轮状病毒、冠状病毒、肠病毒)均与NEC有关[101]。暴发可以通过实施感控措施进行控制，包括手部卫生、接触隔离、集中管理婴儿和工作人员，以及禁止有胃肠道症状的医务人员上岗，直至痊愈。

目前的NHSN监测指南中对NEC的定义包括临床症状，如胆道抽吸、呕吐、腹胀或便血或粪便潜血，以及影像学证据包括肠积气、门静脉积气或气腹等[15]。NEC的死亡率为15%～30%。如发生肠坏死，需手术切除，但会导致短肠综合征，需要依赖肠外营养。

病因、临床表现及流行病学

新生儿室、NICU感染趋势

在新生儿室中感染来源通常是非侵入性的，常累及皮肤或黏膜，由工作人员手、污染的设备和药物引起。最常见的临床表现为脓疱病、结膜炎、脐炎和软组织脓肿，金黄色葡萄球菌是最主要的病原体[94]。A群链球菌感染暴发、细菌和病毒(如沙门菌属、志贺菌属、诺如病毒和轮状病毒)引起的腹泻暴发在足月儿室、早产儿室中均有发生[12,102]，但近年报道较少[103-106]。对未留置器械的健康足月儿，CoNS很少引起早发型感染。

工作人员很少是细菌和真菌感染暴发的源头，但当他们成为源头时，通常存在感染性病原体传播的因素(如鼻窦炎、外耳引流性中耳炎、慢性中耳炎、呼吸道感染、皮炎、甲癣或假指甲)，也会成为暴发源[107-111]。工作人员定植金黄色葡萄球菌的情况很少被发现，一旦发现，可将该工作人员暂时调离岗位避免直接接触患儿，从而控制暴发[112]。假指甲与NICU中铜绿假单胞菌和产ESBL肺炎克雷伯菌的暴发有关，分离自工作人员和患者身上的病原体分子分型高度相似[111,113]。因此，建议不要戴假指甲接触高危患儿。

高危患儿感染病原体随着时间的推移发生了一些无法解释的变化[114-116]。在20世纪50年代主要为侵袭性金黄色葡萄球菌，60年代革兰阴性杆菌特别是铜绿假单胞菌、克雷伯菌属和大肠埃希菌菌株占主导地位，但在20世纪70年代被GBS取代。整个20世纪80年代和90年代，GBS仍然是早发型感染的主要病原体，但也表现为晚发型感染，最常见的是脑膜炎，骨髓炎/化脓性关节炎少见，GBS很少在NICU内水平传播。然而，在20世纪80年代，MRSA和CoNS成为NICU中流行的HAI病原体。在20世纪90年代大多数NICU中CoNS占迟发型感染的40%～50%，但有一家NICU报道从1996年到2001年GNB为主要病原体，尤其是耐头孢他啶肠杆菌属细菌[117]，另一篇报道了共生菌数量的增加[107]，与美国国家儿童健康和人类发展研究所新生儿研究网络(NICHD NRN)结果相似[67]。1999年，美国CDC的儿科预防网络开展了一项HAI横断面研究，结果显示在美国的NICU中，CoNS占感染的31.6%，其次是肠球菌属(10.3%)和大肠埃希菌(8.5%)[46]。以下3种病原菌占比15%～20%或更少，但治疗非常困难：① 肠球菌属，尤其是耐万古霉素肠球菌(VRE)；② 多重耐药GNB，尤其是肠杆菌属和产ESBL的克雷伯菌属；③ 真菌，主要为念珠菌属(*Candida* spp.)，尤其是非白念珠菌属。

B族链球菌

20世纪70年代末到90年代中期，GBS是引起足月儿早发型感染最常见的病原体，约占70%[118]。GBS在围产期由母体获得，在出生体重(BW)<2 000 g的新生儿中，约70%是在宫内获得的，并在出生时血培养阳性。

1996年美国CDC、美国妇产科学会(ACOG)和美国儿科学会(AAP)联合发布了一项针对GBS定植、早产和有其他危险因素女性的分娩循证指南，随着指南的实施，早发型GBS感染发病率在1993—1998年下降了65%，并在1999—2001年达到平稳期[119]。2002年该指南进行了更新，并在一项基于人群的研究中，建议对所有孕周35～37周的产妇进行GBS筛查。这项研究还显示，与基于风险管理的策略相比，基于培养的策略能更大幅度的降低发病率[120]。这一变化导致 2003—2004 年美国 CDC 的主动细菌核心监测网络报道的发病率降低至 0.34/1 000活产儿，并缩小了疾病发病率的种族差异[120]。这些数据表明，1993—2004 年，发病率从 1.7/1 000 活产儿到 0.34/1 000 活产儿，降低了 80%。NICHD NRN 和其他研究小组也报道了 GBS 感染的持续减少[121,122]。2010 年该指南再次更新，包括修订孕妇筛查和预防的策略早发型 GBS 危险因素的新生儿的管理，AAP 和 ACOG 将定期发布更新，于 2019 年发布新的建议[123]。随着 GBS 防控指南的发布，氨苄西林耐药的大肠埃希菌作为 VLBW 婴儿早发型败血症的占比有所增加，但尚未发现分娩时抗菌药物暴露与氨苄西林耐药的大肠埃希菌败血症之间的关联[124]。重要的是，没有证据表明产时药物预防能够降低迟发型 GBS 感染发生率，这说明病原体可能是产后获得的，如通过 NICU 或新生儿室[125]。

凝固酶阴性葡萄球菌(CoNS)

在诸多报道中，CoNS 引起的迟发型 HAI 占 50%[6,7,115,126]，有以下几个原因：① VLBW 婴儿的数量和存活率增加。② 高危新生儿血管内装置广泛使用。③ 采用更统一、规范的血培养方法，增加了 CoNS 血培养阳性率(如送检两瓶血培养，最好一瓶经 CVC 采血，另一瓶经外周采血)。

除了传统的生化分型、噬菌体分型、质粒分析等方法外，脉冲场凝胶电泳(PFGE)、核糖体分型、DNA - DNA 杂交、限制性内切酶分析等检测手段已广泛用于新生儿 CoNS - BSI 研究中。PFGE 是鉴定菌株同源性最可靠的方法。溶血性葡萄球菌和表皮葡萄球菌的不同克隆菌株均能在 NICU 中流行，并在 6 个月至 10 年的时间内引起聚集性感染[127-130]。在同一病房内也会分离出许多完全无关的菌株[131]。Eastick 等报道粪便、耳朵周围、腋窝和鼻孔是的 CoNS 稳定储存库，但前臂和腿部皮肤上定植数量较少且不稳定。因此，同一婴儿身上不同部位的交叉污染，以及婴儿之间的水平传播是一种重要的传播方式。在 NICU 中，因输注被 CoNS 污染的肠外液体导致败血症极为罕见[132]。

CoNS 败血症临床表现不典型，很少导致患儿死亡[133,134]。败血症最常见的症状是发热、呼吸暂停和心动过缓、喂养不耐受和嗜睡。体温不稳定、血小板减少、腹胀和无 CVC 置管下持续性败血症与 CoNS 有关[135-137]。在轻度 NEC 患者的粪便、血液或腹腔液的培养中分离出了特异性的产毒素菌株[138,139]。与这些病原体相关的局部感染，包括颈部脓肿、脐炎、伤口脓肿和乳腺炎。右心室心内膜炎是 CoNS 菌血症的已知并发症，尽管经 72 h 适当的抗菌药物治疗后，持续菌血症应被排除[140]。体格检查可能未见异常，但超声心动图可显示右心房或三尖瓣上的赘生物。如果 BSI 持续>4 日，则应拔出 CVC 以清除 CoNS[6,141]。

金黄色葡萄球菌

金黄色葡萄球菌是 NICU 中继 CoNS 之后第二常见的病原体[46,67,95]。20 世纪 80 年代末以来，NICU 的金黄色葡萄球菌暴发与 MSSA 和 MRSA 都有关，近年 MRSA 暴发的报道超过了 MSSA[142-145]。尽管 MSSA 更常见[95]，但迟发型 MRSA 感染率在 1995—2004 年增加了 4 倍多[146]。大型综合医院通常对外提供共享实验室(实验室、放射科)和医疗服务(护士、呼吸治疗师、咨询医师)，这些对外实验室和医疗工作者非常容易从其他地区感染医疗相关的 MASA 和 MSSA。一个或多个致病菌株可由定植的婴儿、探视人员，极少数情况下由工作人员带入新生儿室[147,148]。主要的传播方式是经医务人员的手水平传播，在接触不同患者之间没有执行手卫生。全基因组测序分析(WGS)是一种快速、有效鉴定暴发的方法，已基本取代了 PFGE[149,150]。在出现临床症状之前，可以确定定植率为 30%～70%[142,151]。一些学者已经对 NICU 中 MRSA 定植和感染的临床、经济影响进行了量化研究[152,153]。环境和人员携带的金黄色葡萄球菌很少在 NICU 中传播，但金黄色葡萄球菌污染环境的情况确有发生，并增加高危科室病原体总体载量。未知的毒力因素、环境因素共同导致其在 NICU 长期存在。位于美国得克萨斯州达拉斯市的 Parkland Healthand Hospital System 的 NICU 中，MRSA 持续了 3 年时间(1988—1991 年)，直到患者过多、人员配比不足的情况改善，MSSA 和 MRSA 暴发才得以控制[83,154]。同时减少 MRSA 定植、非定植新生儿的护理人员数量有助于减少 MRSA 传播[155,156]。社区获得性 MRSA(CA - MRSA)的流行率持续上升，其抗菌药物敏感性和分子特征[葡萄球菌染色体盒(SCC)mec 分型Ⅳ型或Ⅴ型]与传统医疗保健相关 MRSA(HA - MRSA)菌株的特征不同，并且在美国已经超过 HA - MRSA[157]。在一项纳入 471 对母婴的前瞻性队列研究中，有葡萄球菌定植的母亲所分娩的婴儿更可能发生定植，而且这种定植主要发生在分娩后早期。金黄色葡萄球菌可定植于阴道和会阴部，并已证实可通过围产期母婴传播[158-160]。然而定植通常在分娩 7 日以后，这表明经围产期感染 MRSA 不太可能(图 24.1)。

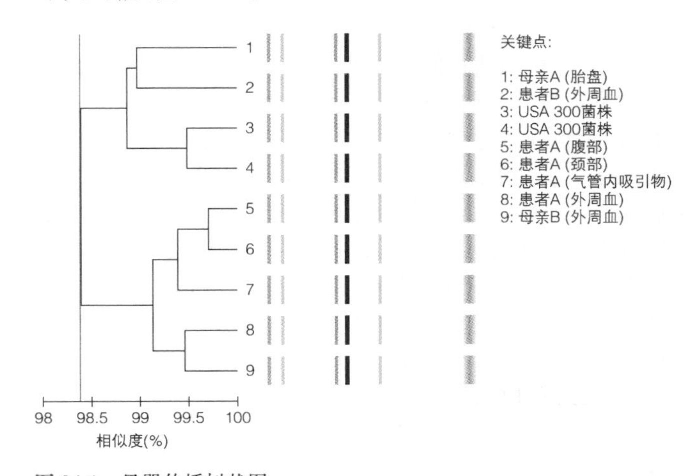

图 24.1　母婴传播树状图。

金黄色葡萄球菌可以在新生儿多个部位定植，在 NICU，鼻腔、脐部是最常见的部位，但腋窝、耳后区域和会阴部也能分离到[161]。不同 NICU 之间的定植率很难比较，因为不同医院采样部位有所不同[162]。在2009年对美国医疗保健流行病学协会(SHEA)成员开展的一项调查中，86%的受访者称他们的NICU对患者开展了MRSA定植筛查，而这其中85%的NICU在患者进入病房时进行了氯己定(洗必泰)擦浴[162]。SHEA最近发布了新生儿室中不同方法治疗金黄色葡萄球菌的风险-受益指南[163]。

在CA-MRSA流行率高的地区MRSA感染较为常见，但从全国范围来看，MSSA更常见[95]。

皮肤脓疱、大疱性脓疱、烫伤样皮肤综合征、软组织脓肿、乳腺炎、结膜炎、伴或不伴有脓肿的肺炎、骨髓炎、脓毒性关节炎和手术部位感染是新生儿MSSA和MRSA感染最常见的临床表现[94-96]，这些侵袭性疾病的病死率可达15%～30%，败血症伴多发性病灶是侵袭性金黄色葡萄球菌感染的特征。

肠球菌

自1979年以来，肠球菌已被公认为NICU的重要致病菌[164]。早期的报道[9,46,67,165]关注对青霉素敏感的屎肠球菌[165]和粪肠球菌[166]的流行情况。最近的报道显示，VRE的发病率显著上升[167-169]。但肠球菌在新生儿感染中仍然只占比较小的比例。在美国的一些地区，VRE已经成为棘手的医院感染病原体，已经传播到了NICU[165]。

重复序列聚合酶链反应(rep-PCR)DNA指纹图谱[170]和WGS[171]是鉴别暴发菌株和地方性菌株(如“背景”菌)的有效手段，而且可以鉴定不同的亚型。内源性肠球菌感染通常源于婴儿体内的内源性菌群，尤其是发生NEC或其他腹腔疾病的情况下[172]。在肠球菌感染暴发中，环境污染、使用广谱抗菌药物、医务人员手或污染设备的水平传播、VRE流行地区医院转入是导致暴发持续的重要因素[170,173,174]。临床标本培养阳性后开展VRE目标性监测是必要的，因为它有助于找到潜在的VRE定植婴儿[168,175]。

肠球菌很少引起早发型败血症，大多数情况下，分离自有严重疾病且在NICU长期住院的VLBW婴儿的血液中[172]。除抗菌药物使用史外，长期留置CVC、NEC和肠切除术也与其存在关联。多种微生物混合性血流感染极有可能与腹腔内疾病有关，这也支持了肠道是肠球菌的侵入途径这一看法。肠球菌感染临床表现无特异性。脑膜炎[176,177]或心内膜炎[178]需要细胞壁活性药联用氨基糖苷类药物并延长疗程(分别约为3周和6周)方可治愈。已有使用利奈唑胺或达托霉素治疗新生儿心内膜炎成功的报道[178,179]，在没有其他药物选择的情况下可以使用这些药物以降低耐药性风险。

革兰阴性杆菌

GNB感染死亡率高达40%(24%～62%)，在许多NICU中GNB感染率有所增加[67,115,117]，非暴发时大肠埃希菌、克雷伯菌和肠杆菌属细菌是最常见的GNB，这些细菌产ESBL的菌株近年来被NICU报道，特别是由于它们对常规用于经验性GNB覆盖的抗微生物药物产生了耐药性[180]。在一项单中心研究中，1/5 NICU患儿发生多重耐药肠杆菌科细菌定植或感染，定植(86%)多于感染(14%)[181]。其他在NICU中值得关注GNB包括铜绿假单胞菌、[182,183]、沙雷菌属[184,185]、柠檬酸杆菌[186,187]、沙门菌属[188,189]、不动杆菌属[190,191]、脑膜炎败血金黄杆菌[192]、罗尔斯顿菌[193,194]、洋葱伯克霍尔德菌[195]等。

分子分型技术(如WGS、PFGE、核糖体分型、PCR技术)是识别NICU中GNB流行情况的有力手段[144,150]，应在暴发期间采用，以确定暴发原因是水平传播还是抗菌药物选择性应用所致，并指导制定感染防控措施。虽然新生儿室GNB暴发与环境污染有关(如消毒液[196]、静脉注射药物和溶液[187,197,198]、母乳[56,199]、水槽[197,200]、呼吸治疗和复苏设备[14,52]，以及绷带[13])，但在拥有清洁水供应、明确的设备灭菌制度、使用一次性物品的发达国家中并不常见。在没有环境来源的情况下，病原体很可能是从受感染的母亲获得的，或者很少部分是从定植/感染的医务人员获得的，又或者是新生儿的内源性菌群，然后水平传播到医务人员的手上[201]。在一对母婴[201]、医务人员和感染新生儿中已分离出相同的克氏柠檬酸杆菌菌株[202]。长期直肠定植也与克氏柠檬酸杆菌暴发有关，直到将发生定植的医务人员调离岗位后，克氏柠檬酸杆菌暴发才得到控制[202]。在没有暴发的情况下，耐药的GNB克隆菌株已被证明是获得的，在定植后能够迅速被从婴儿的菌群中清除。但这些微生物会发生水平传播，偶尔会引起临床疾病[203]。一篇文献报道在NICU传播的多重耐药肠杆菌属菌克隆菌株在儿童医院的不同的区域也有发现[204]。

GNB感染的临床表现包括坏死性眼炎、肺炎、坏疽性湿疹、心血管功能衰竭和脑膜炎。脓疱病通常与铜绿假单胞菌侵袭性感染有关，但也可能由GNB或真菌引起。取病灶皮肤活检和培养有助于分离病原体。沙门菌有引起骨髓炎、化脓性关节炎或脑膜炎的倾向，即使在体外对感染菌株具有高度活性的抗生素长期治疗下，也很难治愈。克氏柠檬酸杆菌脑膜炎在NICU中以聚集性出现，77%的患者出现脑脓肿，而其他GNB脑膜炎中仅7%出现脑脓肿[201]。推荐第三代或第四代头孢菌素联合氨基糖苷类药物治疗GNB脑膜炎。脑膜炎脓性黄杆菌，一种罕见的GNB，对大多数用于经验性治疗GNB脑膜炎的药物耐药，在流行性GNB脑膜炎中极为罕见[200]，万古霉素联合利福平可以治疗成功[205]。

百日咳鲍特菌

已有报道百日咳鲍特菌在正常新生儿和新生儿室中传播[196]，其通常来源于未确诊的医务人员或探视者[206-208]，因此根据指南的要求对医务人员、探视人员开展筛查和接种百白破疫苗十分必要[209]。正如流感疫苗一样，对NICU患儿家庭成员接种百白破(Tdap)疫苗是一种提高疫苗接受度的方法。一个仿真模型发现，如果NICU中95%的医务人员接受过百日咳加强疫苗，二次传播的概率降低至2%[210]。医疗机构应为医务人员提供Tdap疫苗。

艰难梭菌

新生儿室未出现过艰难梭菌感染(CDI)暴发[211]。在健康成人中<5%无症状定植，而在新生儿中，高达 55%的无症状新生儿的粪便中可检测到产毒艰难梭菌[212]，但极少出现临床症状，其原因尚不清楚。有研究认为，可能是新生儿未成熟的肠黏膜缺乏艰难梭菌毒素受体[213]，然而其他因素如未成熟的免疫反应也可能发挥了作用[214]。因此许多专家建议，当婴儿出现腹泻时，不要常规检测艰难梭菌，因为很难解释阳性结果[211]。接受过抗生素治疗的腹泻患儿，如内镜检查到伪膜性结肠炎，则可以考虑进行检测和针对性治疗。艰难梭菌在 NEC 的发病机制中不起作用，但有报道称其与先天性巨结肠患儿的重度小肠结肠炎相关[215,216]。但理论上，艰难梭菌定植率特别高的新生儿室可能引起其他科室感染暴发[217]。

真菌感染

早产儿真菌感染是导致 NICU 患儿发病和死亡的重要原因。念珠菌是最常见的侵袭性真菌，在 VLBW 晚发型败血症中占比高达 12%，病死率高达 44%[218]。2000—2011 年监测数据显示，念珠菌在所有 ELBW 晚发型败血症中占比 8%，排名第 4，仅次于 CoNS、金黄色葡萄球菌、肠道革兰阴性杆菌[3]。在多因素分析的病例对照研究中，一致认为 NICU 念珠菌血症危险因素包括使用 CVC、既往细菌 BSI、胃肠道疾病、腹部手术、胎龄<26 周、念珠菌定植，尤其是多部位定植、长时间使用广谱抗菌药物（主要是第三代头孢菌素）[219]。其他一些研究中提出的危险因素，如输注高营养液体（尤其是含有脂肪乳剂的液体）、延迟喂养、气管插管、使用抑酸剂或糖皮质激素，其重要性尚不太明确。大多数情况下，念珠菌血症是源于内源性感染，而不是交叉污染的结果。Baley 等对 BW<1 500 g 的婴儿进行了前瞻性随访，发现真菌定植率为 26.7%[220]，其中 2/3 的婴儿在出生后 1 周内出现真菌定植，这可能是分娩时经母体获得，有 7.7%的定植婴儿出现了全身性疾病。虽然美国真菌病流行病学调查研究组（NEMIS）在 1993—1995 年对 6 个 NICU 调查结果显示真菌定植并不是一个独立的危险因素，但在 43%的病例患者中，胃肠道（GI）菌群早于念珠菌定植[70]，定植后立即经胃肠道侵入。白念珠菌更可能早期定植，其他菌种，如近平滑念珠菌、热带念珠菌，更可能晚期定植，这可能是由婴儿之间或医务人员间的水平传播引起的。

念珠菌感染中平滑念珠菌是最常见病原体[221]。利用 DNA 指纹图谱技术，可以确定包括白念珠菌、热带念珠菌、葡萄牙念珠菌在内的几种侵袭性念珠菌感染的暴发与医务人员手的交叉传播、逆行静脉穿刺给药和甘油液污染有关[222-226]。医务人员患有真菌病可能经手将念珠菌传播到患儿上[223]。因此，念珠菌 BSI 发生率很大可能反映管理、感染防控水平[224]。

播散性念珠菌病临床表现通常不典型。有阴道念珠菌病史母亲分娩的新生儿患先天性皮肤黏膜念珠菌病可能性极低[227]。这类新生儿出生时的躯干和四肢有强烈的红斑性斑丘疹，迅速变为水疱和脓疱，然后随着广泛的脱屑而消退。它常累及手掌和足底。对于无症状的足月儿可考虑局部治疗；对出现症状的新生儿或无症状的早产儿，侵袭性感染的可能性更大，建议系统治疗[227]。

与侵袭性细菌感染相比，侵袭性念珠菌病患儿的血培养检出率较低。念珠菌血症最常与 CVC 相关。对这类患者，应尽快拔除 CVC，促进病原体清除[228]。

念珠菌血液培养持续阳性是局灶性并发症的危险因素，且风险随阳性持续时间的增加而增加[229]，在没有局灶性感染且 CVC 拔除的情况下，也建议至少进行 2 周的抗真菌治疗，以防止局灶性感染发生。真性念珠菌尿反映播散性疾病或局限性膀胱炎，因此尿液中如分离出念珠菌，需要评估是否存在其他部位潜伏感染。在心脏结构正常的婴儿中，超声心动图是检测是否存在 CVC 相关念珠菌心内膜炎最好的方式，即使没有杂音和充血性心力衰竭，也可能存在大的赘生物[230]。在疑似心内膜炎患儿的尸检中发现了真菌赘生物。骨髓炎、化脓性关节炎、脑膜炎和脑脓肿是较少出现的特异性病灶。严重的脑膜炎和心内膜炎需要延长两性霉素 B 疗程。新型唑类药物（如伏立康唑）、棘白菌素类药物（如卡泊芬净、米卡芬净）在新生儿中使用经验不足，尚不能确定这些药物在治疗侵袭性念珠菌病是否有优势。对合并念珠菌心内膜炎的 VLBW 患儿，两种抗真菌药物联合治疗已取得成功，因手术切除赘生物的风险较高，可首选药物治疗[231,232]。一篇文献综述发现，仅接受抗真菌治疗的新生儿存活率（65%）与接受抗真菌治疗和手术治疗的新生儿存活率差异不大（60%，$P=0.99$）[233]。

与 NICU 医院感染相关的其他真菌包括曲霉属[234,235]、马拉色菌属[236-238]、根霉属[239,240]和毛孢子菌属[241,242]，曲霉属、根霉属和毛孢子菌属是通过接触建筑粉尘或污染的医疗用品从环境中获得的。正常情况下，曲霉感染的婴儿中性粒细胞数量并没有减少，而是早熟，且趋化和吞噬功能异常。皮肤曲霉病是疾病的初始表现，或是作为播散性疾病累及的一个部位。由于存在原发皮肤病变传播的风险，且原发性与继发性病变难于区分，因此需要有指征地积极进行抗真菌治疗。有报道称，极低出生体重的早产儿发生重症原发性皮肤曲霉病，且对两性霉素 B 反应不佳的，应用伏立康唑系统治疗有效[243]。

糠秕马拉色菌[244]和厚皮马拉色菌[245]与经中心静脉导管输注脂肪乳剂的高危早产儿的血流感染聚集事件有关。马拉色菌属通常从中心静脉导管内血液分离获得，而极少从外周静脉血中获得。据报道，长期住在 NICU 的新生儿中，糠秕马拉色菌皮肤定植率为 25%～84%，而在非 NICU 住院或在健康儿科门诊就诊的新生儿中，糠秕马拉色菌皮肤定植率为≤5%[244]。马拉色菌感染可为自限性感染，表现为新生儿面部、头皮或颈部的脓疱病，中心静脉置管的新生儿中可出现更严重的临床脓毒症。这些致病菌短暂出现时，很可能经医务人员的手在患者间传播。然而，在一次厚皮马拉色菌暴发中，该菌很可能是从宠物犬传给医务人员，而后由医务人员传给 NICU 的患儿[245]。

病毒感染

随着直接荧光抗体、ELISA 和 PCR 技术等病毒分离和病毒抗原鉴定技术的改进,NICU病毒感染暴发被识别的频率越来越高[246-249]。在新生儿室病毒感染暴发中,病毒可能由家庭成员或工作人员带入[250,251]。呼吸道合胞病毒(RSV)和轮状病毒常与院内传播有关[252,253]。其他呼吸道病毒,特别是流感病毒[254,255]、副流感病毒[256]和腺病毒[257]与呼吸道感染聚集事件相关,临床表现与RSV相似。出生<3周龄的婴儿RSV感染的临床表现不典型,没有呼吸道症状,更可能出现如呼吸暂停、嗜睡和喂养困难等症状。超过3周龄患儿,毛细支气管炎和肺炎是RSV感染的特征;呼吸暂停可先于呼吸道症状出现。需要给氧的支气管肺发育不良、伴有肺动脉高压的先天性心脏病和先天性免疫缺陷综合征等患儿感染RSV后发展为重症的风险最大。NICU的RSV暴发对医疗和经济的实质影响已被量化[257,258]。几种不同类型的腺病毒与新生儿感染暴发有关[250,259]。最常见的临床表现是结膜炎和肺炎。直接接触被病毒污染的眼科设备或经滴眼途径传播已经被证实[259];为避免接触传播,已发布早产儿视网膜病变眼科检查特别指南,在两患者之间应更换手套,用70%乙醇溶液浸泡仪器5~10 min,每天更换2次乙醇溶液[250]。新生儿可发生多脏器受累,伴有心血管功能衰竭和细菌性脓毒症样临床综合征,病死率高达84%。在婴幼儿中检出的其他呼吸道病毒(如人类偏肺病毒、博卡病毒、SARS-CoV-2)对新生儿的作用及新生儿室暴发的影响有待确定。

有报道称,胃肠道储存库的病毒在新生儿室内暴发的情况,其中以肠道病毒(柯萨奇病毒和埃可病毒)的感染最为常见[260-262]。大多数暴发中,作为感染源的患儿从他们母亲那里获得感染,且病情严重。与肝炎相关的病死率可高达83%。通过院内传播获得感染的婴儿病情较轻,病死率≤12%。医务人员也可能是此类病毒的传播媒介。新生儿柯萨奇病毒和埃可病毒感染最常见的临床表现是肝炎、脑膜脑炎、心肌炎和肺炎,与新生儿单纯疱疹性脑炎和散播性感染相似。由于没有抗病毒药物可用于治疗柯萨奇病毒和埃可病毒感染,因此使用敏感性和特异性PCR诊断试验区分这些病毒至关重要。

轮状病毒和甲型肝炎病毒经粪-口途径传播。已证实新生儿室内可发生轮状病毒的传播;感染可以无症状或伴有轻、中度或严重腹泻。轮状病毒感染的早产儿更容易出现喂养困难、中性粒细胞减少等全身症状[263]。轮状病毒相关的坏死性小肠结肠炎(NEC)感染暴发曾被报道[264]。甲型肝炎病毒医院感染的暴发极为罕见,因为残留于粪便中的病毒滴度低且存活时间短[265-267]。然而,免疫力低下的早产儿在急性感染后可持续排泄甲型肝炎病毒抗原和RNA 4~5个月[266]。有报道称,新生儿甲型肝炎病毒感染暴发是通过母亲分娩前或分娩中[265]病毒的垂直传播或通过输血传播[266,267]。

下列病毒在新生儿室内不被认为会水平传播,包括HIV、乙型肝炎病毒(HBV)、丙型肝炎病毒(HCV)和巨细胞病毒(CMV)。新生儿意外暴露于一位感染了HIV的母亲的母乳,理论上有感染HIV的风险,但是尚无在院内通过误用母乳发生暴露后出现感染的报道。在这种情况下,应查看产生母乳的母亲的血清学结果,包括HIV和HBV检测,如果上次检查结果时间较久或其风险因素发生了变化,则应考虑重新检测。与儿科医院中其他区域的患儿相比,在新生儿室的患儿排泄(分泌)的CMV没有明显的增加[268],与医院内其他部门的成人相比,在儿科或新生儿室工作的医务人员获得CMV感染的风险也没有明显的增加[269,270]。因此,并不限制妊娠的医护人员对感染CMV的患儿开展诊疗工作。接触任何患者的潜在感染性分泌物和体液时应实施标准预防。单纯疱疹或水痘-带状疱疹病毒在新生儿室内传播是极其罕见的[271-273]。尽管有新生儿室工作人员口腔病变的报道[272],但其风险很低,只要覆盖病灶使其干燥即可,这些人仍可以接触患者。1995年,水痘病毒疫苗广泛应用,易感或感染的新生儿、母亲、探视者和医务人员的数量大幅下降。

肺结核

先天性肺结核病例极为罕见,母亲即使毫无症状也可能出现肺结核患儿。NICU中肺结核的患儿不大可能将结核分枝杆菌传播给其他患儿及探视者,但可以传播给与之密切接触的无防护的医务人员[274]。然而,患有活动性肺结核的医务人员及探视者可以将结核分枝杆菌传播给产科病房、新生儿室和NICU的新生儿[275-277]。一旦暴露于活动性肺结核,新生儿有发生包括脑膜炎的严重播散性疾病的巨大风险。已制定了一项决策,旨在帮助新生儿科和感染控制人员分析处理结核分枝杆菌的暴露[278]。当一个婴幼儿怀疑肺结核时,肝活检显示肉芽肿和抗酸杆菌阳性,可以诊断为结核病。

医疗保健相关性感染治疗

治疗特定HAI的医生可以参考当地指南或AAP Nelson的新生儿抗微生物治疗指南,获取关于药物选择、给药方案和持续时间的具体建议。早期脓毒症经验性治疗可以联合应用氨苄西林和氨基糖苷类药物。氨苄西林对早发型GBS疾病及肠球菌和单核细胞增多性李斯特菌感染有效。如果怀疑为MRSA,推荐苯唑西林,某些MRSA高流行的区域推荐万古霉素来覆盖革兰阳性菌。一项研究表明,新生儿出生后的前3日内经验性使用氨苄西林和头孢噻肟,其死亡风险高于应用氨苄西林和庆大霉素,但机制尚不清楚[279]。在治疗疑似迟发型脓毒症时,不同新生儿科医生对抗微生物药物的选择有很大差异[280]。苯唑西林可安全地用于无MRSA流行的NICU覆盖革兰阳性菌,或者用于通过主动监测识别MRSA定植的新生儿[281]。从两个不同部位采集的血培养标本,可区分CoNS是皮肤污染菌还是真正的病原菌。不推荐常规使用第三代头孢菌素作为经验性用药,因为治疗期间人体和病房的微生物菌群会快速产生耐药性[180,282],同时也增加极低出生体重儿念珠菌属感染的风险[75]。然而,如果证实或高度怀疑革兰阴性杆菌引起的脑膜炎,则应首选使用第三代或第四代头孢菌素,如头孢噻肟或头孢吡肟。一旦确定引起脑膜炎的病原体及其药敏试验结果，可选用有针对性的抗菌药物治疗。头孢曲松不适用于新生儿，因为它可以从白蛋白结合点上置换出胆红素[283]，并且具有与钙结合的能力[284]。有必要监测革兰阴性杆菌的药物敏感情况，以确保推荐使用对现有病原体有效的抗菌药物。除 CoNS 导致的血流感染外，脑膜炎可能出现在 10%～20%的血流感染病例中，在没有血流感染或脑脊液细胞计数、葡萄糖、蛋白质异常的情况下，30%～40%的晚发性败血症婴儿会出现脑膜炎。因此，腰椎穿刺采集脑脊液培养是诊断脑膜炎的重要指标[285,286]。推荐持续使用治疗脑膜炎的抗菌药物直到脑膜炎被排除。

选用抗菌药物时，新生儿不需要覆盖特定的厌氧菌。最常见的指征有腹腔脓毒症、坏死性小肠结肠炎和肠穿孔。克林霉素、甲硝唑、哌拉西林/他唑巴坦、美罗培南对大多数厌氧菌有很强的活性[287]。

当念珠菌属感染引起导管相关血流感染时，应尽早拔除静脉置管，以便及时清除真菌血症，防止其他病灶播散。通常两性霉素 B 和氟康唑是治疗新生儿侵袭性真菌病的唯一选择。尽管白念珠菌几乎普遍对氟康唑敏感，但耐药念珠菌属感染增加和两性霉素 B 的毒性使得抗真菌治疗更加困难。幸运的是，已经开发了更多的毒性小、活性强、抗菌谱更广的抗真菌药物[288,289]。伏立康唑是治疗侵袭性曲霉病的首选药物。此药物没有对新生儿进行研究，但有成人和小儿的视觉不良事件的发生，理论研究表明其对视网膜有影响。棘白菌素是通过抑制真菌的一种酶而干扰真菌细胞壁生物合成的一类药，哺乳动物细胞中缺乏此类酶。这些药物不是针对肝细胞色素 P450 酶系统或肠道糖肽类的底物，因而减少了药物相互作用。棘白菌素对大多数念珠菌有优良的杀菌活性，对曲霉也有抑制作用。尽管缺乏药代动力学数据，但病例研究和小型实验研究显示，卡泊芬净成功治疗了极低出生体重儿难治性念珠菌病，有良好的耐受性[290,291]。在 32 例新生儿侵袭性念珠菌病的一个随机试验中，与两性霉素相比，卡泊芬净产生了更好的反应和较少的不良事件[292]。米卡芬净也是此类药物，在新生儿中已进行了药代动力学研究[293]，并且被用于更大规模的研究中。

阿昔洛韦是治疗单纯疱疹和水痘-带状疱疹病毒感染的首选药物。在一个大型多中心、随机的对照试验中，应用更昔洛韦治疗先天性 CMV 感染且累及中枢神经系统的患儿，该项治疗可防止听力下降[294]。后续的药代动力学和药效学研究表明，口服缬更昔洛韦可以提供与静脉注射更昔洛韦相当的血药浓度[295]，对于有症状的先天性巨细胞病毒感染患儿，缬更昔洛韦治疗 6 个月的听力效果优于治疗 6 周[296]。对于无症状先天性 CMV 感染婴儿的治疗获益尚不清楚。RSV 感染的治疗主要是支持治疗。由于疗效数据不一致和安全性问题，利巴韦林不再常规使用。有专家建议在高危患者中加用帕利珠单抗治疗重症 RSV 感染。然而，目前尚未有关于帕利珠单抗在人类婴儿中的疗效数据发表，且帕利珠单抗的成本较高。因此，需要进一步的研究[297]。

医疗保健相关性感染防控

新生儿室的建筑布局和人员配备

AAP 和 ACOG 联合制定了围产期保健各个方面的指南，包括新生儿室感染控制[298]；这些指南会定期修订。表 24.3 根据医疗护理类型、数量和所需的支持设备总结了推荐的护士与新生儿配比。在新生儿室和 NICU，护士与患儿的比例低于推荐水平，患儿细菌侵袭性疾病和病毒性呼吸道感染的发病率增加。2018 年医疗机构设计与建设指南规定了空间的要求，该指南由机构指南委员会[299]、AAP 和 ACOG[298]联合发布（表 24.3）。NICU 采用单人病房，有利于控制感染，但若要将此作为普遍建议还需要更多数据支持。

表 24.3　不同诊疗护理级别新生儿室和 NICU 推荐人员配比和空间

诊疗护理	注册护士与婴儿比例	每个婴儿的占地面积(ft^2)	床间距(ft)	相邻通道的宽度(ft)
新生儿入院和观察	1∶(5～6)	40	NR	NR
新生儿只需要常规监护	1∶(5～6)	30	3	a
正常母婴同室监护	1∶3	NR	NR	NR
新生儿需要持续监护	1∶(3～4)	50	4	NR
新生儿需要中级护理	1∶(2～3)	100～120	4	5
新生儿需要加强监护	1∶(1～2)	多人间：120～150 单人间：150	6	88
新生儿需要多系统支持[b]	1∶1	b	b	b
不稳定的新生儿需要复杂的危重症监护	1∶1	b	b	b

NR，不推荐。1 ft≈30.48 cm。
a：没有具体的推荐意见；每个新生儿室最多设置 16 个婴儿床。
b：优先增加了空间需求，但没有具体建议出版。
引自：Haley RW, Bregman DA. The role of understaffing and overcrowding in recurrent outbreaks of staphylococcal infection in a neonatal special-care unit. *J Infect Dis*. 1982; 145: 875 - 885。Heyns L, Gie RP, Goussard P, Beyers N, Warren RM, Marais BJ. Nosocomial transmission of *Mycobacterium tuberculosis* in kangaroo mother care units: a risk in tuberculosis-endemic areas. *Acta Paediatr*. 2006; 95: 535 - 539。Nivin B, Nicholas P, Gayer M, Frieden TR, Fujiwara PI. A continuing outbreak of multidrug-resistant tuberculosis, with transmission in a hospital nursery. *Clin Infect Dis*. 1998; 26: 303 - 307。

许多专家推荐建造新的 NICU 时使用高效微粒空气过滤器（HEPA），有以下原因：① VLBW 婴儿对经空气传播的孢子所引起的感染有易感性；② 高风险婴儿都很不稳定，不能承受到手术室的转运，所以外科手术操作（如 ECMO 置管/拔管、NEC 婴儿的开腹探查术）经常在 NICU 中进行。此外，新型病原体（如 2009 年 H1N1 流感毒株或 2019 年 SARS - CoV - 2）的出现凸显了先进的设施规划在预防感染方面的重要性。

医疗保健相关性感染监测

主动监测是医院感染预防的重要组成部分。在大多数医院中，临床培养阳性结果的监测是由感染防控人员来完成的，他们要负责医院多个不同部门的监测。美国CDC建议：① 由经过培训的感染防控专家采用标准化流程定期进行前瞻性监测；② 应用流行病学和统计学方法分析感染率(如使用反映暴露时间的适宜分母来计算率和使用统计控制图来描述率的变化趋势)；③ 定期将数据应用于决策中；④ 聘请一个可靠的且受过训练的医疗保健流行病学专业人员来制定预防控制策略和政策，并将其作为与医学团体和管理机构联系的联络员[16]。对于NICU，出生体重类别常用于危险分级[15]。已经制定了流行病学上重要微生物的定义，以协助感染控制团队识别需要进一步调查和采取预防措施的病原体[300]。当感控人员发现短时间内临床感染聚集和(或)流行病学上重要的病原体，尤其是多重耐药的病原体时，他们将与新生儿室工作人员合作，制定防控措施。一旦怀疑发生聚集性感染或暴发，感控人员应立即通知微生物实验室主动监测培养并分离菌种，必要时进行分子指纹图谱研究。指定一名工作人员作为感染控制联络员，即一个单元负责人，他要了解新生儿工作人员和工作流程，这样有助于培训学习，并提高工作人员手卫生、隔离措施、患者和医务人员的隔离、医疗设备的清洁消毒和灭菌，以及其他无菌操作的依从性[301-303]。新生儿室工作人员参与防控方案的制定，可提高其依从性。当医护人员成功控制一起暴发事件时，积极的结果反馈对他们来说是最重要的；审查指南以预防类似的暴发事件发生也是至关重要的。

在暴发期间，体表培养有助于识别目标病原体(如MRSA、VRE、多重耐药的革兰阴性杆菌)定植的婴儿外，而不仅仅是那些目标病原体临床培养阳性的婴儿。新入院的患儿必须与定植和感染的婴儿分离开，以限制暴发病原体的水平传播。此外，在没有MRSA或VRE临床发病的NICU中，定期进行MRSA和VRE的主动监测，以检测目标多重耐药菌(MDRO)的存在情况，并在临床疾病发生之前建立定植基线[163,168]。然而，目前尚不清楚长时间在NICU内常规进行MDRO监测(对定植或感染新生儿采取接触隔离措施)，是否会大幅改变NICU的MDRO患病率[304]。区域合作在NICU的MRSA监测和控制中非常有用已得到证明[305]。

隔离措施

美国CDC的隔离措施指南在预防医疗机构内感染的传播是非常有用的[300]，并且在管理特定的感染时也应该查阅该指南。标准预防(表24.4)仍然是感染控制的基础，其他类别的预防措施都是在此基础上增加的。在单人病房的新生儿重症监护室，进入房间时应穿戴好个人防护用品(PPE)如手套、隔离衣或外科口罩，做好接触隔离和飞沫隔离。在有多个床位或分隔间的NICU中，对需要进行接触隔离或飞沫隔离的患儿，可以在地面上设置指示带和(或)在保温箱或床位空间上设置标志。进行接触隔离或飞沫隔离的患儿不需要均采用单间，但应与未感染的新生儿进行空间上的隔离。虽然相对于开放式保温箱或摇篮，封闭式婴儿保温箱提供了有限的屏障保护[306]，但它们不能防止病原菌通过医护人员的手传播到其他新生儿。新生儿通常无法自发产生大颗粒飞沫，但气管内吸痰或雾化吸入可产生感染性飞沫。根据标准预防，如果预知会有呼吸道分泌物喷溅(如气管内吸痰或气管插管)，则应佩戴口罩。建议每个新生儿室或NICU至少设置一个符合负压通风标准要求的空气感染隔离病房，用于隔离围产期暴露于母体水痘、疑似或确诊感染肺结核的新生儿。其他大多数感染不需要特殊的隔离病房。采取隔离措施的新生儿与医务人员的接触可能比采取标准预防措施的新生儿少，这种接触的减少是否与不良结局相关尚不清楚[307]。

表24.4　对所有医疗机构的所有患者实施标准预防措施的建议

构成	推荐
手卫生	在接触血液、体液、分泌物、排泄物、污染的物品后；脱手套后立即执行；接触不同患者间。除手上明显沾有血和(或)其他蛋白质材料外，或有孢子(如艰难梭菌、炭疽芽孢杆菌)暴露的可能性时，使用含醇速干手消毒剂进行擦拭
手套	接触血液、体液、分泌物、排泄物、污染的物品，黏膜和非完整皮肤
隔离衣	预期操作或护理活动中，可能出现衣服/暴露的皮肤接触血液、体液、分泌物和排泄物时
口罩、眼睛防护罩(眼镜或面罩)	操作或护理活动中，可能产生血液、体液或分泌物飞溅或喷射，尤其是吸痰、气管插管时
污染患者护理设备	采取一定的方式防止微生物向他人和环境转移；如果有可见的污染时，戴上手套；执行手卫生
环境控制	制定日常照护、环境表面清洁和消毒程序，特别是患者照护区域中患者经常接触的表面
注射(使用的针头等锐器)	不用回套、弯曲、折断针头；如果需要调整时，使用单手回套技术；如可行，使用无针安全装置；用过的针头放入防刺穿的锐器盒；每次注射时使用无菌、一次性使用的一次性针头和注射器；当给>1名患者注射药物时，首选单剂量小瓶的药物
呼吸道卫生/咳嗽礼仪	指导有症状的人打喷嚏或咳嗽时覆盖口/鼻；使用纸巾处理非接触式容器；观察被呼吸道分泌物弄脏手后的手卫生；戴外科口罩，如果可能保持空间距离>3 ft(1 ft=30.48 cm)；尽可能限制NICU活动性呼吸道感染患者的活动空间

在暴发期间，预防水平传播的最有效方法是将具有重要流行病学意义病原体定植或感染的新生儿与新入院的患儿隔离开来，且最好是指定人员照护，指定的人员不参与新入院新生儿和没有定植或感染的新生儿的照护[143,167,184,255,301]。如果严格控制的群体中仍有持续传播，则有可能是某个携带者或多个不同来源将流行的病原体不断带入，也可能是手消毒不到位引起的[187]。

手卫生和手套

在NICU，接触不同患者时进行手卫生是预防医院感染的最重要措施[300]。美国 CDC HICPAC 发布的医疗保健机构手卫生指南总结了 9 项研究，其中 3 项是在 NICU、新生儿室或普通儿科病房进行的，这些研究表明，在每周主动监测培养和接触隔离等其他控制措施已经到位的情况下，新的手卫生产品的引入、手卫生措施的改进与 MRSA 感染率降低之间有时间相关性。含醇手消毒凝胶、擦剂、泡沫与抗菌皂和水是在新生儿室和 NICU 的首选。应在每个单人病房提供免洗手设施。在多人病房，每张婴儿床在 20 ft 距离内应设置一个洗手装置，但离其他床不能太近，尽量大于 3 ft[83]。在每张床旁安装含乙醇速干手消毒剂，以便为执行手卫生提供最好的机会。

目前已不再推荐 NICU 人员工作前使用抗菌皂擦洗手掌至上臂 2 min[308]。然而，针对新生儿室的手卫生设施数量及位置，AAP/ACOG 围产期保健指南有以下建议：① 在每个新生儿室的入口处设置一个手卫生设施，配有脚或膝盖控制的水龙头。② 在普通新生儿室，每6～8 个或以上患儿设置一个洗手池；在入院/观察、持续护理、中级护理、重症监护区域，每 3～4 个或以上患儿设置一个洗手池[299]。当 NICU 内由于开展手术而需要设置一些洗手池时，洗手池的数量可能会相对减少。接触不同患者时，要采用含醇速干手消毒剂或抗菌皂和流动水进行手卫生。作为良好的手卫生实践的一部分，直接接触高危患儿的医务人员应该要有整洁、短而自然的指甲[308]。关于 ICU 医务人员与患者直接接触的建议，在 NICU 进行的 4 项研究为其提高了证据基础[22,44,182]。在新生儿室/NICU 和其他医疗场所都需要新的策略来提高手卫生依从性和监测依从性。

标准预防措施要求，当接触可能具有传染性的体液、分泌物、排泄物或接触隔离患者时，应佩戴手套。接触不同患者时必须更换手套，戴手套前和摘下手套后必须立即执行手卫生。

隔离衣、帽子和口罩

进入新生儿室穿隔离衣是一个长期惯例，许多新生儿室都不愿放弃。在新生儿室/NICU 不同设计的研究表明，隔离衣在预防医院感染方面的功效欠佳[309-311]。在交替 2 个月的换隔离衣和不穿隔离衣的试验后，Pelke 等证明，两种情况下的细菌定植率、RSV 和 NEC 的 HAI 发病率和死亡率差别没有显著性差异[311]。此外，在穿隔离衣周期中，洗手/手卫生的依从性没有增加，进入病房流程也没有改变。因此，在未发生暴发的环境中，医务人员和探视者进入 NICU 没有必要穿隔离衣，但在预期可能被血液或体液污染时，照护接触隔离患儿时，或存在可通过接触传播的流行病学上重要病原体的聚集感染时，则需要穿隔离衣。担心衣服过脏也可能是父母或监护人穿隔离衣的指征。另外，工作人员可能会在摇篮和保温箱外照护新生儿时穿长袖隔离衣。

在执行无菌操作时应戴帽子和口罩，包括 CVC 置入。戴口罩也是医护人员执行标准预防和飞沫隔离的一部分。医务人员在接触疑似或确诊肺结核患者时应佩戴医用防护口罩(如 N95 口罩)[300]。

预防多重耐药菌传播

MDRO 预防控制措施包括以下三组：① 谨慎使用抗微生物药物来预防耐药的发生；② 实施集束化实践措施来预防器械相关感染；③ 在 NICU 制定感染控制措施来预防感染的传播[180]。根据大量已发表的关于 NICU 和其他医疗机构中 MDRO 控制的研究，MDRO 在医疗机构中的传播是可以控制的，但尚未制定适用于所有机构最有效的策略。有 7 项措施在预防多重耐药菌传播中起比较关键作用：

(1) 要有行政措施确保推荐的措施被成功实施，包括将控制MDRO指定为确保患者安全的优先目标，在MDRO患儿再次入住或转移到其他机构时提供有效和及时的沟通，监测预防措施实施和依从性，向医务人员反馈结果，并支持参与区域联盟。

(2) 对所有医务人员、患者、家属和探视者进行培训。

(3) 合理使用抗微生物药物，包括建立有效的多学科抗微生物药物管理团队。已经证实在 NICU，抗微生物药物的使用会影响 MDRO 的产生[180,282,312]。

(4) 监测，包括 MDRO 感染率及其趋势变化监测和高危人群培养结果的主动监测。因为医务人员很少是引起暴发的致病菌来源，所以仅推荐在流行病学证据提示他们是正在传播致病菌的来源时，主动开展医务人员的监测培养。

(5) 感染控制预防措施，包括手卫生、标准预防和接触隔离，患者治疗设备的专用，以及在没有单人病房时将感染相同耐药菌的患者集中安置。

(6) 环境措施，如按推荐意见对潜在污染的环境表面和医疗设备进行清洁和消毒。

(7) MRSA 选择性去定植。

皮肤、眼睛和脐部护理

新生儿出生后要等到体温稳定后才开始清洁皮肤。在清洁皮肤时，推荐仅使用温水，或温水中加入温和的非药用肥皂[298]。具体来说，不再推荐六氯酚用于新生儿的日常沐浴，因为之前的研究表明，当六氯酚被大量吸收时会产生神经毒性。葡萄糖酸氯己定(CHG)是 NICU 环境中最广泛使用的清洁剂；2012 年，美国 FDA 给予“慎用于早产儿或 2 个月以下的婴儿”的标签，因为它可能导致皮肤刺激或化学灼伤。尽管有这样的标签，一项全国调查显示，大多数美国 NICU 中，在特定适应证下仍会使用 CHG(通常基于出生体重、胎龄或生理年龄)，如 CVC 置管或维护、MRSA 去定植[313,314]。CHG 通过完整的皮肤吸收甚少，但有记录表明早产儿可微量吸收；目前尚不清楚这种吸收是否有任何临床后果。大量经验表明，许多新生儿可以安全使用 CHG。含醇类的 CHG 制剂会造成胎龄 24～26 周的婴幼儿烧伤[315]。在产房，当肌内注射给药作为预防方案的一部分(如青霉素预防早发型 GBS 疾病或淋球菌性眼炎、头孢曲松预防淋球菌性眼炎或维生素 K 预防新生儿出血性疾病)，注射部位必须先用乙醇消毒。蜡样芽孢杆菌感染与非无菌乙醇棉签有关[316]。因此，应使用无菌乙醇棉签消毒皮肤。使用这种棉签可以防止母亲血液和体液中的微生物(如 HIV、HBV 和单纯疱疹病毒)污染新生儿的皮肤。

分娩 1 h 内单次局部应用四环素(1%)或红霉素眼膏(0.5%)是防止淋球菌眼炎的首选。不建议使用 1%硝酸银滴眼液,因为有化学刺激性。在这些药物被滴注后,不应该冲洗眼睛。必须使用一次性管或瓶来防止交叉感染。患活动性淋病的母亲分娩出的新生儿推荐单剂量肌内注射或静脉注射头孢曲松钠,25～50 mg/kg,最大剂量 125 mg[317]。

据报道,在出生后 48 h 内,高达 70%的婴儿脐部有金黄色葡萄球菌定植,这有可能成为引起侵袭性疾病病原体的一个入口。新生儿室的高定植率与足月儿出院后感染率增加及低出生体重儿住院时间延长相关。因此,大多数新生儿治疗方案都包括了抗微生物治疗。已有研究报道了抗微生物药物应用于脐部预防细菌定植和感染的作用[318,319]。这些报道得出的结论是,有证据表明对脐部应用抗微生物药物可减少细菌定植,但没有足够的证据确定首选药物。在接受局部抗菌药物治疗的患儿中,脐带脱落的时间延迟在临床上并不显著,因此不应阻止抗菌药物的使用。不建议使用含碘制剂,因为有可能经皮吸收并抑制新生儿甲状腺功能。莫匹罗星软膏可用于预防或控制暴发;数据表明,其耐药性发展缓慢[320]。最后,不建议婴儿在分娩后长时间附着在胎盘上(即"莲花分娩"),这与危及生命的脐炎或全身性感染相关[321,322]。

器械相关感染的预防

关于新生儿室血管内导管或呼吸治疗设备护理实践的控制性研究很少。因此,护理人员通常遵循基于年长儿童和成人研究的导管和呼吸设备的护理指南[300]。对于重症监护病房的患者,预防几种常见的器械相关感染是重中之重。重点关注 CLABSI、VAP 和导管相关尿路感染(CA - UTI)。这三种感染中对新生儿和早产儿最重要的是 CLABSI。在 NICU,已证明新生儿 PICC 和手术放置的隧道式 CVC 有相似的并发症发生率[323]。一项关于 NICU 患者使用 PICC 的研究发现,带管 35 日后 CLABSI 的感染风险显著增加[324]。大多数留置 PICC 的新生儿,CLABSI 发生在住院 5～7 日后,通常是由管腔内 CoNS 污染引起的[325]。预防儿童 CLABSI 的集束化措施已应用于新生儿,并显著降低了 CLABSI 的发生率。表 24.5 列出了这些措施。尽量减少导管操作,并在操作导管时特别注意无菌技术(如输液接口、出口部位、采血),这对预防 CLABSI 很重要[6]。一些不够全面的实践数据表明,常规使用氯己定海绵敷料(Biopatch)[326]和万古霉素肝素封管液的建议是有效的[327]。不应将氯己定海绵敷料用于<1 000 g、出生<7 日或胎龄<26 周的新生儿,因为有报道称这些早产儿会发生渗出性局部反应和压力性坏死[328]。脐动脉和静脉导管的使用是新生儿室独有的,许多护理问题仍未解决。脐动脉和脐静脉导管的定植率和相关血流感染的发生率相似。置管前必须使用合适的消毒剂对脐部进行消毒。脐动脉导管留置时间在 5～7 日或以下。观察性研究表明,如果中心静脉通路留置 7～10 日或以上(范围在 4～10 日),则将脐静脉导管更换为 PICC,但随机对照试验尚未确定最佳更换时间[329,330]。一项 NICU 的多中心协作研究表明,使用插入和维护包可降低 BSI 发生率[331-333]。

表 24.5 CLABSI 的预防措施

在插管和操作前进行手卫生
中心静脉插管时使用最大化无菌屏障
在插管前,使用>0.5%含乙醇的氯己定消毒皮肤(足月儿或孕龄>2 周;否则使用乙醇)
保持敷料清洁干燥,仅在潮湿、松动或有可见污染时更换(采用无菌技术)
在使用中心静脉导管前,使用消毒剂擦拭无针连接器(帽)
尽可能减少使用中心静脉导管
每日评估留置中心静脉导管的必要性,及早拔除
对陪护者进行 CLABSI 预防措施宣教,并向临床工作人员提供 CLABSI 发生率
引自:Patel SJ, Oshodi A, Prasad P, et al. Antibiotic use in neonatal intensive care units and adherence with Centers for Disease Control and Prevention 12 step campaign to prevent antimicrobial resistance. *Pediatr Infect Dis J*. 2009; 28: 1047 - 1051。

在 NICU 诊断 VAP/VAE 仍然是一个挑战,因为 CDC NHSN 监测定义包括主观成分,如胸部 X 线检查结果[15]。在 NICU 预防 VAP 的最佳集束化措施尚未确定,但修改成人集束化措施和在几个机构的经验已经被报道[97]。表 24.6 列出了预防新生儿 VAP 的潜在干预措施。不再使用口腔吸引装置如 DeLee 吸引器,因为吸引操作有暴露于感染的潜在风险,病原体有可能进入医护人员的口腔。当使用机械吸引装置时,负压不应>100 mmHg[298]。

表 24.6 VAP 的预防措施

适用于新生儿的干预措施	新生儿干预措施的风险-收益率是未知的,但一般还是推荐[a]
气管插管操作时进行手卫生	床头抬高(新生儿 15°～30°)
接触呼吸道分泌物时戴手套	用抗菌液或灭菌水进行口腔护理
经常清理呼吸机管道中的冷凝水	
当污染或损坏时更换呼吸机管路	
在储存前对呼吸设备进行消毒	
每日进行机械通气需求评估,当不需要使用时及时拔管	
对陪护者进行 VAP 预防措施宣教,向临床人员提供 VAP 的发生率情况	

a:IHI 补充的儿科 VAP 预防建议。
引自:Pelke S, Ching D, Easa D, Melish ME. Gowning does not affect colonization or infection rates in a neonatal intensive care unit. *Arch Pediatr Adolesc Med*. 1994; 148: 1016 - 1020。Arnold C, Clark R, Bosco J, Shoemaker C, Spitzer AR. Variability in vancomycin use in newborn intensive care units determined from data in an electronic medical record. *Infect Control Hosp Epidemiol*. 2008; 29: 667 - 670。

为新生儿提供湿化的设备只能使用无菌水，所有设备必须按照厂家建议进行清洗消毒。从呼吸道分泌物中分离出洋葱伯克霍尔德菌和罗尔斯顿菌等病原体，应提醒NICU人员注意设备或口腔护理剂可能受到污染[52]。

早产儿的CA-UTI发生率往往低于其他危重患者群体。目前还没有制定出针对儿科特殊的CA-UTI预防措施，已发表的研究也没有描述预防新生儿CA-UTI的最佳方法。然而，NICU采用了成人预防CA-UTI的基本原则(表24.7)。导尿管留置时间是CA-UTI最重要的危险因素，预防措施重点应在减少置管时间和尽早拔除留置导尿管。

表 24.7 新生儿 CA-UTI 预防措施

新生儿 CA-UTI 预防措施
插管时采用无菌技术
导尿管操作前进行手卫生
保持一个封闭的排尿系统
每日进行导尿管需求评估，当不需要使用时及时拔管
对陪护者进行CA-UTI预防措施宣教，向临床人员提供CA-UTI的发生率情况

引自：Singh P, Steurer MA, Cantey JB, Wattier RL. Hospital-level antibiotic use and complexity of care among neonates. *J Pediatric Infect Dis Soc*. 2020; 9: 656-663 by permission of Oxford University Press.

免疫预防和疫苗接种

使用标准免疫球蛋白(IVIG)制剂和高滴度葡萄球菌IgG制品治疗或预防新生儿败血症都没有效果，即使血清IgG水平维持在>400 mg/dL[35,37,40,41]。相反，帕利珠单抗是一种人源化鼠单克隆抗体，可中和RSV并阻止病毒与细胞结合，建议在RSV流行季节对高危早产儿每月肌内注射，以预防严重疾病和RSV相关住院治疗[334]。这些新生儿目标人群包括：① 血流动力学异常的先天性心脏病的新生儿；② 不满29周出生的新生儿；③ 孕龄29～31周6/7日出生的支气管肺发育不良新生儿；④ 严重的免疫功能低下新生儿。虽然疗效和安全性已得到证实，但其成本效益尚未得到证实。因此，明确有疗效的目标群体很重要[297]。建议在RSV流行季节，对住院的高危新生儿在出院时使用单剂量的帕利珠单抗。然而，由于极早产儿直到第二次给药后才能维持保护性血清浓度，一些专家建议，这类婴儿除了出院时的给药外，还应在出院前1个月接受一次给药[335]。尚未有研究应用单克隆抗体来控制RSV病毒暴发，且不推荐使用这种做法。然而，有多个报道表明，在RSV暴发期间，单克隆抗体可成功运用于NICU所有患儿(除了其他的感染控制措施外)[336,337]。值得注意的是，RSV的传播可以通过采取接触隔离、筛查来访者和将患儿集中隔离等措施得到很好的控制。

自2004年以来，美国制造商就不再生产水痘-带状疱疹免疫球蛋白。然而，VariZIG(CangeneCorp, Winnipeg, Canada)在2012年12月已获得美国FDA批准用于水痘易感高危人群[338]。在NICU暴露后，对于孕周>28周且母亲无水痘或水痘疫苗接种史的早产儿，可在暴露96 h内给予VariZIG，<28周或出生体重≤1 000 g的早产儿，不管其母亲有无水痘病史，均可在暴露96 h内给予VariZIG，因为在妊娠早期，抗体通过胎盘转移的可能性较低。然而，在母亲有免疫力的早产儿中，实际年龄>2月龄并输注至少7 U或更多的浓缩红细胞可能与血清抗体转阴率增加相关[339]。不建议健康的足月婴儿在出生后使用VariZIG，即使他们的母亲没有水痘病史。在新生儿使用VariZIG前，获取新生儿血清以确认其敏感性是非常有用的。如果抗体检测结果在暴露后72 h内可获得，则可延迟VariZIG给药，直至获得结果。如果有抗体，则新生儿在暴露后10～28日不需要隔离。如果新生儿在之前3周内因其他原因输注过IVIG，则不使用VariZIG。如果VariZIG不可用，则可以使用IVIG替代。

为探视的家庭成员提供流感疫苗是明智的做法，可以保护他们和NICU的患儿[340]。为NICU患者的父母提供流感疫苗也提高了医务人员疫苗接种率[341]。NICU也提供了一个很好的机会，教育青少年和成年家庭成员接受Tdap的重要性，可以保护他们自己的婴儿和NICU的其他人，并向他们提供疫苗[209]。

轮状病毒减毒活疫苗现已成为婴儿常规免疫系列的一部分。轮状病毒疫苗在第一次接种后会散布在早产儿的粪便中，如果在NICU接种疫苗，理论上可能会造成水平传播[342]。因此，尽管支持安全性的观察数据有限，但在NICU通常避免接种减毒活疫苗[343-345]。

药物预防

在NICU，强烈不推荐使用抗菌药物预防HAI，因为存在出现耐药菌的风险，这将需要更广谱和潜在毒性更强的抗微生物药物进行治疗。两组研究人员报道，全肠外营养液中低剂量万古霉素25 μg/mL，对降低CoNS引起的导管细菌定植和BSI有效。在两项前瞻性随机对照试验中，研究对象分别为70名和150名极低出生体重儿，体重<1 500 g患儿的CoNS-BSI感染率从34%降至1.4%，体重<1 000 g患儿的CoNS-BSI感染率从26%降至2.8%[346,347]。由于万古霉素耐药菌出现的风险增加，无论是这组研究人员还是附带的一篇评论都不建议常规使用该方案[348]。将正常菌群持续暴露于低浓度的万古霉素，为耐药菌株的产生创造了非常有利的条件。此外，缺乏与CoNS感染相关的死亡率，意味着万古霉素预防的风险大于潜在的益处。在另一项针对148名经皮CVC极低出生体重儿的随机研究中，静脉注射阿莫西林100 mg/(kg·d)，分三次给药，对败血症发生率的影响可以忽略不计，因为对照组的败血症发生率很低(2.7%)[349]。总之，严格遵守推荐的CVC置入和维护的集束化措施仍然是预防CLABSI的首选方法。

更有争议的是，氟康唑在预防高危极低体重早产儿侵袭性念珠菌感染中的作用。在迄今最大规模的随机对照试验中，Benjamin等将361名出生体重<750 g的婴儿随机分组，分别接受每周2次的氟康唑(6 mg/kg)或安慰剂治疗[350]。主要结局是前7周内的死亡或侵袭性念珠

菌感染率。在接受氟康唑治疗的新生儿(16%)与接受安慰剂治疗的新生儿(21%),治疗效果无明显差异($P=5\%$)[95%*CI* 3%～13%]。18～22月龄的神经发育结果在两组间也相似。2013年,一篇针对这一主题的Cochrane系统综述和meta分析,结论是氟康唑可预防极低体重儿的侵袭性真菌感染(主要是念珠菌属血流感染),但不能降低住院患儿死亡率[351]。对预防可能出现潜在耐氟康唑念珠菌属的担忧持续存在。虽然对高危新生儿进行氟康唑预防的几项研究未发现在氟康唑使用多年期间出现耐药性[352],但一份报道描述了在使用氟康唑预防的12年期间,单株近平滑念珠菌出现了氟康唑耐药的亚克隆株,这是导致念珠菌血症的主要原因[353]。在2010—2012年接受调查的NICU患儿中,大约50%的极低出生体重儿使用抗真菌预防治疗,与10年前相比略有增加[354]。对比预防使用抗真菌药,基于循证基础使用CVC和合理使用抗菌药物的管理实践,更可能是长期安全有效的措施。

抗微生物药物管理

抗微生物药物管理是减少医院抗菌药物耐药性的一个关键组成部分。医院可以采用一些策略,如对抗微生物药物使用进行前瞻性研究,并向医务人员提供干预和反馈,通过处方限制、预授权及开展培训来改善抗微生物药物的使用[355]。改善抗微生物药物使用的一般原则同样适用于NICU[312]。一项针对4个NICU抗菌药物使用情况的多中心观察性研究发现,24%的抗菌药物使用日未遵守CDC预防微生物耐药的12步法;碳青霉烯类和万古霉素是使用日数不当比例最高的药物[356]。来自56个NICU的电子数据显示,患儿接受万古霉素治疗的比例在NICU之间存在很大差异[357],而患者数量和疾病严重程度的差异仅占这种差异的一小部分[358]。在NICU,抗菌药物的使用在选择革兰阳性和革兰阴性细菌的多重耐药菌株的重要性已经得到了充分的证明。监测庆大霉素或妥布霉素等一线氨基糖苷类抗菌药物的耐药性,有助于指导抗菌药物处方模式的改变。在没有多重耐药菌株的情况下,阿米卡星、第三代头孢菌素和美罗培南最好留给对常规治疗方案耐药的罕见个体。对NICU临床医生进行的一项调查显示,抗菌药物处方存在很大差异,对治疗革兰阴性杆菌和厌氧菌感染的药物的熟悉程度较低,这表明需要对NICU医生进行更多抗菌药物使用的培训[359]。

在NICU,应安全有效地实施抗微生物药物管理。Cantey等[360]对NICU的抗微生物药物管理进行了首次前瞻性研究,并使抗菌药物的使用减少了27%。有效的护理管理组成部分与其他单元相似。在NICU利用主要工作人员,即"单元负责人",可以提高其他工作人员支持和改变的意愿。此外,不同中心的管理目标差异很大。例如,完全在院内出生的与转诊(院外出生)的对NICU的需求不同[361]。病例组合也会影响抗菌药物的使用;极早产儿,需要复杂的心脏、胃肠或神经外科手术的患儿,以及需要ECMO的患儿都将影响抗菌药物的数量和选择[358]。与政治一样,管理上都是在地化。

探视和以家庭为中心的护理

现在大多数儿科医院都接受以家庭为中心的护理理念。然而,由于一个看似无害的病毒感染可导致高危新生儿出现严重的危及生命的疾病,导致医生对败血症的过度评估和经验性治疗,新生儿室和NICU有必要建立特定的探视制度。应限制所有呼吸道或胃肠道感染体征或症状的探视者,避免其接触在医疗机构中的任何患者。在流感季节,最好所有探访者都接种流感疫苗。在社区暴发如呼吸道合胞病毒感染、诺如病毒感染、流感时,需要加强限制。对于需要接触隔离的患儿,探视者是否使用个人防护用品取决于与患者接触的性质,以及探视者进入新生儿室或NICU区域的可能性,或与其他患儿家庭成员接触的可能性。虽然新生儿室工作人员通常鼓励患儿的兄弟姐妹到NICU探视,但其医疗风险不能超过社会心理效益。研究表明,父母赞成兄弟姐妹探视[362],并且接受探视的新生儿的细菌和病毒感染并未增加[363-367]。应制定并严格执行同胞探视指南,以最大限度地增加探视机会,并将感染性病原体传播的风险降至最低。以下探视建议可指导政策制定:

(1) 在新生儿室和NICU应鼓励兄弟姐妹探视。

(2) 探视前,应由经过培训的工作人员或护士对家属进行访谈,询问患儿兄弟姐妹的健康状况。访视的兄弟姐妹应接种适合其年龄的所有推荐疫苗。有发热或急性疾病症状如上呼吸道感染、胃肠炎和皮炎的儿童不应被允许探视。曾接触过已知感染性疾病且仍处于潜伏期的兄弟姐妹不应被允许探视。询问结束后,工作人员或护士应将同胞探视书面同意书写在永久性患者记录中,并为同胞提供一个胸牌,表明他/她已被批准在当天进行探视。

(3) 最近暴露于水痘但已接种疫苗的无症状兄弟姐妹可被认为具有免疫力。

(4) 探视的同胞只能探视自己的兄弟姐妹,不允许进入游戏室与其他患儿接触。

(5) 探视应有时间限制,确保医护人员对探视者进行充分筛选、观察和监测。

(6) 儿童在与患者接触前后都要执行手卫生。

(7) 在整个探视过程中,兄弟姐妹活动应在父母或负责任的成人的监督下进行。

几项观察性研究表明,如果同胞探视政策到位,兄弟姐妹可以安全地探视,不会显著增加NICU内的病毒感染[363,364]。

职业和员工健康

新生儿和NICU的所有医护人员都必须对可预防的疾病进行疫苗免疫。所有新生儿室工作人员应根据病史进行筛查,必要时还应进行麻疹、腮腺炎、风疹、水痘和乙型肝炎易感性的血清学筛查。必须为血清阴性的人员提供适当的免疫接种[368]。根据美国CDC的建议,每年应对包括孕妇在内的工作人员进行流感疫苗接种[368]。

应参考相关指南,获得具体建议,避免患有高度传染性疾病的医护人员直接接触新生儿室的患儿[298,369]。有呼吸道、胃肠道或皮肤黏膜感染的人员，暂停工作处理应依据具体情况而定。在一个人满为患、人手不足的新生儿室中，将所有患有轻度疾病的人员全部撤离是不切实际的。因此，为预防感染性疾病传播，应给出具体的防护措施。患百日咳、活动性肺结核、水痘、渗出性皮肤病或湿疹的工作人员，必须停止其直接接触患儿的工作，直至其不再具有传染性。携带口唇疱疹（“冷疮”）或带状疱疹的医务人员不会被清出新生儿室，因为传播风险非常低。应告知这些人要将病灶覆盖好，不得接触病灶周围区域，认真执行手卫生，在护理时不亲吻和拥抱新生儿。口服阿昔洛韦可能会减少接受治疗者的病毒排出量和持续时间。患有疱疹性甲沟炎的医务人员，必须限制其与新生儿接触，直到病变完全结痂。已知感染了 HIV、HBV 或 HCV 的医务人员应根据现有指南进行个体化管理和咨询[370]。经皮肤和黏膜暴露于血源性病原体时，按照标准操作规程进行管理。

在新生儿室，妊娠的医务人员暴露于先天性感染的新生儿，特别是巨细胞病毒感染，一直备受关注[371]。所有育龄期的女性医务人员必须严格遵守标准预防措施，特别是手卫生和在可能接触尿液、唾液或血液时戴手套。因此，不必限制妊娠的医务人员对确诊感染 CMV 患儿进行护理。通常，最担心的是风险小的感染。几项针对医院和日托中心的流行病学研究已经证实，保育中心工作人员并不会因照顾患儿而增加感染 CMV 的风险，保育中心工作人员与幼儿接触则与显著更高的血清转化风险相关[268,269]。

致谢

感谢 TomSandora 博士和 NaliniSingh 博士对本章前一版所做的工作，以及他们对感染预防和控制所作的贡献。

第25章 围手术期管理

The Perioperative Suite

Maureen Spencer • Peter B. Graves • Richard W. Schule
(林蕾蕾 译;姚雨濛 校)

引言

围手术期感染需要优质的团队来负责管理。即便如此,许多人仍认为围手术期环境对患者和手术团队来说是一个高风险的环境。2014 年,美国有 1 420 多万例住院外科手术[1]。在过去几年中,外科手术室在降低风险方面取得了一些进展。其中包括但不限于,紫外线技术提高环境表面清洁度、干雾过氧化氢减少使用空间内微生物种群、围手术期感染预防实践、消毒选项和方法、房间通风和过滤、微创手术创新和技术等。即使有了这些创新,每年仍有估计 75 万～100 万例手术部位感染(SSI),给患者、支付方和医疗保健组织带来了巨大的成本负担[2]。

在开发手术的集束化方法方面进行了大量的研究和工作。许多机构使用与特定程序、专业化或整个手术环境相关的集束措施。利用基于证据的集束措施可以实现推动法规实践的依从性和方法的标准化。集束化方法努力改善患者诊疗和预后,同时提供评估和报告结果的机会。在 Tanner 及其同事对外科感染防控集束措施的系统综述中发现,与护理标准相比,结直肠外科感染防控集束措施确实对降低 SSI 具有重要的临床价值[3]。

一套集束措施应建立一系列操作步骤作为预防 SSI 的基础。该集束措施包括建立一个安全的手术室,术前对手术患者进行筛查和去定植,给患者沐浴,使用适当的皮肤消毒剂进行术前皮肤准备,使用适当冲洗溶液,使用抗菌缝线。最后,使用皮肤和伤口闭合产品在术后和家庭环境中能够密封和保护伤口。这一过程通过聚焦患者,将术前、术中和术后结合在一起。

创造一个安全的手术室

创建和维护一个安全的手术环境涉及整个手术团队、支持人员和医疗机构领导层的工作。毋庸置疑,当每个人在术前、术中和术后都坚持既定的无菌操作和流程时,这将有助于改善患者预后。一项基本原则是遵循既定的国家和国际指南。

之前在第 20 章中讨论了一些指南和纲要:如 2017 年美国 CDC 预防手术部位感染指南[4]、2016 年 WHO 安全手术指南[5]、2017 年美国外科医师学会 SSI 指南[6],以及 2017 年威斯康星州卫生部的纲要指南[7]。这些指南和纲要应作为每个外科部门应实施的关键举措的框架。

监管机构和建议机构之间显然需要强有力的协同作用。所有这些利益相关者对患者护理、患者互动或预后都有不同程度的直接或间接影响。与围手术期患者护理关系最密切的机构和推荐机构是美国手术室注册护士协会(AORN)、医疗器械促进协会(AAMI)、美国围手术期护士协会(ASPAN)、美国外科医师协会(ACS)、美国麻醉医师协会(ASA)、外科技术人员协会(AST)、医疗环境协会(AHE)、美国感染控制和流行病学专业人员协会(APIC)、医疗保健无菌处理协会(HSPA)、美国医疗保健流行病学协会(SHEA)、外科感染协会(SIS)、疾病预防控制中心(CDC)、美国医疗工程师协会(ASHE)、美国医疗保险与医疗救助服务中心(CMS)、美国联合委员会(TJC)和美国医院协会。

麻醉

ASA 身体状况分类系统(表 25.1)用于确定患者在手术时的生理状况。它提供了对系统性疾病、生理功能障碍和解剖异常的严重程度的评估[8]。

表 25.1 ASA 身体状况分类系统

患者状况的定义
Ⅰ 正常健康患者
Ⅱ 轻度全身性疾病患者
Ⅲ 严重全身性疾病患者
Ⅳ 有持续威胁生命的严重全身性疾病患者
Ⅴ 奄奄一息的患者,如果不手术预计无法存活
Ⅵ 宣布脑死亡患者,其器官正在被移走供捐赠

经许可引自:the American Society of Anesthesiologists、ASA Physical Status Classification System, 2020. https://www.asahq.org/standards-and-guidelines/asa-physical-status-classification-system。

麻醉工作区

微生物在麻醉工作区域和术中环境中交叉传播的可能性,对患者安全构成临床重大威胁。许多研究表明,麻醉工作区域受到污染,包括麻醉车、旋塞、喉镜手柄和叶片、计算机触摸屏、键盘及工作人员的手,均容易导致交叉污染。麻醉工作区域的污染传播可能会导致医疗相关感染的发生[9]。

在气道管理和气管插管过程中,麻醉师的手可能会被上呼吸道分泌物污染,并导致旋塞、麻醉机和静脉设备的交叉污染。经常保持手部卫生和使用手套是防止交叉污染的重要措施。

麻醉实践中有几个独特的元素，对预防感染造成了潜在的问题。麻醉工作人员必须清洁和维护麻醉机与麻醉车。此外，他们在准备药物和静脉输液袋时必须使用无菌技术。麻醉机需要在不同患者间进行彻底清洁，并仔细注意不规则和复杂的外表面。许多麻醉机都有抽屉来存放用品，需要定期清洁和检查过期产品。麻醉车物品也可能被污染，如除颤器、心电监测器的电气部件的连接口，以及废弃药物容器和锐器盒之类等复杂的外表面。麻醉车常规包含用于多种情况的用品和材料，如果麻醉工作人员在拿取用品和材料之前没有摘下脏的检查手套，也没有进行手卫生，则可能会造成用品污染。

麻醉工作人员在制备处方药时应按顺序进行推注和输注。药店和商品制造商使用无菌工艺来制备药物和液体，而麻醉工作人员不能在麻醉间和手术室进行同样的无菌工艺。通过日常环境污染情况监测和对麻醉工作人员进行感染预防教育来达到预防感染的目的。

手术部位感染的工具包和集束化策略

政府机构、推荐机构和组织提供了许多 SSI 工具，旨在促进更安全的手术并降低 SSI 发病率。医疗保健研究和质量机构拥有 SSI 的相关资料，包括工具包和 SSI 预防集束化策略（https://www.ahrq.gov/hai/tools/surgery/index.html）；多中心围手术结果组（https://mpog.org/quality/ptstoolkit-2/）也有相关资料，但必须注册会员才能获取；另外，还有密歇根州外科质量协作中心（https://msqc.org/）、CDC（https://www.cdc.gov/hai/ssi/ssi.html）和 TJC（https://www.jointcommission.org/en/resources/patient-safety-topics/infection-prevention-and-control/surgical-site-infections/）。

医院感染的预防

手卫生

正如早年 Ignaz Semmelweis 所指出的，手卫生是减少或阻止病原微生物传播的最重要方法，要求所有卫生保健人员（HCP）在每次接触环境及设备表面后，以及在从事患者诊疗前后均应进行有效的手卫生。手卫生是预防疾病传播的最公认、最重要的方法。

传播途径通常包括将微生物从一个人手上转移到另一个人、物体表面或其他无生命物体上。然后，这些微生物必须能存活和（或）繁殖到足够的数量（CFU），以便能传播给接触污染源的人员手上。每当 HCP 没有正确地进行手卫生或根本未进行手卫生时，受污染的手就会成为传播疾病的媒介[10-12]。

在审查手术室内常见手卫生问题时发现，在提供麻醉、患者应急诊疗，以及频繁接触污染源的过程中发生微生物传播的可能性很大。Loftus 和 Koff 进行的研究表明，在患者诊疗的 4 min 内，麻醉工作环境会迅速被能够引起 HAI 的病原体污染；可能是由于麻醉工作人员的手或手套受到污染。在麻醉开始和手术完成时，对两个麻醉工作区的部位和无菌静脉旋塞进行无菌培养。得出的结论是，致病菌已传播到麻醉工作区和旋塞的内外部[10,13,14]。

在一项对麻醉工作人员近 8 000 次手卫生观察的研究中，平均每小时有 34～41 次手卫生机会。这些观察是使用 WHO 的工具在 4 周内完成的。工作人员未执行手卫生的平均为 82%（64%～93%）。未执行手卫生的主要时机是不同患者的术前评估；疼痛管理之前、期间和之后；污染的手接触计算机键盘；留置静脉导管和抽血；用污染的手准备药物和设备；在留置/操作气道导管、中心静脉或动脉导管后脱下脏手套；捡起掉在地上的物品并使用[15]。

在 Megeus 及其同事使用 WHO 工具进行的观察研究中发现，他们观察了 16 个手术室的 94 台手术操作，共记录了 2 393 次手卫生时机。麻醉诱导期，手卫生时机为每小时 77.5±27.4 次，然而依从性仅为 3.1%；全身手术过程中的平均手卫生时机为每小时 10.9±6.1 次，手卫生依从性为 8.1%；诱导期间的依从性最低为 2.2%，接触血液体液时依从性最高为 15.9%[16]。

患者手卫生

患者在手术前经常遗忘手卫生[17]。手术前应为患者提供皂液和水洗手的机会，或使用含乙醇的手消毒液进行消毒。尽管缺乏关于术前患者手卫生益处的数据，但这种做法是基本、简单和谨慎的感染防控措施，每个患者都应该在手术前进行。

外科手消毒

在开始第一台手术前，应对手和前臂进行预清洗，以对皮肤进行物理清洁。对已经清洁的手和前臂进行外科手消毒，旨在为医护人员的手和手臂除菌，并在穿上无菌手套和手术衣之前做好准备。可以采用皂液和擦洗海绵（手部擦洗）或美国 FDA 批准的乙醇类外科手消毒剂对双手摩擦消毒[18]。为了降低了气溶胶产生的风险，外科手消毒通常在手术室外的洗手池进行。乙醇类外科手消毒液的产品说明书均注明使用前应对手及手臂皮肤进行清洁。Parienti 及其同事在一项比较擦手和刷手的研究中发现，两组的 SSI 发病率没有统计学差异。他们报道说，乙醇类快速手消毒液擦手的依从率更高。此外，笔者指出，对外科擦手或刷手的流程进行标准化是非常重要的[19]。在 Tanner 及其同事最近的一项系统综述中，他们同样没有发现任何确凿证据表明一种方法优于另一种方法[20]。

手术室的标准预防和基于传播途径的预防措施

标准预防措施旨在降低围手术期环境中来自公认和未公认感染源的微生物传播风险。标准预防措施适用于所有患者和所有情况，无论患者是否存在感染。因为所有患者都可以作为传染源的宿主，在护理过程中遵守标准预防措施对于阻断微生物的传播至关重要。基于传播途径的预防措施（接触、飞沫、空气传播）旨在防止通过空气和飞沫在围手术期环境中传播病原体，以及直接和间接接触传播多重耐药菌（MDRO）和其他病原体。一些需要基于接触传播预防措施的 MDRO 包括：耐甲氧西林金黄色葡萄球菌(MRSA)和耐万古霉素肠球菌、超广谱 β-内酰胺酶、耐碳青霉烯类肠杆菌目和艰难梭菌[21-24]。

病原体传播的预防包括手卫生、环境清洁和消毒、锐器安全、安全注射实践、个人防护用品、无菌技术和手术烟雾安全。美国 CDC、AORN、OSHA、NIOSH 和其他机构已经发布了这些措施的具体详细指南[21]。

AORN 指南建议如下：

(1) 围手术期工作人员在照顾所有患者时应采取标准的预防措施。

(2) 预计可能接触血液、体液或其他潜在传染性物质时，围手术期工作人员必须穿戴 PPE(个人防护装备)。

(3) 在为已知或怀疑感染/定植了可通过直接或间接接触传播病原体的患者提供护理时，围手术期工作人员应采取接触预防措施。

(4) 为已知或疑似感染由咳嗽、打喷嚏或说话的患者产生的呼吸道飞沫(即>5 μm 的大颗粒飞沫)传播病原体的患者提供护理时，围手术期工作人员应采取飞沫预防措施。

(5) 围手术期工作人员在为已知或疑似感染通过空气传播途径传播病原体(即<5 μm 的小颗粒或液滴核)的患者提供护理时，应采取空气传播预防措施。

(6) 围手术期人员有暴露于血液、体液和其他传染性物质风险时必须遵循 OSHA 血液病原体的预防标准。

(7) 当围手术期人员有感染、渗出性病变等，应限制其接触非完整皮肤等可能传染给患者和其他人员的活动。

(8) 围手术期人员应预防性接种疫苗[24]。

美国 CDC 指南[21]列出了需要采取直接、间接和飞沫隔离措施的病原体和传染病清单，详见表 25.2。AORN 隔离指南中也有详细介绍[24]。

表 25.2 列出了一些空气传播疾病。

表 25.2　空气传播疾病

肺结核
肺外结核仅当存在引流性病变或存在怀疑粟粒性肺结核合并肺部受累
风疹(麻疹)
水痘-带状疱疹病毒(水痘)——包括处于疾病的潜伏期的暴露和易感人群
传播性带状疱疹病毒(带状疱疹)
免疫功能受损患者的局部带状疱疹
新出现的呼吸道病原体，如 SRAS - CoV - 2、MERS - CoV、流感
在肺结核、SARS - CoV - 2、传染源不明确新发传染病的产生气溶胶操作中
MERS - CoV，中东呼吸综合征冠状病毒；SRAS - CoV - 2，严重急性呼吸综合征冠状病毒 2 型。

空气传播

空气传播的传染病给围手术期带来了额外的挑战。空气中的预防措施包括使用 N95 口罩，在转运过程中给患者戴上口罩，以及负压手术室。需要空气传播预防措施的患者应被安置在空气传播感染隔离室(如果有 AIIR)。AIIR 中的患者应绕过术前区域直接转移到手术室。手术结束时，应将患者直接转移到麻醉后苏醒室或其他住院康复室的 AIIR。如果没有 AIIR，围手术期工作人员应咨询医院感染管理专业人员，以确定是否需要补充空气处理技术(如便携式高效颗粒空气过滤、紫外线杀菌照射)。

烟雾和病毒

在使用激光或电手术装置的手术过程中，组织的热破坏会产生烟雾。研究证实，这种烟雾不仅含有有毒气体和蒸汽，还可能含有死的和活的细胞物质(包括血液碎片)和病毒。具体措施和设备在围手术期工作人员烟雾暴露控制和预防政策中详细说明[25]。

手术室的锐器伤

在缝合肌肉和筋膜的手术环境中，尽管有安全设计的设备，如专业的钝头缝合针，但针刺损伤仍会继续发生。针刺损伤有可能使 HCP 暴露于血液传播的病毒，如 HBV、HCV 和 HIV。美国 FDA、美国 CDC、美国 NIOSH 和美国 OSHA 强烈鼓励医疗保健专业人员在缝合筋膜和肌肉时使用钝头缝合针作为标准缝合针的替代品，以降低针刺损伤的风险。钝尖缝合针旨在仅能穿透肌肉和筋膜，降低针刺风险[26-28]。设施政策应包括降低围手术期工作人员针刺和缝合针受伤风险的措施。

外科着装

手术辅助人员的着装

美国 OSHA 对 HCP 的手术着装要求包括当有职业暴露可能时，必须穿戴的个人防护装备。如果 PPE 能防止血液传播或其他传染性病原体进入 HCP 的皮肤，则认为 PPE 是合适的。个人防护装备包括防护眼镜、手套、防水手术衣、面罩和鞋套[28]。

手术辅助人员着装包括刷手衣、保暖夹克、帽子、外科口罩、防护眼镜、手套(如需要)和防护鞋。手术人员着装应提供覆盖物以防止皮肤碎屑释放到手术室的循环空气中。研究人员针对白内障手术的一项前瞻性研究发现，与手术棉质服装相比，100%纺粘聚丙烯能有效地将空气中的细菌负荷减少 50%[29]。其他研究也发现，服装设计不如材料重要[30]。手术织物应采用紧密编织、耐污耐用的材料制成；织物也应该穿着舒适，因为它涉及织物的贴合度、透气性和重量[31,32]。孔隙为 80 μm 或更大的棉质织物可能会让微生物穿过材料织物的空隙[33,34]，由 50%棉和 50%聚酯纤维制成的手术服，如 560 线×395 线/10 cm 就是一个例子，这种织物可将脱落到空气中细菌数量减少 1/5～1/2，耐甲氧西林表皮葡萄球菌(MRSE)感染和携带者除外[35]。

夹克

根据 AORN 的建议，多年来，在围手术期区域的半限制区和限制区一直穿着长袖夹克，袖口一直到手腕[29,31,35]。人们认为，穿着长袖夹克可以减少无菌区及其附近皮肤碎屑的脱落或扩散，从而降低 SSI 的风险。Stapleton 及其同事历经 55 个月时间，对 12 个 NHSN 机构，超过 60 000 名患者手术，手术室内一次性夹克的穿着情况进行了评估。他们报道，一次性夹克的使用并没有减少清洁伤口的 SSI，而且在实施时也造成了经济负担[36]。其他研究也报道了类似的结果[37,38]。

当穿着一次性或织物夹克时，应该扣好扣子。一旦污染或潮湿的夹克应取下并放入合适的容器中进行洗涤或处理[31]。

帽子

自 2016 年以来，关于帽子的话题一直饱受争议。AORN 改变了帽子属于较低级别推荐的有争议的立场。目前有证据表明，帽子应该是一次性的，或者是每天清洗的织物帽[31]。ACS 认为帽子不仅仅是一种象征，如果像蓬松风格的帽子，它还能吸收额头上的汗水。然而，他们也认为头发应该被完全控制住，如果是一次性的，应该每天丢弃，一旦污染应随时丢弃[39]。人们一致认为，任何帽子都应该覆盖头发[31,40,41]。然而，ACS 确实认为鬓角和脖子上的绒毛很难遮盖，因此需要额外的遮盖物[39]。

无论何时在手术室的半限制区或限制区内，当在限制区内或在无菌操作的洁净区域时，应遮盖头发和胡须[31]。

大家一致认为，人类皮肤和头发会成为包括耐甲氧西林金黄色葡萄球菌在内的致病菌的来源。未覆盖的头发会变成一个细菌收集器，并根据其长度、波纹度和油性收集细菌。

有研究表明金黄色葡萄球菌和表皮葡萄球菌有定植于头发、皮肤和鼻咽的趋势[41]。一名手术人员头皮上定植的 A 群 β 链球菌与 20 名 SSI 患者的病原体相同。A 群链球菌仅在 1%的 SSI 中分离到[42]；另一项研究发现，用不含抗菌成分的中性洗发水洗头对头发没有杀菌作用[41]。在 *Clinical Infectious Disease* 杂志上发表的一篇研究中，Rahav 及其同事报道，20 名乳房再造术患者暴发了 Jacuzzii 分枝杆菌感染。从患者伤口、外科医生按摩浴缸、外科医生的眉毛、脸、头发、鼻、耳、腹股沟和皮肤中均培养出相同的 Jacuzzi 分枝杆菌[43]。帽子设计应包裹头发和头皮皮肤，这将减少微生物的传播。剃光头的人也必须戴上头巾，以防止皮肤碎屑脱落[44]。

外科口罩

美国材料与测试协会（ASTM）根据几个因素（如细菌过滤效率、压差、亚微米过滤效率、对合成血液的渗透阻力和易燃性）对医用口罩进行了分类[45-48]。口罩的效率分为 1 级口罩的低屏障、2 级口罩的中屏障到 3 级口罩的高屏障。例如，选择 3 级口罩是因为它们比 2 级口罩具有更高的细菌过滤功效和对合成血液的更高的流体阻力。外科口罩的选择应基于所需的防护水平，而不是偏好。外科口罩不应与外科呼吸器混淆。在选择外科口罩或呼吸器时，应根据过滤特定尺寸气溶胶或液滴的能力进行选择。它应该提供对于飞溅和喷溅的保护；它应该提供舒适的贴合感，并保证佩戴者能加戴防护眼镜或面罩。佩戴外科口罩时，可保护 HCP 避免≥5 μm 的飞沫暴露[49]。单个外科口罩可保护 HCP 的口鼻免受血液或体液飞溅或喷溅的暴露，并保护患者免受 HCP 可能具有的传染源的伤害[26,50]。

某项研究对 8 500 名手术人员和辅助人员进行了手术过程中血液喷溅范围的调查。研究人员发现，手术人员的头部和颈部有 26%的血液污染，无菌区外的巡回 HCP 有 17%的血液污染[51]。

美国 CDC 和美国感染病学会报道了几例脊髓造影后脑膜炎发作的病例。感染病原体确定为链球菌，链球菌属为口咽正常菌群。报道的 8 名患者中有 7 名患者的数据显示，他们使用了皮肤消毒和外科手套，但没有 1 名医生佩戴外科口罩[49,52-55]。研究发现，口罩限制了口咽飞沫的传播。因此，在脊椎或硬膜外腔放置导管或注射药物的工作人员应佩戴口罩[11,56]。

戴多个口罩（双层）可能会使呼吸困难，也不会增加外科口罩的过滤能力[50]。口罩应系紧并盖住鼻，防止漏气，不允许挂在制服上；脱卸口罩时，应拿取系带，避免接触口罩的罩面[31]。

每次手术都应更换新的口罩。当口罩变湿时，过滤能力会受到影响且容易受到污染。有研究对具有 95%过滤能力口罩的微生物屏障是否完整进行了评估，分别对 1 h、2 h、3 h 和 4 h 进行了研究。在 4 h 后，口罩的微生物屏障功效有所下降。研究发现虽然所有的 CFU 均低于 4×10^2，但这仍然可能导致免疫力下降、手术伤口并发症（如局部缺血）或植入物的患者发生 SSI[56]。

外科呼吸器

N95 口罩在医疗保健机构中经常应用，是 N95 过滤式口罩其中的一种，通常被称为 N95s。它们被 NIOSH 批准为 N95 呼吸器，也被美国 FDA 批准为外科口罩。这些产品通常被称为医用呼吸器、医疗保健呼吸器或外科 N95。它们应被测试液体阻力、过滤效率（颗粒过滤效率和细菌过滤效率）、可燃性和生物相容性。N95 呼吸器保护佩戴者免受感染性气溶胶颗粒和液体污染面部。N95 呼吸器的设计目的是实现非常紧密的面部贴合、非常有效的过滤，并能阻挡至少 95%的微小（0.3 μm）颗粒。如果佩戴得当，N95 口罩的过滤能力将超过外科口罩。然而，即使是合适的 N95 口罩也不能完全避免感染传染病的风险。美国 CDC、美国 NIOSH 和美国 OSHA 对 N95 口罩的正确使用进行了规范和指导[57,58]。

在传染病大流行等某些情况下，呼吸器可能会供应不足；因此，美国 CDC 和美国 NIOSH 建议在医疗环境中可延长使用时间和限制性的重复使用 N95 过滤面罩呼吸器。一些特定的 N95 再处理程序，被美国 FDA 批准了紧急使用授权（EUA）。EUA 规定了哪些呼吸器适用于再处理和消毒流程[59]。

防护眼镜

可能发生血液、体液或其他传染性物质飞溅时，必须佩戴防护眼镜。防护眼镜包括护目镜、面罩或全面型呼吸器[26,49]。

检查手套

可能接触到血液、体液或其他潜在感染性物质(OPIM)时,就必须佩戴检查手套,通常是非无菌的[26]。检查手套为一次性使用。在进行需要血液或体液防护的操作,以及在护理需要接触预防患者时,都应佩戴检查手套[26,49]。戴手套不能代替手卫生[10]。

无菌外科手套

当与手术区域、组织、体腔接触时,或在任何侵入性操作过程中,都需要佩戴无菌手套。无菌手套可单独佩戴,也可双层佩戴。双层手套有助于预防 SSI,并保护 HCP 的手不受血液传播病原体的影响,尤其是当内层为有色手套时[60-65]。

手套破损

在检查手套或外科手套的使用过程中,可能会出现一定比例的手套破损(孔)。手套在佩戴前,外科手套必须具有 1.5%的 AQL(可接受质量水平,是指一个随机样本中所容许的最大缺陷个数),检查手套必须具有 2.5%的 AQL[66,67]。国际标准化组织(ISO)将 AQL 定义为"最差可容忍的质量水平"[68]。根据手术的强度和时长,手套可能会发生不同比例的穿孔或撕裂。据报道,这些破损在不同外科手术及手套材料中差异很大。手套使用后摘下时,手套破损发生的比例为 2.2%~34%[20,69-72]。

防护鞋

如果坠落或滚动物体、可能刺穿鞋底的物体等会造成脚部受伤时,应穿符合美国 OSHA 的安全要求的防护鞋。OSHA 法规要求雇主应进行工作场所的风险评估,以确保 HCP 穿着防护鞋。围手术期可能存在包括针刺、手术刀割伤、血液或 OPIM 飞溅等危险,应穿防护鞋[26,73]。

防液体的鞋套是防护鞋的一种,在可能接触血液或 OPIM 的手术过程中必须穿戴[26]。在骨科、产科(如剖宫产)和创伤等外科手术中,HCP 必须穿戴防液体鞋套,以防止潜在感染性微生物接触非完整皮肤。手术结束时,应将鞋套取下并放入感染性废物容器中[26,74]。取下后应立即进行手卫生。

在手术室穿鞋时应保持清洁。一项对户外鞋和仅在手术室穿的鞋的研究显示,98%的户外鞋被凝固酶阴性葡萄球菌、大肠埃希菌或芽孢杆菌污染。而仅在手术室穿的鞋有 56%的污染。手术室的地板可以贡献高达 15%的 CFU,这些 CFU 通过步行分散到空气中。进出手术室换鞋可以减少对环境的污染[75,76]。

手术人员的着装

手术人员的着装包括无菌手术衣、无菌手套、非无菌口罩,以及防护眼镜和防护鞋。口罩、防护眼镜和防护鞋与手术辅助人员相同。

无菌手术衣

无菌手术衣设计为一次性使用或可重复使用。手术衣可进行加固以获得更好的阻隔性能,加固后的手术衣具有相同或不同结构的附加层,从而防止微生物、微粒和液体污染到 HCP 或无菌区域[77-79]。

围手术期纺织品(手术服)的洗涤

手术服的洗涤这个问题一直是许多医疗保健从业人员和组织争论不休的话题。AORN 建议,穿过或弄脏的手术服应在经过认证的医疗洗衣机构进行洗涤,该机构应遵守州政府的规定,如果州政府没有相关规定,则应遵守疾病预防控制中心的建议[31]。为达到此标准,医疗机构应提供规范设置的洗衣房处理可重复使用纺织品,或将其交于获得医疗保健洗衣认证委员会认证的商业洗衣房[80]进行处理。

目前还没有公布关于如何在家清洗手术服的建议或指南[81]。

环境清洁

环境清洁需要环境服务机构和手术团队之间的协作。每个设施都应该有一个跨学科团队,负责选择使用的消毒剂、材料、工具、方法和设备。医疗机构跨学科团队选择的清洁剂应包括对 EVS(环境服务机构)和手术团队进行教育和考核,使其了解如何根据当地、州和联邦法规,以及制造商的使用说明(IFU)安全配制和转运、使用、储存和处置清洁剂[23]。所选消毒剂应涂抹在表面上并达到 IFU 规定的接触时间。应使用美国环境保护署(EPA)注册的可以杀灭 HIV 和 HBV 的消毒剂。乙醇不应作为消毒剂。不能用喷雾瓶喷洒消毒剂[23,82,83]。应使用超细纤维布进行潮湿清洁[23]。

环境清洁工具应专用于手术室,以防止微生物从其他区域传播到手术室[23]。

连台手术的清洁

所有工作人员在清洁时必须使用标准预防措施[23,26]。常规监管要求在每个患者手术后应清洁手术室[84-86]。医疗机构的跨学科团队应根据监管要求制定清洁和消毒手术室的流程。应由指定的工作人员根据设备厂家推荐的标准化方法进行清洁,以最大限度地降低将微生物传播到其他区域的风险[23,87,88]。这包括确定所有应清洁和消毒的表面和高频接触物品[83,88-91]。对所有环境服务机构的工作人员和手术室团队进行教育和考核,保证其有效落实[23]。

根据设施跨学科委员会的建议,每天工作开始时进行湿除尘,这应包括所有吊杆、无影灯和水平表面[23]。

地板应保持清洁,以防止灰尘和碎屑堆积。如前所述,手术室必须在每台手术后进行清洁,且必须在手术患者被转出手术室后方可清洁[23]。

AORN 建议在清洁手术室时采用有条不紊、从干净到脏的方法。手术室的手术台应打开并移动,以便正确清洁该区域[23]。应注意避免将手术室的工作台轮子滚过地板上受污染的液体。

每次手术之间都应该使用干净的拖把头,最好是超细纤维拖把头[23,82,83]。用于清洁的工具(如超细纤维布)用后不应二次浸泡到消毒液容器中,因为它会污染容器和设备。应遵循 AHE 围手术期清洁手术室清单[82]。

由于房间周转要求的时间限制,在连台手术间使用便携式紫外线技术可能会受到限制[23]。

应注意围手术期环境中的清洁和消毒技术。与临床技术相关的微生物传播问题由来已久，可以通过有效去除表面污染物来减少传播[92,93]。不能接触液体的电子设备应使用制造商认可的医院级消毒剂进行清洁消毒[83]。进入手术或手术环境的电子设备也应进行常规清洁和消毒，以防止微生物在患者和临床护理区域之间传播[94-96]。

强化环境清洁

在患者怀疑或感染/定植了 MDRO 或其他高风险微生物时，可能需要加强环境清洁。该特殊清洁程序应由跨学科团队进行制定。应向负责清洁消毒的人员提供教育和培训。此外，应使用证明对特定微生物（如艰难梭菌孢子、SARS-CoV-2 等）有效的美国 EPA 注册的消毒剂[23,97-99]。

对确诊或疑似空气传播感染的患者进行手术治疗后，可能需要限制人员进入房间。由于雾化或飞沫传播的危险，可能会对健康构成重大风险。跨学科委员会应根据手术室的空气交换率，确定房间空置、门关闭的时间长短，以清除至少 99%的空气中颗粒物[23,24,83,100]。

对于疑似或诊断为克雅病的患者，只要手术存在高风险组织（如眼睛、垂体、大脑或脊髓组织或液体）对环境造成污染风险的手术，无论何时均应按照机构跨学科团队的规定使用特殊的清洁程序。如果手术室的环境没有被这些高风险组织或液体污染，那么应该按照规定进行常规清洁[23,83,101]。

终末清洁

应每天对使用的手术室进行终末清洁和消毒[23]。清洁过程应由跨学科团队完成。

应对所有新员工进行员工教育和培训，并定期对现有员工进行教育和培训。该培训应确定每个手术室终末清洁消毒的目标。应使用检查表对清洁效果进行监测并记录在案[23]。

新技术和新工艺的推出，或新清洁产品或设备的引进，均应进行审查。应根据需要建立反馈机制，用于评估正在进行的工作，它包括对感染预防和控制的概述、终末清洁清单和期望的审查[102,103]，以及新设备或有敏感电子元件设备的清洁过程的演示。

应审查环境服务人员完成任务时应遵循的步骤，并强调主管人员可随时进行核查。应监测终末清洁情况。应说明用于测试/监测清洁过程的荧光标记的使用。强化环境服务人员在患者安全方面的重要作用，并提供持续的教育和反馈[23,92-96,102-104]。

终末清洁的监测可以通过查看步骤来完成，也可以通过评估物品清洁前的污染情况来完成，这是为了确定和评估清洁操作。对环境服务人员正在进行的清洁过程进行客观评估[103]。荧光标记可用于确定清洁的彻底性[106]。这些标记正成为确定医疗环境中的清洁是否彻底的常用方法。通过拭子采样后的培养物可能有助于追踪 HAI 暴发中病原体的流行病学，但不建议常规使用[105,107]。琼脂载玻片培养是通过量化每厘米培养基的菌落数来测定污染浓度[103,105,107]。

三磷酸腺苷（ATP）生物发光法是利用荧光素酶测定法和光度计测量表面的有机物的 ATP。使用特殊的棉签对表面进行取样，然后使用光度计分析拭子内容物，其显示微生物和非微生物的 ATP 量[105]。

手术核查表

WHO 手术安全检查表适用于任何手术或介入操作，因为它旨在减少不良事件和错误[108]。争取管理者、外科医生、麻醉师、护士和手术技术人员的支持是制定和建立手术安全清单的重要的第一步。每个人的积极和平等参与有助于促进核对表的有效落实。手术核对表是一项很好的工具，有助于在任何手术或操作中为患者提供最高质量的照护。

WHO 的核查表可以在下列链接中获得：https://apps.who.int/iris/bitstream/handle/10665/44186/9789241598590_eng_Checklist.pdf;jsession=5F07C24CE85974384802B00D0E8D68CA?sequence=2。

手术器械的清洁、消毒和灭菌

预处理、清洁、去污、消毒、检查、组装、包装、灭菌、运输、储存、质量控制、教育、培训和能力都是保证器械质量的重要组成部分。

医疗器械的使用点处理和转运

围手术期护士和（或）外科专家作为外科团队的一员，负责在外科手术过程中对医疗器械进行适当的护理和处理。应维护和擦拭器械，以清除肉眼可见的碎片和血液，从而在整个手术过程中始终为外科医生提供干净的器械。同样重要的是保存这些昂贵的医疗设备，并在手术过程中使用盐水冲洗及时去除血液中的盐分，避免导致器械腐蚀。管腔应进行冲洗，以防止由于大量碎屑、干血和残留物堆积而造成阻塞。应经常清洁活性电极头，以清除阻碍电流的焦痂[109,110]。

手术一完成，应立即进行器械处理。所有在手术室中打开的，包括在无菌区域用过或未使用的器械都需要进行处理。处理过程从使用场所开始。拆下所有仪器，打开所有关节，将夹具和（或）环形器械涂上黄油，并放置在无菌网状托盘中。然后，通过向仪器喷洒专用的保湿液或铺设湿毛巾或放置在密闭容器中，确保仪器在到达去污区域时保持湿润，为运输做好准备。如果不能及时清洁，保湿就尤为重要。如果预计清洁过程延迟超过 24 h，根据制造商的使用说明书，可能需要额外的保湿处理。在运输过程中，仪器应装在标有生物危害标签的防漏容器中，以防止接触到医护人员[26,109]。

去污区

执行清洁过程的技术人员应穿戴适当的个人防护用品，以防止血源性病原体暴露[26]。个人防护用品包括头罩、面罩、长袖且到膝盖以下的防水隔离衣、到中臂长的丁腈手套、不透水防滑鞋套和（或）到小腿长的防滑靴[26]。重要的是要注意，当不遵守特定和要求的安全规定时，去污区是一个潜在的危险区域。任何未经授权的人员不可以进入该区域。在去污区工作的所有工作人员都有责任对未经授权进入该空间的人员质疑，并要求无一例外地穿戴个人防护用品[26]。

医疗机构中有许多建筑布局要求。无论平面布局如何，都应遵循规范来控制交叉污染并落实感染控制标准。去污区应与清洁区分开，这可以通过一个简单的屏障、一扇门或完全的物理隔离来实现，以防止在存放清洁物品的地方发生交叉污染。运输车到达后，将托盘中的器械从运输车上取下，放入水槽中。根据可用空间，去污区可用2个或3个水槽进行器械清洗。在这两种情况下，清洁过程都是从冲洗开始的，以进一步清除使用中产生的血液和化学残留物。① 有助于防止使用部门和去污区使用的化学品之间的混合；② 冲洗还减少了器械上的生物负载，使清洁过程的下一步变得高效。冲洗完后，将器械转移到相邻的水槽中进行酶洗和手动擦洗。一旦这一步骤完成，器械就被转移到下一个相邻的水槽进行最后的冲洗[109]。

手动清洁过程完成后，将仪器转移到超声清洗槽中并冲洗，以对仪器的复杂区域进行精细清洁。需要注意的是，并非所有仪器都需要在超声中进行清洁，应遵循仪器制造商的使用说明书[109]。

最后将仪器放置在自动化清洗消毒器或灭菌器中。如今的清洗消毒器可编程多个循环参数以满足和适应多种类型医疗器械的规格和参数。需要注意的是，应遵循器械制造商的使用说明书，以防止在清洁过程中损坏。所有步骤完成后，应进行目测以确定是否清洗到位[109]。

检查和打包

大多数(如果不是全部的话)手术程序从一把剪刀开始，最后用持针器和一把镊子结束。因此，对外科医生最大的影响是在伤口缝合时，确保剪刀能剪断，镊子会对齐，持针器会握住合适的针头。每个处理中心的目标应该是100%完整、100%可用、100%按时交付器械包。将手术器械检查和打包是器械加工中同样重要的部分。

经过严格培训和认证的无菌处理人员应具备基本和专业的器械知识。他们还应该了解在外科手术过程中如何使用外科器械。这种知识使技术人员能够理解在组装过程中仔细检查和测试器械的重要性。用非乳胶材料测试剪刀是否锋利无卡痕，检查器械锯齿是否有生物负载，钳子闭合时是否固定，镊子是否近似和对齐，检查持针器是否磨损。

器械组装应符合手术包清点单上所列的设备规格。在手术包底部放置重物后，应根据设备设定的顺序有条不紊地进行放置。不得遗漏包中的器械。这样做可能会导致围手术期团队失望、手术延误、取消手术或导致患者受伤。在完成检查和组装后，选择适当的包装方法。

包装方法和包装材料

包装的目的是保持物品的无菌性，并在使用前保护里面的器械。有许多不同类型的包装方法可供选择，每种包装方法都有自己的一套制造商使用说明书。遵照使用说明书对于保持外科器械的无菌性至关重要[111]。手术器械常见的包装方法是硬质容器、无纺布和纸塑袋。包装材料不仅基于器械的需求，更重要的是基于支持各种灭菌方法的参数和规范。例如，高温蒸汽灭菌的容错性较低，因此纸塑袋成为首选材料。特卫强材料更常用于低温灭菌方式。务必查看制造商的使用说明书，不仅要查看灭菌设备，还要查看要使用的灭菌化学物质。

包装的完整性与感染事件密切相关。无菌状态被破坏的外部因素可能对患者的安全导致潜在的危害和风险。此类事件可能是因为储存区域的温度和湿度、内部或外部灭菌后的水汽、密封破损和损坏、外部污染或包装外的残留物、转运中导致的包装材料磨损及时长。根据制造商的说明书和时长的循证实践研究，时长也会影响包装的完整性[111]。

灭菌-高温

高压蒸汽灭菌是医疗机构中用于灭菌医疗器械的最古老、最安全的方法。因为这种方法已经使用了很多年，所以它被认为是一个简单的、容易理解和控制的方法。然而，任何灭菌过程(包括饱和蒸汽)的有效性都取决于一个一致的系统，该系统用于在灭菌前限制生物负载、准备灭菌物品、选择灭菌参数，以及建立和实施控制措施，以保持灭菌物品的无菌性，直到它们被使用[111]。选择的灭菌方法是高压蒸汽灭菌。它可靠、稳定，除了价格低廉外，还确保了有效性，并且对大多数多孔和无孔材料具有相当快的处理过程[109]。

快速蒸汽灭菌(IUSS)不应为了方便或提高器械周转而使用。仪器库存应足以满足预期的手术量，并允许有时间完成后续复用处理的所有关键环节。IUSS应尽量不用，仅在紧急临床情况下使用。IUSS处理过的物品应进行去污处理，放置在用于循环参数的硬质灭菌容器中，灭菌后应立即使用，不得储存以备日后使用或从一个手术保存到另一个，并应做好IUSS的标识。在从消毒室转移到使用场所的过程中，硬质灭菌容器可保护器械免受环境污染[111]。

灭菌-低温

手术器械和装置是使用不同类型的材料制造的，其中许多材料可能不耐热。因此，蒸汽或干热灭菌是不可选择的。美国FDA已批准医疗机构使用的一些液体化学消毒剂、高水平消毒剂和气体化学消毒剂[112]。消毒器中使用的气体化学消毒剂应符合规定的循环参数和条件。环氧乙烷、过氧化氢和臭氧是几种常用的气体化学消毒剂[101]。

转运

无菌器械的运输是灭菌过程中的一个关键环节。如果无菌物品的运输操作不当，就有可能影响器械的无菌性，在某些情况下还会造成不必要的器械损坏[109]。

如何在灭菌后立即处理包装好的设备，直到将其运送到无菌区，这一点很重要。在搬运到储存场所之前，必须将蒸汽灭菌的物品冷却至室温。处理热物品和(或)将热物品运送到冷的围手术期房间可能会导致不必要的冷凝水形成，从而影响包装的完整性和无菌屏障，对患者安全造成风险[109]。

运输灭菌器械的另一个挑战是正确的搬运技术。将器械包抬起并搬运到存放处和使用点时，很难掌握正确的身体力学。器械包应该被提起，而不是拖过货架或另一个包，拖拽会在包装材料上造成不必要的破洞风险。搬运硬质容器时，应使用托盘两端/两侧的两个把手，用一个手柄提起可能会导致容器中的器械移动，从而损坏精密的镊子和更精细的器械。

存储

确保任何器械到使用点的无菌性至关重要。大多数包装不能提供绝对的微生物屏障。因此，必须将环境污染降至最低，以避免在储存过程中影响器械的无菌性。无菌物品储藏室应位于灭菌区和(或)使用场所附近，如靠近手术室的亚无菌核心区，最好位于一个单独的、封闭的、有限的功能区内，其唯一功能是储存无菌和清洁用品[109]。

应根据储存环境、使用的包装材料和系统、包装的器械类型，以及医疗机构采用的处理程序来选择存储系统，如开放式或封闭式架子、实心架和柜子。

当对极端相对湿度敏感的用品和包装材料储存在室内时，相对湿度应保持在产品制造商建议的水平，并每天手动或计算机记录相对湿度[111]。

质量控制

质量控制通常只被认为是产品和过程的监控。然而，质量控制涉及对人员操作和工作实践的持续监督，以及对遵守既定政策和程序的持续核查[112]。

产品标识和可追溯性使人员能够发生事件是召回并追溯问题的根源。质量控制记录的保存很重要，需要对灭菌和高水平消毒过程的可靠性进行持续评估[112]。

以下信息与灭菌和高水平消毒的周期记录和记录保存有关。确定任何分配的批号，包括灭菌器编号和周期编号。列出批次或装载的具体内容，包括数量、部门和项目描述。如有患者姓名或病历编号，请酌情注明。如果某包器械用于特定病例，请注明外科医生。确定灭菌后的保质期，并清楚地标注到期日期。记录暴露时间和温度，以及灭菌的日期和时间。确定执行灭菌或高水平消毒的设备操作员，以及生物监测的结果(如适用)[109,111]。

教育、培训和协作

为可靠保证处理器械的无菌性，灭菌的所有环节都必须由有资质人员执行监督。所有准备和灭菌活动，包括去污、检查、准备、包装、灭菌、储存和分发，都应由合格的称职人员监督。人员要求最低资格包括：成功通过无菌处理管理认证考试、在医疗保健相关工作中积累足够的知识和相关经验。此外，工作人员应参加继续教育计划和课程，特别强调感染预防和控制、安全、无菌处理的原则和方法，并对相关州和联邦法规的全面了解，特别是与血液传播病原体有关的 OSHA 法规，包括特定的合规方法，如暴露控制预案[109,111]。

患者安全在一定程度上是围手术期团队与无菌处理部门之间良好的团队合作与沟通的结果。手术过程中使用的优质手术器械首先要经过正确的清洁、去污和灭菌。我们依靠围手术室的团队成员，以及训练有素、能力出众的无菌处理技术人员，根据制造商的指导、行业标准和推荐做法，共同制定标准工作、规范。我们互相协助预防医院感染。

手术室环境设计

在围手术期病房进行建设和翻新时，人们越来越关注 HAI 问题，以及如何规划和实施 HAI。感染控制风险评估(ICRA)就是在这些问题的基础上发展起来的。ICRA 的目的是在建筑前、期间和之后对感染预防和控制进行规划和管理。感染控制风险评估建议必须提供设计内容，以解决其在预防感染方面的长期影响，以及如何在短期内将感染控制风险缓解措施应用到项目和调试过程中[105,113,114]。

曲霉属的增加可能导致传播风险；免疫功能受损的患者只需要 1 CFU/m^3 的量就会被感染。下列几种病原体可在建筑和翻新过程中传播，包括芽孢杆菌、军团菌、其他真菌、赛多孢子菌属、组织胞浆菌、黏菌属(如根瘤菌属)和酵母菌(如镰刀菌属)和青霉属[83,115,116]。

美国供暖、制冷和空调工程师协会(ASHRAE)发布了一份关于管理建筑供水系统军团菌相关感染风险的指南，该指南为实施 ANSI/ASHRAE 标准 188《军团菌病：建筑供水系统的风险管理》提供了指导。本指南适用于集中式建筑供水系统和部件的设计、施工、安装、调试、管理、运行、维护和服务。此外，美国 CDC 发布了指南，要求制定水管理计划，以降低医疗机构中军团菌和其他水传播病原体的风险[117-119]。

空气污染

手术室的空气微生物历来不属于感染预防的范畴，空气污染也很少受到关注。美国手术室的空气质量标准和用于达到这些标准的技术可追溯到 20 世纪 70 年代。尽管传统通风系统在保护患者免受空气传播污染和 SSI 风险方面研究存在局限性，尤其是在高风险植入手术中，但在这几年中几乎没有创新。骨科全关节置换术的手术量增长及其 SSI 发生率逐年上升，现在是重新考虑手术室空气质量的时候了[120]。

大多数导致 SSI 的微生物都是从皮肤上脱落的，或者附着在通过空气传播的颗粒物上。空气中的颗粒物，包括皮肤鳞片、呼吸道气溶胶、灰尘，甚至纺织纤维，都可能携带着从外科团队成员身上释放出来的活微生物。这些空气污染物可能会沉积在外科器械和植入物上，并直接接触外科切口[121]。

据报道，在一个常规的 2～4 h 的手术过程中，手术室人员可产生数百万个皮肤鳞屑，而所有清洁手术的 SSI 一半以上是由患者和医护人员的正常皮肤菌群引起的[122]。

围手术期护士协会指南明确指出，这些技术应被视为人工清洁的辅助手段，但它们并没有对现有技术进行区分，因为其中许多技术都是新技术，需要进一步研究[123]。

有确凿证据表明，许多技术都是非常有效的人工清洁和消毒辅助手段。将过氧化氢纳入现有的 HVAC(供暖、通风和空调)系统已被证明可显著减少手术室和其他医疗机构的环境污染，而紫外线照射和干雾过氧化氢可能会对人体造成危害，因此只能在无人的空间使用，这对周转率高的机构来说是一项挑战[124-126]。

通风设施和紫外线灯

尽管大多数国家建议每小时换气 20 次（ACH），以获得每立方米空气中最多 50～150 CFU 菌落，但很少有国家规定了传统通风手术室的细菌阈值限制。手术室通风系统的设计应采用主要的非吸入式送风扩散器，气流朝一个方向垂直向下流动，平均速度为每分钟 25～35 ft^3。

紫外线（UV-L）产品可用于暖通空调系统，对空气中的细菌和病毒进行消毒。该装置既可以安装在管道中，也可以安装在暖通空调主机内。需要继续研究空气中微生物的减少与 SSI 之间的关系[124]。

虽然紫外线在减少手术室空气传播细菌和降低 SSI 方面的效果不一，但许多手术室现在都使用紫外线消毒机器人进行终末消毒。一个令人担忧的问题是手术室人员暴露在紫外线下的健康和安全，一般来说，机器人是在手术室无人状态时使用的。考虑到将空气中的生物负荷降低到可接受水平所需的高辐射水平，2003 年，美国 CDC 发布了一项ⅠB类建议：由于存在安全隐患，建议不要使用紫外线。这项建议得到了美国国立卫生研究院、美国国家科学基金会和美国生物安全协会的支持。尽管在过去的 10 年中已经有一些新技术进入市场，这些技术在配置中使用了紫外线，能够降低对手术人员的危害，但这些技术并没有得到广泛采用[92]。

手术室中正在使用的另一种技术是使用波长为 405 nm 的 LED 天花板灯具，这种灯具被称为可见光持续环境消毒（CED）系统，它能自动、持续地杀死空气中和物体表面的有害细菌。一项研究评估了 CED 系统对减少微生物表面污染及其对骨科 SSI 的影响，这项研究显示，微生物表面污染和 SSI 都明显减少。尽管研究结果令人鼓舞，但这些系统的部署和支持其使用的证据仍然非常有限[127]。

Traffic 模式与 Traffic 控制

手术室保持正压是预防 SSI 的关键因素。Memarzadeh 建议使用每小时换气 15～20 次，并对所有新鲜空气进行过滤，同时将温度和湿度保持在可接受的范围内（表 25.3）[128]。

表 25.3 供暖、通风和空调设计[1-4]

空气	每小时最少换气次数	最小室外空气总换气次数	设定温度	设定湿度	室内相对压力
手术室	20	4	20°～24°	20%～60%	正压
灭菌处理洁净室	4	2	20°～23°	最高 60%	正压
灭菌处理污洗室	6	2	16°～23°	NR	负压
洁净工作间	4	2	NR	NR	正压
污物处理间	10	2	NR	NR	负压
无菌储存室	4	2	24°	最高 60%	正压
消化道内镜室	6	2	20°～23°	20%～60%	NR
内镜清洗室	10	2	NR	NR	负压
麻醉后苏醒室	6	2	21°～24°	20%～60%	NR
操作室	15	3	21°～24°	20%～60%	正压

引自：Guideline for Perloperative Copyrig © 2022. AORN, Inc, 2170 S, Parker Road, Suite 400, Denver, CO 80231. All rights reserved.

手术期间保持门关闭、交通管制和减少手术室内的人数对于维持手术室正压非常重要。因为开门和室内人员流动可能会改变压力关系，导致手术室空气和通风气流的质量会受到破坏，并增加手术区域的污染风险。研究表明，随着手术室门开启次数的增加，CFU 的数量也会增加。最近的一项大型多中心研究表明，空气颗粒数与手术室空气微生物污染之间存在相关性。此外，研究还表明，如果将减少手术室门开启纳入集束化干预措施中，则可减少 SSI[4,129-133]。

水槽

洗手池的设计应具有一定的坡度，水龙头流出的水应落在坡度上，以防止水喷溅，可以防止污染邻近环境表面。洗手池应方便使用，建议采用有传感器调节的水装置或水龙头，可在不污染手的情况下进行手卫生[113]。应提供毛巾分配器以防止手的二次污染[134]。一项关于水温为 4℃、20℃和 40℃的研究发现，较高的水温可能会刺激皮肤，造成皮肤损伤[135]。

地面

地板必须易于清洁，无须打蜡且不容易脱落，并符合环保要求。地板应防霉，从地板到墙壁应有凹槽装置，以防止渗水和增加真菌生长的可能性[113]。

医疗废物

手术室产生的废物包括但不限于被血液或其他潜在传染性物质污染的材料、纸张、锐器、玻璃、塑料、清洁材料、医疗器械和放射性物质[133]。据 WHO 估计，由于重复使用未经消毒的注射器和针头等不安全注射行为，每年有超过 2 100 万 HBV、HCV 及 HIV[136]感染者。

减少、重复使用和回收

减少

无伤害卫生保健组织（HCWH）致力于改变全球医疗保健行业，以减少其对环境的影响，并成为全球环境健康运动的领导者。HCWH 倡导绿色健康的医疗保健设施设计、建造、翻新和运营，以最大限度地减少对环境的影响，营造可持续的医疗环境[137]。

重新使用

可重复使用的产品可最大限度减少废物。如果一次性使用器械无法清洗，或无法证明器械再处理后的无菌性，则该器械不能再处理或再次使用。如果不能证明和记录再处理（一次性）器械的完整性和功能，对患者诊疗的安全性和（或）与原始器械规格相同，则不能再处理或使用该器械。如果包装被打开，则应在再处理前对其进行清洗处理[138-140]。

回收利用

手术室中的许多物品都可以回收利用，包括灭菌包装、纸张、纸板、玻璃、塑料瓶和铝罐。回收的任何物品都应干净、无病原体污染且无害。回收利用的一些好处是可以捐赠给社区组织，如“C. U. R. E. 项目”（https://projectcure.org/our-work），它可以使世界各地的医疗机构受益，或捐赠给兽医诊所或动物收容所[141]。回收利用可以减少垃圾填埋、防止污染和节约能源。

第26章

William R. Jarvis
(张尧 译；林蕾蕾 校)

门诊医疗护理机构

Ambulatory Care Settings

引言

门诊医疗护理机构是提供医疗保健的重要场所。这些机构包括各种初级保健和专科诊室及诊所、急救医疗中心、口腔科诊所、理疗与康复中心。许多门诊/日间护理单位通常隶属于医疗机构，可能包括提供不同操作的诊室，包括眼科、内镜检查、足部医疗、口腔科、透析和门诊手术中心(ambulatory surgery centers, ASC)。先前仅在住院时才提供的治疗措施，现在在门诊可以提供，包括输液治疗、透析和内镜检查。此外，许多以前只在住院患者身上进行的手术现在常规在ASC中进行。

门诊医疗护理机构对感染预防和控制(IPC)实践的实施提出了独特的挑战。此外，人数众多、护理操作复杂、日益脆弱的患者和短暂的就诊时间影响了医疗保健相关性感染(HAI)的发展和识别。也存在与患者安置、环境消毒、设备重复使用或清洗/灭菌、传染病传播及手术类型相关的风险。

门诊提供的医疗操作可能使患者存在感染的风险[1]。使用血管内装置可能导致导管部位感染、血流感染、脓毒性静脉炎或心内膜炎。其他侵入性操作，包括外科手术、内镜检查、支气管镜检查和膀胱镜检查，由于破坏正常的宿主屏障导致感染的风险增加。曾有因注射操作不当、器械处理消毒或灭菌不到位、药物错误、未使用或不恰当使用个人防护用品(PPE)和其他防护屏障、环境清洁和消毒不到位、对患病的医护人员工作限制不当，以及不良的手卫生习惯而引发感染暴发的报道[2-9]。在门诊环境中发生了多起血源性病原体传播的事件，这促进了安全注射实践指南的发展[10]。然而，尽管门诊环境日益复杂，但HAI的整体风险仍然保持较低水平[10-14]。

在门诊环境中也存在传染病传播的风险。呼吸系统疾病的患者聚集在候诊区域，对其他患者和工作人员构成风险[15]。门诊环境中这种潜在的感染传播风险，包括麻疹、SARS-CoV-2和结核分枝杆菌的传播，已被认为可能对门诊中的患者和工作人员造成威胁[14]。此外，在这些场所中还存在耐药菌的传播和生物危害相关感染的威胁[16,17]。同时，将住院患者和门诊患者一起管理，可能存在与患者管理和安置相关的其他问题。

门诊的环境管理也极具挑战。艰难梭菌和诺如病毒相关感染引起了人们对环境管理的重视。很多医疗机构将保洁工作和维护承包给第三方，在签署环境清洁合同时，应考虑到预防感染相关问题。在使用新的清洁产品和清洁方法前应进行评估。

一般预防

无论何种机构都应执行基础的IPC措施[18-23]。这些措施包括开展IPC项目(并指定或提供一个经过培训的人员负责该项目)、HAI的监测、个人防护用品(PPE)使用的培训、强大的手卫生项目、采用标准预防措施、制定有关物表清洁和消毒、呼吸卫生/咳嗽礼仪、清洁、消毒和医疗设备灭菌等的制度和流程[14,18-21]。

手卫生

手卫生是有效的IPC项目的基础[22](见第3章)。皂液和含醇类手消毒剂应该随手可得。水槽的位置应方便医务人员使用。应在等候区域、检查和治疗室，以及辅助区域放置含醇类手消毒剂。对于侵入性操作，必须执行外科手卫生(详见第36章)。医疗保健工作人员应遵循WHO的五个手卫生时刻(https://www.who.int/campaigns/world-hand-hygiene-day于2022年7月20日发布)和CDC的《卫生保健环境中的手卫生指南》[22]。

应进行手卫生的关键时刻包括[19]：

(1) 接触患者前。

(2) 执行清洁/无菌操作前(如插入血管内装置、准备注射)。

(3) 接触患者或患者周围环境后。

(4) 接触患者血液、体液或被污染的表面后。

(5) 从同一患者的污染身体部位到清洁身体部位前。

(6) 脱卸个人防护用品后(包括手套)。

在门诊医疗护理机构中，一个问题是如何最好地监测手卫生执行情况。通过直接观察监测手卫生的执行情况会受到观察者间差异性、观察该操作的能力及样本数量较小的限制。在检查室内，指派观察员进行观察的机会非常有限；然而，在一些需要多个医护人员提供护理的场所，如手术室、输液区和理疗室，可能是可行的。有人提出替代直接观察的方法，如在干预措施实施前后，对手卫生产品消耗量进行评估，但人们不知道手卫生产品何时或如何被使用。最近的数据表明，使用电子或视频监控可能更全面、准确，并能适当提高手卫生依从性[23]。

清洁、消毒和灭菌

随着最近内镜感染暴发事件的报道，人们对环境中微生物尤其是持续性存在多重耐药菌[24]和艰难梭菌[25]的认识，导致大家越来越关注环境的清洁和医疗设备使用后的处理(消毒或灭菌)。

关于环境清洁的关键建议包括：

(1) 制定机构内环境表面的常规清洁和消毒制度和程序。

应包括对血液或其他潜在传染性物质污染的迅速和适当的清洁和消毒。

(2) 选择美国环境保护署(EPA)注册的消毒剂或带有用于医疗保健标签的洗涤剂/消毒剂。

(3) 遵循制造商对清洁剂和 EPA 注册消毒剂的使用建议(例如，用量、稀释度、接触时间、安全使用和处置)[19]。

环境和设备的清洁在任何场所都很重要。环境清洁可分为表面(如房间内家具、台面和检查桌)的日常清洁和患者护理设备(如血压计、电子体温计和耳镜手柄)的清洁。一般认为，环境表面是传播感染的非关键因素，导致感染传播的风险较低。

物体表面应该定期清洁，一旦被污染应使用低水平消毒剂进行清洁[26]。许多门诊将保洁工作承包给第三方；为了确保清洁质量，合同应具体明确现场管理的监督内容：

- 清洁物品种类。
- 清洁的频率。
- 使用医疗保健中经批准的消毒剂。
- 清洁布和拖把每天清洗和干燥。
- 根据需要使用手套、隔离衣或其他个人防护用品。
- 对清洁人员进行充分的培训，包括美国 OSHA 关于血源性病原体的健康管理标准(除了部分州的特殊要求外)。

与患者皮肤接触的诊疗用品也需常规清洁[26,27]

清洁的频率取决于环境、污染程度和患者人群的易感性。一般的儿科诊所或肿瘤诊所应增加清洁频率(如每日若干次)，而成人内科诊所可减少清洁频率(如每天 1 次)。通常建议每个患者使用后清洁听诊器，可以使用乙醇消毒片。尽管有研究表明，物体表面可能被污染，但尚未有门诊中传播感染的情况报告[28]。

乙型和丙型病毒性肝炎的暴发事件提示[2,4,29,30]，病原体可通过被血液污染的血糖仪及不安全注射操作传播，因此建议每个患者使用血糖仪后，应对其进行消毒。艰难梭菌感染和诺如病毒暴发的增加已经对门诊造成威胁，这些微生物在环境中具有较强的抵抗力，不能被普通消毒剂灭活，并可通过被排泄物或呕吐物污染的物体表面传播[25,31,32]。因此，需要采取特殊的消毒程序对这些体液污染的物体表面进行消毒；该处理程序应包括使用对这些微生物有效的表面消毒剂(如 10%漂白剂)，同时建议在怀疑诺如病毒感染的情况下，处理大面积污染时应使用手套和穿隔离衣，清理呕吐物时应戴面罩。

市面上有许多表面消毒剂，如液体消毒剂和含消毒剂的湿巾，两者都可以用于表面消毒。选择一种表面消毒剂前需要深思熟虑，并建议试用。选择时需考虑使用者对产品的耐受性、使用是否便利、对物体表面的损害、配套材料的客户支持和相关培训材料，以及使用成本。有效接触时间一直存在争议，可以参考 CDC 的《消毒/灭菌指南》[26]。此外，针对每种产品都有产品有效性、产品标签及体外有效性的测试结果。通过机械擦洗去除物体表面可见的血液或体液以确保清洁效果，与精确的消毒接触时间相比可能更重要[33]。

根据用途不同医疗设备及其所需的消毒/灭菌要求可以分为：

- 高度危险性物品(例如，手术器械)是进入人体无菌组织或血液系统的物品，在使用前必须无菌。
- 中度危险物品(例如，用于胃镜检查和结肠镜检查的内镜)接触黏膜或非完整的皮肤，需要至少进行高水平消毒处理。
- 低度危险性物品(例如，血压袖带)可能与完整的皮肤接触，但不接触黏膜，根据污染的性质和程度，应进行低水平或中水平消毒处理。
- 环境表面(例如，地板、墙壁)通常在提供诊疗过程中不与患者接触。这些表面通常只需要清洁，但如果需要消毒，应采用低水平消毒[19,26](详见第 19 章)。

关于医疗设备消毒/灭菌的关键建议包括以下内容：

(1) 确保可重复使用的医疗设备(例如，血糖仪和其他现场设备、手术器械、内镜)在用于另一位患者之前得到规范的清洁和消毒。

(2) 可重复使用的医疗设备必须根据制造商的说明进行清洁和再处理(消毒或灭菌)，并按照制造商的说明进行维护。如果制造商没有提供此类说明，该设备可能不适合多位患者使用。

(3) 将医疗设备再处理的责任分配给接受规范培训的医疗人员。

A. 在机构中保留设备再处理的制造商说明书的副本，在进行再处理的地点张贴说明。

B. 应在员工入职时(在获准重新处理设备之前)、每年及在引入新设备或政策/程序发生变化时，提供有关正确选择和使用个人防护用品，以及重新处理指定设备的建议步骤的实训。

C. 医疗人员应在每次培训后证实再处理程序的能力(培训人员观察到正确的技术)。

(4) 确保医疗人员在使用和处理受污染的医疗设备时能够获得并佩戴适当的个人防护用品[19]。

通常，在门诊护理设置中，实现有效的消毒和灭菌往往面临一些障碍，包括资源不足、专业知识不足及空间不足。为了达到有效和安全的清洁与消毒，建议：① 评估当前的操作实践。列出所有接触黏膜或无菌组织的器械设备。② 收集设备制造商、相关专业组织[34,35]、CDC 指南[26]及相关监管机构[36]的建议。③ 使用差距分析比较实践与指南之间的差距。④ 力求使用与建议相符的制度与实践。改变可能涉及的空间布局，更换不同的消毒剂，更新消毒、灭菌程序或监控过程。逐步实现所需的更改，见图 26.1。

- 与诊所管理者、护士或医疗助理会面
- 制定书面程序：整个设备的流程保持一致
- 制定初始培训和能力要求，记录相关资料，重复培训的频率，如每年一次
- 实施流程
- 现场评估操作情况：采用过程监测
- 持续改进
- 记录相关内容并与工作人员分享

图 26.1 设备消毒/灭菌。

制定的操作流程应描述如何处理每种器械，工作人员所需的 PPE，如何清洁、消毒或灭菌步骤，以及记录各种参数，从而使文件成为实用的教育工具。新的消毒产品和方法，如紫外线[37]，必须进行细致评估，以确保它们达到有效性且不会对仪器或设备造成损害。

在门诊护理机构中，经常会使用高压蒸汽灭菌。纸塑包装可用于包装小物品。有些物品，如阴道镜，可不用包装经压力蒸汽灭菌处理，以达到高水平消毒。为确保灭菌器的安全、有效，定期维护是至关重要的，应遵循医疗器械促进协会(AAMI)的标准[35]。

工作人员必须接受实践操作的相关教育与培训，包括如何正确有效地处理物品及如何正确使用化学消毒剂和灭菌器。新员工在执行高水平消毒或灭菌前，必须通过相关考核，最好是能反复练习，相关部门应对其操作能力进行定期评估。

在购置和使用新的医疗设备前，应进行评估和教育。由感染控制专业人员/感染预防专业人员(ICP/IP)对再处理过程和产品进行审查，确保它们符合医疗机构的高水平消毒或灭菌原则。大多数情况下，设备的制造商会提供相关培训。

除非满足美国 FDA 的相关要求，否则不能对一次性使用的物品进行再处理[38]。

储存

除了再处理外，还有一个值得关注的问题，就是再处理后物品存放间的设计及位置的安排。清洁和消毒的物品必须以一定的方式储存以防止污染。如果没有指定的清洁物品库房，无菌物品应存放在密闭的抽屉或柜子内。不能将清洁或消毒的物品放置于一个脏污的杂物间内。所有的物品应遵循“先入先出”的原则，确保优先使用存储较久的物品。已开启的消毒剂，如异丙醇、碘伏、氯己定、过氧化氢和其他溶液，保存时间尚未明确。实用的方法是建立一个统一标准，如在(美国)国家规定的基础上，按照制造商提供的失效日期，并在一个房间或区域内一次仅打开一瓶。为避免水污染，清洁的物品应远离水槽周围飞溅区，不应将患者的诊疗物品放置于水槽下。禁止工作人员把食物或饮料放置于清洁的储存室和杂物间。总之，IPC 的重点是保护清洁和消毒后物品避免污染。

标准预防

医疗机构应制定并实施早期检测和管理潜在感染患者的系统，以在患者首次进入医疗机构时进行早期发现和管理。针对所有患者使用标准预防措施，包括根据需要使用 PPE(如手套、隔离衣和面罩)以避免暴露于血液或体液。预期的暴露类型将决定使用具体防护用品的类型。防护用品在检查和治疗室应方便可用。在进行血管通路操作时，如静脉切开术、处理污染的物品及进行侵入性操作时，必须戴手套。为防止飞溅物喷洒到眼睛、鼻腔和口腔应戴防护面罩。另外，应配备充足的安全型针具，尤其是静脉内导管和采血针。医疗机构应定期向工作人员提供关于标准预防措施的具体操作实践方面的培训。

呼吸卫生/咳嗽礼仪的关键建议包括[19]：

(1) 对有呼吸道感染症状和体征的患者及陪同人员采取控制呼吸道分泌物的措施，从进入医疗机构开始，并贯穿整个就诊过程。

在入口处张贴标示，向有呼吸道感染症状的患者提供以下指导：

1) 在首次就诊登记时应告知医护人员患有呼吸道感染症状。

2) 咳嗽或打喷嚏时捂住口/鼻。

3) 使用并处置纸巾。

4) 手接触呼吸道分泌物后进行手卫生。

5) 提供纸巾和无接触的容器用于处理纸巾。

6) 在候诊区内或附近提供进行手卫生的资源。

7) 在社区呼吸道感染高发期间，至少为患有咳嗽和其他呼吸道症状的患者进入医疗机构时提供口罩。

8) 提供空间并鼓励有呼吸道感染症状的患者尽可能远离他人。如果条件允许，医疗机构可以将这些患者安置在一个单独的区域等候就诊。

(2) 教育医护人员重视感染预防措施的重要性，包括控制呼吸道分泌物，以预防呼吸道病原体的传播。

提前提醒工作人员流感季节到来，可能有助于减少暴露。在百日咳或其他呼吸道感染社区暴发期间提醒工作人员也可能是有益的。

基于传播途径的措施

为防止空气传播或高传染性疾病的传播，除了标准预防外，还应基于传播类型和参照美国 CDC 隔离预防措施指南。早期识别有助于采取正确的隔离/预防措施。筛查工具可能对评估 SARS-CoV-2、结核、水痘、麻疹或百日咳等疾病很有用，可以在会诊尤其是紧急会诊时进行筛查。对符合条件的患者提供口罩，并尽可能与其他人隔离开，不要停留在等候区。如果可能的话，患者应通过备用门进入，并直接被护送到检查室。如果可能的话，有皮疹或发热的患者应该在患者较少的时候就诊。在 SARS-CoV-2、流感或其他呼吸道感染高发季节，应将等候区划分为有呼吸道症状区和无呼吸道症状区(图 26.2)。

根据患者诊疗的复杂性、患病人群的易感性和传播风险，对于多重耐药菌(MDRO)或艰难梭菌感染，可以采取基于传播途径的预防措施[12,25,39,40]。

对于疑似结核病（TB）、水痘、其他经空气传播或飞沫传播的疾病以及未明确的皮疹：
护士将根据对患者的电话通话进行分类，并与内科医生或指定的临床医生讨论患者是否需要就诊，是否可以重新安排，或是否可以通过电话进行处理
如果患者需要就诊：
（1）在可行的情况下，建议患者使用备用入口而不是主入口
（2）检测工作人员的免疫状态。推荐那些具有免疫力的工作人员照护该患者。所有不具有免疫力的工作人员照护该患者时必须戴口罩
（3）在进入医疗机构时，要求患者佩戴口罩（外科口罩或防护口罩）
（4）快速将患者带入检查室，避免在等候区停留
（5）保持检查室门关闭
（6）当患者离开时，采取标准预防措施，清洁消毒任何可能被患者的血液或体液污染的物体表面。疑似活动性肺结核患者必须按经空气传播的预防措施进行处理，患者应尽快转移到具有负压隔离室的医疗机构，例如＿＿＿＿＿＿＿＿＿医院，或者按照适当的指示送回家。如果发生可能的暴露情况，请联系＿＿＿＿＿＿＿＿＿（感染控制）或＿＿＿＿＿＿＿＿＿（职业健康）

图 26.2　患者分诊政策。

职业健康

在门诊机构中开展职业健康项目很重要。对工作人员应开展全面的疫苗接种，包括乙型肝炎病毒、流感、百日咳等疫苗[41]。应由管理层与 ICP/IP 专家共同讨论，确定哪些疫苗是强制接种的。值得注意的是，SARS－CoV－2 或流感疫苗可能是国家监管机构或认证机构所要求的。结核的筛查项目也很重要，应在结核高发的区域广泛开展。制定筛查项目的细节时，应进行风险评估。针对任何物理或化学暴露，都应进行系统性的随访。如果场所是独立的，应制定相关制度以便及时追踪。针对所有发生特殊感染的医务人员应进行工作限制，包括管理者和工作人员[42]。

场所、风险与预防

以下各部分概述了 IPC 准则在各种各样医疗场所中的应用。相关输液疗法和透析的感染预防在其他章节有介绍（见第 22 章和第 36 章）。

初级保健、专科诊室与诊所

服务范围从非侵入性的健康检查，到如内镜、活检和小手术的操作。患者面临的风险包括在等候室暴露于病原体和医疗器械再处理不规范。工作人员的风险包括锐器伤和暴露于传染性病原体。

玩具、计算机键盘、听诊器和其他物体表面在传播传染性疾病中的作用一般较低。不安全的注射操作和药物处理能导致了 HBV、HCV 和金黄色葡萄球菌的传播[29,30,43]。安全注射操作的关键建议包括[19]：

（1）在准备和给药时使用无菌技术。

（2）在将装置插入药瓶之前，用乙醇消毒药瓶的入口隔膜。

（3）切勿将同一支注射器内的药物注射给多名患者，即使更换了针头或通过留置静脉导管注射。

（4）不要使用同一支注射器重复穿刺药瓶或容器。

（5）不要将单剂量或单次使用的药瓶、安瓿瓶或静脉输液袋或瓶中的静脉药物用于多名患者。

（6）不要为多名患者使用同一个输液或给药套装（如静脉输液管）。

（7）尽可能将多剂量瓶的药物专用于单个患者。如果多剂量瓶药物将用于多名患者，应将其限制在一个区域，且药瓶不得进入患者治疗区域（如手术室、患者房间/隔间）。

（8）将使用过的锐器丢弃到可以封闭、防穿刺和防漏的锐器盒中。

（9）向硬膜外或硬膜下插入导管或注射材料时（例如，在脊髓造影、硬膜外或脊髓麻醉时）戴口罩（如外科口罩）。

针对喉镜可能存在的问题及与超声凝胶污染相关问题的暴发，管理部门应出台了更严格的实施方案[44-46]。

医疗机构或诊所应向当地卫生部门报告需上报的疾病。初级保健在促进社区卫生服务中也能发挥重要作用（如提供免疫接种、教育患者手卫生、合理使用抗菌药物和预防性传播疾病）。

预防感染的具体措施如下：

- 对患有经空气传播疾病（如水痘）的患者或经飞沫传播疾病（如百日咳或流感）的患者进行分流，在可行的情况下由备用门进入，或避免在等候区停留（图 26.2）。
- 根据 CDC 的建议为患者进行免疫接种[47]（根据免疫接种标签、国家法规和机构药房政策进行储存、准备和保存记录）。
- 再小的操作也要执行无菌操作技术：患者备皮、手术前立即设置无菌托盘、医护人员进行充分的手部卫生并佩戴手套、根据需要为患者铺巾。不管在何处实施硬膜外或硬膜下注射，如疼痛门诊，医生都应戴外科口罩和无菌手套[48]。
- 执行并培训安全注射实践。除非医学禁忌，应使用安全型锐器，包括外科手术刀。教育新员工正确使用安全型锐器非常重要。针头和注射器是一次性使用的物品，只能使用一次用于一名患者（https://www.cdc.gov/injectionsafety/ip07_standardprecaution.html 于 2022 年 7 月 20 日访问）[49]。
- 在清洁区备药，备药前应消毒物体表面。仅在药物配备区储存药物、注射器和针头。根据本机构的药事管理规定做好标签，至少应包括药物名称、剂量、有效期和配制时间。一旦药物配制好并运送至检查室或治疗室，不能再返回至药物配备区；一次性使用后，将使用过的注射器和针头置于锐器盒内，根据相关规定丢弃使用过的药瓶。
- 定期清洁环境表面，如检查台，包括每次使用后对设备表面进行清洁，如心电图机、内镜或超声机。对于一些特殊仪器，参考制造商的建议进行清洁。
- 每个患者使用后的器械应进行消毒和灭菌。使用流程应与本机构的规定和准则及国内外的建议或指南保持一致，如乙状结肠镜消化内科护士学会（SGNA）[34]和

美国 CDC[26]。诊所通常需要根据标准程序对专用仪器进行再处理，应依据制造商和斯伯尔丁分类的建议选择合适的处理方法（第 19 章）。如足病科和老年科的足部医疗仪器、镜片和眼睛检查设备、疼痛门诊的射频消融设备，以及妇产科、泌尿外科和消化内科的活检钳、妇科的扩阴器等。

• 具有感染预防专业知识的工作人员应协助对再处理的过程进行评估。在技术发展迅速、经常引进新设备的专科诊所，如眼科、生殖医学科和泌尿外科中显得尤其重要。

• 应在清洗消毒间进行消毒或灭菌，清洗消毒间应与检查室或治疗室分开。

• 喉镜使用后，将叶片分开储存和包裹，如放在一个密封的塑料袋中。叶片至少需要高水平消毒，手柄可以选择低水平消毒。一些物品可以储存在一起，以便适当地检测它们。

• 使用超声设备时，不同患者之间应将探头进行消毒。接触皮肤的探头可以低水平消毒。接触黏膜和非完整皮肤的探头，即使使用了探头套或避孕套，也应高水平消毒[50]。消毒方法参照制造商的说明。考虑在任何黏膜接触中使用一次性无菌凝胶包[45,51,52]。禁止将大容器中的凝胶分装到小容器，只允许一次性使用后丢弃，或购买一次性使用瓶。接触非完整皮肤和进行活检，如穿刺、穿刺定位和组织病理学检查，应使用无菌的一次性凝胶包。

• 一次性使用设备（SUD）的处置：大部分情况下，让第三方处理一次性使用的物品是无性价比的。

口腔门诊[14,53-56]

口腔科操作感染的风险包括污染的仪器和设备，如超声波洗牙机、高速机头和水路。此外，在口腔科操作如拔牙和种植牙后，口腔中的微生物可能导致术后感染。工作人员可能通过吸入气溶胶和使用锐器而发生血液和体液的暴露。

预防感染的具体措施如下：

• 口腔外科手术前进行外科洗手。

• 使用安全的口腔科注射器和合理的工作流程以防止体液暴露，戴手套和面罩。

• 使用橡皮障、高速排气和患者适当的体位，以减少在治疗过程中气溶胶的产生。

• 对侵入软组织的器械进行灭菌，包括可重复使用的洁牙器、高速机头和口腔内使用的低速机头组件。

• 接触口腔组织的器械，如吸引管或热敏感应器应高水平消毒。如果抽吸设备有一次性使用标记，应使用一次后丢弃。如果可重复使用，消毒前应彻底对腔内外清洗。

• 彻底清洁机头内部和外部。每个患者使用后，必须排出水和空气。

• 每个患者使用后，流动水冲洗超声波洁牙器和水枪、气枪各 20～30 s。

• 每个患者使用后，用表面消毒剂清洁以下区域：台面、椅子、灯柄、口腔科综合治疗椅表面、吸引管、痰盂的边缘（如果使用的话），以及超声波洁牙机头。

• 为工作人员接种 HBV、SARS - CoV - 2 和流感等的疫苗。

• 为保护患者和工作人员，执行安全的注射操作、呼吸卫生和咳嗽礼仪[57]。

院前急救医疗服务

院前急救人员既可能暴露于患者的传染性病原体，也可能增加患者感染风险。医护人员执行的手术包括建立血管内导管和环甲膜切开术，应执行包括使用标准预防措施、安全注射方法和正确清洁设备等初级预防技术。应制定一份协议，概述急救人员在接触到传染病时应采取的措施。

预防感染的具体措施如下[58]：

• 在进行患者评估及进行侵入性操作或治疗时佩戴手套。

• 护理患者前后，尽快执行手卫生操作。

• 如果怀疑患者患有经飞沫或空气传播的疾病，应佩戴口罩以减少暴露。

• 清洗/清洁使用后的设备，丢弃所有一次性用品。

• 确保所有无菌设备是无菌的，并保持无菌状态。

• 实施正确的环境清洁[59]。

急诊科

急诊科（ED）[14,60-64]提供的服务主要是处理正在进行各种诊疗的危重患者或伤员。其中一些患者是感染传染病来到急诊室的。此外，在生物或化学武器袭击后寻求治疗的患者也会被建议前往急诊室。

患者感染的风险主要来自实施的侵入性操作（如留置血管内导管相关的血流感染）。患者、探视者和工作人员在等候区和其他公共区域存在暴露于传染性疾病的风险。

工作人员也有暴露于血液和体液的风险。由于急诊科工作人员经常接触血液，他们暴露于血源性病原体的风险比其他医务人员更大，因此安全注射在急诊科极为重要。应针对工作人员和急救人员制定暴露预案，并提供适当的追踪措施（见第 41 章）。

预防感染的具体措施如下：

• 在留置血管内装置、导尿管和任何其他侵入性操作时，应执行无菌操作。

• 评估患者传染性疾病的症状和体征。使用分诊筛查工具识别潜在的传染性患者（图 26.3）。被识别为有呼吸系统疾病/症状的患者，应立即给其戴口罩并将其与其他患者隔离。

• 对可能感染的患者实施隔离/预防措施。

• 实施包括生物威胁在内的应急响应计划。

门诊手术

门诊手术是在传统的医院机构或独立的日间手术中心进行的。常见的门诊手术通常包括白内障手术、肌肉与肌腱手术、骨折复位手术、腹腔镜胆囊切除术、输卵管结扎术、疝修补术、膝关节镜手术及足部疾病诊疗手术、多种类型的整形和口腔外科手术。

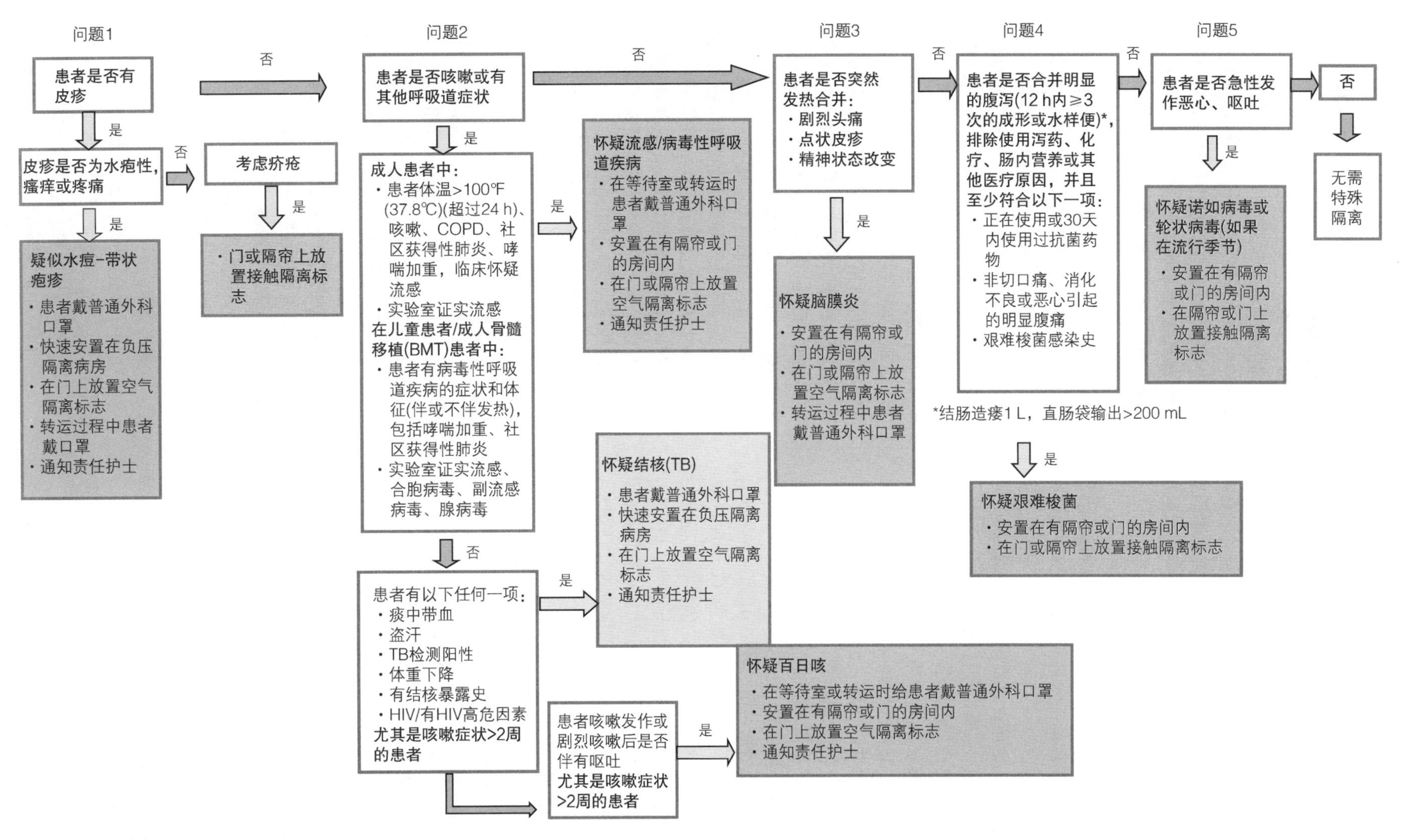

图 26.3　急诊科分诊流程

手术部位感染(SSI)的风险随着手术类型而异，尽管报道的数据有限，但其感染率明显小于住院手术，据报道感染率约为1%或更低[65-68]。门诊手术时间一般较短，且不是侵入性或复杂的，患者的感染风险一般较小。

团队合作在预防SSI中也起着至关重要的作用。预防术后感染将在第34章介绍。

ASC的手术部位感染监测策略与住院患者监测略有不同。但是，对于评估感染趋势、新的或更复杂手术的感染发生率，以及监测干预后发生率的变化而言，数据是很重要的。

监测内容如下：

(1) 确定要监测的手术：对患病人群多、高风险、易发生问题及已出现过问题的手术进行风险评估。通过检索医学文献以确定范围。

(2) 病例调查：开发有效的数据来源，如病历审查、电子病历审查、给外科医生或患者打电话或写信，以及与患者接受术后护理的医疗部门联系。

(3) 分析数据并确定后续行动：由谁来收集数据和编写报告；由谁来接收报告；报告的频率是多少；由谁来负责落实建议或改变做法？

(4) 对操作进行任何改变后，都需要重新进行评估。

(5) 注意事项：手术量或感染人数少，可能使一些SSI发病率极低且难以解释。

护理定植或感染多重耐药菌(MDRO)[如耐甲氧西林金黄色葡萄球菌(MRSA)]或感染艰难梭菌(C. difficile)的患者是潜在的难题。虽然CDC建议的隔离措施是针对住院患者的，但此建议可作为ASC的指导准则。请牢记，许多患者在入院或在ASC接受手术过程中可能不会被识别，最重要的预防措施是对所有患者采取标准预防措施。应制定一致应用的指南，可能包括以下内容：

(1) 没有理由推迟定植患者的手术。

(2) 如果患者有活动性感染，不管感染何种病原体，都应考虑推迟手术，直到感染缓解。手术时的活动性感染是术后发生感染的危险因素。

(3) 不能延期的手术，且处于MDRO或艰难梭菌感染活跃期的患者应采取接触预防措施(CP)。

(4) 手术衣、手套、手卫生、术后环境清洁是CP措施的基础。建议诊疗艰难梭菌感染患者后使用抗艰难梭菌芽孢的环境消毒剂，如10%漂白剂。标准消毒剂可用于其他的MDRO。

(5) 不需将伴有MDRO或艰难梭菌感染患者的手术安排在最后。

报告感染病例后，美国医疗保险与医疗补助服务中心(CMS)使用更严格的标准增加对ASC的监管和审查[69]。CMS质量评估和执行改善感染控制测量表涵盖的类别如下：

- 应遵循国家标准制定感染控制计划，由具备IPC资格的个人进行指导，并对感染患者进行追踪。
- 手卫生。
- 注射操作。
- 灭菌、消毒和一次性诊疗器械的处理。
- 环境清洁。
- 血糖仪和其他护理设备的使用和消毒。

诊断和治疗区域

内镜检查

内镜检查是最常见和快速发展的门诊手术[70]。内镜检查区和ASC开展常规胃肠道、呼吸道、泌尿道、关节镜和妇科内镜手术。除了内镜中心外，内镜还用于妇科、耳鼻喉科、泌尿科、言语病理科(进行吞咽研究的机构)、初级保健及胃肠病专科诊所。操作过程和设备仪器也变得更加复杂，如内镜下逆行胰胆管造影(ERCP)和胃肠超声内镜。

已有个别关于与内镜检查相关感染的报道[68,71,72]。目前已有与复用SDV相关的HCV暴发事件的报道[73]，与辅助水管和阀门使用不恰当相关的HCV和HIV暴露的报道[72]，大量与不安全注射操作相关的血液传播病原体的暴露也有报道[30,31]。由于这些暴发和潜在的暴露，监管机构对内镜中心的审查已越来越严格。与ASC一样，CMS也增加了对内镜中心的监测。

交叉感染可一直追溯到未严格按照操作规程对内镜或辅助器械进行清洁和消毒，包括与支气管镜相关的结核分枝杆菌感染、与ERCP检查及膀胱镜检查相关的铜绿假单胞菌感染、与关节镜相关的葡萄球菌感染[17,74]。即使遵循了制造商的消毒建议，也发生了一系列碳青霉烯耐药肠杆菌科细菌(CRE)感染的暴发[75]。此外，已有因消毒剂清洗不充分导致黏膜损害(结肠炎)的报道，尤其是来自乙状结肠镜管道的戊二醛[76]。内镜工作人员在操作中存在体液暴露的风险，在支气管镜检查中存在结核分枝杆菌暴露的风险，以及在消毒过程中存在化学药品暴露的风险。

内镜是本身不耐热、结构复杂和易碎的仪器，且管腔狭长，很难彻底清洗[75,77]。因此应严格遵守规程，以降低感染风险。

预防感染的具体措施如下：

(1) 所有使用者和清洗消毒人员都应经过培训并具有相应资格。每年进行资格认证，相关信息应记录在每个员工的档案中，并纳入在职培训计划中[34,69,75]。

(2) 每个患者使用后，内镜应进行统一处理。接触黏膜的内镜至少应接受高水平消毒，接触无菌组织的内镜应灭菌。活检钳应为一次性使用或每次使用后灭菌。确保有足够的工作空间进行清洗和消毒，应在指定的清洗消毒间内进行清洗和消毒，不能在操作间。

(3) 遵循内镜制造商和专业组织推荐的流程[34,70,78]，包括测漏和最后用乙醇冲洗干燥每个管腔。提供制造商的说明手册，以供工作人员随时参考。一些制造商还会提供清洗流程图。

(4) 确保手套、防水围裙和面罩随时可用，为防止职业暴露，应穿戴上述防护用品。

(5) 确保操作间和内镜清洗消毒间内无食物和饮料。

(6) 内镜应悬挂储存，促进管腔内的水分蒸发[77]。

(7) 对整个过程进行质量控制，如高水平消毒剂消毒效果的监测。

(8) 调查任何可能的内镜相关感染。

(9) 对于其他诊疗区域一样，遵循整体感染预防措施，如环境表面清洁。

(10) 执行安全注射，包括每个患者使用后，注射器、针头和 SDV 的处理。每次从大剂量药瓶中抽吸药品时，使用新的针头和注射器。刺入前，用乙醇擦拭药瓶隔膜。

(11) 在支气管镜检查期间遵循 CDC 的指南，以防止结核分枝杆菌的传播[79]。

(12) 遵循安全超声检查操作。

放射科

放射科提供多项服务，包括放射诊断、CT、X 线、超声和介入手术。感染风险主要与血管内导管使用或设备有关(如超声探头和液体、造影剂)。由于疑似结核病或其他传染性呼吸系统疾病的患者经常需要进行放射诊断评估，导致其他患者和工作人员有感染的风险。同时工作人员在介入手术过程中还存在血源性病原体暴露的风险。

预防感染的具体措施如下[80-84]：

(1) 遵循标准预防措施。

(2) 使用安全型设备，特别是静脉导管和针座/垫，安全传递器械。

(3) 置入血管内器械和其他操作流程时应执行无菌操作。

(4) 除非影响操作，否则应避免剃毛，必要时可对操作区进行剪毛。

(5) 介入手术过程中使用正确的技术(如隧道式导管的留置和外科刷手)，使用最大无菌屏障，无孔铺单必须覆盖伤口周围的区域、患者和可能接触到长导管/线的操作台上所有用品[85]。操作者应戴帽子、口罩、手套和穿手术衣。巡回护士应穿洗手衣。

(6) 每次使用后应对腔内和阴道超声探头进行高水平消毒，即使使用了探头套[50,86]。

(7) 只有在 FDA 许可的情况下才能在血管造影中重复使用造影导管[38]。

(8) 制定关于空气传播的疑似传染病患者的管理预案(例如，当一个确诊患者进行胸部影像学检查时，让患者佩戴口罩)。

心血管病科：心脏导管和电生理学

越来越复杂的诊断和介入手术在门诊的心脏导管室进行，包括植入起搏器、放置支架和其他可植入设备、血管成形术和心脏导管检查[85,87]。

介入性心血管手术的术后感染较罕见，通常与手术部位或仪器有关[88]。感染的风险与污染的设备、溶液或无菌操作技术中断有关，推测感染发生时细菌可能是在血管穿刺或切开时被带入。感染性并发症包括血流感染、心内膜炎、心脏起搏器和除颤器感染、冠状动脉支架和穿刺部位感染。植入设备的患者可能出现迟发性感染，通常由皮肤微生物引起。工作人员的风险主要来自锐器伤或血液飞溅导致的血液暴露。

预防感染的具体措施如下：

(1) 患者准备：按照标准进行血管通路和手术部位准备。除非影响手术，不要剃毛。

(2) 如第 3 章和第 34 章所述，执行标准的外科手卫生，避免人工指甲。

(3) 执行无菌技术。

(4) 遵循标准预防措施。所有心脏导管手术都存在感染的风险，因此必须执行标准预防。

(5) 工作人员准备[85,88]，具体如下：

- 操作者应佩戴口罩、护目镜、帽子、无菌手套和穿无菌手术衣。
- 无菌区域内的辅助工作人员应穿洗手衣，戴帽子、口罩和手套，在特定的手术中，如果存在飞溅的可能，应增加护目镜。
- 巡回护士应穿手术衣。
- 在一些必须暴露更大创面的手术中，如植入心脏起搏器或肱动脉切开术，应使用完整的外科无菌技术。

1) 插入血管内导管并使用集束化预防措施：遵循 CDC 关于预防导管相关感染的指南[89]。

2) 确保静脉注射液(如染色剂、冲洗液)处于无菌状态，不应使用自来水对注射液进行冷却，因其可能污染注射液，进而污染物进入血管。

3) 器械的处理：大多数器械是一次性的。一次性使用的导管可以按照 FDA 要求重新处理再利用。电生理学经常通过第三方对这些器械进行处理[38]。

4) 确保植入物的无菌性：应向 FDA 上报任何因感染而移除植入物的病例。与该机构的风险管理部门应按照正确的工作流程进行处置。

5) 环境管理：空气管理与手术室类似，包括确保房间设置为正压，每小时至少 15 次的空气交换；建筑新建和改造计划应遵循当地卫生部门相关规范[90]。

6) 每台手术后应对手术室进行清洁[90,91]。

7) 使用安全装置处置锐器和针头。已证实使用双层手套能减少穿刺的机会。小心丢弃所有针头、导管、鞘、管道和其他器械，以及与患者接触的液体[88]。

8) 根据推荐预防性使用抗菌药物[74]。

9) 为 IPC 制定书面规范和章程。

对于血流感染(BSI)和手术部位感染(SSI)的监测通常较为困难，除非患者返回到与心脏病相关的诊所。但是，应该有一个适当的患者跟踪系统。由于报告的感染率较低，应对任何一个暴发性或聚集性事件进行仔细评估。

理疗与康复

康复服务采用多学科团队合作的方式，为病情复杂的患者提供治疗。康复专科包括物理治疗、职业治疗、言语治疗和语言治疗；矫形和假肢；娱乐、艺术和音乐治疗；以及康复工程。宠物治疗也可能包括在内。可在同一环境中为住院患者和门诊患者提供服务。项目通常针对特殊需求，如运动或脊柱损伤、脑外伤或脑卒中。

尽管服务范围广泛，但很少涉及侵入性操作，与这些服务相关的感染很少报道。但康复患者感染的危险性增加，如囊性纤维化(CF)患者，他们感染/传播铜绿假单胞菌或洋葱伯克霍尔德菌给其他 CF 患者的风险增加；接受类固醇或其他免疫抑制剂治疗的关节炎患者、大面积创伤需行伤口冲洗的患者[92]，以及安装假肢或矫形器的糖尿病患者。与其他环境一样，如未在无菌条件下对患者执行间歇性导尿或气道吸痰，会导致患者发生感染的风险。如果重复使用的器械（如内镜）未进行正确的处理，可能会传播微生物。语言治疗师或其他与口腔或口腔分泌物接触的相关人员（如在吞咽研究过程中），可能暴露于患者的呼吸道病原体。

预防感染的具体措施如下，用于康复医学和康复服务的多种情境：

（1）使用手卫生和呼吸卫生/咳嗽礼仪来保护工作人员和患者。

（2）标准预防措施：对大小便失禁、开放性伤口和呼吸道分泌物多的患者进行评估，明确是否需要使用 PPE。除 CF 患者外，不需对患者进行常规 MDRO 筛查。因此，使用手卫生和标准预防措施是预防感染的最好措施。

（3）门诊和住院患者处于同一空间的治疗场所，应执行基于传播类型的预防措施。

（4）CF 患者或已知患有 MDRO 的患者，应采取严格的隔离措施。在可能的情况下，每日最后单独治疗 CF 患者。

（5）每个患者使用后，使用标准消毒剂清洁所有设备[93]。

（6）对呼吸系统感染，如感冒、COVID-19、流感和胃肠道/腹泻疾病患者，采取限制措施。向患者、父母、监护人和（或）照顾者提供关于限制措施的信息。

（7）使用标准预防措施处理敷料，遵循当地卫生部门规范处理医疗/管制/生物危险废物。护理大面积开放性伤口时，应穿戴手套、面罩和隔离衣，以防溅到面部和污染衣服。换药时要使用无菌技术。在进行冲洗（如脉冲式灌洗）时，有产生气溶胶的风险；每次治疗后都要对环境表面进行消毒[92]。

（8）使用无菌技术进行气管吸痰和间歇性导尿。每次患者就诊时使用新的导尿管，根据机构的管理制度丢弃吸引罐及导管。

（9）评估设备是否接触皮肤、黏膜或无菌组织，建立清洁频率和使用哪种消毒剂的规定。

（10）对接触黏膜的设备进行高水平消毒，如用于吞咽功能研究的内镜和用于盆底锻炼的阴道探头。

（11）为设备（如垫子、助行器、拐杖、轮椅、砝码、转运设备、步态带和言语治疗操纵设备）制定定期清洁协议[94]。在患者和设备之间提供防护屏障，如使用移动型治疗箱。推荐使用标准消毒剂；考虑使用 10%漂白剂或其他对诸如病毒或艰难梭菌有效的消毒剂清理呕吐物或腹泻物。

（12）水疗：每个患者治疗后进行换水、消毒储水池和搅拌机喷嘴。禁止对开放性伤口患者进行水疗。

（13）水中运动疗法：遵守各州关于加氯或其他水处理规程的法律，并对泳池或漩涡池水进行检测。限制开放性伤口或大便失禁患者进行此疗法。

（14）EMG 针头：如果是一次性的，使用后应小心丢弃。如果重复利用，应根据制造商的建议进行灭菌。

（15）SUD：每个患者使用后丢弃。

（16）宠物疗法或服务动物：遵循标准指南[95]。

（17）如果治疗场所包括日常活动，如食物制备间或洗衣房，应做到表面定期清洁。确保食品的制备、储存和冰箱的温度监测应符合国家或地方的规定。可为食品提供标签，标明储存温度和过期日期。当准备工作完成时，提供的食物可以被食用。另外，在处理、准备和进食食物前应清洗双手（见第 21 章）。

家庭照护

越来越多的医疗操作在家庭中进行，因此在这种情况下这一场所必须使用基础的 IPC 措施[96]。在家庭场所中提供的服务包括熟练的护理、呼吸治疗、输液治疗、伤口护理、透析、营养治疗、物理和职业治疗及临终关怀。家庭医疗保健是医疗服务体系中不断增长的一部分。需家庭照护的患者一般是免疫功能低下、高龄和（或）有慢性疾病。此外，家庭场所可能有多种多样的设备，包括血管内导管和导尿管、使用需要管理的设备（如呼吸机），感染的风险一般与这些设备有关，如血管内导管导致的血流感染。在接触传染病患者过程中，工作人员可能面临着感染风险。

家庭照护中的许多服务是由某个非医疗工作人员（如家庭成员）提供的。这些人在预防感染中也发挥着重要作用。对护理人员进行手卫生、无菌操作、设备护理、PPE 使用、消毒措施和其他方面护理的教育是非常重要的。护理人员也应该了解感染的体征和症状。

对家庭照护而言，由于获取信息较难，使得感染的监测成为一项挑战。应在服务人群中收集高危感染者的资料，包括泌尿道感染、血流感染、肺炎和皮肤软组织感染。目前针对家庭照护监测标准的定义已公布[97]。

家庭照护机构应监测接受家庭输液患者血流感染、导管通路或穿刺部位的感染情况。如果患者使用呼吸机，应监测呼吸系统感染的情况。临床家庭护理工作人员通过识别患者存在的临床感染体征和症状，帮助收集数据，并向负责 IPC 的中心负责人上报。然后，该负责人应用这些资料，并在适当的时候做出相应控制措施的建议。

预防感染的具体措施如下，适用于家庭照护的情境[98-102]：

（1）使用标准预防措施，特别关注手卫生。健康护理人员应在家里配备含醇类手消毒液、皂液和清洁的纸或毛巾。

（2）必要时保护免疫功能受损的患者，以预防传染病传播。

（3）以防止污染的方式运输清洁和无菌的用品（如使用旅行袋）。

（4）保持工作台面清洁（如使用清洁纸巾）。

（5）使用安全装置，小心丢弃锐器物；必要时，带个专用容器回家。

（6）妥善处理液体（如无菌水），以防止污染。使用小包装，小心处理瓶盖，并妥善存放。

（7）安全地提供肠内营养：冷藏；使用后彻底清洁混合器配件、计量器和其他可重复使用的物品并彻底干燥。

仅在推荐的时间内进行肠内营养。使用清洁的技术准备和管理肠内营养。

(8) 遵循血管内装置的指南，确保药物的正确处理和储存[89]。

(9) 提供用于静脉注射的无菌溶液。

(10) 制定呼吸机管路更换频率、气管切开护理、吸痰时使用手套和消毒吸痰管、罐，以及气管切开套管的管理规程，吸痰通常采用清洁技术，而不是无菌技术[103]。

(11) 制定呼吸机保养维护的流程。

(12) 执行与导尿管相关的无菌操作。使用合适的清洁技术。根据流程消毒尿液引流袋。

(13) 在伤口护理中，使用清洁技术。

(14) 培训护理人员掌握预防压疮的方法。

(15) 执行安全的注射实践，包括使用安全型锐器。

(16) 清洁被体液污染的表面，该流程应包括使用表面消毒剂和手套。

(17) 制定一套系统来管理从患者家中带出/带入的设备(例如，干净的物品总是放在透明的袋子里，用过的物品放在彩色塑料袋里)。将清洁的和污染的区域和物品分开。

感染预防与控制项目

感染控制专业人员

在门诊医疗护理机构中，IPC 项目通常由一个具备感染控制专业人员/感染预防专业人员(ICP/IP)负责或指定一个工作人员负责联系外部 IPC 专家，同时应明确指定的职责。

具体的活动包括监测、数据管理和分析、聚集性调查、质量改进、患者和工作人员教育、制度和流程更新、产品和实施效果评价、现场调查、咨询和暴露调查。一名工作人员可被分配许多职责。但是，如有必要，应聘请受过培训的 ICP/IP 作为顾问[100,104]。

不管是谁被指定负责 IPC，该项目必须包括临床和技术支持团队以确保成功。设计 IPC 的相关具体信息在第 5 章中概述。

门诊护理/家庭护理中的 IPC 活动[14,105-111]

数据管理

IPC 项目的主要功能之一是数据管理。第 6 章讨论了监测，因此本部分着重讨论在门诊和家庭护理环境中相关的问题。

应制定监测方案。该方案应该包括监测(结果监测)什么类型的感染[112-114]或定期评估什么操作(过程检测)[115,116]。此外，该方案应注意向相关工作人员反馈数据的方法。

门诊内合适的观察指标有医疗保健相关的门诊手术的 SSI、输液治疗或透析后的 BSI。在门诊，HAI 没有具体的定义。HAI 通常使用的定义是新出现的，且在就诊或干预时不存在或不在感染潜伏期内的感染。任何定义都必须包括就诊或提供护理的时间关联。例如，在输液中心就诊 48 h 内发生的 BSI 可被考虑为 HAI。门诊手术后的医疗保健相关 SSI、输液治疗或透析后发生 BSI 是衡量实施这些操作的机构合适的结局指标。

任何测量结果的监控活动都必须考虑如何获取信息。如果发生感染，这些环境中的患者可能不会回到同一医疗服务提供者处接受随访。识别这些患者的系统可能包括与医院、医疗服务提供者或家庭护理服务机构的协调。获取信息的方法可能包括给患者或医疗服务提供者打电话、邮寄问卷调查；实验室和放射学报告；风险管理数据库；以及与员工沟通。

过程监测可用于审查仪器和设备的护理、维护及实践操作。该系统侧重于通过调查工具收集信息的观察结果。表 26.1 提供了一个可以用于调查的工具的具体示例。过程监测方法用于衡量政策和流程的依从性，数据可用于改善结果。调查结果应发送给工作人员，可以便于改进和监测操作。

表 26.1 门诊护理调查工具示例

是否安全、有效地使用高水平消毒剂	是	否
容器：完全覆盖？贴有化学品名称和安全性或环境危害标签？每天检查有效浓度？记录结果？粘贴有效期标签？		
设备浸泡到消毒剂中之前彻底清洗干净		
设备完全浸泡在消毒剂中		
物品浸泡至少 20 min(戊二醛)或根据其他高水平消毒剂的使用说明		
浸泡后彻底冲洗		
工作人员胜任岗位的能力		

由于暴露于传染性疾病，患者和工作人员也存在感染风险。如果这是一个潜在的风险，也应将其纳入监测计划。

疾病传报

某些传染性疾病应上报国家和地方卫生部门。适当地提供这些信息很重要，能确保卫生部门了解他们地区传染性疾病的信息[117]。

建筑新建/改造

所有建筑新建/改造工程必须有 IPC 的意见[118]。具体问题包括：工程管理(特别是尽可能减少灰尘生成)和工程审查，以确保包含了基本的感染预防措施(水槽、配备合适的仪器处理室和正确的空气流通)。

生物灾害/新发疾病

可在非住院治疗场所发现疑似与生物恐怖主义有关的疾病患者。每个地区都应制定生物灾难计划，可将其纳入总体灾难计划。早期识别疾病是任何计划的关键组成部分[119,120]。

致谢

特别感谢 Candace Friedman 和 Kathleen H. Petersen 撰写了本章的前一版本。

第27章

William R. Jarvis
(姚雨濛 译;张尧 校)

长期护理机构中的感染

Infections in Long-Term Care Facilities

引言

长期护理在广义上是指在一段时间内为长期患有慢性疾病和功能受限的患者提供的一系列健康、个人护理和社会服务[1]。虽然可以在家庭和社区环境下提供这些服务,但本章侧重于与获得许可的长期护理机构(long-term care facilities, LTCF)相关的感染控制问题,主要针对经过认证的护理机构(即疗养院和专业护理机构)。LTCF与急症照护机构不同,其居民通常在机构内居住数周至数年,在某些情况下,该机构可能是他们的最终居所。因此,人员配备和政策的定位是最大限度地提升机构功能、独立性、社会功能,以及居民和家庭满意度。长期护理服务包括协助日常生活活动(activities of daily living, ADL,如穿衣、沐浴、如厕)、工具性日常生活活动(instrumental activities of daily living, IADL,如药物管理、家务)及健康维护任务。长期护理服务帮助人们改善或维持最佳身体功能水平和生活质量,该服务可以包括来自他人的帮助,以及使用特殊设备或辅助器械。传统的LTCF居民通常是认知或功能受损的老年人。然而,最近的趋势是居民入住长期护理机构接受急症术后护理服务(例如,外科手术或急性后期康复服务)或专业护理服务(例如,静脉输注抗菌药物、肠外或肠内营养或积极伤口护理)。截至2016年,美国估计有4 600所成人日间服务中心、12 200所家庭医疗保健机构、4 300所临终关怀机构、15 600所疗养院、28 900所寄宿护理社区[2]。本章将回顾LTCF的特征、LTCF居民和机构中的选择性感染、LTCF医疗保健相关性感染(healthcare-associated infection, HAI)监测的出现,以及LTCF其他感染控制问题。

长期护理机构居民、工作人员和临床医生的特征

长期护理机构特征

美国超过40%的成人在生命中的某个阶段会居住在LTCF[3,4]。2009年,美国有330万人在经过认证的护理机构居住过一段时间,其中大多数居民为女性(65%)、年龄大于75岁(69%)、白种人(83%)。2016年,这些统计数据相对保持稳定;然而,护理机构的居民结构趋于种族多样化,护理机构居民中白种人的比例已经降至75%[2,5]。2016年,美国有15 600所疗养院、170万张许可床位,约130万名居民(https://www.cdc.gov/nchs/fastats/nursing-home-care.htm)。护理机构中约50%的居民需要ADL的广泛支持,如如厕、沐浴、进食、穿衣和移动等。

2004年,护理机构的平均住院时间为463日,大多数居民来自医院(36%)或私人住所(29%)[6]。然而,2016年,在1 347 600名美国疗养院居民中约有606 800人(43%)的住院时间不足100日(即短期住院),794 000人(57%)的住院时间超过100日(即长期住院)[2]。此外,越来越多的居民从医院入住护理机构。在9 738所护理机构的230 730名新入院居民队列中,70%的居民是在医疗保险覆盖范围内的医院出院后入住机构接受专业护理[7]。2005年,只有27%的个别居民首次入住经过认证的护理机构居住了90日以上[8]。接受急性后期专业护理服务的入院人数增加表明,护理机构不再是只提供服务的地方,而是成为居民在住院和返回社区家庭之间的过渡。

LTCF的人员配备低于急症照护医院的人员配备。在全国范围内,LTCF的全职或兼职工作人员数量只有急症照护医院的1/3(170万 *vs*. 500万)[9],尽管LTCF的数量高于急症照护医院的数量(15 700 *vs*. 5 800),并且LTCF的床位也比急症照护医院的床位多出50%以上。在LTCF工作的900 000名护理人员中,超过600 000名是注册护士助理[6]。因此,大多数LTCF的护士助理提供大部分直接住院护理服务,而注册护士(registered nurses, RN)和执业护士(licensed practical nurses, LPN)监督整体护理并提供药物分配等医疗服务。尤其是在夜班或周末,有100张床位的LTCF可能仅有一名或两名注册护士或执业护士值班是常见的情况。提高护理人员与居民的比例和扩招注册护士被认为是改善疗养院护理质量的重要步骤[1]。

不到20%的LTCF配备医生,而医生很少提供直接医疗服务。大多数医生(77%)未在疗养院居民护理服务中投入时间[10]。医生为疗养院提供护理服务的平均工作量为每周2 h,约占医生总执业时间的4%。很少有医生(3%)每周为疗养院提供5 h以上的医疗服务。医生在LTCF中进行最佳医疗实践所面临的障碍包括文件不足、缺乏护理支持和报销成本不足[11]。因此,由非正规临床医生在LTCF中提供大部分直接医疗护理服务。在一项LTCF的全国性调查中,63%的机构报告其配备执业护士,每所机构平均有两名执业护士[12]。配备在职

非正规临床医生可以减少 LTCF 居民的住院频次和总费用[13,14]。

除了执业临床医生外，每所疗养院都必须有一名医学主任，负责"监督和参与药物使用审查和质量保证计划，并与主治医生共同探讨适当的药物治疗和医疗护理问题"[1]。大多数医学主任是内科医生或家庭医生，平均每月投入 10～20 h 履行医疗主任职责，包括感染控制和居民安全。美国医学主任协会（American Medical Director's Association，AMDA）是为医学主任设立的国家级主要专业组织，为医学主任提供培训和认证[15]。2016 年，按照工作人员类型，计算在一天中每名居民或参与者获得的工作人员服务时间：注册护士 0.54 h，执业护士或职业护士 0.85 h，护士助理 2.41 h，社会工作者 0.08 h，活动主管或工作人员 0.19 h。LTCF 提供多样化服务。2016 年，14.9％的机构配置痴呆症护理病房；80.7％提供临终关怀服务；87.6％提供心理健康或心理咨询服务；88.5％提供社会工作者服务；97.2％配置药房或提供药剂师服务；99.5％提供治疗服务；1 005 所机构提供饮食和营养服务。LTCF 通常配备顾问药剂师或与药剂师签订合同，让其评估机构中的药物处方，并且为相关药物治疗问题提供咨询服务。大多数 LTCF 的顾问药剂师会进行强制性药物审查，并向 LTCF 管理人员和医学主任提供反馈。顾问药剂师可以从在职角度提供重要的专业见解，以此改善包括抗菌药物在内的多种药物管理方式，应该将其视为临床医生和医学主任在抗微生物药物管理方面的潜在资源[16]。LTCF 发生疾病暴发期间，在相关药物副作用方面，顾问药剂师还可以为居民和家庭提供宝贵的咨询意见，或者在分配预防性抗菌药物（例如，奥司他韦）方面提供支持[17]。

长期护理机构预防和控制感染的影响因素

居住人口

许多 LTCF 居民都有潜在的风险因素，这增加了他们的感染易感性。与年龄相关的免疫功能变化（免疫衰老）、慢性疾病和营养不良都会产生相互作用，削弱宿主对感染的抵抗力，并减弱宿主对疫苗接种等预防措施的反应[18,19]。认知缺陷、功能障碍（例如，大小便失禁、活动能力下降、咳嗽反射减弱）和衰弱也会限制患者保持个人卫生的能力，增加其对看护人员的依赖，因此宿主易于发生感染[20]（表 27.1）。2016 年，在疗养院居民中最常见阿尔茨海默病或其他痴呆症（47.8％）[2]。长期居住的疗养院居民（58.9％）被诊断为阿尔茨海默病的比例高于短期居住的居民（36.7％）。此外，使用长期护理服务的居民被诊断为抑郁症的比例为 46.3％；长期居住的居民抑郁症患病率（53.0％）高于短期居住的居民（42.6％）[2]。留置器械和器械造成的伤口等医疗干预措施会增加感染风险[21,22]。许多 LTCF 增加了亚急性或急性后期护理服务，以让居民接受医疗护理（例如，中心静脉导管、血液透析、肠外抗菌药物或营养治疗、机械通气），其复杂性与许多急症照护医院实施的干预措施相当。

表 27.1　长期护理机构患者感染的个体水平风险因素

- 免疫衰老
- 缺乏疫苗接种
  - 流感、肺炎球菌
  - 营养不良
- 慢性病
  - 癌症
  - 糖尿病
  - 肺气肿、慢性支气管炎
  - 充血性心力衰竭
  - 周围血管疾病
- 药物
  - 免疫抑制剂
  - 减少咳嗽反射的中枢神经系统药物
- 可能影响遵守基本卫生习惯（如手部卫生）的认知缺陷
- 功能损伤
  - 大便失禁和尿失禁
  - 不可移动
  - 咳嗽反射减弱
- 医疗干预
  - 中心静脉导管、血液透析
  - 导尿管、胃造口术导尿管
  - 肠外抗菌或营养治疗
  - 机械通风

由于 LTCF 居民可能出现非典型感染症状，因此难以识别感染。一项评估患有细菌性尿路感染（bacteremic urinary tract infections，UTI）的老年人（＞75 岁）临床体征和症状的研究表明，10/37（27％）的老年人发热时体温未超过 37.9℃，48.6％的老年人未报告出现任何局部尿路症状（例如，排尿困难、尿急或尿频）[23]。一项对是否存在放射学肺炎证据的居民临床表现进行审查的大型研究表明，不能依据咳嗽和咳痰区分居民是否存在放射学肺炎证据，而似乎在 X 线检查证实存在肺炎证据的居民中，出现以前未出现过的嗜睡或意识模糊的情况更为普遍[24]。因此，居民出现非特异性的体征和症状时，应该进一步调查该人群中的潜在感染；如果居民未出现感染的典型临床体征，则可能无法确切地排除感染。

机构环境和结构

尽管机构增加了短期专业护理和康复服务，但体弱老年人群不再具备能够在社区独立居住的能力，因而大多数 LTCF 仍是这些人群的主要住所。文化变革和以居民为中心的护理主张创造一个"家庭式"环境，减少机构化氛围[25]。安排集体生活（例如，餐厅、居民休息室和团体活动）能促进社会化，加强疗养院内外居民、工作人员和访客之间的关系建设。然而，在大型群体中，人员频繁接触及共用设备可能会导致传播和出现感染。感染可能通过居民或工作人员进行直接人际传播，也可能通过接触受污染的物体表面和物品造成间接传播[26,27]。

LTCF 的人员配备和其他护理过程也可能对居民的感染风险产生影响。研究表明，注册护士和各级低水平护理工作人员（包括助理）的流动，与居民感染风险增加及机构接受检查期间更频繁地收到感染控制计划不规范的通知相关[28,29]。一项关于纽约 LTCF 暴发感染的研究表明，导致呼吸道或胃肠道感染暴发的机构风险因素包括规模较大的疗养院（每增加 100 张床位的风险比例为 1.71），以及仅有一间护理病房或有多间病房但共用工作人员的疗养院。有员工带薪病假的 LTCF 暴发感染的风险较低[30]。

长期护理机构特定感染的流行病学

一般原则

一项研究估计，LTCF 每年发生的感染负担成本为 160 万～380 万[31]。用于计算这些负担估计值的数据仅限于研究报告，这些研究涉及使用不同方法定义感染的少数机构。此外，这些研究数据获取自多年前的研究，且仅能代表专业护理机构和护理院（skilled nursing facilities and nursing homes，SNF/NH）。随着越来越多的人在 SNF/NH 接受更复杂的医疗护理，这些数据可能导致在这种环境下感染的真实程度被低估。缺乏其他环境的数据，如辅助生活机构或老年住宿护理环境。大多数感染率仅计算地方性感染，未能考虑经常影响该人群的与暴发感染相关的因素。LTCF 中因感染导致的发病率和死亡率很高。感染是导致从机构转诊至急症照护医院，并且在 30 日内再次被转回 LTCF 的最常见原因[32,33]。感染也与该人群死亡率增加相关[34,35]。

在 LTCF 工作的医护人员在识别和对疑似感染启动适当管理措施时面临诸多困难。如上文所述，常见的基础病症会对识别感染造成影响，从而导致 LTCF 居民出现非典型感染表现，使得临床体征和症状难以发现。临床医护人员经常不在现场，因此其仅能根据一线工作人员传达的评估结果做出管理决策。使用替代评估、不能及时对出现潜在感染的居民进行培养检测、过度使用抗菌药物和医护人员未立刻对居民进行随访等情况很可能导致抗菌药物的使用频次，以及转院频次增加。对于发热或出现潜在感染的居民，许多机构能够提供的诊断检查有限（例如，实验室检查或放射学检查）。大多数实验室服务外包给当地医院或参考实验室，这可能会延迟样本采集、样本处理和向医护人员报告结果的时间。为解决在 LTCF 工作的医护人员所面临的困难，已经发布几项临床指南，概述了评估和定义养老院居民感染的标准[36,37]。实施这些指南可以让评估疑似感染居民的过程标准化，确保护理工作人员能够识别适当的信息并将其传达给临床医护人员。

尿路感染

尿路感染是 LTCF 居民中最常见的细菌感染，在 LTCF 居民中占所有细菌感染的 25%～30%[22,38]。虽然膀胱通常是无菌的，但许多老年人由于医疗状况（例如，脑卒中、糖尿病性神经病变和前列腺肥大）导致膀胱排空不全、尿潴留和慢性菌尿，从而造成尿路功能改变。使用导尿管来处理排尿问题也会造成细菌进入尿路。无症状菌尿（asymptomatic bacteriuria，ASB，无局部感染体征或症状的菌尿）的患病率在未置管的 LTCF 居民中为 25%～50%，在长期留置导尿管的居民中为 100%；超过 90%的情况下，ASB 伴有脓尿（例如，尿液直接显微镜检查中白细胞≥5/HP）[38]。因此，不建议将脓尿或菌尿作为体弱老年患者或无临床症状的置管患者的 UTI 指标。临床评估对 LTCF 居民感染情况不可靠，加上区分 ASB 和感染的诊断具有不确定性，导致抗菌药物使用不当及其相关并发症。在 LTCF 环境下，疑似 UTI 占抗菌药物处方的 30%～60%[39-44]。为 LTCF 居民使用抗菌药物预防或治疗 ASB 在预防症状性 UTI 或改善死亡率方面未带来任何长期效益，但该措施已被证明会增加药物不良事件的发生率，并导致抗生素耐药病原体的后续感染[44]。

最近，在 568 所社区疗养院进行了一项为期 12 个月的大规模前瞻性实施项目，包括技术集束化：导管移除、无菌插入、定期评估、导管护理培训和失禁护理计划，以及强调领导、居民、家庭参与和有效沟通的社会适应性集束化[41]。在这些疗养院中，未经调整的导管相关性 UTI 率从 6.78/1 000 导管日降至 2.63/1 000 导管日。在使用回归模型并对机构特征进行调整后，感染率从 6.42/1 000 导管日降至 3.33/1 000 导管日[发病率比（incidence rate ratio，IRR）为 0.46；95% CI 0.36～0.58，$P<0.01$]。在另一项评估 12 所社区疗养院 UTI 与预防成本的研究中，418 名留置导尿管的居民被随机分为标准护理组和感染预防计划组，后者包括屏障预防、积极监测和工作人员教育[42]。一所有 120 张床位的护理院（NH）每年的计划成本为 20 279 美元。疾病治疗成本每年将减少 54 316 美元，节约净成本 34 037 美元。因为导管相关的 UTI 预防计划可以降低成本和改善健康结果，让支付方受益，所以医疗保险和优先保险公司等支付方可能想要为 NH 实施此类计划提供激励措施。

呼吸道感染

呼吸道感染（respiratory tract infections，RTI）经常被报道，其与尿路感染类似，并且是 NH 中抗菌药物使用的主要驱动因素。在对 5 所 LTCF 进行了为期 3 年的下呼吸道感染（lower respiratory tract infection，LRTI）暴发的监测研究中，LRTI 的总发病率为 1.75/1 000 住院日（不同疗养院的范围为 1.4/1 000 住院日～2.8/1 000 住院日），其中 43%的感染发生在暴发背景下[45]。LRTI 的抗菌药物使用率可能高达 50%，药物适当使用率范围从肺炎的 87%至急性支气管炎发作的 35%不等[45,46]。在 LTCF 中与 LRTI 暴发相关的发病率和死亡率可能较高。2000—2002 年，LRTI 是 65 岁以上人群住院和死亡的主要传染病因[47]。在一项对 353 名 LTCF 的 LRTI 居民队列研究中，22%的居民被转移到医院，9%的居民在感染后 30 日内死亡[48]。

在 LTCF 中引起 LRTI 的细菌和病毒病原体具有多样性，这为预防和控制感染带来诸多困难。认知和功能障碍（例如，吞咽困难、咳嗽反射受损、活动受限、氧气依赖）会增加个别患者出现肺炎和其他 LRTI 的风险。老年人免疫力受损时，在成年人群中通常疾病影响较轻的病毒性上呼吸道感染（upper respiratory infections，URI），也会引起 LTCF 居民严重的疾病[49]。在 LTCF 中可能无法根据 LRTI 的临床表现区分严重病毒感染和肺炎；因此，在明确诊断之前，及早对出现咳嗽和发热的居民实施呼吸道预防措施，可能有助于减少传染性感染疾病的传播。

流感和其他病毒性呼吸道感染

虽然流感是 LRTI 暴发的最常见病因，但许多通常被认为在成人中不会引起严重感染的呼吸道病毒已成为 LTCF 中引起 LRTI 的重要病因[50]。SARS－CoV－2、副流感病毒、人类偏肺病毒、呼吸道合胞病毒、人类腺病毒和鼻病毒都与 NH 环境中 LRTI 暴发相关，发病率高达 50%～70%[49,51-58]。虽然流感和其他呼吸道病毒最常发生于冬季，但这些病毒可以在全年传播，监测计划可能会忽视小规模的非高峰暴发[45]。对病毒性 LRTI 使用基于分子的呼吸道诊断检测（例如，多重聚合酶链反应检测）可以增加识别引起 LRTI 暴发的呼吸道病毒的概率，加快启动适当的管理措施。

然而，即使在确定致病病原体之前，LTCF 也应该积极实施感染控制措施。例如，使用呼吸道飞沫预防措施、将有症状的居民分组，以及加强对居民、医护人员（HCW）和访客的 LRTI 症状的监测，减少机构内感染的传播。

居民和 HCP 接受疫苗接种是预防 COVID－19 和流感暴发的主要措施之一[53]。研究表明，LTCF 的老年居民接种流感疫苗的预防有效率为：流感样疾病 23%～43%，流感 0～58%，肺炎 46%，住院 45%，流感或肺炎死亡 42%，全因死亡 60%[59,60]。2005 年至今，美国医疗保险与医疗补助服务中心（centers for medicare and medicaid services，CMS）要求经过认证的 NH 每年为居民提供一次流感疫苗接种，并且开始报告居民的疫苗覆盖率作为质量指标。最近一项关于经过认证的疗养院流感疫苗接种覆盖率模式的研究表明，尽管中位数覆盖率为 73%，但有证据显示，黑种人和白种人居民州级疫苗覆盖率存在显著差异，最高可达 10%，这是由于以黑种人居民为主的护理机构中的疫苗接种率较低[61]。该研究结果强调了在 LTCF 中推广流感疫苗接种的文化适当策略的重要性。提高 LTCF 中 HCP 的流感疫苗接种率也与感染暴发期间居民的良好结局相关[62-64]。一项对在 LTCF 工作的临床护士助理的全国性调查中，报告只有 37%的护士助理接种了流感疫苗。多变量分析显示，医护人员在机构工作的时间越长、所在机构提供的福利越多，以及在自我报告中认为“因工作受到尊重/获得奖励”等因素，会增加他们接种疫苗的因素[65]。积极推动 HCP 接种流感疫苗的机构能够提高疫苗覆盖率；然而，必须克服的障碍包括个人对疫苗风险和效益的看法，以及工作人员流动等机构层面的因素[66]。同样，接种 COVID－19 mRNA 疫苗、使用口罩和保持社交距离已被证明能明显减少疗养院居民中的无症状感染和有症状感染[53]。

肺炎

护理院获得性肺炎（nursing home-acquired pneumonia，NHAP）是 LTCF 人群住院和死亡的主要感染病因之一[67]。在一项对 5 所 LTCF 进行为期 3 年的前瞻性队列研究中，NHAP 的发病率为 0.7/1 000 住院日，其中 31%的居民需要住院治疗，9%的居民在确诊后 14 日内死亡[68]。许多 NHAP 的风险因素源于衰老和（或）基础疾病，如吞咽或咳嗽反射受损、晚期痴呆、营养不良、功能下降/活动障碍及留置饲管。然而，潜在的可改变风险因素包括目击误吸事件、使用镇静药物和缺乏口腔护理[69,70]。

NHAP 发作时致病病原体的鉴别通常受到诊断方法和样本采集质量的限制。在一项对年龄超过 65 岁有社区获得性肺炎（community-acquired pneumonia，CAP）或 NHAP 患者的前瞻性队列中，尽管 90%的受试者接受了诊断测试，但确定病因学诊断的受试者比例不到 30%[71]。该研究与之前在 LTCF 居民中进行的 LRTI 研究类似，表明呼吸道病毒是 NHAP 病例中最常见的病因[67,71]。文献中关于 NHAP 最常见细菌病因学的数据混杂。在一项对 150 名 NHAP 患者进行的为期 10 年的前瞻性研究中，肺炎链球菌被确定为细菌性病因，占疾病发作比例的 58%。在 115 例患者队列中，革兰阴性杆菌（例如，流感嗜血杆菌、假单胞菌亚种、克雷伯菌亚种）比肺炎链球菌更为常见[71,72]。两项研究均未显示 NHAP 导致的多重耐药菌（multidrug-resistant organisms，MDRO）的患病率升高，但这些疾病的发作情况往往更严重。虽然军团菌亚种在前瞻性研究中很少被确定为 NHAP 的病因，但在 LTCF 中数次肺炎暴发中均有关于该菌种的报告，如果有证据证实军团菌定植于机构的供水系统，则应该将其视为散发性 NHAP 的病因[73]。

应该采取多种方法评估 LTCF 居民发生 NHAP 的风险，实施预防感染的策略。如上文所述，识别和解决可改变的风险因素（例如，改善口腔卫生）已被证明可行且有效[74]。预防 LRTI 采用推广流感和肺炎球菌疫苗接种的普遍方法[75]。虽然人们担心疫苗对老龄人群的效力下降，但已经证明接种流感疫苗和 23 价肺炎球菌多糖疫苗可以预防侵袭性肺炎球菌疾病、肺炎相关住院和疗养院居民死亡[76-78]。同样，COVID－19 mRNA 疫苗已被证明可明显减少疗养院居民的无症状感染和有症状感染[53]。

胃肠感染

急性肠道感染和胃肠炎（gastroenteritis，GE）是 LTCF 最常见的胃肠感染，其与显著发病率和死亡率相关。在一项对发生不明病因 GE 的人群水平研究中，LTCF 居民占死亡人数的 17.5%，与任何其他群体相比，该感染造成的死亡率最高[79,80]。输入国家疫情报告系统（national outbreak reporting system，NORS）的急性 GE 暴发报告包括关于暴发背景信息，其中 80%的报告来自 LTCF[81]。报告提及 LTCF 食源性 GE 暴发存在多种病原体，包括大肠杆菌、志贺菌亚种、沙门菌亚种、弯曲杆菌亚种、李斯特菌亚种；然而，诺如病毒在急性人际传播 GE 暴发中占大多数比例，而艰难梭菌是 LTCF 急性肠道感染发作的主要地方性病因[82-84]。

诺如病毒

诺如病毒暴发可能会严重干扰 LTCF 的正常运作和看护服务。文献报告的暴发特征：主要症状包括呕吐（70%）和腹泻（80%），观察到的病例住院率为 3.1%，病死率为 0.5%[78]。居民和工作人员的发病率可能高达 55%和 35%，在感染暴发期间，受到影响的居民中位数为 35 名，平均持续时间为 11 日[85]。从感染暴发中确定的关键控制措施包括快速识别临床发作，适当使用隔离预防措施、注意手卫生和环境清洁/消毒，以此减少人际传播。大型多机构出现暴发强调了在多个机构中工作的无症状或轻度症状 HCP 作为传播源，可以跨越地理上较远的机构进行传播[85]。针对在医疗环境中预防和控制诺如病毒暴发的指南建议同样适用于 LTCF，而且 LTCF 应该执行此类建议[86]。

艰难梭菌

艰难梭菌感染（*Clostridioides difficile* infection, CDI）是一种常见且有时可能危及生命的 HAI。人群监测系统的数据显示，目前未住院的人群中发生的医疗保健相关 CDI 的比例为 75%，包括最近出院的患者、门诊患者和疗养院居民[87]。2006 年俄亥俄州医疗保健机构的强制性 CDI 报告显示，超过一半的医疗保健相关 CDI 患者可能于 LTCF 发病，并且患者主要集中于疗养院[88]。超过 65 岁的人群与 CDI 相关的住院率和死亡率明显升高，因此 LTCF 人群易发生艰难梭菌严重感染，并受到其并发症影响[89]。

艰难梭菌在 LTCF 中感染和定植的常见风险因素包括：频繁的医疗保健暴露和抗菌药物暴露、药物或基础合并症导致的胃酸减少，以及与年龄相关的病原体免疫应答损伤[90]。艰难梭菌在设备表面和机构环境中能够持久存活，导致这种病原体在 LTCF 的共享生活空间中传播。从医院进入 LTCF 的无症状定植居民也会成为传播感染的来源，增加该人群复发感染的风险。LTCF 中无症状定植的患病率在非暴发情况下为 5%，在大规模暴发情况下高达 50%[91,92]。考虑到暴发与近期使用抗菌药物的密切相关性，LTCF 居民如果出现急性腹泻，尤其在接受抗菌药物治疗期间或治疗后出现症状，应该怀疑 CDI，给予适当诊断测试、治疗及提前实施预防性接触隔离措施。LTCF 应该确保感染预防和控制政策到位，包括谨慎使用抗菌药物、CDI 监测、保持一致的手卫生习惯、适当使用手套和其他感染控制措施，以及充分的环境清洁和消毒，预防该人群中出现新发和复发 CDI[87,90]。

病毒性肝炎

美国医疗保健环境中乙型肝炎和丙型肝炎的暴发让人们重新认识到与不安全感染操作相关的风险，着重强调了糖尿病护理中的辅助血糖监测操作。1998—2008 年，LTCF（疗养院和辅助生活机构）环境中 15/33（45%）的乙型肝炎和丙型肝炎暴发与非医院医疗保健环境中不安全的血糖监测操作相关[93]。由于环境中出现暴发，在 1 700 名被认为有暴露风险的居民中选择 900 名进行筛查，发现其中 97 名居民新感染乙型肝炎。随着入住 LTCF 的糖尿病患者人数不断增加，慢性丙型肝炎病毒（hepatitis C virus, HCV）感染的老年人群也开始入住这些机构，因此在 LTCF 中推行安全的糖尿病护理至关重要[94,95]。医疗保健环境中的血源性病原体传播完全可以通过遵守护理标准预防，其中包括适当的人员配备和感染控制实践。执行经皮手术的工作人员应该接受适当的培训；尤其需要在 LTCF 中推广手卫生的培训和监督手套的使用方法（例如，在针刺手指采血后，接触患者需要更换手套和清洁双手）[96]。检测 LTCF 环境中的暴发情况受限于无法识别新发急性感染和怀疑与医疗保健相关的传播途径。医护人员评估 LTCF 居民时，如果其疾病包括不明原因的肝功能障碍或转移酶（天冬氨酸氨基转移酶，aspartate aminotransferase, AST 或丙氨酸氨基转移酶，alanine transaminase, ALT）水平明显升高，应该考虑进行乙型肝炎病毒（hepatitis B virus, HBV）或 HCV 感染的特异性血清学检测。如果疗养院或其他 LTCF 环境中的任何居民出现急性病毒性肝炎感染，则应该将此类证据向公共卫生管理部门报告，以此帮助确定感染源[96]。

皮肤和软组织感染

皮肤和软组织感染是 LTCF 居民中第三大常见感染[22]。LTCF 居民出现更严重或侵袭性皮肤感染的常见风险因素包括：近期手术或压力相关皮肤破损导致的伤口、失禁和活动受限导致的皮肤浸渍或潮湿、与血管功能不全和伤口愈合不良相关的基础并发症（例如，糖尿病），以及营养状况不良[97]。伤口会增加侵袭性皮肤感染的风险（例如，蜂窝组织炎或骨髓炎），但区分 LTCF 居民的感染伤口和定植伤口可能存在困难，伤口处理不当可能导致抗菌药物的过度使用和产生耐药菌[98,99]。

化脓性链球菌是蜂窝组织炎和伤口感染的常见病因，可能导致 LTCF 居民暴发菌血症、坏死性筋膜炎和败血症等严重感染[100-102]。LTCF 居民侵袭性 A 组链球菌（invasive group A streptococcal, iGAS）感染的发病率明显高于在社区生活的老年人的发病率（41.0/10 万与 6.9/10 万），并且与较高的病例致死率相关[103]。在 LTCF 中，iGAS 有多种暴发方式。某些暴发在几周内急剧发展，持续 1～2 个月，而另一些暴发的特征是在几个月内陆续确定发作，持续数月至 1 年以上[104]。如其他章节所述，在 iGAS 暴发过程中，包括手卫生在内的基本感染预防和控制实践的疏忽与集群发作的环境相关，但经常通过这些事件强调一个特殊问题，即在确定病因学之前，LTCF 需要获取转入或转出急症照护机构居民的感染结果和病因的重要信息。如果转诊机构之间未能沟通如化脓性链球菌或艰难梭菌等严重传染性病原体的鉴别结果，则可能会阻碍其他 LTCF 易感居民对这些病原体传播和扩散的认识[100,104]。

疥疮是一种重要的寄生性皮肤感染，也是目前所知 LTCF 暴发的原因。疥疮可以通过接触被寄生虫污染的无生命物体（例如，床单）或直接通过人际接触进行传播。据报道，挪威的三所 LTCF 疥疮暴发持续了 5 个月，涉及 27 人（患者或 HCP）[105]。虽然最初使用苄氯菊酯治疗未取得成效，但随后发现苯甲酸苄酯具有疗效。最终，对 600 多名居民和工作人员进行了治疗。从这些暴发中观察到一个关键的解决方法，即需要治疗居民和工作人员，同时对被褥、衣物和环境进行消毒。高度临床怀疑和早期识别对于促进所需的适当评估以确认疥疮的诊断至关重要。例如，通过皮肤科咨询或显微镜检查皮肤刮片。未能进行适当诊断检测可能导致大规模暴发，影响工作人员和居民，从而产生高额成本[106]。

多重耐药菌感染

LTCF 人群中的医疗保健暴露（包括频繁住院、抗菌药物暴露、使用留置器械、存在伤口，以及 ADL 增加对看护人员协助的依赖性）也是 MDRO 定植和感染的风险因素[107,108]。疗养院居民通常被认为是急症照护医院住院患者 MDRO 定植和感染的危险因素[109,110]。由于 LTCF 居民中抗生素耐药菌耐万古霉素肠球菌（vancomycin-resistant enterococcus，VRE）和多重耐药革兰阴性杆菌（multi-drug-resistant gram-negative bacilli，MDR－GNB）的定植率为 10%～20%，耐甲氧西林金黄色葡萄球菌（methicillin-resistant staphylococcus aureus，MRSA）的定植率为 40%～50%，因此 LTCF 居民通常被描述为 MDRO 的"宿主"[111-115]。在 LTCF 居民中，MDRO 感染与更严重的感染、住院、死亡风险增加和护理成本增加相关[71,116,117]。

在急症照护机构和 LTCF 之间转移的居民人数不断增加，MDRO 在 LTCF 中产生和传播的风险也随之增加。一项评估患者在医疗保健环境中移动的研究表明，超过 50%的患者在住院期间为碳青霉烯耐药肠杆菌科细菌（carbapenem-resistant enterobacteriaceae，CRE），出院后入住 LTCF 急性后期护理机构[118]。最近的报告强调 LTCF 在社区内 CRE 暴发中的作用[119,120]。在转院时与社区内的医疗保健机构沟通 MDRO 感染或定植对于控制这些病原体至关重要。最近，从 21 所 NH 或长期急症照护机构（18 所 NH，3 所 LTAC）随机抽取 50 名成人，使用鼻腔、皮肤（腋窝/腹股沟）和直肠周围拭子筛查 MRSA、耐万古霉素肠球菌（VRE）、超广谱 β－内酰胺酶产生菌（extended-spectrum β－lactamase-producing organisms，ESBL）、CRE[121]。MDRO 的患病率在 NH 中为 65%，在 LTAC 中为 80%。NH 中最常见的 MDRO 是 MRSA（42%）和 ESBL[34]。需要管理呼吸机辅助的 LTAC 患者和 NH 居民的机构与那些不需要管理此类人群的机构相比，CRE 患病率更高（8%与<1%，$P<0.01$）。仅能了解到 18%的 NH 居民产生 MDRO 的状态。定植 MDRO 的 NH 居民通常携带其他 MDRO（54%）。这些数据显示，NH 居民经常携带 MDRO，这通常无法识别，这些居民可能会成为传播来源，将耐药菌传染给其他居民。

长期护理机构的感染预防和控制

用于预防和控制感染活动的基础设施、配备的工作人员和可用的资源在不同的 LTCF 环境下有很大的差异。美国所有经过认证的护理机构都必须有感染预防和控制计划，作为联邦法规对机构许可和认证的一部分[122,123]（https://www.cms.gov/Medicare/Provider-Enrollment-and-Certification/CertificationandComplianc/Nhs，2021 年 12 月 13 日访问）；然而，许多仅获得州级许可的寄宿护理机构和小型辅助生活机构（例如，床位<50 张）可能没有正式的感染预防计划或对工作人员的培训[124]。在辅助生活环境中的居民暴发病毒性肝炎和 COVID－19 疫情，让人们意识到这些 LTCF 需要更多监管监督和感染预防教育[125,126]（https://www.cdc.gov/coronavirus/2019-ncov/hcp/nursing-home-long-term-care.html，2021 年 12 月 13 日访问）。本部分与本章其他部分类似，讨论关于 LTCF 感染预防和控制的讨论将侧重于经过认证的护理机构的具体问题。

监督感染控制计划

美国 CMS 通过联邦感染控制监管标签（F－标签 441）提供在经过认证的疗养院制定和实施感染控制计划和感染预防实践的指南[123]（https://www.cms.gov/Medicare/Provider-Enrollment-and-Certification/Certificationand Complianc/NHs，2021 年 12 月 13 日访问）。F－标签 441 成为在许可和认证机构调查中鉴定感染预防和控制实践中存在缺陷的引用依据。一项探讨 2000—2007 年经过认证的护理机构 F－标签 441 引用的全国趋势的研究表明，2000—2007 年增加了计划引用的感染控制百分比（12.8%～17.3%），感染控制是全国平均第九大最常被引用的缺陷[29]。引用率因所在州而有所不同，将近 50%的引用属于"可能会造成比最低限度危害稍重"的严重级别。多变量分析表明，各级（即护士助理、LPN 和 RN）较低水平人员配备与机构收到数量较高的 F－标签 441 引用显著相关。其他研究表明，参与实施感染控制计划活动的工作人员时间不足，感染控制计划协调员的感染预防培训不足等情况均为 LTCF 面临的困难[127,128]。

通常情况下，LTCF 无法指定全职人员负责管理感染控制计划，因此依赖质量保证或感染控制委员会成员的意见指导计划活动。除了听取委员会的机构管理人员和临床领导（例如，医学主任或护理主任）的意见，一线护理人员、内务管理/机构管理人员，以及（如有可能）药房和实验室服务人员的意见同样重要。还可以听取来自附属急症照护医院或社区内其他 LTCF 感染预防人员的想法和建议，以改善和实施感染预防实践措施。

正如美国 F－标签 441 引用趋势所示，人们不断提升对 LTCF 感染预防计划重要性的认识。有几个州已经采纳了除联邦制度之外的关于监督和协调感染预防计划的额外法规。2003 年，马里兰州开始实施一项州法规，要求疗养院聘用受过培训的感染预防专业人员管理感染预防和控制计划。制定该法规的同时，还为 LTCF 医护人员创建了一项教育计划，向他们提供基本的感染控制培训来满足感染预防专业人员的培训要求。截至 2008 年，通过制定该法规和实施相关的教育措施，LTCF 报告在感染控制计划中聘用的受过培训的感染预防专业人员数量增加了 5 倍[129]。另一项对州卫生部门报告疫情的 20 所 LTCF 的数据进行的小规模分析表明，受过感染预防专业人员培训的机构与未受过感染预防专业人员培训的机构相比，前者向卫生部门报告暴发的时间更早，并且在报告时受暴发影响的居民人数较少。增加 LTCF 中专职和（或）受过培训的感染预防专业人员影响的证据时，应该考虑向有关人员、资源和培训提供额外指导,用于协调感染控制计划。近期发生的 COVID-19 暴发体现出在 LTCF 中实施有效的感染预防和控制计划的重要性和必要性。

感染控制计划的关键要素

2008 年,美国医疗保健流行病学学会(society for healthcare epidemiology of America, SHEA)和感染控制和流行病学专业人员协会(association for professionals in infection control and epidemiology, APIC)发布了关于 LTCF 感染预防和控制的最新指南[27]。除了提供有关感染的背景和确定在 LTCF 中实施感染预防的疑难解答外,该指南还列出了感染控制计划的关键要素(表 27.2)。许多急症医疗机构实施的感染预防和控制政策与实践也与 LTCF 相关。由美国 CDC HICPAC 发布的医疗保健机构感染预防和控制指南组合(参阅 https://www.cdc.gov/longtermcare)涵盖了在 LTCF 和医院外其他环境中实施一般感染控制的建议,以及在LTCF居民中实施 COVID-19 预防控制和疫苗接种,同时还被 CMS 的 F-标签 441 感染控制法规的解释性指南所引用[123]。然而,考虑 LTCF 的共同生活环境,以及提供的看护等其他特有的方面,在机构中实施这些感染控制建议的同时,难以保持疗养院日益提倡的"家庭式"居民体验。研究采纳这些指南的建议作为满足 LTCF 感染预防需求的策略,将增加这些感染控制计划最佳实践的证据基础。尽管对 LTCF 感染控制计划所有要素的全面审查超出了本章的范围,但以下各小节重点介绍了在 LTCF 实施计划过程中存在的特定困难活动。

表 27.2 长期护理机构感染预防和控制计划的要素

项目要素	示例/活动
制定和实施感染预防政策和程序	手卫生标准和基于传播的预防措施
感染监测	制定病例定义,确定过程和结果措施,建立基线比例
疫情的识别、调查和控制	确定疫情阈值,实施控制措施,通知公共卫生管理部门
开发针对生物体的感染预防和控制程序	结核病、流感、疥疮、耐多药生物、艰难梭菌
抗生素管理	审核抗生素使用情况,向临床提供者提供反馈
检测住院患者护理实践	误吸预防措施、压疮预防、留置装置的使用和维护
设施管理问题	食品准备和储存、洗衣房处理和清洁、感染性废物收集,以及设备和环境的处理、消毒和清洁
产品评估和库存	一次性设备、自动禁用锐器、手卫生用品、个人防护用品
居民健康计划	结核病筛查、免疫接种
医护人员安全	结核病筛查、免疫接种、职业暴露计划
质量保证/绩效改进	在质量委员会向设施管理部门和员工反馈感染防控相关数据
准备计划	制定应对自然灾害/流行病的计划

经许可改编自:Smith PW, Bennett G, Bradley S, et al. SHEA/APIC guideline: infection prevention and control in the long-term care facility, *Infect Contr Hosp Epidemiol*. 2008; 29: 785-814。

感染监测

实施感染监测是 LTCF 感染预防专业人员的主要活动之一,并且通常耗时最长。在 F-标签 441 的 CMS 解释性指南中,关于感染监测的部分概述了该项监测计划的所有基本特征,包括使用标准化定义和症状标准、使用数据采集模板等监测工具、对居民人群进行风险评估、指定监测选择的过程和(或)结果、趋势数据分析,以及向主要看护人员反馈结果[123]。然而,这类监测计划的全面实施具有较高的可变性。在对 488 所加拿大 LTCF(约占合格机构的 1/3)完成的感染监测和预防计划的深入调查中,将所有可能的监测活动量化为指数评分(范围 0~100)。受访者的监测指数中位数为 62.9%,82%的机构得分<80,因此笔者得出结论,即使有充分的工作人员和资源,在大多数感染控制计划中,能够完成专家建议的监测活动的计划不到 80%[130]。一项对美国退伍军人事务部疗养院的护理病房的感染预防计划调查显示,这些病房与社区 LTCF 的病房相比,前者通常人员配备和基础设施更佳,在系统中用于定义感染监测和标准化过程中存在的不足[131]。

2012 年美国 CDC SHEA 发布的指南审查修订、更新了 LTCF 感染监测的定义和标准[132]。这些定义以 1991 年出版的第一套专供 LTCF 使用的感染监测标准为基础[133]。尽管更新后的监测定义可能成为 LTCF 监测计划的标准,但这些定义的实施和验证仍需进一步评估。研究表明,应用监测标准与医护人员的感染诊断相比,可能造成对 NH 相关感染数量的低估[21,134]。通过应用监测定义所识别的事件与根据临床诊断和抗菌药物使用的事件之间的差异,在定义这种情况下感染标准的敏感性和特异性时,强调进一步评估的重要性。

2012 年,CDC NHSN 推出了专门为 LTCF 设计的组件,用于监测 CDI、UTI、MDRO 引起的感染,包括耐甲氧西林金黄色葡萄球菌(MRSA)感染及预防感染过程的措施(http://www.cdc.gpv/nhsn/ltc/)[135]。该 LTCF 组件支持更新的 LTCF 监测定义,并为数据采集、报告和建立 LTCF 感染的国家基准提供基础设施。尽管建立该 LTCF 特定报告基础设施能够创造在国家级机构中获取监测数据的重要机会,但在 LTCF 的医护人员能够最大限度地使用该系统之前,必须解决许多知识产权人员配置和计划资源(例如,获得 IT 支持)的问题。

手卫生

根据 CDC HICPAC 手卫生指南,在医疗保健环境中适当使用手卫生产品和遵守手卫生习惯预防感染传播的原则[136]应该在 LTCF 中得以应用。然而,一项对所在 6

个不同州的 17 所护理机构的 1 143 名工作人员进行的调查显示，近 1/3 的受访者表示，无论 CDC 指南的建议如何，他们都不会改变手卫生习惯，而有 20%的人认为指南对于 LTCF 不实用[137]。实施手卫生建议的另一个障碍是缺乏方便使用的手卫生产品，如含醇洗手液（alcohol-based hand rubs，AHBR）、洗手池和毛巾。急症照护环境通常在整个机构中广泛使用 AHBR，而 LTCF 与之不同，由于担心配置的 AHBR 可能违反消防法规、认知障碍的居民意外摄入 AHBR，或者使用 AHBR 会让环境产生“机构”感，因此 LTCF 对 AHBR 的接受度较低。随着更多可用证据显示在 LTCF 中配置 AHBR 可以提高手卫生的安全性、有效性和依从性[138]，这些障碍可能会开始减少。LTCF 工作人员使用感染预防指南所面临的较大困难可能在于，其认为这些建议的证据基础主要来自急症照护医院的研究，可能无法反映 LTCF 的文化和需求。通过不断增加 LTCF 感染预防实践研究有望改变工作人员和医护工作者的思维模式，这些人员了解手卫生知识和其他感染预防指南，但可能并未持续遵循指南要求[139-141]。

基于传播的预防措施

尽管 CDC HIPCAC 指南中包括了在 LTCF 和其他非急症环境中 MDRO 隔离和管理的使用建议[142,143]，但在实际上，LTCF 能够实施基于传播的预防措施的循证指南有限，这仍然是具有挑战性的难题。一个用于管理 LTCF 中 MDRO 传播的概念模型建议，将指南从病原体特异性预防措施模型转变为基于居民特异性风险因素的模型[144]。如上文所述，伤口和留置医疗器械已被确定为定植 MDRO 的风险因素。因此，针对该观点提出一项策略，在对这些具备特定风险因素的居民进行直接护理时，可以先行采取接触预防措施。另一种可变方案基于综合征的方法实施基于传播的预防措施（例如，腹泻的接触预防措施）。目前该机构将根据居民的需求定制护理服务，而不再专注于特定病原体的预防措施。考虑获得实验室诊断的机会有限，以及在护理过渡期间经常缺乏对 MDRO 情况的沟通，相比等待特定病原体的鉴定结果，以居民为中心的预防措施可能是确保高风险居民预防措施到位的更简单、更可靠的方法。在暴发背景下，这一点可能特别重要。然而，在一项对 LTCF 工作人员的调查中，超过 90%的工作人员担心采取接触隔离预防措施可能让 LTCF 居民产生负面心理社会影响，约 15%的工作人员认为该措施可能对居民的健康造成不利影响[145]。何时可以停止预防措施是在 LTCF 中对 MDRO 使用接触预防措施的另一个难题。在急症照护机构中，预防措施通常在住院期间保持不变，LTCF 可作为某些个人的永久住所，而这与急症照护机构不同。如何平衡护理人员减少病原体传播的目标与保护居民社会和情感健康的需要，成为 LTCF 的重大难题。研究在确定高风险的居民相互作用或病原体传播和获取的时间范围时，应告知在这种情况下使用基于传播的预防措施的最佳做法。

抗微生物药物管理

抗菌药物是 LTCF 中最常用的处方药物，其药物不良事件发生率仅次于抗精神病药物[146,147]。除了药物不良事件的风险外，抗菌药物暴露也是获得、定植和感染的艰难梭菌和 MDRO 的一个众所周知的风险因素[90,132,148]。在一项对 73 所专业护理机构/疗养院进行的抗菌药物使用研究中，抗菌药物使用的合并平均率为每 1 000 住院日 4.8 个疗程（范围为 0.4～23.5），42%的居民在为期 6 个月的研究中接受了至少一个疗程的抗菌药物治疗[39]。造成机构级抗菌药物使用差异的因素可能包括医护人员的处方习惯、机构内提供的住院服务类型（例如，监护型 LTCF 与急性后期专业护理人员）和居民病例混杂指数[149-151]。LTCF 中对不适当使用抗菌药物的估计具有较大的差异，这取决于如何定义适当性[146,152]；然而，与急症照护一样，在这种环境下有许多能优化并可能减少抗菌药物使用的机会。一个由 LTCF 专家组成的共识小组提出了一套启动抗菌药物疗程的最低标准，为对稳定的居民进行经验性抗菌治疗提供了合理性和指导[37]。一项对 24 所疗养院进行的集群随机对照试验，根据这些 UTI 最低标准管理诊断和治疗算法，干预疗养院与对照组相比，用于治疗 UTI 的抗菌药物减少了 31%[40]。此外，两组之间的住院率或死亡率没有差异。然而，尽管治疗 UTI 的抗菌药物使用频率减少，但两组之间的总体抗菌药物消耗量没有差异，这表明药物使用可能已经转向其他适应证。2016 年，42%纳入 CDC NHSN 的疗养院报告符合 CDC 抗生素管理所有的 7 个核心要素。分析 2 982 家疗养院提交的调查数据；67%为营利性机构，床位中位数为 101 张，61%的疗养院为连锁或多机构组织的成员。每周专门负责预防及控制感染活动的工作人员时数中位数为 13 h。总体而言，1 262 所疗养院（42%）报告实施了所有 7 个核心要素。根据双变量分析，营利性所有权、养老院连锁关系和每周用于感染预防和控制活动的工作人员时数与所有 7 个核心要素的报告实施情况在统计学上显著相关[153]。上述数据表明，在该环境下可能需要更全面的抗微生物药物管理方法，用于确定安全有效的方式来优化抗菌药物的使用。

2013—2015 年，有 279 所 LTCF 入组并有资格向 NHSN 提交报告，每年的报告数据存在一定的差异[135]。大多数机构为非营利机构（57%），91%为医疗保险和医疗补助双重认证机构，38%为独立机构（表 27.3）。床位中位数为 102 张，入住率中位数约为 92%。仅有 21%的机构拥有自己的实验室进行样本检测。报告机构汇总的 3 年间粗略发病率估计为 LTCF CDI 病例 0.98/10 000 住院日，UTI 病例 0.59/1 000 住院日，LTCF MRSA 病例 0.10/1 000 住院日（表 27.4）。

最终，需要评估这些举措在 LTCF 中的抗菌管理和感染监测中产生的预防影响。这些初始数据表明，NHSN 的 LTCF 组件可以作为国家监测系统，用于监测 LTCF 的 HAI。NHSN 的 LTCF 组间可能有助于填补当前对 LTCF HAI 发病率未了解的部分，并确定可用于改善居民安全的机构级基准。美国 LTCF 最近的 COVID-19 经验表明，目前迫切需要改进美国 LTCF 的感染预防和控制措施。

表 27.3 2013—2015 年有资格向国家医疗安全网络长期护理机构部分报告的注册机构的特征[a]

特征	n(%)	中位数(Q1～Q3)
机构类型		
熟练护理机构/疗养院	277(99.3)	
辅助生活机构	1(0.4)	
发育障碍的慢性护理	1(0.4)	
所有权		
非营利性,包括教堂	160(57.3)	
盈利性	94(33.7)	
政府(非 VA)	24(8.6)	
VA	1(0.4)	
证书		
双重医疗保险/医疗补助	253(90.7)	
仅医疗保险	19(6.8)	
仅医疗补助	4(1.4)	
仅州立	3(1.1)	
附属情况		
独立	107(38.4)	
附属医院系统	99(35.5)	
多机构组织(连锁)	73(26.2)	
入住率百分比[b]		91.5(82.7～95.8)
感染控制的平均工作时间(每周)		12(8～21)
床位数		102(57～150)
<50	63(22.6)	
50～99	65(23.3)	
100～199	106(38.0)	
>199	45(16.1)	
存在任何电子健康记录	233(83.5)	
实验室检测位置[c]		
医疗中心,当地签约	83(29.9)	
商业委托实验室	80(28.8)	
机构有自己的实验室进行检测	58(20.9)	
附属医疗中心,在同一卫生系统内	48(17.3)	
其他	9(3.2)	

Q1,四分位数 1;Q3,四分位数 3;VA:美国退伍军人事务部。
a:使用每个设施的最新调查数据完成(2011 年:7 项调查,2012 年:56 项调查,2013 年:53 项调查,2014 年:53 次调查,2015 年:110 次调查)。2013 年 1 月 1 日前撤出的设施除外。
b:入住率=(日均人口普查/床位数量)×100。
c:一个机构没有回答这个问题(278 个机构中的百分比)。
经许可转载自:Palms DL, Mungai E, Eure T, et al. The National Healthcare Safety Network long-term care facility component early reporting experience: January 2013-December 2015. *Am J Infect Control*. 2018; 47: 637 - 642。

表 27.4 2013—2015 年感染率的粗略机构水平分布

疗养院报告	事件数	入住天数	总体合并率	10%	25%	50%	75%	90%
艰难梭菌感染[a]								
粗略机构水平感染率分布								
146	667	6 827 414	0.98	0.00	0.00	0.70	1.86	5.62
耐甲氧西林金黄色葡萄球菌[b]								
粗略机构水平感染率分布								
84	206	2 161 396	0.10	0.00	0.00	0.01	0.10	0.24
所有尿路感染[b]								
粗略机构水平感染率分布								
112	203	3 429 240	0.59	0.00	0.00	0.29	0.81	1.15
非导尿管,症状性尿路感染[c]								
粗略机构水平感染率分布								
110	1 593	3 258 717	0.49	0.00	0.00	0.20	0.66	1.11
导尿管相关症状性尿路感染[d]								
粗略机构水平感染率分布								
109	407	170 523	2.39	0.00	0.00	0.84	3.22	7.35
导尿管使用率								
粗略机构水平感染率分布								
112	17 023	3 429 240	0.050	0.016	0.023	0.049	0.083	0.126

a:每 1 000 住院日率。
b:每 1 000 住院日率。
c:每 1 000 非导管日率。
d:每 1 000 导尿管日率。
经许可转载自:Palms DL, Mungai E, Eure T, et al. The National Healthcare Safety Network Long-term care facility component early reporting experience: January 2013-December 2015. *Am J Infect Control*. 2018; 47: 637 - 642。

结论

LTCF 中发生的感染是重要的公共卫生问题。入住这些机构并接受复杂医疗服务的个人会带来其最近与医疗保健相关的感染暴露、其他并发症暴露和风险因素,这些感染和并发症既往被认为仅在急症照护环境中出现。急性后期专业护理和体弱居民监护护理的混合配置为感染创造了一个完美的传播环境,导致易感群体中出现暴发，引起 COVID－19、艰难梭菌、MDRO 的传播和获取等严重后果。例如，严重疾病、住院甚至死亡。未来几十年中，接受 LTCF 服务的人数将大幅增加。在资源有限但具有重要性的医疗环境中，必须解决 LTCF 面临的特定感染预防难题，以实施有效的感染预防策略、提供循证指南和建议。通过在 LTCF 启动抗微生物药物管理计划和 HAI 监测，最终将减少该重要医疗环境中 MDRO 和 HAI 的发生。

致谢

感谢 Nimalie D.Stone 博士和 Chesley L.Richards Jr. 博士在本章上一版及在长期护理机构的感染控制和预防中的持续贡献。

第3篇

地方性和流行性医院感染

Endemic and Epidemic Hospital Infections

第28章

Lennox K. Archibald • Alaina S. Ritter • William R. Jarvis
(韩梦鸽 译;陈翔 校)

地方性和流行性医疗保健相关性感染的发病率和本质

Incidence and Nature of Endemic and Epidemic Healthcare-Associated Infections

引言

过去40年里,美国医疗保健系统已经从传统的急症医院发展为综合的、延伸的医疗模式,包括急症医院、门诊、门诊中心、长期照护机构和居家照护。在可能影响这些医疗保健机构患者的各种不良事件中,医院获得性感染和抗微生物药物耐药性仍然与显著的发病率、死亡率和不断上升的医疗费用相关。传统的医院感染被定义为在医院住院环境中获得的感染[1]。然而,由于患者可能从上述任何一种医疗保健机构中获得感染,或者实际的感染源可能来自医疗保健机构之外。例如,药品或设备在生产机构中的污染,因此医疗保健相关性感染(healthcare-associated infection, HAI)一词很大程度上取代了医院感染。自20世纪60年代以来,美国大多数HAI监测主要集中在急性医疗机构。因此,除了急症医院外,门诊、长期照护机构和居家照护机构在HAI传播、获得和发生中的重要性很大程度上仍然未知。由于这些原因,关于独立医疗和外科中心、长期照护机构或居家照护中HAI发生情况的公开监测数据相对缺乏。

1992年,美国住院人数约为3 500万,合计1.66亿住院日[2,3]。美国医院协会的数据表明,2019年,住院总人数刚超过3 600万。根据美国CDC 1992年的发病率和死亡率周报(Morbidity and Mortality Weekly Report, MMWR),估计HAI每年影响超过200万的住院患者,给急性医疗机构带来超过45亿美元的财政负担[2]。据估计,每年约有10万人死于HAI。2009年美国CDC报告估计,美国医院的直接总成本为280亿~340亿美元[4]。最近的估计表明,无论何时,大约每20名住院患者中就有1人发生HAI,而医疗保健行业每年发生的HAI则超过100万例。在美国,综合医院床位数减少的同时伴随着重症监护病房(intensive care unit, ICU)床位数的增加,使得监测、预防和控制HAI显得更加重要[5]。

在美国及越来越多的经济欠发达国家,抗微生物药物耐药性在很大程度上导致了医院感染引起的死亡率升高和医疗成本不断攀升。与HAI相关的经济负担包括治疗非预期感染的直接成本;需要额外住院治疗和住院时间延长相关的成本;治疗耐药性病原体所需的昂贵抗微生物药物;与新的、不常用的药物可能相关的毒副作用(例如,肾脏或肝脏并发症);整个社会的潜在成本,如难治性感染的患病率和保险费增加;以及由于失业和生产力下降而造成的收入和利润损失。大量已发表的单中心研究数据描述了美国和西欧医疗机构中HAI相关的常见病原体及其对常见抗微生物药物的敏感性。在美国,近85%的HAI与细菌病原体有关,其中33%可以通过持续的感染监测和一般的控制措施预防,甚至无须考虑个体化预防措施(如导管或伤口护理)[6]。

本章描述美国常见HAI病原体的发病率和患病率、一些哨点HAI发生的长期趋势、各种医疗机构中HAI暴发的本质,以及对患者预后和医疗保健提供者的影响。

地方性HAI

发病率

起初,管理和整合医疗模式的一个关键目标是通过减少HAI的发生并同时控制成本来提高医院提供的医疗服务质量,从而改善患者结局。为了实现这一目标,管理式医疗商业模式的关键组成部分包括大幅缩减综合医院,并通过估计感染率,监测医疗质量,以及HAI的发生、影响和结果,这与Deming在制造业中提倡的持续质量改进原则和系统应用极为相似[7]。这些原则包括将制造错误分为“特殊”或“普遍”原因。无论是制造业还是医疗服务,都应该强调系统的改变,而不是仅仅停留在个人层面[8]。

在美国HAI发病率的估计始于个别医院对HAI患病率和发病率的研究[9-11]。美国CDC对8家社区医院进行了一项名为综合医院感染项目(comprehensive hospital infections project, CHIP)的合作研究,首次系统地在更大范围内评估HAI的严重程度[9]。该项目在20世纪60年代末至70年代初开展,监测范围包括了HAI和社区获得性感染。结果显示大约5%社区医院的患者至少获得1次HAI,该数据后来被广泛认为是全国HAI发病率的估计值。

1970年,CDC建立了国家医院感染监测(the National Nosocomial Infections Surveillance, NNIS)系统,此后很长时间,NNIS成为美国HAI流行病学、HAI病原体及药物敏感性特点等数据的唯一来源[12]。参加的医院使用标准化流程收集患者的HAI数据,并向CDC报告,监测范围包括成人ICU、儿科ICU、高危新生儿室和手术患者[12,13]。2004年,NNIS系统与另外两个国家医疗保健监测系统(国家医疗保健工作者监测系统和透析监测网)合并为一个基于互联网的国家医疗安全网络(the National Healthcare Safety Network, NHSN)[14]。

NHSN由四个与HAI预防和控制相关的监测部分组

成：患者安全、医务人员安全、生物安全和电子监测[15]。2007 年 6 月，NHSN 发布了第一份器械相关感染报告[16]。NHSN 参与机构收集和报告的数据包括风险调整后的 HAI 数据、对已知的预防 HAI 的临床实践和程序的依从性，以及各机构内多重耐药 HAI 病原体的发生率和患病率。根据《公共健康服务法》(*the Public Health Service Act*)第 304、306 和 308(d)条，所有 NHSN 机构的身份均予以保密。监测系统删除"机构名称和过失"，保证医院保密性，提高了对 HAI 进行主动监测和准确报告的可能性。

NHSN 医院收集并报告 ICU 患者所有部位的 HAI 数据[16]。此外，还收集 ICU 特定的分母数据。因此，可以使用处于风险中的患者人数、患者天数或器械使用天数(例如，留置血管内导管、导尿管或机械通气)作为分母，计算特定部位和 ICU 特定感染率。由于 NHSN 考虑更统一的数据收集和分析，一些州要求其医疗机构直接通过网络报告数据，这些州包括加利福尼亚州、科罗拉多州、伊利诺伊州、密苏里州、纽约州、俄克拉何马州、宾夕法尼亚州、南卡罗来纳州、田纳西州、佛蒙特州、弗吉尼亚州和西弗吉尼亚州。截至 2013 年年底，居住在 32 个州和哥伦比亚特区的患者可以根据州法律的要求了解本州的 HAI 发病率。截至 2019 年，37 个州需要向 NHSN 报告 HAI 数据。除 CDC 之外，其他收集和报告 HAI 感染率的汇总机构包括：宾夕法尼亚州医疗成本控制理事会(Pennsylvania Cost Care Containment Council, PHC)、南卡罗来纳州医院协会(the South Carolina Hospital Association)、北卡罗来纳州医院协会(North Carolina Hospital Association)、杜克感染控制网(the Duke Infection Control Outreach Network, DICON)——杜克大学医学院与一些社区医院之间的合作项目。此外，越来越多的互联网私有公司收集 HAI 数据。

1974—1983 年，美国 CDC 开展了一项开创性研究，医院感染控制效能研究(Study on the Efficacy of Nosocomial Infection Control, SENIC)项目[6]。SENIC 项目的目标之一是通过美国医疗机构的统计样本获得对全美 HAI 发病率更精确的估计[17]。SENIC 项目是首个通过科学研究确定 HAI 监测是有效的感染控制项目的重要元素之一。在 SENIC 项目中，通过随机抽样，338 家拥有 50 个以上床位的美国综合医院和外科医院参与调查，100 万份患者病历，超过 1/3 被核查。SENIC 项目报告估计，1975—1976 年 12 个月内，美国 6 449 家急症照护医院的 3 770 万住院患者中超过 210 万人发生 HAI[18]。这导致全国范围内的总体 HAI 发病率为每 100 名住院患者中 5.7 例，即约 4.5%的住院患者经历了 1 次 HAI(感染百分比)。SENIC 项目的其他主要发现包括[6]：

(1) HAI 发病率最低的医院都有强有力的监测和预防控制项目。

(2) 1/3 的 HAI 涉及 4 个主要解剖部位(泌尿道、手术切口、呼吸道和血液)，这些部位的感染可以通过组织良好的感染控制项目来预防，而在缺乏感染监测和控制的情况下则会发生。

(3) 平衡监测和控制工作是有效预防 HAI 的重要因素，每 250 张病床至少配备 1 名感染控制专业人员和 1 名训练有素的医院流行病学专家。

(4) 在未建立感染监测和控制项目的机构中，HAI 发病率平均每年增加 3%。

(5) 不同类别的 HAI 需要不同的感控措施，同一感控措施应用于不同类型 HAI 产生的效力不同。

(6) 精准定义监测的具体方法和时间表是不可行的，因为大多数参与的医院都对全院所有科室的所有部位进行感染监测。而当使用这些全院范围的 HAI 监测数据作为基准时，其效度有很大的局限性。

SENIC 项目结果发现 50 年后，其核心原则仍然是预防 HAI 的基本原则。其他后续发表的科学研究证据表明，监测活动确实降低了 HAI 发病率。例如，几项公开研究表明，收集、计算和向外科医生反馈特定的手术部位感染率，可以降低 SSI 发病率[19-23]。监管和评审机构，如美国联合委员会(The Joint Commission, TJC；曾用名美国医疗机构联合认证委员会，JCAHO)和美国医疗保险与医疗补助服务中心(the Centers for Medicare and Medicaid Services, CMS)仍然使用 HAI 监测数据来评估医疗保健服务质量。HAI 监测活动目前是医疗机构系统性预防工作的一个不可或缺的组成部分，使他们能够客观地分析自己的数据，跟踪其在特定时间内的地方性 HAI 发病率趋势，并在必要时采取预防措施或干预措施。

CDC 调查人员很早就认识到，合并所有感染得到 HAI 总发病率是一个粗的率。HAI 粗的总发病率是所有部位(如尿路感染、肺部感染、手术部位感染、血流感染等)的 HAI 总例数除以高危人群的测量值(例如，入院人数、出院人数、患者天数或器械使用天数)。这种概率是不精确的，因为它们没有经过风险调整。使用粗的 HAI 发病率来描述医院的 HAI 一直备受质疑或否定[24,25]。早期，许多调查人员和组织，包括 JCAHO 的感染控制专责小组(the Task Forceon Infection Control)，拒绝使用粗率作为护理质量的有效指标[26]。专责小组主席、SENIC 项目首席研究员 RobertHaley 博士陈述了原因："由于医院的总体粗院内感染率需要进行连续的、全面的监测，收集太耗时，难以准确收集，因此带来误导性解释，并且由于缺乏一个适合各类感染的风险指数，无法用于医院间比较"[27]。目前获得的医院粗整体 HAI 发病率无法调整住院患者内在或外在风险。用这种方式确定的率没有意义，因此无法用于比较。美国 CDC 明确指出，医院间比较不应使用粗率[28]：用于医院间或院内比较或作为医疗质量指标的 HAI 发病率必须进行风险调整。

为了有效利用监测数据，需要计算感染率。感染率表示在一定时间间隔内感染发生概率。感染率的分子是特定患者群体在规定时间段内获得特定类型感染的数量。患者组的选择和用于计算感染率的分母的选择是区分可比较率与不可比较率的因素。为了将其确定为衡量医疗质量的基础，HAI 发病率用于不同医疗机构之间或同一医疗机构不同时间段的比较必须是有意义的。

可比较率的概念是控制与事件相关的主要危险因素(例如,疾病严重程度、暴露于医疗器械或经历手术)分布的变化。通过这种方式,可以在不需要参考外部标准或其他机构感染率的情况下进行机构内部有意义的感染率的监测和分析,或者可以将其与外部标准或基准率进行比较。危险因素可以是内在或外在的:前者包括年龄、性别、先天性或遗传性疾病、基础性疾病(如慢性心脏或肺部疾病)、内分泌失调、免疫抑制或较高的疾病严重程度评分。外在危险因素包括各种形式的内科和外科治疗、操作或干预、暴露于抗微生物药物或侵入性医疗器械(如血管内导管、机械通气、导尿管、胸管和脑室造瘘导管)、接受实体器官或同种异体移植物、住院时间或接触不同的医务人员。

率的比较有两种类型:医院内和医院间。医院内比较的主要目标是明确医院内更可能发生 HAI、可能需要关注和集中资源的区域,并评估干预措施的有效性。基线 HAI 发病率的量化使医院能够客观地分析和跟踪其 HAI 趋势。医院内监测 HAI 的优点是可以更好地控制观察者偏倚,特别是对于 HAI 病例发现、培养频率和技术,以及对所研究患者群体病例组合的控制。遗憾的是,单个机构内的样本量大小可能是一个主要问题,尤其是在监测与手术相关的 HAI 发病率时。这种局限性可以通过加入汇总多个医疗机构的数据的监测系统来缓解,从而实现医院间 HAI 发病率的比较。

医院间比较(或与外部标准、基准的比较)需要与参与多中心监测系统的其他医院进行比较。如果没有外部比较,医院感染管理部门可能不知道各自机构内的 HAI 发病率是否相对较高,或者将有限的财力和人力资源集中在哪个区域。此外,由于只有大约 10%的 HAI 被确认为流行性,机构中的 HAI 发病率可能是稳定的、一致的,因此可能缺乏预示感染暴发的变化[29]。

与医院内比较相似,将医院的 HAI 发病率与其他类似机构的 HAI 发病率进行比较(即医院间比较)的关键目标之一是评估可能需要注意的感染控制问题(或 HAI 发病率)。然而,医院间比较的方法是不同的。对于任一医疗机构,医院间比较虽然非常有吸引力,但可能比医院内比较受到更多限制。例如,参与多中心监测系统内的机构可以由数据整合机构进行审核,以确保报告的数据是有效的并满足监测系统的要求。此外,医院间比较是基于大部分医院以相同的、一致的方式收集数据,并以相同的方式向整合机构报告这些数据。很多人认为,医院之间的感染率差异代表了医务人员或机构预防 HAI 的实践和程序的差异。虽然相对较低的 HAI 发病率可能被解释为该机构的感染控制项目能够有效预防 HAI,相反则可能意味着 HAI 病例发现不全、危重患者统计相对较低,或者为了使机构情况看起来更好,报告率存在选择性偏倚,特别是被动监测时。与其他医院相比,HAI 发病率相对较高,可能表明相关机构存在潜在问题;然而,这并不能证明是感染控制不力,因为这可能反映了病例过度或错误报告、分母数据汇总不准确,或者可能仅仅是反映了需要在 ICU 进行重症监护管理的重病住院患者的入住比例高,ICU 的患者更有可能使用原位侵入性医疗器械、机械通气或抗微生物药物。

流行病学研究的监测数据可用于确定是否需要采取临床或公共卫生行动;评估和评价预防、干预或控制方案,以及诊断流程和处方政策的有效性;或为合理适当地使用有限的微生物学资源、规划和研究确定优先事项。对流行病学的理解对于量化和解释微生物学和药学数据以及将这些数据应用于临床实践、质量保证、暴发和其他不良事件调查中的假设形成、合理的处方政策和公共卫生非常重要。

HAI 比较仅作为确定进一步调查优先级的初步指导。成功的多中心 HAI 监测和监测系统必须满足三个要求[8]:① 目的必须明确;② 系统必须使用标准化的 HAI 定义、数据字段和操作手册;③ 必须确定一个整合机构,来标准化定义和操作手册、接收数据、评估数据质量、对基准率进行标准化风险调整,以及向需要知道的人解释和反馈数据[8,30,31]。自 20 世纪 60 年代至今,美国 CDC 一直是美国 HAI 主动监测的前哨整合机构。

HAI 定义

HAI 监测病例定义的构建是整合临床医学、流行病学和医学微生物学重要性的一个例子,通常包含临床、实验室和影像学参数。如果监测仅包含实验室或影像学参数,人们可能不知道患者是否获得了真正的感染,或者该事件是否与临床相关,因为实验室检测可能会出现假阴性和假阳性结果。此外,仅包含实验室参数的病例定义可能不一定反映事件的公共卫生相关性。相比之下,仅包含临床参数的病例定义(如医生的记录或临床意见)可能存在太多主观变化而无法用于机构间的监测活动。查找和记录事件(即病例发现),如死亡率或官方列表中经实验室确认的 BSI,有时可能很简单。

然而,一般来说,医务人员发现和确定医院感染需要经过大量的培训,才能够可靠、准确地判断患者的病历是否存在 HAI。与感染防控人员相比,医疗记录抓取器在 HAI 病例查找方面一直表现不佳[32]。有限的财力和人力资源,包括缺乏经过培训的人员,使得监测所有住院患者几乎不可能。一旦决定启动监测活动,医疗机构必须知道或能够:① 确定哪些患者群体(例如,手术患者或成人或儿科 ICU 患者与全院住院患者)需要作为目标或被监测;② 确定对医院患者群体监测的时间长度;③ 使某些数据收集标准化,以确保一致性。

NHSN 对 14 个主要解剖部位都有 HAI 监测的病例定义,每个部位都有 1~8 个特定部位代码,以方便数据分析[33]。每个部位代码都有多个标准,可能包括临床、实验室和影像学参数的各种组合。数十年的 NNIS 系统数据经验证实,针对 ICU 的监测优于全院范围的监测,主要有以下三个原因[32]。首先,如果在特定区域进行目标性监测,病例发现会更加准确:例如,外科手术 ICU 或其他类别的 ICU。其次,在实际应用中,特定区域目标性监测,对感染预防人员和资源配置更加有效。最后,风险调整对于目标 ICU 患者来说更加可行[31]。

门诊和家庭患者的 HAI 监测

随着越来越多的患者需要居家治疗，包括恶性肿瘤静脉化疗、自身免疫性疾病免疫抑制治疗、出院后手术切口护理、需要长期抗微生物药物治疗的慢性感染（如骨髓炎或心内膜炎）、慢性尿路问题或肾衰竭患者留置导尿管或进行腹膜透析、与留置器械或手术切口相关的 HAI 随之发生。此外，越来越多的长期照护机构已经建立了高度照护依赖单元来管理危重患者，这些患者一旦接触侵入性器械和操作，就不可避免地受到感染。尽管人们认识到家庭医疗保健方面感染问题日益严重，关于家庭和长期照护机构中获得性感染的统一标准和定义的指南仍然太少。另外，这些机构中发生感染的正式报告仍然有限，主要因为很少有机构指定监测人员，或者即使有指定人员，他们也不确定要收集哪些分子或分母数据。感染在门诊和门诊照护机构中很常见。然而，阻碍在这些机构中开展感染监测活动的难题包括明显的问题：要调查哪些感染？使用什么定义？谁负责收集监测数据？数据应该发送到哪里进行整合和分析？门诊血液透析服务是为数不多的成功案例之一。

1999 年，美国 CDC 建立了透析监测网络（the Dialysis Surveillance Network，DSN），这是一个监测和预防血液透析患者感染的自发的全国性系统[34,35]。目前，美国各地超过 6 000 家门诊血液透析机构向 NHSN 报告透析事件数据。使用标准化数据收集表格报告三种类型的透析事件[血培养阳性；开始静脉注射抗微生物药物，以及血管通路部位的脓液、发红或肿胀增加（PRS）]。机构还报告患者人口统计学数据、相关临床症状（如发热、寒战和血压下降），并选择与事件相关的结果（如住院和死亡）[36]。

不同部位 HAI 发病率

HAI 涉及不同的解剖部位。然而，不同部位不同病原体引起的感染率不同。报告给 NHSN 最常见的 HAI 是 CLABSI（占 24%）、CA－UTI（占 38%）、SSI（36%）、VAP/VAE（占 2%）（图 28.1）[37]。然而，不同类型 ICU 的 HAI 总发病率和不同部位的 HAI 发病率往往不同[38]。例如，NHSN 报告的 CLABSI、CA－UTI 和 VAP，成人综合 ICU 中比例分别为 18%、23% 和 31%；成人内科 ICU 的相应比例为 7%、10% 和 9%，儿科 ICU 的相应比例为 4%、1% 和 4%[37]。此外，儿科 ICU 患者的感染部位和病原体的分布随年龄不同而不同，也不同于成人 ICU[39]。

与 ICU 的 HAI 单风险因素（医疗器械）占主导地位不同，接受过外科手术的患者发生 SSI 的风险与很多风险因素有关，包括手术类型、手术医生的经验、手术区域的微生物污染程度、手术持续时间、切皮前是否在最合适的时间以最合适的剂量进行抗微生物药物预防，以及患者内在的风险因素[17,19-21,40]。为有效调整大多数手术的 SSI 发病率，美国 CDC 引入了 SSI 风险指数[41]。该风险指数采用 0～3 的评分系统，通过计算以下风险因素的数量对每项手术进行评分：① 患者术前 ASA 评分 3、4 或 5 分；② 手术切口为污染或污染-感染切口；③ 手术持续时间超过 T h，其中 T 取决于正在进行的手术，为美国 CDC 数据库报告的

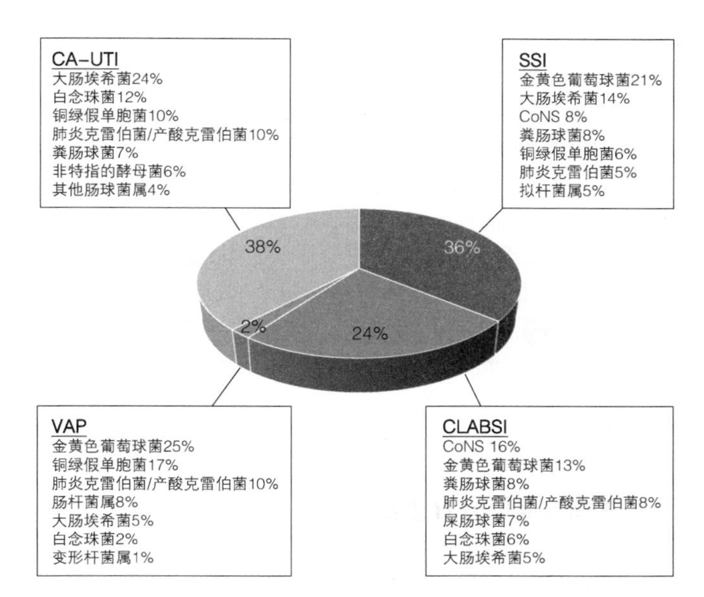

图 28.1　2011—2014 年 NHSH HAI 病原体分布情况。CA－UTI，导管相关尿路感染；CLABSI，中央导管相关血流感染；CoNS，凝固酶阴性葡萄球菌；SSI，手术部位感染；VAP，呼吸机相关性肺炎

经许可引自：Weiner LM，Webb AK，Limbago B，et al. Antimicrobial-resistant pathogens associated with healthcare-associated infections: summary of data reported to the national healthcare safety network at the centers for disease control and prevention，2011－2014. *Infect Control Hosp Epidemiol*. 2016；37：1288－1301。

各类手术的持续时间的第 75 个百分位数。与传统的只使用切口分类系统相比，风险指数可以更好地预测 SSI，并且在各类手术中应用良好。该风险指数还能预测同一切口类别的不同 SSI 风险，这表明，如所有清洁手术切口的感染风险，并不都一样。因此，在对不同机构、不同外科医生、不同时间进行比较之前，应按风险指数对 SSI 发病率进行分层。例外情况是脊柱融合术、开颅手术、脑室分流术和剖宫产手术，它们的 SSI 风险不是通过风险指数预测的。

与医疗保健相关的 BSI，尤其是 CLABSI，会导致较高的发病率和死亡率。BSI 包括原发性和继发性血流感染。前者是没有发现感染原发灶，经培养证实的 BSI。原发性血流感染通常是在微生物直接进入血液后发生的。报告给 CDC 的 BSI 中，约 64% 是原发性的。血管内导管的使用是原发性 BSI 的主要原因。2011—2014 年，NHSN 报告的 CLABSI 中，综合 ICU 占比最高（18%），其次是成人重症监护病房（不包括内科和综合）（16%）、成人病房（不包括综合）和过渡病房（9%）、成人综合病房（8%）、新生儿 ICU（8%）、成人内科 ICU（7%）、成人内科病房（5%）和儿科 ICU（4%）[37]。

继发性 BSI（未包含在图 28.1 中）的发病机制似乎与原发性 BSI 不同，主要反映在检出的微生物类别上。继发性 BSI 风险最高的是下呼吸道感染（7.8%），其次是 SSI（6.6%）或 UTI（4.4%）。对于 SSI，发生继发性 BSI 的概率因原发性感染部位而异，从切口 SSI 的 3.1% 到器官/腔隙 SSI 的 9.5%[40,41]。继发性 BSI 更常见于心脏外科（9.0%），其次是普通外科（6.5%）、高危新生儿室（6.4%）、烧伤或创伤科（5.6%）和泌尿外科（4.9%）。继发性 BSI

发生在耳鼻喉科(2.6%)、骨科(2.5%)和妇科(2.3%)较少见。继发性BSI在大型教学医院更常见。最常与继发性BSI相关的微生物包括金黄色葡萄球菌、大肠埃希菌、铜绿假单胞菌和肠球菌。

美国CDC的几项流行病学调查揭示急性住院患者以外的BSI,并表明在居家照护机构使用无针装置是发生BSI的一个重要风险因素[42-45]。相关风险因素包括全肠外营养和使用多腔血管内导管。DSN数据表明,不同血管通路感染率不同,其中与自体动静脉瘘相关的感染率最低,其次是人造动静脉移植物、带套囊的CVC,而无套囊CVC的感染率最高[45,46]。从有动静脉瘘、移植物、永久和临时CVC的透析患者中检出的最常见微生物往往是常见的皮肤共生菌[3]。

不同病原体HAI发病率

NHSN数据显示,美国医院87%的HAI由15种病原体引起(表28.1)。四种最常报道的病原体是大肠埃希菌(15%)、金黄色葡萄球菌(12%)、肺炎克雷伯菌/产酸克雷伯菌(8%)和CoNS(8%)。与SSI相比,器械相关HAI中常见耐药表型的分离株比例更高[37]。总体而言,四个主要感染部位(BSI、SSI、呼吸道和UTI)的主要微生物中,大肠埃希菌是引起HAI的最常见原因,也是CA-UTI的最常见原因。金黄色葡萄球菌仍然是SSI和医院获得性肺部感染(包括VAP)的最常见原因,并且是HAI和CLABSI的第二大常见原因。尽管CoNS仍然是CLABSI最常见的病因(图28.1),但这一发病率可能在很大程度上被夸大,因为它是一种常见的皮肤共生污染菌和血培养污染菌。在一项大型血培养阳性研究中,CoNS是最常见的分离株,只有10%具有临床意义[47]。单次血培养CoNS阳性很少被视为有临床意义,事实上也是如此。Weinstein等研究显示,当仅抽取一份血培养并有表皮葡萄球菌生长时,培养结果(97.1%)几乎总是意味着污染[48]。Tokars等研究表明,对于CoNS阳性的血培养,有临床意义的阳性预测值,单份血培养阳性为55%,双份血培养单份阳性为20%,三份血培养单份阳性仅仅为5%[49]。此外,这些研究表明,对于两次培养的两次阳性结果,如果两个样本均通过静脉获得,则阳性预测值为98%[49]。也就是说,CoNS BSI仍然是ICU血管内装置相关感染的最佳标志物。需要对监测定义和实验室技术进行进一步的研究和改进,以进一步阐明厌氧细菌和病毒的作用,它们作为HAI病因的真正作用尚未明确。

表28.1　2011—2014年NHSH按HAI类型划分的常见病原体

项目	总体		CLABSI		CA-UTI		VAP		SSI	
	数量(%)	次序	数量(%)	次序	数量(%)	次序	数量(%)	次序	数量(%)	次序
大肠埃希菌	62 904(15.4)	1	5 193(5.4)	7	36 806(23.9)	1	476(5.4)	6	20 429(13.7)	2
金黄色葡萄球菌	48 302(11.8)	2	12 706(13.6)	2	2 515(1.6)	14	2 179(24.7)	1	30 902(10.7)	1
肺炎克雷伯菌/产酸克雷伯菌	31 498(7.7)	3	8 062(8.4)	4	15 471(10.1)	4	898(10.2)	3	7 067(4.7)	6
凝固酶阴性葡萄球菌	31 361(7.7)	4	15 794(16.4)	1	3 696(2.4)	13	72(0.8)	13	11 799(7.9)	3
粪肠球菌	30 034(7.4)	5	8 118(8.4)	3	10 728(7.0)	5	32(0.4)	21	11 156(7.5)	4
铜绿假单胞菌	29 636(7.3)	6	3 881(4.0)	10	15 848(10.3)	3	1 449(16.5)	2	8 458(5.7)	5
白念珠菌	27 231(6.7)	7	5 761(6.0)	6	17 926(11.7)	2	193(2.2)	10	3 351(2.2)	12
肠杆菌属	17 235(4.2)	8	4 204(4.4)	9	5 689(3.7)	9	727(8.3)	4	6 615(4.4)	8
屎肠球菌	14 942(3.7)	9	6 567(6.8)	5	4 212(2.7)	11	23(0.3)	24	4 140(2.8)	11
其他肠球菌属	14 694(3.6)	10	1 974(2.0)	14	6 291(4.1)	7	19(0.2)	27	6 410(4.3)	9
变形杆菌属	11 249(2.8)	11	820(0.8)	17	6 108(4.0)	8	125(1.4)	12	4 196(2.8)	10
非特指的酵母菌	10 811(2.6)	12	763(0.8)	18	9 443(6.1)	6	54(0.6)	16	551(0.4)	25
其他念珠菌属	10 641(2.6)	13	4 730(4.9)	8	5 178(3.4)	10	37(0.4)	19	696(0.5)	19
光滑念珠菌	8 121(2.0)	14	3 314(3.4)	11	4 121(2.7)	12	12(0.1)	33	674(0.5)	20
拟杆菌属	7 560(1.9)	15	515(0.5)	19	2(<0.1)	130	2(<0.1)	72	7 041(4.7)	7
其他病原体	51 932(12.7)		14 130(14.6)		9 771(6.4)		2 507(28.5)		25 524(17.1)	
总体	408 151(100)		96 532(100)		153 805(100)		8 805(100)		149 009(100)	

2011—2014年NHSH HAI病原体分布情况。

CA-UTI,导管相关尿路感染;CLABSI,中央导管相关血流感染;SSI,手术部位感染;VAP,呼吸机相关性肺炎。

经许可引自:Weiner LM, Webb AK, Limbago B, et al. Antimicrobial-resistant pathogens associated with healthcare-associated infections: summary of data reported to the national health care safety network at the centers for disease control and prevention, 2011-2014. *Infect Control Hosp Epidemiol*. 2016; 37: 1288-1301。

来自流行病学重要的病原体监测和控制(Surveillance and Control of Pathogens of Epidemiological Importance, SCOPE)研究——美国一项 BSI 多中心监测系统的其他数据表明,美国 65%的医疗保健相关 BSI 与革兰阳性菌相关,25%和 9.5%分别由革兰阴性菌和真菌引起[50]。SCOPE 研究中血流病原体的构成比与美国 CDC 的 NNIS/NHSN 数据一致。

继 2004 年的一篇社论强调医院中由革兰阴性菌引起的 HAI 数量不断增加之后,全球各地的大量刊物证实了这一观察结果[51,52]。革兰阴性 BSI 目前主要存在于恶性肿瘤患者、有或没有医疗器械的烧伤患者,以及有无针血管内装置的患者[43,52]。向美国 CDC 报告数据的医院中,金黄色葡萄球菌仍然是导致 VAP 的最常见原因(25%),而革兰阴性菌依次降序排列:铜绿假单胞菌、肺炎克雷伯菌、肠杆菌属和大肠埃希菌(图 28.1)。美国 CDC 的多份报告强调了过去 30 年来不动杆菌属 HAI 的发病率持续上升。

HAI 风险因素和决定性因素

HAI 风险的最强决定性因素是使患者易受感染的特征和暴露情况,以及病原体(引起感染的微生物)、宿主(易感患者)和环境(医院 ICU、门诊、血液透析中心、手术或内科中心或居家照护机构)之间的复杂交互作用。病原体、宿主和环境构成了医疗保健和其他环境中有利于感染性疾病流行病学特征描述的三角模型[53]。在这个模型中,环境是微生物作用于易感患者引起感染的背景。

感染发生的可能性取决于微生物和宿主:前者是指微生物的固有特性(感染性、致病性和毒力);后者如果宿主免疫功能低下、无免疫力或未接种疫苗,感染可能性会增加。

其他影响疾病发展的重要因素包括感染剂量、产生毒素的能力或倾向、免疫原性和抵抗宿主免疫防御系统的能力,以及在特定类型细胞、组织或患者中复制的能力。微生物的其他固有和基因决定的特性可能对其在宿主或环境中的生存很重要。在住院环境中,这些包括病原体对热、干燥、消毒剂、灭菌剂或抗微生物药物的反应;与宿主体内或环境中与其他微生物竞争的能力;以及其在环境中自我繁殖的能力[53]。

要发生传播和感染,微生物必须在储存场所或环境中保持活力,直接或间接转移到易感宿主并且与宿主接触足够长的时间,可以引起感染和疾病。整个传播过程构成了一条感染链。如果这条感染链不被破坏,那么在持续的传播链中,储存场所的规模可能会增加。允许病原体存活或繁殖的储存场所,如医务人员鼻前庭携带金黄色葡萄球菌、假指甲下的铜绿假单胞菌、肥皂制品或水槽周围潮湿区域中的黏质沙雷菌、空调系统中央加湿器中(可通过空气中的飞沫核传播微生物)的军团菌属、药物或透析液在生产时被污染、多剂量瓶被针头和注射器污染(当大量患者共用一个被污染的多剂量瓶内的液体时),或者在急症医疗机构内输液器被污染(如病房或医院药房)[54-60]。

间接接触传播是引起医院感染微生物的最常见的传播机制,通常通过医务人员的手发生。其他间接接触传播,如经污染的无生命物体(污染物)、工作环境表面和生物液体(如呼吸道分泌物、唾液、胃肠道分泌物、生殖器分泌物、血液、尿液或粪便)。被血源性病原体(如乙型和丙型肝炎病毒、CMV 或 HIV)污染的医疗器械是医院、门诊、长期照护机构或家庭中的患者和医务人员的感染源。在儿童人群中,粪-口传播是多种细菌、病毒和寄生虫感染病间接接触传播的重要途径。其机制通常是粪-手-口或粪-物体-口。因此,在美国,轮状病毒和星状病毒通常被认为是儿童住院患者中医院获得性传染性胃肠炎的原因[61,62]。经飞沫核的空气传播仍然是结核分枝杆菌、水痘、麻疹和军团菌的主要传播途径。

患者因素(如年龄、虚弱、免疫或营养状况、设备使用、侵入性操作或抗微生物药物使用)对患者是否会发生 HAI 非常重要。用于重症医疗、手术、大面积烧伤、创伤、移植和癌症化疗的特殊病房通常容易收治易受当地流行的微生物引起感染和疾病的患者。在这些患者中,接触少量病原体可能导致感染和疾病,而非致病性病原体(如 CoNS)可能导致严重疾病或死亡。这些患者经常发生机会性感染,需要使用多种抗微生物药物进行反复、广泛和长期的治疗,导致体内微生物群的耐药性日益增强。共生微生物在适当的条件下可以成为条件致病菌。免疫抑制患者(如患有血液肿瘤疾病、HIV 感染、实体器官或骨髓移植或正在接受抗肿瘤药物的患者)发生机会性细菌、真菌或原虫感染的风险很高。感染的病原体是否产生临床或亚临床感染还取决于微生物和某些宿主因素(如年龄和免疫状态)。例如,铜绿假单胞菌在水生环境、土壤和植物中广泛存在,很少在健康人群中引起疾病。然而,在虚弱人群中,如烧伤、恶性肿瘤、白血病、使用多种侵入性医疗器械的危重症患者或囊性纤维化儿童患者,这种病原体仍然是 VAP 和 CLABSI 的重要原因[39,63,64]。

在过去的 30 年中,通过正式研究或暴发调查,已经开展了大量的流行病学和临床研究,描述不同医疗机构 HAI 发生相关的风险因素。然而,这些研究或调查中确定的危险因素是感染的真正原因,还是仅与 HAI 事件相关,目前并不完全清楚。毫无疑问,一些风险因素是感染的直接原因,而另一些风险因素只是巧合,因为它们在感染发生后出现,或者仅仅是与患者或微生物相关的内在风险因素的标志物。使问题进一步复杂化的是,同一患者身上经常同时发生两个或多个独立的风险因素,有时会产生相加甚至协同效应。这些风险因素被认为是高度相关的。

尽管有大量关于 HAI 预防和控制的出版物,但 ICU 中 HAI 的发生率仍然停留在让人无法接受的高度[37]。造成这个问题持续存在的原因多种多样,其中包括以下各方面的复杂相互作用:① 需要入住 ICU 进行加强监护的患者数量增加;② 更多的易感患者(例如,非常年幼或年老的患者,以及患有严重基础疾病、烧伤、营养不良或免疫抑制的患者)入住 ICU;③ ICU 内侵入性医疗器械使用增加；④ 感染控制疏忽；⑤ ICU 拥挤或护患比下降；⑥ 环境中 HAI 病原体的增多[65-68]。

环境因素是流行病学三角模型的第三个组成部分，通过与决定感染或疾病的媒介和宿主的相互作用模式促进 HAI 的传播和获得(即病原体-宿主、病原体-环境，以及宿主-环境相互作用)。病原体、宿主、环境因素，以及构成这些部分的参数的多样性，使得这些相互作用中的每一种对感染或疾病的发生和发病机制的相对贡献变得复杂。

全球各中心公布的数据仍然表明，医院 ICU 仍然是发生 HAI 风险最高的区域。各种因素的复杂相互作用导致了 HAI 的发生，如病原微生物已在 ICU 环境中流行(如 MRSA、VRE 或铜绿假单胞菌)、住院患者为易感人群、医务人员对手卫生和(或)其他感染控制措施的依从性不够、人员配备不稳定、患者人数相对于 ICU 人员配备水平意外增加或留置多种侵入器械的危重症患者数量意外增加[65,66]。病原体从宿主到医务人员、医务人员到医务人员或宿主到环境的潜在传播增加了整个过程的复杂性。因此，可接受的 HAI 预防和控制措施要求医院流行病学专家或感控专业人员识别并分析病原体、宿主和环境三者的所有组成部分之间的相互关系。

众所周知，社会因素在决定人类行为方面非常重要，人类行为最终影响微生物的直接传播：尽管已证实存在风险，ICU 医务人员仍然佩戴假指甲；不同人群不愿接受建议或遵守感染控制指南；亲属、患者和医务人员对老年、病情严重、早产、出生缺陷、留置了大量医疗器械、接受过多次侵入性操作或手术的患者发生 HAI 的风险更大认识不足。最后，当所有其他临床证据和经验表明患者病情无法挽回时，所有相关人员都必须认识到医疗技术和抗微生物药物的局限性。

为了设计预防 HAI 的策略，区分偶然的风险因素、独立的病因因素，以及病因协同交互作用非常重要。在一项对由 169 526 名患者构成的 1975 年和 1976 年入住美国急症照护医院的代表性样本进行的研究中，分别计算暴露在 10 和 20 个独立的风险因素的四种主要感染类型中每种感染的 HAI 发病率的人口估计值[6,22,69]。一个显著的发现是，所有风险因素都与四个主要部位的 HAI 相关。乍一看，这似乎令人惊讶，因为人们不会想到机械通气与 UTI 之间存在直接因果关系。解释是，有些相关属于直接的因果关系；有些属于部分的因果关系，因其他同时存在的因素而增强或减弱；还有一些(如呼吸机与 UTI)很大程度上是偶然相关(大部分上呼吸机的患者都有留置导尿管而易患 CA - UTI)。

对于手术患者，对所有四个部位感染产生最强因果关系的两个因素是表示患者基础疾病严重程度的指标：① 患者手术持续时间；② 记录明确诊断和手术的数量、类型的指标(内在风险指数)。除了这些，有些因素与一个或两个部位的感染密切相关，而不是与所有四个部位的感染都相关。

胸腹联合手术与肺部感染和 SSI 有较强的相关性；进行"污秽"(或污染)手术与 SSI 有关；留置导尿管是 UTI 的独立危险因素；佩戴呼吸器与 VAP 或 BSI 相关；已有 HAI 或正在接受免疫抑制治疗均与 BSI 相关。与所有四个部位关联较弱的风险因素包括年龄、性别、既往社区获得性感染，以及术前住院时间。

多因素模型表明，HAI 的风险主要由可定义的病因因素决定，这些因素反映了患者对感染的潜在易感性或微生物入侵易感部位的程度。改变这些因素中的一个或多个可以改变患者的风险。可以开发基于可测量风险因素的多元统计模型来准确预测患者 HAI 的发生风险。

定植是指微生物在宿主体内或体表生长和繁殖，但在检测到微生物时，宿主体内没有任何明显的临床表现或可检测的免疫反应。在定植患者中，感染病原体可能会在多个或特定的身体部位成为患者菌群的一部分，或者可能在急性感染后引起轻度慢性感染。在合适的条件下，金黄色葡萄球菌定植的各种患者群体发生感染和疾病的风险增加[70-72]。例如，鼻腔金黄色葡萄球菌定植可能是接受心脏手术的儿科患者发生 SSI 或慢性腹膜透析儿科患者发生导管相关感染的风险因素[73,74]。医务人员手上的革兰阴性菌定植，如黏质沙雷菌或铜绿假单胞菌，可能成为新生儿 ICU 暴发的潜在来源[55,56]。

疾病严重程度

如果能更好地调整直接测量的患者病情严重程度，将会提高对外在风险因素进行调整后的 ICU HAI 发病率的有效性。收治病情更重患者的医院可能会有异常高的 HAI 发病率。因此，疾病严重程度评分的特性应包括对特定 HAI 和感染部位的特异性。几年前，CDC 研究人员通过检索医学文献确定了疾病严重程度评分系统(SISS)，该系统可能有助于进一步调整 ICU HAI 发病率[75]。11 项研究报告了 SISS 的使用，4 项研究将 SISS 与所有部位的 HAI 相关联但并未发现相关性，还有 6 项研究显示出 SISS 对医疗保健相关肺炎有一定的预测价值。急性生理与慢性健康评分(APACHEⅡ)是最常用的 SISS，但执行程度不一，在很多 ICU 中并未常规使用。2015 年的后续研究再次表明，入院时的 APACHEⅡ和治疗干预评分系统(TISS)并不是预测 ICU 中 HAI 的有用指标。临床肺部感染评分(CPIS)作为诊断 VAP 替代工具的效用已经过评估[76]。CPIS 是根据赋予不同分值的各种临床(如肺部感染的体征和症状)、生理(如氧合)和放射学参数计算的。尽管一些研究表明 CPIS>6 可能与 VAP 相关，大多数研究表明 CPIS 的敏感性和特异性有限，因此在预测 VAP 方面的作用有限[77]。总之，虽然现有的 SISS 评分可预测死亡率和资源使用，但尚未用于预测 HAI。

儿科或新生儿人群

儿科或新生儿人群中，HAI 的主要风险因素包括严重影响感染或疾病发展、进展和严重程度的内在宿主因素。这些包括胎龄、性别、出生体重、先天畸形、感染年龄、种族、营养状况、基因决定的免疫状态、与其他感染相关的免疫抑制、治疗和疫苗接种情况或之前相关微生物暴露的情况。导致儿科和新生儿人群 HAI 的外在因素与导致成人 HAI 的因素相似，包括侵入性治疗或外科手术、医疗器械的使用（如静脉导管或机械通气）、住院时间或接触医务人员[78]。

如果已知患者的免疫状态或免疫反应，则可以更好地描述医疗机构中儿童人群获得和传播感染性疾病的风险特征。免疫接种是个人和社区预防流行病最有效的方法，在预防和控制住院儿童人群感染的某些 HAI 方面发挥着重要作用。随着病原体暴露或通过疫苗接种获得免疫的人群比例增加，该病原体在该人群中传播的概率和机会降低。病毒是儿童群体中 HAI、发病率和死亡率的常见原因[61,62,78-81]。有症状和无症状的病毒感染者都可能是传染源[82]。目前，流感疫苗是唯一可用的预防由呼吸道病毒引起的感染的疫苗。应接种疫苗的严重流感高危儿童包括患有慢性肺部疾病、伴有严重血流动力学紊乱的先天性心脏病、血红蛋白病（如镰状细胞病）及正在接受免疫抑制剂治疗的儿童。尽管尚无针对呼吸道合胞病毒（RSV）感染的疫苗，但可以考虑使用帕利珠单抗（一种单克隆抗体），因为它可以减少重症高危儿童因 RSV 感染而住院的情况。

HAI 的季节性和长期趋势

季节性

HAI 的发生是一个动态过程。住院患者的类型、患者所暴露的危险因素、医院环境中主要病原体的特征、患者护理质量、感染控制工作的力度，以及其他重要因素不断发生变化。动态性的两个指标是某些类型 HAI 的季节性和可能发生的长期趋势。美国 CDC 数据的重复分析显示，某些革兰阴性菌 HAI 的发生存在季节性变化[83-86]。美国 CDC 数据显示，克雷伯菌属、肠杆菌属、黏质沙雷菌、不动杆菌属和铜绿假单胞菌的感染在夏季和初秋有明显的季节性高峰。相比之下，葡萄球菌和链球菌感染在医院内没有明显的季节性变化。其他常见病原体引起的感染没有观察到季节性变化，如大肠埃希菌、肠球菌属、肠杆菌属或厌氧微生物。美国 CDC 的其他数据已证实，美国医院 ICU 中，不动杆菌属感染率正在增加，并且呈现季节性[83]。不动杆菌属 HAI 的季节性变化被认为与气候变化有关——夏季天气增加了自然环境中不动杆菌属的数量，并且可能影响医院环境，促进 HAI 传播[87]。

Richet 对 1970—2012 年 HAI 季节性变化进行了综合评估和文献综述[88]：季节性主要发生在不动杆菌属、大肠埃希菌、阴沟肠杆菌、克雷伯菌属和铜绿假单胞菌引起的各类 BSI 中，在北美、欧洲、中东、澳大利亚和亚洲的夏季月份发病率较高。笔者报道了温度上升与不动杆菌属、铜绿假单胞菌、大肠埃希菌、肺炎克雷伯菌和产超广谱 β-内酰胺酶肠杆菌引起的 BSI 发生率之间的相关性。Richet 还发现了 SSI 发生的季节性变化，美国冬季为高峰，芬兰夏季为高峰，以及血液科、肿瘤科、儿科门诊患者的 CLABSI 和透析相关腹膜炎的季节性变化[88]。

与医疗保健相关的病毒性呼吸道感染在住院儿童中很常见，但也发生在成人和住院患者中，并且与患者发病率、死亡率和医疗费用增加有关[89]。这些类型的感染主要发生在它们在社区中发生的季节（如北美冬季和早春的流感和 RSV 感染）[80,90]。大约 20%的医疗保健相关肺部感染患者患有病毒性呼吸道感染，其中 70%由腺病毒、流感病毒、副流感病毒和 RSV 引起[89]。

在美国，艰难梭菌相关性腹泻（*Clostridioides difficile*-associated diarrhea，CDAD）是目前主要的医疗保健相关胃肠道感染，现在被认为在很多综合性医院中流行[91-93]。1987—2001 年，美国 CDC 证明了 NNIS 监测医院中的 CDAD 的发生存在季节性变化，与非冬季月份相比，冬季月份（1 月至 3 月）观察到的 CDAD 发生率更高[94]。随后的研究报告了 CDAD 在冬季的优势[95,96]。季节性变化的原因包括孢子在冬季可以持续存活、患者数量增加或护患比降低导致冬季 ICU 过度拥挤。此外，由于医院在冬季往往会收治更多的呼吸道感染患者，因此一年中这个时候，抗微生物药物的使用预计会同时增加，这是 CDAD 的主要危险因素之一。然而，感染率在冬季和非冬季之间的差异程度因年份而异[94]。因此，气候条件以外的因素（如抗微生物药物使用的变化、人员配备或入院时疾病的严重程度）可能在 CDAD 的季节性发生中发挥着额外的作用[94]。

HAI 的长期趋势

在过去几十年进行的患病率研究中，相对较小的样本量阻碍了长期变化的发现。对 1970—1979 年 NNIS 系统的长期趋势分析表明，这 10 年间 SSI 发病率略有下降，BSI 可能有所增加，而其他 HAI 类型保持不变[87]。NNIS 数据显示，将 HAI 发病率反馈给临床医生后，HAI 发病率的整体分布发生了变化。自 1987 年美国 CDC 开始报告器械相关感染率、器械使用率以来，ICU 中器械相关感染率平均每年下降 7%～10%[97]。1980—1990 年，四个主要感染部位与医疗保健相关的真菌感染均有所增加[98]。与其他 BSI 患者相比，CVC 置管的 BSI 患者更有可能从血液中分离出真菌病原体[99]。1989—1999 年，白念珠菌 BSI 的发病率显著下降[100,101]；然而，在同一时期，光滑念珠菌 BSI 的发病率有所增加[102]。白念珠菌 BSI 的减少可能反映了过去 10 年中医院内与细菌和真菌病原体相关的 BSI 发病率总体下降，以及抗真菌药物预防使用的增加。

2004 年，美国 CDC 报告证实，1987—2001 年，CDAD 的发病率稳步上升。该报告还证实，在这 15 年期间，CDAD 的发病率在拥有大于 500 张床位的医院的 ICU 中显著增加，主要的独立危险因素是患者更长的 ICU 住院时间、机械通气、血管内装置或导尿管。CDAD 发病率的上升趋势被认为与三个主要因素相关：美国医院抗微生物药物使用的增加，ICU 患者调查人数的增加，以及诊断试验的频率和敏感性增加。虽然在 20 世纪 90 年代，NNIS 医院的床位总数普遍减少，但同期 ICU 的床位数量有所增加[54]。ICU 床位数量的增加意味着 ICU 收治的患者数量可能增加，重症患者数量增加，抗微生物药物使用增加。2002 年，Kyne 等确定，获得 CDAD 的患者在入院时具有更高疾病严重程度评分的可能性明显更高[103]。疾病严重程度评分高，加上ICU住院时间的明显延长，侵入性医疗器械和抗微生物药物的使用，被认为是获得CDAD的最可能的危险因素，正如随后CDC报告中证实的那样。美国CDC 2000—2009年的数据显示，诊断为CDAD的住院患者人数从139 000增加到336 600[104]。

不同服务类型的感染率

不同服务和专业领域HAI发病率不同。如果能用直接测量的疾病严重程度或服务特点进行更好的调整，HAI发病率的准确性将得到提高。SENIC项目的先前报告表明，手术患者不仅患SSI的风险最高，而且与内科相比，患肺部感染、UTI(高出4倍)和BSI(高出1～1.5倍)的风险也更高。然而，这些结果反映了来自ICU和全院各科室的综合数据，没有进行风险调整，因此不适用于院间或院内比较。20世纪90年代初，美国CDC开始报告调整服务类型的HAI发病率。1990—1994年NNIS的数据显示，不同服务类型的HAI发病率按以下顺序逐步下降：烧伤或创伤服务(15.0%)、心脏外科服务(12.5%)、神经外科服务(12.0%)、高危托儿所(9.8%)、普通外科服务(9.2%)和肿瘤学服务(7.0%)。儿科服务(3.3%)、婴儿托儿所(1.7%)和眼科服务(0.6%)的感染率最低。

美国CDC的数据还表明，与外科、儿科或妇产科服务的住院患者相比，内科住院患者感染CDAD的风险更大。由于不同服务类型感染率不同，在对HAI发病率进行院间和院内比较时，必须根据服务类型进行风险调整。2011—2014年美国CDC NHSN报告的汇总数据中，泌尿道、血流和呼吸道不同的设备相关感染率，强调了按服务进行风险调整的重要性(表28.1)。

不同医院和地理区域的感染率

长期以来，很明显，总体来说不同医院HAI发病率差异很大。19世纪中叶，James Y. Simpson爵士发现，截肢感染的死亡率与手术医院的规模直接相关(医院规模越大，死亡率越高)，他称之为“医院病”[105]。NNIS医院的平均HAI发病率不同，从小型社区医院的1.7%到慢性病医院的11.0%[106]。然而，正如本章前面所讨论的，像这样的总体HAI发病率是没有意义的。多年来众多NNIS和NHSN数据分析表明，一致发现与较高HAI发病率相关的特征包括与医学院的隶属关系(即教学多于非教学)、按床位数量分类的医院和ICU的规模(大型医院和大型ICU通常具有较高的HAI发病率)、医院的控制权或所有权类型(市政、非营利性，投资者所有)和医院所属国家地区[107]。这些关系对于四个主要感染部位都是一致的。此外，在四个医院组中，UTI、SSI或BSI发病率在东北部和北部中心地区普遍较高，而VAP发病率在西部地区较高。随后的NNIS数据显示，艰难梭菌或不动杆菌属感染率在东北部增加[83,94]。艰难梭菌感染率在非教学医院最低，在大于500张床位的教学医院最高。随后NHSN数据表明，2011—2014年88%的HAI数据是由综合性医院报告的。在这些数据中，23%来自大于200张床位的医院，42%来自201～500张床位的医院，34%来自大于500张床位的医院[37]。

对SENIC、NNIS和NHSN数据的各种分析发现，患者的风险因素，而不是医院类型或地理位置，解释了医院间差异的大部分原因。在控制了患者的风险因素、平均住院时间和感染诊断完整性的测量指标(例如，相关解剖部位的培养率)后，不同医院组的平均HAI发病率差异几乎消失了。这些发现表明，不同类型医院可观察到的HAI发病率的差异很大程度上是由于患者本身的疾病程度、相关因素(如年龄、合并症)及医院是否具有有效的HAI监测系统。出于所有这些原因，总体HAI发病率通常无法用于深入了解医院的感染控制工作是否有效。

HAI发病率趋势与HAI病原体相关的抗微生物药物耐药率趋势

不采取充分的感染控制措施可能会导致HAI病原体在ICU中肆意传播，特别是已经大量使用侵入性器械、盲目的经验性抗微生物药物处方、更易出现内源性耐药病原体过度生长的危重患者群体、患者调查率高，以及在这些科室工作的不同医务人员与其各自的住院患者群体之间频繁密切接触而存在的大量交叉传播机会。

所有这些因素，加上未能完全识别那些定植或感染的耐药病原体患者，以及美国ICU数量的显著增加，可能是HAI病原体耐药性长期呈上升趋势的原因。尽管美国医院入住ICU的患者感染HAI的风险较大，但美国CDC NNIS和NHSN数据表明，器械相关HAI的总体感染率正在下降。此外，向NHSN报告的MRSA-HAI和CLABSI的比例似乎正在下降。然而，与此同时，抗微生物药物耐药革兰阴性菌引起的HAI发病率持续升高[37]。

流行性HAI

发病率、识别和控制

每年都有大量出版物报道单个医疗机构的HAI暴发的个案调查、这些调查的结果和推论，以及由此产生的预防和控制措施。然而，关于这些疾病流行的内在原因的频率或机构之间HAI暴发的可比较性的公开数据很少。20世纪70年代初美国CDC的CHIP研究中，是最早的关于HAI暴发研究的描述[108]。在1972—1973年的12个月中参与CHIP的7家社区医院中，一个计算机化的阈值程序筛选了常规报告的可能引起暴发的聚集性HAI事件，并由一位CDC的医学流行病学专家对数据进行分析，剔除偶然的聚集性事件。接下来，CDC人员将走访疑似暴发的医院，确认暴发的性质，并在必要时提出控制措施。根据这些数据，估计每10 000例住院患者中会发生一次真正的暴发，并且在所记录的HAI中，HAI暴发约占2%。Wenzel等估计，在大型高校附属转诊医院中，3.7%的HAI为暴发性[109]。尽管仅限于相对较少的医院，但这些估计证实了主流的观点，即暴发在医疗机构HAI中仅占一小部分[108,109]。其他支持数据表明，确定的HAI暴发在所有发生的HAI中占比不足10%[29]。

CHIP的调查还表明，大约40%的HAI暴发可能自行消除，而其余60%的HAI暴发会持续到采取控制措施[108]。不能自行消除的HAI暴发中，一半最终由通过该机构自己的感染控制人员制定的措施得到控制；另一半是在外部调查人员建议的措施得到执行后才能终止。这种相对较高的自发消除率，可能解释了一些人所表达的反对监测的基本论点。但是，如果这些数字代表社区医院的总体情况，应该注意的是，这些医院都有主动的感染监测系统，这说明尽管 2021 年美国医院的 HAI 监测和感染控制计划已经处于先进状态，但许多暴发仍可能未被识别和控制。

HAI 暴发

HAI 暴发调查需要系统的方法，包括确定存在流行、制定恰当的病例定义、实施流行病学方法以识别风险因素并确定该因素与感染之间是相关关系还是因果关系，这对了解感染获得和传播的机制，以及实施适当的预防和控制措施至关重要。这一过程假定对所研究的感染或疾病的常规或地方性发生率已有所了解。此外，为了做出判断，必须了解感染或疾病的流行病学，包括可能的感染来源、假定的传播方式、通常的寄存场所、潜伏期和相关微生物学，包括致病性、传染性、毒力和免疫源性。这些信息对于制定假设和制定确认假设所需的相关流行病学、观察性和微生物学研究至关重要。

美国 CDC 调查 HAI 暴发的各种影响因素包括暴发事件的类型(如感染或非感染事件)，发生场所(如医院住院或门诊、居家环境，以及独立的医疗、手术、透析中心或长期照护机构)，请求 CDC 援助的人员的专业知识，暴发是否具有足够的潜在公共卫生重要性(例如，与归因发病率或死亡率显著相关)，能否保证 CDC 第一时间参与，是否有调查人员，或者 CDC 的调查是否有可能增加感染控制知识，以帮助预防或控制今后类似的暴发。因此，CDC 对 HAI 暴发的调查，往往反映出一些独特的、紧迫的、难以确定或难以控制的问题。

根据定义，HAI 暴发是“特殊原因”事件，可能对机构中的感染预防和控制实践反映不佳[110]。通常情况下，暴发病原体在医疗环境中的传播方式可分为以下几类：① 共同感染源；② 人体宿主(携带者)；③ 交叉感染(人-人传播)；④ 空气传播；⑤ 其他环境(如污染物、药物的外源性或内在污染，或新使用的医疗装置)；⑥ 不确定的传播模式。然而，HAI 暴发的原因比上述分类和意见更复杂，特别是因为感染和疾病的最终发生涉及患者、病原体和环境(医疗环境)之间多方面的相互作用。因此，当两个或多个因素同时发生或失误，可能导致医疗机构中病原体的传播，包括机构中已经流行的病原体，患者、工作人员甚至家属的定植微生物，或者最近被引入该机构的病原体，这些因素包括医务人员的洗手/手卫生和感染控制措施不到位；人员配备水平波动；ICU 中相对于人员配备水平，患者数非预期增长；使用多种侵入性装置(例如，血管内导管或导尿管、机械呼吸机)的重症患者数量非预期增长；因病情、治疗或疾病所致的免疫抑制；未能在实验室进行质量控制；需要保持正压的手术室，未能保持压差；肥皂、药物、多剂量药物、同种异体移植组织或器械的不慎污染(内在或外在)；手术操作技术差；为保证微生物培养质控而无意采取的抑菌作用；甚至对现有感染控制指南的误解[55-60,65,68,111-113]。

Archibald 和 Jarvis 回顾了 CDC 在 1946—2005 年对 HAI 暴发进行的所有现场调查[114]。在这 60 年的研究期间，CDC 流行病情报服务(EIS)人员在美国各地的多个医疗机构和 13 个国家的 33 个机构中共进行了 531 次现场调查。最初，在 1949—1955 年，CDC 只协助了两次医院暴发：爱荷华州一家医院的脓疱疮暴发和佐治亚州一家医院的痢疾暴发。然而，在 1956—1979 年 CDC 进行了 252 次暴发调查，并在随后的 16 年中，截至 1995 年，协助了 193 次暴发调查。在早期(1956—1962 年)，调查的两个最常见问题是沙门菌属或肠致病性大肠埃希菌感染引起的胃肠道疾病或金黄色葡萄球菌感染的流行；这两种流行病在新生儿室中最常见。20 世纪 60 年代初期，关于金黄色葡萄球菌感染的调查突然减少，随后在 20 世纪 70 年代，医疗机构中胃肠道暴发调查也减少。这可能反映了对此类感染的流行病学和控制措施的掌握有所提高，或者医院感染控制人员在没有 CDC 协助的情况下识别和控制此类暴发的能力有所提高。

20 世纪 60 年代后期到 20 世纪 80 年代，涉及血流和手术切口的 HAI 调查数量有所增加；入住 ICU、侵入性医疗装置、各种外科和侵入性医疗操作被不断发现是相关风险因素。此外，许多暴发与革兰阴性细菌有关。20 世纪 70 年代，血流感染是医疗机构中 CDC 医院感染项目(Hospital Infections Program，HIP)最常见的暴发调查类型。此外，除了常规的血流、呼吸道、泌尿道和手术切口，当时的 HIP 医学流行病学专家记录的与解剖部位相关的 HAI 暴发不断增加。这些感染包括甲型肝炎病毒和乙型肝炎病毒暴发、医疗保健相关军团菌病、婴儿坏死性小肠结肠炎，以及心脏直视手术后的胸骨伤口感染，尤其是由快速生长的分枝杆菌引起的感染。此外，在此期间，HIP 记录了越来越多的对多种抗微生物药物耐药的微生物相关的暴发，特别是耐氨基糖苷类肠杆菌科细菌和非发酵革兰阴性杆菌，以及 MRSA。

1980—1990 年，美国 CDC 在全美对 HAI 暴发共进行了 125 次现场流行病学调查[115]。在这 125 次暴发中，77 起(62%)由细菌引起，11 起(9%)由真菌引起，10 起(8%)由病毒引起，5 起(4%)由分枝杆菌引起；22 例(18%)由毒素或其他病原体引起。总体而言，假单胞菌属、沙雷菌属、金黄色葡萄球菌和念珠菌属是这 10 年中与流行性 HAI 相关的最常见微生物(表 28.2)。事实上，20 世纪 80 年代上半叶，以 BSI 为主，其次是 SSI 和肺部感染时，革兰阴性菌所致暴发占一半以上。许多 BSI 暴发是由于 ICU 患者换能器消毒不当或透析器再处理不当造成的[116-118]。这 10 年期间，涉及医疗保健相关性肺部感染的暴发比例低于 10%。

1985—1990 年，暴发调查逐渐涉及革兰阳性菌、真菌、病毒和分枝杆菌(表 28.2)快速生长的分枝杆菌越来越被认为是 SSI、慢性中耳炎和血液透析相关感染的原因[119-121]。一些暴发调查涉及非感染性原因，如新生儿

ICU 中新生儿的生育酚(E-Ferol)中毒、热原反应，以及血液透析中心的化学毒素暴露(如氯胺、过氧化氢)[122-124]。整个 20 世纪 80 年代期间开展的调查的特征，再次反映了侵入性操作和设备的使用增加，以及医疗产品的引入数量不断增加。涉及产品(如血液制品)、操作或设备的暴发比例，从 1980—1985 年的 47%增加到 1986—1990 年 7 月的 67%。例如，9 起小肠结肠炎耶尔森菌脓毒症事件与输注受污染的袋装血液红细胞有关[125,126]。这些独立事件中的每一起都可追溯到献血者的轻微症状或无症状感染。红细胞的长期储存使小肠结肠炎耶尔森菌增殖，导致输血时出现败血症或内毒素休克[125]。在另一起暴发调查中，BSI、SSI 或眼内炎的个案被追溯到由新引进的麻醉剂丙泊酚的外源性污染所致[127-129]。这种不含防腐剂的以豆油为基础的麻醉剂不建议冷藏。实验室研究表明，当被少量微生物污染后，微生物会迅速增殖。

1990 年 1 月至 1999 年 12 月，CDC 进行了 114 次 HAI 暴发现场调查[130]。20 世纪 90 年代的暴发基本上与 20 世纪 60 年代、70 年代和 80 年代类似(表 28.2)，BSI 仍占主导地位；但肺部感染的发生率上升到第二位，接着是 SSI、胃肠道感染和脑膜炎；与操作相关的暴发中，以手术和血液透析为主。这些暴发发生在 39 个州和地区，反映了侵入性操作和设备的使用不断增加，在传统急症照护医院外，引进的产品数量增加：81 次(71%)发生在医院住院部，15 次(12%)发生在独立的透析中心，9 次(8%)发生在门诊，6 次(5%)发生在长期照护机构，5 次(4%)在家庭医疗保健[42-45]。93 次(82%)暴发中，感染分别与细菌(61，53%)、分枝杆菌(12，11%)、真菌(10，9%)、病毒(8，7%)或寄生虫(2，2%)有关[130]。其余 21 次(18%)暴发与内毒素或非感染性因素有关。非感染性疾病暴发包括透析患者的铝中毒、乳胶过敏反应，以及手术患者一氧化碳中毒[131-133]。

表 28.2　流行性感染涉及的类型和病原体

项目	流行病学调查(%)		
	1980 年 1 月至 1990 年 7 月[a]	1990 年 1 月至 1999 年 12 月[b]	2000 年 1 月至 2005 年 12 月[c]
感染部位			
肺	12	15	13
泌尿道	5	<1	0
血液	20	39	28
手术切口	10	9	18
中枢神经系统	5	2	<1
皮肤	13	2	15
胃肠道	3	0	0
肝(肝炎)	7	6	8
其他	10	13	17
总计	100	100	100
病原体			
金黄色葡萄球菌	5	6	20
大肠埃希菌	<1	<1	0
凝固酶阴性葡萄球菌	<1	2	0
肠球菌属	<1	7	0
假单胞菌属	16	<1	0
肠杆菌属	4	4	3
肺炎克雷伯菌	2	3	3
变形杆菌属	<1	0	0
A 型链球菌	3	<1	3
黏质沙雷菌	5	5	5
沙门菌属	2	<1	0
肝炎病毒	<1	4	8
念珠菌属	5	<1	5
曲霉属	0	4	3
分枝杆菌属	5	11	13
其他革兰阴性菌	0	13	10
其他	48	36	27
总计	100	100	100

a：数据引自 1980—1990：Jarvis WR. Nosocomial outbreaks：the Centers for Disease Control's Hospital Infections Program experience，1980-1990. Epidemiology Branch，Hospital Infections Program. *AM J Med*. 1991；91(suppl 3B)：101S-106S。
b：数据引自 1990—1999：Jarvis WR. Hospital Infections Program，Centers for Disease Control and Prevention On-Site Outbreak Investigations，1990-1999. *Semin Infect Control*. 2001；1：74-84。
c：数据引自 2000—2005：CDC archives。

病毒感染暴发包括骨髓移植病房医务人员之间甲型肝炎病毒传播、疗养院居民或透析患者中的乙型肝炎病毒感染、肌内注射免疫球蛋白相关的丙型肝炎病毒传播，以及不慎注射 HIV 污染的物质或在透析过程中的 HIV 传播[81,130,134,135]。20 世纪 90 年代，透析器是最常见的侵入性装置，其次是住院、门诊或家庭患者使用的无针血管内装置[42-45,136,137]。在 114 次暴发调查中，20 次(17.5%)与受污染的产品有关，包括静脉麻醉剂、肠外溶液或血液制品。21 起(28.6%)暴发与多重耐药菌有关，包括多重耐药结核分枝杆菌、VRE、万古霉素的敏感性降低的金黄色葡萄球菌(*S. aureus* with reduced susceptibility to vancomycin，VISA)；耐万古霉素的表皮葡萄球菌，以及产超广谱 β-内酰胺酶的大肠埃希菌和肺炎克雷伯菌[130,138-153]。20 世纪 90 年代影响最深远的暴发调查预示着 VRE 和万古霉素耐药的金黄色葡萄球菌(*S. aureus* resistant to vancomycin，VRSA)的出现[152]。

2000—2005 年，美国 CDC 开展了 40 次不良医疗事件的现场暴发调查。其中 8 起(20%)暴发反映出社区获得性 MRSA 和 VRSA 感染在住院患者中的不断增加。此外，与血液透析相关的细菌、病毒和真菌感染的暴发持续对临床和公共卫生产生影响。1996—2004 年，发生了几次与主动脉瓣植入术、心包组织和肌肉骨骼移植物植入有关的感染暴发[112,154-156]。这些调查的结果推动了美国 CDC、美国 FDA 和美国组织库协会改进指南，以更好地筛查移植组织供体、恢复尸体组织捐赠、处理组织库回收的移植组织，以及对已经处理过的移植组织进行微生物学质量保证测试。临床和公共卫生对患者安全的影响是巨大的——美国 CDC 建议外科医生在骨科手术中常规使用的移植组织应尽可能灭菌，并于 2004 年发布了一份良好组织规范(Good Tissue Practices)文件[157]。美国 CDC 流行病调查中涉及的感染解剖部位与地方性感染中明显不同(表 28.3)。

表 28.3　地方性和流行感染类型和病原体比较

项目	地方性感染(%)[a]	流行病学调查(%)	
		1980 年 1 月至 1990 年 7 月[b]	1990 年 1 月至 1999 年 12 月[c]
感染部位			
肺	29	12	15
泌尿道	23	5	<1
血液	17	20	39
手术切口	7	10	9
中枢神经系统	0	5	2
皮肤	0	13	2
胃肠道	0	18	3
肝(肝炎)	0	7	6
其他	24	10	13
总计	100	100	100
病原体			
金黄色葡萄球菌	13	5	6
大肠埃希菌	12	<1	<1
凝固酶阴性葡萄球菌	11	<1	2
肠球菌属	10	<1	7
假单胞菌属	9	16	<1
肠杆菌属	6	4	4
肺炎克雷伯菌	5	2	3
变形杆菌属	0	<1	0
A 型链球菌	0	3	<1
黏质沙雷菌	0	5	5
沙门菌属	<1	2	<1
肝炎病毒	<1	<1	4
念珠菌属	<1	5	<1
曲霉属	<1	0	4
分枝杆菌属	<1	5	11
其他革兰阴性菌	0	0	13
其他	34	48	36
总计	100	100	100

a：引自 Centers for Disease Control and Prevention，National Nosocomial Infections Surveillance System，1990—1998。
b：数据引自 1980—1990：Jarvis WR. Nosocomial outbreaks：the Centers for Disease Control's Hospital Infections Program experience，1980 - 1990. *Am J Med*. 1991；91(suppl 3B)：101S。
c：数据引自 1990—1999：Jarvis WR. Hospital Infections Program，Centers for Disease Control and Prevention on-site outbreak investigations，1990 - 1999. *Semin Infect Control*. 2001；1：74 - 84。

与罕见微生物相关的暴发

过去 50 年中，尽管美国 CDC 调查的 HAI 暴发中最常涉及的病原体包括常见的可疑病原体(即金黄色葡萄球菌、肠球菌属、肠杆菌科、非发酵革兰阴性菌或酵母菌)，但仍有相当数量的暴发涉及罕见的微生物，如多重耐药结核分枝杆菌、美洲爱文菌、冢村菌属、支气管红球菌、皮疽诺卡菌、爱文菌属霍氏肠杆菌、支顶孢菌、厚皮马拉色菌属、月状弯孢菌、索氏梭菌、人苍白杆菌及各种非结核分枝杆菌。对于几乎所有罕见病原体，流行病学调查部分确定的传播链包括不常见的危险因素，如美甲沙龙的足疗或足浴、内镜清洁方法不当、生理盐水填充的乳房硅胶植入物、移植组织、抑菌作用、受污染的煤酚皂或消毒方法[111,112,120,154-156,158-166]。

这些暴发的情况可能反映了以下现象，即 HAI 因服务或地点而异(如 ICU 与非 ICU)，并且由罕见微生物或具有异常的抗微生物药物敏感性特征的常见病原体引起的聚集性感染更容易识别，而由不明显的抗微生物药物敏感性模式的常见病原体引起的聚集性感染不太可能被认定为重大感染。此外，这些差异反映了这样一个事实，相对那些通过手、污染物或环境媒介来讲，由患者传给患者、患者传给医务人员或医务人员传给患者，直接或间接接触传播的地方性感染，有共同感染源或人体宿主的罕见微生物的异常暴发更容易被调查。

多医院流行

在过去的 50 年中，随着医院专业越来越细化，多家医院间暴发的可能性越来越值得关注，医院间传播或患者从长期照护机构转移到各种急症救护也可能导致很多 HAI 暴发。重要的是，尽管不太常见，遍布全国的受污染产品是公认的 HAI 危险因素。首先，一个医疗机构流行的病原体可能通过以下三种传播方式之一传播给另一个医疗机构的患者：① 定植或感染患者转移，特别是烧伤或压疮患者；② 定植或感染的医务人员，包括住院医生和“流动”护理人员在机构之间轮转或活动；③ 在不同医院和其他医疗保健场所之间往来的医务人员的手部暂住菌。由于住院医生往来和重症患者的转移主要发生在大型的高校附属三级转诊医院，因此医院间传播似乎最常发生在这些机构中，而在较小的社区医院中较少见，这就解释了为什么近 2/3 的 CDC 暴发调查发生在大型急症照护医院的住院患者。三级急症照护医院、独立专科机构、长期照护机构和家庭照护机构之间的界限模糊，以及“流动”护理人员和技术人员、“兼职”医生和其他各种辅助医务人员越来越多地为一个地区的所有上述医疗保健系统工作的商业模式，无疑会加剧 HAI 病原体在任何这些机构和环境的患者或居民之间的传播。

第二种多家医院感染暴发的类型是，广泛用于患者治疗的产品可能会同时在多家医院引起感染，原因是可能是产品在工厂受到的内在污染。例如，血液透析患者的溶血现象可追溯到有缺陷的血管装置或腹膜透析液的固有污染[113]；也可能是设计缺陷或常见使用错误造成的医院内使用中的污染[42,166]。使用中的污染是新引进产品和设备相关感染的更常见的原因，尽管内在污染也被发现，但操作过程中产品的外在污染仍然更为常见[115,130]。

20 世纪 80 年代，一个未经许可的静脉注射维生素 E 制剂在新生儿中的广泛使用导致了美国全国性的新生儿高死亡率的罕见疾病[122]。在一些州的几个新生儿 ICU 中发现了这种新型综合征，导致了对该产品的源头确定和 FDA 召回。同样，在五个州暴发的 BSI 或 SSI 的根源确定为新引进的静脉麻醉剂丙泊酚[127,128]。虽然每个暴发机构只涉及一种病原体，但不同的机构有不同的病原体，包括金黄色葡萄球菌、肠杆菌属、莫拉菌属或白念珠菌。每家医院的现场流行病学调查都发现了麻醉人员在准备过程中产品受到污染。这导致 FDA 和制造商提醒产品用户在制备过程，以及随后的处理和管理中，需要严格的无菌技术。家庭输液治疗患者中 BSI 的暴发表明，随着患者治疗的新方法(例如，家庭输注抗微生物药物或化疗药物)的发展，必须评估新技术的引进对患者并发症的风险。例如，减少医务人员血液接触的无针设备[42,136]。这些经验强调了这样一个事实：感染控制人员必须始终对与新推出的产品或操作相关的感染或毒性反应的可能性保持警惕。如怀疑此类问题，应立即通过州卫生部门向 CDC 和 FDA 报告。

与器械和药物相关的暴发

随着医疗保健的发展，患者的治疗中引入了越来越多的复杂且更具侵入性的器械和治疗方法。与此同时，CDC 还调查了与各种医疗器械和药物相关的疾病暴发，这些器械和药物可能被细菌、真菌或病毒污染而导致疾病暴发(表 28.4)。有机和无机毒素也可能是污染物并导致聚集性发病。对于可重复使用的器械，再处理过程中未达到消毒水平是感染传播一种常见机制。用于多个患者的设备，如支气管镜、内镜和呼吸机，会受到微生物的污染，如果在使用之间没有进行适当的再处理，可能会成为暴发的储菌源。可重复使用和一次性使用物品都可能因误用、处理不当或制造缺陷而导致感染暴发。对于某些设备，设计特征可能会导致使用中的污染不可避免，或者在使用之间难以充分消毒，这种情况也不是不可能。因此，当发现聚集性感染时，重要的是要考虑设备、使用方案或消毒程序是否在暴发前发生过任何变化。

表 28.4 与医疗器械相关的特定暴发的特征和设备(按污染物名称)

污染物	临床综合征	推测来源
革兰阴性菌		
不动杆菌属	RTI	机械通气设备
	RTI	呼吸机回路/复苏气囊
	RTI	峰值流量计
洋葱伯克霍尔德菌	BSI	主动脉内球囊反搏泵
	BSI	压力传感器
	RTI	雾化器
	RTI	呼吸机温度探头
弗氏柠檬酸杆菌	BSI	无针 IV
产气肠杆菌	BSI	气道吸引装置
阴沟肠杆菌	BSI	无针 IV
	BSI、PR	透析机(废物处理)
黄杆菌属	BSI	压力传感器
肺炎克雷伯菌	BSI	无针 IV
	BSI	透析器
	RTI	呼吸机回路
铜绿假单胞菌	RTI	呼吸吸引管
	RTI	雾化器
	RTI	支气管镜
	眼内炎	晶状体乳化器
	UTI	尿动力学检查设备
纽波特沙门菌	胃肠炎	内镜
液化沙雷菌	UTI	尿动力学检查设备
黏质沙雷菌	BSI	压力传感器
	RTI	支气管镜
	UTI	尿液引流袋
	BSI、粪便定植	内部分娩力描记导联
	伤口、UTI、RTI、BSI	心电图导联
少动鞘氨醇单胞菌	RTI、UTI	吸引管
	RTI	呼吸机温度探头
嗜麦芽窄食单胞菌	BSI	压力传感器
	RTI、BSI	呼吸机设备

续　表

污染物	临床综合征	推测来源
混合革兰阴性	BSI	压力传感器
	BSI	透析机
	BSI	透析机(WHO)
	BSI	透析器
	BSI	胆道内镜
革兰阳性菌		
蜡样芽孢杆菌	RTI	呼吸机回路
表皮葡萄球菌	BSI	输液连接器
金黄色葡萄球菌	伤口感染	胸骨锯/拉钩
分枝杆菌		
龟分枝杆菌	全身感染	透析器
	RTI	支气管镜
	皮肤/软组织	喷射注射器
结核分枝杆菌	RTI	支气管镜
真菌		
近平滑念珠菌	BSI	压力传感器
	人工瓣膜心内膜炎	旁路机
多种念珠菌属	BSI	逆行静脉输注系统
新月弯孢菌	盐水填充硅胶乳房植入物	生理盐水袋存放不当
病毒		
腺病毒	流行性角结膜炎	气压式眼压计
人类免疫缺陷病毒	传播	血液透析通路针
乙型肝炎病毒	传播	脑电图导联
	指尖采血监测装置	
丙型肝炎病毒	传播	指尖采血监测装置
毒素		
铝	血清水平升高	透析液
氯胺	溶血	水/透析液
内毒素	PR	透析器
氟化物	瘙痒、心律失常、非特异性症状	水处理系统
过氧化氢	溶血	水/透析液
微囊藻毒素	肝坏死	水
叠氮化钠	低血压	水

BSI,血流感染;HBV,乙型肝炎病毒;HCV,丙型肝炎病毒;HIV,人类免疫缺陷病毒;IV,静脉注射;PR,热原反应;RTI,呼吸道感染;UTI,泌尿道感染。
数据引自 CDC archives。

许多不同的微生物和毒素都与器械相关的暴发有关(表 28.4)。自来水污染可能导致感染,因为多种革兰阴性菌或非结核分枝杆菌是公认的城市水源污染菌。接触血液或其他体液的物品在使用过程中如果未经适当的再处理,可能会传播血源性病原体。常见的暴发病原体污染和传播机制包括重复使用一次性使用器械,以及可重复使用器械消毒或灭菌不充分。疾病的预防和控制取决于对器械进行规范的消毒或灭菌。许多 HAI 暴发与内在(即在制造过程中)或外在(容器或小瓶打开或被接触后)污染的药物有关。之后防止内在污染的建议包括制造商遵守良好生产规范(good manufacturing practices, GMP)和其他适用的 FDA 法规。由此产生的预防外源污染的 CDC 建议和指导包括在制备和给药时严格遵守无菌技术,尽可能使用单剂量药物而不是多剂量药物,并遵循制造商关于正确储存和保质期的建议。

虽然与医疗保健相关的沙门菌属感染可以在人与人之间传播,而且以前在医疗机构中发生的沙门菌暴发确实与共同的食物来源有关,但 CDC 的调查表明,沙门菌在 ICU 的传播可追溯到感染控制措施和设备使用[130]。假单胞菌暴发的传播链与多种危险因素有关,包括污染的聚维酮碘溶液和神经外科患者的脑室外设备[167,168]。革兰阴性 BSI 的暴发可追溯到多种原因,包括假指甲、消毒不当的动脉内压力监测传感器、输注血小板、肥皂、污染的多剂量药物、医院药房的配药机,甚至人员配备水平[55-58,65,66,116-118,169]。因此,在任何 HAI 暴发调查中,必须在调查期间根据流行病学结果评估场所-病原体组合。应使用流行病学方法调查暴发和关联致病因素,这对于了解感染获得机制、传播链和确认假定风险因素的特征至关重要。暴发调查通常具有全国性意义,特别是在对患者安全存在潜在公共卫生影响时。例如,如果暴发可能与产品相关,或者与严重的发病率或死亡率相关。对感染控制最有价值的是通过调查获得的关于暴发中各种病原的最常见传染源和传播方式知识。这些数据有助于感染控制人员将预防干预措施集中在最有可能遏制不间断暴发的地区。

一般而言,暴发中病原体的传播方式可分为前文描述的几种:① 共同的感染源;② 人类宿主(携带者);③ 交叉感染(人传人);④ 空气传播;⑤ 其他环境(如污染物、药物的外源性或内在污染,或引进新型医疗设备);⑥ 不确定的传播方式。在 2004 年的一份报告中,Diekema 等认为,根据定义,暴发是"特殊原因"事件,本应是可以预防的,而且几乎总能反映出医院的感染控制和预防实践的不足[110]。然而,暴发的原因比上述分类和意见更为复杂,特别是因为感染和疾病的最终发生涉及患者、病原体和环境(医疗保健场所)之间的多方面相互作用。CDC 对医疗机构暴发的回顾表明,尽管感染控制不到位几乎总是起一定作用,但当一系列事件(包括感染控制措施)同时出错时,暴发总是会发生。因此,当两个或多个因素同时发生或失误,可能导致医疗机构中病原体的传播,包括机构中已经流行的病原体,患者、工作人员甚至家属的定植微生物,或者最近被引入该机构的病原体,这些因素包括医务人员的洗手/手卫生和感染控制措施不到位;人员配备水平波动；ICU中相对于人员配备水平，患者数非预期增长；使用多种侵入性装置的重症患者数量非预期增长；因病情、治疗或疾病所致的免疫抑制；未能在实验室进行质量控制；需要保持正压的手术室，未能保持压差；肥皂、药物、多剂量药物、同种异体移植组织或器械的不慎污染（内在或外在）；手术操作技术差；人员培训不足；为保证微生物培养质控而无意采取的抑菌作用；甚至对现有感染控制指南的误解[33,51-53,55-68,117-152]。

当然，危险在于医院流行病学专家根据先前对场所-病原体组合的了解，草率地做出相关关联或因果关系的推断。尽管与内镜手术相关的非结核分枝杆菌感染一定会促使人们审查内镜消毒/灭菌操作、自来水来源，以及内镜清洗槽污染的原因，但这类分枝杆菌也与其他传播方式有关，包括吸脂、修脚或美甲沙龙的足浴[164,170,171]。同样，A群链球菌SSI通常是源于个体携带者，携带部位可累及直肠、阴道、头皮或其他部位[172]。由于上述所有原因，必须查明和确定潜在的传播链，以便采取适当的控制和预防措施。在任何暴发调查中，都需要在流行病学调查结果背景下对场所-病原体组合进行评估。因此，当按传播方式对暴发进行分类时，通常特定于某些患者群体的各种场所-病原体组合几乎总是显而易见的，这些场所-病原体组合的知识可以通过关注最可能的传染源、传播方式和假设的发展来促进初步调查工作。流行病学方法应被用于调查暴发和关联暴发的致病因素，并对了解感染获得机制和病原体传播方式，以及确定潜在危险因素来说不可或缺。

在开展暴发调查时，上述关于场所-病原体的讨论并没有降低了解场所-病原体知识的重要性。例如，军团菌属肺部感染或侵袭性曲霉属伤口感染的聚集性感染，特别是在免疫功能低下的患者中，会促使关于空气传播的环境来源调查的开展[173-175]。HAI患者结核分枝杆菌聚集性感染或有结核菌素皮肤试验阳性的医务人员，会引起对结核病患者的识别和隔离措施的评估、隔离室的压差的评估和检查医务人员呼吸保护装置的使用[138-144]。识别感染或定植的VRE患者时，应评估感染控制、洗手/手卫生、隔离措施和程序、抗微生物药物的使用，以及这些建议是否得到充分实施[145-151]。

地方性和流行性感染的最常见原因是交叉感染，即病原体从医务人员传播给患者、医务人员与医务人员之间相互传播、患者与患者之间相互传播或从患者传播给医务人员。虽然几乎任何病原体都可以通过交叉感染进行传播，但革兰阴性菌和金黄色葡萄球菌是最常见的。病毒感染常发生在儿科患者中，并且通常通过交叉感染传播。因此，可接受的HAI预防和控制措施要求医院流行病学专家/IP查找和分析病原体、宿主和环境三者之间所有组成部分的相互关系。同样重要的是，家属、患者、律师、行政人员、医生、护士和其他医务人员都认识到，具有内在危险因素的患者特别容易感染HAI，如早产或老年人、虚弱、有严重的先天性畸形、糖尿病或终末期呼吸系统、肝、肾或心脏疾病的患者，留置多个医疗装置，或接受过重大手术或其他侵入性操作。

假暴发

并非所有报告的聚集性HAI都构成真正的疾病流行。当实验室的阳性检测数量增加时，就会发生与医疗保健相关的假暴发，这与临床发现、监测系统的变化或实验室方法的改进无关[163-165]。Weinstein和Stamm将假暴发定义为假性感染的真聚集或真性感染的人为聚集[176]。1956—1975年，CDC调查的181起HAI暴发中，有20起（11%）是假暴发。现场调查显示，这些假暴发中约有一半归因于标本采集或处理错误，包括采集或运输过程中的污染、微生物实验室的交叉污染或微生物鉴定错误[176]。其余的假暴发可追溯到系统性错误或感染定义的变化，导致临床感染误诊或与感染报告相关的监测假象。

1980—1990年，CDC调查的HAI暴发中有6%是假暴发：75%可追溯到污染的产品，而其余的则可追溯到标本的环境污染或实验室处理过程中培养污染。在对CDC假暴发调查的回顾中，Manangan和Jarvis报道，1990—2000年CDC现场调查的HAI暴发中，约11%是感染的假暴发[177]。他们发现，回顾的假暴发最常见的部位是呼吸道（37%）、多个部位或无菌体液（24%），以及血液系统（23%）。具体实例包括：与自动识别系统软件更新相关的耐久肠球菌的感染和定植；由自动内镜清洗机引起的脓肿分枝杆菌假感染；临床标本的微变冢村菌实验室污染；与生产商错误相关的纯蛋白衍生物（PPD）；以及与使用斜面血琼脂培养基有关的阴沟肠杆菌假性菌血症[149,163,177-179]。

与医疗保健相关的BSI假性暴发的最常见原因是标本的内在或外在污染、实验室检测程序错误或解读错误。Maki描述了应该怀疑BSI的假性暴发的四种情况：① 当有聚集性的新的或异常的病原体血培养阳性时；② 当受影响的患者没有连续地表现出与BSI一致的体征或症状时；③ 当假定的流行性BSI是原发性时（即不是从局部感染可能的继发部位分离出来）；④ 当BSI处于无法解释的高水平时[178]。呼吸道感染假暴发的最常见原因往往是污染的设备，以及内镜或支气管镜自动再处理系统使用。在大多数涉及内镜的假性暴发中，潜在的原因通常是使用不当、清洗器故障、储液柜或镜头污染。Manangan和Jarvis建议这些设备的使用者应仔细阅读生产商关于使用和消毒这些机器的建议[177]。此外，CDC还发布了清洁、消毒和检查这些设备，以及监测异常微生物的指南[180]。

一般情况下，假暴发通常与系统性错误、用于监测的感染定义变化、感染的误诊或感染监测人员报告有关。此外，很多假暴发可追溯到污染的器械或器械使用程序和清洁方法，或在标本采集、运输或加工过程中微生物标本的污染，以及微生物实验室中偶然发生的其他错误，这些错误可能与新引进的计算机软件和硬件的故障有关，或与抗微生物药物敏感性检测中的质量控制问题有关。在假暴发调查期间，由于患者和工作人员的额外成本（人力和财力）和焦虑，IP和医院流行病学专家必须熟悉假暴发的确认、调查、控制和预防，并了解潜在的可能原因和相关风险因素，包括假暴发可能是由于诊断和报告错误、污染的器械、微生物实验室的错误或监测定义，正如 CDC 调查中所反映的那样。

与环境相关的特定暴发

对互联网上涉及 HAI 暴发调查的大量出版物的回顾表明，CDC 和其他机构调查的 HAI 暴发通常可以追溯到环境污染源。环境提供了宿主和病原体相互作用的背景，并包含了影响感染传播的因素。

在医疗保健环境中，病原体、宿主和环境之间各种形式的相互作用产生 HAI。环境因素包括各类环境(例如，ICU、门诊、长期照护机构或蓄水池)、饮用水、废物处理和医疗设施。对于聚集性军团菌属肺部感染或侵袭性曲霉属伤口感染，尤其是免疫功能低下的患者，应积极寻找空气传播的环境来源[174,175]。聚集性医疗获得性结核分枝杆菌患者或结核菌素皮肤试验阳性的医务人员，应开展结核病隔离措施的评估、隔离室的压差测量和医务人员的呼吸防护设备使用检查[138-144,174,175,181,182]。

当易感患者和工作人员接触未适当隔离的感染者时，就会发生与医疗保健相关的麻疹或水痘暴发[183-185]。环境的干扰，如天花板瓷砖、防火材料、医院建造和翻新、通风管道中的鸟粪、污染的地毯，都与真菌感染暴发有关[158,174,175,186,187]。发生在门诊手术中心的与暖通空调系统(heating ventilation and air-conditioning，HVAC)间歇性运行有关的一次暴发说明了在所有医疗机构中运行良好的暖通空调系统的重要性，这次暴发中，关闭 4 周后重新启用的 HVAC 是 1 周内首例手术患者发生支顶孢属眼内炎的风险因素[158]。水源性革兰阴性杆菌的暴发，如铜绿假单胞菌、洋葱伯克霍尔德菌、嗜麦芽窄食单胞菌、皮氏罗尔斯顿菌、黏质沙雷菌、不动杆菌属或肠杆菌属，与水、血液透析排水口、雾化器、压力监测设备、HVAC 系统和吸入装置的直接接触传播有关，或通过医务人员的手、洗手液、肥皂或漱口水间接接触传播[186-190]。其他调查发现 VRE 或艰难梭菌的传播与使用电子体温计有关[187]。

促使制定国家预防政策的特定暴发

指南/建议

1990—1992 年，CDC EIS 人员协助开展了 11 起有关结核分枝杆菌在不同医疗机构中向患者或医务人员传播的暴发调查。在每次暴发中，传播的危险因素各不相同，包括未能及时识别和隔离传染性肺结核患者；未能限制或隔离传染性肺结核患者活动范围；隔离室中偶然的正压；空气从治疗传染性肺结核患者的诊所或房间再循环到机构的其他区域，包括护士站；传染性耐多药结核分枝杆菌(multidrug-resistant M. tuberculosis，MDR-TB)患者隔离并接受抗结核治疗 48～72 h 后，允许他们离开隔离病房参加社会活动，如去公共浴室；医务人员未能报告与肺结核相符的临床症状；或医务人员未能佩戴合适的呼吸防护装置[138-144]。

由于这些暴发，人们担心 CDC 现有的预防结核分枝杆菌传播指南是否真的有效。在三起调查中，对耐多药结核病暴发的医院实施的控制措施进行了评估。在这三起调查中，后续研究证明，当 CDC 的建议得到全面执行时，耐多药结核病的传播就会终止或显著减少。自这些疫情暴发以来，各种研究表明，美国医院的结核病感染控制措施已显著改善，药物敏感或耐多药结核病的 HAI 暴发已减少，而且在许多甚至是大多数地区，医务人员结核菌素皮试阳性风险与周围社区的非医务人员相似[191,192]。这些暴发调查的流行病学和结果数据导致 CDC 结核病建议进行了重大修订和后续改进，包括延长传染性结核病患者的隔离时间，以及使用 N95 呼吸器改善医务人员的呼吸防护。

1993 年，CDC 对 VRE 定植或感染的调查发现，VRE 感染的主要危险因素是疾病的严重程度、基础疾病、静脉输注万古霉素，以及使用抗微生物药物的住院天数。随后的调查记录了临床微生物学实验室对于 VRE 检测的重要性，并强调了当时的一些自动化系统如何错误识别或未能识别 VRE[149]。此外，这些表明肾病患者 VRE 定植或感染的风险增加[147,148]。所有这些调查都表明，对 CDC 接触隔离建议的依从性很差，特别是医务人员在接触 VRE 定植、感染患者或他们周围环境前后未能洗手。这些初步研究为 CDC 制定预防万古霉素耐药性传播的建议提供了重要数据。

由于这些暴发调查的发现及 VRE HAI 的流行迅速增加，这些暴发医院开展了几项干预研究。在第一项研究中，试图控制整个机构的 VRE。在第二次干预中，控制措施集中在高风险的肿瘤科病房，该病房在任何时候都有约 30%的患者被 VRE 定植，并且 VRE BSI 率很高。干预措施包括主动筛查、对患者和医务人员进行相关 VRE 的教育、将 VRE 阳性和 VRE 阴性患者分别安置到不同的区域、执行和维持 CDC 的建议。这些干预措施显著降低了 VRE 定植率和感染率。随后在社区医院进行的类似干预也同样导致了感染率和定植率的降低[147]。

HAI 的后果

2022 年，阅读 HAI 的科学文献的读者会被不成比例的大量的关于不良后果的文章所震惊——住院时间延长、额外的住院成本或费用、额外的住院护理需求、潜在的成本、生产力损失、长期的后遗症、昂贵的替代抗微生物药物(主要是抗微生物药物耐药病原体引起的感染的结果)、与这些 HAI 相关的无法治愈的感染和死亡。急症照护医院、长期照护机构和家庭照护机构之间的分类模糊，使得问题及其解决方案变得更加复杂。与大多数其他医疗保健提供服务相比，医疗机构传统上无法直接向患者或其保险公司收取用于 HAI 监测和控制措施的费用。此外，很难证明此类措施可以预防多少 HAI 及其成本效益。因此，医疗机构估计感染对患者不利影响的程度来证明实施和维持预防措施的支出是合理的、是必要的或至少是非常有帮助的。最常研究的不良后果归因于因医院内感染而导致的死亡和额外费用。

虽然 CDC 的数据证实，美国各地医院中涉及四个主要解剖部位的 HAI 发生率正下降，但随之而来的不利因素是长期照护机构和家庭照护机构中HAI的发生率和耐药病原体感染的发生率随之增加。2007年发布的对美国医疗机构全国HAI数量的最新估计约为170万例，约99 000例为可归因于HAI的死亡[193]，其中36%和31%的HAI分别是BSI和肺部感染。尽管有明确的证据表明，HAI监测和控制措施的有效性，并且越来越多的医学文献证据表明，减少HAI所节省的成本大幅抵消了针对问题HAI病原体实施监测和感染控制措施的成本，医疗保健管理部门似乎仍不愿意在理念和经济上致力于筛查和监测HAI病原体的总体预防措施方案的理念。

过去10年，家庭照护已成为医疗保健中增长最快的组成部分。患者和医务人员在家庭照护、长期照护机构、门诊服务和急症照护医院中的行为和相互影响，再加上很少有家庭医疗保健公司指定监测人员这一事实，表明美国不可能很快实现任何显著或实际的HAI发病率的降低，除非医疗保健公司和医疗机构、长期照护机构和家庭照护机构的管理者共同努力，为循证预防措施提供资金。例如，美国医疗保健流行病学协会（Society of Healthcare Epidemiology of America，SHEA）、美国感染控制与流行病学专业协会（the Association of Professionals in Infection Control and Epidemiology，APIC）推荐的措施[193-197]。

HAI的控制和预防

地方性和流行性HAI是可以预防的，从Semmelweis时期到过去50年发表的无数科学研究的里程碑式报告不断重申这一点，这些研究强调了以下措施在预防HAI方面的明确效果和益处：用皂液和水或免洗手消毒剂进行手卫生，正确护理导尿管、呼吸器、血管内导管；手术患者术前、术中和术后阶段的管理；CDC发布的大量基于循证的感染控制指南；以及SHEA、APIC和美国感染病学会（the Infectious Diseases Society of America，IDSA）根据最新科学证据定期发布的立场文件。

尽管主要解剖部位的总体HAI发病率已经下降，但由耐药病原体引起的感染却在增加。出现耐药性的主要风险因素是医疗机构无法控制处方实践。抗微生物药物耐药性的控制仍然与医疗机构中抗微生物药物耐药病原体的传播控制密不可分，更糟糕的是，一旦耐药微生物在医疗机构中流行，根除几乎是不可能的。这个问题的严重性早在2005年的一篇社论中就得到了强调，这篇社论明确指出"只要CDC已经监测到多重耐药微生物引起的HAI流行，它就已经在增加了"[198]。不幸的是，CDC的最新数据明确表明，治疗抗微生物药物耐药性感染的成本仍然很高[199]。

那么，我们该怎么办？事实上，毫无疑问，如果我们更多地关注已发表的循证数据，即哪些干预措施可以有效控制由耐药病原体引起的医院感染传播，我们就不会是现在的处境。例如，HICPAC于1995年发布了预防和控制万古霉素耐药的指南[200]。尽管在VRE暴发调查后实施这些指南对解决这些暴发起了不小作用，但没有发表的结果研究表明，如何实施HICPAC指南才能导致全国医疗机构的HAI发生率降低，特别是那些由耐药菌引起的感染[148,151,201]。

医学文献中对HAI病原体的抗微生物药物耐药性控制进行了数十年的讨论并发表社论后，美国大多数医疗机构几乎没有任何此类控制的证据，特别是对革兰阴性菌。已发表的大量文章实际上有助于解释这种失败，因为已发表的有关HAI的大部分数据都是在实施了未经尝试的控制措施或基本上无效的措施的医院中进行的。此外，尽管在全国各地的医疗机构中投入了所有资源用于HAI监测活动，但一个医疗中心与另一个医疗中心的监测活动仍然存在很大差异，有效控制措施的实施不一致（如未进行推荐的监测培养/检测），或医疗机构未能采取有效措施，因为启动和维持这些措施，未得到医疗保健公司和管理人员的委托而失败。此外，优化抗微生物药物使用，以及检测、报告和控制耐药病原体传播的目标，似乎得到了适度的遵守。1996年，Goldmann等发现，医生很少彻底研究国家指南，即使阅读了这些指南，也很少将其纳入日常实践中[202]。他们接着说，"成功取决于医院领导层董事会成员、行政管理人员和医疗专家，在医院共同努力提高质量的支持下，将对抗抗微生物耐药性的运动作为战略优先事项……"[202,203]。在新千年的第三个10年仍未能成功预防和控制HAI；很多出版物持续记录医生手卫生依从率通常低于50%，反映出对该问题的严重性认识不足。

SHEA、APIC和IDSA年会，以及医学期刊上发表的各种报告和摘要一再表明，通过实施SHEA指南来控制地方性或流行性MRSA和VRE感染，指南更强调主动筛查和隔离，尤其是接触预防措施，而非标准预防措施[204,205]。事实上，CDC从未提供任何循证资料来表明标准预防措施和被动监测活动可以控制MRSA和VRE的传播。

SHEA指南的原则基于通过以下方式识别和遏制传播：① 主动筛查培养/检测，以确定传染源；② 日常手卫生习惯；③ 对已知或疑似流行病学上重要的耐药病原体定植或感染的患者采取屏障预防措施，如MRSA、VRE或多重耐药革兰阴性菌；④ 实施抗微生物药物管理计划；⑤ 去定植或抑制定植的患者[204]。多项研究已证实，入院时识别MRSA定植患者可能会提高干预措施的实施，以减少感染[205-208]。虽然现在有越来越多的证据表明主动筛查培养/检测可降低MRSA和VRE感染的发生，并且SHEA指南中描述的计划是有效且具有成本效益的，但来自其他研究的相互矛盾的结果，以及急症照护医院的差别、监测活动、不同的感染控制措施/程序、不同的病例组合和住院患者数的差异，表明MRSA的普遍筛查可能并不适合每家医疗机构[206-211]。

令人担心的是，对SHEA指南中列出的实践原则的执行既不一致也不可靠。这一现实促使美国医疗保健促进会（IHI）发起了"500万人生命运动"，以减少MRSA感染[212]。这项运动的MRSA干预建议了五个关键的最低要求但必要的护理组成部分：① 手卫生；② 环境和设备清洁；③ 主动筛查检测；④ 感染和定植患者的接触预防措施；⑤ 设备集束化措施（如中心导管和呼吸机的集束化管理）[212]。

总之，ICU 中主动筛查培养/检测耐药病原体，然后隔离定植者，是控制 HAI 的高效策略。然而，单纯基于以前的检测结果而采取隔离，至少对于 VRE 或 MRSA 来说，似乎没有什么好处。标准预防措施和隔离对通过常规临床培养发现的散发定植患者的效果甚微。现在，医疗保健专业人员和医疗保健管理人员有责任对预防计划进行明智的投资，加强目标地区现有的监测活动，并防止将死亡和发病视为不可避免。然而，医院流行病学专家/感染防控专业人员和 CDC 也有责任评估 SHEA 指南中描述的针对急症医院革兰阳性菌、革兰阴性菌和真菌计划的有效性和成本效益。控制 HAI 病原体在急症医院的传播，以及在长期照护机构和家庭环境实施这类评估和策略，仍面临巨大挑战。

这些挑战包括制定统一的监测定义和方案，以及长期照护机构和家庭中医院感染的非惩罚性 HAI 报告系统；识别这些场所中需要重点关注的高风险感染（如 BSI、肺部感染或 SSI）；确定相关分子和分母，以计算这些场所中特定器械的感染率。对特定的高风险感染的关注，未来一段时间内家庭感染的真实规模和流行病学仍然是未知或未定性的，以上这些事实可能会使这些挑战得到缓和。

第29章

Terri L. Stillwell · Carol E. Chenoweth · Emily K. Stoneman
(李娜 译;王萌冉 校)

尿路感染

Urinary Tract Infections

引言

尿路感染(urinary tract infection, UTI)是最常报道的医疗保健相关感染(healthcare-associated infections, HAI),在美国占所有HAI的12.9%,在ICU这一比例高达23%,与其他国家的占比类似[1-4]。美国CDC估计,2007年美国医疗机构中有约13.9万例导管相关尿路感染(catheter-associated UTI, CA-UTI)发生[5]。大多数医疗保健相关尿路感染(70%)与留置导尿管有关,在ICU中这个比例更是高达95%[3,5]。如今,医疗护理工作中广泛使用导尿管,特别是在ICU病房、长期护理机构,居家护理患者中的使用也不断增加[4,6,7]。高达25%的患者会在住院某个时期使用导尿管[4,9]。美国CDC估计,2007年美国医疗机构中有13.9万例CA-UTI发生。

CA-UTI会增加患病率、病死率和医疗费用[6,7]。值得注意的是,尿源性医疗保健相关血流感染(bloodstream infection, BSI)的病死率高达32.8%[8]。每例CA-UTI医疗花费约600美元;如果继发了血流感染,治疗成本会增加到至少2 800美元[9]。在全国范围内,CA-UTI每年造成美国1.31亿美元的额外医疗费用。

据估计,40%~70%的CA-UTI是可以预防的[10,11],因此自2008年10月以来,美国医疗保险与医疗补助服务中心(centers for medicare and medicaid services, CMS)不再支付医院获得性CA-UTI的治疗费用[9]。此外,CMS要求医院在CMS网站上提交CA-UTI的发病率,作为医疗获得性疾病报告的一部分。正因如此,对大多数医院来说,预防CA-UTI成为优先事项。本章对CA-UTI的发病机制、流行病学和预防措施进行综述。

发病机制

微生物易黏附于导尿管的管壁内外形成生物膜,周围包裹着由黏多糖组成的细胞外基质。生物膜允许微生物附着和黏附在导管表面。微生物通过两种途径进入导尿管并附着在生物膜上:管外途径及管内途径(图29.1)。管外途径的病原菌多源于患者自身,如来自胃肠道或会阴部定植菌群。在插入导尿管时,微生物可直接侵入管腔,或是通过管壁外表面包裹的黏液鞘移行侵入[12,13]。有研究表明,留置导尿管相关菌尿症的女性患者中,约70%由微生物经管外途径侵入引起[12]。在最近的一项对173名CA-UTI患者的前瞻性研究中发现,115例(占66%)感染是由管外途径获得的[12]。

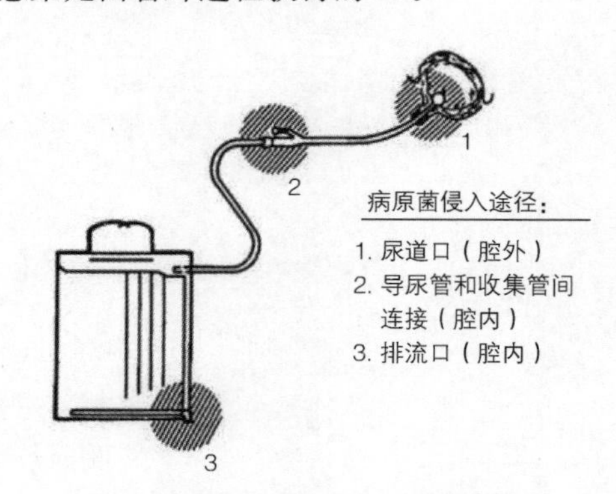

图29.1 导尿管相关尿路感染病原菌的侵入途径

当导尿引流系统的密闭性失效,或是集尿袋受污染时,微生物会沿导尿管管腔逆行侵入,引起管腔内感染[12-14]。这些病原菌通常是外源性的,经常是由医护人员手卫生执行不力所致的交叉感染[13-15]。集尿系统腔内污染通常占CA-UTI的34%[12]。一旦微生物黏附并开始繁殖,由其分泌的含糖蛋白的细胞外基质形成膜状,将会包裹微生物[13,16-20]。

生物膜内的细菌增长速度比浮游菌缓慢得多,并可分泌化学信号来介导种群密度依赖性基因的表达[13,16-20]。微生物形成的生物膜在1~3日即可通过管壁内表面移行入膀胱,而群集运动的病原体如奇异变形杆菌则更快[17,18,20]。大部分生物膜由单一细菌组成,但也可能包含多达5种病原菌[13,21]。有些病原菌,如斯氏普罗威登斯菌属、假单胞菌属、肠球菌属及变形杆菌属都可在尿液中滞留10周之久,而其他微生物则自发地循环进出。一些研究表明,从导管获得的培养物中发现的浮游菌并不能反映生物膜内生长的细菌数量[13,21]。变形杆菌属、铜绿假单胞菌、肺炎克雷伯菌和普罗威登斯菌属都可将尿液中的尿素水解为游离氨。结果导致尿液pH增高,形成多种矿物质,如羟基磷酸钙或鸟粪石。导尿管生物膜内的矿物沉积会导致导尿管上形成生物膜特有的结垢[20,22]。这些附着于导尿管内表面的结构可完全阻塞尿液的流出,或者成为肾脏结石的"巢穴"[23,24]。

泌尿系统的生物膜对抗菌药物有一定拮抗作用[25,26]。首先,细胞外基质可阻止抗菌药物渗透到生物膜中。如环丙沙星和妥布霉素在生物膜中的扩散能力都很差。其次，生物膜内细菌生长速度缓慢，对作用于快速生长细菌的抗菌药物的作用更具抵抗力[22,25,26]。最后，生物膜内细菌产生的化学信号能调控改变抗菌药物分子靶点的基因[22]。生物膜上述特点对CA-UTI的预防和治疗具有重要意义。

流行病学

微生物病原学

肠杆菌科细菌，包括大肠埃希菌、克雷伯菌属，是CA-UTI最常见的病原菌(表29.1)。其他在ICU更常见的病原体包括铜绿假单胞菌和肠球菌[3,27,28]。美国CDC NHSN 2005—2016年报告的数据中，ICU和非ICU中CA-UTI患者的大肠埃希菌分离株中，分别有31.1%的和37.9%表现出对氟喹诺酮类药物不敏感，而长期急症照护医院(LTACH)患者的氟喹诺酮类耐药率更高(58.2%)[27]。此外，来自CA-UTI患者的16.6%～48.2%的克雷伯菌属和16%～32.3%的大肠埃希菌分离株产超广谱β-内酰胺酶。更令人担忧的是，在同一时间段内，CA-UTI患者的所有克雷伯菌属分离株中，5.1%～23.1%对碳青霉烯类抗菌药物耐药[27]。LTACH报告的CA-UTI分离株中肠杆菌科细菌的耐药率总体上要高于近期急症照护医院ICU的数据。儿科病房和ICU中CA-UTI患者的细菌分离株中大肠埃希菌对抗菌药物的耐药率更高，对广谱头孢菌素的耐药率分别为13.6%和16.4%。

表29.1　2015—2017年NHSN报告的导管相关尿路感染的主要病原体

项目	医院ICU和病房，%	LTACH，%(排名)	IRF，%(排名)
大肠埃希菌	34.3	21(2)	34.7(1)
克雷伯菌属	14.2	16.6(3)	17.3(2)
铜绿假单胞菌	12.8	22.6(1)	15.4(3)
粪肠球菌	9.3	6.5(6)	6.7(4)
变形杆菌属	5.6	8.2(4)	6.0(5)
肠杆菌属	4.9	4.9(7)	2.7(6)
其他肠球菌	4.0	2.2(8)	2.1(7)
凝固酶阴性葡萄球菌	2.7	1.0(15)	2.1(8)
屎肠球菌	2.6	6.7(5)	0.8(12)
柠檬酸杆菌属	2.1	1.8(9)	2.0(9)

ICU，重症监护病房；IRF，住院康复机构；LTACH，长期急症照护医院；NHSN，美国国家医疗安全网络。
引自：Weiner-Lastinger LM, Abner S, Benin AL, et al. Antimicrobial-resistant pathogens associated with adult healthcare-associated infections: summary of data reported to the National Healthcare Safety Network, 2015-2017. *Infect Control Hosp Epidemiol*. 2020; 41: 1-18。

导管相关尿路感染的发病率

随着全国范围内开展相应干预措施后，在过去的几十年中，ICU中CA-UTI的发病率显著降低[30-32]。2013年，也是美国CDC NHSN报告的CA-UTI合并平均发病率的最后1年，CA-UTI的发病率从神经外科ICU的5.3/1 000导尿管日到外科ICU的1.3/1 000导尿管日不等[30]。令人惊讶的是，普通病房的发病率竟与ICU相似，波动在0.2/1 000导尿管日～3.2/1 000导尿管日。在普通病房中，血液科和康复科病房CA-UTI的发病率最高[30,31]。儿科ICU的发病率为0～3.4/1 000导尿管日，然而，新生儿ICU病房很少见CA-UTI[33]。美国NHSN监测数据显示，2013—2016年，美国长期护理机构报告的CA-UTI发病率为0.49/1 000导尿管日，远低于之前所报告的住院患者的发病率[34]。

2010—2015年，通过国际医院感染控制联盟报告的CA-UTI的发病率通常高于NHSN所报告的，所有50个国家汇总的CA-UTI发病率平均值为5.07/1 000导尿管日。ICU报告的CA-UTI发病率从心胸外科ICU的1.66/1 000导尿管日，到神经外科ICU的17.17/1 000导尿管日[35]。

导尿管相关尿路感染的危险因素

菌尿最主要且一致的危险因素是导尿管留置时间(OR=2.3～22.4，取决于持续时间)[36-38]。这转化为导尿持续时间，导致CA-UTI的发生率增加[39]。在留置导尿的患者中，菌尿可快速、高频地发生，每天菌尿形成的发生率为3%～10%。当留置导尿达2～10日时，有26%的患者可能罹患菌尿症[40-42]。几乎所有留置导尿时间达1个月的患者都会出现菌尿症，这也是短期置管和长期置管的分界线[13,21]。

女性发生菌尿症风险高于男性(RR=1.7～3.7)[33,36,37]。系统应用抗菌药物可预防菌尿症，因此没有全身性应用抗菌药物的患者菌尿症的发生风险增加(RR=2.0～3.9)[36-38,41]。导尿管护理不规范也会增加菌尿症的发生风险[14,36,37]。研究发现的其他危险因素包括：快速致死性的基础疾病(RR=2.5)[36]、年龄>50岁(RR=2)[36]、非手术性疾病(RR=2.2)[36]、骨科患者(RR=51)和泌尿外科操作(RR=4)[43]、入院第6天后留置导尿(RR=8.6)[43]、在手术室外进行的留置导尿(RR=5.3)[43]、糖尿病(OR=2.3)[43]或多次导尿(OR=1.75～2.85)[39,44]。尿道口周围大量细菌定植也会增加菌尿症的发生风险[45]。表29.2总结了CA-UTI的主要危险因素。儿童人群中CA-UTI的其他危险因素包括早产、泌尿生殖道结构异常、神经系统疾病和免疫受损状态[33,46,47]。

表29.2　导尿管相关菌尿症形成的危险因素

危险因素
延长导尿管留置时间
多次留置导尿
未进行系统性抗菌药物治疗
女性
糖尿病
老年
合并快速致死性的基础疾病

续 表

非手术性疾病
留置导尿管时未严格执行无菌操作原则
引流袋细菌定植
氮质血症(血肌酐>2.0 mg/dL)
导尿管未连接集尿袋
尿道口周围细菌定植

尿路感染相关性血流感染发生率较低(导尿管相关菌尿症患者仅<4%发展为菌血症)[8,33,46,48-51]。Krieger等的一项早期前瞻性研究表明,尿路感染的患者中有2.6%发生了尿源性血流感染[48]。Fortin等的最新一项研究报道了更低的发病率,尿源性血流感染的发病率为1.4/10 000住院日[52],Kizilbash等发现导尿管相关尿源性菌血症的发病率仅为0.7%[51]。研究性医学中心的一系列病例数据显示,肠球菌属(28.7%)和念珠菌属(19.6%)是医院获得性尿源性血流感染的主要病原菌[8]。多项研究显示二级医疗机构相关血流感染的风险包括黏质沙雷菌引起的尿路感染(与其他病原菌相比,RR=3.5)、男性、免疫抑制、吸烟史、发生菌尿症前的住院天数、中性粒细胞减少症和肾脏疾病[48,50,53]。

临床表现

CA-UTI患者的临床表现可为无症状菌尿、尿源性脓毒血症,甚至死亡[13,54-56]。仅有10%~32%的导尿管相关菌尿症患者表现出感染症状,大多数患者仅表现为无症状菌尿[13,54-56]。在一项对235名医院获得性导尿管相关菌尿症患者的调查发现,约90%的患者无症状。发热、排尿困难、尿急、腰痛及白细胞增多等表现在感染和无感染者中无显著性差异[54]。儿科患者的真性尿路感染很难定义,他们可能仅有发热、嗜睡等非特异的临床表现。

尿路感染的局部症状包括下腹部不适、排尿困难、尿急、尿频或血尿[57]。导尿管相关菌尿症的患者仅<1%有发热、腰痛或其他肾盂肾炎的临床表现[13,58-60]。目前公认的感染,包括前列腺炎、附睾炎、精囊炎或肾脏感染,都可能由留置导尿期间引起的菌尿所致,但这类感染的发病率尚不清楚[13,58-60]。这些并发症主要发生于长期留置导尿管的患者,在置管<10日的患者中很少见。脓毒血症的体征和症状包括发热、低血压、神志改变或器官系统功能障碍,常常提示继发血流感染可能,尤其是革兰阴性杆菌引起的血流感染[13,58-60]。

短期置管的CA-UTI预后通常较好。很少有导尿管相关菌尿症患者接受过感染部位溯源的研究,因此目前尚不清楚发生于膀胱、前列腺或肾脏部位感染的比例。对菌尿症死亡患者的尸检显示有急性肾盂肾炎、肾结石或肾周脓肿[49,59,60]。导尿管相关菌尿症的主要全身并发症是继发性血流感染,但发病率较低(0.4%~3.9%)[33,41,46,49,51,54,58]。血流感染继发于无症状菌尿症患者的可能性很小,更可能与主要基础疾病和合并症有关[54]。尽管如此,仍有11%~40%的医院获得性血流感染是尿源性的[52,61,62]。

医院获得性尿路感染的死亡率为14%~19%[57,58],住院期间尿路感染患者的死亡风险是未感染者的近3倍[58]。一项ICU病房儿科患者的研究也有类似发现,与对照组相比,CA-UTI患者的死亡率为17%[63]。尿源性医院获得性血流感染的归因病死率达12.7%~32.8%,其中重症患者的死亡率最高[8,49]。使用导尿管是长期护理机构内老年患者死亡风险增加的独立危险因素[64,65]。

诊断与监测

CA-UTI的临床诊断极具挑战,因为在留置导尿的背景下,脓尿和菌尿都不是诊断症状UTI的可靠标准[42,66,67]。在留置导尿管的患者中,并未发现脓尿与尿路感染有强相关性[66,67]。在一项研究中,留置导尿管的男性患者中脓尿通常与菌尿同时出现,但在无菌尿症的留置导尿管患者中,也有30%出现脓尿[66]。一项对761名留置导尿管患者的前瞻性研究发现,革兰阴性杆菌所致的感染最常出现脓尿,凝固酶阴性葡萄球菌、肠球菌或酵母菌所致的尿路感染很少表现出脓尿[67]。尿白细胞计数>5/HP预测尿路感染的特异性达90%,但敏感性不足37%[67]。在儿科患者中,镜检发现白细胞的特异度在45%~98%[68]。

留置导尿管患者的菌尿症诊断标准通常定义为优势菌株生长>1×10^2 CFU/mL[42,56,67,69]。在已公开发表的文献中,"菌尿"一词经常与尿路感染混用,因为早期很多文献都用菌尿症来定义CA-UTI。但实际在临床上,这两者有很大的区别,无症状导尿管相关菌尿症往往预后良好,通常无需治疗[54]。尽管如此,住院患者中仍有很大一部分抗菌药物用于治疗尿路感染,最常见的是无症状菌尿[70,71]。

长期留置导尿管患者尿路感染的诊断更为困难,因为除非给予抗菌药物治疗,大部分这类患者都有菌尿症[56,72,73]。对长期留置导尿管的患者而言,尿检或尿液培养都不是诊断症状性尿路感染的可靠依据[74]。取自这些导尿管样本的培养结果往往为阳性,但并不能反映膀胱内样本培养的情况[21,75]。在一项对接受间歇性导尿的神经源性膀胱儿童患者的监测研究中,70%的患者尿液培养呈阳性,其中2/3表现为脓尿,但所有患者均无症状[76]。脊髓病变患者的尿路感染也很难诊断,因为这些患者无法感知局部症状[72]。发热、畏寒或其他全身性症状可能是判定尿路感染仅有的临床指征,尤其是脊髓损伤的患者[56,72,73,77]。

统计发病率和向临床护理人员反馈干预效果是制定任何预防计划的基本要素。美国CDC NHSN对医院获得性UTI的监测数据允许对感染率进行标准化和医院间的比较[3]。NHSN报告的症状性CA-UTI发病率(每1 000导尿管日的尿路感染率)是最为广泛接受的感染监测指标,并获得了美国CDC、美国感染病学会(IDSA)、美国医疗保健流行病学协会(SHEA)和美国感染控制与流行病学专业协会(APICE)的认可[78-80]。然而另一个以10 000住院日为分母的基于人群的测量方法,可能适用于评估个别医院 CA-UTI 的干预效果[81,82]。其他用于研究和协作的过程指标或替代指标,包括无症状菌尿症发生率、留置导尿管患者的百分比、有适应证患者留置导尿管的比例和导尿管留置时间等[82]。

以前,对于大多数医院来说,CA-UTI 并未列入重点监测项目名单,因为与其他 HAI 相比 CA-UTI 的发病率较低,而实施全院范围监测的资源匮乏[83,84]。但由于CMS将 CA-UTI 列为不予报销的医疗保健相关并发症,医院不得不重新关注 CA-UTI 及其预防[9,85]。此外,从 2012 年开始,CMS 还要求参与的医疗机构向 CDC NHSH 上报 CA-UTI 的发病率,2015 年增加了儿科报告的要求[86]。这些外部压力导致对 CA-UTI 的监测和预防愈来愈关注[87,88]。

治疗

大多数导尿管相关菌尿症患者是无症状的,通常无须治疗,除非有出现并发症(如血流感染或肾脏感染)的高风险[54,89-91]。最近一项研究表明,1 h 的宣教即可减少尿检阳性住院患者抗菌药物的不当使用[92]。此外,对医护人员的考核及反馈也可减少 CA-UTI 的过度诊断及随之而来的抗菌药物不当使用[91]。

妊娠状态、接受经尿道行前列腺切除术或其他可能引起黏膜损伤的泌尿道操作的无症状菌尿患者,抗感染治疗可能获益,而中性粒细胞减少患者或近期肾移植患者是否应予以治疗仍有争议[93]。对大多数无复杂临床表现的患者而言,拔除导尿管后菌尿症通常可自行消退。若拔除导尿管 48 h 后菌尿症仍未自行消退,则需进行相应的治疗和监测[89]。由于引起导尿管相关菌尿的病原菌药敏谱差异很大,因此应根据感染病原体的体外药敏试验来选择合适的靶向抗菌药物。保留导尿管的同时进行抗感染治疗往往会导致耐药菌株的出现,且保留导尿管的基础上非常难以根除菌尿症(90/94)。一项针对症状性尿路感染患者的前瞻性随机对照试验发现,在接受抗菌药物治疗前更换导尿管的患者与未更换导尿管的患者相比,菌尿症发病率明显降低,且临床预后明显改善[94]。基于上述发现提出了一个建议,即出现 CA-UTI 时留置导尿管已超 1 周的患者,应在开始抗感染治疗前更换导尿管(或非必要留置的情况下予以拔除)。

预防

建议严格执行手卫生以预防包括 UTI 在内的所有 HAI[95]。大多数 UTI 的暴发都与医护人员手卫生执行不力相关。住院患者的尿路是多重耐药菌(MDRO)的重要储存场所。作为整体抗菌药物管理项目的一部分,减少广谱抗菌药物的使用是预防导尿管相关感染耐药性的重要举措[96]。对长期留置导尿的患者而言,反复使用抗菌药物是导致多重耐药菌株 MDRO 定植的显著风险,而其中一部分抗菌药物的使用其实是不合理的[71,97]。预防 CA-UTI 的具体措施见表 29.3。

表 29.3　预防导尿管相关尿路感染的具体措施

具体措施
避免无适应证的留置导尿
缩短导尿管的留置时间
留置导尿管及护理遵守无菌操作原则
使用密闭式引流装置
保持集尿袋高度低于膀胱水平
对特殊人群使用抗感染导尿管

引自: Gould C, Umscheid C, Agarwal R, et al. CDC Guideline for prevention of catheter-associated infections 2009. *Infect Control Hosp Epidemiol*. 2010; 31: 319 - 326。Rebmann T, Greene L. Preventing catheter-associated urinary tract infections: an execu-tive summary of the Association for Professionals in *Infection Control and Epidemiology*. Am J Infect Control. 2010; 38: 644 - 646。Lo E, Nicolle LE, Coffin SE, et al. Strategies to prevent catheter-associated urinary tract infections in acute care hospitals. *Infect Control Hosp Epidemiol*. 2014; 35: S32 - S47。

具体的预防措施

有几项预防 CA-UTI 的指南[78-80]。不同医疗机构对 CA-UTI 的预防指南虽知晓且理解,但对指南的依从性却各不相同。2005 年的一项全国性调查发现,超过50%的医院并无导尿管监测系统,3/4 的医院未监测导尿管的留置时间,而 1/3 的医院未对尿路感染开展监测[84,98]。即使在 2009 年 CMS 出台了不予报销政策后,也只有一项预防 CA-UTI 的措施有超过 50%的医院执行,即使用膀胱超声[98]。另一项研究表明,仅有少数的ICU 执行膀胱超声(26%)、拔除导尿管提醒(12%)或护士主导停止导尿等预防措施[99]。下文将详细阐述实施预防措施的协作方式,已开始促进采取预防措施方面的系统性变革[100,101]。

掌握导尿管适应证,尽量避免不必要的置管

由于 ICU 患者中多达 80%的医院获得性尿路感染和95%的尿路感染都与导尿管有关,因此降低尿路感染的主要措施之一便是尽量避免导尿管的使用[56,73,102]。2010 年1—12 月 NHSH 的数据显示,其参与机构 ICU 内导尿管的使用率为 0.16 导尿管日/住院日~0.82 导尿管日/住院日。导尿管使用率最高的是神经和创伤 ICU(分别为 0.82 导尿管日/住院日和 0.80 导尿管日/住院日),最低的是儿科ICU(0.16 导尿管日/住院日)[103]。总之,导尿管的使用是过度的,留置导尿管相关文记录也并不一致[104-107]。

减少导尿管的使用可能需要在导尿管使用周期的几个阶段进行干预[108]。第一步是限制导尿管的留置,确有适应证(表 29.4)才行置管。以下患者留置导尿管很有必要:解剖或生理结构梗阻需要引流的患者、接受泌尿生殖道手术者、需精确计量尿液的患者,以及骶骨或会阴部损伤者。尽管有这些建议,研究表明依旧有 21%~50%留置导尿的患者不具备合适的适应证[104-106,109]。医院应根据普遍接受的适应证来制定书面的留置导尿政策及标准[78-80]。控制措施应针对实施首次置管的科室(如急诊和手术室),可能取得最大的干预效果[110]。

表 29.4 短期留置导尿管的适应证

需要监测尿量
需频繁或紧急监测的患者，如危重患者
无法活拒绝收集尿液的患者
尿失禁(无尿路梗阻)
患者有骶部或会阴部开放性伤口
患者要求的
患者不能使用阴茎套管引流
膀胱出口梗阻
临时缓解解剖性或功能性梗阻
无手术矫正指证而需行长期引流
需全麻或脊髓麻醉的长时间手术

引自：Gould C, Umscheid C, Agarwal R, et al. CDC Guideline for prevention of catheter-associated infections 2009. *Infect Control Hosp Epidemiol*. 2010; 31: 319 - 326。Rebmann T, Greene L. Preventing catheter-associated urinary tract infections: an executive summary of the Association for Professionals in Infection Control and Epidemiology. *Am J Infect Control*. 2010; 38: 644 - 646。Lo E, Nicolle LE, Coffin SE, et al. Strategies to prevent catheter-associated urinary tract infections in acute care hospitals. *Infect Control Hosp Epidemiol*. 2014; 35: S32 - S47。

一旦放置导尿管，就应考虑适时尽早拔除。仅靠临床医生的医嘱来管理导尿管是不够的，因为很多医生常常并不知道或忘记患者留有导尿管。一项涉及四家医疗机构的研究发现，28％的医护人员不知道他们的患者留置了导尿管。职称级别越高不知情的比例越高，并与导尿管使用不当有关；总体而言，22％的实习医师、28％的住院医师和38％的主治医师不知道他们的患者留置了导尿管[106]。此外，留置导尿管的患者中，其医嘱或病历中有相关记录的不足50％[107]。事实上，留置任何导尿管均应有医嘱，医疗机构应使用一个记录导尿管留置情况的系统[78,80]。已证明护士主导的干预措施能有效缩短导尿管的留置时间[111,112]。中国台湾地区的一家医院，由护士提醒医生拔除不必要的导尿管，使CA - UTI的发生率从11.5/1 000导尿管日降至8.3/1 000导尿管日[113]。一系列多举措并施，包括多形式的培训、管理系统的改善、奖励机制、专职护士管理并反馈，都能使导尿管日患病率显著降低[114]。此类干预措施易于实施，可通过书面通知、与医生就导尿管或其他替代方法进行口头交流。全州范围的努力证实这些干预措施的可行性，使导尿管的使用量显著减少，而导尿管的合理使用增多[101]。

然而信息化的医嘱录入系统是一个更有效、更具成本效益的管理方法，可有效减少导尿管的使用和留置时间。Comia等研究发现，利用信息化提醒系统可使导尿管留置时间缩短3日[115]。一项系统综述和meta分析表明，导尿管提醒系统和停止医嘱系统可能使导尿管留置的平均时间缩短37％，CA - UTI发病率降低52％[116]。最近一项研究表明，计算机化临床决策支持系统可使导尿管使用率从0.22降低至0.19($P<0.001$)，CA - UTI发病率从0.84/1 000住院日降低到0.51/1 000住院日[117]。

导尿管的围手术期管理

术后导尿管管理的具体方案对于减少导尿管的使用极为重要。一项研究中，约85％的手术患者在围手术期使用导尿管，留置导尿管2日以上的患者更易发生尿路感染，住院时间延长[118]。老年手术患者留置导尿管时间延长的风险更高，在65岁以上的外科手术患者中，23％出院至专业护理机构时是留置导尿状态，30日内再入院或死亡的风险很高[119]。

在一项针对接受骨科手术患者的大型前瞻性试验中，多措并举的围手术期导尿管管理方案使尿路感染的发生率降低2/3。该方案包括将导尿管的使用限制在时长>5 h的手术、全髋关节置换术或膝关节置换术，并在全膝关节置换术后第1日、全髋关节置换术后第2日拔除导尿管[120]。

2005年，CMS和美国CDC推出了手术护理改进项目(surgical care improvement project, SCIP)，其中包括术后24 h内拔除导尿管，这也是所有医院要上报的措施。对接受SCIP所列手术的患者的评估显示，有2.1％的患者术后出现尿潴留[121]。这一群体具有重要意义，因为他们有再留置导尿的风险。接受膝、髋关节或结肠手术的老年男性患者术后易发生尿潴留。最近的一项研究表明，尽管SCIP导尿管拔除措施的依从性超过90％，但术后尿潴留发生率仍较高(13％)，CA - UTI发生率无改变[122]。高危患者术后尿潴留的预防仍是一个重点关注及研究领域。

除了预防CA - UTI之外，还有其他原因促使我们严格掌控导尿管的留置，如导尿管的置入也可能让患者感到不适并限制其使用。在美国退伍军人事务医疗中心的老年患者经常反映，与留置导尿管相比，阴茎套引流法更为舒适(58％ *vs.* 86％，$P<0.4$)[123]。患者还认为阴茎套引流法带来的疼痛及日常生活受限的程度均较低(24％ *vs.* 61％，$P=0.002$)[123]。另一项针对长期护理机构的患者和居民家庭的调查显示，85％的人首选成人尿布，而77％的人更倾向于留置导尿管来促使排尿[124]。

留置导尿管的替代疗法

与留置导尿管相比，间歇性导尿可降低菌尿症和尿路感染的风险。尤其是患有神经源性膀胱和需长期留置导尿管的患者，可从间歇性导尿中获益[78]。此外，一项meta分析结果显示，与留置导尿管相比，髋关节或膝关节手术后患者采用间歇性导尿可降低无症状和症状性菌尿症的风险[125]。便携式膀胱超声扫描仪和间歇性导尿联合使用，可减少留置导尿管的需求[80,126]。

没有尿潴留或尿路梗阻的男性患者可考虑使用阴茎套引流法来代替留置导尿管。一项随机试验表明，与留置导尿管的患者相比，使用阴茎套的患者菌尿、症状性尿路感染的发生率及死亡率均降低；其中没有痴呆的男性患者获益较明显[127]。在一些男性中，阴茎套引流法比留置导尿管更加舒适[123,124]。

近期，引入了女性外置导尿管。当留置导尿的目的是计量尿液或管理尿失禁时，外置导尿管可以代替留置导尿管。在最近的一项研究中，ICU内使用女性外置导尿管将留置导尿管的使用率从0.464降至0.401($P=0.014\,1$)[128]。但这项干预后CA - UTI的发生率没有显著变化。

无菌插入和导尿管护理技术

正确的无菌操作，包括导尿管的置入和对导尿管引流袋的维护，是预防 CA－UTI 的重要举措[14,36,78,80,129]。导尿管的置入应由经过培训的专业医务人员进行。置管时清洁尿道口已普遍推广，但尚未得到充分的研究。一项随机研究比较了置入导尿管前使用水和 0.1％氯己定对尿道口进行清洁的效果，两组患者菌尿症发生率并无统计学差异[130]。另外，对置管患者进行常规的尿道口清洗也没有益处[131,132]。集尿袋应始终保持在膀胱水平以下，以防止尿液(和引流袋中的微生物)反流至膀胱。正确执行手卫生、置管和操作时戴手套对防止引入外源性病原体至关重要[78,80]。

采用密闭式引流系统

预防 CA－UTI 的另一个重要举措是使用闭合式导管引流系统，包括密闭式导尿管接头[40,80,133,134]。一项评估比较了两个封闭引流系统，复杂导尿管系统(包括预连接导管、抗反流阀、滴注器、聚维酮碘缓释药盒)和双腔导尿系统。研究者发现两种系统的细菌排泄率没有统计学差异[134]。导尿管护理不当和密闭系统的破坏都是发生菌尿症的危险因素[36,135]。如需采集尿液样本，可从端口无菌取样，或在需要大量非无菌样本时从集尿袋取样[78,80]。

导尿管的其他护理措施

在使用密闭集尿系统时，其他干预措施，如膀胱冲洗、向集尿袋中注入抗菌药物等都没有显示出获益[136,137]。这些做法可能导致定植于导管的微生物逆行反流入膀胱，并需要打开密闭的系统，因此并不常规推荐[138,139]。此外，在尿道口涂抹润滑剂或乳膏(抗菌和非抗菌)[140]，或使用涂有肝素[141]或聚合物[142]的导尿管，对预防尿路感染均无获益。除机械功能障碍外，不建议进行常规导尿管更换[78,80]。

使用抗感染导尿管

作为预防 CA－UTI 的辅助措施，抗菌或消毒剂浸泡导尿管被广泛研究，但结果喜忧参半[143,144]。一项多中心随机对照试验发现，短期(＜14 日)留置导尿时，使用银合金涂层导尿管或呋喃西林浸泡导尿管，并未降低症状性 CA－UTI 的发病率[144]。一项 Cochrane 综述同样发现，银合金涂层导尿管并未显著降低成人患者症状性 CA－UTI 的发病率[143]。因此，目前的指南并不推荐常规使用抗感染导尿管来预防 CA－UTI[80]。

全身性使用抗菌药物

全身性抗菌药物治疗可降低 CA－UTI 的发生风险[36,37,43]。但也有研究指出，预防性使用抗菌药物可能会增加导尿管置管患者 MDRO 的定植率[21,145,146]。因此，考虑到治疗成本、潜在的不良反应和对耐药菌 MDRO 的选择性，不推荐对留置导尿管患者常规预防性使用抗菌药物[78,80]。

集束化管理、协作和领导管理

尽管过去的几十年里，有预防 CA－UTI 的指南，但美国医疗机构对预防措施的采用一直不统一。2005—2013 年对美国医院进行的一项全国性调查显示，导尿管提醒系统的使用率从 2005 年的 9％增加到 2013 年的 53.3％，同期对 CA－UTI 的监测率从 46.9％增加到 85.1％[147]。预防 CA－UTI 措施的实施仍有重要时机。

近期，集束化管理已成功运用于多种 HAI 的预防，通常作为医疗机构间合作的一部分。在两家退伍军人医疗中心进行了多方面的预防措施，减少了导尿管的不当使用，降低了 CA－UTI 的发病率[114,148]。类似的改进项目也已在儿科医院[47,149]和长期护理机构[150]有效实施。

基于循证的集束化 CA－UTI 预防举措(遵循一般感染预防原则、避免不必要的导尿管留置、实施替代导尿治疗方案，以及尽早拔除导尿管等)，已被密歇根医院协会成功倡议并采用，与全国其他地区相比，提高了对关键预防措施的依从率，降低了 CA－UTI 的发病率[100,101]。这种合作计划已推广到全国范围内的医院[31,151]。最后，应确保医院的执行力和领导力，使各项预防措施都能有效落实[152,153]。

总结

CA－UTI 是常见感染，治疗成本较高，明显增加发病率。CA－UTI 的病原体常为医院获得性的，对抗菌药物耐药的倾向很高。尽管研究表明干预措施对预防 CA－UTI 有获益，并且 CMS 和第三方保险机构对预防 CA－UTI 的关注度有所提高，但在美国的医疗机构中这些循证预防措施的实施仍参差不齐。导尿管的留置时间是发生 CA－UTI 的主要危险因素，严格掌控导尿管留置适应证和尽早拔除导尿管可明显降低 CA－UTI 的发病率。可适当考虑留置导尿管的替代疗法，如间歇性导尿和外置导尿管。若确需留置导尿管，置管过程和维护及封闭式导尿管引流系统的正确无菌操作对于预防 CA－UTI 至关重要。集束化干预措施、协作管理及医院管理是实施许多 HAI(包括 CA－UTI)预防措施的有力工具。

第30章

Michael Klompas
(朱庆堂 译;汪邦芳 校)

医院获得性肺炎

Hospital-Acquired Pneumonia

引言

医院获得性肺炎(hospital-acquired pneumonia, HAP)是最常见、最容易发病的医疗保健相关感染[1-3]。HAP的定义是入院后48 h后发生的肺炎。呼吸机相关性肺炎(ventilator-associated pneumonia, VAP)和非呼吸机医院获得性肺炎(non-ventilator-hospital-acquired pneumonia, NV-HAP)历来被医疗机构和从业人员区分开来,因为他们认为呼吸机患者患肺炎的风险更高,治疗效果更差。然而,最近的研究表明,虽然使用呼吸机的患者患肺炎的风险确实要高得多,但不使用呼吸机的患者在患肺炎的住院患者中占大多数(因为在大多数医院人群中,不使用呼吸机患者比使用呼吸机患者的数量要多),而且NV-HAP患者的病死率与VAP患者的相似[1-5]。传统上,大多数医院的监测和预防工作主要集中在VAP上,但随着人们对NV-HAP的负担和发病率的认识不断加深,非通气患者的肺炎也受到了更多的关注[6]。

旧版肺炎诊断和治疗指南还强调,医疗保健相关性肺炎(healthcare-associated pneumonia, HCAP)是第三类不同的非典型肺炎[7]。做出这一决定的依据是,有限的数据表明,近期暴露于医疗保健的社区居民患者(定义为化疗、伤口护理、在医院诊所或血液透析诊所就诊、静脉注射抗生素或居住在疗养院或长期护理机构)更有可能携带耐多药病原体[8]。因此,旧版指南建议使用与治疗NV-HAP和VAP相同的广谱疗法来治疗具有这些危险因素的患者[9]。然而,随后的研究表明,这些危险因素与耐多药生物之间的关系并不一致,而且在地区之间和地区内部存在很大差异[10]。事实上,使用广谱药物治疗所有具有这些危险因素的患者的建议与非必要使用抗耐甲氧西林金黄色葡萄球菌(MRSA)和假单胞菌的药物大幅增加有关[10,11]。因此,后来的指南不再使用"HCAP"这一概念,而是让从业人员参考一份范围更广的耐多药细菌性肺炎危险因素清单。社区获得性肺炎治疗指南中概述了这些情况,主要包括已知的耐多药生物定植或在前90天内接触过静脉注射抗生素[12,13]。

病理生理学

大多数肺炎病例被认为是由口咽吸入含有病原体的分泌物引起的。有报告表明,从感染者口腔中分离出的微生物与肺部中分离出的微生物是相同的,还有研究表明,从住院患者的肺部查出淀粉酶和胃蛋白酶是很常见的,这些都证明了这一点[14-17]。另外,当对死于机械通气而无临床肺炎病史的患者的肺部进行组织学分析时,往往会发现多处斑块状炎症区域,有些有微生物,有些则没有[18]。此外,对肺部微生物组进行基因组分析的显著特点是经常能发现大范围的微生物[19]。总之,这些观察结果表明患者通常会吸入少量的分泌物;有些会导致低度局部炎症,有些会导致亚临床感染,身体能够自行消退;其中有些会导致明显的临床感染,这可能是由于本地微生物群和人体免疫防御系统之间的正常平衡被打破[20]。

流行病学和危险因素

侵入性机械通气是HAP的最大危险因素[21]。机械通气患者的HAP发生率是非机械通气患者的10倍。然而,不同医院和国家之间的HAP和NV-HAP发生率可能会有很大差异,一部分原因是患者组合不同,另一部分原因是监测定义和时间段不同,还有一部分原因是调查人员对共同监测定义的解释和应用不同[22,23]。例如,在对欧洲30个国家的231 459名患者进行的现患率调查中,调查当天插管的患者中有15%存在HAP,而未插管的患者中仅有1%存在HAP[21]。相比之下,在美国进行的一项类似的现患率调查中,仅有3.5%的通气患者和0.6%的非通气患者存在HAP[1]。罹患HAP的风险也与年龄有关:与45岁以下的成年人相比,45~74岁人群的发病率高出2倍,≥75岁人群的发病率高出3倍[21]。婴儿和新生儿的发病率也高于年长儿童和年轻成人。引起院内肺炎的其他危险因素包括意识障碍、吞咽困难、神经系统疾病、体质虚弱和插管喂养[24]。在医院内部,内科、外科、肿瘤科和神经科的HAP发生率最高[25]。

诊断

Sir William Osler曾在1907年写下名言:"病房和尸检室的肺炎统计数据形成了非常鲜明的对比[26]。"现在和以前一样,仅凭床边体征诊断肺炎非常具有挑战性。肺炎的主要症状包括发热、低氧血症、脓性分泌物和影像学浸润。然而,这些迹象既不敏感也不特异。部分原因是住院患者常见的许多疾病和并发症都会出现类似的体征,例如充血性心力衰竭、高血容量、血栓栓塞性疾病、肺不张、阻塞性气道疾病、超敏反应、浸润性疾病(包括肿瘤)、出血、挫伤、急性呼吸窘迫综合征等。同时出现两种或两种以上这些病症的情况并不少见。

一项荟萃分析总结了以组织病理学为参考标准诊断 VAP 的临床症状的准确性[27]。分析包括 25 项研究和 1 639 名患者(表 30.1)。胸片上的浸润是最敏感的体征(灵敏度,89%;95% CI,74%～96%),但低特异性抵消了高灵敏度(特异性,26%;95% CI,15%～41%),相应的阳性似然比为 1.2(95% CI,1.0～1.4),阴性似然比为 0.4(95% CI,0.2～0.9)[27]。发热、脓性分泌物及白细胞增多的阳性和阴性似然比都同样接近于 1。培养数据只能在一定程度上提高准确性;口咽定植者造成的假阳性会降低特异性,而之前接触过抗生素或不完善的取样会造成假阴性并降低灵敏度。气管内分泌物培养的敏感性略高于支气管肺泡灌洗(76% *vs*. 71%),但敏感性的提高被特异性的降低(68% *vs*. 80%)所抵消[27]。

同样,将多个标志结合起来可以提高特异性,但要以付出很大的敏感性为代价[28,29]。例如,结合影像学浸润和发热、白细胞增多或脓性分泌物中的任何一项,组织学确诊肺炎的敏感性为 65%(95% CI,57%～72%),特异性为 36%(95% CI,28%～45%)[29]。要求有影像学浸润,并同时具备发热、白细胞增多和脓性分泌物三项特征,相比之下,特异性提高到 91%(95% CI,84%～95%),但灵敏度却降低到 16%(95% CI,11%～22%)[29]。

胸部计算机断层扫描可作为诊断的有用辅助手段。当临床症状不明确、诊断不确定时,这种方法似乎最有用。在这种情况下,约有一半的病例可以通过计算机断层扫描排除肺炎[30,31]。在进行静脉造影时,计算机断层扫描可能会特别有用,因为这有助于区分肺不张和肺实变。根据经验,肺不张往往会在对比剂的作用下增强,而肺实变则不会[32]。

表 30.1　临床体征诊断呼吸机相关性肺炎与组织病理学作为参考标准的准确性比较
(对包括 1 639 名患者在内的 25 项研究进行的荟萃分析得出的估计值)

标志	敏感性(95% CI)	特异性(95% CI)	阳性似然比(95% CI)	阴性似然比(95% CI)	诊断比值比(95% CI)
发热	66%(41～85)	54%(35～72)	1.4(1.0～2.1)	0.6(0.4～1.1)	2.3(1.0～5.4)
脓性分泌物	77%(65～86)	39%(26～54)	1.3(1.1～1.5)	0.6(0.4～0.8)	2.1(1.3～3.4)
白细胞增多	64%(47～78)	59%(45～72)	1.6(1.0～2.4)	0.6(0.4～1.0)	2.6(1.1～6.5)
气管造影上有浸润	89%(74～96)	26%(15～41)	1.2(1.0～1.4)	0.4(0.2～0.9)	2.8(1.2～6.8)
气管内吸入物培养(≥10^5 CFU/mL)	76%(52～90)	68%(41～87)	2.4(1.2～4.7)	0.4(0.2～0.7)	6.6(2.2～20)
支气管肺泡灌洗液培养(≥10^4 CFU/mL)	71%(50～86)	80%(66～89)	3.5(2.1～5.7)	0.4(0.2～0.7)	9.6(4.0～23)

CFU, colony forming units,菌落形成单位;CI, confidence interval,置信区间;CXR, chest x-ray,胸部 X 线。
经 Springer 允许引自:From Fernando SM, Tran A, Cheng W, et al. Diagnosis of ventilator-associated pneumonia in critically ill adult patients — a systematic review and meta-analysis. *Intensive CareMed*. 2020; 46: 1170 - 1179。

由于肺炎的临床症状准确性有限,过度诊断和过度治疗很常见。据各种病例系列估计,在因肺炎接受治疗的住院患者中,有 1/3～1/2 很可能并没有患肺炎[30,31,33,34]。即使在住院患者中,病毒性肺炎前病原体的发病率也很高,而且吸入性肺部炎症和吸入性肺部感染也很难区分,这使得问题变得更加复杂[35-38]。

监测

用于诊断 NV - HAP 和 VAP 的临床症状主观性强、灵敏度低、阳性预测值低,这给监测工作带来了巨大挑战。美国疾病预防控制中心(Centers for Disease Control and Prevention, CDC)的非典型肺炎监测标准要求:① 出现新的或进行性浸润或合并症;② 体温或白细胞计数异常,或(老年患者)精神状态改变;③ 呼吸道分泌物的质或量发生变化、氧饱和度恶化、新的或恶化的咳嗽或呼吸困难或呼吸急促、啰音或支气管呼吸音中的两项或多项。应用这一复杂的定义需要大量资源,因为这需要临床知识丰富的审查员对患者逐一进行详细分析。然而,几乎所有的标准都是主观的,因此观察者之间的差异很大[39-41]。同时,这些标准并不能保证准确性,因为这些指征都不是非常具体的[29]。最后,倡导质量改进的人指出,VAP 只是机械通气的一种可能并发症;他们认为,质量监测还应关注其他可能的并发症,如肺水肿、急性呼吸窘迫综合征、肺栓塞和肺不张。最终的结果是,传统的监控耗时、费钱,但得出的结果却意义不明[42]。

针对传统监测的多变性、不准确性、范围有限和效率低下等问题,CDC 创建了一种新的模式来跟踪机械通气并发症,称为呼吸机相关事件(ventilator-associated event, VAE)[43,44]。VAE 的前提是对患者的最佳日常呼吸机设置进行监测,以发现在一段时间的稳定或改善后出现的新的持续恶化。特别要监测两个参数:呼气末正压(positive end expiratory pressure, PEEP)和吸入氧饱和度(fraction of inspired oxygen, FiO_2)。PEEP 增加≥3 cmH_2O 并持续≥2 天后,PEEP 保持稳定或减少≥2 天后,FiO_2 增加≥20 点并持续≥2 天后,FiO_2 保持稳定或减少≥2 天后,也会引发 VAE。VAE 监测可利用电子病历中的结构化数据实现自动化[45-47]。还有一些子标准用于确定可能由感染病因引起的 VAE 子集(与感染相关的呼吸机相关疾病),以及可能由肺部感染引起的 VAE 子集(可能的 VAP 或"PVAP")。

对 VAE 患者的病历审查表明，大多数 VAE 是由以下四种情况之一引起的：肺炎（30%～40%）、容量超载（30%～40%）、肺不张（10%～20%）和急性呼吸窘迫综合征（10%～20%）[48-51]。VAE 的危险因素包括长时间机械通气、正性体液平衡、输血、苯二氮䓬类镇静剂、高潮气量、患者转运，以及使用洗必泰进行口腔护理[52-58]。前瞻性质量改进措施和随机试验表明，预防 VAE 的有效策略包括限制性液体管理（在复苏后的护理阶段）、通过配对的每日自发苏醒试验和自发呼吸试验最大限度地减少镇静和加快呼吸机的脱离速度，以及为临床医生提供床旁监测工具，以检测即将发生的 VAE 并总结相关护理[59-64]。

此外，还在积极开展工作，以制定更客观、更有效的 NV－HAP 监测策略[6]。潜在的应对方法包括跟踪 NV－HAP 的 ICD 10 编码、胸片的自然语言解析、基于有全身性疾病症状的患者胸片检查指令的筛查算法，以及基于检测血氧持续恶化、同时发烧或白细胞增多、进行胸部成像和使用新疗程抗生素患者的临床监测算法[25,65,66]。

微生物学

与 VAP 和 NV－HAP 相关的病原体相似（表 30.2）[67,68]。金黄色葡萄球菌是最常见的致病菌，约占能找到致病菌的肺炎病例的 30%～40%。其次是铜绿假单胞菌，占培养阳性肺炎的 15%～20%。再次是其他各种革兰阴性菌，包括肺炎克雷伯菌（10%）、肠杆菌科（5%～10%）、大肠杆菌（5%～10%）、流感嗜血杆菌（5%）、链球菌（5%）和醋酸杆菌（3%）。

表 30.2　2015—2017 年美国 6 131 例呼吸机相关性肺炎培养阳性病例的相关病原体和抗生素敏感率

	近似频率	对常见抗生素的敏感率
金黄色葡萄球菌	30%～40%	苯唑西林，63%
铜绿假单胞菌	15%～20%	氨基糖苷类药物，86% 抗假单胞菌头孢菌素，74% 氟喹诺酮类，73% 碳青霉烯类，73% 哌拉西林-他唑巴坦，78%
肺炎克雷伯菌	10%	抗假单胞菌头孢菌素，85% 碳青霉烯类，94%
大肠杆菌	5%～10%	抗假单胞菌头孢菌素，77% 碳青霉烯类，99% 氟喹诺酮类，67%
肠杆菌	5%～10%	头孢吡肟，93% 碳青霉烯类，96%
鲍曼不动杆菌	3%	碳青霉烯类，58%

经允许引自：Weiner-Lastinger LM, Abner S, Edwards JR, et al. Antimicrobial-resistant pathogens associated with adult healthcare-associated infections: summary of data reported to the National Healthcare Safety Network, 2015 - 2017. *Infect Control Hosp Epidemiol*. 2020; 41: 1 - 18。

COVID－19 大流行的一个附带现象是，它有助于突出医院内呼吸道病毒传播的风险以及随之而来的医院获得性病毒性肺炎的风险[69]。医护人员将病毒传染给患者以及共用病房的患者之间的病毒传播已被广泛报道，有时会导致患者和医护人员的大规模群集感染[70-73]。这强调了一个事实，即呼吸道病毒可能会引起 HAP，尤其是在社区发病率较高的情况下。尽管 COVID－19 大流行凸显了这一风险，但在大流行之前，流感、呼吸道合胞病毒、副流感和其他呼吸道病毒的院内传播就已屡见报端[74-78]。

管理

HAP 的治疗包括抗生素；呼吸支持以维持氧合；必要时进行胸部理疗或肺部冲洗以清除分泌物；引流化脓性并发症，如肺水肿或大脓肿；以及支持性护理以维持水合、营养、精神和活动能力。在呼吸道病毒流行期间，对 HAP 患者的检查应包括血液培养、痰培养和呼吸道病毒检测。对于有相应临床综合征的患者，应考虑进行军团菌属检测（如重症、免疫力低下、弥漫性间质浸润、低钠血症）。

选择哪些患者需要使用抗生素、使用何种抗生素以及何时开始使用抗生素，这些问题都因与院内肺炎相关的诊断不确定性而变得复杂，包括吸入性肺炎和充血性心力衰竭等模仿性疾病的频繁发生、肺炎由病毒而非细菌引起的可能性，以及抗生素耐药细菌的可变风险。从广义上讲，使用适当抗生素的时间与死亡风险之间存在关联[79]。然而，患者病情的严重程度和出现真正细菌感染的概率会在很大程度上缓和这种关联。

许多确定 HAP 患者使用抗生素时间与病死率之间关系的原始研究都将 24 h 作为及时使用抗生素与延迟使用抗生素的分界点[80,81]。最近有关败血症管理的文献对缩短间隔期的效果进行了深入探讨[82]。脓毒性休克患者使用抗生素的时间与病死率之间的关系最为密切，观察性研究表明，在使用有效抗生素之前，每增加 1 h，死亡风险就会增加[83]。在无休克的败血症中，相关性不那么一致；但一般来说，从败血症确认开始延迟 4～6 h，病死率就会增加[83]。

在没有休克的脓毒症患者中，抗生素治疗间隔时间的长短与病死率的增加有关，这为临床医生提供了一个粗略的指导，让他们知道在不清楚患者是否患有肺炎的情况下，可以花多少时间对患者进行治疗以明确诊断[82]。如果肺炎诊断明确，就完全没有理由拖延治疗。但是，如果诊断不明确，那么检查和治疗的速度及强度应根据患者病情的严重程度来调节[82]。肺炎可能伴有难治性低血压或乳酸水平升高，需要立即使用抗生素治疗。没有休克但可能出现感染介导的器官功能障碍的肺炎需要在几小时内进行治疗。这样一来，临床医生就有一小段时间可以进行更多的诊断研究，以帮助排除肺炎的可能性。这可能包括额外的成像（例如，通过计算机断层扫描评估肺炎、肺栓塞、肿瘤）、实验室研究（如呼吸道病原体的快速分子测定）、心脏评估（如心电图或超声心动图，以评估心律失常或心力衰竭）和（或）治疗方面的挑战[例如，酌情使用利尿剂、输液、支气管扩张剂、止痛剂、阿片激动剂和(或)速率控制剂]。同样,对于未发生败血症的患者,需要更多时间进行评估以明确诊断。事实上,随机试验数据和准实验数据都表明,在没有败血症的患者中,等到培养结果出现后再开始使用抗生素不仅安全,而且还有助于更有针对性地选择抗生素,并能获得更好的治疗效果[84-87]。

越来越多的人认识到,临床医生的呼吸道培养实践会影响他们的处方决定。临床医生和医院将气管抽吸物送去培养的阈值和频率差别很大,培养的频率与抗生素处方的频率和数量有关[88]。对没有氧合功能受损或影像学浸润的发热患者进行"泛培养",会导致对未感染但仅有"无症状细菌"的患者过度使用抗生素[89,90]。仅限于对只有肺炎临床症状的患者进行培养,可能有助于减少对未感染患者的过度诊断和过度治疗。

一旦决定进行治疗,经验性抗生素治疗方案应参考患者之前的微生物学情况、耐药菌的危险因素(尤其是之前 90 天内静脉注射抗生素的情况),以及患者所在医院或护理单位与肺炎相关的本地菌谱和耐药性情况[12]。经验性治疗的目标是为 90%～95%的患者提供有效的治疗方案。在实践中,这意味着要选择对与 HAP 相关的两种最常见生物具有活性的制剂:金黄色葡萄球菌和铜绿假单胞菌。这可能包括一种、两种或三种药剂,具体取决于耐药菌的危险因素。根据经验,如果患者所在单位有超过 20%的金黄色葡萄球菌对甲氧西林产生耐药性,则治疗方案中应包括一种对 MRSA 有活性的药物[12]。同样,如果患者所在单位有超过 10%的革兰阴性菌对任何一种药物产生耐药性,治疗方案则应包括两种革兰阴性菌药物,否则将考虑采用单一疗法[12]。另外,也可以使用痰液革兰染色法,将经验疗法的重点放在革兰阳性菌、革兰阴性菌或两者上。这种策略具有相似的临床用药反应速率,但使用的广谱抗生素较少[91]。一旦培养结果出来,就应缩小治疗范围,只针对罪魁祸首的病原体。单一疗法足以治疗包括铜绿假单胞菌在内的所有病原体。

美国和欧洲的指南都建议,无论病原体是什么,都应将 HAP 治疗 7 天[12,92]。不过,最终的持续时间会受到患者临床反应的影响[93]。对于病情迅速好转的患者,可以在 7 天内停用抗生素。对降钙素原值进行连续评估,有助于确定是否需要尽早停用抗生素[94]。相反,病情未见好转的患者通常需要更多的检查,而不是生搬硬套地延长抗生素疗程。建议通过计算机断层扫描检查肺栓塞、肺叶塌陷或肺炎的脓毒性并发症(例如,肺水肿或脓肿)。建议进行肺培养和呼吸道病毒研究,以确认患者的病原体对当前的抗生素方案敏感,并评估是否存在超级感染。

旧版指南建议对非发酵革兰阴性杆菌(如假单胞菌属)进行更长时间的治疗。两项随机对照试验比较了 8 天和 15 天的疗程,发现疗程越短,假单胞菌微生物复发率越高,但拔管时间、重症监护病房(intensive care unit, ICU)住院时间或病死率没有差异[95,96]。

预防

肺炎诊断标准的准确性有限且主观性较强,这使得对肺炎预防文献的解读变得更加复杂[97]。据报道,许多干预措施都能降低 HAP 和 VAP 的发生率,但目前还不清楚报道在多大程度上反映了真正肺炎病例的减少,而不是与肺炎相关的非特异性体征的减少。这一问题在开放标签研究中尤为突出,因为在评估干预组患者时,潜意识的偏见可能会导致更严格地应用肺炎的主观临床标准。事实上,与双盲试验相比,对预防措施进行的开放标签试验一直报告称其对医院获得性肺炎的影响更大[98,99]。但肺炎诊断的不确定性也影响了双盲研究。这是因为大多数肺炎预防措施的作用机制与用于诊断肺炎的临床症状之间往往存在循环关系[100]。例如,使用洗必泰进行口腔护理、银涂层气管插管和刷牙都是为了通过降低口咽部和气管插管沿线的微生物负荷来预防肺炎。这些干预措施往往与较少的呼吸道培养阳性结果有关,而由于培养阳性结果往往是许多研究界定肺炎的核心内容,这就导致了较低的感知肺炎发病率。然而,培养阳性并不能完全代表肺炎(敏感性为 71%～76%;特异性为 68%～80%)[12,27]。阳性培养物较少可能表明,也可能不表明肺炎病例较少。

鉴于 HAP 或 VAP 发生率变化的意义尚不明确,美国医疗保健流行病学协会(Society for Healthcare Epidemiology of America, SHEA)针对 VAP 和 NV-HAP 的预防指南除了降低肺炎发生率外,还优先考虑与改善客观结果相关的干预措施。例如,机械通气持续时间、住院时间、抗生素使用情况、VAE 和(或)病死率[101]。SHEA 指南分为适合所有医院采用的"基本做法"和"补充方法",如果在实施基本做法后 VAP、NV-HAP 或 VAE 发生率仍然很高,医院可以考虑采用补充方法。

SHEA 推荐的预防 VAP 和 VAE 的基本做法包括以下内容。

(1) 避免插管,防止再次插管:在安全可行的情况下,可以通过使用无创方式为患者吸氧或通气来实现这一目标。通过鼻插管吸入高流量氧气,可帮助低氧呼吸衰竭患者避免插管,如果用于支持拔管后有残余呼吸衰竭的患者,还可防止再次插管[102-104]。它还可以降低肺炎风险[105]。同样,无创正压通气也有助于避免插管和防止拔管后再次插管,与传统氧治疗相比,无创正压通气可降低高碳酸血症或低氧血症呼吸衰竭患者的肺炎发病率和病死率[106-109]。

(2) 尽量减少镇静剂:较高水平的镇静与以下因素有关,即谵妄、感染、机械通气时间延长,以及更高的病死率[110]。相比之下,镇静水平越低,拔管时间越短,从重症监护室出院的时间越早[111]。较低水平的镇静最好通过给予护士自主权的方案来实现,这些方案可以不断滴定镇静剂输注以达到镇静目标,有时还包括每日镇静剂中断(也称为镇静假期或自发苏醒试验)。这是一种实用的策略,通过每天停用镇静剂来评估影响,从而测试并尽量减少患者对镇静剂的需求[112]。指南还建议在镇静时优先使用右美托咪定和异丙酚而不是苯二氮䓬[112]。

(3) 实施呼吸机解放方案：与常规护理相比，呼吸机解放方案可缩短拔管时间[113]。理想情况下，协议应包括对拔管准备情况的每日积极评估(有时称为自主呼吸试验)、确定拔管准备情况的标准、允许呼吸治疗师在满足拔管标准后进行拔管的标准，以及关于使用过渡性高流量氧气的指导，或者在拔管后进行无创正压通气，以防止再次插管。

(4) 维持和提高身体素质：长时间住院、机械通气和行动不便与身体机能减退、压疮、谵妄及肺炎有关[112-114]。这可能会增强呼吸机依赖性，延长住院时间。相比之下，早期运动和康复计划与缩短拔管时间、缩短重症监护病房住院时间和降低医院获得性肺炎的发生率有关[115-117]。

(5) 将床头抬高 30°～45°：将床头抬高的目的是利用重力来减少胃内容物反流到口腔，进而反流到肺部的风险。仰卧位肠内喂食吸入的风险很高[118,119]。评估靠背抬高效果的随机试验数据相对较少。有限的现有数据表明，床头抬高与 VAP 发生率降低有关，但与机械通气持续时间或病死率无差别[120]。尽管如此，还是建议将抬高靠背作为一项"基本做法"，因为这种做法在临床实践中已经普遍存在，从机制上讲是合理的，不需要成本，也不太可能造成伤害。

(6) 通过刷牙提供口腔护理，但不使用洗必泰：大多数肺炎是由吸入口腔分泌物引起的。口腔中的细菌(尤其是牙齿间的细菌)经常和与院内肺炎有关的细菌之间存在差异[14-16]。因此，口腔护理同样会加重口腔生物负担，增加可能进入肺部的微生物的数量和种类。刷牙有助于清除牙齿上和牙齿之间受生物膜保护的微生物。随机试验表明，定期和大量刷牙不仅能降低肺炎的发病率，还能避免住院死亡[121,122]。抗菌剂，尤其是洗必泰，历来被推荐用于减轻机械通气患者的口腔生物负荷，但随机试验和多项观察性研究的分析表明，使用洗必泰进行口腔护理可能会增加病死率[98,123-125]。一项在重症监护病房采用洗必泰刷牙与常规护理相比的分组随机试验发现，在感染相关死亡率、机械通气持续时间或病死率方面没有差异，但将洗必泰从常规护理中移除与更好的口腔健康评分相关[126]。

(7) 早期提供肠内营养而不是肠外营养：早期肠内营养可降低非典型肺炎的发病率，缩短重症监护室和医院的住院时间[127]。肠内营养降低肺炎风险的机制尚不清楚，但可以推测是由于肠内营养在促进患者功能健康和缩短危重病持续时间方面的作用。

(8) 只有在呼吸机管路明显脏污或出现故障时才更换呼吸机：随机试验表明，按固定时间表(如每 7 天)更换通气管路对 VAP 发生率或其他患者预后没有影响，但会增加成本[128]。因此，只有在呼吸机回路明显脏污或出现故障时，才需要按照制造商的说明进行更换。

如果医院在"基本措施"方面表现出色，但 VAP 感染率仍居高不下，则可考虑采取以下其他措施：

(1) 在抗生素耐药菌感染率较低的重症监护病房选择性净化口咽部和消化道：目的是减少可能导致内源性感染的潜在病原体的负担。典型的治疗方案包括使用第三代头孢菌素进行为期 4 天的肠外治疗，以及口服黏菌素、妥布霉素和两性霉素 B。主要在荷兰进行的大型分组随机试验报告称，消化道去污与较少的 VAP、菌血症、抗生素使用和死亡人数有关[129]。然而，在荷兰以外的重症监护病房，抗生素使用率往往更高，抗生素耐药菌也更常见。这些病房一直不愿采用选择性消化道净化，因为担心这会加剧抗生素的过度使用，加速抗生素耐药菌的选择，而且由于患者的病原体更有可能对净化方案产生耐药性，所以可能效果不佳。事实上，在抗生素使用率和耐药菌较高的环境中进行的消化道去污(不含肠外部分)分组随机试验发现，这对血流感染或死亡的发生率没有明显影响[130]。

(2) 带有声门下分泌物引流的气管导管：带有声门下分泌物引流口的气管导管可持续或间歇地抽吸积聚在气管导管套囊上方的引流物。尽量减少充盈液在套囊上方积聚，可降低这些含有微生物的充盈液在套囊周围移动并进入肺部的风险。随机对照试验的荟萃分析表明，声门下分泌物引流与显著降低的 VAP 发生率有关[131]。一些荟萃分析报道机械通气的持续时间甚至病死率都有显著下降，但仔细观察这些信号似乎是由方法错误造成的[132,133]。目前的数据表明，其对 VAE、机械通气持续时间或短期死亡没有影响，而对抗生素使用的影响并不明确。

(3) 早期气管切开术：尽快实施气管切开术减少分泌物和微生物在气管中的积聚，从而降低肺炎风险。更容易清除分泌物，让患者更容易活动。对 17 项随机试验进行的荟萃分析表明，在插管后 7 天内进行创口造口术可能与较低的肺炎发生率、较少的机械通气时间和较短的重症监护病房住院时间有关[134]。不过，建议临床医生根据患者的偏好和预后来权衡这些潜在的益处。

(4) 高危误吸的胃饲喂不耐受患者的幽门后食管置入术：与胃管喂养相比，幽门后管喂养可降低吸入性肺炎的风险[135,136]。然而，关于幽门后进食对机械通气时间或住院时间的影响，不同的研究得出了不同的结论[135,136]。此外，幽门后喂养被认为不太符合生理学原理，并非所有医院都能提供幽门后插管。因此，这种策略应仅限于胃饲喂不耐受且吸入风险较高的患者[137]。

人们还提出了其他预防 VAP 的策略，包括涂有贵金属的气管导管、新型气管导管袖带形状和材料、自动控制气管导管袖带压力以及预防性益生菌，但随机试验并未显示出明显的益处[138-142]。

关于如何最好地预防 NV-HAP 的数据较少[6]，最常提倡的是口腔护理。时间序列分析表明，这些研究可能会带来益处，但由于其开放标签设计和频繁使用诊断代码确定病例(诊断 NV-HAP 存在主观性、灵敏度有限和阳性预测值低等问题)，解释这些研究变得复杂[65,143-145]。在疗养院进行的随机试验并未发现肺炎发病率明显持续下降的情况，但这些试验是否能推广到急症护理中尚无定论[146,147]。关于最有效的口腔护理方案，在频率、产品、参与人员类型或口腔护理产品等方面尚未达成共识。其他可预防 NV - HAP 的措施包括吞咽困难筛查和处理、移动患者、抬高靠背、激励肺活量测定、尽量减少镇静剂，以及对临床医生、患者和家属进行积极教育[144,148-150]。将多种干预措施结合在一起可能会产生协同效应[151,152]。

SARS - CoV - 2 大流行凸显了将预防呼吸道病毒经鼻传播的策略纳入肺炎预防措施的重要性[153]。可行的方法包括最大限度地提高患者和工作人员的疫苗接种率、普遍使用合适的口罩或呼吸器（尤其是在社区病毒传播率较高的情况下）、在患者入院时对所有患者进行检测并可能在此后的每隔一段时间进行检测、通过加强通风过滤来改善空气质量，以及要求工作人员在生病时留在家中[154]。

第31章

Jeffrey M. Collins · Henry M. Blumberg
（金文婷 译；苏逸 校）

医源性结核病

Nosocomial Tuberculosis

引言

在新冠肺炎大流行之前，结核病（tuberculosis，TB）是全球最主要的导致死亡的感染性疾病。2020 年，全球有 150 万人死于结核病，约 1 000 万例新增活动性结核病[1,2]。绝大多数结核病发生在高负担的中低收入国家（low-and middle-income countries，LMIC）。结核病是由结核分枝杆菌（*Mycobacterium tuberculosis*，MTB）引起的，结核分枝杆菌通过肺结核患者咳出的呼吸道气溶胶在人与人之间进行传播[3]。这种传播方式由 Wells 和 Riley 在 20 世纪中期发现，而该发现也是机构和公共卫生从业者为防止结核病传播而采取控制措施的依据[4]。在过去 50 年中，美国等高收入国家已经证明，结核病传播的广泛控制是可以实现的，目前他们的发病率低于十万分之三[5]。绝大多数结核病发生在高负担的 LMIC。在发病率低且高收入的国家，结核病的发生现在主要归因于既往获得的潜伏结核感染（latent TB infection，LTBI）的重新激活，而不是近期传播，这些国家的大多数活动性结核病现在发生在结核病高发国的移民中[6]。取得这些成就主要归功于一般生活条件的改善、公共卫生干预措施（如接触者追踪），以及通过直接观察治疗提供的有效抗菌药物的可及性。然而，LMIC 对结核病及其传播的控制仍然相当有限，近年来结核病的病例数平均每年下降约 1.5%；2020 年全球结核病病死率 12 年来首次上升，而这可能与新冠肺炎大流行的影响有关[1]。

结核病控制计划最重要的方面之一是预防医疗机构中的传播。MTB 的几个特征使其成为在医疗保健和其他机构传播的理想病原体。当这种传播发生在医疗机构时，这种感染被称为“院内”或“医疗保健相关”结核病。如果没有恰当的感染控制保障措施，医院内结核病传播可能导致院内感染暴发，大量人员（包括患者和医护人员）暴露并感染 MTB。在为结核病患者提供医疗服务的机构中，感染控制措施对预防 MTB 的院内传播至关重要。在美国，感染控制措施的不足导致了 20 世纪 80 年代末和 90 年代初一系列院内结核病的暴发[7-9]。广泛实施感染预防与控制（infection prevention and control，IPC）分级措施（即行政管理、环境工程和呼吸保护），对控制这些院内感染至关重要，并能有效地防止其复发[10]。TB 的 IPC 措施应作为一揽子措施来实施，但观察数据表明，行政管理（例如，强制隔离诊断为结核病或正在进行结核病评估的患者）可能是结核病感染控制措施层级中最重要的组成部分[7,11,12]。美国和其他高收入国家社区结核病发病率的降低也减少了低发病率且高收入国家的院内传播。与高收入国家相比，医疗保健和其他机构环境中的院内 MTB 传播和感染持续对 LMIC 的患者和医护人员的安全及公共健康构成重大威胁[13]。迫切需要在资源有限的地区加强结核病感染控制措施，特别是那些人类免疫缺陷病毒（human immunodeficiency virus，HIV）和结核病的共感染高发病地区[14,15]。

本章首先回顾了结核病感染的基础微生物学、病原学和临床方面的内容。然后，我们向读者概述了院内结核病传播的流行病学，并详细讨论了 IPC 措施及其实施的当前推荐意见。最后，我们提供了一个控制 LMIC 的院内结核病传播的路线图，这些国家迫切需要干预措施来控制结核病的传播[11,14,16,17]。

结核感染与结核病

微生物学

几乎所有的人类结核病都是由 MTB 感染所致，MTB 是结核分枝杆菌复合体的一个亚种[18]。大多数其他亚种很少引起人类疾病，但也有例外，即非洲分枝杆菌，它可能在非洲部分地区的人类结核病中占很大比例[19]；以及牛分枝杆菌，它可以感染牛和其他哺乳动物，并可以通过食用来自受感染动物的未经巴氏消毒的乳制品传播给人类[20]。分枝杆菌属具有某些独特的微生物特性。其富含脂质的细胞壁，被描述为“自然界中最复杂的细胞壁”“可以抵抗紫红色染料的酸脱色”，这也就是为什么分枝杆菌又被称为“抗酸杆菌（acid-fast bacilli，AFB）”。MTB 除了是一种专性需氧菌外，它生长缓慢，需要 2～6 周的培养才能看到菌落[21]。

传播

MTB 通过空气传播的方式进行人际传播。当感染者呼吸、说话、咳嗽、打喷嚏或唱歌时，他们会向空气中释放“飞沫核”。飞沫核是小的液体颗粒，其中一些含有 MTB[22]。虽然通过积极的呼气动作，如唱歌和咳嗽，释放出的颗粒数量增加，但潮式呼吸会释放出更大量的颗粒[23]。具有传染性的气溶胶也会在某些引起气溶胶的医疗操作中产生，包括诱导痰、支气管镜检查、气管插管、尸检或结核性脓肿引流[23]。并非所有的飞沫核都能引起 MTB 感染。大多数大飞沫核（直径>10 μm）在易感宿主吸入之前就沉降到地面。那些被吸入的飞沫核会被困在上呼吸道中，通过拍打纤毛将其排出口咽，然后吞咽并被胃酸消毒。直径<1 μm 的飞沫核也不能传播感染，大多数在易感宿主吸入之前就被蒸发了，而那些设法进入呼吸道的飞沫核通常在随后的呼吸中被呼出。直径在 1～5 μm 之间的飞沫核传播感染的风险最大[24]。这个大小的飞沫核可以长时间悬浮在空气中，并通过气流或通风系统进行远距离传播。此外，一旦吸入，这些飞沫核更有可能到达肺泡腔并沉淀下来[23]。产生耐药性的谱系和 MTB 基因组突变似乎不会影响 MTB 在气溶胶中的生存能力[24]。飞沫只需携带一种活的 MTB 病原体即可传播感染。有几个因素决定了接触结核病患者的个体吸入传染性飞沫并发展为结核病的概率（表 31.1）。

表 31.1 与活动性结核患者接触导致结核分枝杆菌感染的决定因素

空气中传染性飞沫核的浓度由以下原因所致
• 患者释放的传染性飞沫核数，由以下因素确定： 结核病的部位（上呼吸道和肺部，空腔性肺结核） 行为（例如，咳嗽、唱歌、说话，以及在这些活动中没有遮住口鼻） • 缺乏对活动性结核病的检测，导致传染性延长 • 结核病治疗的持续时间（开始适当的结核病治疗可迅速减少患者释放的细菌数量） • 暴露发生的环境特征，由以下因素决定： 通风水平 发生暴露的房间大小 含有传染性飞沫的空气再循环
暴露个体的情况
• 既往结核感染可降低随后结核感染的风险（免疫功能正常的个体） • 在感染预防与控制措施不充分的机构中工作 • 与有传染性的患者接触的时间 • 宿主通过先天免疫和（或）获得性免疫消除结核感染的能力 • 免疫抑制

致病性

一旦飞沫核在远端肺气腔（或“肺泡”）中沉淀，其中的分枝杆菌就会被肺泡巨噬细胞吞噬[25]。然而，MTB 抑制正常吞噬体成熟和溶酶体杀伤，创造一个促进细菌生长的细胞内环境[26]。其他吞噬细胞随后被招募到肺中，包括单核细胞衍生的巨噬细胞、中性粒细胞和树突状细胞，这些细胞也会被越来越多的 MTB 感染。这种菌能促进细胞坏死并抑制凋亡，使其能够更有效地感染新细胞[26]。经过长时间的延期，吞噬细胞最终将 MTB 携带到肺门和纵隔淋巴结[21,26]。这使得抗原呈递到 T 细胞，并开始细胞介导的免疫反应。细胞介导的对 TB 抗原的免疫反应是目前用于表征 MTB 感染的方法，致暴露后 2～8 周内结核菌素皮肤试验（tuberculin skin test，TST）和干扰素-γ 释放试验（interferon-γ release assay，IGRA）呈阳性[21]。吞噬细胞的聚集以及随后 T 细胞和 B 细胞向肺的募集，导致肉芽肿的形成，这是由宿主对 MTB 的免疫反应引起的标志性组织学损伤[26,27]。如果肉芽肿不能控制细菌复制，分枝杆菌就会进入血液，并通过血行播散到身体的其他部位（包括肺尖）[21]。

接下来会发生什么取决于宿主对 MTB 的免疫反应的有效性。如果免疫系统无法控制病原菌复制，并且感染进展到个体出现临床症状的程度，则认为其患有结核病（图 31.1）。

感染 MTB 后发展为结核病的人数和发展的时间进程，仍然在结核病研究中存在争议。经典学说认为，大约 5% 的 MTB 感染者在头 2 年内发展为结核病，另有 5%～10% 的人将在其一生中发展为结核病。然而，最近对肺结核患者密切接触者的前瞻性队列研究表明，早期进展率可能接近 2%[28]，最近对先前几项队列研究的重新分析表明，绝大多数将患结核病的人是在接触后的第一年患

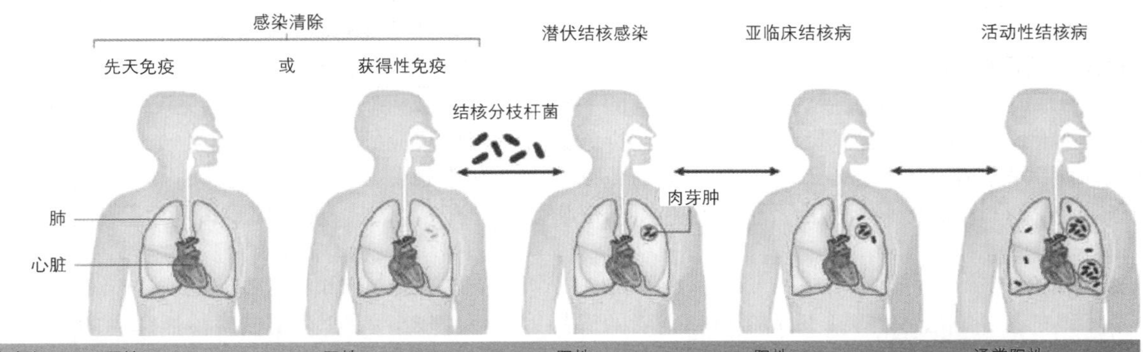

结核菌素皮肤试验	阴性	阳性	阳性	阳性	通常阳性
干扰素-γ 释放试验	阴性	阳性	阳性	阳性	通常阳性
培养	阴性	阴性	阴性	间断阳性	阳性
痰涂片	阴性	阴性	阴性	通常阴性	阳性或阴性
传染性	无	无	无	偶尔有	有
症状	无	无	无	轻或无	中至重
优选治疗	无需	无需	预防性治疗	联合治疗	联合治疗

图 31.1 结核感染及疾病谱。

经 Springer 允许引自：Pai M，Behr MA，Dowdy D，et al. Tuberculosis. *Nat Rev Dis Primers*. 2016；2：16076。

上结核病的[29]。在免疫功能受损的人群中，观察到感染后发展为结核病的概率更高。无症状的 MTB 感染者(估计占感染者的 95%以上)被认为患有 LTBI。在这些个体中，免疫系统阻止细菌复制，有效控制 MTB 感染。LTBI 在临床上是通过对 MTB 抗原的 T 细胞记忆反应(IGRA 阳性或 TST 阳性)的存在而诊断的，而没有结核病的体征或症状[30]。然而，由于 LTBI 是通过检测对 MTB 的免疫反应而间接诊断的，因此携带活细菌的 LTBI 患者的真实人数是未知的，这些活菌可以重新激活并导致疾病。尽管越来越多的人认识到，许多 LTBI 患者可能会清除感染[21,31]，但至少有一定比例的 LTBI 并不能完全消灭该病原体，而且分枝杆菌可以在肉芽肿性病变中以近乎休眠的状态存活数年[32]。>95%的 LTBI 患者一生始终无症状且无传染性，少数人则会发展为"再激活"结核病，而这通常是在免疫抑制或治疗的情况下[29,31]。

潜伏结核感染与活动性结核病

清楚了解 LTBI 和结核病之间的区别很重要，因为两者在流行病学、对公共卫生的影响、临床表现和治疗方面有所不同(图 31.1)。如上所述，LTBI 是一种由休眠的、基本上不复制的 MTB 引起的不传播的无症状感染。据估计，世界上大约四分之一的人患有 LTBI[33]。在多达 5%的 LTBI 中，分枝杆菌会结束休眠状态并且开始繁殖，导致炎症和局部组织破坏，从而导致结核病。当结核病灶在肺部和上呼吸道时，携带者能够将感染传染给他人。结核病发生在原发性结核病感染血行期的接种部位，因此结核病可以是肺部的、肺外的，也可以是两者兼有的，并可以表现为各种症状。由于几乎所有的 MTB 传播都是通过空气传播的，只有肺部(实质或支气管)或上呼吸道结核病患者才被认为具有传染性，并能够将 MTB 传播给他人。在低负担环境中，绝大多数结核病是由于 LTBI 的重新激活[6]，而在高负担环境中近期传播占结核病发作的更大比例[34]。

再激活的风险因素

尽管 LTBI 患者一生中发展为活动性结核病的平均风险<5%，但许多因素可增加进展的风险[35,36]。再激活的主要风险因素包括 HIV 感染、其他原因引起的免疫抑制、近期感染 MTB，以及一系列医学合并症，包括糖尿病和高龄(表 31.2)[37]。

诊断和治疗

有不同的诊断方法适用于 LTBI 和 TB。前者的诊断是基于引发对 MTB 抗原的免疫反应(因为目前没有有效的直接检测方法来检测 LTBI 患者中的 MTB)，并需要考虑假阳性和假阴性的可能性[35]。LTBI 治疗的目标是在 LTBI 进展为活动性结核病高风险人群中大幅降低进展为活动性结核病的风险。那些发展为活动性结核病的高风险 LTBI 者中，治疗 LTBI 的益处常显著大于不良反应的风险。在决定治疗 LTBI 时，临床医生需要权衡药物不良反应的风险与进展为结核病的风险[38]。

相反，结核病的确诊是直接通过显微镜下涂片找到 AFB、培养 MTB 生长(通常被认为是金标准)、通过核酸扩增试验检测到 MTB DNA(如 Xpert MTB/RIF)，或者在组织切片中看到符合结核病典型组织病理变化(如干酪样肉芽肿)[39]。若无法通过这些方法确诊活动性结核病，可以根据影像学和临床特征(如对抗结核病治疗的反应)做出临床诊断。

表 31.2　高发病和高风险人群

潜伏结核感染高危人群	感染 MTB 后发展为活动性结核病的高危人群
出生在结核病高流行国家者	5 岁以下儿童 HIV 共病感染者
难以获得医疗保健者	传染性 TB 的密切接触者
生活或待在某些机构者(如养老院、惩教所、无家可归者收容所、戒毒中心)	过去 1～2 年内结核菌素皮肤试验转阳者 胸片提示陈旧性结核者
注射毒品者	患某些疾病或正在使用免疫抑制剂者[a]

HIV, human immunodeficiency virus，人类免疫缺陷病毒；TB, tuberculosis，肺结核。

a：糖尿病、矽肺、长期使用皮质类固醇治疗、免疫抑制剂治疗(特别是肿瘤坏死因子-α 拮抗剂)、白血病、霍奇金病、头颈癌、严重肾病、某些肠道疾病、营养不良。

改编自：Mazurek GH, Jereb J, Vernon A, LoBue P, Goldberg S, Castro K. Updated guidelines for using interferon gamma release assays to detect *Mycobacterium tuberculosis* infection — United States, 2010. *MMWR Recomm Rep*. 2010；59：1－25。

潜伏结核感染的诊断与治疗

目前有两类检测可用于评估 LTBI：TST 和 IGRA[35,40-42]。两种商用 IGRA，包括 QuantiFERON TB Gold Plus(Qiagen，日耳曼敦，马里兰州)和 T－SPOT.TB(Oxford Immunotec，阿宾顿，牛津郡，英国)。TST 和 IGRA 都测量对 MTB 抗原的免疫记忆反应，因此是间接测量结核病感染。LTBI 没有"金标准"诊断试验，TST 和 IGRA 无法区分 LTBI 和活动性结核病。TST 通过皮内注射 TB 抗原，并在 48～72 h 后评估注射部位的炎症情况(硬结)，而 IGRA 则通过刺激从外周血中分离的免疫细胞来评估对 TB 抗原的炎症反应(通过产生干扰素-γ 来测量)[42]。TST 的主要优点是价格低廉，广泛可用，具有良好的可重复性，自 20 世纪初以来一直被用于诊断 LTBI[43]。IGRA 的优点是只需单次就诊即可得到测试结果，并且与其他分枝杆菌和卡介苗(Bacillus Calmette-Guérin，BCG)的抗原的交叉反应较小，后者在结核病传播率高的 LMIC 出生时广泛使用[36,42]。TST 和 IGRA 对进展为活动性结核病的预测价值都很低[41]。

Mantoux 测试是最可靠和最广泛使用的 TST 技术。通过在皮下注射 0.1 mL 5－结核菌素单位的纯蛋白衍生物(purified protein derivative，PPD)来进行测试[2]。注射后 48～72 h，通过测量前臂长轴横向硬结的直径来读取测试结果。建议采用"圆珠点"方法来减少观察者间的差异。直径读取从注射后结节至外圈，可能低估了硬结的大小。应记录 PPD 小瓶的剂量、批号、生产日期和有效期，此外还应记录注射日期和说明、硬结大小、任何不良反应和观察者姓名。TST 的唯一绝对禁忌证是既往 TST 的严重不良反应史。由于 TST 测量结核病抗原的免疫记忆反应，所以在明确结核感染或结核病患者中，它通常终身阳性。因此，对这些个体的重复测试不能提供临床有用的信息。不推荐用 TST 或 IGRA 对低风险个体（如高收入、低结核发病率国家的卫生保健工作者）进行系列检测，并且当感染率较低时，尤其是使用 IGRA 时，可能会导致假阳性[44]。

TST 的解读通常具有挑战性，系统的方法可以帮助临床医生避免误诊。在解读 TST 结果和决定是否需要预防治疗时，必须考虑三个方面：大小、LTBI 的预测概率和进展为活动性结核的风险。TST 注射后，硬结的大小和阳性结果的预测试概率会影响测试的阳性预测值（positive predictive value，PPV）[2]。结核病感染预测概率升高（从而增加阳性结果的 PPV）的因素包括出生在结核病发病率高的国家、高风险聚集环境的居民、与已知感染结核病病例有密切接触，或有接触结核病的高风险职业[2]。美国疾病预防控制中心（Centers for Disease Control and Prevention，CDC）建议，对于结核病感染预测概率低、进展为结核病的风险低的患者，临界值为 15 mm（表 31.3A～C）[2]；理想情况下，这些低风险人群不应接受 TST 或 IGRA 的结核病筛查。当结核病感染的预测概率很高，发展为结核病的风险低或中等时，建议采用 10 mm 的临界值。当结核病感染的预测概率很高，并且进展为结

表 31.3A　潜伏结核感染阳性诊断试验标准：结核素皮肤试验阳性诊断标准（阳性试验结果按风险分层）

≥5 mm 硬结	≥10 mm 硬结	≥15 mm 硬结
以下人群定义为阳性： • 感染人类免疫缺陷病毒（HIV）者 • 最近接触结核病（TB）患者 • 胸片（CXR）发现有陈旧性结核病灶者	以下人群定义为阳性： • 出生在结核病常见国家，包括墨西哥、菲律宾、越南、印度、中国、海地和危地马拉，或其他结核病高发国家的人 • 有药物依赖者 • 分枝杆菌实验室工作人员	• 没有结核病危险因素的人（理想情况下，这些人不应该接受检测） • 处于低风险并在入职时接受检测的人
• 接受器官移植的患者 • 因其他原因免疫抑制的患者（例如，长期使用皮质类固醇等量≥15 mg/天的泼尼松治疗 1 个月或以上或者应用坏死因子- α 拮抗剂的患者）	• 高风险聚集环境的居民和雇员，如养老院、无家可归者收容所或惩教机构 • 患有某些结核病高风险疾病的人，如矽肺、糖尿病、严重肾病、某些类型的癌症和某些肠道疾病 • 理想体重＜90%者	
• 5 岁以下儿童		
• 暴露于高危类别成年人的婴儿、儿童和青少年		

改编自情况说明书：*Tuberculin Skin Testing*. Centers for Disease Control and Prevention；2020. Accessed November 10，2020. https://www.cdc.gov/tb/publications/factsheets/testing/skintesting.htm。

表 31.3B　潜伏结核感染阳性诊断试验标准：QuantiFERON - TB Gold Plus 试验

阴性对照（IU/mL）	TB1 -阴性对照（IU/mL）	TB2 -阴性对照（IU/mL）	阳性对照-阴性对照（IU/mL）[a]	QFT - Plus 结果	报告/解释
≤8.0	≥0.35 或≥25%阴性对照	任意值	任意值	阳性[b]	可能结核感染
	任意值	≥0.35 并且≥25%阴性对照			
	＜0.35 或≥0.35 并且 25%阴性对照	＜0.35 或≥0.35 并且＜25%阴性对照	＞0.50	阴性	不考虑结核感染
	＜0.35 或≥0.35 并且 25%阴性对照	＜0.35 或≥0.35 并且＜25%阴性对照	＜0.50	无确定[c]	无法判定 MTB感染
＞8.0[d]	任意值				

a：对有丝分裂原阳性对照（偶尔也有结核抗原）的反应可能超出微孔板读取器的范围。这对测试结果没有影响。QFT - Plus 软件把＞10 IU/mL 的值报告为＞10 IU/mL。
b：当不怀疑结核分枝杆菌感染的情况下，可通过 QFT - Plus 酶联免疫吸附分析（ELISA），重新检测两份原始血浆样本来确认最初的阳性结果。如果一个或两个重复的重复测试是阳性的，测试结果被认为是阳性的。
c：有关可能的原因，请参阅包装说明书中的"故障排除"部分 http://www.quantiferon.com/wp-content/uploads/2017/10/QFT-Plus - ELISA-IFU-L1095849 - R02.pdf。
d：在临床研究中，＜0.25%的受试者干扰素- γ 水平＞8.0 IU/mL。
改编自：http://www.quantiferon.com/wp-content/uploads/2017/10/QFT-Plus-ELISA-IFU-L1095849 - R02.pdf、试剂盒说明书 https://www.quantiferon.com/us/wp-content/uploads/sites/13/2020/01/L1095849-R06-QFT-Plus-ELISA-IFU.pdf 和美国结核病临床医师协会的临床推荐 Testing and treatment of latent tuberculosis infection in the United States：clinical recommendations. National Society of Tuberculosis Clinicians and National Tuberculosis Controllers Association；2021. Accessed June 27，2022. http://www.tbcontrollers.org/resources/tb-infection/clinical-recommendations/。

表 31.3C 潜伏结核感染阳性诊断试验标准

TSPOT.TB 试验
T-SPOT.TB IGRA 检测结果是通过从每个面板的斑点计数中减去对照孔中的斑点计数来解释，根据以下算法： • 如果(A孔-阴性对照)或(B孔-阴性对照)≥8个斑点，且阴性对照≤10个斑点，则检测结果为阳性 • 如果(A孔-阴性对照)和(B孔-阴性对照)均≤4个斑点，且阴性对照≤10个斑点，阳性对照有≥20个斑点，则检测结果为阴性；这包括修正后的A孔或A孔的值<0 • 如果A孔或B孔的斑点数最高，以至于(减去阴性对照)斑点数为5、6或7个，则应视为仍不明确(意义不明)；复测是意义不明结果的常规处理方法 • 如果对另一标本重新检测的结果仍不明确(意义不明)，则应使用其他诊断测试或流行病学信息来帮助确定患者的结核感染状况 • 在以下两种情况中，测试结果无效：① 有丝分裂原(阳性)对照<20个斑点，而(A孔-阴性对照)和(B孔-阴性对照)≤4个斑点；或② 阴性对照计数>10个斑点，与抗原和有丝分裂原的反应无关
改编自试剂盒说明书：https://www.tspot.com/resources/resource/t-spot-tb-package-insert/；美国结核病临床医师协会的临床推荐 Testing and treatment of latent tuberculosis infection in the United States: clinical recommendations. National Society of Tuberculosis Clinicians and National Tuberculosis Controllers Association; 2021. Accessed June 27, 2022. http://www.tbcontrollers.org/resources/tb-infection/clinical-recommendations/。

核病的风险也很高时(如接触活动性结核病、无保护状态下在机构接触活动性结核病例、HIV感染者)，使用5 mm的临界值[2]。当硬结直径足够大，根据阳性结果的预测概率和结核病进展的风险，可以判读为阳性时，仍然必须考虑假阳性结果的可能性。考虑TST反应大小、出生或长期居住在结核病高传播国家、当前年龄、卡介苗接种状况等因素，以及与感染性结核病患者的接触史，可以帮助完善个体TST阳性的PPV[2]。非结核分枝杆菌(non-tuberculous *Mycobacteria*，NTM)感染和儿童卡介苗接种是TST假阳性的常见原因[2]。因此，IGRA是在接种卡介苗的国家出生的人(包括大多数LMIC)中进行LTBI检测的首选检测方法[36,114]。如果患者确实存在LTBI，则进展为活动性疾病的概率取决于是否存在发展为活动性结核病的风险因素(表31.2)。有一个在线工具可帮助从业者进行TST或IGRA解释(http://www.tstin3d.com/en/calc.html)。

LTBI诊断试验(TST或IGRA)"转阳"是指发生在先前TST或IGRA测试呈阴性的个体，在后续测试中变成阳性的情况。在解释重复TST时应注意，因为硬结测量存在很大的判读者间和盘读者自身判读的变化[45]，以及在使用IGRA进行重复测试时也应注意[44]。CDC建议，在2年内硬结直径增加≥10 mm，应定义为TST转阳[2]。对于将使用TST进行重复测试的个体，建议采用TST"两步筛查法"[12]。在第一步如上所述测试中，仅当第一步为阴性时才进行第二步测试。第二步在进行第一次TST后1～3周重复TST。如果第二次TST为阳性，则称为"加强反应"(或"加强现象")。NTM感染、卡介苗接种和真正存在LTBI的情况都是加强反应的原因[45]。加强反应的PPV可以帮助在相同因素下解释阳性TST。两步法TST的目的是识别那些因为TST加强反应而不是阴转阳的个体在重复测试中TST呈现阳性结果的情况。需要注意的是，加强反应的个体发展为活动性结核病的风险，大约是第一次TST相同大小硬结个体的一半[45]。两步检测只应进行一次，且仅在患者于之前1～5周内未与活动性结核病患者接触的情况下进行[45]。如果最近与活动性结核病患者有过接触，TST直径增加不应被解释为加强现象。

IGRA是替代TST诊断LTBI的方法。这些检测方法是测定从暴露于结核分枝杆菌抗原的血液样本中分离出的免疫细胞中干扰素-γ的释放的量。尽管IGRA与TST一样敏感，但它对MTB的特异性更强，因为IGRA结果不受卡介苗接种状况或接触大多数NTM的影响[2]。IGRA是有卡介苗接种史的人和不太可能再次进行TST解读的人诊断LTBI的首选检测方法[36,46]。

尽管IGRA在诊断LTBI方面比TST更有特异性(例如接种过卡介苗的人群)，但其可重复性较差，而且测试转换(阴转阳)和逆转(阳转阴)很常见[47]。据报道，在结核病发病率低、感染风险低的美国，卫生保健工作者进行IGRA重复检测的假阳性率很高[44]。这使得解释和管理表象上IGRA转换的个体变得困难。因此，对于有必要进行LTBI重复测试的群体，TST可能是首选。由于美国的结核病发病率较低，绝大多数美国医疗卫生保健工作者的职业暴露和感染风险较低，CDC不再建议将对医护人员进行LTBI的筛检，作为美国医疗机构结核病感染控制和预防计划的组成部分[48]。因为这些机构结核病传播率低，所以在未知接触过传染性结核病患者的个体中，检测转阳更有可能代表假阳性，而不是真阳性[49]。CDC建议美国卫生保健工作者在就业时进行LTBI检测，但现在只建议在已知与传染性结核病患者接触而未采取适当防护措施的情况下，对无症状卫生保健人员进行重复检测[48]。

在某些特定的情况下，同时检测TST和IGRA可能有用。在需最好、最大限度地提高LTBI诊断敏感性的情况下(如对于进展结核病或死于结核病的高风险人群)，如果LTBI初始检测为阴性，则可以进行替代检测并将阳性结果解释为LTBI的充分证据，从而提高敏感性。另一种情况下，当强烈怀疑TST假阳性时，可以考虑同时使用TST和IGRA。这时可以进行IGRA来确认或反驳TST结果。然而，重要的是要注意，没有证据指导正确解释不一致的TST和IGRA测试。

几种不同的治疗方案可用于治疗LTBI。目前CDC推荐的一线治疗方案包括每周大剂量异烟肼和利福喷丁3个月，每日利福平4个月。这些方案是首选的，因为它们的持续时间更短，这与更高的治疗完成率有关[50]。其他常用的治疗方案包括每日异烟肼6或9个月，这种治疗方案持续时间越长，完成治疗的可能性越低[50]。LTBI的另一个治疗方案是每日服用异烟肼和利福平3个月。此外，世界卫生组织(World Health Organization，WHO)有条件地建议每日服用异烟肼加利福喷丁1个月(1HP)治疗LTBI[51]。1HP方案的数据来自一项非劣效性研究，该研究比较了HIV感染者使用1HP与使用6个月异烟肼[52]。尚无关于HIV阴性使用1HP的数据发表。目前，1HP方案并不是CDC推荐的LTBI治疗方案。如果怀疑有结核病(基于症状、暴露史、临床表现或影像学异常)，在排除活动性疾病之前不应开始治疗LTBI。这是因为结核病患者只服用一种抗结核药物，会迅速导致耐药菌的产生。

活动性结核的诊断和治疗

TST和IGRA不能区分LTBI和活动性结核病，通常在调查某人是否患有结核病时不能提供有用的信息。幼儿是例外，由于该年龄组微生物学诊断的敏感性较低，因此可以结合这两类检测与其他检查来做出结核病的临床诊断[53]。样本显微镜下AFB、培养物中MTB的生长和MTB DNA的鉴定(最常用Xpert MTB/RIF测定法进行评估)是诊断结核病的首选方法。获得标本进行镜检和培养的难易程度以及结核病的检测方法的敏感性取决于感染部位。当怀疑为肺结核时，通过高渗盐水雾化导痰收集的两份痰，进行镜检和培养，这提供了一个敏感且无创的初始检查。核酸扩增试验Xpert MTB/RIF是一种快速诊断试验，可检测痰样本中的MTB DNA，对结核病的检测比痰涂片找AFB更敏感。在一项国际多中心的研究中，该方法识别出98%的痰涂片和培养阳性患者，以及70%的痰涂片阴性但培养阳性患者[54]。Xpert MTB/RIF已被证实在结核病患病率较低的环境中具有相似的敏感性和特异性，是涂片镜检的合理替代方法，尽管在美国，它通常是在涂片镜检和培养之外进行的[55]。单次Xpert MTB/RIF阴性结果对肺结核的阴性预测价值，相当于两次痰涂片找AFB阴性，而2 h的运行时间使其在医疗机构中被用作肺结核的排除试验时，具有明显的操作优势[55]。该检测还提供对利福平耐药MTB的快速识别，否则这一过程至少需要4周时间，而且耐利福平是最常见的提示存在耐多药结核病的情况。与呼吸道标本相比，所有结核病检测(镜检、培养和Xpert MTB/RIF)对肺外部位(包括胸膜、腹膜、心包积液、脑脊液)的敏感性较低。

对于药物敏感的疾病，结核病通常需要至少6个月的治疗，尽管最近的一项研究表明，包含利福喷丁和莫西沙星的4个月多药方案并非劣于标准方案[56-59]。为了防止分枝杆菌对抗结核药物产生耐药性，结核病治疗需要使用至少三种敏感的药物。有效的治疗可迅速减少活菌的数量，这样可以有效降低菌量，减少具有传染性的时间[24,60]。耐药结核病的治疗指南已经出版，并且通过使用新的和老药新用的药物改善了治疗效果[61]。

虽然结核病最好是确诊，但在某些情况下，经验性治疗活动性结核可能是最佳选择。影响决定起始和继续经验性治疗的因素包括：① 结核病的预测概率(由暴露史、LTBI再激活的危险因素以及临床和放射学表现决定)；② 获得诊断检测标本的能力；③ 结核病微生物检测的敏感性(由标本类型决定)；④ 与延迟治疗相关的风险(对患者和对他人)；⑤ 结核病治疗严重不良反应的风险。

医院传播的流行病学综述

医院结核病是由卫生保健机构服务的社区中结核病的流行以及卫生保健机构实施的TB IPC的有效性驱动的[14,62]。在美国和其他国家，包括耐多药结核病在内的院内结核病暴发在20世纪80年代末和90年代初的频率有所增加[63,64]。多种因素导致了这一增长包括：① 结核病在美国(由于HIV的出现，无家可归和药物滥用的流行，以及结核病控制项目资金不足)和其他国家的死灰复燃[8,65]；② 许多卫生保健机构的TB IPC措施不足，导致检测延迟[7,63]；③ 由于药敏试验和耐药MTB的诊断延误，导致耐药结核病患者的治疗不足[66,64]。采用一揽子的IPC措施(即行政管理、环境工程和呼吸保护)在终止这些院内感染方面发挥了核心作用，并对预防其复发仍然至关重要[7,10,11,66-70]。表31.4总结了导致院内结核传播的因素[115-117]。

表31.4 导致结核分枝杆菌医院内传播的因素

1. 感染预防和控制(IPC)程序效率低下
   A. 行政管理控制措施不足，包括活动性结核病的怀疑、发现和诊断延迟
   - 已知或未怀疑的活动性TB患者与其他患者聚集，包括高度免疫受损患者，如感染HIV或患有其他免疫受损疾病的患者
   - 由于免疫抑制患者的"非典型"表现或临床怀疑程度低，导致HIV感染者或未感染HIV者的活动性TB误诊，因此对HIV感染者的TB诊断延迟
   - 未能识别、隔离和(或)在区域上隔离有传染性活动性TB患者，未能防止活动性TB患者与其他患者的混合
   - 未能在区域上对正在接受肺部TB评估的患者进行隔离和(或)进行呼吸隔离

   B.未能认识到包括耐药TB患者在内的患者的持续传染性
2. 快速诊断结核分枝杆菌的实验室延误和(或)实验室基础设施不足，以及在确定耐药TB方面的延误
3. 空气传播感染(呼吸道)隔离设施和工程管理控制不足
   缺乏空气感染(呼吸道)隔离室，无法将感染性TB患者与其他患者分开
   空气传播感染隔离室到医院其他部分的空气再循环
4. 延迟开始有效的抗结核治疗，迅速降低活动性TB患者的传染性

改编自：Jensen PA，Lambert LA，Iademarco MF，Ridzon R，CDC. Guidelines for preventing the transmission of *Mycobacterium tuberculosis* in health-care settings，2005. *MMWR Recomm Rep*. 2005；54：1－141；World Health Organization，*WHO Policy on TB Infection Control in Health-Care Facilities，Congregate Settings and Households*. World Health Organization；2009；Public Health Agency of Canada，Canadian Thoracic Society. *Canadian Tuberculosis Standards*. 7th ed. Public Health Agency of Canada；2014. https://cts-sct.ca/wp-content/uploads/2018/01/Canadian-Tuberculosis-Standards_7th-edition_Complete.pdf；Jarvis WR. Nosocomial transmission of multidrug-resistant *Mycobacterium tuberculosis*. *Res Microbiol*. 1993；144：117－122；Blumberg HM. Tuberculosis infection control in healthcare settings. In：Lautenbach E，Malani P，Han JH，et al，eds. *Practical Healthcare Epidemiology*. 4th ed. USA by Sheridan Books，Inc；Cambridge University Press；2018。

目前，在美国、加拿大、西欧和其他高收入及低结核病发病率的国家，院内MTB传播已经不那么常见了。这在一定程度上是由于社区中MTB传播率较低[6]，以及广泛采用了预防和限制MTB院内传播的一揽子有效IPC措施。美国卫生保健工作者现在的结核病发病率低于总人口的发病率[71,72]。先前的综述预计高收入国家的卫生保健工作者每年的结核病感染风险为1.1%[73]，而最近更多的研究表明在高效结核病感染控制规划的背景下，这一风险大大降低，为每年0.11%[49]。在这些高收入、低结核病发病率的国家，如果每年进行LTBI诊断检测，则更有可能产生假阳性结果，并导致进行不必要的胸部X线检查和不必要的抗菌药物治疗，进而造成伤害[49,74]。因此，CDC不再推荐没有接触过传染性结核病病例的卫生保健工作者每年进行LTBI重复检测[48]。

然而，院内MTB传播仍然是LMIC的一个重要问题，已知它在这些国家造成了MDR-TB的暴发[75-77]。一项特别令人震惊的调查表明，在南非一家医院，广泛耐药结核病(extensive drug-resistant TB, XDR-TB)的传播与医院传播有关[75]。这些研究强调了扩大资源的迫切需要。这些研究强调，迫切需要扩大结核病感染控制资源，特别是在HIV和TB高负担的环境中[13,64]。在一项系统回顾和荟萃分析中，LMIC医疗保健工作中MTB感染的年发病率中位数为5.8%，而医疗保健工作人员中LTBI患病率中位数为63%[73]。他们团队的另一系统回顾发现，在考虑到当地一般人群的结核病感染发生率后，LMIC卫生保健工作者每年的TST转阳风险在3.9%～14.3%[78]。LMIC的卫生保健工作也增加了患结核病的风险[78]。其他研究表明，在耐药结核病高发的环境中，与非卫生保健工作者相比，卫生保健工作者感染耐药疾病的风险更高[79]。

很难精确估计由于患者之间或卫生保健工作者与患者之间的传播而导致的结核病风险。前者主要是在医院暴发的背景下研究的。然而，在LMIC中，患者对患者的传播率很可能与患者对医护人员的传播频率相近。虽然医院内传播最不常见的形式是从卫生保健工作者到患者，但也有关于卫生保健工作者传播医院内感染以及卫生保健工作者感染活动性结核病患者和同事的已发表病例报告[80,81]。由于卫生保健工作者经常与发展为结核病的风险增加的患者接触，因此在雇用卫生保健工作者时，对其进行LTBI评估，并在适当情况下进行LTBI治疗是很重要的[48]。

医院传播的危险因素

社区、机构和个人特征会影响卫生保健工作者和患者接触MTB的可能性。机构特征包括每年TB入院人数(受社区发病率和特定医疗机构服务人群的影响)以及实施的TB IPC措施的效果[11,12]。一项对卫生保健工作者职业TB风险的系统综述发现，在TB入院人数量大且TB IPC措施不充分的设施中工作的人每年感染MTB的风险最高[73]。一项对LMIC卫生保健工作者风险的系统综述报告称，TB发病率≥300人/10万人的国家卫生保健工作者LTBI患病率最高(55%～56%)，年发病率范围从1%～38%(平均17%)不等[82]。在这个研究中，LTBI阳性的患病率和发病率与工作年限、工作地点、TB接触和工作类别有关。值得注意的是，建议作为一揽子IPC措施实施的感染控制措施可以预防院内传播，并大大降低院内MTB传播的风险，即使在TB患者人数众多的设施中也是如此[7,11,69,70]。在具有有效感染控制措施的设施中工作的LMIC的卫生保健人员，感染MTB的可能性大大降低[83]。此外，随着美国广泛实施一揽子IPC措施以及TB发病率的下降，即使在持续治疗大量TB患者的设施中，卫生保健工作者中新的TB感染也变得罕见[49]。TB发病率下降的高收入国家必须保持警惕，因为IPC措施不充分可能导致职业暴露、TB感染和感染风险增加，即使在TB负担较低或相对较低的环境中也是如此[84]。如前所述，表31.4列出了与TB医院传播相关的因素。

接触含MTB气溶胶的可能性是医院内MTB传播风险的基本决定因素。因此，增加医院内结核分枝杆菌感染风险的机构、卫生保健工作者和患者的特点，是通过影响接触肺结核患者及其产生的传染性气溶胶的可能性来实现的。相反，IPC措施，特别是处于控制措施层级顶端的行政管理控制，通过降低接触的可能性，降低了院内TB的风险。本章的其余部分着重于卫生保健机构应实施的感染预防IPC措施，以防止医院内MTB传播。

预防医疗机构内结核分枝杆菌的院内传播

各种公共卫生机构，包括WHO、CDC和加拿大公共卫生署，建议采取一揽子预防和控制结核病医院传播的IPC措施[11,12,85]。在卫生保健机构预防医院内MTB传播的规划有两个主要目标：防止传播给设施内的所有人，包括免疫功能低下的患者，这些患者从MTB感染发展为活动性TB疾病的风险很高；保护卫生保健工作者免受职业接触和MTB感染。目前尚未进行严格控制的试验，以检查建议的IPC一揽子措施中特定组成部分的单独作用。然而，从观察性研究来看，作为IPC一揽子计划实施的一系列感染控制措施已被证明可以预防和控制医院内的MTB传播[7,11,14,69,70]。这些研究大多来自高收入国家，正如下文所讨论的，来自高TB负担的中低收入国家的数据有限[86]。IPC措施的层次结构包括三大类：行政管理控制、环境控制和个人呼吸保护(表31.5)[11,12]。行政管理控制似乎是IPC一揽子措施中最重要的组成部分[7]。行政管理措施是那些旨在通过快速识别、分离、诊断及建立有效治疗来限制接触未确诊和具有潜在传染性的TB患者的政策与程序。行政管理措施还包括仔细筛查TB患者的政策，并将这些疑似或确诊的TB患者隔离在空气传播感染(呼吸道)隔离设施中。环境措施包括减少或消除含MTB的空气的措施。这些控制措施包括局部排气、一般或中央通风、高效微粒空气过滤器(high-efficiency particular air, HEPA)的再循环空气、紫外线杀菌照射(ultraviolet germicidal irradiation, UVGI)，以及便携式空气净化装置。第三项措施是个人呼吸保护装置(例如，N95或同等类型的其他呼吸器)。

表 31.5　基于 WHO 和 CDC 指南推荐的预防结核病医院传播的一揽子感染预防与控制(IPC)措施

推荐总结

行政管理控制—减少与传染性结核病患者接触风险的措施，基本组成部分包括仔细筛查、分离/隔离、早期诊断和治疗

- 建议 1：建议对有结核症状和体征或结核病患者进行分诊(仔细筛查)，以减少 MTB 向卫生保健工作者、在卫生保健机构就诊的人员或在高传播风险环境中的其他人传播
- 建议 2：建议对疑似或已证实患有传染性结核病者采取隔离或空气传播感染(呼吸道)隔离措施，以减少 MTB 向卫生工作者或在卫生保健机构就诊的其他人传播
- 建议 3：建议对结核病患者迅速开始有效的结核病治疗，以减少 MTB 向卫生工作者、在卫生保健机构就诊的人员或在高传播风险环境中的其他人传播
- 建议 4：建议对疑似或确诊结核病患者保持呼吸卫生(包括咳嗽礼仪)，以减少 MTB 向卫生工作者、在卫生保健机构就诊的人员或在高传播风险环境中的其他人传播(从实施的角度来看，这包括在非负压空气传播感染隔离室的情况下，为疑似或确诊肺结核或喉部肺结核患者戴上外科口罩)

环境控制—减少或消除室内环境空气中携带 MTB 的飞沫核的措施

- 建议 5：建议使用通风系统(包括自然、混合模式、机械通风，以及通过高效微粒空气过滤器的再循环空气)，以减少 MTB 向卫生工作者、在卫生保健机构工作的人员或在高传播风险环境中的其他人传播。空气隔离感染(AII)房间应处于负压下，对于美国的新建筑，CDC 建议每小时至少换气 12 次，以降低传染性颗粒的浓度
- 建议 6：WHO 建议使用上层空间紫外线杀菌照射系统(UVGI)，以减少 MTB 向卫生工作者、在卫生保健机构工作的人员或在高传播风险环境中的其他人传播。CDC 认为 UVGI 是结核感染控制的补充措施，并建议不要将 UVGI 用作负压或高效微粒空气过滤器的替代品；UVGI 可能在资源有限的 LMIC 发挥更大的作用，但注意适当维护这类系统至关重要

呼吸防护—个人呼吸防护是 IPC 一揽子措施的一部分，在进入可能发生 MTB 暴露的高风险区域(如 AII 房间和进行产生气溶胶程序的房间)时，应使用个人呼吸装置(如 N95 或呼吸器)。

- 建议 7：在呼吸保护计划的框架内，建议使用防颗粒呼吸器(如 N95 或同等级别的呼吸器)，以减少 MTB 传播给卫生保健工作者、在卫生保健机构工作的人员或其他高传播风险环境中的人员。

改编自：World Health Organization. *WHO Guidelines on Tuberculosis Infection Prevention and Control: 2019 Update*. World Health Organization; 2019; Jensen PA, Lambert LA, Iademarco MF, Ridzon R. Guidelines for preventing the transmission of *Mycobacterium tuberculosis* in health-care settings, 2005. *MMWR Morb Mortal Wkly Rep*. 2005; 54: 1-141。

行政管理控制

预防结核计划

一套行政控制措施是任何 IPC 战略的第一个也是最重要的组成部分[11,12]。这些关键措施包括旨在减少接触，从而减少和预防医院内 MTB 传播的具体干预措施。行政控制包括分诊(即仔细筛查)和患者隔离系统[即管理患者流，以迅速识别和分离疑似和已知的 TB 患者，并将其置于空气传播感染(呼吸道)隔离预防措施中]、及时诊断和开始有效治疗，以及呼吸卫生。作为行政控制的一部分，每个卫生保健机构应制定书面的 TB 预防规划，其中包含与预防该机构院内 MTB 传播有关的所有政策和流程。该规划应包括对设施进行风险分类所需的信息，以及确定被认为具有高、中、低暴露风险的工作人员。这应明确规定谁负责实施政策和程序，并包含有关对疑似或已知患有传染性活动性 TB 的患者进行分类、识别和采取空气传播隔离感染预防措施的政策。

风险评估

应定期(即至少每年一次)审查 TB 预防规划，以确定每年收治的 TB 患者人数和潜在暴露事件的次数。接触事件的定义是，当患有活动性传染性 TB 的患者在医院(例如急诊室、门诊部或作为住院患者入院)住院或就诊时，活动性 TB 未得到诊断和治疗(此类患者未采取空气传播感染隔离预防措施)。TB 风险评估通过检查若干因素确定医院内 MTB 传播的风险，包括：① 社区 TB 发病率；② 每年在卫生保健机构治疗的 TB 患者人数；③ 对疑似或确诊 TB 患者的识别、隔离、诊断和评估的及时性；④ 卫生保健设施内 MTB 医院传播的证据。应定期审查 TB 预防规划，以确定每年收治的 TB 患者人数和潜在暴露事件的次数。

分诊/仔细筛查患者

在几乎所有的疫情报告和基于人群的研究中，活动性传染性 TB 患者的延迟和漏诊一直是院内传播最常见和最重要的风险因素[7,12,63,73,78,87]。在使用多种干预措施(有时是顺序的)的情况下，作为一揽子措施引入的 IPC 措施使得很难而且通常不可能对个别措施的效果进行分类[69]。为向更新的 WHO IPC 指南提供信息而进行的系统综述发现，IPC 一揽子措施在控制医院内 MTB 暴发和预防医院传播方面非常有效[69]。虽然所综述的研究一般质量较低，但行政管理控制似乎在减少传播指标方面产生了最大的影响，并且可能是 IPC 一揽子措施中最重要的组成部分[7,11,63]。因此，对疑似或确诊 TB 患者进行早期识别和快速分诊，以便将其安置在空气传播感染隔离预防措施(负压房间)中，是行政管理控制的关键组成部分。一些机构通过对需要空气传播感染(呼吸道)隔离预防措施的患者实施扩大的标准，加强了分诊活动。例如，在亚特兰大的格雷迪纪念医院，这包括在鉴别诊断中要求对已知 TB 或 TB 患者进行空气传播感染隔离；要求对任何患者的痰液或呼吸道标本进行 AFB 培养、涂片或核酸扩增检测；以及要求对那些胸片异常的 HIV 感染者进行空气传播感染隔离[7]。早期识别还取决于卫生保健机构所服务的社区中 TB 患者的流行病学概况。这在北美不同地区差别很大，因此医疗机构可能服务于本地人口、市中心穷人和无家可归者、移民或外国出生人口。此外，对卫生保健工作者来说，了解 TB 的典型和非典型临床特征是很重要的，特别是如果卫生保健机构所服务的人群免疫抑制疾病(如 HIV 感染或移植)的患病率很高，因为 TB 的临床特征在这类患者中往往是非典型的。

尽管 CDC 的 IPC 指南(2005 年出版)和 CDC 最近的建议[2,12]，推荐采集三份痰或呼吸道标本进行 AFB 涂片和培养，但美国和其他地方的一些机构已改为采集两份标本，以提高评估疑似 TB 患者的效率，因为第三份标本对 TB 诊断几乎不额外增加敏感性[88-90]。核酸扩增试验的性能，如 Xpert MTB/RIF[采用实时聚合酶链反应

(PCR)技术],也被推荐用于活动性TB的诊断。此类检测可确认AFB涂片阳性标本是由MTB而非其他分枝杆菌所致,以及是否应继续采取空气传播感染隔离预防措施。此外,Xpert MTB/RIF在检测MTB方面比AFB涂片灵敏度高很多。如果存在MTB DNA,这种分子诊断试验还提供关于是否存在利福平耐药的信息,这通常与耐多药结核病有关,需要在药敏试验结果出来之前修改经验治疗方案。此外,美国食品药品监督管理局(FDA)已批准使用Xpert MTB/RIF检测(包括检测一个或两个痰标本)作为偶次痰涂片找AFB的替代方法,以帮助决定是否继续进行空气传播感染隔离预防措施[91]。单次Xpert MTB/RIF检测出98%的AFB涂片阳性和培养阳性的MTB感染患者,单次Xpert MTB/RIF阴性结果预测涂片找AFB阳性的肺部TB阴性预测值为99.7%;两次的阴性预测值为100%[54]。研究发现,使用痰分子检测流程指导正在接受活动性TB评估的患者停止呼吸隔离,可提供实质性的临床价值和经济效益[92,93]。

呼吸卫生(包括咳嗽礼仪)

疑似或确诊TB患者的呼吸卫生(包括咳嗽礼仪)是行政管理控制的一部分,也是WHO和其他组织推荐的减少MTB向卫生保健工作者、医疗机构就诊者或其他高危人群传播的措施[11]。呼吸卫生的定义是在呼吸、咳嗽或打喷嚏时捂住口鼻(例如,戴外科口罩或布口罩,或者用纸巾、袖子或弯曲的肘部或手捂住口,然后进行手卫生),以减少可能含有MTB的空气中呼吸道分泌物的传播。从卫生保健机构实施的角度来看,当疑似或已知患有肺部或喉部TB的患者不在负压空气传播感染隔离室时(例如,在患者运输期间,当患者离开空气传播感染隔离室进行放射学检查或其他操作时),应给患者戴上外科口罩。在为WHO IPC 2019指南提供信息而进行的系统综述中,对呼吸卫生和咳嗽礼仪干预措施的评估发现了四项人体研究,共有22 855名研究对象,以及一项豚鼠研究[70]。如前所述,同时应用了多种干预措施,因此难以确定具体措施的有效性。然而,该研究得出结论,患者使用外科口罩减少了MTB的医院传播,感染率降低了14.8%,TB发病率降低了0.5%~28.9%。根据MTB的空气传播和已发表的文献,呼吸卫生(包括咳嗽礼仪)的建议是合理的,可以减少可能含有传染性MTB的呼吸道分泌物的传播,从而预防MTB的传播。

有效治疗的早期机构

许多研究表明,通过对药物敏感和MDR-TB实行有效治疗,传染性迅速降低[94,95]。在MDR-TB暴发时,未能发现MDR-TB以及患者未能开始接受适当治疗,导致了持续传播[63,64]。因此,强烈建议立即开始对TB患者进行有效治疗,以减少MTB向卫生保健工作者、患者和卫生保健机构其他人员的传播。由此可见,确保快速发现和诊断TB对确保及早实施有效治疗至关重要。使用快速分子诊断测试,如Xpert MTB/RIF,可以提供关于是否存在利福平耐药MTB的宝贵信息(这通常是MDR-TB的标志),并允许在药物敏感性测试结果出来之前开始对MDR-TB进行经验性治疗。此外,在获得药敏试验结果之前,密切监测患者对治疗的临床反应也很重要。

停止空气传播感染(呼吸道)隔离预防措施

卫生保健机构的一个常见问题是何时可以停止空气传播感染隔离预防措施。为了确定患者可能不具有传染性的时间点,WHO委托进行了系统综述,以便为更新的WHO TB-IPC指南提供信息,对四项符合条件的研究进行了综述,实验数据来自动物模型,使用豚鼠作为敏感空气采样器,暴露于治疗人类TB患者的专用隔离室排出的空气中[11]。这些研究的结果表明,与未接受有效TB治疗的患者相比,接受TB治疗的患者对豚鼠的传染性较低,但没有一项研究的数据表明需要多长时间接受有效治疗的患者对豚鼠不再具有传染性。虽然有效的治疗明显降低了传染性,但达到非传染性的确切时间却没有明确的定义。临床改善并返回稳定家庭环境的患者不需要涂片找AFB和(或)培养阴性才能从医疗机构出院,因为传播给家庭接触者的最大风险是在TB诊断之前。CDC IPC指南强调出院计划的必要性,并确保在出院前与患者当地公共卫生诊所/TB项目密切配合和随访[12]。当地公共卫生TB项目提供直接观察治疗和规划管理。根据CDC的指导方针,如果怀疑或确诊TB的住院患者的临床情况有所改善并且医学上稳定(包括痰涂片找AFB阳性的患者),满足以下条件,则患者痰涂片找AFB阳未转阴可以从医院出院回到稳定的家庭环境中。

- 制定了一项具体计划,对地方公共卫生TB方案采取后续行动。
- 患者已开始接受适当的抗结核治疗方案,并安排了直接观察疗法(例如,与当地公共卫生TB项目合作)。
- 所有具有免疫能力的家庭成员以前都与患者有过接触。
- 家中没有婴儿、小于4岁的儿童或患有免疫受损者。TB患者返回该机构的确切时间应与当地公共卫生TB项目协调。
- 在患者痰涂片转阴或被当地公共卫生TB规划认为无传染性之前,患者将留在家中,除非进行与医疗保健相关的随访。

此外,CDC的指南建议不应将疑似或确诊的传染性TB患者释放到卫生保健机构或家庭[12],因为在这些机构或家庭中,患者可能会与其他感染后发展为TB的高危人群接触(例如,HIV感染者,特别是晚期患者,或4岁以下的婴儿和儿童)。在这种情况下,应与当地卫生部门协调公共卫生TB项目。

一般来说,感染性TB患者[肺部和(或)喉部疾病]在住院期间应维持空气传播感染隔离预防措施,直至准备出院。尽管现有证据表明,通过有效治疗可迅速使患者不再具有传染性,但具体时间尚不清楚。在高收入国家的现代卫生保健设施中,大多数患者和卫生保健工作者没有LTBI,而且相当大比例的住院患者免疫功能高度低下。在无确凿证据表明接受治疗的患者是非传染性的(即AFB/培养阴性)的情况下,停止住院患者的空气传播感染隔离预防措施之前,采取保守方法是谨慎的。在患者住院时间极长的特殊情况下,许多机构要求患者在接受有效治疗并培养阴性后,才能停止对继续住院患者的空气传播隔离预防措施。

培训卫生保健工作者

行政管理控制的一个重要组成部分是对卫生保健工作者进行TB诊断和治疗方面的培训。目标是强调对TB患者进行仔细筛查和减少TB暴露风险(不隔离传染性TB患者)的重要性,并缩短诊断和开始有效治疗的延误。第二个目标是提高对MTB传播的认识以及一整套TB IPC措施在预防医院内MTB传播方面的重要性。如呼吸保护部分所述,培训还包括确保医护人员熟悉个人呼吸保护措施,如何在戴上N95呼吸器时进行健康检查,以及对患有LTBI的医护人员进行治疗的好处。

• *在感染的卫生保健工作者中预防结核病* 上述所有IPC措施都是为了防止卫生保健工作者传播和感染MTB。然而,如果发生感染,或者在入职时有LTBI的证据,而卫生保健工作者以前没有完成LTBI的治疗,那么就需要采取措施,以降低进展为活动性TB的风险。一旦感染,再激活的风险受到抑制免疫系统疾病的强烈影响,如HIV感染、癌症化疗、移植排斥药物、肿瘤坏死因子(TNF)-α抑制剂和其他生物制剂,以及皮质类固醇(表31.2)。近期感染的患者发展为活动性TB的风险也在增加。应强烈鼓励有MTB感染证据的卫生保健工作者采取LTBI治疗,以显著降低进展为活动性TB疾病的风险。

• *卫生保健工作者中潜伏结核感染的检测* 卫生保健工作者LTBI监测一直是行政管理控制的一个组成部分。LTBI的诊断测试包括TST和IGRA(QFT和TSPOT.TB)(表31.3)。鉴于美国社区TB发病率的下降(导致在美国医疗机构就诊的TB患者减少),以及有效IPC措施的实施,大多数美国医疗工作者职业接触和感染MTB的风险非常低。考虑到在检测低风险和低流行率的医护人员时,诊断测试的阳性预测值(PPV)较低,对美国医护人员和其他类似机构人员进行连续LTBI诊断测试将导致大部分阳性结果为假阳性[44,96]。2019年,CDC发布的关于美国医疗保健提供者TB筛查、检测和治疗的最新建议,反对对绝大多数美国医疗保健工作者进行连续检测[48]。这些更新的指南建议对没有TB或LTBI病史的人进行个体基线(上岗前)风险评估、症状评估和基线LTBI测试(在职期间),在没有暴露或持续的设施传播的情况下不进行常规的系列测试;对诊断为LTBI的医护人员进行治疗,对未经治疗的LTBI患者进行年度症状筛查,并对所有医疗保健提供者进行年度TB教育。

TST或IGRA可用于基线(上岗前)测试。IGRA的优点是它们不会像TST那样与卡介苗发生交叉反应,这对接种了卡介苗并在美国就业的非美国出生的卫生保健工作者来说是一个问题。当TST用于基线(上岗前)LTBI诊断测试时,卫生保健工作者若在过去一年未有接受TST测试,应接受两步测试[12]。LTBI诊断测试阳性的医疗保健工作者应接受医学评估[35](例如胸片排除活动性TB疾病、症状评估),不应进行进一步的LTBI测试。如果他们再次暴露,最重要的策略是询问他们是否有提示活动性疾病的症状[48]。对于需要进行系列检测的有限数量的美国卫生保健工作者,TST比IGRA更受欢迎,因为在解释IGRA的转阳和转阴方面存在困难,并且在美国低风险卫生保健提供者中进行系列检测的IGRA假阳性率很高[44]。

环境控制

环境控制的目的是降低空气中传染性MTB飞沫核的浓度。这包括使用自然通风、局部排风通风、混合模式通风(自然通风和机械通风的结合;在欧洲比较常用,在美国很少使用)、一般或中央(机械)通风;当设施内有再循环空气时,使用高效微粒空气过滤器,以及使用UVGI进行空气消毒。

• *通风* 通风的主要目的是用清洁空气交换被污染的空气,以减少空气中MTB微生物的浓度,从而减少暴露的风险。

• *局部排气通风* 是一种能源控制方法,用于捕获空气中的颗粒,包括传染性飞沫核,然后将其散布在大气中。局部排气通风可能包括使用隔间、通风罩或帐篷。例如,用于收集疑似或确诊TB患者的痰液或产生气溶胶的痰液诱导室。如果局部排气通风不可行,则应在负压空气传播感染隔离室中进行诱发咳嗽和产生气溶胶的程序。在低LMIC和其他资源有限的环境中,在室外收集痰液是一种替代方法。

• *一般通风系统* 可稀释和清除被污染的空气,并控制房间或环境中的气流模式。对于空气传播感染隔离室,这包括保持负压和循环空气,通过室内空气的每小时换气次数(room air exchanges per hour, ACH)来稀释和去除带有MTB的传染性飞沫核。CDC建议在医疗机构的工作人员中包括一名具有通风专业知识的工程师或其他专业人员,或者医疗机构应雇用具有医疗机构特定通风工程专业知识的顾问[12]。正如CDC建议的那样,通风系统的设计应满足所有适用的政府、州和地方要求。对于空气传播感染隔离室,CDC建议新建筑的ACH含量至少为12,现有建筑的ACH≥6。美国供暖、制冷和空调工程师协会(American Society of Heating, Refrigerating and Air-Conditioning Engineers, ASHRAE)于2020年发布了关于医疗机构通风与供暖、通风和空调(heating, ventilation, and air conditioning, HVAC)系统的详细更新建议[97]。

为WHO TB-IPC指南提供信息的一项系统综述发现,结合其他控制措施可降低医护人员中TST转阳风险[70]。所有符合纳入标准的研究均采用准实验设计(即研究前和研究后)。研究者指出,7项(前后)研究与医护人员TST转阳减少有关,其中2项符合他们的标准;在2项研究中,机械通气联合其他措施与TST转阳的减少有关[11,70]。虽然数据的质量被认为很低,而且研究通常将干预措施捆绑在一起,因此很难明确地分离出单一干预措施的影响,但对环境控制的关注被认为是IPC一揽子措施的关键组成部分。

与通风和高空气交换率相关的成本是相当可观的——包括最初的建造和维护，以及加热或冷却空气以保持居住者舒适度的能源成本。这些措施的成本效益尚未得到深入评估，但在美国和其他高收入国家，医疗机构必须满足许多监管要求。

• 紫外线杀菌照射　UVGI是一种空气净化技术，可用于照射房间、走廊的上层空气，也可安装在风管中照射通过风管的空气(风管照射)或并入房间空气再循环装置。然而，CDC建议，当将空气从隔离室或围栏直接排放到周围房间或区域时，或将空气传播感染隔离室的空气排放到一般通风系统时，不应使用UVGI代替HEPA。极好的体外证据表明，UVGI在清除空气中活的MTB杆菌方面非常有效[98]。有实验证据表明，上层房间的UVGI辐射可以预防麻疹的传播[99]；以及动物证据表明，从有传染性MTB患者的房间排出的空气的UVGI辐射将预防或减少暴露于该空气的豚鼠感染MTB的风险[100,101]。在南非开展的一项研究中，UVGI对TB患者的通风空气进行处理，导致感染相对减少72%，当外推到这种情况下的平均卫生保健工作者人群时，则使绝对风险从6.8%降低到1.8%[70]。在秘鲁进行的一项研究报告了类似的发现，该研究将豚鼠暴露于TB病房的空气中[70,100]。虽然有间接证据表明UVGI的有效性，但缺乏证据(也缺乏临床研究)表明这些措施可以预防卫生保健机构工作人员或患者之间的MTB感染。然而，理论依据是强有力的，并且要实现推荐的高ACH率，该技术比通风系统要便宜得多，并且可能在资源受限的LMIC中发挥作用。在这种情况下的一个挑战是确保这些UVGI系统得到正确安装，然后得到充分维护。

• 便携式装置　便携式空气净化装置包括HEPA过滤器或UVGI来净化空气，已被建议作为在没有空气传播隔离室的紧急情况下的潜在措施[102,103]。然而，由于几个原因，这些设备不适合长期安装，而且关于此类便携式设备功效的数据有限。首先，它们可能会在局部循环空气，而不能完全清除整个房间空气中的MTB。其次，它们可能在不经意间被患者遮盖或阻挡。最后，它们不会产生定向气流(即不会产生负压室)，被污染的空气会从房间流出进入走廊和更远的地方，从而使其他患者和工作人员暴露于该污染环境。

个人呼吸防护

IPC措施的第三层级是使用个人呼吸防护。这包括在暴露于MTB的风险较高的情况下使用个人防护装备(例如N95呼吸器)，例如进入空气传播感染隔离室或进行产生气溶胶手术的房间，包括支气管镜检查室或对疑似或确诊TB患者进行手术的其他区域。如前所述，IPC措施是作为一揽子措施实施的，许多研究将呼吸保护作为IPC一揽子措施的一部分。然而，呼吸保护的个人影响不能与这些研究中实施的其他控制措施隔离开来，因为同时实施了多种干预措施。此外，观察性研究表明，美国的TB暴发在20世纪80年代末和90年代初使用N95呼吸器或适合性测试之前就终止了[62]。

• 预防获得感染的措施——呼吸器(口罩)　呼吸器在干预措施的层级中是最后一个，因为它们不能经常佩戴，而且不太可能用于未被怀疑患有TB的人，而结核病是传播的最大威胁[12,104]。目前，在大多数情况下，个人呼吸防护的标准是使用N95(或同等)呼吸器。美国联邦机构[CDC和国家职业安全与健康研究所(National Institute for Occupational Safety and Health, NIOSH)]和监管要求[职业安全与健康管理局(Occupational Safety and Health Agency, OSHA)]目前的建议一致认为，医疗保健提供者可接受的最低呼吸保护是NIOSH认证的N95过滤式呼吸器(filtering facepiece respirator, FFR)。这些设备是一次性的，密闭性好的空气净化呼吸器对标准测试气溶胶(如1 μm或更大)的过滤效率为95%或更高，并且泄漏<10%。外科N95呼吸器是NIOSH批准的N95呼吸器，已被FDA批准作为外科口罩使用。在其他措施无法控制MTB暴露的区域，如空气传播感染隔离室、对疑似或确诊TB患者进行产生气溶胶程序的房间，以及行政和环境控制不太可能保护卫生保健工作者不吸入传染性空气传播飞沫核的其他环境，应佩戴N95或同等级别的呼吸器。在某些情况下，应考虑使用更具保护性的呼吸器。一个例子是高风险的手术，如对疑似或证实患有MDR-TB的患者进行支气管镜检查。在这种情况下，可以考虑使用动力空气净化呼吸器(powered air-purifying respirator, PAPR)[105]。NIOSH和CDC发布了一份TB防护口罩指南，以及目前NIOSH批准的颗粒FFR清单，包括N95防护口罩[106,107]。

• 呼吸保护程序(包括适配性测试)　作为TB-IPC规划的一部分，应制定一项行动计划，旨在实现卫生保健工作者在MTB高传播风险环境中有效和可持续地使用颗粒呼吸器(如N95或同等级别)。该计划包括活动细节、责任和时间表，以及将使用的方式或资源[11]。活动实例包括将项目的责任分配给特定的个人或团体；制定政策，并为项目的各个方面制定书面流程；卫生保健工作者的教育和培训；对使用N95口罩的医护人员进行口罩适配性测试；对医护人员进行培训，使其在每次使用呼吸器时进行适配性检查(自检)；呼吸器型号和尺寸的选择；预算；呼吸器采购；以及在机构的高风险区域安装标识，强制使用、监督和处置呼吸器，并定期进行项目评估。在美国，OSHA根据《联邦法规(Code of Federal Regulations)》，第29章第1910.134部分和《职业安全与健康(Occupational Safety and Health, OSH)法案》第5(a)(1)条，即一般责任条款，对医疗机构中的TB进行监管控制。OSHA要求每年对使用N95口罩的医护人员进行适配性测试[108]。

对卫生保健工作者的适配性测试的要求一直是一个有争议的问题。这是美国OSHA的一项监管要求(要求每年进行)，但没有数据表明适配性测试与提高卫生工作者的安全性或降低职业性MTB感染风险有关。许多研究表明，适配性测试可能不可靠。有许多不同的方法(包括定性和定量)可用于医疗机构的适配性测试，尽管定性方法是最常用的。在对 5 种不同方法的研究中,不同的适配性测试方法之间的结果差异很大,并且 5 种方法中没有一种方法符合确定适配性测试是否充分筛选出不适合呼吸器的标准[109]。在 NIOSH 进行的另一项研究中,使用 4 种不同的分析方法拟合 18 种不同型号的 N95 呼吸器的特征,以测量 N95 呼吸器的性能。18 个型号的 N95 口罩中,只有 3 个型号的口罩具有良好的拟合特性,没有进行拟合测试,达到了预期的防护水平。然而,通过适配性测试并不能保证佩戴者拥有一个适合的呼吸器。与贴合性能差的口罩相比,贴合性能好的口罩在没有贴合测试的情况下提供了更好的保护。

在资源有限的卫生保健环境中预防结核病传播

在全球范围内,绝大多数 TB 发生在 TB 负担高的中低收入国家[1]。在资源有限的环境中,例如中低收入国家的医疗机构,TB - IPC 规划往往不存在或范围有限。缺乏资源是造成这种不足的最常见原因,这些担忧并非没有理由,但在地方、国家和国际各级缺乏政治意愿,仍然是实施已知的预防医院 TB 传播的 IPC 措施的主要挑战[14]。使用单间负压室的空气传播感染隔离预防措施,对大多数 LMIC 的卫生保健机构来说过于昂贵,而且许多机构面临卫生工作者短缺的问题[110]。这限制了可用人员监督 IPC 协议。但是,控制层级中最重要的组成部分,即行政管理控制,既便宜又广泛可用:快速隔离和评估疑似 TB 患者,并对诊断为 TB 的患者开始有效治疗[17,111]。Xpert MTB/RIF 平台已在全球推广,与收集两份痰涂片找 AFB 相比,该平台对 TB 具有更高的敏感性,并且可以在<2 h 内分析痰标本中的 MTB DNA[55]。这项技术使快速识别、有效区分和隔离传染性 TB 患者,比以往任何时候都更加可行。最具传染性的 TB 患者可以立即得到诊断,而那些检测阴性的患者只需要在等待结果时短暂隔离,这大大限制了所需的隔离空间。那些被诊断为 TB 的人可以同时评估利福平耐药性(一种已知的 MDR - TB 标志),并迅速开始适当治疗,从而限制耐药分离株的传染性和传播[17]。对于需要住院治疗的患者,这也允许在医院内根据 TB 状况进行区域上分组:无 TB、可能对药物敏感的 TB 和利福平耐药/MDR - TB。一项名为"FAST"(积极发现病例、暂时隔离和基于分子诊断进行有效治疗)的战略采用了这些原则,并在一些资源有限的环境中得到了有效实施[17,111](表 31.6)。鉴于在许多资源匮乏的环境中可能仍然无法获得负压房间,在评估和排除肺部 TB 之前,应该可以实现患者的临时区域隔离。对于环境控制,WHO 建议使用自然通风,特别是在没有极端温度的气候条件下,这是机械通风系统和负压室的一个非常合理的替代方案[11]。虽然气流量和方向取决于室外温度和风向[112],但打开病房的门窗所实现的空气交换率大大超过机械通风的房间[113]。关于负压通风的建议是根据从空气中清除传染性气溶胶所需的空气交换次数提出的,与自然通风等其他策略相比,负压通风在预防 MTB 传播方面的有效性从未得到直接评估[10]。上层空间 UVGI(如上所述)也提供了一种低成本和高效的方法来去除空气中活的 MTB。在传播率最高的社区控制 MTB 的尝试也会对医院传播产生影响。传染性 TB 的社区流行率较低,导致各地传播率较低,特别是在卫生保健设施等聚集的环境中。

表 31.6 F-A-S-T:资源有限地区重新聚焦、强化的结核病传播行政管理控制战略

Find 发现结核病例——入院时快速诊断结核病例
- 重点关注快速分子诊断,使用快速分子诊断测试,如 Xpert MTB/RIF
- 痰涂片,特别是在低收入国家可以快速诊断,但诊断能力有限,灵敏度远低于 Xpert MTB/RIF

Active 活动性结核病例发现
- 在医疗机构的所有入口处重点进行咳嗽监测

Separate 将活动性结核病患者与其他人分开,以减少接触
- 建筑设计和工程
- 咳嗽卫生和分诊
- 在资源有限的情况下,可根据 Xpert MTB/RIF 结果(阴性、药物敏感、利福平耐药/耐多药结核病)对患者进行分组

Treat effectively 有效治疗,基于快速药敏试验(DST)
- 重点关注快速分子药敏,如 Xpert MTB/RIF,它可以提供快速结核病诊断和利福平耐药性(通常是耐多药结核病的标志)

改编自:Barrera E, Livchits V, Nardell E. F-A-S-T: a refocused, intensified, administrative tuberculosis transmission control strategy. *Int J Tuberc Lung Dis*. 2015; 19: 381 - 384; Blumberg HM. Tuberculosis infection control in healthcare settings. In: Lautenbach E, Han JH, Marschall J, et al, eds. *Practical Healthcare Epidemiology*. 4th ed. USA by Sheridan Books, Inc, Cambridge University Press; 2018。

因此,即使在资源匮乏的环境中,也可以采取有效措施限制 MTB 在医院的传播。目前,在全球实施这些措施的最大障碍是地方、国家和国际各级缺乏政治意愿。重新重视在为全世界绝大多数 TB 患者提供治疗的卫生保健设施实施这些措施,对于保护卫生保健工作者和预防医院内 MTB 传播至关重要[13]。

小结

有明确和令人信服的数据表明,由行政管理控制、环境控制和个人呼吸防护组成的一揽子 IPC 措施的实施,可预防和控制医疗机构内的 MTB 传播[10,69,70]。大多数关于效果的数据来自高收入国家,而结核病的压倒性负担目前存在于资源有限的 LMIC。因为大多数感染得到了控制而缺乏关于单个措施的数据,新的感染都是通过同时实施多项控制措施得以预防。因此,WHO、CDC 和其他组织建议,这里描述的干预措施不应单独实施,也不应与其他行政管理控制、环境控制和个人呼吸保护措施分开实施;相反,它们应被视为一整套预防 MTB 传播的 IPC 干预措施[11]。行政管理控制似乎是 IPC 一揽子计划中最重要的组成部分[7],这对资源有限的 LMIC 有意义,在这些国家,环境控制(例如,一般通风、负压空气传播感染隔离)可能由于成本高昂而难以实施。尽管如此,在资源有限的地区可以采取一些措施,以大大加强 TB - IPC

并减少和预防院内 MTB 传播。结核病患者进行分诊和仔细筛查至关重要。分子诊断工具(如 Xpert MTB/RIF)提供了一种可以在卫生保健机构中仔细并快速筛查结核病患者的机制,并对结核病患者、MTB 易感者和利福平耐药/耐多药结核病患者进行快速空间隔离(如上文 FAST 战略讨论)。不幸的是,全球实施有效的 TB IPC 的最大障碍是缺乏 TB IPC 投资的政治意愿,并在地方、国家和国际层面解决这一问题[14]。必须找到解决这一问题的政治意愿,以执行已知有效的措施。

最后,正如 WHO 概括的那样[11],还需要进一步研究以解决 TB IPC 战略方面的知识鸿沟。这包括:① 确定干预措施的单个效果;② 需要更高质量的研究[为这些建议提供信息的大多数研究证据来自观察性非受控类实验(前后对照)研究];③ 需要进一步研究成本效益(除了治疗结核病之外,关于 IPC 措施的成本效益的可用数据有限);④ 迫切需要开展实施科学研究,特别是在资源有限的 LMIC,研究如何在这种情况下最好地实施 TB IPC;⑤ 进一步研究风险评估问题,特别是在 LMIC,包括有必要加强卫生工作者和其他高危人群对耐药结核感染和结核病发病率的认识,特别是对耐药结核发病率的了解。

第32章

Alice Y. Guh · L. Clifford McDonald
(方婷婷 译;黄英男 校)

感染性胃肠炎

Infectious Gastroenteritis

引言

感染性胃肠炎(infectious gastroenteritis, IG)最常见的症状是腹泻和不同程度的恶心、呕吐。IG 是一种医疗保健相关感染(healthcare-associated infection, HAI),与手术部位感染、尿路感染、肺炎及血流感染等其他 HAI 不同,其发病机制中没有侵入性装置或手术的直接作用。此外,IG 的临床症状是非特异性的,也常见于非感染性原因。腹泻是 IG 的主要症状,24 h 内解不成形大便≥3 次,而恶心和呕吐在某些病因(如诺如病毒)中更为常见。

医院获得性腹泻,在大多数研究中被定义为入院后≥3 天发生的腹泻,是一种常见病[1]。在英国 32 家医院进行的一项患病率调查研究中,发现 4.5%的患者出现医院获得性腹泻[2]。医院获得性腹泻的产生原因通常是药物(如抗微生物药物、通便药)、潜在疾病和肠内营养问题,而 IG 不太常见[1,2]。引起 IG 的病原体可以根据症状是否与抗菌药物有关进行分类。抗菌药物会破坏低位肠道微生物群,因此即使在没有公认病原体发挥明显作用的情况下,也会导致 54%的医院获得性腹泻发生[2]。当在抗生素相关性腹泻(antibiotic-associated diarrhea, AAD)中发现 IG 时,最常见的病原体是艰难梭状芽孢杆菌(*Clostridioides*,旧称 *Clostridium*),这是医疗保健相关 IG 和公认的 AAD 原因。AAD 的另一个最常见的 IG 相关原因是产酸克雷伯菌,它引起明显的出血性结肠炎,通常停用抗菌药物即可缓解。产气荚膜梭菌和金黄色葡萄球菌是两种不太常见的引起 AAD 的 IG 原因。同时,最常见的与抗菌药物无关的医疗保健相关腹泻的 IG 病原体是诺如病毒。在医疗保健环境中,其他不太常见却可能传播的引起 IG 的病毒还包括札幌病毒和轮状病毒。本章的主要重点是与医疗保健公认最相关的 IG,即艰难梭菌感染(*Clostridioides difficile* infection, CDI)。

病原体和毒力因子

艰难梭菌是一种革兰阳性、厌氧、产芽孢的杆菌。1935 年,艰难梭菌首次从一名健康婴儿身上分离出来,因其专性厌氧、难以在实验室中培养,故命名为"*Clostridioides difficile*"[3]。直至 20 世纪 70 年代,因 Koch 假说它才与人类疾病联系起来,从而确定了它是引起假膜性结肠炎的致病菌[4,5]。假膜性结肠炎在 19 世纪末首次被发现[6],在抗菌药物时代被大众熟知,因其于 20 世纪 70 年代克林霉素广泛使用后常出现,以至于人们通常称其为"克林霉素结肠炎"[7]。回顾过去,这可能是由于早期出现了对克林霉素高度耐药的艰难梭菌菌株,预示着多年后,对常用抗生素的获得性耐药将促使流行性菌株的出现[8,9]。最近,基于先进的系统发育分析,艰难梭菌(*Clostridium difficile*)及其密切相关的梭菌(*Clostridium mangenotii*)被归类到一个新的属——梭菌属(*Clostridioides*),导致这一相对古老的病原体从梭菌属(*Clostridium*)更名为艰难梭菌(*Clostridioides difficile*)[10]。

艰难梭菌的主要毒性因子是两种大型梭菌毒素 A 和毒素 B[11,12]。两种毒素序列高度同源,这表明它们可能源于基因复制事件。两者都包含羧基末端结合域、氨基末端生物活性域以及一小段可能具有易位活性的疏水中间域。其主要生物学活性是通过糖基化 Rho 蛋白来破坏细胞骨架。毒素 A 仅作用于胃肠道内皮细胞,而毒素 B 则能影响多种细胞。尽管最初人们认为毒素 A 是人类的主要毒性因子,其作用超过了毒素 B,但在 20 世纪 90 年代初,随着毒素 A^-B^+ 致病菌株的出现,这一观点受到了质疑,A^-B^+ 致病菌株甚至可以引发严重疾病[13]。最近的实验室研究使用了同源的艰难梭菌分离株,并且有证据表明仅针对毒素 B 的单克隆抗体可以预防复发[14],这说明毒素 B 可能更为重要,或者至少这两种毒素都能单独致病[15,16]。两种毒素基因和周围的调节基因都位于艰难梭菌基因组的 19.6 - kb 区域,该区域被称为致病位点[12]。除了毒素 A 和毒素 B 之外,还有一种被称为二元毒素的第三种毒素,在低于 10%的分离株中被发现。编码二元毒素的基因并不在致病位点上,尽管它的确切致病机制尚未知,但由于它存在于 21 世纪初开始流行的高致病性菌株中,所以二元毒素发现率升高已成为近期的棘手问题[17]。

发病机制和临床表现

艰难梭菌不是正常的低位肠菌群的一部分,而是通过粪-口途径由其他患者传染的[18]。芽孢是艰难梭菌的传播形式,因其具有耐酸性,被人体吞入后可很快经过胃而进入小肠,发芽变成活跃的繁殖体,然后进入大肠。摄入艰难梭菌者,可以表现为无症状定植,发生感染,或者抵抗定植或感染;这些发现来自 Donskey 等对体摄入艰难梭菌后出现的不同状态的深刻分析[19]。人被传染后决定是否致病的主要宿主防御机制是完整的低位肠道微生态环境(即反映菌株和物种组成的微生物群的集体基因组)、体液免疫和机体反应[20]。完整的肠道微生物群降低了定植和感染的风险;通常扰乱微生物组的抗菌药物暴露是感染和定植的主要可改变风险因素。无症状定植发生在两个主要的患者群体中,即尚未建立成熟微生物组的婴儿和在抗菌药物暴露后微生物组受到干扰的成年人,其定植率很容易超过 50%[21-23],而这取决于从其他定植或感染个体传染的概率(图 32.1)。与此同时,近期未接受抗菌药物治疗的健康成年人艰难梭菌的检出率<5%,甚至有些人通过环境暴露后艰难梭菌仅仅是经过胃肠道而已[19,24-26]。

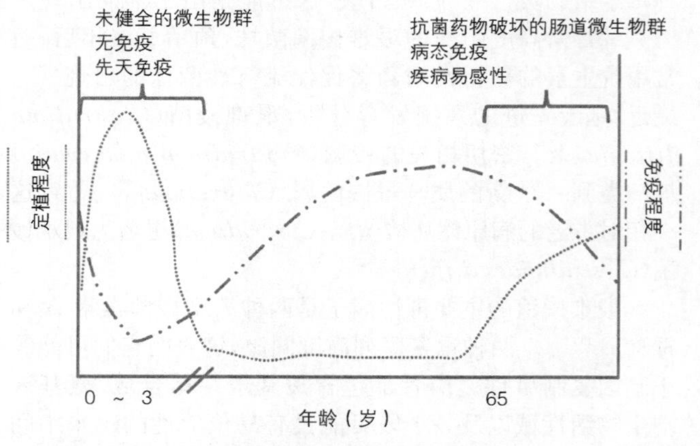

图 32.1 不同年龄阶段艰难梭菌定植率及体液免疫情况。

与成人不同,艰难梭菌在引起婴儿(特别是新生儿)症状性感染方面没有明确的病因学作用[21,22]。尽管确切的原因尚不清楚,但它可能与生命早期对感染的物种特异性先天抵抗力有关。虽然未成熟兔的肠细胞不结合毒素 A[27],但新生猪的肠细胞却能结合并内吞毒素[28,29],这提示有些未成熟动物群体中有症状性感染的风险。无论如何,成年人肯定有感染症状和定植的风险。体液免疫是微生物组紊乱个体在摄入艰难梭菌后是否发生感染或仅定植的重要决定因素[20]。同样,免疫反应对既往感染者是否复发也起到至关重要的作用[30-32]。

支持 CDI 中体液免疫作用的理由是,无症状定植者及近期未发生有症状感染者,相对来说,在之后的住院期间发生 CDI 的概率是降低的[33]。而其他多重耐药菌(multidrug-resistant organisms, MDRO)定植则相反,通常会增加后续感染的风险,这种悖论表明了 CDI 无症状定植患者体内抗毒素抗体水平的增加[20]。现有数据表明,CDI 的潜伏期小于 3 天[20,34-36],这说明无症状定植者要么原先有足够高的保护性抗体水平,要么能够迅速激活记忆免疫,产生大量抗体。同样,约 20%会出现 CDI 复发,即在最初感染后的 2~8 周内会出现第二次症状[37],这可能是由于其体内对初次感染的抗毒素抗体水平偏低[30,31]。研究表明,针对毒素 B 的天然抗体可减少 CDI 复发,使用针对毒素 B 的单克隆抗体可以显著减少 CDI 复发,这证明了抗毒素抗体水平对预防复发具有核心作用[14,32]。

CDI 的主要表现是腹泻,可能出现严重腹泻伴腹部压痛、发热,而一部分患者有便血。白细胞计数≥15×10^9/L、血肌酐>1.5 mg/dL,都预示疾病严重可能进一步进展[37]。不同程度的白细胞增多很常见,严重的 CDI 相对来说是少数可以引起白细胞计数>50×10^9/L 的感染性疾病[3,38,39]。明显异常指标可作为预后不佳的提示,重症 CDI 可出现肠梗阻,如果患者没有腹泻,CDI 一般不会出现白细胞升高;大便成形者若只有白细胞升高,也不能诊断为 CDI[18]。假膜性结肠炎是 CDI 最常见的病变,在内镜下可见黏膜表面白色片状假膜形成,显微镜下可见黏膜深部隐窝内大量细胞碎片及脓细胞。其他病理表现有大量黏液形成,破坏基底膜和黏膜固有层中大量中性粒细胞及组织细胞浸润。并非所有 CDI 可以通过内镜发现假膜性结肠炎,但几乎所有患者均以腹泻为首发、主要症状,这应该是诊断 CDI 的关键因素,特别是随着更敏感的诊断方法被引入进来。

复杂性 CDI 通常会有疾病逐渐严重的过程,包括腹部 CT 提示结肠壁增厚,甚至扩张一定程度达到中毒性巨结肠[40]。由于肠道残余细菌毒素易位,患者可能出现腹泻症状减缓,但脓毒症加重的情况。尽管肠穿孔不常见,但还是会在一些患者中发生,这可能是通过上述机制,也可能是因为严重的脓毒症,一旦出现肠穿孔,病死率几乎为 100%。自 2000 年以来,流行期间住院患者 CDI 的可归因病死率为 4.5%~5.7%;然而,在高毒菌株的暴发期间,病死率为 6.9%~16.7%[41]。

流行病学

随着核糖核酸 027 型菌株(NAP 027)的出现,CDI 的流行病学发生了巨大变化[9,42]。尽管以前有报道过暴发的菌株传播到多家医院,例如 20 世纪 80 年代末和 90 年代初造成医院疫情暴发的对克林霉素高度耐药的 REA J 菌株[8,43],但过去 20 年中,没有一种菌株像 NAP 027 那样造成了如此广泛的流行病学影响[44]。除了菌株高病毒性之外,像西方国家人口老龄化(NAP 027 在西方国家更常见)和抗菌药物使用习惯的不断变化等因素,也可能在这种流行病学的变化中发挥了作用。虽然 2003—2004 年的大暴发影响了蒙特利尔及其周边地区的十多家医院,并首次登上国际头条新闻[42],但已知的首例由 NAP 027 引起的暴发实际上发生在 1999—2000 年的匹兹堡[45,46]和 2001—2002 年的亚特兰大[47]。这时候才将这一菌株与之前的暴发回顾性地联系起来[9]。有些医疗机构的暴发与疾病严重程度呈正相关[42,45,46],但有些医疗机构则不同[47]。这很可能是由许多混杂因素引起的,例如中位年龄、人群中潜在的疾病严重程度,以及当地的诊断和治疗措施。

在 NAP 027 出现之前和早期,CDI 的数据仅在北美及欧洲少数几家医院有[48]。最早在美国、加拿大魁北克省,随后在欧洲,医院的出院诊断及死亡诊断记录提示全球 CDI 率的上升[49-52]。这一时期的死亡证明数据反映了更令人震惊的 4 倍增长,从 1999—2000 年估计有 3 000 人死于 CDI,到 2006—2007 年增加到 14 000 人[51]。

虽然导致这种疾病的确切分子机制仍不明确，但有证据表明，控制患者风险因素、医疗保健暴露和抗菌药物使用，NAP 027 与严重疾病和较高的 14 天死亡率有关[53]。除了基于人群的数据，NAP 027 的流行与不同地区更高的发病率和更严重的后果有关外[54]，这些结果的减少与 NAP 027 引起的 CDI 比例下降在时间上相关[55]。最近的随机对照药物治疗试验结果证实，NAP 027 引起的疾病严重程度更高，治疗失败的可能性更大[56]。同样，最近的自然史研究表明，NAP 027 在人群中引起的症状性感染与无症状定植的比值大于其他菌株[57]。

NAP 027 毒性增加的原因一直存在一些争议，可能是由于毒素 A、毒素 B 或二元毒素[58]。NAP 027 造成疫情暴发的原因与其对氟喹诺酮类药物的耐药性紧密相关，而且很可能是由于 20 世纪 90 年代末开始的在老年人呼吸道感染中广泛使用氟喹诺酮类药物的趋势，给这种菌株带来了选择性优势，导致了它的出现和传播[9]。尽管 NAP 027 在美国区域流行率存在差异，但从 2011 年到 2017 年，NAP 027 的总体流行率有所下降[59]，这与住院患者氟喹诺酮类药物处方的改善相一致[60,61]。尽管如此，NAP 027 仍然是美国住院患者或近期住院患者中分离出的主要菌株类型。

另一种高毒性菌株是核糖核酸 078 型菌株（NAP 078），主要在猪和犊牛中发现，有时是新生仔猪严重 CDI 的常见原因（例如欧洲和北美）[62-65]。由该毒株引起的人类感染可表现出与 NAP 027 相似的严重程度，但发生在较年轻的人群中，更常见于社区获得感染[62]。在荷兰，由 NAP 078 引起的 CDI 从 2005 年开始增加，与 NAP 027 不同，NAP 078 在养猪场集中的农村地区更为普遍。使用全基因组测序发现，农民和猪之间存在相同的 NAP 078，这表明人类和农场动物之间可能存在潜在的传播，但不能排除来自共同环境来源的传播[66]。在更大的范围内，对多位点菌株类型 11 谱系的研究表明，该谱系在全球范围内持续存在不同物种之间的交配，而 NAP 078 只是其中的一个子谱系[67]。

其他毒力菌株也有报道，但往往散发出现，一般不引起大面积传播。其中一种是核糖核酸 244 型菌株（NAP 244），主要在澳大利亚和新西兰被报道[68-70]。该菌株与 NAP 027 来自相同的艰难梭菌分支，同样产生毒素 A、B 和二元毒素。与 NAP 027 一样，它也与更严重的疾病和更高的死亡率有关[68]。然而，NAP 244 对氟喹诺酮类药物敏感，且大多数为社区获得性感染，即患者近期没有住院[70]。

当前，美国 CDI 负担的估计受到不同定义、发病环境以及后面讨论的不同诊断测试方法的影响，情况复杂。然而，从 CDC 新兴感染计划（Emerging Infections Program，EIP）基于人群的监测数据推断，2017 年美国估计发生了 462 100 例（95% CI，428 600～495 600）CDI，估计发病率为每 10 万人中发生 143.6 例（95% CI，133.2～154.0）[59]（图 32.2）。考虑到核酸扩增试验（nucleic acid amplification test，NAAT）相对于其他诊断试验的更高敏感性后（即，在 2011—2017 年期间将 NAAT 使用率固定在 55%），从 2011 年到 2017 年，经调整后的全国 CDI 总负担估计下降了 24%（95% CI，6%～36%）[59]。这一降幅在很大程度上是由医疗保健相关 CDI 的下降推动的，医疗保健相关 CDI 被定义为在医疗机构内发病或与最近入住医疗机构相关的感染。

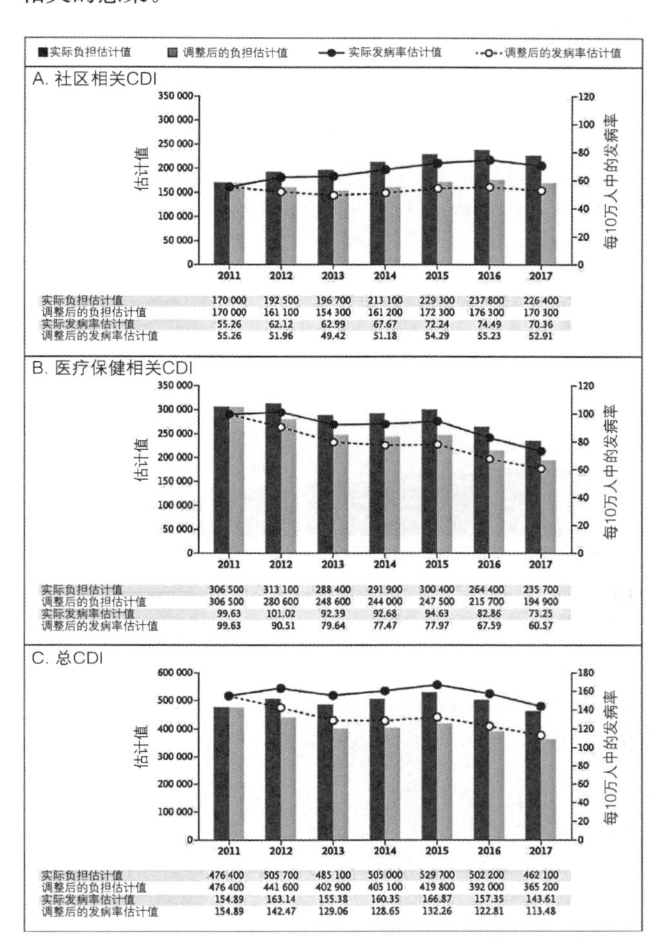

图 32.2　2011—2017 年美国对社区相关艰难梭菌感染（CDI）、医疗保健相关 CDI 和总 CDI 的负担和发病率估计。每年的国家实际负担和发病率估计是基于当年的 NAAT 使用率，并根据美国人口的年龄、性别和种族进行调整。调整后的每年国家负担和发病率估计值基于对 2011 年 NAAT 使用率 55% 的调整，同时也根据美国人口的年龄、性别和种族进行调整。由于四舍五入的关系，社区相关 CDI 和医疗保健相关 CDI 的国家负担估计总和并不总是等于总的 CDI 负担估计。

经允许引自：Guh AY，Mu Y，Winston L，et al. Trends in U.S. burden of *Clostridioides difficile* infection and outcomes. *N Engl J Med*. 2020；382：1320－1330. Copyright © 2020 Massachusetts Medical Society。

截至 2017 年，美国医疗保健相关 CDI 的负担估计为 235 700 例（95% CI，221 700～249 700），估计发病率为每 10 万人中发生 73.3 例（95% CI，68.9～77.6）[59]（参见图 32.2）。考虑到 NAAT 的使用情况，从 2011 年到 2017 年，每 10 万人中发病率约下降了 36%（95% CI，24～54）。这一降幅是由于医院内发病（hospital-onset，HO）和长期护理机构（long-term care facility，LTCF）内发病的 CDI 均有所下降。医院加强抗菌药物处方管理，以及通过诊断管理工作减少不恰当的艰难梭菌检测，可能有助于减少 HO－CDI。这反映在 2015—2018 年期间是艰难梭菌美国国家标准化感染率下降了 30%（图 32.3），这也是由 CDC 的国家医疗保健安全网络（National Healthcare Safety Network，NHSN；稍后将进一步讨论）追踪的 HO－CDI风险调整指标。此外，在美国 10 个地区通过 EIP 监测收集到的医疗保健相关艰难梭菌分离株中，在此期间观察到 NAP 027 的同时下降。美国医院氟喹诺酮类药物使用的减少可能影响了 NAP 027 的流行，并有助于降低 HO－CDI 和 ITCF 内起病的 CDI 的发病率[60,61,71]。根据 EIP 数据，从 2011 年到 2015 年，美国 10 个地区经调整的 ITCF 内起病的 CDI 的发病率下降了 55%[71]。

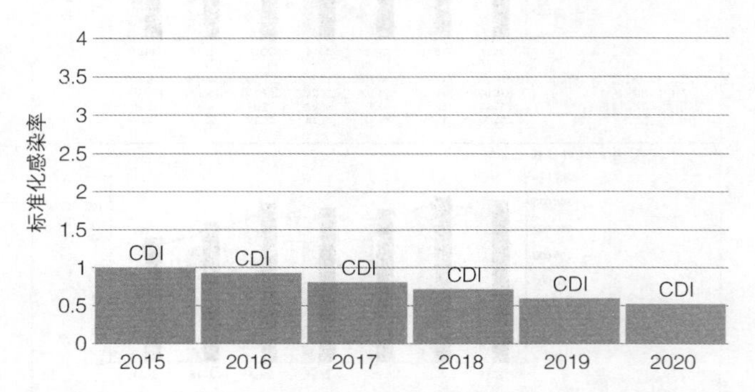

图 32.3　2015—2020 年，美国国家艰难梭菌感染标准化感染率。在美国，艰难梭菌感染（CDI）标准化感染率（SIR）是美国医院发病 CDI 的一种风险调整措施。CDI SIR 是基于普通急症护理医院向疾病预防控制中心国家医疗保健安全网络（NHSN）报告的数据，由 NHSN 编制，可在疾病预防控制中心抗菌药物耐药性和患者安全门户网站下载。

改编自：https://arpsp.cdc.gov/profile/nhsn/cdi。

在 NAP 027 出现的早期，住院患者数量同期增加，社区获得性 CDI 的作用变得更加明确[72]。在 21 世纪前 10 年的中后期，25%～35%的 CDI 为社区相关性，这意味着它们发生在过去 12 周内没有住院的患者身上[73,74]。截至 2017 年，近 50%的 CDI 为社区相关性[59]。根据 EIP 数据，2017 年美国社区相关性 CDI 的国家负担估计为 226 400 例（95% CI，206 900～245 900），估计发病率为每 10 万人中发生 70.4 例（95% CI，64.3～76.4）[59]（参见图 32.2）。与医疗保健相关的 CDI 下降趋势相反，从 2011 年到 2017 年，在计入 NAAT 使用后，调整后的社区相关性 CDI 全国估计值没有变化。尽管最近抗菌药物的使用已被证明是社区相关性 CDI 的主要危险因素[75-77]，但多达 30%甚至 40%的社区相关性 CDI 患者在过去 12 周内没有接受抗菌药物治疗[75,78,79]。这表明，除了最近使用的抗菌药物外，其他因素也可能会破坏微生物群，使患者易患 CDI。相比之下，90%～100%的 CDI 住院患者最近都服用了抗菌药物，而那些似乎未接触抗菌药物的患者则被认为至少在过去曾接触过抗菌药物[80,81]。大约 82%的社区相关性 CDI 患者最近接受过门诊治疗。在成人患者中，过去 12 周于急诊室接受治疗与社区相关性 CDI 显著相关，而与抗菌药物使用无关，这表明急诊室可能是艰难梭菌的常见传播环境[75]。尽管社区相关性 CDI 患者近期没有住院治疗，但年龄≥65 岁的患者明显比没有 CDI 的患者更有可能曾经住院过，特别是在过去 3～6 个月内[82]。这表明，至少在老年人中，既往的住院治疗（例如住院抗菌药物使用）可能会持续破坏微生物，从而增加他们以后患上 CDI 的风险。

在美国，最常见的社区相关性 CDI 菌株与引起医疗相关性 CDI 的菌株大致相似[59,83]（图 32.4）。尽管如前所述 NAP 078 在美国报道的比较少，但多项研究表明，食源性动物参与了 NAP 078 和相关亚系（多位点）菌株类型 11 的全球传播和局部人类流行。此外，最近在欧洲进行的一项研究，除了该菌株外，还涉及多种其他菌株，发现了一种独特的遗传相关性模式，该模式似乎表明艰难梭菌在当地不是通过人与人之间传播，而是通过食物链等其他途径传播[84]。迄今为止，尚未确定 CDI 与食源性疾病的直接联系。然而，产毒艰难梭菌已从包括蔬菜在内的多种食品中培养出来，其中根茎类蔬菜的污染率似乎最高[85]。在零售肉类的研究中，总体结果表明，产毒艰难梭菌的污染频率较低[86,87]，尽管人类食用污染肉类的频率尚不清楚。

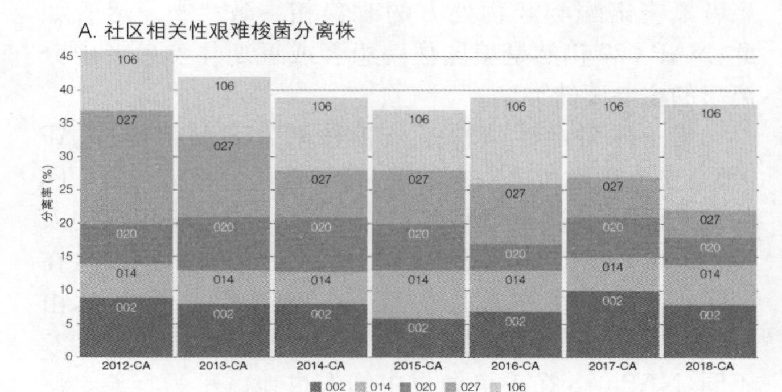

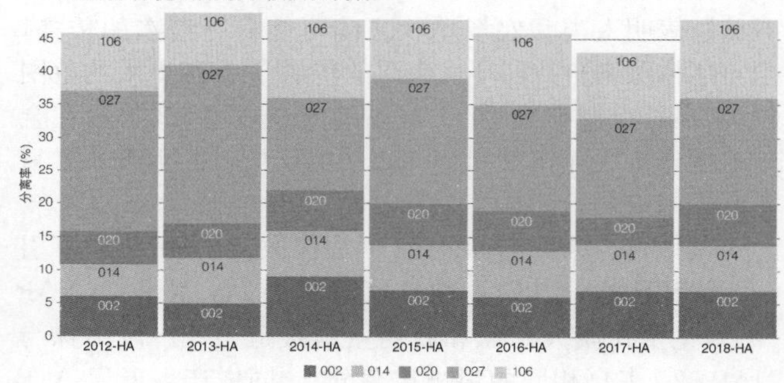

图 32.4　2012—2018 年新兴感染计划确定的社区相关性艰难梭菌分离株和医疗保健相关艰难梭菌分离株中最常见的核糖体分型分布情况。

改编自：https://arpsp.cdc.gov/profile/eip/cdi。

与 HO－CDI 或 LTCF 内起病的 CDI 患者相比，社区相关性 CDI 患者往往更年轻，其基础疾病也相对较轻[79]，有报道称健康孕妇中也可发生严重 CDI 甚至死亡[72,88]。尽管免疫因素可以解释健康孕妇发生严重 CDI 的原因，同时孕妇为预防 B 组链球菌而增加使用抗菌药物也是导致 CDI 的原因，但目前的数据并不能说明妊娠相关 CDI 与其他人群发病率不同[89]。医院内外儿童 CDI 也越来越被关注。和成人一样，儿童医院出院诊断为 CDI 的患者明显增多[90]，这其中包括新生儿中 CDI 发生率的升高。尽管目前无证据显示艰难梭菌是婴儿的致病病原体[91]，但许多临床医生还是会考虑 CDI 诊断并进行相关检测和治疗。对于 1～2 岁以上的儿童，艰难梭菌可致病，在这些儿童中艰难梭菌检出率的增加与其发病基本一致，基本与成人相似[91]。

尽管越来越多的人认识到 CDI 发作发生于近期无住院医疗暴露的患者[72,74]，但另一种评估流行病学的方法是评估所有近期有医疗暴露的患者所占的比例。从这个角度来看，近期 CDC 一份使用 2010 年 EIP 数据的报告表明，94%的 CDI 患者曾在过去 12 周内有过一些医疗保健暴露，即使只是最近的一次门诊暴露[73]。2017 年 EIP 数据的最新结果表明，这一比例略微下降至 91%。因此，在社区预防 CDI 的主要重点应仍然集中在医疗机构传播途径上（图 32.5）。EIP 项目数据也显示，约 80%的近期医疗机构暴露相关 CDI 在急性医疗保健机构外发病，包括护理院、康复院和社区。CDI 预防需要贯穿于医疗操作的全过程，国家和州政府需要建立一个独特和重要的体系，以加强医疗机构间的合作。

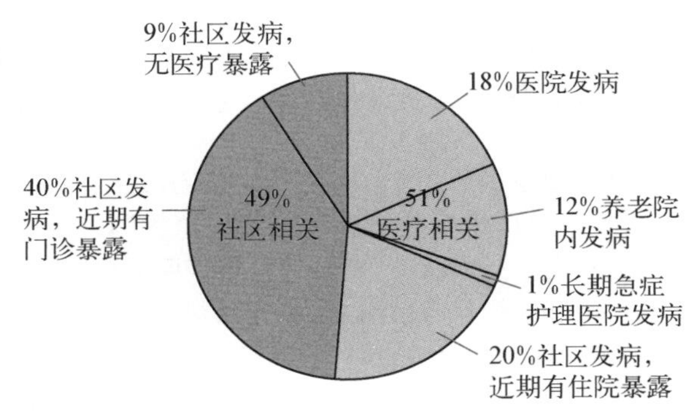

图 32.5　2017 年新兴感染计划按 CDI 诊断前 12 周住院或门诊状态及暴露类型/位置划分的 CDI 病例所占百分比（改编自未公布的 CDC 数据）。

所有流行病学危险因素都可根据三大 CDI 致病机制为先决条件进行分类：免疫缺陷、微生物组破坏、传播导致再次复发。老年人首次 CDI 发病率和 CDI 复发比例都较高，这与老年人记忆免疫反应下降有关[30]。关于启动子或人类白细胞介素-8 基因的多态性是否与新发、复发或更严重的 CDI 相关，存在着相互矛盾的数据[92,93]。然而，一些肿瘤患者、使用激素者及 HIV 患者的 CDI 风险明显升高、病情更严重，这可能与抗菌药物暴露无关，而是和获得性免疫缺陷相关[37]。

随着宏基因组学时代的到来，越来越多的人认识到抗菌药物导致的低位肠道微生物群破坏会造成深刻而持久的影响[94,95]。事实上，人类早已认识到除了氨基糖苷类抗菌药物，其他所有抗菌药物都会导致 CDI。由于流行菌株的特性（如高致病力、抗菌药物耐药）[9]、流行“定植压力”（即抗菌药物暴露后新感染艰难梭菌的概率）[80]及其他宿主因素等多种因素混淆了抗菌药物和 CDI 之间的关系，因此很难对不同抗菌药物引起的 CDI 风险进行精确评估。

但仍然可以肯定的是，广谱抗菌药物，特别是那些具有杀厌氧菌和（或）抗流行菌株的抗菌药物，比起其他具有抗艰难梭菌活性的窄谱抗菌药物来说，具有更高的 CDI 风险。因此，目前使用的抗菌药物，如新一代头孢菌素、氟喹诺酮类、碳青霉烯类和青霉素-内酰胺酶抑制剂，按递减顺序将患者置于每单位暴露量的最大风险中[37]。总体而言，患者使用抗菌药物后 1 个月 CDI 的发生率增加 7～10 倍，2～3 个月后 CDI 的发生率增加 2～3 倍[96]。此外，联合使用抗菌药物或持续暴露超过 2～3 个月相比于单药、短疗程使用，其风险增加 2～3 倍[97]。同样地，近期发生 CDI 并成功治愈者，若再次因其他原因发生抗菌药物暴露，其复发概率就会明显上升[98]。

尽管直接接受抗菌药物治疗是 CDI 的一个关键风险因素，但最近的研究表明，周围床位患者甚至之前床位患者，使用抗菌药物治疗也会增加个体患 CDI 的风险[99,100]。一项研究表明，病房级别抗菌药物使用与 CDI 风险显著相关，但与患者个体特征、抗菌药物暴露以及其他病房级别因素无关[99]。研究者发现，在调整了患者水平的风险因素后，病房级抗菌药物暴露每增加 10%，CDI 风险就增加 1.34 倍。在另一项研究中，之前床位患者服用抗菌药物与后续患者 CDI 风险增加独立相关，即使后续患者并没有服用抗菌药物[100]。这些研究表明，抗菌药物使用的高流行率可能使得定植患者中艰难梭菌脱落的增加，从而导致更高的艰难梭菌环境负担，以及处于相同环境的当前和未来患者获得和感染艰难梭菌的风险增加。这也为抗菌药物管理在 CDI 预防中的重要性提供了进一步的证据（稍后将进一步描述）。

用于治疗消化性溃疡和胃食管反流的质子泵抑制剂（proton pump inhibitor，PPI）以及组胺-2（histamine-2，H_2）受体阻滞剂，作为潜在的 CDI 危险因素仍存在争议[37]。尽管有几项研究未能发现这些药物和 CDI 之间的联系[78,79]，但多项其他研究已经明确了这种风险。对此，美国食品药品监督管理局（Food and Drug Administration，FDA）向临床医生发出了关于此类药物与 CDI 风险相关的警告[101]。最近的一项研究表明，持续使用 PPI 比使用抗菌药物对复发性 CDI 的风险更大[102]。此外，已证实 PPI 通过其胃酸抑制效应，影响人类的低位肠道微生物群[103]，即改变与艰难梭菌定植抵抗相关的微生物群，从而增加 CDI 的风险，其作用方式与抗菌药物类似。然而，这些药物本身也会造成腹泻，导致艰难梭菌定植患者可能会误诊为 CDI[104]。在最近的一项前瞻性随机对照试验中[105]，PPI 与 CDI 复发并无关联，而该试验已将潜在的流行病学混杂因素降至最低。

其他 CDI 的流行病学危险因素能够反映患者新感染艰难梭菌的风险，包括在艰难梭菌定植或感染患者的医疗机构住院时间延长[80]。一般来说，各个机构的定植和感染率情况基本能够互相映射，这样某个机构感染发生率可能就足以代表“定植压力”。因此，如果具有发展为 CDI 的潜在风险的患者被收治于 CDI 发病率较高的病房，那么其 CDI 风险会更高。另一个评估风险的指标是入院时活动性 CDI 的患病率[106]。在入院患者中活动性 CDI 患者比例较高的医疗机构中,无论这种情况与之前在同一家医疗机构还是其他医疗机构的护理有关,其他患者从这些普遍感染的患者[和(或)未知数量无症状定植者,起到哨兵作用]中感染艰难梭菌的风险将会增大。监测数据时,对这种风险进行校正的重要性将在稍后讨论。当然,一些医疗操作,比如用于喂养的胃管也可增加 CDI 风险[107]。虽然这一风险因素可能是由于医疗工作者的手部接触增加,为艰难梭菌的传播提供了更多机会,但最近有人提出,这可能反映出饮食因素对下肠道微生物群的有害影响[108]。

关于 CDI 经济成本的研究主要集中在 HO-CDI 的可归因成本上[109-112],根据普洛迪斯价格指数将成本调整至 2017 年美元价格后,每次感染的成本从略高于 10 000 美元到约 18 000 美元不等[113]。不同的研究人群(特定的病房位置与整个医院)、设施数量(单中心与多中心)、统计方法、匹配策略和成本计算方法,可以导致不同的成本估计范围。HO-CDI 不仅占所有 CDI 的不到 1/4,而且这些成本估计中还没有反映出 HO-CDI 的其他成本,比如出院到专业护理机构而不是回家的患者比例——如果患者发展为 HO-CDI,那么可能的成本要高出 62%[114]。此外,这些成本估算不包括因工作时间损失、生产力下降或因 HO-CDI 导致的任何长期发病而对患者造成的任何经济影响。

诊断

由于 CDI 的定植频率高,目前还没有一种检测方法可以在不与临床症状相结合的情况下诊断 CDI。现有的检测结果应与临床表现相结合,从而提高临床诊断率。假膜性结肠炎是 CDI 的高度特异性表现,但肠镜检查是有创性操作,且并非所有患者都有如此特异性表现。此外,肠镜下会有镜头死角或盲区,就如乙状结肠,并且在 CDI 早期并不能看到假膜形成。当然,肠镜下活检的病理结果与假膜性结肠炎表现相符的话就更能提示 CDI,但尚缺乏实用性和敏感性。

细胞毒素中和试剂盒(cell cytotoxin neutralization assay, CCNA)曾经作为检测艰难梭菌的金标准[4,5]。该试剂盒的检测方法是将粪便上清液孵育在组织细胞单层上,若粪便中含毒素 B,试剂盒中的毒素 B 抗体就能与之结合,同时产生细胞毒效应。但是,这个实验操作复杂,出结果需要 2～3 天,实验易受到细胞培养技术等的影响,实验结果有时较难解释。因为 CCNA 存在上述弊端,所以推出了快速简便的毒素 A 酶免疫分析(enzyme immunoassay, EIA),相对便宜且结果 1～2 h 即可得到。但是对于 $A^{-}B^{+}$ 菌株无法通过 EIA 来检测,所以推出了更敏感的毒素 A 和毒素 B EIA。但是相对 CCNA 而言,毒素 A 和毒素 B EIA 虽然特异性高,但敏感性≤80%[115,116]。在欧洲,一直沿用的另一种方法就是培养艰难梭菌,但因为许多菌株并无毒素 A 或毒素 B 而无致病性,所以再用毒素检测方法(即组织细胞毒素或 EIA)来鉴定其是否致病[117]。尽管这种方法相对来说敏感性更好,但因为需要耗时 4～5 天,所以临床可操作性差,而且若检测人群是无症状带菌者则无临床意义。尽管如此,毒素培养方法仍被作为替代金标准(替代 CCNA)来比较其他检测模式的敏感性[18]。

过去 10 年,FDA 批准了几种新的商业化核酸扩增检测试剂(NAAT)[118],每一种的敏感性都与毒素培养方法基本相当,且几小时即可获得结果[119]。NAAT 以毒素基因为靶点,对产毒艰难梭菌具有高度敏感性和特异性,但对 CDI 患者的症状原因不具有特异性。同时,出现了一种新的筛选试验,更经济、敏感性高,但特异性相对较差,它是一种检测谷氨酸脱氢酶(glutamate dehydrogenase, GDH)的 EIA,若筛选阳性,可进一步做验证试验[120,121]。虽然毒素 EIA 在许多情况下可以明确诊断,但为了克服毒素 EIA 敏感性差的问题,对 GDH(+)/EIA(-)的样本需使用另一种敏感性更高的方法来验证,如 NAAT 或 CCNA(即三步算法)[120]。另外,对所有 GDH(+)样本也可采用 NAAT 或 CCNA 的两步 GDH 算法来验证[121]。对于 GDH 多步骤检测流程来说,用 NAAT 可能更好,因为 NAAT 可以与 GDH 一些步骤同时进行来确保其高敏感度。也有一些不确切的报道提出,GDH 的低敏感度是菌株特异性[122,123]。对于一些需要三步法来检测的样本,检测结果可能滞后,检验人员需要注意以可解释的方式向临床医生发送最终报告。

随着毒素 EIA 的广泛应用,CDI 检测敏感性低的问题突显,有报道认为重复试验可能增加该检测的敏感性并且广为接受[124]。现在有充分的证据表明,这些重复试验及其他敏感性较差的检测方法在发病率非常低的人群(<5%)中做疾病筛查试验时,若这些患者 EIA 筛查试验阴性,那么其发病率就更低了。对于这些低发病率人群,即使采用特异性 98%的毒素 EIA 检测,其阳性预测值都小于 80%,且重复试验可使阳性预测值降低到 50%[125]。

鉴于以上这些情况,所有的实验室都应该推广敏感性高的试剂盒来提高阳性率,同时改进对检测人群的选择[18]。因此,以 EIP 数据作为美国国家实验室实践的指标,使用 NAAT 的实验室百分比(无论是单独使用还是作为多步测试算法的最后一步)从 2011 年的 45%增加到 2017 年的 84%。然而,最近有证据表明,单独使用 NAAT 可能会导致 CDI 的过度诊断(即检测到的是定植状态而非真正的感染),尤其是未考虑其他潜在的腹泻原因而过度依赖 NAAT 结果来诊断时[126]。多项研究结果显示,与毒素阳性患者相比,仅 NAAT 阳性的患者感染程度较轻,腹泻持续时间较短,且复发性疾病的可能性较小[126-130]。尽管仅 NAAT 阳性的患者与毒素阳性患者之间存在以上差异,但关于两组患者死亡结果的数据却得出了矛盾的结论。一些研究显示,与仅 NAAT 阳性的患者相比,毒素阳性患者的 14 天、30 天,甚至 1 年病死率更高[128-130];而其他研究显示,两组患者粗病死率和调整后病死率没有差异[127,131]。更复杂的是,最近有研究发现,即使是毒素阳性的患者也可能被艰难梭菌定植[132],检测到的毒素水平并不能区分定植和感染[133]。

在一些国家，如英国，目前推荐的CDI诊断方法是两步算法，首先是GDH或NAAT，如果呈阳性，则随后进行毒素EIA加以验证[134,135]。在美国，目前对于CDI的最佳检测方法尚未达成共识。但是，2017年美国专业学会的更新指南建议，在满足艰难梭菌检测预定标准的医疗机构中，单独使用NAAT或将毒素EIA作为多步骤算法的一部分[37]。在没有明确艰难梭菌检测标准的医疗机构中，应将毒素EIA作为多步骤算法的一部分，而不是单独使用NAAT。目前在美国最常用的多步算法是GDH/毒素EIA组合，并对不一致的结果进行NAAT验证。少数美国医院已转向英国使用的两步算法（即NAAT进行筛查，然后进行毒素EIA验证），并且随着这种检测方法的普及，可能会有更多的医院效仿。

无论使用哪种检测方法，艰难梭菌检测决定应该基于较高的目标阳性率。根据专家的意见，如果实验室仍单独使用毒素EIA，那么实验室目标阳性率（即能够基本代表人群的发病率）应在7%～12%之间。或者采取更为敏感的检测步骤（例如两步法或三步法GDH检测或所有标本常规NAAT），则实验室目标阳性率需达到15%～20%。通过对临床医生进行检测方法的培训，这些目标阳性率是可以达到的。实验室需告知临床医生这些检测方法的优势（高阴性预测值）和弊端（诊断仍需结合临床表现）、什么样的标本需要检测（24 h内未服用泻药的患者出现≥3次不成形大便）、为什么这些检测不能作为是否治愈的指标（CDI患者治愈后仍可存在定植）[15]，以及哪些标本是会被拒收的（成形的大便和5～7天内重复送检的标本）[136]。

近年来，FDA批准用于检测胃肠道病原体（包括艰难梭菌）的多重分子检测试剂盒已经上市[137]。然而，当检测到不止一种胃肠道病原体或临床对CDI的怀疑程度较低时，试剂盒对如何解释艰难梭菌结果阳性的指导有限。因此，一些实验室不采用这些检测方法来诊断CDI，特别是当临床医生没有要求进行艰难梭菌检测时，对于艰难梭菌检测的阳性结果应慎重判定。

治疗

对CDI患者管理的一般建议包括尽可能停用其他抗菌药物（停用PPI是否会对临床结果产生影响尚不清楚）、尽可能口服治疗、疗程至少10天、避免使用抗肠蠕动药物、确保抗艰难梭菌药物能够到达重症患者的结肠，如果患者存在其他复杂疾病尽早外科评估是否需手术干预。目前，FDA批准用于CDI的药物有两种：一种是口服万古霉素，另一种是非达霉素。甲硝唑一直以来被推荐用于轻至中度的CDI治疗，但可惜没有获得FDA批准[37]。在这三种药物中，只有甲硝唑是可以口服吸收的，尤其在没有腹泻的情况下，甲硝唑的口服吸收率很高，导致无症状CDI患者大便中的浓度很低。因为口服吸收率高，如果长时间使用会出现外周神经病变。但甲硝唑的优点是每个疗程花费少（因为其应用广泛），且另一个优点是相比于口服万古霉素，其对耐万古霉素肠球菌（vancomycin-resistant enterococci，VRE）的抗菌药物选择压力相对较低[138]。

同时，口服万古霉素不能被吸收，在粪便中峰浓度高，相当于对艰难梭菌的最低抑菌浓度。除了对选择VRE的压力外，口服万古霉素的价格比甲硝唑贵得多。然而，随着通用型口服万古霉素的获批，这一价格差异已显著减小。以前，许多医疗机构选择将万古霉素针剂作为口服制剂来给住院患者使用，但这种做法不太适合在门诊使用。尽管以前的指南都认为口服甲硝唑和万古霉素效果相当，但最近的临床试验提示无论对于轻至中度还是重度CDI患者，万古霉素的疗效都更胜一筹[37,139-142]。

非达霉素是FDA最新批准的用于CDI的药物。与万古霉素一样，非达霉素不能被口服吸收，粪便中浓度高，对艰难梭菌具有良好的活性[143]，对肠道菌群破坏小[144]，且被证实可抑制芽孢生成[145]，因此这可能是第一个被FDA批准的可抑制CDI复发的药物[146,147]。最近两项重要的Ⅲ期临床研究结果提示，非达霉素与口服万古霉素相比具有更高的30天"持续临床反应"[148]。这一反应是综合临床症状对起始治疗的持续反应及治疗后30天无复发生存率的结果。尽管在NAP 027患者中，非达霉素组和万古霉素组的初始治疗反应和复发率相似，但非达霉素组在NAP 027患者中可以看到更好的持续临床反应和较低的复发率[56,146,147]。此外，在一项结合了两项Ⅲ期研究数据的分析表明，与万古霉素相比，非达霉素在第40天时可将持续性腹泻、复发或死亡减少40%[149]。然而，非达霉素的价格比万古霉素和甲硝唑都要高[150]。

基于上述数据，无论疾病的严重程度如何，口服万古霉素或非达霉素比甲硝唑更被推荐用于治疗成年患者初发CDI[37]。如果万古霉素或非达霉素不能使用或有禁忌证，口服甲硝唑仅可用于轻至中度CDI（即白细胞数≤15 000/mL，血清肌酐水平<1.5 mg/天）。对于暴发性CDI患者，如出现低血压、休克、严重肠梗阻或中毒性巨结肠，可给予万古霉素直肠滴注联合静脉注射甲硝唑治疗[37]。

对于复发性CDI，特别是多次复发的CDI治疗仍是一个挑战。如果患者初发时使用甲硝唑治疗，首次复发时则应使用口服万古霉素治疗[37]。如果患者在初发时采用口服万古霉素的标准方案进行治疗，首次复发时则应采用渐进式和脉冲剂量的万古霉素或非达霉素治疗。第二次复发通常可以采用同样的处理。万古霉素递减方案能够抑制艰难梭菌生长及芽孢发芽，同时稳定肠道菌群，但不幸的是，有些患者会治疗失败，并发展为每当停用万古霉素时，无论减量多少，都会出现多次复发。这可能是由于这些患者无法建立免疫反应，且微生物群严重紊乱，现在通常建议对复发超过两次的患者进行粪菌移植（fecal microbiota transplant，FMT）治疗。这是一种将患者家属或者其他经筛查的供体粪便通过肠镜或者鼻胃管移植入患者肠道，来重新构建患者肠道菌群的一种治疗方法[151]。已经发表了几项关于FMT疗效的研究，包括2013—2016年至少5项随机对照试验[152-156]。目前的数据表明，FMT相对安全且耐受性良好，大多数不良事件都是自限性的。然而，随访时间还不足以确定 FMT 是否存在任何长期并发症。

贝兹洛托单抗是一种与艰难梭菌毒素 B 结合的人类单克隆抗体，于 2016 年获得 FDA 批准，用于预防成人复发性 CDI。该药物通过静脉注射给予正在接受 CDI 治疗且复发风险较高的患者。两项Ⅲ期临床试验（MODIFY Ⅰ和 MODIFY Ⅱ）的数据显示，在 MODIFY Ⅰ中，贝兹洛托单抗组的 CDI 复发率显著低于安慰剂组，分别为 17%和 28%；在 MODIFY Ⅱ中，这一比例分别为 16%和 26%[14]。尽管贝兹洛托单抗价格昂贵[157]，但最近的研究表明，与单独使用标准抗菌药物治疗相比，贝兹洛托单抗与标准抗菌药物联合使用在预防复发性 CDI 方面具有成本效益[158,159]。其他可用于 CDI 预防和治疗的药物仍在试验中，包括利福昔明[160]和益生菌[161]。此外，目前正在努力开发针对 CDI 的疫苗，其中一项已于 2017 年开始进入Ⅲ期试验[162]。

在儿科 CDI 患者中，甲硝唑或口服万古霉素可用于治疗轻至中度的初发 CDI[37]。重症 CDI 患儿建议口服万古霉素，若病情进展为暴发性阶段，可加用静脉滴注甲硝唑治疗。虽然只要复发的严重程度与初发时类似，复发时一般可以使用与初发治疗时相同的药物，但后续再次复发应采用其他治疗方案，如采用万古霉素减量和脉冲剂量方案或 FMT[37]。

预防

本节介绍了 CDI 预防的基本原则和推荐策略[37,163,164]。有关 CDI 预防的更多信息和资源，请访问 CDC 网站[165]。在医疗保健机构中阻断艰难梭菌传播的关键要素包括早期发现 CDI 患者并对其进行接触隔离[37,163,164]。这需要临床医生主动询问高危患者的排便情况，并教育患者若出现腹泻马上告诉医护人员。对于那些高危患者（例如近期有过抗菌药物暴露的住院患者），特别是极高危患者（例如那些近期有 CDI 病史者），他们只要有腹泻症状即使尚未明确诊断，就应该被提前接触隔离。事实上，对于所有接受 CDI 检测的患者，都应常规采取假定接触隔离措施。使用具有高阴性预测值的敏感检测方法，对决定是否隔离或在持续腹泻的情况下停止隔离至关重要。预防的重要性措施包括从症状开始到接触隔离启动时间、标本采集检验、结果可信性及起始治疗时间，因为早期有效的治疗可降低患者的传染性。

作为接触预防措施的一部分，已知或疑似 CDI 的患者应被隔离于具有独立卫生间的单人病房。如果单人病房数量有限，大便失禁患者应优先安置在单人病房[37]。如果 CDI 患者必须使用床边马桶，应注意在清空便桶内容物时不要污染共用厕所，而在可能发生污染后，应该在合适的最短时间内清理厕所。理想情况下，所有厕所都应配有马桶盖，在冲水前应先盖上马桶盖。如果没有马桶盖或无法安装，则应在冲水前将分隔厕所与其他患者区域的门关上[166]。所有进入房间的医疗保健人员（healthcare personnel）都应戴手套，以防止艰难梭菌孢子污染患者的皮肤或周围环境[38,163,167]。虽然穿隔离衣在预防艰难梭菌传播方面的作用并没有像戴手套一样证据充分，但在预防其他经粪便传播的病原体（如 VRE）中作用显著，故还是推荐接触患者戴手套的同时穿隔离衣[168]。重要的考核指标包括医疗保健人员进入房间时使用手套和隔离衣的比例。

脱手套后用肥皂和水洗手，还是用含乙醇快手消毒液洗手，对预防 CDI 的作用不是很确定。乙醇对艰难梭菌芽孢的抑菌活性微乎其微，所以相对来说更推荐用肥皂和水洗手来清除芽孢，而不是用含乙醇快手消毒液洗手，但目前尚不清楚洗手的功效到底能否减少传播[169,170]。用肥皂和水洗手能够减少的艰难梭菌芽孢数，比用肥皂和水洗手或使用快手消毒液消灭其他常见植物微生物量少 1～2 个数量级。因此，佩戴手套或任何一种洗手方式都被推荐为预防艰难梭菌传播的主要措施。此外，如果按正确操作脱手套，孢子污染手的概率很低。对于可能存在较多无症状携带者的病房推荐改善手卫生来预防传播（例如那些住院时间久、抗菌药物使用率高、发生过 CDI 的病房）。然而，在医院范围内，从洗手过渡到使用酒精类消毒剂的前后对比研究未能证明这对 CDI 发病率有影响[171]。因此，在接触高危无症状携带者时戴手套是一种合理的初步干预措施[167]。

针对 CDI 患者的接触隔离措施的持续时间还不确定。尽管患者急性腹泻时传染性最高，但显然患者在症状消失后的几周内仍会继续释放病原体[172]，导致艰难梭菌孢子持续污染患者皮肤和附近的环境表面。此外，患者症状缓解、治疗刚结束时，因环境中病原体污染严重，其复发风险是最高的。因此，现在建议在腹泻消失后至少 48 h 内继续采取接触预防措施，如果 CDI 发病率仍然很高，则应在出院前继续采取接触预防措施[37,164]。因为在急性护理机构住院时间短，住院期间继续接触隔离的想法是可操作的，比在住院时间更长的 LTCF 无期限隔离可行性强。然而，在 LTCF，复发 CDI 比初发 CDI 多，因此更多患者被这些复发有症状 CDI 者传染的概率更高[173]，这突显出传播的作用可能更为突出，即来自初发 CDI 症状好转但可能仍在排菌的患者的传播。需要未来进一步研究，以更好地确定 LTCF 患者 CDI 发生后传染风险最大的时期。

尽管除 VRE 外，艰难梭菌在环境表面污染传播中的作用比其他任何 HAI 病原体都更明确，但究竟应常规推荐哪些环境消毒步骤仍存在争议[37,163,174-176]。正如酒精不能有效灭活手上的艰难梭菌孢子一样，常用的消毒剂（包括季铵化合物）也不能有效灭活高接触环境表面上的芽孢[177]。然而，无论使用哪种消毒剂，作为清洁消毒推荐二部曲之一的环境清洁，确实能去除一大部分芽孢[174]。因此，艰难梭菌环境战略的基础是用标准方法评估环境清洁的充分性[178]。讨论各种不同评估方法的优缺点已超出本章的范围，但仅直接观察可能太容易受到霍桑效应的影响，无法成为一种有用的评估方法。读者可参考 CDC 工具包和本书第 19 章以评估清洁的充分性[179]。

环境保护署（Environmental Protection Agency，EPA）

现在已制定艰难梭菌杀孢子剂标签注册标准，要求有效期内能达到降低 10^6 芽孢数[180]，并且目前已有十多种艰难梭菌孢子杀菌剂产品获得了 EPA 标签[181]。其中大部分是以次氯酸钠为基础的，但有些不是。有些已配成清洁杀菌剂的浓度(例如次氯酸钠本身没有洗涤剂作用)，并且虽然大多数需要 10 min 的接触时间，但有些需要的接触时间更短。

尽管有一些研究表明，使用艰难梭菌杀孢子的消毒剂(即各种浓度的消毒剂)可以降低 CDI 发病率[175,176,182]，但这些研究大多是非对照性研究，或是在高流行率环境中进行的研究。因此，杀孢子剂的使用仍作为艰难梭菌暴发情况下的补救措施，或者是当地方性疾病发病率持续升高时与其他预防措施同时启用[37,163]。除了其他控制传播的预防措施，有些预防措施，如采用艰难梭菌杀孢子剂来清洁环境，确实降低了个别或少数医院的发病率[73]。尽管原先杀孢子剂主要用于患者之间的终末病房消毒[175,176]，但含有该消毒成分的一次性湿巾的出现，为日常使用提供了足够的便利[182]。

在终末清洁中应用杀孢子消毒步骤的其他创新方法是“无接触消毒”(no-touch disinfection, NTD)方法，其中最有效的是双氧水蒸气法和紫外线法[183-185]。深入讨论 NTD 的优缺点不是本章的范畴，但其优势包括自动化设备的应用能够确保消毒的充分性，可以降低生物负载(第 20 章)，缺点是这些措施只能用于患者的房间消毒。NTD 方法的一个特别有吸引力的应用是也可用于患者之间非关键、可重复使用的医疗设备的消毒[186]。

还有一个非常值得关注的问题是，无症状携带者对艰难梭菌传播的影响有多大，是否需要采取措施来预防传播。住院患者中有抗菌药物暴露的无症状携带者人数远远超过急性感染或近期感染患者人数，携带者风险累积成为感染者会增加住院日数[23,34,57]。在一些 LTCF，无症状艰难梭菌携带者超过 50%[23]。虽然活动性感染患者对环境和医疗保健人员手的污染程度更高，但无症状感染者的污染也很严重[23]，并且有越来越多的分子证据表明无症状携带者会增加传播的可能[19]。在最近的一项研究中，英国在 3 年时间内对 957 例 CDI 患者获得的分离株进行了测序，结果发现只有 35%的分离株与之前的 CDI 患者有遗传关联[187]。此外，只有 19%的分离株被发现通过某种医院接触与之前的 CDI 患者有联系，这表明相当多的患者是在医院外或从医院内有症状患者以外的其他来源感染艰难梭菌的。在另一项来自一家英国医院的研究中，该医院有一项长期的国家计划旨在降低 CDI 发病率，通过先进的分子分析发现，只有少数医院内艰难梭菌传播事件可归因于医院内最近感染相同或相似菌株的其他患者[188]。研究者认为，这表明对于 CDC 的大多数病例，不太可能是因为在这么短时间内由其他感染菌株患者传入医院。对这些发现的一个可能解释是，无症状携带者在传播中可能发挥了更大的作用。然而，这些研究中用于诊断 CDI 的方法是 EIA，这使得很大一部分腹泻和粪便中艰难梭菌呈阳性的患者没有被发现，导致了许多患者之间的隐匿性传播事件。

无症状携带者的传播很可能与特定环境中艰难梭菌感染的总发病率成反比。在无法有效控制活动性感染患者传播的环境中，由有症状患者引起的所有传播事件的比例将更高，导致总体发病率更高，在这种环境中，改善对有症状 CDI 病例患者的传播控制将极大地降低 CDI 的总体发病率。如果事实如此，随着各种预防措施将 CDI 发病率降到非常低的水平，则减少无症状携带者传播的需求可能会越来越大，尽管尚不清楚在 CDI 发病率已经很低的情况下，还能再降低多少 CDI 发病率。此外，针对无症状携带者的干预措施的有效性尚未得到充分研究。在一项使用时间序列分析的准实验对照研究中，对无症状携带者的检测和隔离显著降低了 CDI 发病率[189]。尽管该研究考虑了手部卫生的依从性、抗菌药物和 PPI 的使用情况，但未评估其他潜在的混杂因素，包括隔离预防措施的遵守情况、环境清洁和消毒效果。目前，尚无足够数据推荐对无症状携带者进行筛查和隔离[37]，但在疾病暴发期间，或者在坚持基线策略仍未能实现减少 CDI 发病率目标的情况下，特别是在住院时间较长的病房，医疗机构可以将此策略视为一种补充干预措施[164]。

抗菌药物管理可能是预防 CDI 最有效的方法。不管是 CDI 的地方性流行，还是 CDI 的大暴发[190,191]，抗菌药物管理措施相对其他预防措施来说，对预防 CDI 的作用证据更充分[192-194]。尽管抗菌药物管理干预减少艰难梭菌传播的大多数证据来自观察到的高 CDI 发病率环境中的减少[37,163]。目前的挑战是如何有效地实施抗菌药物管理，从而真正减少使用抗菌药物的总天数、给患者开抗菌药物的平均数量，或者增加使用窄谱抗菌药物。读者可以参考抗菌药物管理这一章，了解如何改善这些目标(第 14 章)；然而，当达到这一目标时，CDI 发病率的降低也许是第一个也是最容易测量的可能改善的患者预后，这也使得 CDI 发病率的降低成为抗菌药物管理的一个重要目标[191]。

如前所述，频繁使用广谱抗菌药物和(或)对艰难梭菌菌株具有高度耐药性的抗菌药物会增加 CDI 的风险并导致疾病暴发。20 世纪 90 年代与克林霉素相关的 CDI 暴发以及过去 10 年与氟喹诺酮类药物相关的 CDI 暴发都证明了这一点。除了普遍选择窄抗菌谱药物、减少不必要治疗天数外，更有针对性的抗菌药物管理方法已被证明在预防 CDI 暴发是有效的，且这些方法可以减少对难治性艰难梭菌耐药菌株的选择压力[192-194]。除了某类药物对艰难梭菌整体或特定菌株的特定风险外，另一个重要考虑因素是药物的总使用量，因为这可能是通过针对一种或多种抗菌药物类来解决感染病因部分的一个重要决定因素。在某些情况下，对特定抗菌药物的直接限制或从处方中删除可终止 CDI 的暴发[194]。鉴于 NAP 027 在美国持久而突出的致病力(尽管在撰写本书时有所下降)，及其对氟喹诺酮类的高度耐药，关注氟喹诺酮类的管理似乎仍可降低其发病率。即使在 NAP 027 流行率较低的地方，减少氟喹诺酮的使用仍可能有助于预防该菌株的再次出现。在英国，CDI 的发病率已经从大约 10

年前的历史高点显著下降，有证据表明，不仅感染控制得到改善，传播减少，在抗菌药物处方上也发生了重要转变。因此，曾经大部分 CDI 暴发是因为近些年氟喹诺酮类和头孢菌素的使用，而现在大部分暴发是因为广谱青霉素类的使用[55]，这与 NAP 027 向其他毒性较小、对氟喹诺酮类药物敏感菌株转变相一致[195]。尽管自 2006 年以来，氟喹诺酮类药物在美国医院的使用有所减少，但截至 2012 年，氟喹诺酮类药物即使不是使用抗菌药物的主要部分，但在使用抗菌药物总天数中所占的比例仍然很大[61]。此外，氟喹诺酮类药物是出院时最常用的抗菌药物之一[196]。只有一份报告称，在一场难以控制的 NAP 027 疫情中，美国一家医院采取了大幅行动，从抗菌药物处方中移除所有氟喹诺酮类药物[194]。这份报告中最值得注意的是，不仅 CDI 的发病率迅速下降，而且使用抗菌药物的总天数也减少了 22%。这表明这些使用抗菌药物的使用天数可能是不必要的，因为没有证据表明患者的发病率或病死率会因为未经治疗的感染而增加。除了限制住院患者使用氟喹诺酮类药物外，医院抗菌药物管理项目还应该针对出院时不必要的氟喹诺酮类药物使用，以帮助降低出院后的 CDI 发病率。在一项对因社区获得性肺炎住院患者的分析中，那些接受氟喹诺酮治疗 10 天或更长时间的出院患者，与那些治疗时间较短的患者相比，出院后 CDI 的风险增加了 40%[197]。

另一个处方管理，即 PPI 处方管理，仍没有正式地被用作 CDI 预防措施。尽管越来越关注 PPI 暴露可能是 CDI 的危险因素，但还没有相关减少不必要 PPI 使用的研究。虽然看起来门诊患者及住院患者中一大部分“PPI 使用天数”是非必要的，且可被减少[198]，但减少处方的作用仍未知。

另一个令人越来越感兴趣的预防领域是益生菌的使用。目前，FDA 批准的在售益生菌都是作为营养补充品，并没有批准作为 CDI 预防药物。因此，它们不需要像具有治疗性或预防性声明的药物那样经过监管审查，以确保其功效。但是，大量的研究提示某些益生菌在预防 AAD，特别是 CDI 中，起到很好的预防作用[161,199]。益生菌中，研究数据最多的包括乳酸杆菌、鲍氏酵母菌及双歧杆菌与其他菌的混合制剂，通常是乳酸杆菌[200]。尽管最新的美国治疗及预防指南提出益生菌对 CDI 预防证据仍不充分[37]，但近期的系统性研究和荟萃分析都提示是有效的[161,199]。但是这些综述主要关注大量不同研究中所用益生菌剂量和剂型、抗感染治疗时益生菌疗程要多久，以及患者随访间隔时间等。最后要提的是，益生菌也有副作用，如果免疫受损患者有黏膜损伤或肠壁损伤，可出现菌血症或真菌血症，虽然很少见[201,202]。总的来说，益生菌用来预防 CDI 虽然仍在研究阶段，但仍是非常有前景的。如果益生菌被批准用于预防 CDI，则应避免用于绝对中性粒细胞计数非常低、黏膜炎或其他肠道损伤的患者。

监测

随着过去 10 年 CDI 在 HAI 中的重要性日益提高，人们在监测方面取得了一些进展，并对目前存在的管理数据资源局限性的认识有所提升。尽管 CDI 的出院诊断 ICD 编码(如 ICD9 - CM 00845 或 1CD10 - CM A04.7)对了解总体情况、医院特征和区域趋势很有帮助，但很明显，编码实践和其他因素的差异阻碍了它们在医院甚至地方和国家基准测试中的使用[54,203]。与此同时，监测方面的改进包括制定 CDI“病例”的定义，采用更常用的实验室检测方法，根据发病地点和最近住院患者接触医疗保健的情况等对 CDI 进行分类(图 32.6)[204]。尽管应采用临床定义(例如在 24 h 内出现≥3 次不成形大便)来决定是否应送检大便样本进行诊断测试以及是否应对患者进行治疗，但监测的重点已转向可获得的电子数据反映的指标。

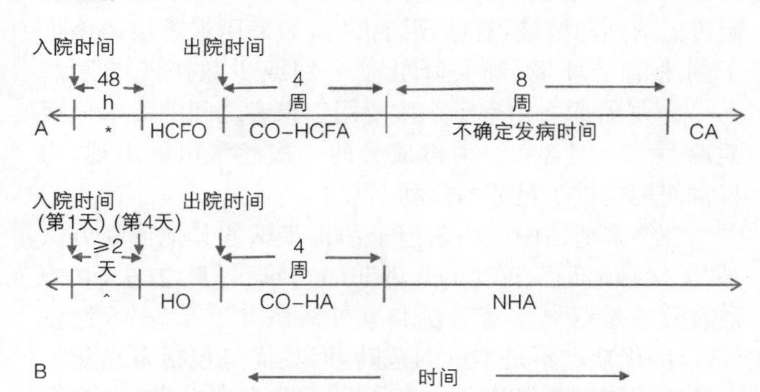

图 32.6 艰难梭菌感染的监测定义比较。A. 人群的监测定义。CA，社区相关；CO - HCFA，社区发病，与医疗保健机构相关；HCFO，医疗保健机构内发病(例如，医院或养老院发病)；*，此期间发病的病例可能是 CO - HCFA、不确定或 CA，具体取决于上次在任何医疗保健机构过夜的时间(引自：McDonald LC, Coignard B, Dubberke E, et al. Recommendations for surveillance of *Clostridium difficile*- associated disease. *Infect Control Hosp Epidemiol*. 2007; 28: 140 - 145)。B. 医院的传报定义。CO - HA，社区发病，医院相关；HO，医院内发病；NHA，非医院相关；^，在此期间采集到艰难梭菌阳性粪便样本的病例可能是 CO - HA 或 NHA，具体取决于上次在指定医院过夜的时间。

引自：Centers for Disease Control and Prevention. National Healthcare Safety Network (NHSN): multidrug-resistant organism and *Clostridium difficile* infection (MDRO/CDI) module. Accessed September 10, 2020. https://www.cdc.gov/nhsn/pdfs/pscmanual/12pscmdro_cdadcurrent.pdf。

近年来，医院在 CDI 模块中开发“实验室鉴定(laboratory-identified, LabID)”的事件度量方法，用于向 CDC 的国家医疗保健安全网络(NHSN)进行 CDI 传报[205]。这一方法的前提是，临床医生、实验室和医疗机构需负责选择适当的检测人群、确保样本质量，并采用推荐的检测方法。当艰难梭菌诊断测试结果为阳性时，就会被记录为一次 LabID 事件。由于患者入院时间和粪便样本采集时间可能存在不确定性，且不同医院记录方式各异，因此 NHSN 采用了一种日历日算法，用以替代入院与症状出现之间的 48 h 时间差。以患者入院当天为第 1 天，如果第 4 天或之后采集的粪便样本中检测到艰难梭菌，则被视为医院内感染(HO - CDI)的 LabID 事件。而在此之前的所有阳性结果，则被视为社区感染(community-onset - CDI, CO - CDI)的 LabID 事件。对于 CO - CDI 事件，还会进一步区分患者是否在过去 4 周内从报告医院出院(即医院相关性感染)。除了对病例进行定义和分类的信息外,NHSN 还会收集医院监测区域内的住院日信息。用于追踪和与其他比率进行比较的主要指标是,每 10 000 住院日中 HO－CDI LabID 事件的发生率。

越来越清楚的是,HO－CDI 的发病率受到医院无法掌控的多种因素影响,若医院能够对这些因素施加控制,则有助于提高病例的发现率。其中,采用更为灵敏的诊断检测方法,尤其是核酸扩增试验(NAAT),至关重要。为了便于医院间的比较,我们需要根据所使用的诊断方法来调整 HO－CDI 的 LabID 事件发生率[131]。除此之外,患者入院时已携带的艰难梭菌感染情况需要考虑,这与患者在医院接受的治疗并无直接关联[106]。尽管所有入院患者中艰难梭菌的定植或感染的确切比例尚不清楚,但通过分析每千例入院患者中社区感染艰难梭菌的 LabID 事件发生率,可以大致推测出所有入院患者的定植或感染情况[34,57]。值得注意的是,对于那些曾在医院接受过治疗(包括可能不必要的抗菌药物使用)而后转至专业护理机构或其他医疗机构的患者,他们中所发生的 HA－CO 病例,可能仍与先前在医院接受的治疗有关。因此,在调整医院的 HO－CDI 发病率时,仅考虑那些与医院无直接关联的 CO－CDI LabID 事件。

对 2010 年超过 700 家医院的 NHSN 数据进行了分析,这些医院来自 28 个州,但主要集中在三个有强制报告要求的州。分析结果显示,在每 10 000 名住院日中 HO－CDI(即 LabID 事件)的合并发生率为 7.4 例[73]。尽管这个发生率是英国同期合并发生率的两倍,这在很大程度上归因于英国更为成熟的国家报告和预防体系,但值得注意的是,美国约有 30%的医院已经开始使用 NAAT,而英国似乎只有极少数医院采用了这种方法[125]。这表明,如果不进行风险校正,直接进行国际比较可能会存在误差和局限性。为了方便在美国国内进行医院间甚至跨区域比较,CDC 针对 HO－CDI 制定了一个标准化感染率(standardized infection ratio, SIR)。SIR 类似于标准化的病死率,它将实际观察到的感染事件数量与基于潜在风险的预期数量进行比较[206]。预期数量的计算基于基线数据,对于艰难梭菌感染的初始 SIR,这些基线数据来自 2010—2011 年的综合数据。因此,如果 SIR 为 1.0,则表明在基线期间,某家医院或某个地区的医院在预防方面与具有类似风险的医院表现相当;如果 SIR 小于 1.0 或大于 1.0,则分别表明表现更好或更差。随后,NHSN 进行了"重新设定基线"的过程,将 2015 年的数据作为模拟预期感染事件数量的新基线期。同时,2015 年还更新了当前艰难梭菌感染 SIR 的风险校正模型。这个新模型继续包含前面提到的两个关键因素,同时还纳入了原始模型中的其他因素以及一些新的因素。这些因素与较高的感染率独立相关,但超出了传报医院的控制范围。通过这样的更新和校正,我们可以更准确地评估医院在预防艰难梭菌感染方面的表现,并进行更准确的比较[206]。

最初向 NHSN 传报的主要是一些有强制传报要求的州。到了 2012 年初,已经有 6 个州(包括加利福尼亚州、伊利诺伊州、纽约州、俄勒冈州、田纳西州和犹他州)规定必须使用 NHSN 的艰难梭菌感染(CDI)模块,公开传报医院内所有的 CDI LabID 病例。从 2013 年开始,为了鼓励医院更积极地参与传报,医疗保险与医疗补助服务中心(Centers for Medicare & Medicaid Services, CMS)在其"付费报告"项目中,将全院 CDI 报告纳入了激励范围[207]。这意味着,通常通过住院患者预期支付系统(Inpatient Prospective Payment System, IPPS)获得年度费用更新的急性护理医院,必须开始向 NHSN 传报 CDI LabID 事件。因此,参与全院 CDI 报告的急性护理医院数量迅速增加,现已覆盖美国大部分急性护理医院。这些传报给 NHSN 的数据会被 CDC 转发给 CMS 的医院比较系统,以便公开各医院的院内 CDI 的 SIR[208]。2015 年,所有接受 CMS 报销的长期急性护理医院和住院康复机构也被要求向 NHSN 传报其机构内的 CDI LabID 事件[209]。与急症护理医院类似,CDC 也会将这些数据发送给 CMS,以便公布这些长期护理机构的 CDI SIR。此外,自 2015 年起,NHSN 的数据还被发布在 CDC 的抗生素耐药性与患者安全门户(Antibiotic Resistance & Patient Safety Portal, ARPSP)网站上,该网站提供了国家和州级的年度 CDI SIR 数据(图 32.7)[210]。同时,ARPSP 还展示了每年因艰难梭菌感染而住院的患者数量,这一数据按州进行了分类统计,并包括了社区发病和医院内发病的感染病例。

图 32.7　因故删除。

近年来,很多医疗机构都开始用多步骤检测法了,包括毒素 EIA 和 NAAT 这两种方法。2018 年的时候,国家医疗保健安全网络(NHSN)调整了监测方式,他们看的是在多步骤检测中最后做的那个测试,来决定是用毒素 EIA 还是 NAAT 来调整这些医疗机构的 CDI 标准化感染率(SIR)[205]。随着 NAAT 使用的增加,有些急性护理医院就担心,NHSN 用来算 SIR 的模型可能没考虑到 NAAT 比毒素 EIA 更敏感,这样可能会导致用了 NAAT 的医院的 SIR 偏高[211,212]。因此,这可能会促使一些急症护理医院放弃 NAAT,而采用毒素 EIA 或使用包含这两种测试的多步骤检测法,或者调整检测顺序,让毒素 EIA 成为最后一步检测,希望能提高传报的 HO－CDI 发生率。为了解决这些问题,CDC 分析了 3 200 多家急性护理医院在 2017 年 7 月到 2018 年 6 月期间报给 NHSN 的数据[213]。他们先比较了未改变其传报的 CDI 检测方法的急性护理医院,使用 NAAT 与使用毒素 EIA 的 SIR 分布。大多数急性护理医院(89%)没有更改测试类型,结果发现用 NAAT 和用毒素 EIA 的医院的 SIR 其实差不多。然后,他们又比较了换过检测方法的医院的 SIR,发现不管是从 NAAT 换到毒素 EIA,还是从毒素 EIA 换到 NAAT,平均的 SIR 都几乎无差别。这些分析结果表明,用 NAAT 并不会导致 SIR 比用毒素 EIA 高,更换检测方法也不会改变 SIR。这说明 NHSN 现在用来调整 CDI 检测方法的模型还是可靠的。不过,现在仍有人在讨论要不要修改 CDI 的指标,希望能更好地照顾患者,同时减少一些不必要的麻烦。

第33章

Rodrigo Hasbun
(朱庆堂 译;汪邦芳 校)

中枢神经系统感染

Central Nervous System Infections

引言

医疗保健相关(healthcare-associated, HCA)中枢神经系统(central nervous system, CNS)感染包括神经外科手术导致的浅表手术部位感染(surgical site infection, SSI)、脑膜炎或脑室炎,或者包括脑脓肿、硬膜下积液或硬膜外脓肿在内的局灶性化脓。中枢神经系统感染会使已经出现严重神经损伤的患者病情进一步恶化,并导致神经系统的高发病率和高病死率[1-3]。医疗保健相关中枢神经系统感染最常发生在为微生物提供了绕过正常宿主屏障的途径的手术之后,可能发生在设备[如脑脊液(cerebrospinal fluid, CSF)分流或引流管、鞘内泵、脑深部刺激器]、神经外科手术(如开颅手术、脊柱器械)、耳鼻喉科手术、脊髓麻醉/腰椎穿刺术后或颅脑外伤后。神经外科手术后或头部外伤后发生的医疗保健相关中枢神经系统感染通常与硬脑膜破损和脑脊液渗漏有关。非手术过程中微生物污染引起的感染通常会影响免疫抑制患者或新生儿,因为他们的血脑屏障尚未发育成熟,在菌血症或真菌血症中可能更容易穿过血脑屏障。

医疗保健相关中枢神经系统感染的流行病学

美国疾病预防控制中心(Centers for Disease Control and Prevention, CDC)的国家医院感染监测系统(National Nosocomial Infections Surveillance, NNIS)项目在1986—1993年间收集了163家美国医院的数据,其中记录了每10万名出院患者中就有5.6人发生医疗保健相关中枢神经系统感染[4]。脑膜炎是最常见的中枢神经系统感染,占总数的91%,其次是颅内脓肿,占8%,脊髓脓肿仅占1%。最近的一项监测研究发现,2003—2017年间,10 332名神经外科患者中发生了476例医疗保健相关感染(healthcare-associated infections, HAI),总发病率为4.6%[5]。感染发生率因手术的类型而异:椎板切除术(1.4%)、脊柱硬件手术(4.1%)、开颅手术(8.0%)和脑室腹腔分流术(18.6%)。值得注意的是,在获得性免疫缺陷综合征(AIDS)、癌症、骨髓或实体器官移植受者等免疫抑制患者中,中枢神经系统感染(如脑膜炎、脑炎、脑脓肿)的发病率较高[6]。

医疗保健相关性脑室炎和脑膜炎

器械相关感染

脑脊液引流管

脑脊液引流管是最常见的可能受到感染的设备。它们是临时导管,用于急性处理因颅内出血、脑肿瘤导致脑脊液流动受阻或外伤后引起的颅内压升高。根据导管近端放置的位置,引流管可以放置在脑室[脑室外引流管(external ventricular drain, EVD)]或腰部[腰椎引流管(lumbar drain, LD)],称为“脑室造口术”[2]。这不包括接受内窥镜第三脑室造口术的患者,因为该手术与导管置入无关。EVD感染发生率的区间很大(0%~22%),这很可能是由于病例定义和预防措施(如使用标准化的插入方案、抗生素预防、使用抗生素或浸银心室导管)的不同造成的[1-3]。一项对752例脑室造口术相关感染的荟萃分析报告显示,感染发生率为11.4/1 000个导管日[7]。与脑室炎相关的危险因素包括早产、脑室内出血(intraventricular hemorrhage, IVH)、分流管感染或翻修、手术神经外科医生的经验、手术手套穿孔、使用神经内窥镜、手术时间较长,以及剃除皮肤[1-3]。一项针对437个引流管的研究显示,感染发生率为13.7/1 000个引流管日,其中的重要危险因素包括糖尿病、脑脊液渗漏、引流管开口,以及引流管的使用天数[8]。另一项对311个引流管进行的研究表明,所有感染都发生在放置装置的第5天之后,而且感染风险随着装置使用时间的延长而增加[9]。发生EVD相关感染的平均时间为10天,与开颅手术后的记录相似[10,11]。一项很早之前的研究表明,每5天更换一次EVD可以降低感染率[12]。然而,另一项研究没有重复出这些结果[13]。最后,一项随机对照试验对导管更换进行了研究,结果显示两者没有明显差异;因此,不建议按固定间隔预防性更换导管[14]。必须每天评估是否需要继续使用脑脊液引流管,并尽快拔除引流管,以避免装置受到感染[1-3]。

脑脊液分流术

与引流管相比,分流管是用于治疗脑积水和颅内压升高的永久性导管。近端通常置于脑室,远端通常置于腹膜(脑室腹腔分流术)、胸膜(脑室胸膜分流术)或右心房(脑室心房分流术)。感染率为2.2%~41%不等[1-3]。脑室腹腔分流术是最常用的类型,因为与脑室心房分流术相比,脑室腹腔分流术所需的修正次数更少,更容易植入,而且发生严重感染也较少[15]。在接受脑脊液分流的儿童和成人中,感染发生率分别为3%~15%和5.6%~12.9%[16,17]。

脑室腹腔分流感染可能只涉及分流阀、储液器或管道周围的皮肤或软组织,也可能包括脑室或引起腹膜炎,且无论导管末端有无脓肿均可发生[1]。通常情况下,导管上的菌落先于感染[18]。这种情况可能发生在插入分流管时，因为无菌手术技术出现中断；也可能发生在脑脊液取样后的腔内；还可能发生在腔外，因为微生物顺着引流管迁移。脑室腹腔分流管的血源性定植非常罕见[19]。儿童发生脑室腹腔分流感染的危险因素包括早产、有分流感染病史以及使用神经内窥镜[20]。由于之前的分流管感染或功能不良而导致的器械修正，以及神经外科手术后的渗漏，也会增加脑室腹腔分流管感染的风险[19,21]。目前还没有评估成人脑室腹腔分流感染危险因素的数据。一项对 86 例成人脑室腹腔分流感染病例的研究显示，治疗失败率为 30%[22]。移除受感染的分流管是关键，因为细菌经常会形成生物膜。生物膜是生长在设备表面多糖基质中的细菌菌落，保护病原体不受宿主免疫系统和抗生素的侵害[19]。不出所料，脑室腹腔分流管感染治疗失败的主要危险因素是分流管滞留，因此应坚决杜绝分流管滞留[22]。

鞘内泵和脑深部刺激器

鞘内输液泵用于给痉挛患者注射巴氯芬或用阿片类药物治疗疼痛[23-26]。泵的导管放置于腰部内腔。如果将泵放置在筋膜下，感染率为 3.6%；如果放置在皮下，感染率为 20%[23]。最常见的感染部位是皮肤，少数患者会发展成脑膜炎[23-26]。深部脑刺激器可用于治疗帕金森病、难治性癫痫发作、本质性震颤、肌张力障碍和强迫症[27,28]。脑深部刺激器感染发生率在 0%～15%之间，可能涉及发生器、连接器或颅内导联[27]。两项研究显示，感染率约为 6%，其中大多数感染发生在术后 30 天内[27,28]。葡萄球菌是最常见的病原体，大部分需要部分或完全取出装置才能治愈。一旦脑脊液培养重复阴性，就应重新植入装置[1-3]。

神经外科术后脑膜炎

多达 8.6%的患者会在开颅手术后发生脑膜炎，这与神经系统的高发病率和病死率、住院时间延长以及费用增加有关[29,30]。感染率取决于 NS 的适应证、潜在的合并症、手术无菌技术，以及术前和术后对感染控制预防措施的遵守情况[29]。一项对 5 723 名接受开颅手术切除脑肿瘤的患者进行的研究显示，感染率为 6.2%，患者通常在手术后两周内出现症状[31]。感染的危险因素包括开颅手术清洁污染、手术时间过长(>7 h)、外置脑脊液引流/监测装置及术后脑脊液渗漏[31]。其他增加开颅术后感染风险的因素还包括脑室外引流、再次探查和通过副鼻窦进行手术[30,31]。

腰椎穿刺后或脊髓麻醉后

腰椎穿刺或椎管内穿刺术后发生脑膜炎的情况非常罕见，约为五万分之一[32]。唾液链球菌是一种口腔定植菌，其中几例病例都是由它引起的，这也凸显了在手术过程中严格遵守无菌技术的重要性，包括操作者佩戴口罩[32-34]。

医疗保健相关性脑室炎和脑膜炎的微生物学研究

革兰阳性菌(如葡萄球菌、链球菌、肠球菌属)和革兰阴性菌(如肠杆菌、假单胞菌属)约占所有医疗保健相关性脑室炎和脑膜炎(healthcare-associated ventriculitis and meningitis，HCA - VM)病例的一半，但抗生素预防只针对革兰阳性菌[35]。痤疮切迹杆菌是 HCA - VM 的罕见病因，但部分原因可能是它难以分离。使用厌氧培养基和在长达 10 天的时间内不丢弃培养物，可以提高微生物培养分离率[36,37]。革兰阴性 HCA - VM 患者的病情比革兰阳性 HCA - VM 患者严重，但临床结果却没有差别[35]。在一些对多种药物产生耐药性的鲍曼不动杆菌感染率较高的医院，革兰阴性 HCA - VM 的病死率要高于革兰阳性菌引起的 HCA - VM[38]。在以色列，30%的革兰阴性病例都是由产气杆菌属引起的[39]。此外，耐多药(MDR)鲍曼不动杆菌 HCA - VM 的出现可能导致不合理、不协调的抗生素治疗，从而对治疗效果产生不利影响[40,41]。

医疗保健相关性脑室炎和脑膜炎的诊断和临床表现

HCA - VM 的诊断极具挑战性，因为患者的临床表现可能因病原体类型(金黄色葡萄球菌或革兰阴性菌与凝固酶阴性葡萄球菌等更顽固的病原体)、年龄、基础疾病导致的神经系统异常或与神经系统装置感染相关的症状而有所不同[1-3]。最近对凝固酶阴性葡萄球菌感染患者进行的一项研究显示，与其他病因导致的 HCA - VM 相比，患者的格拉斯哥昏迷评分(Glasgow Coma Scores，GCS)较高，脑脊液细胞数较低，脑脊液蛋白较低，脑脊液葡萄糖水平较高[42]。此外，临床表现因感染类型(如手术伤口感染、脑膜炎、腹膜炎)而异，或被基线神经系统异常所掩盖。此外，CSF 结果可能并不可靠，CSF 培养结果往往是阴性，尤其是在开始使用经验性抗菌治疗后[43,44]。脑脊液分流患者可能会出现发热、头痛、恶心或呕吐；意识水平改变、疼痛和(或)分流管发红；分流管远端出现局部感染症状(如腹膜炎或胸膜炎)；静脉分流术患者出现菌血症；或分流管出现故障但无全身感染症状[1-3]。鞘内输液泵和深部脑刺激器感染可表现为手术伤口感染，伴有或不伴有脑膜炎症状[2,3]。

临床表现也因年龄而异。在一项针对 215 名成人和儿童 HCA - VM 患者的研究中，最常见的临床表现为 GCS≤14(70%)、头痛(48.5%)、发热(40%)、恶心/呕吐(40%)、局灶性神经功能缺损(33%)、颈部僵硬(19%)及抽搐(10%)[45]。在一项针对 187 例 HCA - VM 病例的研究中，与成人相比，儿童表现出更多的恶心和呕吐、更少的窒息、更高的脑脊液蛋白水平以及更低的血清血糖水平[44]。此外，另一项研究显示，与年轻人相比，老年患者(年龄大于 65 岁)表现出更多的昏迷、更高的脑脊液细胞数和脑脊液蛋白，以及更多的低血糖[46]。

生物标志物和脑脊液概况

对疑似 HCA - VM 的患者进行了降钙素原(procalcitonin)、CSF 乳酸盐、CSF 前血蛋白、CSF 葡萄糖以及外周和 CSF 白细胞计数(white blood cell counts，WBC)的研究[1-3,47-50]。与社区获得性细菌性脑膜炎相比，对 HCA - VM 进行降钙素原评估的研究非常有限。一项包含 15 名患者进行的研究显示，使用 1.0 ng/mL 为降钙素原临界值的对脑室炎诊断的敏感性和特异性分别为

68%和 77%[47]。另一项对 34 名连续患者进行的研究显示,已证实患有细菌性脑室炎的患者降钙素原水平更高(4.7 *vs*. 0.2 ng/mL)[48]。CSF 乳酸盐也被用于 HCA - VM 的诊断。最近的一项研究表明,CSF 乳酸盐的敏感性为 86%,特异性为 86%,诊断比值比为 34[49]。一项病例对照研究评估了 CSF 乳酸在颅内出血患者中的应用,结果显示诊断准确性尚可[曲线下面积(area under the curve, AUC)为 0.694][44]。必须认识到,在缺血、蛛网膜下腔血管痉挛、癫痫发作和外伤等其他颅内病变中,CSF 乳酸也会升高[50]。此外,先前的抗生素治疗会降低社区获得性细菌性脑膜炎的灵敏度[51],而在临床实践中,只有 50%的 HCA - VM 患者会进行脑脊液乳酸盐检测[45]。最近评估的另一种生物标志物是前螺旋体蛋白,这是一种由小胶质细胞产生的分子,不受脑脊液中血液存在的影响[52,53]。在一项针对 239 名神经外科术后患者的研究中,CSF 前体蛋白水平>1 257.5 pg/mL 具有中等诊断准确性(AUC 0.725)[52]。与脑脊液乳酸盐结合使用时,诊断效率提高(AUC 0.856,灵敏度为 82.8%,特异度为 73.5%)[53]。最后,最近还对肿瘤坏死因子- α、白细胞介素- 1β、白细胞介素- 6 和白细胞介素- 8 等促炎细胞因子以及高迁移率族蛋白 1 进行了评估,但它们并未广泛用于临床实践[54,55]。

尽管利用 CSF 培养阳性来确定 HCA - VM 的金标准可能会出现假阳性(定植或污染)或假阴性的问题,但高达 50%的患者可能会出现假阳性(定植或污染)或假阴性的问题[2,44]。部分原因是之前接受过抗生素治疗,因此也对 CSF 图谱(CSF 白细胞、校正 CSF 白细胞、CSF 葡萄糖、CSF 蛋白)在 HCA - VM 中的作用进行了评估。超声波可提高脑室腹腔分流感染 CSF 培养的诊断率。在进行长时间培养之前,声波处理可利用焦点超声将生物膜细菌从植入材料(如植入的骨科和神经外科器械)表面清除[56-58]。最近的一项荟萃分析表明,超声的敏感性和特异性分别高达 87%和 57%[59]。此外,在凝固酶阴性葡萄球菌感染中,超声技术优于传统的培养技术[59]。

在脑脊液培养未呈阳性的情况下,通常会因为神经外科手术或脑室内出血而做出化学性脑膜炎的推定诊断。在同时患有 IVH 和可能的 HCA - VM 的患者中,化学性脑膜炎和感染性脑膜炎的鉴别尤其困难[1-3]。细胞指数(cell index)是 CSF 中白细胞与红细胞以及外周血中白细胞与红细胞的比值,可用于 IVH 患者 HCA - VM 的诊断[1-3]。细胞指数的诊断准确性因研究对象而异[43,60]。在一项针对主要表现为 IVH 的 EVD 治疗患者的研究中,在诊断前 72 h 内采样的 HCA - VM 患者的峰值细胞指数与非 HCA - VM 患者在任何一天的最高值有显著差异,敏感性和特异性分别为 80.5% 和 70.5%,临界值为 10.4[60]。最近一项针对 IVH 成人的病例对照研究发现,根据接收器操作特征曲线下面积分析[细胞指数(0.825)、CSF 乳酸>4 mmol/L(0.694)、CSF 低出血(0.694)和未校正 CSF 白细胞计数(0.653)],细胞指数比其他 CSF 特征标记物具有更好的诊断准确性[44]。

最后,最近还衍生出了临床模型,但缺乏验证研究。其中一个模型通过多变量分析选出了五个变量(CSF 白细胞计数、CSF 葡萄糖、血糖、CSF 乳酸和 CSF 葡萄糖含量与血糖比值)。他们开发并验证了一个拟合变量,该变量性能优异,在临界值为 0.505 时,AUC 为 0.907,总体吻合率为 88.6%[61]。另一种识别术后脑膜炎的临床模型包括以下六个变量:动脉瘤合并蛛网膜下腔出血、CRP>6 mg/dL、CSF/血清葡萄糖<0.4、CSF 乳酸>4 mmol/L、CSF 渗漏和 CSF 多形核≥50%[62]。综合评分≥6 分表示术后感染的可能性很高。

医疗保健相关性脑室炎和脑膜炎的定义

由于脑脊液特征、生物标志物和脑脊液培养的敏感性存在局限性,尤其是在之前接受过抗菌治疗的情况下,因此定义 HCA - VM 可能具有挑战性。美国疾病预防控制中心(CDC)和美国感染病学会(Infectious Diseases Society of America, IDSA)最近分别公布了 2015 年和 2017 年的病例定义[1-3]。CDC 的定义指出,患者必须至少符合以下标准之一。① 通过培养或非培养微生物检测方法从脑脊液中鉴定出患者的病原体。② 患者至少有以下两项症状:发热(>38.0℃)或头痛、脑膜征、颅神经征;至少有以下一项症状:(a) 脑脊液中白细胞增多、蛋白质升高、葡萄糖降低;(b) 脑脊液革兰染色可见微生物;(c) 通过培养或非培养微生物检测方法从血液中鉴定出微生物。

CDC 定义的局限性在于:某些 CSF 和神经系统异常可能是继发于主要神经外科问题(例如,与 IVH 相关的"化学性脑膜炎"),CSF 革兰染色和培养可能是阴性的,而某些苛刻的病原体(如痤疮杆菌)可能需要长达 10 天的时间才能生长或需要特殊培养基。IDSA 于 2017 年发布了指南,并将 EVD 相关感染定义为 CSF 培养阳性,伴有 CSF 多细胞和(或)出血性减低,或细胞计数增加,以及疑似脑室炎或脑膜炎的临床症状[1]。这一定义显然排除了脑脊液培养阴性但经过预处理的患者[2]。一项针对 326 名根据 CDC 定义的 HCA - VM 成人和儿童的研究显示,271 名(66%)患者在获取 CSF 之前接受了抗生素治疗;这使 CSF 革兰染色和 CSF 培养的敏感性分别降至 13.4% 和 48.5%[44]。最近,有病例报告显示,广谱聚合酶链反应(polymerase chain reaction, PCR)和元基因组测序可用于鉴定 HCA - VM 中的病原体[63,64]。最近的一项研究使用血液培养鉴定(blood culture identification, BCID)面板分析了 90 份中枢神经系统感染患者的 CSF 样本,结果显示灵敏度为 77.4%,特异性为 100%,周转时间为 1 h[64]。

医疗保健相关性脑室炎和脑膜炎的管理

对疑似 HCA - VM 患者的处理应包括使用造影剂进行头颅成像,并在开始经验性抗菌治疗前进行脑脊液检查(表 33.1)[1-3,15]。颅脑成像可检测脑积水、出血、化脓性颅内感染,或用于评估分流管故障[1-3,15]。对于伴有腹痛的脑室腹腔分流患者,无论是否使用造影剂,腹部计算机体层成像(computed tomography, CT)均可检测到分流远端的 CSF 定位。经验性抗生素治疗应包括使用万古霉素的金黄色葡萄球菌和铜绿假单胞菌(如头孢吡肟或美罗培南)[1-3,15]。对万古霉素过敏或不耐受的患者,可使用利奈唑胺、达托霉素或三甲氧苄氨嘧啶-磺胺甲噁唑;对于严重的β-内酰胺过敏患者,可使用氨曲南或环丙沙星。一旦感染病原体对抗生素产生敏感性,抗生素疗法也应随之改变[1-3,15]。痤疮杆菌感染的推荐疗法是青霉素G[1-3,15]。

表 33.1 成人医源性脑室炎患者的静脉或鞘内注射抗生素疗法

抗微生物剂	静脉注射剂量[a]	脑室内或鞘内注射剂量[b]
阿米卡星	5 mg/kg,q8h	30 mg/d
两性霉素B脂质制剂	3~5 mg/kg,q24h	0.1~1 mg/d
氨苄西林	2 g,q4h	NA
氨曲南	2 g,q6h or q8h	NA
头孢吡肟	2 g,q8h	NA
头孢他啶	2 g,q8h	NA
头孢曲松	2 g,q12h	NA
环丙沙星	400 mg,q8h 或 q12h	NA
黏菌素	2.5 mg/kg,q12h	10 mg/d
达托霉素	6~10 mg/kg,q24h	2~5 mg/d
氟康唑	400~800 mg,q24h	NA
庆大霉素	5 mg/kg,q24h	1~8 mg/d
美罗培南	2 g,q8h	NA
萘夫西林	2 g,q4h	NA
青霉素G	4 000 000 单位,q6h	NA
多黏菌素B	每天 25 000 单位,q12h	50 000 单位/d
利福平	600 mg,q24h	NA
妥布霉素	5 mg/kg,q24h	5~20 mg/d
替加环素	100 mg 静脉负荷注射;然后 50 mg 静脉注射,q12h	4~8 mg
复方新诺明	5 mg/kg,q6h 或 q12h	NA
万古霉素	15~20 mg/kg,q8h 或 q12h	5~20 g/d

NA,不详。
a:肝肾功能正常的剂量。
b:应根据脑脊液中的药物谷浓度除以病原体的最低抑菌浓度(MIC)来调整剂量;要达到最大的杀菌活性,这一比率应大于10~20。

静脉注射抗生素治疗的药效学和药代动力学考虑因素

抗菌药物在CSF中的渗透程度受抗生素理化因素和患者因素的影响[65,66]。HCA-VM中常用的抗生素(如糖肽类和β-内酰胺类)都具有亲水性和离子性,对CSF的穿透力较低[66]。万古霉素是一种糖肽类药物,由于其亲水性和大分子尺寸,在CSF中的渗透性很差。脑膜炎发生时,血脑屏障被破坏,这有利于万古霉素和β-内酰胺在CSF中的渗透[67]。然而,HCA-VM并不经常出现可导致脑脊液抗生素浓度升高的脑膜炎症;因此,这种疾病与药物浓度低有关[66,68,69]。此外,β-内酰胺类药物的CSF半衰期可能会延长且变化不定,这取决于多种因素,如CSF生成速度和CSF容量(包括脑室大小)、血脑屏障的完整性,以及引流情况下的EVD引流压力表和交替[60]。联合的、非蛋白结合的低分子量抗生素和亲脂抗生素(如喹诺酮类和利福平)可增强脑脊液穿透力,且与炎症无关[67]。利奈唑胺还具有良好的CSF穿透性,可作为万古霉素过敏或失效的替代药物,在一项研究中,利奈唑胺的微生物学和临床效果优于万古霉素[70]。

脑室内或鞘内治疗

脑室内(intraventricular, IVT)或鞘内(intrathecal, IT)给药可绕过血脑屏障,克服目前使用的抗生素对脑脊液渗透有限的问题[71]。通过IVT或IT途径给药的最常用抗生素是万古霉素、多黏菌素B、黏菌素、氨基糖苷类,以及最近出现的达托霉素和替加环素[71]。药物通过IVT途径或腰椎穿刺,或通过IT途径给药[72]。事实上,在静脉注射抗生素的同时,IVT/IT途径给药也能使脑脊液中的药物浓度达到治疗水平[68,73]。对静脉注射抗生素治疗无临床或微生物学反应的患者,应考虑静脉注射抗菌治疗(见表33.1)[1-3,15]。有200个病例系列描述了鞘内抗生素疗法在HCA-VM中的应用,但没有临床试验[74]。一项对95名革兰阴性HCA-VM患者进行的倾向偏倚分析显示,与单纯静脉注射疗法相比,采用IVT疗法和IT疗法联合治疗的患者病死率有所下降(8.7% *vs.* 33.3%)[75]。另一项研究比较了IVT/IV联合疗法和单纯静脉注射疗法,结果显示联合疗法的细菌根除速度更快、脑脊液显微镜检查恢复更好、住院时间更短,但结果还需进一步评估[76]。IVT/IT与静脉注射黏菌素联合治疗HCA-VM的治愈率>80%,常规剂量为每天10 mg(125 000 IU),持续时间中位数为18天[77]。欧洲药品管理局已批准将剂量为10 mg(125 000 IU)的黏菌素用于IVT/IT治疗[78]。值得注意的是,在一项针对223名接受IVT/IT治疗的革兰阴性细菌HCA-VM患者的研究中,发现并发症的发生率为13%[化学性脑膜炎(11%)或癫痫发作(7%)][79]。IVT/IT抗生素治疗的终点应该是抗生素的CSF谷浓度与病原体的最低抑制浓度(minimum inhibiting concentration, MIC)之比大于10~20倍、临床症状改善,以及CSF培养阴性[1-3]。

脑室灌洗

如果患者有脑室积水,静脉注射和IT途径行抗生素治疗可能会失败,因为纤维蛋白的液体黏度很高。在这种情况下,可以使用侧切抽吸装置进行内窥镜抽吸[80]。患者还可能接受隔膜切除术、用生理盐水进行脑室灌洗和IVT注射抗生素[81]。这种手术有助于清除碎屑,进行有针对性的高流量冲洗和组织取样,以及微脓肿的破坏[81]。当静脉注射抗生素和IT或IVT治疗无效时,应考虑采用内窥镜排空和冲洗来治疗主要化脓性脑膜炎[81]。

植入物移除

移除受感染的设备是治疗HCA-VM的关键组成部分。在一个或两个阶段的过程中,永久性装置可在经过一段可变的时间和连续培养阴性后重新植入[1-3,19]。一步式手术包括在一次手术中取出设备并植入新设备[19]。在两阶段过程中，移除装置后要经过一段无装置期，接受抗生素治疗，然后再重新植入装置[19]。一般来说，在感染根除后 10～15 天，根据阴性培养结果，无须停止使用抗生素，就可以安全地重新植入新设备[1-3,19]。

医疗保健相关性脑室炎和脑膜炎的预后

大多数 HCA - VM 患者都会出现不良的临床结果[2,3]。院内病死率从 9.3%到高达 40.3%不等，在出现耐药革兰阴性菌 HCA - VM 的情况下病死率更高[45,72,82]。一项针对 215 名成人和儿童 HCA - VM 患者的研究表明，77%的患者临床结果不佳，预后因素包括年龄≥45 岁、神经系统检查异常和机械通气[45]。与死亡相关的因素，包括神经系统检查异常、GCS＜8、年龄＞40 岁、存在共病、CSF 多核细胞数＞200/μL、存在 EVD，以及未对 CSF 进行消毒[45,82-84]。一项研究表明，耐多药鲍曼不动杆菌和不适当的经验性治疗与不良后果有关[41]。尽管不良预后发生率高的部分原因可能是原发性神经外科疾病（如 IVH、肿瘤、头部创伤），但一项针对 IVH 患者的病例对照研究显示，HCA - VM 和机械通气是不良预后的独立预测因素[85]。此外，另一项对 34 328 名脑室造口术患者进行的大型研究表明，脑膜炎是预测病死率的一个独立因素。不仅如此，HCA - VM 也会延长重症监护病房（intensive care unit，ICU）和住院的时间，增加病死率和总医疗费用[87]。

医疗保健相关性脑室炎和脑膜炎的预防

预防策略可对 HCA - VM 的发病率产生影响[1-3,15]。实施围手术期预防性抗菌治疗、执行插入脑脊液分流管和引流管的标准化规程，以及使用浸渍抗菌剂的分流管或引流管，都有助于预防 HCA - VM 的发生[86-88]。在切口前使用抗菌药进行预防，并在脑脊液分流术后持续使用 24 h，可减少术后感染[86,88]。最近的一项 Cochrane 数据库荟萃分析显示，围手术期预防性使用抗生素可将 HCA - VM 发生率降低约 50%[89]。此外，按照操作规程进行脑脊液分流也能进一步减少感染性并发症[86]。使用的规程包括：将患者的头部置于远离大门的位置、剪发、清除污垢和黏合材料、在手术区域涂抹洗必泰、用碘酒或洗必泰擦洗双手、使用双层手套、预防性使用抗生素、将抗生素注射到分流储存器中、尽量减少植入物和皮肤边缘的操作、减少手术室内的人流量、在早晨第一时间进行手术以及避免 CSF 泄漏。规程化护理（或捆绑式护理）采用了一组与 EVD 安置和维护相关的应用预防措施，取得了良好的效果。最近的一项研究报告称，采用严格的书面规程进行 EVD 插入、护理和监测，可显著降低 HCA - VM 的发病率，并证明了正确的手部卫生和有限的系统操作对延长引流时间的价值。美国神经重症协会发布了一套建议的临床绩效衡量标准，其中包括有记录的 EVD 检测捆绑[90]。使用抗菌剂浸泡过的分流管和引流管可以减少非典型脑膜炎的发生并降低成本[1-3,86]。最后，建议在不再需要时移除脑室引流管，因为脑膜炎的发病率会随着时间的延长而增加[1-3,15]。

局灶性化脓性颅内感染

局灶性化脓性颅内感染，如脑脓肿、硬膜下积液或硬膜外脓肿，可作为神经外科手术的并发症发生[91-95]。所有些感染也可能来自脑膜旁病灶（如鼻窦炎、中耳炎、乳突炎）或血源性传播（如口腔败血症、心内膜炎、肺炎/水肿）。感染可能是多种微生物感染，需要及时使用抗生素治疗，有时还需要神经外科手术干预。这三种感染的临床表现和预后各不相同。

脑脓肿

流行病学和病因学

脑脓肿可能是单一或多种微生物引起的（表 33.2）[91]。链球菌是最常见的病原体，是口腔、胃肠道和女性生殖道的正常存在菌群。链球菌脑脓肿最常见于耳部、咽部感染或感染性心内膜炎，也可见于神经外科手术后[91,94,95]。葡萄球菌占脑脓肿的 10%～20%，多见于头部外伤后、神经外科手术后或与注射药品有关的情况。厌氧菌（如拟杆菌和普氏菌）通常出现在 20%～40%的脑脓肿患者中，而且通常是多重微生物感染。多达 1/3 的脑脓肿患者会分离出肠杆菌和铜绿假单胞菌，最常见于慢性中耳炎患者、神经外科手术后或免疫力低下的患者[91,94,95]。其他细菌（肺炎链球菌、流感嗜血杆菌和单核细胞增多性李斯特菌）在脑脓肿患者中的发病率低于 1%。细胞免疫缺陷患者（如获得性免疫缺陷综合征患者、移植受者和接受皮质类固醇治疗者）感染诺卡菌的风险更高。血液系统恶性肿瘤患者、长期中性粒细胞减少症患者、糖尿病酮症酸中毒未得到控制的糖尿病患者，以及接受移植手术的患者，都有可能患真菌性脑脓肿（如曲霉、根霉）[91,94,95]。

表 33.2　细菌性脑脓肿、硬膜下气肿或硬膜外脓肿的经验性抗菌疗法

致病因素	微生物学	抗微生物剂
中耳炎或乳突炎	链球菌（无氧或有氧）、拟杆菌属和普氏菌属、肠杆菌科、假单胞菌科	甲硝唑＋第三代头孢菌素[a]
鼻窦炎（前蝶窦或蝶窦）	链球菌、拟杆菌属、肠杆菌科、金黄色葡萄球菌、嗜血杆菌属	甲硝唑＋第三代头孢菌素[a,b]
牙科败血症	混合梭杆菌属和拟杆菌属、链球菌	青霉素＋甲硝唑
穿透性创伤或神经外科手术后	金黄色葡萄球菌、链球菌、肠杆菌科、假单胞菌、梭状芽孢杆菌	万古霉素＋第三代头孢菌素[a]
肺脓肿、肺水肿和支气管扩张	梭杆菌属、放线菌属、拟杆菌属、链球菌、星形诺卡菌	青霉素＋甲硝唑＋一种磺胺[c]
细菌性心内膜炎	金黄色葡萄球菌、链球菌	万古霉素＋第三代头孢菌素[a]

a：如果怀疑是铜绿假单胞菌，可使用头孢他啶或头孢吡肟代替头孢噻肟或头孢曲松。
b：如果怀疑是耐甲氧西林金黄色葡萄球菌，可加用万古霉素。
c：如果怀疑是诺卡菌属，可加入磺胺嘧啶或复方新诺明。

临床表现

脑脓肿患者会出现头痛、恶心、呕吐、精神状态改变、发烧和癫痫发作[91,94,95]。当脓肿破裂进入脑室间隙时，就会出现神经外科急症，临床表现为头痛突然加重，并伴有新发脑膜炎。脓肿的位置不同，临床表现也会不同。额叶脓肿表现为头痛、嗜睡、注意力不集中、偏瘫和(或)运动障碍。小脑脓肿表现为共济失调、眼球震颤和呕吐，而颞叶脓肿则表现为头痛、失语和视野缺损。脑干脓肿可引起颅神经病变、头痛、发热和呕吐[91,94,95]。

真菌性脑脓肿有一些特征[96-98]。曲霉属具有血管侵袭性，可出现脑梗塞的症状和体征[96,98]。鼻脑黏液瘤病可表现为头痛、复视、流鼻涕、鼻腔溃疡、突眼和(或)外眼肌麻痹[97,98]。大多数黏液瘤病患者的眼眶都会受累，并可能出现海绵窦血栓[97,98]。

诊断

使用造影剂进行的脑部CT扫描通常会显示低密度髓核，其外周环状强化，周围有或没有因脑水肿而导致的衰减区[91,94,95]。在诊断脑脓肿方面，脑磁共振成像(MRI)扫描优于CT扫描，包括早期发现脑炎、发现脑水肿、更好地界定脑室和蛛网膜下腔的炎症，以及更早地发现卫星病灶。使用钆造影增强还有一个好处，即可以清楚地区分中央脓肿、周围增强边缘和脓肿周围的脑水肿[91,94,95]。弥散加权成像(diffusion weighted imaging, DWI)和表观弥散系数(apparent diffusion coefficient, ADC)图显示的脑部病变内部弥散受限，有助于区分脓肿和恶性肿瘤，具有很高的灵敏度和特异性[99]。在曲霉属脑脓肿中，CT或MRI可能会显示脑梗塞的证据；在黏液瘤病中，可能会出现骨侵蚀、窦不透明和(或)海绵窦血栓形成的证据[96,98]。

CT扫描还可用于立体定向引导下的脑脓肿抽吸，以获取组织进行微生物诊断[91,94,95]。样本应送去进行革兰染色、需氧和厌氧培养，以及霉菌和真菌的涂片和培养。如果临床怀疑有诺卡菌感染，还应进行改良酸性抗酸杆菌(acid-fast bacilli, AFB)染色。最近，使用多个16S核糖体DNA序列来鉴定脑脓肿中的病原体[100]。组织还应送去进行组织病理学检查。

治疗

细菌性脑脓肿的经验性抗菌治疗应包括对链球菌、厌氧菌、肠杆菌科和葡萄球菌有效的药物，但通常可根据脓肿形成的可能致病机制选择治疗方法(表33.2)[91,94,95]。所有直径＞2.5 cm的脑脓肿都应考虑通过开颅手术或CT引导下的立体定向抽吸术进行切除[91,94,95]。如果存在多个脓肿、脓肿位于手术无法触及的部位(如脑干)、单纯药物治疗后临床症状有所改善或脓肿大小≤2.5 cm，则可采用单纯抗生素保守治疗[91,94,95]。微生物培养结果出来后，应调整抗生素疗法(表33.3)。建议抗生素治疗持续时间为6～8周，先静脉注射，然后口服，直到重复头颅影像检查证明脑脓肿已经消退。由诺卡杆菌、结核分枝杆菌或放线菌引起的脑脓肿应接受长达12个月的治疗[91]。

表33.3 脑脓肿、硬膜下脓肿或硬膜外脓肿的抗菌治疗[a]

病因	推荐疗法	替代疗法
放线菌属	青霉素G	克林霉素
曲霉属	伏立康唑	两性霉素B脂质复合物、脂质体两性霉素B、脱氧胆酸两性霉素B+艾沙康唑
脆弱拟杆菌	甲硝唑	克林霉素＋氨苄西林-磺胺巴坦＋哌拉西林-他唑巴坦
念珠菌属	脱氧胆酸两性霉素B+5-氟胞嘧啶	氟康唑＋棘白菌素＋伏立康唑
肠杆菌属	第三代头孢菌素[b]	氨曲南、复方新诺明、氟喹诺酮、美罗培南
镰刀菌属	青霉素G	甲硝唑
黏孢子菌病(如根霉、黏孢子菌等)	脱氧胆酸两性霉素B	脂质体两性霉素B、两性霉素B脂质复合物、泊沙康唑＋艾沙康唑
星形诺卡菌	甲氧苄啶-磺胺甲噁唑或磺胺嘧啶	米诺环素、亚胺培南、美罗培南、第三代头孢菌素[b]、阿米卡星
铜绿假单胞菌	头孢他啶或头孢吡肟	氨曲南、氟喹诺酮类、美罗培南
甲氧西林敏感的金黄色葡萄球菌	萘夫西林或奥沙西林	头孢唑啉＋万古霉素
耐甲氧西林金黄色葡萄球菌	万古霉素	复方新诺明＋利奈唑胺＋达托霉素
米氏链球菌，其他链球菌	青霉素	第三代头孢菌素[b]、万古霉素

a：根据感染的发病机制，这些细菌可能是混合感染的一部分，因此需要考虑治疗其他可疑细菌。
b：头孢噻肟或头孢曲松。

真菌性脑脓肿需要内外科联合治疗[96-98]。曲霉属脑脓肿的病死率从使用脱氧胆酸两性霉素B后的91%降至使用伏立康唑后的31%[96]。毛霉病对伏立康唑有抗药性，应使用两性霉素B脱氧胆酸盐或其脂质制剂治疗，同时纠正潜在的代谢紊乱，并积极进行手术清创。泊沙康唑和艾沙康唑是具有抗毛霉活性的替代抗真菌药，最近已被指南推荐使用[97]。

硬膜下积液

流行病学和病因学

头颅硬膜下腔积液最常见于耳鼻喉科感染，其中高达80%的病例始于副鼻窦[93,101]。颅脑外伤、神经外科手术后或血源性传播的可能性较小。感染通常为多微生物感染，涉及链球菌、葡萄球菌、需氧革兰阴性杆菌和厌氧菌[93,101]。

临床表现

头颅硬膜下腔积液是一种神经外科急症，因为它是一种进展迅速、危及生命的感染，其症状和体征与颅内压增高、脑膜刺激和(或)局灶性皮质炎症有关[93,101]。临床表现为严重的全身性头痛，伴有呕吐、精神状态改变、发热、局灶性神经体征、脑膜震颤和癫痫发作[93,101]。如果不接受神经外科治疗，大多数患者的神经系统会迅速恶化，出现颅内压增高和脑疝的症状[93,101]。

诊断

头颅硬膜下腔积液的首选诊断方法是造影剂增强 CT 或磁共振成像检查[93,101,102]。有造影剂和无造影剂的头部 CT 扫描通常会显示一个新月形或椭圆形的低密度区，硬膜下集合和大脑皮层之间有一条增强线。可见广泛的肿块效应，表现为脑室受压、脑沟扩张和中线移位。在检测位于大脑底部、大脑镰或后窝的硬膜下腔脓肿方面，磁共振成像检查优于 CT 检查[102]。磁共振成像检查还有助于区分肺水肿与无菌性渗出物和慢性血肿。

治疗

在治疗颅内硬膜下腔积液时，最重要的是采用药物和手术相结合的方法，因为单靠抗菌药物并不能可靠地消除这些病灶，还需要进行手术减压[93,101]。在早期阶段，当脓液呈液态时，可以进行钻孔引流。在一项研究中，开颅手术似乎优于钻孔和颅骨切除引流术，再次手术的需要更少，病死率更低，疗效更好[101]。在等待培养结果时，建议使用万古霉素、甲硝唑和第三代头孢菌素（头孢噻肟或头孢曲松；抑或头孢他啶、头孢吡肟或美罗培南，如果怀疑是铜绿假单胞菌）（表 33.2）。静脉注射抗生素治疗应持续至少 4 周，并进行颅脑成像检查随访[93,101]。

硬膜外脓肿

流行病学和病因学

硬膜外脓肿是发生在硬脑膜和上覆颅骨或脊椎骨之间的液体聚集[92,103,104]。颅硬膜外脓肿的微生物学原理与硬膜下水肿相似。而脊髓硬膜外脓肿最常见的病原体是葡萄球菌、链球菌和需氧菌。通常由葡萄球菌、链球菌和需氧革兰阴性杆菌引起。它通常是由其他来源的血源性传播（如心内膜炎）或由脊椎骨髓炎、局部创伤或感染（如穿透性创伤、褥疮、脊柱旁脓肿、背部手术、腰椎穿刺或硬膜外麻醉）延伸而来[92,103,104]。

临床表现

颅硬膜外脓肿的症状比较隐匿，与最初的感染源（如鼻窦炎或颅内感染）有关[92,103]。它与硬膜下腔积液形成鲜明对比。典型的主诉是发热和头痛、局灶性神经症状、癫痫发作和乳头状水肿；如果没有适当的治疗，最终可能会出现颅内压增高的症状。

相比之下，脊髓硬膜外脓肿可能在数小时内迅速发展（经血源性传播），也可能在数月内发展为慢性病程（与椎体骨髓炎有关）[103,104]。最初，患者会主诉突然的椎体局灶性疼痛，然后是根部疼痛，运动、感觉或括约肌功能缺陷，最后是瘫痪。这些症状和体征表明需要进行紧急评估、诊断和治疗[103,104]。

诊断

磁共振成像检查是诊断颅硬膜外脓肿和脊髓硬膜外脓肿的首选方法[103,104]。在脊髓硬膜外脓肿的情况下，建议进行磁共振成像，因为它可以在矢状切面和横切面上观察到脊髓和硬膜外间隙，还能发现伴随的骨髓炎、髓内脊髓病变和关节间隙感染[103,104]。

治疗

颅内硬膜外脓肿的抗菌治疗建议与硬膜下脓肿相同。脊髓硬膜外脓肿的预后治疗必须包括抗葡萄球菌药物（即万古霉素）；对于有脊柱手术史或注射吸毒史的患者，必须纳入革兰阴性杆菌（如头孢他啶、头孢吡肟或美罗培南）的医保范围（表 33.2）[103,104]。

无并发症的脊柱硬膜外脓肿的抗菌治疗应持续 6 周[103,104]。手术治疗硬膜外脓肿的目的是引流脓液，对于有神经系统病变的患者，则是尽量减少永久性神经系统后遗症的可能性[103,104]。有些脊髓硬膜外脓肿患者（即手术风险过高或无神经功能缺损者）仅接受抗菌药物治疗，但这些患者必须通过放射学检查仔细观察临床恶化和进展情况[103,104]。对于神经功能缺损加重、持续剧痛、体温升高或白细胞计数升高的患者，应进行手术减压。

小结

尽管采取了预防措施，但 HCA - CNS 感染仍会在神经外科手术后发生，并带来严重的神经系统发病率和病死率，感染范围有浅表 SSI、HCA - VM 或局灶性化脓，包括脑脓肿、硬膜下积液或硬膜外脓肿。在 HCA - VM 中，由于革兰染色和培养的灵敏度不够理想，因此在开始经验性抗生素治疗前进行脑脊液检查至关重要。CSF 图谱和生物标志物有助于诊断 HCA - VM，但诊断的基石是阳性 CSF 培养。HCA - VM 的诊断仍然具有挑战性，PCR 和元基因组测序等新技术可能会在未来有所帮助。经验性静脉注射抗生素治疗应包括万古霉素和一种抗伪β-内酰胺类药物，而对于没有临床或微生物学反应的患者，则应考虑使用 IT 抗生素治疗。移除任何受感染的中枢神经系统植入物是避免治疗失败的关键。当静脉注射和鞘内注射抗生素治疗无效时，应考虑对 HCA - VM 并伴有脑室水肿的患者进行静脉灌洗。最后，神经外科手术后出现的局灶性化脓性颅内感染，如脑脓肿、硬膜下积液或硬膜外脓肿，应进行抽吸或引流评估，并根据分离出的病原体进行抗生素治疗。有头颅硬膜下脓肿或脊髓硬膜外脓肿并伴有神经系统损害的患者，应考虑进行紧急神经外科干预，以防止神经系统后遗症的发生。

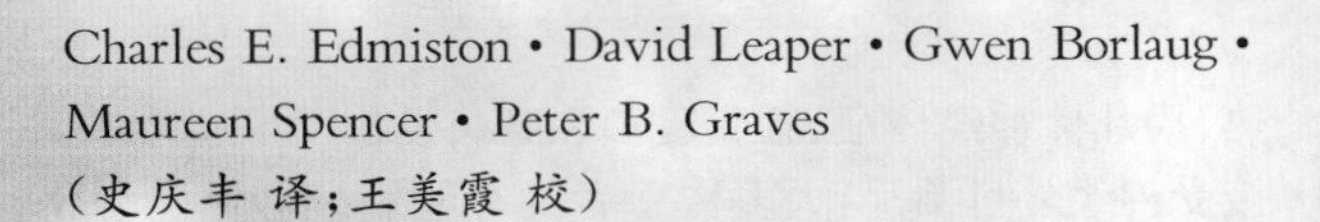

第34章

Charles E. Edmiston · David Leaper · Gwen Borlaug · Maureen Spencer · Peter B. Graves
(史庆丰 译;王美霞 校)

手术部位感染:流行病学、发病机制、风险因素和循证干预策略

Surgical Site Infection: Epidemiology, Pathogenesis, Risk Factors and Evidence-Based Interventional Strategies

手术部位感染简介

手术部位感染(surgical site infection, SSI)对手术患者发病和死亡方面起着重要作用,约占医疗保健相关感染(healthcare-associated infections, HAI)的20%以上[1,2]。在美国,2%~25%的外科手术会发生SSI,且患者死亡风险可增加2~11倍[3-5]。据估计,美国每年约发生75万例的SSI。除导致发病率和病死率增加外,SSI还会延长患者住院时间,额外增加资源利用成本[2,5,6]。据报道,SSI每年可导致美国急症护理医院约32亿美元的归因成本[2,7]。然而,SSI的预防是一个复杂的过程,需要采取多方面的措施。有研究表明,如果医务人员和医疗机构严格遵守循证干预(降低风险)措施,60%的SSI是可以预防的[4,8]。

预防手术部位感染的一般考虑因素

2017年,美国疾病预防控制中心(Centers for Disease Control and Prevention, CDC)发布《手术部位感染预防指南》。该指南由两部分组成,核心部分涉及六个具体内容:抗生素预防、非亲体抗菌预防、血糖控制、体温维持、吸氧和无菌预防。第二部分关于人工关节置换术(prosthetic joint arthroplasty, PJA),涉及输血、全身免疫抑制疗法、关节内皮质类固醇注射、抗凝、骨科医用太空服、术后抗菌药物预防、引流管的使用及生物膜等。此外,还有3份SSI预防指南可作为CDC指南的补充,分别为美国外科医师协会(American College of Surgeons, ACS)和外科感染学会的《手术部位感染指南》、世界卫生组织(World Health Organization, WHO)的《全球预防手术部位感染指南》以及威斯康星州公共卫生部门的《预防手术部位感染补充指南:基于证据的观点》[1,9-11]。预防SSI的基本策略包括降低手术切口受污染的可能性。要做到这一点,可有选择性地采用循证实践,如皮肤消毒、应用新型切口保护套管以限制切口污染,或使用抗菌缝合线缝合切口。其他辅助策略包括适当的围手术期抗生素预防,或通过维持体温、控制血糖和戒烟,以增强切口处的免疫完整性[1,9-11]。

SSI可通过4个相关风险因素中的一个或多个发生:① 微生物相关因素,主要围绕细菌毒力和抗菌药物的耐药性;② 宿主相关因素,可包括多种合并症,如肥胖、糖尿病和皮质类固醇治疗史;③ 术中风险因素,如围手术期团队因素、手术技术、组织和管理因素以及手术室环境;④ 术后护理相关因素,如患者离开手术室后切口护理不当。导致术后SSI的发生有多种机制,具体如下。

- 术中手术切口附近的微生物气溶胶扩散——室内过多的人流会增加室内空气中的微生物负荷。
- 不符合建议的手术室环境,如换气次数过少或湿度过大。
- 手术时,源自皮脂腺的内源性宿主菌群对切口的污染。
- 使用受污染的侵袭性医学设备或使用未经充分清洁或消毒的手术器械。
- 肠道手术/切除后,手术成员的手污染筋膜或皮下组织。
- 手术成员无意中破坏无菌环境所造成的污染。
- 手术切口闭合前未充分冲洗。
- 术中冲洗液污染。
- 手术团队成员之间沟通不畅。
- 手术时间超过3 h、手术患者失血过多或所选抗生素半衰期较短的情况下,未能为患者提供正确的、基于体重的抗生素进行预防或治疗,或未能为患者重新使用抗生素进行预防治疗。

基于精心设计的实验性、前瞻性随机对照临床试验(randomized controlled clinical trials, RCT)、系统综述和荟萃分析(systematic reviews and meta-analyses, SR&M)以及临床经验,护理、内科和外科的临床实践已从教条主义发展为基于循证的临床实践。多个外科领域的同行评议刊物记录并将循证实践结合起来,形成综合性"外科护理包(surgical care bundle, SCB)"以降低SSI的风险。在实施循证干预措施以降低术前、术中和术后风险时,应识别高风险患者和其他合并风险因素。尽管循证实践是改善患者预后的主要途径,但并不存在单一的"灵丹妙药"或"放之四海而皆准"的方法来降低SSI风险。例如,结直肠手术后的SSI发生率受到肥胖、糖尿病、低血清白蛋白、饮酒、吸烟、手术时间延长以及麻醉时间等多种合并风险因素的"分层效应"影响[12]。因此,更准确地了解SSI的流行病学信息和患者相关合并风险因素是减少SSI发生和为患者提供适当手术/医疗护理的重要考虑因素[13]。

所有手术切口在闭合时都会受到污染。污染是否足以导致感染的主要决定因素取决于患者的合并危险因素、切口污染程度、切口内微生物的致病力,以及闭合时宿主的免疫组织能力[14]。在首次手术时皮脂腺和毛囊被横切，这使得皮肤定植的细菌可污染手术切口。皮肤菌群的内毒性以及生物负荷量，可能成为易感宿主的感染源头。如果不意识到手术技术对 SSI 后续发展的影响，那将是短视的。例如，使用腹腔镜方法进行结直肠手术的 SSI 发生率低于传统开放式方法(9.4% *vs.* 15.7%，$P<0.0001$)[15]。最后，为降低不同患者的风险因素和微生物致病机制，需实施有充分证据的 SCB。然而，SCB 的实施需要进行持续监测，以确保各项措施的依从性，因为低依从性将降低 SCB 的真实效果[16]。

手术部位感染监测、定义、流行病学和发病机制

自 2017 年 CDC 发布 SSI 指南以来，又有多个国际、国家、学会和协会发布 SSI 预防指南，记录降低 SSI 感染风险的循证实践[1,9-11]。CDC 明确了监测对识别和降低术后感染以及改善患者预后的重要性。“实践证明，监测 SSI 并将适当的数据反馈给外科医生是降低 SSI 风险策略的重要组成部分。应使用同期和出院后监测方法，以监测术后住院期间的 SSI，并对门诊手术进行出院后监测。一个成功的监测计划包括使用流行病学上合理的感染定义和有效的监测方法、根据与 SSI 发生相关的风险因素对 SSI 发生率进行分层，以及数据反馈”[1,9-11,17-22]。

手术切口分类(surgical wound classification，SWC)由美国国家科学院于 1964 年首次提出，且一直是感染风险评估和决策的基础。目前的 SWC 系统将切口分为四类(清洁、清洁-污染、污染和感染)，并在 SSI 风险分层模型中发挥着前哨作用(表 34.1)[23]。据报道，切口分类是 SSI 发生的独立预测因素：清洁、清洁-污染、污染和感染切口的 SSI 比值比(odds ratio，OR)分别为 1、1.04、1.7 和 1.5[24]。

表 34.1　手术切口分类和定义

等级	类别	说明
1	清洁	未发生感染的手术切口，未观察到炎症，未涉及呼吸道、胃肠道、生殖器以及未发生感染的泌尿道；清洁切口主要是闭合切口，必要时使用闭合引流管引流；非穿透性创伤后的手术切口应归入此类
2	清洁-污染	在可控条件下进入呼吸道、消化道、生殖道或泌尿道且无异常并发症的手术切口；涉及胆道、阑尾、阴道和口咽且没有感染迹象的手术也包括在内
3	污染	偶然发生的、开放性、新鲜、意外切口；此外，无菌操作出现重大缺陷或消化道严重污染的手术，以及切口出现急性非化脓性炎症时也属于此类
4	感染	有残留坏死组织的陈旧性外伤切口，以及已有临床感染或内脏穿孔的切口，或手术前手术区域存在可导致术后感染的病原体

改编自：Center for Disease Control and Prevention. National Healthcare Safety Network (NHSN), Patient Safety Component Manual. Chapter 9: Surgical Site Infection (SSI) events. Published January 2020. Accessed May 29, 2020. https://www.cdc.gov/nhsn/PDFs/pscManual/pcsManual_current.pdf。

SSI 根据切口组织的深度可进一步分类：① 皮肤和皮下组织(浅表切口)；② 深部软组织，如筋膜和肌肉(深部切口)；或③ 器官/腔隙[25](图 34.1)。应注意的是，器官/腔隙感染涉及器官和腔隙中解剖结构的任何部分，而不是在手术过程中切开或进行操作的切口。器官/腔隙感染被认为与手术操作中的某些因素有关，如内脏切除后的吻合术或无意中忽略的血肿。然而，这并不是唯一的因素，例如最新的研究表明，存在于远端小肠和(或)结肠中的特定微生物种群可能在切口裂开中发挥作用，并通过可产生破坏切口组织边缘的蛋白水解酶而导致吻合口瘘[26,27]。

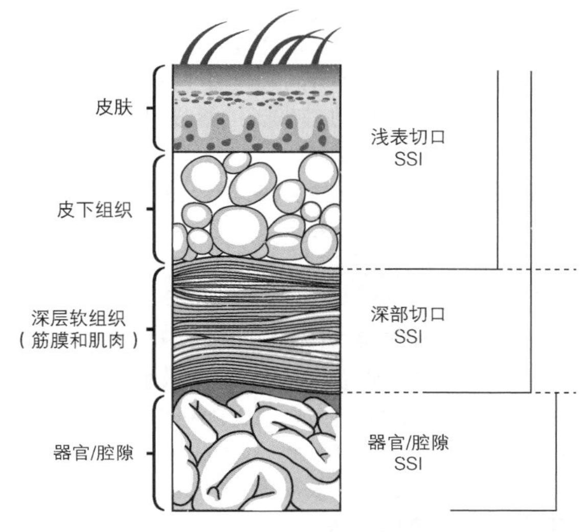

图 34.1　手术部位感染风险分类。

经 Elsevier 允许改编自：Mangram AJ, Horan TC, Pearson ML, et al. Guidelines for prevention of surgical site infection, 1999. Hospital Infection Control Practices Advisory Committee. *Am J Infect Control*. 1999; 27: 97-134; Classification of SSIs according to Centers for Disease Control and Prevention's National Nosocomial Surveillance System (CDC-NNIS)。

国家医疗安全网络对 SSI 的定义[28]

(1) 浅表切口 SSI 的定义标准：感染发生在任意手术后 30 天内(第 1 天=手术日期)，且仅涉及切口的皮肤和皮下组织，患者至少有以下情况之一。

- 浅表切口有脓液。
- 基于临床诊断或治疗目的，采用微生物培养或非培养的检测方法，从无菌的表皮切口或皮下组织标本中鉴定出微生物。
- 由外科医生、内科医生或指定人员特意打开浅表切口，未对浅表切口或皮下组织进行培养或非培养检测，但患者至少有以下一种体征或症状，即局部疼痛或触痛、局部肿胀、红斑或发热。
- 由医生或指定医生诊断为浅表切口 SSI。

注：浅表切口 SSI 有两种特定类型。① 原发性浅表切口 SSI——在进行过一个或多个手术切口患者的原发切口中鉴定出浅表切口 SSI；② 继发性浅表切口 SSI——在进行过一个以上手术切口患者的继发性切口中鉴定出浅表切口 SSI。

(2) 深部切口SSI的定义标准：感染发生在任意手术后30天内或90天内(第1天=手术日期)，且涉及切口深层软组织(如筋膜层和肌肉层)，患者至少有以下情况之一。

• 深部切口有脓液排出。

• 由外科医生、内科医生或指定人员特意打开深部切口，未对浅表切口或皮下组织进行培养或非培养检测，但患者至少有以下一种体征或症状，即发热(>38℃)、局部疼痛或触痛。

• 在解剖位置、组织病理学检查或影像学检测中发现涉及深部切口的脓肿或其他感染证据。

注：深部切口SSI有两种特定类型。① 原发性深部切口SSI——在进行过一个或多个手术切口患者的原发切口中鉴定出深部切口SSI；② 继发性深部切口SSI——在进行过一个以上手术切口患者的继发性切口中鉴定出深部切口SSI。

(3) 器官/腔隙SSI的定义标准：感染发生在任意手术后30天内或90天内(第1天=手术日期)，且涉及比筋膜层/肌肉层更深的任何部位，患者至少有以下情况之一。

• 从置入在器官/腔隙内的引流管中排出脓液。

• 基于临床诊断或治疗目的，通过微生物培养或非培养技术从器官/腔隙的液体或组织中鉴定出微生物。

• 在解剖位置、组织病理学检查或影像学检查中发现或提示脓肿感染或其他涉及器官/腔隙的感染证据。

手术部位感染的报告

从历史上看，SSI是以每100例手术的SSI发生率进行报告的。目前为便于比较，SSI以标准化感染率(standardized infection ratio, SIR)的形式进行报告。SIR是一种经风险调整的汇总指标，它将观察到的感染人数与基于国家医疗保健安全网络(National Healthcare Safety Network, NHSN)汇总数据的预测感染人数进行比较，该数据是通过将观察到感染人数除以预测感染人数来计算的。

$$\mathrm{SIR}=\frac{\mathrm{Observed(O)\,HAI}}{\mathrm{Predicted(P)\,HAI}}$$

预测感染人数是使用SSI概率进行计算的，SSI概率是根据基线时间段内的NHSN数据构建的多变量logistics回归模型进行估算的，以代表标准人群的SSI[29]。SIR的P值是一种统计指标，表明观察到的感染人数与预测人数是否有显著性差异。$P<0.05$表示观察到的SSI感染人数与预测感染人数有显著差异(更高或更低)。SIR值将医疗机构的实际SSI发生率与若干风险因素调整后的全国HAI基准值进行比较。如果特定外科手术的SIR>1，那么医疗机构报告的SSI(按比例)高于全国数据，因此比全国情况更差。如果SIR<1，那么医疗机构报告的SSI(按比例)低于全国数据，因此比全国情况要好。如果SIR=1，则该医疗机构报告的SSI例数与全国相同[23,28,29]。

手术部位感染的流行病学和发病机制

SSI的微生物来源历来被视为外源性或内源性两种。外源性来源可归因于手术人员、手术室和术后手术病房的环境，或手术过程中使用的设备[3]。手术人员在围手术期的SSI发生中具有一定的作用，原因主要为手术操作的中断或不良的手卫生。手术中微生物气溶胶是植入手术主要的感染来源。重新关注手术室通风系统的运行特性是当前的一个研究领域。空气中微生物可通过在手术室的多次换气以稀释浓度。与换气有关的三个因素可以有效减少空气传播引起的感染，包括合适的空气质量、换气量和气流方向。大多数手术室都使用高效微粒空气过滤器(high-efficiency particulate air, HEPA)。空气中微生物颗粒的直径多在0.5～5.0 μm范围，HEPA能有效去除直径<0.3 μm的颗粒物，为手术室环境提供近似无菌的空气。然而，研究表明，微生物从手术人员身上脱落，以及手术室房门的频繁开关将导致含有微生物的颗粒在手术区域内和周围环境扩散，在进行植入手术时可能会污染手术切口或生物医学设备[30,31]。一项最新针对51 292例原发性髋关节置换术的研究发现，与低容量单向垂直流(low-volume unidirectional vertical flow, lvUDVF)系统或单向水平流(unidirectional horizontal flow, UDHF)系统相比，安装高容量单向垂直流(high-volume unidirectional vertical flow, hvUDVF)空气处理系统的手术室感染风险降低20%。该研究表明，hvUDVF空气系统产生的微生物负荷量低于传统的湍流混合通风系统。因此，使用hvUDVF空气系统可为外科手术室生成合适的超净环境[32]。

手术室湿度对手术人员而言是一个重要的舒适因素。相对湿度为20%～60%，有助于消除在富氧环境中可能有害的静电荷。若手术时间过长，湿度>20%会导致黏膜干燥和患者体温过低[33]。室温对手术人员的舒适度起着重要作用，但尚未被证明是感染控制的直接因素。建议手术室温度应保持在68～75℉范围内，手术室每小时进行20～25次换气。手术期间，每小时高频次的换气量可有效稀释空气中的微生物浓度。如果手术室中的气流是湍流而非单向，则手术环境可能会产生较高浓度的颗粒物。湍流会搅动水平表面上已沉淀的颗粒物。造成手术室空气湍流的原因包括送风扩散器和排气格栅的位置不当、多次进出手术室、排气格栅设备被堵塞以及手术室人员的常规走动[34]。最后，应大力开展手术室清洁和净化工作，以减少微生物病原体从物理环境转移到患者身上。这不仅包括应用抗菌消毒产品的物理清洁技术，还包括使用创新技术进行环境和物体的表面消毒，以减少手术室环境中的微生物负荷[35,36]。

针对内源性感染性病原体的研究主要围绕如何减少患者自身固有菌群对手术切口闭合前的污染。这些污染源包括患者自身的皮肤、黏膜或胃肠道。鼻腔定植的金黄色葡萄球菌被认为是导致侵入性金黄色葡萄球菌继发感染的最重要因素。15%～30%的健康成年人鼻腔内定植有甲氧西林敏感金黄色葡萄球菌(methicillin-susceptible *S. aureus*, MSSA)，1%～3%鼻腔内定植有耐甲氧西林金黄色葡萄球菌(methicillin-resistant *S. aureus*, MRSA)。金黄色葡萄球菌在身体其他部位(包括咽部、腹股沟、肛周或腋窝）的定植也与金黄色葡萄球菌感染有关。外科患者多个身体部位存在定植菌落[37,38]。选择性去定植策略已被证明能有效降低 SSI 发生风险[39-41]。基于循证的去定植策略还包括在手术前使用 2%或 4%葡萄糖酸氯己定（chlorhexidine gluconate，CHG）进行全身沐浴，以减少皮肤表面的微生物负荷[42-45]。除了鼻腔和全身去定植外，必要时还应使用剪刀而非剃刀以去除体毛，因为剃刀可能会划伤或割伤皮肤表面，导致皮肤表面的微生物负载增加[46]。

据 NHSN 的报告，SSI 相关的主要微生物病原体包括金黄色葡萄球菌（30.4%）、凝固酶阴性葡萄球菌（11.7%）、肠球菌属（11.6%）、大肠埃希菌（9.4%）、铜绿假单胞菌（5.5%）、肠杆菌属（4.0%）和肺炎克雷伯菌（4.0%）[47]。一些涉及细菌高定植解剖部位的外科手术，包括结直肠、妇科或特定血管和神经外科手术，其术后感染风险较高。例如，有报道显示结直肠手术后 SSI 发生率高达 21.7%，但引起感染的微生物种类可能有很大差异，这取决于结肠切除的是左侧还是右侧，因此在设计有效干预策略时应考虑到这一点[48]。

与需开腹的结直肠手术相比，使用腹腔镜手术的 SSI 发生率较低[15,49,50]。结直肠手术中已广泛使用微创方案，与开腹手术相比，微创手术有诸多优势，包括住院时间短、恢复快、失血量少，以及具有同等肿瘤结果的短期发病率。虽然腹腔镜手术的总相对危险度（relative risk，RR）可能会降低，但合并风险因素仍会影响临床结局。美国国家外科质量改进计划（National Surgical Quality Improvement Program，NSQIP）曾对 72 519 例腹腔镜结肠切除术进行分析发现，浅表 SSI 发生的相关风险因素包括术前入院、吸烟和体重指数（body mass index，BMI）较高。深部切口 SSI 的发生与使用类固醇、术前入院和吸烟有关。脏器/腔隙 SSI 发生相关的风险因素有切口等级（≥4 级）、90 天内化疗和使用类固醇[51]。研究结果特别表明，即便是进行腹腔镜手术，也必须遵循循证方案，并选择合适的手术时机，以降低 SSI 风险。

手术部位感染的内在风险因素

研究发现，浅表、深部切口和器官/腔隙 SSI 风险因素的程度和重要性上有所不同，这表明这些感染代表了不同的病因过程[52-54]。表 34.2A 和表 34.2B 列出了患者的内在和外在风险因素，以及与 SSI 相关的影响机制。一项涉及普外科患者的研究中，浅表切口 SSI 是最常见的感染类型（42.2%），其次是深层切口（40.1%）和器官/腔隙 SSI（17.7%）[55]。遗憾的是，质量改进措施往往将其归为一类，以降低总感染率。将三种临床表现不同的 SSI 相结合很可能会对质量改进措施产生负面影响，特别是导致浅表 SSI 的临床过程与导致深部切口 SSI 和器官/腔隙 SSI 的护理过程不同。这对开发有效的 SCB 有着重要的影响，因为疾病本身往往由于多种并发症风险因素的存在而变得更加复杂。例如，在接受结直肠癌手术的患者中，风险因素的数量与 SSI 发生率的增加有显著相关性（$P<0.001$）。患者有一个或更少危险因素时 SSI 发生率为 2.3%，有两个危险因素时 SSI 发生率为 5.2%，有三个危险因素时 SSI 发生率为 7.8%，而有四个或更多危险因素时 SSI 发生率为 13.6%[13]。

表 34.2A 患者发生手术部位感染的内在风险因素

风险因素	不良机制
吸烟	尼古丁、硝酸和一氧化碳会改变术后切口愈合；吸烟可导致内皮功能障碍、炎症和动脉粥样硬化性血栓疾病的恶化；此外，有证据表明吸烟者的全身免疫反应受损，免疫球蛋白水平受到抑制，CD4 与 CD8 细胞比例发生变化，吞噬细胞活性降低[64,65]
酗酒	长期饮酒的免疫调节效应对获得性免疫系统和先天性免疫系统都有不利影响；临床研究表明，术后皮质醇和 IL－10 浓度升高，细胞毒性 T 淋巴细胞（$CD8^+$）反应增强，术前皮试延迟型超敏反应减弱[60-62]
肥胖	手术切口内氧张力的降低会导致切口和组织缺氧、围手术期抗生素的组织穿透力受损、手术时间延长、手术失血量增加，以及与肥胖有关的免疫功能下降[87,89,91-94]
糖尿病	围手术期高血糖是手术患者（无论自身是否患有糖尿病）发生不良结局的一个重要标志；高血糖会影响免疫系统的趋化性、吞噬作用和活性氧的产生，并增加切口开裂的发生率[67,70]
低体温	诱使各种免疫功能受损，包括巨噬细胞运动和血小板黏附力下降，从而延迟愈合和凝血病变；降低白细胞的吞噬能力、细胞介导的免疫防御和外周组织的氧气供应[73-75]
营养不良	与术后败血症和死亡风险增加有关；与免疫功能缺陷有关[80,82]
COPD	具有多因素病因，包括吸烟、年龄、性别、慢性支气管炎病史、组织中氧饱和度不足、住院时间延长及呼吸道疾病，这些因素都会导致细菌滞留在肺部形成感染，使患者易发生肺部感染[83,84]
免疫状态改变	多因素病因，包括营养不良、高龄、并发疾病（糖尿病、肝肾功能衰竭、实体瘤和血液肿瘤、营养不良、自身免疫性疾病、获得性免疫缺陷综合征）和合并疗法（皮质类固醇、细胞毒性药物）、重要维生素和矿物质的缺乏以及手术应激[56]

COPD，慢性阻塞性肺疾病。

表 34.2B 患者发生手术部位感染的外在风险因素

风险因素	不良机制
麻醉	挥发性麻醉剂和阿片类药物会损害中性粒细胞、巨噬细胞、树突状细胞、T 细胞和自然杀伤细胞的功能，从而降低宿主的防御机制[99,100]
失血/输血	由于同种异体输血的生理负荷和免疫调节作用，大量输血与感染并发症的增加有关；出血创伤患者的输血与感染并发症存在剂量依赖性的风险[100]
手术时间	手术时间延长与特定手术 30 天内 SSI 高发生率有关；耗时较长的手术可能导致皮肤组织干燥，细菌通过更多的途径（包括空气传播，手术工具和患者皮肤）进入切口[101-103]

续　表

风险因素	不良机制
围手术期团队	手术质量取决于手术技术、团队协作和谨慎的沟通；不良结局与同技术技能和(或)经验不足的人员交流、技术/仪器准备不足、环境干扰、沟通不足、团队缺乏凝聚力、个人对团队成功的低承诺和个人知识缺乏有关[104]
手术室环境	工作环境的质量会对医务人员的效率和健康产生深远的影响；环境压力会导致疲劳和注意力分散，从而影响工作表现；环境压力对医务人员的影响是叠加的，具有累积效应；手术室必须对环境进行适当控制；手术室中常见的职业压力源涉及温度、通风和湿度；微生物气溶胶的存在对进行器械植入手术的患者构成重大风险[105,108]

SSI，手术部位感染。

酗酒和吸烟是SSI发生的重要风险因素(表34.2A)。这两个风险因素都会影响体液免疫和细胞介导的免疫过程。饮酒还会损害消化道系统的上皮细胞、T细胞和中性粒细胞，并破坏肠道屏障功能，促进微生物渗入血液循环[56,57]。一项SR&M研究记录了几种被认为会增加长期酗酒患者SSI发生的机制。长期饮酒的免疫调节作用对获得性免疫系统和先天性免疫系统都有不利影响[58]。临床研究表明，这些长期酗酒患者术后皮质醇和白细胞介素-10(interleukin-10，IL-10)浓度升高，细胞毒性T淋巴细胞(T-lymphocyte，$CD8^+$)反应减弱，术前皮试延迟型超敏反应减弱[57-62]。

术前4周戒烟可以降低SSI切口并发症出现的风险。与从不吸烟者相比，吸烟者(定义为手术后1年内吸烟)发生浅表(OR=1.30；95% CI，1.20～1.42)和深部(OR=1.42；95% CI，1.21～1.68)切口SSI的概率明显更高[63]。香烟中的尼古丁和毒素会影响血管向组织输送氧气能力，从而产生不利影响，并干扰切口愈合各阶段的修复过程。组织缺氧将导致切口愈合不良和更高的感染风险[64,65]。肥胖和吸烟是腹部手术发生SSI的重要风险因素。肥胖患者通常还合并有其他影响切口愈合的疾病，如慢性炎症和代谢紊乱。NSQIP对55 240名接受选择性开放腹股沟疝修补术并放置网片患者的研究显示，当患者BMI达到24.2 kg/m²时，其SSI风险显著增加[66]。

手术时糖尿病和高血糖的存在是所有外科手术的重要风险因素[67-69]。高血糖会损害白细胞功能，导致患者免疫功能低下，并增加浅表和深部切口SSI发生风险以及总病死率[70]。无论血糖水平如何，糖尿病患者的手术风险都较高，因为除了微血管和大血管并发症外，肥胖、睡眠呼吸暂停和高血压等导致的合并症发病率也较高。进行髋关节、膝关节、踝关节和肘关节手术的糖尿病患者术后感染率较高，同时增加输血需求、导致肺部感染和尿路感染风险增加，且延长住院时间，以及导致更高的住院病死率[71,72]。神经病变和血管功能不全对下肢矫形手术，特别是足部和踝关节手术提出了挑战，可影响术后切口愈合。鉴于该疾病存在多种围手术期感染风险，应积极评估糖尿病的并发症，并优化有效的干预策略。

低体温(指体温<36℃)可发生在围手术期的任何阶段[73-75]。尽管已使用主动加温技术，但仍有高达三分之一的患者出现围手术期低温[76]。围手术期低温的不良结果包括术中失血增加、SSI和压力性损伤的风险增加、麻醉后护理室和总住院时间延长、患者舒适度降低以及心脏疾病发生率增加。长期低体温将影响巨噬细胞和吞噬细胞的功能，降低细胞介导的免疫反应[73,74]。老年人、麻醉风险较高的患者[美国麻醉医师协会(American Society of Anesthesiologists，ASA)认定为3～4级]、营养不良患者、烧伤患者、甲状腺功能减退或肾上腺皮质功能不全的患者是围手术期低温的高危人群。围手术期低温伴有血管收缩、缺氧和代谢性酸中毒是减缓切口愈合的一个独立危险因素，并增加SSI的发生率[73]。时间加权平均分析显示，术中温度<35.5℃与结直肠手术患者出现其他严重感染并发症有关[73]。

术前营养不良与多种外科术后的不良结局有关[77,78]。营养不良可导致手术患者住院时间延长、入住重症监护病房、切口并发症(包括切口裂开和切口引流时间延长)发生率增加，并与假体周围关节感染有关[79-82]。营养不良导致感染并发症增加的机制涉及淋巴细胞数量减少后免疫系统受损，以及胶原蛋白合成减少所致的切口愈合受损。营养不良的临床症状和体征通常不易察觉(严重时除外)，目前已有多种方法识别营养不良患者。其中，评估营养不良最广泛使用的实验室指标包括白蛋白、转铁蛋白和总淋巴细胞计数[80]。在接受结直肠癌手术的患者中，术前营养状况、身体状态、全身炎症反应与不良临床结局(感染)之间存在显著关联[82]。

患有慢性阻塞性肺疾病(chronic obstructive pulmonary disease，COPD)的手术患者更可能出现其他合并症以及ASA评分≥3。COPD是术后并发症和二次手术的独立危险因素。COPD患者通常伴有多种并发症，包括糖尿病、肥胖、高血压、类固醇使用史和肾功能衰竭，使得术后并发症(包括SSI)的风险增加[83,84]。

许多因素可导致患者免疫反应下降，包括高龄、并发疾病(糖尿病、肝肾功能衰竭、实体瘤和血液肿瘤、营养不良、自身免疫性疾病、获得性免疫缺陷综合征)和联合疗法(皮质类固醇或有细胞毒性的药物)。高龄也会影响体液和细胞介导的免疫反应。任何出现免疫状态改变的手术患者都可能导致严重感染。手术创伤会影响先天性和获得性免疫过程。慢性疾病可导致原发性反应减弱或抑制迟发性超敏反应(如肾功能衰竭或肿瘤)，抑或改变白细胞功能(如糖尿病、白血病和淋巴瘤)。营养不良常常伴随癌症、慢性和急性胰腺炎以及炎症性肠炎。重要维生素和矿物质(维生素B6、维生素A、叶酸、生物素、核黄素等)的缺乏可显著改变白细胞功能和免疫反应[56]。免疫功能的改变可能与宿主内在或外在因素有关，例如自身免疫性疾病或手术时出现一种或多种合并症(酗酒和吸烟)。有酗酒和吸烟双重嗜好的患者是SSI的高危人群。长期吸烟会影响暴露在尼古丁作用下的T细胞效应和树突状细胞功能，产生低浓度的IL-1β、IL-10、肿瘤坏死因子-α(tumor necrosis factor α，TNF-α)和IL-12[85]。为提高手术效果，有必要采取干预策略以提高长期饮酒/吸烟者的免疫能力[61,85,86]。

肥胖是SSI发生的一个独立危险因素[87,88]。接受腹部手术的肥胖患者，尤其是过度肥胖患者，其清洁和清洁-污染手术后SSI的发生率更高，而污染或感染手术的SSI发生率则不高：清洁切口(肥胖 OR＝1.757，过度肥胖 OR＝2.544，$P<0.001$)和清洁-污染切口(肥胖 OR＝1.239，过度肥胖 OR＝1.287，$P<0.001$)[87]。肥胖可能会增加切口裂开、切口部位疝气和切口并发症的风险[88]。基于20项独立研究的荟萃分析显示，肥胖导致骨科SSI的风险提高2倍[89]。在冠状动脉旁路移植手术中，BMI＞30 kg/m^{2}是SSI的独立危险因素，多因素分析时OR值为3.00(95% CI，1.53～5.89；$P=0.001$)[90]。肥胖相关SSI的病理生理学改变包括切口处氧张力降低、抗生素的组织穿透力受损、手术时间延长、免疫功能改变和失血量增加[87,89,91-94]。

手术部位感染的外在风险因素

手术中选择全身麻醉或局部麻醉可能会增加SSI的风险[95-97]。镇静剂和麻醉剂会抑制体温调节反应(主要是血管收缩)。生理性体温调节机制并没有被关闭，但通常反应开始的热阈值发生改变。全身麻醉通过抑制血管收缩使血管舒张。产热减少、麻醉和环境因素导致的散热增加，这些因素共同作用导致患者体温过低[95]。在一项对13 000例PJA患者的研究中，39.5%患者接受局部麻醉，且局部麻醉组与全身麻醉组相比，深度SSI的校正OR值显著降低(OR＝0.38；95% CI，0.20～0.72；$P<0.01$)[96]。在一项针对111 683名患者的NSQIP研究中，1 928名患者接受局部麻醉，109 755名患者接受全身麻醉。经非匹配和倾向匹配分析，局部麻醉患者的SSI发生率明显低于全身麻醉组患者[97]。一项最新的荟萃分析显示，椎管内麻醉(一种局部麻醉方式)可显著降低膝关节和髋关节置换术后SSI的发生率[98]。椎管内麻醉如何预防术后SSI的确切机制尚未明确，但至少有三种可能的机制：① 对手术的炎症反应/神经内分泌应激反应的调节/减弱；② 血管扩张导致组织氧合改善；③ 提供卓越的术后镇痛，减少血管收缩，从而改善外周灌注[99]。此外，椎管内麻醉还能减少具有免疫抑制作用的失血和输血[100]。

最新的荟萃分析显示，大多数研究(87%)的手术时间延长与SSI之间存在统计意义上的显著相关[101]。骨科手术(如果超过3 h，OR＝7.40)、口腔颌面外科手术(如果超过6 h，OR＝7.33)以及胸椎和腰椎手术(如果超过3 h，OR＝10.28)的发病率最高。手术时间是导致SSI发生的一个独立危险因素，与患者的某些危险因素(如糖尿病)不同，它可能是部分可变的。手术时间延长导致SSI发生率增加的确切机制尚不明确；但有研究表明，开放式切口的手术时间延长导致组织暴露在环境的时间延长，增加细菌污染的风险；手术时间延长容易导致切口组织干燥，增加再次污染的可能[102,103]。手术时间延长还涉及两个问题，一是抗生素对组织的影响，二是手术团队因疲劳所致的操作失误风险。随着手术时间延长，如果手术过程中抗生素没有充分地重新使用，组织的预防性浓度可能不足。采用新的策略提高手术效率和专业护理团队的利用率，确保手术人员不过度工作或疲劳，以及更佳的术前准备，可降低患者SSI的发生率。

导致手术效果不佳的术前团队因素包括对有效运作团队和有效手术操作的选择性障碍。患者在手术过程中出现意外不良后果，如出血或吻合口瘘，可能会促使外科医生(或团队)对所采取的技术或手术决策进行改变。技术的有效变革取决于经验和团队合作。不成功的技术变革可能会受到手术经验和(或)缺乏团队凝聚力的影响。在医学外科文献中，因实践中的重大变革而导致的医疗事故屡见不鲜。单一的负面结果往往会成为类似患者未来护理的指南。例如，“通过手术出血后外科医生和麻醉医师之间的沟通，虽然肯定会改善某些患者的预后，但这并不一定是临床实践中以证据为导向的变革。外科医生必须始终考虑实践变革的基础，以及它是否偏离手术证据”[104]。手术室是一个嘈杂的环境，噪声污染通常超过55分贝这个上限，而该分贝是需要高度集中精神进行任务的噪声阈值。手术室中的高噪声污染来自多个方面，如操作设备或器械，以及大声交谈。此外，在高风险手术的关键时刻，环境干扰也会产生不利影响[105]。

现代化手术室是一个独特的工作场所，对每个使用者都有特定的环境要求，而且要求经常相互冲突。手术室中常见的职业压力来源于对温度、通风和湿度的不同偏好。医疗保险与医疗补助服务中心发布的指南总结了手术室环境控制系统的总体目标[106]。手术室的供暖、通风和空调系统必须同时满足几种可能相互冲突的功能：① 为患者提供舒适和安全的环境；② 限制各种化学和生物污染物的流通；③ 为手术团队提供舒适的环境。如前所述，多达三分之一的麻醉患者会出现某种程度的体温过低，而手术室环境温度过低是主要原因之一。患者体温只要降低1.9℃，结直肠手术后SSI的发生率就会增加3倍[107]。手术室环境的质量，包括温度、湿度、空气循环和空气洁净度，会影响手术人员和手术室护理人员的健康和安全[108]。

术前缓解策略

降低SSI风险的策略可开始于患者入院前和手术切口前，方法是采用循证实践，包括入院前沐浴、适当脱毛、抗菌药物预防和围手术期皮肤消毒。针对特定的手术，还可以采取额外的术前干预措施，例如使用非吸收性的口服抗生素和做用于结直肠手术的机械肠道准备。以下术前干预措施为降低术后SSI风险提供了基准。

入院前沐浴和清洁

1999年，CDC发布的《手术部位感染预防指南》将入院前消毒沐浴定为IB类临床实践，即强烈推荐[25]。然而，当前CDC的建议似乎偏离了原立场，部分原因是受Cochrane协作网的出版物影响，这类文献未能提供临床证据来证明这一干预措施能降低 SSI 风险。Cochrane 协作网出版综述中提出该证据存在一些缺陷[109]。

• 在 Cochrane 综述引用的 7 项研究中，没有统一的实践标准；一些患者多次沐浴，而另一些患者只用消毒肥皂清洗一次。

• 没有证据表明，在任何经过审查的研究中都试图标准化沐浴消毒或清洁过程的持续时间。

• 手术人群各不相同，包括接受择期的清洁手术、清洁-污染手术和污染手术的患者。

• 根据对 7 项研究的回顾，没有迹象表明采取任意措施来评估患者对研究方案的依从性。

• 7 项研究中有 3 项没有进行随访 30 天；从监测的角度来看，如果分子（或分母）部分缺乏或不准确，就很难甚至不可能准确评估任何 SSI 干预措施的有效性。

• 皮肤消毒（即入院前沐浴或围手术期皮肤预处理）是整个干预治疗过程的辅助成分。Cochrane 分析未提供任何其他干预措施的数据，而这些干预措施在进行手术时可能已经到位，也可能尚未到位。

2009 年之前的研究结果可能存在缺乏标准化流程这个问题，并且未能实现葡萄糖酸氯己定（CHG）在皮肤表面存在足以抑制或杀死定植病原体的浓度。研究表明，通过采用以患者为中心的标准化方案（表 34.3），在入院前使用 4%的水溶液或 2%的 CHG 浸渍聚酯布进行两次沐浴或皮肤清洁，皮肤表面的 CHG 浓度可达到抑制或杀灭皮肤葡萄球菌（包括 MRSA）所需的最低抑制浓度（minimum inhibitory concentration，MIC）10 倍以上[42,43,90,110]。多项针对特定外科手术的循证研究表明，入院前使用 CHG 进行沐浴/清洁，可降低术后 SSI 发生风险[44,45,111]。

表 34.3　用 4%葡萄糖酸氯己定进行入院前沐浴的标准操作方法

作为全面预防手术部位感染计划的一部分，将以下内容纳入入院前的葡萄糖酸氯己定（CHG）沐浴方案：
• 使用电子提醒系统（短信、电子邮件、语音邮件）提醒患者完成沐浴疗程
• 强调沐浴疗法的重要性，并向患者提供口头和书面指导
• 免费向患者提供 CHG 产品
• 确定每次沐浴使用 CHG 的精确用量（每次沐浴 4 盎司）
• 指导患者在使用 CHG 后，暂停 60 s 再冲洗
• 指导患者在每次 CHG 沐浴后穿宽松的衣服，并避免使用乳液、面霜、润肤剂或香水

改编自：Edmiston CE, Krepel CJ, Spencer M, et al. Evidence for a standardized preadmission showering regimen to achieve maximal antiseptic skin surface concentrations of chlorhexidine gluconate, 4%, in surgical patients. *JAMA Surg*. 2015; 150: 1027 - 1033. Wisconsin Department of Health Services. Healthcare-associated infections in Wisconsin. Accessed December 2015. https://www.dhs.wisconsin.gov/hai/index.htm P-00749。

围手术期备皮

手术前的准备工作包括例行清除手术部位或周围的体毛。进行这一过程的传统理由是，毛发的存在会对手术切口的暴露、手术切口的缝合、术后敷料的使用或切口部位皮肤的消毒造成不利影响。微生物可能聚集在毛干鳞片状层（角质层）之间的间隙中，通过静电吸引或生化亲和力经空气传播而黏附，造成细菌短暂的附着。用洗涤剂重复清洗被金黄色葡萄球菌或表皮葡萄球菌污染的头发，并不能完全清除所附着的细菌，这对有效的头发去污具有潜在的挑战[112]。直到 20 世纪末，术前使用开放式剃须刀是最主要的备皮方式。使用剃须刀可造成皮肤微小创面，定植的细菌有效地渗透皮肤并随后在手术切口内繁殖。几项研究表明，使用剃须而非剪刀进行备皮会增加 SSI 的发生率。通过剪刀而非剃须刀进行围手术期备皮是美国外科护理改进项目和美国手术室注册护士协会（Association of periOperative Registered Nurses，AORN）的核心措施之一，同时建议将毛发留在手术部位，除非头发干扰外科手术[113,114]。当手术或其他侵入性手术需要备皮时，AORN 围手术期指南建议如下[114]：

• "患者的毛发应在手术室或手术室外的区域进行去除。"

• "必要时，应以剪刀或脱毛剂进行备皮，尽量减少对皮肤的伤害。"

• "一次性使用的剪刀应一用一丢弃。"

CDC 和 AORN 都推荐在手术室外进行备皮。尽管从未有证据分析在手术室内备皮是否为 SSI 的特定风险因素，但该做法一直是手术团队成员争论的焦点。备皮过程非常耗时，往往需要进行长时间清理，从而延误手术开始时间。一种新型解决方案是使用一种便携式、电池供电的真空辅助毛发收集装置，该装置可连接到传统电池供电的手术剪刀。剪下的毛发将被收集到过滤器中，防止受污染的毛发颗粒扩散至周围。最近发表的一项使用这种电池操作的真空辅助剪毛器研究显示，该装置可快速去除所有身体测试部位的毛发，且不会产生气溶胶羽流，从而消除备皮后对患者皮肤和邻近表面的清洁[115]。正如 2016 年 AORN 围手术期效率工具包所述，"有机会改善患者安全……最大限度地减少延误和浪费，提高手术室的使用率，为患者和家属以及围手术期团队成员提升体验感"。使用创新的真空辅助围手术期备皮确实存在这些机会之一，因为它可以潜在地增强感染控制所需考虑的因素，并提高流程效率[116]。

围手术期皮肤消毒

局部皮肤消毒目的是减少切口部位及其附近皮肤菌群的负荷，从而降低由皮肤污染菌群所引起 SSI 的可能性。美国常用的皮肤消毒剂有两大类：洗必泰类和碘伏类[117]。这两类消毒剂又可分为含酒精类［通常是异丙醇（isopropyl alcohol，IPA）］和不含酒精类。一项对洗必泰类消毒剂与碘伏类消毒剂进行比较的系统综述显示，洗必泰是更优的消毒剂[118]。此外，许多研究支持在 IPA 中使用 CHG 而不是水溶性碘伏制剂，但经常错误地将消毒原因归为单独的 CHG，而非 CHG 和酒精的组合效应[119]。大多数评估不同围手术期消毒剂作用的研究都依赖于替代指标（如细菌定植）。部分原因是许多研究侧重于清洁手术（如足部、手部和脊柱），但这些手术的 SSI 发生率非常低，病原体的唯一来源是皮肤菌群或无菌屏障遭破坏。对普通手术人群而言，肠道内菌群可能是主要致病菌。一项超过 1 000 例普通外科患者的研究发现，术前皮肤消毒与 SSI 切口中分离的病原体之间没有相关性，这表明肠道菌群是手术污染的主要来源[120]。然而，在一项随机对照研究显示，与单独使用聚维酮碘(povidone-iodine，PI)相比，使用 CHG+IPA 可降低 41%的 SSI 风险(RR=0.59；95% CI，0.41～0.85；$P<0.01$)。研究发现，CHG-IPA 对预防浅层和深层切口 SSI 均有效果，但对器官/腔隙 SSI 未观察到显著性差异。该研究无法区分洗必泰或酒精的单独效果，因为这两种消毒剂仅在试验的单个组中一起使用[121]。

Cochrane 协作网的一项荟萃分析纳入 13 项研究共计 2 632 名患者，以比较择期清洁手术中的术前皮肤准备剂。13 项研究共进行 11 项不同的比较；5 项研究比较含碘制消毒剂和含洗必泰消毒剂。经混合治疗比较分析，含酒精消毒剂降低 SSI 风险的有效率最高。研究者认为 4% CHG 加 70%的 IPA 是预防 SSI 的最佳消毒剂，有效性为 78%，其次是 PI 加 IPA，有效性为 16%[122]。另一项荟萃分析对 9 项研究性试验中的 3 614 名患者进行皮肤培养和 SSI 分析，其中包括对清洁手术和清洁-污染手术。对 7 项使用洗必泰消毒剂(含或不含 IPA)和 PI 消毒剂(含或不含酒精)的荟萃分析显示，CHG 可比 PI 降低 36%的 SSI 风险($P<0.000\ 1$)[127]。该研究还进行成本效益分析，结果显示在增量风险降低 10%的情况下，2% CHG 加 70% IPA 可以达到净成本节约阈值。换而言之，如果 2% CHG 加 70% IPA 在预防 SSI 方面比 PI 至少有效 10%，那么使用 CHG-IPA 就能预防昂贵的 SSI，从而节省成本，尽管该产品的成本更高[118]。目前公布的有效外科皮肤消毒剂数据属于中等质量的证据，但研究人员认为皮肤消毒剂中应包含酒精成分，因为酒精价格低廉且安全有效。成本效益分析表明，酒精消毒剂无论是与氯己定还是与 PI 组合，均可有效减少 SSI 发生[123]。

口服抗生素和机械性肠道准备

1972 年，口服抗生素和机械性肠道准备(oral antibiotics and mechanical bowel preparation，OA-MBP)首次被引入结肠直肠手术并一直使用至今，尽管它一直存在争议。这项早期研究的调查人员发现，联合使用机械性肠道准备与口服剂量的新霉素和红霉素可将结肠直肠感染率从 43%降至 9%[124]。随后的研究利用 NSQIP 数据也证实使用 OA-MBP 的收益[125-127]。选择性结肠切除术的 OA-MBP 与无肠道准备试验相比，前者既没有减少 SSI，也没有降低总发病率[128]。但美国结肠直肠外科医生学会的临床实践指南基于中等质量的证据，仍然强烈建议使用 OA-MBP[129]。30 多年前，威斯康星医学院外科系在一个动物模型中记录这种降低风险策略的机制。研究选择四组狗：第一组没有进行肠道准备，第二组接受为期 3 天的清流食，第三组进行机械性肠道清洗，第四组进行机械性清洗后口服新霉素和红霉素。黏膜活检标本的细菌学和扫描电子显微镜(scanning electron microscopic，SEM)研究显示，前两组黏膜细菌恢复情况无明显差异。而与第三组相比，接受 OA-MBP 治疗组的需氧菌和厌氧菌均明显减少(降低 6 个对数级，$P<0.001$)，肠杆菌科和拟杆菌科细菌大量减少。SEM 分析显示，OA-MBP 治疗组相比其他组的黏膜相关微生物菌群显著减少，因为口服新霉素-红霉素可显著减少包括大肠杆菌和脆弱拟杆菌在内的结肠黏膜相关细菌数量[130]，而黏膜相关细菌很可能是结肠手术时腹腔和切口的感染性病原体。最新研究表明，OA-MBP 可通过降低吻合口漏的发生率来减少腹膜败血症、切口裂开和感染风险[127]。一些外科研究人员对吻合口漏的病理生理学进行了研究，他们提出结肠含有能产生蛋白水解酶的微生物亚群，这种酶可能在破坏肠道吻合口方面发挥作用。如果该假设正确，则表明 OA-MBP 可减少腔隙和黏膜表面微生物种群，包括那些能够产生胶原酶等蛋白水解酶的菌株，而产生的蛋白水解酶会破坏吻合口愈合过程，导致渗漏和败血症[26,131]。

抗菌预防

2013 年，美国卫生系统药剂师协会(American Society of Health-System Pharmacists，ASHP)抗菌药物预防指南由 ASHP、美国感染病学会(Infectious Diseases Society of America，IDSA)、外科感染学会和美国医疗流行病学协会(Society for Healthcare Epidemiology of America，SHEA)联合制定[132]。

一般原则

使用抗生素进行手术预防能降低 SSI 及其相关的发病率和病死率，降低医疗保健的持续时间和成本，且不会产生不良影响，也不会对患者或医院的微生物菌群产生有害后果[133,134]。为实现这些目标，抗生素应覆盖手术切口最有可能的污染病原体，给予适当剂量和作用时间，以确保术中血清和组织浓度；应用安全并在最短有效期内给药，以最大限度地减少不良反应，包括耐药性的形成和成本[25]。

切口微生物病原体

抗生素预防应有效覆盖外科手术中主要切口病原体，包括切口皮肤菌群(表 34.4)。预防性药物必须对最常见的手术部位病原体具有活性。清洁手术 SSI 主要病原体是皮肤菌群，包括金黄色葡萄球菌和凝固酶阴性葡萄球菌。而腹部手术、心脏、肾脏和肝脏移植在内的清洁-污染手术，除正常皮肤菌群外，主要病原体包括革兰阴性微生物(肠杆菌科)和特定革兰阳性菌(如肠球菌属)。微生物病原体的种类在过去 20 年中不断演变。虽然 MRSA 一直是内科和外科的主要病原体，但美国 MRSA 术后感染不断增加，尤其是使用侵袭性器械进行手术的住院患者[4]。这种感染比其他感染具有更高的病死率、更长的住院时间和更昂贵的住院费用。

主要考虑因素

- *抗菌药物预防时间*　手术期间，血清和组织中抗菌药物持续作用浓度应高于微生物的 MIC 值。术前用药的最佳时间是手术开始前的 60 min，某些药物(如氟喹诺酮类和万古霉素)需要在术前 1～2 h 内给药；因此，应在手术操作前 120 min 内给药[132]。

表 34.4　特定外科手术的抗菌药物预防措施

外科手术类型	主要病原体	药物类型
心脏(清洁)	金黄色葡萄球菌或凝固酶阴性葡萄球菌；一些革兰阴性菌(肠杆菌、大肠杆菌、肺炎克雷伯菌或铜绿假单胞菌)	头孢唑啉、头孢呋辛、万古霉素(对 MRSA 感染或 β-内酰胺过敏)
胸腔(清洁)	金黄色葡萄球菌或凝固酶阴性葡萄球菌	头孢唑啉、万古霉素(对 MRSA 感染或 β-内酰胺过敏)
消化道手术(清洁-污染、污染)		
胆道	大肠杆菌、克雷伯菌属、肠球菌属、其他革兰阴性菌、链球菌和葡萄球菌，最常见的厌氧菌是梭状芽孢杆菌属	第一代、第二代或第三代头孢菌素(疗效相似)、环丙沙星，怀疑可能有厌氧菌时使用甲硝唑
阑尾切除术	厌氧和(或)需氧革兰阴性菌、脆弱拟杆菌、大肠杆菌、需氧和厌氧链球菌、葡萄球菌属和肠球菌属	第二代头孢菌素和甲硝唑
小肠	需氧革兰阳性菌(链球菌、葡萄球菌和肠球菌)与革兰阴性肠道菌(大肠杆菌)需氧和厌氧链球菌及葡萄球菌属	第一代头孢菌素，如果受限则使用第一代或第二代头孢菌素加甲硝唑
结肠直肠癌	厌氧和需氧菌群(乳酸菌、链球菌属和大肠杆菌最常见)	口服方案：新霉素、红霉素或甲硝唑；静脉注射：第二代或第三代头孢菌素、庆大霉素加甲硝唑
头颈部(清洁-污染)		
	口咽部主要需氧和厌氧菌群包括各种链球菌，其他口腔厌氧菌，包括乳杆菌属(但不包括脆弱乳杆菌)、肽链球菌属、普雷沃特菌属、镰刀菌属、维氏菌属、肠杆菌科和葡萄球菌；鼻腔菌群包括葡萄球菌属和链球菌属	氨苄西林/舒巴坦、克林霉素＋庆大霉素
神经外科(清洁)	金黄色葡萄球菌和凝固酶阴性葡萄球菌	阿莫西林-克拉维酸、克林霉素(若对 β-内酰胺过敏)
妇产科(清洁-污染)		
剖腹产	阴道菌群包括葡萄球菌、链球菌、肠球菌、乳酸杆菌、双球菌、大肠杆菌、厌氧链球菌、乳酸杆菌、脆弱拟杆菌和镰刀菌；子宫内膜炎感染通常是多菌感染	第一代头孢菌素、甲硝唑、克林霉素
子宫切除术	正常阴道菌群(见剖腹产)，包括浅表和器官/腔隙(阴道穹隆感染、盆腔蜂窝组织炎和盆腔脓肿)	头孢唑啉、阿莫西林-克拉维酸
眼科(清洁)		
	凝固酶阴性葡萄球菌属	头孢唑啉、氨基糖苷类、万古霉素、氯霉素、新霉素(单独或与多黏菌素合用)，以及氟喹诺酮类药物(主要是表皮葡萄球菌)
骨科(清洁)	骨科手术中常见的病原体有金黄色葡萄球菌、革兰阴性杆菌、凝固酶阴性葡萄球菌(包括表皮葡萄球菌)和 β-溶血性链球菌	头孢唑啉、克林霉素和万古霉素(对 MRSA 感染或 β-内酰胺过敏)
泌尿外科(清洁-污染)		
	术后菌尿患者最常分离到大肠埃希菌，但其他革兰阴性杆菌和肠球菌也可能导致感染；金黄色葡萄球菌、凝固酶阴性葡萄球菌和 A 组链球菌等细菌也与患者假体植入的生物膜(表皮葡萄球菌和铜绿假单胞菌)形成有关	第一代或第二代头孢菌素、氨基糖苷、三甲氧苄氨嘧啶-磺胺甲噁唑、环丙沙星、氨基糖苷联合甲硝唑
血管(清洁，清洁-污染)		
	金黄色葡萄球菌(包括 MRSA)、表皮葡萄球菌和肠道革兰阴性杆菌	头孢唑啉、环丙沙星
整容手术(清洁)	金黄色葡萄球菌、其他葡萄球菌和链球菌	头孢唑啉，对 β-内酰胺过敏的患者使用万古霉素(MRSA 感染)

MRSA，耐甲氧西林金黄色葡萄球菌。
改编自：Bratzler DW, Dellinger EP, Olsen KM, et al. Clinical practice guidelines for antimicrobial prophylaxis in surgery. *Surg Infect*. 2013; 13: 73-156. The publisher for this copyrighted material is MaryAnn Liebert, Inc publishers。

• 按体重配药　为确保预防 SSI 的抗菌药物能在血清和组织中达到足够的浓度，剂量选择时必须考虑抗生素特有的药代动力学和药效学特性以及患者因素。对肥胖患者(尤其是过度肥胖患者)而言，由于药物的亲脂性和其他因素导致的药代动力学变化，某些药物的血清和组织浓度可能与标准体重患者不同[93,94,132,135,136]。肥胖患者可能会改变药物的药代动力学，因此这些患者可能需要根据体重调整剂量。

• 重新给抗菌药物（术中） 如果手术时间超过抗生素的两个半衰期或失血过多（即>1 500 mL），则需要在术中追加用药，以确保血清和组织中有足够的抗生素浓度[132,137]。追加给药的时间间隔应从术前给药开始时间计算，而不是从手术开始时间计算。

移植手术的预防性药物适应证

心脏、肺和心肺移植

由于外科手术的复杂性、供体或受体源性感染、受体相关潜伏感染的活化、术前受体定植、社区病原体暴露，以及免疫抑制导致的机会性感染，实体器官移植的受体感染风险很高[132,138]。在心脏移植和其他类型的心胸手术，感染病例的病原体为革兰阳性菌，主要是葡萄球菌和肠球菌属，以及革兰阴性菌（包括肠杆菌科、假单胞菌和嗜麦芽窄食单胞菌）。葡萄球菌是此类患者最主要病原体，因此首选头孢唑啉和头孢呋辛进行围手术期预防。尽管革兰阳性菌和革兰阴性菌在心脏移植中备受关注，但人们越来越关注心肺移植后纵隔炎和肺部感染中的革兰阴性菌以及真菌病原体。肺移植和心肺移植的抗菌预防应用应与其他心胸手术相同，第一代和第二代头孢菌素同样有效。不过，抗菌药物预防方案应加以修改，以包含所有潜在的细菌病原体，包括革兰阴性菌和真菌。推荐方案包括单剂量头孢唑啉、雾化两性霉素 B 和口服伊曲康唑来作为抗真菌药物预防[132,139]。

肝移植

肝移植是技术难度最高的实体器官移植手术之一。持续时间超过 8～12 h 的外科手术是早期感染性并发症（包括 SSI、腹腔内感染和胆道感染）最重要的危险因素之一[132,140]。早期 SSI 和腹腔感染最常见的病原体，主要来自肠道和皮肤的正常菌群。需氧革兰阴性杆菌（包括大肠杆菌、克雷伯菌属、肠杆菌属、鲍曼不动杆菌和柠檬酸杆菌）是导致 SSI 和腹腔内感染的最主要原因，约占所有细菌病原体的 65%[132,141,142]。传统的预防方案包括使用第三代头孢菌素（通常为头孢他啶，因其具有抗葡萄球菌活性）联合氨苄西林。不建议常规使用万古霉素进行预防，因为它可以诱导耐万古霉素的病菌形成；然而，万古霉素可对 MRSA 或耐甲氧西林表皮葡萄球菌（methicillin-resistant *S. epidermidis*，MRSE）使用[132,143-145]。

胰肾移植

胰肾联合移植（simultaneous pancreas-kidney，SPK）是治疗Ⅰ型糖尿病和严重糖尿病肾病的最佳手术方式，此类 SSI 大多发生在移植后的 30 天至 3 个月内。由于糖尿病和免疫抑制药物（用于防止移植排斥反应）的联合免疫抑制作用，接受胰腺和 SPK 移植的患者可能会增加 SSI 和其他感染风险。胰腺或 SPK 移植后的浅表切口 SSI 主要由葡萄球菌属（包括凝固酶阳性和凝固酶阴性）和革兰阴性菌引起，特别是大肠杆菌和克雷伯菌属。深层切口 SSI 也与革兰阳性菌（包括肠球菌属、链球菌属和普氏链球菌属）和革兰阴性菌有关[145,146]。由于感染潜在的病原体种类繁多，一些研究采用多药预防方案，包括亚胺培南-西司他丁联合万古霉素；妥布霉素、万古霉素和氟康唑；以及头孢噻肟、甲硝唑和万古霉素。基于胰腺移植后念珠菌从 SSI 中分离的规律性以及酵母菌属在十二指肠的频繁定植，因此通常在预防性治疗方案中加入氟康唑[132,147]。

肾移植

肾移植术后 SSI 的发生率为 0%～11%[132,148]，病原菌主要由革兰阳性菌（特别是葡萄球菌属，包括金黄色葡萄球菌、表皮葡萄球菌和肠球菌属）、革兰阴性菌（包括大肠杆菌、肠杆菌属、克雷伯菌属、铜绿假单胞菌），以及念珠菌属的酵母菌所引起。头孢唑林和头孢曲松均可作为肾移植的单剂量预防抗菌药物[1,19]。对 β-内酰胺类抗菌药过敏的患者，可选择克林霉素或万古霉素与庆大霉素、阿曲南或氟喹诺酮类药物联合使用[132]。

关于抗菌药预防的最后意见

手术抗生素预防（surgical antibiotic prophylaxis，SAP）不足会增加 SSI 风险，提高医院成本，并导致多重耐药菌的出现。尽管循证指南对于围手术期抗菌药物预防方案至关重要，但指南本身并不能确保 SAP 存在的依从性。需要采用新型管理方法来提高对 SAP 指南的依从性、预防 HAI 并避免抗生素耐药性的选择压力。监测和反馈以及感染控制人员与手术团队之间紧密联动是提升 SAP 合格率的关键因素[149]。

最后，已知的抗生素使用危害包括急性肾损伤（acute kidney injury，AKI），特别是应用有多种类型抗菌药物或有细胞毒性的预防方案，如万古霉素和氨基糖苷类药物[150]。应用抗菌药物的另一个风险是艰难梭菌感染（*Clostridioides difficile* infection，CDI）。研究表明，在接受心脏手术的患者中，手术预防的持续时间可能是导致术后 CDI 的主要因素[151,152]。一项由接受重大外科手术退伍军人所组成的大型多中心国家队列研究显示，围手术期抗菌药物长时间预防应用并没有降低 SSI 的发生率，但反而造成一定的危害，例如 AKI 和 CDI 的风险随着每日使用抗生素而持续增加。这些研究结果表明，一些特定外科手术在皮肤缝合后继续进行抗菌预防的常规做法应该停止，因为长时间应用并没有多少收益，反而会造成一定的危害[153]。

葡萄球菌去定植

金黄色葡萄球菌在过去一个世纪一直被认为是主要致病性微生物，它具有产生各种化脓性和毒性疾病的能力[38]。其引起的多数感染会危及生命，尤其对具有特定危险因素的住院患者毒力更强。金黄色葡萄球菌也是导致 SSI 的最常见病原体，根据 NHSN 监测系统的数据显示，约 20%从 SSI 分离到的金黄色葡萄球菌对甲氧西林具有耐药性[154]。感染 MRSA 的 SSI 将难以治疗，并对皮肤、皮下组织、器官和关节造成严重损害[155]。15%～30%的健康成年人鼻腔内定植有 MSSA，而 MRSA 在健康成年人鼻腔内定植为 1%～3%[37]。

SSI 的预防是一个多因素的过程，需要在术前阶段、术中阶段、术后阶段以及家庭护理期间采取各种策略（通常称为组合干预)。减少 SSI 发生(特别是有植入物的高风险手术)的策略之一是在住院前对患者进行 MRSA 和 MSSA 筛查,然后在术前对鼻腔和皮肤表面进行去定植。目前,鼻腔去定植的方案有三种:① 使用莫匹罗星软膏;② 鼻腔涂抹 5%或 10%的 PI;③ 鼻腔涂抹酒精类消毒剂。术前最理想的实验室筛查方法是应用分子生物学检测[聚合酶链反应(polymerase chain reaction, PCR)],该方法可在数小时内提供结果并尽早进行去定植,尤其适合用于心胸和骨科等含有植入物的大型清洁手术。

鼻用莫匹罗星是应用最广泛的局部抗菌药物。莫匹罗星与安慰剂进行的 RCT 显示,莫匹罗星组 83%的患者鼻腔成功去定植,而安慰剂组仅有 27%($P=0.001$)。研究人员发现,当患者接受 6 次或 6 次以上剂量治疗(BID)时,效果最佳[156]。两项独立的 SR&M 研究发现,使用鼻用莫匹罗星对葡萄球菌去定植具有保护作用,尤其适合心脏手术、骨科手术和神经外科手术[157,158]。也有研究认为,持续使用莫匹罗星可能导致细菌产生耐药性,从而抵消去定植的益处。然而,短期使用鼻用莫匹罗星预防金黄色葡萄球菌所致的 SSI,并不会导致细菌对莫匹罗星耐药[156]。一项连续 4 年的时点现患率研究,为明确使用莫匹罗星进行 5 天鼻腔预防患者是否出现莫匹罗星耐药,研究者没有发现任何证据证明研究期间莫匹罗星耐药性持续出现[159]。Eed 等研究使用鼻用莫匹罗星联合 CHG 去定植是否对葡萄球菌耐药性产生影响。该研究发现莫匹罗星耐药性没有增加,但随着时间的推移 CHG 耐药性显著增加[160]。MSSA 或 MRSA 阳性患者的经典去定植方案是在手术前 5 天每天鼻内注射莫匹罗星软膏,并在手术前的晚上和当天早上至少进行两次标准沐浴。

PI 是聚乙烯吡咯烷酮和三碘离子的复合物,被广泛用于皮肤、开放性切口和黏膜的围手术期消毒。PI 具有广谱性,对切口处的革兰阳性菌和革兰阴性菌均有活性。2014 年 4 月至 2015 年 7 月期间,Rezapoor 开展 RCT 研究共纳入 429 名初次或二次 PJA 的患者。研究发现,与使用 10% PI 涂抹或生理盐水相比,使用 5% PI 进行鼻腔去定植 4 h 后对金黄色葡萄球菌的抑制效果非常显著($P=0.003$);但 24 h 后,三组金黄色葡萄球菌去定植则没有统计学意义上的差异[40]。该策略最主要局限是无法抑制 4 h 后的再定植,这限制 2 h 以上的手术预防益处。在一项 PJA 或脊柱融合术的前瞻性开放研究试验,纳入术后 2 h 内两次使用 5%鼻腔 PI 溶液的患者 776 例,以及术前 5 天两次使用莫匹罗星的患者 763 例。研究发现,接受莫匹罗星干预的患者中有 5 例(0.66%)发生金黄色葡萄球菌深部切口 SSI,而接受 PI 干预的患者 SSI 为 0 例(0.00%)($P=0.03$)。但莫匹罗星组患者术后 24 h 鼻腔培养阴性比例为 92%(78/85 名患者),而接受 PI 干预患者为 54%(45/84 名患者)。此研究表明,莫匹罗星可根除金黄色葡萄球菌的定植,而 PI 仅在围手术期抑制金黄色葡萄球菌[161]。

异丙醇或乙醇等酒精类消毒剂对大多数革兰阳性细菌和革兰阴性细菌、病毒或真菌具有活性,最佳抗菌浓度为 60%~90%[162]。一项研究表明,由 70%乙醇、天然油脂润肤剂和消毒剂组成的鼻内抗菌配方能有效减少金黄色葡萄球菌在医护人员鼻腔的定植[163]。单就去定植效果而言,迄今为止公布的数据仅限于对脊柱手术患者进行的单中心、类实验研究[164]:术前开始使用酒精类鼻腔消毒剂,住院期间和出院后的 5~7 天内每天使用 3 次。研究报告显示,该方案实施 9 个月内 SSI 感染率下降 81%。该研究同时存在一些局限性,包括:① 选取的脊柱手术患者人数较少;② 未能分析预防哪些类型的 SSI(浅表、深层切口等)。因而需进一步分析和验证鼻腔酒精消毒剂对围手术期去定植策略的有效性。

切口保护器

大多数腹部手术都是通过清洁-污染或污染的切口进行,因为这些手术通常需要打开或切除肠道、肝胆胰道或泌尿生殖道。因此,对这些切口的边缘进行物理性保护,以防止肠内容物溢出等对降低 SSI 发生尤为重要。在过去 30 年,非渗透塑料切口保护器(impervious plastic wound protectors, IPWP)、圆形切口边缘保护器、塑料环形切口保护器和其他装置,已被用于保护切口免受污染[165]。数项研究表明,IPWP 具有较为显著的临床优势,但其他前瞻性 RCT 却未能证明其可使风险降低,特别是对于进行腹部手术的患者[166-170]。一项最新涉及 14 个 RCT 和 2 689 名患者的荟萃分析显示,对腹部手术患者使用 IPWP(尤其是双环 IPWP),可降低感染风险[171]。评估腹部手术切口边缘保护器疗效的最大规模 SR&M(包括 18 项 RCT,3 808 名患者)证实,使用切口保护器能有效降低开腹手术中 SSI 发生风险[172];双环 IPWP 比单环 IPWP 对预防 SSI 的保护作用更大,前者机械性地保护切口免受腹膜和皮肤表面的细菌污染[173,174]。手术期间使用 IPWP 通常是同行评审 SSI 组合策略的一部分[175,176]。一种新近开发的切口牵引器/保护器结合手术切口需持续灌洗功能,以清除术中细菌污染[177-179]。新颖的冲洗/切口保护技术很可能是减少术中切口污染的最佳策略,然而还需要进一步临床研究的证实。

围手术期氧合

围手术期补氧或高氧可增加组织氧张力,从而提升对手术病原体的氧化杀灭作用并减少 SSI 发生[91,180]。早期切口组织缺氧可刺激组织进行修复。活性氧(reactive oxygen species, ROS)以及通过增加氧气供应来纠正缺氧是组织修复的必要条件。在愈合过程中,对微生物病原体的抵抗力很大程度上取决于以氧气作为底物生成 ROS。因此,感染部位中性粒细胞和巨噬细胞产生的 ROS 对细菌的抑制在一定程度上取决于局部组织氧含量[181]。污染是否进展为临床感染主要取决于宿主的防御水平,以及切口对手术病原体的防御是否为中性粒细胞的氧化杀伤。如果有条件,改善组织氧合最简单、最安全、最有效的方法就是提高吸氧量。体外数据显示,高氧具有额外的细胞和免疫学效应,例如通过增加 ROS 的产生以增强细胞内杀伤和减弱促炎细胞因子的反应[180]。然而,由于 RCT 临床数据的不确定性,围手术期补氧尚未被广泛推荐或采用，并存在争议。英国医师协会于2009 年发布的《强化恢复方案实施指南》建议在麻醉期间和术后至少 6 h 内保持高浓度(80%)氧吸入。但麻醉后使用氧气输送面罩不太可能实现 FiO_2＞80%[182]。这一建议不仅基于高氧对 SSI 影响的荟萃分析结果，还基于高氧可减少术后恶心和呕吐的荟萃分析。一项贝叶斯荟萃分析支持使用高氧可降低 SSI，并认为对接受结直肠手术的住院患者比接受其他手术的患者效果更佳[183]。另一项荟萃分析也支持此前的研究，"考虑到结直肠手术患者 SSI 减少 10%或更低 RR 的概率为 75%，但减少 20%以上的概率仅为 50%，因此高氧带来的益处可能不佳"[184]。一些研究认为高氧相关的潜在临床危害包括肺部并发症增加、葡萄糖调节功能受损以及全身血管阻力增加，从而导致心输出量下降[185-187]。尽管这一措施存在较多争议，2017 年 CDC 的《手术部位感染预防指南》中建议补充氧气以降低感染风险，高氧措施得到显著推动[9]。从经济角度看，补充氧气的成本很低，通常每位患者只需几美元。最近一项临床试验涉及 5 749 名患者，研究期间患者每两周交替吸入 30%和 80%的氧气并持续 39 个月，且研究仅限于持续进行至少 2 h 大型肠道手术患者。结果显示，补充氧气对 30 天 SSI、切口愈合相关并发症和病死率等主要结局指标没有影响[188]，补氧对主要综合结果(包括深部和器官/腔隙 SSI)也没有任何影响。这项研究结果针对术中，而先前许多研究都包含术后数小时的氧气治疗。研究者最终建议"尽管 WHO 和 CDC 提出最新指导意见，但临床医生不应为预防大肠手术后感染和愈合相关并发症而补充氧气"[188]。尽管补氧仍存在较多的争议，但大量荟萃分析表明补氧的益处大于危害；因此，最新的国家、社会和国际指南都支持围术期进行高氧治疗，以减少结直肠手术患者的 SSI 发生。

体温维持

正常情况下，人体通过平衡产热和散热来维持体温在 36～38℃之间，从而保持体温功能正常。体温调节功能由中枢神经系统的体温调节系统进行控制[189]。手术过程中，身体通过组织暴露(辐射)、接触手术室的冷表面(传导)、呼吸(蒸发)以及暴露于环境本身(对流)来散热。此外，麻醉期间中枢神经系统会受到干扰，身体的体温调节系统无法正常运作。因此，手术过程中患者可能会出现体温过低(＜36℃)和体温过高(＞38℃)两种情况。一项针对 493 名患者的前瞻性研究发现，105 名(21.3%)患者在麻醉诱导前出现低体温[190]。由于麻醉前容易出现体温过低，因此应在麻醉前 60～120 min 测量体温。一项骨科研究发现，17%的髋部骨折手术患者会出现术中低体温，这将导致深部切口的 SSI 发生率上升[191]。因此，建议在手术前 10～30 min 对患者进行预热以降低体温过低的风险[192]。手术过程中应持续监测患者的体温，且术前、术中和术后维持体温应成为手术患者的护理标准。体温监测的有效部位包括鼓膜、鼻咽部、食管、膀胱、直肠和肺动脉[193]。低体温的影响因素众多，包括大量使用低温液体进行冲洗，大量失血或失液，身体暴露于外部环境，患者的年龄、身体状况或基础疾病，手术室过冷，麻醉类型，以及手术时长和类型。

围手术期体温过低可能会增加术后寒战、心脏病和凝血障碍的发生风险，进而导致围手术期发病率和病死率升高。低体温可抑制有丝分裂原诱导的淋巴细胞活化，减少 IL-1 和 IL-2 的产生，并削弱中性粒细胞的氧化杀伤能力。有研究认为，轻度低体温可能导致调节体温的血管收缩，组织分压降低，并直接损害免疫功能(如粒细胞的趋化和吞噬功能、巨噬细胞的运动能力、抗体的产生以及中性粒细胞氧化杀伤功能的损害)，从而使手术患者易发生感染[194]。也有研究认为，瘢痕的形成需要大量脯氨酸和赖氨酸残基的羟基化，并在胶原蛋白链之间形成交联，从而赋予伤口愈合所需的抗拉强度；而这取决于氧张力，且在低体温患者中会降低[195]。1996 年发表的一项直肠 RCT 研究显示，与正常患者相比，低体温是术后感染的重要风险因素($P=0.009$)。然而，该研究方法存在几个问题：① 22%的正常体温患者和 35%的低体温患者在术中进行了输血，这是导致感染的一个危险因素；② 术后感染的定义未参考 CDC 或 WHO 标准定义；③ 只有体温正常组的患者在术中进行保暖[107]。一项针对消化道手术患者的配对病例对照研究，分析此类围术期正常体温与 SSI 的关系，结果发现即使调整患者、手术危险因素和切口等级，围术期正常体温与 SSI 发生无统计学关联(调整 OR=1.196；95% CI，0.48～2.33；$P=0.90$)[196]。研究者总结道，尽管结直肠手术期间的主动加温可能会影响感染并发症，但围手术期正常体温与结直肠或非结直肠手术后 SSI 风险降低无关。最近发表在《柳叶刀》上的一项研究报告，针对 5 056 名接受非心脏手术患者进行的多中心平行组优势试验，与标准热管理(即常规护理，目标温度为 35.5℃)相比，该试验在术前 30 min 积极升温至 37.0℃。研究者发现，术中积极升温并没有显著降低术后死亡或发病风险，包括心肌损伤、非致命性心脏骤停、术中出血或 SSI，两组的临床副作用也没有显著性差异[197]。有研究认为不需要对患者进行积极的加温，而进行常规护理使体温达到 35.5℃就足够。

维持体温正常的策略分为两类，即被动和主动为患者加温。被动式加温系统涉及多层保温，例如使用毯子或其他类型的手术敷料。多种主动式保暖系统也可供手术患者使用，包括循环水床垫、强制通风、电阻加热、辐射保暖器、气道加热和加湿以及其他内部保暖方法。有研究人员认为，主动式强制空气加温(active forced-air warming，FAW)设备可能会破坏手术室的气流对流，从而增加 SSI 的发生率[198,199]。然而，另有多项研究认为 FAW 不会增加细菌感染风险[200-203]。2017 年 CDC《手术部位感染预防指南》建议维持围手术期体温正常(IA 类——强烈建议；高至中等质量证据)[9]。但该建议并未指出恒温的下限，也未说明恒温预防 SSI 的最佳时机和持续时间。对 FAW 作为潜在感染风险的关注是否会减少这些技术的益处？2017 年 8 月 30 日，美国食品药品监督管理局(Food and Drug Administration，FDA)器械和放射卫生中心副主任、医学博士 William Maisel 致函医疗服务提供者，其中包括以下声明：

"FDA 最近意识到，由于担心 SSI 风险可能会增加(例如，PJA 后)，一些医疗服务提供者和患者可能会在手术过程中避免使用 FAW 系统。在对现有数据进行彻底审查后，FDA 无法确定持续使用 FAW 系统与 SSI 之间的关联。因此，FDA 建议在临床需要时继续使用体温调节设备(包括 FAW 系统)[204]。"

现有证据并没有提供普适性共识，即无论手术类型、手术时间或手术室环境如何，使用 FAW 会增加 SSI 风险。

术中切口冲洗(灌洗)

清洗切口以预防 SSI 和促进切口愈合的历史可追溯到公元前 2200 年[205]。手术冲洗被广泛用于保持组织湿度、清除细胞碎片和保持切口无异物。灌洗液的选择取决于切口的分类(如清洁、清洁-污染、污染)；然而，各外科专科对于灌洗液的选择、是否使用添加剂(如抗生素或消毒剂)、必要的灌洗量以及达到安全预期效果所需的最佳给药方法和压力，尚未形成共识[206,207]。

手术的冲洗溶液/灌洗液类型很多。冲洗装置的选用取决于目标组织位置和伤口/切口大小、首选输送压力、所选溶液类型和容量、手术类型，以及用户其他偏好。常见的灌洗给药方法包括倾注、手动加压装置(如球形注射器、注射器/活塞/泵)和动力灌洗装置(连续或脉冲)。每种灌洗方法和设备都有多种灌洗压力和容量的装置可供选择。目标部位压力很低时可选择倾注冲洗液，而高压力时可使用压缩/动力/连续/脉动装置。

ACS 将低压冲洗装置定义为输送 1～15 Pa 冲洗溶液的装置，将高压冲洗装置定义为可输送 15～35 Pa 的装置[208]。关于伤口/切口冲洗所需的最佳压力已有大量研究，多数研究表明高压冲洗能更有效地清除切口处的异物和细菌。然而，高压冲洗也会造成组织损伤以及细菌向骨骼和组织深处扩散[205,209]。一项针对受污染切口的实验研究显示，低压(5～15 Pa)灌洗与高压灌洗同样能有效清除切口碎片，但高压灌洗有可能造成软组织和骨骼损伤[210]。因为清除切口中的异物、体液和碎片是主要目标，所以在权衡潜在的利弊时，进行低压灌注是行之有效的。尽管缺乏人体研究，但动物实验表明增加冲洗量可改善切口处异物和细菌的清除效果[211]。有几项研究明确切口初次闭合前所需的冲洗量，但这些研究通常集中在结直肠或创伤性手术[212]。

生理盐水通常是外科手术中最常用的无菌伤口/切口冲洗液[213]。临床医生在冲洗液中添加抗生素、消毒剂或表面活性剂，以增强冲洗效果。遗憾的是，很少有设计良好的临床试验评估这些添加剂用于术中冲洗的益处和功效[206,213]。在冲洗中使用添加剂的做法通常基于临床医生的偏好和专业。临床医生在冲洗中最常用的抗生素添加剂是杆菌肽。临床医生通常使用超说明书用法的巴曲霉素，直到 2019 年 4 月 FDA 向制造商发出将巴曲霉素退出市场的自愿要求，因为其风险(肾毒性和过敏反应)超出该药物批准适应证的益处[214]。此外，美国通常使用超说明书用法的抗生素，但 WHO 建议切口冲洗时不要使用抗生素，因为该证据水平/质量较低，且有可能导致细菌产生抗菌药物耐药性[10]。

使用消毒剂进行术中冲洗并非新概念，它可以追溯到"李斯特"消毒实践。PI 是最常用的冲洗消毒添加剂。2010 年一项荟萃分析纳入了 24 项 RCT(共计 5 004 名患者：2 465 名患者使用了 PI，2 539 名患者未使用 PI)，比较术中使用 PI 冲洗和未使用 PI 冲洗患者的 SSI 发生结果。PI 组的 SSI 发生率为 8.0%，对照组为 13.4%；术中使用 PI 冲洗能显著降低 SSI 发生率(RR=0.58，95% CI，0.40～0.83；$P=0.003$)[215]。建议将浓度为 0.85%的 PI 作为术中冲洗液的添加剂，并用于骨科切口缝合前[9]。FDA 批准的另一种切口冲洗剂是 0.05% CHG。浓度为 0.05%的 CHG 已成为 PI 的可能替代品，并用于术中冲洗消毒。CHG 作为一种理想的冲洗添加剂具有以下几个优点：CHG 具有广谱抗菌活性；与 PI 不同，CHG 在血液或组织蛋白存在的情况下不会失活，而且在低浓度下对肉芽组织和切口愈合无毒副作用。此外，CHG 还能与组织结合，并在首次使用后长期保持生物活性[216-218]。

在伤口/切口冲洗中添加抗生素或消毒剂会引发安全问题，因为许多此类药剂(非商业)通常在手术室中混合应用，不具备良好生产规范(Good Manufacturing Process，GMP)的优势，而 GMP 是商业制剂的标准做法。这种做法存在一定的问题，因为不能一直确保正确的无菌技术，这增加将病原体引入溶液的风险。冲洗溶液应始终在无菌条件下混合，并由经过培训的药房人员进行无菌操作。

抗菌(三氯生)缝合线

抗菌切口缝合对筋膜和皮下组织的优势与可针对手术切口革兰阳性和革兰阴性细菌的抗菌活性有关[219,220]。在考虑抗菌切口缝合的益处时，需要明确两个问题。首先，手术切口中的缝合线是否为潜在的感染性病原体。2013 年发表的一项研究表明，从手术患者感染切口处切除的传统(非抗菌)编织线或单丝缝合线在所有病例中都显示出细菌生物膜。该研究发现，人工种植缝合线与其他生物医学设备一样，若在污染区域内植入，早期形成细菌生物膜的风险很高，随后也有 SSI 发生的风险[221]。其次，抗菌缝合线的证据水平纳入当前循证 SCB 是否合理？大量 RCT(包括多个 SR&M)研究比较了抗菌缝合线与传统非抗菌缝合线(编织线或单丝可吸收线)在缝合筋膜、肌肉、皮下组织和皮肤方面的效果。研究发现，使用抗菌缝合线可有效大幅降低包括结直肠手术在内的各种外科手术 SSI 发生风险[222-227]。一项最新研究评估了 25 项 RCT，总计 11 957 名手术患者，结果表明使用抗菌缝合线可显著降低 30 天后的 SSI 风险(RR=0.73，95% CI，0.65～0.82)。灵敏性分析表明，在清洁、清洁-污染和污染手术中使用，均能显著降低 SSI 的发生[228]。

两项最近发表的研究记录了使用抗菌缝合线缝合切口的经济收益[229,230]。这两项研究都表明，当使用抗菌(三氯生)缝合线作为 SCB 的部分措施时，浅表切口和深部切口 SSI 的成本均显著降低。使用抗菌缝合线缝合筋膜和皮下切口得到 1A 级临床证据支持，并成为多个国家级、国际和学术性 SSI 预防指南的推荐措施[1,9-11,18,19,231]。

手术护理包

尽管已广泛采用 SSI 循证预防指南，如 ACS、CDC、SCIP、英国国家临床优化研究所（National Institute for Clinical Excellence，NICE）和 WHO 发布的 SSI 相关指南，但 SSI 发生率并未显著下降[1,9,10,17,232-238]。SSI 是最容易预防的 HAI，也是外科患者中最常见的感染类型。SCB 是一种公认的循证医学方法，它将最佳的循证措施纳入所有患者的常规护理中，以预防 SSI。绝大多数措施已得到 1A 级临床证据的 SR&M 验证，并在指南中获得推荐。这些措施在文献中以森林图的形式进行呈现，便于识别并有望实施。纳入循证临床的实践措施只遵循指南和 GRADE 分级（Grading of Recommendations，Assessment，Development，and Evaluations）的分析首选报告项目（Preferred Reporting Items for Systematic Reviews and Meta-Analyses，PRISMA），或设计合理、证据充足的 RCT 研究[1,9,10,17,239]。有效的 SCB 必须具有科学依据且得到同行文献评阅，同时摒弃教条主义。在当前的医疗环境下，手术护理是由更短的住院时间和增强的术后恢复所驱动的，优化术前护理和协议驱动术后护理应成为围手术期护理包的辅助组成部分，以降低 SSI 发生风险。

已被确定为 1A 证据级的围术期 SCB，包括术前使用一次性电动剪刀（尽可能在手术开始前）进行备皮、术前进行有效的围术期皮肤消毒、基于体重的抗菌药物预防、基于当地医院处方的胃肠外抗生素使用方案、维持围手术期体温正常和平衡，有效控制围手术期血糖（无论患者是否患有糖尿病，尤其针对心脏手术患者），对所有切口闭合层使用抗菌缝合线（避免使用皮肤缝合针）。其他纳入 SCB 的措施还包括结直肠手术前使用合适的口服抗生素进行肠道准备；葡萄球菌筛查和去定植；术前消毒沐浴不仅成本低廉，还可减少腋窝和会阴部的生物负荷；使用或不使用 PI 或 CHG 等消毒剂（但不使用可能产生耐药性的抗生素）进行切口冲洗。多个手术证据表明，在髋关节和膝关节假体手术、剖腹产手术和开胸手术切口后，使用负压切口疗法（negative pressure wound therapy，NPWT）可有效降低 SSI 发生率。其他干预措施，如在筋膜层和皮下切口缝合前更换手套、切口边缘保护器、使用伤口敷料、最大限度地减少手术室内的人员流动，以及准备切口缝合托盘，现已成为选择性 SCB 的组成部分[240]。是否采用 SCB 不仅取决于已公开的临床结果，还取决于训练有素、不带偏见的观察者按 SSI 标准定义进行的监测。如果没有普遍认同的 SSI 定义和出院后监测策略，有可能低估 SSI，并降低循证临床标准的效果[241,242]。此外，对 SCB 的依从性需要监测，因为不良的依从性已被证明对临床结局和 WHO“安全手术拯救生命”清单的预期益处产生负面影响[243-249]。

尽管很少有文献论证 SCB 的科学有效性，但如果应用可靠且前瞻的测量方式，相关方案在降低 SSI 风险方面是有效的[250,251]。然而，这些措施要想获得认可和应用，需要个人、文化和机构做出巨大变革，并建立机构支持系统和管理制度。外科医生通常被认为是不遵守规定的关键因素；有些外科医生很难改变个人和职业行为，以遵守检查清单和 SCB。然而，SR&M 发现 13 项相关 RCT（涉及 8 515 名患者）研究表明，与无 SCB 措施相比，遵守任何 SCB 措施都能有效地降低 SSI 的 RR 值（RR＝0.55；95％CI，0.39～0.77；P＜0.001）[252]。这需要进行前瞻性研究，以证明包含 5～10 项 1A 级循证干预措施的 SCB 可以降低 SSI 发生风险，其效果大于任何单一综合干预措施。如何选择能产生综合效益的 SCB 成分具有一定的挑战性。目前，在英国进行的 ROSSINI 2 试验采用了多手段、多阶段设计，以评估腹部手术后选择性干预措施来降低 SSI 的临床有效性[253]。这种设计允许多个干预手段相互比较（与对照组），并评估所有的干预组合效果，探索循证干预措施之间的特定相互作用对 SSI 发生的影响。这些证据将有助于确定最佳 SCB，即选择哪些干预措施最有可能改善各外科手术患者的预后。

包括负压在内的术后切口管理

在术后前 30 天观察到的 SSI 大多是由源自患者皮肤的内源性微生物所引起，以金黄色葡萄球菌或表皮葡萄球菌最为常见，它们在手术过程中导致伤口/切口污染。消化道或泌尿道手术过程中可脱落厌氧菌和肠杆菌科细菌，这些也是术后 SSI 相关的微生物种群。虽然 20％～25％的 SSI 是外源性病原菌所致，但 SSI 的有效预防方案受手术技术、使用清洁无菌器械对手术室环境进行充分控制，以及重点使用 SCB 的影响。术后 30 天内出现 SSI 可能与能形成生物膜的微生物污染切口有关[254]。在术后早期，患者皮肤上的内源性微生物或从医疗环境中获得的外源性微生物、不适当的切口护理（不良、无菌和非接触式技术）可能是造成切口二次 SSI 的主要原因。使用合适的手术敷料并排除外源性微生物，应该能有效防止 SSI 的发生，但没有明确的证据表明任何术后使用切口敷料（尽管是传统切口护理实践的重要组成内容）能提供任何保护[255]。如果在术后切口敷料中加入局部抗菌剂（消毒剂，而非抗生素），就能最大限度地发挥保护作用[256,257]。术后伤口/切口开裂可能与 SSI 有关，也可能在急性生物膜形成后发生，通常没有急性感染的局部临床症状，是另一种需要考虑的术后并发症[258]。切口开裂会带来巨大的医疗经济负担，需要专家长期关注并经常进行清创处理，还可能进一步需要使用抗菌药物（包括抗生素）和先进的切口护理方法，如 NPWT。

手术切口敷料

目前并不存在完美的手术切口敷料，但理想的手术切口敷料应该能够处理过多的渗出物，防止敷料表面“穿透”手术切口（有通过外源性微生物导致继发感染的风险）；提供温暖、湿润的环境以达到最佳愈合效果；切口内不留异物；允许敷料在不移除的情况下观察切口愈合的进展；允许无痛、无创伤地更换敷料；还要兼具成本效益。目前，市面上有数量众多的手术敷料，同时也有文献阐述其优点。然而，绝大多数研究都是小规模、回顾性的，且使用患者人数少于 100 人，虽然个别敷料可能会带来特定临床益处，但没有一种切口敷料能提供所有临床预期益处。

是否需要使用切口敷料覆盖伤口/切口也存在一定的争议，但没有充分验证的科学证据的情况下，术后 24～48 h 使用外科敷料是一种普遍做法。由于使用手术敷料的科学证据有限，医护人员对手术敷料类型和使用的决策大多依赖于当地的专业知识。尽管缺乏有充分证据支持的 RCT 研究，但 2008 年英国 NICE 指南仍主张根据专家意见，术后切口应覆盖合适的交互式敷料[259]。2016 年 WHO 指南主张，不应在闭合性手术切口上使用简单或高级手术敷料以降低 SSI 风险[10]。但该建议基于 10 项 RCT 研究，证据质量较低。Cochrane 协作网采用更严格的科学方法进行评估，也没有任何证据表明术后使用敷料对降低 SSI 风险有价值[260,261]。

因此，还需要进行更多高质量的研究以明确手术敷料的应用价值。未来的 RCT 研究需要侧重于大样本量、无偏倚、双盲研究的评估，同时要强调研究的安全性。RCT 研究还应探讨使用敷料后的整形功效、患者舒适度、护理时间成本，以及在所有回顾性或非比较性研究中都没有得到充分论证以降低 SSI 的问题。最好的科学证据是最佳的选择，但通常这种研究的成本很高。而且，到目前为止，还没有证据表明简单或高级的手术敷料可以预防 SSI 发生。目前，英国 Bluebelle 研究小组正在研究这些问题，并有可能解决其中的几个问题[262,263]。

多种敷料可用于闭合性手术切口。这包括低黏附性敷料，如与切口接触的、具有吸水性棉垫。高级切口敷料，如可渗透水汽的黏性聚氨酯薄膜敷料，它允许进行切口探查，允许水汽和氧气穿透，但不允许水和微生物渗透。抗菌液浸润的聚氨酯敷料在市面上被认为可降低 SSI 风险。亲水胶体和泡沫敷料能适应切口的形状，并可放置数天。具有黏附性或非黏附性硅酮聚合物常用于烧伤护理，但水凝胶、藻酸盐和其他敷料主要用于慢性开放性切口、继发性愈合或已开裂的切口。

生物膜的作用与外科切口消毒敷料

所有细菌都会产生生物膜，并且越来越多的证据表明急性生物膜可能会通过不适当的炎症反应破坏或延迟切口的愈合，并导致切口裂开[254,258]。假设在没有临床感染证据的情况下，切口中急性生物膜的形成可能是导致切口裂开的潜在共同因素。生物膜的存在会促进过度炎症反应以及切口愈合的延迟/紊乱，进而延迟切口的愈合。在高级手术敷料中加入抗菌剂是防止切口早期形成生物膜的一种理论方法，但需要设计良好、有驱动力的 RCT 来获得临床证据支持，并验证其作为降低 SSI 风险策略的有效性。任何减少切口护理中对抗生素的依赖都是有益的，但目前 SR&M 都没有证据表明手术切口处的消毒敷料在术后愈合中有明显作用[264-266]。消毒敷料包括银、蜂蜜、洗必泰、聚维酮碘和聚六亚甲基双胍，绝大多数材料都有数百篇文献进行支持。这些文献中很少有研究适合纳入 SR&M，因为它们通常为非比较性的、回顾性的、动力不足的、有偏倚的或没进行盲法的。

负压治疗敷料

自 20 多年前问世以来，NPWT 在通过慢性、开放性切口（如压伤、糖尿病和静脉性足部溃疡）二次愈合治疗中发挥着越来越重要的作用[267]。它们也被用于处理术后急性裂开的外科切口。尽管支持性报告、病例数和综述呈指数级增长，但仍有一些人对 RCT 阳性的 SR&M 数据持怀疑态度[268-271]。许多专家表示，几乎没有严格的证据证明应用 NPWT 是合理的，使用 NPWT 的好处和潜在危害仍不确定，需要进行更多的研究以明确。然而，医护人员从自身经验以及实验研究、病例报告和系列病例的结果中发现，NPWT 在拯救四肢和生命以及成功管理开放性切口方面占有一席之地，这不仅反映在支持性文献的数量上，也反映在 NPWT 设备的销售中。许多协会以及国家、国际指南都支持使用 NPWT[10,272,273]。

预防性使用 NPWT 作为切口装置/敷料来帮助预防 SSI 或切口裂开是一项新的挑战，这得到了越来越多的 RCT 和 SR&M 的支持[274-281]。切口使用 NPWT 可抑制生物膜的形成，这很可能是其成功的基础。应考虑使用 NPWT 预防高风险切口的 SSI，例如结直肠手术后的污染切口，其 SSI 发生风险很高；开放式心脏术后胸骨开裂可能会危及生命；剖腹产妇科手术，尽管这是一种清洁-污染的手术，但切口裂开的范围可能很严重；SSI 或伤口裂开可能延迟需放疗或化疗的乳腺手术；以及整形外科假体手术，尤其关节挽救可能是一个漫长且花费高昂的并发症。对于这些类型的手术流程，应考虑将切口 NPWT 纳入预防性 SSI 护理包中。

无菌处置部门

在美国，每天都有超过 50 000 名专业人员对数百万台外科手术器械和医疗设备进行清洁及处理[282,283]。无菌处理是医院评审的重要组成部分，其中包括手术周转时间，以及最关键的患者安全[284]。无菌处置部门（sterile processing department，SPD）主要处理领域包括去污、高水平消毒（high-level disinfection，HLD）、组装/打包、灭菌和无菌储存。这一领域有几项专业指南进行指导，包括 AORN 和医疗器械促进协会（Association for the Advancement of Medical Instrumentation，AAMI）[285-290]。然而，数起灭菌后感染事件都与手术器械处理不当有关。

在一项涉及 15 名骨科和眼科患者的院感暴发事件中，调查人员随机抽取的手术包内和手术器械上发现凝固酶阴性葡萄球菌和芽孢杆菌。对该机构 SPD 的进一步检查发现，高压灭菌器的零件维护不足，工作人员存在操作不当[291]。2009 年，得克萨斯州的一家医院出现铜绿假单胞菌感染暴发事件，7 个器官/腔隙 SSI 均与关节镜剃须刀有关。该医院表示处置流程已遵循制造商提供的使用说明书和再处理说明书。微生物负荷在常规检查中不明显，仅通过伸入通道的内窥镜可视化检测发现。研究人员对其他医疗机构的剃须刀手柄也使用内窥镜进行评估，结果发现有明显的微生物残留，这表明该问题并不局限于单个医疗机构或特定设备制造商，而是在整个医疗系统中普遍存在[292]。调查还发现在流入/流出套管的管腔以及关节镜下剃须刀的头部都有残留组织。2009 年 7 月，FDA 获悉后启动了对关节镜剃须刀的安全性审查。根据此次调查结果，FDA 鼓励使用关节镜剃须刀的医疗机构在清洁后使用内窥镜（3 mm 视频镜）检查这些设备的内部，以确保所有表面都已彻底清除所有组织或液体[293]。生产商在 8 家医院和手术中心也进行了调查，发现 72 个受检器械中有 69 个（95.8%）头部存在残留污染。生产商认定，没有一家医院按照公司所提供的 11 个再处理步骤对器械进行处理。公共廉政中心（Center for Public Integrity，CPI）的另一份报告指出，清洁和消毒不当与制造商设计不佳以及器械测试不足有关。该报告还指出，SPD 人员存在薪酬不足和工作条件紧张等问题[294]。

这一经验和其他类似暴发的报告表明，这是一个双重问题。随着手术程序和技术的发展，SPD 人员需要处理一系列更复杂的手术器械，尤其是那些与微创或机器人手术相关的器械[295]。小型铰链器械也带来新的挑战，因为即使使用超声波方法，铰链关节内固定的组织和体液也很难清除。一项最新的实验性研究表明，设计复杂的器械阻碍了有效清洁，进而导致生物膜的形成[285]。嵌入生物膜中的细菌通常比浮游（自由漂浮）细菌更能抵抗化学制剂的灭活[296]。处理过程中生物膜若去除不充分则会导致残留的有机物逐渐积累，实验性研究表明这会降低蒸汽灭菌/消毒的效果。大多数情况下，清洁后进行目视检查无法发现这些生物的存在，因此使用内窥镜可以有效放大复杂器械的缝隙和死角表面[292]。

第二个值得关注问题是 SPD 人员的工作量和培训，尤其在手术量大的医疗机构中。虽然 SPD 人员不直接接触患者，但他们在保障手术效果和患者安全方面起着至关重要的作用。在蒸汽灭菌/HLD 之前，必须清洁设备以去除任何生物，这一过程需要使用酶洗液清除器械表面的碎片。如前所述，缩短这一过程会加剧细菌残留在器械表面的可能，并降低灭菌/消毒的效果。器械经过有效的去污、重组和包装后，方可灭菌。无菌处理人员必须了解制造商提供的说明书，因为并非所有器械都能以同样的方式进行处理/加工。多年来，无菌处理人员的培训包含多种形式，包括在职培训、在线培训或常驻培训，完成这些培训可获得专业认证。SPD 处在一个高要求的环境，其内在压力很大，尤其大型医疗机构中，协作是提高生产和保障患者安全的关键。领导力对于激励 SPD 员工意识到他们在患者安全方面的核心作用是至关重要的，因为器械处理是预防 SSI 的阵前防线。2017 年 5 月，联合委员会发布一份关于安全和质量的咨询意见，解决了与灭菌或 HLD 设备失误相关的不合规问题。IC.02.02.01 标准要求各医疗机构降低与医疗设备、器械和用品相关的感染风险。本标准适用于通过联合委员会认证的医院、危重症医院、门诊和办公室手术设施。医院和危重症医院的 SPD 不合格率分别为 51% 和 58%[297]。不合格的因素包括：

- 缺乏正确灭菌技术的知识或培训，缺乏 HLD 设备，或缺乏循证指南。
- 缺乏领导层监督。
- 灭菌或 HLD 设备的优先级较低。
- 缺乏支持安全风险报告的安全文化。

这些不合规问题所导致的潜在后果包括：
- 患者面临感染风险。
- 潜在的感染暴发。
- 可能失去联合委员会认证。
- 可能失去 CMS 推定地位。
- 不良宣传、收入损失和声誉受损。
- 诉讼。

SPD 领导层通过聘用、监督和培养那些关注仪器处理、灭菌和 HLD 细节的工作人员，在确定患者安全优先事项方面发挥着至关重要的作用。患者安全取决于器械是否得到适当的关注和有效的再处理；因此，无菌处理团队成员应确定并遵循最新的最佳实践。

患者参与度——降低手术部位感染风险的最后思考

在过去的 20 年里，外科技术的创新发展、手术室设计的技术进步、SCB 的实施以及对哨点患者风险因素的识别都取得了显著的进展。然而，SSI 仍是影响临床成效的巨大负担，并与患者的严重发病率、病死率和机构成本增加有关。预防 SSI 需采取综合策略，包括术前、术中和术后循证护理措施。SSI 预防策略通常侧重于手术团队成员的作用、术中技术以及与手术相关的风险因素。展望未来，患者也必须参与到医疗保健过程中并作为提高患者安全和临床结果的一种手段，患者参与正成为医疗保健倡导者中越来越重要的概念。未来最重要的是向患者提供他们所需的信息，让他们参与到 SSI 预防过程中，尤其要强调患者遵守选择性护理（如入院前沐浴/清洁）流程的重要性[298]。未来改善手术效果的途径必须以患者的参与作为起点和终点[299]。

第35章

Kevin Escandón • Anne M. Lachiewicz • David G. Greenhalgh
(黄英男 译;方婷婷 校)

烧烫伤患者的创面感染和脓毒血症

Burn Wound Infection and Sepsis in the Patient with Burns

引言

烧烫伤后,由于皮肤屏障的丧失和烧烫伤后的全身免疫抑制,感染很容易发生[1-3]。幸运的是,迄今为止最常见的烧烫伤是小面积、浅表的烧烫伤[4],其感染的风险较低。相比之下,更深、面积更大的烧烫伤,其创面会长时间暴露于环境中,发生感染的概率更大。占全身表面积(total body surface area, TBSA) 30%~40%的大面积烧烫伤会导致明显的代谢变化,发生感染并发症的风险很高[5]。这些大面积烧烫伤患者通常会患上至少一次脓毒症。烧烫伤患者感染和死亡的主要因素是烧烫伤面积或损伤程度[6,7]。烧烫伤患者死亡的主要原因是多器官功能障碍综合征(multiple organ dysfunction syndrome, MODS),这也是机体对脓毒血症的直接反应[8-12]。不同烧烫伤部位的住院时间和烧烫伤并发症各不相同,具体取决于烧烫伤面积、损伤严重程度,以及吸入性损伤的程度;年龄等宿主因素也会影响结局[1,4,6]。

过去几十年来,烧烫伤伤口护理发生了许多变化,包括使用有效的局部抗菌治疗和及时手术切除烧烫伤组织以实现伤口及时闭合[13-18]。收集培养标本可以及早识别致病病原体,从而增加获得最佳治疗的机会。此外,包括严格执行患者和工作人员卫生以及采取隔离预防措施在内的感染控制措施,能减少烧烫伤中心微生物的传播。这些进展显著减少了患者的烧烫伤创面感染(burn wound infection, BWI)和脓毒症,从而显著提高了生存率。

尽管取得了这些进展,感染仍然会直接或间接导致烧烫伤患者 30%~80%的死亡[2,19-25]。医疗保健相关感染(healthcare-associated infection, HAI)经常导致严重烧烫伤患者发生 MODS。此外,烧烫伤相关感染会导致伤口愈合不良、住院时间延长和医疗费用增加[26-28]。因此,烧烫伤患者 BWI 和脓毒症的识别和治疗对临床医生和医护人员至关重要。本章讨论 BWI 和包括 HAI 在内的不同类型的烧烫伤相关感染,最后还描述了识别烧烫伤患者脓毒症和脓毒性休克的重要性。

烧烫伤流行病学和病因学

烧烫伤会导致相当高的发病率、病死率和残疾[29,30]。2017 年,全球范围内烧烫伤所致现患病例约 2.09 亿例,事故病例约 1 400 万例,残疾寿命达 700 万年[31]。在美国,烧烫伤每年影响超过 400 000 人[1,32]。根据 2018 年美国烧烫伤协会(American Burn Association, ABA)国家烧烫伤数据库报告的数据[4],至少 76%的患者持续<10% TBSA 烧烫伤,病死率为 0.6%。严重程度有限的烧烫伤患者通常可在门诊接受治疗。总病死率为 3.0%,并随着 TBSA 增加、年龄增加和吸入性损伤的存在而显著增加[4]。火焰烧烫伤的病死率为 5.4%。与幸存者相比,烧烫伤 TBSA>20%的未幸存者住院时间较短。最常见的并发症包括肺部感染、尿路感染、菌血症和脓毒症、蜂窝织炎、呼吸衰竭、BWI 和肾功能衰竭。这些并发症(其中许多具有传染性)的风险在很大程度上取决于 TBSA 和损伤机制/原因[7,33]。例如,肺部感染和呼吸衰竭是火烧烫伤患者最常见的并发症,而蜂窝组织炎和 BWI 最常见于烫伤、接触和化学烧烫伤患者[4]。

了解损伤机制对关注烧烫伤管理和并发症预防策略至关重要。烧烫伤病因影响住院患者的发病率和病死率。火焰烧烫伤是成人最常见的烧烫伤形式,其次是烫伤、接触烧烫伤,以及电和化学损伤[4]。在儿童中,烫伤是最常见的烧烫伤病因。总体而言,火灾/火焰引起的烧烫伤导致并发症通常最多。

基于损伤深度的烧烫伤分类

烧烫伤深度对 BWI 风险的影响很大。烧烫伤按损伤深度分为一度、二度(部分皮层)、三度(全层)和四度(深入骨、肌肉、肌腱)(图 35.1)[1,34]。每种类型的烧烫伤治疗方式不同。

一度烧烫伤不会穿透表皮。由于表皮是阻止水分流失和微生物入侵的主要屏障,因此伤口干燥但仍然疼痛。一度烧烫伤不需要特殊治疗,几乎没有感染风险。

二度(部分皮层)烧烫伤会破坏表皮,但不会穿透整个真皮。表皮屏障丧失导致液体渗出,因此伤口湿润。由于含有真皮神经丛和血管的真皮至少部分完好,因此伤口会因压力而发白,并且非常疼痛。真皮保留了皮肤附件(毛囊、油脂和皮脂腺),它们是重新形成伤口表面新上皮细胞的来源。通常来说,使用简单的肥皂和水以及某种形式的外用制剂或敷料处理这些伤口,就很少会发生感染。

三度(全层)烧烫伤会破坏表皮和真皮并穿透皮下脂肪。这些烧烫伤往往是干燥的,不大有疼痛,并且通常覆盖有"焦痂","焦痂"本质上是残留的因烧烫伤而改变的皮肤蛋白质。焦痂无法存活,但会黏附在伤口上。三度

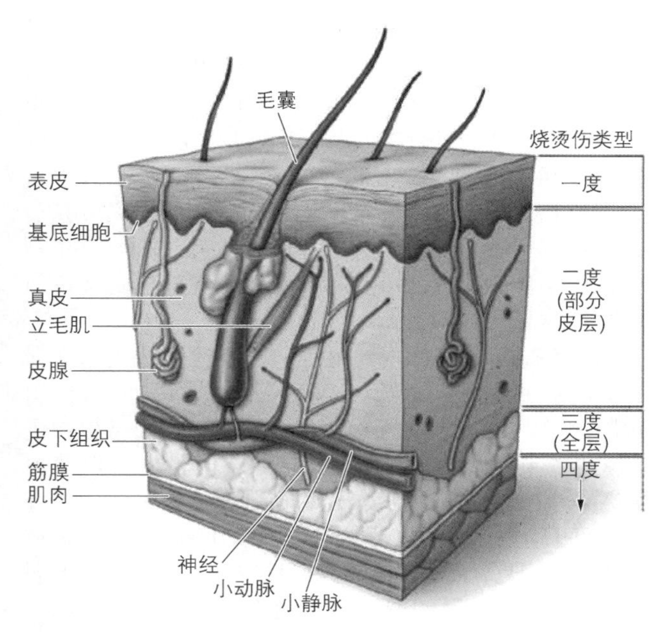

图 35.1　皮肤分为两层，表皮是最外层，底部细胞层称为基底细胞层，是唯一具有生长和跨伤口迁移能力细胞的部位。表皮是微生物入侵的屏障，并保留水分。一度烧烫伤不会穿透表皮，所以是干燥的。更深的一层即真皮主要由胶原蛋白组成，从而提供皮肤的强度。真皮包含皮肤附件(毛囊、油脂和皮脂腺)，内衬上皮细胞。真皮还具有血管和神经丛。二度(部分皮层)烧烫伤累及但不穿透真皮。表皮的损失使得伤口渗出，并且由于血管和神经丛持续存在，伤口变白并且极度疼痛。三度(全层)烧烫伤会穿透整个真皮并进入皮下脂肪，所以通常不会变白，并且比二度烧烫伤疼痛要轻。四度烧烫伤深达肌肉、肌腱或骨骼。

经允许引自：Greenhalgh DG. Management of burns. *N Engl J Med*. 2019；380：2354. Copyright © 2019 Massachusetts Medical Society。

烧烫伤可以通过伤口收缩来愈合，或者需要通过手术切除并用皮肤移植物覆盖。由于焦痂无法存活，身体会在其下面形成肉芽组织屏障来“隔离”死亡组织。焦痂上定植有通常不会侵入肉芽组织屏障的微生物。细菌和炎症细胞的相互作用会使焦痂自溶并最终脱落。两层之间可能会出现化脓，从而形成脓肿样情况。如果不通过手术切除焦痂，这些伤口感染的风险就会升高。

四度烧烫伤较深，可暴露骨头、肌腱或筋膜，通常不能植皮，需要专门的手术，如皮瓣或截肢。

烧烫伤发病机制及其对宿主免疫和代谢的影响

烧烫伤会在每个身体系统中引发有害的病理生理反应，器官功能障碍的程度和持续时间取决于烧烫伤面积大小[5,34]。直接细胞损伤表现为凝固性坏死，组织破坏的深度取决于烧烫伤的机制，包括组织暴露的温度和接触持续时间。烧烫伤后，正常皮肤抵抗微生物渗透的屏障就会丧失，创面湿润且富含蛋白质的无血管焦痂就会成为微生物理想的培养基。皮肤机械屏障的破坏显著增加了感染的易感性，全身免疫功能低下和烧烫伤后代谢改变也在患者预后中发挥重要作用[2,5,35]。免疫系统的体液和细胞的每个组成部分都会受到烫伤影响。

在烧烫伤后最初几周内，总白细胞(white blood cell，WBC)计数升高，但外周血淋巴细胞计数减少。已有报道会发生淋巴细胞亚群的改变，包括辅助性 T 细胞与抑制性 T 细胞正常比例的逆转[36,37]。烧烫伤后，混合淋巴细胞反应中迟发性超敏反应和外周血淋巴细胞增殖均受到抑制。在烧烫伤患者中可观察到淋巴细胞产生的白细胞介素-2(interleukin-2，IL-2)和 IL-2 受体表达发生变化，烧烫伤面积与外周淋巴细胞产生的IL-2下降之间直接相关[38]。

烧烫伤后早期，循环 B 淋巴细胞数量明显增加，但血清免疫球蛋白 G(IgG)水平下降，并在数周内逐渐恢复正常[35,39]。抗原特异性 B 细胞数量正常或增加，同时血清 IgG 抗体反应减弱，表明烧烫伤后 B 细胞诱导正常反应的能力存在缺陷[39]。烧烫伤后，从小鼠肠系膜淋巴结和脾脏中分离的产 IgM 细胞中也观察到类似的结果[40]。已有证明，对烧烫伤患者给予外源性 IgG，可以使其迅速恢复正常的 IgG 水平，对感染的发生率或结局没有显著影响[41]。

烧烫伤会严重影响循环白细胞的成熟和活化，这种变化可在受伤后持续数周[42,43]。粒细胞相关功能会发生改变，包括趋化性、黏附性、脱颗粒性、氧自由基产生和补体受体表达[42,44]。从烧烫伤患者中分离的粒细胞，其胞质氧化酶活性升高，且高于粒细胞体外刺激产生的正常氧化酶活性，表明中性粒细胞反应已启动，并能够引起更多的组织器官损伤。研究表明，烧烫伤患者不仅白细胞和中性粒细胞计数显著增加，其中性粒细胞衍生因子的全身水平也升高[43,45]。

除了前面提到的免疫细胞和组织的变化之外，严重烧烫伤(>40% TBSA)的患者还会出现代谢亢进反应，其代谢率可能高达未受伤患者基础代谢率的 1.5 倍。这种分解代谢状态主要由儿茶酚胺和皮质类固醇的增加驱动，可能会在烧烫伤后持续数月或数年[5,34,46]。烧烫伤后，肌肉会优先分解以“喂养”试图抵抗感染并愈合伤口的细胞，进而导致蛋白质大量损失。烧烫伤患者即使积极进食，也仍会损失大量肌肉。

因此，估计基础代谢率和优化营养，对最大限度地提高免疫反应、促进伤口愈合并减少肌肉萎缩很有必要。在情况允许下，肠内营养优于肠外营养，并与改善结局相关，包括减少细菌移位和脓毒症[47]。早期开始肠内营养，甚至可能有助于调节代谢亢进反应。烧烫伤相关的代谢变化也会导致严重的高血糖和胰岛素敏感性下降[5]。在重症监护病房对烧烫伤患者进行胰岛素强化治疗可降低 HAI 发病率[48-50]。由于极端的代谢变化，抗菌药物监测对烧烫伤重症监护病房尤其有用，但这种监测是否最终会改变感染的发生率或多重耐药菌(MDRO)的发展仍然未知[51,52]。

烧烫伤创面的微生物群、污染和感染

烧烫伤创面环境

由于一度以上的烧烫伤会破坏身体的主要屏障(上皮细胞)，所以任何烧烫伤几乎都会立即受到微生物的污染。微生物暴露通过烧烫伤创面、侵入性设备和手术以及微生物胃肠道移位发生[2,53]。微生物可能来自患者皮肤、消化道和上呼吸道的内源性微生物群，也可能来自外部，如医院环境。

烧烫伤伤口的性质和微生物特异性因素都会影响微生物在烧烫伤焦痂中的增殖和渗透[2]。烧烫伤组织富含凝固蛋白，并通过液体和血清的跨焦痂运动充分水合，创造了极好的微生物培养基。而且由于营养血管的热血栓形成，焦痂无血管，从而会限制全身抗菌药物的输送以及吞噬细胞向烧烫伤组织的迁移。伤口浸渍、压力性坏死和伤口干燥并形成新焦痂等因素，也会促进伤口微生物增殖。此外，伤口血流的继发性受抑制可减少氧气、营养物质和吞噬细胞向焦痂下组织的输送，从而进一步使患者容易受到细菌侵袭。

烧烫伤创面定植和侵袭性烧烫伤创面感染

定植是指在失活的烧烫伤组织或焦痂中存在微生物，而侵入性 BWI 是指在烧烫伤焦痂下方的活组织中存在微生物。由于定植无处不在，经典概念中的 BWI 不是基于伤口中发现微生物，而是基于烧烫伤创面的临床变化进行诊断。考虑到症状通常很微妙，诊断 BWI 需要经常检查烧烫伤创面。由于这些概念容易混淆，ABA 召开了一次“共识会议”根据现有文献[54]制定定义（表 35.1）。

表 35.1　美国烧烫伤协会烧烫伤感染的共识定义

烧烫伤创面定植
- 伤口表面存在低浓度细菌
- 病理诊断：细菌数＜10^5微生物/克活组织[a]
- 伤口定植发生在所有伤口中，并可通过渗出物或拭子培养检出，但伤口未感染

烧烫伤创面感染（BWI）
- 伤口和伤口焦痂中存在高浓度细菌

无创 BWI：
- 病理诊断：细菌数＞10^5微生物/克活组织[a]
- 未烧烫伤或存活的皮肤/组织没有入侵迹象

侵入性 BWI：
- “烧伤伤口中存在浓度足够的病原体，结合深度、涉及的表面积和年龄，导致焦痂化脓性分离或移植物丢失，邻近未烧伤组织的损伤，或导致脓毒症的全身炎症反应综合征”
- 病原体通常以高浓度存在于伤口中
- 病理诊断：病原体数量＞10^5/克组织[a]
- 侵入或破坏未烧烫伤的皮肤/组织
- 侵袭性感染可伴或不伴脓毒症

a：注意，很少使用定量培养。
基于 2007 年美国烧烫伤协会共识会议。经 Oxford University Press 允许引自：Greenhalgh DG，Saffle JR，Holmes JH，et al. American Burn Association consensus conference to define sepsis and infection in burns. *J Burn Care Res*. 2007；28：776－790. doi：10.1097/BCR.0b013e3181599bc9[54]。

对大多数小面积烧烫伤来说，BWI 风险很低。即使是中等大小的烧烫伤，只要用肥皂和水简单清洗，也不常发生感染。大多数烧烫伤都采用局部抗微生物药物治疗，可减少微生物定植，理论上可以减少感染风险[15]。

某些微生物因素可能在侵袭性 BWI 的发病机制中发挥重要作用。胶原酶、弹性蛋白酶、蛋白酶和脂肪酶等酶的生产，以及细菌运动等特性，可以增强微生物穿透焦痂和失活组织界面的能力。一般来说，有效的局部抗微生物治疗和其他感染控制策略可限制焦痂内细菌负荷和增殖，从而降低侵袭性 BWI 的风险[15]。因此，延迟切除手术会增加微生物负荷（例如，某些烧烫伤机制促进的环境污染），有时微生物种类在侵袭性 BWI 风险中也会发挥作用。如果微生物的密度和侵袭性超过宿主的防御机制，它们就能沿汗腺和毛囊迁移，在焦痂下空间增殖，并侵入下面的活组织，最终可能会系统性扩散至远处器官组织。侵袭性 BWI 可能导致烧烫伤深度进展、无法愈合、移植物破坏、脓毒症、脓毒性休克和 MODS，因此它也是烧烫伤患者的主要关注点。

传统来说，活检标本的组织学检查显示活组织中存在微生物，就能证实侵袭性 BWI 的诊断[55,56]。活检组织中细菌＜10^5微生物/克活组织一般不认为存在微生物侵袭，但烧烫伤创面的定量细菌学培养与侵袭性 BWI 相关性较差[57]。对于评价侵袭，烧烫伤创面活检组织学检查培养更可靠[2,57-60]，但也存在些局限性，比如未能活检焦痂下的活组织或无意中对未感染区域取样。若临床情况恶化，但活检结果阴性，则需要重新检查创面，如果能排除来自其他部位的全身性感染源，则可能需要活检其他部位。烧烫伤焦痂或伤口表面切除培养无法区分定植与侵袭性 BWI。测试区域和采样方法不同，表面培养结果差异会很大，但可提供皮肤微生物群细菌多样性的粗略描述[57]。对于感染已知异常病原体或 MDRO 的患者如果出现败血症或接触隔离，需要调整经验性抗菌药物治疗，以保护病房内的其他患者[52,61]，但这种做法仍然存在争议。

尽管历史上实验室对侵袭性 BWI 的有限定义是基于烧烫伤活检中的细菌浓度，定量活检和伤口培养在当今的实践中很少使用。伤口的定量培养，特别是伤口的活检标本涉及广泛的处理技术，在许多临床微生物实验室中不可行[57]。因此，大多数临床医生和烧烫伤外科医生目前依赖于烧烫伤创面可视化的物理/临床变化（表 35.2）。最初的变化可能很微妙，护理伤口的护士通常是首个发现问题的人。

表 35.2　提示烧烫伤创面感染的临床变化

- 伤口局部变为深棕色或黑色
- 二度烧烫伤转化为全层坏死
- 伤口退化并形成新焦痂
- 出乎意料的快速焦痂分离
- 皮下脂肪出血性变色
- 伤口边缘紫红色或红斑水肿
- 未烧烫伤皮肤或远处器官的迁徙性化脓性病变

BWI 最常见于烧烫伤程度超过 30％TBSA 的患者或皮肤移植失败留下开放性伤口的患者。BWI 的成功治疗需要早期发现，因此必须每天检查整个伤口以检测外观变化。侵袭性 BWI 的临床症状通常与未感染的高代谢烧烫伤患者或患有其他形式脓毒症的烧烫伤患者的临床症状难以区分。脓毒症的症状包括体温过高或过低、心动过速、呼吸急促、肠梗阻、糖耐量不良和定向障碍。烧烫伤创面外观的物理变化是侵袭性 BWI 更可靠的迹象（见表 35.2）。部分皮层烧烫伤区域转变为全层坏死以及局部区域出现深色出血或黑色变色是 BWI 的常见变化。烧

烫伤患者出现脓毒症临床体征和症状时，应立即对伤口进行彻底检查，以确定潜在侵袭性 BWI 的区域。

烧烫伤感染的微生物时间表

BWI 原因往往随受伤后时间不同而变化。烧烫伤创面的微生物群随时间而变化。通常，革兰阳性菌（如链球菌和葡萄球菌属）在烧烫伤后早期占主导地位[2,3]。一两周后，革兰阴性菌越来越多地在烧烫伤创面中繁殖，并逐渐取代革兰阳性菌。铜绿假单胞菌是这一阶段非常常见的微生物[62]。按时间顺序，接下来在伤口中生长的生物是真菌，烧烫伤面积较大的患者中，组织开放通常会持续数周，这期间霉菌也可能侵入伤口。曲霉可侵入失活组织，如干燥的脂肪或剩余的焦痂。通常会有类似“干酪”的白色组织块，可以从伤口上“挖”出来。此外，在之后的时间点，MDRO 将更加常见，包括克雷伯菌属、假单胞菌属、不动杆菌属和寡养单胞菌属。葡萄球菌属在大面积烧烫伤患者的愈合后期也可能复发。

烧烫伤外用抗微生物制剂

表 35.3 概述了用于预防和治疗烧烫伤创面感染的外用药物。这些药剂对革兰阳性菌（G^+）、革兰阴性菌（G^-）和真菌具有多种活性[15]。杆菌肽对革兰阳性菌具有活性，通常用于治疗浅表小伤口。磺胺嘧啶银可有效抑制革兰阳性菌、革兰阴性菌和一些酵母菌，是治疗深度烧烫伤的常用局部抗微生物药物，但研究表明它抑制伤口上皮化，故应避免用于浅表烧烫伤。使用杆菌肽治疗一周以上的浅表烧烫伤通常会出现念珠菌属感染。霉菌感染的伤口通常需要重新切除，常外用两性霉素 B。

表 35.3　用于治疗烧烫伤创面的外用抗菌剂

制剂	抗菌谱	评价
药膏		
不含抗菌剂的软膏（Aquaphor）	/	用于小、浅表伤口
杆菌肽	G^+细菌	1 周后会出现皮疹（可能是念珠菌等酵母菌） 将其与磺胺嘧啶银以 3∶1 比例合用（杆菌肽/磺胺嘧啶银）
新霉素	G^-菌	
多黏菌素 B	G^+和G^-细菌	
新孢菌素（新霉素/杆菌肽/多黏菌素 B）	G^+和G^-细菌	
多孢菌素（杆菌肽/多黏菌素 B）	G^+和G^-细菌	
莫匹罗星	G^+和G^-细菌	耐甲氧西林金黄色葡萄球菌（MRSA）的治疗
聚维酮碘	G^+和G^-细菌、真菌	
庆大霉素	G^-菌	
塞洛仿	G^+和G^-细菌、真菌	带有细网纱布的软膏——用于小肉芽伤口
乳霜		
磺胺嘧啶银	G^+和G^-细菌、酵母	损害上皮再生；用于全层伤口直至移植
磺胺嘧啶银/硝酸铈	G^+和G^-细菌、真菌	
醋酸磺胺米隆	G^+和G^-细菌	无真菌覆盖，专为铜绿假单胞菌设计，穿透焦痂（耳朵烧烫伤），碳酸酐酶抑制剂
制霉菌素	酵母	
克霉唑	真菌	
阿昔洛韦	病毒（单纯疱疹病毒、水痘带状疱疹病毒）	
溶液		
醋酸磺胺米隆（5%）	G^+和G^-细菌	用作新鲜皮肤移植物的局部用药 将与制霉菌素或两性霉素 B 结合以增加真菌覆盖率
硝酸银（0.5%）	G^+和G^-细菌、真菌	可引起低钠血症 将所有东西染成棕色（氯化银沉淀）
Dakin 溶液（0.25%或 0.5%次氯酸钠）	G^+和G^-细菌、真菌	
乙酸（0.5%）	G^+和G^-细菌	
二葡萄糖酸氯己定（0.05%）	G^+和G^-细菌、真菌	
泌尿生殖系统冲洗剂（新霉素/多黏菌素 B）	G^+和G^-细菌	
三联抗菌药物溶液（新霉素/多黏菌素 B/杆菌肽）	G^+和G^-细菌	

鉴于与 BWI 相关的微生物具有典型的随时间变化的情况，使用局部抗微生物药物可能会筛选出 MDRO，因此难以治疗感染。当使用杆菌肽时，革兰阳性菌减少，革兰阴性菌就会生长。当革兰阳性和革兰阴性微生物都被消除或减少时，真菌的竞争就会减少。观察一段时间内烧烫伤伤口的微生物群就会发现，似乎局部用药会导致抗微生物药物敏感性随着时间的推移而变化。如果对正常微生物群不进行抗菌治疗，是否会阻止其中一些 BWI[63]，从而减少 MDRO，还是会导致更多 BWI，这一问题尚待探索。

蜂窝组织炎和脓肿

蜂窝组织炎被定义为伤口和（或）伤口焦痂中存在高浓度的细菌，并且伤口周围出现红斑、硬结、发热和压痛。ABA 指出脓毒症应与蜂窝组织炎同时发生，但脓毒症的症状可能非常微妙。蜂窝组织炎通常通过全身抗菌药物治疗来缓解。有时焦痂下可能形成脓肿，其表现与蜂窝组织炎类似。由于细菌聚集在失活的焦痂和血管化的焦痂下组织之间，不切除烧烫伤焦痂，局部就会出现脓肿。临床医生应"揭开"或切除焦痂以引流脓肿。BWI也可能表现为皮肤移植失败或移植物黏附到伤口后消失而明显。当愈合的裂层供体部位破裂时，也会出现类似的问题。这些供体部位似乎在"哭泣"并出现病情进展。通常，这些"融化"的供体部位感染了甲氧西林敏感的金黄色葡萄球菌，头孢唑林通常有效。

烧烫伤创面侵袭性细菌感染

在烧烫伤后早期，链球菌和葡萄球菌属所致的BWI占主导地位，这些革兰阳性菌更常与蜂窝织炎和脓肿相关。一两周后，革兰阴性菌（特别是肠杆菌和假单胞菌）越来越多地在烧烫伤创面中繁殖，逐渐取代革兰阳性菌，并且更有可能导致侵袭性BWI。

典型的侵袭性细菌性BWI来自铜绿假单胞菌（也称为坏疽红斑）。即使是浅二度烧烫伤，也可能产生侵入性假单胞菌属感染。典型表现为粉红色、发白、渗出的伤口颜色从紫色变成灰色（图35.2）。与此同时，患者出现严重的感染性休克。侵袭在数小时内就会破坏先前存活的真皮，不及时治疗会导致快速死亡。患者需要全身抗假单胞菌抗菌药物、积极切除伤口直至只剩下活脂肪组织。新近接受皮肤移植的患者可能会突然失去所有移植物，并使得供皮部位成为全层伤口。20世纪60年代，醋酸磺胺米隆取得了突破，外用可有效抗假单胞菌属。今天，侵袭性假单胞菌属感染很少见，但仍会发生。由于杆菌肽仅覆盖革兰阳性菌，通常用作局部抗菌剂，因此磺胺嘧啶银通常与杆菌肽混合（磺胺嘧啶银和杆菌肽比例为1∶3）用于较大的二度烧烫伤[15]。

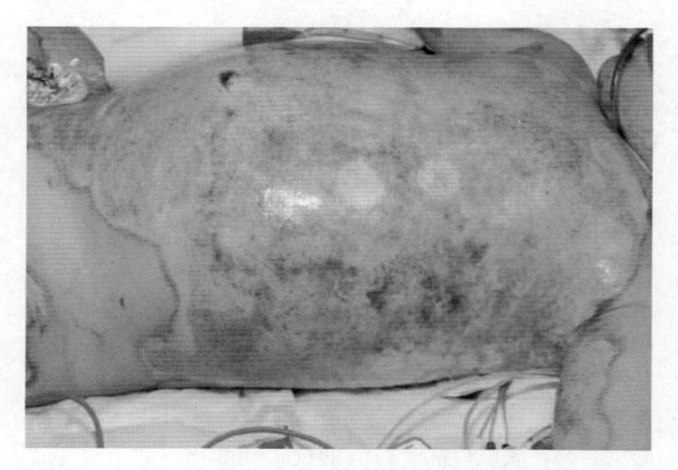

图35.2　二度烧烫伤儿童。4～5天后患儿因铜绿假单胞菌感染而出现感染性休克，病情极度不稳定，伤口变成了灰紫色。尽管全身使用了抗假单胞菌抗菌药物并切除了创面，患儿仍然在第二天死亡。

在过去的几十年里，侵袭性BWI的病原体发生了变化。尽管在烧烫伤机构中经常检出金黄色葡萄球菌、肠杆菌和医院革兰阴性菌（例如假单胞菌、不动杆菌或窄食单胞菌）定植，但这些微生物不太可能被诊断为导致侵袭性BWI的病因[64]。随着烧烫伤早期切除、局部抗微生物制剂的应用、针对革兰阴性菌抗菌药物的迭代，以及患者隔离措施的改进，曾经是BWI最常见病原体的假单胞菌属和其他革兰阴性菌，其数量已显著下降[65-67]。围手术期接受广谱抗微生物药物治疗或治疗化脓性并发症的患者，由于烧烫伤程度的原因，其创面需保持开放状态多日，使得创面定植和感染真菌及MDRO病原体的风险增加[52,61]。

真菌烧烫伤创面感染

真菌感染比细菌感染少见，它们最常发生于失活组织中[68-71]。真菌很少穿过筋膜，通常局限于皮下组织。大多数真菌（特别是曲霉属和念珠菌属）可通过烧烫伤创面切除和植皮时的组织病理来检出定植，且偶有侵袭于烧烫伤焦痂。临床上相关感染发生在大面积烧烫伤患者住院晚期，这些患者已接受过多次手术，之前曾使用广谱抗微生物药物，并且仍有未切除的焦痂或先前切除但未移植的开放性伤口。

流行病学研究表明，在一些烧烫伤科室，真菌可能取代细菌成为BWI最常见原因。必须在BWI整体显著下降的背景下看待这些数据。最重要的是，护理不当和被忽视的烧烫伤创面的细菌感染风险与几十年前持平。

已有多种类型的真菌被确定为BWI的病原体，包括念珠菌、曲霉、毛霉和镰刀菌属[68-71]。与酵母菌（念珠菌属）相比，丝状真菌对烧烫伤创面更具侵袭性，可导致严重感染。烧烫伤患者感染最常见的真菌病原体是念珠菌和曲霉，它们可以广泛侵入网状自体移植物的间隙。自体移植物存活后，上皮细胞需要穿过并填充间隙，间隙内的脂肪可能会变干并死亡，菌丝偶尔也会填充这些间隙。曲霉属外观类似干酪，很容易从伤口中"挖"出来。如果不消除，移植物最终会死亡并需要重新切除。毛霉和镰刀菌属于侵袭性霉菌（图35.3），可沿着组织平面快速传播、穿过筋膜并侵入血管和淋巴管，随之即可发生软组织缺血性坏死并随着周围水肿边缘扩展，偶尔还会发生血行播散到远处部位。尽管毛霉病一般预后较差，但可以切除霉菌感染病灶并在伤口处自体移植，全身感染很少见。偶尔也有黑色（暗色）真菌感染伤口。念珠菌属很少侵入伤口引起全身感染。但在网状皮肤移植物的间隙，以及失去皮肤移植物或生物敷料而仍呈开放状态的切除手术之后的烧伤伤口中，可能会发生念珠菌属感染。

与细菌BWI一样，真菌BWI的诊断最好通过活检标本的组织学检查来证实。患有真菌性BWI的烧烫伤患者通常会使用伏立康唑或泊沙康唑以及外用两性霉素B治疗。有时会使用不同的外用药，如Dakin溶液（稀释漂白剂）或乙酸。如果伤口中存在革兰阴性菌，则在使用两性霉素B的同时，还要联用醋酸磺胺米隆。

病毒性烧烫伤伤口感染

病毒性BWI并不常见，一般由疱疹病毒引起，包括单纯疱疹病毒1型（herpes simplex virus 1，HSV-1）、水痘带状疱疹病毒、巨细胞病毒和人类疱疹病毒6型[72-77]。烧烫伤后的病毒感染大多由HSV-1引起，它存在于三

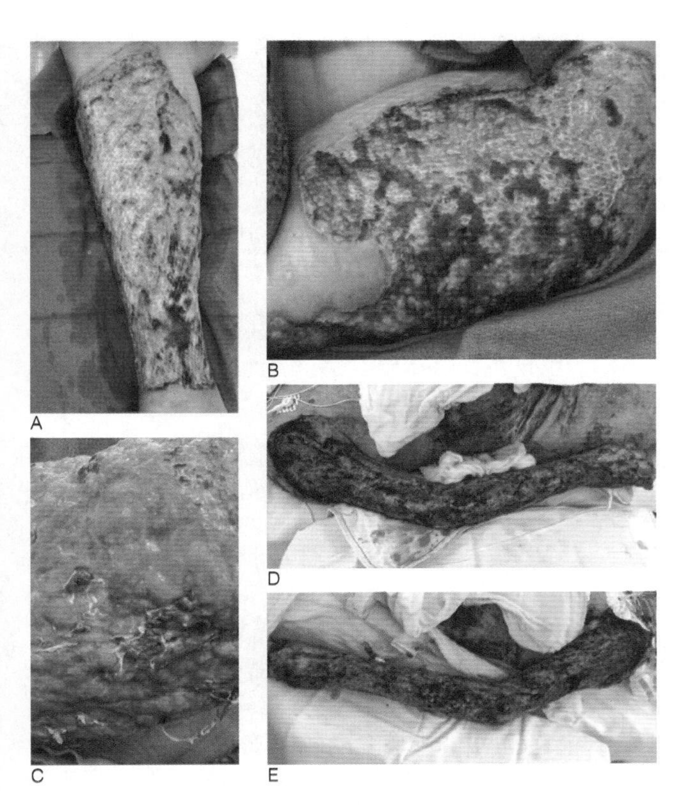

图35.3 烧烫伤患者创面经同种异体移植或自体移植后往往会长出霉菌。起初很难区分霉菌和干燥(无法存活)的脂肪(A),但最终霉菌(本例中为镰刀菌)会在移植物下生长(B),导致移植物完全丧失(C)。在极少数情况下,真菌感染(在本例中为镰刀菌)可能具有侵袭性。霉菌侵入肌肉,尽管每天切除,但感染仍然致命(D、E)。

叉神经节中,一旦重新激活就会首先导致面部疾病。最常见情况是面部或鼻唇部烧烫伤的患者刚刚愈合,甚至已经重新上皮化或愈合良好,突然出现1～2 mm的病变,这些病变可以破坏新生的上皮。部分皮层烧烫伤似乎容易出现HSV-1典型的"穿孔"病变(图35.4)。病毒感染的特征性外观是锯齿状结痂病变,尤其容易发生在嘴唇上,临床上可以凭肉眼识别出来。

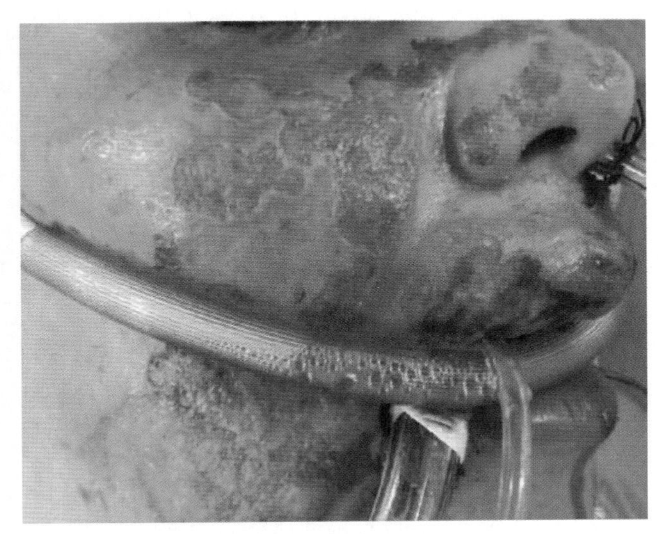

图35.4 典型的面部单纯疱疹病毒1型感染。该患者患有二度烧烫伤,出现"穿孔"样损伤,使用阿昔洛韦或更昔洛韦治疗清除了感染,伤口愈合。

病毒感染可通过皮损拭子标本的聚合酶链式反应扩增检测病毒确诊,但由于其外观典型,经常是在微生物鉴定之前就开始口服或静脉给予抗病毒药物(如阿昔洛韦、伐昔洛韦)。这些抗病毒药物可缩短病变愈合时间、疼痛持续时间和排毒时间。局部抗病毒药物,如阿昔洛韦乳膏,也可以使用。值得注意的是,即使不进行治疗,这些感染也通常呈自限性,不会导致或者很少导致全身病变。但及时识别疱疹病毒感染可能有助于减少对其他发热原因的探寻,并可防止病毒传播和继发细菌感染。当存在与病毒感染相容的病变的情况时,如果出现播散性感染的全身体征和症状,例如不明原因的脓毒血症和(或)持续发热,应该考虑病毒感染。一些烧烫伤中心对面部严重烧烫伤的患者使用预防抗病毒治疗[78],但这种做法仍然存在很大争议。

水痘尽管罕见,但也会破坏正在愈合的烧烫伤伤口。患者还需要隔离并接受抗病毒治疗[79]。

烧烫伤患者的医疗保健相关感染

HAI是烧烫伤的一种破坏性并发症,患者容易患脓毒血症和MODS。烧烫伤患者容易发生HAI,包括中央导管相关血流感染(central line-associated blood-stream infection,CLABSI)、呼吸机相关性肺炎(ventilator-associated pneumonia,VAP)和导管相关性尿路感染(catheter-associated urinary tract infection,CA-UTI)。抗微生物药物耐药在危重患者中尤其令人担忧。

据报道,烧烫伤患者发生HAI的几个风险因素包括:烧烫伤面积(TBSA)、烧烫伤机制(特别是火焰和烫伤)、侵入性装置和吸入性损伤[7,21,28,33,80-82]。已有证据表明,TBSA会影响其他风险的结局,如吸入性损伤和烧烫伤机制等因素[33]。可使烧烫伤患者面临HAI风险的侵入性装置包括中央静脉导管、气管插管和导尿管[7,21]。考虑到烧烫伤患者存在多次植皮手术在内的临床并发症和复杂护理,他们一般需长期卧床。长时间住院会增加感染并发症的风险。四肢通常有全层烧烫伤,因此不可能使用外周静脉导管,通常需要留置中央导管数周或数月。此外,放置中央导管通常需穿过定植的烧烫伤焦痂。烧烫伤中心方案可能需要按计划更换至不同部位[83],但尽管如此,CLABSI和脓毒症仍然会发生。严重烧烫伤还需要患者接受长时间的通气支持,这意味着还需要数周的气管插管或气管切开,并存在VAP相关风险。最后,烧烫伤患者通常需要长时间留置导尿管来监测尿量,可能会导致CA-UTI。

烧烫伤患者败脓毒血症和脓毒性休克

大面积烧烫伤(>40% TBSA)患者特别容易发生脓毒症和脓毒性休克。烧烫伤面积(TBSA)>60%时,几乎所有患者都会出现脓毒症。如果患者在最初的复苏中幸存下来,脓毒症和感染性休克之后的MODS常是最终的死亡原因[12]。由于种种原因,烧烫伤患者的脓毒症与普通人群的脓毒症有显著不同[11]。表皮是防止微生物侵入皮肤的主要屏障,因此任何二度或更深的烧烫伤都可以使内部组织直接暴露于环境中。随着炎症反应愈发广泛,下丘脑可检测到局部释放的细胞因子,进而向垂体发出信号,刺激交感系统从肾上腺释放儿茶酚胺和皮质醇。由于伤口持续开放,儿茶酚胺和皮质醇会长时间释放。因此,会出现持续性心动过速、呼吸急促和体温升高,白细胞计数可能会在数周内有升有降。这些体征与用于诊断全身炎症反应综合征(systemic inflammatory response syndrome, SIRS)的体征相同[11,12]。鉴于这一事实,烧烫伤外科医生认为所有 15%～20%TBSA 的烧烫伤都存在 SIRS[11]。

一般人群中的脓毒症与严重烧烫伤之间的另一个主要区别是脓毒症发生的时间明显不同[11]。通常情况下,非烧伤患者会因脓毒症就诊于急诊科,或在住院早期就出现脓毒症。

许多医院根据发烧、心动过速、呼吸急促和白细胞计数变化制定了"SIRS 警报"作为脓毒症的新指标,以期更快识别和治疗早期脓毒症。由于 SIRS 普遍存在于大面积烧烫伤患者中,因此这些警报并没有帮助,而且常常呈假阳性[11,12,54]。烧烫伤患者无论是否感染,都会表现出明显的炎症应激,并且通常有持续性心动过速和白细胞增多。此外,由于存在高代谢反应,烧烫伤患者的"调定"温度较高,通常在 38.0～38.5℃范围内,典型的发热温度在 39.0～39.5℃之间。虽然烧烫伤患者因初次受伤而出现低血容量休克而被送往重症监护病房,但脓毒症通常不会在受伤后第一周内发生,而通常会在数天、数周甚至数月后发生[11]。烧烫伤患者在烧烫伤愈合后出现脓毒症的情况并不少见。"拯救脓毒症运动"制定了脓毒症诊断和早期治疗的标准化策略[84-87]。规定脓毒症限时目标的"集束化策略"已被证明可以改善受累患者的预后。但由于烧烫伤患者与这些患者存在明显的差异,因此始终不能被纳入这些试验之中。烧烫伤护理人员必须关注不同的且更加微妙的脓毒症症状。患者可能会出现尿量突然减少、呼吸频率增加或行为轻微改变(尤其是精神错乱)。白细胞计数可能会增加或减少,但这些变化不太可靠。血小板计数显著下降者通常预后更差。血尿素氮和肌酐的升高也值得关注。代谢性酸中毒与乳酸增加有关,这提醒临床医生存在脓毒血症。其他体征包括与胰岛素抵抗相关的新发高血糖和管饲不耐受[5]。由于烧烫伤患者基线温度重置,启动脓毒症检查的发热触发点现在为 39.0～39.5℃。为解决这些差异,ABA 开发了新的参数(表 35.4)来定义脓毒症[54]。而这些参数此后也受到了挑战[88,89]。用于定义脓毒症和感染性休克的新参数需要定期更新[11],在国际范围上尝试为烧烫伤患者创建与拯救脓毒症运动平行的参数是有必要。

烧烫伤患者如果不及时治疗,可能会与所有脓毒症患者一样迅速病情危重。因此,如果存在任何脓毒症问题,则必须进行血液、尿液和痰培养。应检查烧烫伤创面感染迹象,必要时考虑进行培养。由于烧烫伤创面总是被污染,因此没有感染迹象的创面不应进行培养。一旦需要培养,则应尽快给予覆盖革兰阳性/阴性菌的广谱抗菌药物。早期治疗的效果虽然尽待证实,但似乎可以改善结局。在烧烫伤伤口几乎愈合之前,需要保持这种程度的警惕。大面积烧烫伤尽管脓毒症风险增加,但存活率相当高。青少年在 85%TBSA 烧烫伤中存活率为 50%。但由于更年长患者代谢储备缺乏,50%存活率的烧烫伤程度会随着年龄的增长而减少。通过更积极地覆盖伤口并密切监测感染迹象,烧烫伤病死率在过去十年中显著降低。

表 35.4 美国烧烫伤协会脓毒症的共识定义

体温＞39℃或＜36.5℃
进行性心动过速＞110 次/min(成人)
进行性呼吸急促＞25 次呼吸/min 或每分钟通气量＞12 L/min(成人)
血小板减少＜100 000/μL(烧烫伤后 3 天后才适用)(成人)
在没有糖尿病史的情况下出现高血糖(未经治疗的血糖＞200 mg/dL,或胰岛素抵抗:＞7 单位胰岛素/h 静脉滴注或在 24 h 内胰岛素需求增加＞25%)
无法继续肠内营养＞24 h[腹胀、肠内喂养不耐受(成人喂养速度的 2 倍)、无法控制的腹泻(＞2 500 mL/天)]
此外还需按以下三种方式之一确定感染:
培养阳性感染
病理组织来源确定
对抗微生物药物的临床反应

基于 2007 年美国烧烫伤协会共识会议。经 Oxford University Press 允许引自:Greenhalgh DG, Saffle JR, Holmes JH, et al. American Burn Association consensus conference to define sepsis and infection in burns. *J Burn Care Res*. 2007; 28: 776－790. doi: 10.1097/BCR.0b013e3181599bc9。

烧烫伤创面感染的预防

随时间推移,烧烫伤创面的治疗和 BWI 的预防变化很大。在以前,烧烫伤创面经常使用外用药物长时间治疗,以使焦痂分离并促进创面肉芽形成[15,18]。一旦焦痂脱落,就移植肉芽组织。并且重视重复送检培养,包括拭子和组织培养,以及组织学检查,以确保创面可以接受移植物。事实证明,肉芽组织会促进更多的瘢痕形成和瘢痕挛缩。这项技术现在已很少使用,近期强调的重点是深度烧烫伤伤口的早期闭合。明显的全层烧烫伤通常需要手术切除创面并尽早行自体移植。大面积烧烫伤的患者,即使是 80%～90%TBSA,通常在入院后的第一或第二天进行创面切除并进行某种形式的覆盖。我们的目标是在入院后最初几天内消除烧烫伤,因为它是炎症和感染的主要来源。烧烫伤部位使用自体移植或某种形式的临时屏障覆盖,例如同种异体移植物、异种移植物或真皮替代物,可减少代谢亢进反应并降低脓毒症风险。

严重烧烫伤患者一般护理的进展强调预防感染性并发症。这些努力主要集中在① 迅速切除烧烫伤创面,② 优化环境控制(单人间病房和其他形式的患者隔离),以及③ 对烧烫伤创面局部预防性抗微生物治疗[1,2,67]。

在烧烫伤患者早期护理中,尽早切除烧烫伤创面已被接受和广泛应用,在降低细菌性 BWI 的发生率方面功效显著。烧烫伤手术切除和分层植皮可缩短伤口遭受侵袭性 BWI 风险的时间。对于烧烫伤＜40%TBSA 的患者，烧烫伤创面切除可缩短住院时间，创面可通过一到两次手术彻底移植[17,90]。对于烧烫伤≥40% TBSA 的患者，烧烫伤创面切除可缩短住院时间、损伤相关生理应激的持续时间和程度，以及随之而来的免疫损伤程度。一旦烧烫伤初步复苏完成且患者生理状况稳定，就可以分阶段开始烧烫伤创面切除，以便在几周内将整个全层或深部部分创面切除。当皮肤供体部位无法完全满足这些伤口的移植时，可以使用各种皮肤替代品和生物敷料作为桥接。手术治疗对降低侵入性细菌 BWI 发生率的确切贡献尚未得到充分证实，但时间的相关性也不容忽视。

有效的感染控制措施对减少医疗机构中患者接触 HAI 病原体至关重要，包括严格执行手卫生、着装和手套措施。当发现多重耐药菌或高传染性微生物时，可通过患者分组来预防患者之间的传播和病房环境污染。队列管理需要将患者护理人员分配到团队中，仅为特定患者或者被目标病原体定植或感染的患者提供护理，从而限制甚至消除抗菌药物耐药病原体的传播[91]。

烧烫伤中心有效的感染控制措施可能包括定期对患者进行定植微生物监测、环境卫生监测、必要时对烧烫伤创面微生物状况进行活检评估、监测感染发生率和原因、及时审查培养物和感染控制小组的临床数据。专门的烧烫伤人群抗菌谱有助于识别交叉污染问题，以及将多重耐药菌引入所在单位常见微生物群中。有必要对烧烫伤患者发生的感染建立严格的定义和识别标准，以避免不必要和不当的抗菌药物使用。为尽量减少耐药，抗菌药物通常仅用于特定适应证。有效的感染控制措施需要持续监测培养结果，监测感染部位和治疗的相关性。当通过这些监测措施发现交叉污染和(或)其他感染控制违规行为时，需要立即采取有效的感染控制措施。

烧烫伤患者住院期间可能会发生交叉污染和继发感染，使其住院病程复杂化。而单间隔离已被证明可以降低以上事件的发生率[65]。一般来说，隔离室的气流模式可能不如预防患者之间接触那么重要。然而，正压通气可以延缓 HAI 微生物群的定植。烧伤中心的负压病房一般用于患有通过空气传播疾病的患者，这些患者可能对其他患者和医务人员造成危险。

小结

尽管烧烫伤患者的生存率显著提高，但感染性并发症仍然是发病和死亡的主要原因。通过有效的局部抗微生物制剂应用和及时切除烧烫伤创面并进行分层皮移植，可控制侵入性细菌 BWI。此外，严格的隔离技术和感染控制措施显著减少了 BWI 的发生，特别是由革兰阴性菌引起的 BWI。侵袭性 BWI 患者中，细菌感染已在很大程度上被非细菌微生物(尤其是霉菌)引起的感染所取代。不能通过微生物监测来诊断 BWI，但如果怀疑感染或脓毒症，可以迅速开始合适的抗菌药物治疗。一旦获得培养物，就需要启动更精准的抗菌治疗。

第36章

Nasia Safdar • Michael Kessler • Leonard A. Mermel
(王美霞 译;史庆丰 校)

输液治疗引起的感染

Infections due to Infusion Therapy

引言

建立可靠的血管通路用于液体、电解质、血液制品、药物和营养支持的管理,以及血流动力学监测,是现代医疗保健最重要的特征之一(表 36.1)。据统计,在美国医院和诊所每年采购的血管内器械约 1.5 亿台。其中,绝大多数是外周静脉导管,并且每年有超过 500 万套不同类型的中心静脉导管在美国进行销售。

据全球文献报道,1965—1991 年期间,超过一半的医疗保健相关菌血症或念珠菌血症均以某种机制经由血管通路而发生[1,2]。1/3～1/2 的医疗保健相关心内膜炎的发生被认为是因血管内导管的感染所致[3-7]。另外,医疗保健相关的血管内装置相关血流感染(intravascular device-related bloodstream infection, IVDR - BSI)的归因病死率为 12%～28%[8-11]。然而,输液治疗导致医源性疾病的潜在风险通常被低估。

血流感染(bloodstream infection, BSI)通常情况下无法很好地被识别,很大程度上是因为其发生率较低。BSI中被确诊为输液相关的比例非常低(平均<1%),该比例对医生或护士来说相当于偶然性事件。根据 20 世纪 80 年代到 21 世纪的观察数据显示,美国每年有 3 000 万患者在医院接受输液治疗,尽管输液相关血流感染的发生率低,但仍会导致美国境内每年发生 5 万～10 万例 BSI[1,2,12],其中重症监护病房(intensive care unit, ICU)发生的中心静脉导管(central venous catheters, CVC)所致 BSI 的人数为 55 000 人[13,14]。由于未对输液装置及液体进行常规微生物培养,大部分 BSI 的来源并不明确。

IVDR - BSI 在很大程度上是可以预防的,此为本综述所持观点:主要任务不仅仅是诊断和治疗这类医源性感染,更应是做好预防。通过对现有的器械相关感染发病机制及流行病学知识进行归纳总结,即明确医疗保健相关感染(healthcare-associated infection, HAI)致病菌数据库和患者输液相关感染的病原体传播机制,并制订合理有效的预防指南[15]。多干预措施的实施显著降低了 CVC 相关血流感染,预估每年发病人数降至 30 000 人。值得注意的是,自从 2011 年发布最新的预防血导管相关感染的指南以来[16],美国导管相关 BSI(catheter-related BSI, CR - BSI)的发病率变化并不大,提示仍需要进行持续的质量改进[17]。2018 年,在向美国疾病预防控制中心(Centers for Disease Control and Prevention, CDC)的国家医疗保健安全网络(National Healthcare Safety Network, NHSN)报告的医院中,共报告了 19 188 例 IVDR - BSI 的病例。

表 36.1 2000 年以来输液治疗的应用领域

应用领域
补充液体和电解质
输血治疗
血液制品
换血疗法
血浆置换和单采血浆技术
静脉给药
危重病患者建立紧急循环通路
高血液和组织水平
致组织坏死药物
溶栓药物
血液透析
血流动力学监测
中心静脉导管
中心静脉压监测
Swan - Ganz 肺动脉导管
肺动脉压力监测
肺动脉闭塞(左心房充盈)压力
热稀释法心输出量
动脉导管
持续动脉血压监测
全肠外营养
高营养支持(中心静脉导管)
外周静脉营养(外周静脉导管)
特殊营养支持方案(适用于以下):
急性肾功能衰竭
肝功能衰竭
心源性恶病质
胰腺炎
获得性免疫缺陷综合征
动脉内肿瘤化疗

输液相关炎症和血流感染的感染源及临床表现

IVDR－BSI 主要有三类感染源：① 导管连接处的皮肤定植病原体；② 导管管腔的定植病原体；③ 经导管输入(即输液)被细菌污染的液体。导管是引起 IVDR－BSI 的主要原因，即相较于输液液体被污染，导管污染更容易引发 BSI，故导管是导致输液相关 BSI 的主要原因[1]。

掌握器械相关炎症或感染的不同阶段及表现非常重要，例如从输液性静脉炎(通常与感染无关)，到无症状的血管内导管定植(通常为低毒性的皮肤共生菌)，再到严重脓毒性休克(往往是由中心静脉导管引起的感染性血栓或输注被革兰阴性杆菌严重污染的液体所引起)。

输液性静脉炎

输液性静脉炎(即置管静脉炎症)，主要表现为疼痛、红斑、压痛或形成明显的炎性静脉血栓，是每年导致美国医院内数百万接受外周静脉置管输液治疗患者遭受疼痛与不适的常见原因。大多数研究者认为输液性静脉炎本质上是一种物理化学现象。相关前瞻性研究表明，导管材质、长度和口径，置管操作的技术水平、置管的部位、置管时长、敷料更换频率、输液液体的特性及宿主因素(如高龄、白种人、女性、基础疾病的存在)将显著影响输液性静脉炎发生的风险(表 36.2)。

表 36.2　外周静脉输注治疗中输注性静脉炎的危险因素(来自前瞻性研究的多元判别分析，或前瞻性随机对照试验)[a]

导管材质
聚丙烯 *vs*.聚四氟乙烯
有机硅弹性体 *vs*.聚氨酯
聚四氟乙烯 *vs*.聚醚聚氨酯丙烯酸酯
聚四氟乙烯 *vs*.钢针
导管尺寸
大口径 *vs*.小口径
8 英寸 *vs*. 2 英寸聚四氟乙烯
急救室置管 *vs*.住院部置管
置管前用消毒液消毒皮肤
置管人员经验和技术
住院医生、护士 *vs*.医院专职静脉输液小组
住院医生、护士 *vs*.各病房静脉输液护理教员
延长置管时间
首次输注后再次置管
低 pH 溶液(例如右旋葡萄糖)
氯化钾
高渗葡萄糖、氨基酸、脂肪乳剂肠外营养液
抗微生物药物(尤其是 β-内酰胺类、万古霉素、甲硝唑)
高流量静脉输液(>90 mL/h)
置管前对置管部位消毒
无消毒 *vs*.氯己定/乙醇
敷料更换频率
每日更换 *vs*.每 48 h 更换
导管相关感染
宿主因素
外周静脉条件较差
置管部位
上臂、腕 *vs*.手
年龄
儿童：高龄 *vs*.低龄
成人：年轻 *vs*.年长
性别
女性 *vs*.男性
种族
白种人 *vs*.非裔美国人
基础疾病
个体生物易感性

前瞻性随机对照研究显示，并未增加输液性静脉炎的因素包括：聚氨酯导管 *vs*.有机硅弹性体导管，或聚四氟乙烯 *vs*.有机硅弹性体导管；皮肤表面消毒剂；局部用于导管置管部位的抗菌药膏或喷雾；敷料类型(如纱布 *vs*.透明聚氨酯敷贴)；敷料每 48 h 更换一次 *vs*.从不更换；自然流动输注 *vs*.泵抽；缓慢静脉输注抗微生物药物 *vs*. 2 min 内静脉输注；用生理盐水维持肝素锁 *vs*.肝素化生理盐水；静脉输液系统的常规更换。

a：危险因素表示发生静脉炎的风险更高；在一个涉及威斯康星大学医院和诊所的 1 054 例外周静脉置管的前瞻性临床研究中，这些因素被视为静脉炎发生风险的预测因子(具有统计学意义)。

经允许引自：Maki DG, Ringer M. Risk factors for infusion-related phlebitis with small peripheral venous catheters. A randomized controlled study. *Ann Intern Med*. 1991; 114: 845. © American College of Physicians。

一项包含 1 054 例外周静脉置管的前瞻性临床研究发现，置管后第 4 天发生静脉炎累积概率(Kaplan－Meier 方法)超过 50%。Cox 比例风险模型中[18]，静脉炎发生风险的强预测因子(P 值均小于 0.003)包括：静脉滴注抗微生物药物(RR=2.0)，女性(RR=1.9)，置管时长超过 48 h(RR=1.8)，以及导管材料[聚醚聚氨酯(Vialon)，四氟乙烯-六氟丙烯(Teflon)，RR=0.7]。该结果与严重静脉炎的最佳拟合模型得出的预测因子一致，此外模型还发现导管相关感染(RR=6.2)，既往导管相关静脉炎(RR=1.5)及置管部位(手：前臂，RR=0.7；腕：前臂，RR=0.6)是静脉炎发生的预测因子。

尽管并非所有研究都证明静脉炎与导管相关感染有关[19,20]，但该大型前瞻性研究表明两者间存在较强的统计学关联。此外，其他研究也支持这一结论[21-25]。输入受污染的液体也可导致静脉炎。1970—1971 年美国一家制造商产品导致了全国大范围的 BSI 流行，经调查是由于其制造的输液液体遭受了污染。调查结果显示，BSI 患者的静脉炎发生率显著高于接受输液但未发生 BSI 的患者[26]。

导管相关外周静脉炎患者中只有少部分病例出现输液相关感染，而不到50%的外周IVDR-BSI患者出现静脉炎。尽管如此，静脉炎的发生意味着感染风险大幅增加，也提示有必要通过拔除导管来减轻静脉炎症状，从而防止因导管细菌定植而导致的BSI。

导管相关感染

5%～25%的血管内导管在拔除时发现有皮肤微生物定植，半定量或定量培养显示拔除的导管血管内壁或导管尖端培养发现存在大量微生物。大多数情况下导管微生物为无症状定植，但它为全身性感染的发生提供了生物学基础，也被认为是局部感染的代名词。然而，微生物定植的导管比非定植的导管更有可能导致静脉炎或局部炎症的发生，尤其是化脓(脓液从置管部位排出或渗出)，也更容易引起全身性感染(即导管相关菌血症或真菌血症)[22,27,28]。

导管感染引起周围的血管内血栓形成，是血管内器械相关感染最严重的并发症之一。当外周静脉导管周围形成血栓感染时，将导致脓毒性(化脓性)血栓性静脉炎[29,30]，若发生于中心静脉置管部位，将形成中心静脉内的脓毒性血栓[31,32]。化脓性静脉炎会导致静脉内形成脓肿，进而释放大量微生物入血，这一释放过程甚至在拔除导管后也不能逆转。随后，临床表现为重度BSI，即持续性菌血症或真菌血症。该症状最有可能发生在烧伤患者或其他伴有重度皮肤定植的ICU患者，微生物在血管内的血栓中大量繁殖，进展成为导管相关感染，且临床不易诊断。50%的置管期间没有炎症迹象，可能直到拔除导管后几天才出现相应的临床表现。在任一有静脉置管的患者中，在拔除置管后仍可能出现严重BSI。这可能是因为患者在近期静脉置管时形成了感染性血栓，继而引起继发性心内膜炎或播散到其他远端部位的局部感染[33]。

化脓性静脉炎最常见的病原菌为金黄色葡萄球菌、肠杆菌科和念珠菌属[28-32,34]。尽管凝固酶阴性葡萄球菌通常情况下会引起IVDR-BSI，但很少引起化脓性血栓性静脉炎，其原因可能是与其他病原菌(如金黄色葡萄球菌)相比，凝固酶阴性葡萄球菌较少与血栓中的宿主调控蛋白成分相结合[35,36]。

化脓性静脉炎少见于外周静脉置管，静脉化脓综合征是中心静脉导管(CVC)的主要并发症，常见于ICU内长期置管且存在严重细菌定植的患者。

输注液污染引起的血流感染

我们必须意识到，经血管内导管输注的液体，包括肠外营养液、血液制品及静脉给予的药物，都可能会被污染并引起输液相关BSI，这比导管相关感染更有可能引发脓毒性休克。对于短期外周静脉置管患者，由输液液体污染引起感染流行的情况十分少见。但输液液体污染与导管感染的相关性更强，包括用于血流动力学监测的导管、CVC，或是手术植入的袖套式隧道导管[37-40]。大多数医疗保健相关感染中的输液相关BSI的流行，都可归因为输液液体遭到革兰阴性杆菌污染，细菌污染可能发生在生产过程中(内源性污染)[26]，或医疗机构内准备和注射操作过程中(外源性污染)[1,2,41,42]。

输液相关血流感染的诊断

临床特点

虽然置管过程中严格执行无菌操作技术及置管后良好的维护大大降低了IVDR-BSI的发生风险，但由于人为失误、产品本身污染、患者感染高度易感等因素，IVDR-BSI事件的散发甚至流行仍随时可能出现。出于为感染患者生命安全的考虑，必须尽快明确BSI是否由输液液体污染所引起。

输液相关菌血症或真菌血症的临床特征具有非特异性，与其他局部感染所导致的BSI很难进行鉴别，例如尿路感染(urinary tract infection, UTI)或外科手术部位感染(surgical site infection, SSI)(表36.3)。IVDR-BSI的临床诊断和微生物学证据的相关性较弱[43]。在ICU患者中发生输液相关BSI可能比较隐匿：菌血症或真菌血症通常通过血培养阳性鉴定，但此类感染常常归为医疗保健相关呼吸道感染、UTI或SSI，又或者被判定为“原因不明”，然后临床医生根据临床经验进行治疗。

表36.3 IVDR-BSI的临床、流行病学及微生物学特点

非特异性	存在以下表现应怀疑为器械相关感染
发热	血流感染的非易感患者(如年轻、无基础疾病的患者)
寒战[a]	血流感染来源不明确
低血压、休克[a]	无明确局部感染
过度换气	血管内置管，尤其是中心静脉导管
呼吸衰竭	置管部位炎症或有脓液
胃肠道症状[a]	起病突然，伴有休克[a]
腹痛、呕吐	对抗微生物药物治疗具有难治性的血流感染，拔除导管或停止输液后大幅改善[a]
腹泻 神经系统表现[a] 意识模糊 癫痫	由以下病原菌引起的血流感染：葡萄球菌(尤其是凝固酶阴性葡萄球菌)、棒状杆菌(尤其JK-1)、芽孢杆菌、假丝酵母菌、发藓菌、镰刀菌、马拉色菌

a：常见于革兰阴性菌引起的血流感染(由于输液液体污染、外周化脓性静脉炎或中心静脉感染性血栓所致)。

以下临床表现、流行病学特征、微生物学的证据，非常有助于临床医生评估由IVD感染所引起的医疗保健相关BSI、菌血症或念珠菌血症(表36.3)。

(1) 患者情况良好、无潜在基础疾病，发生BSI可能性较低[26,44]。

(2) BSI无局部感染的证据支持[26,44]。

(3) BSI在发病初期有血管内装置(尤其是CVC)[44]。

(4) 局部炎症[22,27,28,45]，尤其少数情况下置管部位有脓液时[28,45]，即强烈提示导管相关感染。

(5) 急骤起病，伴有暴发性休克，提示大量输液液体污染[46]。

(6) 如果医疗保健相关 BSI 由葡萄球菌引起[44]，尤其是凝固酶阴性葡萄球菌、棒状杆菌(尤其是杰氏棒状杆菌，JK－1)，或芽孢杆菌、假丝酵母菌[44]、镰刀菌、毛癣菌、马拉色菌，应怀疑为 IVDR－BSI。而链球菌、需氧革兰阴性杆菌(尤其是铜绿假单胞菌)或厌氧菌引起的菌血症，不太可能是由 IVD 引起的感染[44]。

(7) 使用抗微生物药物治疗 BSI 效果不佳，或者通过拔除导管或终止输液，症状得以大幅度改善[26,44]。

(8) CVC 置管患者中，特别是接受肠外营养，出现念珠菌性眼内炎相关的急性视力改变[47]。

1970—1971 年，美国一家制造商的产品受到内源性污染，导致了一场全国性大规模的 BSI 暴发事件，尽管经过抗微生物药物治疗(使用对感染病原菌敏感的抗微生物药物)，患者临床始终表现为败血症，且抗微生物药物治疗 24 h 后或经更多其他适当治疗后血培养持续阳性，直到停止输液后(有意或无意地)临床症状才得以改善[26]。

CVC 所致念珠菌属感染的患者，即使血培养阴性，其眼部仍可能存在局灶性视网膜病变，即絮状斑(cotton-wool spot, CWS)[47]。怀疑发生 CVC 相关 IVDR－BSI 的患者，尤其是同时接受全肠外营养(total parenteral nutrition, TPN)的患者，应常规进行全面的眼科检查。动脉导管引起的 BSI 可能预示存在栓塞性病变，临床表现为质软、直径 5～10 mm 的红斑状丘疹，主要分布在感染动脉末端，通常出现在手掌或脚底，称为 Osler 节[48,49]。置管部位动脉出血提示动脉导管感染所致 BSI，也可能为感染性假性动脉瘤[48,50,51]。虽然临床较为少见，但目前已非常明确感染性心内膜炎(尤其是右心内膜炎)是肺动脉导管置入的并发症之一[52-54]。

血培养

血培养对 IVDR－BSI 的诊断至关重要(详见第 9 章)，任何怀疑为输液相关感染的患者，须单独采集 2～3 瓶 10 mL 的血液进行培养[55-57]，最佳培养方案是抽取 CVC 的血液标本和至少一个外周静脉血液标本进行配对培养[28]。如果患者正接受抗微生物药物治疗，在给予抗微生物药物之前(血液中抗微生物药物浓度较低时)采集血培养标本可提高阳性率。应用含树脂介质，能够吸附和去除血标本中的抗微生物药物[58]，吸附对肠杆菌科生长不利的血清因子[59]，溶解中性粒细胞细胞壁，从而使细胞内病原体释放[60]，最终提高检出阳性率[61]。

双相培养技术的应用，如 Isolator (E.I.DuPont, Nemours and Co.，威明顿市，特拉华州，美国)或配有高血容量真菌选择性培养基的系统(BACTEC; Becton Dickinson 公司诊断仪器系统，斯帕克斯市，马里兰州，美国)在一定程度上可显著提高实验室对真菌血症的检出能力[62,63]。然而，定量血培养的人力和经济成本约为标准血培养的 2 倍。随着全自动血培养系统的广泛应用(BACTEC 系统; Becton Dickinson 公司，斯帕克斯市，马里兰州，美国)，其可动态监测(大约每隔 20 min)血标本中微生物的生长过程，故可应用于 IVDR－BSI 的诊断[64]。分别从 IVD 与外周静脉中采集血培养标本同时送检，并根据两者血培养标本差异报警时间(differential time to positivity, DTP)进行评估和诊断，该方法可替代配对定量血培养方法。许多研究表明，无论短期还是长期置管，若 IVD 中采集的血标本培养报阳时间比外周静脉血标本报阳时间早 2 h，则高度提示 IVDR－BSI[64,65]。一项纳入了 49 项研究的荟萃分析评估了 8 种不同的 IVDR－BSI 诊断方法，结果显示 DTP 诊断方法的灵敏度为 0.90，特异度为 0.83[28]。随后的研究表明，DTP 检测金黄色葡萄球菌引起的 IVDR－BSI 感染精准性有限，因此建议对金黄色葡萄球菌导致的 BSI 患者拔除 CVC，并进行血培养[66,67]。

为诊断菌血症或念珠菌血症，应尽可能提高血培养阳性率，而血标本采血量对血培养阳性率至关重要：成人每次至少采集 20 mL 血液，最佳采集总量为 30 mL 血液(每个采集瓶含 10 mL 或 15 mL，分别接种于需氧和厌氧培养基)。与每次只采集 10 mL 或者更少量的血标本相比，其阳性率显著增加[68,69]。通常不要求在 24 h 内完成 2 瓶及以上的 15 mL 血液或 3 瓶 10 mL 血液的采集。如果至少采集 30 mL 总样本量，则菌血症检出可能性高达 99%[68]。

经中心静脉、动脉导管或脐导管采集的血液标本进行培养是 ICU 的常规操作。临床对照研究发现，成人经中心静脉或动脉导管采集的血培养标本与经皮外周静脉穿刺采集的血培养标本具有很好的一致性[70-72]，但也有研究表明经导管采集血标本的假阳性(污染)率相当高[73-75]。但经留置导管采集非定性血培养标本的过程存在污染的风险，如果临床未怀疑 IVDR－BSI，则不推荐使用该采集方法[76]。

如果实验室血培养标本的检验配备有自动定量系统(如 Isolator 系统)，在未拔除导管的情况下，采集导管血用于培养，对 IVDR－BSI 的诊断具有良好的灵敏度和特异度(均在 90%左右)[77-83]。若为导管相关血流感染，则经导管所取标本进行定量血培养的微生物浓度将显著增加，通常是同一时间经外周静脉穿刺所取标本中微生物浓度的 10 倍。

经导管所取标本进行定量血培养，对于手术植入的隧道式 Hickman 或 Broviac 导管、皮下植入式中心静脉输液港等侵入性器械相关感染的诊断，可能最为有效[77-80]。

对经 CVC 采集的血标本进行革兰染色或吖啶橙染色，对于诊断 IVDR－BSI 具有高灵敏度和特异度[84,85]。该方法可能成为血管内导管相关感染的快速诊断方法之一，但需要采用同种导管或其他 IVD 对该方法做进一步的验证。对于无症状的隐匿性 CVC－BSI 患者，采用 Wright 染色进行外周血涂片检查可发现细胞内病原菌[86]。

血管内导管相关血流感染的微生物学

BSI 患者的微生物学检验结果可以为输液相关感染源提供有力证据(表 36.3)。以下病原菌的检出均强烈提示导管相关感染[1,2,44]：原因不明的葡萄球菌 BSI(特别是凝固酶阴性葡萄球菌)；芽孢杆菌、棒状杆菌(特别是 JK－1)或肠球菌引起的 BSI；假丝酵母菌、镰刀菌、毛癣菌或马拉色菌引起的真菌血症(尤其是 CVC 置管患者)。葡萄球菌属，尤其是凝固酶阴性葡萄球菌，一直是 IVDR－BSI

的主要病原菌[87,88]。然而,尽管过去20年中由葡萄球菌属引起的IVDR-BSI有所下降,但由革兰阴性菌(包括肠杆菌科和非发酵革兰阴性杆菌)引起的感染率并未下降,这些潜在的耐药微生物可能成为导管相关感染的重要致病源[87],尤其好发于恶性肿瘤患者[89,90]。

由阴沟肠杆菌,特别是成团泛菌(原称成团肠杆菌)、洋葱伯克霍尔德菌、嗜麦芽窄食单胞菌或柠檬酸杆菌引起的BSI,若患者曾接受过输液治疗,感染患者数量达到流行水平时,应及时展开流行病学调查,以排除输注液污染的可能[91]。BSI集束化管理小组应授权开展全面调查,包括对大量使用中的输液液体进行培养,并通知当地、州和联邦公共卫生部门。1973年,上述措施的实施避免了一场全美范围内的BSI大流行。该事件起源于3家医院发现5例原因不明的BSI,经调查确认是由一家美国制造商的产品发生内源性污染所引起,及时召回问题产品后,该感染事件仅局限于5例最初发现的患者[92]。更重要的是,为了对BSI实行最为有效的监测,必须全面鉴定所有血培养分离株的菌属和菌型。1970—1971年,美国一家制造商的产品受污染继而导致全国性的流行事件,由于当时未能做到上述要求,导致多家医院出现大量感染患者,最后仅在回顾性调查后才明确为输液液体相关感染[26]。

由嗜冷(低温繁殖)微生物引起的、原因不明的医疗保健相关BSI,例如非铜绿假单胞菌、人苍白杆菌(原称无色菌)、黄杆菌、肠杆菌或沙雷菌[93,94]、沙门菌[95]或耶尔森菌[96],若患者BSI相关症状非常严重,可考虑由血液制品被污染而引起。

血管内导管的病原学培养

一些实验室仍然对血管内导管进行定性培养,即通过无菌操作剪取导管尖端并浸泡在液体培养基中。然而,培养阳性只是非特异性的诊断,因为导管拔除时的皮肤表面定植菌可造成假阳性结果[97]。许多IVDR-BSI源自经皮置管部位发生的局部感染(后文讨论)。拔除导管进行尖端培养可以反映置管部位的微生物状态,定量培养则更能准确鉴别导管培养阳性是因为感染所致,还是因为皮肤表面细菌污染所致。1977年,研究者对血管内导管进行培养,并开发出一种基于固体培养基的标准化、半定量培养方法[22]。如同定量尿培养,半定量培养的菌落计数呈双峰分布。该方法能够很好地鉴别导管细菌定植与导管污染(拔出时皮肤表面细菌的污染)。若半定量培养皿上生长了≥15个菌落形成单位(colony forming units, CFU),则判定为培养阳性,提示导管细菌显著生长或定植[22]。基于超过10 000例IVD的培养经验,该方法的阳性结果与BSI的一致程度为15%~40%。同时,半定量导管培养阳性与局部炎症反应存在较强的相关性[22]。

研究发现,将导管片段放在固体培养基上进行半定量培养[98-100]或是放在液体培养基上进行定量培养(通过涡流或超声将微生物从导管上进行洗脱[98,101,102])后,菌落计数与IVDR-BSI间存在高度相关性。大规模的研究结果未能证明两种检测技术(导管片段滚动平板法和采用超声波洗脱微生物法)存在优劣差异[103-105]。但导管培养阴性仍不能排除导管相关BSI(CR-BSI)[39,43,106-108]。采用两种及以上导管培养技术能够提高阳性率[107],例如在床旁对导管进行现场平板接种,送微生物室进行半定量培养[109]。

美国感染病学会(Infectious Diseases Society of America, IDSA)发布的《关于静脉导管相关感染诊断和管理的指南》(2009年版,目前正在修订中)建议进行导管尖端培养[110],但是关于是否有必要进行导管尖端培养仍然存在争议[111]。一项单中心前瞻性随机对照研究比较了半定量滚动导管培养方法和定量超声技术检测CVC中微生物定植情况。该研究不考虑拔管的原因,共纳入了800名患者,975次CVC置管。研究结果发现,总共217(22.3%)根导管(至少经过一种导管培养技术进行判定)有显著定植。190(87.6%)根导管是采用半定量导管滚动平板法,184(84.8%)根导管是采用定量超声技术检测方法,两种检测方法的阳性率没有统计学差异(OR=0.82,95%CI,0.49~1.36;$P=0.52$)。但是,在这些检出有导管定植的患者中只有52例(24%)患者发展为CR-BSI,而其余165例患者为继发性菌血症或无症状定植[105]。CR-BSI的阳性预测值仅为24%(95% CI,18%~31%)。随后其他研究发现,在不考虑拔管原因情况下,导管定植对CR-BSI的阳性预测值相对较低[103,104]。在美国倾向于不进行尖端培养[112]。然而,同类型的研究指出,导管微生物培养具有相对较高的阴性预测值(63%~99%)[103-105,111]。值得指出的是,这些研究并未将先前抗生素使用情况考虑在内,且研究纳入的导管来自所有置管患者,而不是疑似IVDR-BSI患者。在疑似IVDR-BSI的情况下,应继续鼓励导管尖端进行培养,并特别强调应在抗生素使用前送检。若不考虑IVDR相关感染,则不建议常规进行导管培养。

为了对输液液体污染引起的感染做出准确诊断,需要沿导管抽取输液液体标本进行定量培养[91]。目前,实验室可采用多种技术对肠外营养混合液和药液进行培养或处理,并进行微生物污染检验[113,114]。由于目前尚无证据表明厌氧菌能够在肠外营养混合液中生长,故除非涉及血液或其他生物制品,否则无须对肠外营养混合液进行厌氧菌培养。

输液相关感染的定义

结合导管、导管管腔、拔除导管时经导管抽取输液液体,以及同一时间经外周静脉采集的患者血液标本的半定量或定量培养结果,可以对血管内装置相关感染做出明确诊断[115](表36.4)。

目前进行HAI监测时所用定义可能过于严谨,因为很少有临床医生会采集导管尖端或输液液体标本进行培养。此外,大多数情况下,由导管污染引起的播散性念珠菌感染患者,其血培养通常为阴性。需要意识到拔除导管时很可能被皮肤表面定植细菌所污染,故很难明确是否为导管相关BSI的感染源。因此,在常规监测中,推荐采用CDC的相关定义[116-118]。

表 36.4　血管内导管相关感染的定义

导管定植
病原微生物在导管尖端、皮下导管部分或导管管腔培养显示大量微生物生长
局部感染
A. 置管部位感染的微生物学证据：置管部位 2 cm 内的渗出物中培养出微生物，不伴有 BSI
B. 临床怀疑置管部位感染：置管部位 2 cm 内出现红斑或硬结，不伴有脓液和 BSI
C. 隧道感染：置管部位 2 cm 外，沿皮下隧道导管（如 Hickman 或 Broviac 导管）出现局部压痛、红斑或硬结，不伴有 BSI
D. 皮下囊袋感染：完全植入的血管内导管皮下囊袋出现感染性积液，伴或不伴囊袋上方部位破溃或引流，或出现表面皮肤坏死，不伴有 BSI
全身性感染
A. IVDR - BSI：从导管片段、导管管腔、输液液体、置管部位渗出液，以及经导管抽取的标本培养，与经皮穿刺血培养微生物一致（经导管抽取标本血培养：经皮穿刺血培养微生物浓度比≥4∶1）
1. 原发性导管相关 BSI：导管管腔培养与经皮穿刺血培养为相同微生物（无论导管尖端培养结果如何），且置管部位和（或）皮下导管片段培养（滚动平板法）阴性或非同种微生物；导管尖端培养（滚动平板法）阴性或微生物杂乱生长对原发性导管相关 BSI 的诊断有一定参考价值[21]
2. 原发性皮肤相关 BSI：置管部位和（或）皮下导管培养（滚动平板法）为相同微生物，经皮穿刺血培养阴性或管腔血/输液液体培养出不同微生物；导管尖端培养（滚动平板法）鉴定出相同微生物有助于支持该诊断
3. 原发性输液液体相关 BSI：输液液体与经皮穿刺血培养出相同微生物，同时管腔、置管部位和（或）皮下导管培养阴性或微生物杂乱生长（滚动平板法）
B. 明确的血管内导管相关血流感染：符合败血症典型临床症状的 CR - BSI[104]
C. 疑似血管内导管相关血流感染：血培养阴性，拔除导管后不久血流感染症状消失，导管管腔及置管部位/皮下囊袋感染性积液培养出大量病原微生物，或沿隧道导管（Hickman 或 Broviac 导管）出现红斑和硬结

CDC NHSN 监测中对中央导管相关血流感染（central line-associated bloodstream infection，CLABSI）的定义更为广泛，旨在进行更全面的医疗保健相关感染监测。CLABSI 被定义为经实验室确认的 BSI，且在第一个感染迹象发生的当天或前一天留置有导管，并与其他部位感染无关[119]。

导管相关感染

导管相关血流感染的发生率

IVDR - BSI 在 HAI 感染类型中的占比最少。在大多数医院，由于患者出现医疗保健相关 BSI 的临床表现后很少有医生怀疑是经导管引起的，且未进行导管培养，因此 IVDR - BSI 的真实发生率往往被低估。一项前瞻性研究对纳入的所有 IVD 进行了培养，结果表明所有类型的 IVD 都会增加 BSI 发生风险，不同 IVD 类型的 BSI 发生风险程度具有较大差异[2]。

表 36.5 列出了各种常见 IVD 类型的感染发生率[120]。其中，感染发生率最低的是小型外周静脉输液钢针、聚四氟乙烯（Teflon）或聚氨酯（polyurethane）材质导管：大型前瞻性研究显示，外周静脉导管相关 BSI 发生率约为 0.2 例/100 例[18-21,24,117,121-124]；两项大型临床对照试验结果显示，在留置静脉导管时严格执行无菌操作技术，与静脉输液钢针相比，塑料导管引起器械相关菌血症或念珠菌血症的风险并没有增加[121]。虽然外周静脉导管相关血流感染的感染率很低，但因为住院患者外周静脉使用率高，因此其在医疗保健相关感染中仍然占据相当多的比例。2017 年的一项系统综述研究纳入了 85 063 例外周静脉置管，其中外周静脉导管相关（peripheral vein catheter-related，PVCR）BSI 发生率仅为 0.18%，但在 15 936 例医院内感染占比为 6.3%（置信区间：4.8%～19%）[125]。一项前瞻性研究发现，中心静脉导管和动脉导管输液相关血流感染的发生率约在 1%以内[126]。

表 36.5　不同类型血管内导管相关血流感染相关风险估计[a]

类型	例/100 置管日
外周静脉导管	
塑料导管	0.1
输液钢针	2.0
静脉切开置管	3.7
中心导管	0.4
动脉导管（用于血流动力学监测）	0.8
经外周静脉穿刺中心静脉置管术	
住院患者+门诊患者	3.1
住院患者	2.4
门诊患者	3.5
短期无涤纶套中心静脉导管	
非微生物消毒剂浸渍导管类型	
无隧道中心静脉导管	4.4
隧道式	4.7
微生物消毒剂浸渍导管类型	
用于输注药物的氯己定/磺胺嘧啶银浸渍导管	2.6
米诺环素/利福平浸渍导管	1.0
银浸渍导管	5.2
银离子涂层导管	4.0
苯扎氯铵浸渍导管	4.3
肺动脉导管	1.5
血液透析管	
临时的、涤纶套	8.0
长期、带涤纶套、隧道式	21.2
隧道式带涤纶套中心静脉导管	22.5
皮下输液港	
中心静脉	3.6
外周静脉	4.0

续 表

类型	例/100 置管日
主动脉内聚氨酯球囊反搏泵	3.0
左心室辅助导管	26.1

a：来源于最新发表的前瞻性研究结果，经 Oxford University Press 允许引自：Peterson LR，Smith BA. Nonutility of catheter tip cultures for the diagnosis of central line-associated bloodstream infection. *Clin Infect Dis*. 2015；60：492 - 493。

CVC 的品种复杂多样，是医源性 BSI 的最大风险因素[11,127-129]。大量前瞻性研究结果显示，经锁骨下或颈内静脉置管（短期导管、无涤纶套导管、单腔或多腔导管）的 CR - BSI 发生率为 2%～5%[11,98,130-135]。无涤纶套的血液透析中心静脉导管发生导管相关 BSI 风险最高，发生率>10%[136-138]，而涤纶套透析导管相关 BSI 发生率则相对较低[139,140]。门诊环境中，外周静脉置入中心静脉导管（peripherally inserted central catheters，PICC）的 CR - BSI 的风险很低（0.04～0.4/100 置管日）。但有研究发现在住院患者中（尤其是 ICU 患者），PICC 发生 CR - BSI 的风险与 CVC 差异不显著[141]。用于血流动力学监测的 Swan - Ganz 肺动脉导管，其导管相关 BSI 发生率为 1% 和 0.3 例/100 置管日[126]。通过手术植入的带涤纶套 Hickman 或 Broviac 导管和植入式中心静脉输液港发生 CVC 导管相关感染风险最低，前者的 BSI 发生率约为 0.1/100 置管日[142,143]，后者低于 0.05/100 置管日[142,143]。前瞻性研究证实，植入式中心静脉输液港的 BSI 发生率低于带涤纶套带隧道中心静脉导管[144-149]。

据估算，约 90% 的 IVDR - BSI 来源于各种类型的 CVC[2]，2000 年以前美国 ICU 每年 CVCR - BSI 的发生例次预估为 41 000～55 000[13,14]。为降低 IVDR - BSI 的发病率，美国随后发布了相关防控指南并采取集束化干预措施，IVDR - BSI 发病率大幅降低。据 CDC 国家医院感染监测系统（National Nosocomial Infections Surveillance，NNIS）估计，2018 年 IVDR - BSI 发病数降至 26 000[17]。尽管如此，IVDR - BSI 的病死率仍高达 12%～25%[12]，并依然是医疗保健相关感染死亡的一个重要原因。只有深入了解 CVC 相关感染，才能最大限度降低 IVDR - BSI 发生风险，并为制定有效的预防策略提供基础。

流行病学

为制定有效的预防策略，必须明确微生物主要来源，包括 IVD 定植菌（图 36.1）和能引起菌血症或念珠菌菌血症的微生物[150]。患者皮肤表面定植微生物容易经皮肤移行至导管管腔形成定植。污染可能发生在置管时[151]或置管一段时间[152]。微生物也可通过污染导管接头（输液器与导管连接部位），或污染输液液体后被直接输注患者血液内；远端感染灶血行播散也可导致血管内导管的污染；导管的污染甚至可能在其生产过程中发生，但这种情况非常罕见。

大量临床实验数据提示 IVDR - BSI 多由经皮短期置管所引起。皮肤表面定植菌在置管时或置管数日后入侵到置管部位而导致无涤纶套导管污染。

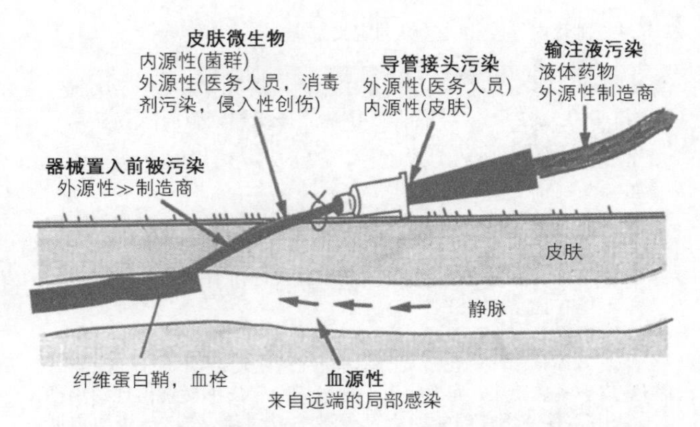

图 36.1 血管内导管相关感染来源包括皮肤菌群、导管接头污染、输液液体污染，以及血管内器械的血源性定植及其纤维蛋白鞘。

大量 IVDR - BSI 的前瞻性研究结果显示，凝固酶阴性葡萄球菌是人体皮肤表面最主要的需氧菌，目前是导管相关血流感染（CR - BSI）最常见的病原菌[1,2,11,54,117,121-124,127,133,142,153]。绝大多数 CR - BSI 是由住院患者皮肤表面定植菌引起，主要包括凝固酶阴性葡萄球菌和凝固酶阳性葡萄球菌（金黄色葡萄球菌），念珠菌、棒状杆菌和芽孢杆菌，以及少部分的革兰阴性需氧杆菌（表 36.6）。

表 36.6 不同类型血管内导管相关感染常见病原菌

来源	病原体
导管相关性	
外周静脉导管	凝固酶阴性葡萄球菌[a] 金黄色葡萄球菌 念珠菌属
中心静脉导管	凝固酶阴性葡萄球菌 金黄色葡萄球菌 念珠菌属 棒状杆菌属（特别是 JK - 1） 克雷伯菌属和肠杆菌属 分枝杆菌属 白吉利毛癣菌 镰刀菌属 糠秕马拉色菌
受污染的静脉输液液体	克雷伯菌族 阴沟肠杆菌 聚团肠杆菌 黏质沙雷菌 克雷伯杆菌属 洋葱伯克霍尔德菌 食酸伯克霍尔德菌，皮氏伯克霍尔德菌 嗜麦芽寡养单胞菌 弗氏柠檬酸杆菌 黄杆菌属 热带念珠菌
受污染的血制品	阴沟肠杆菌 黏质沙雷菌 人苍白杆菌 黄杆菌属 伯克霍尔德菌属 耶尔森菌属 沙门菌属

前瞻性研究结果显示，置管部位皮肤定植菌与中心静脉导管（CVC）相关BSI的微生物菌群高度一致[27,40,54,130-132,151,154,155]。短期中心静脉、动脉或外周IV管置管部位的皮肤定植菌水平与CR-BSI发生风险高度相关[156,157]。

ICU和血液透析患者皮肤若有金黄色葡萄球菌定植，相比于普通患者其IVDR-BSI的发生风险高4～6倍[158,159]。癌症免疫疗法中重组人白细胞介素-2的使用（伴或不伴淋巴因子激活杀伤细胞；lymphokine-activated killer，LAK）会增加皮肤毒性（脱皮）相关的不良反应发生。皮肤表面若有大量金黄色葡萄球菌定植，会增加CVC相关金黄色葡萄球菌BSI发生风险[160]。

由于皮肤表面有大量的微生物菌群定植，因此烧伤患者CR-BSI发生率非常高[161,162]（详见第35章）。

因皮肤消毒剂污染所导致的IVDR-BSI暴发并不少见[163-166]。

拔除导管后对导管进行半定量培养结果显示，培养出的微生物与引起导管相关血流感染的微生物高度一致[22,27,98-100,137,161,167,168]。

对发生CVC相关感染的导管进行镜检，其外表面黏附有大量病原菌，以短期置管最为严重[169-171]。

前瞻性研究结果发现，使用高效的皮肤消毒剂（如氯己定）对置管部位进行皮肤消毒和后续的导管护理，可以显著降低输液相关BSI的风险[38,172-174]。

对置管部位使用抗微生物药物或使用抗菌导管，可降低CR-BSI的发生风险[138,175]。

手术植入的Broviac或Hickman导管，其涤纶管嵌在皮下组织内，对皮肤微生物菌群的侵袭构成机械屏障，与短期无涤纶管CVC（0.6～1.0/100置管日）相比[27,127,130,131,133,169]，能显著降低CR-BSI发生率（约0.20/100置管日）[176-178]（表36.5）。此外，前瞻性随机临床试验结果发现[179]，短期CVC（<10～14天）置管中若使用皮下银浸渍涤纶管，能降低导管定植菌及CR-BSI的发生风险[131,132,180]。但当导管置管时间延长至14天以上，银浸渍涤纶管对降低导管定植菌及CR-BSI的发生风险效果不佳[181-183]。研究表明，外涂抗微生物药物[184,185]、消毒剂或肝素的新型短期（约7天）CVC能显著降低导管定植率[186-190]，在一定程度上也能降低CR-BSI发生率。但是此类新型导管对更长时间置管的预防效果还有待进一步研究[191,192]。另一方面，相对于置管部位皮肤定植菌污染，长期置管相关血流感染微生物主要来源于导管接头污染[106,171]。大量研究表明，IVD的接头定植是导致CR-BSI的主要病原菌来源[40]，尤其是长期置管导管[39,106,167,171,193-195]。

其他远处不相关的感染灶血行播散也可导致中心静脉和动脉导管定植，但研究显示，相较于置管部位或者导管接头的微生物定植[38,40,54,131,196,197]（表36.7），这种情况的发生机会较低（短肠综合征患者除外）[198]。

尽管输液液体污染较少发生，但输液液体仍会发生微生物污染，常见污染菌为皮肤定植菌，例如凝固酶阴性葡萄球菌。用于血流动力学监测的动脉导管常见污染菌有所不同[37,38]，由输液液体污染引起的地区性BSI流行在美国较少发生，但在许多医疗设施资源有限的地区发生率较高[38,124,131]。输液液体污染是引起医疗相关BSI流行最常见的原因[1,2]，通常由能在肠外营养液中繁殖的病原菌引起，包括克雷伯菌属（克雷伯杆菌、肠杆菌、沙雷菌）、洋葱伯克霍尔德菌、皮氏伯克霍尔德菌或枸橼酸杆菌[91]。在医院内准备或注射期间（外源性污染）或者输液液体生产过程（内源性污染）中，最容易发生输液液体污染。

表36.7 导管相关血流感染的潜在来源（来自442例Swan-Ganz肺动脉导管的前瞻性研究）

	纱布（2天）	传统聚氨酯敷料（5天）	高渗透性聚氨酯敷贴（5天）	合计
导管相关血流感染总数	2	1	2	5
微生物	—	—	—	—
感染来源一致	—	—	—	—
导引管或肺动脉导管片段	2	1	2	5
皮肤	1	—	1	2
导管管腔	1	1	1	3
输液液体	1	1	1	3
肺动脉导管的末端位于导管保护套	—	—	1	1
远处感染灶的血行播散	—	1	1	—

经允许引自：Maki DG, Stolz SS, Wheeler S, et al. A prospective, randomized trial of gauze and two polyurethane dressings for site care of pulmonary artery catheters: implications for catheter management. *Crit Care Med*. 1994; 22: 1729-1737。

某大型研究前瞻性收集周围静脉导管、动脉导管（用于血流动力学监测）[37]、多腔CVC（用于ICU患者）[38]及Swan-Ganz肺动脉导管[196]的相关资料，使用逐步logistic回归分析对引起血管内导管相关感染的风险因素进行分析[124]，结果显示置管部位皮肤大量定植菌是所有短期经皮置管患者发生导管相关感染风险的最佳预测因子之一（表36.8）[199]。

发病机制

对有定植菌的IVD进行电子显微镜扫描，电镜结果显示导管表面覆盖一层非晶薄膜[171,197,200]，可能是微生物菌落被自身分泌的蛋白和多糖蛋白复合物（外壳）包裹，形成"生物膜"[201]（图36.2）。人工器械相关感染的病理学研究显示，微生物对不同材料器械的黏附能力有很大差异。体外实验显示，聚四氟乙烯或聚氨酯导管比聚乙烯、聚氯乙烯或硅树脂材质的导管更具有抗细菌黏附性，尤其是抗葡萄球菌的黏附[202,203]。在本实验中，所用实验导管无论是使用过的导管或涂有特定等离子导管，两组间差异抗性依然存在[204-207]。

表 36.8 血管内导管相关感染风险因素的多因素分析(基于大型前瞻性研究数据)

导管类型[参考文献]	研究纳入置管数	风险因素	相对危险度
外周静脉[115]	2 050	置管部位皮肤定植菌超过 10^2 CFU 导管接头污染 置管部位敷料潮湿 置管>3 天 全身性抗微生物药物治疗	3.9 3.8 2.5 1.8 0.5
外周静脉[162] (儿科患者)	826	置管部位大量皮肤定植菌 置管时间≥72 h 孕周≤32 周 氨苄西林输液 使用氯己定进行皮肤消毒	3.6 2.0 1.8 0.4 0.2
动脉[35]	491	置管部位皮肤定植菌>10^2 CFU 导丝引导下二次置管	10.0 —
脐动脉[397] (儿科患者)	189	极低出生体重 长期抗微生物药物治疗 拔除导管时进行抗微生物药物治疗	— — —
脐静脉[397] (儿科患者)	144	高出生体重 高出生体重患者静脉输入营养液	— —
中心静脉[398]	345	导管暴露于不相关的菌血症 置管部位皮肤定植菌>10^2 CFU 置管时间>4 天	9.4 9.2 —
中心静脉[192]	188	形成导管相关性血栓	—
中心静脉[399]	1 258	呼吸道定植或感染 低白蛋白血症	— —
中心静脉[311]	76	置管部位大量皮肤定植菌 置管困难 女性 潜在二次诊断	13.2 5.4 0.2 0.2
中心静脉[400]	1 212	颈内静脉置管 转科 胃肠道疾病 置管前长时间住院 合并抗微生物药物用药 聚氨酯导管	3.3 3.0 2.4 1.0 0.3 0.2
中心静脉[26]	140	置管部位有除凝固酶阴性葡萄球菌以外的其他微生物定植 置管部位皮肤发红 置管部位凝固酶阴性菌葡萄球菌定植>50 CFU 或其他微生物定植>1 CFU	14.9 4.4 6.4
肺动脉[184]	297	置管部位皮肤定植菌>10^3 CFU 颈内静脉置管 置管时间>3 天 未严格执行无菌操作技术	5.5 4.3 3.1 2.1
肺动脉[401]	86	置管时间>5 天 使用抗微生物药物	14.4 0.2
血液透析[126]	53	慢性肾功能衰竭	7.2
外周静脉、中心静脉、动脉和肺动脉(儿科患者)[402]	1 649	年龄<1 岁 置管时间为 3 天 正性肌力支持	— — —
外周、中心静脉、动脉[273]	353	远处感染灶 不合理导管护理 住院时间>14 天	8.7 5.3 3.5
外周、中心静脉、动脉(烧伤患者)[152]	101	置管部位皮肤定植	6.2

续　表

导管类型[参考文献]	研究纳入置管数	风险因素	相对危险度
外周、中心静脉、肺动脉、动脉[183]	623	置管时间 7～14 天 置管时间>14 天 冠心病监护病房 手术 二次置管 置管部位皮肤定植菌 导管接头微生物定植	3.9 5.1 6.7 4.4 7.6 56.6 17.9
Hickman[403]	690	双腔导管 肥胖 粒细胞减少症	2.1 1.7 1.6
植入式静脉输液港[348]	1 550	输液港断管次数增加	—

CFU，菌落形成单位。ICU 中护士：患者的比例降低[404-406]。引自：Falchuk KH，Peterson L，McNeil BJ. Microparticulate-induced phlebitis：its prevention by inline filtration. *N Engl J Med*. 1985；312(2)：78 - 82；Maddox R，John J Jr，Brown L，Smith C. Effect of inline filtration on postinfusion phlebitis. *Clin Pharm*. 1983；2(1)：58；Quercia RA，Hills SW，Klimek JJ，et al. Bacteriologic contamination of intravenous infusion delivery systems in an intensive care unit. *Am J Med*. 1986；80(3)：364 - 368。

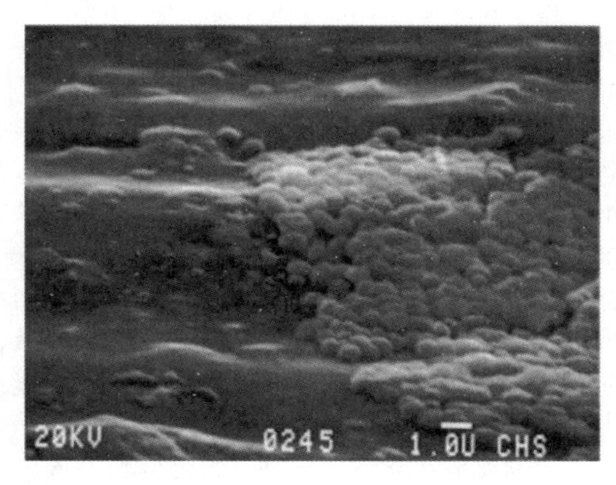

图 36.2　感染的中央静脉导管电子显微镜扫描图(36 000 倍)，非晶态的多糖蛋白复合物(外壳)分子矩阵将表皮葡萄球菌包裹。

表皮葡萄球菌初期对导管的黏附，在一定程度上是由菌株表面的疏水性[208]和特殊的黏附受体[209-213]所介导。金黄色葡萄球菌对导管的早期黏附，主要是依赖吸附血浆或组织蛋白，例如纤维连接蛋白、凝血酶敏感蛋白、纤维蛋白、玻连蛋白和层粘连蛋白[35,36,207,214]。因为这些蛋白质多为血栓形成所必要的成分，而导管表面血栓的形成在一定程度上也能促进病原菌的黏附和导管相关感染[107,215-217]。多糖蛋白复合物(糖被膜)可以促进细菌和真菌对导管表面的持久性黏附[218,219]。虽然当抗微生物药物浓度低于治疗剂量水平时能减少病原菌的黏附[206,220]，但是一旦病原菌(如凝固酶阴性葡萄球菌)定植在人工器械表面，宿主防御体系便会随之受损，将导致宿主无法自发地根除感染[221,222]。并且，一旦黏附于人工器械表面，病原菌对抗微生物药物的耐药性也将增加[223-228]。若单用抗微生物药物进行治疗，即使长时间高剂量给药，人工器械相关感染也难以得到治愈。

输液液体污染引起的血流感染

塑料导管应用 10 年后，才发现它是导致严重医源性感染的重要原因。然而，经过 40 年的不断探索以及 1970 年、1971 年[26]发生在美国医院的革兰阴性菌 BSI 流行，才意识到输液液体也容易受到污染。虽然多数 IVDR - BSI 源于皮肤定植菌或导管接头污染，但输液液体污染是导致 IVDR - BSI 流行的最常见原因[1]。据统计，在 1965—1978 年期间，28/30(85%) 输液相关 BSI 流行事件可归因于输液液体污染。输液液体污染发生在生产过程(内源性污染，7/20)或在医院准备和输注阶段(外源性污染，引起其他 21 起暴发事件)[1,2]。

肠外营养液中微生物的生长特性

目前，已报道的因输液液体污染所引起的 BSI 病原菌都是革兰阴性需氧杆菌，输液液体在室温(25℃)条件下快速增长[91]：例如，5%葡萄糖溶液中的某些肠杆菌科、蒸馏水中的假单胞菌或者沙雷菌。但需注意，实际上微生物在多数肠外溶液中不易生长(脂肪乳剂例外)。

1970 年，我们评估了 105 例 HAI 临床分离株(共涉及 9 个属 13 个种)在室温(25℃)条件下 5%葡萄糖液(最常使用的商品化肠外溶液)中的生长能力[229]。初始接种浓度为 1 CFU/mL。24 h 后，50/51 株克雷伯菌属(克雷伯菌、肠杆菌、沙雷菌)在 5%葡萄糖液浓度高达 100 000 CFU/mL。相比之下，其他细菌菌株(包括葡萄球菌、大肠杆菌、铜绿假单胞菌、不动杆菌及念珠菌)仅有 1/54 能在 5%葡萄糖液中生长。然而，大多数微生物即使在液体中的浓度超过 10^6 CFU/mL，也无法通过肉眼观察到。

对各种商品化肠外产品中的微生物生长特性进行回顾性研究，结果显示[91]能在 5%葡萄糖液中迅速繁殖的细菌主要是克雷伯杆菌和洋葱伯克霍尔德菌；能在蒸馏水中繁殖的主要是铜绿假单胞菌、洋葱伯克霍尔德菌和不动杆菌或沙雷菌；在乳酸林格液中生长繁殖的主要是铜绿假单胞菌、肠杆菌属和沙雷菌属。除念珠菌外，大多数细菌能在常规(0.9%)氯化钠溶液中生长。念珠菌可以在合成氨基酸- 25%葡萄糖溶液(用于 TPN)中生长，但是生长速度非常缓慢，而大多数细菌在合成氨基酸- 25%葡萄糖溶液的繁殖会很大程度被抑制[230]。大多数微生物能在10%的脂肪乳剂(一种长链脂肪乳剂)中快速增长[231,232];在一项对57个菌株的研究中发现,12/13的细菌和念珠菌在脂肪乳剂介质中的繁殖速度和在细菌学培养基中一样快[231]。糠秕马拉色菌感染也与脂肪乳剂输液液体污染有关[233-235]。因为糠秕马拉色菌为双态性真菌(菌丝态和酵母态),嗜脂性的酵母菌不能合成中链和长链脂肪酸,而是利用外源性脂质进行繁殖,例如用于补充TPN[232]。研究发现,使用TPN脂肪乳能够显著增加凝固酶阴性葡萄球菌BSI的发生风险[236,237]。据报道,曾有脂质合成的麻醉剂——异丙酚(斯图尔特制药,威尔明顿,特拉华州,美国)因外源性污染引发了感染流行[42]。该麻醉药最初未添加抑菌剂,容易导致一些G^-细菌、G^+细菌及白念珠菌的快速繁殖[238]。

结合微生物在商品化肠外营养混合液中的生长特性,由输液液体污染所引起的大规模聚集性流行事件处理经验,以及局部BSI的表现,可以明确医疗保健相关BSI的病原菌是否来源于输液液体污染:接受输液治疗患者的血标本若培养出成团泛菌、阴沟肠杆菌、黏质沙雷菌、洋葱伯克霍尔德菌或柠檬酸杆菌,应高度怀疑输液液体污染,如肠外溶液或者静脉输液药物(表36.6)[239]。相反,分离培养出在肠外溶液中生长能力很弱的微生物,如大肠杆菌、变形杆菌、不动杆菌或葡萄球菌,则表明BSI不大可能来源于输液液体污染。

输注液污染的机制

绝大多数已报道的医疗保健相关BSI流行主要归因于输液液体污染[1,2]。但肠外营养液通常是在医院准备输注期间被污染的。对医院内使用中的静脉输注液进行调查,培养结果显示输液液体污染率为1%～2%[240-242]。但使用中的输液液体培养鉴定的大部分微生物为皮肤常见共生菌,其毒性低且繁殖缓慢,并且微生物主要在肠外营养液中发生繁殖;因输液液体微生物污染水平(<10 CFU/mL)极低,即使在免疫力非常差的患者中通常也不会引起任何临床疾病。但如果污染的微生物(如革兰阴性杆菌)在输液液体中具有繁殖能力,当其污染水平达到10^2～10^3 CFU/mL时,将会引起输液患者血流感染,甚至是感染性休克。

输液过程中输液液体受污染风险与使用同一输液器连续输液液体持续时间和操作频次直接相关。当注射液体或者经IVD抽取血液标本时,空气中的微生物可以进入到整个输液系统。在输液器与导管管腔连接处的空气微生物也可能进入到输液系统。微生物(能在输液液体中繁殖)一旦进入到输液液体中,则通过多次更换输液瓶(袋)和调节最大输液流量[26]也将无法清除细菌;但通常情况下多数微生物污染会通过连续流动的输液而被迅速清除[240-243],尤其常见于在输液液体中生长不佳的微生物。

医务人员偶尔能在静脉注射的玻璃瓶内发现一团膜状物质。显微镜检查结果显示,该物质为丝状真菌,如青霉和曲霉。通常在输液瓶悬挂使用前,霉菌已通过不易察觉的缝隙进入到静脉滴注的玻璃瓶,并且在输液前的数周或数月繁殖成为可见的物质或膜状的沉淀。值得庆幸的是,输液瓶内的"真菌球"很少导致患者的全身感染[244]。

通过静脉输液液体外源性污染所引起的医疗保健相关血流感染流行率尚不清楚,但基于导管相关感染发病机制的研究结果表明,其发生率是导管相关血流感染发生率的1/10～1/5。此外,一项关于更换输液器最优间隔的前瞻性研究[240-246](表36.9),对某家医疗机构使用中的输液液体进行培养,结果显示输液液体污染率和输液相关BSI的发生风险很低。一项荟萃分析纳入了5项前瞻性研究:共计超9000次输液液体培养结果,未发现因输液液体污染相关的菌血症或念珠菌血症。由静脉输液液体污染所引起的BSI发生率低于1/2000例。然而,只有当静脉输液液体微生物培养阳性时,才能明确为BSI来源。因为这种情况在大多数医院很少发生,除非出现聚集性血流感染。因输液液体污染所导致的大量散发性(或暴发)血流感染通常无法追溯感染来源或被归因于IVD。

表36.9 定期更换血管内通路作为感染控制措施的相关研究

参考文献	患者来源	通路类型	培养套数	不同间隔时间更换血管内通路的污染率			
				24 h	48 h	72 h	不明确
Maki and Martin[229]	病房	外周导管为主[a]	2537	0.4	0.6	—	—
Crocker et al[232]	病房,ICU	外周导管	694	0.5	1.0	0.7	—
		中心导管,通路[a,b]加上TPN	119	0	0	0	—
Redline and Redline[233]	ICU	外周导管(62%)加上中心导管,通路(38%)[a]	676	2.0	4.0	—	—
Goldmann et al[230]	病房	外周导管	219	—	0.8	—	0.8
Chuard et al[227]	ICU	外周导管加上中心导管,通路[a]	1194	—	5.0	4.4	—
Gander[228]	病房,ICU	外周导管	878	—	0.2	1.0	—
		中心导管,通路	331	—	1.9	1.2	—

续　表

参考文献	患者来源	通路类型	培养套数	不同间隔时间更换血管内通路的污染率			
				24 h	48 h	72 h	不明确
		中心导管，TPN	165	—	2.7	4.4	—
	病房	所有类型	1 168	—	0.5	1.4	—
	ICU	所有类型	204	—	3.2	1.8	—

ICU：重症监护病房；TPN，全胃肠外营养。
a：TPN 输液除外，未提供不同类型输液的污染率。
b：通路指的是用来输液液体、血制品、药物转运或者血流动力学监测的中心静脉导管，但不用于 TPN。
经允许引自：Maki DG，Botticelli JT，LeRoy ML，et al. Prospective study of replacing administration sets for intravenous therapy at 48- vs. 72-hour intervals：72 hours is safe and cost-effective. *JAMA*. 1987；258：1777－1781。

27%～50%的动脉输液相关血流感染源自输液液体污染[37,247]，可能是因为动脉输液时存在液体停滞，且操作频繁（如频繁抽取血液标本）。虽然有研究表明，血流动力学压力监测设备的输液液体污染非常少见[248]，但许多与医疗保健相关血流感染的流行都归因为输液液体污染[249-252]。这些流行案例都涉及革兰阴性杆菌污染，特别是黏质沙雷菌、假单胞菌或肠杆菌属细菌的污染，它们能够在常用的输液液体如 0.9%生理盐水中快速繁殖。

由血液制品污染导致的血流感染事件比较少见，可能是因为大多数血液制品需常规冷藏储存，污染风险低，而且通常血液制品从冰箱中取出后必须立即使用[94,253]。在一半的输血感染病例中，受污染的全血制品导致的 BSI 会表现出发热（80%）、寒战（53%）、低血压（37%）和恶心或呕吐（26%）等不良反应，相关病死率约为 35%[94]。致死性休克通常是由大量能在低温环境中生长繁殖的嗜冷菌，如沙雷菌、洋葱伯克霍尔德菌、嗜麦芽窄食单胞菌、耶尔森菌或其他罕见的非发酵革兰阴性杆菌（如黄杆菌）污染所引起[94-96,254]。对污染的血液制品进行革兰染色涂片，可以看到这些细菌。血液制品从冷藏冰箱中取出后应立即输血。输血完成后，应更换整个输液系统。如果怀疑血流感染与受污染的血液制品有关，则应立即停止输血，对剩余的血制品接种在固体培养基，在 35～37℃和 16～20℃培养箱中进行需氧和厌氧培养[91]。使用前在室温下存储 5 天的血小板制品，可能更容易被大量的微生物病原体污染。美国食品药品监督管理局（Food and Drug Administration，FDA）和美国红十字会对此开展了大量的质量控制工作，但血小板制品污染现象仍然存在，污染率为 1/5 000，细菌脓毒症发生率为 1/10 万[255]。虽然大多数血制品污染菌来源于皮肤常见菌群[256]，但也有革兰阴性杆菌污染血液制品的报道[94,95,253]。

为预防输液液体污染所导致的罕见散发性血流感染，最重要的预防措施是在医院中心药房或患者护理病房内严格无菌条件下进行输液液体准备和配置，并在输液操作过程中严格执行无菌操作技术（如输注药物、更换输液袋或瓶）。定期更换输液器，可以防止微生物积累，并进一步降低相关 BSI 的风险。1971 年，美国因制造商产品内源性污染引起了全国性感染流行事件，借鉴该事件的处理经验，建议每 24 h 更换一次，同时更换所有设备，该措施实施后大幅降低血流感染的流行[26]。此后，大多数北美医院开始采取定期常规更换输液系统这项防控措施，以降低输液液体污染风险。在一定程度上，更换输液器间隔时间延长与血流感染流行有关，尤其在易感染人群中或被可在输液液体中生长繁殖的微生物污染时[257]。

输液相关血液感染暴发与流行

由内源性污染引起的暴发事件

自 1970 年以来，据报道因输液液体内源性污染所引起的输液相关血流感染暴发事件超 17 起，包括血液制品、静脉输注药物或真空采血管（表 36.10）[258-263]，提示输液治疗存在潜在的医源性危害。自 20 世纪 80 年代末以来，这类型暴发事件的频率和规模逐渐减少[2]，反映了对制造过程中严格质量控制的重要性。

表 36.10　血管内装置相关血流感染暴发事件的感染来源

外源性污染
抗菌剂或消毒剂
动脉压力监测输液
消毒剂
传感器
肝素
用于冷却血气注射器的冰
压力校准装置
通过医务人员手接触传播
血液透析相关
复用消毒不合格的透析器
受污染的透析液
受污染的消毒剂
肠外晶体液
脂肪乳剂
经中心药房静脉输注营养液
静脉注射药物，多剂量药瓶
用（污染）蒸馏水代替芬太尼

续 表

血液制品
全血
血小板制品
处于感染窗口期的献血者
静脉注射放射造影剂
静脉曲张食管硬化治疗所用的硬化溶液
中央静脉导管接头
导管接头与注射器连接处泄漏
用于固定静脉注射部位敷料的黏合胶带
血制品升温器
软肥皂
医务人员手动搬运患者
体外循环机器
主动脉内气囊泵
重症监护病房患者血管内导管置管时间过长
内源性污染(制造商相关)
商品化静脉注射用晶体溶液,容器密闭
血液制品
血小板制品
人血清蛋白
血浆蛋白组分(plasma protein fraction,PPF)
静脉注射药品
真空采血管

美国一家制造商将大容量胃肠道营养液分装到螺旋瓶,因制造过程中发生输液液体内源性污染,导致美国首次也是规模最大的一次输液治疗相关感染暴发事件,这次暴发造成大范围、严重的输液治疗医源性危害[26]。1970 年初,CDC 首次接到由阴沟肠杆菌和成团泛菌(当时称为欧文菌)引起的输液相关血流感染的报告,随后开展的回顾性调查发现多家医院在几月前就已经出现血流感染事件的流行。尽管调查开始很早,且调查初始已明确该血流感染的流行是由于静脉输液液体污染所引起的,但直到 1971 年 3 月才最终明确污染来源归因于新密闭瓶的内源性污染。1970 年 7 月—1971 年 4 月,CDC 累计接到输液相关血流感染约 400 例,来自 25 家医疗机构(图 36.3)。全国范围内相关病例预估超过 10 000 例。在未开封的密封瓶中,分离培养出超过 20 种的微生物,包括成团泛菌。在医院内正常输液操作过程中,密封瓶盖子被反复拧开和盖上,微生物容易从瓶盖脱落并进入静脉输注液中。对发生血流感染流行事件的医疗机构进行地域分布分析,与该公司新密封瓶销售区域分布一致。直到 1971 年 4 月初,在全国范围内召回该问题产品,全国范围血流感染事件的暴发才得以终止。

自 1975 年以来,在多个国家的医院疫情监测报告中,所有涉及革兰阴性杆菌和肠外营养产品的,均显示在其生产过程中受到了污染[91,92,258-276],多数事件导致了全国范围的流行。1981 年,希腊发生了类似的全国范围大暴发[265],同美国 1970—1971 年暴发调查结果一致[26],即螺旋盖密封瓶不符合生物安全要求,因而不能保存临床上无菌液体。文献报道的热原反应暴发事件[269]和假单胞菌血流感染流行[268]归因于正常人血白蛋白的内源性污染;人苍白杆菌血流感染暴发流行主要源于受污染的兔抗胸腺球蛋白[270]。最著名的一次暴发事件是由铜绿假单胞

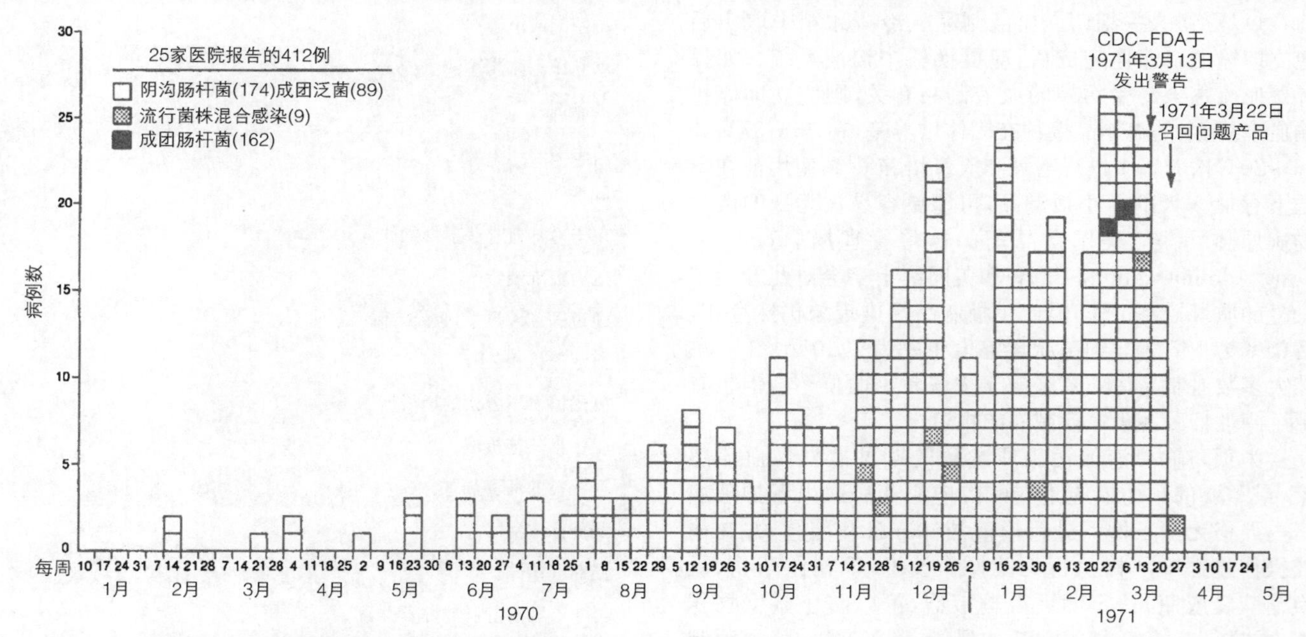

图 36.3 制造过程中因大容量胃肠道营养液发生内源性污染,导致全国范围医疗保健相关菌血症暴发事件。在 1970 年 7 月 1 日—1971 年 4 月 27 日期间,美国 25 家医院共发生 397 例静脉相输液关血流感染,达到了流行水平。通过全国范围内召回该制造商的产品,全国范围内血流感染流行得以控制。

菌所致 10%聚维酮碘的内源性污染[271]。10%聚维酮碘在全球范围被广泛用于 CVC 置管部位皮肤的消毒[272]。低浓度氯己定越来越多地被用于皮肤消毒[38,172-174]，但在一定程度上会促进细菌的生长，从而导致 BSI 流行[166,261]。

所有这些暴发事件都表明影响无菌操作的因素非常复杂。在许多情况下，灭菌过程的失败并没有被记录。而制造厂生产过程中看似很小的失误，也会造成产品灭菌失败，继而导致产品污染[273]。

虽然内源性污染极其罕见，但其潜在的危害却非常巨大，可能影响到多家医疗机构的大量患者。此外，输液液体在生产过程中的直接污染，可导致病原菌有足够的时间繁殖到致病剂量。

虽然内源性污染是输液相关血流感染的一个主要原因，但因内源性污染发生概率极低，通常不会认为与血流感染的发生有关。只有当输液相关血流感染达到流行水平时，才可能怀疑是内源性污染而后去证实。不明原因导致的输液相关血流感染发生率若大幅度增加，尤其是由肠杆菌属细菌、假单胞菌、伯克霍尔德菌属或柠檬酸杆菌属所引起的，需及时进行深入调查，以排除内源性污染。单凭临床表现难以区分内源性和外源性污染所引起的感染。由输液液体污染引起的血流感染，与 CR－BSI 及其他医疗保健相关血流感染的临床表现和体征相似。以下情况可考虑输液液体污染：无明显感染源，常见于无明显的全身感染症状，突发的临床反应导致输液中断（表 36.3），无法区分内源性和外源性污染来源。必须开展流行病学调查以鉴别。

如果高度怀疑或明确是由内源性污染的商业销售产品所引起的，特别已经发生临床感染时，必须立即联系当地、州和联邦公共卫生机构（CDC 和 FDA）。隔离并封存疑似受污染批次的未开封样品用于调查。

由外源性污染引起的感染暴发

即使商业生产的产品在送达医院时是无菌的，医院使用的情况也会影响产品的无菌性。如前所述，大多数由输液治疗引起的散发性感染，无论是由于置管还是输液液体污染，都可被归因于外源性感染。同样，大多数报告的感染流行主要是因为患者进行多次输液，这也是医院污染的常见来源[2,42,249,274-278]。

大多数输液相关 BSI 暴发与使用不合格的化学消毒剂有关，如用于皮肤消毒的苯扎铵水和氯己定溶液[163-166]或用于血流动力学监测的传感器组件消毒剂[249]（表 36.10）。

20 世纪 70 年代报道多起革兰阴性菌 BSI 流行事件，主要原因为可重复使用的输液器组件（用于血流动力学监测）的消毒剂被污染。1977—1987 年，CDC 对发生医疗保健相关 BSI 暴发调查结果也显示，有 1/3 起暴发归因于用于动脉压监测的输液液体被污染[276]。自 1980 年以来，据文献报道有 28 起与动脉压监测相关的医疗保健 BSI 暴发事件，几乎都是由革兰阴性杆菌所引起，最常见的病原菌为黏质沙雷菌或伯克霍尔德菌属[249-252]。2/3 的感染暴发事件与可重复使用输液器消毒不合格有关。最常见的污染部位为顶部金属传感器和输液器接口。8 起感染暴发事件的医院是由于微生物的外部污染，如血气测定仪中用于冷却抽取动脉血注射器的冰块被污染，多剂量瓶肝素化盐水，校准压力监测系统的外部装置被污染。至少有 9 起感染流暴发事件是因为医务人员手污染所导致；然而，大多数报道并未提供足够的数据以明确输液液体污染的来源。

不论是哪种类型的输液治疗，输液器和导管之间的连接必须要牢固，这对 CVC 尤其重要；连接意外断开会导致出血或形成危及生命的气栓或失血。在 TPN 中，错误的连接也会增加医源性感染的风险：某研究报道了由不同的凝固酶阴性葡萄球菌菌株引起的 23 例 CR－BSI 的暴发与接口连接问题有关，该问题导致高营养溶液从给药装置/导管连接处泄漏，并渗透至敷料，导致大量的细菌过度生长[279]。另一起凝固酶阴性葡萄球菌 BSI 暴发是由于导管输送系统的操作过于频繁而导致空气进入到静脉泵管路中。将输液泵放置在低于患者的心脏水平，可防止空气进入管道，从而避免上述情况的发生[280]。

在 20 世纪 70 年代，血透患者透析液污染导致了许多革兰阴性菌（特别是除了铜绿假单胞菌以外的其他假单胞菌属）BSI 暴发[281]（见第 24 章）；在质量控制改进、复用透析器管路消毒及一次性透析器的广泛使用后，由透析液污染引起的 HAI 暴发的发生率显著下降[2]。

混合药剂的配制是另一种可能引入污染的重要方式[282]。这种污染方式最大的问题在于一旦发生污染可能会造成许多患者的暴露，尤其是发生在中心药房的污染。此外，完成液体配制和输液间隔时间过长，也会给微生物的繁殖提供机会，使其达到非常高的浓度，可能会引起严重的脓毒性休克。两次念珠菌血症大暴发是由静脉注射用的营养液被污染导致[283,284]；两次暴发均是由医院药房真空系统被念珠菌严重污染引起，在注入其他混合药剂成分前，需使用真空系统抽空瓶内液体。据推测，病原菌在混合药剂配制过程被引入到输液瓶内。暴发来源于混合药剂配置过程中的污染，配液完成后输液瓶在室温条件下可放置时间长达 48 h。需要强调，为避免配液过程中污染引发血流感染。完成液体配制后，应于 6 h 内使用或立即冷藏。

超过 100 次的暴发调查记录显示[1,2]，使用中的输液液体污染或置管部位污染是由医院内多种外源性污染所导致的（表 36.10）。在许多暴发案例中，医疗保健相关感染的病原菌来源不明，甚至传播途径也不明确，但可以在为患者进行输液治疗和输液操作的医务人员手中检出大量病原菌。输液系统特别是输液器的操作，很容易导致输液液体被微生物污染，例如上文提及的全美 HAI 暴发就是由于使用中的静脉输液麻醉剂—异丙酚（Diprivan）被污染而引起的。最初市场上销售的麻醉剂不含有抑菌剂。异丙酚麻醉剂为微生物快速繁殖提供了丰富的营养物质[238]，早期多种 G^+ 菌、G^- 菌和酵母菌 BSI 或 SSI 暴发是由于手术室内使用中的异丙酚被污染，即由于当时未严格执行无菌操作，已经开启的麻醉剂瓶在室温下进行储存，且多名患者共用一瓶麻醉剂[42,284,285]。20 世纪 80

年代至90年代，在ICU中发生多起医疗保健相关念珠菌血症暴发事件[285-287]，调查发现这与为易感患者进行IVD操作及输液的医务人员手部微生物污染有关。

流行病调查方法

一旦怀疑暴发流行，需立即启动全面的流行病学调查。调查内容包括建立感染暴发假设、确定暴发存在[288]、确定病原体来源及传播途径，最重要的是尽快彻底地控制暴发。应依据已明确病原菌的流行病学特征而采取相应的控制措施(见第6章)。

处理疑似医疗保健相关血流感染暴发的基本步骤见表36.11。为了说明输液相关BSI流行的调查步骤，以威斯康星大学医院和诊所的一次疑似暴发事件开展的流行病学调查步骤为例[41]。

表36.11 疑似医疗保健相关血流感染暴发的调查步骤

应急预案
立即采集患者的血液标本，采用一种或多种方法鉴定分离株种类(空间和分子分型)
生物分型
抗微生物药物敏感性试验(抗菌谱)
血清学分型
噬菌体分型
细菌素分型
聚丙烯酰胺凝胶电泳(SDS-PAGE)蛋白质凝胶电泳法
聚合酶链反应
脉冲场凝胶电泳
免疫印迹模式
多电极聚焦酶电泳
限制性内切酶消化和限制片段长度多态性分析
DNA探针
初步的评估和控制措施
病例诊断、描述病例的时间和空间分布以及危险因素
尽快明确血流感染的来源
明确病例是否为真正的血流感染，而不是“假菌血症”
确定发病率是否达暴发水平，而不是一个“假暴发”
应急控制措施
加强监测，及时发现新病例
督查常规感染控制制度和流程的落实
确定是否需要支持，尤其是本机构以外(当地、州、CDC)
流行病学调查
临床流行病学研究，尤其是病例对照研究
微生物学研究
明确的控制措施
加强随访及监测，确认流行已被控制
报告调查结果

在1985年3月下旬的2周内，校医院发生3名原发性医疗保健相关BSI，怀疑由同种非发酵革兰阴性杆菌所引起。3名患者均在3月11日和3月25日之间做过开放性心脏手术，术后48～148 h发生菌血症。

3名患者BSI病原菌均为皮氏伯克霍尔德菌变种，同时在其中2名患者的静脉输液液体中也培养出同种微生物。在BSI暴发期间，在医院接受静脉输液的大多数成年患者都参与了静脉导管敷料的研究[124]；作为研究项目的一部分，在导管拔除时对患者的静脉输液液体进行常规取样。同时，对研究开始3个月内近1 000个研究对象的输液液体培养结果进行回顾性调查，结果显示3名在3月份开展手术患者的输液液体培养鉴定出皮氏伯克霍尔德菌变种，虽然3名患者均无BSI临床症状。经限制性内切酶消化和脉冲场凝胶电泳分子分型，结果显示分离出的6个菌株为同种同源。此外，在1月份进行手术的另外3名患者静脉输液液体中分离培养出相似的非发酵革兰阴性杆菌；虽然因为时间太久而无法对分离株进一步分析，但当时AP-20E生化鉴定结果(API Analytab, Inc.，普莱恩维尔市，纽约州，美国)显示，与6名患者输液液体中的皮氏伯克霍尔德菌相同，虽然这些患者并非都有血流感染。

所有患者血培养均多次呈阳性，且有感染性休克症状。但未在患者其他部位发现感染，如在尿路、下呼吸道或手术部位分离到皮氏伯克霍尔德菌。

回顾在此次暴发事件前7年内的医疗保健相关BSI微生物鉴定结果，本院血培养从未检出过皮氏伯克霍尔德菌，表明本院出现3名BSI患者及6名无感染症状患者(输液液体检出污染)，已达到暴发水平(超过历年发病水平)，且分子分型显示感染的病原菌为同种同源。

与CDC和制造商取得联系：在过去一年内，NNIS对超过70家医疗机构进行医院监测，未有皮氏伯克霍尔德菌BSI的上报；且制造商在对销售前的芬太尼微生物质量控制抽样调查未检出皮氏伯克霍尔德菌，也未收到任何疑似芬太尼污染的相关投诉。此外，对使用同种芬太尼产品的医疗机构调查结果也显示，均未发现有皮氏伯克霍尔德菌医疗保健相关BSI的报道。

进一步进行病例对照研究，病例组为9名近期做手术的感染患者，对照组为19名在静脉敷料研究项目中有静脉输液但培养阴性的手术患者，结果显示病例组和对照组在手术室接受芬太尼静脉注射的比例，分别为9/9和9/19 ($P \geqslant 0.05$)；病例组接受注射的平均剂量远远高于对照组接受注射的平均剂量(3 080 *vs.* 840 μg，$P<0.001$)。

当时，芬太尼作为威斯康星大学医院手术室麻醉的辅助用药。制造商出售的芬太尼用20 mL安瓿盛装，每周由三名药学技术人员(轮流)根据接下来一周可能需要的剂量而将芬太尼装入无菌注射器中。每天再由一名药学技术人员准备足够剂量的预制注射器送至手术室，以满足当天所有手术患者的需求。对中心药房注射器中的芬太尼进行取样培养，结合病例对照研究的结果，显示20/50(40%)的30 mL注射器中的芬太尼被皮氏伯克霍尔德菌污染，浓度超过10^4 CFU/mL；35个5 mL及2 mL

注射器中的芬太尼均未被污染($P<0.001$)。

为确定环境中是否存在皮氏伯克霍尔德菌污染,对中心药房进行了大范围环境物表采样,仅在从水龙头采集的 5 个蒸馏水标本检出皮氏伯克霍尔德菌,其余环境物表培养结果均为阴性。蒸馏水标本检出的细菌与患者血液标本或静脉输液液体分离菌株的抗微生物药物敏感性结果和限制性内切酶片段相同,微生物检出浓度 28~80 CFU/mL。分离株在芬太尼溶液中繁殖良好,48 h 内浓度可繁殖超过 10^4 CFU/mL。

第二个病例对照研究充分表明,BSI 暴发是由于药房工作人员认为蒸馏水是无菌的,并使用蒸馏水替换 30 mL 芬太尼,实际上蒸馏水已被皮氏伯克霍尔德菌污染。该药房工作人员已于调查初期辞职。4 月 29 日,医院对为供给芬太尼和其他麻醉药品的流程进行改进:麻醉药品不再由中心药房预先吸取到注射器内,而是将未开封的瓶子或安瓿直接送达手术室;药剂师依据麻醉医师提交的麻醉药品订单,将麻醉药品分配到手术室。自 1985 年 3 月 25 日开始,再也没有皮氏伯克霍尔德菌相关 BSI 患者,6 000 名住院患者的静脉输液液体培养也未再检出皮氏伯克霍尔德菌。

这次暴发强调了流行病学研究(如病例对照研究)在暴发事件中溯源的重要性。另一方面也表明,在胃肠外药品或混合营养液中存在潜在污染,以及其所引起的医疗保健相关 BSI 暴发的流行病学特征。

预防策略

导管相关感染的预防指南已发布[16,289],具体预防措施将在下面的章节中讨论。

无菌技术

血管内通路的建立使得患者血液与外界(存在大量的微生物)直接相通,因此应严格执行无菌操作技术。在外周静脉置管前以及随后的器械或注射器操作前,需首先执行手卫生(最好使用含杀菌剂成分的洗手液),佩戴手套[290]。此外,为高危患者(如严重烧伤患者)外周静脉置管时,应常规使用无菌手套。对于各种 IVD 置管,包括动脉和所有 CVC 置管,也强烈推荐佩戴无菌手套,未佩戴无菌手套会增加 BSI 发生风险[15]。

研究已明确最大无菌屏障对预防非隧道氏 CVC 相关感染有效[291,292]。一项前瞻性随机对照研究发现,与采用最大无菌屏障(医务人员戴面罩、帽子、无菌手套,穿隔离衣,患者使用最大无菌单)相比,置管时仅戴无菌手套和使用小无菌单的患者 CR-BSI 发生风险增加 6.3 倍[292]。另外一项研究发现,除采用最大无菌屏障外,对 CVC 置管部位皮肤额外严格擦拭消毒 5 min,导管定植率由 36%降至 17%[293]。考虑到所有 IVD, CVC 最易引起医疗保健相关 BSI,推荐在置管过程中常规采用最大无菌屏障,尤其应使用长袖手术衣、大无菌单及无菌手套,以减少接触污染[15,292]。

不规范的导管护理是导致导管相关感染的独立危险因素[294]。由经过培训考核的护士或技术人员组成专业的静脉治疗团队,他们在导管置管时及置管后的维护会更加严格遵循无菌操作规范。由这些人员负责患者的导管护理,导管相关感染的发生概率将显著下降[123,293,295-303](表 36.12)。这样的团队成本效益很高,将输液治疗并发症的成本降低近 10 倍[302,303]。

表 36.12 专业静脉治疗(IV)团队对导管相关血流感染的影响

研究类型	导管类型	导管护理人员	导管数量	静脉导管相关血流感染的发生率(例/100 置管日)	P
同期非随机对照					
Jarvis[274]	PIV	住院医师	4 270	0.4	—
		专业 IV 团队	470	0.04	<0.001
Beck-Sague and Jarvis[275]	CVC-TPN	病区护士	33	21.2	—
		静脉置管护士	78	2.3	<0.001
Pegeus et al[276]	CVC-TPN	病区护士	391	26.2	—
		专业 IV 团队	284	1.3	<0.001
Goetz et al[277]	CVC-TPN	病区护士	179	24.0	—
		专业 IV 团队	377	3.5	<0.001
Chodoff[278]	CVC-TPN	住院医师	45	28.8	—
		静脉置管护士	30	3.3	<0.001
回顾性研究					
Deitel et al[279]	CVC-TPN	病区护士	335	28.6	—
		专业 IV 团队	172	4.7	<0.001
Jackson et al[280]	CVC-TPN	病区护士	51	33.0	—
		静脉置管护士	48	4.0	<0.001

续 表

研究类型	导管类型	导管护理人员	导管数量	静脉导管相关血流感染的发生率(例/100 置管日)	P
Maki[281]a	PIV 和 CVC	住院医师	—	—	>0.001
		专业 IV 团队	—	—	—
同期随机对照					
Longfield et al[114]	PIV	住院医师	427	2.1	—
		专业 IV 团队	433	0.2	<0.05
Plouffe[282]	PIV	住院医师	453	1.5	—
		静脉置管团队	412	0	<0.02

CVC，中心静脉导管；IV，静脉注射；PIV，外周静脉导管；TPN，完全肠外营养。
a：导管相关菌血症，住院医师组的发生率为 4.5/1 000 出院人数，专业 IV 团队组的发生率为 1.7/1 000 出院人数。

在未建立专业静脉治疗团队的情况下，一些研究开展了导管护理方面的强化培训研究。一项研究结果表明，强化培训能够改善整体护理质量，同时降低置管部位微生物定植情况，然而对中心导管接头微生物定植率并没有影响[304]。在美国某些医院，所有的 CVC，特别是那些用于 TPN 的 CVC，都是由专业导管护理团队进行护理。其他研究还表明，医疗机构通过加强对静脉导管置管和维护的督查，以及强化对专职护士、医生的培训与教育，均能显著降低 CR - BSI 的发生率[305]。配备充足的护理人员对 CVC 护理至关重要[306]。通过 logistic 回归模型调整混杂因素，CVC - BSI 危险因素分析显示因 ICU 护理人员不足所导致患者/护士比例翻倍时，CVC - BSI 的发生风险显著升高(OR＝61.5；95％CI，1.23～3.07)。这一研究结果表明，通过缩减 IVD 护理专职人员来降低成本，最终反而会增加医疗成本和住院患者 HAI 发生风险。

皮肤消毒[307]

目前已有的证据表明，皮肤定植微生物对 IVDR 感染至关重要，为此应降低置管部位的皮肤定植微生物，尤其是应使用皮肤消毒剂。包括荟萃分析在内的多项研究结果显示，与使用 10％聚维酮碘或 70％的乙醇相比，2％的葡萄糖酸氯己定醇用于置管前或导管维护时的皮肤消毒，可以显著减少 IVDR 感染的发生率[38,172-174,308]。某前瞻性研究将外科 ICU 内有中心静脉和动脉导管置管的 668 患者随机分为 3 组，分别使用 10％的聚维酮碘、70％乙醇和 2％的氯己定醇，用于置管前和置管后导管护理(两天一次)皮肤消毒[38]。氯己定醇组的感染率最低，14 例输液相关 BSI 中只有 1 例发生在葡萄糖酸氯己定醇组，另外 13 例发生在其他两组(OR＝0.16；P＝0.04)(表 36.13)。随后，一项随机对照非盲临床试验评估 2％氯己定- 70％异丙醇比 5％聚维酮碘- 69％乙醇皮肤消毒预防 CR - BSI 效果，共纳入 2 349 例患者，1 181 例使用 2％的葡萄糖酸氯己定醇皮肤消毒剂，1 168 例 5％聚维酮碘- 69％乙醇皮肤消毒剂。在控制置管前皮肤擦浴等混杂因素后，与 5％聚维酮碘- 69％乙醇组相比，2％氯己定- 70％异丙醇皮肤消毒方式更能降低 CR - BSI 发生率，发生率分别为 0.28 和 1.32/1 000 置管日(HR＝0.21；95％

表 36.13　三种预防 CR - BSI 的皮肤消毒剂的前瞻性随机对照研究

血流感染来源	10％聚维酮碘(N＝227)	70％乙醇(N＝227)	2％氯己定(N＝214)
导管相关	6	3	1
污染源：			
输液污染	—	3	—
导管内污染	1	—	—
所有来源合计(％)	7(3.1)	6(2.6)	1(0.5)a

a：与其他两组合并后相比(OR＝0.16；P＝5.04)。
经 Elsevier 允许引自：Maki DG，Alvarado CJ，Ringer M. A prospective，randomized trial of povidone-iodine，alcohol and chlorhexidine for prevention of infection with central venous and arterial catheters. *Lancet*. 1991；338：339 - 343。

CI，0.07～0.59；P＝0.003)[309]。一项多中心前后干预 RCT 发现，采用倾向评分匹配方法(匹配后的风险比 HR＝0.51；95％CI，0.28～0.96)，皮肤消毒剂由 5％聚维酮碘更换为 2％氯己醇，导管相关血流感染(catheter-related infection，CRI)降低 50％，包括 CR - BSI 和未发生菌血症的导管微生物定植。但浓度为<1％葡萄糖氯己定皮肤消毒剂未能降低导管相关血流感染[310]。另一项多中心随机对照试验研究，与 10％聚维酮碘相比，0.5％或 1.0％氯己定可以降低导管微生物定植，但不能降低 CR - BSI 发生风险，差异不具有统计学差异(HR＝0.41；95％ CI，0.10～1.63)[311]。对 CR - BSI 预防措施进行系统回顾和荟萃分析，任何浓度(0.25％、0.5％、1％和 2％)的氯己定消毒剂预防效果都优于其他任何一种皮肤消毒剂[312]，虽然荟萃分析结果显示浓度为 2％的氯己定预防 CR - BSI 效果更好[38,309]。有临床试验直接比较氯己定水溶液和含酒精的氯己定消毒效果。与含酒精的聚维酮碘相比，氯己定皮肤消毒剂能更好地降低 CR - BSI 发生率[38,309]。荟萃分析结果表明与氯己定水溶液相比，含酒精的氯己定在预防 CR - BSI 方面的效果更佳[307,312]。因此，目前的证据认为在皮肤可耐受时，在置管前使用含酒精的 2％氯己定进行皮肤消毒效果最佳。当对氯己定不耐受时，可选用合适的替代品(包括 2％碘酊和含酒精的

聚维酮碘),有研究数据表明 2%碘酊效果会更佳[313,314]。

置管位置

根据 CDC 医院感染控制实践咨询委员会(Healthcare Infection Control Practices Advisory Committee, HICPAC)的指南,成人患者的非隧道氏 CVC 置管位点应首选锁骨下静脉(等级 1A)[16]。与其他部位相比,选择股静脉作为置管位点具有较高的细菌导管定植率和深静脉血栓形成风险[16,196,315-317]。某随机对照试验研究结果显示,相较于锁骨下静脉,股静脉置管患者的感染并发症明显增加(19.8% *vs*. 4.5%;$P<0.001$)[317]。多项研究结果显示,颈内静脉置管患者的 CR - BSI 发生率高于股静脉和锁骨下静脉置管患者[16,133,196]。然而,某 RCT 研究结果显示,颈内静脉置管和股静脉置管患者的感染风险差异不具有统计学意义[315,318]。

一项前瞻性多中心 RCT 研究纳入 3 471 次置管(3 027 名患者),观察比较锁骨下静脉、颈内静脉和股静脉置管患者 CR - BSI 和有症状深静脉血栓发生风险。意向性治疗(intention-to-treat, ITT)中两两比较显示,相对于锁骨下静脉置管,颈内静脉和股静脉置管患者终点结局发生风险更高,但仅有股静脉组和锁骨下静脉组差异具有统计学意义,结局事件发生数分别为 11 和 4(HR=3.4;95% CI,1.0~11.1)。与锁骨下静脉置管相比,颈内静脉置管发生 CR - BSI 风险有增加趋势,CR - BSI 发生数分别为 13 和 6,但在 ITT 分析中差异无统计学意义(HR=2.3;95% CI,0.8~6.2)。但值得注意的是,一半的 CR - BSI 病例实际上发生在位于非锁骨下静脉的患者中。颈内静脉置管组和股静脉置管组的 CR - BSI 发生率不具有统计学差异[318]。推荐首选在超声定位下行锁骨下静脉穿刺置管,以尽量减少器械相关并发症。

置管时使用实时超声引导,可以减少器械相关并发症和感染[16,319-321]。某随机对照研究结果显示,使用实时超声引导颈内静脉穿刺置管,可显著减少包括 CR - BSI 在内的并发症的发生风险($P<0.001$)[320]。气胸是 CVC 置管的潜在并发症,特别是当为防止 CR - BSI 选用锁骨下静脉置管时[318]。荟萃分析结果表明,与解剖标记下颈内静脉置管相比,超声引导下锁骨下静脉置管可以降低置管并发症(OR=0.53;95% CI,0.41~0.69),特别是降低气胸并发症(OR=0.34;95% CI,0.15~0.79)[322]。

模拟演练培训

近期在某家城市教学医院开展了一项观察性研究,该研究评估模拟干预措施对降低 ICU CR - BSI 的影响[323]。对 92 名二年级和三年级的内科和急诊住院医生开展项目培训,内容包括培训前考试、CVC 正确置管视频演示、超声引导定位、模拟装置实践操作及培训后考核,并完成培训考核。干预前的 16 个月内,内科 ICU CR - BSI 的感染率为 3.2/1 000 导管日;同期,以外科 ICU 作为对照组,CR - BSI 的感染率为 4.86/1 000 导管日。在 16 个月的干预期,所有二年和三年级的住院医生均已完成培训,内科 ICU CR - BSI 的感染率降低至 0.52/1 000 导管日。外科 ICU 由于没有医生参与该培训计划,同期 CR - BSI 的感染率仍为 5.26/1 000 导管日[323]。通过干预前后一年数据评估该培训项目的经济效益[324]。通过实施模拟演练的培训项目,扣除培训费用后每年可节约超过 700 000 美元(2008 美元货币值)的成本,相当于有 7∶1 的投资回报率(培训的费用约为 112 000 美元)。随后,由同一研究团队进行的单中心队列研究,在社区医疗 ICU 实施相同的 CVC 置管培训课程后,CLABSI 降低了 74%(RR=0.24;CI,0.09~0.74)[325],基于模拟演练的培训,能提高医护人员 CVC 置管技术是 CDC 指南中预防 CR - BSI 的一项重要推荐措施[16]。

局部使用抗菌类软膏[326]

理论上,局部使用抗菌类软膏应该可以有效保护穿刺点免遭病原体侵袭。多种抗菌类软膏(如多黏菌素、新霉素或杆菌肽)在外周静脉导管外用的临床试验结果显示,抗菌类软膏的感染控制效果仅有中度甚至无效[175,327],反而可能增加念珠菌感染的发生风险[132,175]。前瞻性随机对照研究结果显示,局部使用莫匹罗星软膏可以明显减少 CVC 病原菌定植且不会导致念珠菌定植,但未评估对 CR - BSI 的影响[328]。但在导管穿刺部位广泛使用莫匹罗星很可能导致细菌耐药[329]。一项大型前瞻性随机对照研究表明,局部聚维酮碘软膏应用于外科 ICU 的 CVC 置管部位对预防 CR - BSI 没有效果[330]。因此,目前不推荐局部抗生素软膏用于预防非隧道式 CVC 的 CR - BSI。

局部抗生素软膏在预防带涤纶套血液透析导管相关感染具有一定作用。一项临床试验显示,对锁骨下血液透析导管出口部位进行局部涂抹聚维酮碘软膏,可以使血液透析相关 CR - BSI 的发生率降低 4 倍[138]。一项前瞻性安慰剂随机对照研究共纳入 169 名 CVC 血液透析患者,使用三联抗生素软膏(杆菌肽、新霉素和多黏菌素 B)患者的中央导管相关血流感染(包括出口部位感染、隧道感染和 CR - BSI)以及菌血症发生率明显降低,RR 值分别为 0.35(95%CI,0.18~0.68)和 0.40(95% CI,0.19~0.86)[331]。在实施常规使用局部抗生素软膏 6 年后,仍能降低 CR - BSI 发生率,同时不增加微生物耐药率或念珠菌感染[326]。莫匹罗星软膏的使用可以降低 CR - BSI 的发生率[332],但需特别注意可能增加细菌耐药性或真菌微生物感染风险。应审查厂商的产品说明书,明确使用抗生素软膏是否会降解血液透析导管的材料[16]。

敷贴

皮肤定植菌群对 IVDR 感染的发生至关重要,用于置管部位的敷贴可能影响导管相关感染的发生。对于血管导管,透明敷贴便于对置管部位进行持续观察,牢固固定导管,且与纱布和胶带相比舒适度更高。此外,透明敷贴具有防水功能,能避免患者洗澡淋浴时置管部位被渗透。敷贴相关临床试验结果显示,胶带或防水塑料薄膜会阻塞皮肤,致使穿刺部位的皮肤菌群(包括革兰阴性杆菌和真菌)呈爆炸性增长[330]。聚氨酯敷贴为半透性,能防止外界微生物和水分渗透,对氧气、二氧化碳和水蒸气通透性良好,且在健康志愿者中试验结果显示对皮肤菌群的影响很小[333]。但值得注意的是,有荟萃分析结果显示半透性敷贴会增加皮肤表面细菌的定植和导管相关感染的风险，虽然在增加 CR-BSI 发生风险上不具有统计学意义[334]。因此，CDC 发布的 CVC 置管指南对无菌纱布与无菌半透性敷料的选择未做出推荐[16]。

由于透明聚氨酯敷贴比纱布和胶带的成本更高，为节约成本和便于操作，临床上经常延长透明敷贴的使用时长，一般长达 7 天或更久。关于延长透明敷贴的使用期限是否会增加导管相关感染的风险仍有很多的争议。目前，有大量的研究比较透明敷贴与纱布和胶带的效果差异[19,20,122,124,335-339]。三项临床试验发现[335-337]，无限期使用透明敷贴会增加导管的细菌定植率。其他研究结果显示仅在夏季使用透明敷贴会增加导管相关感染率[122]。然而，也有一些研究结果得出相反结论[19,20,124,338,339]，无论使用何种敷贴，导管的定植率均较低（1.6%～8.5%）。目前所有发表的临床试验显示，在约 4 000 例导管置管患者中仅发生 3 例 CR-BSI。

一项随机对照试验研究纳入了 2 088 根聚四氟乙烯外周静脉导管[124]，结果发现与纱布和胶带相比，使用透明敷贴后（置管期间未更换导管）未增加置管部位皮肤定植菌和导管定植率，且未出现 CR-BSI 感染病例。同时也未增加春夏季节敷贴下的皮肤定植菌[122]，可能是因为现在医疗机构都使用空调系统。多因素分析结果显示，导管置管部位细菌定植（RR＝3.9）和敷贴潮湿（RR＝2.5）是导管相关感染的危险因素（表 36.8）。以上研究的数据表明，定期更换外周静脉导管敷贴并不是经济有效的方法，无论是无菌纱布还是透明敷贴都可以一直使用，直至导管拔除[15]。

有研究探索在留置短期非隧道式中心静脉和肺动脉导管患者中使用不同类型敷贴的效果，得出了截然相反的结论[40,339-348]，但这些研究干预措施有所差异（如纱布对照组局部使用抗菌类软膏，透明敷贴实验组的未使用）。其中一项研究报道显示，对锁骨下静脉置换的患者，与每周更换 3 次纱布相比，至少 7 天更换一次透明敷贴的感染相关并发症的发生率增加 3 倍，但差异无统计学意义[342]。也有研究报道，使用透明敷贴比纱布和胶带更能增加 CR-BSI 的发生风险（16% *vs.* 0%）[340]。研究者在 ICU 也开展了类似的试验，与用纱布相比，透明敷贴隔天更换一次并不会减少导管相关感染的发生[344]。但是，对于高风险的 ICU 患者，透明敷贴的使用会增加患者皮肤的定植菌，当透明敷贴的更换周期为 7 天时，导管相关感染风险增加 50%，提示 ICU 的 CVC 置管患者应增加敷贴的更换频率。另一项前瞻性研究纳入了数百名 CVC 高危患者（多数接受 TPN），结果显示与频繁更换的纱布和胶带敷贴相比，长时间使用透明敷贴并未增加导管相关感染的发生率[40,339,341,343,345-348]。在某大型前瞻性随机对照研究中，研究发现无论是隔天更换一次纱布和胶带，还是每 5 天更换一次传统的聚氨酯敷贴或高渗水性聚氨酯敷贴，对导管细菌定植或 CR-BSI 的影响没有差异[40]。但移除导管后，两种透明敷贴下的皮肤微生物定植明显高于纱布和胶带（两种聚氨酯敷贴之间并无差异）。另一项多中心研究也得到相似结论，无论是隔天更换一次纱布和胶带，还是每 5 天更换一次透明敷贴，CVC-BSI 的发生率无明显差异，但透明敷贴组的细菌定植率明显增加[348]。

有两项研究在带有涤纶套 Hickman 或 Broviac 导管置管患者中探索不同敷贴效果，并提供了相关微生物学数据[344,349]：研究对象分别为肾脏移植患者[344]和骨髓移植患者[349]；探讨透明敷贴不同的更换频率，有的更换频率长达每 5～7 天 1 次，但并不会增加导管及隧道式污染率或 CR-BSI 发生风险。以上研究涉及各种类型的导管，包 CVC、肺动脉导管及长期隧道式导管，均表明在置管部位使用透明敷贴、纱布和胶带是有效的。

关于透明敷贴用于动脉导管置管的研究较为少见[20,344]。一项前瞻性研究在外科 ICU 观察血液透析患者的透析管敷贴使用情况，使用透明敷贴即使隔天更换，比纱布和胶带也会增加 5 倍的 CR-BSI 的发生率[344]。该项研究中感染率的增加，主要是因为动脉压力的存在致使敷贴下的穿刺部位出现血液渗出，如果血迹不能被及时清理，将为微生物繁殖提供温床，从而导致导管相关感染。最新的大规模随机对照研究结果显示，高黏度敷贴可以减少导管移位，但另外一方面增加了细菌在导管的定植率。以氯己定浸渍海绵或凝胶敷料，可以减少置管部位的微生物负荷，以防止因导管外微生物污染而导致的 CVC 相关 BSI。一项多中心随机对照试验评估了采用含氯己定的半透性敷贴（chlorhexidine gluconate-impregnated sponge，CHGIS）对降低 CVC 和动脉导管的 CRI 发生风险的效果。该研究采用 2×2 析因设计并与非劣效性试验同期开展，共纳入 1 631 例患者合计 3 778 置管日，每隔 3 天和 5 天更换敷贴。结果发现，使用 CHGIS 可以使 CR-BSI 发生率从 1.3/1 000 置管日下降到 0.4/1 000 置管日（HR＝0.24；95% CI，0.09～0.65）[350]。2020 年的一项荟萃分析评估了氯己定敷贴在不同人群、科室和导管类型中的有效性，20 项研究使用氯己定敷贴显著降低 CR-BSI 发生率（2.0%，160/78 226），对照组发生率为 3.2%（252/7 764）（RR＝0.71；95% CI，0.58～0.87）。短期 CVC 置管患者效果最佳（RR＝0.67；95% CI，0.42～0.81），但对于长期 CVC 置管患者，氯己定敷贴并未降低 CR-BSI 的发生率（RR＝0.80；95% CI，0.22～2.95）[351]。根据最新的循证证据，2017 年在 2011 版指南基础上进行了更新，推荐在短期、非隧道 CVC 成人患者中使用氯己定浸渍海绵敷料[352]。然而，考虑到皮肤可能出现严重的不良反应，不建议对早产儿使用氯己定敷贴[352]。常规使用氯己定敷贴，可能会增加接触性皮炎发病率[351]。两项大型随机对照试验[350,353]评估了氯己定浸渍海绵敷贴和洗必泰凝胶敷贴效果，两组间的 CRI 或 CR-BSI 的发生风险无统计学差异。当凝胶与氯己定皮肤消毒剂联合使用时，凝胶组的接触性皮炎风险将增加（OR＝1.94；95% CI，1.38～2.71）[354]。

通常情况下对于 CVC 置管患者，当敷料被污染、脱落或明显损坏时，应及时更换（IB 类建议）。除此之外，预防感染的敷料最佳更换频率和时间间隔尚不清楚。一项

Cochrane 综述评估了敷料更换频率的影响，但因为纳入的研究质量低，存在不明确或较高的研究偏倚，仍无法明确最佳更换频率。大多数研究目的主要是比较不同敷料类型的效果，而不是专门研究敷料更换的频率[355]。对敷料更换频率的研究需要考虑更复杂的因素，因为敷料可能会被污染或损坏而不得不更换。例如，Timsit 等对上述研究的 ITT 分析发现，延长敷料更换时间并没有增加 CR－BSI，差异不具有统计学意义（0.7 *vs*. 0.9/1 000 置管日；HR＝1.26；95％ CI，0.47～3.34），但在每 7 天更换敷料组中有 50％的敷料更换事件是非计划性的，其占比明显高于 3 天更换组。仅有 10％的人按照每 7 天进行敷料的更换[350]。其他研究也发现敷料更换时间越长，计划外的敷料更换频率更高[356-358]。然而，随着敷料更换时间延长，甚至到 15 天，也不会增加 CR－BSI 发生风险，差异不具有统计学意义[356]。因此，对敷料进行定期检查以保证完整性，可能比定期更换敷料更重要。根据当前的 CDC 指南建议，没有循证证据支持每 7 天需要更换敷料。

导丝引导下更换导管

Seldinger 穿刺技术是指定位好置管位置后，先用带针芯的穿刺针进入血管，在穿刺针内进入导丝，再沿导丝放置导管。该项技术是一项重大的技术进步，可以在留置大导管时将对血管的损伤降到最低，减少锁骨下静脉或颈内静脉置管时气胸的发生，同时也可以减少操作步骤，降低感染风险。为避免因新导管经皮穿刺所引起气胸和其他机械损伤并发症，尤其是 CVC，新导管通常会在导丝引导下从原穿刺部位重新置入[134]。而多项 RCT 研究表明，没必要常规在导丝引导下更换 CVC[134,179,359]。一项大规模随机对照研究显示，患者随机分配到导丝组，导丝引导下更换导管会增加 2 倍的 CR－BSI 发生率，有 75％的 CR－BSI 和真菌血症发生在导丝引导下更换导管或新导管置入的 72 h 内[134]。在儿科 ICU 进行的某研究，研究者未常规进行导丝引导下留置导管[360]，结果显示导管相关感染的发病率并未随置管时间的延长而增加。某项对成年肿瘤患者的相关研究也得出类似的结论，该研究采用非隧道式 CVC，导管平均留置时间长达 136 天[361]。以上研究结果进一步证明，对于普通患者没有必要常规在导丝引导下更换导管，除非存在不明原因发热或穿刺点有红肿渗出。另外两项针对 CVC 和 SwanGanz 肺动脉导管的前瞻性研究也显示，常规导丝引导下更换导管组和长期留置导管组其 BSI 发生风险不存在统计学差异[134,362]。但综合所有关于 Swan－Ganz 肺动脉导管的前瞻性临床研究，结果显示在置管第 5 天时 BSI 的发生率明显升高[54]。各研究结论并不完全一致，因此 SwanGanz 肺动脉导管的安全留置时间目前尚不能明确。

对动脉导管的一项前瞻性研究显示，相较于置管 7 天后拔除导管并在新的部位重新置入，在原部位常规采用导丝引导下更换导管，CR－BSI 发生率明显增高[37]。其他研究也表明，动脉导管相关性感染发病率并不会随着置管时间的延长而增加[359,363]。另外三项前瞻性研究也显示[364-366]，在不常规更换导管、传感器和导丝的情况下，导管定植率（2.9％）和 CR－BSI（0.2％）发生率非常低，该结果与其他研究结论相吻合。以上研究结果与 CVC 相似，不推荐对普通动脉导管置管患者进行常规导管更换，除非存在局部感染或不明原因发热。必须强调的是，所有侵入性器械，包括各种类型的血管内导管都会增加感染风险，因此应每天评估留置的必要性，不需要时尽早拔除。某研究结果显示，约 20％的住院患者导管闲置连续超过 2 天，且 20％的静脉置管是无效且非必要的，而这些患者的导管感染风险却大大增加[367]。某随访研究结果显示，加强宣教能有效降低无效导管的使用率[368]。

置管时间过长或疑似感染（如不明原因发热）时，应考虑更换中心静脉或动脉导管；出现以下情况则推荐在导丝引导下原位更换导管：① 没有新的穿刺点可供选择；② 在新部位更换导管时经皮穿刺风险较高（如凝血功能障碍或过度肥胖）。当然，最为关键的是新导管置入时应严格遵循无菌操作，包括常规使用无菌手套和无菌大铺巾，CVC 置管时还需穿无菌隔离衣。使用消毒剂仔细擦拭置管部位和旧导管；插入导丝，移除旧导管，再次擦拭消毒导丝和置管部位，此时手术操作者应更换手套并在患者置管部位重新铺巾，因为原先使用过的手套和无菌巾很可能在操作旧导管时已经被污染，最后在导丝引导下置入新导管。

若在导丝引导下更换导管，则对被拔除的旧导管进行常规培养非常重要，尤其当患者有发热或其他 BSI 症状时，并且导管培养应同时行血培养。如果培养结果提示旧导管存在细菌定植，则新导管将被置入至一个已感染的通道，应立即拔除新导管，以避免进一步发展为 CR－BSI 或使潜在 CR－BSI 进展。在这种情况下，需要重新寻找新的穿刺部位。相反，如果导管培养阴性，那么新导管可以由原部位置入，但仍需要评估旧导管微生物污染情况，同时排除由导管污染所引起的发热或 BSI，以避免在新部位重新经皮穿刺时增加患者置管风险。

如果原穿刺部位端口存在炎症（尤其化脓性的）或患者有明显的脓毒症体征，怀疑感染来自导管，或近期导管血定量培养阳性显示导管被污染，此时应避免在原位（即潜在感染的部位）进行导丝引导下导管更换。

皮下隧道式中心静脉导管的作用

为降低导管相关感染血流，隧道技术广泛用于经皮 CVC 置管。某前瞻性随机对照研究，研究对象为免疫力低下的患者，该研究结果显示无论是否使用隧道式导管都对 CR－BSI 的发生率无影响[368]。另一项随机对照研究发现[300]，使用隧道式 TPN 导管能降低导管相关脓毒症的发生率，但这种效果仅在 IV 护士接受专项培训前观察到，而在接受专项培训后未观察到类似的效果。最新的前瞻性随机对照研究也同样证明，隧道式颈内静脉留置导管能大大减少 CR－BSI 的发生（RR＝0.19）[369]。但该措施很难在美国推广，因为在美国大多数隧道式导管是经锁骨下静脉置管而非颈内静脉置管。此外，该研究中并未采集导管血进行培养。这会导致 CR－BSI 发生率被低估，在一定程度上夸大了隧道式和非隧道式导管所引起BSI发生率的差异。另一项研究表明[361]，在专业IV护士护理的情况下，即使是免疫力低下的患者，其非隧道式CVC引起的BSI发生率也非常低。该研究结果提示，有专业IV护士的情况下，不必要使用隧道式导管来降低CR-BSI；而在没有专业IV护士的情况下，是否需要采取隧道式导管有待于进一步证实。

抗微生物药物封管液

长期置管患者发生CR-BSI主要是由于导管腔内细菌定植所致，临床上使用抗微生物药物封管液旨在降低长期置管的管腔内定植，从而减少CR-BSI的发生。将少量抗微生物药物溶液注入导管腔内作用一定时间后冲掉或移除。一项纳入7个随机对照试验的荟萃分析结果显示，在肿瘤患者中使用万古霉素封管液能有效降低CR-BSI的发生风险(RR=0.49；95%CI，0.26～0.95)[370]。最新的一项针对血液透析患者的系统综述显示多种封管液，包括各种抗微生物药物、EDTA制剂、非抗微生物药物消毒液(如柠檬酸盐或牛磺罗定)，均对CR-BSI的控制有效[371]。2018年的一篇文献综述和网络荟萃分析，纳入了49项血液透析导管抗微生物药物封管液的随机对照试验，发现抗微生物药物与柠檬酸盐、EDTA、肝素和尿激酶联合封管能显著降低CR-BSI风险比值(风险值范围为0.11～0.39)(仅一项尿激酶封管液试验除外)。亚组分析结果表明，单独含头孢噻肟、庆大霉素、万古霉素和庆大霉素、邻氯拉西林、复方新诺明、庆大霉素、利奈唑胺、米诺环素、牛磺酸烷和乙醇的封管液，在预防CR-BSI方面优于单独使用肝素封管液。该研究建议使用抗生素联合低剂量肝素，可以最大限度降低CR-BSI以及出血发生风险[372]。

乙醇是一种与抗微生物药物封管液同样安全有效的封管液[373-375]。一项前瞻性双盲随机对照研究表明，在免疫抑制的血液病患者中，使用乙醇封管组相较于使用肝素化生理盐水封管组，CR-BSI发生数降低4倍(OR=0.18；95%CI，0.05～0.65)[375]。然而，2014年一项荟萃分析结果显示使用乙醇封管液的并发症发生风险更高。可能机制是乙醇在血液中与血浆蛋白结合，促进血栓形成和血管闭塞。该分析还发现即使使用硅胶导管，乙醇也会破坏导管的完整性，而一般情况硅胶导管不太容易被乙醇降解。另外，还发现使用乙醇封管液会增加全身性体征和症状的发生率，其中包括肝转氨酶水平升高[376]。

虽然体外试验已证实多种新的抗微生物药物封管液对控制感染有效，但有待进一步临床试验证实[377]。一般而言，应优先推荐消毒剂封管液，因为明确它比抗微生物药物有更广的抑菌谱，且产生耐药性的风险更低[378]。

目前，CDC HICPAC关于CR-BSI的预防指南，对在严格遵循无菌操作下曾多次发生CR-BSI的长期置管患者，推荐使用抗微生物药物或消毒剂封管液(推荐级别为Ⅱ)[16]，尤其是对于CR-BSI高复发风险的患者(如血液透析患者)，推荐使用抗微生物药物封管液。

每日氯己定洗浴

使用氯己定洗浴是减少CR-BSI的有效措施策略[379-382]。Beasdale等通过两个ICU开展双臂交叉干预试验结果发现[379]，与使用普通肥皂和水进行洗浴(N=445；2 119住院日)的患者相比，每天氯己定洗浴(N=391；2 210住院日)患者CR-BSI的发生风险显著降低(4.1/1 000住院日 *vs*. 10.4/1 000住院日；发病率差为6.3/1 000住院日；95%CI，1.2～11.0)。

一项纳入26项RCT和准实验的荟萃分析，评估氯己定洗浴对医疗保健相关血流感染(hospital-acquired bloodstream infection，HA-BSI)的影响，并根据研究地点、研究设计、干预方法以及是否捆绑干预进行了亚组分析。整体上氯己定洗浴可以降低约40%的HA-BSI发生率(95% CI，32%～48%)，在各亚组分析中也得到同样结果。随机对照设计研究亚组分析显示，氯己定洗浴干预组HA-BSI发病率比(incident rate ratio，IRR)为0.67(95% CI，0.53～0.85)，而非随机对照设计亚组分析中氯己定洗浴干预组IRR为0.54(95% CI，0.44～0.65)；按是否将氯己定洗浴作为集束化干预捆绑包的一部分进行亚组分析，捆绑干预亚组分析中氯己定洗浴干预组IRR为0.66(95% CI，0.62～0.70)，非捆绑亚组中IRR为0.51(95% CI，0.39～0.68)；含氯己定湿巾擦浴和氯己定溶液洗浴预防HA-BSI效果均优于不含氯己定组，IRR分别为0.63(95% CI，0.55～0.73)和0.41(95% CI，0.26～0.64)；在ICU和非ICU中，经氯己定洗浴的HA-BSI IRR分别为(0.58；95% CI，0.49～0.68)和(0.56；95% CI，0.38～0.83)。氯己定洗浴均能预防革兰阳性菌、革兰阴性菌和念珠菌BSI[383]。HICPAC/CDC关于预防CR-BSI的指南中建议每日使用氯己定洗浴作为降低CR-BSI发生率的一种措施(证据级别Ⅱ类)。

导管固定

不采用导管缝线固定方式可以减少穿刺部位皮肤的损伤，同时减少细菌定植[384]。进行恰当的导管固定可以降低静脉炎、导管移位或拔除的发生风险，此外还可以降低医务人员发生针刺伤的风险[16]。

导管固定类型包括缝线、胶带和导管固定装置，如StatLock(CRBord国际子公司Venetec)。缝合固定导管不仅给患者带来不适感，同时会增加医务人员针刺伤风险，此外会导致穿刺部位局部炎症，增加感染风险。StatLock是一种无缝线的导管固定装置，可以减少包括CR-BSI在内的导管相关并发症[384-386]。随机对照研究结果显示，StatLock导管固定组CR-BSI发生数明显低于缝线固定组(2 *vs*. 10；P=0.032)[384]。最新的CDC指南推荐应为外周静脉和延长导管(如PICC)提供有效的导管固定装置(等级Ⅱ类)[16]。导管固定装置对除PICC中心导管以外的其他导管的预防效果有待于进一步研究。

输液系统污染的防控措施

多项研究结果显示，多数CR-BSI并非由输液液体污染所引起[1,2]，但在少数情况下输液液体污染可引起菌血症或真菌血症地方性流行[38-40,131,196]。随着输液时间的延长，输液液体污染的风险不断增加，污染病原菌繁殖的致病浓度最终增加输液患者 BSI 的发生风险。近 20 年来，美国大多数医疗机构常规定期更换接受静脉输液患者的整个输液系统，更换频率为 24 h 或 48 h 一次[1,2]，以减少因输液液体外源性污染而导致的 BSI。但前瞻性研究结果显示(表 36.9)，输液系统更换间隔时间没必要低于 72～96 h，包括用于 ICU 患者 TPN 或其他液体的输液[240,241,243]；延长输液系统的使用时间可为医疗机构节省很大的成本[241]。另一项前瞻性研究表明，每 96～120 h 更换新的输液系统并未增加导管相关感染的发生率[359,387]。但需要注意的是，间隔时间超过 96～120 h 会增加 BSI 的发生风险，尤其当污染微生物能在输液液体中生长繁殖时[257]。

多数情况下 72～96 h 更换一次输液系统即可满足临床需求，但以下几种情况例外：① 输注血液制品；② 输注脂肪乳剂；③ 输注异丙酚；④ 疑似输液相关 BSI 流行。以上四种情况下，推荐增加输液系统常规更换频率，改为 24 h 更换一次或更高频率。微量血液能稀释酸性溶液并为微生物提供有机养分，极大地促进绝大多数微生物在肠外营养液中的生长繁殖[229]。此外，大多数医疗机构常见病原菌，包括凝固酶阴性葡萄球菌、部分革兰阴性杆菌、念珠菌或糠秕马拉色菌，均能在商品化的脂肪乳剂中快速增长[231,232,237,257]，因而脂肪乳剂污染常引起 BSI 的暴发[257,266,388]。

也有研究建议，用于血液动态监测的输液系统，包括注射器和其他输液组件，通常情况下不需要常规更换，除非导管置管部位出现硬结或渗出，或者患者出现不明原因发热[248,364-366]。

不同种类的输液泵和输液系统，其导管相关感染发生风险不同。某些种类的输液泵和输送系统容易发生导管破裂，导致空气进入管道内，进而引发严重后果。有报道显示，某医疗机构凝固酶阴性葡萄球菌 BSI 暴发就是由该原因导致[280]。相较于其他类型的输液系统，某些类型的导管破裂率更低[389]，可能有助于降低 CR - BSI 的发生风险。因为导管破裂已被证实是导管相关感染的独立危险因素[390]。

为减少针刺伤和血源性病原体的暴露风险，无针输液系统被广泛使用。目前尚无前瞻性随机试验证实无针输液系统能否降低 CR - BSI 的发生风险。许多研究发现，无针输液系统可能会增加导管相关感染的发生风险[278,391-396]。其潜在的原因是无法对输液系统的内部组件进行清洁消毒，一旦受到污染，细菌和真菌可以大量繁殖，进而引起管腔内血流感染[391,392]。另一个原因可能是因为缺乏对终端使用者的教育和培训，保证每次使用前导管接口消毒到位。我们医院近期正在逐渐改用正压无针连接器，监测数据发现 CR - BSI 急剧增加，通过现场观察医务人员行为，发现医务人员使用前未对导管接口进行消毒。对相关医务人员进行强化培训后，监测结果显示 CR - BSI 降低至基线水平，继续使用正压无针连接器未增加 CR - BSI。需要进一步的前瞻性试验研究以明确无针输液系统的安全性，包括导管接头微生物定值、BSI，特别是医务人员的行为习惯。使用 70%乙醇或氯己定醇，对导管接头 10～15 s 消毒已明确可以预防导管相关血流感染[396,397]，RCT 研究结果更支持采用含氯己定消毒剂对导管接头进行消毒[398]。然而，导管接头消毒依赖于医务人员的行为和依从性，否则会导致消毒失败。抗菌帽的使用可以避免此问题，同时体外[398,399]和体内[400]试验表明其比常规标准消毒效果更佳。一项三阶段多种干预措施的类实验研究，第一阶段为基线(P1)和第二阶段(P2)使用 70%异丙醇抗菌帽，第三阶段(P3)恢复标准导管接头操作实践，比较三个阶段 CLABSI 发生率。在 P2 阶段，CVC 腔内细菌定植率低于 P1 阶段(5.5% *vs.* 12.7%；$P = 0.002$)和 P3 阶段(12.0%；$P = 0.01$)。CLABSI 发生率从 1.45/1 000 置管日降低到 0.69/1 000 置管日(RR=0.48；95%CI，0.23～0.98)[400]。

推荐使用终端微生物过滤器以降低输液污染风险。但过滤器必须定期更换，否则会造成输液系统堵塞，反而增加输液污染的风险[401,402]。内毒素可以通过某些商品化管道过滤器[402,403]。使用直径为 0.22 μm 或 0.44 μm 的管道过滤器，可消除抗微生物药物中的微细颗粒成分，从而降低抗微生物药物静脉输注引起的静脉炎风险[404]；但也有临床随机对照试验结果认为管道过滤器并未降低静脉炎的发生风险[405]。此外，过滤器较为昂贵，它们的使用成本甚至明显超过因药物微细颗粒造成的静脉炎所致医疗成本。很少有前瞻性临床对照试验评估管道过滤器对严重导管相关感染发生率的影响。目前，已发表的几项研究因为样本量太少，导致结论不一致[406,407]；但动物研究结果一致表明，静脉输液污染严重的情况下，管道过滤器能降低病死率[407]。是否需要常规使用管道过滤器作为防控措施，以预防外源性输液污染所引起 BSI(散发，较为少见)[15]，还需要进一步的大型前瞻性双盲临床研究，以确定管道预防效果及成本效益。

创新技术

创新技术的发展和应用大大减少了输液相关 BSI 的发生风险，尤其能降低因血管内通路而导致的感染：输液系统设计或制造工艺的创新，能有效防止微生物进入输液系统，或防止置管导管的定植微生物繁殖到较高浓度，避免因未严格执行无菌技术或患者免疫力低下带来的潜在风险。考虑到 IVD 感染潜在来源的多样性，发病机制中重要的是微生物可黏附在导管表面继而促进感染发生，故预防的最佳策略可能是开发一种潜在抗定植的导管材料。体外实验已证实，亲水导管很少出现细菌定植[408,409]。

含消毒剂或抗微生物药物涂层的导管，或将消毒剂或抗微生物药物融入导管材料中，可能会成为预防血管内通路相关感染的最有效的技术创新。某前瞻性随机对照试验纳入外科 ICU 内的中央静脉或动脉导管置管患者，研究结果显示头孢唑啉和阳离子表面活性剂涂层的导管细菌定植减少 7 倍，且在该项研究中未出现 CR - BSI 患者[184]。米诺环素和利福平涂层导管能显著降低导管定植和 CR-BSI 的发生率[185]。但这些创新装置的广泛应用,也可能会进一步导致细菌的耐药性产生[410]。我们研究了一种新型 CVC 的聚亚安酯导管(Arrowgard;ArrowInternational,雷丁,宾夕法尼亚州,美国),涂层浸渍有微量的磺胺嘧啶银盐和氯己定。在一项纳入 402 例外科 ICU 患者的随机对照试验,发现抗菌导管定植降低到原来的 1/2,BSI 发生风险降低到原来的 1/4[189],研究对象未发生不良反应。另一项前瞻性随机对照研究也发现,该装置能降低导管相关感染的发生率[190];但随着置管时间的延长,预防效果逐渐减弱[191,192](表 36.14)。与苯甲烷铵或肝素涂层导管相似[187,188],银离子涂层导管也发现能降低导管相关感染的发生率[186]。2016 年,Cochrane 回顾了 57 项评估导管浸渍消毒剂/抗微生物药物对 CR-BSI 预防效果的研究,发现与对照组相比,绝对风险降低了 2%,RR 为 0.62(95% CI,0.52~0.74)。用米诺环素和利福平浸渍的导管降低 CR-BSI 效果最好(RR=0.26;95% CI,0.13~0.49),尽管肝素、银离子和氯己定-磺胺嘧啶银浸渍导管亚组间没有统计学差异。然而,总的来说,是否浸渍消毒剂/抗微生物药物并不影响脓毒症的发生率或总体病死率,差异也没有统计学意义[411]。目前的 CDC HICPAC 指南建议,只有在采取综合策略降低 CLABSI 仍然无效的情况下,才推荐使用这种导管[16]。

表 36.14 氯己定/磺胺嘧啶银导管(Arrowgard)对导管定植率和导管相关血流感染的预防效果

导管定植率(%)		导管相关血流感染(%)		置管时间	
氯己定/磺胺嘧啶银导管	对照	氯己定/磺胺嘧啶银导管	对照	天数	参考文献
13.5	24.1[a]	1.0	7.6[a]	6	168
18.1	30.8[a]	0	2.6	约 8	169
—	—	6.3	7.5	10~11	171
10.9	12.1	8.7	8.1	12~13	170

a:$P<0.05$。

在静脉输液或静脉输液混合剂中添加无毒、可生物降解或易于代谢的消毒剂[412-416]可能完全消除液体污染的危害,进一步降低输液污染风险,从而避免了定期更换输送系统的必要性。研究发现,使用含万古霉素的冲洗剂或含万古霉素的导管/瓣膜,可降低 CR-BSI 的风险,并在一定程度上降低 CVC 定植[417,418]。在血液透析患者中,使用 EDTA 和二甲胺四环素可降低 CR-BSI[419]。以上方法明显降低了高危儿童肿瘤患者或新生儿 ICU 患者发生 CR-BSI 风险。既往几年研究表明,我们应该对导管相关感染持零容忍态度。干预使用"集束化"置管和维护,其中包括许多前面章节讨论的干预措施,能够减少导管相关感染(包括 CVC-BSI)的发生,使其在 ICU 中保持低水平状态(有时几个月发生率均为 0)(表 36.15)[420-422]。当前,许多医疗机构防控措施的实施并不理想[120]。随着全球越来越多的医疗机构采用最有效的防控措施捆绑包来预防导管相关感染[141,199,423-426],极大提升了医疗质量安全[420]。

表 36.15 中心静脉导管相关血流感染置管和维护的集束化防控措施

导管置管集束化措施:
置管前严格执行手卫生
全套个人防护用品(隔离衣、手套、口罩、帽子)
使用氯己定醇剂对置管部位消毒
导管置管人员经过专业培训
选择适当的导管类型和置管部位(避免股动脉)
评估置管必要性
置管前准备好置管所需全部用品,放在床边的治疗车和箱子里
若未严格按照操作标准流程则应中断操作(然后重新开始)
置管时严格执行无菌操作技术(包括导管管腔消毒)
临床治疗不需要使用导管时及时拔除导管
医院领导层面推进集束化干预措施的实施
对集束化防控措施执行依从性和有效性进行实时反馈(尤其导管相关感染率)
导管维护集束化措施:
选择安全的无针连接器
对无针连接器接头消毒(氯己定或乙醇消毒 15 s)
使用氯己定浸渍(BioPatch)导管
使用消毒剂或抑菌剂
使用含消毒剂或者抗微生物药物的封管液
使用氯己定对 ICU 患者进行洗浴
当敷料潮湿、污染或损坏及时更换,透明敷料常规每 7 天更换,纱布辅料常规每 2 天更换
导管操作期间保证无菌(包括导管管腔消毒)
临床治疗不需要使用导管时需及时拔除导管

使用核查表的多维策略

采用多种防控策略才能有效降低 CR-BSI 风险。美国医疗保健改善研究所(Institute for Healthcare Improvement,IHI)提出的"集束化"防控措施有助于降低 CR-BSI 风险。根据 IHI 规定,集束化是指采用 3~5 个防控措施作为捆绑措施,以结构方式提高护理质量和患者的治疗效果。当严格执行捆绑措施时,有证据显示可改善患者的治疗效果[427]。IHI 推荐的循证 CVC 集束化措施包括以下内容:① 手卫生;② 最大无菌屏障;③ 氯己定(醇剂)皮肤消毒;④ 最佳导管部位选择(推荐锁骨下静脉,避免股静脉);⑤ 每日评估,临床治疗不需要使用导管时及时拔除导管[427]。Pronovost 等的一项大规模、多中心研究中,集束化防控措施与 IHI 推荐的防控措施类似,干预为期 18 个月,对密歇根州 103 个 ICU 进行观察。与基线 CR-BSI 相比,干预期间 CR-BSI 的发病率明显减少,在 0~3 个月为 0.62(95%CI,0.47~0.81),16~18 个月为

0.34(95%CI,0.23～0.5)[428]。这些数字表明干预后 CR－BSI 发生率减少了 66%。若个别研究中心将干预措施纳入到常规标准操作流程后,在整整 18 个月的干预期间,CR－BSI 的发生率保持在较低水平[429]。另一项在罗得岛州开展的研究,重复了该试验,共纳入 23 个 ICU,CLABSI 平均发生率从 3.37/1 000 置管日下降到 0.97/1 000 置管日(P=0.003 2),下降了 74%[430]。

Bhutta 等在儿童医院进行了一项前瞻性准实验研究,在第一个 5 年内将干预措施逐步引入[431]。干预措施包括最大无菌屏障、抗微生物药物浸泡 CVC、年度洗手活动、氯己定浸泡敷料(BioPatch),并用氯己定替代聚维酮碘进行皮肤消毒,连续随访 3 年。干预期间发病率显著降低。导管相关血流感染发生率从 1997 年的 9.7/1 000 置管日下降到 2005 年的 3.0/1 000 置管日(RR=0.75;95% CI,0.35～1.26)。研究人员认为,开展这类集束化干预措施可减少 CR－BSI,但需要一个多学科团队和组织体系进行支持。

在儿科心脏 ICU 实施多种防控措施,包括 CVC 置管和维护的集束化防控措施,氯己定敷料(BioPatch),护士和医生的教育和培训,以及加入床位感控护士,2 年后 CR－BSI 感染率从 7.8 例/1 000 置管日降至 2.3 例/1 000 置管日[432]。

CDC HICPAC 指南建议将多种干预措施"集束化"管理,提高基于循证证据的最佳防控措施实施的依从性(循证级别 IB)[16]。虽然 CDC 指南列出了近 65 个Ⅰ级推荐措施,但是如何开展导管置管和维护的集束化管理,是由美国医疗保健流行病学协会(Society for Healthcare Epidemiology of America, SHEA)提供[289]。

未来

我们相信,在未来预防侵入性器械相关感染是可以实现的,并且在过去 10 年中取得了巨大的进展。研究表明,基于循证证据,采用导管置管和维护的集束化干预措施,可以明显降低 CR－BSI 的发生率。随着 ICU CR－BSI 发生率的下降,需注意普通病房中 CR－BSI 发生情况,因为普通病房里的患者也经常留置导管[12],另外还包括门诊血液透析和家庭输液治疗,但此类患者尚无标准的预防措施。我们认为未来的 IVD 将具有极强的抗血栓和抗感染特性,有可能做到在高危患者身上安全地置管并可长期留置。我们已进入到 CR－BSI 零容忍的时代。采用基于循证证据的防控措施,大部分(即使不是大多数)CR－BSI 是可以预防的。一家医疗机构全面实施置管和维护的集束化防控措施,7 年内所有留置 CVC 患者均未发生 CR－BSI,真正做到了"零容忍"[433]。

致谢

特别感谢撰写本章前版本的 Dennis G. Maki 博士。

第37章

Raymond Y. Chinn
（王萌冉 译；李娜 校）

植入式心脏和血管装置的感染

Infections of Implantable Cardiac and Vascular Devices

引言

根据美国疾病预防控制中心（Centers for Disease Control and Prevention，CDC）的报告，心脏病是美国男性和女性死亡的主要原因。在3.267亿人口中，估计每年有647 000人死于心脏病，超过一半（366 000人）死于冠心病这种最常见的心脏病[1]。因此，对心血管疾病的预防和管理已成为国家医疗保健的优先问题。重大的技术进步使得通过提供替代或绕过心血管系统病变的植入式设备来改善心血管疾病的自然病程成为可能。这些设备可以通过保持血流动力学和电生理稳定性来维持生命，包括人工瓣膜（prosthetic valve，PV）、心血管植入式电子设备（cardiovascular implantable electronic device，CIED）[即永久性起搏器、植入式心律转复除颤器（implantable cardioverter defibrillator）、双心室起搏器、皮下植入式心律转复除颤器和植入式循环记录器]、左心室辅助装置（left ventricular assist device，LVAD）和全人工心脏。血管支架、血管补片和人工血管虽然不是实际的装置，但也被用于植入心血管系统。

器械相关感染（device-associated infection，DAI）的发生率各不相同，取决于植入器械的类型（表37.1）。在大多数情况下，DAI很少见，但LVAD除外，其感染率在25%～75%之间[2,3]。无论频率如何，与DAI相关的感染并发症都会导致显著的发病率和病死率，以及巨大的医疗保健支出。

大多数植入式心脏或血管性DAI患者通常年龄较大，经常住院，并有明显的基础疾病，例如糖尿病、肥胖症和慢性肾病。这些患者经常接受抗菌药物的治疗，这可能导致多重耐药病原体（multidrug-resistant organism，MDRO）定植的发生，从而增加与这些病原体医疗保健相关感染（healthcare-associated infection，HAI）的风险。植入的装置通常由惰性材料制成，具有克服免疫屏障的固有特性，但植入物暴露于病原体会导致生物膜的形成，从而有助于DAI的持续状态。此外，机械故障、血栓栓塞事件、溶血和抗凝相关出血性疾病也会影响这些设备的使用寿命和功能。这些并发症会随着设备使用时间的延长而增加。

本章探讨了医疗机构中所有植入式心脏和血管DAI的共同发病机制，回顾了特定类型的DAI，讨论了预防HAI的策略，并确定了进一步的研究需求。本章不讨论与中心静脉导管或透析血管通路相关的DAI，这些内容详见其他专题。

表37.1 植入式心脏和血管相关感染的发生率

假体类型	感染发生率（范围）
心脏内	
人工瓣膜（经胸骨切开）	3.1%～6.4%[2,3] 0.3%～1%每人年[37] 5年约3%，10年约5%[37,39,40]
经静脉主动脉瓣置换术（TVAR）	1.1%～1.82%每人年[42,44]
经导管主动脉瓣置换术（TAVR）	3.02%[44]
心脏植入式电子设备（CIED）整体	0.5%～5%[166,167]
CIED——从头植入	0.5%～1%[2,168,169]
CIED——更换或升级	1%～5%[2,168,169]
左心室辅助装置（整体）	25%～75%[2,3]
持续流动	19%～39%[99,124-126]
仅传动系统	12%～35%[123]
冠状动脉支架	罕见[2]
动脉	
血管植入物	0.5%～5%[2,221]
腔内植入物	<1%～5%[222-224]
腔内-腹部植入物	<1%[222-224]
腔内主动脉股动脉植入物	1.5%～2%[222-224]
腔外植入物	1.5%～2%[222-224]
腔外腹股沟下植入物	6%[222-224]
外周血管支架	0.435%[247]
颈动脉聚酯纤维补片	0.25%～0.5%[261]
动脉闭合装置	0.3%～1.6%[254-256]

植入医疗器械后，宿主细胞会黏附在医疗器械表面，繁殖并形成肉芽组织，包裹植入的医疗器械并使其可以抵抗微生物入侵。然而，在特定的宿主中，这种正常情况可能会被病原体黏附到植入设备上所取代。大多数植入物的DAI是由葡萄球菌引起的，其中金黄色葡萄球菌可以产生许多黏附分子，统称为病原体表面成分识别黏附基质分子（microbial surface components recognizing adhesive matrix molecules，MSCRAMM）。这些分子在与宿主血

浆蛋白(如纤连蛋白和纤维蛋白原)相互作用后,将病原体结合到医疗器械表面,这一过程类似于感染性心内膜炎(infective endocarditis, IE)的发病机制[2,4,5]。宿主血浆蛋白的暴露是由于正常心搏量的改变导致的湍流增加,以及植入装置引起的生理剪切速率改变。体外模型表明,剪切应力诱导中性粒细胞凋亡,从而阻止宿主的一线免疫反应完全激活[6-8]。在这种情况下,病原体毒力因子的产生克服了宿主的免疫屏障,并启动了一连串的事件,最终形成复杂的细胞外基质,即生物膜。在生物膜内,病原体黏附并创造了一个相对不受抗菌药物影响的环境,并对宿主先天免疫具有抵抗性。无血管异物的存在增加了感染的风险,无论是手术部位感染(surgical site infection, SSI),还是菌血症期间的血行播散。在这种情况下,很少量的病原体即可引起感染。

微生物以浮游的形式附着在医疗器械上,经过增殖等相互作用,嵌入生物膜中。随后基质会产生一种保护性复合物,这种复合物具有多个通道,可以将营养物质和氧气输送到生物膜内的微生物。表面细胞经过分裂,随着生物膜厚度的增加,宿主对微生物的正常免疫反应减弱,宿主中性粒细胞吞噬、细胞内杀伤和增殖的能力减弱。嵌入生物膜中的微生物对抗菌药物的抵抗力比游离微生物强得多,甚至在根除游离形式微生物所需浓度的10～1 000 倍情况下仍能存活[9,10]。

暴露于抗菌药物可以增强微生物的耐药性,因为抗菌药物对生物膜基质的渗透有限。这会导致诱导耐药酶产生,激活外排泵,改变遗传物质或生理活性差异[9,10]。例如,在非活性状态下,这些形式会对细胞壁,周期依赖性抗菌药物产生耐药性,如青霉素、头孢菌素和万古霉素等。在生物膜的深层,微生物需要较少的营养支持,并且能够更好地耐受低氧的环境,这一特性使微生物对氨基糖苷类药物具有耐药性,因为氨基糖苷类药物在有氧条件下最有效[11,12]。

金黄色葡萄球菌和路邓葡萄球菌在 DAI 中的持久性归因于小菌落变异表型,而不是抗菌药物压力所产生的耐药性,这些表型可以将抗菌药物耐药相关的遗传物质密码交换并确保其存活[13,14]。这些变化所构成的亚群,占微生物种群的 0.1%～10%,可以承受致死浓度的抗菌药物[15]。

生物膜最常在金黄色葡萄球菌中进行研究,但新出现的证据表明,凝固酶阴性葡萄球菌(coagulase-negative staphylococci, CoNS)、铜绿假单胞菌、其他革兰阴性杆菌(如肺炎克雷伯菌)、肠球菌和白色念珠菌也具有形成生物膜的能力[16-23]。在由表皮葡萄球菌和白色念珠菌组成的多微生物生物膜的存在下,由于基质中的真菌成分对万古霉素起到屏障作用,其对万古霉素的耐药性增加。在可能不利于微生物生长和复制的环境条件下,嵌入生物膜中的微生物可以进入休眠或潜伏状态。虽然这些微生物是可生长的,但它们不可培养。研究表明,这些生物膜群落的成员会周期性地从这种潜伏状态中醒来,以"测试"环境。如果检测到有利条件,这些"侦察"微生物会向生物膜群落的其余成员发出信号,使其从休眠状态恢复到活跃状态。这些观察结果解释了生物膜相关微生物的复原力[24-26]。

合并症(如糖尿病、营养不良和年龄等)对抵御入侵病原体的初始防御的组成部分粒细胞的趋化性、吞噬作用和黏附性存在有害影响[27-28]。高血糖,尤其是术后短期内,是心脏搭桥手术文献中描述的手术部位感染的危险因素[29-31]。

微生物暴露可发生于术中污染、继发性血流感染(bloodstream infection, BSI)的血行播散或局部感染的进展(如 CIED 感染)。微生物暴露是否会导致感染取决于微生物毒力因子和宿主对植入装置的反应。一旦形成保护性生物膜,根除病原体及其感染不仅需要适当的抗菌治疗,更重要的是可能需要移植心血管装置。

人工瓣膜心内膜炎

流行病学

在美国,每年有超过 90 000 名患者接受心脏瓣膜置换术[32]。预计到 2050 年,这个数字可能在 106 000[33] 到 182 000[34] 之间,而全球对此类干预措施的需求将达到 850 000 例[35]。PV 是使用碳合金、球笼式、单倾斜盘或更常见的双瓣叶倾斜盘配置构建的机械瓣膜,或包括猪异种移植物、安装在支架上的构建成三个尖端的牛心包,以及很少使用的保存人类主动脉瓣或肺自体移植物的同种移植物的生物瓣膜[35,36]。技术进步使过去不适合手术的具有高风险的患者可以接受瓣膜置换术,如经导管瓣膜置换术(transcatheter valve replacement, TVAR)或瓣膜修复术[36]。

人工瓣膜心内膜炎(prosthetic valve endocarditis, PVE)基于不同时期的发病机制、病原学和临床特征,可以分为早期(植入后<60 天)、中期(2～12 个月)和晚期(>12 个月)[37]。出于监测目的,医疗保健设备相关 SSI 被定义为在手术事件发生后 3 个月内发生的深部切口或器官间隙感染,浅表切口 SSI 是指在 1 个月内发生的切口感染[38]。

PVE 的发生率随着随访期的持续时间而变化,估计每人每年的发生率为 0.3%～1%[37]。随着时间的推移,PVE 风险的增加可能与瓣膜置换手术的数量增加有关[39]。丹麦国家登记处(1996—2015 年)的一项研究发现,在 19 478 名植入人工心脏瓣膜的患者中,随访 10 年时 IE 的累积风险为 6.0%[40]。

国际心内膜炎协作前瞻性队列研究(International Collaboration on Endocarditis-Prospective Cohort Study, ICE - PCS)数据库报告的总体病死率为 22.8%[39]。Lalani 等比较了 490 例接受早期手术的 PVE 患者(47.8%)以及 535 例仅接受药物治疗的患者(52.2%)的住院死亡率和 1 年死亡率。与药物治疗相比,接受早期手术的患者的治疗偏倚调整后,内部死亡率和 1 年死亡率较低,但一旦对临床差异和生存偏倚进行调整,这种差异就消失了[41]。

为了减少手术并发症,Joseph McGinn 博士于 2005

年率先进行了冠脉搭桥微创手术[42]。从那时起，该技术已应用于二尖瓣修复、二尖瓣置换术、主动脉瓣置换术、房间隔缺损修复术、混合冠状动脉血运重建及支架置入术等。微创手术可减少失血、降低感染风险、减少手术创伤，从而减轻疼痛、缩短住院时间、缩短恢复期和减少心肺并发症。经导管二尖瓣修复术、MitraClip手术和经导管主动脉瓣置换术（transcatheter aortic valve replacement，TAVR），也都是为绕过胸骨切开术并发症而开发的一些技术。对那些由于年龄或病史而面临传统手术高风险的人来说，这些手术是理想的治疗选择。

Regueiro等回顾了2005年6月至2015年10月期间由来自欧洲、北美和南美的47个中心组成的TAVR国际登记中心收录的感染性心内膜炎患者接受TAVR的结果。20 006例患者发生250次PVE发作，发病率为每人每年1.1%，中位年龄为80岁，男性占优势约为64%，感染的中位时间为5.3个月。52.8%的患者存在医疗保健相关IE[43]。Mangner等报告的累积发病率为3.02%，中位随访时间为366天，发病率为每患者每年1.82%（55次发作发生在1 820名患者中）。74.5%的患者在中位时间35天后出现早期PVE（<12个月），在中位628天后诊断为晚期PVE[44]。Latib等在一项涉及2 572名患者的研究中报告了1.13%的发病率，中位随访期为393天[45]。

Yeo等发现，在41 025名患者的队列中，院内PVE的发生率为0.3%[46]。PVE患者的院内病死率从20.8%～47.2%不等，具体取决于感染类型[43,45-47]。Regueiro队列中14.8%的患者在IE发作住院期间进行了手术，2年病死率为66.7%[43]。高病死率可能反映了该手术人群的显著合并症。

风险因素

与瓣膜置换术相关的PVE危险因素包括植入多个假体、主动脉瓣置换、体外循环时间延长、IE情况下的瓣膜置换、纽约心脏病协会（New York Heart Association，NYHA）功能分级Ⅲ级或Ⅳ级、饮酒、重症监护病房发热、消化道出血、肝硬化、肺部疾病、肾功能不全和医疗保健相关血流感染（healthcare-associated bloodstream infection，HA-BSI）。与对照组相比，既往有IE和PV的患者的IE相关风险显著升高[39-40,48-50]。经口气管插管和可膨胀的CoreValve系统也是PVE的危险因素[47]。Farrington等在一项针对278名患者的研究中发现，与非透析依赖患者相比，透析依赖患者发生PVE和死亡的风险更高。在对年龄和种族进行变量控制后，透析仍是一个危险因素（校正风险比=5.61；95%CI，2.17～14.5；P=0.000 4）。透析组的5年生存率为25.4%，而非透析组为75.9%（P<0.001）[51]。

Anantha-Narayanan等在对13个对照组（43 941名患者）的荟萃分析中发现，中位随访期为10.4±5.0年，接受生物瓣膜的患者比接受机械瓣膜的患者发生PVE的风险更高（OR=1.59；95%CI，1.35～1.88；P<0.001）。在按随访时间分层的这些队列中，PVE的发生率没有变化[52]。

Wang等评估了与医疗保健服务相关的PVE风险。他们回顾了国际心内膜炎合作组织的数据库，确定了556例PVE患者，发现36.5%的病例发生了医疗保健相关的PVE，其中42.9%的人被推测为来源于血管内装置。大多数PVE感染发生在瓣膜植入60天后，其中71%的PVE发作发生在第一年内。患者的住院期间病死率为22.8%，与高龄、HAI的发展、金黄色葡萄球菌感染，以及PVE并发症的存在有关[39]。

TAVR后，与PVE相关的常见风险因素包括：年龄较小、男性、糖尿病和中度至重度主动脉瓣反流[43-45,47]，更高的EuroSCORE（计算心脏手术后死亡风险评分）[47]、药物滥用和HIV感染[46]，合并慢性阻塞性肺病、外周动脉疾病、慢性肾脏病分期≥3b期和慢性血液透析的患者也被Mangner等确定为风险因素[44]。

为了比较接受TAVR的患者与接受传统主动脉瓣置换术（surgical aortic valve replacement，SAVR）的患者发生PVE的风险，Summers等分析了来自PARTNER 1（主动脉经导管瓣膜放置）和PARTNER 2临床试验和注册的8 530例严重主动脉瓣狭窄患者，平均随访时间为2.69±1.55年。107例患者发生PVE，发生率为5.21/1 000人年（95%CI，4.26～6.38），而SAVR-PVE的发生率为4.10/1 000人年（95%CI，2.33～7.22），事件发生率为1.27（95%CI，0.70～2.32；P=0.44）。经过调整匹配了患者的风险特征，风险随时间（<30天、31天至1年或>1年）变化没有差异[53]。这些观察结果在另一项对19个研究的荟萃分析中得到证实，包括84 288名患者；同样，两个队列之间在30天、1年或5年的PVE没有统计学显著差异。瓣膜类型、随访持续时间、研究设计和患者的手术风险，对PVE的发生率没有影响[54]。

医疗保健相关血流感染与人工瓣膜心内膜炎的关联

据文献报道，HA-BSI和PVE的发病率在11%～50%之间。Fang等在一项研究中回顾了171名PV患者，该研究排除了33%在BSI时诊断为PVE的患者。尽管接受了抗菌药物治疗，但仍有15%的患者在发生BSI后平均约45天发生PVE。33%的PVE发作归因于血管内装置导致的BSI，皮肤感染占另外30%；二尖瓣部位和葡萄球菌属BSI与PVE的发生显著相关[55]。在一项针对51名患者的研究中，研究人员报告称，大约一半患有PV的金黄色葡萄球菌BSI（SA-BSI）患者在BSI时有明确的PVE证据（使用改良的Duke标准[56,57]），并且风险与PV类型、位置或PV年龄无关。早期（瓣膜放置后<12个月）SA-BSI的最常见来源是SSI（59%），而对于晚期SA-BSI患者（瓣膜放置后>1年），48%的患者有不明来源的BSI。在这项研究中，明确PVE的诊断标准是持续发热和持续菌血症[58]。另外，有研究描述了37名PV患者，他们在术后出现念珠菌血症后的最初4周随访期间没有PVE证据[59]，在Garrido等进行的一项病例对照研究中，BSI被发现是早期PVE的危险因素，比值比（odds ratio，OR）约为14[60]。

这些研究强调了预防PV植入后BSI和皮肤感染的

重要性。

微生物学

在 PVE 中分离的病原体与在自体瓣膜心内膜炎中分离的病原体不同，后者以链球菌和肠球菌为主（表 37.2）。在植入的前 12 个月内，主要病原体按频率降序排列，依次为金黄色葡萄球菌（35.9%）、CoNS（17%）、真菌/酵母菌（9.4%）、革兰阴性杆菌（9%）、肠球菌和非肠球菌链球菌。HACEK 菌群（嗜血杆菌、放线杆菌、心杆菌、艾肯菌属和金氏菌属）未发现。在晚期 PVE（>12 个月）中分离出的病原体与自体瓣膜心内膜炎中分离的病原体相似（不包括有静脉药物滥用史的患者）。主要病原体为非肠球菌链球菌（20.5%）、CoNS（19.9%）、金黄色葡萄球菌（18.4%）、肠球菌（12.7%）、革兰阴性杆菌（6%）、真菌/酵母菌（3.3%）和 HACEK 组（2.1%）[37,39,61]。约 12%的患者培养阴性。金黄色葡萄球菌是早期 PVE 中常见的病原体，主要来源于术中污染或来自其他部位（如中心静脉导管）的血行播散[39]。术后早期分离出的金黄色葡萄球菌和 CoNS 可能是由 HA - BSI 引起的[61,62]。在 20 世纪 90 年代后期，CoNS 是早期 PVE 中最常见的分离病原体，而非肠球菌链球菌是晚期 PVE 中的主要病原体。

表 37.2 人工瓣膜心内膜炎的病因

时间阶段	2000 年以前[2,133]		2000—2005 年[39]	
PVE 发生时间	<12 个月	>12 个月	<12 个月	>12 个月
病例数	269	194	53	331
病原体				
链球菌属（不包括肠球菌属）	12(4%)	61(31%)	2(3.8%)	60(18%)
肠球菌属	23(8%)	22(11%)	4(7.5%)	42(12.7%)
金黄色葡萄球菌	48(18%)	34(18%)	19(35.8%) MSSA 8(15%) MSRA 10(18.9%)	61(18.4%) MSSA 43(13%) MSRA 11(3.3%)
凝固酶阴性葡萄球菌	102(38%)	22(11%)	9(17%)	66(19.9%)
白喉棒状杆菌/丙酸杆菌/消化链球菌	10(4%)	5(3%)	0	7(2.1%)
革兰阴性杆菌	24(9%)	11(6%)	24(9%)	11(6%)
HACEK 菌群	0	11(6%)	0	7(2.1%)
真菌/酵母菌	26(10%)	3(1%)	5(9.4%)	11(3.3%)
混合感染	6(2%)	9(5%)	0	6(1.8%)
培养阴性	9(3%)	16(8%)	9(17%)	41(12.4%)

HACEK：副流感嗜血杆菌、放线杆菌、心杆菌、艾肯菌属和金氏菌属；MRSA：耐甲氧西林金黄色葡萄球菌；MSSA：甲氧西林敏感的金黄色葡萄球菌。

Reguerio 等报告说，在一项针对 250 名接受 20 006 次手术的患者的研究中，肠球菌属（24.6%）和金黄色葡萄球菌（23.3%）是 TVAR 后在 PVE 中分离出的最常见病原体[43]。PARTNER 1 和 PARTNER 2 试验涉及 107 次 PVE 事件和 8 530 名患者，发现在比较 TVAR 和 SAVR 时，肠球菌属 PVE 的发生率没有差异；然而，金黄色葡萄球菌是 SAVR 中分离出的最常见的病原体[53]。肠球菌属（一种从腹股沟、泌尿生殖系统和下消化道部位分离的生物体）更多见于经股动脉通路过程中的污染[43]。

医疗保健相关人工瓣膜心内膜炎的暴发

尽管医疗保健相关 PVE 的暴发并不常见，但已经出现关于龟分枝杆菌生物瓣膜污染的相关报道[63]。表皮葡萄球菌与手术人员携带有关[64-67]。嗜肺军团菌和杜莫菲军团菌与医疗机构中伤口和胸腔/纵隔引流管暴露于自来水相关[68]。假丝酵母菌感染可能与手术团队使用的手套撕裂有关[69]。本章末尾描述了由加热器-冷却器装置（heater-cooler device，HCD）引起的全球性龟分枝杆菌感染暴发。分子检测技术（如全基因组测序）的改进使调查人员能够将感染与共同来源联系起来。

人工瓣膜心内膜炎的临床表现、诊断和治疗

发热是PVE的常见表现，无论植入时间如何，PV患者持续发热都应临床检查以确认或排除诊断。PVE 的显著临床特征与自体瓣膜心内膜炎相似，由发病时间、病原体的毒力和宿主反应决定。由金黄色葡萄球菌等病原体引起的 PVE 患者可表现为暴发性脓毒症，伴有中枢神经系统栓塞和出血事件伴心脏表现（如急性瓣膜衰竭、传导异常或瓣周感染进展），导致快速心脏失代偿和脓毒性外周栓塞。相反，由更惰性的微生物（如 CoNS）引起的感染与以心内膜炎的外周特征为特征的亚急性表现有关（例如，自身免疫性关节痛/关节炎、Osler 淋巴结和 Janeway 病变）。

在没有抗菌药物暴露的情况下，估计≥90%的 PVE 患者的血培养呈阳性[70]。在没有继发感染源证据的情况下，分离出金黄色葡萄球菌和念珠菌属等微生物可能是 PVE 的表现。然而，除非有提示性临床和超声心动图特征的持续性菌血症，否则很难确定分离到的皮肤病原体（如 CoNS 或类白喉）的意义。血液培养技术的改进提高了分离苛养病原体的能力，例如 HACEK 菌群和真菌[71,72]。

在未暴露于抗菌药物且血培养呈阴性的情况下，可能必须采用其他检测方法，如病原体（如 Q 热、支原体、嗜肺军团菌和布鲁菌属）的血清学检测，以及分离某些病原体[如巴尔通体和非结核分枝杆菌（non-tuberculous *Mycobacteria*，NTM）]的专门培养技术。可以通过对组织标本细菌的 16S 核糖体 DNA 或真菌的 18S 核糖体 DNA 进行扩增以进行鉴定[73]。随着分子分型技术的改进，这对区分病原体和污染很有帮助，可以提供相关性的可能。此外，还应考虑多种病原体混合感染的可能性[70]。

与自体瓣膜心内膜炎一样，修改后的 Duke 标准用于确定 PVE 的诊断[56-57]。有荟萃分析得出结论，18F-FDG PET/CT 是诊断 PVE 的有用辅助工具[74]。

在一项研究中，手术干预治疗金黄色葡萄球菌 PVE 的病死率为 28%，而常规治疗组为 48%[75]。美国麻醉医师协会（American Society of Anesthesiologists，ASA）Ⅳ级和生物瓣膜在接受多变量分析时是死亡的独立预测因子。以年龄<50 岁为特征的内科治疗患者亚群分析显示，ASA 评分Ⅲ级、无心脏、中枢神经系统和全身并发症的患者无须手术干预即可治愈。原发感染的手术治疗与 PV 进行比较，结果显示前者的 30 天结局更好，但是两组的长期结局相似。与其他病原体相比，金黄色葡萄球菌感染的病死率明显更高[76]。

超声心动图检查、治疗（如需要使用杀菌抗菌药物、联合治疗问题、MDRO 的治疗和药效学策略的最佳使用）以及手术干预的适应证不在本章讨论的范围之内，详见其他专题。

左心室辅助装置

流行病学

心力衰竭影响了美国约 620 万成年人的健康，2018 年，心力衰竭导致了约 379 800 人死亡[77]。2012 年，治疗心力衰竭的可归因财务影响估计为 3 070 万美元[78]。尽管需要移植的终末期心力衰竭患者数量持续增加，但考虑到人口的增加，捐赠者库仍保持相对稳定。2020 年，美国进行了 3 658 例心脏移植手术，而 2015 年为 3 191 例[79]。

LVAD 的引入将正性肌力治疗、主动脉内球囊反搏或两者兼而有之的严重终末期心肌病的治疗推向了一个新时代。LVAD 的部件包括包裹在钛中的体内泵（放置在腹腔或腹膜前袋中）、流入套管（插入左心室顶端）、流出套管（插入升主动脉）及流入和流出套管内的猪瓣膜，以保持单向流动。LVAD 的植入需要延长正中胸骨切开术。传动系统将血泵连接到外部电源，该电源通过腹壁引出，通常位于泵侧的对侧。图 37.1 A～B 描绘了三代 LVAD：第一代脉动 HeartMate XVE；第二代连续流轴流泵 Heart-Mate 2；以及第三代连续流离心泵 HeartMate 3。虽然传动系统在离开腹部之前是隧道式的，但其尺寸和电池组的体积增加了皮肤损伤的风险，导致保护性皮肤屏障的丧失并导致病原体入侵。HeartWare 是另一款第三代设备，不需要腹部口袋。

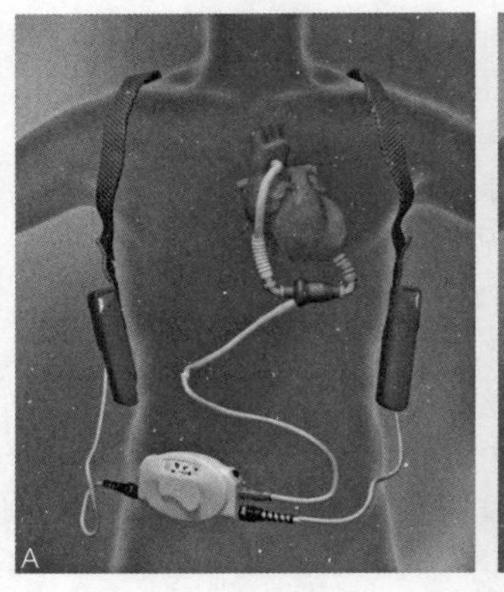

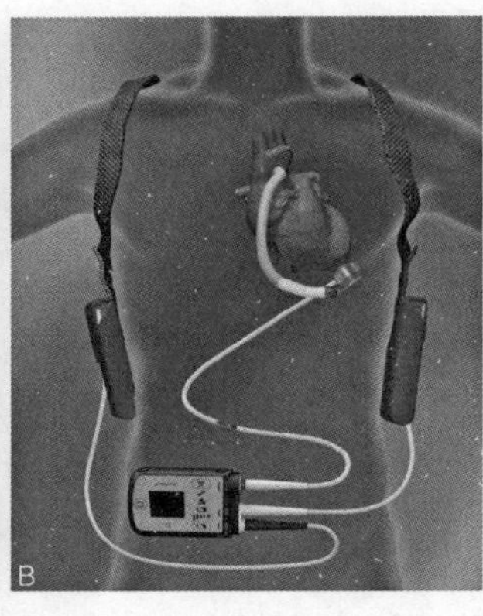

图 37.1 左心室辅助装置。A，HeartMate Ⅱ；B，HeartMate Ⅲ；由 Abbott 提供。HeartMate 和 HeartMate Ⅱ是雅培或其相关公司的商标。经 Abbott 允许转载，© 2022. All rights reserved。

第一代 LVAD（如 HeartMate XVE）于 1994 年获得美国食品药品监督管理局（Food and Drug Administration，FDA）的批准，作为移植的桥梁，现已被淘汰。与仅接受药物治疗的对照组相比，这些第一代脉动式 LVAD 与血流动力学和终末器官功能的改善有关，并为植入患者带来了有意义的生存获益，为心脏移植提供了桥梁，在心脏移植之前显示出良好的结果[80-82]。机械辅助治疗充血性心力衰竭的随机评价（Randomized Evaluation of Mechanical Assistance for the Treatment of Congestive Heart Failure，REMATCH）试验调查了 LVAD 在目标治疗中的使用[83]，并表明与接受最佳药物治疗的患者相比，接受机械装置辅助治疗者具有 1 年和 2 年的生存优势，与生活质量的改善有关。然而，DAI 仍然有问题，约占 28%。随后，对 2000 年之后患者的回顾表明，与早期队列相比，1 年生存获益更高，为 61%，生存率为 52%，脓毒性发作更少[83]。

LVAD 植入的适应证随后扩大到包括终末期治疗，机构间机械辅助循环支持登记处（Interagency Registry for Mechanically Assisted Circulatory Support，INTERMACS）报告称，在 2012 年 1 月至 2014 年第一季度末期间植入的 5 408 例 LVAD 中，42.9%被指定为未列入心脏移植名单的患者的终末期治疗[84]。

尽管 HeartMate XVE 确实为其接受者带来了生存益处，但它体积庞大，与大量局部感染有关，而且不耐用。LVAD 设计和技术的改进导致了第二代轴向连续流设备的推出，其中包括 HeartMate Ⅱ（HM2 Abbott）、DeBakey（MicroMed）、Jarvik 2000 Heart（Jarvik Heart）和 VentrAssist（Ventracor）；以及第三代 HeartMate Ⅲ（HM3 Abbott）和 Heartware LVAD。前者具有改进的设计，包括更紧凑的装置，更少的活动部件和更小的经皮传动系统，并消除了聚氨酯膜的使用，因为聚氨酯膜与随着时间的推移感染风险增加有关。连续流 LVAD 的受者在桥接移植人群中的存活率显著提高，1 年时为≥80%，2 年时为 70%[85,86]（图 37.2）。

第三代设备包括离心式连续流 HM3 和 HeartWare；后者消除了对金属轴承的需求，并取代了磁悬浮转子，其优点是可以采用无须胸骨切开术的微创开胸手术方法，也消

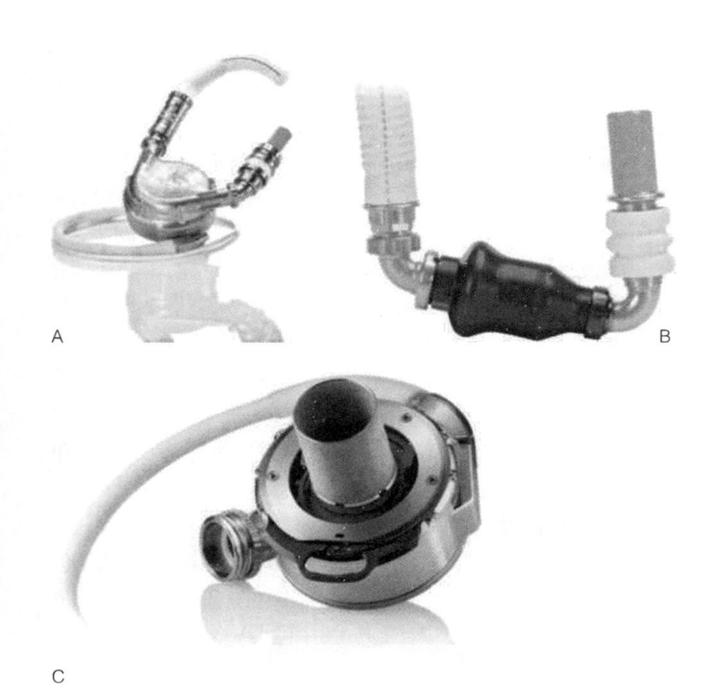

图 37.2　三代左心室辅助装置的比较。A，HeartMate XVE；B，HeartMate Ⅱ；C，HeartMatte Ⅲ。每一代设备的尺寸和传动系的直径都有所减小。照片由 Thoratec 和 Abbott 提供。HeartMate、HeartMate Ⅱ和 HeartMate 3 是雅培或其相关公司的商标。经 Abbott 允许转载，© 2022. All rights reserved。

除了对腹袋的需求。MOMENTUM 3 是一项随机对照试验，比较了 HM3 LVAD 和 HM2 LVAD，结果显示血液相容性相关并发症显著降低，例如泵血栓形成、卒中和出血相关并发症的风险。这归因于消除了容易导致凝血问题的摩擦和热量。366 例患者的 2 年生存率分别为 83%和 76%，HM3 LVAD 组的无事件生存率为 77.9%和 56.4%。然而，即使 HM3 LVAD 的设计有所改进，MOMENTUM 3 研究也显示 HM3 组和 HM2 组之间的感染率并没有什么差异[87-89]。

2011 年，国际心肺移植学会(International Society for Heart and Lung Transplantation，ISHLT)标准化了机械循环支持相关感染的国际定义，以进行监测。多学科工作组将血管通路装置(vascular access device，VAD)患者发生的感染分为以下几类：VAD 特异性感染、VAD 相关感染和非 VAD 感染[90]。VAD 相关感染是指比如心内膜炎、BSI 和纵隔炎等这类可能发生在没有 VAD 的患者中，但在存在 VAD 的情况下可能更频繁地发生的感染。VAD 和 LVAD 这两个术语可以互换使用[91]。

在植入连续流动 LVAD 的情况下，LVAD 相关感染的发生率为 19%～39%，其中大多数(12%～35%)为传动系统感染(driveline infection，DI)。其次是 BSI、泵袋感染和纵隔炎等，IE 占剩下的 0.5%～3%。1 年的死亡率为 7%，之后为 15%[86]。一项研究指出，感染患者的 1 年死亡率高出 5.6 倍[92]。感染患者发生频率较高的其他并发症包括泵血栓形成、出血并发症、住院时间延长、LVAD 交换和移植的可能性较低[93]。

在一项为期三年的研究中，ISHLT 机械辅助循环支持登记处(IMACS)从 2013—2015 年招募了 10 171 名患者，并报告了 3 788 名患者或 37%发生≥1 感染(累计感染人数为 6 758 人)。LVAD 特异性感染占 1 756 例(26%)，其中大多数(82.9%)为 DAI，12.8%为囊袋感染，4.3%为泵或插管感染。有 501 例(7%)器械相关感染，其中 47.5%为 BSI，47.5%为纵隔炎，5.0%为纵隔炎/囊袋感染。这三类患者在植入后≤3 个月均有更频繁的报告。非 LVAD 相关感染约 4 501 例，其中肺炎占 34.0%，非 VAD 相关 BSI 占 30.6%，尿路感染占 24.15%，胃肠道感染占 10.2%[94]。Patel 等在 MOMENTUM 3 试验中对感染并发症进行的回顾发现，在 2 年内，1 020 名接受 LVAD 的患者中累计有 1 213 例感染。58%的感染发生在 CM3 受体和 56%的 HM2 受体中($P=0.57$)。有趣的是，远离 LVAD 且与 LVAD 无关的局部感染最为常见，占 1 213 起事件中的 681 起(56%)，其次是传动系统相关感染(27%)、败血症(16%)和其他事件(0.7%)。66 例事件归因于细菌感染。感染的危险因素包括女性、植入前使用主动脉内球囊泵、植入前心脏手术史和肥胖(体重指数≥30)。感染的发生与死亡率增加有关。对传动系统出口管理的改进可能减少了 DAI 的数量[89]。

LVAD 患者中发生的 BSI 可能会产生严重后果。在 LVAD 患者中，与没有 BSI 病史的 LVAD 患者相比，BSI 病史可能会降低患者的移植机会(31.8% *vs.* 81.1%；$P=0.01$)[95-96]。此外，在菌血症发作后，具有最高风险的 BSI 的 LVAD 患者中风的发生率增加了约 8 倍[95,97-99]。毫不奇怪，死亡率增加与 LVAD 相关的 BSI 和心内膜炎有关[97,100-102]。

Healy 等使用被列为 1A 状态(1998—2008 年)的患者数据，发现在移植前比较有和没有并发症的 LVAD 受者时，1 年和 10 年的生存率没有差异。并发症定义为血栓栓塞、感染、功能障碍、恶性心律失常等。然而，当根据并发症类型进行分层时，只有感染与死亡风险相关($P<0.01$)；LVAD 感染对死亡率的影响似乎在心脏移植后持续很长时间(47.5% *vs.* 27.8%，10 年生存率)[103]。除了 LVAD 感染的心脏移植受者的死亡率增加外，与接受移植的非 LVAD 患者相比，有和没有已知 DI 前的 LVAD 患者的移植后感染率更高[104]。考虑可能是在免疫抑制治疗的情况下隐匿性移植前感染的再激活。相比之下，其他研究人员报告称，与 LVAD 患者相比，对移植后死亡率没有显著影响[100,105-107]。值得注意的是，尽管 MDRO 患者的再入院率较高，但在死亡率或移植率方面没有显著差异[108]。然而，MDRO，如鲍曼不动杆菌、碳青霉烯耐药肠杆菌科细菌和铜绿假单胞菌，可能具有耐药性特征，从而导致没有治疗选择[109]。

2018 年 10 月，器官共享联合网络(United Network for Organ Sharing，UNOS)重组了心脏移植的分配系统，因此这对 LVAD 植入策略产生了影响。为了降低移植候补名单上患者的死亡率，同种异体移植物被分配给病情最严重的患者，如接受体外膜肺氧合(extracorporeal membrane oxygenation，ECMO)的患者和装有临时 LVAD

的患者。以前，患有难治性 LVAD 感染的稳定门诊患者被分配到更高的状态，但现在，他们的紧急状态较低。标准的这种修改有可能限制接受 LVAD 支持的门诊患者获得同种异体移植物的机会[110]。

风险因素

需要植入 LVAD 来治疗终末性心力衰竭的患者具有固有的风险因素，与其他术后 SSI 一样，这些因素使他们容易发生感染并发症。这些因素包括心脏恶病质、年龄、肾脏疾病、糖尿病、肥胖和营养不良等[97,111-113]。长期住院、重复手术、设备使用持续时间(即中心静脉导管和机械通气)、传导系统部位创伤、肠外营养和 LVAD 支持的持续时间也是风险因素[111,114,115]。在对 90 项 LVAD 感染研究的系统评价中，O'Horo 等报告说，年龄越小，体重指数越高，LVAD 感染率越高。年龄越小，活动水平越高，导致在传导系统出口部位遭受局部创伤的风险增加，从而易患 DI。患者年龄每减少 10 岁，感染风险就会增加 20%[116-118]。

LVAD 植入通过诱导 T 细胞的异常激活，导致程序性 CD4 细胞死亡，从而造成细胞免疫功能的渐进性缺陷[119-122]。Ankersnitt 等得出结论，细胞免疫缺陷使患者容易感染念珠菌属，并且该研究中 LVAD 接受者发生播散性念珠菌病的风险为 28%，而对照组为 3%[119]。这一发现加上高龄(终末期患者治疗)也与细胞免疫力下降有关[123]，这为机械循环支持带来了重大挑战。

微生物学

尽管引起 LVAD 相关感染的病原体多种多样，但植入后发病时间可以预测可能感染的病原体。在移植后早期，经常为定植在皮肤上的病原体，如金黄色葡萄球菌，其次是 CoNS，引起了大多数感染。当皮肤屏障被破坏时，这些皮肤定植菌就会变得具有侵入性，随后在传导系统或设备周围形成生物膜。铜绿假单胞菌、肠球菌和其他肠道革兰阴性菌(如大肠杆菌、克雷伯菌属)感染多在植入后期被发现。多种病原体混合感染也相当常见[92,115,124-127]。

真菌性 LVAD 感染很少见，但通常难以进行药物治疗，并且预后不佳[114,128-130]。在 Sivaratnam 等在对 300 名 LVAD 受试者的研究中，108 例(36%)发生 VAD 感染，包括 85 例细菌感染和 23 例真菌感染。最常见的真菌病原体是白色念珠菌。在多变量分析中，只有使用全胃肠外营养与真菌性 VAD 感染的发生相关(OR＝6.95；95% CI，1.71～28.16；P＝0.007)。真菌性 VAD 感染与细菌性 VAD 感染的患者相比，治愈的可能性较小(17.4% *vs.* 56.3%；P＝0.001)，死亡率更高(91% *vs.* 61%；P＝0.006)[131]。Bagdasarian 等报告了他们机构在 1996 年 10 月至 2009 年 4 月期间 LVAD 相关真菌感染的病例。在 292 例患者中，7 例患者发生 LVAD 相关真菌，发生率为 0.1 次感染/1 000 个设备日。在 7 例感染中，2 例由曲霉属引起，2 例由氟康唑耐药分离株(克鲁塞念珠菌、光滑念珠菌)引起，3 例由氟康唑敏感菌株(白色念珠菌、副念珠菌)引起，分别发生在 LVAD 植入后 2 天、14 天和 10 个月[113]。

总体而言，与第一代脉动性 LVAD 相比，真菌感染的发生率估计为 16%～33%，而第二代连续流动 LVAD 的发生率降至 2%～8%[125]。

CoNS 是 LVAD 植入患者中分离出的最常见的病原体，其次是金黄色葡萄球菌(其中 36%耐甲氧西林)、念珠菌属和铜绿假单胞菌。虽然肠球菌仅占 BSI 的 8%，但 50%的分离株对万古霉素耐药[132]。同样，在另一项研究中，发现对于在 65 名患者中发生的 221 例 BSI，大多数是由革兰阳性球菌引起的(159 例或 72%)，其中 101 例由金黄色葡萄球菌引起[耐甲氧西林金黄色葡萄球菌(MRSA)，65 例或 29%；甲氧西林敏感，36 例或 16%]，50 例或 23%由 CoNS 引起，其次是革兰阴性杆菌(17%)和真菌(6%)[133]。

诊断和管理

LVAD 相关感染的谱系根据解剖部位进行分类，感染并不相互排斥：传导系统出口部位(图 37.3)、囊袋(图 37.4)和最不常见的心内膜炎。引起 LVAD 感染的病原体可由术中接种引起；从经皮传动系统出口部位进入；或

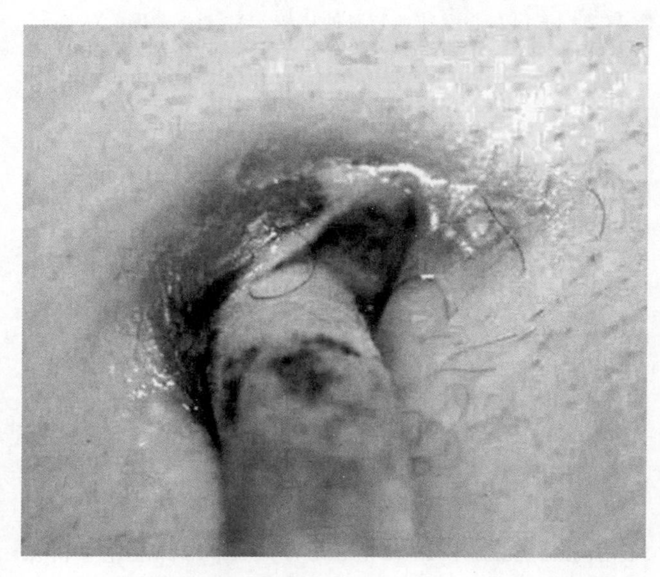

图 37.3　传动系统出口部位感染。

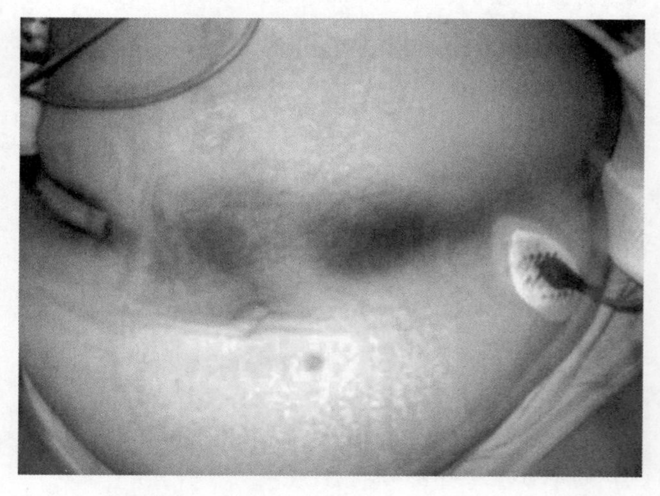

图 37.4　囊袋感染。

来自中心静脉导管相关 BSI、导管相关尿路感染或呼吸机相关性肺炎的血行播散。在传导系统出口部位感染中，通常有证据表明出口部位有局部炎症，伴有组织愈合不良，脓性渗出并可伴有不同的全身感染表现。在传导系统出口部位感染的早期阶段，由于传导系统固定不充分，可能很难区分刺激和感染，因为疼痛和红肿是这两种情况的共同特征。

囊袋感染可由手术或意外创伤引起的局部血肿或血肿的继发感染引起。临床表现取决于病原体的致病性，可能不存在感染的特征性表现，当患者出现不明原因的白细胞增多、全身不适和低热时，应怀疑感染。在某些情况下，触诊切口可发现脓肿。

LVAD 相关性心内膜炎的特征是与血液接触的机械装置的表面成分受累，即血泵、流入或流出道。它与 IE 的许多临床特征相同，即持续性 BSI、全身症状和体征(如发热、毒血症、血栓、免疫复合物形成、瓣膜功能不全)。

影像学检查(如超声、CT 和用于脓肿定位的核素成像检查)在存在硬件和缺乏解释标准的情况下价值有限，但有助于识别可用来诊断性穿刺的积液。有时，CT 检查可能看不到局部积液，但可以通过超声识别(图 37.5、图 37.6)。因此，两种检查需要同时用于确定诊断性穿刺的积液，从而指导抗菌药物使用。使用白细胞闪烁显像和单光子发射计算机断层扫描(SPECT)/CT 的集成分子和解剖混合成像的联合应用提示，这种方法在检测 LVAD 感染方面可能更敏感(图 37.7)[134,135]。

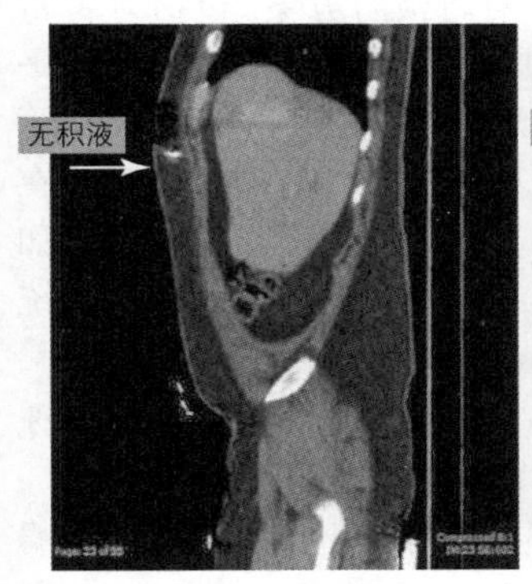

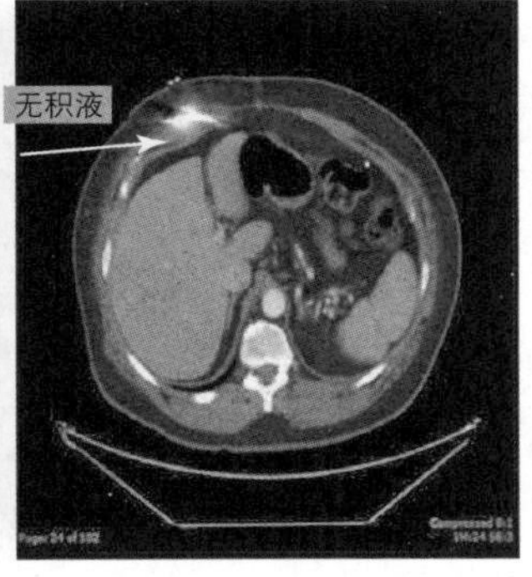

图 37.5　计算机断层扫描显示传动系统无积液。

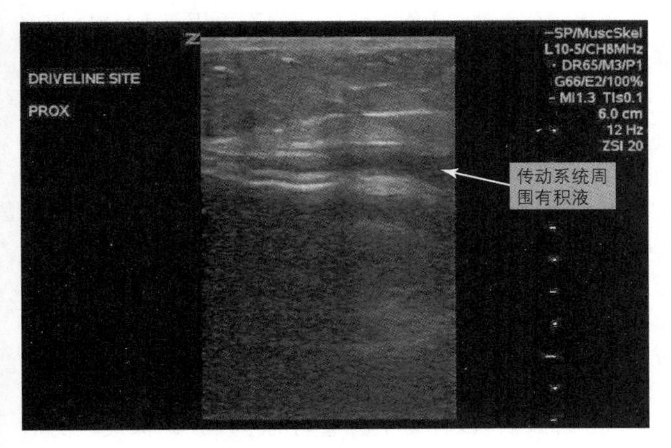

图 37.6　超声显示传动系统周围积液。

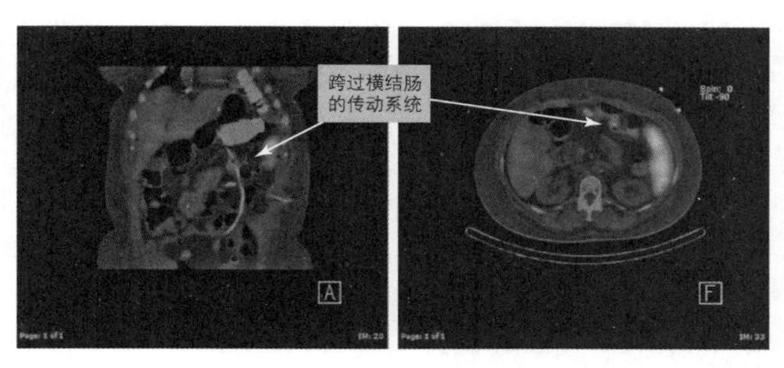

图 37.7　单光子发射计算机体层成像/计算机体层成像与左心室辅助装置(LVAD)感染的诊断。

正电子发射断层扫描(positron emission tomography, PET)是诊断方式的一个很好的补充，其联合 PET/CT 检查的敏感性和特异性分别高达 90%～95% 和 67%～71%[136]，并且似乎明显优于传统的 CT[137] 和白细胞标记闪烁显像[138] 检查。PET 检查在可能存在残留炎症的术后早期状态下可能效用有限。其他挑战包括计费问题(因为补偿是针对门诊服务的)、可用性、成本和辐射暴露。

区分 LVAD 相关 BSI 与非 LVAD 相关 BSI 可能很困难。然而，从装置(例如瓣膜、泵内表面和泵袋)和血流中回收的相同病原体提示 LVAD 相关的 BSI。皮肤病原体(如 CoNS、白喉棒状杆菌)的单次血培养阳性应谨慎解释，因为这些病原体是假菌血症的常见病因。因此，需要多次培养才能正确解释结果。

管理

2017 年，ISHLT 发布了机械循环支持装置的管理指南[91]。LVAD 相关感染的管理取决于感染部位——部位和培养结果决定了抗菌药物的选择。无全身毒性症状的 DI 可口服抗菌药物治疗；然而，微生物耐药模式数量的增加可能导致口服治疗的治疗选择减少。在 DI 的治疗中，同样重要的还有以下几点：积极的伤口护理；固定传导系统以避免进一步的组织创伤；必要时对失活组织进行清创；以及出口部位的清洁。

涉及血管化不良的泵腔的 LVAD 感染，需要积极的抗菌药物和对受累区域进行清创引流。使用含有万古霉素和妥布霉素(以及潜在的其他抗菌药物)的聚甲基丙烯酸甲酯(polymethyl methacrylate, PMMA)微珠覆盖 LVAD 的外表面，是治疗囊袋感染的实验方法[129,139]，但需要更多的研究来确定最佳的微珠材料、大小、形状、位置及潜在的不良反应。据报道，在对大伤口进行适当的引流和清创后，放置真空辅助闭合装置是有益的[140]。尽管没有影像学检查结果，但对药物治疗反应不佳或与全身毒性症状相关的传导系统和深部感染可能需要清创，因为此类感染与显著升高的死亡率相关。难治性感染可能需要进行 LVAD 置换。

对于适合移植的患者，与有限疗程的抗菌药物相比，移植前、移植中和移植后的持续抗菌治疗可减少复发($P<0.001$)。移植后 2～6 周疗程后，停用抗菌药物与复发或继发感染有关；然而，两组在 1 年的生存率相似[97]。Ekkelenkamp 等报告了他们对 28 例金黄色葡萄球菌感染

的 LVAD 患者的研究，其中 10 例是菌血症。停止抗菌药物治疗导致 50%的非菌血症患者和 80%的菌血症患者感染复发。所有 8 例非菌血症患者和 3/6 菌血症患者头孢氨苄治疗均有效[141]。

在一项针对 54 例心脏移植受者的综述中，18/54 (33.6%)患有 LVAD 特异性或相关感染，9 例患者已证实为 LVAD 特异性感染。在 LVAD 移除后，所有 9 例患者的病原体针对性抗菌治疗平均延长至移植后 14 天，但未对先前移植中分离的病原体进行处理[142]。因此，一些学者建议在心脏移植后将抗生素延长数周[143]。

LVAD 相关性心内膜炎通常需要装置移除、紧急移植和杀菌类抗菌药物[97,144]。Nurozler 等关于真菌性心内膜炎的研究显示，早期诊断、及时使用抗菌药物，以及装置移除和更换移植，在 5 名患者中与 80%的良好结果相关[145]。

对于持续感染的终末期治疗患者的管理，治疗策略包括使用抑菌类抗菌药物，因为这些患者的设备置换与巨大风险相关。然而，随着设备使用时间的增加，病原体往往会变得具有多重耐药性，并且治疗依赖于肠外和潜在的肾毒性药物。长期使用抗菌药物会增加其他 MDRO 定植/感染的风险、对这些药物的不良反应、药物相互作用问题、成本、艰难梭菌感染(*Clostridioides difficile* infection, CDI)和非 CDI 相关腹泻等。持续性感染通常需要移除整个 LVAD 系统，临时心脏支持可能是一个挑战。心脏移植是治疗失败的 LVAD 感染的一种治疗选择[105]。

噬菌体疗法具有穿透生物膜和裂解生物膜内细菌的能力，已被用作两名难治性 LVAD 患者的挽救疗法(金黄色葡萄球菌)和感染治疗选择有限的病原体(铜绿假单胞菌)的治疗。两者都得到了成功治疗，随后进行了移植[146]。局部应用噬菌体作为标准手术和抗菌治疗的辅助手段，成功地治疗了慢性复发性 LVAD 泵相关感染[147]。

特定的感染预防策略

本章末尾将讨论适用于所有器械的降低术后感染风险的感染预防策略。下面将讨论预防 LVAD 感染的具体建议。建议在 LVAD 植入时去除 CIED，因为这些 CIED 可作为感染的病灶，并且有必要去除与潜在风险相关的感染 CIED[150]。除了关注传导系统出口部位之外，日常健康维护也至关重要，因为局部的、非 LVAD 相关的感染并不少见[90]。

为了尽量减少装置植入过程中术中污染的后遗症，围手术期抗微生物药物预防(perioperative antimicrobial prophylaxis, PAP)是标准做法；然而，不同机构对 PAP 药物的选择存在很大差异[149]。Acharya 等回顾了 10 项关于接受 LVAD 植入患者的 PAP 研究；然而，由于研究的异质性，无法得出明确的结论。总体而言，如果 MRSA 风险较高，则通常使用 β-内酰胺类药物或万古霉素，以及用于去定植的鼻用莫匹罗星和全身性抗菌药物[150]。一些中心使用五种不同的围手术期抗菌药物的组合，包括万古霉素、喹诺酮类、利福平、氟康唑和 β-内酰胺类或单巴坦类[102]。其他机构推荐使用喹诺酮类或 β-内酰胺类药物加万古霉素[97]。为了描述 LVAD 植入机构中 PAP 使用的特征而进行了一项研究[149]。在美国 85 个中心中的 21 个可用数据库中，42.9%使用四药方案(三种抗生素和氟康唑)，23.8%使用三药方案(三种抗生素或两种抗生素和氟康唑)，23.8%使用双药方案，9.5%单独使用万古霉素。万古霉素是一种在所有治疗方案中始终包含的抗菌药物，其覆盖率高于 MRSA。一些机构选择增加抗假单胞菌覆盖范围，包括哌拉西林/他唑巴坦、头孢他啶/头孢吡肟或喹诺酮类药物；然而，最近的药敏数据表明，铜绿假单胞菌对喹诺酮类药物的耐药性越来越强[151,152]。利福平具有很好的代表性，可增强革兰阳性菌的覆盖率。尽管酵母菌不是 LVAD 感染中的常见病原体，但使用≥3 种药物治疗 PAP 的机构均包括氟康唑，这导致有些研究认为，在 LVAD 感染中，酵母菌作为病原体的罕见分离是氟康唑预防的结果[153]。

Aburjania 等在 290 名接受 HeartMate Ⅱ或 HeartWare 植入的患者中比较了单药(头孢唑林、万古霉素或两者兼而有之)与多药(万古霉素、环丙沙星或头孢吡肟、氟康唑±利福平)方案，在 8 年期间(2007—2015 年)接受 HeartMate Ⅱ或 HeartWare 植入，发现 LVAD 感染风险或总体死亡率没有差异[154]。随后的荟萃分析，包括连续血流和脉动性 LVAD 植入均发现 LVAD 相关感染。然而，在 90 天时，生存率优于单药方案组；这种生存优势在 1 年时不再明显，无感染间隔也没有差异[155]。没有讨论多药 PAP 方案对 MDRO 出现的影响。

Tsiouris 等使用了一种四药预防方案，包括万古霉素、头孢吡肟(如果青霉素过敏，则使用氨曲南)、利福平和氟康唑，术前立即给药，术后持续 48 h。全面的伤口管理包括在手术结束时使用银离子敷料 Acticoat 3，随后在第三天更换，此后每 3 天更换一次，即使在出院后也是如此。局部消毒措施包括用洗必泰和无菌水清洁传动系统出口部位[9]。使用此方案，在 2 年内未报告任何 DI[156]。由于 PAP 与最佳伤口管理结合使用，因此很难评估单独使用 PAP 方案对其有利结果的影响。

口服多西环素和局部多黏菌素/甲氧苄啶磺胺甲噁唑滴剂用于 191 例植入后 LVAD 受者。该研究发现 LVAD 相关感染没有减少；然而，针对用于预防的抗菌药物产生了耐药性。因此，这些药物不再用于 LVAD 相关感染，特别是抑制葡萄球菌属[157]。

总之，目前尚无疗效研究比较各种 PAP 方案在预防 LVAD 受者器械相关 SSI 方面的疗效研究。基于专家意见的 PAP 建议反映了 CIED 植入后预防感染的建议[154]。PAP 方案应基于当地的流行病学、既往/现有感染和预期植入物的定植、在各自机构中分离出的 LVAD 相关感染中的病原体，以及出现 MDRO 的风险。

传导系统出口部位局部消毒、清洁和消毒，已被用于降低术后 SSI 的风险。氯己定和聚维酮碘已用于皮肤消毒，氯己定醇和聚维酮碘醇也可用于皮肤消毒。在聚维酮碘中加入酒精，有助于消毒剂的干燥并确保最佳的消毒效果；然而，酒精可能是一种刺激物，尤其是在术后早期。这些基本的感染预防策略使用氯己定浸泡的底盘进行增强，该底盘可以提供持续的局部消毒作用，并应用了通过稳定传导系统来防止意外创伤和剪切力的静态锁定装置[158,159]，其他还包括银离子敷料和相关锁定装置[160]。

全人工心脏

全人工心脏(total artificial heart，TAH)旨在为严重双心室衰竭患者提供必要的机械支持，取代了自体心室和心脏瓣膜，这类患者通常对正性肌力治疗无效。使用适应证包括主动脉瓣关闭不全、严重室性心律失常、左心室血栓和钙化左心室动脉瘤。对于那些由于基础疾病(如淀粉样变性或化疗引起的心脏毒性、弥漫性心脏肿瘤、移植失败和排斥反应导致的心脏移植)而不适合移植的终末期治疗患者，也可考虑移植[161]。

Syncardia(前身为CardioWest)TAH是双心室心力衰竭患者唯一可植入的装置，可作为心脏移植的桥梁。TAH接受者最常见的并发症包括感染、出血、血栓形成、肝功能衰竭、肾功能衰竭，以及中风和设备故障等神经系统事件。TAH的初步报告术后感染率约为77%[162]。近年来，TAH接受者的感染并发症发生率在53%～62%之间，包括术后纵隔炎、心包炎、DI，以及由呼吸道引起的非器械相关感染。据估计，27%的患者会发生DI[163]。在接受TAH的前101名患者中，移植存活率为68.3%；移植后1年、5年和10年的生存率分别为76.8%、60.5%和41.2%[164]。

心脏植入式电子设备感染

流行病学

心脏植入式电子设备(cardiac implantable electronic device，CIED)包括永久性起搏器、植入式心律转复除颤器、带或不带除颤器的双心室起搏器，用于再同步治疗，以及皮下植入式心律转复除颤器，为缺血性心肌病或其他有致死性室性心律失常风险的疾病患者提供电稳定性。这组设备包括连续记录电活动并允许远程监控的植入式循环记录器。CIED植入包括将发生器或除颤器皮下插入胸部(最常见)或腹壁；导线穿入软组织，从锁骨下静脉进入，并进入右心；电极植入右心房和(或)右心室心内膜。

据估计，美国每年有50万CIED被植入[165]。CIED相关感染的估计范围为0.5%～5%[2,3,165,166]。报告的感染率因研究时间、研究人群、植入的装置类型和手术类型而异。植入式心律转复除颤器的感染率似乎比植入永久性起搏器高2～3倍。当感染率根据器械的初始植入或者器械更换或升级进行分层时，感染率分别为0.5%～1%和1%～5%[2,167,168]。

感染率一直保持稳定，直到2004年感染率显著增加，同时植入的器械数量急剧增加。这一增长是由于CIED适应证的扩大以及新设备的复杂性增加，在具有严重合并症的老龄化人群中增加，例如终末器官衰竭(心脏、肾脏、呼吸系统)和糖尿病[165]。在2008年，这些感染导致146 000美元每CIED感染的重大医疗保健经济负担[165]。

CIED相关感染种类繁多，并且可以同时发现：器械囊袋感染，伴或不伴引线受累；感染仅限于皮下空间的导联线；菌血症和心内膜炎涉及电极的经静脉成分，随后在电极尖端或三尖瓣处感染心内膜[169,170]。CIED可在植入或囊袋翻修术中感染。囊袋污染可导致血管内感染，当感染沿着导线进展时，最终可导致心内膜炎。临床表现可为暴发性或亚急性，取决于病原体毒力。术后CIED上的皮肤创伤，无论是否暴露于设备，都会为病原体定植创造有利环境，从而导致感染性并发症。或者，CIED的血行播散发生在菌血症期间，这可能与泌尿生殖系统、下呼吸道部位或中心导管等有关，随后感染了囊袋或导线。

Chamis等研究了一组装有永久性起搏器或自动植入式心律转复除颤器合并金黄色葡萄球菌菌血症(*Staphylococcus aureus* bacteremia，SAB)的患者，为期6年，在782例患者中共发现了33例SAB(4.2%)。超过一半的继发于软组织感染。在6例患者(18.2%)中，心脏装置是SAB的来源，在30.3%(10/33)的患者中，SAB归因于血管内装置。在早期(<1年)SAB患者中，其来源更可能是心脏装置，而在晚期SAB患者中，更常见的来源是软组织。通常，涉及该设备的感染缺乏临床症状。心脏装置的血行播散发生率为27.3%，尤其是迟发性SAB[171,172]。相比之下，一项针对49名革兰阴性菌血症(gram-negative bacteremia)患者的7年回顾性队列研究表明，没有出现心脏装置的血行播散。6%(3例患者)在就诊时有明确/可能的器械感染。对34例CIED保留患者进行了3个月的观察；只有3%(2名患者)出现复发性菌血症，但可能存在复发的其他来源[173]。

在一项针对433例CIED感染发作的研究中，33.3%的患者有明确的IE证据，其中包括53.5%的永久性起搏器、36.4%的植入式心律转复除颤器和20.1%的组合装置。大多数患者倾向于迟发性(>1年)感染。主要病原体为金黄色葡萄球菌(42.2%)，其次为CoNS(20.1%)。6个月时死亡率为24.3%。年龄>75岁和就诊时出现脓毒症与死亡率相关。90例患者(62.5%)被发现患有孤立性导线相关性心内膜炎；19例(13.2%)患者为孤立性瓣膜相关性心内膜炎；35例患者(24.3%)同时患有这两种疾病。所有患者的血培养均呈阳性[174]。

尽管对CIED相关感染进行了最佳治疗，包括完全去除CIED并引入适当的抗菌治疗，但死亡率仍相当高，30天死亡率为5%～6%，1年死亡率为8%～17%[175-178]。血管内感染的死亡风险是囊袋感染的两倍。del Rio等报道，在31例CIED心内膜炎患者中，唯一确定治疗失败或死亡的预后风险因素是没有手术干预；然而，即使进行手术和药物治疗，死亡率仍为12.5%(3/24)[179]。在需要再植入的患者中，当重复血培养至少72 h呈阴性时，应将CIED放置在另一侧。

风险因素

常见的风险因素包括与手术相关的问题和合并症，以及伴随心脏病的固有患者风险因素，如糖尿病、肾功能不全、高龄、使用类固醇或免疫抑制剂、营养不良、慢性皮肤病、潜在的恶性肿瘤、抗凝剂使用(形成血肿)和心力衰竭,与其他心血管外科手术相似。最近,对设备的操作,特别是二次操作,如发生器更换、多次操作、永久设备放置前的临时起搏、先前的CIED感染、缺乏PAP给药以及操作员缺乏经验,也会导致CIED植入后的感染风险[180]。植入后24 h内的发烧也与术后感染有关[181-183]。Uslan等观察到在SAB的背景下,植入式心律转复除颤器和人工心脏瓣膜患者发生CIED相关心内膜炎的风险更高[173]。

微生物学

葡萄球菌属约占CIED相关感染的70%,许多分离株对甲氧西林耐药[172,184]。在一项研究中,2000—2011年期间连续816名确诊CIED感染的患者接受了经静脉导线提取,葡萄球菌属占分离株的68.4%,对甲氧西林耐药的占33.8%。15%的分离株是MRSA,而甲氧西林敏感金黄色葡萄球菌(MSSA)占分离株的15.8%。其他病原体(按频率降序排列)包括革兰阴性杆菌(8.9%)、肠球菌4.2%、厌氧菌1.6%、真菌0.9%和分枝杆菌0.2%。约13%为培养阴性。CoNS、金黄色葡萄球菌和肠球菌属的发病率不随时间变化,但耐甲氧西林CoNS和MSSA的发病率呈下降趋势。金黄色葡萄球菌在早期感染中比晚期感染更常见(30.2% *vs.* 16.3%)。相比之下,CoNS在晚期囊袋感染中更常见(53.5%,与早期感染相比为40%)。耐甲氧西林葡萄球菌在后来的感染中更常见,因此很可能是在医疗环境中获得的[184]。葡萄球菌属的一些特征增加了它们引起感染的可能性,包括:这些微生物经常定植在皮肤上,随着皮肤屏障的破坏,变得具有侵袭性;它们倾向于与植入装置结合并产生细菌生物膜;它们是CLABSI的常见病原体,可以在菌血症发作期间形成播散。其他与囊袋感染有关的皮肤病原体,包括棒状杆菌属、微球菌和痤疮丙酸杆菌,这些病原体是在设备突破皮肤屏障时产生的。如果不延长对这些苛养病原体的培养时间,可能会漏诊痤疮丙酸杆菌等。其他物种包括革兰阴性菌(9%~13%)、肠球菌(4.2%)、链球菌(2.5%)和真菌(1%)[184]。在对504名CIED相关感染患者的调查中,80例或16%患有非葡萄球菌感染,13例患者(16%)出现CIED相关心内膜炎,有3例确诊和2例疑似患者CIED的血行播散是革兰阴性菌血症,总死亡率为4%[173]。念珠菌属或真菌(如曲霉属)的案例很少见,估计为0.1%(3 648次手术)[185-187]。念珠菌属是最常报告的病原体,其次是曲霉感染的几个病例。有时,NTM可能从发生器囊袋或血培养物中分离得到。对于免疫功能低下的患者和常规细菌培养阴性的患者,应将这些病原体纳入鉴别诊断。

诊断

CIED感染的症状取决于感染的解剖区域。囊袋上的局部炎症变化具有诊断意义,占病例的55%,并且在植入后一年内更常见。暴露于惰性病原体(如CoNS)的设备,也可能没有体征和症状。部分患者被发现有血管内感染,通常在植入后>1年出现全身感染,可能累及也可能不累及囊袋。后一组患者有明显的合并症,如糖尿病、终末器官衰竭、潜在的心脏病和既往血管内感染的证据[178,181]。一项系列研究指出,在患者中,<1/3出现发热,1/4患者出现隐匿性BSI而无全身症状。因此,即使没有全身症状,也应进行血培养以检测隐匿性菌血症,因为菌血症可能是CIED相关感染的唯一证据[2]。在没有确定菌血症病因的情况下,特别是如果分离出金黄色葡萄球菌,应强烈考虑感染CIED的可能性[172]。Duke标准[174]可用于诊断血管内CIED感染;器械异常(即使用超声或CT进行囊袋检查)和CT检查存在脓毒性肺栓塞,可提高诊断率。感染的继发病灶可能存在,如骨髓炎或化脓性关节炎。经食管超声心动图(transesophageal echocardiography, TEE)在识别赘生物方面的敏感性为>95%,而经胸超声心动图(transthoracic echocardiography, TTE)的敏感性为<30%(图37.8)。在由相同病原体引起的复发性菌血症,并且TEE上没有导线感染或心内膜炎的确诊证据的情况下,进一步的诊断方式可能会有所帮助,例如PET/CT扫描[188,189]。

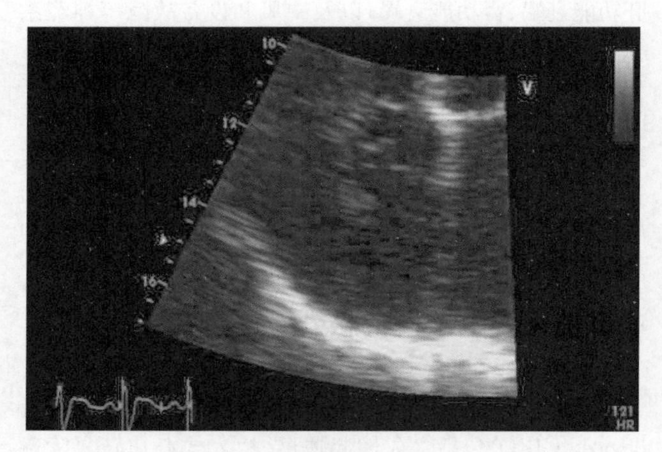

图37.8　经食管超声心动图:起搏器导线附近的三尖瓣上有大片赘生物。

分类管理

Lin等回顾了2006—2019年在一家机构进行的233次连续CIED拔除,并得出结论,对于出现菌血症的患者和孤立的囊袋感染患者,早期(<7天)取出装置和移除导线是有益的。单纯药物治疗与高发生率或者持续性或复发性感染相关。延迟手术治疗与1年内住院率(脓毒症、急性肾损伤、呼吸衰竭及失代偿性心力衰竭)和死亡率增加相关。在7天后接受手术干预的患者队列中,有11例死亡,在早期治疗队列中没有死亡。尽管拔除导线时,取出该装置具有心律失常和心肌壁撕裂穿孔的固有风险,但两组间的总体并发症发生率相似,约为3%[190]。

抗菌治疗的疗程取决于感染部位;对于清创术后的囊袋感染,推荐的疗程为2周,而血管内感染应根据IE指南进行管理。CIED菌血症的治疗应至少持续2周,具体取决于病原体、PV的存在、菌血症的持续时间和病原体[178]。

为了降低与植入CIED相关的感染风险,PAP是一种标准护理。一项经后续研究证实的荟萃分析发现,

PAP 有助于预防起搏器感染[191,192]。在比较氯己定醇与聚维酮碘溶液预防 SSI 时，研究了手术部位的术前消毒，结果各不相同[193-195]。理想情况下，氯己定醇应与聚维多碘醇进行比较，因为酒精的作用是立竿见影的，会加速聚维酮碘制剂的干燥和使作用更有效。

一项针对 2 564 名患者的研究表明，在伤口愈合前使用局部聚维酮碘溶液袋冲洗皮下囊袋对 CIED 袋感染率没有影响[196]。

与对照组相比，发现含有涂有利福平和米诺环素的包膜在减少严重的 CIED 相关感染（如心内膜炎和全身感染）方面具有作用，与对照组患者相比，这些患者通常不需要抗菌治疗。利福平和米诺环素对甲氧西林敏感和耐甲氧西林的金黄色葡萄球菌及 CoNS 有效，并已联合用于 MRSA 去定植。利福平具有能够穿透生物膜的明显优势，并且对生物膜基质中的休眠细菌可能有效。

Mittal 等创建了一个评分系统，使用基于感染独立危险因素（男性、心力衰竭、高血压、肾小球滤过率＜60 mL/min、糖尿病、早期囊袋再修补和进行设备升级）的回归模型将患者分为三组。得出的结论是，在任何患者中植入永久性起搏器时，无论风险组还是接受植入式心律转复除颤器或心脏再同步治疗（cardiac resynchronization therapy, CRT）装置的低风险患者，都不需要抗生素涂层包膜[197]。另一项在 CRT 设备中使用不可吸收抗菌包膜或者植入式心律转复除颤器更换或升级的研究指出，感染率为 0.4%，而主要 CIED 相关感染的历史感染率为 2.2%（$P=0.002$）[198]。WRAP - IT 是随机的对照试验，评估使用抗生素包膜的影响，并证明在被认为是高风险的操作中（发电机更换、设备升级或更换以及接受初始 CRT 设备），主要设备相关感染减少了 40%。然而，在 36 个月时，包膜并没有带来生存益处[199]。Asbeutah 等进行了一项系统综述和荟萃分析，以评估抗菌包膜的影响，发现抗菌包膜的使用与高危个体中主要 CIED 相关感染的显著减少有关（$P=0.03$）。当将患者（无论风险如何）与对照组进行比较时，这种差异不再明显（$P=0.56$）。使用包膜不影响死亡率（$P=0.72$）[200]。

Khalil 等的一项观察性研究报告称，154 名 CIED 接受者的感染率为 1.3%。预防性措施包括术前万古霉素、术中用杆菌肽和多黏菌素 B 冲洗、TYRX 抗菌网，然后术后口服米诺环素 5 天。没有专门使用 TYRX 的对照组[201]。

皮下植入式心律转复除颤器 50 和无导线起搏器的引入消除了前者对血管内组件和后者对囊袋的需求，因为该装置由经皮植入右心室的单腔起搏器组成。减少 CIED 中的成分数量可能对高危人群中 CIED 相关感染的风险产生有利影响[202-204]。

冠状动脉支架

在美国，每年进行＞700 000 例经皮冠状动脉腔内血管成形术（percutaneous transluminal coronary angioplasty, PTCA）手术[2]。放置冠状动脉支架可以降低 PTCA 后再狭窄的风险。有严重冠状动脉支架相关感染的零星病例报告。文献中报道的病例不到 30 例[205]。大多数感染发生在支架放置后 2 天至 4 周之间（年龄分布在 38～80 岁之间）[205]。虽然不常见，但冠状动脉支架感染已在支架手术后数月甚至 3 年内报道[206-209]。通常血培养呈阳性，大多数情况下为金黄色葡萄球菌感染，分离出的其他病原体包括铜绿假单胞菌和 CoNS。临床特征包括发热、胸痛、心肌梗死，其间多发性全身脓毒症栓塞。其他诊断方式包括冠状动脉造影发现假动脉瘤、CT、磁共振成像和 PET 扫描检查[210-213]。

尽管进行了适当的静脉注射抗生素和手术干预，但由于严重的并发症，包括冠状动脉穿孔、心室破裂和脓毒症综合征[206-208]，病死率可达到 50%，最终导致多系统器官衰竭[210]。CoNS 冠状动脉支架感染伴有真菌性动脉瘤和三尖瓣心内膜炎，通过初次血管成形术和抗菌治疗，得到成功治疗[214]。单独抗生素治疗已成功治疗支架相关感染合并冠状动脉瘤和化脓性心包炎的一名患者[215]，而另一名患者因左回旋冠状动脉至左心房瘘出现 MRSA 感染，也接受口服抗菌药物治疗[216]。

与其他 DAI 一样，支架相关感染是由于放置支架污染或病原体的血行播散而发生。当支架安装数月后仍没有内皮化时，会发生异常情况，包括支架发生血栓形成，并在菌血症发作期间出现病原体血行播散[207,208]。

人工血管移植物和血管内支架

人工血管移植物

在美国，每年有超过 400 000 例血管移植。移植血管感染并不常见，总体感染率为 0.5%～5%[2,217]。感染率由移植血管的解剖位置决定，可分为腔外或腔内（腹部或胸部）。报告的腔内移植物感染发生率为＜1%～5%（腹部移植物为＜1%，主动脉股移植物增加到 1.5%～2%），涉及腹股沟下移植物的空腔外感染可高达 6%[218-220]。大多数腔外移植物的感染率为 1.5%～2%，腹股沟血管移植物的感染率高达 6%。

大多数腹股沟部位移植相关感染发生在术后 1～2 个月内，因此归因于术中污染、邻近术后 SSI 或者腹腔内或盆腔脓肿的扩展。血管移植物感染（vascular graft infection, VGI）的最不常见原因是由术后早期（＜2 个月）风险最高的偏远部位的菌血症引起的，因为移植物的内皮化不完全[220]。胃肠道、泌尿生殖系统或牙科手术的短暂性菌血症也可引起 VGI，但这是比术中污染或伤口感染更不常见的原因[220,221]。

早期感染的标志是移植物上的炎性软组织改变。并发症包括窦道形成、肠瘘的发展、外周脓毒性栓子、吻合口瘘导致的假性动脉瘤和移植物破裂，以及移植物功能障碍。与外周移植物感染相关的发病率很高，因为肢体会受到威胁，尤其是在主动脉移植物感染后。发病率为 10%～25%，通常发生在感染诊断后 30 天内[222-224]。

所用移植材料类型（即天然静脉或动脉组织）的改进，以及随着时间的推移通过这些改进获得的经验，导致了VGI的减少，同时降低了相关的发病率和病死率。这种改进努力使得在过去不适合手术的人群进行了更多的此类手术。服务人群年龄的增长伴随着传统上与SSI风险增加有关的合并症。

已确定的危险因素包括腹股沟切口、伤口并发症（如血肿、伤口分离），紧急和重复操作、糖尿病或血糖控制不佳、肥胖和手术时间[224-229]。一项对410例手术的回顾性病例对照研究确定了45例感染，包括67%（30/45）患者的移植物感染。在这些患者中，27%（12/45）出现吻合口瘘。多因素回归分析将既往住院、年龄较小和腹股沟切口确定为危险因素。Pounds等报告了血管重建手术后的大量SSI，包括主动脉、解剖组外和腹股沟下手术[230]。

越来越多的感染是由皮肤病原体引起的，如CoNS、棒状杆菌属和痤疮丙酸杆菌，这些微生物会导致腹部移植物感染；它们的惰性病程解释了它们在植入数年后出现主动脉肠瘘或腹股沟肿块增大的亚急性表现[2]。由于医院菌群随时间的变化和抗生素选择压力的持续存在，MDRO已经出现，例如MRSA，它现在是导致53% SSI的主要病原体[230,231]。其他MDRO包括CoNS、念珠菌属。铜绿假单胞菌是革兰阴性菌感染的最常见原因，占移植物相关感染的≥10%[223]。在一项针对45名患者的多中心研究中，其中38名患者的细菌学数据分析表明，表皮葡萄球菌是最常见的革兰阳性病原体，占分离株的32%；45%的感染是由革兰阴性菌引起的，但只有3例患者携带铜绿假单胞菌。11名患者需要截肢，3名患者死于感染。腔外假体VGI的结局取决于感染的病原体。MRSA和假单胞菌属感染尤其具有挑战性，而当感染病原体是表皮葡萄球菌时，可以进行补救。同样，此类感染的侵袭性也取决于感染的病原体[232]。

影像学检查（如超声、铟标记白细胞扫描和CT检查）用于识别假性动脉瘤和移植周围积液，并检测术后早期超出异常积气的存在[233]。对CT检查阴性的疑似假体移植物感染的患者进行磁共振成像检查，可以揭示细微的炎症变化[234]。Rojoa等的一项荟萃分析表明，PET检查可以用于诊断VGI，当PET和CT检查相结合时，准确性可以被提高[235]。

VGI的治疗指导原则包括：异物的切除；感染或失活组织的清创；血管供应的建立和维持[232,236]。估计的下肢总坏死率和截肢率分别为14%～58%和8%～52%[227,233]。PAP可有效预防移植物感染[236]。

外周血管支架

据估计，在美国，超过400 000名患者接受支架置入术，不仅作为预防PTCA后血管再狭窄的一种策略，而且被用于动脉粥样硬化性血管疾病的非手术治疗。报告的感染率<1/10 000[237]。在对涉及50例主动脉和15例髂动脉移植物的65例主动脉髂动脉移植物感染的回顾中，Ducasse等报告的感染率为0.43%，其中23%的患者有免疫缺陷问题。总死亡率为18%，当根据保守（药物）治疗与手术治疗进行分层时，死亡率分别为36.4%和14%。31%的患者表现为主动脉肠瘘，发现的主要病原体（54.5%）是金黄色葡萄球菌。当金黄色葡萄球菌通过腹股沟植入支架相关感染时，金黄色葡萄球菌在支架相关感染中占主导地位，这归因于腹股沟区许多内分泌汗腺内藏有高浓度的细菌[238]。

威胁截肢的感染性并发症可能与假性动脉瘤或真菌性动脉瘤破裂有关，又或者是由脓肿形成导致皮肤瘘引起[238,239]。也有报道称，支架置入6年后出现脓毒性外周栓塞，支架移植物脱落穿透皮肤，是支架感染的表现[240,241]。支架相关感染可能发生系统性播散，这取决于病原体的毒力。这些发作的特点是败血症，可与急性呼吸窘迫综合征、弥散性血管内凝血和脓毒症栓塞有关[238,241-243]。

潜在的危险因素包括：长期使用留置血管导管，并在24 h后重复使用套管；溶栓治疗；一周内反复使用同一条股动脉建立血管通路；局部血肿形成；支架移植物血肿或血栓；支架插入时间延长；使用同一地点进行干预以及髂动脉通路[244]。支架移植物血栓或血肿可在感染之前出现[239,240,245]。

与其他DAI一样，最佳的治疗包括移除感染支架、病原体导向的抗菌治疗和保肢，尽管后者因缺乏治疗选择而受到挑战[238,245]。

其他血管装置

动脉闭合装置

通过常规加压，进行心导管插入术的股骨穿刺部位止血所导致的不适感和时间因素，导致了20世纪90年代经皮动脉闭合装置的发展。然而，与传统的手动和机械压迫相比，感染的风险增加。虽然风险相对较低，但与动脉闭合装置相关的感染可能需要多次外科手术，甚至需要截肢；死亡率很高[246-248]。在75%的感染中，最常见的病原体是金黄色葡萄球菌。闭合装置的感染率约为与闭合装置相关的总并发症的0.3%[247-250]。

在一项研究中，报告的感染率为1.6%，其中80%（4/5）由金黄色葡萄球菌引起（其中2项耐甲氧西林），并导致腹股沟脓肿和霉菌性动脉瘤。在4年的时间里，46名平均年龄为64岁且糖尿病和肥胖症为合并症的患者记录在案的死亡率为6%。在22例患者中遇到了真菌性假性动脉瘤，金黄色葡萄球菌占分离株的75%[248]。感染的危险因素包括以下：40～79岁的患者，糖尿病和肥胖[248,249]。股动脉穿刺部位血肿的发展为病原体提供了培养基，并且异物的存在具有通过引入病原体形成生物膜的能力，促进了感染并发症。针对金黄色葡萄球菌的PAP将有益于预防术后感染[247,248]。治疗包括移除缝合装置、及时和积极地清创感染区域，以及肠外抗菌治疗。

颈动脉假体补片

每年，美国大约有100 000例颈动脉内膜切除术（carotid endarterectomies），用于治疗严重的颈动脉狭窄[251]。在引入合成颈动脉补片之前，颈动脉内膜切除术主要是用自体隐静脉或牛心包封闭，目的是降低患者的并发症发生率，如初次封闭后的血栓形成和再狭窄。合成颈动脉补片的使用确保了动脉切开术后的成功闭合,既简单又可预测,但感染性并发症与任何异物的使用一样都是存在的。一项为期 4 年的研究回顾描述了 1 258 例手术中的 8 例患者,感染率为 0.5%,没有死亡或复发[252]。随后的一项研究描述了 4 次假性动脉瘤的亚急性发作(3 次与涤纶材质有关),证实了这些观察结果[253]。2008 年的一项研究报告了文献中的 77 次发作,感染率为 0.25%～0.5%[254]。颈动脉补片感染可导致化脓性栓塞或动脉壁破裂的严重并发症,发病风险高达 29%。术后血肿与斑块破裂时的晚期感染有关,可能出现炎症性改变(即肿胀、红斑、压痛、疼痛),而假性动脉瘤可能无症状[254]。

2012 年,Mann 等在文献中讨论了 123 例假体补片感染患者。63%的患者在颈动脉内膜切除术后>6 个月就诊。在阳性培养结果中,91%的患者分离出葡萄球菌或链球菌。74 例患者接受了补片切除和自体移植。5%的患者在重建后 30 天内发生再感染。5 例患者接受覆盖支架治疗,中位随访期为 12 个月后,无复发。治疗包括去除补片、对感染组织进行清创、进行自体隐静脉补片血管成形术或移植术,以及使用适当的抗菌治疗。关于用覆盖支架治疗感染的长期数据尚待公布[255]。

虽然通常不建议将 PAP 用于常规颈动脉内膜切除术,但那些接受假体补片的患者可能会从单次术前剂量中受益[255]。

预防心脏和血管装置相关感染

心脏和血管性 DAI 的破坏性后果凸显了实施和遵守预防策略的重要性。CDC 和外科感染学会(Surgical Infection Society)更新了预防 SSI 的循证指南[256,257]。预防导管相关血流感染[258]和导管相关尿路感染[259]的指南也可用。有大量证据表明,在菌血症期间,假体装置感染的血行播散可能发生在远程部位(如前所述)。当涉及金黄色葡萄球菌和 CoNS 等病原体时,倾向于形成病原体相关生物膜,使抗菌治疗无效,因此应尽快拔除导管。在插入导管之前,细致的中心导管护理和消毒是维护的关键组成部分。除了留置导尿管外,还有许多尿失禁的替代管理方法,可以由护理人员探索和实施。

去定植策略

术前去定植在预防 SSI 方面越来越受欢迎,在涉及植入物时尤为重要。尽管对于不同种类的器械,可能没有关于使用去定植预防 SSI 的研究,但可以从现有数据中推断出数据。

金黄色葡萄球菌是 DAI 中的常见病原体;因此,迫切需要降低这种病原体引起的 SSI 风险的策略。一项针对 3 864 名接受各种外科手术患者的研究报告称,在接受莫匹罗星治疗的鼻腔携带者中,金黄色葡萄球菌 HAI 显著减少。注意到金黄色葡萄球菌 SSI 发生率有降低的趋势,但与未接受莫匹罗星的鼻腔携带者相比,没有实现显著减少[260]。一项荟萃分析得出结论,围手术期莫匹罗星的使用与非普通外科患者(即接受心胸外科、骨科和神经外科手术的患者)的 SSI 降低有关[261]。最近,开发了一个去定植策略包,其中包括作为特定手术目标的去定植策略。

Schweizer 等研究了一种去定植策略方法,包括金黄色葡萄球菌筛查、莫匹罗星鼻腔去定植、术前用氯己定清洁皮肤,以及用于 MRSA 携带者的靶向 PAP(包括万古霉素),该方法可预防髋关节、膝关节置换术和心脏手术中的金黄色葡萄球菌 SSI。在这项多中心研究中,该策略与复杂金黄色葡萄球菌 SSI 的降低有关。对去定植策略的总体依从性为 83%,其中 39%报告完全依从性,44%报告部分依从性[262]。耐药性的风险导致研究人员研究莫匹罗星的替代品。在骨科植入手术中,根据方案分析($P=0.03$),在手术切口后 2 h 内应用鼻腔聚维酮碘已被证明比莫匹罗星更有效。由于聚维酮碘被认为是一种消毒剂,并且有效仅可维持 12 h,所以术后去定植可能需要更多剂量[263]。Lepelletier 等在综述中得出结论,聚维酮碘可能是预防金黄色葡萄球菌 SSI 的有用药物,包括对莫匹罗素耐药的菌株[264]。酒精消毒剂是另一种用于通过鼻腔应用进行去定植的药物。尽管对医护人员的初步研究与金黄色葡萄球菌的显著减少有关,但 Kanwar 等发现单次给药后定植患者没有显著减少,三剂量方案暂时减轻了金黄色葡萄球菌的负担,但 6 h 后没有显著减少,而且它对 SSI 的影响没有被研究[265]。

术前应用氯己定是旨在降低金黄色葡萄球菌 SSI 风险的去定植策略的一部分;然而,鉴于其广泛的活性,它的使用也可以减少其他可能在皮肤上定植的微生物。在一项比较三种应用方法的研究中,发现 2% CHG 浸渍的布料比使用两种不同布料类型中的任何一种的 4% CHG 液体,具有更高的残留 CHG 浓度和更低的细菌密度,然后进行漂洗。没有报道冲洗前皮肤与 CHG 接触的持续时间[266]。

Edmiston 提出了一种使用 CHG 溶液的标准化方法,以确保切口前皮肤表面有足够的残留活性,减少细菌负荷。该策略包括使用一整瓶 8 盎司的 4% CHG,并在手术前 2 天每天冲洗溶液之前等待 1 min[267]。通过使用短信、电子邮件或语音邮件警报系统,可以提高患者的依从性[268]。

术前消毒也是预防 SSI 的重要辅助手段。Chen 等的一项荟萃分析发现,氯己定在预防术后 SSI 方面优于聚维酮碘,特别是对于清洁污染的手术[269]。然而,在包括酒精类产品的早期荟萃分析中,氯己定和聚维多碘在术前皮肤消毒方面同样有效[270]。

术前抗菌药物预防

根据临床研究和专家意见,可获得在手术中使用 PAP 的临床实践指南[271]。植入异物会增加器械相关感染的风险。尽管有研究在涉及植入人工心脏瓣膜和 CIED 的手术中使用 PAP,但使用 PAP 植入血管辅助装置(如 LVAD)和血管假体或补片植入(如颈动脉内膜切除术)的证据不那么严格。

抗菌药物的选择取决于流行病学数据,这些数据表明,术中皮肤污染导致早期感染。通常,建议使用头孢菌素靶向 MSSA;应在皮肤切口 1 h 内给药(如果使用万古霉素，由于输注时间长，则为 2 h)，以确保整个手术过程中手术部位的治疗浓度。考虑到头孢唑啉的低成本和良好的安全性，将体重>80 kg 的患者剂量增加到 2 g，体重>120 kg 的患者增加剂量至 3 g 是合理的。术中出血>1.5 L(假设血容量的 25%)或手术时间>预防药物半衰期的 2.5 倍，需要重新使用抗菌药物(例如，头孢唑啉，4 h)[271]。当患者接受 LVAD 植入时，这一点尤其重要，而 LVAD 植入术通常具有较长的手术时间和凝血功能障碍。

尽管万古霉素被推荐用于 MRSA 覆盖和青霉素过敏的情况，但有数据显示万古霉素在预防 MSSA 引起的 SSI 方面不如头孢唑林有效[272]。因此，万古霉素通常用作β-内酰胺类药物的补充(在心脏手术中应用头孢唑林或头孢呋辛)。此外，β-内酰胺类确实提供有限的革兰阴性菌覆盖率。万古霉素仅应在有 1 型青霉素反应史时，用作β-内酰胺类药物的替代品。当使用万古霉素时，由于其半衰期长，单剂量通常就足够了。据报道，在接受心脏手术的患者中，使用万古霉素预防可以导致急性肾损伤[273]。

慢性终末期心力衰竭患者通常在门诊治疗不再有效时长期住院。随着持续暴露于院内病原体，这些患者可能会被 MDRO 定植，继而出现需要抗菌治疗的 HAI。有时，患者可能会因感染入院，例如软组织感染。这些情况可能会影响 PAP 方案的选择。既往有 MRSA 病史的患者应在 PAP 中加用万古霉素，如果机构在植入 LVAD 后出现耐万古霉素肠球菌(vancomycin-resistant enterococcus，VRE)的 SSI 发生率很高[97]，筛查并使用对 VRE 有效的药物是合理的。对于革兰阴性 MDRO，如果分离自消化道，可能代表定植；然而，如果从远隔部位的感染或革兰阴性 MDRO 大量定植的气管抽吸物中分离出来，则可能有理由在 PAP 方案中提供额外的覆盖。在常规 PAP 方案之外增加革兰阴性菌覆盖的决定应因人而异。理想情况下，在进行植入手术之前，应大力治疗偏远部位的感染。

关于手术切口前 PAP 的确切时间的研究得出结论，指南并未给出在切口前 60 min 内(万古霉素在 120 min 内)给予 PAP 之外的 PAP 的理想时间[271]。应该注意的是，PAP 的目的是在切口和随后的手术时使该部位具有高水平的抗菌药物浓度。

CDC 建议在切口闭合时停用 PAP[256]；然而，外科感染学会(Surgery Infection Society)以缺乏缩短心脏和骨科植入手术的 PAP 的研究证据为由，建议 PAP 不超过 48 h[257]。两份指南都同意，引流管或导管的存在不应构成继续进行 PAP 的理由。超过建议的持续时间继续进行 PAP，会增加获得 MDRO 和 CDI 的风险[256,257,271]。

尽管在切口闭合前于手术部位进行术中抗菌药物冲洗被用作降低 SSI 风险的策略，但缺乏强有力的支持证据，因此并不建议使用。此外，理论上这项操作还存在增加 MDRO 感染的风险。但研究人员对在关闭前使用抗菌药物冲洗仍然存在兴趣。一项荟萃分析发现，低质量证据支持在清洁和清洁/受污染的伤口闭合前使用局部聚维酮碘溶液冲洗[274,275]。

使用 0.05%葡萄糖酸氯己定水溶液冲洗的实验室和动物研究结果，仅在骨科手术中得到研究，并且是有利的，这表明进一步的研究是合理的，可以确定其临床疗效[276]。

关于使用预防性抗生素来预防感染性/人工瓣膜心内膜炎的更新版本，建议将其用于涉及牙龈组织、牙齿根尖周围区域或口腔黏膜穿孔的牙科手术，不再建议在胃肠道和泌尿生殖系统手术之前进行预防。该目标群体包括使用人工心脏瓣膜的患者，包括经导管植入的人工瓣膜和同种移植物以及用于心脏瓣膜修复的人工材料，如正在接受的瓣环成形术。对抗菌药物的不良反应和发生 MDRO 的风险越来越令人担忧[277]。

加热器-冷却器设备产生的生物气溶胶和心脏设备感染的风险

2016 年，CDC 估计美国每年进行>250 000 例的心脏搭桥手术[278]。两项重大技术的进步确保了手术的成功：体外循环机和加热器-冷却器装置(HCD)。HCD 由两个水箱和管道组成，用于在手术过程中调节患者的体温。第一个水箱通过间接热传递提供温水以保持患者温暖，而第二个水箱冷却心肌麻痹溶液，从而在手术过程中减慢或停止患者的心脏(图 37.9)。HCD 中的水不会与患者或患者的血液直接接触，因此 HCD 感染的风险可以忽略不计。

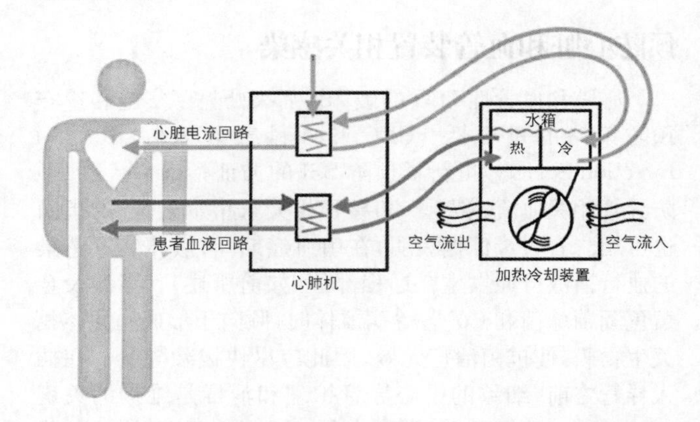

图 37.9 冷-热交换器装置。超清洁空气通风系统，在心脏手术期间测试奇美拉分枝杆菌传播的加热器-冷却器电路的示意图。浅色箭头表示冷水流量，深色箭头表示热水流量和患者血液流量。

图由美国食品药品监督管理局提供。什么是冷-热交换器装置？https://www.fda.gov/medical-devices/cardiovascular-devices/what-heater-cooler-device。

2015 年，Sax 等报道了 6 名患有 PVE、VGI 或由奇美拉分枝杆菌引起的广泛播散性疾病。所有患者在 2008—2012 年期间都接受了涉及植入物的心脏直视手术，并于 2011 年发现了第一位感染患者。该聚集性病例的显著特征包括潜伏期长(从 1.5～3.6 年不等)，以及就诊时广泛播散的感染[279]。自苏黎世大学医院的初步报告以来，全世界已发现>100 名心胸外科手术相关感染患者，潜伏期长，病死率高达 50%以上[280-282]。初步流行病学调查发现，HCD 的死水和体温调节系统中存在奇美拉分枝杆菌[279]。所有病例都暴露于德国制造的 LivaNova Stöckert(以前称为 Sorin)3T 冷-热交换器(heater-cooler unit，HCU)。由于奇美拉分枝杆菌是从新的、未使用的 HCD 中分离出来的，所以得出的结论是，HCU 在德国制造工厂的生产过程中被奇美拉分枝杆菌污染[283,284]。通过对心胸手术后发生术后奇美拉分枝杆菌感染的患者和在欧洲诊断出的 HCD 的分离株进行全基因组测序，证实了美国、加拿大和澳大利亚的同源性暴发。当时，美国心脏手术中使用的约 60%的 HCU 由 LivaNova 制造并在全球范围内分销。

据 CDC 估计，在已确定至少一例感染的医院中，患者感染这种分枝杆菌的风险为 1/1 000～1/100[278]。

2016 年 10 月 13 日，CDC 建议所有医院通知接受过心胸外科手术的患者，在此期间使用了可能受污染的 Stockert 3T HCD。护理和医生团队被动员起来，以解决收到通知的患者及其各自医生的咨询。但不建议对无症状患者进行培养。

尽管采用了最佳的通风控制，但当排气扇面向手术室外时，HCD 在运行时，粒径为<1 μm 的感染性病原体气溶胶的雾化到达了手术区域，但当风扇对准墙壁时则没有。使用烟雾的实验证明了这种扩散。据推测，生物气溶胶的扩散是通过搅动水箱内的水进一步促进的[278]。生物气溶胶具有形成生物膜的倾向，定居在放置血管内装置，如心脏瓣膜和血管移植物的心胸外科手术的患者身上。产生传染性生物气溶胶的能力是 LivaNova HCD 所独有的，因为奇美拉分枝杆菌已从其他公司生产的其他 HCD 中分离出来，但很少有感染报告[285]。

在 2014 年 4 月中旬之前，根据制造商的使用说明(instruction for use，IFU)，HCU 每 3 个月进行一次消毒。在确定全球疫情后，消毒周期改为每 2 周一次。尽管加强了清洁和消毒，但来自新 HCU 的后续监测样本在中位数 174 天后出现 NTM 增加；但是，这些新规定确实减少了生物气溶胶的产生[286,287]。

临床表现

心脏手术后，发生术后奇美拉分枝杆菌感染的患者的临床表现范围，从局部侵袭性感染(如 PVE、假体 VGI、霉菌性动脉瘤、胸骨切开术感染和纵隔炎)到类似肉芽肿性疾病的播散性形式，其特征是栓塞和免疫学表现，包括脾肿大、关节炎、骨髓炎、骨髓受累、脉络膜视网膜炎、肺炎、肝炎、肾炎及心肌炎等。播散形式在许多情况下导致结节病的错误诊断，从而延迟诊断。事实上，第一位来自瑞士的患者接受了类固醇治疗，以治疗进一步的感染[280,288-290]。由于潜伏期长、病原体生长缓慢，以及非特异性症状，包括发烧、盗汗、不明原因的体重减轻、疲劳、肌肉酸痛和其他全身症状，诊断经常被延迟。肺部症状包括咳嗽[291]。然而，与 2014 年之前的既往心脏手术有关，可能会增加临床怀疑并帮助早期诊断。

有一例报告称，一名医务人员(healthcare worker，HCW)发生非心脏手术相关的肺奇美拉分枝杆菌感染，并将其归因于心胸外科手术期间在手术室中反复暴露于 HCD(可能是通过吸入传染性生物气溶胶)。据报告，在医护人员工作的任何设施中，均未出现奇美拉分枝杆菌感染的确诊病例；因此，很难证明环境菌株与 HCW 分离株的相关性[292]。

微生物学

奇美拉分枝杆菌属于鸟分枝杆菌复合群(*Mycobacterium avium* complex，MAC)，通常从水、土壤和灰尘等环境来源中分离得到[293]。它们通常定植于包括管道系统、淋浴、喷泉、制冰机及其他有水的区域。它们形成生物膜的能力使其能够抵抗传统的清洁和消毒。奇美拉分枝杆菌是一种机会性病原体，主要发生于免疫功能低下或患有潜在肺部疾病的个体[291]。与 NTM 家族的其他成员一样，它也与心胸外科手术后感染有关。通常，当 MAC 分离出时，菌种鉴定仅限于鉴定鸟分枝杆菌或胞内分枝杆菌。由于该病原体与胞内分枝杆菌密切相关，即使对 16S rRNA 进行测序，奇美拉分枝杆菌也经常被误认为是胞内分枝杆菌。对 16 - 23S 内部转录间隔区(internal transcribed spacer，ITS)区域进行更复杂的 DNA 测序，可以可靠地确定病原体[294,295]。

诊断

当临床医生在就诊早期发现培养阴性感染时，HCD 相关奇美拉分枝杆菌感染的诊断需要高度怀疑。潜伏期长、部分患者的亚急性表现以及临床表现的缺乏最初导致诊断困境。然而，从血液、脓液、组织活检或植入的材料的创伤性取样中，分离奇美拉分枝杆菌以及流行病学，将为诊断提供帮助。病原体的分离可能需要实验室将样品培养更长的时间，长达 42 天甚至更长时间，因此需要提醒实验室工作人员。

预防策略

预防策略旨在确保严格遵守制造商提供的 IFU 进行日常清洁和消毒，并建议定期更换管道和容器，以解决生物膜形成问题。其他还包括定期监测水回路中过氧化氢(>100 ppm)的浓度，以限制微生物生长。虽然这可能无法完全根除奇美拉分枝杆菌，但研究表明不会产生生物气溶胶。建议在 2014 年 9 月之前生产的 LivaNova 3T HCD 应退役，除非该公司进行深度清洁和再加工。使用时，HCD 应远离手术区域，以避免在使用 HCD 时可能产生的气溶胶。一些设施已将 HCD 放置在手术室之外。由于管道和交通问题，将 HCD 安置在手术区域之外可能会有问题。此外，除非 HCD 被封闭，否则产生的气溶胶可能会对走廊中的患者和医护人员构成危害[287,296-298]。

2020 年 2 月 25 日，FDA 宣布，使用 LivaNova 3T HCD 的设施可以使用 3T 气溶胶收集套件升级设备，以进一步降低 3T 系统潜在生物气溶胶排放的风险[278,299]。

小结

植入式心脏和血管装置已被整合到现代医学的结构中，并允许重建心脏和血管。通过这样做，这些设备可以恢复患有心脏瓣膜病和难治性终末期心肌病的患者的血流动力学和电稳定性。改善严重外周血管疾病患者四肢的血液循环，是挽救肢体的一种方法。DAI 的发病率相对较低(LVAD除外),但当发生感染时,它们与高发病率和病死率相关,尤其是在患有各种合并症(如糖尿病、肥胖、慢性肾病和慢性呼吸衰竭)的虚弱患者和老年人中。此外,治愈需要抗菌药治疗与装置移植、长期住院、重复手术以及对生活质量产生不利影响的大量费用相关。这些观察结果强调了坚持感染预防策略的重要性,从而最大限度地提高这些植入式设备的成本效益,并在人与病原体之间的相互作用中为宿主提供优势。

为提高植入式心脏和血管装置患者的生存获益,未来迫切需要的研究领域包括生物膜的预防和管理;更新可降低感染并发症风险的装置;减少环境作为术中污染源;以及纠正免疫系统缺陷,特别是作为年龄相关的CD4的T淋巴细胞和植入装置,如LVAD。

生物膜是植入式设备的致命弱点。抑制微生物黏附和群体感应、细胞外基质的降解,以及生物声学和生物电效应在治疗生物膜相关装置感染中的应用,是正在进行的研究领域[300,301]。人们一直对纳米技术在预防生物膜装置相关感染方面的应用感兴趣[302]。体外实验数据表明,在葡萄球菌血管移植模型中,某些药物(如利福平、达托霉素和利奈唑胺)用于葡萄球菌[303],替加环素用于表皮葡萄球菌[304],卡泊芬净用于白色念珠菌,可有效穿透生物膜[305]。利福平已在各种组合中进行了研究,并发现在体外有效,即使第二种抗菌剂在常规最低抑制浓度下具有耐药性[301]。

随着更小的LVAD和传动系统的引入,植入式设备不断发展,以降低SSI风险,特别是当它已成为终末期心力衰竭患者的标准治疗。尽管HeartMate 3具有多种功能,但与HeartMate 2相比,感染风险没有改变。潜在的解决方案可能包括能够抵抗生物膜形成的装置(可能通过加入消毒/抗菌药物,而不会对MDRO的出现产生重大影响);稳定和预防传动系统创伤;为传动系统出口部位提供局部消毒剂的策略;减少环境作为术中污染源;以及纠正免疫系统的缺陷,特别是$CD4^+$的T淋巴细胞,这些T淋巴细胞是年龄相关和植入装置的后遗症,如LVAD。

第38章

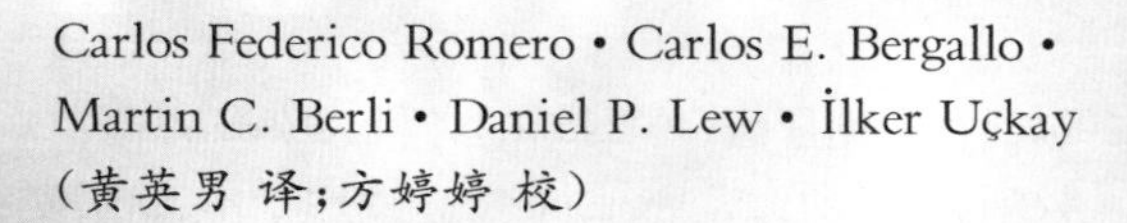
Carlos Federico Romero • Carlos E. Bergallo •
Martin C. Berli • Daniel P. Lew • İlker Uçkay
(黄英男 译;方婷婷 校)

骨骼假体和同种异体移植物中的感染

Infections in Skeletal Prostheses and Allografts

概述

骨骼假体和同种异体移植物的感染很难治疗,发病率高且费用大。由于接受骨植入物和同种异体移植手术的患者数量不断增加,预计发病率和费用都将在全球范围内上升。手术方法有很多种,但基本上是标准化的。抗菌药物治疗包括6或12周的目标治疗,其中最初2~6周是静脉用药。这些概念基于专家意见和经验,对于植入物相关感染和骨科同种异体移植的每种基质都有效。目前,研究仍在进展当中。过去十年曾有许多包括前瞻性随机试验在内的临床研究,倾向于采取更保守的手术方法,减少抗菌药物的使用,挑战了学术研究和感染管理。除了治疗理念的改进外,预防仍然是最重要的,也是正在进行的研究的一个主题。本章总结了骨骼假体和同种异体移植物感染的预防、流行病学和治疗方面的既定概念及新趋势。

引言

全世界每年进行数百万例骨科植入手术。这些装置的安全性和生物相容性良好,只有约10%的患者在其一生中出现并发症。Kurtz等报道了美国的关节置换术,预计到2020年初次全膝关节置换术年手术量将达到137万例,到2030年将达到348万例,到2020年初次全髋关节置换术年手术量将达到51.1万例,到2030年将达到57.2万例[1]。关节置换术后,若发生假体松动,感染是最常见并发症。目前预测,初次全髋关节和膝关节置换术的终生感染风险为0.5%~1%,肩关节置换术的终生感染风险<2%[2]。总住院费用方面预测,美国2001年治疗假体关节感染(prosthetic joint infection, PJI)的费用为3.2亿美元,2009年为5.66亿美元。预计2010年PJI平均成本约为7.85亿美元(95%CI,7.69~8.02亿美元),2020年平均成本为16.2亿美元(95% CI,15.3~17.2亿美元)[3]。

肌肉骨骼同种异体移植物

骨科同种异体移植的频率不断增加。在美国,目前由组织库[4]分发的肌肉骨骼同种异体移植物超过100万个,而1990年为350 000个。加工后的同种异体组织移植物不一定是无菌的,可能会导致很少一部分人病毒或细菌感染。Tomford等报道,在接受骨肿瘤手术和髋关节翻修术的患者中,与使用同种异体移植物相关的感染发生率分别为5%和4%[5]。在一系列接受尸体来源的同种异体移植物的945名患者中,Mankin等报告了7.9%的原发感染[6]。随着预防干预措施的引入,这些高感染率已降低,实际风险低于5%[7]。

感染的发病机制和危险因素

PJI的感染常见机制是在手术过程中引入微生物,因为新植入的生物材料非常容易受到污染。人们通常认为大多数PJI是在手术室获得的。支持这一点的论据是围手术期抗菌药物预防的有效性,以及皮肤菌群和引起感染的病原体之间的相似性[2]。此外,在植入后的早期,当浅表感染发生时,筋膜层尚未愈合,深层的假体周围组织不受通常的物理屏障的保护。任何延迟伤口愈合的因素或事件都会增加感染的风险:缺血性坏死、血肿,以及更直接的伤口败血症或缝合脓肿。晚期感染可能会在无痛活动2年后出现(感染率为15%),主要归因于关节内选择性存留的微生物的血行播散[2,8]。若远处部位感染得到充分治疗,则同期或近期的远处部位感染血行播散风险较低。本章的一些作者进行了一项前瞻性队列研究,包括1996年3月至2008年9月期间所有择期全髋关节和全膝关节置换术,并记录了住院患者的远处部位感染情况。平均随访时间为70个月。同期远处部位感染相关的PJI比例为1∶79[8]。

手术部位感染(surgical site infection, SSI)[9]的另一种来源是术后病房内感染。关节置换术后伤口持续渗出是一种重要并发症,具有潜在的严重不良后果,特别是PJI。一个国际专家组开发了一种处理关节置换术后持续伤口渗出的算法[10]。非手术治疗通常包括可吸收敷料、压力绷带和临时固定。目前的共识不鼓励先发性或预防性抗菌治疗。营养咨询以及抗凝和代谢失衡的纠正也很重要。经过充分的非手术治疗后,如果在初次手术后引流持续超过5~7天,则应进行手术修复(例如冲洗、更换活动部件、闭合)[10]。

关于手术室获得性SSI,大约有60个与骨骼假体感染或移植物相关的不同独立风险因素,包括非最佳手术技术、术前皮肤携带金黄色葡萄球菌、抗菌药物预防不足(如药物、剂量或给药时间),以及手术期间和之后的病房期间缺乏一般卫生措施(如手卫生、伤口非无菌操作),是感染预防的重点领域[9]。一些风险虽然是通过流行病学研究得出的证据,但为内源性,在手术前可能无法改变,包括存在糖尿病(约24%的骨科感染患者存在)[11]、主动吸烟、有吸烟史[12]或肥胖[13]。择期手术之前减重可能会逆转这种固有风险。另一方面,急性营养不良已被确定为骨科感染的独立危险因素,但仍有人持怀疑态度[14]。

微生物

事实上任何微生物都可以引起PJI和同种异体移植物感染。主要微生物是葡萄球菌属(在几个研究中占50%),表皮葡萄球菌和金黄色葡萄球菌各占一半。需氧链球菌是一个重要的群体(在不同研究中占10%~20%),其次是通常被视为培养物"污染物"的革兰阳性微生物,如棒状杆菌属、皮肤杆菌属和芽孢杆菌属。约25%的SSI[15]中发现革兰阴性需氧杆菌,而肠球菌[16]和厌氧菌[17]通常占非缺血性骨科感染中所有(混合)病原体的不足5%。高达5%的感染无法检测到任何微生物[18],尤其是在当时全身使用抗菌药物的情况下。最近的微生物学研究已经开始评估微生物组[19]和其他毒力因子在PJI发展中的作用。例如,关于PJI和金黄色葡萄球菌引起的植入物感染,在PJI和其他植入物感染分离株之间观察到*sdrE*基因、*cna*基因、*clfA*基因和*bbp*基因存在统计学显著差异。某些具有特定毒力模式的*spa*基因(t230和t041)仅在PJI分离株中发现[20]。这些研究结果的临床及结局仍不清楚。

异物和生物膜的作用

生物膜可以理解为一种或几种微生物细胞的结构化聚集体,被包裹在黏附于生物或非生物表面的基质中。常用的骨科部件表面,如钛(及其合金)、不锈钢、钴铬、聚合生物材料(如陶瓷、羟基磷灰石和聚乙烯)和聚甲基丙烯酸甲酯(polymethyl methacrylate, PMMA)水泥,都容易受到可形成生物膜细菌定植的影响[21]。异物可将诱导感染所需的金黄色葡萄球菌接种量减少至1/100 000以下,减少至100 CFU/mL[22]。此外,中性粒细胞与异物的相互作用会引起中性粒细胞缺陷,可能增加感染的易感性[23]。深埋在生物膜内的细菌代谢不活跃或处于休眠的不同阶段,因此免受如吞噬细胞的宿主防御,且对抗微生物药物高度耐药[24]。生物膜形成后不久,细菌对抗微生物药物的敏感性往往会迅速下降。感染时间超过1个月,生物膜就会发展到保留假体的治愈效果比切除手术更难实现。此外,修复材料释放的超高分子量聚乙烯颗粒会进一步抑制中性粒细胞的抗菌活性[25]。

感染的临床表现

大多数患者会经历长期、惰性的感染过程,其特征是关节疼痛不断加重(卧床休息时同样出现),偶尔形成皮肤引流窦。少数患者患有急性暴发性疾病,伴有高烧、严重关节疼痛、局部肿胀和红斑。由于血行播散而导致迟发性感染的患者可能会在一个或多个先前功能良好的关节中出现这种急性发作的症状。临床表现的模式很大程度上取决于感染微生物的特性(比如金黄色葡萄球菌感染比表皮葡萄球菌感染的症状更明显),β-溶血性链球菌感染的毒性往往比金黄色葡萄球菌感染的毒性更强[26]。感染必须与无菌机械问题、血肿或晶体引起的关节炎(如痛风)区分开来。持续疼痛表明感染,而机械性松动通常会导致运动和负重疼痛。然而,迟发性感染和髋关节或膝关节假体的无菌性关节松动通常很难区分。在这些情况下,术中微生物采样至关重要。

感染的实验室诊断

除非存在与人工关节相通的窦道、伴随菌血症或者至少三个术中组织或脓液样本中存在相同病原体,否则感染难以诊断,并且依赖于临床、既往史、实验室和组织学指标[27]。在不清楚的情况下,最好的方法是对可疑积液进行诊断性抽吸,以进行微生物染色和培养检查。若拟行手术(如植入物松动),最好能获取几个术中组织样本,最好是在预防性抗菌治疗之前采样。术中标本比单次外部抽吸标本灵敏度和特异度都更好,特别是在轻度感染情况下[28,29]。血清红细胞沉降率(erythrocyte sedimentation rate, ESR)和C反应蛋白(C-reactive protein, CRP)测量价格便宜、使用广泛、无创伤性,在PJI中通常会升高。PJI常规评估这些指标,但它们对感染没有特异性。CRP联合ESR的阴性预测值尚可,尽管这种组合并不能完全排除轻度PJI可能性。血清降钙素原在无全身炎症的非菌血症性PJI中的作用有待进一步研究。在我们的研究中,特别是除菌血症或临床脓毒症之外的感染,我们无法证明降钙素原在严格定位的PJI中的诊断或随访价值[30]。在感染诊断中使用其他关节内炎症标志物是一个新兴领域,其中血清白细胞酯酶值得进一步研究[31]。滑膜CRP具有较高的阴性预测值,但不能作为可疑PJI的单一诊断参数[31]。正在评估的另一个潜在诊断测试是检测仅由细菌产生的关节内抗菌肽。α-防御素就是这样一个商业化的例子。这种床旁方法仅表明可能存在微生物,而不能识别特定细菌种类。该测试最常在已经可能感染的情况下进行。在可能存在慢性轻度PJI的可疑情况下,α-防御素的诊断准确性可能会降低。总体而言,滑膜α-防御素测试呈阴性可以可靠地排除PJI(阴性预测值高达98%)[32]。但据报道,该测试在非感染性炎症性疾病[33]、金对金界面失效或腐蚀[34]等情况下会产生假阳性结果。值得注意的是,关节内标记物可用于PJI等关节内感染,但不适用于关节外同种异体移植物感染,培养仍然是最好的诊断试验。此外,必须记住,此类关节内间接标记物测试可以反映从血液扩散到局部感染的情况,并且许多标记物不是在滑膜内产生的。

放射学

X线平片可以显示骨水泥界面处的不规则透明度(宽度>2 mm)、骨水泥骨折、骨膜反应或组件的运动;这些发现可能表明存在潜在的慢性感染。当关节置换术的远端和近端部件均出现放射学异常时,感染的可能性比简单的机械松动更大。据报道,标准X线感染的放射学异常的敏感性和特异性分别为73%和76%[35]。

磁共振成像(magnetic resonance imaging, MRI)或计算机断层扫描(computed tomography, CT)检查用于进一步的骨骼评估或根据外科医生的要求详细查看软组织脓肿。放射性同位素扫描(闪烁扫描)可以证明血液供应或代谢活动增强的骨骼区域的吸收增加。对许多放射科医生来说,根据欧洲专家最近达成的一项大型共识[36],MRI 和白细胞扫描是诊断的首选技术测试,但它们相对昂贵,在明确不存在感染的情况下不需要使用[36,37]。

微生物培养和组织学

对 PJI 和同种异体移植物感染建立微生物学诊断(连同抗菌药物敏感性),对最佳治疗策略至关重要。三个术中微生物组织样本在细菌培养物中鉴定出相同的微生物仍然是金标准[38]。或者,也可以通过血培养、关节穿刺或组织的聚合酶链反应(polymerase chain reaction, PCR)、外植体超声处理和 PCR/培养,或通过直接从受累骨中进行活检来检出细菌。联合探查和培养优于关节液穿刺,因为后者可能呈假阴性或被皮肤菌群污染。值得注意的是,在常规的细菌培养存在预期困难的情况下,外植体超声处理与培养相结合,可以鉴定出毒性较低的病原体及其抗菌药物敏感性。Dudareva 等发现,在临床感染病例中,组织与外植体超声培养的敏感性分别为 69%(95%CI,63%～75%)和 57%(50%～63%)($P<0.01$)[39]。对于 PJI 和其他骨科器械相关感染,组织培养比超声处理更敏感。通过外植体超声培养鉴定病原体的灵敏度提高了约 20%,但代价是污染概率增加[39]。若临床特征符合,标本还应该一并进行分枝杆菌和真菌培养。标本培养通常必须延长至超过 5 天的标准培养期;例如,在怀疑肩关节置换术中存在轻度痤疮丙酸杆菌感染[40]或非结核分枝杆菌(non-tuberculous *Mycobacteria*, NTM)感染情况下。此外,由于既往曾使用抗微生物药物[18]、感染微生物数量较少、培养基使用不当(例如 NTM)、病原体为苛养微生物或运送到实验室的时间延长,培养结果可能呈阴性。PCR 相对昂贵,但与组织培养相比,诊断 PJI 的敏感性可能更高[41]。特异性或多重 PCR 对金氏菌、布鲁菌属、贝纳柯克斯体、汉赛巴尔通体、结核分枝杆菌或溃疡分枝杆菌的目标性诊断特别有用。组织标本也应送检组织病理学研究,因为特殊的染色技术可能反映不常见的或生长缓慢的微生物(例如 NTM)。显示急性炎症的组织病理学检查对感染的诊断具有>80%的敏感性和>90%的特异性[42]。但是,结果可能取决于适当的采样和病理学家的专业知识,并非所有中心都有具有此类组织病理学分析经验的病理学家。

同种异体移植培养物解释中的微生物学特性

在同种异体移植物中,革兰阳性菌是最常见的感染微生物[43,44]。膝关节重建手术中与同种异体移植物组织相关的严重感染导致一些外科医生考虑在植入前对同种异体移植物组织进行常规术中培养。这种谨慎的做法受到了几乎所有专家组的质疑。一些研究表明,通过适当的收获和加工,大多数同种异体移植物在植入前不会呈培养阳性。Sims 等表明,在加拿大一家医院的研究中,在植入前立即对同种异体骨进行培养,回顾性分析显示,在使用的 996 个同种异体骨移植物中,有 43 个(4.3%)术中培养呈阳性[43]。然而,只有两名患者发生术后感染需要再次手术,但根据培养结果在 24%的病例中开具了抗菌药物。而且,再次手术时培养的微生物与最初分离的微生物不同。Schmidt - Hebbel 等确定了膝关节重建手术中软组织同种异体移植培养阳性的发生率,并评估了其与 SSI 的关系[44]。在他们的回顾性研究中,202 名成年膝关节患者植入了 300 个同种异体移植物。16 名(7.9%)患者术中同种异体移植物培养呈阳性。最常分离的生物体是芽孢杆菌属(6 个培养标本),这些患者均未出现感染的临床症状,平均随访时间为 33 个月。10 名患者最终发展为 SSI,他们的同种异体移植培养物都呈阴性。这项研究的结论是,术中(辐射)同种异体移植物培养阳性与膝关节重建手术中的 SSI 之间没有明显关联[44]。其他研究人员也发现了类似的结果[42],他们建议不要于植入前在手术室中进行同种异体移植物的常规培养。

骨骼假体和同种异体移植物感染的治疗

治疗通常包括药物和手术干预[2],具体取决于感染的原因、时间和宿主的状况。致病病原体的抗菌药物敏感性有时可能会影响手术策略(例如,切除而不是保留假体)[2]。一般来说,细菌种类决定抗微生物药物的选择,但不会影响手术策略,也没有推荐的抗微生物持续时间(NTM 和真菌除外)[2]。

手术治疗

手术策略选择包括清创术中使用抗微生物药物、局部冲洗和假体保留[清创、抗菌药物和植入物保留(debridement, antibiotics, and implant retention, DAIR)]、一期或两期再植入、截肢、关节融合术或抑菌治疗(年老体弱患者无法治愈,目标是长期抑制病原体)。

出于担心失败,长期以来业内禁止对 PJI 不移除受感染的假体而进行单纯的医疗治疗。然而,对于特定的患者,在至少进行一次早期同期手术清创术(DAIR)的情况下,可能选择以上做法。它仅限于早期(术后<3～4 周;或在<3～4 周内出现症状)症状急性发作、假体固定良好且无窦道的患者。对某些人来说,金黄色葡萄球菌感染是 DAIR 的相对禁忌证,而其他人则认为仅耐甲氧西林菌株[耐甲氧西林金黄色葡萄球菌(MRSA)]是假体保留的禁忌[45],而另一组专家在 MRSA 的 PJI 中也使用了 DAIR 方法[46]。DAIR 已在多种类型的关节置换术中得到验证,包括人工肩关节和踝关节[47]。DAIR 应该仔细执行,确保去除所有坏死和感染的组织并更换假体的模块化部件。与没有这种可拆卸部件的 DAIR 相比,可拆卸部件的替换使缓解率提高了 2 倍[48]。但现有文献很少深入了解 DAIR 的其他操作细节,例如冲洗溶液的体积和类型[47]。一个国际专家组建议,保留假体的决定应基于评分[49]。Wouthuyzen - Bakker 等的多中心回顾性研究纳入了 445 例患者,其中 340 例接受 DAIR 治疗,105 例接受感染假体移除。DAIR 的总体失败率为 45%(153/

340)，而移除率则为 25%(26/105)($P<0.01$)。倾向得分匹配后失败率的差异仍然存在。术前 CRIME80 评分≥3(OR=2.9)或金黄色葡萄球菌感染(OR=1.8)是多因素分析中失败的独立预测因素。得出的结论是，DAIR 是治疗急性 PJI 可行的手术治疗方法，但 CRIME80 评分≥3 分时应考虑假体移除[49]。但这些都是回顾性数据，需要对其进行比较性的前瞻性验证。

完全移除受感染的假体后，还有几种进一步的选择：切除而不重新植入(如 Girdlestone 髋关节)、外固定或内固定的关节融合术、截肢，以及一期或两期重新植入新假体。通过一期替换，感染的部位被切除，也进行了手术清创，并立即在抗菌覆盖下安装了新的假体。这种方法特别适合患者软组织满意、无瘘管、无骨移植、病原体对口服抗微生物药物敏感，并且外科医生具有治疗 PJI 的经验。2018 年，全球感染骨科管理协作组织发布了一份横跨四大洲的汇总分析，这项分析针对慢性髋关节 PJI 的一期与两期翻修，包括 44 项队列研究，涉及 1 856 名参与者[50]。每 1 000 人年的再感染率分别为 16.8(95% CI, 13.6～20.7)和 32.3(95% CI, 27.3～38.3)分别适用于一期和两期方法。与一期方法相比，两期组中年龄和性别调整后的再感染风险比(hazard ratio, HR)为 1.70(0.58～5.00)。其他相关亚组的 HR 没有显著差异。对个体患者数据的分析表明，在治疗髋部 PJI 方面，一期翻修策略可能与两期翻修策略一样有效[50]。

两期方法需要手术切除所有异物，然后在重新植入新假体之前进行长时间的肠外和口服抗菌治疗[2]。据报道，无论术中有或没有使用抗菌骨水泥，成功率都达到了 90%以上[51]。这种方法的优点是可以进行额外的清创，缺点是第二次干预可能会更加困难，因为瘢痕会带来额外的发病率、费用、固定和 SSI 风险。当由于其他并发症而进行额外的手术时，例如血肿、死腔(Girdlestone 髋)引起的伤口分泌物或垫片脱位(尽管在第一次发作时正在进行抗菌治疗)，发生新 SSI 的风险会更高[52]。因此，治疗失败时的微生物学结果并不总是与最初的病原体一致[28,52]。在再植入过程中，我们可能会检测到高达 20% 的、新的、令人惊讶的病原体。有时，提倡在再植前进行关节抽吸以排除潜伏感染。这种方法并不是基于证据的，在特殊情况下应该应用。在许多研究中，这种植入前关节穿刺可能会显示假阴性或假阳性结果[28]。

抑菌治疗、关节固定术和截肢术

翻修手术要求严格、耗时，患有多种合并症的患者可能因此更加虚弱。一种替代方案是终身抑制性口服抗微生物药物治疗，行或不行手术清创。即使抑制治疗是姑息性质的，大多数专家还是建议对受感染的关节进行灌洗以减少病原体载量。一些专家组认为，鉴于治疗链球菌属 PJI 的失败经验，几乎所有链球菌属引起的 PJI 都需要长期抑菌治疗[53]。有些人不同意这一观点，他们发现 DAIR 方法治疗链球菌 PJI 与金黄色葡萄球菌 PJI 相比失败较少[54,55]。关节固定术作为感染关节成形术的治疗方法，可以提供稳定的、通常无痛的肢体，预期该肢体会有一定程度的缩短。感染关节置换术的最后一个选择是截肢。它特别适用于膝关节置换手术后感染。在所有其他治疗方案或急性危及生命的感染(如坏死性筋膜炎)治疗失败时，或者与其他治疗方法相比，截肢对患者有功能上更大的益处时，可以考虑截肢[2]。

抗微生物治疗

抗微生物治疗经常与手术同时使用，PJI 有一些特殊性需要考虑。一个重要的问题是抗微生物药物对骨骼或生物膜的渗透性。全身给药后，抗微生物药物在骨与血中药物浓度的平衡可能受到多种因素的影响，包括药物的理化性质、与蛋白质的结合程度和区室清除，以及骨的特定结构。例如，大环内酯类、利奈唑胺和喹诺酮类药物在骨与血清中的浓度比值在 0.3～1.2 之间，而头孢菌素类、青霉素和糖肽类的平均比值在 0.15～0.3 之间[56]。然而，所测得的药物渗透和临床结局的相关性尚不清楚。

术中微生物取样后，一代或二代头孢菌素作为初始经验性治疗，足以治疗稳定患者的急性 PJI。(推测)皮肤定植菌甲氧西林耐药率可能较高，因此糖肽类通常足以治疗轻度慢性感染[57]。与败血症或有症状菌血症不同，这两者需要非常广谱的抗微生物药物覆盖，而 PJI 通常仅窄谱覆盖最常见病原体就足够了。即使最初的经验性覆盖出错，几天后延迟调整抗菌治疗通常也不会产生负面后果，因为手术清创在减少细菌载量方面比抗微生物药物更有效[58]。值得注意的是，术前消毒淋浴和盆浴措施可降低关节置换术后患者的金黄色葡萄球菌和 MRSA 的 SSI 发生率[59]。

肠外和局部抗微生物治疗

此前，专家通常建议抗微生物治疗先静脉用药 4～6 周[2]，然后再口服几周或几个月。延长静脉用药时间的理由是提高血药浓度以防病原体高载量。后来基于专家意见(而非临床试验)，许多中心的普遍推荐在最初两周内静脉注射治疗[2]。毫无疑问，肠胃外给予抗微生物药物对骨骼的渗透性尚可，生物利用度为 100%[56]。不过肠外用药因其提高费用、增加导管相关并发症，对患者和护理人员的舒适度也不利，应予以限制。由于静脉用药疗程延长而导致临床问题的估计风险为 15%[60]。比如，Cordero - Ampuero 等使用全程口服抗微生物药物方法治愈了 36 例关节置换术感染[61]。最近，英国牛津 Nuffield 医院骨关节感染服务中心开展了一项具有里程碑意义的多中心、前瞻性、随机临床研究来评估这一问题[62]。研究名为针对骨骼的口服 *vs.* 静脉抗菌药物对比(Oral versus IV Antibiotics for Bone, OVIVA 试验)，在英国 26 个中心招募了接受骨关节感染治疗的成年人。在清创手术或开始静脉用抗菌药物治疗后 7 天内，参与者被随机分配接受为期 6 周的静脉或口服抗菌药物，必要时可在 6 周后继续口服用药。静脉组有 74/506(14.6%)名参与者治疗失败，口服组有 67/509(13.2%)名参与者治疗失败；1 年随访时，口服治疗不劣于静脉治疗。导管相关并发症在静脉组中更为常见(9.4% *vs.* 1.0%)[62]。

根据 2018 年 7 月费城国际共识会议的建议[63]，目前在没有进一步完善给药机制和改进药代动力学的情况下，单用局部抗菌药物不足以用于骨科患者的长期治疗[63]。这种情况将来可能会改变[64]，但目前认为需要全身与局部抗菌药物治疗相结合[63]。同样，使用载有抗菌药物的载体，特别是硫酸钙基和磷酸钙基材料在 PJI 部位局部输送抗菌剂，尚未显示出任何有益效果[63]。同种异体移植物的抗菌药物携带能力远超骨水泥[63]。关于抗菌药物浸渍的同种异体移植物，有新的证据表明，抗菌药物浸渍的同种异体移植物，比抗菌药物混合新鲜冷冻同种异体移植物更有效。关于 PJI 修复手术期间使用新鲜冷冻同种异体移植物混合抗菌药物已有许多研究，支持在两期翻修的第二期使用这一载体。但有关此类同种异体移植物临床使用的已发表数据有限，需要进一步研究以确定其长期有效性[63]。

与骨、植入物和生物膜相关的全身抗菌药物的选择

表 38.1 概述了针对最常见微生物的抗微生物药物的常规选择。理想情况下，该药物应具有对抗产生生物膜细菌的活性，而目前的数据并未表明抗微生物药物是否应具有杀菌或抑菌作用[65]。利福平是葡萄球菌 PJI 的标志性药物。它可以穿透吞噬细胞并杀死胞内菌[2,66]，但在单药治疗期间可能导致利福平耐药葡萄球菌的迅速出现。因此，利福平应始终与另一种有效抗菌药物联用[66]。联合治疗中利福平的剂量也是一个有争议的问题。啮齿类动物中较高剂量的利福平治愈率更高，但在人类中尚无前瞻性随机试验。全球多个地区的利福平常规治疗剂量为 1×600 mg、2×450 mg 或 2×600 mg。我们更倾向于每天服用 600 mg 利福平。曾有多种抗菌药物与利福平联用的研究，如复方新诺明、夫西地酸、替加环素、达托霉素、利奈唑胺、达巴万星、四环素、氧氟沙星、环丙沙星、克林霉素及左氧氟沙星[67]。据我们所知，实际上目前只有大环内酯类抗菌药物不常与利福平联用于葡萄球菌植入物感染，大概是因为两种抗菌药物之间可能存在相互作用且缺乏相关经验。在开利福平处方时，医生必须记住与其他药物的潜在相互作用，例如华法林、抗癫痫药和精神类药物、抗人类免疫缺陷病毒（HIV）治疗、避孕药或类固醇药物。利福平可使体液呈橙色或红色，并可引起恶心和肝炎。有人基于有限的案例研究和回顾性比较试验，用包含利福平的药物组合治疗链球菌和痤疮丙酸杆菌感染，但尚需额外精心设计的验证性研究。

表 38.1　人工关节感染的抗菌药物治疗

分离的微生物	肠外治疗		
	选择治疗方法	备选方案	口服治疗[a]
葡萄球菌			
青霉素敏感	青霉素 G(300 万 u,4～6 次/d)	二代头孢菌素[b]、克林霉素(600 mg,q6h)或万古霉素	阿莫西林(750 mg,3 次/d)
青霉素耐药	萘夫西林[c](2 g,4 次/d)	二代头孢菌素[b]、克林霉素(600 mg,4 次/d)或万古霉素	喹诺酮[d]/利福平(600 mg,1 次/d)或氟氯西林-利福平
甲氧西林耐药	万古霉素[2×15 mg/(kg·d)]	替考拉宁[e](首日第一天 2 次/d;续 400 mg,1 次/d)	夫西地酸/利福平(1 500 mg,3 次/d;600 mg,1 次/d)
各种链球菌	青霉素 G(300 万 u,4～6 次/d)	克林霉素(600 mg/6 h)、红霉素(500 mg,4 次/d)或万古霉素[2×15 mg/(kg·d)]	阿莫西林(750 mg,3 次/d)
革兰阴性肠杆菌	喹诺酮[d](最初静脉注射,随后早期改为口服)	三代头孢菌素[f]	喹诺酮类[d]
沙雷菌、铜绿假单胞菌	哌拉西林[g](4 g,4 次/d)	三代头孢菌素[f,g]或喹诺酮类(与氨基糖苷类)	喹诺酮类[d]
厌氧菌	克林霉素(600 mg,3～4 次/d)	阿莫西林/克拉维酸(1.2 g,3～4 次/d)或甲硝唑治疗革兰阴性厌氧菌(500 mg,3 次/d)	克林霉素(600 mg,3～4 次/d)
混合感染(需氧病原体)	阿莫西林/克拉维酸(1.2 g,3～4 次/d)	亚胺培南[h](500 mg,4 次/d)	阿莫西林/克拉维酸(625 mg,3 次/d)

a：除喹诺酮类药物外，口服治疗通常在肠胃外治疗 2 周后进行。
b：二代如头孢呋辛(1 500 mg,4 次/d)。
c：欧洲用氟氯西林。
d：喹诺酮类如氧氟沙星(200 mg,3 次/d)、环丙沙星(500～750 mg,2 次/d)或氟罗沙星(400 mg,1 次/d)。
e：替考拉宁目前仅在欧洲销售，它可以通过肌肉注射途径用药。
f：三代如头孢他啶(2 g,3 次/d)。
g：取决于敏感程度；哌拉西林/他唑巴坦和亚胺培南可作为替代。
h：在需氧革兰阴性微生物对阿莫西林/克拉维酸耐药的情况下。

只要病原体敏感，就可以静脉使用 β-内酰胺类抗菌药物。这一大类抗菌药物有一个重要的缺点：口服药物生物利用度偏低，骨和滑膜渗透不佳[67]，其在小骨感染中的临床结局尚未完全阐明。例如，口服阿莫西林克拉维酸

(co-amoxiclav)或口服阿莫西林，广泛用于治疗糖尿病足[68]或肠球菌性骨髓炎，与口服非β-内酰胺抗菌药物相比结果相仿。

万古霉素是一种抑制细胞壁合成的糖肽类药物，血清半衰期为6 h。口服生物利用度最高为2%，不能被透析去除，最低血清谷浓度20 mg/mL被认为是治疗骨感染的最佳剂量[69]。肾毒性问题限制了其大剂量应用。联用其他肾毒性药物可能会加剧这个问题。连续灌注时的血药浓度变化比间歇应用低得多，浓度达标更快，药物不良反应也更少[69]。但连续灌注不能保证更好地缓解。万古霉素的给药时间应至少超过1 h，以防组胺介导的“红人”综合征，该综合征要与罕见的真正过敏或伪过敏相鉴别。另外，万古霉素治疗的特殊性在于，临床结局可能取决于目标病原体的最低抑菌浓度(minimal inhibitory concentration, MIC)水平[70]。在一项单中心研究中，13/20(65%)感染糖肽类中介的金黄色葡萄球菌(glycopeptide-intermediate *S. aureus*, GISA)的患者，包括7/10(70%)的PJI患者治疗失败。相比之下，感染非GISA株的患者尽管治疗方法相同，但只有5/21(24%)治疗失败($P<0.01$)。糖肽类对MIC值适度修改具有强烈临床依赖性，而在PJI领域其他抗菌药物都不需要如此[70]。替考拉宁在欧洲、阿根廷[71]和其他地区均有销售，但美国食品药品监督管理局(Food and Drug Administration, FDA)并未批准该药在美国使用。替考拉宁也是一种糖肽类药物，血清半衰期长达72 h[72]，一般剂量为400 mg，每天一次肠胃外给药，30 min内给药结束(首次负荷剂量为2×400 mg)。替考拉宁也可以肌肉注射或每周3次[72]。对于骨感染，似乎需要高剂量的血药浓度，但理想的血清谷浓度或每日剂量仍有待确定。LeFrock等使用6～12 mg/kg静脉注射或肌肉注射的剂量来治疗骨关节感染(急性或慢性骨髓炎、化脓性关节炎)，大多数为门诊患者，治愈率范围为88%～100%[72]。

达托霉素使细胞膜去极化，并产生快速、剂量依赖性的杀菌作用。它仅有肠胃外给药方式，肾功能正常者每天一次，剂量为6～10 mg/kg，适合门诊用药[73]，同样与口服利福平联合使用。已知的不良事件很少，其中包括肌肉毒性——肌酶升高，以及嗜酸性粒细胞性肺炎。已有报道发现，达托霉素敏感的MRSA骨髓炎的治疗过程中，出现了耐达托霉素株[74]。

利奈唑胺抑制蛋白质合成。它可以肠胃外或口服给药，剂量为600 mg，每日两次，无须根据肾功能不全调整剂量。它具有抑菌作用，与其他抗菌药物没有交叉耐药，本质上是抗革兰阳性菌。生物利用度高达100%，是门诊治疗的良好选择[67]。不过也有一些潜在的不良反应。除了成本高之外，它还可能导致可逆性骨髓抑制，特别是血小板减少症，以及当给药>2～4周时。必须定期监测全血细胞计数。据报道，长期用药的患者中有2%～4%会出现视神经病变和不可逆周围神经病变。据报道，当利奈唑胺与某些抗抑郁药物(如单胺氧化酶抑制剂)同时服用时，会出现严重的血清素综合征[75]。

复方新诺明是一种廉价的杀菌剂，机制是拮抗叶酸代谢。严重感染中可能因为受损宿主组织和细菌释放的胸苷而导致治疗失败，金黄色葡萄球菌耐热核酸酶从DNA中释放胸苷这一事实强化了这一概念。胸苷拮抗甲氧苄啶和磺胺甲噁唑(复方新诺明的两种组成成分)的抗葡萄球菌作用。因此，复方新诺明的治疗失败可能取决于组织损伤程度和机体负担[76]。长期治疗的主要不良反应是恶心、皮疹、骨髓抑制、过敏及肝炎。

四环素(多西环素和米诺环素；均为100 mg，每日两次)具有亲脂性，有助于进入组织。有证据表明其在治疗皮肤和软组织感染方面的功效[77]。尽管缺乏确切的数据支持，四环素类药物通常与利福平联用。四环素对成人的主要不良反应是恶心和夏季光敏风险。

夫西地酸500 mg，每日3次口服，可抑制蛋白质合成，已证明对骨关节感染有效[78]。大多数专家警告，单一疗法可能筛选耐药。该抗菌药物可以与利福平联用。据报道，夫西地酸和利福平联用会导致肝衰竭，因此建议监测肝功能。夫西地酸在一些(不是全部)欧洲国家有售，但在美国尚未获得FDA批准[78]。与其他抗菌药物组合一样，可能会治疗失败。

对于链球菌或葡萄球菌PJI和同种异体移植物感染，可选用克林霉素600 mg，每日两次，抑制细菌蛋白质合成。尽管克林霉素被归类为抑菌剂，但其在骨感染中渗透性好，因此疗效出色[65,79]。但也存在潜在的缺陷。对于常规测试为对克林霉素敏感但对红霉素耐药的分离株，持续治疗期间可能会诱导克林霉素耐药[67]。

尽管葡萄球菌可能对磷霉素和氯霉素敏感，但在日常生活中应避免使用这些抗菌药物。据报道，氯霉素治疗会导致粒细胞缺乏症。厌氧菌PJI首选甲硝唑[67]，革兰阴性菌感染首选喹诺酮类药物[67]。高剂量甲硝唑可能导致(不可逆的)周围神经病变。喹诺酮类药物是唯一可用于治疗革兰阴性菌感染的口服药物。铜绿假单胞菌和其他非发酵革兰阴性杆菌在单一治疗期间可能会迅速产生耐药性，因此对铜绿假单胞菌PJI建议两种肠胃外药物联用或延长静脉疗程。据我们所知，适合这种情况的抗菌药物方案迄今为止尚待研究。值得注意的是，对于肾功能良好的患者，治疗骨和滑膜感染的环丙沙星最佳口服剂量为750 mg，每日两次[67]。对于多重耐药和近全耐药的革兰阴性杆菌，可使用静脉注射黏菌素(最好与其他药物联用)，但应保留用于挽救治疗和耐药病原体[80]。

抗菌药物治疗的持续时间和不良事件

根据前瞻性队列研究和其他试验，在长期抗菌药物治疗PJI和同种异体移植物感染期间，抗菌药物相关不良事件(adverse events, AE；即腹泻、恶心、胆汁淤积、胃不耐受、皮疹和真菌病)的风险为20%～30%，其中1/3需要修改治疗方案[60,81]。报告最多的不良事件与利福平相关，其次通常是万古霉素[60]。

关于PJI抗菌治疗疗程的争论仍在继续。在过去的十年中，一些前瞻性和回顾性研究对专家关于PJI需要长期(10～12周)抗菌治疗的观点提出了挑战。迄今为止的现有试验表明，6 周的抗菌药物治疗与更长的治疗时间相比[82,83]，治愈或失败的比例相同，包括具有[82]或不具有[84]植入物翻修的骨骼假体。理论上，随着几项正在进行的研究的完成，这种方法可以在未来几年内改变。迄今为止，这种方法可能不会适用于抢救疗法或治疗耐药病原体引起的感染[80]。最近，一项针对骨科植入物感染（包括 PJI）的单中心、非盲、前瞻性随机（1∶1）试验，将植入物移除完成后的患者随机分至 4 周组或 6 周组，给予全身性、目标性抗菌药物治疗[85]。移植物取出后静脉抗菌药物治疗的中位持续时间为 4 天。总体而言，中位随访期 2 年后，120 名患者（98%）获得微生物学治愈，116 名患者（94%）获得临床治愈。研究者注意到，4 周组中的 4 名患者和 6 周组中的 3 名患者出现临床感染复发（4/62 *vs*. 3/61；$P=0.74$）；这些情况都发生在抗菌药物治疗结束后约 2 个月内[85]。

有趣的是，作为一般原则，抗菌药物给药的持续时间并不取决于病原体，但有少数例外。需要较长时间抗菌药物治疗才能根除的病原体，包括结核分枝杆菌、NTM、真菌或 Q 热立克次体。在过去的 30 年里一直保持着这种同等疗程的抗微生物药物方案，尽管有一些数据表明，抗菌药物耐药性病原体，特别是铜绿假单胞菌[86]或 MRSA[87]，更可能治疗失败。对于 DAIR，最近的一项回顾性研究表明，PJI 的抗菌药物疗程也可以缩短至 6 周[48,84]。Lora-Tamayo 等在西班牙进行了一项多中心前瞻性随机试验，研究比较了短期（8 周）与长期（3～6 个月）左氧氟沙星＋利福平的抗菌药物疗程，纳入 63 例采用 DAIR 治疗的急性金黄色葡萄球菌 PJI[46]。长期和短期的治愈率分别为 95.0%和 91.7%（差异为 3.3%；95% CI，−11.7%～18.3%）。对于使用 DAIR 治疗急性金黄色葡萄球菌 PJI，这是第一个表明 8 周抗菌药物疗程可能不劣于长期治疗的随机试验[46]，尽管感染数量有限。在放弃 10～12 周的长期治疗方案之前，需要进行更多的前瞻性试验，特别是对于较短的 DAIR 抗菌药物治疗方案。

抗菌药物和噬菌体

除全身使用抗菌药物外还使用噬菌体治疗是一个新的概念[88]。该概念用于学术目的、实验、老年患者或多重耐药病原体引起的感染的抢救治疗[89]。实践中，噬菌体几乎总是与 DAIR 一起使用。人们认为噬菌体（特定的、选定的混合物或设计的病毒）可以分解生物膜并杀死细菌。可以通过开发噬菌体库来实现，高通量筛选可以从中选择最有效的组合来杀死耐药菌株。尽管临床前和临床结果很有希望，但仍需要进一步研究来调查重要问题。尚无研究评估最有效的给药方法或途径。另一个需要研究的领域是噬菌体发挥最大功效所需治疗剂量的最佳数量。还需要进一步研究宿主免疫系统如何响应多种噬菌体治疗，以及血清抗体是否可以中和噬菌体[88]。最后，这种组合方法是否能够减少全身抗菌药物处方、成本、不良反应和抗菌素耐药性。这种组合方法也可能对特定的 PJI 实现更高的治愈率。根据目前的观点，噬菌体在 PJI 中的获益高于已形成骨病变的无植入物慢性骨髓炎，尤其是对于手术不能完全治愈的患者[89]。

老年、体弱患者的治疗

随着老年患者数量的增加，全球老年人中 PJI 的数量预计将会增加。最近，我们进行了一项将 PJI 与老年患者联系起来的文献检索，并将老年患者（＞65 岁）与年轻人（18～65 岁）进行了比较[90]。经济方面，不同疗法对生活质量、报销政策、具体指南或护理建议的影响比较缺乏文献报道。PJI 的年龄本身并不是任何特定病原体、PJI 预防、护理或 PJI 结局的独立危险因素[90]。大多数抗菌药物治疗方案并未专门在老年人群中进行测试。根据我们的综述，老年人 PJI 的患病率（或发病率）与其他年轻成人患者相比没有差异。微生物学和流行病学调查认为链球菌和葡萄球菌、肠球菌[16]、厌氧菌[17]、革兰阴性菌[15]或凝固酶阴性葡萄球菌[57]（包括路邓葡萄球菌[91]）感染在老年人和年轻人中的比例相似。但患有 PJI 的老年患者出现治疗不良事件的可能性明显更高，范围为 17%～45%。老年患者合并症更多，也需要更保守的 PJI 手术。不良事件还会使老年患者的住院时间延长，长达 30 天，并大幅增加费用[90]。Prendki 等提出了延长抑制性抗菌药物治疗（prolonged suppressive antibiotic therapy，PSAT）的新替代概念，并在几个法国 PJI 顾问中心 136 名老年 PJI 患者（＞75 岁）中证明了长期抑菌治疗的可行性[81]。在 24 个月的中位随访中，只有 10%的老年人死亡（没有人因抗菌药物不良反应而死亡），18%的人发生了导致抗菌药物停用的不良事件，11%的人经历了抗菌药物过敏反应。总体而言，2 年临床成功率为 61%，7 年时为 15%。应该指出的是，这不如治疗性 DAIR，但是这些老年 PJI 患者中 26%存在窦道、口服 β-内酰胺类抑菌治疗，且无须更换活动部件（甚至几乎一半的患者无须清创）[81]。

骨骼假体感染的风险因素和预防

与其他外科学科相比，医疗保健相关感染在骨科中相对较少，但它们通常在发病率、住院时间延长和额外费用方面给患者和医院带来沉重负担[9]。

预防仍然是最重要的。与普通手术相比，骨科手术中的 SSI 预防具有独特的特点：① 植入物和生物膜相关异物感染所需病原体量低；② 皮肤共生菌（如凝固酶阴性葡萄球菌或丙酸杆菌属）具有致病性；③ 某些感染可能是血源性的；④ 需要对植入物相关手术进行长时间的出院后监测，并至少随访 1 年[9]。文献报道了数十种独立风险因素，大部分是通过回顾性病例对照进行评估或前后准实验研究得出的[9]。

循证预防措施

识别风险因素并不意味着改正就会自动降低 SSI。目前根据循证指南，有三四种预防措施是高水平证据（IA 级）：外科手部消毒[9]、适当的抗菌药物预防[9]，以及在存在活动性远处感染的情况下推迟择期手术，这条在一定程度上受限。通常这些因素需要与多模式干预组合相结合[9]。

对大多数骨科干预措施来说，术前预防性使用抗菌药物的有效性理所当然。根据20世纪70年代和20世纪80年代进行的试验，在植入手术中，预防有助于将SSI比例从不使用抗菌药物的4%～8%降低到1%～3%[9]。最佳的给药时机是至关重要的[9]。使用抗菌药物应使其切开时在骨中浓度达到峰值；若用一代头孢菌素，该时间为20～25 min。MRSA和耐甲氧西林凝固酶阴性葡萄球菌引起的感染是植入手术中令人担忧的并发症[57]。但是，我们不建议常规使用万古霉素预防。从流行病学的角度来看，在MRSA流行的地区进行常规糖肽预防也没有阈值[57]。同样，手术前长时间住院理论上存在抗菌药物耐药微生物定植的风险，例如耐甲氧西林表皮葡萄球菌[57]。但根据最近发表的一项关于骨科植入物SSI(包括PJI)的回顾性队列研究，术前住院时间的长短与预防性治疗耐药病原体的发生率无关[92]。关于患者体内产生以下病原体定植，包括超广谱β-内酰胺酶(ESBL)的革兰阴性杆菌[93]、万古霉素耐药肠球菌或多重耐药非发酵杆菌(如铜绿假单胞菌、不动杆菌属)，骨科手术通常不像泌尿外科或内脏手术那样关注这些。据我们所知，对于骨科术前有这些病原体定植的患者，没有可靠的数据支持改变其常规抗菌药物预防措施[9]。

预防性使用含抗菌药物水泥

骨水泥和垫片中经常添加抗菌药物，市售有预包被抗菌药物的水泥。是否使用抗菌药物浸渍水泥取决于手术技术、机械考虑和当地政策。尽管这种方法在多年前就已经普遍，时至今日也仍在多个国家使用，但目前外科同行评审的已发表文献并不一定推荐骨水泥关节假体[94]，特别是对于骨骼坚固的年轻患者。应仅出于机械原因才使用抗菌药物骨水泥。当需要使用骨水泥时，可在其中添加预防性抗菌药物，许多专家也这样做并都认为有额外的预防作用。但根据目前的意见，除非不用全身抗菌药物治疗，我们不应该只出于局部抗菌预防或治疗目的而使用骨水泥[51,95]。关于初次关节置换术中使用抗菌药物骨水泥进行预防的最详尽的可用数据来自斯堪的纳维亚半岛。Engesaeter等回顾了56 000例骨水泥和非骨水泥初次全髋关节置换术的翻修率[96]。植入抗菌药物浸渍水泥的假体与整体较低的翻修风险相关。

牙科干预前的预防

关节置换患者的牙科或牙龈干预以及抗菌药物预防仍然是一个有争议的问题，尽管一些意见领袖、科学评论、官方建议及队列研究经常否认此类常规预防的任何客观理由。牙科干预后，因血行播散而导致全髋关节或膝关节置换术的感染非常罕见[97]。不鼓励在常规牙科手术过程中预防性使用抗菌药物。良好的口腔卫生是最好的预防措施，并且肯定比任何牙科手术前局部或全身使用抗微生物药物更相关。世界各地许多科学协会目前的预防指南仅在特殊情况下保留常规抗菌预防措施[98]。

有前景的研究

有几种SSI预防措施对内脏手术有良好的效果，但尚未在骨科患者中进行正式研究。这些措施包括手术期间补充氧气以及避免术中体温过低和高血糖，尽管后者的证据褒贬不一[9,99]，特别是加压加热的观点引起了激烈的争论。McGovern等研究了患者加热装置破坏超洁净气流系统的能力[100]。研究比较了两种患者加热技术——加压气流和导热织物，对人体模型模拟髋关节置换术和腰椎手术期间手术室通风的影响。对于腰椎手术，加压气流加热会产生对流，将地板空气调动到手术部位区域。导热织物保暖则不会产生这样的影响。使用加压气流加热相比于导热织物加热，深部关节感染会显著增加，比值比升高(OR=3.8，$P=0.024$)。研究得出的结论是，在骨科手术中，建议采用无气流加热，而不是加压气流加热[100]。另一篇论文主张，加压气流加热产生的多余热量甚至可能会将地板皮肤鳞屑带入手术区域[101]。

对普通外科手术来说，筛查金黄色葡萄球菌的体内携带情况以及随后对患者进行去定植仍然是存有争议的，并将持续引发争论。如果我们单独考虑骨科文献，现有数据表明这种策略可能具有成本效益，并且可以根除该患者群体中的MRSA或甲氧西林敏感金黄色葡萄球菌携带。与其他外科学科相比，导致植入物感染所需的病原体量较低可能是更令人信服的原因之一[99]。Kalmeijer等确定鼻腔携带金黄色葡萄球菌是骨科患者SSI的主要风险因素[102]。Wilcox等在骨科手术前使用鼻内莫匹罗星和三氯生喷淋后，MRSA-SSI的发生率从2.3%降至0.33%[103]。许多其他研究小组一致主张在(骨科)手术前，搜寻并破坏全身或鼻腔的金黄色葡萄球菌携带[104-108]。其背后的基本原理和科学证据很充分，但实施这种策略非常消耗资源。

另一个未解决的问题是(骨科)感染清创期间，或者如果患者因任何原因已经在接受全身抗菌药物治疗期间，优化围手术期抗菌药物预防的问题。抗菌药物治疗和反复清创可能会改变微生物特征。可能发生病原体筛选和旧SSI上出现新SSI。我们针对这种特殊情况建立了流行病学数据[52]。在2 480名骨科感染成年患者队列中，10%在反复清创和同期抗菌药物治疗期间发生新的SSI。在第二次清创后，新的SSI已经占主导地位，并且通常对抗菌药物耐药。对于新的耐药革兰阳性和革兰阴性病原体，病原体难以预测。尽管如此，我们反对对已经接受抗菌药物治疗的患者进行全面的广谱预防性覆盖，并呼吁严格遵守一般感染控制政策、手术重新清创的循证指征，以及熟练的手术技术[52]。同样，用于骨科肿瘤手术的大型假体发生SSI的风险是较高的。但成人肿瘤患者骨科SSI的微生物学与非肿瘤患者明显不同。回顾来看，二代头孢菌素的标准抗菌药物预防对相关病原体来说是不够的[109]。需要为此类患者进行前瞻性试验，以制定具体的围手术期预防选择[110]。

广泛使用但预防证据不足的措施

有些措施深深植根于骨科文化中，但缺乏其真正功效的科学证据。几乎没有证据表明术前使用抗菌剂沐浴可以降低SSI发生率，尽管事实证明它可以减少皮肤定植。备皮在早些年占有一席之地，但在文献中受到质疑。若要进行备皮，则应在手术前即刻而非前一天晚上，使用剪刀而非剃刀[9]。每次关节内注射皮质类固醇以缓解疼痛，都是一种与潜在SSI、包括全关节置换术后的PJI相关的侵入性操作[111]。一些研究发现，类固醇注射与感染之间没有关系，而其他研究则发现关节内注射后深度感染的风险增加。相关研究还表明，时间可能是一个重要因素，并且在术前更近时间的注射可能会导致更高的感染风险。关节内皮质类固醇注射与后续手术之间至少间隔2～3个月已成为专家共识[111]。

预防骨骼肌肉同种异体移植物感染

同种异体移植物的获取通常在手术室、尸检室或太平间采用无菌技术进行。最先进、最详细的推荐来自美国。美国组织库协会(American Association of Tissue Banks，AATB)发布了一份简短的可在线访问的文件[112]，并恢复了2003年由专门工作组审查的最重要的理论、技术和实践方面的内容。特别是技术部分非常有用，并为在本地环境中实施这些技术提供了合理的论证。但本章过于笼统，无法详细介绍，建议读者在线阅读该文档[112]。

尸体通常会被盖上布，并用10%的碘溶液对皮肤进行消毒。同种异体移植物从尸体上取出并传递给在独立桌面工作的第二个人。通常用生理盐水清洗移植物，剥去软组织，然后擦拭整个表面并放入肉汤中以进行需氧和厌氧培养。最后，将同种异体移植物包裹在无菌毛巾和塑料袋中，并保存在－80℃的冰箱中。有时，可通过接触抗细菌药物和抗真菌药物(软组织)、辐射或化学接触(骨骼)来消毒[113]。美国和欧洲当局都建议检测HIV抗体、乙型肝炎病毒表面和核心抗原、梅毒和丙型肝炎病毒抗体。如果死亡和回收之间的时间间隔＞24 h或当血液或骨骼的培养结果呈阳性时，同种异体骨移植物将接受γ线照射或被丢弃。另一种有前途的方法可能是将抗菌剂(如万古霉素[113])与骨移植物结合。该技术的体外结果颇有希望，但体内临床疗效还需进一步研究[113]。尽管采取了这些预防措施，组织的无菌处理仍最大限度地减少了芽孢的细菌污染，特别是在恢复时受到严重污染的组织中。目前的法规不要求组织库在回收时消除组织上存在的细菌或使用保证组织无菌的处理方法。污染的主要危险因素似乎是死亡和组织切除之间的时间间隔增加。改进的组织处理和测试指南以及对同种异体移植相关不良事件的监测，应该可以提高组织移植的安全性。

当需要移植时，大块骨缺损可以用松质骨或皮质骨移植，两者均可用于移植，但这些移植物的抗菌药物释放能力尚未进行比较。Erivan等评估了这些移植物的抗菌药物释放能力，所研究的三种不同类型的预包被骨释放的万古霉素量没有差异。因此，当日常临床实践中需要负载万古霉素的骨移植物时，使用松质骨、皮质-松质骨或皮质骨粉，可以预期释放相同量的抗菌药物[114]。研究得出的结论是，抗菌药物的预防性使用有利于保护移植物在植入时免受污染，但可能不足以治疗慢性骨感染[114]。同样，经过处理(辐射/化学处理)和未经处理的同种异体移植物的感染可能性没有差异[115]。

致谢

感谢Balgrist大学医院骨科的几位临床医生的投入和帮助。

第39章

William R. Jarvis
(李占结 译;张翔 校)

感染控制措施在控制多重耐药菌中的重要性

The Importance of Infection Control Measures in Controlling Multidrug-Resistant Organisms

引言

为预防和控制医疗保健相关感染(healthcare-associated infections, HAI),特别是多重耐药菌(multidrug-resistant organisms, MDRO)导致的感染,感染控制(infection control, IC)项目于50多年前应运而生。这些项目在不同医院和国家取得的成功,通常取决于能够用于实施该项目的足够的人力和财力资源,以及有行政支持和官方政策/法规来保障IC的培训及其合规性,例如强制性公开报告HAI,包括其经济激励或抑制措施。本章讨论应用IC措施预防两种常见的与医疗保健相关耐药菌的传播,即耐甲氧西林金黄色葡萄球菌(methicillin-resistant *Staphylococcus aureus*, MRSA)和耐万古霉素肠球菌(vancomycin-resistant enterococcus, VRE)。IC措施在预防和控制这些病原菌的传播和感染中具有重要作用[1-129]。因此,提出要求:今后不允许出现造成严重发病率和病死率的可预防的感染继续蔓延,而是应该使用现有数据指导预防和控制工作。MRSA和VRE是医疗机构中最重要的两种病原菌,因为由它们导致的感染越来越普遍,相比敏感的同种菌株感染,耐药菌株常常伴发病程延长、医疗费用增加和死亡风险增加[124,125,130-158]。

MDRO定植或感染风险的流行病学数据

对任何疾病的有效预防都依赖于利用能获得的可靠数据来论证可改变的风险因素。许多关于MDRO定植和(或)感染的研究发现了两个主要潜在的可改变的因素。第一个是抗微生物药物的临床使用,例如在20世纪40年代中期开始临床使用青霉素之前,金黄色葡萄球菌临床分离株的耐药性非常罕见,但在伦敦的Hammersmith医院治疗感染3年后,约50%的金黄色葡萄球菌临床分离株对青霉素耐药。抗微生物药物的使用与随后产生耐药性之间的关系,在不同的微生物-药物匹配组中各不相同,临床上重要的抗微生物药物出现耐药通常在抗微生物药物开始广泛使用后1～2年开始出现,这种情况也出现在临床检测出的葡萄球菌对甲氧西林耐药中;但是,用甲氧西林(或其他抗生素)治疗金黄色葡萄球菌感染,几乎不会造成对甲氧西林的重新耐药。同样,用万古霉素治疗患者的感染,患者自身肠球菌对万古霉素也不会重新耐药[159,160]。另外,调查显示,美国25%～50%的住院患者和所有住过重症监护病房(intensive care units, ICU)的患者都接受过抗微生物药物治疗[161],许多研究也证实使用抗微生物药物是导致医疗相关MDRO定植或感染的重要危险因素[162-165]。

MDRO定植或感染的另一个重要因素是在患者之间的传播。一个多世纪以前已经发现致病菌可通过医务人员污染的手、衣服进行传播[166,167],MDRO的传播已经被多次重复证实[12,46,98,168]。患者之间的传播通常涉及医务人员的手[169-174]、衣服[170-172,175]、个人装备[176]、个人防护装备(personal protective equipment, PPE)[177-179],或者通过可以造成医务人员手的二次污染或成为污染物传播媒介的医疗设备[95,170,180-199]。临床医生在不同患者间巡诊或诊疗时常常不能正确执行手卫生[200],也几乎从不消毒自身衣服、个人或医疗设备[201],而病原菌是如何实现由受污染的医务人员传播给患者的,如图39.1所示[202]。

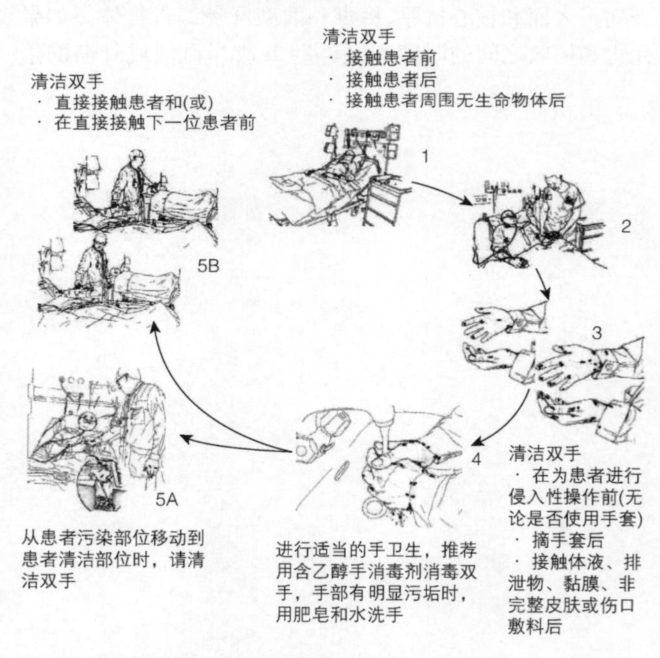
清洁双手
· 接触患者前
· 接触患者后
· 接触患者周围无生命物体后
清洁双手
· 直接接触患者和(或)
· 在直接接触下一位患者前
1
2
3
4
5A
5B
清洁双手
· 在为患者进行侵入性操作前(无论是否使用手套)
· 摘手套后
· 接触体液、排泄物、黏膜、非完整皮肤或伤口敷料后
从患者污染部位移动到患者清洁部位时,请清洁双手
进行适当的手卫生,推荐用含乙醇手消毒剂消毒双手,手部有明显污垢时,用肥皂和水洗手

图39.1 手传播模式及在诊疗患者时的手卫生指征。

经Elsevier允许改编自:Figure 7 of Pittet D, Allegranzi B, Sax H, et al. Evidence-based model for hand transmission during patient care and the role of improved practices. *Lancet Infect Dis*. 2006; 6: 641-652。

有关控制抗微生物治疗的研究已经得出结论,定植压力(即定植的流行率)和其他定植患者的传播是导致患者MRSA或VRE定植最重要的预测指标[201,203-205],被定植和感染患者的污染环境也是评估定植压力和传播风险的重要变量。例如,一项研究发现,根据环境污染程度调整的每周定植压力与随后几周的 MRSA 感染显著相关[205]。同样,在克隆菌株暴发中,接近未隔离的新定植患者是 VRE 定植最重要的预测指标;相反,接近实施了接触隔离措施的 VRE 定植患者则不是危险因素[98]。患者过度拥挤和护患比降低[44,45,47-51],使得医务人员的手、衣服或设备容易受到污染,导致传播发生的可能性增加。重症患者需要的更多侵入性操作、更长时间接触,以及通常需要的抗微生物治疗,都会增加定植/感染的风险。除了 MRSA 或 VRE 在患者之间的传播,医务人员有时也会定植菌落,并在不通过被定植患者污染的情况下直接将病原菌传播给患者[46,206-214]。MRSA 的传播已经证明了这一点。在一些医疗机构内的医院感染暴发事件中,医务人员是 MRSA 传播的感染源或传播者;有些研究描述了部分医务人员存在活动性 MRSA 感染,如皮肤感染、鼻窦炎或中耳炎[209-211],另一些则涉及的是无症状定植的医务人员[212-215]。然而,在大多数报道的暴发事件中,经过适当治疗或重新安排涉及定植的医务人员后,传播可被终止。

抗微生物药物在医疗机构中频繁使用,医疗相关的病原菌频繁地在人与人之间传播,给予 MDRO 存活、繁殖和传播的选择性优势[11],这意味着如果不采取有效的 IC 措施,会造成 MDRO 感染在不同病房/病区[44,216,217]、医院[12,19,218,219]、地区[168,220]/国家内迅速蔓延[221]。

应用感染控制措施遏制 MDRO 在有效性方面的重要性:横向还是纵向措施,或者两者兼有?

预防 MDRO 传播或感染的 IC 策略,近年来主要针对"横向"和"纵向"措施进行讨论。横向措施一般是指针对非特异性病原菌的措施,用于减少各种病原菌的传播或感染,包括手卫生、标准预防措施、环境清洁/消毒、抗微生物药物管理、器械相关感染(device-associated infection, DAI)集束干预措施及葡萄糖酸氯己定(chlorhexidine gluconate, CHG)沐浴。纵向措施是针对特定病原菌采取的更有针对性的措施,包括主动筛查、隔离或屏障预防措施(统一简称为 ADI);ADI 可以包括或不包括对定植者进行去定植。虽然通常情况下选择其中一种方法,但实际工作中应根据 IC 面临的挑战,同时实施两种方法。手卫生是标准预防措施中的主要措施,几乎适用于所有 MDRO 防控。抗微生物药物管理减少了许多 MDRO 出现的压力。针对 DAI 的 IC 干预措施在中央导管相关血流感染(central line - associated bloodstream infections, CLABSI)的防控中已取得成功,而在导管相关性尿路感染(catheter-associated urinary tract infections, CA - UTI)或呼吸机相关性肺炎(ventilator-associated pneumonia, VAP)防控方面则不太成功。环境清洁/消毒可能适用于所有 MDRO 防控,对梭状芽孢杆菌尤其重要。事实证明,任何一个横向干预措施单独实施都无法成功控制 MDRO 感染。提倡用 ADI 控制 MDRO 的学者继续建议加强手卫生依从性,强调环境清洁和消毒,以及抗微生物药物管理的重要性,并认为 ADI 并不是单独的措施。同样,提倡采用横向方法的学者仍继续接受 ADI 用于新出现或流行的 MDRO[如碳青霉烯耐药肠杆菌科细菌(carbapenem-resistant Enterobacteriaceae, CRE)],但认为 ADI 不应用于 MRSA 和(或)VRE。

主张反对 ADI 和认为均需仅采用横向方法的学者往往高估了 DAI 预防干预措施或 CHG 冲洗对 MRSA 或 VRE 感染的真正影响。许多医疗机构已经制定并实施了 DAI 集束干预措施,如用于 CLABSI、CA - UTI 和 VAP 的防控措施[222-228]。据报道,使用置管和导管维护集束干预措施,可持续成功控制特定的 HAI,尤其是 CLABSI。例如,Eggimann 等[228]评估了日内瓦大学医院 ICU 应用多模式策略减少 CLABSI 的长期影响,发现自实施集束化方法以来,CLABSI 的发生率一直维持在低水平,在研究期间下降了 79%,研究结束之后 6 年又下降了 75%。然而,最著名的是 Pronovost 等[229,230]在密歇根州医院的 ICU 中开展的前瞻性队列研究,研究应用 CLABSI 循证干预措施来减少 CLABSI 的发生[229],在干预措施实施 3 个月后,CLABSI 每千导管日感染率中位数从基线的 2.7 降至 0($P<0.002$);在随后的 16~18 个月,平均每千导管日感染率从基线的 7.7 下降到 1.4($P<0.002$)。当参与的 ICU 将干预措施整合到诊疗行为后,实现了 CLABSI 每千导管日感染率的下降。这一情况在 18 个月干预结束后又持续了超过 3 年[230]。这项干预措施取得的成功推动了美国几乎所有 ICU 都实施了该措施,从而大幅减少了 CLABSI 的发生[231]。

如前所述,迄今为止,集束化方法在预防 CLABSI 感染最为成功,但对预防 CA - UTI、SSI、VAP、MRSA 或 VRE 感染的影响要小得多。例如,8 项在长期护理机构(long-term care facilities, LTCF)进行的应用集束化干预措施来预防 CA - UTI 的随机对照试验,均没有针对 MDRO 引起的 CA - UTI 的研究[232-240]。此外,这些研究的力度均不足,其中 5/8 的研究显示干预效果无统计学差异[232-236,240],而 3 项具有统计学意义的研究分别纳入的患者数量为 17、75 和 418 名[237-239]。2017 年,Fasugba 等发表的一项系统综述和荟萃分析发现,使用消毒剂清洁尿道口的组别和不使用消毒剂组相比,CA - UTI 发生率无统计学差异(合并 OR=0.90;95% CI,0.73~1.10;$P=0.31$);同样,使用不同的清洗/消毒剂(聚维酮碘与常规护理、聚维酮碘与肥皂水、CHG 与水、聚维酮碘与生理盐水、聚维酮碘与水、药用软皂与水常规护理)清洁尿道口时,两组间 CA - UTI 发生率均无统计学差异(均 $P>0.05$)[241]。然而,Fasugba 等 2019 年的研究表明,在导尿管插入前使用 0.1% CHG 溶液清洁尿道口,相较于使用 0.9%生理盐水,导尿管相关无症状菌尿的发生率降低了 74%[发病率比(incident rate ratio, IRR)=0.6;95% CI, 0.08~0.86;$P=0.026$],CA - UTI 发病率降低了 94%(IRR=0.06;95% CI,0.01~0.32;$P=0.000\ 80$)[242]。目前没有任何针对 MRSA 或 VRE - UTI 的 CA - UTI DAI 预防干预措施的随机对照研究。同样的,也没有任何专门用于预防或显著减少 MDRO -、MRSA -或 VRE - VAP 的 DAI 预防干预措施。尽管对 MDRO 感染发病率所做的不懈努力没有进行具体细节的描述，但我们可以推断，通过预防设备相关感染的集束干预措施来降低医院感染，可以减少抗微生物药物的应用，进而减少 MDRO 出现和传播的机会[243]。

近年来，许多主张采用横向方法进行 IC 预防干预的学者，聚焦在将不使用鼻内莫匹罗星的 CHG 沐浴作为减少 HAI、MDRO 和(或)DAI 的措施。虽然一些前后对比研究取得了成功的结果，但当前许多应用 CHG 沐浴预防 MRSA 或 VRE 感染的随机对照临床试验(randomized controlled clinical trials, RCT)并未发现成功减少 HAI、MDRO 和(或)DAI 的数据。大多数应用 CHG 沐浴来控制 HAI 的 RCT 只针对 ICU，且使用的是包含 CLABSI、CA - UTI、VAP、SSI、MRSA、VRE、艰难梭菌及 MDRO 等各种指标组合的综合结果，并非专门针对单独的 DAI 或与 MDRO 相关的 DAI[244-246]。此外，大多数研究使用 ICU 患者或高危患者住院日作为感染率计算的分母，而不是首选疾病预防控制中心(CDC)推荐的设备日[244-251]。评估 CHG 沐浴(使用或不使用鼻内莫匹罗星)对 MRSA 感染影响的三项 RCT 报告了不同的结果：Climo 等发现单独评估 MRSA 或 VRE 感染时，均未发现显著减少的结果，但将它们合并为 MRSA 和 VRE 感染时，每千住院日感染率从 6.6 降至 5.1($P=0.03$)[247]；Huang 等发现与筛查和隔离组或筛查和去定植 MRSA 定植患者组相比，应用 CHG 沐浴和鼻内莫匹罗星对 ICU 患者进行全身去定植，可显著减少 MRSA 的临床检出[252]，而其后续的研究发现，该措施对于医院非 ICU 患者 MRSA 阳性分离率的减少无统计学意义[250]；Peterson 等对 3 家 LTCF 的住院患者进行 MRSA 筛查、使用莫匹罗星去定植并给予 2 次 CHG 沐浴(间隔 1 个月)，发现 MRSA 感染率有所下降(44 例感染/365 809 个住院日 *vs*. 12 例感染/287 847 个住院日；$P<0.001$)，且每个 LTCF 中均观察到显著的下降($P<0.03$)[253]。两项 RCT 均未证实 CHG 沐浴可降低 ICU[247]或非 ICU 患者中单独的 VRE 感染率(而非与 MRSA 感染合并)[251]：Climo 等发现仅在 VRE 与 MRSA 感染合并计算时，感染率有所下降；而 Huang 等发现 VRE 临床分离仅在有侵入性操作的人群中有所减少[247,250]。因此，尽管不太可靠的前后对比研究表明，对 ICU 患者进行每日 CHG 沐浴(无论是否鼻内使用莫匹罗星)可减少 MRSA 或 VRE 感染，但总体而言，针对 ICU 或非 ICU 患者的少数 RCT 因研究设计不同而结果不一，且研究结果往往来自研究后的附加分析。

控制抗微生物药物使用对遏制 MRSA 和 VRE 的效果

本章未对抗微生物药物管理进行全面综述(详见第 13 章)；然而，引人注目的是，在过去几十年一直提倡正确使用抗微生物药物以控制 MRSA 或 VRE 的产生[243,254]。这一问题之所以引起注意，是因为药物滥用在增加耐药的同时，也造成额外的资源浪费和医疗成本增加。停用所有抗微生物药物当然会消除由 MDRO 感染的选择性优势，它们甚至可能会逐渐消失，但当前抗微生物治疗被认为是不可缺少的，所以限制抗微生物药物的使用是唯一可行的办法，但这种限制必须谨慎和慎重，不能随意从一种抗微生物药物换成另一种抗微生物药物。不幸的是，前者似乎依然为促进 MRSA 或 VRE 等 MDRO 的流行传播提供了足够的选择性优势[11,71,93]，而后者可能会导致某些类型抗微生物药物耐药性的短暂下降，但往往也伴随着另一种类型抗微生物药物耐药性的补偿性增加[98,255,256]。

通过控制抗微生物药物的使用，控制 MRSA 和 VRE 传播的持续性效果并没有很好地被证实。有几家医院报道，他们在有针对性调整抗微生物药物用法后，MRSA 发病率有小幅下降。第一家医院是用第一代头孢菌素代替第三代头孢菌素来预防手术部位感染(SSI)[257]；第二家医院是限制使用头孢他啶和环丙沙星，并轮换使用其他 β-内酰胺类药物[258]；而第三家医院也是明显减少了第三代头孢菌素和克林霉素的使用[255]；第四家医院报道，在实施抗微生物药物控制项目的第一年，MRSA 感染显著减少[259]，而后尽管该项目仍在持续开展，MRSA 和 VRE 感染却大幅增加(B. E. Batteiger，印第安纳大学，个人通讯，2001 年)。一家医院报道，虽然细菌耐药性停止了增长，但并未降到一个很低的水平[161]；另一家医院报道，控制项目与艰难梭菌和 VRE 的下降有关，但与 MRSA 无关[260]。用哌拉西林/他唑巴坦替代头孢他啶后，一家医院[261]和肿瘤病房的 VRE 减少了约 2/3[262]。与此相反，另一项研究报道，有 4 家医院增加哌拉西林/他唑巴坦的使用，但并不能持续降低 VRE 的感染率[263]；还有一家医院报道，减少第三代头孢菌素 85％的使用量与持续增加的 VRE 检出率存在时间上的相关性[264]。Sloane 等在 27 家社区养老院开展了一项为期 2 年的抗微生物药物管理实用性试验，试验开始 12 个月后，全身使用抗微生物药物处方率比基线下降了 18％(IRR=0.82；95％ CI，0.69～0.98)，24 个月后下降了 23％(IRR=0.77；95％ CI，0.65～0.90)，但艰难梭菌和 MRSA 的感染率、住院和再入院率并未发生显著变化[265]。Giacobbe 等于 2014 年 5 月至 2016 年 4 月期间开展了一项抗微生物药物管理项目，管理措施包括开展培训活动和使用信息系统半限制性控制抗微生物药物处方[266]，结果发现抗微生物药物消耗量在研究期间显著下降[每月－1.45 限定日剂量(defined daily doses, DDD)/1 000 住院日；95％ CI，－2.38～－0.52；$P=0.004$]，主要体现在氟喹诺酮类、第三代/第四代头孢菌素和碳青霉烯类药物的使用减少；然而，艰难梭菌或 MRSA - BSI 的发生率未显著下降。所以，就资料而言，没有研究表明单独应用抗微生物药物控制项目能够使 MRSA 或 VRE 持续下降。

CDC 出台的医疗机构 MDRO 控制指南指出，限制抗微生物药物的使用可能不会有效控制耐药产出，这方面的影响因素很多，包括：① 与一旦出现持续性耐药相比，抗微生物药物对初始选择压力有相对影响；② 不合理的使用限制；③ 没有足够的时间观察干预效果[243]。另外，CDC 预防细菌耐药项目提供了以循证为基础的原则和实用工具[277]。这些原则主要是对感染者适时应用窄谱、有效的抗微生物药物，对病原菌污染和定植不采取治疗措施，严格限制广谱抗微生物药物仅用于治疗不明病原菌导致或其他抗微生物药物治疗无效时的严重感染。

同样，为了帮助指导临床医生合理使用抗微生物药物，形成了许多策略，这些策略包括提供有关 MDRO 重要性和过度使用抗微生物药物影响的培训；通过处方的变化限制某些抗微生物药物的使用；要求预先核准或提供自动停止医嘱；通过在医院内循环使用抗微生物药物或使用计算机辅助管理项目[268-276]。综上，一个系统方法的成功离不开设备、临床医生和管理者很好的支持与协作[243]。

简而言之，与 MRSA 或 VRE 的预防传播控制效果相比，或者说与控制医院感染的预防措施相比，抗微生物药物管理项目更趋向于短期和温和，各研究结论也不尽相同（尽管用相近似的方法）。因此，尽管使用抗微生物药物很重要，但要对医疗相关 MRSA 和 VRE 感染进行实质性和持续的控制，需要多措施并举以控制耐药菌传播，并预防其感染。

控制患者之间的传播对遏制 MRSA 和 VRE 的有效性

确凿的重要证据显示，MDRO 感染在美国退伍军人事务部（Veterans Affairs，VA）医疗保健系统、北欧多个国家和西澳大利亚州确实是可控的，每个系统都采用了类似的方法将 MRSA - HAI 控制在非常低的水平，某些情况下甚至长达数十年[21,22,28,109,113-116,277-280]。具体的 ADI 方法包括主动筛查和隔离所有疑似或确定的 MRSA 定植者；在某些情况下，通过去定植进一步减少"菌库"。尽管有些欧洲国家没有常规应用这些措施，MRSA 也呈现稳定或者下降趋势（它经常作为一个结果被公开报道[280,281]），但他们的发病率高出北欧国家数倍（图 39.2）[277-279,282]，MRSA 对公众健康而言仍然是优先考虑的事，因为 28 个国家中有 8 个国家 MRSA 的比例仍高于 25%，主要分布在南欧和东欧。同样，在某些欧洲国家对有些 MRSA 菌株控制不佳（如 EMRSA - 16），但在北欧却得到了很好的控制[43]。如果在那些未能成功控制 MRSA 的国家采取这些措施（尽可能长时间），这些菌株显然能被很好地控制。例如，英国一家大型医院连续 10 年严格执行上述措施控制 MRSA[19]。EMRSA - 16 有 6 次在不同情况下进入该医院，但每次都被成功控制住，未发生定植流行。然而，由于临床认为这些防控措施不方便而减少防控后，MRSA 开始在该医院流行，MRSA - BSI 也增加了，从控制措施未减少前 2 年间的 1～2 例，上升到干预减少后 2 年间的 18～74 例[19]，这些上升部分可能是通过没采取措施的医务人员进行传播，从而导致 MRSA 定植患者转院和住院频率呈上升趋势。

已经有研究认为，在北欧国家抗微生物药物的合理使用可能是其 MRSA - HAI 发病率低于其他欧洲国家的原因。欧洲抗微生物药物消费监测网络（European Surveillance of Antimicrobial Consumption Network，ESAC - Net）一直持续主动收集关于抗微生物药物使用的资料。2009 年的一个时点现患率调查报道了 25 个国家 75 家医院抗微生物药物使用情况，近 30% 的住院患者接受了抗微生物药物治疗，包括近 60% 是 ICU 患者。然而，设置欧洲不同国家间抗微生物药物使用基准不是该研究的目的[283]。2021 年，ESAC - Net 比较了参与国从 2011—2020 年的数据[283]。2020 年，29 个国家[27 个欧洲联盟（European Union，EU）成员国和两个欧洲经济区（European Economic Area，EEA）国家——冰岛和挪威]报告了抗微生物药物消耗量数据。在医院层面，欧盟/欧洲经济区人口加权平均值从 2019 年的每天每 1 000 名居民 1.64 DDD 降至 2020 年的 1.57 DDD，降幅为 4.5%。大多数国家报道，2011—2020 年间，社区和医院的抗微生物药物消耗量均大幅下降，但社区的降幅普遍大于医院，其中有 7 个国家（即爱沙尼亚、希腊、匈牙利、意大利、拉脱维亚、马耳他及葡萄牙）报道社区减少而医院增加。2020 年，EU/EEA 医院全身使用抗微生物药物的人口加权平均消耗量为每天每 1 000 名居民 1.6 DDD，范围从荷兰的 0.8 到立陶宛的 2.2；碳青霉烯类药物的消耗量（ATC 组别 J01DH）为每天每 1 000 名居民 0.05 DDD。2011—2020 年间，EU/EEA 人口加权碳青霉烯类药物的平均消耗量出现了显著增长，其中 11 个国家（即保加利亚、克罗地亚、爱沙尼亚、希腊、匈牙利、爱尔兰、意大利、拉脱维亚、立陶宛、波兰及斯洛伐克）呈显著增长，5 个国家（即比利时、芬兰、挪威、葡萄牙及斯洛文尼亚）呈下降趋势。

图 39.2　因故删除。

数据显示，抗微生物药使用量（社区、医院或总量）与 MRSA 检出率并不相关。历史上，丹麦和荷兰是门诊抗微生物药物使用每千人限定日剂量最低的。芬兰医院的 MRSA - HAI 发病率与丹麦和荷兰一样低[20,21]，但其门诊抗微生物药物使用每千人日剂量总量与英国接近，处于中等水平[284]，而英国的 MRSA - HAI 发生率较高且呈上升趋势[277,278,285,286]。2020 年，社区全身使用抗微生物药物情况的调查结果显示，荷兰、芬兰和丹麦报告的每天每1 000名居民抗微生物药物使用量分别为7.8、10和12.5 DDD，而保加利亚、罗马尼亚和希腊为＞20 DDD[283]。如果MRSA检出率与社区、医院或抗微生物药物的总使用量无关，那么控制传播的相似措施或许很可能解释芬兰、丹麦和荷兰3个国家之间MRSA－HAI发病率相似的原因。北欧国家相对较低的抗微生物药物使用并不是成功控制MRSA的主要原因的另一些理由是：① 在荷兰，当定植患者没有被怀疑且没有进行培养检测及隔离的时候，MRSA的流行经常发生[11,71]；② 尽管荷兰几十年来限制使用抗生素，但如果没有被怀疑、没有进行培养或检测和隔离VRE定植患者，则可能发生VRE流行[93]；③ 尽管有持久的抗微生物药物管理，但由于耐甲氧西林表皮葡萄球菌不是鉴定和隔离的目标，所以它没有像MRSA一样控制在低水平[22]。

也有人认为，北欧国家控制MRSA的关键或许是快速根除或去定植[221]，但荷兰根除疗法通常会延迟到条件最佳时才开始，经常在患者出院之后[287]。尽管如此，根除MRSA定植有助于预防MRSA的传播，因为个体不再定植就少了一个医疗保健相关传播的源头/宿主[73,288,289]，以及MRSA去定植的患者也不易获得MRSA－HAI[252,290-304]。在根除MRSA定植方面，有些MRSA去定植方法比其他更成功[22,305-307]，有些策略因为促进了耐莫匹罗星MRSA菌株的传播而未能控制MRSA－HAI[308-312]。只给有MRSA定植的患者应用莫匹罗星去定植而不是广泛应用，会减少MRSA对莫匹罗星的耐药性[253,290,311]。尽管大多数研究显示金黄色葡萄球菌和MRSA感染呈下降趋势，但这些下降并不总是在统计学上有显著差异[291,313]。在某些情况下，这是因为以前没有定植的患者被传染和感染[314,315]，也可能是因为在其他部位（非鼻腔）定植的患者短期鼻腔内使用莫匹罗星往往导致根除定植的失败[15,305,306]。Huang等进行了一项多中心随机对照试验，将MRSA定植患者分为出院后卫生教育和教育＋去定植两组进行比较[316]，去定植包括使用CHG漱口、沐浴或淋浴以及鼻腔内使用莫罗匹星，每月两次，每次5天，持续6个月。对参与者进行了为期1年的随访，发现完全遵守方案的去定植组较教育组的MRSA感染率下降了44%（HR＝0.56；95% CI，0.36～0.86）。Wendt等进行了一项随机安慰剂对照研究来评价局部MRSA去定植疗法（即CHG沐浴和鼻腔使用莫匹罗星），发现成功率仅为8%。MRSA定植在腹股沟、会阴等皮肤褶皱处或超过一个身体部位与MRSA持久存在有关[317]。另外，系统的覆盖式抗MRSA抗微生物治疗联合局部去定植也一直在研究[318-321]。一项关于口服利福平和多西环素进行局部去定植的RCT报告显示，1个月后的成功率为74%，而8个月后仅为54%[321]。莫匹罗星耐药预示着去定植失败。此外，已经有报道，当CHG被广泛用于去定植时，也已经出现了耐药[322,323]。

尽管根除MRSA定植是有帮助的，但对于较低水平的医疗相关MRSA传播和HAI发病率显然不是必要的[12,15,76]。从北欧、西澳大利亚和其他地方关于VRE的大量研究数据证实，即使无法根除，对所有定植患者进行ADI也能控制MDRO的传播和感染[93,96,103,324]。

从北欧和西澳大利亚以外的地区获得的数据会支持上述结论吗？我们回顾了超过100篇已出版的应用ADI控制MRSA和（或）VRE的研究[1-120]，多个机构报道用这种方法控制了MRSA和VRE。大多数报道的成功案例并非来自北欧或西澳大利亚。大多数研究描述了MRSA的控制情况[1-78,109-118]，通常是传播的流行[2-5,10-13,19,22,24,26-30,32-34,36,39,41,44,52,59,63,69,73-78,109-118]，还有一些是用MRSA去定植方案作为附加措施[1-3,7-11,14-18,22,24-29,31,33-35,38-52,56,57,60-63,65-68,72,73,111]。有超过30个研究报道是对VRE的控制[32,79-107,119,120]，其中约半数研究描述了流行性传播的控制[32,79-81,85,88,90-92,96,100,101,105,106]，也有一些研究报告把使用抗微生物药物控制作为附加措施[82,85,86,90,92,103,106,120]。

21世纪初，Chaberny等评估了在德国一所大学医院里常规外科病房和ICU患者入院时的筛查对全院MRSA感染的影响[108]。干预期为6个月，对干预前30个月和后24个月的间断时间序列进行分段回归分析，发现干预后的第24个月较干预前的最后一个月的MRSA感染率下降了57%（0.18/1 000住院日 *vs.* 0.417/1 000住院日）。随后，两项美国的研究描述了在一家大型医院组织[111]和国家医疗系统对地方性MRSA流行的控制情况[109]。Robicsek等开展了一项关于对MRSA阳性患者采取主动筛查、接触预防和局部去定植的大型观察性研究。一开始，PCR监测仅用于ICU的患者中，MRSA的发病率从以前的8.9/10 000住院日下降（下降不明显）到7.4/10 000住院日。当监测范围扩大到所有入院患者（普遍监测）时，这一下降变得很明显，仅为3.9/10 000住院日[111]。泊松分析显示，采取了这些控制措施后，所有类型的MRSA感染，包括血流感染、呼吸道感染、手术部位感染及尿路感染均有所下降。在美国VA医疗保健系统中，Caffery等的研究表明，甲氧西林敏感金黄色葡萄球菌（methicillin-susceptible *S. aureus*，MSSA）和MRSA感染的发病率在2002—2009年均呈上升趋势，医院、长期护理机构（long-term care facilities，LTCF）和门诊每年分别上升14%、10%和37%（$P < 0.001$）[112]。Jain等自2007—2010年在美国所有退伍军人医院结合PCR进行MRSA主动筛查，作为MRSA ADI集束干预措施的一部分来控制MRSA[109]。除主动筛查外，MRSA集束干预措施还包括针对MRSA阳性（定植或感染）患者的接触隔离措施、手卫生，以及医院文化的改变，它强调了每个医疗服务提供者在MDRO和HAI控制方面的重要作用和责任。医疗相关MRSA感染的发病率显著下降，在ICU下降了62%（1.64～0.62/1 000住院日，$P < 0.001$），在ICU外下降了45%（0.47～0.26/1 000住院日，$P < 0.001$）。Nelson等进行经济分析发现，这种干预措施的增量成本效益比范围为28 048～56 944美元/生命年[113]。Evans等报道了在VA的22个脊髓损伤急症护理病房（spinal cord injury unit，SCIU）中实施ADI干预措施的研究[114]，

从 2007 年 10 月到 2011 年 6 月，每月 MRSA - HAI 发病率下降 81%，从 1.217/1 000 住院日下降到 0.237/1 000 住院日（$P<0.001$）。其中，血流感染下降了 100%（$P=0.002$），皮肤和软组织感染下降了 60%（$P=0.007$），尿路感染下降了 33%（$P=0.07$）。2014 年，Evans 等报道了应用这些干预措施对 133 家美国 VA LTCF 的影响[115]，发现 2009 年 7 月至 2012 年 12 月期间，全国范围内约 1 290 万个住院日，在此期间，平均每季度 MRSA 入院流行率从 23.3%上升至 28.7%（$P<0.000\ 1$，泊松回归趋势），但 MRSA - HAI 总发生率下降了 36%，从 0.25/1 000 住院日降至 0.16/1 000 住院日（$P<0.000\ 1$，泊松回归趋势）。最后，Evans 等在 2017 年报道了 VA 医疗保健系统 MRSA ADI 预防干预措施在 2015 年 9 月之前的持续影响，127 家急症护理机构、22 家 SCIU 和 133 家 LTCF 提供了月度数据。从 2007 年 10 月到 2015 年 9 月，急症护理 ICU 和非 ICU 患者共有 23 153 240 个住院日，SCIU 患者共有 1 794 234 个住院日；从 2009 年 7 月到 2015 年 9 月，LTCF 共有 22 262 605 个住院日，总计超过 4 700 万个住院日。每月的 MRSA - HAI 发病率在 ICU 下降了 87.0%，非 ICU 下降了 80.1%，SCIU 下降了 80.9%，LTCF 下降了 49.4%（所有 P 值均以$<0.000\ 1$ 为趋势值）。2015 年 9 月，VA 医疗保健系统全国范围内报告的 MRSA - HAI 感染中 2 例发生在 ICU、20 例在非 ICU MRSA - HAI（其中 3 例在 SCIU）和 31 例在 LTCF。与 Robiscek 的研究类似，所有类型的 MRSA 感染都显著下降[109-115]。此外，在参与研究的医院中，VRE 感染率也相应下降，提示用于控制 MRSA 感染的 ADI 集束干预措施同样有助于控制其他 MDRO 感染。

手卫生对控制 MRSA 和 VRE 的效果

如果预防传播被认为是控制诸如 MRSA 和 VRE 等 MDRO 的关键，那么有些人可能会疑惑更好地执行手卫生和（或）使用抗微生物洗手液是否足以达到这一目的。已经有很多关于手卫生依从性不够的研究[200,325,326]，但问题依然存在。CDC 手卫生指南的主要作者 Boyce 和 Pittet 推荐使用含乙醇手消毒剂并开展激励活动，以提高临床手卫生的依从性[327]，但也发现这些措施在他们的医院也没能很好地控制 MRSA。因此，参照 ADI 监测培养[4,14,289]或采用 PCR[291]进行主动筛查，并对所有定植患者进行接触隔离，也被加到了控制措施中[109,112-115]。Huang 等发现，医务人员在接触不同患者时使用含乙醇手消毒剂常规执行手卫生，并通过开展激励活动将手卫生依从性从 40%提高到 80%，但并没有降低 MRSA - BSI 发病率[76]。

另一个假设的问题是，较好地执行手卫生和（或）使用抗微生物洗手液可以满足控制医疗相关 MRSA 或 VRE 在较长时间内保持一个很低的水平，但仍缺乏跨地域的用这种方法长时间控制 MRSA 和 VRE 传播的案例。尽管自 1996 年开始，美国已有数千家医院被要求落实标准预防措施，但相对较少的几家医院报道他们采取手卫生而没有采取监测、培养、药敏和接触隔离，也适度控制了 MRSA[38,328-331]。与此相反，美国部分医院采取监测培养/检测，以及对所有定植患者实行接触隔离[109,112-115,332,333]，还有许多医院甚至 VA 医疗保健系统报道他们在应用这些措施控制 MRSA - HAI[1-120]。单独采取手卫生控制 MRSA 和（或）VRE 的另一个重要问题是，护理定植患者经常导致医务人员衣服[170,175]、在定植患者病房使用的个人设备（如笔、笔记本、传呼机、电话等）[176]和医疗设备（如听诊器、止血带、血压计袖带、反射锤、耳镜、眼镜、电子体温计、心电图导线、电脑按键）[170]的污染，这些能将病原菌直接传染给其他患者或者通过污染医务人员的手而导致传播。接触未隔离患者周围环境表面引起医务人员手污染[169]，从而导致病菌传播或者设备污染。如果不消毒的话，MRSA 和 VRE 在衣服或物体表面可存活数周甚至数月[334]。此外，被定植或感染患者污染的病房在使用常规医院清洁方法[335]后仍然是污染状态，可能需要采取额外的措施去除污染[335,336]。此外，病房内被污染的环境表面也被认为是后来入住病房的患者的定植来源[337]，加强环境清洁并不能完全消除这种风险[338]。基于流行病学资料的数学模型支持监测培养/检测和隔离的有效性，对单独手卫生控制 MDRO 传播的效力提出了质疑[339-341]。

尽管不能单独依赖它控制 MDRO，手卫生仍然是有帮助的[327]。已经有几项研究表明，手卫生的提高使 MRSA 和 VRE 得到较好的控制。但证据等级只有中等，而且往往表现出只对控制一种病原体有效而非所有目标菌[38,328-331,342]，并且不清楚除提高或者强化手卫生之外是否还与其他 IC 措施联合干预有关[343]。一项时间序列分析描述了使用含乙醇手消毒剂对医疗相关 MRSA 感染的影响[344]，含乙醇手消毒剂的使用量每增加 1%，MRSA 感染率就会下降 5.37%。虽然这一结果令人鼓舞，但是一家大型医疗机构能够将高水平的手卫生维持多长时间，这项干预措施的远期效果如何都还不清楚。另一个例子中，Larson 等报道，在一家给予干预措施的小型医院中，通过提高用肥皂和流动水洗手依从性后，VRE 显著下降，而 MRSA 下降不明显。邻近的一家作为对照的小型医院，在没有采取该项措施的情况下 VRE 也相对下降了 44%[328]。此外，两项在新生儿重症监护病房（neonatal intensive care unit，NICU）进行的控制 MRSA 的报道称，他们统一更换了用于医务人员手卫生的抗微生物肥皂和用于新生儿沐浴的消毒剂[38,329]，但是两个研究都同时应用了 IC 的其他措施，一个采用监测培养（对培养阳性的患者采取相关控制措施）[329]，另一个则使用手套、隔离衣，采用集中隔离和监测培养[38]。在后一个研究中，不清楚是不是把氯己定更换成 0.3%的三氯生是控制感染的主要原因，因为更换前仅有 2 个月观察时间，而且往往会因较低监测频率（仅仅在患者入院、出院时实施）而导致控制措施不及时[38]。Gordin 报道，在 VA 医院将抗微生物肥皂换成含乙醇手消毒剂 3 年后，所有类型的新的医疗相关 VRE 检出率相对下降了 41%（相当于医院每年减少 17 例病例），所有类型的新的医疗保健相关 MRSA 检出率相对下降了

21%(相当于医院每年减少 19 例病例)[330];由于仅有一小部分定植患者被临床培养检测到，未能进行全面监测培养/检测，使得对干预效果的估计不如已经进行全面监测培养/检测的精确，而且与使用 ADI 的相比，报告的减少的幅度不大[76]。使用含乙醇手消毒剂并不会提高手卫生依从性[345,346]。Pittet 等报道，在改用含乙醇手消毒剂和开展提高依从性的宣传活动后，MRSA 得到了明显的控制[347]，但因同时对每例定植患者采取主动监测和实施接触隔离，使得手卫生的独立效果难以评估[14]。最后，提高手卫生依从性并不总是与 HAI 发病率或 MDRO 传播的显著改善相关联。一项在 ICU 开展的为时 2 年的用乙醇类手消毒剂控制 MDRO 感染效果的交叉研究发现，尽管手卫生依从性显著提高(一个病区从 37%提高到 68%，另一个病区从 38%提高到 69%)，但 MDRO 感染率并未相应下降[348]。值得注意的是，这项研究的学者表示，手卫生仍然是预防和控制感染的重要措施，但需要对其作为单一干预措施对 HAI 的影响有符合实际的预期。

研究表明：隔离非必要、无效或对患者有害

许多刊物发表文献称，使用 ADI 来控制 MRSA 或 VRE 是非必需的，原因如下：① 据报道，即使不隔离定植患者也不会造成 MRSA 传播[349]，② 隔离措施并无效果[217]，或③ 隔离对患者有害[350]。根据 Nijssen 等进行的研究，一个 ICU 病房内有 9 例 MRSA 定植患者，但在未采取隔离措施的情况下，10 周内未发现有传播迹象[349]。可惜 Nijssen 等并未说明该 ICU 实施了何种预防措施(如标准预防、普通屏障防护或单间隔离)，故研究结论有待解释。另外，该研究还报道，4 年间(1999—2002 年，包括上述 10 周研究期)，该 ICU 的临床 MRSA 分离率并无明显变化，提示 MRSA 未被有效控制，故上述 10 周的短观察期作为研究样本并不精确(统计学角度)，该结论具有误导性。其他 ICU 研究证实：尽管实施标准预防措施，但 MRSA 仍然在 ICU 内传播[76,221,351];而对所有定植患者实施监测培养/检测和接触隔离措施可显著减少 MRSA 临床分离株[3,109,111];其中一项研究显示，在分阶段实施后的 16 个月内，MRSA - BSI 减少了 75%[76]。这些数据与 Nijssen 等报告的未使用 ADI 的 4 年间无改善的情况形成巨大反差[349]。

Cooper 等编写出版的论文引发了一些学者的质疑，即隔离究竟是否可以控制 MRSA 一类的 MDRO[217,352,353]。第一篇是对 46 项选定的 MRSA 控制研究的结构化综述，结论是这些研究不能得出单独采取隔离措施能够有效控制 MRSA，但“有证据表明，包括隔离在内的协同措施可以减少 MRSA，即使在流行环境中也应该继续应用，直到进一步的研究确定其他有效方法”[352]。4 个月后相继发表的另一篇研究发现，在控制 MRSA 流行方面，隔离并不优于标准预防措施[217]。一项综述表明，6 项研究提供了“更有力的证据”，其余 40 项研究的证据力度则较小[352]，这可能是因为几乎不存在 α 错误或回归均值对观察结果的影响。在上述 6 项研究中(证据更有力)，有 5 项研究通过施行监测培养和隔离措施成功控制了 MRSA，但 10 年后其中一项研究因“临床不便利”而放松相应的控制，最后控制失败[19]。Cooper 等认为控制失败是由于入院患者定植的数量增加或菌株的变化，而不是控制措施改变(即放宽)，但没有提供得出这一结论的依据[352]。放宽控制措施后，MRSA - BSI 的数量从放宽前两年的 3 例增加到放宽后两年的 92 例[19]。上述 6 项研究中(证据更有力)的第 6 项研究报道，尽管在 8 年内实施了监测培养和接触防护，但仍控制失败[354]，而 Cooper 等忽略了新发现的定植大多来自临床培养，这表明大多数定植患者并没有通过监测检测被发现并隔离[352]。若 8 年研究期间一直如此，就很可能解释了该研究失败的原因。

其他采用监测培养和隔离措施的研究，大多数报告 MRSA 得到了控制，但由于认为证据力度为“中等”或“较弱”而未被 Cooper 等接受，原因可能为样本量较小且缺少随机和多变量分析导致研究有缺陷和偏移。虽然 Cooper 等发现了其他研究的缺点及可能的遗漏，但他们没有注意到，几十年来，多个国家和西澳大利亚州采用监测培养和隔离措施的方法将 MRSA 控制在非常低的水平，而未常规实施监测培养和隔离措施的其他欧洲国家[277,278]和澳大利亚各州[279]的 MRSA 率则高得多。另外，Cooper 等也未能注意到，几乎所有对定植患者采取监测培养和隔离措施的研究报告均表明可有效控制 MRSA，唯一明显的失败案例是前面提到两项研究，一项是在放松控制措施后，另一项是未识别和隔离所有定植患者。Cooper 等认为第三项研究(被认为证据力度“中等”)也未能控制 MRSA，但相关内容在论文中并未提及[352]。另外，英国国家指南与 Cooper 意见相左，该指南将此研究作为一个成功例子引用，并指出通过此研究的措施可有效控制大规模暴发事件，以及通过积极处置可大幅减少 MRSA 定植/感染患者的数量[286]。

Cepeda 等的另一篇文章一开始就引用了他们自己的综述，否定了之前报告的成功控制 MRSA 的研究，认为这些研究“通常是为了应对暴发，而不是在高度流行的 ICU 内进行的”[217];但许多研究发现，在 MRSA 流行多年的环境中，通过主动筛查和接触隔离——ADI，控制了 MRSA[2-5,10,24,26,27,30,32-34,36,39,41,44,52,59,63,69,73-76,78,109-115]，包括在涉及 ICU 的多种环境中都有所应用[3,4,24,26,27,30,76,109-115]。许多其他的支持性研究表明，对流行的 VRE 有相同的控制措施——另一种 MDRO，具有类似的传播模式，并且在 ICU 中的增殖和传播方面具有类似的选择性优势[32,79-81,85,88,90-92,96,100,101,105,106];Hill 表示，对其他条件进行“类比推理”是从流行病学研究中获得真相的重要方法[356]。

Cepeda 等从他们简短的研究中得出结论，“在使用标准预防措施之外”，隔离并不能减少 MRSA 的传播，但这个问题甚至没有在研究中得到解决。Cepeda 等报道，在两个研究阶段使用相同的屏障预防措施(即护士“在每个护理班次中”都穿一次性围裙，并戴上手套为皮肤完好的患者翻身)，并为每位患者配备了专用设备(即与接触隔

离措施非常相似的预防措施)[217]；Wilson 和其他两位作者回复编辑表示，两个研究阶段的唯一不同之处在于是否将定植患者转入隔离病房[357]。当根据“转移”阶段划分为两个独立时间段，每个时间段为 3 个月时，由于两个研究阶段(即转移与不转移患者)之间的差异相对较小且研究时间较短，所以都倾向于阴性的结果。多项报告 ADI 显著控制的研究表明，取得这样的结果需要远超 6 个月的干预时间[30,76,109-115]，其中一项研究与 Cepeda 的研究一样使用了多变量分析调整了其他控制预测因素[30]。在两个研究阶段均未出现控制趋势的原因(即尽管在两个研究阶段均对所有患者采取了屏障预防措施)可能包括选择无袖围裙而非隔离衣作为屏障，以及在长期高流行率的 ICU 中未控制医务人员的定植，这可能导致了两个研究阶段的传播[46,206-208,288]。围裙可能导致了袖子的污染，也可能造成了 MRSA 在两个研究阶段传播。例如，当一名护士护理许多 MRSA 患者中的一名患者时，该护士会为“邻床护士”交叉护理或帮忙为患者翻身，即使已经洗手并脱除了受污染的围裙，污染的袖子仍可能会将 MRSA 传播给未被感染的患者。不仅如此，护士的手卫生依从率仅为 21%，且未对脱除围裙进行监测。据报道，护士在接受监测时 99%的时间都穿着围裙，这让人担心她们可能在“整个护理班次”都穿着围裙，而没有根据需要适当脱下围裙以防止传播。之前的研究发现，在患者之间保留个人防护设备/屏障可导致 MRSA 传播[5,358]。

Harbarth 等的另一项前瞻性交叉试验比较了在入院时使用快速筛查和标准 IC 措施与仅使用标准 IC 措施对瑞士外科手术人群中医疗保健相关 MRSA 感染的影响。标准 IC 措施包括接触预防、调整围手术期抗生素，以及对 MRSA 阳性患者进行局部去定植[333]。此外，分析还尝试调整了混杂因素和长期趋势，如研究月份、使用含乙醇手消毒剂进行手卫生，以及定植压力。不同于其他研究发现手术患者的 MRSA 感染率明显下降[109-111]，这项研究发现增加快速筛查与手术患者 MRSA 感染率明显下降无关；但该人群的 MRSA 感染率相对较低(因此可能会降低强度)，而且至少有 6%的患者从未被筛查。患者仅在术前接受筛查，不进行术后筛查。在术前被确定为 MRSA 阳性并接受了 CHG/红霉素去定植和使用万古霉素作为手术预防用药的患者，均未发生 MRSA 感染。该项研究和其他研究提出了有关控制 MRSA 的重要问题，包括哪些患者群体将从筛查中获益最多、什么是最有效的筛查方法，以及其他辅助措施的作用，如局部去定植和调整围手术期预防使用抗生素。

Cepeda 等呼吁进行一项 RCT 研究来证实他们发现的隔离无效的结论[217]，但应注意的是：① 随机化并不能消除前面提到的 Cepeda 研究中有利于得出阴性结果的问题；② 当这种方法用于整个患者群体时，不需要随机化来提供具有代表性的研究样本，如 VA 医疗保健系统[109,112-115]、北欧多个国家[22,277,278]和西澳大利亚[28]。有些学者认为，随机对照研究比非随机流行病学研究更有可能得出准确、有效的结果，但最近的荟萃分析发现，无论是对特定问题进行随机化还是非随机化研究，其结果的不确定性通常都很大[359,360]。造成随机和非随机研究间(对同一问题)相似的不确定性和误差的原因可能是，随机化主要有助于防止选择偏倚(仅为最新流行病学词典中所列偏倚类型的 1/23)，但对许多其他类型的偏倚及其他类型错误的概率都无影响，例如由于样本量和统计功效不足而导致的 β 错误。2011 年，一项万众期待的整群随机试验公布，其目的是评估在 ICU 积极监测的情况下，对 MRSA 或 VRE 阳性患者采取“扩大屏障预防措施”对 MRSA 和 VRE 定植及感染发生率的影响[361]。这是一项复杂的研究，所有参与研究的 ICU 都进行主动监测(培养)，培养策略为：入 ICU 时、入 ICU 后每周、出 ICU 时进行培养；但监测培养的结果只提供给干预组 ICU；在非干预(对照)组 ICU，患者采用标准预防措施进行护理。在干预组 ICU，发现 MRSA 或 VRE 阳性的患者将使用扩大屏障预防措施进行护理；所有其他患者均使用通用手套进行护理，直到监测培养结果呈阴性，然后再使用标准预防措施进行护理。干预组 ICU 与对照组 ICU 之间的 MRSA 或 VRE 定植、感染事件在 ICU 层面的发生率没有统计学差异；但该研究也存在公认的局限性，对扩大屏障预防措施的执行程度低于要求，这可能会大大影响其预防传播的效果，尤其是考虑到报告的 MRSA 和 VRE 定植率分别比其他研究高出 15%和 64%。此外，所有监测样本都要运送到一个中心进行检测，因此平均要到 5.2 天后才能得到结果(ICU 平均住院时间约为 5 天)。这大大延误了对 MRSA/VRE 阳性患者采取扩大屏障预防措施的时间，增加了他们仅接受通用手套护理的时间，从而增加了传播的风险。事实上，在 ICU 住院时间≥3 天的患者中，有 41%的患者住院日与结果报告日一致或相近。此外，干预期只有短短 6 个月，这对评价干预效果来说时间太短，因为其他研究指出，有时在 ADI 项目启动一年或更长时间也无法观察到 MRSA 或 VRE 定植、感染的显著减少[30,76,361]。

Huang 等在布莱根妇女医院开展了一项研究，比较 ADI 和强化标准预防措施后发现 ADI 效果更好，强化标准预防措施对 MRSA - BSI 感染率没有影响，而通过监测培养和隔离定植患者，MRSA - BSI 发生率降低了 75%[76]。Huang 的研究是一项非随机回顾性时间序列分析，但两项研究(名义上比较同一措施)之间存在多个重要差异(不同于随机化研究)。例如，Huang 的研究时间更长，显然有足够的统计功效，而 Huskin 的试验则表示有 80%的能力检测到 MRSA 和 VRE 的发生率至少降低了 30%。考虑到干预时间较短(以及大部分患者在得知培养结果时已被排除或已从 ICU 出院)，因此证据力度仍不够。此外，Huskin 的试验只包括一家大型医院的一个 ICU，将“入院培养”定义为在最初 48 h 内进行的培养，并将监测培养结果送至外部实验室(并在 5 天后得到结果)，因此与 Huang 的研究相比，Huskin 的试验更有可能出现阴性结果。这是因为 Huang 的研究试图对所有 ICU 的所有入院患者进行培养，从而阻断院内大部分高危患者的传播问题。

根据几项非对照研究报道，与未被隔离的患者相比，被采取接触隔离措施的患者接受检查的频率更低或时间更短[362-364]；还有一些研究报告称，接触隔离措施的患者抑郁和焦虑的发生率显著升高[365]。一项非随机研究表明，因 MRSA 而被隔离的患者发生褥疮、跌倒或体液/电解质紊乱的概率明显高于未被隔离的非 MRSA 患者[350]。研究并未发现诊断、手术、麻醉、医疗程序、药物不良事件或病死率显著升高。该研究的学者以及其他研究的学者都强调，医院或其他医疗保健机构应该对可能由接触防护引起的不良事件进行监控[366]。很多学者使用这些研究结果作为反对采取隔离措施控制 MRSA 或 VRE 的理由，但没有人反对使用隔离措施控制其他病原体，如 SARS-CoV-1、SARS-CoV-2 或结核分枝杆菌，这些病原菌不仅会感染和导致其他患者死亡，也会感染和导致医务人员死亡，这表明他们认为对于保护医务人员的安全，隔离是可以接受的。如果这些研究结果得到其他研究的证实，那么医疗管理人员不应允许隔离患者得不到妥善护理的情况发生，而应将此作为质量改进问题加以处理。这不应成为限制有效控制措施的理由，因为这可能导致致命感染的传播。

总的来说，迄今为止的研究表明，由于 MDRO 的基线流行率、医院文化、规模、患者数量以及是否存在单人病房等因素往往存在很大差异，所以没有一种“万能”的方案设计能用于所有医院有效控制 MRSA 和 VRE 等 MDRO。有关 MDRO 控制问题的研究应包括研究单位是否全部或大部分为单人病房，因为在这种情况下，即使有人声称没有实施接触隔离，“接触隔离”在很大程度上是得到了实施的。

从成本效益角度看通过感染控制遏制 MDRO 的重要性

多项研究表明，与同种易感菌株的感染相比，MRSA-HAI 或 VRE-HAI 造成的人力和经济成本更高[1,130-133,141,140,367-369]，但也有一些研究对采用监测培养/检测以识别并隔离纳入 ADI 的所有定植患者的成本效益提出了质疑。试图解决这一问题的研究采用了不同的方法，结果得出一致结论：应用该方法控制传播病原体花费的代价比采取无效措施或放任地方性或流行性传播的代价要低[2,13,32,101,369-374]。有研究认为这是较为经济的做法，因为通过监测培养/检测确认并隔离所有定植患者后，传播途径被遏制，需要隔离的患者数进一步减少，故最终隔离的代价反而降低了。其他研究者通常发现成本较低，至少部分原因是 MRSA 或 VRE 导致的更昂贵的感染治疗费用明显降低。最近一项与 MRSA 筛查计划相关的成本评估表明，“需要采用系统和定量方法来了解医院采用的各种 MRSA 筛查计划（即使用的测试和筛查的人群）的有效性和成本影响”[375]。与不筛查相比，不同的筛查项目（所有患者、高危患者、ICU 患者、手术患者或既往 MRSA 定植/感染患者）每月可能节省 12 158～76 624 美元；对用于高危人群筛查的多个检测项目进行分析发现，当日 PCR 快速检测可减少感染及具有最低总成本。当然，筛查程序的效果还受传播速率、感染转化率、流行率和医院规模的变化影响。值得注意的是，在各特征参数中，结果报告周期具有较大影响力[375]。

小结

MDRO（尤其是 MRSA 或 VRE）无节制的扩散导致美国医疗系统每年有数十万患者感染 HAI，引起数万人死亡。一个成功的 IC 计划的组成部分包括：对医务人员进行关于控制 MDRO 导致的 HAI 重要性的培训；利用有效且可重复的监测方法和反馈机制来提高医务人员手卫生依从性；提倡合理使用抗微生物药物；实施 DAI 集束干预措施并监测依从性；以及正如本章所展示的，识别传播源（尤其是定植患者）。对所有定植患者进行积极的监测培养/检测和接触防护措施，可控制 MRSA/VRE 感染并节约成本。控制措施对地方性和流行性传播的效果已在医院病房、医院、地区和国家层面被验证。当然，关于常规进行积极监测仍存在争议，许多研究者也正努力提供更多有用信息。

致谢

特别感谢撰写本章前一版本的 Cassandra Salgado 博士。

第40章

Wing Hong Seto · Janice Lo
(张尧 译;姚雨濛 校)

医疗保健相关呼吸道病毒感染

Healthcare-Associated Respiratory Viral Infections

引言

急性病毒性呼吸道感染是住院的常见原因,而与医疗保健相关的聚集性感染并不罕见。尽管许多病毒可以引起这些感染,许多患者也因此住院治疗,但这个问题在全球范围内的规模尚不清楚。实验室诊断能力的不足和不均匀是导致无法回答此问题的瓶颈所在。然而,随着技术的进步和全球卫生事业的发展,病毒诊断能力不断提升,并得到了世界卫生组织(WHO)通过其全球流感监测和应对系统的倡导和支持[1]。在中国香港,自 1963 年首次被 WHO 指定为"国家流感中心"以来,就建立了这样的实验室能力。2014 年,中国香港病毒学实验室对于呼吸道病毒感染的诊断从传统的细胞培养分离病毒转变为多重分子检测。实验室接收来自公立医院、私立医院和诊所的具有呼吸道病毒感染症状患者的临床标本。向私立部门提供的服务(除参加政府哨点监测计划的全科医生外)是在收回成本的基础上收费的。所有标本均进行了一系列呼吸道病毒的检测,包括甲型、乙型和丙型流感病毒,副流感病毒 1~4 型,呼吸道合胞病毒(RSV),腺病毒,人偏肺病毒(HMPV),以及小 RNA 病毒。除了向临床医生报告检测结果用于患者诊疗,检测结果还可用于公共卫生的流行病学数据来源。在 2018 年进行的病毒检测中,流感病毒和小 RNA 病毒在阳性标本中占大多数,合计约 65%(表 40.1)。大多数标本来自住院患者,主要来自儿童和老年人。显然,这些患者的感染控制具有其特殊的挑战和要求。

表 40.1 2018 年中国香港病毒学实验室鉴定的病毒(共 255 610 份呼吸道样本)

鉴定的病毒	数量
流感病毒(A、B 和 C 型)	23 462(9.2%)
副流感病毒(1、2、3 和 4 型)	10 325(4.0%)
呼吸道合胞病毒	6 036(2.4%)
腺病毒	3 221(1.3%)
小 RNA 病毒(鼻病毒或肠道病毒)	23 204(9.1%)
人偏肺病毒	5 848(2.3%)

这一章分为两个部分。第一部分提供了与感染控制相关的病毒的重要背景信息;第二部分涵盖了感染控制策略。

病毒

虽然急性病毒性呼吸道感染引起的死亡人数在逐年下降,甚至在发达国家已经不常见,但是与呼吸道相关的疾病仍然是一个重大的社会负担。大量的感染病原体导致疫苗研制困难和抗病毒药物研发缓慢。因此,采取非药物干预对控制急性呼吸道病毒在医院和社区的传播至关重要。

大多数呼吸道病毒病原体受明显的季节性影响。对于不同的地区,特别是在不同的气候条件下,病原体随季节变化可能会有所不同。虽然相关机制仍不清楚,但是许多传染病的季节性特征相对稳定并被充分的文献所支持[2,3]。掌握疾病发病率的季节性和周期性变化信息,不仅有助于临床患者的管理,对于预防策略的设计和实施也必不可少。

要制定有效的感染控制措施,必须了解影响呼吸道病毒传播的因素。这些因素包括:

(1) 呼吸道分泌物中的病毒浓度。

(2) 病毒脱落期。

(3) 病毒在气溶胶中或在手表面或无生命环境中存活的能力。

(4) 传播途径。

(5) 最小感染剂量。

(6) 固有(非特异性)免疫和特异性宿主免疫。

(7) 社会因素(如,拥挤、人员流动性)。

引起呼吸道疾病的病毒包括来自不同属种的多种病原体,包括:正黏病毒科(流感病毒),副黏病毒科(副流感病毒、RSV 和 HMPV),冠状病毒科[人类冠状病毒和严重急性呼吸综合征(SARS)冠状病毒],腺病毒科(腺病毒),微小 RNA 病毒科(鼻病毒和肠病毒)。这些病毒可感染呼吸道的不同部位,引起各种症状,从上呼吸道的流涕和咽喉痛,到下呼吸道的毛细支气管炎和肺炎。临床症状的严重程度可从亚临床持续发展到严重的发病甚至死亡。同样的病毒在不同的个体可能有不同的临床表现,宿主自身因素与免疫状态在病程进展中发挥重要的作用。

临床诊断不能准确区分这些不同的病原体感染。明确诊断需要进行实验室检测。与传统的病毒培养或抗原检测相比,近年来随着呼吸道病毒分子检测技术的广泛使用,不仅缩短了检验时间,同时提高了检验的灵敏度。

然而，病原体的最终诊断在患者管理中并非必需的，主要的治疗方法是支持治疗和缓解症状，感染控制措施主要以预防飞沫传播的措施为主。这与呼吸道病毒主要通过飞沫和接触呼吸道黏膜分泌物传播一致。只有在极少数情况下，特定的实验室诊断才会在临床上具有相关性，例如支持流感患者继续使用抗流感药物，明确免疫受损的重症患者的感染病原体。实验室鉴定呼吸道疾病暴发的病原体也有助于指导控制措施。在公共卫生层面，实验室数据有助于掌握一个地区各种病毒感染的流行病学，包括易感年龄组、季节性和周期性。关于受污染表面的清洁消毒，应使用对包膜病毒和非包膜病毒都有效的消毒剂，比如适当浓度的新鲜制备的次氯酸钠。

流感病毒

流感病毒是一种有包膜的 RNA 病毒，分为甲型、乙型和丙型。它被认为是引起呼吸道病毒感染的重要病因之一。感染范围从伴有发热、肌痛、咳嗽、咽喉痛等典型“流感样疾病”的上呼吸道感染，到肺炎和偶尔严重的全身症状的下呼吸道疾病。潜伏期通常为 1～3 天，在发病后几天内病毒通过呼吸道飞沫和分泌物播散，儿童可能延长至 1 周[4]。从病毒学角度来看，甲型和乙型流感病毒的染色体由 8 个 RNA 片段构成。其中的两个基因片段，血凝素(H)和神经氨酸酶(N)，编码了表面蛋白，是免疫系统攻击的靶点。甲型流感病毒包括 18 种 H 亚型和 11 个 N 亚型。H1 到 H16 亚型的病毒，与不同的 N 亚型排列组合，可以在鸟类物种中发现，是该病毒的自然宿主[5]。H17N10 病毒最初于 2012 年在危地马拉的蝙蝠中被发现[6]，而 H18N11 于 2013 年在秘鲁的蝙蝠中被发现[7]。其他动物，包括人类，只携带有限数量的甲型流感病毒亚型。由于自然界中发生的遗传重组，整个基因片段特别是甲型流感病毒 H 和 N 基因发生交换，被称为“基因置换”，导致人类几乎没有免疫力，周期性出现，造成大面积流行。在 20 世纪，H1N1(1918 年)、H2N2(1957 年)、H3N2(1968 年)及最近的 H1N1(2009 年)导致了连续的甲型流感病毒流行。它们的流行在发病率、死亡率以及患者年龄和人群特征等方面具有不同的特点。这主要是由病毒和宿主免疫因素相互作用决定，也和支持治疗手段的进步有关，包括继发细菌感染抗菌药物的使用、抗病毒药物的研发、生命支持措施的进步及感染控制措施的加强。1918 年的大流行很可能是由一种完全源自禽类的病毒引起的[8]，全球大约有 30%的人被感染，死亡人数达 4 000 万，大多是年轻成年人[9]。继发性细菌感染可能发挥了重要作用[10]。1957 年和 1968 年的大流行死亡率较低，可能是由于病毒的毒力较弱以及和医疗技术水平的进步有关[11]。引起 2009 年大流行的 H1N1 病毒很可能是猪源性的[12]。总体死亡率低于 0.5%。与季节性流感不同，2009 年大流行病毒引起的严重病例大多数发生在儿童和非老年的成年人中，约 90%的死亡患者<65 岁[13]。这种现象是因为甲型 H1N1 病毒自 1918 年至 1950 年循环出现，因此，在此期间出生的人由于既往感染过 H1N1 而具有一定程度的保护性免疫[14]。目前，甲型流感病毒 H1N1 和 H3N2 作为季节性流感正在共同传播。除了抗原置换，甲型流感病毒和乙型流感病毒还会不断发生抗原漂移，主要在 H 基因中的累积突变会导致新毒株的出现，降低了人群对这些新毒株的免疫力[15]。这种漂移毒株会在不同季节引起不同严重程度和持续时间的暴发。流感感染的季节性在世界各地有明显的不同。在温带气候国家主要在冬季有高峰，热带地区全年均会发生。在中国香港，尽管时有变化，但通常有冬季和夏季两个明显的高峰，其间甲型流感或乙型流感病毒占主导地位(图 40.1)。丙型流感病毒引起的感染通常轻微且零星分布，不是医疗关注的重点。

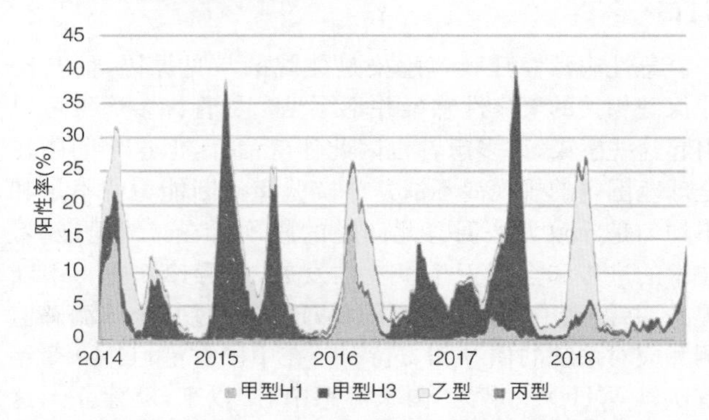

图 40.1　中国香港甲型至丙型流感病毒的季节性模式(2014—2018 年)。

以临床和实验室为基础的甲型和乙型流感病毒监测具有全球意义，可用于监测抗原漂移和置换的发生。世界卫生组织(WHO)设有实验室网络，包括国家级和其他一些合作实验室，在这里可以系统地分析毒株特征，用于监控目前流行的流感病毒株，并每半年提出南北半球疫苗建议[16]。

非季节性流感病毒(包括禽流感)

除了循环的季节性流感病毒，跨越物种屏障感染人类的甲型流感病毒感染也时有发生，主要来自禽类和猪。自 1997 年以来，来自禽类的高致病性甲型流感病毒 H5N1 引起的人类感染在不同国家被多次检测到。H5 感染的累计死亡率迄今为止超过 50%[17]。该病毒易感染下呼吸道，这与病毒隐藏的表面受体显露出来有关(如唾液酸通过 α-2,3 连接与半乳糖结合)[18]。甲型流感病毒 H9N2 已在人类中时有发现，这是禽类直接传播人的结果。感染症状大多是轻微的和自限性的[19]。2013 年，中国首次检测到人类感染甲型流感病毒 H7N9，随后在 2017 年之前共造成 5 次年度流行[20]。虽然在禽类中的致病性较低，但 H7N9 病毒可导致人类严重感染[21]。人类感染甲型流感病毒 H7N9 的终止与中国家禽引入 H7 疫苗的时间吻合。其他甲型流感病毒亚型，如 H10N8，也偶尔被报道引起人类感染[22]。

除了禽流感病毒，猪甲型流感病毒在人类感染中也被偶尔检测到。其多为自限性，和季节性流感病毒相似。尽管如此，大规模流行潜在危险不可忽视。事实上，2009 年流行的 H1N1 病毒也被证明其基因与猪流感病毒最密切相关[12]。因此，世界卫生组织(WHO)一直保持警惕，定期监测具有大流行潜力的人畜共患流感病毒，并定期发布有关候选疫苗病毒的信息，作为大流行应对准备的重要组成部分[23]。

流感抗病毒药物

流感病毒监测的另一个重要方面是监测抗病毒耐药性的出现和流行程度。目前，神经氨酸酶抑制剂，如奥司那韦和扎那米韦，是主要的抗流感药物。大多数甲型流感和乙型流感病毒通常是敏感的。然而，偶尔在 N1 基因中发生突变导致氨基酸改变（H275Y），使 H1N1 病毒对奥司那韦产生耐药性，但对扎那米韦仍然敏感，而流行的甲型流感病毒 H3N2 和乙型流感病毒仍高度敏感[16]。

人副流感病毒

人副流感病毒（human parainfluenza viruse，HPIV）是一类具有包膜的 RNA 病毒，分为 1 型、2 型、3 型和 4 型。它们是引起各种呼吸道感染的病原体，尤其是在儿童中，如与人副流感病毒 1 型和 2 型密切相关的哮吼（喉气管支气管炎），以及主要由人副流感病毒 3 型感染引起的毛细支气管炎。这种疾病通常是自限性的，偶尔可能因为宿主因素和免疫功能受损而导致严重疾病。该感染主要在儿童中出现，老年人偶尔受到影响[24]。潜伏期为 2～6 天，病毒通过感染性呼吸道分泌物排泄出来，大约持续 1 周[15]。此前有报道指出，人副流感病毒感染的季节性明显，1 型和 2 型主要发生在秋季，1 型感染每隔 1 年出现周期性高峰，而 3 型感染主要发生在夏季[25]。在中国香港，1 型感染的季节性模式表现为冬季高峰，而其他类型人副流感病毒的季节性模式则不明显（图 40.2）。通常，对人副流感病毒感染的实验室诊断可能不是必需的，通过综合症候群对患者进行管理和感染控制通常就足够了。

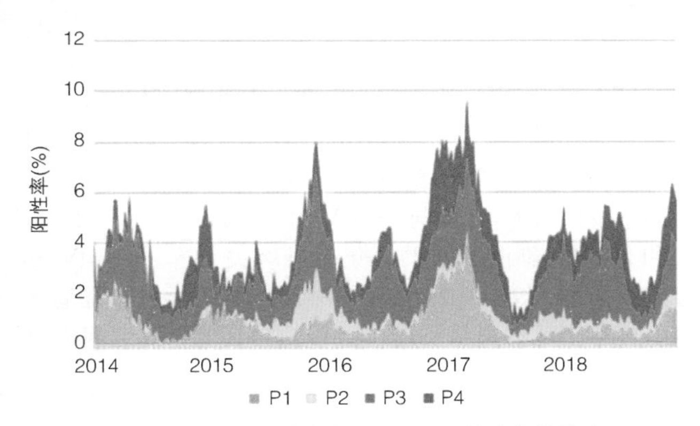

图 40.2　中国香港人副流感病毒 1 型至 4 型的季节性模式（2014—2018 年）。

呼吸道合胞病毒

呼吸道合胞病毒（respiratory syncytial virus，RSV）是一种有包膜的 RNA 病毒，通常引起 2 岁以下的儿童毛细支气管炎。感染后易诱发哮喘。该感染通常在气候寒冷的冬季高发。然而，因地理位置不同，其季节性有所变化。在中国香港，RSV 流行主要发生在 3～9 月的春季和夏季[26]。然而，似乎存在年度变化（图 40.3）。感染的潜伏期为 4～5 天，病毒从感染性呼吸道分泌物中排泄出来，持续数天甚至 1 周以上[15]。由于该疾病主要发生在婴幼儿中，伴有下呼吸道感染症状，往往需要入院治疗。在儿科病房以及养老院机构中，RSV 感染的暴发情况并不少见。对于实验室诊断明确的 RSV 感染，可以使用利巴韦林进行治疗，特别是对于病情严重和免疫受损的患者[27]。在医疗机构中，严格地执行飞沫传播控制措施，使用有效的消毒剂进行环境消毒是控制这类呼吸道病毒传播和暴发的有效方法。

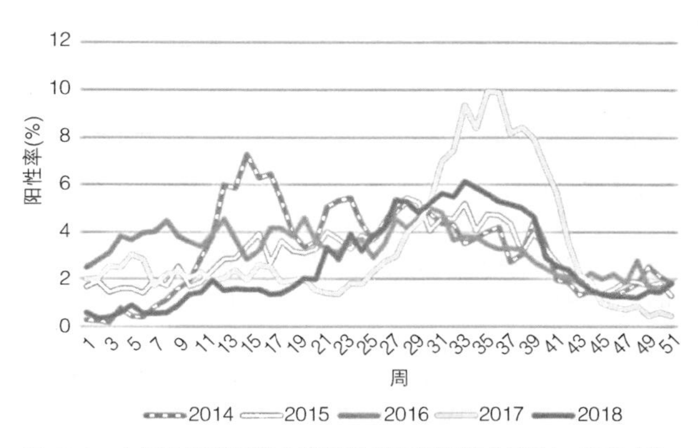

图 40.3　中国香港呼吸道合胞病毒的季节性模式（2014—2018 年）。

人偏肺病毒

人偏肺病毒（human metapneumovirus，HMPV）是一种有包膜的 RNA 病毒，于 2001 年被首次发现[28]，现在被广泛认为是导致呼吸道感染的病毒之一。感染的潜伏期为 5～6 天[29]，病毒排泄可持续 1～2 周[30]。感染的症状从轻微的上呼吸道疾病到下呼吸道和肺部受累。感染可发生在各个年龄组中，但在儿科患者中的发病率较高。季节性研究表明，感染的高峰发生时间通常比 RSV 流行的高峰时间晚 1～2 个月[30]。在中国香港，自 2018 年以来，人偏肺病毒的诊断已被纳入多重分子检测中（图 40.4）。HMPV 的发病率类似于 RSV（表 40.1）。有时人偏肺病毒也可引起呼吸道感染的聚集性发生[31]。目前，尚无针对人偏肺病毒的抗病毒治疗药物。感染控制主要包括呼吸道飞沫预防措施。

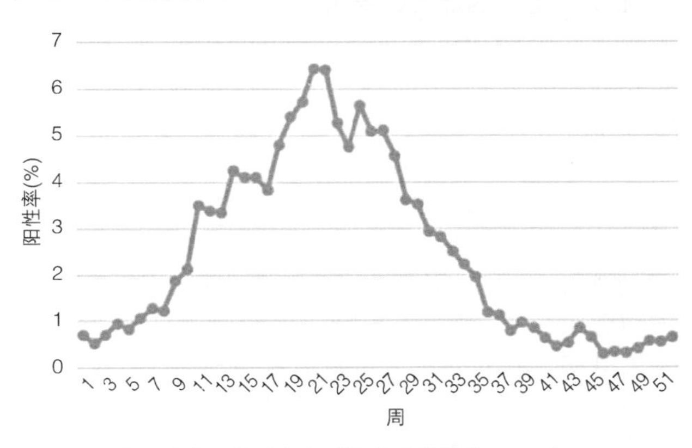

图 40.4　中国香港人偏肺病毒感染的季节模式（2018 年）。

冠状病毒

自 20 世纪 60 年代以来，人冠状病毒一直被认为是引起普通感冒的病原体。最初被鉴定到的冠状病毒亚型包括 OC43 和 229E[32]。感染通常是零星发生的和有自限性的，加之当时缺乏有效的诊断方法，因此医学界对其关注较少。直到 2003 年，由于 SARS 的暴发，冠状病毒在全球范围内引起了广泛关注。

严重急性呼吸综合征冠状病毒

严重急性呼吸综合征（severe acute respiratory syndrome，SARS）首次于 2002 年 11 月在中国广东省被报道[33]。2003 年 2 月在广州市社区内暴发引起了全球的关注。随后的流行病学追踪调查发现，经由中国香港，病毒传播至多个国家，包括越南、新加坡和加拿大，导致全球范围内的暴发流行。世界卫生组织宣布 SARS 疫情在 2003 年 7 月正式结束。全球共有 8 000 多名感染病例，导致 27 个国家近 800 人死亡[34]。在中国香港，感染病例数为 1 755 例，死亡 299 例。几乎 1/4 的感染者是医务人员。在暴发高峰期，发现该病毒是一种首次在人类中出现的冠状病毒，被命名为严重急性呼吸综合征冠状病毒（SARS - CoV）[35]。通过遗传学和流行病学研究，该病毒溯源到广州野生动物市场的果子狸，并最终确定蝙蝠可能是其自然宿主[36]。SARS 病毒在感染过程中的特点是感染的第 1 周低浓度的病毒脱落，第 2 周病毒脱落达到顶峰[37]。这种脱落模式使得感染控制措施有充足的时间在早期得以落实，这也是 SARS 最终得到成功控制的原因之一。此外，有证据表明，在 SARS 暴发期间在人口层面实施的卫生措施导致其他呼吸道病毒发病率降低[38]。尽管目前 SARS - CoV 在人类中已经消失，但存在复发的潜在可能，比如可从其自然宿主再次传染或实验室意外播散[39]。

新型冠状病毒

自 2003 年以来，人们对冠状病毒研究兴趣与日俱增，相关文献迅速增加。随后，引起人类感染的新的冠状病毒被报道，包括 NL63 和 HKU1[40-42]。这些病原体通常引起散发的轻微呼吸道感染，类似于早期的冠状病毒。但与 SARS - CoV 相比，其病毒的毒性小得多，因此不引起临床、诊断或公共卫生的明显关注。

中东呼吸综合征冠状病毒

中东呼吸综合征冠状病毒（Middle East respiratory syndrome coronavirus，MERS - CoV）首次于 2012 年 9 月被报道为病原体，经过回顾性鉴定，它是 2012 年 4 月约旦一所医院聚集性感染的病原体[43]。类似于 SARS，MERS 是一种高致病性冠状病毒，可以引发严重的呼吸道疾病，尤其在医疗机构内传播较为明显。这两种病毒还具有类似的感染过程和病毒排泄模式。尽管全球 SARS 的病死率约为 10%，但 MERS 的病死率超过 30%。SARS - CoV 似乎已经在自然环境中被消除，而 MERS - CoV 在单峰骆驼中传播，它们仍然是人类的感染源，特别是在中东国家。针对 SARS 的感染控制措施也适用于 MERS。

2019 冠状病毒

一种由新型冠状病毒引起的最新的疾病，随后被命名为 2019 冠状病毒病（COVID - 19），最早于 2019 年 12 月下旬在中国武汉被首次公开报道[44]。病原体的暴发最初与一个海鲜市场有关。后来发现这一病原体与 SARS - CoV 密切相关，被命名为 SARS - CoV - 2[45]。在 9 个月的时间内，这一病毒以迅猛的方式在全球传播，导致 180 多个国家的 3 000 多万人感染，约 100 万人死亡。感染病例从无症状到严重的呼吸道感染不等，死亡率较低但传播性较强，甚至高于 SARS[46]。与 SARS 不同的是，这一病毒在临床过程的初期即开始脱落。由于许多感染是亚临床/无症状的，导致了诊断不足，报道的死亡率可能过高[47]。在老年人中发病严重和死亡风险高于其他人群。各种抗病毒治疗方案已经被推广，到目前为止，瑞德西韦（remdesivir）似乎是最有效的治疗药物[48]。在有效的疫苗问世之前，类似其他呼吸道病毒，感染控制的主要方法包括预防呼吸道飞沫传播和黏膜接触受污染的分泌物。

随着 COVID - 19 大流行的发展，对医疗系统的负担主要来自需要住院和重症监护的重症感染患者，特别是对于老年和患有慢性疾病者。医院和长期护理机构内的感染暴发加剧了这一问题。另一方面，重症感染病例数取决于社区传播的程度。从人群层面来看，需要明智的实施社交距离[49]。在医疗领域，作为主要诊断工具的分子检测在早期识别社区中的轻症感染发挥了重要作用，以便可以相应地实施早期的接触追踪和感染预防控制措施。对于任何急性呼吸道疾病（ARI），不论其严重程度如何，进行 SARS - CoV - 2 实验室检测以指导预防工作，比将资源用于治疗重症感染更具成本效益。

人腺病毒

人腺病毒（human adenovirus，HAdV）是一种无包膜的 DNA 病毒，目前已经鉴定出 50 多种血清型和 70 多种基因型[50]。HAdV 可引起多种疾病，不仅限于呼吸道。呼吸道腺病毒主要属于 1～7 型，偶尔也包括其他类型。常见的临床表现是轻微的上呼吸道疾病的症状，偶尔进展为肺炎[15]。该病毒感染主要发生在儿童，但年轻人和老年人偶尔也可能感染。HAdV 感染的潜伏期为 2～14 天，而病毒可能会排泄数周[50]。社区中不时会有 HAdV 感染暴发的报道，往往与 HAdV 的 4 型和 7 型相关，而 14 型和 21 型与部队新兵的聚集感染有关[51,52]。HAdV 感染的季节性在文献中报道并不一致。类似于中国香港呼吸道标本中观察到的模式（图 40.5）。其他呼吸道病毒感染的控制措施同样适用于 HAdV。

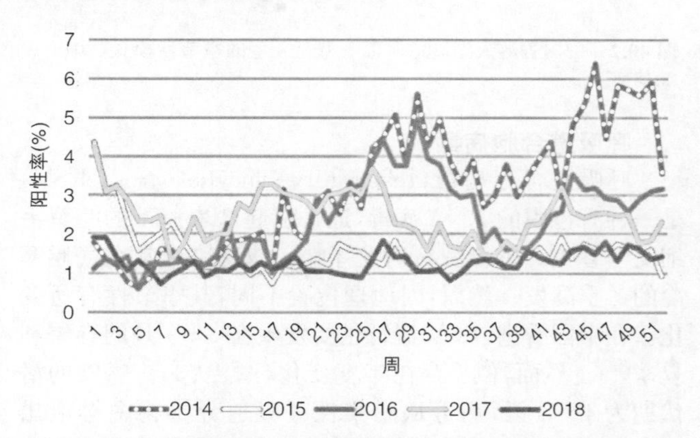

图 40.5　中国香港呼吸道腺病毒感染的季节模式（2014—2018 年）。

人类鼻病毒和肠道病毒

人类鼻病毒是一种无包膜的 RNA 病毒，包括 100 多个血清型。它们是普通感冒的常见病原体，通常引起轻微的呼吸系统疾病。重症感染的情况很少发生，主要出现在免疫功能受损的宿主中[53]。鼻病毒感染也与哮喘急性加重有关[54]。在季节性方面，温带地区的感染常发生于春秋季节，而在热带地区，雨季发病率最高[4]。这种病毒主要存在于社区，在医疗机构中少见。由于存在众多的血清型，反复感染相对常见[55]。明显的暴发并不常见，但在具备特定实验室诊断能力的地方更容易识别。随着分子诊断技术的发展，实验室对鼻病毒的检测通常是基于对小 RNA 病毒的筛查，包括鼻病毒和肠道病毒，可以在临床需要的情况下进行鉴别。在中国香港，小 RNA 病毒约占呼吸道标本所有阳性病毒学结果的 1/3（表 40.1）。从呼吸道标本检测到的肠道病毒通常会引起轻微的呼吸道疾病，与鼻病毒相类似。最近，肠道病毒 D68，一种主要与呼吸道相关的病毒，被认为与儿童急性无力脊髓炎有关[56]。由于一般情况下没有针对小 RNA 病毒的特定治疗方法，而且感染大多较为轻微，一般认为进行明确的实验室诊断是没有经济效益的，除非是针对重症感染。以呼吸道飞沫预防为基础的感染控制措施通常足够预防呼吸道小 RNA 病毒。

感染控制策略

了解传播方式

在制定有效的感染控制策略时，必须了解呼吸道病原体的传播方式。由于这些病原体可以引起肺部感染，并可以通过咳嗽传播到空气中，最初认为其主要传播途径是空气传播。然而，事实并非如此。当感染者咳嗽时，由于肺部液体的瞬间高压，可以产生>5 μm 的飞沫核，这些飞沫核通常会降落在距离患者 1 m 以内的地面上[57]。这一关于病毒飞沫 1 m 距离的概念已得到 Hall 和 Douglas 的研究证实[58]以及 WHO 关于 COVID－19 大流行的系统性综述的支持[59]。因此，只有当医务人员靠近患者 1 m 以内时才需要采取感染控制预防措施。这是“飞沫传播预防措施”的理论概念，将在后文对其进行详细介绍。

患者的分泌物含有大量的呼吸道病毒（如 RSV、HPIV 和腺病毒）微粒。这可能会导致患者所处环境的大范围污染，同时感染控制措施也必须超过 1 m 的半径范围[60]。这些病原体的隔离措施被定义为“接触隔离”，这也将在后文中进行讨论。然而，患者咳嗽时一般不会形成<5 μm 的飞沫核，传染物质也不会通过空气进行长距离传播。因此，通常情况下“空气隔离”是没有必要的。虽然没有人偏肺病毒（MPV）传播的确切临床证据，但是由于与 RSV 存在相似性[61]，一般认为“接触隔离”是该病原体的感染防控要求[34,60]。

目前，这些急性呼吸道病毒没有被列为空气传播病原体，在疾病预防控制中心（CDC）的指导原则中，空气传播的病原体只有肺结核、水痘和麻疹[60]。因此，急性呼吸道病毒感染者不需要在数量有限的负压隔离病房中进行隔离。然而，需要注意的是，在特殊情况下，这些呼吸道病毒感染可能通过空气传播，Roy 和 Milton 将其称为“机会性空气感染”[62]。他们还强调，这些病原体通常不需要进行“空气隔离”措施，除非在进行特定的可能产生气溶胶的操作时需要采取特殊防护措施，例如佩戴 N95 口罩。这些操作现在通常被称为“产生气溶胶的操作”（AGP）。然而，AGP 的具体定义尚不确定，这一问题在本章的最后一节进行讨论。

感染控制措施

这些病原体/疾病的感染控制措施通常会一起讨论，但对于流感、禽流感（AI）、SARS 和 COVID－19，因为这些疾病目前涉及许多问题，将分别进行讨论。目前，WHO 发布了“医疗护理设施中流行性和大流行性急性呼吸道疾病的感染预防和控制指南”，该指南涵盖了所有这些病毒感染[63]。其被称为 ARI 指南，共包括 10 项相关建议（表 40.2）。

表 40.2　世界卫生组织关于急性呼吸道感染（ARI）预防和控制的十项建议

	建议	推荐强度
1	使用临床分诊早期识别 ARI 患者，防止 ARI 病原体传播给 HCW 和其他患者	强
2	呼吸卫生（即，在咳嗽或打喷嚏时用医用口罩、纸巾或袖子或弯曲的肘部覆盖口鼻，然后进行手卫生），以减少含有潜在传染性颗粒的呼吸道分泌物的传播	强
3	保持 ARI 患者与其他患者（包括 HCW）之间的空间间隔（至少 1 m 的距离）（不使用 PPE），以减少 ARI 的传播	强
4	考虑使用患者集中安置措施（即，将感染或定植同一明确病原体的患者安置在同一指定单位、区域或病房）。如果无法集中安置，则在医疗环境中采取特殊措施（即将具有相同疑似诊断——具有类似流行病学和临床信息的患者安置在同一指定单位、区域或病房），以减少 ARI 病原体向 HCW 和其他患者的传播	有条件的
5	根据风险评估（按照程序和疑似病原体）使用适当的 PPE。为 ARI 患者提供护理时，PPE 可能包括以下组合：医用口罩（外科或手术口罩）、手套、长袖的隔离衣和眼部防护（护目镜或面屏）	强
6	在进行导致 ARI 病原体传播风险增加、会产生气溶胶的操作时，使用 PPE，包括手套、隔离衣、眼部防护（护目镜或面屏）和口罩（外科或手术口罩或颗粒物呼吸器）。现有证据表明，进行或暴露于气管插管（单纯或与其他操作联合，如心肺复苏或支气管镜检查）始终与传播风险增加有关	有条件的
7	在进行产生气溶胶的操作时，使用通风良好的单间，这些操作始终与 ARI 传播风险的增加有关	有条件的
8	为照顾有重症或复杂流感高风险患者的医务人员接种疫苗，以降低这些患者的患病率和死亡率	强

续　表

	建议	推荐强度
9	紫外线杀菌照射的注意事项——没有可用的建议	—
10	在入院时实施额外的 IPC 预防措施，并在疾病有症状期间持续进行，根据病原体和患者病情进行调整。务必使用标准预防措施。没有证据支持常规应用实验室检测结果来确定 IPC 措施的持续时间	有条件的

当发现新的 ARI 且传播方式未知时，尽可能谨慎地实施最高级别的 IPC 预防措施，包括使用适当的颗粒物呼吸器，直到明确传播方式。
应结合患者信息(如年龄、免疫状态和药物)来考虑患者是否可能长期具有传染性。
HCW：医务人员；PPE：个人防护装备

常规措施

急性呼吸道病毒传播的主要感染防控措施包括严格的手卫生、标准预防和“咳嗽礼仪”。手卫生非常重要，每家医疗机构都应执行 WHO 的手卫生指南[64]。数据显示，含醇类手消毒剂对所有的呼吸道病毒都有效。标准预防是对所有患者采取的措施，以减少血源性病原体的传播风险[60]。对呼吸道病毒感染，特别重要的一点是，当医务人员接近咳嗽患者并有明显的感染风险时，应当佩戴口罩和眼部防护用品等进行标准预防。“咳嗽礼仪”是限制患者咳嗽时咳出呼吸道分泌物的一项防护措施[62]。这类患者咳嗽时应该提供纸巾以覆盖口鼻，或为患者提供医用外科口罩。

工作人员和患者对上述措施的依从性是保障措施实施有效的关键因素，因此，必须随时对他们进行宣教和培训。

医院内早期识别与隔离措施

随着病毒性感染的传播，目前引起了国际关注，WHO 已发布 ARI 指南以迎接这一挑战。该指南建议，应在所有医院采取行政措施，建立一个针对 ARI 患者的系统，以便通过它们进行协调管理工作并及时向卫生部门报告。工作流程如图 40.6 所示[63]。

当患者首次在医院就诊，通常在门诊，医院应在门诊建立预检分诊系统，用于筛查患者是否具有 ARI 的特定体征和症状。一旦筛查出疑似患者，应执行相应的感染控制措施，如图 40.6 所示，图中所指的都是常规感染控制措施。但是，还应包括将患者与其他患者保持至少 1 m 的距离[60]。

流行病学和临床线索均可从患者处获取。WHO 和其他权威卫生部门会在全球宣布新的引起公共卫生高度关注的严重病毒性感染(如新的流行性感染病毒毒株)，根据患者的旅行和职业史，以确定他们是否受到感染。然后，应评估他们与任何已知的引起公共卫生关注的 ARI 病例或病例群有无接触史。可以用一个缩写词来标记这些危险因素——TOCC(即旅行、职业、接触和病例群)。临床线索也很重要，如患者是否与病死率高的 ARI 病例群有密切接触。如果临床线索显示患者可能患有引起公共卫生关注的 ARI，如图 40.6 所示，他们应该被隔离，如果可能的话，应隔离在一个通风良好的单间中。但

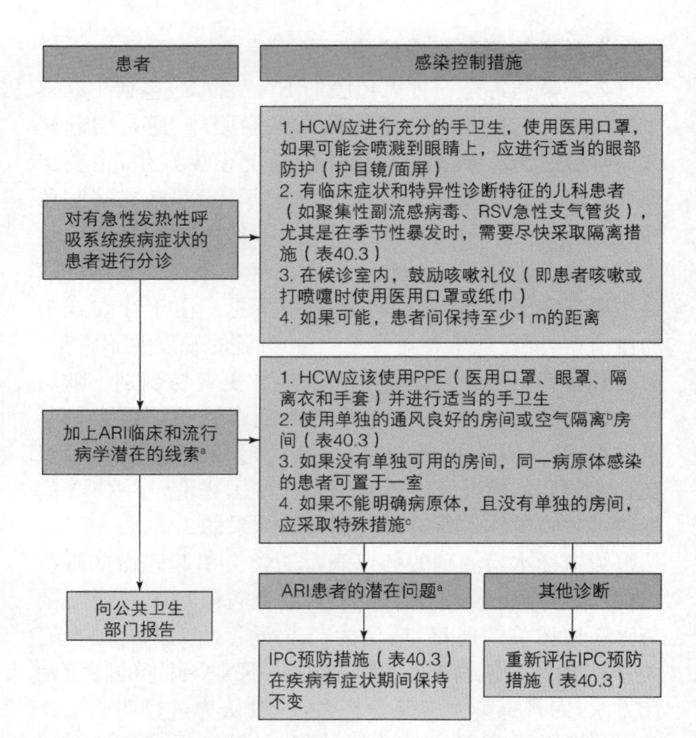

图 40.6　已知或疑似 ARI 患者的感染预防和控制措施决策树。ARI，急性呼吸道疾病；HCW，医务人员；IPC，感染预防与控制；PPE，个人防护装备；RSV，呼吸道合胞病毒。

a：就本文件而言，潜在关注的 ARI 包括 SARS、引起人类感染的新型流感病毒(如人类禽流感病例)和可引起高发病率和高死亡率的新型病原体。临床和流行病学线索包括先前健康宿主的严重病例、与家庭成员的接触或与严重 ARI 的密切接触、聚集性病例、旅行、接触患病动物或实验室。
b：空气隔离房间包括机械通风室和自然通风室，换气次数为 12 次/小时，具有受控的气流方向。
c：“特殊措施”是指允许具有类似诊断的流行病学和临床信息的患者共享一个房间，但空间间隔至少为 1 m。
经 WHO 许可，引自：Infection prevention and control of epidemic- and pandemic-prone acute respiratory diseases in health care — WHO Guideline 2014. https://apps.who.int/iris/bitstream/handle/10665/112656/9789241507134_eng.pdf;jsessionid=F948DCEED032C6D6C386D20A60E11A4A?sequence=1。

是，如果涉及一种传播模式尚不清楚的新病毒，推荐使用有空气隔离措施的房间。这些信息也可根据当地政策汇报给相关卫生部门。

如图 40.6 所示，应将相关样本提交至实验室检测，一旦诊断成立，应按照指南或表 40.2 中推荐的具体感染控制措施执行。

在 ARI 指南中，WHO 强烈建议建立预检分诊系统，并在可能的情况下将患有 ARI 的患者隔开，患者间至少间隔 1 m 的距离[63]。

特殊措施

特殊措施各不相同，取决于病原体种类(表 40.3)。监测非常重要，不仅有助于医院了解社区是否存在疫情暴发以便做出相应的反应，有助于早期诊断和隔离患者。同时，当同一病区内出现 3 例及以上流感样疾病(ILI)的患者时，对感染控制专职人员发出预警提示也是非常重要的。应立即评估疫情暴发的可能性，并可以进行早期隔离或者给患者办理出院[62]。

表 40.3　急性病毒性呼吸道疾病[66]的特殊预防控制措施[a]

疾病	监控的有效性[b]	隔离防护	疫苗接种	其他预防措施	病毒快速诊断
流感	是	飞沫和接触隔离	适用于所有 HCW，特别是照护高危患者的 HCW，年龄＞65 岁的患者，6～23 个月的婴幼儿，长期护理居民，患有慢性疾病（如肺、心脏和肝脏），需要长期住院随访的人，妊娠，免疫功能低下的宿主（如 HIV 感染者）和病态肥胖	金刚烷胺和金刚乙胺可用于甲型流感。 奥司他韦可用于限制慢性和长期护理机构中流感的传播，以及在无法接种疫苗或完全保护的高危患者中的传播	甲型和乙型流感的快速诊断试剂盒。 医院可能需要制定常规检测流感样疾病患者的阈值
禽流感	很少发生在医院	飞沫和接触隔离	无	奥司他韦 75 mg qd 用于无防护暴露的 HCW	需要。流感快速诊断试剂盒可能有用；需要进行 PCR 确认
COVID－19（SARS－CoV－2）	是	飞沫和接触隔离	没有获批的疫苗	未建立公认的预防措施	各种快速检测和试剂盒可用
SARS（SARS－CoV－1）	关注世界预警	飞沫和接触隔离	无	无	PCR 可用
腺病毒	目前没有推荐	飞沫和接触隔离	无	无	IF/PCR 可用
呼吸道合胞病毒	是	接触隔离，流行季节通常需要集中隔离	无	静脉注射免疫球蛋白可用于早产儿和患有慢性肺病的儿童	快速诊断试剂盒可用
副流感病毒	是	接触隔离，流行季节通常需要集中隔离	无	无	通常用 IF 诊断
鼻病毒	否	标准预防措施[c]	无	无	无。 PCR 可用，但未常规使用

HCW：医务人员；IF：免疫荧光；PCR：聚合酶链反应。
a：所有患者都应采用手卫生标准预防措施和咳嗽礼仪。
b：包括社区疫情暴发的预警和医院聚集性病例的检测。
c：执行标准预防措施是因为这些感染的发病率/死亡率很轻。

适当的隔离措施已在其他章节讨论过。急性病毒性呼吸道传染病的两个主要预防措施是飞沫隔离和接触隔离。其中，需要强调的是，标准预防和严格的手卫生是所有预防措施的重要组成部分。

飞沫预防的关键要素是医务人员在与患者距离 1 m 以内时佩戴外科口罩；对于接触预防，CDC 指南建议进入患者房间时穿戴防护服和手套[60]。在有呼吸道感染的情况下，具体的接触隔离措施也有所不同。多数医院建议，只有在进行诊疗操作时，工作人员才需要戴外科口罩、手套和穿隔离衣。

使用快速病毒诊断方法对病房工作人员和感染控制团队有很大帮助。在中国香港，Queen Mary 医院的经验告诉我们，快速诊断技术是非常经济有效的[65]。

隔离适用于严重传染病的感染控制措施。隔离涉及健康接触者的隔离，这是许多国家针对 SARS 的政策。对 SARS 实施这么严厉的措施，基本上是为了谨慎起见，但目前的证据并不支持隔离的必要性。对于 SARS－CoV－1，亚临床感染几乎不存在[66]，甚至轻微症状的患者也没有报道[66]。此外，尚未发现该病毒的无症状携带者，已报道的 SARS－CoV－1 患者几乎完全表现为明显的临床综合征[67]。已有研究证实病毒载量在疾病的第 2 周达到高峰，SARS－CoV－1 在疾病早期的传播能力相对较低[68]。

然而，由 SARS－CoV－2 引发的 COVID－19，情况完全不同。无症状和亚临床感染确实存在，并且即使在疾病早期病毒载量就很高。因此，接触追踪和隔离是至关重要的感染控制措施。

• 特殊的集中安置隔离措施　"集中安置"是将具有相同诊断或病原体的患者隔离在同一隔离病房或区域。由于这些呼吸道病毒感染往往在冬季显著激增，因此有必要进行集中安置隔离。

但是，许多医院往往存在大量的严重呼吸综合征患者需要入院，特别是儿科患者，此时隔离能力会明显不足。Queen Mary 医院实行的解决方案是对所有这些患者实行飞沫隔离，直到明确诊断。所需的步骤比较简单，内容包括所有的床单位保持至少 1 m 的距离；所有医务人员在距离患者 1 m 范围内时戴口罩；未经允许，患者不能离开他们的病床，取消儿科病房中的游戏区域。此外，取消共享的医护设备（如听诊器），患者的医疗记录不再放在床旁，而是放在护士站。当患者确诊时，被感染的患者从就诊病房转移至有适宜的预防措施的隔离病房。现已证明，在儿科病房内进行呼吸道疾病集中治疗能成功降低医疗保健相关的呼吸道病毒感染[69,70]。在成人中也发现类似的情形，上述措施也同样适用于护理成人的医疗照护。但是，共用厕所后，进行适当的消毒和充分的手卫生非常重要。

上述集中隔离措施在WHO关于ARI管理的指南中进行了详细的描述，全文可以在他们的网站上可以找到。

产生气溶胶的操作

如前所述，ARI一般不通过空气传播，但是部分操作可能产生小于5 μm的气溶胶，此时会存在空气传播的风险，应采取必要的空气隔离措施。

在当前COVID-19的背景下，有关什么是产生气溶胶的操作(AGP)的争论再次激烈。因此，对此进行更新尤为重要[59]。

关于哪些操作会产生气溶胶存在着激烈的争论。最近，WHO完成了一项系统性综述[71]，并在更新的ARI指南中发布了关于这个问题的建议。

系统综述表明，与气溶胶的产生风险增加关联最强的操作是气管插管。共有8项研究和荟萃分析显示存在高的比值比(OR为6.21)。没有其他操作具有如此明确的关联。关于无创机械通气有2项低质量的研究，1个无统计学意义[72]，另一个进行多因素分析后差别亦无显著意义[73]。

在系统综述的基础上，也因当前COVID-19大流行而得到加强，目前WHO的AGP名单包括气管插管、无创机械通气[如：双水平气道正压通气(BiPAP)、持续气道正压通气(CPAP)]、气管切开术、心肺复苏、气管插管前的手动通气、支气管镜检查、使用高渗盐水雾化诱导痰液和尸检操作。目前尚不清楚雾化器治疗或高流量氧气输送吸氧产生的气溶胶是否具有传染性，因为有关此方面的数据仍然有限[59]。

该建议还包括进行此类AGP所需的防护措施，包括“医务人员在进行导致ARI病原体传播风险增加的AGP操作期间，应使用个人防护装备(PPE)，包括手套、长袖隔离衣、眼部防护(护目镜或面屏)和颗粒物呼吸器”。

世界卫生组织还就AGP所需的环境通风提供了建议，指出在进行AGP操作时应至少使用“通风良好的单人房间”。

ARI指南还提供了一份产生气溶胶的操作目录，有些尚缺乏有效的证据。从实际操作的名称来看，这个列表包括雾化器。但事实上，有明确的研究表明，雾化器与气溶胶产生没有关联[74,75]。

接下来将提供关于特定疾病的具体信息。当这与可能的大流行相关时，将特别加以处理。

流感

流感传播方式一直存在争议，特别是一份暴发报告提示它可能通过空气传播[76]。但是，最近的综述认为，其基本传播方式仍然是飞沫传播[76-78]。目前，CDC的指南推荐对流感进行飞沫隔离[60]。同样，WHO也认为，实施标准预防和飞沫隔离措施对流感患者已经足够[79]。

每年接种三价灭活疫苗是预防和控制季节性流感的主要手段。抗病毒药物，特别是金刚烷胺和神经氨酸酶抑制剂，已广泛用于预防流感。流感疫苗主要包括2种类型，即灭活疫苗和减毒活疫苗。CDC最近发布了有关流感预防[80]和医务人员接种疫苗的建议[81]。CDC建议除非有医学禁忌，否则所有医务人员都应接种流感疫苗。然而，从国际角度看，必须谨慎对待这一建议，因为在某些国家流感的死亡率并不像美国那么高。

药物预防适用于部分人群，如对疫苗不能耐受或对疫苗过敏的人。需要即时保护时可以选择抗病毒药物，因为疫苗产生抗体需要大约2周的时间。当长期护理机构发生疾病暴发时，药物预防的作用显著[82]。

禽流感

需要指出的是，普遍认为禽流感(avian influenza，AI)的传播方式是飞沫传播。另外，研究表明，存在人与人传播的可能性，但是比较罕见[83]，无持续有效的人传人的报道。WHO在ARI指南中推荐采取飞沫和接触隔离预防措施[63]。1997年在中国香港发生第一次AI的社区暴发[84]，采用上述预防措施后，疫情得到成功控制，并且没有医院聚集性病例的报道。

2009年甲型H1N1流感大流行

WHO将2009年经历的全球性流感疫情正式定为大流行。跟以往的流感大流行比较，死亡率比较低[85]。据估计，以往流感死亡率从1968年大流行中的0.03%到1918年大流行中的1%～3%不等。在病毒流行的第一年期间，甲型H1N1流感的死亡率估计为0.001%～0.011%。这与WHO估计的季节性流感的平均死亡率0.004%～0.008%相比，并没有高出太多。然而，必须指出的是，与季节性流感相比，2009年甲型H1N1流感大流行死亡率中年轻人较高。从上述内容可以预测，甲型H1N1流感的传播与季节性流感可能没有太大不同。

这是WHO的立场，在2009年6月正式公布六级警报后发布指南，推荐标准预防和飞沫预防措施，其中包括使用医用/外科口罩，而不是N95口罩进行呼吸防护。N95口罩只在进行产生气溶胶的操作时使用，如气管插管[86]。但是，CDC推荐“对于那些与疑似或确诊2009年H1N1流感患者密切接触的医务人员，应使用呼吸防护用品，至少达到一次性N95口罩的防护程度”[87]。在大流行的早期，这可能是合理的，因为新的流感病毒毒株的传播方式尚未十分清楚。

但是，必须准备随时复核新的数据、更新建议内容。CDC设有一个感染控制专家咨询委员会，被称为医疗保健感染控制实践咨询委员会(HICPAC)，无独有偶，与WHO的指南完全一致的是，在2009年7月，他们建议对照护流感患者的医务人员实施标准预防和飞沫预防措施[88]。并限定N95口罩仅适用于产生气溶胶的操作[88]。此外，Loeb等2009年报道了一个随机对照试验，给诊治流感患者的医务人员佩戴医用/外科口罩或N95口罩进行防护，结果显示防护作用无差异[89]。

尽管有这些数据，但是CDC继续推荐使用N95口罩。同时，医学研究所(IOM)发布了一个报告，支持在照护

2009 年 H1N1 流感大暴发中的疑似或确诊患者时使用 N95 口罩[90]。IOM 的建议参考了一项未发表的研究结论，该研究认为对于照护流感患者的医务人员来说，N95 口罩与医用/外科口罩相比，存在显著的保护作用[91]。CDC 直到 2010 年 6 月才调整为常规照护流感患者时使用医用外科口罩的建议。而 WHO 的指南，即使在随后的多次更新中，对流感患者的一般护理，甚至在 2009 年的大流行中，坚定地采取标准预防和飞沫隔离措施[86]。这种建议的一致性对于医务人员的感染控制是至关重要的。

随后的研究证明，医用外科口罩在预防医务人员流感中是有效的。发表于 2012 年的研究显示，WHO 传染病防治指南的有效性[92]。该研究清楚地表明，当采用 WHO 指南中的措施时（包括医务人员使用医用外科口罩），与不照护患者的非临床人员相比，暴露于流感患者的临床工作人员的感染率没有显著性差异[92]。

严重急性呼吸综合征

当严重急性呼吸综合征（SARS）首次被报道时，民众情绪反应强烈且广泛。这是可以理解的，因为这是一种新的疾病，有超过 1 700 名医务人员感染。然而，这不是客观信息采集和合理预防措施实施的理想环境。现在已经有足够的时间对导致该暴发的原因进行恰当的评估。

在 SARS 暴发的早期，对该病毒是否通过空气传播存在巨大争论。然而，随着时间的推移，越来越多的研究证实 SARS－CoV－1 不是通过空气传播。许多研究表明，尽管未采取保护措施长期暴露，但没有传播[93-95]。根据大量的证据，普遍的共识是 SARS－CoV－1 不像是通过空气传播的病原体。

中国香港的研究表明，飞沫和接触隔离的感染控制措施是有效的。研究人员对为 11 名确诊 SARS 的患者提供直接护理的工作人员进行病例对照研究，比较了 241 名未感染的工作人员与 13 名受感染人员的感染控制预防措施[96]。对 4 项具体措施进行了研究：① 洗手；② 戴口罩；③ 穿隔离衣；④ 戴手套。结果表明，如果工作人员进行适当的飞沫和接触预防，如 CDC 指南中的建议[60]，工作人员将受到保护。在上述 4 项防护措施都采取的 69 名医务人员中没有被感染的报道。相反，13 名被感染的工作人员中，至少遗漏一项措施（$P<0.0224$，Fisher 双侧检验）[96]。

虽然标准的感染控制措施可以阻止 SARS－CoV－1 的传播，但是正确的操作应该被纳入整个医院的组织规划并反复强调与培训。SARS 疫情在中国香港最终感染 405 名医务人员[67]，占 1 755 例患者的 23%。但是，在 Queen Mary 医院，只有 2 名护士被感染，并且患者间没有明确的 HAI 的发生。医院工作人员全面参与了 SARS 患者的诊治，在疫情暴发期间，共收治 704 名患者，其中至少有 52 例确诊为 SARS。Queen Mary 医院 SARS 的感染控制方案已在其他地方描述过[97,98]，在此不再赘述。该方案重点策略总结在表 40.4，可以作为其他医院的模板。

表 40.4　中国香港 Queen Mary 医院 SARS 管理项目的策略特点

领导	加强监测	感染控制计划	教育与培训	后勤和员工福利
1. 组建医院 SARS 应急小组 2. 确定一线工作人员的分管领导 3. 只允许具有高级职称的医务人员接触患者（处理 SARS 患者仅限于具有 6 年以上研究生经验的医务人员） 4. 不得从不熟悉医院环境的其他医院抽调新的工作人员或志愿者。 5. 快速调整非 SARS 工作任务 6. 迅速提供足够的人力支持，用于临床护理和感染控制（如立即给感染防控小组增派 8 名工作人员）	1. 对出院 10 日内的患者每日进行电话随访 2. 卫生部门追踪所有 SARS 患者的密切接触者 3. 对出院 10 日内的疑似 SARS 患者进行随访 4. 即使仅 1 名工作人员怀疑 SARS，也应立即展开调查 5. 立即调查医院的 SARS 疫情 6. SARS 诊治人员依从性的调查 7. 60 名感染控制联系护士的口头调查报告 8. 数据维护	1. 确保医院较强的感染控制文化 2. 照护患者时将基础工作（洗手、戴口罩）作为强制措施 3. 每日进行 2 次呼吸科医生查房，以识别普通病房中未确诊的 SARS 病例，并将其转移到隔离病房 4. 消除常见错误： • 摘手套后忽略洗手 • 全程佩戴手套，而不是用于具体的操作 • 使用酒精和消毒剂清洗手套 • 戴双层手套代替洗手 • 使用不必要的多层 PPE 或不是针对医院设计的 PPE（如“Barrierman 防护服”） • 污染个人用品（如姓名标签） • 在患者照护区域外穿戴用过的 PPE • PPE 使用后脱卸不当	1. 对所有工作人员进行直接面对面培训和小型培训 2. 示范和练习 PPE 的使用及其在高危操作中的使用 3. 每日向一线核心人员报告新发病例和病情进展情况 4. 每日在医院网站进行新闻通讯 5. 开展热线电话咨询服务 6. 针对具体部门进行疑难解答 7. 在医院网站上提供最新指南	1. 在急诊科制定 SARS 预检分诊流程 2. 确保医务人员 PPE 供应充足 3. 确保有足够的洗手设施 4. 为上下班的医务人员提供淋浴设施（淋浴被认为是一项重要的感染控制措施） 5. 为需要住宿的医务人员提供住处 6. 为医务人员提供隔离设施

COVID－19 大流行

世界仍处于 COVID－19 大流行之中。中国香港拥有完善的医疗体系，已建议实验室检测以早期发现病例，从而能够追踪接触者并相应实施隔离和检疫措施。在感染控制方面，WHO 发布了明确的指南[59,99,100]。值得强调的是，经过多次争论，普遍认为 COVID－19 不通过空气传播，但与许多其他病毒感染一样，当进行 AGP 时可能会发生空气传播。达成这一共识有 3 个关键原因。第一，根据目前的证据，COVID－19 病毒主要通过呼吸道飞沫和接触传播。对中国 75 465 例 COVID－19 患者的分析，未报道空气传播[101,102]。第二，据我们所知，没有研究表明，在没有 AGP 或其等效物的情况下可以产生含有气溶胶的传染性微滴。感染性飞沫需要足够浓度的活病毒，以建立足够大的接种物，从而能够到达肺泡或沉积在呼吸道上皮细胞上，引起侵袭性感染。值得注意的是，对空气样本采用 PCR 方法进行 RNA 检测，并不表明存在可以传播的活病毒。对于死病毒 PCR 检测也会呈阳性。事实上，在实验室里，从这种气溶胶中培养到冠状病毒是不可能的。第三，在任何 COVID－19 疫情中，都极难排除环境污染。从环境抽样研究和游轮上的 COVID－19 疫情中有充分证据表明，COVID－19 患者周围的表面可能会被严重污染。因此，通过媒介传播，即与患者周围环境或患者使用的物品（如听诊器、体温计）间接接触在传播中可能起重要作用。因此，目前而言，ARI 指南中预防病毒感染的所有一般原则仍然适用。

在当前的 COVID－19 大流行中，由于新闻界提出了许多问题和质疑，经常会发布科学简报。在参考 ARI 指南之前，必须仔细评估这些简报。如 CDC 最近发布的科学简报就是一个例子[103]。该简报明确指出“SARS－CoV－2 的流行病学表明，大多数感染是通过密切接触传播的，而不是通过空气传播”。目前，对于 COVID－19 的空气传播缺乏强有力的证据支持，因为这些研究确实不是有良好对照的临床研究。

实际上，2003 年 SARS－CoV 时期也发生了类似的混乱。一项计算机流体动力模型研究表明，SARS－CoV 可以通过空气传播[104]，即便如此，该杂志的社论也指出：“这不应作为空气传播必然会引起感染暴发的证据”。另一项研究显示 PCR 检测阳性的空气样本，其病毒培养均为阴性，表明它们不是活病毒[105]。相比之下，关于 SARS－CoV 不通过空气传播的证据相当充分[94-98]。许多研究表明，尽管存在未受保护的长期暴露，但没有造成疾病传播。目前，大量的证据表明，SARS－CoV 的行为不像通过空气传播的病原体。因此，从 2003 年的经验来看，在这场争论中产生的证据后期必须进行仔细评估。

目前很多研究正在进行并且信息不断更新。随着时间的推移，也许可以精准识别正确的做法，但可以肯定的是，它必须是科学的和基于证据的，并应经过公认标准的评估。

第41章

David K. Henderson
(汪邦芳 译;朱庆堂 校)

预防血源性病原体在医疗机构中的传播

Preventing the Transmission of Blood-Borne Pathogens in the Healthcare Setting

引言

血液传播的病原体对医务人员构成明显的职业危害。早在20世纪40年代,就发现了当时被称为“血清肝炎”的病原体传播给医务人员[1]。在过去的80年里,我们已经清楚地阐述了在医疗机构中与血液相关的操作和处理过程中存在的各种风险。本章旨在确定与职业性感染相关的血源性病原体,描述其与职业感染相关的危险因素,讨论血源性病原体职业性感染的流行病学特点,提出降低职业感染风险的一级和二级防控策略。本章将专门讨论诊疗乙型肝炎病毒(hepatitis B virus, HBV)、丙型肝炎病毒(hepatitis C virus, HCV)、丁型肝炎病毒(hepatitis D virus, HDV)和人类免疫缺陷病毒(human immunodeficiency virus, HIV)感染患者过程中存在的风险。本章将不讨论其他几种潜在的经血液传播的病原体,包括巨细胞病毒、西尼罗河病毒、疯牛病/朊病毒病、甲型肝炎病毒、法国肝炎病毒(起源于法国)、经血液传播的“GB”病原体(其很少在人类中致病)以及庚型肝炎病毒(HGV)。本章重点介绍医务人员职业性获得血液传播疾病的病因学、这些病毒在医疗环境中的流行病学,以及可能与这些职业风险相关的具体预防和控制策略。

病因学/病原体

本章要讨论和考虑的主要与职业风险相关的病原体及流行病学特征见表41.1。虽然不同病原体的风险不同,但对于医务人员来说,当他们暴露于血液、体液时,所有的病原体都是有风险的。每种病原体的职业感染都受到一系列因素的影响,包括病原体的传染性、医务人员的岗位和工作职责、所服务的患者群体中每种病原体的感染率、医务人员对工作细节的关注和工作标准流程的遵守情况等。

表41.1 对医务人员造成严重职业风险的血源性病原体

	乙型肝炎病毒(HBV)	丙型肝炎病毒(HCV)	丁型肝炎病毒(HDV)	人类免疫缺陷病毒(HIV)
职业风险	历史上极其常见	越来越常见	不常见	常见
推荐的隔离预防措施	标准预防措施	标准预防措施	标准预防措施	标准预防措施
与针刺伤相关的风险	6%~37%	0.2%~3%	无计算[a]	0.3%
主要初级预防策略	防止接触血液和含血液的体液 接种乙肝疫苗	防止接触血液和含血液的体液	防止接触血液和含血液的体液 接种乙肝疫苗	防止接触血液和含血液的体液
预防措施	暴露后(如有)接种乙肝疫苗和乙肝免疫球蛋白(HBIG)(见正文)	不建议使用PEP(见正文)	对于HBV慢性携带的医务人员目前没有建议	暴露后抗逆转录酶药物预防(见正文)
争议/替代方案 无法维持保护性抗HBV抗体水平的医务人员的解决方法(见正文)	需要评估加强接种乙肝疫苗的潜在益处	在检测到感染时,立即进行治疗干预的新建议	需要新的治疗干预措施	

HBIG,乙肝免疫球蛋白;PEP,暴露后预防。
a:HCP必须同时暴露于HBV病毒或之前是HBV病毒携带者,才会受到感染。

在职业性血液传播病原体感染方面,一个仍然令人困惑的问题是,许多从业人员并不清楚什么是职业性接触。在本章中,将把可能与血液(或其他含血的体液)污染的器械导致的经皮损伤、血液(或其他含血的体液)污染黏膜、血液(或其他含血的体液)污染“非完整皮肤”(如皲裂、擦伤或因皮炎而完整性受损的皮肤)视为职业性接触[2]。

乙型肝炎病毒

作为20世纪30~50年代“血清肝炎”的主要病原体,乙型肝炎病毒(HBV)长期以来一直是医务人员面临的最大职业感染风险。在HBV疫苗研发和使用之前,HBV被认为是需要接触血液的医务人员的最大的独立职业风险[3]。

几项研究已明确表明,接触血液是职业性HBV感染最重要的危险因素[4,5]。在一项评估医务人员职业性感染HBV风险的血清流行病学调查中，Denes等[6]发现，职业性感染风险随着在城市地区从事医疗工作的时间、工作年限以及在外科或病理科工作年限的延长而增加。在已发表的众多研究中，Dienstag和Ryan[7]提出医务人员的HBV血清标志物与以下因素相关：① 工作中与血液直接接触的频率；② 从事医疗保健工作的年限（Snydman等也证实了经常接触血液是医务人员的一种感染风险）[8]；③ 医务人员的年龄。有趣的是，一些原本可能被认为是与血液传播病原体职业感染有关的因素却发现其与HBV感染的血清学标志物无关，包括医务人员与患者的接触程度、医学教育年限、针刺伤史、输液史和既往免疫球蛋白接种史。在所研究的医务人员中，HBV血清学阳性率高的人群常见于高风险血液暴露的职业中，包括外科医生和外科住院医生、检验医学人员（临床病理学）人员、急诊科护士和输血科人员。

随后，Hadler等进行了一项相似的研究，该研究将非职业风险因素进行控制[9]，再次证实了Dienstag和Ryan的研究结果，即与医务人员HBV的血清学阳性相关的是职业的血液暴露，而不是与患者的接触。在一项回顾性研究中，West发现医务人员感染HBV的风险是普通成年人群的4倍[10]。他发现外科医生、透析工作者、残障护理人员和临床检验医师感染HBV的风险是普通人群的10倍，内科医生和牙科医生的HBV血清学阳性率可能是普通人群的5～10倍[10]。

除了职业接触血液外，其他影响医务人员感染HBV风险的因素还包括：医务人员HBV的感染率、在城市地区从事医疗工作（因为城市的患病率高于农村）、诊治过透析患者，以及为HBV感染高风险人群提供医疗服务（例如，注射吸毒者、男男性行为者、囚犯、残障人员和/或来自高流行地区的移民）[11]。

患者血液中所含的病毒载量（即可能是由于接种物效应）也会影响传播的风险。历史上，医务人员使用乙型肝炎病毒e抗原（HBeAg）水平来评估职业性或医源性暴露的传播风险（因为“e”抗原阳性个体通常比“e”抗原阴性个体具有更高的病毒载量）。HBV传染性也与血液循环中的HBV DNA水平直接相关[12]。

职业暴露自身的特点影响职业感染的风险。例如，注射暴露与职业感染的风险增加有关。相反，HBeAg阳性患者具有极高水平的病毒载量，即使是微不足道的血液接触也可能产生感染。HBeAg阳性的HBV慢性携带患者，以及某些号称HBV前核突变体的慢性携带者，每毫升血液中可能含有多达10^{13}个HBV病毒颗粒[13]。由于血液中的病毒水平很高，微量血液污染的无生命物体或环境表面都可能造成严重的职业感染风险。虽然注射暴露占HBV职业感染的大部分，但几个黏膜溅污的案例证明，污染的黏膜也可能导致HBV职业感染[14]。

过去50年里，降低血源性病原体职业感染风险的一个最重要的进展是HBV疫苗的研发。疫苗问世以来的研究展示了其在预防职业感染方面的有效性。例如，在马里兰州巴尔的摩市的约翰·霍普金斯医院，Thomas等进行的一项队列研究显示，“未接种HBV疫苗”是医务人员感染HBV的独立危险因素[15]。同样，疾病预防控制中心（CDC）的Panlilio等对一组外科医生进行HBV感染史进行评估，发现只有两个因素与感染风险有关：① 没有接种HBV疫苗；② 从事外科手术工作至少10年[16]。

丙型肝炎病毒

由于各种原因，丙型肝炎病毒（HCV）目前仍然是医务人员的职业感染风险。慢性HCV感染患者的人数，特别是注射吸毒者的人数急剧增加。尽管过去10年我们对HBV感染的流行病学和发病机制已经有了很多清晰的了解，但我们目前对HCV感染的发病机制和免疫病理机制的了解还不太清楚。此外，虽然1989年已经确定了导致这种疾病的病原体[17]，但我们仍然没有针对这种病毒的疫苗，也没有证据表明任何干预措施在预防职业暴露后的感染方面是有效的。一项评估暴露后干扰素的预防效果的研究却证明无法从中获益[18]。然而，直接作用的抗病毒药物（DAA）的开发和引入已经极大地改变了这一现状。这些药物已经证明在治疗慢性HCV感染方面具有显著疗效，并且能够治疗几乎所有的急性HCV感染。

因为HCV是输血后肝炎的主要原因，所以HCV也就可能成为医务人员潜在的职业感染风险。文献中报道了大量有关职业感染的病例（见Henderson[19]的摘要）。鉴于注射接触（如针刺伤）呈现出最高的HCV职业感染的风险，不明显的注射传播（包括黏膜暴露）可能占据了很多其他的病例。据笔者所知，到目前为止，职业获得的HCV感染均与血液接触有关，尽管在其他体液中能分离出HCV（浓度通常非常低）。关于HCV，至今为止导致医疗机构中HCV感染最常见的暴露类型是使用空心针头的针刺伤。

已经发表的几个评估医务人员HCV抗体或HCV RNA流行情况的研究虽然存在很大的局限性，但它们确实表明医务人员感染职业性HCV的风险仅略高于自愿献血者，并且比医疗机构中与暴露于HBV相关的类似职业风险至少低10倍。这些研究大多被设计为血清流行病学调查，并没有探讨HCV的感染风险。少数探讨HCV感染风险的研究发现，年龄的增长[20,21]、在医疗机构工作的时间[20,22,23]、输血史[20,24]和针刺伤史[24,25]与HCV感染的风险有关（通过检测血液中的HCV抗体）。

由于研究方法和诊断技术的局限性，单次注射暴露及其与HCV传播风险的关系仍不甚明了，主要的技术局限是，在这些研究中使用了多种不同的检测方法来检测先前的感染。一些已发表的研究仅使用了第一代抗体检测（敏感性和特异性都不高）。其他研究使用了后续迭代抗体检测，大大提高了敏感性和特异性。一些研究使用聚合酶链反应（PCR）直接检测HCV基因组物质以检测感染。各种各样的研究提供了独立的职业暴露后HCV感染风险不同的评估[19]。

过去十年的研究表明，使用血清学阳性率和纵向队列研究作为检测HCV感染的策略可能相对不敏感；一些研究表明，外周血抗体检测和 HCV 核酸检测都低估了感染风险。在这些研究中，研究人员认为，检测之前感染或暴露于 HCV 的最敏感的测试是测量针对这种病毒的特异性细胞免疫检测[26]。

丁型肝炎病毒

丁型肝炎病毒（HDV）本身对医务人员没有职业感染风险。HDV 是一种“不完整”的病毒，需要与 HBV 同时感染才能产生感染。此外，尽管约 5% 的 HBV 携带者合并 HDV 感染，但存在大量的人口统计学、风险群体和地理差异。例如，HDV 感染在中东、亚马孙河流域的部分地区、一些太平洋岛屿和意大利南部地区特别流行。注射吸毒者和血液透析患者比其他已知有 HBV 感染风险的群体（例如男男同性恋者）更容易合并感染 HDV。

接触 HDV 对于曾经慢性感染 HBV，或者未感染 HBV 但曾经接触 HBV 合并 HDV 感染者血液的医务人员具有风险。职业性感染 HDV 迄今为止很少发现。一部分原因是需要同时感染 HBV，另一部分原因是很少进行 HDV 感染的检测[27,28]。

人类免疫缺陷病毒

20 世纪 80 年代，一种新型血源性病原体——人类免疫缺陷病毒（HIV）进入医疗机构，这引起了医务人员的极大恐惧和焦虑。尽管自 20 世纪 40 年代末以来，其他血源性病原体（如 HBV）的职业感染风险已为人所知，但是 HIV 感染在美国的流行及其引起的巨大的社会恐惧和焦虑加剧了医务人员的担忧。这些年来，社会广泛介绍 HIV 感染，我们了解到暴露于 HIV 感染者的血液具有一定的职业感染风险，但这样的职业感染很少发生，合理的程序干预可以降低暴露于这种逆转录病毒的风险（从而降低感染风险）。暴露后干预也可以进一步降低职业感染的风险。

在过去的 40 年里，美国医务人员中只有 58 例记录在案的 HIV 感染，其中大多数感染发生在流行的前 15 年[29-31]，即在“抗逆转录病毒时代之前”。在这些确定的案例中，医务人员有明确的 HIV 感染者血液接触史，并且在暴露当时的基线检测证明没有感染 HIV，随后的血清学追踪出现了与暴露时间相吻合的 HIV 感染的血清学、病毒学和（或）临床证据。除了这些明确的感染案例外，美国公共卫生署还发现了近 150 例其他可能被归类为医务人员职业性 HIV 感染的案例。这些人在职业暴露时没有进行“基线”血清学检测以证明其在暴露时没有感染。尽管这些人都否认职业外感染 HIV 的风险，但比较他们和上述“明确的”感染案例的特征时，存在明显的差异，高度提示基于社区的风险混杂存在于这些可能或很可能感染的人群中[29]。

发病机制

上述每个确定的主要血源性病原体的传播与医疗机构中锐器的经皮损伤有最为密切的关系。这些暴露以空心针头的针刺伤为主；然而，一种或多种传染病的传播也涉及其他被血液污染的锐器损伤。黏膜暴露于血液也会传播感染。例如，上述明确的职业暴露所致的 HIV 感染者中，有 6～7 个案例与其黏膜接触已知 HIV 感染患者的血液有关。虽然其他体液可能存在一定的职业感染风险，但上述所有病原体的主要职业感染风险均与接触感染者的血液有关。

与职业暴露相关的感染风险大小

对于所有这些重要的血源性病原体来说，医务人员单次接触这些感染者血液后的感染风险，取决于感染患者的许多变量，包括（但不限于）暴露源患者（简称“源患者”）循环血液中的病毒载量、接种量、暴露的严重程度、暴露途径等。例如，注射相关（如针刺伤）HBV 职业暴露后，其传播的风险范围为 6%～37%，这取决于多种因素，包括暴露类型、接种量和类型，以及源患者的循环血液中的病毒载量和（或）e 抗原的状态[32]。

关于 HCV 感染，考虑到用于检测感染的方法不同（如上所述），综合分析相关研究表明，单次因注射暴露于 HCV 感染患者血液后被传播的风险为 1%～3%[19]，最近的出版物估计风险可能低至 0.2%[33,34]。一项研究表明，职业暴露后 HCV 的亚临床传播经常发生[35]。研究人员在 72 名持续暴露于 HCV 的医务人员中近半数的人体中检测到 HCV 特异性 T 细胞反应，以及非结构性 HCV 蛋白的合成，但无法检测到系统性 HCV 特异性抗体或 HCV 病毒血症，这表明 T 细胞反应是比抗 HCV 抗体对低水平 HCV 暴露更敏感的指标[35]。另一项对来自埃及的暴露提供者的研究发现，职业暴露的提供者中出现了短暂的病毒血症发作而没有确定感染[36]。

在抗逆转录病毒时代之前，对 HIV 暴露进行了 20 多项纵向研究，试图测量个人职业暴露后传播的风险。这些研究的结果以前已经总结过了[37,38]。当我们将所有这些研究的数据结合起来时，与单次经皮暴露于已知 HIV 感染患者的血液相关的传播风险为 0.32%，相当于每 325 次经皮职业暴露于 HIV 感染患者的血液就有 1 次感染[37]。其中，许多研究还试图评估与已知 HIV 感染患者的血液黏膜暴露相关的感染风险。综合这些数据，估计单次黏膜暴露于 HIV 感染患者血液的职业感染风险为 0.03%[37,38]；然而，这个值可能被高估了，因为在开始为纵向研究收集前瞻性数据之前，该系列中的单一感染实际上是文献[39]中的病例报告。因此，这种情况很可能发生在前瞻性的风险研究开始之前[38]。

对于 HDV，尚无前瞻性研究能够测量单次 HDV 职业暴露后感染的风险，无论是接触带有 HDV 的患者血液或是 HBV 合并 HDV 患者血液的风险。

其他几个因素可能会影响个体暴露于这些病毒后的传播风险。显然，接种剂量是一个主要的决定因素，病毒的接种量与暴露物容量和源患者循环血液中的病毒载量相关。可能正如预期的那样，针刺伤暴露的研究证明，暴露量随着刺伤针头的大小和刺伤深度的增加而增加。一些研究显示，空心针刺伤的血液接种量比其他医用缝合针刺伤的血液接种量要高[40,41]。

存在于感染源物质中的病毒数量可能呈对数级差异，这取决于源患者的不同疾病阶段、抗病毒药物或免疫调节药的影响。对于大多数感染来说(如果不是全部)，病毒载量可能是预测感染风险最佳的单一指标之一。

1997 年，疾病预防控制中心(CDC)公布了一项关于医务人员经皮暴露于 HIV 后感染传播相关风险因素的回顾性病例对照研究结果[42]。研究人员发现 4 个因素与经皮职业暴露后感染 HIV 的风险增加有关：① 深部损伤，而不是浅表损伤；② 明显血迹的锐器伤(相比无血迹的)；③ 曾被用于动脉或静脉内的锐器伤(相比未用于动脉或静脉的)；④ 暴露源是艾滋病终末期(定义为患者死于职业暴露发生后 2 个月内)(相比暴露源是 HIV 感染早期的)。每个因素都可能是病毒接种量的替代指标。

医务人员接触到的病原体特异性特征也可能影响感染风险。例如，一些 HIV 毒株可能比其他病毒株更具攻击性(例如，一些病毒株可能比其他病毒株能更有效地诱导产生合胞体，而且一些病毒株显然比其他病毒株更有效地附着于巨噬细胞上)。晚期艾滋病患者或 HCV 感染者会携带这些病毒的不同基因型，这也可能增加传播风险。

最后一个可能影响职业暴露后感染风险的是暴露的医务人员的宿主因素。医务人员的免疫反应差异也可能影响 HIV 感染的概率。职业接触 HIV 后可能会产生 3 种后果：① 感染(通常直接检测到入侵病原体的抗体反应)；② 未感染(免疫反应缺失)或所谓的短暂感染，其特征是可测量的、持续的 T 细胞反应(即针对 HIV 的多肽和包膜抗原或 HCV 包膜蛋白)；③ 没有长期的或全身的感染，以及没有针对感染病毒的抗体反应。关于 HIV 暴露，对一些发生暴露但未感染的群体进行深入研究，包括感染者稳定的性伴侣[43-45]、感染 HIV 的母亲生的孩子[46]、女性性工作者[47,48]和发生职业暴露的医务人员[49-52]，在 HIV 感染初期整个免疫防御中的这种细胞免疫应答的有效性和确切作用仍不清楚。

一级预防——防止职业暴露

如果研究预防血源性病原体职业性感染的可能策略，至今最有效的方法是实施预防职业接触血液暴露的策略。防止职业性血液暴露为医务人员提供了最具成本效益、最有效的方法，降低了所有血源性病原体职业感染的风险。1987 年，CDC 发布了“普遍预防措施”指南[53]。这些建议旨在降低暴露于血液的风险，从而降低血源性病原体传播的风险。其他扩大的指导方针，纳入了 Lynch 等提出的身体物质隔离的概念[54]。这些扩大后的指南现在被称为“标准预防措施”。这些预防措施的有效使用将减少皮肤、黏膜和经皮血液暴露。因此，有效实施普遍/标准预防措施将降低所有血源性病原体职业感染的风险。

当评估这些指南中的一个特定建议的具体条款时，手卫生策略，使用适当的个人防护装备(如手套)，以及注意恰当使用和妥善处置针头及其他尖锐物体等，这些预防措施的有效性显而易见。其他已经被证明能有效减少职业暴露和伤害的方法，包括对员工进行的为血源性病原体感染患者提供诊疗护理过程中的职业风险综合教育，以及工作场所存在高度和普遍的职业风险的教育；修订与职业暴露风险内在相关的工作流程和工作实践，监督员工遵守标准/普遍预防措施和其他相关感染控制指南[53-55]。医疗机构还应制定策略以便能够监控医疗市场在先进技术替代现有技术的同时降低职业暴露风险。笔者认为，所有医疗机构都应前瞻性地收集机构内发生的职业暴露的信息，并分析这些数据来改进医疗活动以降低其伴随的风险。

最后，疫苗(如 HBV 疫苗)的合理使用已经在血源性病原体 HBV 职业感染的一级预防中发挥了关键作用。当其他疫苗(如 HCV、HIV 疫苗)可获得时，也将会在一级预防中发挥越来越重要的作用。

暴露后的即刻处理

暴露后即刻处理最重要的问题是先确定发生了某种血源性病原体传播风险的职业暴露。为了做出这样的判定，医务人员必须彻底评估暴露事件，暴露的人员潜在的易感性(如对 HBV 的免疫力，HBV、HCV 或 HIV 的感染史)，以及有关暴露源患者的信息。如果暴露源患者的血源性病原体感染状况不清楚，应对源患者进行所有血源性病原体感染的检测，确保这些检测与国家和地方的法律相符。目前市场上销售的 HIV 快速检测试剂在阴性时非常可靠。检测阳性必须用标准免疫测定和确证试验进行随访。此外，用于 HIV 诊断的第四代组合 p24 抗原-HIV 抗体(Ag/Ab)检测既快速又准确，并能识别大多数处于“窗口期”的患者[56]。对于确定源患者感染一种或多种病原体的案例，获得尽可能多的感染源的信息非常必要。确定源患者的感染过程，当前的治疗方法，病原体的关键免疫学和(或)病毒学参数(如病毒载量)，以及与病原体相关的其他风险因素，可以帮助专业人员了解暴露的程度。如果有源患者的病毒株信息(即表型或基因型信息，之前的耐药性等)，也应考虑。在可行的情况下，保存源患者的病原体样本是明智和适当的。负责处理的专业人员还应尽可能多地获取可能增加血源性病原体传播风险的其他信息(例如，如果注入了大量血液，是否暴露于空心针而不是实心针，是否为大针头而不是小针头，在造成伤害的设备是否可见血液，或者该设备是否曾放置在源患者的动脉或静脉里)[42]。

在不能或不容易尽快检测源患者的情况下，笔者主张提供预防措施，并立即开始，然后尽快整理暴露数据。如果无法确定源患者对这些病原体的感染状态，医生应对暴露的可能性进行最佳的流行病学评估，并依此进行相应的处理。在进行此类流行病学评估时应考虑的因素包括(但不限于)暴露的严重程度、暴露的确切情况、暴露地点、病原体存在的可能性、源患者的人口统计学特征，以及其他已知的与一种或多种病原体感染风险相关的流行病学因素。这种“暴露源不明”的暴露必须根据具体情况进行处理。

尽管确定是否发生了暴露似乎很简单，但实际上，这种确定是暴露后管理的“致命弱点”。加州大学旧金山分校的美国临床医生暴露后预防热线(PEPLINE)的汇总数据表明，预防用药和药物治疗常给予那些在 PEPLINE 专业人员看来并没有发生职业暴露的医务人员[57]。尽管这些数据似乎随着时间的推移有所改善，但针对不属于职业暴露的预防用药情况仍然太多。过度治疗的一个原因可能是处理这些暴露的从业人员(通常是急诊部门的执业医生)往往不熟悉暴露的定义以及暴露后预防用药的建议。此外，由于这些处理者通常是暴露者的同事，可能更容易受到暴露者焦虑情绪的影响。笔者主张医疗机构制定系统的流程和多学科协作团队的方法来处理职业暴露，以确保这些暴露得到一致的和最高质量的管理。职业病学、医院流行病学、医院安全和传染病/艾滋病的专家应该是这个团队的主要成员。有资质的、知识渊博的工作人员应该全天候给职业暴露者提供帮助。作为这种多学科方法的一部分，笔者建议团队还应收集机构中血液职业暴露的信息，以便能够评估暴露的常见情形和诊疗过程中存在的可能改善的内在问题，从而降低暴露风险。

有效的暴露管理是医疗机构的责任。员工需要准确地知道在发生暴露时应该做什么和什么时候做。所有潜在可能暴露的员工都必须能够随时获得正确的暴露处理流程并且方便使用。

法律规定医疗机构必须提供职业暴露的报告系统，并保证暴露后获得快速适当的处理[58]。尽管已经制定了完善的策略来促进这些暴露的报告和管理，但许多职业暴露从未被报告。自 20 世纪 80 年代初以来，这些损伤的漏报是一个严重的问题，时至今日仍然是一个主要问题。

在笔者的机构中，建议伤口、穿刺伤或其他与血液或体液有直接接触的皮肤区域应立即用肥皂和水彻底清洗[2,59]。一些权威人士建议使用消毒剂对伤口进行消毒；然而，据笔者所知，实际上没有数据为这一建议提供科学支持。冲洗和清洗伤口不应该推迟到获得消毒剂时。

对于黏膜暴露，建议用自来水冲洗暴露部位；眼睛最好用无菌水或专用洗眼液冲洗；如果都没有，干净的自来水也可以。

暴露后早期管理的一个重要方面是咨询。应重视血源性病原体职业暴露对医务人员情绪的影响。除此以外，医疗机构应该确保处理暴露的医生具有丰富的流行病学、传播风险、治疗选择、已知的并发症治疗等方面的知识，还应该确保经历暴露的员工获得专业的咨询服务。处理暴露的临床医生必须给予暴露者与其经受的暴露类型相关的可以理解的、客观的感染风险信息，以及已知风险和各种可能的治疗选择的益处。临床医生不应弱化或轻视风险并过度表达同情和安慰。暴露事件给暴露者极大的困扰使其可能不能真正理解临床医生提供的所有服务信息，处理的医生应该耐心地为暴露者或其配偶等人提供咨询。无论选择哪种处理方法，暴露者接受初次评估后应在 48～72 h 内进行随访，以评估他/她做得如何并解答悬而未决的问题。

暴露者对于是否进行药物预防感到很困惑时，可以给予先立即开始治疗而后选择停止的建议(比如说，“因为一些证据显示第一次给药时间将影响治疗的成功与否，我建议你现在就开始治疗，然后明天，甚至更晚，如果必要，再决定继续治疗是否为最佳选择”)。这种方法可缓解暴露者对立即做出决定的紧急压力，也使其能够决定自己的治疗。

HIV 暴露者的咨询服务应该包括有关职业暴露及其管理的几个重要问题的清晰讨论：① 即使不采取暴露后抗逆转录病毒药物预防，超过 99%的职业暴露者也不会被感染；② 尽管多年来已经收集了大量间接证据表明暴露后抗逆转录病毒预防的有效性，但美国食品药品监督管理局(FDA)尚未批准任何药物或联合制剂在这种情况下使用的安全有效性；③ 这种环境中使用这些潜在毒性药物的有效性和安全性数据远未完成；④ 应建议暴露者采取预防措施，防止二次传播，特别是在暴露后的前 3 个月，包括预防性传播的措施(如禁欲或使用避孕套)，以及避免献血和器官捐赠，并停止母乳喂养。

暴露人员应该得到有关职业暴露风险大小的咨询服务、机构内落实保护暴露者医疗记录隐私的措施，以及暴露者的性伴侣、同事、朋友和家人特别关注的问题。最后，咨询服务工作者应该做好准备回答暴露者配偶、家人以及其他重要人物担心的相关风险问题。

特异性病原体暴露后的管理和随访

乙型肝炎病毒

大量证据表明，暴露后免疫预防(主动和被动)是防止乙型肝炎病毒(HBV)暴露后感染的有效措施。应向所有易感的医务人员提供 HBV 暴露后预防。HBV 暴露为常见血源性病原体暴露之一，医疗机构应建立相应制度，为暴露者提供合理的处理方案。如上所述，HBV 暴露的处置包括：评估暴露类型、暴露源和环境；评估源患者的肝炎临床症状、流行病学和实验室证据；评估暴露的医务人员的乙肝疫苗接种史和 HBV 感染/免疫状态等。此外，机构应努力在职业暴露于 HBV 后尽快提供预防性治疗。目前的建议包括使用乙型肝炎病毒免疫球蛋白和乙肝疫苗等。美国公共卫生署已发布了使用乙型肝炎病毒免疫球蛋白和暴露后乙肝疫苗的使用建议。各类指南归纳详见表 41.2。医务人员必须意识到，某些血源性病原体存在合并感染。仅仅因为患者入院治疗 HBV 感染的并发症并不意味着我们应该忽略其他病原体。因此，即使患者被确诊为 HBV 感染，笔者建议除检测其 HBV 感染状态外，还应对源患者进行 HCV 和 HIV 检测。

目前存在争议的问题是：是否对检测不到抗体水平的职业暴露者进行乙肝疫苗强化接种[60-63]。美国公共卫生署目前不建议那些最初对疫苗有反应但其抗体水平已下降到不可检测水平的暴露者接种加强针。几项研究已经解决了疫苗诱导免疫的持久性问题。一项研究表明，在免疫接种 8 年后，30%～60%的疫苗抗体低于最佳水平[64]；但其他几项研究表明，疫苗应答相当持久，甚至在接种 10 年后仍有免疫应答[65-67]。事实上，无论抗体水平如何，疫苗接受者发生 HBV 感染都相对罕见。最近的研究表明，在婴儿期接种过乙肝疫苗者在 10～15 年后受到病毒攻击时，可表现出较高水平的免疫记忆[68]。尽管如此，一些机构(包括笔者)仍然为以下人员提供乙肝疫苗加强剂：曾经对乙肝疫苗接种产生应答的、抗体水平低(已检测不到)，以及从事 HBV 感染/血液暴露高风险相关工作的医务人员。HBV 职业暴露处置及随访的其他内容归纳于表 41.2 中。

表 41.2　HBV 职业暴露的处理策略

暴露者的乙肝疫苗接种史及其免疫状态[b]	推荐的治疗策略[a]		
	暴露源 HBsAg 阳性	暴露源 HBsAg 阴性	暴露源 HBsAg 不详
未接种疫苗	评估暴露者的 HBV 状态(检测抗-HBs、抗-HBc)[b]；如果是易感者，接种 HBIG[c](乙型肝炎免疫球蛋白)1～2 剂[d]；开始全程接种乙肝疫苗	评估暴露者的 HBV 状态(检测抗-HBs、抗-HBc)[b]；如果易感，开始全程接种乙肝疫苗	评估暴露者的 HBV 状态(检测抗-HBs、抗-HBc)[b]；进行流行病学风险评估(见正文)；如果存在风险，并且易感，考虑接种 HBIG[c]；开始全程接种乙肝疫苗
接种过疫苗			
有应答[e]/滴度足够	无须治疗	无须治疗	无须治疗
有应答[e]/滴度不详	查抗-HBs；如果滴度不足，考虑疫苗加强剂；如果滴度足够，不需要治疗	查抗-HBs	查抗-HBs；评估流行病学风险；考虑疫苗加强剂
有应答[e]/滴度不足	查抗-HBs；注射疫苗加强剂	查抗-HBs	查抗-HBs；评估流行病学风险；考虑疫苗加强剂
无应答[e]/滴度不足	查抗-HBs；考虑重新全程疫苗接种；注射 1～2 剂 HBIG[d]	查抗-HBs	查抗-HBs；评估流行病学风险；考虑疫苗加强剂
接种过疫苗，但抗体状态不详	查抗-HBs；如果滴度足够，不需要治疗；如果滴度不足，注射 1 剂 HBIG；接种疫苗加强剂	查抗-HBs；考虑接种疫苗加强剂	查抗-HBs；评估流行病学风险；如果有风险，按照暴露处理：注射 1 剂 HBIG；接种疫苗加强剂

抗-HBc：针对乙肝核心抗原的抗体(表示先前自然感染，存在于已消除感染和慢性携带者中)；抗-HBs：乙型肝炎表面抗体；HBIG：乙型肝炎病毒免疫球蛋白；HBsAg：乙型肝炎病毒表面抗原；HIV：人类免疫缺陷病毒。
a：虽然此表是指对乙型肝炎病毒暴露的管理参考，但在发生血液接触的任何情况下，管理暴露的临床医生都应考虑接触多种血液传播病原体的可能性。因此，至少，接触 HBV 的人也应进行 HCV 和 HIV 的潜在感染评估。
b：自然感染转归(与抗-HBs 和抗-HBc 抗体的产生有关)，产生终身免疫。
c：剂量为 0.06 mL/kg；4 周后接种第二剂。
d：只有一项研究提示 HBIG 第二剂有价值。
e：疫苗注射后有应答，已接种疫苗；可测量的抗-HBs>10 IU/mL；疫苗注射后无应答，抗-HBs 从未超过 10 IU/mL。
修改自：U.S. Public Health Service. Updated U.S. Public Health Service guidelines for the management of occupational exposures to HBV, HCV, and HIV and recommendations for postexposure prophylaxis. *MMWR Recomm Rep*. 2001; 50(RR-11): 1-52.

丙型肝炎病毒

丙型肝炎病毒(HCV)职业暴露后的立即处置与上述血源性病原体暴露后的处置相同。与已知的 HBV 暴露一样，医务人员必须意识到这些血源性病原体常存在合并感染。因此，即使已知暴露源患者为 HCV 感染者，笔者仍建议除了检测其当前的 HCV 感染状态外，还应进行 HBV 和 HIV 检测。安排这些检测的医务人员必须了解与这些检测的知情同意相关的当地和本国的法律法规。此外，医务人员还应注意，大多数筛查测试旨在检测针对这些病原体中的某些病原体的抗体，并且这些测试显然不能检测出所有以前感染过的患者。具体而言，关于 HCV，在暴露源患者的血清中检测抗 HCV 抗体不能作为传染性的绝对指标。

CDC 对 HCV 职业暴露最新处置指南如图 41.1 和图 41.2[33]所示。主要内容如下：① 暴露时检测源患者的 HCV RNA 或 HCV 抗体；② 检测暴露者 HCV 抗体的基线水平；③ 在暴露后 3～6 周对医务人员进行 HCV RNA 检测，如果感染，HCV RNA 通常在暴露后 1～2 周内可检测到；④ 在暴露后 4～6 个月随访检测 HCV 抗体。如果 HCV 抗体检测呈阳性，则重复测 HCV RNA，因为患者在急性 HCV 感染期间可能间歇性地出现病毒感染[33]。临床医生不应提供免疫球蛋白、抗病毒药物或免疫调节剂作为暴露后的预防[69]，但应向暴露者提供全面信息，包括职业暴露风险大小、二次传播风险和已知在职业环境中有效防止血源性暴露和(或)HCV 传播的策略[70]。

历史上，曾有研究者主张使用免疫血清球蛋白来试图降低随后被确定为 HCV 的传播风险[71-73]。随着 HCV 感染发病机制和免疫学的深入了解，大多数专家认为暴露后预防性使用免疫球蛋白是没有用的。同样，据笔者所知，没有科学证据支持使用干扰素或其他免疫调节剂作为“暴露后预防措施”[18]。如上所述，直接作用的抗病毒药物(DAA)已经大大改变了这一领域，鉴于这些药物在

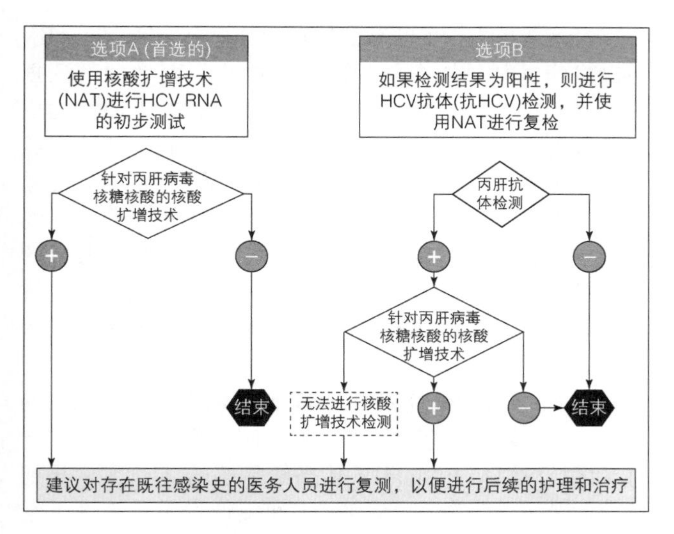

图 41.1　对 HCV 暴露源患者的检测建议。HCV，丙型肝炎病毒；NAT，核酸检测。

引自：Moorman AC, de Perio MA, Goldschmidt R, et al. Testing and clinical management of health care personnel potentially exposed to hepatitis C virus — CDC guidance, United States, 2020. *MMWR Recomm Rep*. 2020; 69: 1-8。

感染早期给药的疗效，根据美国肝病研究协会和美国感染病学会联合发布的指南[74]，CDC 建议：医务人员在职业暴露后如检测到 HCV RNA，应立即转诊进行进一步的治疗和评估。尽管如此，没有一项指南建议使用 DAA 作为职业暴露后的预防用药。HCV 职业暴露的详细管理策略总结见图 41.1 和图 41.2[33]。

“早期治疗”策略包括在确诊职业性感染 HCV 后立即开始治疗。这种策略的科学依据（至少部分）是基于所谓急性 HCV 感染患者成功治疗的研究，特别是那些使用 DAA 的研究。在几项研究中，“早期”HCV 感染者的治疗效果（治疗有效率超过 90%～95%）显著优于慢性 HCV 感染者[75-80]。事实上，2015 年一项关于职业性 HCV 感染治疗的研究（使用聚乙二醇化干扰素和利巴韦林）表明，在 14 例接受治疗的职业感染中全部出现了持续的病毒反应[81]。此前，Jaeckel 等用干扰素 α-2b 治疗 44 例急性 HCV 感染患者，最初 1 个月内每日 1 次，然后每周 3 次，持续 5 个月，其中 43 例患者的 HCV-RNA 经 PCR 检测不到，这些患者在治疗结束后直至 6 个月丙氨酸转氨酶水平均完全正常[78]。虽然这项研究有一定局限

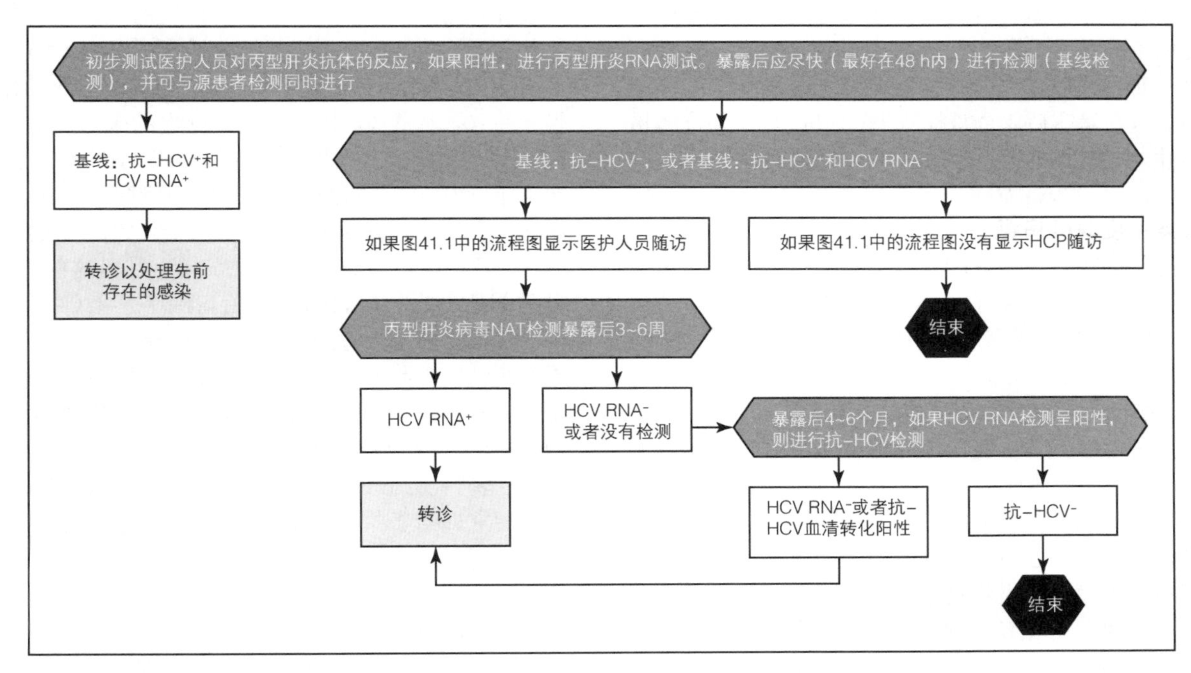

图 41.2　医务人员职业暴露于丙型肝炎后的检测建议。AASLD-IDSA，美国肝病研究协会和美国感染病学会；HCP，医疗保健提供者；HCV，丙型肝炎病毒；NAT，核酸检测。

应在接触后尽快（最好在 48 h 内）对 HCP 进行抗-HCV 基线检测，如果检测结果呈阳性，应进行 HCV RNA 核酸检测，并可与源患者检测同时进行。如果根据源患者的状态建议进行随访检测，应在暴露后 3～6 周进行 HCV RNA 检测。如果在暴露后 6 周进行 HCV RNA 检测，与推荐的人类免疫缺陷病毒（HIV）暴露后检测计划相吻合。如果在暴露后 3～6 周 HCV RNA 呈阴性，建议在暴露后 4～6 个月进行最后一次抗-HCV 检测，因为在急性 HCV 感染期间可能会出现间歇性无病毒血症期。如果 HCP 基线抗-HCV 阳性而 HCV RNA 阴性，此时应进行 HCV RNA 检测，因为 HCV 感染成功治疗的人将保持抗-HCV 阳性而 HCV RNA 阴性，除非再次感染。在暴露后 6 个月进行检测便于与 HBV 暴露后检测方案相一致。对于出现血清抗-HCV 抗体但 HCV RNA 阴性的 HCP，应转诊进行进一步评估。在低风险人群中已知会出现抗-HCV 抗体假阳性结果。抗-HCV 抗体血清转阳平均发生在暴露后 8～11 周，尽管在免疫抑制人群中，例如在 HIV 感染者中，已经记录了血清转阳延迟的病例。对于丙型肝炎病毒抗体结果阴性且免疫功能低下的人，可以考虑进行 HCV RNA 检测。此外，对于抗-HCV 抗体阳性而 HCV RNA 结果阴性的人，如果在过去 6 个月内发生了额外的潜在 HCV 暴露，存在 HCV 感染的临床证据，或者存在对标本完整性的担忧，包括可能影响测试结果的处理和储存条件，则应重复进行 HCV RNA 检测。暴露者在任何时候出现提示急性 HCV 感染的病毒综合征，均应重新检测 HCV RNA。在任何时间点检测到 HCV RNA 的人都应转诊至符合 AASLD-IDSA 指南的医疗机构，以评估和治疗所有急慢性 HCV 感染者。急性感染者应在初步诊断时进行治疗，而不必等待自我清除。丙型肝炎的治疗指南随着 DAA 的治疗数据不断改进。（https://www.hcvguidelines.org）

引自：Moorman AC, de Perio MA, Goldschmidt R, et al. Testing and clinical management of health care personnel potentially exposed to hepatitis C virus — CDC guidance, United States, 2020. MMWR Recomm Rep. 2020; 69: 1-8。

性(Henderson[19]有更详细的讲解),特别是在将结果推广到职业暴露方面,但该研究的治疗成功率依然非常显著,远远超过了慢性 HCV 感染研究中所报道的最高治愈率。这项研究中观察到 98%的"治愈率"是非同寻常的,人们会很容易地想到,用 DAA 药物治疗这群人会取得更大的成功。除了临床记录的治疗急性感染的成功案例,对于"早期治疗"争议很大,主要是因为临床医生可能在 HCV 有可能出现少量变异株时便对患者实施治疗。事实上,国立卫生研究院(NIH)在 2002 年发表的共识强烈建议对急性 HCV 感染患者进行积极治疗[75]。

之前的"密切观察"策略,在最近发布的指南中已不再推荐[74],该策略提出:通过在暴露的医务人员血液中反复检测 HCV RNA,一旦确诊职业性 HCV 感染,临床医生将在一段时间内(如 2~3 个月)观察暴露者,了解其是否自发清除了感染。自发清除感染的医务人员将避免承受潜在的药物毒副作用以及高昂的治疗费用。这种方法不再被推荐,因为最新的治疗方案非常有效且耐受性良好。

在解释与职业性 HCV 暴露管理相关的现有数据时,还存在各种其他因素。从笔者的角度来看,CDC 指南[33]中概述的策略(图 41.1 和图 41.2)是解决这一复杂管理问题的完全明智的方法,即在暴露后 3 周通过 PCR 检测 HCV 病毒,在暴露后 4 个月检测 HCV 抗体,如果抗体检测呈阳性,则进行 HCV-PCR 检测,如果检测到感染,则立即转诊进行 DAA 治疗[74]。

人类免疫缺陷病毒

人类免疫缺陷病毒(HIV)职业暴露后采取的干预措施最初存在争议。CDC 在 1990 年首次发布了指南[82],其中包含 HIV 职业暴露后服用抗逆转录病毒药物的"注意事项"。CDC之后又发布了多套更新建议。CDC 分别在 2013 年[2]和 2022 年更新了指南。

暴露后给予抗逆转录病毒药物预防性治疗的依据来自以下几个不同的研究:① 在易感染组织细胞进行的关于抗逆转录病毒药物对阻止逆转录病毒感染效果的体外实验;② 一些描述 HIV 感染细胞的早期过程,为预防性治疗药物的疗效提供生物合理性的研究;③ 关于抗逆转录病毒药物预防性治疗的安全性及效果的相关动物模型研究;④ 抗逆转录病毒药物在预防母婴传播效果的临床研究;⑤ 过去 30 年收集的描述医务人员 HIV 职业感染的流行病学资料;⑥ 过去 20 年积累的暴露后使用这些药物的大量临床经验。尽管可能永远不会有明确的科学证据来证实这些药物作为暴露后预防性治疗的有效性,但是当所有这些间接相关的数据放在一起分析考虑时,就为医疗机构使用这些药物提供了重要的理论依据。下面将详细讨论 HIV 职业暴露后预防性用药的各种研究。

20 世纪 80 年代末进行的实验室研究表明,向组织培养环境中添加核苷类似物可以预防易感染 HIV 的组织培养细胞的感染[83]。这些研究提供了确切的证据,即"逆转录酶抑制剂"确实可以预防易感细胞的感染。

过去十年进行的几项研究极大地提高了我们对 HIV 感染发病机制早期事件的理解。这些不断增加的证据为暴露后抗逆转录病毒药物预防的生物学合理性提供了额外的支持。这些研究表明,黏膜和皮肤中的树突状细胞是 HIV 感染的初始目标,这些细胞在将 HIV 传递给局部淋巴结细胞的过程中也起重要作用[84]。在动物模型中,致病性逆转录病毒在接种游离细胞病毒后的 24 h仍与树突细胞定位在一起[85]。24~48 h 后,这些树突细胞迁移至局部淋巴结,导致这些淋巴结 T 细胞的增殖性感染[85]。

因此,目前的研究表明,HIV 感染的发生是一系列的变化,最初涉及暴露部位的树突状细胞,随后这些细胞迁移至区域淋巴结并将 HIV 传播给易感的 T 细胞。早期抗逆转录病毒药物干预似乎最有可能通过防止易感 T 细胞的感染来预防感染。延迟易感 T 细胞的感染也给暴露个体提供时间来建立针对 HIV 的细胞免疫反应(下面将更详细地讨论)。

虽然一些证据表明细胞免疫在宿主防御 HIV 中起着重要作用,但细胞免疫的具体作用尚未完全阐明。细胞免疫在宿主防御 HIV 中起重要作用的证据有:① 对性工作者[47,48]和 HIV 感染者的血清反应阴性性伴侣的研究表明,在未感染的性伴侣中存在 HIV 特异的细胞毒性[43-45];② 对感染 HIV 的母亲所生的未感染儿童的研究[46];③ 关于医务人员因职业暴露于 HIV 而未感染,并产生了针对 HIV 的细胞毒性反应的研究[49-52];④ 2 例暴露于 HIV 的个案报道(一例是接受受污染的血液制品[86],另一例是职业暴露的医务人员[87]),这两例报道均显示 HIV 的 PCR 呈阳性,而后清除了感染(两人均接受了 3 种抗逆转录病毒药物治疗),且均产生了针对 HIV 抗原的持续的细胞反应。两者均未产生 HIV 抗体。有趣的是,在两个动物小鼠和恒河猴暴露后药物预防模型中,成功的预防与有效的细胞免疫反应有关[88,89]。依笔者看来,这些研究为假设提供了有说服力的间接证据,即职业暴露后立即给予抗逆转录病毒药物预防性治疗,协同针对 HIV 包膜抗原的特定细胞免疫反应,也许可以有效地预防或抑制系统的 HIV 感染。

尽管已发表的最初动物模型研究没有显示抗逆转录病毒药物预防性治疗的任何效果,但随后在几个不同种类且更为细化的模型研究明确证明了暴露后药物预防的有效性。大部分早期的试验都采用高浓度接种量的静脉注射。在这些研究中,大多数 HIV 病毒接种量远远超过了一般职业暴露预期的量。

在迄今为止最权威的一项研究中,Tsai 等在猕猴模型中证实了替诺福韦预防性治疗的真实效果[90]。在该研究中,静脉注射猴免疫缺陷病毒(SIV)培养液 4 h或 24 h后给予替诺福韦,结果对照组中 100%发生了感染,而接受治疗的动物 100%受到了保护[90]。在随后的研究中发现:所有暴露后接受治疗 28 天的动物均未感染;接受治疗 10 天的动物仅有一半获保护,而仅接受 3 天治疗的动物没有一例获保护[91]。在后续研究中发现:延迟预防治疗开始时间是不利的。所有静脉注射 SIV 后 24 h 内接受治疗的动物均未感染，而在感染后 48 h 才接受治疗的动物仅有 50%受到保护，在感染后 72 h 接受治疗的动物仅有 25%受到保护[91]。抗逆转录病毒药物也已被证明在分娩期间可有效地预防 HIV 的母婴传播[92-94]。多个研究已证明单一药物或联合用药在预防新生儿感染方面的效果。更重要的是，有两项研究证明了仅在新生儿出生后使用抗逆转录病毒药物的预防效果[95,96]。尽管这两项研究都不是为了验证“暴露后预防治疗”的假说而设计的，但其提供了令人信服的证据，表明这些药物能预防 HIV 的垂直传播，即使在暴露发生后，预防效果也很好。

自 20 世纪 80 年代末抗逆转录病毒药物开始用于暴露后预防性治疗，临床研究和临床经验都为抗逆转录病毒药物作为 HIV 职业暴露后预防性治疗提供了额外的依据。CDC 发表了一项回顾性病例对照研究，旨在识别与职业性 HIV 感染风险增加的相关因素。在研究中发现，职业暴露本身的许多因素与 HIV 感染风险增加有关；然而，该研究还发现，暴露后用齐多夫定治疗，HIV 感染风险可降低 81%[42,97]。诚然，病例对照研究并不是证明单类药物或联合用药预防感染的最佳研究，但这个研究为证明这些药物可能存在的疗效提供了令人信服的额外证据。自 20 世纪 80 年代末以来，美国一直在使用抗逆转录病毒药物预防 HIV 职业暴露[98]，尽管表 41.3 中列举了各种可能有助于降低美国职业性 HIV 感染发病率的因素，但至少与抗逆转录病毒药物使用增加是相吻合的，过去 10 年中此类感染已大幅减少。上述 2 例“短暂感染的”报道（血液制品接受者[86]及医务人员的职业暴露[87]）同样也为药物预防性治疗的效果提供了间接证据。

表 41.3 可能导致美国医务人员中职业性 HIV 感染下降的因素

- 向 CDC 报告职业暴露及可能产生职业性感染的报告率下降
- 因为职业感染危险因素目前非常明确，对职业暴露的病例调查也就不那么激进了
- 由于使用普遍/标准预防措施，一级预防（即防止接触血液）的效果可以防止感染
- 高效抗逆转录病毒疗法在降低患者病毒载量方面的疗效，降低了血源性病原体传播的风险
- 高效抗逆转录病毒疗法使 HIV 感染者保持健康并避免住院
- 高效抗逆转录病毒疗法减少 HIV 感染者接受医疗侵入性操作的数量和种类
- 二级预防（即暴露后抗逆转录病毒药物预防的假定疗效）在降低职业感染风险方面的效果

CDC，疾病预防控制中心；HIV，人类免疫缺陷病毒。

目前美国公共卫生署对 HIV 暴露后的预防建议

选择抗逆转录病毒药物进行预防的影响因素很多，包括：① 暴露的严重程度及预计与已发生的特定暴露类型相关的 HIV 传播风险（例如，输注大量污染血液的风险比使用尖锐的手术针刺伤的风险高得多）；② 源患者使用抗逆转录病毒药物治疗的疗程，以及疗程对源患者可能携带耐药毒株的影响；③ 源患者对其当前治疗方案的依从性及其对发生职业暴露时可能存在于血液循环中耐药毒株的影响；④ 推荐预防方案中药物的已知毒性以及医生遵从推荐这一方案的可能性；⑤ 医务人员对未感染个体使用这些药物的临床经验和对药物安全性的了解程度；⑥ 成本。

至少有 7 种不同类型的药物（核苷逆转录酶抑制剂、核苷酸逆转录酶抑制剂、非核苷逆转录酶抑制剂、蛋白酶抑制剂、融合抑制剂、整合酶抑制剂和 C－C 趋化因子受体 5 拮抗剂）已上市用于治疗 HIV 疾病，并可用作暴露后预防。尽管我们也有一定的使用其他三类药物的临床经验，但毫无疑问，我们在使用核苷类药物进行暴露后预防的经验最为丰富。也许是因为历史原因，在核苷类药物用于暴露后预防性治疗中，我们关于齐夫多定的经验最为丰富。自蛋白酶抑制剂上市以来，对其在暴露后预防性治疗方面也积累了丰富的经验。虽然这些药物非常有效，但它们也与各种毒性和复杂的药物相互作用有关（后续讨论）。

美国公共卫生署关于管理职业性 HIV 暴露的最新建议总结在表 41.4[99]。表 41.5 详细介绍了推荐药物与替代方案的优缺点。表 41.6 概述了制订替代方案的途径。表 41.7 列出了仅在专家顾问的建议下才应用于暴露后预防方案的制剂以及不推荐或禁止用于暴露后预防方案的制剂。虽然抗逆转录病毒药物的联合用药已被证明在治疗 HIV 感染方面比单一用药更有效，但我们在暴露后预防方案中没有充足的数据。事实上，基于上述有关这些药物应用的研究情况，笔者不敢肯定将获得真实有效的数据，不论是单个药物或联合用药的疗效。

目前的建议是常规使用 3 种药物以减少混淆，同时也因为新型药物的毒性特征有所改善[99]。

与 HIV 职业暴露后药物预防相关的副作用

抗逆转录病毒药都有已知的和实质性的副作用。一个奇怪的发现是，健康人服用这些药物后似乎比 HIV 感染者用于治疗时有更多更严重的副作用。尤其是 HIV 职业暴露后进行药物预防性治疗的医务人员出现主观的副作用非常普遍。如前所述，与第一代药物相比，最近上市的几种药物的毒副作用显著改善。

这些药物用于暴露后预防的各种方案都有副作用[100,101]。已知或预期的副作用是选择用于药物预防方案的几个重要考虑因素之一。核苷类似物的毒性包括骨髓抑制（包括中性粒细胞减少和贫血）、恶心、呕吐、腹泻、腹痛、头痛、神经病变、氨基转移酶升高、肌痛、乏力、倦怠、肾毒性及失眠。很少有非常严重的毒性报道，包括严重胰腺炎、皮炎、严重肝功能障碍、乳酸性酸中毒和癫痫发作的病例。

在使用蛋白酶抑制剂作为预防方案的毒性包括恶心、呕吐、腹泻、腹痛、高血糖、高脂血症、高胆固醇血症、溢乳[102]、高泌乳素血症[102]、胆汁淤积[103]、头痛、黄疸、厌食、味觉改变和（或）感觉异常[100]。较少见的与蛋白酶抑制剂相关的在药物预防方案中使用的副作用包括肾结石[101]和脂肪代谢障碍[104]。另一个与在药物预防方案中

表 41.4 美国公共卫生署关于医务人员职业性 HIV 暴露的管理

	暴露源的感染状态[a]			
暴露类型[a]	暴露源 HIV 阳性	暴露源 HIV 状态未知[b]	不明暴露源[c]	暴露源 HIV 阴性
皮肤暴露	推荐三联药物预防性治疗	通常不需要进行暴露后预防(PEP);但是,对于有 HIV 危险因素的来源,可以考虑使用三联药物进行暴露后预防(PEP)[d]	通常不需要进行暴露后预防(PEP);然而,在可能接触 HIV 感染者的暴露,应考虑使用三联药物进行暴露后预防(PEP)	不需要
黏膜暴露	推荐三联药物预防性治疗	通常不需要暴露后预防(PEP)	通常没必要暴露后预防(PEP)	不需要

HIV,人类免疫缺陷病毒;PEP,暴露后预防

a:虽然本表涉及 HIV 暴露的管理,但在发生血液暴露的任何情况下,管理暴露的临床医生都应考虑暴露于多种血源性病原体的可能性。因此,至少,暴露于 HIV 的人也应评估潜在的乙型肝炎和丙型肝炎暴露。

b:比如死亡的源患者没有可进行 HIV 测试的样本(暴露源转至家中不能及时进行检测)。

c:比如来自锐器盒中的针头,血液处置不当引起的飞溅。

d:如果提供并给予了暴露后预防,但随后源患者确定为 HIV 阴性,则应停止暴露后预防。

改编自:Kuhar DT, Henderson DK, Struble KA, et al. Updated U.S. Public Health Service guidelines for the management of occupational exposures to human immunodeficiency virus and recommendations for postexposure prophylaxis. Infect Control Hosp Epidemiol. 2013; 34: 875-892。

表 41.5 美国公共卫生署对医务人员 HIV 职业暴露后抗逆转录病毒预防性治疗的首选方案和替代方案及各自优缺点的建议

首选方案	首选用药方案	优点	缺点
替诺福韦(TDF)+恩曲他滨(FTC)+拉替拉韦钾(RAL)	TDF 300 mg,每日 1 次;FTC 200 mg,每日 1 次,也可以给予特鲁瓦达 1 片,每日 2 次;RAL 400 mg 口服,每日 2 次	在动物实验研究中与降低 HIV 传播风险有关;比之前的方案更耐受;用于暴露后预防,毒性较少;副作用可预测,可用镇痛剂、止吐剂和止泻剂控制	一些副作用很严重(如肾毒性);严重的副作用(如 G-I 疗法)可能导致治疗方案依从性降低;妊娠期安全性未知;长期使用 FTC 的 HIV 感染患者中部分出现皮肤色素沉着
替代方案举例	**首选用药方案**	**优点**	**缺点**
齐多夫定(ZDV)+拉米夫定(3TC)+拉替拉韦钾(RAL)	ZDV 300 mg,每日 2 次;3TC 150 mg,每日 2 次;也可以给予可比韦,每日 2 次,每次 1 片;RAL 400 mg 口服,每日 2 次	动物实验和垂直传播研究显示:ZDV/3TC 与降低 HIV 传播风险相关;在 CDC 的病例对照研究中,ZDV 与降低风险相关;迄今为止,PEP 使用经验最丰富的是 ZDV;严重毒副反应虽然发生,但在 PEP 中并不常见;副作用可通过止吐药和止泻药管理;妊娠期应用 ZDV/3TC 有一定经验	尽管副作用是可预测的,但很常见,且可能持续时间较长(尤其是恶心、呕吐、腹泻和疲劳);可能导致方案依从性降低;由于 ZDV 的广泛使用,可能存在源患者病毒对该方案的耐药性;动物致癌性和致畸性已有记载。与人类妊娠的相关性未知

引自:Kuhar DT, Henderson DK, Struble KA, et al. Updated U.S. Public Health Service guidelines for the management of occupational exposures to human immunodeficiency virus and recommendations for postexposure prophylaxis. Infect Control Hosp Epidemiol. 2013; 34: 875-892。

表 41.6 美国公共卫生署推荐的抗逆转录病毒预防 HIV 职业暴露的替代方案

推荐的替代方案 (从左侧列中选择一种药物或药物组合,并与右侧列中的一组核苷/核苷酸逆转录酶抑制剂结合使用[a])	
拉替拉韦钾(RAL)	替诺福韦(TDF)+恩曲他滨(FTC);(特鲁瓦达™为复方制剂)
达芦那韦(DRV)+利托那韦(RTV)	替诺福韦(TDF)+拉米夫定(3TC)
依曲韦林(ETR)	齐多夫定(ZDV, AZT)+拉米夫定(3TC);(可比韦为复方制剂)
利匹韦林(RPV)	齐多夫定(ZDV, AZT)+恩曲他滨(FTC)
阿扎那韦(ATV)+利托那韦(RTV)	
洛匹那韦/利托那韦(LPV/RTV)(克力芝为复方制剂)	

a:不熟悉这些药物/方案和它们毒性的从业人员,应咨询了解这些药物及其使用的医生。

改编自:Kuhar DT, Henderson DK, Struble KA, et al. Updated U.S. Public Health Service guidelines for the management of occupational exposures to human immunodeficiency virus and recommendations for postexposure prophylaxis. Infect Control Hosp Epidemiol. 2013; 34: 875-892。

表 41.7 HIV 职业暴露后不推荐使用的替代方案和药物

向专家咨询后才能用于 HIV 职业暴露后预防性治疗的抗逆转录病毒备选药物[a]
阿巴卡韦(ABC)
依法韦仑(EFV)
恩夫韦肽(T20)
福沙那韦(FOSAPV)
马拉维若(MVC)
沙奎那韦(SQV)
司他夫定(d4T)
不常规推荐用于 HIV 职业暴露后预防性治疗的药物
叠氮胸苷(ddI)
奈韦拉平(NFV)
特拉匹韦(TPV)
多替拉韦(DTG)
禁止用于暴露后预防的抗病毒药物
奈韦拉平(NVP)

a:不熟悉这些药物/方案和它们毒性的从业人员,应咨询了解这些药物及其使用的医生。

改编自:Kuhar DT, Henderson DK, Struble KA, et al. Updated U.S. Public Health Service guidelines for the management of occupational exposures to human immunodeficiency virus and recommendations for postexposure prophylaxis. Infect Control Hosp Epidemiol. 2013; 34: 875-892。

使用蛋白酶抑制剂有关的重要问题是，这些药物与其他药物之间的相互作用非常常见。如果将蛋白酶抑制剂作为药物预防方案的一部分处方，主治医生应评估暴露的医务人员目前正在服用的所有其他药物，关注其相互作用。比如，同时服用抗菌剂利福平或营养补充品圣约翰麦芽汁会降低蛋白酶抑制剂的血浆水平，使血药浓度降至治疗范围以下[105,106]。蛋白酶抑制剂可以增强抗组胺药、麦角生物碱（增加麦角中毒、血管痉挛和局部缺血的风险）、苯二氮䓬类药物（增加中枢神经系统抑郁症的风险）以及他汀类药物（增加如横纹肌溶解等严重毒性的风险）的作用，同时，与地尔硫卓或西沙必利一起使用会引起心律失常。另一个重要的相互作用是与口服避孕药有关，蛋白酶抑制剂可以加速其清除，降低其疗效，因此，使用有蛋白酶抑制剂的药物预防性治疗方案的女性，需要使用其他可代替的避孕措施。

虽然非核苷类逆转录酶抑制剂从未成为暴露后预防的首选药物，但一些权威人士已建议使用这些药物。由于多种原因，笔者通常避免推荐这些药物，其中包括常见的副作用皮疹，这很容易与 HIV 血清转化反应混淆。在使用奈韦拉平和其他此类药物时，一些与皮炎相关的病例相当严重[例如，两例报道的病例被认为是史蒂文斯-约翰逊综合征（多型糜烂性红斑）][107]，但笔者更关注的是两例严重肝功能障碍（其中一例需要肝移植）和 10 例中度肝毒性的病例，这些情况发生在服用奈韦拉平作为预防方案的医务人员中[107-110]。对孕妇使用依法韦仑表示担心，因为研究表明在动物模型中有潜在的致畸作用。由于其代谢方式的原因，依法韦仑具有广泛的与其他药物的相互作用，类似于蛋白酶抑制剂，包括上述的与抗菌剂、麦角碱和苯二氮䓬类药物的相互作用。其他与非核苷类逆转录酶抑制剂相关的毒性包括轻度中枢神经系统功能障碍（如嗜睡、失眠、难以集中注意力、异常梦境和眩晕）。然而，因为其良好的疗效，考虑到其潜在的毒性，最近发表的一组 HIV 职业暴露的管理建议中，CDC 建议将依法韦仑作为暴露后预防的替代药物之一，但需专家会诊后使用（表 41.7）[99]。

已经上市的两种 HIV－1 型整合酶抑制剂是雷特格韦和度鲁特韦。这些药物通过抑制病毒 DNA 插入宿主细胞的遗传物质来阻止病毒复制。由于人类缺乏整合酶，因此，整合酶抑制引起的毒性最小。常见的副作用包括恶心、头痛、中度至重度失眠和疲劳/乏力。雷特格韦少见的严重不良反应包括史蒂文斯-约翰逊综合征（多型糜烂性红斑）、毒性表皮坏死、超敏反应、横纹肌溶解症、自杀倾向和肾毒性。对于度鲁特韦，常见的副作用包括失眠、乏力、腹泻、血糖升高和头痛。不太常见的严重副作用包括过敏反应、肝脏问题和胎儿神经管缺陷的风险增加[111]。

过去 30 年积累的主要经验显示，许多（如果不是绝大部分）轻度至中度的副作用是可以预测并进行前瞻性地对症处理的（例如，用对乙酰氨基酚治疗头痛和肌痛，异丙嗪治疗恶心，止泻药处理腹泻等）。

HIV 职业暴露后药物预防的失败

预防性治疗已有失败案例发生。迄今为止报道的大多数失败都涉及使用齐多夫定作为单一药物（或许是历史原因）。此外，已报道的 5 个失败案例中，其使用的治疗方案不仅仅是单一药物（2 个案例使用了 2 种药物，3 个案例使用了 3 种药物，1 个失败的案例使用了 4 种药物）[2,112-115]。在这些案例中，大多数暴露源患者均使用多种抗逆转录病毒药物，且很可能携带耐药病毒株。此外，多种其他因素可能导致了药物预防的失败，包括接触非常高的接种量、延迟开始预防、未能达到足够的药物浓度、治疗疗程不足、病毒封闭等。有时，看似是药物预防失败的情况其实是其他原因。2 篇文献详细描述了最初被认为是职业暴露和感染的病例，但随着更多的调查发现，是与职业暴露完全无关的社区感染病例[114,116]。

未解决的问题

接触已知或疑似携带耐药 HIV 毒株的患者血液

CDC 推荐的药物治疗方案对于暴露源患者不太可能携带耐药病毒的暴露者来说是一种很好的选择。耐药最常出现在不坚持治疗方案的患者中。当怀疑有耐药性时，提供诊疗的临床医生应该咨询熟知暴露发生前源患者 HIV 治疗方案变化的专家。基本上，选择预防性治疗方案的原则应该和 HIV 感染者治疗失败后选择药物时的原则一致[117]。

虽然负责的临床医生不应该等到与艾滋病治疗专家讨论患者后再开始治疗，但考虑到选择抗逆转录病毒药物的复杂性，当出现关于暴露于耐药 HIV 病毒的担忧时，强烈建议咨询专家。笔者建议先采用普遍推荐的方案，并立即向治疗耐药 HIV 感染者有经验的同事咨询。如果无法立即获得这样的专业知识，临床医生可以致电或发送电子邮件给“国家临床医生暴露后热线”（PEPLINE）（1-888-HIV-4911；https://nccc.ucsf.edu/clinician-consultation/pep-post-exposure-prophylaxis/）。

孕妇 HIV 职业暴露的处理

为怀孕的工作人员提供暴露后药物预防的决定应基于适用于所有接受 HIV 职业暴露的医务人员相同的考虑因素。给怀孕的职业暴露者提供咨询服务时，咨询师必须权衡孕妇和胎儿的利弊。讨论的问题包括暴露后 HIV 传播给妈妈和胎儿的风险，孕期使用抗逆转录病毒药物相关的潜在致畸作用和其他毒性，以及安全性和副作用。总的来说，进行这些讨论所依据的数据极其有限。例如，给予暴露后抗逆转录病毒药物预防疗程对胎儿的风险基本上是未知的。此外，几乎所有市售的抗逆转录病毒药物都有潜在的致癌性、致畸性和（或）致突变性，且一些药物在上市前的动物研究中被证明具有致突变性。而且，关于使用抗逆转录病毒药物处理未感染 HIV 孕妇的风险，目前只有极其有限的安全性和药理学数据。由于将这些药物给予健康孕妇的复杂性，针对孕妇，笔者强烈建议处方医生向每天都在使用这些药物、拥有丰富经验的医生寻求指导。

为暴露的孕妇医务人员提供关于暴露后药物预防的咨询时，笔者建议遵循上述原则。不过，最终医务人员必须自己做出决定是否进行暴露后的抗逆转录病毒治疗。临床医生的职责是给暴露者传递准确、全面、权衡利弊和没有偏倚的咨询建议。

关于将抗逆转录病毒药物给予未感染 HIV 的孕妇的风险，其安全数据非常缺乏；同样，这种情况下的抗逆转录病毒药物的药理学数据也极其有限。评估抗逆转录病毒药物在预防 HIV 垂直传播效果的研究为职业暴露后使用这些药物提供了有价值但非直接可比的信息。法国的一项大型研究发现，胎儿神经/线粒体毒性与在怀孕期间使用核苷类似物有关。在这项大型研究中，感染 HIV 的母亲生产的未感染 HIV 的后代中，2 个婴儿死亡，另 6 个被发现很有可能为线粒体毒性[118]。2 个死亡的病例与线粒体毒性导致的进行性神经系统疾病有关。有趣的是，在美国进行的几项大型垂直传播的研究中，没有发现胎儿死亡与抗逆转录病毒药物诱发的线粒体毒性有关[119]。法国和美国之间差异的原因仍不清楚。

去羟肌苷/司他夫定（ddI/d4t）治疗方案与妊娠风险增加的相关性也引起了关注。美国 FDA 发布了一份关于使用此方案治疗感染 HIV 的孕妇的警告，指出孕妇中发生了几例严重的胰腺炎和乳酸性酸中毒，而且其中一些病例与孕妇或胎儿死亡（或两者兼有）有关[120]。笔者并不认为这种组合药物用于暴露后预防与上述的严重并发症有关。然而，根据在 HIV 治疗方面的经验，CDC 已决定不推荐将其作为孕妇 HIV 职业暴露后的管理。最后，如上所述，CDC 建议不要将多替拉韦作为已经怀孕或可能怀孕女性暴露后预防方案的一部分[111]。

“暴露源不明”的职业暴露

暴露后抗逆转录病毒药物预防性治疗管理中，最复杂的问题当属暴露源患者和（或）物品怀疑但不确定含有 HIV 时的处理决定。笔者认为，每个这样的病例都应该单独处理，且须在谨慎评估风险的基础上，包括：① 源患者感染 HIV 的概率；② 暴露类型及其相关的 HIV 传播风险（如果 HIV 确实已经存在的话）；③ 与医务人员治疗相关的风险。许多此类暴露，HIV 传播的风险非常小，可以完全忽略不计。在这种情况下，与抗逆转录病毒给药相关的风险可能大于感染风险，因此不推荐治疗。只有在风险评估表明暴露风险大于药物预防的风险时（主观评价），才应继续治疗，但要记住，如果有更多数据表明风险低于最初的认识，可以停止治疗。

当报告有延误时，是否决定实施药物预防

根据之前描述的相关动物模型的数据，应在暴露后尽快开始治疗。在多项动物研究中，当治疗延迟超过 24 h 时，疗效会降低[91]，但这与低浓度接种量经皮和经黏膜的 HIV 职业暴露的相关性完全是推测的。笔者认为 HIV 职业暴露是医疗紧急情况，只要证据充分，就应尽快给予抗逆转录病毒药物预防性治疗，建议各机构将此措施作为医务人员安全保护措施，并应将此问题作为持续质量改进工作的重点。当有明确指征时，应尽快开始暴露后抗逆转录病毒药物预防（即在几小时内，而不是几天内）。如上所述，如果由于可能的耐药性、暴露者怀孕或医生遇到其他的复杂问题，笔者建议在获得专业咨询之前启动推荐的治疗方案。在传播风险很高的情况下（如外科医生为具有高病毒载量的患者手术时遭遇手术刀割伤），即使暴露后很长时间（甚至在暴露后 1～2 周），笔者仍会开始治疗。

HIV 职业暴露的随访

发生职业暴露的人应在暴露时进行基线检测，以证明他们之前没有感染过职业暴露可能涉及的病原体。除了基线 HIV 检测外，在暴露后 6 周、3 个月和 6 个月对有记录的职业暴露进行血清学检测（检测抗- HIV 抗体）[2]。HIV 抗原-抗体联合检测或直接检测 HIV RNA 可以早期识别 HIV 感染[56]。如果这些检测常规进行，可以在暴露 4 个月后结束检测[99]。某些暴露特征可能与传播风险增加有关（如注入大量被污染的血液，同时发生 HIV 和 HCV 暴露）。在这种情况下，延长检测周期是有意义的。

常规随访对暴露后的有效管理至关重要，所有遭受职业暴露的医务人员应在暴露后 48～72 h 接受重新评估，以了解暴露者如何应对其暴露事件。如果可以，笔者建议每周随访 1 次，明确暴露者能耐受预防性治疗，且没有疑虑或未解决的问题。

大多数（＞80％）有记录的医务人员血清转阳情况与急性逆转录病毒感染的典型症状有关（如发热、淋巴结病、咽炎、皮疹、头痛、极度疲劳）。因此，发生职业暴露的医务人员如果出现上述症状，建议重新评估和检测 HIV。暴露者应被告知，这些症状并不一定表明急性 HIV 感染。其他各种情况（如对奈韦拉平或其他抗逆转录病毒药物的反应，或其他病毒感染）也可能产生几乎相同的症状。

随访评估出现症状的医务人员并提示是急性 HIV 感染时，必须意识到 HIV 抗体检测在血清阳转早期可能是阴性或不确定的。直接检测病毒基因组、病毒载量测试（定量 HIV RNA PCR）、前面描述的第四代抗原-抗体联合测试或病毒培养可能在早期诊断方面更有价值。后者在鉴别急性血清阳转与其他疾病的诊断中可能更有价值。除了第四代结合抗原-抗体检测，其他的这些检测在日常职业暴露管理中带来的不确定性可能多于益处，因此不应常规用于随访。阳性结果应重复测试以确认结果。

如上所述，选择在 HIV 职业暴露后接受药物预防措施的医务人员应在暴露后 48～72 h 随访，然后至少在初次随访后 2 周再次随访。在接受治疗期间，我建议暴露者每周随访 1 次，以仔细评估药物毒性引起的症状和体征，并确保其症状得到适当的处理。随访应该包括详细的过程记录，有针对性的体格检查，询问药物毒性相关的体征和症状，询问个人对暴露或治疗是否还有疑惑，收集与抗逆转录病毒药物治疗相关的需要实验室检测的标本。一般来说，所有随访者都应进行全血细胞计数及肝肾功能检查。如果暴露者的用药方案包括蛋白酶抑制剂，应抽血进行随机血糖和血脂检测。如果暴露后选择接受抗逆转录病毒药物作为预防性治疗时发生难以忍受的副作用，建议返回进行重新评估。

临床医师的主要目标是确保暴露者完成药物预防疗程。在每次就诊时，应向暴露者提供有关潜在药物相互作用的信息，强调不应与预防性药物治疗方案一起服用的药物。此外，临床医师应关注暴露者出现的副作用，并告知处理方法。除了之前讨论的与急性 HIV 感染相关的症状外，接受抗逆转录病毒药物预防的人员也应该被告知可能的药物严重毒性相关的症状（如背部或腹部疼痛、黄疸、排尿时疼痛或有血尿、高血糖症状，如口渴或尿频）。

暴露者擅自停止预防性治疗方案的最常见原因是治疗药物的各种副作用。常见的副作用包括恶心和腹泻，通常使用止吐药和（或）止泻药来缓解，而无须更改药物预防方案。提前开具处方（即在开始药物预防方案时）通常是有意义的。应该告诉暴露者会出现哪些副作用及其处理方法，预先处理这些问题，可以提高药物预防性治疗的依从性。在副作用不易通过止泻药、镇痛药或止吐药管理的病例中，可能需要调整剂量、给药间隔、或治疗方案，以使暴露者能够完成药物预防疗程。

医患之间血液病原体的传播

一般来说，医务人员向患者传播血源性病原体的风险大大低于患者向医务人员传播的风险。常见的血源性病原体（如 HBV、HCV 或 HIV）感染者在日常接触中不太可能传播感染。但是，还是有文献记载了这些病毒从感染的医务人员传播给一名或者多名患者的案例。每种病原体通过针刺伤传播的风险存在很大差异，从医务人员到患者的传播风险也因病原体不同而各异。这种显著差异表明，应根据病原体或医务人员的血液循环病毒载量来理性管理感染的医务人员。

乙型肝炎病毒

尽管慢性乙型肝炎病毒（HBV）携带者可能有相当高水平的循环血液病毒载量，但常规的患者诊疗方面几乎不会造成医务人员到患者的 HBV 传播风险。医务人员进行常规的 CDC 称为“易于暴露的操作”，确实存在一定的血源性病原体从医务人员到患者的传播风险。风险与医务人员血液循环 HBV 载量明确相关。因此，医务人员血液循环中 HBV DNA 高水平或者 HBeAg 阳性与医务人员传播给患者的最高风险水平相关（虽然还很低）。在 20 世纪 90 年代中期发表的一篇综述中，CDC 的研究人员报道称，42 名 HBV 感染的医务人员（其中大多数是 HBeAg 阳性）导致 1 名或更多的患者感染（共导致超过 375 名患者的感染）[121]。调查发现，其中的很多案例，医务人员极少使用感染控制措施，一些案例感染控制措施不足。据笔者所知，医务人员意识到自身感染并特别注意实施降低传播风险的感染控制措施的案例中，只发生了 2 起医务人员传播给患者的案例。其中一个案例是骨科医师导致了 4 名患者临床感染 HBV[122]。另一个案例是 1 名胸外科住院医生导致 19 名手术患者感染[123]。对这 2 个聚集病例的调查均未能确定明确的传播途径或技术问题。

乙型肝炎携带者的管理很复杂。过去，除了明确可能将感染传染给患者的医务人员外，对携带 HBV 的医务人员没有任何限制。为了应对从医务人员到患者 HBV 传播的聚集性病例，CDC 在 1991 年发布了指南，推荐进行所谓的“易于暴露的操作”的医务人员应留意自身 HBV 感染状态。这些指南建议 HBV 慢性感染且 HBeAg 阳性的医务人员不应进行“易于暴露的操作”，除非已经咨询专家审查小组成员并得到在什么情况下允许进行这些操作的建议[124]。根据 1991 年的指南，如果医务人员获准进行易于暴露的操作，必须事先将自身感染状况告诉即将接受操作的患者[124]。美国国会随后强制性规定所有州执行 1991 年 CDC 指南或保证本州的指南与 1991 年 CDC 指南是等效的。

2012 年，CDC 发布了针对携带 HBV 的医务人员（HCP）和学生管理的最新建议[12]。这些建议反驳了 1991 年的指南（至少对携带 HBV 的医务人员而言是这样的），特别指出，“没有明确的理由或益处将医务人员的 HBV 感染状况告知其患者，除非医务人员将乙型肝炎传染给一名或多名患者或有记录证明医务人员使患者暴露于血源性感染”[12]。此外，在 CDC 网站上发布的 1991 年的指南中，一条声明写到“与 HIV 感染相关的指南已不再使用”“乙型肝炎指南已作废”。

1997 年，发现几个 HBeAg 阴性的医务人员将 HBV 传染给患者的案例，这些医务人员感染了“前核心区突变体”病毒株（这类病毒基因不能表达 e 抗原，但仍有能力重组感染病毒颗粒并引起高病毒载量的感染）[13]。因此，一些权威人士随后提议以循环血液中 HBV DNA 定量作为感染的医务人员进行易于暴露的操作限制的判定基础[12,125,126]。大多数权威人士似乎接受这一观点，但关于如何设定限制的阈值还存在很大的争议：一些人推荐病毒载量低至 100 拷贝（copies）/mL，而其他人则建议 1 000、10 000，甚至 100 000 拷贝（copies）/mL 可能是更合适的阈值。

美国医疗保健流行病学学会（SHEA）于 1990 年首次发布指南[127]，1997 年发布补充指南[128]，2010 年进行了修订[129]，2020 年进行持续更新[130]。2010 年 SHEA 指南建议，对于 HBeAg 检测阳性或 HBeAg 阴性但循环血中 HBV 病毒水平≥10^4基因组当量（GE）/mL（2 000 IU/mL）的医务人员，在进行所有以下操作时佩戴双层手套：侵入性操作，接触黏膜或不完整皮肤，以及任何照护患者需要佩戴手套的情况；并进一步建议此类医务人员不进行第三类操作[129]。2020 年白皮书将阈值修改为 1 000 IU/mL，与 CDC 和加拿大指南保持一致[130]。

2012 年 7 月，CDC 发布了针对携带乙型肝炎病毒的医务人员、受训人员、医学和牙科专业学生的最新管理指南[12]。更新的规范中删除了医务人员如感染 HBV 需提前告知患者的规定。该指南还建议使用 HBV DNA 血清水平而非 HBeAg 来监测医务人员的传染性，同时，对需要监管的医务人员的专家审查小组的组成和执行易于暴露的操作的 HBV DNA 血清学“安全”阈值（1 000 IU/mL）（大约 5 000 GE/mL）提出了具体的建议[12]。医疗机构内专家小组监管进行易于暴露操作的医务人员时，可以把这些指南作为监测工作的模板。这些指南仅针对 HBV 感染的医务人员，并没有讨论 HCV 或 HIV 感染的医务人员[12]。

英国最初对慢性 HBV 携带者的管理采取保守的态度。1993 年发布的指南要求对所有执行易于暴露操作的无免疫医务人员进行疫苗接种，并进行疫苗接种后检测，以记录保护反应。这些指南最初规定了“e”抗原阳性的慢性 HBV 携带者医务人员的执业限制[131]。2020 年，指南进行了修订，直接涉及对携带血液传播病毒（HBV、HCV 和 HIV）的医务人员的管理[132]。同样，加拿大公共卫生署为患有血液传播疾病的医务人员发布了详细指南[133]，澳大利亚传染病网络为患有血液传播疾病的医务人员发布了更新指南，以预防医务人员将血源性病原体传播给患者[134]。英国指南和澳大利亚指南将这一阈值设定为 200 IU/mL。如上所述，CDC、加拿大和 SHEA 指南将阈值设定为 100 IU/mL。除了建议的执业限制阈值外，所有这些指南在概念上都是一致的。

有效抗 HBV 药物的发展也对 HBV 携带者产生了影响。现在，美国食品药品监督管理局（FDA）已经批准了 7 种药物用于治疗 HBV，包括替诺福韦、恩替卡韦、拉米夫定、特诺福韦、阿德福韦、α-干扰素和聚乙二醇干扰素。抗病毒治疗可以将大多数携带者的循环血 HBV DNA 水平降低至无法检测或几乎无法检测的水平。在过去的 10 年里，笔者查阅文献中报道了 2 例医务人员将 HBV 传播给患者的案例[135,136]。这 2 名医务人员都不知晓自己感染了 HBV，而且他们的病毒载量都超过 10^8。

丙型肝炎病毒

从医务人员到患者的丙型肝炎病毒（HCV）传播非常罕见，除了一些特殊情况。上述的这些病原体中，从医务人员到患者的 HCV 传播在常规的患者照护（即无创性操作）中是极不可能发生的。在这种情况下，医务人员对患者的 HCV 传播风险比 HBV 更小，这可能是因为大多数 HCV 慢性感染者循环血液中病毒载量是 HBeAg 阳性 HBV 携带者的几十分之一。尽管传播风险很低，但在过去几年中已经报道了数起医务人员对患者的 HCV 传播事件[137-149]。尽管其中大多数病例的传播方式尚不清楚，但几个案例提示传播与经皮暴露有关。有趣的是，一些从医务人员到患者的 HCV 传播病例与医务人员注射毒品有关。因注射毒品引起传染在其中几个病例中证据充分（例如，西班牙的一名阿片制剂上瘾的麻醉师使用患者的一些麻醉剂，再将他用过的注射器给患者进行注射，导致 200 多名患者感染暴发[137]）。这种情况下的毒品注射很难察觉，所以不能肯定地判定文献报道中的这种行为在多大程度上影响了其他人。

在美国几个从医务人员到患者的 HCV 传播的案例中，突出的特点是注射毒品。在这方面，美国从医务人员到患者的 HCV 传播特点与英国明显不同。美国记载有 5 个从医务人员到患者的 HCV 传播案例，其中的 4 个案例，感染的医务人员注射毒品起着关键的作用[150]。与注射毒品没有关系的那个案例，涉及一名感染 HCV 的心脏外科医生，10 年里开展的 937 例外科手术中有 14 人感染[150]。他之前不知道自己的感染状态；在专家评估其手术操作后，该医生接受了 HCV 感染的治疗，并被允许继续从事外科工作；他继续进行心血管手术，这些操作被认为是易暴露的。他改进了手术方式，包括使用双层手套和其他的安全设施，此外，他的患者进行了前瞻性的 HCV 感染检测，迄今为止，没有再发现 HCV 传播事件。

如果医务人员没有使用注射毒品，那么医务人员对患者的 HCV 传播极少发生，这与侵入性操作有关，且与循环血 HCV 病毒载量高有关。

随着 HCV 直接作用的抗病毒药物（DAA）的高效持续发展，极大地改变了丙型肝炎病毒感染者的状况[151-153]。使用 DAA 的治疗导致了近 100％的持续病毒学应答率。

因此，大多数 HCV 感染的医务人员可以治愈。2020 年 SHEA 指南[130]和 2020 年英国指南[132]都为感染 HCV 的医务人员提出了实践限制，特别指出感染 HCV 病毒且循环血中有 HCV RNA 的医务人员在治疗前不应进行易于暴露的侵入性操作。英国指南还建议，发现循环血中有 HCV RNA 的实习人员应限制其在易于暴露的侵入性手术中进行实习，直到他们彻底治愈；感染 HCV 且循环血中有 HCV RNA 的医务人员接受抗病毒治疗并持续产生病毒学应答 3 个月后，可以允许他们开展易于暴露的手术操作（但必须在 3 个月内重新测试，以确保他们的 HCV RNA 是阴性）[132]。

人类免疫缺陷病毒

文献已经报道了 4 个将人类免疫缺陷病毒（HIV）从医务人员传播给 1 名或更多患者的案例，这 4 个案例共检测到 9 例从医务人员到患者传播的感染[154-160]。

这 4 个案例中有 1 个发生在美国[154,156-158]，2 个发生在法国[154,159,160]，还有 1 个发生在西班牙[155]。1990 年在美国发现的 6 例聚集性感染病例与佛罗里达州 1 名感染了 HIV 的牙科医生有关。虽然对这些病例进行了彻底调查，但 6 个病例的确切传播机制尚未被确定。他执业中如此高的传染率至今未被解释清楚。法国的 2 个案例分别是在 1999 年和 2000 年报道的。首例法国病例涉及 1 名感染了 HIV 的整形外科医生将其传播给 1 名患者[154,159]。该医生不知道自己感染了 HIV，直到 1994 年被诊断为艾滋病（即提示高病毒载量）时才意识到自己的感染。这个医源性感染案例在回顾调查该医生的手术后患者时发现，感染了艾滋病病毒的患者在医生很可能具有非常高的病毒载量时接受了非常长时间的手术。第二起法国病例有点令人费解。这个案例被认为是 HIV 感染的护士传播给患者的，尽管护士没有进行任何侵入性操作，这一例也无法明确传播机制。这名护士也感染了 HCV，在发生医源性 HIV 传播时，同时患有晚期艾滋病和晚期 HCV 感染[160]。第 4 起传播发生在西班牙，并于 2003 年在医学文献的新闻报道中被报道[155]。文献没有详细描述病例，然而，新闻报道提示传播发生在剖宫产过程中。在随后 17 年中，该产科医生手术治疗的其他 250

名患者没有发现感染 HIV[155]。

根据我们对这种疾病 40 年的经验，极少发现感染病例，这表明从医务人员到患者的 HIV 传播风险是极低的。在佛罗里达州牙科诊所发现病例集群后，美国公共卫生局为感染了血源性病原体的医务人员发布了指南[124]。1991 年发布的指南建议，感染了 HIV 的医务人员不应进行易于暴露的侵入性操作，除非他们已经征求了专家审查小组的意见，并被告知在什么情况下（如果有的话）可以继续进行这些手术。该文件还指出，允许感染的执业人员继续进行易于暴露的侵入性手术的情况包括在手术前通知患者有关执业人员的感染状况。如前所述，在发布这些指南后，美国国会通过了一项法令（P. L. 102 - 141），要求所有州采用 CDC（或同等机构）的指南。随后，当时的 CDC 主任致函所有州卫生部门，强调各州，而不是 CDC，将证明个别州指南的等同性。他还得出结论，在他看来，易于暴露的侵入性操作最好根据具体情况逐一确定，同时考虑到特定的程序以及感染了 HIV 的医务人员的技能、技术和可能的损害。许多州制定了自己的指南并证明它们是等效的。因此，由于许多原因，各州的指南存在很大的差异[161]。

奇怪的是，除了加拿大、澳大利亚、英国和美国最近发布的关于管理感染 HBV 的医务人员的指南外，早期的指南都没有考虑到这样一个事实，即每种血源性病原体从医务人员到患者的传播风险几乎肯定与医务人员的病毒载量有关。表 41.8 列出了 2010 年 SHEA 指南中关于管理感染血源性病原体的医务人员的建议摘要，该摘要在 2020 年进行了修改。

对感染血源性病原体的医务人员的监督

所有先前引用的已发布的指南都建议对感染血源性病原体的医务人员进行监督[130,132-134]。2020 年 SHEA 更新的白皮书强调，监督是管理感染血源性病原体的医务人员执行易于暴露的操作的重要组成部分[130]。这些建议表明，监督至少包括医务人员的治疗医生和具有管理这些风险的专业知识的职业健康医生。许多机构设有专家小组，其中包括医院流行病学专家和了解感染血源性病原体的医务人员的工作职责/要求的医生。虽然强调小组人数应尽可能少，以提供最佳指导并确保医务人员的医疗隐私，但 SHEA 白皮书仍然支持这种方法。

- 应在暴露后尽快（最好在 48 h 内）对源患者进行检测　检测可采用选项 A（首选），即用 NAT 检测 HCV RNA，或选项 B，即如果阳性，用 NAT 检测 HCV RNA。如果源患者已知或怀疑最近有增加 HCV 感染风险的行为（如在过去 4 个月内注射毒品），如果无法准确地评估风险，则应对源患者进行初步 NAT。如果发现源患者 HCV RNA 阳性，应转诊至医疗机构。如果源患者 HCV RNA 阳性、抗 HCV 阳性且 HCV RNA 状态未知或无法检测，则建议对医务人员进行随访检测。

- 任何时候可检测到 HCV RNA 的人都应转诊至医疗机构　按照美国肝脏疾病研究协会和美国感染病学会（AASLD - IDSA）指南对急性或慢性 HCV 感染者进行评估和治疗。随着直接作用的抗病毒药物（DAA）治疗数据的不断涌现，丙型肝炎治疗指南（https://www.hcvguidelines.org）也在不断更新。

表 41.8　美国 SHEA 对感染血源性病原体的医务人员的管理建议[a]

病毒	循环病毒载量	临床活动[b]	正式建议	测试
HBV	<1 000 IU	类别 1、2、3	没有限制[c]	每年 2 次
	≥1 000 IU	类别 1、2	没有限制[c]	不适用
	≥1 000 IU	类别 3	受限制的[d]	不适用
HCV	不可检测	类别 1、2、3	没有限制[c]	每年 2 次
	可检测	类别 1、2	没有限制[c]	不适用
	可检测	类别 3	受限制的[d]	不适用
HIV	被抑制	类别 1、2、3	没有限制	每年 2 次
	≥500 拷贝	类别 1、2	没有限制	不适用
	≥500 拷贝	类别 3	受限制的[e]	不适用

HBV，乙型肝炎病毒；HCV，丙型肝炎病毒；HIV，人类免疫缺陷病毒。
a：这些建议提供了一个考虑此类病例的框架。然而，每个此类病例都足够复杂，因此专家审核小组应在上下文中独立考虑每个病例（见正文）。
b：临床活动的特征描述见 Reitsma 等[162]。
c：只要医务人员未被检测出将感染传染给患者，不推荐任何限制；医务人员应获得专家审查小组关于继续执业的建议；医务人员应接受职业医学的常规检查，职业医学每年对医务人员进行 2 次检测，以证明维持低于推荐阈值的病毒载量（见正文）；医务人员的私人医生应具备管理其感染的专业知识，并经医务人员允许与专家审查小组沟通其临床状况；医务人员应咨询专家以了解最佳的感染控制措施[并严格遵守推荐的措施，包括在操作过程中常规使用双层手套和经常更换手套，尤其是在执行已知会损坏手套完整性的技术操作时（如放置胸骨钢丝）]；医务人员同意并签署来自专家审查小组的描述其责任的合同或文件。
d：这些操作仅在病毒载量<10^4时才允许进行。
e：这些操作仅在病毒载量<5×10^2时才允许进行。
引自：Henderson DK, Dembry L - M, Sifri CD, et al. SHEA white paper: management of healthcare personnel infected with hepatitis B, hepatitis C or human immunodeficiency virus in United States Healthcare Institutions. Infect Control Hosp Epidemiol. 2022; 43: 147 - 155.（Modified from reference Henderson DK, Dembry L, Fishman NO, et al. SHEA guideline for management of healthcare workers who are infected with hepatitis B virus, hepatitis C virus, and/or human immunodeficiency virus. Infect Control Hosp Epidemiol. 2010; 31: 203 - 232.）见参考文献：Reitsma AM, Closen ML, Cunningham M, et al. Infected physicians and invasive procedures: safe practice management. Clin Infect Dis. 2005; 40: 1665 - 1672 for characterization of clinical activities。

第42章

Geehan Suleyman • George J. Alangaden
(王青青 译;马玉燕 校)

医疗保健相关真菌感染

Healthcare-Associated Fungal Infections

引言

在过去的几十年里,医疗和外科治疗的进步增加了当今医疗机构中患者护理的复杂性。此外,免疫抑制剂、恶性肿瘤治疗、化疗药物、造血干细胞移植和实体器官移植的发展导致了免疫功能受损人群的增加。在重症监护病房(ICU)、新生儿重症监护病房(NICU)和其他专科病房提供的复杂医疗护理以及中心静脉导管和侵入性设备、侵入性机械通气(IMV)、肠外营养和广谱抗微生物药物的使用,有助于治疗以前无法治愈的疾病,同时延续了以前被认为无法存活的新生儿的生命。但这些成功的治疗导致了更加严重疾病的发生,同时使免疫功能受损的患者真菌感染的发生率升高,真菌曾被认为是低毒力或"非致病性"的。这些免疫抑制患者的真菌感染通常严重且诊治棘手。此外,诊疗交接方式的改变,如转移到护理成熟的病区、可长期进行急症护理的区域以及急诊区域,将侵袭性真菌感染的风险扩散到短期急性诊疗环境之外。

真菌是真核生物,基因组比细菌更复杂,根据形态分为:丝状真菌和酵母菌。丝状真菌是多细胞真菌,通过菌丝生殖,菌落外观具有毛茸茸或棉状的特点。酵母菌是单细胞真菌,通过出芽繁殖,在培养中形成光滑的菌落。许多真菌,如曲霉属(*Aspergillus* spp.),通过吸入环境中的空气孢子(通常称为孢子)而感染;而其他真菌,如念珠菌属(*Candida* spp.),是人体的正常菌群,在特定情况下才会引起真正的感染。

临床医生、流行病学家和感染预防人员需要了解医疗保健相关真菌感染的独特特征,以便最好地采取措施预防这些感染。本章回顾了真菌引起医疗保健相关感染(HAI)的流行病学,重点关注念珠菌属(*Candida* spp.)和曲霉属(*Aspergillus* spp.),两者是最常见的真菌病原体(表 42.1)。我们对监测、预防、控制和诊断方面的进展进行了回顾。

表 42.1 医疗保健相关侵袭性真菌感染的常见部位和病原菌

感染部位	真菌病原菌
血液循环(与 CVC 相关)	念珠菌属(*Candida* spp.) 红酵母属(*Rhodotorula* spp.) 阿萨希毛孢子菌(*Trichosporon asahii*) 黏液状毛孢子菌(*Trichosporon mucoides*)
血液循环(无论是否与 CVC 相关)	土曲霉(*Aspergillus terreus*) 枝顶孢霉(*Acremonium* spp.) 念珠菌属(*Candida* spp.) 镰刀菌属(*Fusarium* spp.) 赛多孢霉属(*Scedosporium* spp.)
中枢神经系统	曲霉属(*Aspergillus* spp.) 赛多孢霉属(*Scedosporium* spp.)
眼睛	枝顶孢霉(*Acremonium* spp.) 曲霉属(*Aspergillus* spp.) 念珠菌属(*Candida* spp.) 镰刀菌属(*Fusarium* spp.) 赛多孢霉属(*Scedosporium* spp.) 接合菌(Zygomycetes)
胃肠道	念珠菌属(*Candida* spp.) 接合菌(Zygomycetes)
肺	曲霉属(*Aspergillus* spp.) 小克银汉霉属(*Cunninghamella* spp.) 赛多孢霉属(*Scedosporium* spp.) 接合菌(Zygomycetes)
皮肤/软组织	枝顶孢霉(*Acremonium* spp.) 曲霉属(*Aspergillus* spp.) 镰刀菌属(*Fusarium* spp.) 赛多孢霉属(*Scedosporium* spp.) 接合菌(Zygomycetes)
鼻窦	曲霉属(*Aspergillus* spp.) 接合菌(Zygomycetes)

CVC,中心静脉导管。

酵母菌属

白念珠菌

流行病学

由于念珠菌属引起的感染是报道最多的医疗保健相关真菌感染,导致免疫受损和危重患者较高的发病率和死亡率。念珠菌属引起的血流感染(BSI)是侵袭性念珠菌病最常见的形式,其 90 天死亡率大约为 39%[1]。念珠菌血症的致死率估计高达 49%[2],根据患者年龄的不同,致死率有所下降[3]。在 1998 年至 2000 年间因念珠菌血症导致的死亡人数估计为 4 256~5 376 人,因此产生的医疗费用估计为 4 400 万至 3.2 亿美元[4]。

在美国的多个城市进行的念珠菌血症流行病学研究显示,从 20 世纪 90 年代初至 21 世纪初白念珠菌血症的发病率有所增加[5,6]，然后在 2008 年至 2013 年间显著下降[7]。据估计，2017 年美国发生了 23 000 例念珠菌血症事件[8]，平均发病率为每 10 万人中 9 例[9]。然而，发病率在地理位置和患者群体之间存在显著差异。发病率也可能因年龄而异；在一项基于人口的观察研究中，≥65 岁的成年人念珠菌血症的年发病率为每 10 万人中有 25.5 例，在<1 岁的婴儿中为每 10 万人中有 15.8 例[10]。值得注意的是，10%的白念珠菌血症发生在注射毒品的人群中，这是念珠菌血症的另一个风险因素[10]。需要重视的一点是，由于血培养对于检测念珠菌属的敏感性较差，念珠菌血症的实际发生率很可能被低估了。

在医疗环境中，念珠菌血症是美国住院患者血流感染的第三或第四大常见原因[4,11,12]。在 2015 年至 2017 年间，念珠菌属引起的医疗保健相关感染（HAI）占疾病预防控制中心（CDC）国家医疗保健安全网络（NHSN）记录事件的 6.4%，并且是中心静脉导管相关血流感染（CLA-BSI）最常见的原因，在 ICU 和普通病房中分别占 25%和 16.7%[13]。2017 年，北美 ICU 的感染中约 11%是由念珠菌属引起的[14]。

尽管念珠菌血症曾被认为是在 ICU 特有的疾病，但随着许多风险因素（表 42.2）的确定，该疾病已转移至非重症监护区域，并越来越普遍出现在非 ICU 住院患者中，特别是长期留置中心静脉导管（CVC）的患者[15,16]。2008 年至 2009 年的全球调查报告显示，拉丁美洲和北美洲的 ICU 相关念珠菌血流感染（BSI）发生率下降，而非 ICU 环境中的念珠菌 BSI 绝对数量增加[17]。总体而言，这些报告描述了念珠菌血症流行病学的转变，尽管总体发病率可能正在下降，但与其他病原体相比，念珠菌属感染负担正在增加。此外，侵袭性念珠菌病的治疗负担似乎正在从重症监护转移到普通医院和门诊中。

大约 90%的念珠菌血流感染是由白念珠菌、光滑念珠菌、近平滑念珠菌或热带念珠菌引起的[18,19]。白念珠菌仍然是最常分离到的菌种。然而，非白念珠菌血流感染的比例似乎在增加，最近的报道显示非白念珠菌血流感染占所有分离菌种的 50%以上[18,20-22]。引起感染的念珠菌菌种在地理上和临床环境中有所不同。在美国，大部分的非白念珠菌，特别是光滑念珠菌和克柔念珠菌，来自癌症中心[22]。在拉丁美洲近平滑念珠菌和热带念珠菌的发病率较高[19]。

氟康唑和其他唑类药物的广泛使用可能部分解释了向非白念珠菌感染的转变，这些菌株可能对唑类药物不太敏感或耐药。当氟康唑的使用增加时，观察到非白念珠菌引起的念珠菌血症增加[23,24]。同样，发现使用氟康唑和出现非白念珠菌血症存在相关性[25,26]。

特定的念珠菌菌种特征可能会影响某些患者的外源性感染和医院感染的风险。白念珠菌已被认为与烧伤和老年短期住院病房中的院内感染有关[27,28]。

光滑念珠菌更常见于年长患者和癌症、造血干细胞移植（HSCT）、实体器官移植（SOT）、先前手术或先前使用过氟康唑的患者[1,29]。

表 42.2　侵袭性念珠菌病的危险因素

腹部手术伴吻合口漏或多次腹腔探查术
Ⅲ或Ⅳ级急性移植物抗宿主病，尤其涉及胃肠道
急性坏死性胰腺炎
光谱抗菌药物
中心静脉导管
危重症，长时间的重症监护病房住院
血液系统恶性肿瘤
造血干细胞移植
血液透析
免疫抑制，包括细胞毒性化疗和糖皮质激素
遗传性严重免疫缺陷
机械通气
多处念珠菌定植
中性粒细胞减少症
早产或低体重新生儿
实体器官移植
实体肿瘤
全肠外营养

近平滑念珠菌是新生儿群体和移植患者念珠菌血症的重要原因，也是医务人员（HCW）手部最常见的菌种[1,30-33]。在一项新生儿念珠菌病的前瞻性多中心研究中，从医务人员手部的 2 989 个培养物中分离出近平滑念珠菌占 19%[32]。对近平滑念珠菌暴发的分子流行病学回顾性研究表明，医务人员到新生儿之间存在水平传播[34]。近平滑念珠菌产生生物膜的能力可能解释了它容易引发 CVC 相关的医院内念珠菌血症暴发的原因[31,35,36]。此外，近平滑念珠菌相关血流感染的暴发与肠外营养的使用有关，这可能是因为近平滑念珠菌在富含葡萄糖的高营养液中具有选择性生长优势[35]。因此，当频繁分离出近平滑念珠菌时，应加强手部卫生和适当血管内导管的护理措施。

克柔念珠菌对氟康唑具有固有的抗药性，常见于血液恶性肿瘤患者、造血干细胞移植受者，以及中性粒细胞减少、皮质类固醇暴露和先前使用氟康唑和其他抗真菌药物的患者，并且在所有念珠菌属[1,22,37-40]中的死亡率最高。在非中性粒细胞减少患者中，导致医院内克柔念珠菌血流感染的危险因素包括近期胃肠道手术和使用氟康唑[40]。

热带念珠菌在患有黏膜炎和中性粒细胞减少的血液恶性肿瘤患者和造血干细胞移植受者中越来越常见，并且这些患者中的菌群定植预示着随后的感染[1,38]。

新出现的念珠菌菌种对氟康唑相对耐药，如耳念珠菌、季也蒙念珠菌和皱褶念珠菌越来越多地被报道，并与医院内暴发有关[41-47]。

2009年，首次从日本患者的外耳道中分离出耳念珠菌。由于其对真菌药物的相对耐药性和引起院内暴发的能力，它已严重威胁全球健康[44,45]。2013年，在美国纽约首次发现了耳念珠菌引起的侵袭性念珠菌病病例[46]。2019年，美国报道了469例临床病例。2020年9月至2021年8月，又报道了1 156例临床病例，其中大部分发生在加利福尼亚、佛罗里达、伊利诺伊州和纽约[44]。耳念珠菌感染和定植主要发生在具有多种合并症、广泛接触医疗设施的危重病患者[46,48]。耳念珠菌持续定植于患者中并具有在环境表面存活数月的能力，最终导致暴发[44-48]。耳念珠菌已从血液、尿液、呼吸道、胆汁、伤口、腹股沟、腋窝、鼻腔、直肠和外耳道中培养到[46,48]。超过一半报道的耳念珠菌病例是血流感染，但也可能出现心包炎、中耳炎和创口感染[46,48]。耳念珠菌通常对一种或多种类型的抗真菌药物耐药[47-49]。由耳念珠菌引起感染的死亡率高达72%[48]，可能在不同区域存在差异。

• 风险因素　侵袭性念珠菌病，包括念珠菌血症、播散性血流感染或深部组织感染，可导致免疫受损和危重患者出现一系列感染(表42.1)[16]。念珠菌属，尤其是白念珠菌，是胃肠道和皮肤的共生菌。因此，绝大多数院内念珠菌血症的发生很可能是由于皮肤和黏膜屏障破坏后出现的内源性感染[50,51]。念珠菌血症可能起源于化疗诱导的中性粒细胞减少和黏膜炎患者的胃肠道内[17,50,51]。然而，从患者内源性微生物群获得或从医疗环境中获得念珠菌属并在血管内导管定植是危重病患者念珠菌血症的主要来源[16,52]。念珠菌属容易引起导管相关血流感染可能与其在导管上形成生物膜的能力有关[53]。

念珠菌血症存在多种危险因素(表42.2)。然而，念珠菌属的定植是感染的主要危险因素，多个部位的定植是发展成侵袭性疾病的独立危险因素[16,50,51,54-56]。5%～15%的住院患者在入院时已有定植，定植比例随住院时间增加而增加[55]。在ICU患者中，据估计有50%～86%的患者在住院期间被定植[55,57,58]，尽管其中只有一小部分会发展为侵袭性念珠菌病。进行念珠菌属监测培养的临床意义尚不清楚[58,59]。

其他重要的危险因素(表42.2)包括使用抗菌药物、中性粒细胞减少症和存在血管通路装置[15,16,51,60]。一般来说，使用的抗菌药物种类越多、抗菌谱越广、治疗时间越长，患侵袭性念珠菌病的风险就越高[15]。抗菌药物暴露可能通过改变肠道菌群导致念珠菌属肠道定植或过度生长，然后这些菌可能通过肠腔转移到血液和远处器官[51]。中性粒细胞减少症不仅是侵袭性念珠菌病的公认危险因素，也是其他真菌感染的危险因素[15,16,51]。CVC和其他常用于ICU患者的血管通路装置是念珠菌血症的重要危险因素[16,51,60]。CVC在非重症监护病房环境中的使用越来越多，包括门诊护理和家庭环境。值得注意的是，与念珠菌血症相关的因素不再局限于ICU；整个医院的患者，甚至门诊患者，越来越容易患上侵袭性念珠菌病。

耳念珠菌感染危险因素与其他念珠菌属感染相似，包括广谱抗菌药物和抗真菌药物的使用、ICU停留时间延长、新近的手术、侵袭性设备、全静脉营养(TPN)、血液恶性肿瘤、SOT，HSCT和免疫抑制[44,46,48]。

• 侵袭性念珠菌病的诊断　早期识别念珠菌属对于降低疾病相关死亡率非常重要。然而，早期诊断侵袭性念珠菌病存在挑战性。虽然血液培养被认为是念珠菌病诊断的金标准，但尽管检测技术已有所改进，然而血液培养在侵袭性念珠菌病患者中的阳性率仅为50%[16,61-64]。因此，院内念珠菌血症的真实发病率往往被低估。因此，在诊疗血培养为阴性的可疑侵袭性念珠菌病患者中，真菌生物标志物的使用越来越多。然而，用于常规监测院内侵袭性念珠菌病的生物标志物尚未确立。

真菌生物标志物，如1,3-β-D-葡聚糖(BDG)测定和聚合酶链反应(PCR)测定，被用作与血液培养相结合的辅助检测方法，用于侵袭性念珠菌病患者[16,51,60,61,65-67]。BDG是几种真菌的细胞壁成分，包括念珠菌属、曲霉属和耶氏肺孢子菌。尽管该测定不能区分念珠菌病和由其他真菌引起的感染，并且存在高假阳性率，但在ICU环境中具有很高的阴性预测价值[16,51,60]。其他研究中，已经评估了实验室自建的PCR测定。然而，它们的实施由于缺乏标准化和验证而受到限制[16,51,60]。

非培养的分子诊断平台有潜力改善高危患者侵袭性念珠菌病的早期诊断和管理，并能改善预后。已经推出了两种商用PCR：LightCycle SeptiFast(SF)(Roche Diagnostics公司，曼海姆，德国)[60,65]、完全自动化的多重T2磁共振(T2MR)和T2Candida诊断面板[60,67,68]。SF是一种多重实时PCR检测方法，可以检测到多种细菌和真菌，但在美国不可用[65]。经美国食品药品监督管理局(FDA)批准的T2Candida面板在完全自动化的T2Dx仪器上运行，该仪器使用T2MR技术直接从全血样本中检测出5种最常见的念珠菌属(*Candida* spp.)，按类别分为：白念珠菌和(或)热带念珠菌(A/T)、近平滑念珠菌(P)、克柔念珠菌和(或)光滑念珠菌(K/G)[67,68]。T2Candida面板的检测限度低至每毫升全血1个菌落形成单位(CFU)，其敏感性不受抗真菌药物的影响[69]。一项多中心临床试验评估了T2MR的性能，显示其患者整体敏感性为91.1%，特异性为98.1%。T2MR的菌种鉴定平均时间<4.5 h，而血培养需要2～5天($P<0.001$)[67]。在对2 717名受试者进行的汇总分析中，T2MR的检测敏感性和特异性分别为0.91[95%置信区间(CI)，0.88～0.94]和0.94(95% CI，0.93～0.95)[70]。

耳念珠菌是一种全国可报告的病原体，很难鉴定，经常被误认为是希木龙念珠菌(*C. haemulonii*)、无名念珠菌(*C. famata*)、*C. sake*、黏红酵母(*Rhodotorula glutinis*)、胶红酵母(*Rhodotorula mucilaginosa*)或酵母属(*Saccharomyces*)等，或者只能通过标准实验室方法鉴定到念珠菌属[44,45,48]。CDC建议无法确定菌种或鉴定为上述菌种时，使用替代方法进一步鉴定，包括基质辅助激光解吸电离飞行时间(MALDI-TOF)质谱，以及基于分子和PCR的方法[44]。GenMark ePlex血培养鉴定真菌病原体(BCID-FP)面板是首个获得FDA批准的多重分子面板，可在 1.5 h 内从阳性血培养中检测到 16 个真菌靶标，包括耳念珠菌，具有高灵敏度和特异性[71]。T2Cauris 面板可用于研究，能够从血液、皮肤或环境样本中直接检测到耳念珠菌、希木龙念珠菌、*C. duobushaemulonii* 和葡萄牙念珠菌（*C. lusitaniae*），以及上述其他菌种[69,72]。此外，还开发了其他 PCR 方法用于检测耳念珠菌[73]。最近，CHROMagarTM Candida Plus 是一种新型的染色琼脂，可以快速区分耳念珠菌和其他酵母菌种，目前仅供研究使用。根据现有数据，该琼脂可能成为传统真菌培养基的替代品，用于筛查疑似耳念珠菌感染或定植的患者[74]。

使用较新的非培养检测方法（NCT）如 T2Can-dida，应报告给 CDC 的 NHSN，可能影响 CLA - BSI 发生率。如果 NCT 为阳性，但此前 2 天或后 1 天，该菌种的血培养为阴性，则忽略 NCT 结果。然而，如果在此时间范围内未采集血培养，则 NCT 结果将用于 NHSN 实验室确诊的血流感染（LCBI）依据，并且如果符合标准，将报告为 CLA - BSI[36]。

治疗

关于侵袭性念珠菌病的详细治疗超出了本章的范围，但已有发表的指南可供参考[16]。一般治疗原则包括及时去除感染源，如受污染/定植的 CVC，并及时给予全身抗真菌治疗。表 42.3 列出了用于治疗和预防侵袭性真菌感染的抗真菌药物的常见特征。

表 42.3　用于预防和治疗侵袭性真菌感染的抗真菌药物

抗真菌药物	抗菌谱	耐药	潜在不良事件	药物相互作用	临床注意事项
多烯类药物					
传统的和基于脂质的两性霉素 B 制剂	大多数酵母菌 念珠菌属 双相真菌 霉菌： 曲霉属 毛霉属 根霉属 镰刀菌属	念珠菌属 葡萄牙念珠菌 季也蒙念珠菌 皱褶念珠菌 曲霉属 土曲霉 焦曲霉 毛孢子菌属 赛多孢菌属	输液反应、肾毒性、静脉炎、恶心、呕吐、贫血、肝毒性、过敏反应	与其他肾毒性药物合用会增加肾毒性风险	脂质制剂的肾毒性和输液反应发生相对较少
三唑类药物					
氟康唑	大多数酵母菌 念珠菌属 双相型真菌	大多数酵母菌 克柔念珠菌 光滑念珠菌 （可能敏感、剂量依赖或耐药） 霉菌： 暗色真菌	恶心、呕吐、腹泻、肝毒性、过敏反应	抑制 CYP1A2、CYP2C19、CYP2C9 和 CYP3A4，可能增加多种药物的浓度，包括抗凝剂、抗癫痫药、抗心律失常药、延长 QT 间期的药物、免疫抑制剂、抗肿瘤药、麦角生物碱、HMG - CoA 还原酶抑制剂	• 口服生物利用度高 • 脑脊液和玻璃体渗透性好 • 尿液浓度高，适用于膀胱炎 • 用于续贯治疗
艾沙康唑	大多数酵母菌 霉菌： 曲霉属 毛霉属 双相型真菌	镰刀菌属 赛多孢菌属	恶心、呕吐、腹泻、皮疹、肝毒性、剂量依赖的 QT 间期缩短	中度 CYP3A4 抑制剂，可能增加雷帕霉素、他克莫司、环孢霉素、麦考酚酯等药物的浓度	• 口服生物利用度高 • 分布容积大 • 半衰期长 • 已批准用于治疗曲霉病和毛霉病
伊曲康唑	大多数酵母菌 霉菌： 曲霉属 暗色真菌	念珠菌属 克柔念珠菌 曲霉属 迟缓曲霉 土曲霉 茄病镰刀菌 根霉属 毛霉属 赛多孢菌属	恶心、呕吐、腹泻、腹部不适、水肿、低钾血症、肝毒性	强效的 CYP3A4 和 P -糖蛋白抑制剂，可增加多种药物的浓度，包括抗凝剂、钙通道阻滞剂、抗心律失常药、免疫抑制剂、麦角生物碱、HMG - CoA 还原酶抑制剂	• 主要用于双相真菌感染 • 在心力衰竭和肝肾功能损害患者中需谨慎使用 • 需要进行药物浓度监测
泊沙康唑	酵母菌 双相型真菌 霉菌： 曲霉属 茄病镰刀菌 毛霉属 根霉属 暗色真菌	赛多孢菌属	恶心、呕吐、腹泻、发热、头痛、咳嗽、低钾血症和肝酶升高	强效 CYP3A4 抑制剂，会增加以下药物的浓度包括西罗莫司、麦角生物碱、HMG - CoA 还原酶抑制剂和可延长 QT 间期的 CYP3A4 底物	• 已批准用于高危患者预防侵袭性真菌感染和治疗曲霉病和毛霉病 • 需要进行药物浓度监测

续 表

抗真菌药物	抗菌谱	耐药	潜在不良事件	药物相互作用	临床注意事项
伏立康唑	酵母菌 念珠菌属 双相真菌 霉菌： 曲霉菌属 暗色真菌	迟缓曲霉 根霉属 毛霉属	短暂的视觉障碍、幻觉、肝毒性、皮疹、光敏感、骨膜炎	抑制 CYP2C19、CYP2C9 和 CYP3A4，可能增加多种药物的浓度，包括糖皮质激素、抗癫痫药、抗心律失常药、延长 QT 间期的药物、免疫抑制剂、抗肿瘤药、抗凝药、麦角生物碱、HMG-CoA 还原酶抑制剂	• 脑脊液和玻璃体渗透性好 • 曲霉感染一线治疗 • 需要药物浓度监测
棘白菌素类					
阿尼芬净 卡泊芬净 米卡芬净	念珠菌属 曲霉属 双相真菌	隐球菌属 毛孢子菌属 迟缓曲霉 镰刀菌属 赛多孢菌属 暗色真菌	恶心、呕吐、腹泻、转氨酶升高、低钾血症、镁血症	没有明显的药物相互作用	• 侵袭性念珠菌病的一线治疗 • 只有静脉制剂 • 不会渗透入眼、中枢和尿液

暴发

尽管大多数医疗保健相关念珠菌血症是零星发生的，很可能来源于胃肠道[50,51]，但念珠菌属感染的暴发可以通过外源性传播而发生。世界各地已经发现了多种念珠菌属引起医院感染暴发[31-34,47,75-97]。最近冰岛的一项研究表明，1991 年至 2006 年间引起念珠菌血症的分离株中有 19%～40%来源于医院菌簇[75]。最近报道了一起在 COVID-19(2019 冠状病毒病)患者中暴发的疫情，这些患者在 COVID-19 病房接受治疗。在为期 2 周的流行病学监测中，52%的患者发生了念珠菌定植，17%定植的患者随后发生感染[47]。最常见的是通过医务人员的手将念珠菌从一个患者传播给另一个患者[31-34,81,89,91,96,97]。念珠菌属，尤其是耳念珠菌，可以在环境表面上存活很长时间，增加了交叉传播的可能性[82,83,87,88,96,97]。念珠菌属可以定植于各种医疗液体，并且通过被污染的床单、静脉输液和生物医学设备传播[77,78,86,90,92,93,97]。

分子流行病学被证明在感染暴发时可用于评估念珠菌分离株之间的相关性。快速检测真菌暴发可以防止进一步感染。分子检测技术正在快速发展，包括限制性片段长度多态性(RFLP)、随机扩增多态性 DNA(RAPD)、脉冲场凝胶电泳(PFGE)、重复片段 PCR(rep-PCR)、多位点序列分型(MLST)，以及最新的二代测序[98,99]。这些技术可识别病原体经医务人员的手传播[36,95,96]，也用于确认感染暴发来源(例如，被污染的输入性液体、生物医学设备)。全基因组测序越来越多地被用于更好地了解微生物传播动态并指导临床和公共卫生应对措施。CDC 常用其来调查耳念珠菌的暴发[99,100]。

预防和控制

所有已明确的导致医疗保健相关细菌性血流感染的危险因素也适用于念珠菌血症，并且预防细菌性血流感染的指南也应常规应用于预防念珠菌血症(参见第 29、37、38 和 42 章)。经验证的 CVC 置入和维护方案已被证明可以降低导管相关血流感染的发生率，方案中强调以下内容：评估 CVC 的适应证；避免股静脉穿刺；在 CVC 置入过程中采取最大程度的无菌屏障预防措施；使用葡萄糖酸氯己定(CHG)进行皮肤消毒和含氯己定浸渍敷料；每天评估 CVC 的必要性，并及时拆除不必要的导管[101-104]。还强调了对置入和维护 CVC 的医务人员进行教育和培训。如果实施了建议措施，感染率仍然很高，可以考虑采用增强措施，如使用含抗菌药物/抗菌剂的 CVC[102,103]。

有几项随机临床试验表明，每天对 ICU 患者进行 2%氯己定洗浴可以降低医院获得性多药耐药菌血流感染的发生率，尽管如此，但很少有研究评估其对念珠菌血症的影响[105-109]。五项随机对照试验的荟萃分析表明，氯己定洗浴可以降低血流感染的发生率，但对真菌性血流感染没有影响[105]。然而，最近的一项荟萃分析研究包括 26 项随机和非随机研究，表明氯己定洗浴与总体医院获得性血流感染(包括念珠菌属)显著减少相关[104]。一项多中心、随机、交叉研究发现，在氯己定干预期间，真菌性中心静脉导管相关血流感染的发生率比对照组低 90%[106]。尽管结果相互矛盾，但每天在 ICU 患者中使用氯己定洗浴是一种简单有效的策略，可以降低原发性血流感染的总体发病率。

此外，美国医疗保健流行病学学会(SHEA)推荐在中心静脉导管相关血流感染率较高的区域，使用含酒精或酒精/氯己定组合的消毒帽，放置在无针连接器或接入口上，以保持一定的消毒水平，减少污染机会[101]。这些建议基于最近的几项非随机对照研究(主要是前后对照研究)，证明了使用消毒帽可以降低中心静脉导管相关血流感染发生率[110-113]。但需要注意的是，无论是氯己定洗浴还是无针连接器消毒帽的研究，在预防念珠菌血症方面都没有显著的统计学差异。

与其他念珠菌不同，耳念珠菌可以在医疗机构中迅速传播，并导致难以控制的院内暴发。患者为持续带菌状态，导致表面持续广泛污染[48]。认定一次耳念珠菌感染事件后需要迅速实施感染控制措施和调查。当怀疑或确认为耳念珠菌感染时，患者应被安置在单人病房，并采取接触隔离措施，加强手卫生。额外的感染预防和控制措施包括每日和终末清洁和消毒患者护理区域，使用对艰难梭菌有效的、环境保护局注册的、医院使用级别消毒剂，进行接触追踪和测试，进行前瞻性实验室监测，至少持续 1 个月，以确定其他潜在的携带菌或感染患者，直到没有持续传播的证据，并在患者转移期间进行机构间沟通[44,47]。

预防酵母菌交叉传播

目前，对于所有念珠菌血症的患者，应使用标准预防措施[103]。尽管通过医务人员的手传播已被认为是念珠菌属感染的原因之一，但大多数念珠菌血症被认为是来自患者自身的微生物菌落，除了上述讨论的耳念珠菌外，不需要采取传播预防措施。与不合格的手卫生相关的念珠菌血症暴发已通过改进后的标准预防措施得到控制[36,96,97]。如 CDC 的医疗保健感染控制实践咨询委员会（HICPAC）发布的手卫生指南中所提到的，提高手卫生与预防和控制念珠菌血症相关[114]。使用无水抗菌剂（例如酒精溶液）已被证明对念珠菌属，包括耳念珠菌[115-117]有效，但其功效可能因产品中的酒精浓度、使用量和接触时间以及菌量负荷而有所不同[118,119]。手明显污染时，建议使用肥皂和流动水清洗。与其对革兰阳性细菌的功效相比，氯己定对真菌的活性较为有限。其他手卫生消毒剂（例如碘化物、碘酚和酚衍生物）也具有抑制真菌的功能[103]。

• *预防性抗真菌治疗*　念珠菌属的定植是医疗保健相关性真菌感染的主要风险因素。在化疗相关口腔炎和严重持久的中性粒细胞减少期间预防性使用抗真菌药物已被证明可以防止念珠菌属从胃肠道移位。在大规模的荟萃分析中，中性粒细胞减少的高危患者特别是异体造血干细胞移植受者和血液肿瘤患者，预防性使用抗真菌药物可显著减少念珠菌血症和医疗保健相关性真菌感染的发生[120]。可用于预防粒细胞减少患者发生侵袭性念珠菌病的药物包括氟康唑、米卡芬净、泊沙康唑和伊曲康唑（表 42.3）[16,121]。考虑到需要覆盖霉菌，优先选择泊沙康唑[16]。艾沙康唑[122]和伏立康唑具有相似的抗菌活性，可作为泊沙康唑的替代药物（表 42.3）。其他需要预防性抗真菌治疗的情况包括自体造血干细胞移植受者、接受高强度化疗或移植操作的合并粒细胞减少、黏膜受损的血液肿瘤患者，近期接受氟达拉滨或 2 - CDA 治疗者[121]。

在非中性粒细胞减少期间进行侵袭性念珠菌病预防已被证明对 ICU 患者的特定亚组有效[16,123,124]，包括肝脏和胰腺移植者、反复发生胃肠道穿孔或吻合口漏和严重急性胰腺炎患者。美国感染病学会（IDSA）建议对 ICU 中侵袭性念珠菌病发病率＞5％的高危患者口服氟康唑[16]。

回顾性研究表明，经验性抗真菌治疗与侵袭性念珠菌病高危患者的死亡率降低有关[125,126]。然而，随机临床研究评估经验性治疗的能力有限[123,127,128]。在最近一项研究中，对需要手术治疗的腹腔感染、高危患者的研究表明，米卡芬净在预防侵袭性念珠菌病方面并不比安慰剂更有效[129]。在另一项针对高危患者的多中心随机研究中，氟康唑与安慰剂相比并未改善预后[127]。

预测规则和评分系统已被开发，包括念珠菌评分，用以识别高风险的患者[56,61,128]。然而，这些预测评分具有较高的阴性预测值，但阳性预测值较低，因此排除了大量处于感染风险中的患者[16,128]。

应对有临床危险因素、提示侵袭性念珠菌病的阳性标志物及有念珠菌定植依据的危重患者进行预防性抗真菌治疗[16,128]。对于有危险因素和原因不明的发热患者，可能需要经验性治疗[16,128]。不推荐仅基于念珠菌定植进行预防性治疗[16]。在更新的 IDSA 指南中，棘白菌素类药物是疑似侵袭性念珠菌病的非中性粒细胞减少期 ICU 患者的首选治疗药物[16]。

少见的酵母病原菌

包括毛孢子菌属（*Trichosporon* spp.）、红酵母菌属（*Rhodotorula* spp.）和马拉色菌属（*Malassezia* spp.）在内的各种较不常见的酵母病原菌均可以导致免疫受损宿主的侵袭性感染[129-135]。尤其让人担忧的是抗真菌药物耐药性而带来的机会性酵母菌感染的挑战[129]。

马拉色菌属是常见的皮肤共生菌，也是引起糠疹的病原体。早产儿和免疫功能低下的患者中已报道了马拉色菌血症的暴发。长期使用血管内导管和静脉注射脂质制剂是重要的易感因素[133,134]。

毛孢子菌属是毛发浅表感染病原体。免疫功能低下的患者中已报道了其引起的菌血症，主要见于血液恶性肿瘤患者和造血干细胞移植和实体器官移植受者[130,131]。早产儿、糖尿病患者、非中性粒细胞减少的重症监护病房患者和烧伤患者中也报道了其引起的全身性疾病[130-136]。医院相关毛孢子菌感染的常见危险因素是留置血管内导管和既往使用抗生素[132,133]。也有水源性暴发的相关报道[137]。分离株可能对两性霉素 B、氟胞嘧啶和氟康唑具有耐药性[138,139]。新型三唑类药物对毛孢子菌似乎更有效，曾有使用伏立康唑成功治疗的案例报道[131,138-140]。全因死亡率可能超过 80％，血液恶性肿瘤患者的死亡率最高[132-136,140]。

红酵母菌属正在成为重要的病原体[135,141-143]。尽管其通常是皮肤、指甲和黏膜的共生菌，但已报道该菌可引起真菌血症、中心静脉导管相关血流感染，以及眼部感染、腹膜炎、心内膜炎和脑膜炎[135,136,141-143]。临床分离株对两性霉素 B、氟胞嘧啶和新型三唑类药物的最低抑菌浓度（MIC）较低，但报道的氟康唑、卡泊芬净和米卡芬净的 MIC 较高[135,143,144]。

大多数与念珠菌及其他酵母菌相关的血流感染和侵袭性感染都与血管内导管有关。因此，遵循不断改进手卫生的建议和血管内导管置入及护理指南、及时拔除不必要导管的感染控制策略在预防真菌感染方面非常重要。

霉菌

侵袭性曲霉病

流行病学

曲霉属等丝状真菌广泛存在于土壤、水和腐烂植被中。它们是最常见的霉菌感染病原体，并且可能导致高风险免疫抑制患者，尤其是血液肿瘤患者和异体造血干细胞移植受者出现高发病率和死亡率[145,146]。由于造血干细胞移植和实体器官移植受者数量的增加、免疫抑制剂的广泛使用和诊断方法的改进，侵袭性曲霉感染（IAI）的流行病学发生了变化[147]。在前瞻性观察研究中，IAI被发现是造血干细胞移植受者中最常见的真菌感染原因，也是实体器官移植受者中第二常见的原因[148,149]。在美国，2000年至2013年间，因IAI致住院的数量平均每年增加3%[150]。2014年美国发生了近15 000例与曲霉感染相关的住院事件，估计花费了12亿美元[151]。在一项评估曲霉感染对医疗系统负担的研究中，住院病死率为36.7%，中位住院天数为23天，额外费用为5万美元[152]。尽管抗真菌预防和治疗取得了进展，但IAI的1年死亡率仍然很高，在器官移植患者中超过50%[149]，在造血干细胞移植患者中超过70%[148,153]。

IAI的发病率估计在高危人群中为5%～24%[154]。曲霉病的发生率估计在同种异体造血干细胞移植中为6%～11%[155-157]，在实体器官移植受者中为2%～40%，并且取决于移植的器官[157-159]。自体造血干细胞移植后发生IAI的风险较低[149]。然而，由于诊断的局限性，IAI的真实发病率可能被低估了。在HSCT移植后期中性粒细胞减少恢复阶段，IAI的诊断逐渐增多，可能是由于中性粒细胞减少的时间较短和早期移植后生存率的增加[156,160-162]。此外，使用HLA不匹配的移植物进行移植，增加了移植物抗宿主病（graft versus host disease，GVHD）的风险，可能是一个促进因素。

报道的IAI发病率只能被视为估计值；由于各种原因，评估发病率存在不准确性。从历史上看，缺乏一致的病例定义和有效的监测机制使得比较不同研究中的IAI发病率变得困难。这种情况不仅仅见于曲霉病，也见于其他侵袭性霉菌感染。尽管已经制定了定义机会性侵袭性真菌感染的国际共识，但这些定义是为HSCT或癌症患者的多中心临床试验而制定的[163]。这些定义包括高危人群、临床和放射学特征、真菌学证据包括NCT和组织病理学等相关诊断标准[164]。根据这些标准，IAI被分为可能（possible）、可疑（probable）和确诊（proven）三类，确诊需要组织病理学证据。多中心流行病学研究，如由美国移植相关感染监测网络（TransNet）参与的研究，已采用了这些定义。由于这些严格的定义需要使用更侵入性的诊断方法，可能并不适用于所有患者，因此IAI的发病率估计可能会低估疾病的真实负担。IAI的临床特征取决于受累部位，最常见的是鼻窦和肺。然而，血流播散和其他器官的受累也可能发生[164]。

与感染相关的最常见的曲霉是烟曲霉，其次是黄曲霉[154,199-201]。然而，在一些医疗机构中，土曲霉感染的报道越来越多[165-167]。土曲霉已从淋浴喷头、医院水系统和盆栽植物中分离出来[168,169]。由于土曲霉对两性霉素B表现出体外耐药性，并且通常对治疗反应不佳，因此，由土曲霉引起的感染令人担忧[166]。尽管大多数血培养中的曲霉株代表假真菌血症，但应将从血培养中分离出的土曲霉及其他真菌（如镰刀菌、赛多孢菌和枝顶孢霉菌株）视为有意义的结果，除非有否定的证据[167,169,170]。

• 风险因素　侵袭性霉菌感染包括IAI，通常发生在免疫抑制者（表42.4）。造血干细胞移植（HSCT）患者和接受细胞毒性化疗的血液恶性肿瘤患者中发生风险最高[145,166]。异基因HSCT患者由于多种因素发生IAI的风险最高，包括长期中性粒细胞减少（延迟移植）、黏膜屏障破坏、GVHD，以及类固醇和其他免疫抑制剂的使用[145,166]。在移植后早期，预处理药物引起的中性粒细胞减少是主要的危险因素，而GVHD的免疫抑制治疗是移植后期的危险因素[160]。最近，HSCT患者与病毒性下呼吸道感染有关，这增加了患IAI的风险[171,172]。SOT受者也有患IAI的风险[145,149,154,157-159]。SOT受者中患IAI的比例最高的是肺移植受者（6%～16%），其次是心脏和肝脏移植受者（1%～8%）[149,154,157-159]，而肾脏移植受者中患IAI的比例最低[39,154,157-159]。直接暴露于环境中的真菌孢子以及由于咳嗽和黏液纤毛清除减少而导致的呼吸道防御缺陷使肺移植受者易患侵袭性肺曲霉病[173]。此外，为了预防或治疗移植物排斥反应和与巨细胞病毒（CMV）的共感染，免疫抑制使用强度也是重要的危险因素[145,158]。

其他易患IAI的免疫抑制患者包括获得性免疫缺陷综合征（艾滋病）患者、慢性肉芽肿病患者和其他遗传性免疫缺陷综合征患者[145,154,174]。有大量报道称，在接受针对免疫细胞群体药物治疗和针对一些信号通路的药物[如英夫利昔单抗和其他肿瘤坏死因子（TNF）-α抑制剂]的患者中，也有发生IAI的报道[145,175-177]。尚不确定这些治疗对真菌感染风险的影响程度，但在对这些患者的护理中须保持警惕。

表42.4　侵袭性肺曲霉病的宿主因素（取自EORTC/MSGa修订定义）

1. 近期中性粒细胞减少史（中性粒细胞<500个/μL，持续>10天）与霉菌病发生时间相关
2. 血液恶性肿瘤患者
3. 异体干细胞移植受者
4. 接受实体器官移植
5. 过去60天内长期使用糖皮质激素（除外过敏性支气管肺曲霉病患者），剂量为≥0.3 mg/kg，持续≥3周
6. 过去90天内使用其他已知的T细胞免疫抑制剂，如钙调神经酶抑制剂、肿瘤坏死因子-α阻断剂、淋巴细胞特异性单克隆抗体和免疫抑制核苷类似物
7. 使用已知的B细胞免疫抑制剂，如布鲁顿酪氨酸激酶（BTK）抑制剂，例如伊布替尼
8. 遗传性严重免疫缺陷（如慢性肉芽肿病、STAT 3缺陷或严重联合免疫缺陷）
9. 类固醇一线治疗无效的累及肠道、肺部或肝脏的Ⅲ或Ⅳ级急性移植物抗宿主病

引自：EORTC/MSG，European Organization for Research and Treatment of Cancer/Invasive Fungal Infections Cooperative Group and the National Instiute of Allergy and Infectious Diseases Mycoses Study Group. Donnelly JP，Chen SC，Kauffman CA，et al. Revision and update of the consensus definitions of invasive fungal disease from the European Organization for Research and Treatment of Cancer and the Mycoses Study Group Education and Research Consortium. *Clin Infect Dis*. 2020；71(6)：1367－1376。

据报道，在没有常见危险因素的危重病患者中出现了IAI，包括慢性阻塞性肺疾病、严重流感、COVID－19、肝硬化以及接受免疫抑制剂如糖皮质激素的患者[149,174,178-181]。

在这些危重病患者中，已报道了高达7%的IAI发病率[174]。

HSCT 和 SOT 接受者以及免疫抑制人群在出院后仍然面临感染风险。重要的是要对这些患者进行关于安全生活的教育，以最小化社区环境中对霉菌的暴露。此外，在严重免疫受损的患者中，谨慎使用抗真菌预防措施可以减轻风险。

• *曲霉病的诊断*　曲霉感染的部位可能因宿主而异。在免疫正常的人中，曲霉可以引起肺部或鼻窦的局部感染。然而，在免疫受损患者中，这些病原体常常引起肺部或鼻窦的侵袭性疾病，并且由于其侵袭血管的倾向，会传播至远处器官（表 42.1）。

侵袭性肺曲霉病的检测仍然具有挑战性，并且在严重免疫受损患者中很难早期诊断。在高度易感宿主中，常常通过相符但非特异的症状和体征提示侵袭性疾病，并且在高危患者中需要高度怀疑。曲霉侵袭组织的组织病理学证据或无菌标本的阳性培养通常用来确认 IAI 的诊断[182,183]。然而，在严重免疫受损的患者中，往往很难安全地进行侵袭性操作以获取标本。影像学研究通常是建立诊断和确定感染范围的必要手段。胸部 X 线敏感性低，高分辨率计算机体层成像（CT）可以改善早期诊断[145,154,183]。CT 扫描的病灶发现早于胸片。CT 中出现晕轮征的结节[183,184]和空气新月征常常提示侵袭性曲霉感染[183]。然而，这些 CT 表现也可能出现在其他肺部感染中[183,185,186]。正电子发射断层扫描（PET）对侵袭性真菌感染的诊断和分类可能有用，但目前仍然处于研究阶段[187,188]。

曲霉血培养通常为阴性，即使广泛播散的曲霉病也是如此[145,146,183]。相反，呼吸道标本培养，包括支气管肺泡灌洗（BAL），可以培养到曲霉属，但这可能提示定植或感染。然而，在接受 HSCT 移植的患者和中性粒细胞减少的患者中，这些培养对预测侵袭性疾病的价值可能高达 80%～90%[183]。因此，从临床角度来看，培养结果判断需结合宿主的免疫状态、临床表现和放射学特征[164,183]。

由于侵袭性霉菌感染的非特异性表现和诊断效率低，引发了人们对使用真菌生物标志物诊断这类疾病的兴趣，包括 BDG 和半乳甘露聚糖（GM）的测定[145,183,189]。测定血清 BDG，一种存在于大多数真菌细胞壁中的多聚糖，已被用作 IAI 的筛查工具。2004 年，美国 FDA 批准了一种商业化血液监测试剂盒，Fungitell（Cape Cod 公司，马萨诸塞州，东法尔茅斯市），用于检测 β-D-葡聚糖。在高危血液恶性肿瘤和异体 HSCT 患者中，Fungitell 对检测曲霉具有很高的敏感性[190-192]，但不能鉴定具体的真菌种类[183]。被葡聚糖污染的血液采集管、纱布、用于血液处理的深度型膜过滤器以及各种药物，包括 β-内酰胺类抗生素，可能导致假阳性结果[145,183]。

2003 年，美国生物拉德实验室（Bio-Rad Laboratories，雷德蒙德，华盛顿州）获得 FDA 批准，推出了一种用于检测人体血清中半乳甘露聚糖的商业酶免疫测定（Platelia Aspergillus EIA），用于诊断 IAI[145,183]。已有多项研究证明其对于血液恶性肿瘤或异体造血干细胞移植患者 IAI 的检测具有约 70% 的敏感性[183,193]。该检测也可用于检测 BAL 样本[183]。在非中性粒细胞减少患者和实体器官移植患者中敏感性较低。半乳甘露聚糖对于曲霉属并不特异，并可能与组织胞浆菌或其他真菌发生交叉反应[145,183]。半乳甘露聚糖测定的局限性包括在接受 β-内酰胺类抗生素的患者中可能出现假阳性[145,183,194-197]，以及在其他侵袭性真菌感染患者中可能出现假阳性。

这些检测方法在临床管理疑似 IAI 患者中被越来越多应用。然而，这些检测方法本身并不足以确诊侵袭性霉菌感染，也不能用于监测或病例报告。

最近的研究评估了血液和其他临床样本中曲霉 PCR 的性能[145,183,198]。一项关于 PCR 诊断侵袭性曲霉病的荟萃分析包括了来自 16 项研究和超过 10 000 个全血或血清样本的数据。尽管单个 PCR 测试的诊断准确性和敏感性很高（诊断比值比为 16.41，敏感性为 88%），但研究人群之间存在显著的异质性，限制了从这些汇总结果中得出的结论[198]。此外，单独使用 PCR 无法确认或排除高危患者中 IAI 的存在。目前没有用于检测曲霉的标准 PCR 方案，这使得验证研究变得困难。目前，对曲霉的 PCR 技术仅用于研究[145]。

曲霉病的暴发

可能的来源和暴露途径

曲霉的感染需要易感宿主接触来自环境中的霉菌。通常很难将特定的暴露与疾病联系起来，尤其是在零星感染发生时。尽管如此，对医疗保健相关曲霉病的病原体来源和暴露途径发现主要依赖于暴发调查报告，可为制订基于证据的预防措施提供了合理的依据[137,145,159,199-205]。一项对 458 名患者中 53 起暴发性医疗保健相关曲霉病的回顾性研究发现，65% 的暴发性感染发生在 HSCT 患者或患有血液恶性肿瘤的患者中，10% 发生在 SOT 患者中，主要是肾移植受者[199]。血液恶性肿瘤患者、HSCT 和 SOT 受者以及严重免疫缺陷患者中与曲霉病相关的死亡率超过 50%。烟曲霉和黄曲霉是最常见的致病菌。暴发主要与建筑或翻新活动导致的空气传播相关的感染及空气质量受损有关[199]。

吸入污染空气中的曲霉孢子被认为是主要的感染途径。如果土壤中的孢子被扬起散布到空气中，它们能够长时间保持活力。由于真菌孢子相对较小（直径<5 μm），它们能够在空气中悬浮很长时间，并被吸入人体。当孢子最终沉降时，它们可以污染医院的环境表面，或者在表面被扰动后再次形成气溶胶[200,201]。

与医疗机构内或附近的拆除、翻新或建筑项目同时发生的多次霉菌感染暴发，被认为是污染空气暴露的最有力证据[199-207]。拆除或翻新占据了医疗机构相关曲霉暴发的近一半[200]。患者危险因素包括血液恶性肿瘤、异体造血干细胞移植、肾脏、肝脏和肺移植、大剂量糖皮质激素、新生儿、其他恶性肿瘤、慢性肺病、住在重症监护病房和接受胸外科手术[200]。医院内曲霉病的暴发是由于在建筑/翻新活动期间产生的曲霉孢子污染的灰尘，并随后散布到医院的通风系统和物品上。在这项研究中，建筑活动被认为是NICU的非临床区域中曲霉孢子的潜在外部来源，该区域也是访客和员工的主要通道。经建筑活动扬起的烟曲霉孢子通过新风和空调系统进入NICU，并污染了NICU孵化湿度箱，后者潮湿、温暖的环境可能为霉菌提供了理想的生长环境。在建筑施工期间，医院的暖通空调系统（HVAC）出现故障，可能会导致医院内真菌感染的发生[208]。医院的HVAC系统可能通过以下途径发生多种故障，如过滤器和框架之间的间隙、不适当的气压调节使空气从污染区流向洁净区或对高效微粒空气过滤器（HEPA）的不正确维护[201,208,209]。在对手术室感染暴发进行调查时，通过一个受限空间的视频摄像机发现了最终过滤器下游的管道中潮湿和污染的绝缘材料[208]。还有报道称，由于窗户未正确密封、使用了防火材料、存在虚假天花板和绝缘材料，导致空气受到污染[200,201,208,210]。

将分生孢子空气浓度与疾病或定植相关联可产生不一致的结果[199-201]。此外，一项研究评估了医院建筑施工期间患者护理区域霉菌污染情况，结果表明在采取适当的防护措施的情况下，施工工作对空气中的曲霉污染没有影响[211]。目前，关于空气中分生孢子的安全浓度尚无一致的共识[201,212]。

曲霉属已从多个国家的医院和市政供水系统以及管道系统中分离出来，包括美国[137,168,201,213,214]，并且水系统的污染也被认为是医院内曲霉病的潜在来源之一[137,145,168,201]。空气采样显示使用淋浴后分生孢子计数增加，提示淋浴喷头、浴室墙壁或地板上存在的分生孢子在淋浴时可以气溶胶化。还有研究表明，在骨髓移植病房，清洁淋浴设施的地板后（包括曲霉在内的霉菌）可降低平均空气浓度[214]。

除了水系统污染，水损坏的医院建筑和储藏区也被认为是曲霉的来源。发生在斯里兰卡医疗机构的一次曲霉暴发就是由于2004年海啸后存放在水损坏的建筑物中的麻醉用脊髓针被污染引起[215]。另一份报道显示，比利时一家医院的多个区域的严重曲霉污染均与水损坏有关[216]。

除了吸入之外，霉菌还可能通过与受污染物品的接触传播。菌株分子分型分析结果提示新生儿重症监护病房患者中皮肤黄曲霉感染与使用污染的脐带导管黏合胶带有关[217]。在新生儿重症监护病房患者中的另一系列原发性皮肤曲霉感染病例中，微卫星菌株分型分析发现新生儿的烟曲霉分离株与新生儿孵化器中的湿度箱存在相关性，而建筑活动被认为是潜在的外部来源[207]。此外，直接接触被曲霉孢子污染的敷料可导致手术和烧伤创口感染[201]。一项研究发现，在清创和换药过程中，患者可能成为环境源，导致空气传播并引起相邻的移植患者创口感染，尽管这种传播极为罕见[218]。

其他环境来源的人类感染报道较少。法国的一项研究显示，在血液科病房曲霉感染可能来源于食品中，如胡椒、茶和汤粉[219]。盆栽植物和鲜花被曲霉污染，并被认为是家庭和医院空气中分生孢子的来源[201]。从4名感染土曲霉的患者中分离出的菌株与从医院内的植物中分离出的菌株具有相同分子分型[159]。

医院与社区获得侵袭性曲霉病

虽然报道了几起医院环境中发生的空气传播的真菌感染暴发，但大多数病例是零星的和社区获得的[145]。然而，确定感染源是医院内部还是社区对推荐适当的预防和控制措施非常重要。

由于种种原因，确定曲霉感染是否与医疗保健相关是比较困难的。首先，其潜伏期未知，并且可能因宿主因素和接种菌量而异[145,220]。因此，关于如何按时间段定义HAI发生并没有一致意见，因此，该定义在一定程度上比较随意。观察到潜伏期从3天至100天以上不等[221]。此外，高危患者长时间的免疫抑制期以及频繁的住院和出院，导致难以明确曲霉孢子的暴露是在住院期间还是在社区内发生[221]。一般来说，住院≥7天发生的侵袭性感染疾病被认为是医院内感染[145]。在异体造血干细胞移植受者中，出现迟发性曲霉病的趋势[156,160-162]。尽管这些患者可能仍然有持续的医疗暴露。但这些迟发性事件通常在患者出院后很久才发生。

环境采样

在医院环境中进行环境采样的作用尚未得到确定[145,201]。在没有暴发的情况下，对真菌孢子进行环境采样几乎没有价值。许多霉菌，包括曲霉属，广泛分布并常见于医院环境中。因此，解释环境采样结果是困难的，只有在适当的流行病学背景下才应进行[145,201]。从患者和环境源中分离出相同的霉菌可能只是巧合，而不是证明采样环境是病原体的来源。因此，从环境中分离出特定的霉菌种类，最多只是提示作用，不应立即排除其他潜在的环境来源。此外，目前的采样和分析方法往往不够敏感[199,201]。因此，无法从特定的环境来源中鉴定出特定的霉菌种类，并不能排除该地点是潜在感染源的可能性。一般来说，在暴发调查期间，只有在有流行病学数据指导的情况下进行环境培养才有意义。

通常在感染事件增加后才进行环境采样[197,201]。因此，几乎总是无法获得连续性的基线浓度数据，也无法确定感染暴发是否与暴露水平增加有关[197]。如果尝试进行环境采样，需要仔细考虑许多因素，并最好在与有经验的霉菌采样公司咨询后进行[201]。以下这些因素将影响空气采样，包括目标菌种特性可能影响选择适当的采样器和分析方法、最可能的人体暴露的采样时间（例如分钟、小时或天），以及采样体积应足够大但也应不超过仪器和采样器皿承受范围[222,223]。尽管重力沉降法（例如开放培养皿）成本低廉，但其局限性在于提供的结果是定性的而不是定量的，更倾向于选择大颗粒，较溶剂法不敏感[222]。除了空气样本，检查沉积在表面的灰尘和疑似受污染材料样本也是有帮助的。与拭子培养相比，接触板[222]和真空采样方法可以进行定量（例如，CFU/cm^2），因此更受青睐[197,201]。

基于培养的方法通常低估了空气中霉菌的种类和浓度[223]。此外，在培养中，真菌不同生长速度可能导致病原真菌被生长速度更快的非病原菌所取代。将来，这一问题可能通过定量基因组学和高通量基因测序的应用得以解决。显微方法用于定量和鉴定分生孢子，但在区分曲霉属和其他属分生孢子方面不可靠。特定霉菌定量 PCR(MSQPCR)已被用于估计包括曲霉属在内的空气中霉菌的浓度[224,225]，尽管目前该方法仅限于研究中。

曲霉的分子流行病学

用于确定曲霉属中特定菌株相关性的分子分型方法已有所改进。旧的分型方法(即同工酶分析和 RAPD)已经被基于 DNA 的分型方法所取代，每种方法都有其自身的用途和限制[226,227]。虽然有许多分型技术可供选择，但由于其出色的重复性、易于解释和数据便携性，微卫星和 MLST 被认为是最具优势的技术。微卫星是短而重复的 DNA 序列，可用于区分流行病学相关的曲霉属分离株[227]。MLST 比较多个基因座的 DNA 序列，通常使用可代表所有曲霉属菌株的基因[228]。通常情况下，微卫星具有更高的区分能力，并且比 MLST 更实用，用于区分曲霉属真菌株系[229]。全基因组测序已越来越多地用于研究真菌病原体的种群结构、毒力因子、抗真菌药物耐药机制和暴发情况[230,231]。然而，关于曲霉属真菌的分型方法的使用尚未达成共识。虽然真菌的分子分型在敏感性和区分能力方面有所改进，但仍然需要传统的流行病学数据和咨询专业参考实验室，以准确解释结果。

监测、预防和控制

监测

医院内进行医疗保健相关真菌感染(如曲霉病)监测，通常集中在识别肺部疾病。CDC 和 HICPAC 建议采取几个常规步骤，这些步骤得到了实验、临床和(或)流行病学研究以及强有力的理论依据的支持(表 42.5)。这些步骤包括：① 对严重免疫功能受损患者进行医疗保健相关侵袭性霉菌感染保持高度怀疑；② 建立一个机制，使医疗机构的感染控制人员在从患者呼吸道标本中分离到曲霉属时能够及时得到通知，并定期审查医院的微生物学、组织病理学和尸检数据(表 42.5)[215]。

表 42.5　医疗保健相关肺曲霉病的预防和控制措施摘要

建议	类别[a]
员工教育，特别是对医务人员进行关于曲霉感染控制措施的教育	Ⅱ
曲霉监测	
对免疫功能抑制的患者(例如中性粒细胞计数<$500/mm^3$，持续 2 周)保持高度警惕	ⅠA
定期审查微生物学、组织病理学和尸检数据	Ⅱ
不要对高危患者进行常规鼻咽部培养	ⅠB
不要对 HSCT 病区的设备进行常规培养	ⅠB
在施工或翻新期间进行空气采样	未定
进行房间通风的监测	ⅠB
为高危患者新建专门护理病房	
为异体 HSCT 患者建立保护环境(PE)，包括通过 HEPA 过滤进入环境中的空气、定向房间气流、正压、适当密封和每小时高达 12 次的空气更换	ⅠB，ⅠC
不在 PE 常规使用层流气流(LAF)系统	ⅠB
自体 HSCT 患者使用 PE 的作用	未定
实体器官移植者使用 PE 的作用	未定
现有设施未出现医疗保健相关曲霉感染病例	
将异体 HSCT 患者安放在适当 PE 中	ⅠB
保持 PE 中的空气处理系统	ⅠB，ⅠC
制订水损坏应对计划	ⅠB
为 HSCT 者使用适当的除尘方法	ⅠB
为 HSCT 患者去除走廊或房间的地毯	ⅠB
为 HSCT 患者移除房间中有软垫的家具	Ⅱ
尽量减少 HSCT 者外出时间并佩戴口罩	Ⅱ
与其他医院人员协调感染控制策略	ⅠB
在 HSCT 病区移除鲜花或植物	Ⅱ
在建筑和翻新活动中制订预防暴露于曲霉的计划	ⅠA
在施工期间，设置隔离屏障并引导行人交通远离患者病区	ⅠB
自体 HSCT 患者使用 PE 的作用	未定
实体器官移植者使用 PE 的作用	未定
在发生医疗保健相关曲霉病例后	
开始回顾性审查和前瞻性搜索其他病例	Ⅱ
确定是否存在通风缺陷	ⅠB
进行流行病学调查并联系州/地方卫生部门	ⅠB
用抗真菌剂对结构材料进行消毒	ⅠB
化学预防	
为 HSCT 受者预防性使用抗真菌药物吸入剂	未定
制订预防 HSCT 受者肺曲霉病复发的策略	未定

HSCT，造血干细胞移植；HEPA，高效微粒空气过滤器；LAF，层流气流；PE，保护环境。

a：每个建议按以下方式分类：ⅠA，强烈推荐实施，并且有良好设计的实验、临床或流行病学研究提供了强有力的支持。ⅠB，强烈推荐实施，有一定的临床或流行病学研究支持，并且有强有力的理论依据。ⅠC，必须实施，根据联邦或州的法规或标准要求。Ⅱ，建议实施，并得到临床或流行病学研究或强有力的理论依据的支持。未定，存在关于效果不足的证据或共识。

经许可，引自：Tablan OC，Anderson LJ，Besser R，et al. Guidelines for preventing healthcare-associated pneumonia，2003. *MMWR Recomm Rep*. 2004；53(3)：1-36。

目前，对其他系统性监测霉菌感染的方法的证据有限[201]。对于无症状高危患者的鼻咽或鼻孔进行定期培养对于医疗保健相关传播是没有价值的，不被推荐。同样，不推荐对 HSCT 病区中用于呼吸治疗、肺功能测试或吸入麻醉的设备或器械，以及 HSCT 患者房间的灰尘进行定期培养。在有更多数据可用之前，应避免使用非培养基诊断(例如，半乳甘露聚糖或 BDG)作为感染控制评估的一部分。单独使用这些测试结果不足以构成用于监测目的的侵袭性疾病的充分证据。

感染预防专家需要在进行持续监测时平衡检测成本和时间投入。通常可以将持续监测仅限于高风险人群中，这类检测群体可能会随着医院增加或删除新的项目而定期变化。此外，在潜在增加暴露的时期应鼓励加强监测(例如，在装修和建筑施工期间)。监测包括扩大基线监测的范围，如新患者(术后患者或免疫抑制较轻的患者)或新的数据来源(表 42.6)。

表 42.6　制定医疗保健相关性霉菌感染监测策略的考虑因素

监测方面	考虑因素
疑似医疗保健相关性感染 当出现≥1 个侵袭性霉菌感染时，考虑以下因素来确定感染是否为医院获得性	特征越多，医疗保健相关感染可能性越高： • 患者住院超过 2 周或在长期住院后症状开始前已出院<2 周 • 患者在过去 6 个月内频繁住院 • 症状在另一次疑似与医疗保健相关的霉菌感染发生后的 4 周内出现 • 两次疑似与医疗保健相关的霉菌感染发生在医院的同一区域
关注的人群 确定侵袭性霉菌感染风险最大的患者群体	• 移植受者，包括器官或造血干细胞，移植后 6 个月内或免疫抑制明显的时期 • 中性粒细胞计数≤500/μL，病因包括肿瘤、癌症化疗等 • 免疫抑制性疾病，如白血病或淋巴瘤、活动性癌症化疗、长期使用皮质类固醇或强化免疫抑制疗法 • 其他具有高风险的新发临床情况，如 COVID-19 或新型治疗模式
数据来源 在任何有限的关注期间(例如，拆除)或在疫情暴发的情况下，考虑扩大审查数据源	• 微生物学报告和通知感染控制人员阳性培养结果，如曲霉属、镰刀菌属、赛多孢菌或属、根霉菌属、根毛霉属、或 Absidia 属或其他致病霉菌。包括报告阳性真菌生物标志物，如 GM 试验。微生物学实验室应保留致病霉菌菌株，以帮助流行病学背景下进行后续调查 • 查阅组织病理学和尸检数据报告，寻找提示侵袭性真菌感染的形态学术语，如"真菌因素"或"菌丝" • 在放射学人员的协助下，查阅放射学报告，确定与侵袭性霉菌性肺炎一致的发现，如晕轮征或空气新月征 • 从住院药房生成对霉菌有效的抗真菌治疗订单报告，例如伏立康唑和两性霉素 B • 询问高危患者病房的关键人员，如移植或肿瘤或重症监护，以确定可能存在侵袭性霉菌感染的患者

预防和控制

曲霉病主要通过吸入真菌孢子和随后在免疫受损患者中引起侵袭性疾病而发生。因此，预防措施应重点关注在医疗机构环境高风险时期减少暴露于含真菌孢子的空气环境中[215,232]。CDC 预防医疗保健相关 IAI 的指南将异体 HSCT 受者作为呼吸道暴露高危人群之一(表 42.5)。为这些患者建立一个受保护的环境(PE)，包括以下内容：

(1) 提供一个密封良好的房间，每小时进行空气更换，≥12 次。

(2) 使用效率为 99.97% 的 HEPA 过滤器，去除≥0.3 mm 的颗粒。

(3) 定向气流(空气进入一侧，排气在房间的相对侧面)。

(4) 保持正压(高于走廊气压 2.5 Pa 以上)。

住在 PE 区域患者的其他感染控制措施包括：① 每天监测和维持 PE 区域的正压；② 最小化可能引起感染的暴露活动，如可以导致真菌孢子气溶胶化(例如，吸尘)；③ 尽量缩短患者离开 PE 的时间(表 42.5)。对于其他患者群体如接受自体造血干细胞移植和实体器官移植的患者，是否使用类似措施尚未定论[215]。

在启动任何医院拆除、建设、翻新或维修项目之前，应该由一个多学科团队，包括感染控制人员，评估此类项目对高危患者(包括异体造血干细胞移植患者)所产生的风险水平[201]。感染控制风险评估(ICRA)是一个多步骤的过程，用于确定医疗机构内的建筑工程对环境和高危患者暴露于感染病原体(尤其是真菌孢子)的潜在影响[233]。

在任何施工活动开始之前，ICRA 过程中的步骤如下：

(1) 根据产生的灰尘程度对施工活动进行分类(A～D类)。A 类活动不产生灰尘(例如，电气修整工作或小型水暖工作)，而 D 类活动是重大拆除或建筑活动。

(2) 确定将受到施工活动影响的患者，并确定感染风险水平：低风险(例如，办公区域)，中等风险(例如，理疗区域)，高风险(例如，急诊科)和最高风险(例如，免疫功能抑制的患者区域)。

(3) 将患者风险组与施工活动类型匹配，并确定所需的感染控制预防措施等级。感染控制预防措施的等级从 1 级(最小预防措施)至 4 级(重大预防措施，包括屏障和安全空气处理)不等。

在这种情况下，感染控制最重要的要素之一是构建屏障以防止尘埃暴露。如果项目在医院外部，应该密封窗户以防止空气侵入(ⅠB类)[201]。对于内部项目，与病患护理区相邻的工作区的空气处理系统应设置为负压(ⅠB类)。应使用对真菌孢子不透水的屏障材料，并及时修复屏障中的破损[201]。此外，应限制或改道病患护理区的行人交通。当严重免疫功能缺陷患者需要离开他们的房间(例如，进行诊疗)时，他们应该佩戴高效呼吸防护装置(例如，N95 口罩)，以减少吸入真菌的风险(Ⅱ类)[215]。尚不确定是否在没有施工区域使用呼吸器或使用外科口罩预防真菌感染。

在医院建设期间实施推荐的感染控制策略已成功预防了病区空气的真菌污染[234-236]。新型非过滤的空气处理系统利用电场和静电纳米过滤来消灭空气中的微生物,在建设期间也能有效预防真菌污染[237,238]。在住院医疗环境中,还应该控制室内霉菌的暴露。CDC 的 HICPAC 已经概述了预防措施,并估计了每个建议的基于证据的支持水平(表 42.5)。患者诊疗区域应定期清洁,应根据制造商的说明使用美国 EPA 注册的消毒剂清洁环境表面(ⅠC类)[201]。然而,没有证据表明在一般患者诊疗区域使用杀真菌剂可以减少真菌暴露(未定)[201]。如上所述,在医疗设施中没有对空气、水或环境表面进行常规采样的明确要求(ⅠB类)[201]。真菌无处不在,对环境采样结果的解释仍具有挑战性[239]。

如果患者出现了曲霉感染,应该调查该事件是否可能与医疗保健相关或社区获得性有关。如前所述,在许多情况下,由于曲霉感染的潜伏期未知,这一相关性表现得并不明显。例如,未出院的 HSCT 患者很可能发生医院获得性感染;近期的就诊患者可能有社区获得性感染。

在疑似或确认医院内暴发的情况下,评估 HVAC 系统以确保正压、空气流动和足够的过滤是至关重要的。根据流行病学数据,可以考虑进行环境采样。如前所述,可以使用各种分子技术对曲霉进行分型,以寻找其来源。

抗真菌预防

教育患者如何在医院外避免接触曲霉和致病性霉菌是重要的。然而,由于在医院和社区环境中无法消除接触的风险,对于严重免疫抑制患者可能需要采取抗真菌预防措施。

建议对高危患者进行曲霉药物预防。目前,指南建议在造血干细胞移植受者中,在中性粒细胞减少期间和进行移植物抗宿主病治疗期间,进行针对霉菌的预防[121,145]。在严重和持续中性粒细胞减少的血液恶性肿瘤高危患者中,也考虑使用抗真菌预防措施[145]。在造血干细胞移植受者中,已经证明具有预防霉菌感染效果的抗真菌药物包括广谱三唑类药物(表 42.3)。预防期的持续时间通常由中性粒细胞减少的持续时间、移植物抗宿主病的严重程度和免疫抑制治疗的强度来决定。在急性髓系白血病和骨髓增生异常综合征患者中,也建议在长期中性粒细胞减少期间使用预防措施[145]。在实体器官移植患者中,肺移植患者是感染相关真菌感染中风险最高的,建议在肺移植后的早期使用抗霉菌唑类药物或吸入两性霉素 B 制剂进行预防。在免疫抑制加重的情况下,也建议重新开始预防性治疗以防止免疫抑制剂对排斥反应的强化作用。在其他高风险器官移植或高风险患者所在医疗机构发生霉菌感染暴发时,可以考虑预防性治疗[240]。

毛霉病和其他霉菌感染

虽然其他霉菌远没有医疗保健相关的曲霉感染那么常见,但其引起的 HAI 报道越来越多[166,241-244]。第二常见的霉菌感染通常是毛霉病(以前称为接合菌病),由毛霉目[包括 *Lichtheimia*(以前称为 *Absidia*)、根霉菌属和根毛霉属]引起。在造血干细胞移植受者中,毛霉病占侵袭性霉菌感染的 8%,是该群体中第三常见的霉菌感染,仅次于念珠菌和曲霉感染[148]。与曲霉属一样,毛霉菌株在全球的土壤和腐烂有机体中都可以找到[201]。虽然毛霉目引起的感染不常见,但通常是致命的。人口学研究估计每百万人中每年发生 0.43～1.7 例[245]。毛霉病最常见的表现形式是由吸入霉菌孢子引起的肺部和鼻脑部感染(表 42.1)。然而,全身感染可以由皮肤或消化道黏膜的接种引起[242-244,246]。与已存在的皮肤或软组织损伤相关的皮肤感染也可能发生[244]。在对 929 名毛霉病患者进行回顾性研究时,患者的基本状况包括糖尿病(36%)、恶性肿瘤(17%)、实体器官移植(7%)、去铁胺治疗(6%)、注射药物滥用(5%)和造血干细胞移植(5%)。总体死亡率为 54%,造血干细胞移植受者、肾功能衰竭患者、使用去铁胺的患者和全身性红斑狼疮患者的死亡率>80%。肺毛霉菌病的死亡率为 76%,而播散性和中枢神经系统疾病的死亡率为 100%[247]。局部感染的治疗通常是手术治疗,抗真菌治疗选择有限,包括两性霉素 B、泊沙康唑和新一代三唑类药物艾沙康唑(表 42.3)。毛霉病几乎总是社区获得性感染,最常见于糖尿病酮症酸中毒的情况下。然而,越来越多的医疗保健相关感染和暴发事件被报道[242,243,248]。医疗保健相关毛霉病的危险因素包括实体器官移植、糖尿病、早产和血液恶性肿瘤[148,242-244]。医院感染与污染的医疗器械(40.7%)、污染的空气(31.3%)、土壤或异物创伤接种(9.4%)以及接触(6.2%)或摄入(6.2%)污染的植物材料有关[243]。在建筑施工期间使用负压房间与实体器官移植受者在 12 个月内集中发生的侵袭性毛霉病感染有关[249]。水污染的石膏与微小根毛霉(*Rhizomucor pusillus*)在白血病患者中的暴发有关[250]。一次鼻脑部和播散性毛霉病的暴发与位于医院直升机停机坪附近的空气处理机进气口的污染有关[243,244]。

尽管已经报道了与医疗保健相关的肺部感染[242-244,250,251],但皮肤感染很常见与被污染的木质压舌板、弹性黏合绷带、医院床单和非无菌的胶带(用于固定造口袋)有关[242-244]。也有报道胃肠道累及[242]。最近在血液恶性肿瘤患者中暴发的胃肠道黏膜毛霉病,其源头追溯到被污染的玉米淀粉制造别嘌呤醇药片和即食食品[251]。与创伤后的医疗保健相关的黏膜毛霉病也与手术创口和血管内导管有关[252]。

由镰刀菌属或赛多孢菌属引起的霉菌感染也很显著,因为致病菌相对难以治疗,并且可能在高危患者中引起暴发性感染。镰刀菌属存在于土壤和水中,可以在人体中引起一系列感染(表 42.1)。侵袭性感染通常是广泛播散的,涉及皮肤、脑部、血液、肺部、眼睛和骨骼。然而,角膜炎是最常见的表现之一,大多数情况是由眼部创伤引起的。严重和持久的中性粒细胞减少症是感染的主要易感因素[253]。大多数感染归因于空气传播[200,201,253];然而,医院水系统的污染导致空气中传播的分生孢子扩散也被认为是感染的原因之一[137,200]。DNA 测序显示,环境中广泛分布的菌株与从医院感染患者中分离出的菌株相似[254]。引起人类感染最常见的菌包括茄病镰刀菌复合群、尖孢镰刀菌复合群或串珠镰刀菌[255-257]。镰刀菌属在体外对多种三唑类药物和所有的棘白菌素类药物都表现出耐药性，并且通常需要联合使用三唑类药物和两性霉素 B 进行治疗。总体而言，HSCT 受者中镰刀菌感染的 90 天死亡率通常超过 80%[253,255,256]。

尖端赛多孢复合体和多育赛多孢被广泛认为可引起播散性感染，通常包括肺部和中枢神经系统疾病（表 42.1）。严重免疫抑制的宿主、广泛播散的倾向和缺乏有效的抗真菌治疗导致致命结果。对于器官移植和造血干细胞移植者的感染综述发现，在赛多孢菌感染中有>50%的播散性感染；真菌血症很常见，发生在>50%的感染中[258]。白血病患者或造血干细胞移植受者的血培养出现此类霉菌阳性时，应考虑有临床意义。在对癌症患者的阳性真菌血培养进行回顾分析时发现，明确或可能的真菌血症中有 80%的多育赛多孢或尖端赛多孢菌种分离率，而其他真菌（*Aureobasidium pullulans* 和 *Paecilomyces*，*Alternaria*，*Trichoderma*，*Bipolaris* 和 *Chaetomium* spp.）的比例为 4%[259]。

拟青霉属（*Paecilomyces* spp.）易引起眼内植入物感染，并可能与手术室空气污染有关[260]。拟青霉属通过污染皮肤乳液接种到皮肤，导致 HSCT 受者的皮肤和侵袭性感染[261]。单孢瓶霉属（*Phialemonium* spp.）通过污染水流系统，导致血液透析患者的血管内感染暴发[262]。由单孢瓶霉属引起的感染暴发也与用于注射阴茎植入物的含血管活性药物的预装注射器污染有关[263]。弯孢属（*Curvularia* spp.）已从盐水填充的乳房植入物中分离出，这是由于盐水存储于受水损坏的天花板下而导致[264]。在 2014 至 2016 年间，与受污染的甲基泼尼松龙注射液相关的多个州发生的真菌性脑膜炎、脑膜旁和关节感染暴发导致 753 名患者中有 64 人（8.5%）死亡。明脐菌属（*Exserohilum*）是该类感染暴发最常见的致病菌[265]。

耶氏肺孢子菌

耶氏肺孢子菌是一种重要的机会性呼吸道病原体，可导致免疫受损患者的重大发病率和死亡率。尽管耶氏肺孢子菌肺炎（PCP）在严重的 T 细胞介导的免疫抑制期间被认为是潜伏感染的再活化，但最近的研究结果表明，来自无症状携带者和患有活动性耶氏肺孢子菌感染的患者或共同环境源可能是传播的潜在方式[266-270]。在几项研究中，每次人类免疫缺陷病毒（HIV）感染者发生 PCP 时都分离出遗传上不同的菌株，表明是新发感染而不是潜伏感染的再活化[270]。

分子证据已证明人与人之间的传播与耶氏肺孢子菌暴发有关，主要发生在肾移植受者中[266,268,269,271]。在对 30 次暴发的荟萃分析中，83%的感染发生在接受实体器官移植的患者中。分子检测数据提示人与人之间的传播，分子流行病学调查证实患者间存在相同的基因型[266]。然而，对于 PCP 患者没有特定的隔离措施[215,232]。

肺孢子菌肺炎的诊断

通过对痰液、支气管肺泡灌洗液或肺组织活检直接显微观察到耶氏肺孢子菌是诊断的金标准，因为该病原体无法培养。近年来，临床呼吸样本中的 PCR 检测对耶氏肺孢子菌具有高敏感性和特异性，使其被越来越广泛的应用[272]。与非侵入性样本[如痰液（91.4%）或口咽冲洗液（76%）]相比，支气管肺泡灌洗液采样具有更高的诊断敏感性（97.1%～100%）[273]。相反，与支气管肺泡灌洗液（86.1%～87%）和痰液（86.1%）相比，口咽冲洗液具有更高的特异性（93%）[272]。在病原体负担较低的患者中，可能会出现假阴性结果。为了区分感染和定植，首选定量 PCR。然而，阳性的阈值尚未确定[164]。

肺孢子菌肺炎的预防

在高危 HSCT 和 SOT 患者的免疫抑制期间，建议使用磺胺甲唑-甲氧苄啶预防，直到移植后至少 3～6 个月。肺移植受者通常需要终身预防。替代药物包括雾化喷他脒，口服氨苯砜，口服阿托伐醌[121,240]。

与 COVID-19 相关的念珠菌病

COVID-19 大流行期间，重症患者的念珠菌血症发病率增加[274-282]。与未感染 COVID-19 的人相比，严重 COVID-19 患者的发病率增加了约 2 倍，COVID-19 患者发生念珠菌血症的发病率较高[283]。然而，尚未确定与 COVID-19 相关的特定免疫缺陷会增加念珠菌病的易感性[149]。COVID-19 相关念珠菌病（CAC）的报道发病率在 0.7%～24%，几乎所有发病都发生在 ICU 环境中[274,279,280]。延长 ICU 住院时间、接受多种抗菌药物治疗、存在 CVC 和（或）长期 CVC 滞留、体外膜肺氧合（ECMO），以及使用糖皮质激素和托珠单抗都被报道为危险因素[274,278-283]。

诊断的中位时间约为 14 天，CAC 患者的总体死亡率>80%[274,280,282]。糖皮质激素治疗、败血症及年龄>65 岁是独立的死亡危险因素[283]。尽管白念珠菌是最常见的分离菌种[283,284]，但也有关于非白念珠菌菌种的报道，包括耳念珠菌[274]。

证据表明，CAC 是由使用中心静脉导管引起的医疗保健相关真菌感染，发病率升高可能反映了在大流行期间 ICU 重症患者所面临的特有挑战。它还强调了在危重 COVID-19 患者中严格遵守标准感染控制措施以预防 CLA-BSI 的重要性。

与 COVID-19 相关的肺曲霉病

COVID-19 相关肺曲霉病（CAPA）是一种在危重 COVID-19 患者中越来越被认识到的侵袭性真菌感染[275,285-292]，类似于需要重症监护的流感相关肺曲霉病（IAPA）[181]。人们认为，严重的 COVID-19 导致危险相关分子（DAMP）的释放，加剧了免疫和炎症反应，导致气道上皮损伤。此外，激活抗病毒免疫的宿主识别途径可能矛盾地促进高度扩大的炎症环境，有利于肺部霉菌感染的发生发展。此外，使用免疫调节治疗，如糖皮质激素和白细胞介素（IL）-6 阻断剂，可能增加对曲霉病的易感性[293]。

COVID-19 相关肺曲霉病发病率可能被低估并且在全球范围内差异很大，ICU 和非 ICU 环境中发病率的范围从 4.8%至 33%不等[275,285-292]。在 2020 年 12 月之前，对于 CAPA 没有统一的病例定义，使用不同的定义来诊断患者。

由于没有典型的影像学特征或 CAPA 和 COVID－19 之间的影像学表现重叠，诊断也具有挑战性。此外，由于支气管镜检查期间的气溶胶风险，对下呼吸道的采样受到限制[293]。在最近的一项研究中，截至 2021 年 3 月，包括 192 例 CAPA 患者，发病率在 2.5%～35.0%。大多数 CAPA 患者病情危重，需要 ICU 入院和 IMV 治疗。从 COVID－19 发病到 CAPA 诊断的时间在 8.0～16.0 天。7 天后才进行诊断表明这些 CAPA 发作中的大多数可能与医疗保健相关。整体医院病死率为 48.4%，范围从 22.2% 至 100% 不等。治疗主要使用伏立康唑[294]并且与改善预后有关[275,295]。

烟曲霉是最常分离的病原菌，其次是黄曲霉[275,285-292,295]。与中性粒细胞减少和异体 HSCT 相关的侵袭性肺曲霉病危险因素相比，COVID－19 相关急性呼吸窘迫综合征（ARDS）、心血管疾病、肾衰竭、糖尿病、慢性肺病、肥胖和糖皮质激素使用与发生 CAPA 有关[275,293,295]。此外，侵袭性肺曲霉病的典型临床和放射学特征可能缺乏，并且放射学表现可能在 CAPA 和 COVID－19 之间重叠，使诊断具有挑战性。真菌培养和 NCT，包括 β－BDG、半乳甘露聚糖和曲霉 PCR，已被用于 CAPA 的诊断[292]。已有共识用于规范定义和管理[292]。COVID－19 肺炎并发呼吸衰竭的 ICU 患者是 CAPA 的必要入组标准。通过组织病理学、临床特征、影像学和微生物学的综合应用，可以将诊断定义为确诊、可疑或可能[292]。

从感染预防的角度来看，危重 COVID－19 患者中 CAPA 的发病率增加强调了在这一人群中对医院内曲霉病进行监测的必要性，并严格遵守之前所述的预防医院内曲霉病的标准措施。

COVID－19 相关肺毛霉病

全球范围内越来越多地报道了 COVID－19 相关毛霉病（CAM），尤其是在印度[296-299]。与 CAPA 类似，由于糖皮质激素和免疫调节治疗的使用导致 COVID－19 引起的免疫失调和免疫抑制，最终增加了机会性真菌感染的风险。据推测，细胞因子反应的增加，特别是 IL－6 的分泌，刺激铁蛋白和肝素合成，并可能导致 COVID－19 中巨噬细胞中铁的储存[297-299]。因此，这与发生 CAM 风险增加有关。CAM 的患病率尚不清楚；CAM 的诊断具有挑战性，因为其临床和放射学特征是非特异性的，可能与 COVID－19 肺炎或 ARDS 重叠，导致诊断延迟或漏诊。从 COVID－19 发病到 CAM 诊断的时间为 13～18.5 天。与 CAM 相关的危险因素包括既往存在的糖尿病和糖皮质激素使用[296-298]。毛霉病的死亡率高达 60%[297]。年龄较大、需要 ICU 入院和眶-颅播散与死亡率相关[298]。

截至 2021 年 5 月的 191 例综述中，74.4% 的患者是男性，糖尿病（79.1%）是最常见的合并症。超过 50% 的 CAM 病例报道来自印度，并且表现为严重或危重的 COVID－19。大多数患者（64.5%）接受了 COVID－19 的糖皮质激素治疗。40% 的患者在 COVID－19 感染期间被诊断为 CAM，而其余患者在平均 13.4 天后被诊断出来。77.9% 的报道病例接受了手术清创治疗，而 93.5% 的病例使用了抗真菌药物。两性霉素 B（92.5%）是最常用的抗真菌药物，其次是泊沙康唑（4.7%）和艾沙康唑（3.7%）。手术治疗和抗真菌药物治疗与降低死亡风险相关。研究中，CAM 患者的总体死亡率为 46.3%[299]。

降低死亡率的措施包括保持高度警惕，迅速识别和治疗，优化危险因素管理，并严格遵守减轻医院内霉菌感染风险的标准措施。

小结

医疗保健相关真菌感染，尤其是侵袭性念珠菌病和曲霉病，在免疫功能严重受损和危重病患者中可能导致重大的发病率和死亡率。合理使用新型 NCT 可以帮助诊断医院内真菌感染。实施推荐的感染预防和控制策略对于最小化导管相关念珠菌血症和防止严重免疫功能受损患者在医疗环境中暴露于空气中的霉菌孢子至关重要。在免疫功能严重受损的患者中，在高危期间应考虑预防使用抗真菌药物。

第43章

Puja Nambiar • Mini Kamboj • Kent Sepkowitz
(苏逸 译;金文婷 校)

移植受者的医疗保健相关感染

Healthcare-Associated Infections in Transplant Recipients

引言

临床移植已成为挽救许多慢性器官疾病患者和晚期血液恶性肿瘤患者生命的治疗选择。手术技术和移植方式的进步、新型免疫抑制剂的应用、移植存活率的提高及移植后的护理都提高了实体器官移植(SOT)和造血干细胞移植(HSCT)受者的存活率。

然而,尽管取得了这些进步,医疗保健相关感染(HAI)和机会性感染(OI)仍然是导致疾病和死亡的主要原因。一般来说,移植受者容易因不同原因而发生两种类型的感染。OI是因移植造成的免疫缺陷造成的。相反,HAI的发生则是由于手术住院时间过长(例如,许多异体HSCT受者的住院时间超过30天)及手术置入新器官后解剖结构异常。除了以上这两个因素的相互作用,免疫抑制也进一步增加了HAI的风险。本章将重点讨论SOT和HSCT受者发生HAI的免疫学和解剖学风险。

历史背景和当前趋势

实体器官移植

器官移植的历史是医学发展史上的一个显著进步,并且仍在不断进步中。第一例仅使用药物免疫抑制的肾移植手术是在1960年进行的[1]。Thomas Starzl博士在20世纪60年代早期的开创性工作证明了硫唑嘌呤和类固醇联合免疫抑制药物方案在逆转肾脏移植排斥反应和诱导宿主耐受方面的有效性,这为非肾脏器官移植(包括肝脏、胰腺、心脏和肺)的世界打开了大门[2,3]。1963年,Starzl在科罗拉多大学尝试了首次肝移植手术,但由于技术问题以及门静脉高压和凝血病引起的出血并发症而未获成功[2]。此后,又有许多最初的尝试未获成功:Christian Bernardin医生在开普敦进行了首次心脏移植手术;1968年在明尼苏达大学进行了胰腺移植手术;1963年进行了肺移植手术;1968年在斯坦福大学进行了心肺移植手术。

1977年,瑞士医生Jean Borel发现了环孢素的免疫调节特性,随后于1983年批准使用“Sandimmune”,改变了实体器官移植的格局,显著提高了移植物和患者的存活率[4]。1983年,多伦多总医院的Cooper医生首次成功实施了肺移植手术[5]。在此期间,随着静脉分流术的实施,肝移植技术取得了重大进展[6]。20世纪90年代引入的FK506(他克莫司)药效更强、更安全,使得肝脏、肾脏、胰腺和胸部器官移植的移植物和患者存活率显著提高[7-10]。20世纪70年代,由于肠道抗原负荷高,需要大量免疫抑制剂来抑制宿主反应,且存在移植物抗宿主病(graft versus host disease, GVHD)问题,因此肠道移植曾一度被放弃。1988年,伦敦健康科学中心成功实施了首例肠肝移植手术,从而打破了这一想法。抗淋巴细胞药物(OKT3、抗胸腺细胞球蛋白)、抗增殖药物(霉酚酸酯)、白细胞介素-2受体拮抗剂和雷帕霉素靶点抑制剂(依维莫司、西罗莫司)等新型免疫抑制剂的出现进一步推动了器官移植领域的发展。

在美国,器官移植的需求持续增长。器官获取和移植网络(OPTN)的最新数据显示,截至2022年7月,共有105 916人需要器官移植来挽救生命。尽管过去30年(1991—2019年)等待移植的患者人数增加了约5倍,但捐赠者人数仅增加了2.8倍,这加剧了器官短缺危机[11]。为扩大捐献者库,出现了一些创新做法——扩大捐献者标准、活体器官捐献、利用乙型肝炎和丙型肝炎感染的高风险捐献者,以及2013年通过的“HIV器官政策公平(HOPE)法案”标志着移植领域的一个新时代,允许在既定研究方案内将HIV阳性捐献者的器官移植给HIV阳性受者[12]。

造血干细胞移植

最广泛使用的造血干细胞疗法是自体移植和异体移植。

• 自体移植是指在接受大剂量化疗和(或)放疗前,首先从患者体内采集外周血干细胞,然后在治疗后输注干细胞,以重建骨髓。自体移植治疗的最常见血液恶性肿瘤是多发性骨髓瘤和淋巴瘤。

• 异体移植用于治疗血液系统恶性肿瘤,当骨髓本身发生病变时——干细胞取自与人类白细胞抗原(HLA)类型相匹配的亲缘供体或非亲缘供体(URD)的外周血、骨髓或脐带血。可对干细胞产品进行操作,以降低发生GVHD的风险,如CD34选择或T细胞耗竭。异体移植最常见的适应证包括急性白血病、骨髓增生异常综合征、再生障碍性贫血或先天性免疫缺陷疾病。

1969年,诺贝尔奖获得者E. Donnall Thomas在进行了同种异体HSCT(干细胞来源为同卵双胞胎)约10年后,首次成功进行了异体HSCT。20世纪70年代末,HSCT扩展到自体移植,用于治疗对化疗和放疗敏感的高危实体瘤和淋巴瘤。国家骨髓捐献者计划(NMDP)成立于1986年,旨在增加骨髓捐献者的数量,并帮助确定合适的匹配者。在过去20年里,HSCT技术和实践有了显著的发展。其中最显著的变化包括以下几点。

（1）免疫抑制剂种类的扩增，包括新型免疫疗法药物[如利妥昔单抗和奥法图单抗——CD20 的嵌合抗体和人类单克隆抗体；阿来珠单抗——抗 CD52 的单克隆抗体；英夫利昔单抗——抗肿瘤坏死因子（TNF）-α 的单克隆抗体；达克珠单抗——白细胞介素-2（IL-2）受体的单克隆抗体]。

（2）更准确的 HLA 分型。

（3）发现自然杀伤（NK）细胞分型的作用[13]。

（4）使用外周血和脐带血作为干细胞来源。脐带血移植（CBT）的 HLA 匹配标准并不严格，因此对于没有合适捐献者的患者来说，CBT 是一种重要的治疗选择[14,15]。

（5）了解移植物抗白血病（GVL）的益处。这就导致了强度降低的调理（RIC）方案，有时也被称为“非骨髓移植”或“迷你”移植。RIC 可用于老年人群和门诊患者[16-20]。目前，40%的异基因 HSCT 采用了 RIC 方案。

在美国进行的所有移植手术中，自体移植占 60%。2019 年，美国共进行了 14 270 例自体移植和 8 000 多例异体移植[21]。URD 仍是最常见的异基因 HSCT 类型，2012 年之前，脐带血的使用呈上升趋势。2012 年以后，单倍体供体的使用率稳步上升，在美国进行的异体移植手术中，单倍体供体占了近 21%。在亲缘供体或 URD 移植的成年受者中，外周血细胞是最常见的移植物来源，包括单倍体移植。

同种异体移植在某些疾病中的总体使用率正在下降，主要是因为有了其他选择，包括慢性白血病、淋巴瘤和多发性骨髓瘤的细胞疗法。

感染和器官衰竭仍是这一人群非复发死亡的主要原因（图 43.1A、B）[21]。

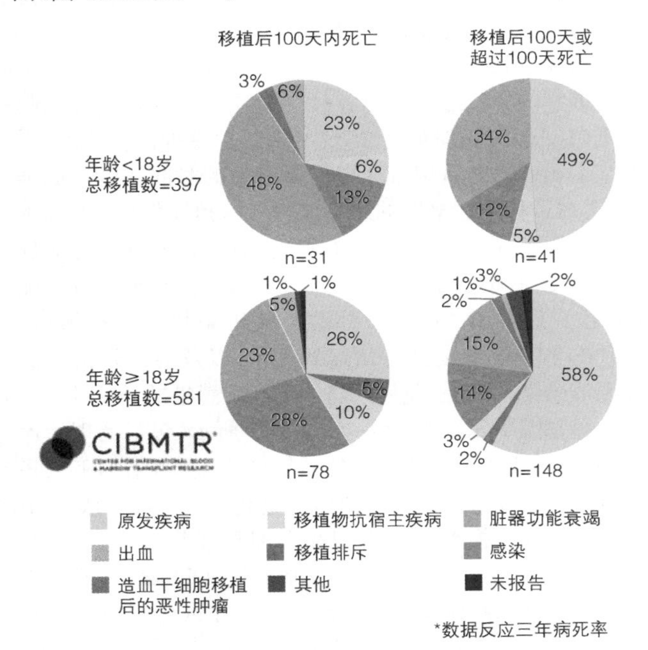

图 43.1　2018—2019 年美国脐带血异基因 HSCT 的死因。

改编自：Auletta JJ, Kou J, Chen M, Shaw BE. Current use and outcome of hematopoietic stem cell transplantation: CIBMTR summary slides. 2021. https://www.cibmtr.org/ReferenceCenter/SlidesReports/SummarySlides/pages/index.aspx.

第Ⅰ部分：移植受者感染风险（包括医源性感染）

Ⅰ. 存在与手术或留置装置破坏黏膜屏障有关的解剖异常。

Ⅱ. 环境因素，包括接触社区或医院内的病原体。

Ⅲ. 患者的免疫抑制净状态。

感染发病机制中的解剖/技术异常

解剖/技术因素可分为两类：

（1）与手术本身有关的疾病，如肝移植手术中的胆道异常和肾移植手术后的输尿管反流。其他例子包括移植时导致组织坏死的并发症、积液、持续的尿液或胆汁渗漏，以及移植后并发症，如器官缺血。除非及时消除这些异常情况，否则继发感染将不可避免[22]。

（2）血管通路装置、气管插管、引流装置或导尿管在围手术期造成的黏膜表面破损与继发感染有关。应尽早移除这些装置。与装置有关的感染发生率与移植的性质（小肠＝肝＞肺＝胰腺＞心脏＞肾）、手术的复杂性及“装置”损害皮肤完整性的时间长短有关。此外，血中富含铁，因此可能会促进李斯特菌、接合菌和其他微生物的生长[23-26]。

环境因素

虽然移植患者会从社区感染，但更重要的接触是在医院内发生的，在医院内有 3 种重要的传播模式——住所、非住所和人际传播。“住所”一词用于描述从饮用水、医务人员的手、患者周围环境中的高接触表面以及受污染的空气中获取病原体的情况，这种情况可能发生在移植病房或患者病房中。以住所模式感染的疫情通常具有病例在时间和空间上聚集的特点，因此相对容易识别。铜绿假单胞菌（和其他革兰阴性菌）[26-28]、耐万古霉素肠球菌（VRE）[29,30]、军团菌[31-33]、曲霉[34-36]或毛霉[37]感染在住所中暴发会被详细记录。

非住所感染指的是非病房相关的共源疫情，当患者在医疗机构内进行必要的手术，并接触到空气中过多的潜在机会性病原体时，就会感染这种疾病。这些感染通常与建筑和（或）潮湿或植被区域有关，这些区域有利于曲霉属、镰刀菌属或孢子菌属等霉菌的生长[38,39]。因此，在被送往放射科或内窥镜检查室的移植患者、心导管实验室外的隔离区、手术室以及正在进行翻修的医院区域，都有大量关于霉菌（尤其是曲霉属）引起侵袭性感染的记录[40-43]。由于病例没有聚集在一起，非住所性暴发可能需要更长的时间才能被发现。环境危害存在的最佳线索是，当免疫抑制的净状态在非典型情况下不足以发生感染时，除非存在环境危害，否则就会发生由这些机会性病原体之一引起的感染[42,44]。例如，肾移植患者在未接受抗排斥治疗的情况下，出现侵袭性肺曲霉病。

病原体的人际传播是第三种最常见的传播方式。传播途径包括空气传播/飞沫传播、血液传播或粪口传播。医院中常见的通过空气/飞沫途径传播的传染病包括社区呼吸道病毒(CRV)、水痘-带状疱疹病毒(VZV)和结核分枝杆菌(MTB)。这些病原体可能会迅速传播,呼吸道病毒可在数天内出现继发病例,而MTB可在数月后出现继发病例[45-47]。这种疫情的暴发通常是由于违反了感染控制措施,或未能及时发现感染源病例并采取适当的感染控制预防措施。

感染呼吸道病毒的移植患者出现并发症的风险很高,包括下呼吸道疾病、继发性感染和长期肺功能下降。严重急性呼吸综合征(SARS)、2009年H1N1流感大流行和其他病毒的经验证实,此类感染对移植受者的影响大于普通人群[48,49]。

移植后早期(第一个月内)发生的大多数感染都是由解剖学或流行病学因素引起的,而与免疫抑制有关的感染通常发生在移植后较晚的时期。对移植患者的感染进行持续监控至关重要,尤其是根据当地流行病学和社区暴发的病原体进行监控。

免疫抑制的净状态

免疫抑制的净状态是一种复杂的功能,由多种因素的相互作用决定。

实体器官移植

免疫抑制的净状态是造成感染风险的所有因素的概念框架。风险的主要决定因素包括免疫抑制疗法的强度和持续时间、个体的先天性和适应性免疫反应、潜在的易感因素(如糖尿病、肾功能障碍、手术、营养不良)、潜在病原体的流行病学暴露,以及免疫调节病毒[如巨细胞病毒(CMV)、HIV]的感染[24,50,51]。实体器官移植(SOT)面临的主要挑战是缺乏标准化的检测方法来评估感染和排斥的个体风险。

要控制这类患者的感染,就必须对SOT中常用的免疫抑制剂及其作用机制有基本的了解(表43.1)。

特定类型感染的风险主要取决于移植后的时间。下图强调了SOT术后的感染风险,并考虑了预期的免疫抑制程度和流行病学暴露情况。一般考虑的3个时间段是移植后早期(0～1个月)、中期(1～6个月)和晚期(>6个月)[24]。

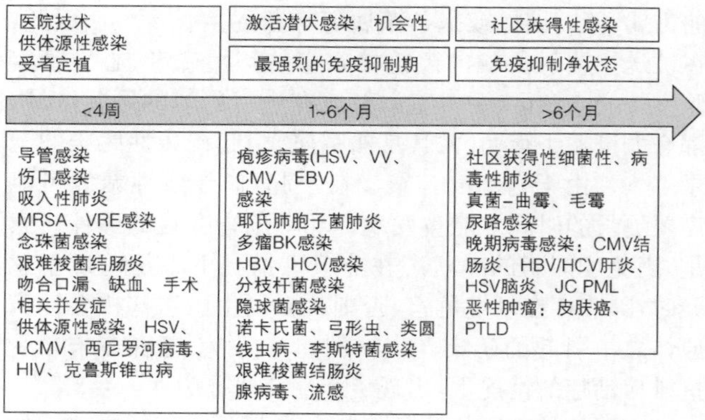

医院技术
供体源性感染
受者定植
激活潜伏感染,机会性
最强烈的免疫抑制期
社区获得性感染
免疫抑制净状态
<4周
1~6个月
>6个月
导管感染
伤口感染
吸入性肺炎
MRSA、VRE感染
念珠菌感染
艰难梭菌结肠炎
吻合口漏、缺血、手术相关并发症
供体源性感染:HSV、LCMV、西尼罗河病毒、HIV、克鲁斯锥虫病
疱疹病毒(HSV、VV、CMV、EBV)
感染
耶氏肺孢子菌肺炎
多瘤BK感染
HBV、HCV感染
分枝杆菌感染
隐球菌感染
诺卡氏菌、弓形虫、类圆线虫病、李斯特菌感染
艰难梭菌结肠炎
腺病毒、流感
社区获得性细菌性、病毒性肺炎
真菌–曲霉、毛霉
尿路感染
晚期病毒感染:CMV结肠炎、HBV/HCV肝炎、HSV脑炎、JC PML
恶性肿瘤:皮肤癌、PTLD

造血干细胞移植

影响HSCT感染风险的因素与SOT的因素类似。移植前用于治疗潜在癌症的免疫抑制方案的性质和强度是早期感染发生的主要决定因素。例如,使用嘌呤类似物、阿仑妥珠单抗、喷司他丁和利妥昔单抗等药物,会产生持续数月至数年的免疫抑制效应。

表43.1　免疫抑制疗法的作用机制

免疫抑制剂	作用机制
降钙素酶抑制剂(环孢素、他克莫司)	环孢素与环嗜蛋白结合,他克莫司与FK506结合蛋白12结合,形成抑制钙调蛋白的分子复合物[52,53]
霉酚酸酯(MMF)	霉酚酸的原药,通过抑制单磷酸肌苷脱氢酶来抑制嘌呤合成[54]
硫唑嘌呤	转化为6-巯基嘌呤,并代谢为细胞毒性硫代鸟嘌呤核苷酸,导致免疫抑制并抑制DNA合成
糖皮质激素	与细胞内糖皮质激素受体结合[55]
抗胸腺细胞球蛋白/ATG	用人类胸腺细胞和T细胞系免疫多克隆免疫球蛋白G[56]
雷帕霉素哺乳动物靶标(mTOR)抑制剂	与FKBP12结合生成西罗莫司-FKBP12复合物,该复合物可与mTOR结合并抑制mTOR[57]
贝拉他赛普	细胞毒性T淋巴细胞相关蛋白4免疫球蛋白的融合蛋白,可防止T细胞成本刺激
阿仑妥珠单抗	抗CD52单克隆抗体
利妥昔单抗	抗CD20单克隆抗体
依库珠单抗	抗补体(C5)单克隆抗体
巴西利西单抗	白细胞介素(IL)-2受体抗体
托西珠单抗	IL-6受体拮抗剂

然而,HSCT患者所特有的其他因素也大大增加了免疫抑制的净状态。在患者接受全身照射或抗胸腺细胞球蛋白(ATG)调理时,会出现额外的免疫抑制。此外,干细胞来源(例如,脐带血移植需要更长的时间才能形成细胞,增加了移植后早期的感染风险)、移植操作(如T细胞耗竭)(降低了被动转移的T细胞免疫力,尤其是针对病毒的免疫力,损害了移植后的T细胞重建)和捐赠者匹配(决定了GVHD的风险)都会影响感染风险。移植后,GVHD和药物免疫抑制治疗的发生,以及前面列出的免疫调节感染,决定了免疫重建的速度和感染的易感性。

异基因HSCT的过程如图43.2所示,包括调理治疗(髓鞘消融或非髓鞘消融),然后输注干细胞,干细胞大多来自外周血或脐带血。移植体可进行CD34选择或T细胞耗竭处理。根据移植类型和干细胞来源,移植通常在2～3周内完成。尽管使用了双脐单位(DUCBT),但脐带血中的有核细胞较少,因此,脐带血移植或骨髓重建的时间通常较长。此外,这些细胞必然是免疫幼稚细胞,进一步延迟了免疫恢复。在一些研究中,CBT后中性粒细胞减少和淋巴细胞减少的时间延长与CBT后头100天内感染性并发症的风险较高有关,但对非复发死亡率没有任何实质性影响[58-63]。

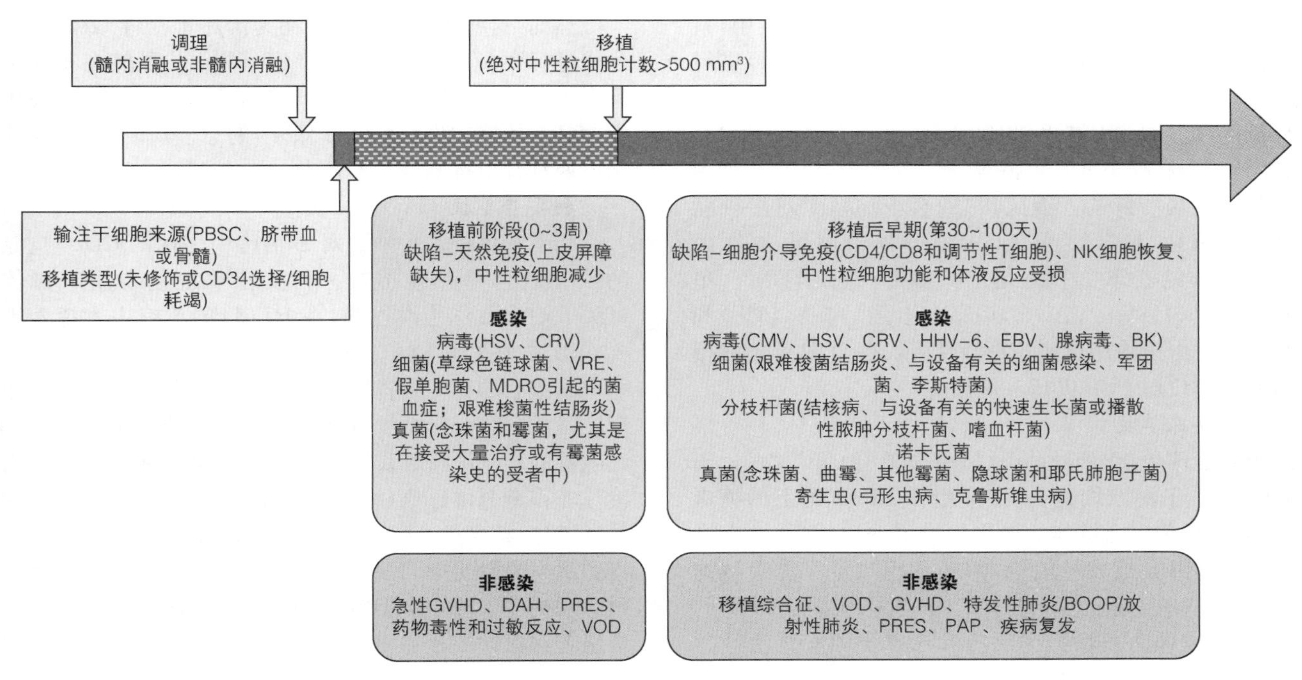

图 43.2　异体干细胞移植的时间进程及相关的感染性和非感染性并发症。BOOP，阻塞性支气管炎；CMV，巨细胞病毒；CRV，社区呼吸道病毒；DAH，弥漫性肺泡出血；EBV，EB病毒；GVHD，移植物抗宿主病；HHV-6，人类疱疹病毒6；HSV，单纯疱疹病毒；NK，自然杀伤细胞；PAP，肺泡蛋白病；PBSC，外周血干细胞；PRES，后可逆性脑病综合征；VOD，静脉闭塞性疾病；VRE，耐万古霉素肠球菌。

去T细胞耗竭可消除供体T细胞，从而降低GVHD风险，但会增加移植后淋巴增生性疾病(PTLD)和感染的风险，尤其是侵袭性真菌感染和严重的病毒性疾病[64-66]。大多数用于T细胞耗竭的技术都是在体外通过物理分离或免疫学操作移植物，并使用单克隆抗体(抗-CD2、抗-CD3、抗-CD5、抗-CD52、抗-CD25和抗-CD8)。体内T细胞耗竭是通过使用抗淋巴细胞抗体(ATG或白细胞介素)来实现的。

T细胞耗竭是一种用于降低HLA非相同供体移植后GVHD发生率的策略。在所有其他形式的同种异体移植中，GVHD的预防都是常规做法。虽然GVL的效果会随着预防性治疗的持续使用而减弱，但使用移植后供体淋巴细胞输注(DLI)可以在使用抗GVHD预防性治疗的情况下达到理想的免疫状态。环孢素和甲氨蝶呤(使用或不使用皮质类固醇)或他克莫司和甲氨蝶呤是预防急性GVHD最常用的方案[67,68]。如果出现明显毒性(尤其是环孢素和他克莫司的肾毒性)，替代的预防性药物包括西罗莫司和霉酚酸酯。在没有发生GVHD的情况下，对于完全相同的供体，预防性治疗一般持续6个月，对于不匹配的移植，则需要更长的时间。

近10年来，T细胞缺失和T细胞耗竭的同种异体HSCT策略越来越多地被用作替代供体方法；对于同种异体HSCT，其生物学父母、子女和同父异母或同母异父的兄弟姐妹都是潜在的供体。基于移植后环磷酰胺(PTCy)的清髓和非清髓单倍体HSCT已被最广泛地采用，因为它克服了寻找HLA匹配的URD的挑战，以较低的成本改善了获取途径，并已证明其结果与采用传统GVHD预防措施(钙神经蛋白抑制剂加霉酚酸盐或甲氨蝶呤)的非亲缘匹配HSCT相当，且不会增加GVHD和非复发死亡的风险[69,70]。不采用药物性GVHD预防措施的T细胞耗竭单倍体HSCT通常与较高的感染性并发症有关，这是因为免疫恢复较慢。PTCy单倍体HSCT后3年，感染相关死亡率的总体风险约为19%，其中CMV再激活和病毒性出血性膀胱炎的风险较高[71]。

皮质类固醇(甲泼尼龙)是治疗急性GVHD的主要药物，对于类固醇难治性患者，则采用强度更大的免疫抑制疗法(如环孢素、他克莫司、英夫利昔单抗、达克珠单抗和阿来珠单抗)。此外，还讨论了用于预防和治疗急性GVHD的药物的作用机制、常见不良反应和感染性并发症。

药物免疫抑制对感染发生的影响

决定免疫抑制净状态的主要因素是免疫抑制方案的剂量、持续时间和时间顺序。本文简要介绍了用于SOT和HSCT的一些主要药物和新型免疫调节药物，这些药物尤其会增加发生HAI和其他严重感染的风险。由于这些病原体的存在，这类人群中的HAI与普通病房中的HAI不同，因此监测方法也应相应调整。此外，它们还可能导致炎症性疾病(如间质性肺炎)，而这些疾病可能会被视为HAI，如呼吸机相关性肺炎(VAP)，从而使监测工作复杂化。

嘌呤类似物

嘌呤类似物在结构上类似于嘌呤代谢物，可抑制DNA合成和修复。这类药物中使用最广泛的包括氟达拉滨、喷司他丁[腺苷脱氨酶(ADA)抑制剂；ADA在T细胞和B细胞分化中发挥作用]和克拉利宾(抗ADA核苷类似物)[72,73]。这些药物主要用于治疗淋巴恶性肿瘤。此外，氟达拉滨常用于清髓HSCT的预处理方案中，剂量较大时与丁胺苯脲一起使用；在非清髓预处理方案中，氟达拉滨剂量较小，与丁胺苯脲/美罗法联合使用，可进行或不进行低剂量放射治疗。嘌呤类似物会导致严重的中性粒细胞减少、CD4 淋巴细胞减少（氟达拉滨可持续 1 年，克拉利宾和喷司他丁可持续 2～4 年）[74]，以及 B 细胞和单核细胞功能障碍。因此，它们会增加宿主对多种病原体的易感性，包括细菌（胞内菌、李斯特菌属、军团菌属、MTB、非结核分枝杆菌、诺卡氏菌属）、病毒[CMV、单纯疱疹病毒（HSV）、VZV]、耶氏肺孢子菌肺炎（PCP）和隐球菌属。由于使用这些药物数月后仍有 PCP 感染的报道，因此，建议对 PCP 进行常规预防[75-78]。

阿仑妥珠单抗

阿仑妥珠单抗（Campath）是一种靶向 CD52（表达于 B 淋巴细胞、T 淋巴细胞、单核细胞和 NK 细胞上的糖蛋白）的人源化单克隆抗体。使用阿仑妥珠单抗后，所有淋巴细胞亚群都会被大量消耗，CD4 细胞数量可能会被抑制长达 2 年（中位数为 9 个月）[79-81]。它已被用于 SOT 的诱导方案，以预防急性排斥反应和治疗类固醇难治性急性排斥反应[82-92]。在 HSCT 中，阿仑妥珠单抗被用于同种异体移植（尤其是 RIC）的调理方案，以促进移植和降低 GVHD 风险[93-97]。由于相关的免疫缺陷，阿仑妥珠单抗使宿主对多种病原体易感[98-112]。

Martin 等[108]在一项针对 27 名接受阿仑妥珠单抗治疗的淋巴增生性疾病患者的小型研究中报道，56%的患者出现了 OI（阿仑妥珠单抗用药后出现 OI 的中位时间为 165 天），22/27（82%）的患者出现了非 OI。非 OI 包括 22 名患者的 CRV 感染、设备相关感染、菌血症或其他严重细菌感染，其中包括 8 名患者的多重耐药菌（MDRO）感染。这些发现凸显了免疫抑制疗法对常见 HAI 的发生和结果的影响，并提高了对这一人群进行监测和预防的必要性。

抗胸腺细胞球蛋白

抗胸腺细胞球蛋白（ATG）是一种针对人类 T 细胞的多克隆免疫球蛋白——马或兔源性抗体。ATG 可用于 HSCT 的调理方案以预防 GVHD，也可作为 SOT 的诱导剂以预防急性移植物排斥反应[113]。ATG 后的感染范围与阿仑妥珠单抗相似。使用 ATG 会增加 EB 病毒（EBV）-PTLD 的风险，在使用 ATG 的同时使用体外 T 细胞耗竭的调理方案中风险最高（71%）[114-117]。

与 ATG 输注相关的一个重要并发症是细胞因子释放"风暴"，表现为高烧、僵硬和寒战，通常通过使用皮质类固醇来控制。

抗白细胞介素-2Rα 抗体

较新的药物达克利珠单抗（daclizumab）和巴西利昔单抗（IL-2Rα 受体抗体）不会引起细胞因子风暴，可与 ATG 结合使用，预防 SOT（主要是肾移植）后的异体移植排斥反应，并治疗类固醇难治性 GVHD[118,119]。这些药物通过竞争性抑制活化 T 细胞上的 IL-2 结合位点和抑制 IL-2 介导的 T 细胞反应发挥作用。使用达克利珠单抗可导致多种感染，包括 EBV-PTLD、CMV、流感样疾病（IFI）、弓形虫病、霉菌感染或严重的呼吸道病毒感染。

然而，这些感染大多发生在为治疗难治性 GVHD 而预先进行大量免疫抑制的情况下[120-123]。虽然在肾移植患者中进行的一些研究表明，与阿仑妥珠单抗相比，使用巴西利昔单抗发生感染（IFI 除外）的总体风险更高，但使用巴西利昔单抗的经验不足[112]。

利妥昔单抗

利妥昔单抗是一种针对 B 细胞中表达的 CD20 抗原的鼠人嵌合单克隆抗体。利妥昔单抗主要用于自体 HSCT 治疗 B 细胞淋巴瘤，在 PTLD 的治疗中发挥着重要作用，并在肾移植中发挥着新的作用，可预防 ABO 不相容配型后的移植物排斥反应、B 细胞介导的移植物排斥反应，以及预防异体肾小球疾病的复发。利妥昔单抗对 B 细胞群的影响可持续长达 9 个月。在早期使用这种药物治疗非霍奇金淋巴瘤（NHL）期间，除了用于治疗 HIV 相关淋巴瘤，特别是 CD4 细胞计数较低的淋巴瘤外，没有观察到感染风险明确增加的情况[124,125]。利妥昔单抗会导致中和抗体下降，从而维持慢性乙型肝炎病毒（HBV）感染患者和孤立的核心 HBV 抗体阳性患者的病毒控制能力。据了解，在最后一次使用利妥昔单抗长达 1 年后仍会发生再激活，因此建议通过乙型肝炎病毒表面抗原和乙型肝炎病毒核心抗体血清学检测筛查 HBV 感染，并采取抗病毒预防措施[126-131]。利妥昔单抗的使用也与小巴贝斯菌的持续和复发感染有关[132]。在这种情况下，巴贝西亚原虫病的治疗尤其具有挑战性，需要长期使用抗生素，并存在出现抗药性的风险。与利妥昔单抗用药密切相关的其他感染包括肠道病毒 71 型脑膜炎[133]、CMV[134-136]和多瘤病毒感染（JC 和 BK）[137-141]。

糖皮质激素

皮质类固醇的作用可分为两类：免疫抑制作用和抗炎作用。皮质类固醇的主要免疫抑制作用是抑制 T 细胞的活化和增殖（从而阻止抗原刺激下的克隆扩增）。这是通过抑制 IL-2 和其他促炎细胞因子来实现的。其结果是细胞介导免疫（CMI）受到严重抑制。这种损伤导致的感染包括疱疹病毒、肝炎病毒、真菌、分枝杆菌和在细胞内存活的细菌（如李斯特菌属或沙门菌属）[142]。

皮质类固醇的抗炎作用包括以下几个方面：抑制促炎细胞因子；抑制多形核白细胞在感染和炎症部位聚集的能力；抑制促炎花生四烯酸代谢物（如前列腺素、血栓素、白三烯和血小板活化因子）；抑制血管扩张介质，包括一氧化氮合酶的诱导形式，从而减少巨噬细胞一氧化氮的产生、内皮通透性和微血管渗漏。

此外，皮质类固醇引起的真皮萎缩可能使患者更容易发生导管相关感染。

钙神经蛋白抑制剂

这些药物（环孢素和他克莫司）通过复杂的信号传导途径产生作用，从而抑制 T 细胞活化、增殖和功能所需的基因转录激活。这导致许多促炎细胞因子受到抑制，其中最重要的作用是阻断 IL-2 的基本功能。这些药物对传染病造成的后果是这些机制的直接结果：与剂量相关的微生物特异性 T 细胞的细胞毒活性抑制，从而促进疱疹病毒、真菌、霉菌和其他细胞内感染的发生。钙神经蛋白抑制剂的主要毒性是肾损伤和高血压[4,42]。后部可逆性脑病综合征(PRES)是与移植受者使用环孢素有关的一种严重神经系统并发症[143-146]。

西罗莫司(雷帕霉素)

雷帕霉素的靶标包括哺乳动物细胞中与细胞周期 G1 期相关的 RAFT1/FRAP 蛋白。雷帕霉素在抑制细胞因子合成方面的作用不如其他药物,但在抑制免疫球蛋白合成和生长因子合成方面具有潜在的活性,并在防止慢性异体移植损伤方面具有潜在的作用。目前,雷帕霉素的主要用途是与环孢素联用,这样可以降低环孢素的剂量,减少肾毒性[47-49]。使用雷帕霉素的主要问题包括肺炎(临床上无法区分 PCP)、口腔溃疡、血栓性微血管病和严重的药物相互作用[4,147]。

其他药物

应该认为硫唑嘌呤和霉酚酸盐是通过消耗嘌呤储备和抑制 RNA 和 DNA 合成来发挥免疫抑制作用的。近年来,硫唑嘌呤代谢的限速步骤已被证明是硫嘌呤甲基转移酶的功能,这种酶的活性具有显著的遗传异质性。因此,在临床移植中,由于用药过量或不足,这种酶可能会产生重要影响,硫唑嘌呤可能是一种比人们认识到的更有用的药物。胃肠道毒性是使用这些药物(尤其是霉酚酸酯)最常见的不良反应。

第Ⅱ部分:移植后的医疗保健相关感染,按时间、机体和移植类型划分的具体考虑因素

SOT 和 HSCT 后发生感染的时间和性质有一定的相似性(图 43.2)。

造血干细胞移植

在 HSCT 后的第 1 个月内,准备或诱导方案造成的免疫抑制并不严重,因此发生 OI 的风险很低,尤其是在移植后的前 2 周内,以及那些在移植前没有严重感染或既往感染的患者中。在中性粒细胞减少和黏膜防御功能受损期间,与医疗保健相关的细菌感染,如链球菌属、肠球菌属、念珠菌属或难辨梭状芽孢杆菌等,会占主导地位。

实体器官移植

手术后感染或供体源于细菌或真菌(主要是念珠菌属)的感染是这一时期 SOT 感染的主要原因。解剖缺陷和相关的功能障碍(如肺部黏膜纤毛作用丧失)、器官缺血、淋巴引流受损及微生物群变化都是感染的发病机制。

感染的部位和病原体取决于所移植的器官:膀胱炎和肾盂肾炎(肾脏)[148-150];感染性血肿、吻合口漏、肠道胆汁反流导致的腹腔脓肿(肝脏)[23,151-153];手术后肺炎(肺部)[154,155];纵隔炎、胸骨感染或肺炎(心脏)。包括泌尿或血管导管在内的留置装置会进一步增加所有 SOT 受者的感染风险。

由特定生物体引起的 HAI 在不同器官类型中可能更为常见——念珠菌属感染在肝移植和肾移植后很常见。肝移植后常见肠球菌属感染,尤其是侵袭性 VRE 感染。曲霉属在肺移植受者中的发病率最高,约为 15%[156-159]。

特定病原体:病毒感染

呼吸道病毒感染

在开始移植前或作为 HAI 感染的 CRV 是导致移植患者发病和死亡的最重要原因之一。目前还不清楚免疫抑制人群是否更容易感染,但这一人群发生近期和远期并发症的风险要高得多。移植受者可能并不总是表现出典型症状,尤其是肺移植受者,他们可能会出现呼吸急促或肺储备功能改变等主观症状[160]。移植受者会出现严重的肺部和全身并发症,包括下呼吸道恶化导致急性呼吸窘迫综合征(ARDS)、细菌超级感染(尤其是肺炎链球菌、化脓性链球菌或金黄色葡萄球菌),以及侵袭性曲霉病(IA)引起的真菌超级感染。呼吸道病毒感染在肺移植受者的急性排斥反应中起了一定作用,但其发病机制仍不清楚[161]。在异体 HSCT、肺-心/肺移植和儿科移植受者的移植前阶段,感染可迅速致命[48,162-172]。

CRV 的延迟并发症包括肺移植受者的支气管炎闭塞综合征(BOS)和慢性排斥反应,以及肺移植受者的长期气流下降[160,173]。移植受者也可能持续感染病毒,这给感染控制带来了独特的挑战。然而,抗病毒耐药性的出现、持续的下呼吸道疾病和耐药病毒的持续传播是一种潜在的医院内威胁[174-176]。

基于聚合酶链反应(PCR)的诊断方法的广泛应用,发现不可培养的呼吸道病毒是导致以前无法确诊的呼吸道疾病的原因之一。在患有呼吸道疾病的移植受者中,与以往的直接荧光抗体(DFA)检测或病毒培养等方法相比,PCR 检测可将 CRV 的诊断率提高 2～3 倍,主要是因为它大大提高了副黏液病毒、人偏肺病毒(HMPV)、鼻病毒和冠状病毒的检测灵敏度,并在一定程度上提高了流感和呼吸道合胞病毒(RSV)的检测灵敏度[177,178]。使用 PCR 方法提高的检测灵敏度在呼吸道疾病的整个病程中及以后都会持续,这给确定呼吸道症状缓解但 PCR 检测持续呈阳性的患者的隔离期带来了挑战。在这一疾病阶段,病毒的生物生存能力和传播潜力尚不清楚,因此,各移植中心采用了不同的感染控制策略。

在"流感季节"加强预防措施和有针对性的主动监测的旧感染控制模式受到了同样的分子诊断方法的挑战。这些检测方法揭示了一组不断变化的呼吸道病原体全年在社区的大量传播,并表明即使在传统的"流感季节"之外,也需要不断加强对高危人群的监测。同样的技术将不可避免地识别出导致呼吸道疾病的更新型病毒[如 SARS-冠状病毒(CoV)-2]。

呼吸道病毒病原体在导致移植受者临床疾病中的作用、管理,以及避免和控制院内传播的策略需要进一步讨论确定。

甲型流感和乙型流感

流行病学

流感病毒仍然是接受移植手术的患者面临的一个风

险。流感病毒是具有分段基因组的负义单链 RNA 病毒。流感病毒之间的抗原漂移和主要基因重组使流感成为最难以预测和最具挑战性的病原体之一。流感病毒有两种类型(甲型和乙型),可导致人类发病。在北半球,流感感染通常发生在冬季至早春,在 1 月或 2 月达到高峰(自 1976 年以来的所有季节中占 80%),但早期和晚期高峰都会出现。例如,2009 年甲型 H1N1 流感病毒于 2009 年春夏首次在美国传播[179-182]。

在流感季节,两种甲型流感病毒(主要是 H3 和 H1)与一种或两种乙型流感病毒共同流行;其中一种流行病毒通常占主导地位。疾病预防控制中心(CDC)的流感监测系统每周都会生成报告,介绍流感病毒的流行株、抗原特征和部分分离株的抗病毒敏感性[183]。地方卫生部门会优先检测来自免疫力低下的宿主(如移植受者)的抗病毒分离物,因为他们更有可能遇到耐药菌株。

传播方式

流感病毒通过大颗粒飞沫(打喷嚏或咳嗽)在人与人之间传播,偶尔也会通过接触(飞沫和医务人员的手)传播。流感可能会经空气传播,但 N95 呼吸器与外科口罩相比在预防流感方面的优越性尚未得到证实[184]。

移植受者中的流感

流感会给接受移植手术的患者带来并发症,包括增加死亡率。对流感疫苗的反应较弱。风险最高的时期包括移植后早期,以及因免疫恢复延迟或正在接受免疫抑制治疗而导致淋巴细胞减少(绝对淋巴细胞计数<200 mm^3)的患者。流感感染后还可能出现继发性细菌和真菌感染、ARDS 和异体移植排斥反应[172,185,186]。与医疗保健相关的疾病暴发在移植病房很常见,而且可能造成特别严重的后果[45,187-189]。

2009 年甲型 H1N1 流感大流行给移植受者造成了严重的发病率和死亡率,其死亡率与先前确定的风险群体相似,包括老年患者或有其他高风险合并症的患者。这一并发症发生率与标准季节性流感的发生率相似[190-194]。

流感治疗应及早开始,可防止病情恶化为肺炎,但这一点尚未得到明确证实[195]。神经氨酸酶抑制剂(NAI:奥司他韦、扎那米韦和帕拉米韦)是目前的首选药物。玛巴洛沙韦是对甲型和乙型流感病毒具有活性的最新制剂。该药物是流感帽依赖性内切酶的选择性抑制剂,单剂量给药。与安慰剂相比,它能将无并发症流感患者症状改善的时间缩短 23.4~28.2 h,疗效与奥司他韦 5 天疗程相当[196]。单剂量服用巴洛沙韦可迅速降低病毒载量,在家庭接触后作为预防药物使用时,可降低二次发病率(巴洛沙韦为 1.9%,安慰剂为 13.6%),还可显著降低感染者出现症状性疾病的风险[197]。在 4%的参与者中检测到了与治疗相关的突变,其中有 7 例可能会继续传播,尽管这一点还不能最终确定。在这 2 项巴洛沙韦试验中,包括 HSCT 受者在内的免疫功能低下患者均被排除在外,但 HSCT 受者出现治疗相关突变的总体风险较高,且存在传播风险,这是目前尚未解决的关键问题。在非器官移植受者中进行的一项随机对照试验(RCT)显示,巴洛沙韦和 NAI 联合用药,其疗法没有任何益处。

在使用奥司他韦和培拉米韦治疗 H1N1/2009 年大流行性流感后,移植受者中出现 H275Y 突变的报道时有发生,有时最早出现在治疗的前 2 周内[198-200]。H275Y 神经氨酸酶基因突变会导致对 NAI、奥司他韦和帕拉米韦的耐药性,但不会导致对扎那米韦的耐药性[201,202]。尽管缺乏关于任何明显益处的数据,但延长移植受者的奥司他韦治疗时间是很常见的做法。抗病毒耐药性检测的门槛应该很低,如果怀疑存在耐药性,应及早进行检测。总体而言,自 2009 年 H1N1 病毒出现以来,奥司他韦的耐药性在过去 10 年中仍然罕见(99%易感)[203]。

HSCT 受者在感染后经常会出现流感病毒 RNA 脱落时间延长的情况;对于流感病毒脱落时间的最佳管理方法尚未确定。在 2009 年流感大流行期间获得紧急使用授权(EUA)的培拉米韦并没有显示出明显的益处,这种药物在移植受者中的安全性和耐受性尚未确定。奥司他韦用于移植受者预防时的有效性和安全性已经确定[204,205]。

预防与医疗保健相关的传播和疫情控制

为医务人员和移植受者的家庭接触者接种流感疫苗仍然是预防移植受者感染流感的最重要策略。灭活流感疫苗是家庭接触者和护理移植患者的医务人员的首选疫苗[48,206-208]。人们担心减毒活疫苗(LAIV)由于本身耐寒,在运输过程可能造成病毒传播,由于药效方面的原因,近年来已不再使用。在移植受者中没有发生过二次传播[209]。此外,还没有证明野生型菌株的逆转或冷适应能力的丧失。对于需要保护性隔离的移植受者的接触者,一般应避免使用 LAIV,但对于所有其他移植受者的接触者,LAIV 可能是安全的。

在 HSCT 受者中,接种灭活流感疫苗是安全的,但在移植后的前 6 个月内,以及在此后使用大量免疫抑制剂(尤其是皮质类固醇,如用于治疗慢性 GVHD)的情况下,抗体和细胞介导的免疫反应并不理想[210]。最近的几项随机试验对 HSCT 受者接种不同流感疫苗的配方和方法进行了研究,包括使用高剂量流感疫苗、佐剂疫苗和双剂量疫苗。高剂量(HD)疫苗的耐受性良好,但只对 H3N2 病毒株显示出较高的免疫原性[211]。在这些随机试验中,其他方法并未显示出明显的优势[212,213]。目前,对 HSCT 受者的建议是在移植后 6 个月接种灭活流感疫苗,但如果社区已开始出现流感病例,则可考虑在 3~6 个月时提前接种疫苗。对于年龄小于 9 岁的儿童,应间隔 1 个月,分 2 次注射。HSCT 受者不应使用 LAIV(如有)。

在 SOT 中,接种一剂灭活的季节性肌内注射的三价或四价流感疫苗是标准的护理方法,最近的研究表明,在 SOT 接种者中使用高剂量疫苗和加强剂量接种效果很好[214]。疫苗的免疫原性因流行的流感病毒株、器官类型、免疫抑制方案和移植后的时间而异[215]。虽然 SOT 接种者的免疫反应不太强,但接种疫苗在预防和降低流感感染的严重程度方面仍然有效[216,217]。

移植病房流感暴发的管理需要多管齐下[46]。

(1) 症状筛查——骨髓移植(BMT)科室的所有入院

患者都应进行呼吸道症状筛查,并对所有入院患者以及在科室工作的所有医务人员进行每日症状评估,这些医务人员在楼层工作的时间有限,但与患者的距离很近。有呼吸道症状的患者不应住进移植病房,有症状的医务人员应休假,直到无症状和流感复测阴性为止。应限制访客,并每天对访客进行适当的症状筛查。

(2) 如果在实施这些措施 48 h 后出现持续传播,则应推迟所有非必要的入院治疗。此外,必须限制进入病房的医务人员数量,并停止流动人员。应在病房入口处设立一个指定的分流区,以便对来访者进行筛查。

(3) 隔离预防——感染者应采取飞沫预防措施(即单人间、口罩、防护服和手套),易感患者应采取反向或保护性预防措施(即单人间、口罩和手套)。

(4) 无论症状持续时间长短,所有感染者都应开始接受抗病毒治疗,以缩短病毒脱落的时间并降低病毒脱落的强度。

(5) 所有易感者,无论其疫苗接种情况如何,都应进行预防。除非已知病毒易感,否则应避免使用 M2 抑制剂。接受预防性治疗的无症状人员没有任何探视或工作限制。NAI 是首选药物。

(6) 应为所有易感人群和医务人员提供疫苗接种服务,并使其能够随时接种。

(7) 应重视对患者和员工的教育(尤其是手部卫生、咳嗽礼仪、症状筛查和疫苗接种)。

(8) 应对所有有症状的人进行病毒检测。

捐献者感染流感

从感染 2009 年 H1N1 病毒的捐献者身上获取的实体器官移植一般都是安全的[218]。然而,在 2009 年流感大流行期间,国际心肺移植学会建议不要使用被诊断为流感(临床或病毒学诊断)的潜在肺捐献者。如果进行了适当的抗病毒治疗,他们可被视为潜在的心脏捐献者[219]。器官采购和移植特设疾病传播咨询委员会制定了临时指南,建议不要从已知感染新型 H1N1 病毒的捐献者身上回收肺和肠道,也不要从感染季节性流感的捐献者身上回收肺[219]。

HSCT 传播流感的情况尚未得到确凿证据,也未建议对捐献者进行具体限制。通过传统的或基于扩增的检测方法,很少从血液中发现流感病毒,这表明输血相关风险很低[220]。

呼吸道合胞病毒

流行病学

呼吸道合胞病毒(RSV)是移植受者最常见的 CRV 感染之一[172]。大多数儿童在不到一岁时就会受到感染,并且在一生中都会再次受到感染。在高龄和婴幼儿、合并症患者和移植受者中,RSV 尤为严重。在北半球,RSV 感染通常发生在秋季和初冬(10～12 月),但也可能出现高峰推迟。

传播方式

RSV 通过粪便和随后的黏膜接种以及大颗粒飞沫传播。接触和飞沫预防措施可防止与医疗保健相关的传播。移植受者可能会出现持续数月的病毒脱落;对于是否应隔离病毒脱落的 RSV 患者,目前还没有达成共识。在没有基于分子检测方法的情况下,DFA 检测 RSV 的灵敏度很高(与培养相比,灵敏度为 95%),可用于做出感染控制决定。

移植受者中的 RSV

移植受者发生严重感染的风险因素包括:骨髓清髓异基因 HSCT、供体不匹配、高龄、移植前后或移植前感染,以及淋巴细胞减少症[165,166,172,221]。SOT 受者出现严重疾病的风险因素包括:年龄小于 1 岁的儿童、近期接受过移植手术、潜在的肺部疾病,以及因排斥而加强免疫抑制等[49,222]。

对于异体 HSCT,上呼吸道感染(URI)发展为下呼吸道疾病的情况通常发生在移植后的第一个月(约 75%)[223],下呼吸道受累的死亡率很高(19%～100%)[164,167,172,223-225]。在 SOT 群体中,与其他器官相比,肺移植受者与 RSV 相关的死亡率和发病率风险更高[226]。肺移植受者中 RSV 的发病率占呼吸道病毒感染的 6%～12%[227]。RSV 感染的其他并发症包括肺移植受者的异体移植排斥反应和 BOS,以及长期存活者的长期且往往是永久性的呼吸功能障碍[228,229]。

预防与医疗保健相关的传播和疫情控制

预防与医疗保健相关的传播和疫情控制的原则与包括流感在内的所有呼吸道病毒类似,并在"流感部分"中做了概述[230,231]。在 RSV 流行季节,不建议在移植前对无症状者进行筛查。但是,对于患有 RSV - URI 的患者,应推迟 HSCT[232]。来自一项小型 RCT 和无对照研究的有限数据表明,使用利巴韦林早期治疗 RSV - URI 有益;这可延缓下呼吸道疾病的进展[233-238]。口服和吸入利巴韦林已在移植受者中安全使用[239,240]。由于对致畸性的担忧,应谨慎使用吸入式利巴韦林,以防止怀孕的医务人员或计划怀孕的医务人员(女性)以及计划生育孩子的男性接触该药物。如果无法避免接触,则应采取空气传播预防措施[46]。尚未证实帕利珠单抗可预防 RSV 感染进展或脱敏[241]。

多种 RSV 株系可在同一季节内共同流行。因此,分子分型可能有助于疫情调查[242,243]。目前还没有预防 RSV 感染的抗病毒药物或疫苗。在无症状 HSCT 受者中暴发 RSV 时,帕利珠单抗被用于预防易感患者的感染,但其疗效尚不清楚。如果已经发生持续传播,最易感染的患者可以考虑采用这种方法[244]。RSV 免疫球蛋白(RespiGam)已不再使用。

其他副黏液病毒-副流感病毒

副流感病毒(PIV)全年都会造成感染。流感病毒有 4 种血清型(PIV1～4),多种副流感病毒类型可同时混合感染。根据我们的经验,PIV3 感染最常见,高峰期在夏季。PIV4 大多在秋冬季节被分离出来(图 43.3)。PIV 通过大颗粒飞沫和飞沫传播。DFA 和病毒培养对检测 PIV(尤其是 PIV4)的敏感性较差(<50%)。PCR 技术大大提高了从呼吸道样本中检测这些病毒的能力[46,178,228]。

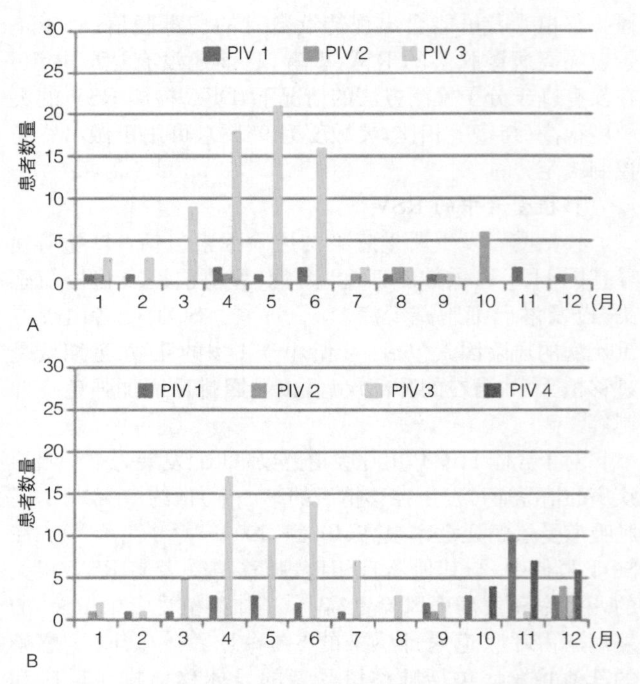

图 43.3 2010 年(A)和 2011 年(B)按亚型划分的副流感病毒季节性分布情况。PIV,副流感病毒。

与其他副黏液病毒类似,PIV 在异体 HSCT 和肺移植受者中也很常见,可引起严重疾病,并可引发肺部受者的异体移植排斥反应和 BOS,导致肺功能长期下降[195,245-248]。PIV 的无症状脱落也可能发生[228,249]。对所有患者和医务人员进行病毒检测(无论症状如何)对于控制副流感暴发至关重要。

利巴韦林联合或不联合静脉注射免疫球蛋白(IVIG)和类固醇的治疗策略的疗效仍不明确[250]。DAS 181 是一种新型的吸入式硅糖苷酶,可从宿主的呼吸道上皮细胞中裂解硅酸,防止 PIV 和流感病毒附着和进入呼吸道细胞[251]。事后分析表明,PIV 对免疫力严重低下的下呼吸道感染(LRTI)患者的治疗效果有明显改善[251]。DAS 181 没有获得 FDA 批准,因此治疗 PIV 感染的主要方法是支持性护理和在医疗机构中遵守接触预防措施。评估 HMPV 和人 PIV3 型混合疫苗的安全性和免疫原性的第一阶段临床试验正在进行中[252]。目前还没有抗病毒药物被证明对治疗或预防副流感有效,也没有疫苗可用。

其他副黏液病毒-人偏肺病毒

HMPV 是一种副黏液病毒,2006 年首次被描述为导致移植受者严重下呼吸道疾病的病原体[253]。此后,在 HSCT 和肺移植受者中出现了一些报道,疾病谱似乎与其他副黏液病毒相似[254-256]。据估计,HMPV 的总体发病率为 6%,低于副流感、流感和 RSV 的发病率(分别为 17%、14%、12%)[257]。由于 HMPV 的发病率相对较低,且肺移植受者的样本量较小,因此其对慢性肺移植功能障碍(CLAD)的影响通常与其他呼吸道病毒一起描述。在最近一项具有回顾性的单中心研究中,HMPV 和 PIV 表现为轻度病毒感染,但有高达 1/3 的患者在 1 年内发展为 CLAD,且缺乏早期肺功能恢复[258]。

HMPV 有 2 个主要基因系(A 和 B),通常在冬末春初(2 月至 5 月)流行[254,259]。与 PCR 相比,DFA 的灵敏度较低(50%),而且培养困难。诊断通常使用分子检测。HMPV 的传播方式尚不清楚,但飞沫预防似乎是预防医疗保健相关传播的有效策略[254]。利巴韦林具有抗 HMPV 的体外活性,但在 SOT 中的数据仅基于肺移植,且仅限于小型病例系列。在一项包括 139 名因 RSV、PIV 或 HMPV 感染的肺移植受者的研究中,利巴韦林与 CLAD 下降有关[260]。鉴于缺乏数据,支持性护理仍是治疗和预防的主要方法,其基础是感染控制措施,包括接触预防措施[261]。目前,尚无有效的预防性药物疗法或疫苗[262,263]。

腺病毒

腺病毒是一种 DNA 病毒,有 53 个不同的血清型(A～G 种)。不同血清型的临床表现和致病性可能不同:肠道腺病毒血清型(血清型 40 和 41)通常会引起胃肠道症状,而眼部致病型则会出现结膜炎[264-266]。对一种血清型产生免疫力并不会对另一种血清型产生保护作用,这意味着 1 名患者 1 年内可能会感染几种腺病毒。

移植宿主的感染可能是原发性的,但主要是潜伏在淋巴组织中的病毒再次活化,尤其是儿童,无论免疫抑制状况如何,他们在感染后都可能长期传播病毒[267,268]。在接受移植手术的患者中,疾病没有季节性变化,这进一步证明了潜伏感染再活化是疾病的主要病因。异基因 HSCT 后检测到腺病毒病毒血症的发生率分别为 20%～26%的儿童和 9%的成人(在 T 细胞耗竭的移植物中发生率更高;成人为 19%～20%),在成人和儿童肝移植受者中的发生率分别为 5.8%和 10%[106,268-272]。

侵袭性腺病毒感染与干细胞移植受者的高死亡率有关[267]。事实证明,移植前鼻咽(NP)腺病毒脱落(在所有 HSCT 候选者中,13%的人无论有无症状都能检测到)是腺病毒病毒血症的一个重要风险因素。在一项单独的研究中,一个儿科队列显示了强烈的关联移植受者 NP 腺病毒脱落与随后的病毒血症之间的关系。因此,一些中心对 NP 拭子/抽吸液显示有腺病毒的患者采取"筛查和推迟"的方法[267,273]。

腺病毒会导致 HSCT 受者出现肺炎、肝炎、结肠炎和出血性膀胱炎。在异体受者中,供体不匹配、T 细胞耗竭、使用 ATG/Campath 和 GVHD 会增加侵袭性疾病的风险[106]。西多福韦是此类人群最常用的腺病毒治疗方法,在检测到低病毒血症或早期病毒血症时先期使用最为有效[270,274,275]。治疗侵袭性感染的疗效尚未得到证实。

在 SOT 中,腺病毒感染可能来自供体,也可能是淋巴组织中潜伏的腺病毒重新活化。腺病毒可引起病毒血症,但无任何明显症状,且无季节性变化[276]。一项研究对 263 例 SOT 受者在移植后定期进行的腺病毒感染情况进行了前瞻性评估,结果显示,病毒血症在成年肝、肾和心脏移植受者中较为常见(19/263,7.2%);但只有 4/19 例(21%)仍有症状[277]。肠道移植的发病率较高,原因是更需要免疫抑制，且异体移植中淋巴组织的数量较多[276,278]。腺病毒感染可表现为上呼吸道或下呼吸道感染、结膜炎、肝炎、肺炎、结肠炎，并偏爱移植的异体移植物[276,278]。长期后遗症非常罕见，但也有肺移植受者出现 BOS 的病例。腺病毒肺炎的死亡率高达 50%，播散性腺病毒感染的死亡率高达 80%[278]。

腺病毒具有高度传染性，可通过大颗粒飞沫、接触身体分泌物、粪-口传播、直接黏膜接种(结膜)和供体器官传播[279]。已知移植病房曾暴发过腺病毒疫情[280]。在疫情调查中，可通过 PCR 法扩增和测序己酮基因高变异区(HVR)的保守区，进行快速分型。血清分型可对从不同患者体内分离出的菌株进行快速分类，以确定发病率的增加是与潜伏病毒的内源性再激活(所有患者体内的不同菌株)有关，还是与医疗保健相关的感染(所有患者体内的相同菌株)有关，从而加强感染控制工作[264]。

对腺病毒感染者的最佳隔离方法尚不清楚；我们建议根据病毒感染部位来确定，对粪便和尿液采取接触预防措施，对呼吸道、眼部或播散性感染采取飞沫和接触预防措施[281]。

人类鼻病毒和人类冠状病毒

鼻病毒和冠状病毒是常见的感冒病毒。鼻病毒是一种微小病毒，目前已确认有 3 种基因型(A、B 和 C)可导致人类感染，且无交叉保护。鼻病毒 C 是最近发现的鼻病毒基因群，会导致婴儿和儿童患上严重的气道疾病[282-286]。全年都可检测到鼻病毒，但在秋季和春季可能达到高峰。罕见报道称，严重的鼻病毒感染是 HSCT 受者肺炎和死亡的原因之一[287,288]。与其他 CRV 一样，鼻病毒可导致 BOS 并诱发肺移植受者的排斥反应[289-291]。

人们对鼻病毒的传播方式知之甚少。在健康志愿者中，单靠手部消毒并不能防止鼻病毒的传播[292]，而无症状携带在 HSCT 受者中很常见，尤其是在移植后的最初 100 天内[293-295]。免疫功能正常的人在感染病毒后可脱落长达 5 周，而接受移植手术的人则可脱落数月；不过，病毒的最大脱落期出现在症状出现后的前 3 天[296-298]。因此，目前我们建议对鼻病毒感染者采取飞沫和接触预防措施，并在症状出现后继续隔离 4 天。

非严重急性呼吸综合征人类冠状病毒

冠状病毒是冠状病毒科的单链 RNA 病毒

某些人类 CoV(229E、NL63、HKU1、OC43)会引起上呼吸道感染，而其他 CoV，如 SARS－CoV－1、MERS－CoV 和 SARS－CoV－2 则与严重呼吸道疾病的暴发有关。人类冠状病毒(HCoV)在肺移植受者中的感染率为 12%～17%[161,227]。肺移植受者中人类 CoV 感染 LRTI 的比例与 HSCT 类似[161,299]。2002 年，SARS－CoV－1 在中国南部出现，与高 LRTI 率和高达 20%的死亡率有关[300]。文献中描述了两例移植受者(肝脏和肺部)感染 SARS－CoV－1 的病例[301,302]。疫情已通过严格的感染控制措施得到控制，没有新的病例报道。MERS－CoV 最早在沙特阿拉伯发现，与严重的呼吸道疾病相关，死亡率高达 50%[303,304]。在医疗机构中的传播来自骆驼传人和人传人[305]。肾移植受者中出现过 2 例 MERS－CoV 病例[306]。治疗方法包括利巴韦林、干扰素和激素[307]。

HCoV 是另一种常见的“感冒”病因，在冬季经常与流感病毒混合感染。目前，已发现 5 种非 SARS－CoV 病毒。大多数基于 PCR 的平台可检测到所有 4 种冠状病毒类型——HKU1、NL63、OC43 和 229E。这些病毒可导致 HSCT 受者大量发病；冠状病毒感染在移植后的前 30 天并不常见。总体而言，2.1%的 HSCT 受者在 HSCT 后出现 LRTI。低白蛋白水平、男性、使用类固醇的高血糖、呼吸道共病原体的存在及较高的免疫缺陷严重程度指数与 HCoV LRTI 的发生有关[308]。其他报道显示，淋巴细胞减少症、使用皮质类固醇和入住重症监护病房(ICU)是导致 HCoV LRTI 死亡的独立预测因素[309]。有关 HSCT 受者中暴发 HCoV 的文献报道十分有限，而预防医疗相关传播的最佳感染控制方法尚未确定。我们建议，与鼻病毒一样，在症状出现后的 4 天内，通过飞沫和接触预防措施隔离冠状病毒感染者。目前还没有经证实对这些病毒有效的抗病毒药物。

严重急性呼吸综合征冠状病毒 2 型

SARS－CoV－2 于 2019 年 12 月首次被发现，随后被认定为引起 2019 冠状病毒病(COVID－19)的病因。从那时起，COVID－19 大流行就对经济、全球健康和医疗保健系统产生了重大影响。病毒通过受感染者的大小呼吸道飞沫传播。传染高峰开始于发病前几天和症状出现后的最初几天。无症状个体的传播已得到广泛认可，从预防的角度来看，这也是一项重大挑战。SARS－CoV－2 在移植单位引起了数次暴发，尤其是在大流行初期。

实体器官移植

在这次大流行期间，SOT 活动减少了 51%[310,311]。一篇内容广泛的综述总结了 COVID－19 免疫反应、诊断、临床结果和 SOT 受体的治疗方案等诸多方面[312]。在最大的多中心队列研究中，来自超过 50 个移植中心的 482 名 SOT 受者的年龄中位数为 58 岁，移植后时间中位数为 5 年，61% 为男性，92% 有超过一种潜在的合并症[313]。28 天的死亡率为 20.5%，年龄＞65 岁、充血性心力衰竭、慢性肺病、肥胖和淋巴细胞减少症等基本并发症与死亡率密切相关，而免疫抑制的强度与死亡率无关[313]。在肺移植中发现了源自供体的 SARS－CoV－2 病毒[314]。由于存在传播 SARS－CoV－2 的潜在风险，所有实体器官捐献者和移植候选者都要通过病史、胸部影像学检查和微生物学诊断检测来筛查 COVID－19。SOT 受试者中 COVID－19 的临床特征与免疫功能正常的患者相似，其中发热、咳嗽和腹泻是最常见的症状。有几项研究表明，SOT 受者的死亡率较高。但是，这一点并未得到普遍关注。SOT 受者往往患有多种与严重 COVID－19 疾病相关的并发症，因此很难评估单纯移植对死亡率的影响。免疫抑制的影响尚不明确；在疾病的早期阶段，强烈的免疫抑制会对特异性免疫的诱导产生不利影响，从而导致对病毒载量的控制不足，而在疾病的后期阶段，免疫抑制药物则有利于抑制促炎过程。非呼吸器官的移植被认为是安全的[314]。

造血干细胞移植

感染COVID-19后的死亡风险因素包括：高龄、男性、HSCT 12个月内感染、GVHD、免疫缺陷评分指数(ISI)高分以及淋巴瘤的基础诊断[315]。在已发表的报道中，33%～41%受感染的HSCT受者出现严重疾病，总死亡率为19%～26%[316,317]。据报道，HSCT后100天内感染者的死亡率较高(36%)。在同一篇综述中，84%感染COVID-19的HSCT患者出现了下呼吸道疾病。在异体HSCT中，年龄和免疫抑制是下呼吸道受累的预测因素，而在自体HSCT中，年龄和较长的HSCT间隔时间影响了这一风险[318]。

有活力的病毒长期脱落是一种独特的并发症，尤其是在HSCT受者中观察到的情况，尽管人们对长期病毒脱落者的传播风险知之甚少。至少有一份病例报道描述了极有可能发生的传播事件：一名无呼吸道症状的免疫力低下的感染者在发病28天后接触了一名医院室友。从这两个人身上分离出来的菌株完全相同[319]。在缺乏关于传染性持续时间的确切数据的情况下，延长可培养病毒的隔离期为目前基于传播的预防措施的建议提供了依据[320]。大多数移植中心采用基于检测的标准，对感染COVID-19的HSCT受者停止隔离治疗。

造血干细胞移植和实体器官移植受者的疫苗反应

多项研究发现，移植受者对两种剂量的信使RNA疫苗BNT162b2和mRNA-1273的体液反应较弱[321-323]。此外，疫苗突破性感染在免疫力低下的患者中更为常见，尤其是HSCT和SOT受者[324-326]。这些观察结果促使我们建议为患有中度和重度免疫力低下疾病的人额外接种第一剂疫苗系列[327]。此外，现在常规建议在HSCT后3～6个月对HSCT受体进行再接种[328]。

事实证明，被动免疫疗法可降低未接种疫苗的高危人群感染SARS-CoV-2的风险。尽管临床试验不包括HSCT或SOT受者，而且对这些患者的益处仍不确定，但一种单药替沙吉单抗与西格维单抗已被批准用于这一适应证[329]。

水痘-带状疱疹病毒

水痘-带状疱疹表现为原发感染或再激活(播散性或多皮疹带状疱疹)，具有高度传染性，可通过接触皮损或空气传播。局部带状疱疹的病毒很少通过空气传播[330]。对于HSCT，水痘再激活一般发生在移植后晚期(平均约为HSCT后5个月)。使用阿昔洛韦预防可有效延缓再激活的发生并降低其严重程度。0.4%的HSCT受者在接受预防性治疗后出现突破性感染，这应引起人们对耐药性的关注[331-334]。

尽管接受了治疗，但SOT受者感染播散性水痘-带状疱疹病毒(VZV)的风险更大，高达40%的患者会感染播散性VZV，死亡率高达12.5%～34%[335-338]。移植后VZV感染的中位发病期约为9个月[335,336]；然而，播散性VZV可延迟至移植后1.8～4年发病[338]。为治疗器官排斥而加强免疫抑制是一个公认的风险因素[339]。免疫力低下患者的非典型感染表现是及时诊断和治疗VZV的长期挑战。

水痘的潜伏期为14～16天(10～21天不等)。感染期从出疹前2～4天开始，直到所有皮损结痂为止。对于播散性/多皮损带状疱疹或原发性水痘感染患者，空气传播预防和接触预防被认为是最佳的感染控制方法。如果存在传播风险，一些中心会对局部皮疹型带状疱疹采取空气传播预防措施。在无并发症的皮疹带状疱疹病例中，仅接触预防措施就足以防止传播[231]。

VZV传播所需的接触强度和持续时间尚无明确定义，应结合病情(病变数量、指数患者的免疫力下降程度)和接触者的状况(即免疫力下降程度、是否有抗病毒预防措施、共用空间、附属住房等)来解释。在诸如麦当劳叔叔之家(Ronald McDonald House)或其他为患者和家属提供的长期居住场所发生的暴露尤其具有挑战性，在特殊需求夏令营发生的问题也是如此。在实际情况中，对于易感染带状疱疹或水痘的移植宿主而言，在密闭空间中接触15 min应被视为是重要的感染因素。

潜在接触后的易感性是根据过去没有感染或接种过疫苗的血清学证据来确定的。理想情况下，所有移植受者都应在治疗前接受抗体筛查，但需要注意的是，移植后免疫反应可能会减弱[231]。接种疫苗后的抗体滴度可能低于自然感染后的抗体滴度。因此，如果可以获得更灵敏的检测方法[膜抗原荧光抗体(FAMA)或乳胶凝集试验]，则应使用该方法来确定接种者的免疫状态[340-344]。水痘抗体可以中和感染性，但T细胞反应在预防再活化方面发挥着更重要的作用。至少在一份疫情报道中描述了接种过疫苗的免疫力低下儿童(治疗前抗体呈阳性)在接触后出现突破性水痘的情况[345]。

对于易感人群，应在接触后8～21天内[如果注射了水痘-带状疱疹特异性免疫球蛋白(VariZIG)，则为28天]采取空气传播预防措施[346]。抗病毒预防是安全有效的，应在接触后3～22天内(如果同时使用VariZIG，则应在28天内)进行[347-349]。如果有VariZIG，应在接触后96 h内给易感移植受者(异体移植后不到2年或因治疗GVHD而接受大量先天性免疫抑制的受者)注射VariZIG。在VariZIG供不应求或无法迅速获得VariZIG时，可使用IVIG作为替代品[344,350,351]。

为了降低暴露的可能性，应在移植前向移植受者的易感家庭接触者推荐接种水痘或带状疱疹疫苗(以适用者为准)。疫苗病毒(OKA株)从疫苗接种者传染给易感接触者的风险极低，仅有6份报道描述了这种情况[352-356]。所有继发传播病例都很轻微，没有1例发生在免疫力低下的宿主身上。疫苗株病毒通过疫苗相关皮疹传播(接种水痘疫苗后皮疹发生率为3%，接种带状疱疹疫苗后为0.3%)[356,357]。为谨慎起见，如果移植受者或医务人员在接种疫苗后接种部位出现皮疹，应要求其接触者用闭塞性敷料覆盖皮疹直至结痂。暴露于疫苗相关皮疹后无须使用阿昔洛韦或VariZIG。

仅有 1 份报道[358]描述了 VZV 在捐献器官中的传播，不应将其视为推迟器官移植的理由。

巨细胞病毒

巨细胞病毒(CMV)是 HSCT 或 SOT 后最常见的病毒感染之一。该病毒的免疫调节特性造成了一种复杂的状态，通常会增加宿主对其他病毒、细菌和真菌感染的易感性。虽然移植后感染多为 CMV 再激活，但也可能通过血液制品传播，因此，对于 CMV 阴性的供血者，应使用白细胞减少的血液制品或血清阴性供血者的血液制品[359,360]。

巨细胞病毒是 SOT 受体中最常见的 OI，其中肠炎是最常见的终末器官疾病形式[361,362]。CMV 可在移植时随同种异体移植物传播，也可能是移植后潜伏的 CMV 重新活化所致[361]。当血清反应阴性者从 CMV 血清反应阳性者那里接受器官时，感染 CMV 的风险最高[361]。由于异体移植的淋巴组织数量较多，且需要高度免疫抑制，因此，肺、小肠/肠道受体是 CMV 的高危人群。在没有预防措施的情况下，CMV 通常会在移植后的 3～6 个月内重新被激活[361]。SOT 中的 CMV 感染与其他感染性并发症、慢性同种异体移植物功能障碍、细胞排斥增加以及发病率/死亡率的风险增加有关[361,363]。

使用标准预防措施和预防性疗法控制感染仍是主要的预防策略。使用缬更昔洛韦进行预防非常有效，建议在所有 D^+/R^- 移植期间使用，具体取决于移植器官的类型。可以考虑先期治疗，但大多数中心倾向于对这一高风险人群进行预防[364]。如果 CMV 血清阴性的医务人员遵循标准预防措施，则无须避免护理 CMV 患者。

胃肠道病毒感染

轮状病毒

人类轮状病毒(HRV)是呼肠孤病毒科的一种双链 RNA 病毒。它是导致 5 岁以下儿童腹泻的最重要原因。在美国，它遵循一种特有的地理和季节模式；活动从冬季(12 月至来年 1 月)的西南部开始，横跨整个地区，到春季的东北部结束[365]。近年来，随着疫苗接种覆盖率的提高，这些趋势略有改变，发病时间推迟，活动期延长至初夏[366-368]。轮状病毒是一种棘手的病原体，尤其是在肝脏、肠道和儿科移植受者中[369,370]。一项关于肠道移植的队列研究表明，在同时患有轮状病毒肠炎或感染后 90 天内接受 SOT 的受者中，发生急性细胞排斥反应的比例为 70%[369,371]。肠道相关淋巴组织被激活或对维持性免疫抑制剂吸收不良可能是原因之一[369,370]。尽管轮状病毒通常是一种自限性疾病，但它可导致 HSCT 受者出现长时间的胃肠道症状和严重的发病率[372-374]。轮状病毒感染最严重的移植特异性并发症是小肠移植的急性或慢性排斥反应[371,375-377]。

轮状病毒具有高度传染性，可通过人与人之间的直接接触和粪便(如玩具)经口传播。感染(轮状病毒本体脱落)始于腹泻开始前 2 天。在免疫力低下的患者中，持续时间超过 1 个月的长期脱落很常见。建议在腹泻期间采取接触预防措施，以控制轮状病毒的传播。

虽然口服免疫球蛋白对少数 HSCT 受者有一些明显的疗效(症状减轻)，但没有任何疗法被证明是有效的[378]。

目前，有两种口服轮状病毒活疫苗获得使用许可——RotaTeq[五价轮状病毒疫苗(PRV)，Merck 公司]和 Rotarix(HRV，GSK 公司)。轮状病毒疫苗禁用于移植受体和其他免疫力低下的受体，因为有可能导致严重的疫苗相关疾病和长期脱落[379]。目前，已获许可的 2 种疫苗接种后都会出现轮状病毒脱落，尤其是在接种第一剂疫苗后(高峰期为 6～8 天，脱落持续时间长达 21 天)。在一项涉及 100 对健康双胞胎的随机研究中，HRV 的传播率高达 18%(21%的继发传播患者表现出血清转换)[380]。PRV 的感染剂量较高，但在临床研究中观察到的粪便脱落量，其传播可能性较低[381]。疫苗接种者的免疫力低下接触者中从未发生过与疫苗株有关的严重病毒感染。避免移植受者家庭感染轮状病毒的益处大于疫苗株病毒传播带来的风险，因此，可以安全地为兄弟姐妹或其他家庭成员接种疫苗[382-387]。应严格注意手部卫生，移植受者在 4 周内应避免接触疫苗受者的粪便(如换尿布)。

诺如病毒

诺如病毒是美国最常见的肠胃炎病因。其病原体又称“诺沃克病毒”，是一种单链、无包膜的 RNA 病毒，属于卡里科病毒。感染基因组 2 基因型 4(GⅡ.4)的住院率和死亡率最高[388]。疾病的潜伏期为 24～48 h，健康人的症状一般持续<60 h。人与人之间可通过粪-口途径、呕吐时接触气溶胶分泌物、处理不当的受污染食物及寄生虫(如织物、床单和玩具)进行传播。诺如病毒可在环境中的某些表面上存活长达 12 天，但通常对常用的环境消毒剂非常敏感。

诺如病毒感染在移植受者中很常见，无症状或很少有症状的载体状态风险增加，表现为慢性肠胃炎。后者可能与胃肠道 GVHD 相混淆，严重时可能需要营养支持[389-393]。一项研究发现，小儿异基因 HSCT 后 2 年，诺如病毒感染的累积发生率约为 12.9%，病毒清除的中位时间为 149 天[394]。一项针对肾脏、心脏和肺移植受者的大型回顾性研究显示，22%的诺如病毒感染者发展为慢性感染，中位脱落期从 32 天至 1 164 天不等[395]。一项研究将感染诺如病毒的成年 SOT 患者与感染其他原因腹泻的患者进行了比较，结果表明，感染诺如病毒组患者的腹泻病程明显延长[396]。

尽管慢性脱落者可能会成为感染源，并在一些与医疗相关的疫情暴发中被怀疑是感染源[397]，在移植受者和医务人员中进行的大多数研究表明，即使病毒滴度很高，无症状脱落也不会造成传播风险[397]。在器官移植受者中，成人脱落(粪便中检测到诺如病毒 RNA)的持续时间可能比儿童患者短，并与潜在的免疫抑制程度有关[390]。控制诺如病毒暴发和防止传播的最佳感染控制方法尚未确定，目前使用的策略也只能起到微不足道的作用。疾病预防控制中心(CDC)控制医疗机构诺如病毒暴发的主要指南建议如下：

- 在胃肠道症状缓解后的 48 h 内采取接触预防措

施，如果患者呕吐并有飞溅风险，应戴上口罩和手套。

- 考虑对病程较长的免疫抑制患者进行分组治疗。
- 尽量减少患者移动，暂停集体活动(尤其是在儿科移植病房)。
- 强调遵守手部卫生(接触后使用肥皂和水，接触前使用乙醇——最好是60%～95%的乙醇)。
- 近期感染过诺如病毒但无症状的医务人员可能会护理受感染的患者。
- 如果持续传染，则关闭病房。
- 食物处理人员应采取适当的预防措施。
- 限制访客。
- 日常环境清洁。

无症状者或医务人员在重返工作岗位前无须进行治愈测试[398,399]。症状引发的接触隔离(即穿长袍、戴手套和保持手部卫生)似乎是一种合理的方法，没有证据表明无症状脱落的移植受者需要采取任何额外的预防措施，包括持续监测病毒脱落[390,400]。目前还没有针对诺如病毒的抗病毒治疗或其他预防策略。随着未来几年诊断实验室采用诺如病毒分子检测方法，这种病原体可能比目前认为的更常见，传播范围也更广。

肝炎病毒

- 戊型肝炎 戊型肝炎病毒(HEV)是一种通过粪-口途径传播的单链RNA病毒，主要有4种基因型。

  - HEV1和HEV2只感染人类，在发展中国家通过被病毒污染的水传播，但也怀疑存在人与人之间的传播[401,402]。
  - HEV3和HEV4是人畜共患病，发生在猪、野猪、鹿和啮齿类动物身上，也可能发生在其他未确认的动物宿主身上，可通过食用生肉传播给人类。

在工业化国家，感染HEV3和HEV4的报道越来越多(可能是因为检测增加了)，其中包括在美国得克萨斯州和加利福尼亚州感染的病例[403-406]。工业化国家的血清流行率很高，丹麦(2003年献血者中为20.6%)、美国(21%；1988—1994年)、英国(13.5%)、法国(16.6%)和瑞士(4.9%)[407-412]。

在SOT受者中，HEV感染可能是急性的(经常被误诊为药物毒性)，也可能是慢性的。据估计，有50%～60%的免疫抑制患者在感染HEV后会发展为慢性感染，10%的患者最终会发展为肝硬化[403,404]。这些病例大多发生在SOT受者中，很少有通过移植传播的报道[413-415]。HEV在法国西南部高发，该地区SOT受者的HEV感染率为每千人年3.2例[416]。荷兰的一个中心对1 200名SOT受者进行了大规模研究，结果发现，在血清阳性的连续样本中，通过检测血清HEV RNA发现的发病率为1%[417]。对肝移植和心脏移植受者的研究也发现了类似的发病率[418,419]。虽然缺乏对HSCT患者的研究，但接受过测试的人群中并未出现流行的HEV疾病。尽管血清流行率很高，但免疫抑制治疗后戊型肝炎再活化的情况极为罕见[420]。

虽然病毒在急性期会随粪便排出，而且排出时间可能会延长，但目前还不清楚HEV在移植受者中的传播途径[421]；除极少数报道外，尚未怀疑人与人之间的传播[402]。食物处理不当、农场径流污染食物，以及食用野味、加工猪肉和贝类，都与SOT后感染HEV的大多数病例有关。通过血液制品传播一直是一个令人担忧的问题，因为使用核酸检测(NAT)可在0.08%～10%的献血者体内检测到HEV RNA，而且有证据表明其他肠道肝炎病毒也存在肠外传播[422]。

如果移植受者出现不明原因的肝酶升高，尤其是在接触相关食物、旅行或接受血液制品的情况下，应谨慎调查戊型肝炎。仅进行血清学检测可能并不可靠，应同时检测血清和粪便中的HEV RNA。尽管缺乏有关传播的数据，但人们对亚急性感染和未被发现的HEV传播的担忧仍在不断发展。对于有急性HEV感染和粪便脱落证据的移植受者，应采取接触预防措施并严格保持手部卫生，直到病毒持续清除为止。

- 丙型肝炎病毒 丙型肝炎病毒(HCV)的医疗保健相关传播报道越来越多。移植受者中的疫情暴发与使用多剂量小瓶药物、受污染的血糖仪设备和其他共用设备有关，尤其是在肝移植和肾移植受者中，因为在这些患者群体中遇到慢性/复发性HCV感染者的可能性更高[423]。曾多次报道通过器官、血管导管和输血(包括IVIG)传播供体丙型肝炎病毒的情况[424-430]。肿瘤病房中暴发的许多小规模HCV并没有明确的来源。2013年，基于供体衍生疾病传播事件、对风险因素流行病学认识的提高以及用于筛查器官供体的NAT的可用性，美国公共卫生局发布了一份修订指南，建议使用HCV抗体(抗HCV)和NAT筛查所有供体是否感染HCV，以降低通过器官移植意外传播的风险。随着安全有效的HCV直接作用的抗病毒药物(DAA)的出现，HCV阳性捐献者的器官可考虑用于未感染HCV的受者，从而扩大捐献者库[431]，减少等待时间[432]和相关死亡率[433]。

最佳的HCV筛查方案、安全的注射方法、在患者之间(尤其是共用设备)实施无菌技术，以及强调血源性病原体安全操作的持续监控和教育计划，都可以预防HCV传播[434-438]。

其他病毒

- 细小病毒B19病毒 大多数感染发生在移植后的前3个月内(中位数为1.75个月)。移植后的标志性表现是贫血(98.8%)，这是因为细小病毒B19病毒(PVB19)有感染红细胞祖细胞的倾向。感染PVB19还可能出现白细胞减少症(37.5%)和血小板减少症(21%)[439-441]。较少见的情况是心肌炎、肝炎、肺炎和肾小球病变导致移植物功能障碍(肾脏)，可能使移植后细小病毒感染复杂化[439,441-444]。

细小病毒在原发感染后会在组织(包括骨髓)中存活很长时间，据推测，在免疫抑制下可能会出现周期性再激活，儿童比成人更常见[445-449]。体液免疫似乎是抵御PVB19感染的更重要的防御机制，因此需要使用IVIG进行治疗[442,450]。

移植受者中 PVB19 感染的真实发病率尚不清楚。小型监测报道显示，不明原因贫血患者的发病率为 23%～32%(11/48 和 12/38)(根据血清中是否存在 PVB19 病毒定义发病率)；大多数病毒血症患者在移植时血清反应呈阳性[403,440,451-453]。仅靠检测病毒血症进行监测可能会高估 PVB19 的发病率，原因包括：采用了高灵敏度的检测方法；纳入了病毒血症分离发作的患者，而这种分离发作往往是非持续性的；缺乏临床相关性；以及血清学检测无法可靠地证实移植受者中存在活动性感染。其他报道表明，PVB19 的发病率要低得多(<4%)[439,454]。

PVB19 可导致 SOT 受体持续感染和纯化细胞再生不良[455,456]。在有症状的 SOT 受感染者中，分别有 75%、39%和 87%发现副病毒免疫球蛋白 M(IgM)、IgG 和 PCR 阳性[439]。血清反应呈阴性的 SOT 受者在移植后不久就会出现症状性副病毒感染，而血清反应呈阳性的捐献者由于来自捐献者的感染和没有预先存在的免疫力，其风险最高[439,457]。细小病毒对肾脏组织有定向性，在肾移植受者中发病率较高[457]。由于血清阴性 SOT 受者的发病率较低，因此不建议对其进行常规监测。

在原发性感染期间，副病毒在呼吸道和其他身体分泌物(尿液)中脱落，并以高滴度存在于血液中。感染从接触后 4 天开始，可持续长达 20 天。感染通过呼吸道飞沫、飞散物或医务人员的手在人与人之间传播。有原发性感染的移植受者在整个住院期间都应采取飞沫预防措施。对于出现再生障碍性危象的慢性感染患者，建议隔离 7 天。我们认为，对于慢性感染和持续病毒血症患者，不需要进行隔离。这与疾病预防控制中心/医疗保健感染控制实践咨询委员会(HICPAC)关于在整个住院期间隔离慢性感染患者的建议相反[261]。后一项建议的依据是，肾移植受者在移植后直接和间接接触了一名原发性 PVB19 感染的患者后，发生了两起医疗保健相关传播事件。慢性感染或持续病毒血症患者传播病毒的情况尚不明确。

移植病房暴发 PVB19 的情况并不常见；在其他情况下，在成人或儿科病房，易感医务人员的发病率为 38%～47%[458-460]。尽管人们对 PVB19 再感染的可能性进行了激烈的猜测，但并没有确切的证据证明这一点。细小病毒有可能通过血液制品和器官传播，血液间充质基质细胞(用于治疗 GVHD)中持续存在的 PVB19 有可能感染造血干细胞[461-464]。

• 人畜共患病病毒　一些人畜共患病病毒有可能通过器官和干细胞移植传播。尽管这些情况仍然罕见，但由于发现延误和疾病恶化，它们可能会造成特别严重的后果，往往导致移植后迅速死亡。由于缺乏有效的治疗或接触后预防策略，结果令人沮丧。近十年来，通过移植传播淋巴细胞性脉络膜炎病毒(LCMV)[465-470]和西尼罗河病毒(WestNile virus)[471-479]的现象备受关注，而通过器官和组织(角膜)移植传播狂犬病病毒的情况也有所描述[480-486]。虽然应统一对捐献者进行这些病原体的筛查，但无法获得相关的接触史和非特异性临床表现可能会妨碍筛查方法的实施。表 43.2 讨论了这些罕见但重要的人畜共患传染病的传播风险、诊断和预防。

表 43.2　通过器官和造血干细胞移植可能传播的人畜共患病病毒的特征

病毒(参考文献)	移植中的传播风险	移植中的临床表现	SOT 感染	SCT 感染	预防/评论
淋巴细胞性脉络膜炎病毒(LCMV)——沙粒病毒[465-470]	器官来源	脑膜炎和脑膜脑炎、发热、腹泻、腹痛、肝炎、脑脊液淋巴细胞增多	自 2005 年以来，在美国有 4 个群集；11/14 名受助人死亡	没有已知的 SCT 传播	筛查脑膜炎或脑膜脑炎的潜在患者
西尼罗河病毒(WNV)——黄病毒[471-479]	输血和器官来源	脑膜炎和脑膜脑炎。发热、乏力、肌痛、头痛、弛缓性麻痹、脑脊液淋巴细胞增多、长期血红蛋白血症	自 2002 年以来，在美国出现了 5 个聚集发病；神经侵入性疾病和死亡的风险很高	传播病毒细胞或血液制品；神经侵入性疾病和死亡风险高	2003 年以来美国的献血者筛查。使用 NAT 筛查器官捐献者是否携带 WNV。推迟从脑膜炎/脑炎患者身上获取器官
狂犬病毒[480-486]	器官移植和角膜移植	快速进展性脑炎。脑脊液淋巴细胞增多，MRI 晚期出现变化(颞叶、海马、基底节、脑干弥散信号异常)	在美国只有 1 个群集；潜伏期短(SOT 后 30 天内出现脑炎)	没有已知的 SCT 传播	推迟从脑膜炎/脑炎患者身上获取器官。角膜移植中成功使用暴露后预防(单例)

CSF，脑脊液；MRI，磁共振成像；NAT，核酸检测；SCT，干细胞移植；SOT，实体器官移植。

特定感染：细菌病原体

军团菌病

移植受者中的疫情暴发[486-491]可追溯到医院饮用水、淋浴、热水、制冰机和装饰性喷泉中的高水平菌落。军团菌在输水系统中大量繁殖，尤其是在已经有藻类定居的温水中[492]。在医院疫情暴发期间，接受移植手术的患者似乎特别容易发病。移植受者的放射学和临床表现往往不典型，可能导致诊断延误[493-495]。军团菌肺炎一年四季均可发生，但在夏末/飓风季节(美国东北部，7～9 月可能会出现发病高峰)或暴雨和洪水期之后可能更为常见[496]。早期诊断需要将军团菌作为移植环境中任何肺炎的病因进行持续考虑,并了解其不典型的放射学外观。有报道称,在这类人群中,肺部结节性病变类似霉菌感染,计算机体层成像(CT)显示典型的"晕轮征",还有空洞性病变[494,497-498](图 43.4A、B)。

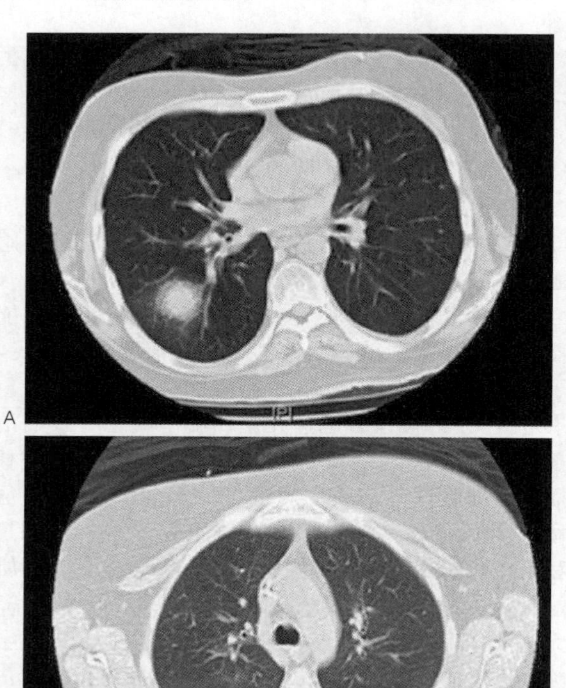

图 43.4　两名 HSCT 受者的胸部计算机体层成像图,显示类似霉菌感染的结节性军团菌肺炎——麦氏军团菌(A)和嗜肺军团菌血清 1 型(B)。

预防军团菌感染需要对医院饮用水供应进行积极监控。理想的监测频率和最佳检测方法尚无明确定义,但基于培养基的方法和分子方法(如 PCR)都已得到应用,并可在市场上买到[499,500]。许多医院使用铜银离子系统进行除菌;其他用于长期和短期缓解的方法包括过热和冲洗、高氯、紫外线杀菌和使用点过滤[501-506](各种方法的功效和实施情况将在其他章节讨论,见第 15 章和第 33 章)。

单克隆抗体分型与质粒分析、外膜蛋白分析、限制性片段长度多态性(RFLP)和脉冲场凝胶电泳(PFGE)相结合,已成功用于协助疫情调查,对患者和环境分离物进行比较[507]。如果暴发疫情或饮用水的常规监测发现大量细菌,则应限制用水,包括饮用水、淋浴和制冰机的使用。应在所有患者护理区提供瓶装水和清洁湿巾,直到缓解措施产生效果且后续监控检测呈阴性为止。对于因嗜肺军团菌血清 1 型而暴发的疫情,可通过尿液抗原检测加强临床监测。对于其他血清型和菌种,应结合环境监测筛查呼吸道培养物中是否存在军团菌。可以考虑使用氟喹诺酮类药物进行预防,但很少有此必要。

艰难梭菌

自加拿大蒙特利尔出现一种超强毒力菌株以来,艰难梭菌感染(CDI)在过去 10 年中再次出现大规模流行:北美脉冲场 1 型(NAP1)[508,509]。美国的第一份报道显示,需要进行结肠切除术的复杂性 CDI 的总体发病率有所上升,该报道发现肺移植受者的风险极高,他们患艰难梭菌结肠炎的概率是其他受者的 46 倍,患严重疾病的概率是其他受者的 8 倍[510]。

NAP1 菌株现在是北美大多数医院的流行病,尽管这种特定菌株的总体发病率在过去几年中可能有所下降[511]。自艰难梭菌这一新菌株出现以来,已有多项研究描述了艰难梭菌在移植受者中的感染率。在异体 HSCT 受者中,艰难梭菌和 NAP1 菌株的发病率最高,大多数病例发生在移植后早期[512-517]。虽然 HSCT 受者的 CDI 发生率比 SOT 和其他住院患者高出数倍(1%～2%),但 HSCT 受者的病情往往较轻,仅有极少数并发 CDI 的报道[512,518]。SOT 中的 CDI 与较差的预后有关,包括结肠切除术、移植物功能障碍和死亡[519,520]。

尽管艰难梭菌经常聚集发病,但除了在 NAP1 暴发期间,很少在医院中发现单一克隆菌株的传播。最近,一项精心设计的基于分子分型(多焦点序列分型或 MLST)的研究表明,艰难梭菌在病房内的传播可能只占所有 CDI 病例的 25%,而大部分传播发生在病例症状出现后的第一周内[521]。这些数据表明,针对有症状的艰难梭菌感染者的感染控制工作可能只会使医疗保健相关艰难梭菌感染率略有下降,控制工作应纳入其他可改变的风险因素,其中最相关的是限制抗生素的使用[522]。从感染到发病之间的潜伏期较长,这给研究医院传播带来了挑战。尽管较早的研究表明腹泻是艰难梭菌人际传播的主要特征,但无症状携带者和未被注意到的传播可能也很重要[523-525]。一项针对 HSCT 受者的单中心研究显示,BMT 受者入院时的定植率较高(约为 19%),79%的受者会发展为无症状感染,而住院期间的感染率较低[526]。

医疗中心越来越多地使用 PCR 诊断 CDI。PCR 检测的优点包括周转时间快、灵敏度高,与细胞毒素检测相比,可将 CDI 的诊断率提高 2 倍[511,527-529]。通过 PCR 对成形的粪便样本进行检测可以发现定植。因此,接受过 CDI 治疗的患者应在腹泻缓解后停止接触预防措施[500]。BMT 和 SOT 中心的检测方法各不相同,使用 NAT 两步算法来裁定谷氨酸脱氢酶/毒素酶免疫测定(GDH/EIA)不一致样本的趋势日益明显。

艰难梭菌孢子对环境的污染在传播中起着重要作用,目前最广泛使用的方法是用漂白剂(10%)、酸化漂白剂或 0.5%次氯酸钠进行消毒,以清洁排放物[530-532]。适当的接触预防措施和严格的手部卫生(肥皂和水)可限制艰难梭菌的传播[533]。最近出现了多种环境消毒设备,如紫外线照射设备、过氧化物蒸气/喷雾设备和臭氧发射设备,这些设备有可能被常规应用于房间的排放清洁[534-537]。关于这些新型消毒技术对艰难梭菌的影响的研究是基于体外孢子杀灭和有限的临床经验,这限制了其推广性。

此外，除新型消毒技术外，现有的大多数临床研究还涉及其他多种干预措施[534,538-543]，因此新型设备的贡献并不确定。在建议常规使用这些设备进行环境消毒和控制艰难梭菌之前，还需要对其临床效益、成本效益以及应对日常使用中的后勤挑战（预清洁、接触时间、最佳房间/设备比率、患者的流动等）进行实地试验。

耐万古霉素肠球菌、耐甲氧西林金黄色葡萄球菌和多重耐药革兰阴性菌

抗菌药物耐药（AMR）对全球人类健康构成重大威胁。据估计，2019 年全球有 127 万人死于细菌性 AMR[544]。在 2016 年发表的一篇关于 AMR 的评论中估计，到 2050 年，每年可能有多达 1 000 万人死于 AMR[545]。移植患者由于频繁住院和住院时间延长、需要手术和使用血管内装置以及反复接触用于预防或治疗的广谱抗生素，感染多重耐药菌（MDRO）的风险增加。随着 AMR 的惊人发展，移植受者更容易受到多重耐药菌感染，而治疗方案却很有限。

防止 MDRO 传播的感染控制策略遵循与其他住院患者相同的原则。本文将讨论与移植受者有关的特定生物体的一些独特特征。

耐万古霉素肠球菌

自 20 世纪 80 年代末出现以来，耐万古霉素肠球菌（VRE）已广泛传播，现在已成为大多数医院的流行病[546]。越来越多的移植受者出现 VRE 定植，在进入移植病房前感染 VRE 的情况很常见。在许多移植中心，VRE 目前是导致 HSCT 受者发生移植前菌血症的主要病原体[547,158]。除人与人之间的传播外，大多数 VRE 病例都与广泛的环境污染有关。VRE 的感染与定植压力密切相关，降低定植患者 VRE 负荷的策略可能会减少 VRE 的传播。

在一项单中心研究中，移植前感染 VRE 的风险因素包括：中心静脉导管插入术；使用第三代头孢菌素、甲硝唑、利福昔明或新霉素；使用质子泵抑制剂；腹腔穿刺术或内镜逆行胰胆管造影术；以及入住肝病科。13% 的肝移植受者和 18% 的肾移植受者在移植后出现 VRE 定植[548]。移植前和移植后的 VRE 与随后的 VRE 感染有关。与未定植 VRE 的肝移植患者相比，移植前定植 VRE 的肝移植患者发病率更高[548]。感染控制工作应包括接触预防措施，并应根据当地流行病学情况确定是否需要进行积极的监测和检测[231]。

VRE 定植是 HSCT 和 SOT 受者（尤其是肝移植受者）发生菌血症的风险之一。在这一群体中，移植前定植率高达 13%～15%，侵袭性疾病与多次腹部手术和胆道并发症有关[548-551]。有一份报道描述了利奈唑胺耐药的 VRE 在移植病房中的持续医疗保健相关传播[552]，但大多数更常见的达托霉素不敏感菌株似乎是在医院流行性克隆株中重新产生的[553]。VRE 定植会持续很长时间，由于排出可能是间歇性的，因此单次甚至多次阴性粪便培养结果可能并不是清除细菌的可靠指标[554,555]。

多重耐药革兰阴性菌

在工业化国家，多重耐药革兰阴性菌（MDR－GNB）的总体检出率正在上升。因 MDR－GNB 引起的移植后感染与发病率和死亡率的增加有关。移植环境中最常见的 MDR－GNB 包括产生广谱 β－内酰胺酶（ESBL）的肠杆菌科细菌、耐碳青霉烯类肠杆菌科细菌（CRE）、MDR 铜绿假单胞菌、耐碳青霉烯类鲍曼不动杆菌（CRAB）、伯克霍尔德菌、嗜麦芽窄食单胞菌和无色杆菌属[556]。SOT 患者感染 MDR－GNB 的风险因素包括：之前或长期住院或入住长期护理机构、入住 ICU、机械通气、肾功能衰竭、移植前定植及移植类型[556,557]。

预防与医疗保健相关的这些微生物传播的建议策略是基于标准原则。首先，及时进行实验室鉴定至关重要。此外，还必须坚持接触预防措施（单人病房或同室居住、穿防护服、戴手套）和严格的手部卫生。有效但成本较高的方法包括专用设备和人员，尤其是针对呼吸道感染 MDRO 的患者。将患者集中在特定的医院区域可能会有疗效，但也可能会造成很大的混乱。最后，根据设施中发现的主要 MDRO，整合抗菌药物监管工作，可能有助于防止未来出现更多问题。

对含有 MDRO 的胃肠道菌落进行主动监测是一种合理的控制方法。但是，可靠的检测方法尚未确定。在疫情暴发或出现异常数量的感染或定植时，应采用敏感/具有成本效益的筛查方法来检测胃肠道定植情况（使用碳青霉烯盘式培养法或 PCR 法检测直肠棉签或粪便样本中的碳青霉烯酶基因）[558]（见第 15 章）。

在许多医院，MDR－GNB 感染的发生率很低，在疫情暴发的环境之外，任何此类方法都不具有成本效益。对于接受异基因 HSCT 的 MDRO 定植患者或已知定植的器官捐献者的受者，其预防策略尚不清楚。因此，应根据易感性检测结果和移植的紧迫性，为每位患者量身定制治疗方案[559,560]。有 MDRO 感染史的 SOT 候选者不应被排除在移植手术之外。有报道称，器官移植受者感染了源自捐献者的 MDRO，建议菌血症捐献者在获取器官前 24～48 h 接受有效的抗菌治疗，器官移植受者则接受 7～14 天的抗菌治疗（针对从捐献者分离的菌株）[561]。

结核分枝杆菌

由于免疫功能受损，移植受者感染结核分枝杆菌（MTB）的风险比普通人群高出 50～100 倍。结核病发病率因结核病流行程度和流行病学风险因素而异。移植受者可能因潜伏性肺结核感染的再激活、移植后感染（从肺结核感染者处接触 MTB，或极少数情况下从支气管镜等受污染的医疗器械中接触 MTB）和捐赠者传播而患上肺结核。最近一项对向实体 OPTN 报道的所有潜在传播进行的 10 年回顾性分析（2008—2018 年）表明，供体来源的结核病非常罕见[562]。遏制 MTB 传播的方法应遵循与其他住院患者相同的指导原则（见第 33 章）。基于结核菌素皮试（TST）和干扰素释放测定（IGRA）的检测方法在移植患者等免疫抑制严重的人群中并不可靠，这使得调查工作变得更加复杂。在某些情况下，如果发生了实质性接触，则无论检测结果如何，都应考虑采取预防措施[231,563,564]。捐献者传播的 MTB 虽然有报道，但仍然很少见，异基因

HSCT后也从未有过报道[565-569]。

特定感染：真菌病原体

侵入性霉菌感染通常发生在BMT之后，死亡率很高，尤其是对抗真菌治疗反应不佳的毛霉属感染。据报道，与医疗保健相关的毛霉病群集主要发生在与使用受污染设备(如弹性胶带、压舌板、床单或导管)相关的皮肤接种上。与曲霉病一样，建筑施工也是导致医源性毛霉病的一个危险因素。及早发现这些罕见感染对于确定和采取预防措施至关重要[37]。

侵袭性曲霉病

建筑施工和翻新经常与曲霉暴发有关[34,570-573]。移植病房中可能与曲霉属暴发有关的其他常见环境来源包括地毯、观赏植物，以及食物和蓄水池[574,575]。正压通风应能防止走廊上的曲霉进入患者的房间。然而，疗效评估是通过观察性研究得出的。建筑工地周围的高效微粒空气过滤器(HEPA)可有效预防曲霉病。

病房设计和通风是防止曲霉属暴露的关键，现总结有关空气处理的建议，以保持对移植手术的保护性隔离[231,576-582]。

• 每小时12次空气交换。

• 带洗手池的前厅。

• 患者房间和走廊之间保持稳定的气道正压(2.5 Pa)，以保持空气流出患者房间，防止污染空气进入。

• 顶层HEPA或接入点过滤(99.9%有效去除0.3 μg大小的颗粒)。

• 进气口和排气口位于房间的相对两侧(从患者到排气口的方向)。

• 密封性良好的房间配有自动关闭的门，以确保上述参数得以维持。

• 关于医院设计和HAI风险的全面讨论见第46章。在SOT受者中，肺移植受者的IA风险最高(4%～23.3%)，他们在移植后发病的中位时间超过1年(483天)[572]。在SOT受者中，IA是一种相对罕见的并发症，总发生率低于10%，但一旦发生，移植物损失率和疾病死亡率都很高，尤其是在肝移植和肺移植受者中[583]。每种器官移植引起内分泌失调的风险因素都不尽相同，因此需要根据心脏、肺、肝脏和肾脏受者的情况，分别对每位SOT患者进行仔细评估[583]。

• 肺移植受者发生IA的风险因素包括单肺移植、移植前后曲霉属定植、早期气管缺血、CMV感染和排斥反应[584,585]。肺移植受者中暴发曲霉病的情况主要发生在正在进行的建筑或施工工程以及通风系统不足或失灵的情况下[33]。也有报道称心脏移植受者中暴发过IA[586,587]。

耶氏肺孢子菌肺炎

耶氏肺孢子菌肺炎(PCP)是移植后常见的OI。尽管大多数病例被认为是潜伏感染的再活化，但与医疗保健相关的集群和疑似的人际传播(尤其是在肾移植受者中)[588-592]引起了人们对源点空气传播的担忧。动物模型支持这一理论[593,594]。基于分子分型的研究表明，这种病毒不仅会从肺炎患者身上传播，也会在移植病房和门诊候诊区传播[589,590,594,595]。

尽管以前报道的SOT患者中暴发的PCP通常发生在肾脏受者身上，但最近又有报道称，肝脏受者中也暴发了PCP[596,597]。对肾移植或肝移植单位暴发的PCP感染进行基因分型研究，对于支持PCP的院内和人际传播非常重要。利用分子技术首次描述了干细胞移植单位可能暴发的人际传播PCP[598]。目前还没有明确的PCP患者隔离指南，但鉴于移植受者中暴发疫情的数据日益增多，在出现明显暴发时，如果患者没有采取预防措施，可考虑采取隔离和飞沫预防措施，并进行先期治疗。

特定感染：寄生虫

医疗保健获得性寄生虫感染大多涉及源于寄生虫的感染。虽然这些感染并不常见，但筛查过程可能不够全面，而且在很大程度上取决于捐献者的接触史。基于NAT的筛查测试可能无法随时用于大多数寄生虫感染。近年来，“移植旅游”开始流行起来，特别是对SOT来说。对于前往疟疾或锥虫病等病原体流行地区接受移植(或筛选来自这些地区的捐赠者)的患者，应考虑对这些感染进行筛查[599]。

疟疾

疟疾可通过输血传播，也有通过移植(SOT和HSCT)传播的报道[600-605]。血液制品不进行疟疾常规筛查。如果怀疑移植捐献者感染了疟疾，可通过厚薄血涂片、抗原检测或NAT进行筛查。然而，尽管涂片/抗原检测呈阴性，但仍有传播的情况发生[606]。

• SOT——供体的疟疾诊断并不是移植的禁忌证，应给予适当的治疗(活体供体)或预防(受体)。

• HSCT——居住在流行地区的捐献者或在过去1年中曾前往这些地区的捐献者不应捐献。如果没有其他合适的捐献者，在捐献前应进行高敏试验(NAT)筛查或经验性治疗[231]。

美洲锥虫病

美洲锥虫病是由克鲁斯锥虫引起的节肢动物传播的原生动物感染。这种感染在南美洲和中美洲流行。输血传播美洲锥虫病是已知的，美国目前对血液制品进行例行筛查[607]。在美国，通过单个受感染捐献者的肝脏、肾脏和胰肾移植，SOT受者中至少出现过一次集群传播。心脏移植后也曾发生过其他病例(来自同一捐献者的肝脏和肾脏受体均未受影响)[608-612]。移植受者的临床表现极具破坏性，经常出现心脏并发症和死亡。筛查时，应进行厚、薄血涂片检查，以排除活动性感染。由于可能发生再活化，血清学、NAT和异种诊断可用于筛查来自流行地区的捐献者。

• SOT——供体血清SOT阳性是心脏移植的禁忌证。建议对具有美洲锥虫病流行病学风险因素的患者在移植前进行筛查，并在移植后立即进行临床和实验室监测，以防美洲锥虫病再次活化，因为此时免疫抑制疗法的影响最大。我们鼓励美国的移植项目与疾病预防控制中心寄生虫病分支机构协调，实施心脏移植后的克鲁斯锥虫感染监测计划，以便及时发现和治疗，防止不良后果的发生[613,614]。

• HSCT——接受过输血或在流行区居住超过 6 个月的献血者应接受血清学筛查。如果有心脏疾病史[即家族(母亲、兄弟姐妹)中有心肌病]，并通过至少两种血清学检测进行了适当筛查，则应考虑先天性传染[615]。活动性感染者不应捐献[231]。

通过血液制品或移植传播利什曼病的情况很少见[616-618]。目前，尚未建议对流行地区的患者采取常规筛查策略。表 43.3 总结了对居住或前往寄生虫病流行地区旅行的捐献者进行潜在传播寄生虫病筛查的建议。

表 43.3　流行病地区捐献者特定寄生虫感染筛查建议

寄生虫病	SOT	HSCT
疟疾	如果怀疑移植捐献者患有此病，可通过厚薄血涂片、抗原检测或 NAT 进行筛查。供体患病并非移植禁忌证，但受体应接受预防性治疗	居住在疾病流行地区或在过去 1 年中曾到过这些地区的捐献者不应捐献。如果没有其他合适的捐献者，应在捐献前进行高灵敏度的核酸检测(NAT)或经验性治疗
锥虫病(美洲锥虫病)	供体血清学检查阳性是心脏移植的禁忌证 其他 SOT——通过血清学检测(至少两种不同的检测方法)排除感染	接受过输血或在流行区居住超过 6 个月的献血者应接受血清筛查。活动性感染者不应捐献
利什曼原虫	不建议对来自流行区的捐献者进行常规筛查。血清学阳性并非 SOT 的禁忌证	

NAT：核酸检测；SOT：实体器官移植；HSCT：造血干细胞移植。

巴贝虫属

输血相关巴贝虫病是报道最多的输血相关感染[使用含有部分红细胞的包装红细胞(PRBC)或血小板单位]，偶尔也会出现在移植受者中。致病菌是微小芽孢杆菌，在美国东北部和中西部一些地区流行[619-621]。移植后出现发热、溶血性贫血或嗜血细胞综合征的患者应考虑巴贝虫病[622-625]。严重免疫力低下的患者，尤其是患有白细胞减少、B 细胞恶性肿瘤和接受过利妥昔单抗治疗的患者，可能会出现持续或复发感染，并在治疗过程中产生抗药性[126,626]。由于缺乏具有成本效益的方法，目前没有对血液制品进行巴贝虫例行筛查，被诊断患有巴贝虫病的人不应无限期献血[627]。

特定感染：朊病毒

从尸体上移植角膜和硬膜后，出现了克雅病(CJD)[628,629]。变异型 CJD(vCJD)可能通过输血传播[630]。迄今为止，还没有与植物相关的 CJD 或 vCJD 病例的报道。先天性传播大多发生在处理受污染的神经外科设备之后。关于最佳消毒和处置方法的指导原则将在其他章节讨论(见第 21 章)。

然而，RT－QuIC 生物检测法的特异性非常高，灵敏度与脑脊液(CSF)中的 14－3－3 蛋白和 Tau 蛋白相当，可用作诊断散发性 CJD 的可靠生物标志物。目前尚未推荐根据过去接受过输血而排除捐献者的具体标准。

结论和未来趋势

考虑到必要的免疫抑制疗法所带来的治疗限制，以及感染可能对移植受者造成的破坏，人们越来越重视预防和监测这类人群的人乳头瘤病毒感染。与设备相关的感染和其他常见的 HAI 越来越受到相关消费者和卫生监管机构的关注。我们迫切需要为这一独特但极易受影响的人群制定准确的基准，以便为现实可行的目标提供依据。

尽管包括新型分子分型方法和基于 NAT 的诊断检测在内的新技术可以实现低成本高效益的筛查、快速诊断和暴发调查，但我们越来越需要更多针对不常见但却很严重的感染的流行病学工具。抗药性生物数量的不断增加给抗菌药物的开发工作带来了挑战。然而，随着预防和治疗临床试验的不断进行，治疗 RSV、CMV、流感和副流感的新疗法似乎大有可为。

在可行且可能有效的情况下，应定期为移植患者家属和移植后患者接种疫苗。任何情况下，早期诊断和行动对于降低不断增加和具有挑战性的患者群体的 HAI 风险都至关重要。

致谢及公开

作者感谢 Ellie Dougherty，CIC 和 Janet Eagan，RN，MPH 提供数据支持；感谢 Dorothy Lewis 提供编辑支持；感谢 RH Rubin 博士。资助：MK (K23AI083880；来源：NIH/NIAID)。利益冲突：作者方无。

第44章

Sharon F. Welbel · Robert A. Weinstein
(马玉燕 译;王青青 校)

其他操作相关感染

Miscellaneous Procedure-Related Infections

引言

科技、计算机和放射学方面的进步,大大促进了诊断和治疗方法的发展,使患者能获得先进的干预措施。尽管这为疑难复杂患者提供了必要的帮助和治疗,并很大程度上取代了创伤性处置方法,但大多数操作也绕过了自然宿主防御机制,使患者面临的医疗保健相关感染(healthcare-associated infection, HAI)风险增加[1-3]。

因此,毫无疑问,任何新技术的引入,接踵而至的就是操作相关感染的病例报道。以HAI暴发形式出现的流行病学调查偶尔也能为某些特定操作相关的感染风险提供详细信息,这些信息最终可能会成为前瞻性研究的研究对象[3]。本章将单独阐述在回顾性和前瞻性调查中重点关注的其他操作相关感染。

本章内容涉猎广泛,从一开始就有必要了解将要讨论的操作的某些共性。第一,所有操作都容易受到以下因素影响:操作不熟练、无菌技术不严谨、设备消毒不恰当或被污染和(或)设备清洁有技术上的困难、抗菌剂失效。因此,建议将操作相关感染控制的细致培训纳入新员工岗前培训,且此后定期培训。

第二,由于新入职医务人员(healthcare workers, HCW)重新出现感控漏洞和(或)发展中国家感染控制资源匮乏,导致感染风险增加,许多操作相关感染不幸再次出现,因此重新审视表面看似无关紧要的危险因素十分重要[4]。

第三,所有部位的各种手术都有一个共同的感染路径,即血液。然而,感染风险取决于血液污染是短暂的还是持续存在的,是宿主特异性的还是生物特异性的等因素。

第四,目前正积极研究各种进入人体无菌部位的器械表面生物膜形成的风险,以及这些器械抗感染涂层(如抗菌药物、消毒剂和重金属或稀有金属)的价值。

第五,大部分操作都存在的一个问题是,许多具体的感染风险尚未被充分明确,因此难以确定某些预防措施(如预防性使用抗菌药物)是否有价值。

血管系统操作相关感染

无针安全装置

医务人员风险

医务人员常面临针刺伤的风险,然而,美国医务人员发生经皮针刺伤(needlestick injuries, NSI)的例数难以统计。为保护医务人员免受接触血液和其他潜在传染病的影响,职业安全与健康管理局(Occupational Safety and Health Administration, OSHA)血源性病原体标准自1991年起实施,同年开发了暴露预防信息网络(Exposure Prevention Information Net, EPINet),提供记录和追踪锐器伤、血液及体液暴露后的标准化方法[5]。EPINet采集暴露相关的详细信息,包括器械/设备的种类、品牌及使用该器械/设备的操作流程和科室,进而指导预防暴露的干预措施[6,7]。

美国2000年颁布的针刺安全和预防法案(Needlestick Safety and Prevention Act, NSPA)和2001年修订的血源性病原体标准[8],均要求医疗机构保留锐器伤暴露资料,必须包含器械的种类和品牌、职业暴露的地点及职业暴露发生的详细过程。EPINet会对漏报的数据进行调整。2007年所有联网参与的医院(29家医疗机构)经皮针刺伤的发生率为27.97/100占床数(教学医院为33.49/100占床数;非教学医院16.16/100占床数)。安全装置的使用率仅为37.4%,而正确打开并使用安全装置的仅有11.9%[9]。血源性病原体如人类免疫缺陷病毒(human immunodeficiency virus, HIV)、乙型肝炎病毒(hepatitis B virus, HBV)和丙型肝炎病毒(hepatitis C virus, HCV)的传播风险仍是重点。

2011年以来,由医疗保健职业卫生专业人员协会(Association of Occupational Health Professionals in Healthcare, AOHP)进行的年度职业实践趋势暴露调查(Exposure Survey of Trends in Occupational Parctice, EXPO-S.T.O.P)显示了美国全国NSI和黏膜皮肤暴露(mucocutaneous exposures, MCE)的概貌。

EXPO-S.T.O.P已壮大成为最大的NSI及MCE调查,2017年有来自33个州的224家医院提供了经皮针刺伤和黏膜皮肤暴露数据[10]。

除要求强制进行职业暴露报告外,血源性病原体标准还要求按照管理控制要求,规范操作流程,以杜绝或减少医务人员血液暴露事件的发生。减少职业暴露发生的方法之一是使用无针头系统(safety-engineered sharps devices, SESD)。Phillips等致力于研究NSPA本身对医务人员经皮损伤发生率的影响。通过分析多家医院锐器伤数据库的数据,发现NSPA确实有助于减少美国医务人员经皮损伤的发生[11]。相反,Jagger等发现,颁布NSPA后,非手术造成的损伤降低的同时,手术造成的损伤持续增加,表明使用安全手术器械并遵守操作规程非常必要。EPINet 为该观点提供了数据(缝合针等造成的锐器伤)支持[12]。一项回顾性研究回顾了 EPINet 的监测数据,分析了 2001 至 2009 年间发生的由带安全装置的空心针造成的 3 297 例经皮损伤。使用具有安全装置的锐器(SESD)时发生暴露的人员中护士占 64.6%,42.9%发生在安全装置打开后,因此,可通过熟练使用加以预防。除装置使用过程中或操作时发生暴露外,医生、护士和采血人员在锐器的安全装置未完全打开时,发生暴露的概率分别为 71.8%(28/39)、58.2%(645/1 109)和 45.8%(88/192)。目前,无须使用者进行特殊操作即可发挥其安全保护功能的产品,只占安全装置市场的一小部分。改进安全装置的操作程序并不断对使用者进行培训,对有效预防锐器伤非常必要[13]。静脉注射(intravenous, IV)针头保护系统采用静脉注射针头保护连接器,使经皮针刺伤的发生率降低了 62%～88%[14-16]。但在实际操作时,通常未能激活安全装置,这可能与操作流程培训不到位有关[13]。

尽管自 SESD 引入以来,记录显示 2001 年以后职业性针头暴露率有所下降[17-22],但 2015—2017 EXPO - S.T.O.P 的 NSI 率持续上升,与 2001—2005 年的水平相当[10,23-25](表 44.1)。一项回顾了 24 项研究的荟萃分析支持这一数据,该分析着眼于安全医疗器械对医务人员经皮暴露损伤的影响。研究评估了采血系统、静脉注射系统、多种装置、锐器容器的安全性修改,并执行安全操作的价值。结论是,低质量的数据支持安全装置可显著减少 NSI,并发现部分证据表明主动系统(active systems)可能会增加血液暴露风险[26]。目前需要将重点放在更严格地遵守减少 NSI 的策略上,包括增加 SESD 培训和研发更安全、更少依赖用户的 SESD。

表 44.1　EXPO - S.T.O.P 2015—2017 年度报道的经皮针刺伤率

分类	例/100 全职人力工时 2015 年	例/100 全职人力工时 2016 年	例/100 全职人力工时 2017 年	例/100 占床数 2015 年	例/100 占床数 2016 年	例/100 占床数 2017 年
	181 家医院 9 343 例血液暴露	170 家医院 10 271 例血液暴露	224 家医院 12 672 例血液暴露	181 家医院 9 343 例血液暴露	170 家医院 10 271 例血液暴露	224 家医院 12 672 例血液暴露
经皮暴露 所有医院,包括教学及非教学医院	2.1	2.3	2.5	25.2	27.0	27.7
黏膜暴露 所有医院,包括教学及非教学医院	0.86	0.82	0.87	10.5	11.2	9.6

患者风险

无针装置的发展主要是为了保护医务人员,但亦可给患者带来了风险。20 世纪 80 年代之前,静脉注射系统是通过将空心针头插入放置在给药装置内的乳胶帽中来完成的。最初的安全装置是针头具有防护或回缩功能,后来是用钝头插管的接头连接器代替针头的分隔膜无针输液接头装置(needleless connectors, NC)。第一代连接器装置使用时,移除钝头插管时容易产生负压,更易造成导管堵塞。

第二代连接器含有一个抗反流的鲁尔(Luer)接头阀,有助于消除注射器分离时所产生的各种压力。最终,机械阀(mechanical valve, MV)无针连接器在分离时所产生的负压、正压或中性压力,都可以通过鲁尔接头阀消除。

第三代连接器在原有鲁尔接头阀的基础上增加了一个调节移动装置,当冲洗注射器从鲁尔接头阀上分离时,能排出少量处理液来冲洗导管。调节移动装置是一种被动的性能,一旦发生这种情况,存留的处理液被保留在导管腔内,不会进一步产生正压。正压鲁尔连接器与分离膜输液接头或标准鲁尔连接器相比,可以更有效地减少血液回流入导管,不需要通过肝素冲洗来防止回流、减少血流量以及由此导致的导管内血栓。

然而,一家医疗机构因使用正压机械阀引发了几次感染暴发[27-33]。因此,美国医疗保健流行病学协会(Society for Hospital Epidemiology of America, SHEA)和美国感染病协会(Infectious Diease Society of America, IDSA)不建议常规使用正压机械阀式接头[34]。2010 年 8 月,美国食品药物监督管理局(Food and Drut Administration, FDA)给感控专业人员发出了医疗器械安全警报和公开信,总结了正压式无针接头的安全性问题,并要求 9 家公司积极开展正压式无针接头的售后监测研究,以评估其是否与血流感染(bloodstream infections, BSI)发生率升高相关。值得注意的是,FDA 已收到 3 份与正压式无针接头相关的血流感染的死亡报告[35]。

新一代的 NC 旨在降低导管相关血流感染(catheter-related BSI, CR - BSI)风险。设计包括:可视化的流体路径,可以评估冲洗的功效;管路表面坚实、平坦、光滑,可以被有效消毒;局部可激活的流体路径,可以有效进行冲洗;开放的流体通路,通过高流速避免溶血;并且隔膜密封严密,内部复杂性最低化,能够单独用生理盐水冲洗。Tabak 等进行了文献回顾和荟萃分析,以确定与使用新一代正压 NC 相关的 CR - BSI 风险,并发现提高有效消毒水平的改进设计与 CR - BSI 风险降低相关。作者认为,与正压式无针接头相关的 CR - BSI 发生率可能不是同一种原因所致,个别无针接头的特定设计特点可能有助于或阻碍有效消毒,这可能反过来与更低或更高的 CR - BSI 风险相关[36,37]。

一项研究对患者接受家庭静脉输液治疗造成血流感染的危险因素进行调查[38]，结果表明通过无针装置进行全胃肠外营养和脂肪乳输注也是血流感染的危险因素。Do 等发现家庭护理机构每 7 日更换 1 次无针注射装置的注射帽时会增加血流感染的发生率；每 2 日更换 1 次终端注射帽血流感染的发生率则随之降低，这表明血流感染的发生可能与注射帽的污染有关[39]。Kellerman 等研究发现，接受家庭医疗保健服务的儿童血液肿瘤病患者置入无针的中心静脉导管（central venous catheters, CVC）后，中心静脉导管相关血流感染率增加了 80%[40]。另一家机构中，外科重症监护病房（intensive care unit, ICU）和器官移植病房血流感染率的显著增加也与无针注射装置的引入有关。原因是护士不熟悉该装置，未按厂家标准操作规程操作[41]。其他研究者发现无针装置与患者感染间的相关性可能与医务人员对装置和（或）其机制不熟悉有关[28]。最后，另一项关于儿科 ICU 血流感染率增加的危险因素的研究发现，使用 IVAC 第一代无针装置（IVAC，圣地亚哥，加利福尼亚州）是发生血流感染的独立危险因素。直到医疗机构发文规定每 24 h 更换整个 IVAC 装置、阀门和注射帽后，血管感染的发生率才降至基线水平[27]。

目前无针装置已被广泛使用，其给医务人员带来的益处和对患者造成的风险已得到证实。培训是防止患者在医疗机构内被新装置引入感染的关键干预措施。需对新的干预措施如最新一代具有改进功能的无针接头进行深入研究，以评估其成本和效益。了解如何高效且方便地对阀门进行消毒很重要。Rupp 等发现，在临床和实验室条件下，用 70%异丙醇脱脂棉对血管内导管分隔膜式接头的阀门擦拭 5 s 可充分消毒[42]。

Menyhay 和 Maki 进行了一项模拟研究，比较传统使用乙醇对无针输液器的鲁尔接头阀分隔膜的消毒效果和使用一种新的抗菌剂阻隔帽，当与接头连接时浸有氯己定（洗必泰）的海绵就会覆在分隔膜表面[43]。使用前取下阻隔帽无须再用乙醇消毒其表面。污染和消毒后分别对该连接器进行细菌培养，结果表明如果无针鲁尔接头阀的隔膜被严重污染，传统的使用 70%乙醇进行常规消毒（5～7 s）无法有效阻隔微生物的进入，而抗菌剂阻隔帽能够提供高水平防护。

另一项模拟研究是关于无针密封的鲁尔接头装置（Q - Syte, Becton Dickinson 公司，桑迪，犹他州）的。该装置被细菌污染后，先用 70%异丙醇消毒，随后用 0.9%的生理盐水冲洗。该装置使用 70 次后，对使用后的注射器尖端和去污前的接口进行细菌培养，结果阴性。这表明 Q - Syte 无针密封的鲁尔接头装置使用高达 70 次后，仍未增加输液通道被微生物污染的风险[44]。鲁尔接头阀连接器使用浸泡洗必泰（或乙醇）的海绵覆盖分隔膜，而无须医务人员进行人工消毒，可有效预防细菌污染。所有无针接头消毒的体外研究都只使用了少量目前生产的 NC。为了便于对所使用的特定 NC 进行充分消毒，制造商应向临床医生提供体外或体内数据，说明其特定 NC 进行充分消毒所需的条件。

无处不在的止血带可能对患者构成风险，也可能成为病原体如耐甲氧西林金黄色葡萄球菌（methicillin-resistant *Staphylococcus aureus*, MRSA）交叉污染的传播媒介[45]。最常见的病原体是凝固酶阴性葡萄球菌（coagulase-negative staphylococci, CoNS）和金黄色葡萄球菌。手卫生（hand hygiene, HH）不规范被认为是造成污染和病原体传播的一个因素[46]。

从巴基斯坦私立和公立医院采集的 100 个止血带样本中，90%的弹力止血带和 41%的橡胶止血带都含有微生物。公立医院止血带检出 MRSA 的比例为 18.2%，私立医院为 16.6%，再次揭示了病原体传播给患者的潜在风险，可导致定植或感染[47]。基于采血人员操作时的个体差异，止血带从单个患者的使用到使用后的处理方法差别很大。考虑到多重耐药菌（multidrug-resistant organisms, MDRO，如社区获得性 MRSA、产超广谱 β-内酰胺酶病原体和碳青霉烯耐药菌）普遍存在，建议每次使用止血带后丢弃。

水蛭

水蛭作为一次性诊断放血针头具有非常强的吸引力，再次成为外科医生修复部分微血管的专业医疗“设备”（如对移植皮瓣静脉淤血的抢救）[48]。然而，与本章讨论的其他进展一样，水蛭亦有造成感染的风险[49]。嗜水气单胞菌是水蛭的正常肠道菌，使用水蛭进行显微外科手术时，可引起 2.4%～20.0%的伤口感染[50-52]。气单胞菌属脑膜炎也与水蛭疗法相关[53]。

为减少水蛭的感染性并发症，曾尝试对水蛭的肠道进行消毒，但并未成功[54]。一些研究人员认为，用装满自来水的水族箱饲养水蛭，可能有助于解决气单胞菌属感染的难题[55]。水蛭疗法后伤口感染最常见的病原菌是嗜水气单胞菌，故环丙沙星（ciprofloxacin, Cp）可用作预防性抗菌药物。接受预防性 Cp 治疗的患者伤口分离到的气单胞菌属已有对 Cp 耐药的报道。

自 2011 年以来，报道了 7 名来自美国、加拿大和法国的患者在水蛭疗法后出现 Cp 耐药（CpR）嗜水气单胞菌菌株感染。Beka 等报道了亚治疗性氟喹诺酮浓度对药用水蛭中嗜水气单胞菌的影响，并得出结论：使用含氟喹诺酮的水蛭治疗可导致治疗后出现 CpR 菌株引起的医院获得性感染。他们进一步建议，供应商应实施氟喹诺酮类药物水平和 CpR 菌株的监测方案，并需要针对水蛭获得性气单胞菌属感染选择合理的抗菌药物[56]。在一家机构中，一名患者在水蛭治疗后出现了高度耐药的嗜水气单胞菌血流感染，随后开发了一项措施来防止进一步的多重耐药感染。该机构制定了一项方案，从每批 50 只水蛭中抽检一只水蛭，并每 30 天重复一次。他们发现，该方案可检测出水蛭体内的耐药菌，并指导抗菌药物的预防性治疗[57]。

黏质沙雷菌感染也与水蛭疗法有关[58]。Grau 等在法国大学医院系统进行了一项全国性调查，评估了预防水蛭疗法所致感染的措施的效果。32 家参与的医院中有 23 家采用水蛭疗法，水蛭大多在药房集中储存。39%的机构对水蛭进行了表面消毒，仅 2 家对储存水进行了抗菌处理。仅 39.1%的病例的水蛭批号可溯源。只有 5 家中心采用了预防性抗菌药物治疗，包括喹诺酮类[2]、磺胺甲噁唑/甲氧苄氨嘧啶[2]或者阿莫西林/克拉维酸[1]。各项预防水蛭疗法感染或 Cp 耐药菌株感染的措施的效果并不一致[59]。

了解水蛭污染的根源(肠道菌群和环境菌)有助于感染控制和抗菌药物的预防性使用。

心导管介入术

心导管介入术可导致严重的局部和全身性感染，尤其是误用污染的器械或无效的消毒剂后，或心导管实验室操作过程中因技术上的原因发生中断时。主要病原菌是葡萄球菌和革兰阴性菌。

高达 50%的患者在心导管介入术后 24 h 内体温升高>1℃(1.8℉)。但发热常归因于心血管造影剂的使用而非感染。事实上，在大量的评估心导管介入术并发症的研究中，很少有细菌性心内膜炎的报道，个别情况可能是由于最初的并发感染未被发现。

一项针对 1991 年至 1998 年间 22 000 多例接受非手术侵入性冠状动脉操作的患者的研究发现，术后 1.7 日(中位时间)血流感染的发生率为 0.11%；在超过 4 000 例接受冠状动脉介入治疗的患者中，细菌感染发生率为 0.64%，感染性并发症发生率为 0.24%[60,61]。然而，在 147 例接受复杂的经皮冠状动脉介入术(percutaneous coronary interventions，PCI)的患者中，术后立即进行血培养的阳性率为 18%，术后 12 h 的血培养阳性率为 12%[62]。

一些研究对于一过性血流感染进行了调查，分析了血管内导管培养或导管被移除时残存血血培养结果。分离到的菌株可能是导管外部或插入部位的污染菌，因此血流感染的发生率并不高。一项旨在评估从远离导管插入部位的静脉采用标准采血流程采取血标本的研究[63]显示，106 例患者(其中大多数患有瓣膜性心脏病)在心导管插入时采用这种方式进行静脉采血培养，未检出细菌。对心导管插入时导管放置在心脏或主动脉的 38 个样本进行采血培养，3 个样本培养出类白喉菌或需氧链球菌。研究人员得出结论，导管接头被正常皮肤菌群污染导致血流感染的发生率被高估。肺过滤机制去除微生物也可能部分解释了从远端静脉所采的血标本中未能分离到微生物。无论如何，很明显一些导管插入部位发生了污染。

冠状动脉支架植入术是常规手术，但与其相关的感染报道却很少。一旦发生，感染的发病率和死亡率都很高(表 44.2)。支架一旦放置就无法移除，除非极少数情况下，通过动脉内膜切除术来移除支架。因此，明确支架感染的危险因素至关重要[64-72]。

表 44.2 已发表的冠状动脉支架感染病例报道

年龄(岁)/性别	支架类型	症状	植入支架后出现症状的时间	血管;并发症	诊断工具	检出微生物	治疗	结局
66/女	Palmaz - Schatz 支架	发热	4 周	RCA;脓肿，心包积脓	TEE	金黄色葡萄球菌	静脉注射(IV)抗菌药物，移除支架	死亡
49/男	Palmaz - Schatz 支架	发热	1 周	LAD;假性动脉瘤	冠状动脉造影	铜绿假单胞菌	静脉注射抗菌药物，手术	死亡
54/男	AVE(柔软冠脉)微支架	AMI、发热	4 日	LAD;血管被破坏	无	金黄色葡萄球菌	无	死亡
67/男	未标明	发热、胸痛、AMI	4 日	LCX;脓肿	CT	金黄色葡萄球菌	静脉注射抗菌药物	存活
72/男	NIR(近红外光谱)	发热、胸痛	18 日	LAD;假性动脉瘤	冠状动脉造影	金黄色葡萄球菌	静脉注射抗菌药物，清创，移除部分支架	存活
55/男	Jostent Flex 支架	发热、胸痛	14 日	RCA;心包炎	TEE	CNRS，念珠菌属	静脉注射抗菌药物及抗真菌药物，移除支架	存活
53/男	Jomed 覆膜支架	发热	2 日	静脉移植;脓肿	TTE，TEE	金黄色葡萄球菌	静脉注射抗菌药物，脓肿引流	死亡
56/男	Cyher Sirolimus 涂层支架	发热	4 日	LAD;真菌性动脉瘤	冠状动脉造影	金黄色葡萄球菌	静脉注射抗菌药物	存活
80/男	Jomed 肝素涂层支架	发热、寒战	5 日	LAD	CT	金黄色葡萄球菌	静脉注射抗菌药物	存活

续 表

年龄(岁)/性别	支架类型	症状	植入支架后出现症状的时间	血管;并发症	诊断工具	检出微生物	治疗	结局
50/男	药物涂层支架(drug-eluting stent, DES)	发热、寒战、胸痛、气短	7日	LAD 急 RCA	CABG	MRSA	抗菌药物	存活(继发血栓形成)
52	DES	低热	5日	RCA	CT	MRSA	抗菌药物、手术移除支架	存活
66	DES	低热	1年	RCA	PET/CT	铜绿假单胞菌	抗菌药物、手术移除支架	存活
62	紫杉醇涂层支架	不稳定型心绞痛、发热	3年	LAD	手术	MRSA	抗菌药物、手术	存活

AMI,急性心肌梗死;CABG,冠状动脉搭桥术;CNRS,耐苯唑西林凝固酶阴性葡萄球菌;CT,计算机体层成像;IV,静脉注射;LAD,左冠状动脉前降支;LCX,左回旋冠状动脉;MRSA,耐甲氧西林金黄色葡萄球菌;RCA,右冠状动脉;TEE,经食道超声心动图;TTE,经胸超声心动图。
经允许,引自:Jarvis W, Murphy C, Hall K, et al. Health care-associated bloodstream infections associated with negative- or positive-pressure or displacement mechanical valve needleless connectors. Clin Infect Dis. 2009, 49: 1821 - 1827。

回顾性和前瞻性研究已经阐明了经皮冠状动脉介入术相关血流感染发生的各种危险因素,包括血管通路困难、多次皮肤穿刺、同一血管穿刺部位反复置管、手术时间长、使用多个经皮冠状动脉腔内血管成形术(percutaneous transluminal coronary angioplasty, PTCA)的气囊、动脉鞘延迟移除、合并充血性心脏衰竭,以及患者年龄>60岁[60,61,73]。应该重点关注非患者因素,如经皮腔内血管成形术后及时拔除动脉鞘,以降低心导管实验室的院内感染发生率。此外,严格执行无菌技术与规范,并把心导管介入术作为一种外科手术进行管理,导管相关感染发生率很低。美国心血管造影和介入学会(Society for Cardiovascular Angiography and Interventions, SCAI)实验室性能标准委员会针对越来越多将导管室作为器械植入的介入室治疗状况,发布了有关指南[74]。该指南分为患者、实验室工作人员和实验室环境几个部分。2012 年发布并于 2021 年更新的标准,讨论了在心导管实验室进行介入手术的感染控制和无菌技术操作等问题[75]。该学会还发表了一份文件,告知医务人员 COVID - 19 大流行期间在心导管实验室进行操作时应采取的防护措施。美国心脏病学会(American College of Cardiology, ACC)介入委员会和 SCAI 的联合声明讨论了 COVID - 19 大流行期间对导管实验室人员的担忧[76]。

留置动脉导管

需要监测血压或反复监测血气分析的患者,经常会留置动脉导管。虽然对患者至关重要,也避免了反复动脉穿刺造成的潜在损伤,但同样也为微生物持续入侵血流提供了条件。研究显示,动脉导管微生物定植发生率和感染发生率取决于所使用的导管末端培养技术。动脉导管微生物定植发生率从 27%(49 例次/1 000 导管日)到 4%(11.7 例次/1 000 导管日)不等[77-79]。Maki 等回顾了已发表的 200 项针对成人的研究,分析了各种类型血管内装置相关感染的绝对和相对风险,发现动脉导管相关血流感染率较低。对研究人群中所使用的每个设备都进行了前瞻性评估,以寻找相关感染的证据,并基于微生物学标准来定义设备相关血流感染。用于血流动力学监测的动脉导管相关血流感染发生率为 0.8%(1.7 例次/1 000 导管日)[79]。虽然并不总是对微生物来源进行评估,但没有证据证实与患者的疾病有直接关联,桡动脉(相较于脐导管)的细菌定植发生率可能与留置导管时间较长(>4 天)有关[80]。置管部位存在炎症以及使用切开法置入导管似乎也会增加感染的风险[81,82]。一项对外科 ICU 95 例患者(130 根导管)的前瞻性研究发现,动脉插管相关败血症的发生风险为 4%,该病区 12%的败血症是由动脉导管引起的[83]。这些血流感染由革兰阴性杆菌、肠球菌属或念珠菌属引起。许多外科 ICU 有定期更换血管内导管的规定,然而,很少有数据支持这种做法。研究人员发现,定期更换动脉导管可能会增加血流感染的风险[84]。

理论上,似乎股动脉导管比桡动脉导管的感染风险大。Lorente 等所做的一项研究试图回答这个问题[85],对所有在外科 ICU 连续住院超过 3 年的患者(2 018 例患者,2 049 根动脉导管)进行前瞻性观察性研究。多因素分析显示,股动脉导管相关感染率明显高于桡动脉导管(OR=1.5;95% CI=1.10~2.1)。中心静脉导管相关血流感染的发生率也较高(股静脉 1.92 例次/1 000 导管日 *vs.* 桡静脉 0.25 例次/1 000 导管日)(OR=1.9;95% CI=1.15~3.4)[58,69,70]。其他研究者比较了 705 例股动脉置管与 838 例桡动脉置管患者,亦发现股动脉置管有更高的感染趋势(4.13 例次/1 000 导管日 *vs.* 3.36 例次/1 000 导管日,*P*=0.72)。研究人员还发现,与桡动脉置管相比,股动脉置管的革兰阴性菌感染率更高(16 例,61.5% *vs.* 7 例,28%;OR=2.586;95% CI=1.051~6.363)[86]。股动脉导管的细菌定植要比桡动脉导管的更常见(OR=5.08;95% CI=0.85~30.3;*P*=0.075),手术室或急诊科置管的细菌定植风险显著高于 ICU 置管(OR=4.45;95%

CI=1.42～13.9；P=0.01)[87]。同样，随着 ICU 入住时间延长和导管使用天数增加，感染发生率随之升高[88,89]。

有趣的是，以前调查动脉导管感染率的研究并没有发现桡动脉、腋动脉、股动脉置管处感染率及导管相关血流感染发生率有差异[90]。

关于动脉导管置入部位的国家指南推荐：成人首选桡动脉、肱动脉或足背动脉，其次是股动脉或腋动脉，以减少感染发生。儿童不建议选择肱动脉[91]。

除了选择最佳的置入点以降低感染风险外，还应严格遵守无菌技术。Rijnders 等研究了导管末端细菌定植率：研究组插入导管时使用最大无菌屏障进行防护，即医务人员戴无菌手套和穿无菌手术衣、戴口罩和帽子，使用大的无菌单，用 0.5%氯己定(洗必泰)、70%乙醇消毒皮肤；标准护理组做好手卫生，戴无菌手套，用 0.5%氯己定(洗必泰)、70%乙醇消毒皮肤；两组动脉导管尖端细菌定植率无差异[92]。然而，类似的置入中心静脉导管的研究明确表明，最大限度地做好感染控制防护措施的获益可能取决于置管操作者(例如，经验越少的置管者获益越多)。

目前的建议是外周动脉置管时至少要戴帽子、口罩、无菌手套，铺一块小的无菌洞巾。在腋动脉或股动脉部位置管时，应使用最大无菌屏障的防护措施。有临床指征时，应更换导管；不再需要留置导管时应及时拔除[91]。动脉导管经常用于血液采样，因此，降低感染率的关键是操作过程中保护好导管末端[93]。

O'Horo 等对文献进行了荟萃分析，以更好地了解动脉导管感染。研究者纳入了报道用于危重疾病或术后监测的动脉导管 CR-BSI 感染率的研究。CR-BSI 的定义为在有全身败血症症状的患者中，从动脉导管和外周血采集的血培养阳性且微生物相同。在 49 项符合入组标准的研究中，30 841 根导管中发现了 222 例动脉导管相关血流感染，发病率为 0.96/1 000 导管日。与仅怀疑动脉导管为导管相关血流感染来源的研究(0.70/1 000 导管日)相比，所有导管均培养的研究亚组(1.26/1 000 导管日)的感染率明显更高。早期研究发现，与桡动脉置管相比，股动脉置管感染的可能性明显更高(OR=1.93；95% CI=1.32～2.84；P=0.001)。研究人员得出结论，动脉导管是导管相关血流感染的一个未被充分认识的原因，使用桡动脉而不是股动脉置管可以降低动脉导管相关血流感染的风险，应该考虑使用应用于预防中心静脉导管相关血流感染的措施[94]。

也有调查研究新生儿动脉导管的感染并发症。在不同的医疗中心，留置脐动脉导管的细菌定植率为 6%～60%不等[95-98]。低出生体重新生儿如果使用抗菌药物超过 10 天，发生脐动脉导管相关血流感染的风险增加[99]。然而，出乎意料的是，导管的留置时间并未增加细菌定植的发生率，这表明在细菌大量定植的区域无法通过局部或全身使用抗菌药物达到完全杀灭细菌的效果，导管通过脐带残端插入后立即或很快就被污染了。事实上，通常可从患者脐带和导管中分离出相同的细菌。最常见的病原菌是葡萄球菌、链球菌和革兰阴性杆菌，尤其是假单胞菌属、变形杆菌属、大肠埃希菌和克雷伯菌属。由于大多数研究中脓毒症的发生率很低，因此脐导管细菌定植的临床意义难以评估。然而，当从新生儿脐插管中连续采血进行前瞻性血培养时，可检测到一过性导管相关血流感染。在一项对临时(2～4 h)插入脐导管换血的前瞻性研究中，研究者记录了换血 4～6 h 后因表皮葡萄球菌(其中一例患者为变形杆菌)而发生的导管污染率为 60%，一过性血流感染发生率为 10%。这项研究表明脐导管插管在插入和拔除时发生血流感染的风险最高[100]。此研究及其他研究发现，全身预防性使用抗菌药物不能降低导管污染率和血流感染发生率。目前，在脐血管插管时，全身预防性使用抗菌药物似乎是无益的，而应该把注意力集中在脐带的准备和护理上。避免使用碘酊以防止对新生儿甲状腺造成潜在影响；尽量避免局部抗菌药物的使用，因其可促进真菌感染和(或)细菌产生耐药性[101]。脐动脉导管其他感染性并发症包括真菌性动脉瘤或假性动脉瘤(伴或不伴腹腔出血)[102-104]。应尽快拔除脐动脉导管，留置时间尽量不要超过 5 天，以避免导管相关血栓形成[91,105]。

对已发表的 200 项前瞻性研究的回顾分析显示，肺动脉导管相关血流感染的发生率为 3.7 例次/1 000 导管日[79]。略高于不含药物的、非隧道式的中心静脉导管相关血流感染的发生率(2.7 例次/1 000 导管日)。肺动脉导管的血流流向增加了与心内膜损伤及大静脉或肺动脉血栓形成有关的右心感染性心内膜炎的额外风险。一项对 55 例患者进行尸检的研究发现，有 7%的患者患有导管相关感染性心内膜炎[106]。多变量分析研究已经明确了一些与肺动脉导管相关的感染危险因素[107]。导管定植风险增加的重大独立预测因素包括：新生儿和低龄儿童、在未使用最大无菌屏障的情况下放置导管、导管放置在颈内静脉(而不是锁骨下静脉)、导管置入点皮肤定植严重，以及置管时间延长，特别是>4 天[107-112]。根据至少一项研究[113]，肺动脉导管的更换频率不需要超过每 7 天一次。塑料套管内的导管已被证明可以降低导管相关血流感染的风险[114]。通过特氟龙(Teflon)导引管插入的肺动脉导管大多数是肝素封管的，可减少微生物的黏附[115]。

传感器

压力监测设备经常用于监测危重患者的心血管压力。疾病预防控制中心(CDC)制定并更新了预防与血管内压力监测设备相关感染的指南[91]。可重复使用传感器已经成为革兰阴性菌血流感染、念珠菌菌血症和透析相关性肝炎等医院感染暴发的来源[116]。应使用一次性而非可重复使用的压力传感器，即使是在繁忙的 ICU 也能安全使用 4 日而无须更换[117]。目前，推荐使用一次性压力传感器组件，并且每 96 h 更换一次，该压力监测系统的所有组件都应该保持无菌[91]。

输血相关感染

输血与菌血症

捐献和输注血制品可以挽救生命。然而，血制品存在被捐献者现有或新出现的病原体污染的风险，或在收集、储存或输注过程中受到污染。输血相关败血症是同种异体输血死亡的首要原因[118]。血制品被细菌污染的主要可能机制是使用不合格的非无菌输血管道和血袋、献血者的皮肤或血液中携带细菌、血液制备或储存期间未进行消毒处理[119]。系统性献血者计划，包括筛查、献血者延迟和隔离方案。血液必须被隔离，直到被检测并显示没有传染性病原体——通过仔细筛选献血者，并进行 HIV、HBV、HCV、西尼罗河病毒（West Nile Virus，WNV）和寨卡病毒核酸检测，对人类嗜 T 淋巴细胞病毒（Human T-Lymphotropic Virus，HTLV）1 型和 2 型，以及巨细胞病毒（cytomegalovirus，CMV）进行抗体检测，已大大降低了输血传播病毒感染的概率[120]。正如预期的那样，尽管有报道称可通过肺移植传播，但尚未报道与输血相关的 SARS-CoV-2 感染病例[121]。

输血相关细菌污染是目前输血传播感染最常见的类型。20 世纪四五十年代首次报道了输血相关败血症病例，能够在 4℃（30℉）生存和生长的嗜冷细菌（如无色杆菌和假单胞菌属）的某些细菌污染了冷藏血液，导致患者发生输血相关休克综合征。此后不久，一些前瞻性微生物学调查研究发现，血库中血液的污染率为 1%～6%[122]，大多数污染菌是正常皮肤菌，推测来源于采血时献血者的皮肤碎屑。通常情况下污染菌浓度极低（与败血症相关的每毫升血液中<100 个微生物）。由于血液的抗菌作用和储存过程中冷藏使微生物长期处于生长停滞状态，这些微生物几乎不太可能在血液储存过程中增殖。回顾性研究结果表明，未见血液中含有的低浓度皮肤菌污染导致输血相关临床感染发生的案例[123]。然而，在极少数情况下，无症状或非特异性胃肠道（gastrointestinal，GI）症状的患者仍可能是血制品细菌污染的来源，特别是小肠结肠炎耶尔森菌污染的红细胞输注。这些污染导致的感染死亡率很高，尤其是在 1～6℃（34～43℉）存储>25 天的血制品。献血者献血时可能患有无症状菌血症。曾有由于血袋在生产过程中受到污染，导致血液成分在收集或处理时被黏质沙雷菌污染，导致感染暴发的案例[124]。

调查人员试图根据 CDC 提供的数据，分析血液成分被细菌污染的危险因素，数据来源于隶属于美国红十字会（American Red Cross，ARC）、AABB（American Association of Blood Banks，以前称美国血库协会）和国防部 1998—2000 年血液项目的血液采集机构和输血服务机构[125]。输血感染定义为输血导致临床感染，从血液成分和受血者血液中培养到相同的细菌，分子分型证明其同源性。共发生 34 例输血感染，其中 9 例死亡。输血相关菌血症的感染率（输血感染例次数/百万单位）如下：单供体血小板输注为 9.98，多供体血小板输注为 10.64，红细胞输注为 0.21；其中致命性感染发生率分别为 1.94、2.22 和 0.13。输注被革兰阴性菌污染的血液成分是患者死亡的高危因素（OR=7.5；95% CI=1.3～64.2）[125]。

法国 BACTHEM 使用配对病例对照研究的方法对输血相关细菌污染状况进行了调查。病例资料来源于 3 年内法国血液机构上报的输血相关不良事件数据库，这些病例疑似出现输血相关的细菌污染。调查期间，共报道了 158 例疑似输血相关细菌污染的病例，研究纳入了 41 例确诊病例和 82 例匹配对照。感染的病原菌中革兰阴性菌占 42%，革兰阳性球菌占 28%，革兰阳性杆菌占 21%，其他病原菌占 9%。输血相关细菌感染总发病率为 6.9（发生例次数/每百万单位），血小板池输注与机采血小板输注的感染风险分别是红细胞输注感染风险的 12 倍以上及 5.5 倍。革兰阴性杆菌占污染细菌的近 50%，且与 6 例死亡病例相关。危险因素包括：患者输注红细胞后发生全血细胞减少症、血小板输注后发生血小板减少症和全血细胞减少症、使用免疫抑制剂治疗、血小板保存期限>1 日、红细胞保存期限>8 日、血液混合物来源于超过 20 个供血者[126]。

向 FDA 报告的输血相关死亡人数多年来没有显著变化。2013 年至 2017 年间，每年平均报告 52 例（41～60 例）输血相关死亡。23 例死亡病例与血制品被污染有关。微小巴贝虫[3]、金黄色葡萄球菌[3]和西尼罗河病毒[3]是导致输血相关死亡的最常见感染微生物[127]。

虽然献血者筛查和检测可减少因输血传播疾病的风险，但无法完全消除。新发病原体或传统检测无法检测到的病原体可能会被遗漏。通过物理去除或灭活技术[例如病原体灭活技术（pathogen reduction technology，PRT）]破坏血液中的脂质膜或核酸以灭菌或减少病原体负荷非常重要。破坏脂质的方法主要针对许多脂质包膜病毒——HIV、HBV、HCV、HTLV、EB 病毒（Epstein-Barr virus，EBV）和 CMV，但不针对非包膜病毒——甲型肝炎病毒（hepatitis A virus，HAV）、戊型肝炎病毒（hepatitis E virus，HEV）和细小病毒 B19。20 世纪 80 年代中期以来已采用这些方法。破坏核酸可阻止许多微生物的正常复制，包括在血液中加入氨基甲苯或核黄素，然后用紫外线（ultraviolet，UV）激活这两种物质，或者用可见光激活亚甲基蓝。该方法特别有效，因为除朊病毒外几乎所有病原体都需要核酸才能繁殖；但红细胞和血小板缺乏细胞核，不需要功能性核酸[128,129]。

PRT 对无症状或新发感染特别有用，通常这种情况目前的血清学检测可能检测不到或目前没有可用的筛查试验，例如基孔肯亚病毒。PRT 解决了超过 95%的现有和新发的对血液供应有影响的病原体；然而检测非常耗时，因其需在分离后应用于每一种不同的血液成分，且增加了血液筛查的成本。幸运的是，目前还未发现病原体灭活后的血浆会引起毒性或不良免疫反应。FDA 的生物制品评估和研究中心正在与研究人员和公司合作，推进 PRT[129,130]。例如，根据 FDA 21 CFR 6060.145，FDA 评估了 INTERCEPT Blood System 用于靶向 DNA 和 RNA 以抑制病原体增殖的使用。该系统利用补骨脂素和 UVA 照射，对核酸进行不可逆交联，阻断病毒、细菌和寄生虫的复制。2018 年 11 月 29 日，FDA 举办了一场题为"安全的血液病原体灭活技术"的研讨会，并于 2019 年 9 月给出了最终建议，以提高输血小板的安全性。指南建议使用 FDA 认可或批准的细菌检测设备、PRT 和血小板储存容器[131]。FDA 允许献血机构对血小板和血浆捐献实施 FDA 批准的 PRT 而非传统检测，以减少某些病原体(如寨卡病毒)[132]。Snyder 等认为应该更加迫切地要求使用 PRT[133]。

然而，对 HIV 抗体和 RNA 检测阴性的 HIV 感染的献血者，PRT 并非 100%有效。虽然献血者所捐献的血液用亚甲基蓝加可见光进行了处理，但接受血小板和血浆输注的患者都感染了 HIV[134]。

2018 年的一起聚集性事件中，来自 3 个州的 4 名患者输注了被发现污染了醋酸不动杆菌-鲍曼不动杆菌复合群和腐生葡萄球菌的单采血小板后出现了脓毒症。1 名患者死亡，1 名被污染的血小板接受过 PRT 处理，2 名原代培养阴性后的快速细菌检测结果也呈阴性，但患者仍因细菌污染而继发脓毒症[135]。

其他灭活细菌的方法尚在研究中，包括使用新型治疗性抗微生物肽(antimicrobial peptides，AMP)作为室温下储存的血小板浓缩液的杀菌剂，以及研究细胞 micro-RNA 在整个血液或血细胞被病原体污染时作为感染早期指标的有效性[136]。

研究人员研发了一种可取代的锚定-连接-效应器(Fangible Ancho-Linker-Effector，FRAE)化合物来破坏 DNA[137]。PRT 可能会继续通过减少或灭活血液制品中的潜在病原体使血液供应更安全，但成本高昂，目前还没有强制要求。

输血与寄生虫血症

有趣的是，曾疟疾盛行的美国于 1951 年宣布摆脱疟疾；然而输血在临床上的广泛应用及疟疾流行国家旅游产业的发展，导致了输血相关疟疾感染的增加。1911 年至 1950 年间，全世界约有 350 例输血相关疟疾感染的报道，而在 1950 年至 1972 年间报道发生的例数超过了 2 000 例[138]。1958 年至 1998 年间，美国有 103 例输血相关疟疾感染的报道[139,140]。2010 年，CDC 共收到了 1 691 例疟疾感染的报告，其中 1 688 例为输入性感染，仅 1 例为输血相关感染；是 1980 年以来疟疾感染数量报告最多的年份[141]。现在，美国每年大约诊断出 2 000 例疟疾病例，绝大多数是自疟疾流行国家的返美人员，包括撒哈拉以南的非洲和南亚[142]。美国目前输血相关疟疾传播依然比较罕见，发生率低于 1 例/100 万输血单位；也就是说，每隔一年大约发生一次。无症状的献血者新近感染或慢性疟疾感染仍然会导致输血相关疟疾感染。大多数(94%)感染与全血或红细胞成分输注有关[141]。

虽然恶性疟原虫是美国疟疾感染最常见的病原体，但是三日疟原虫是全世界输血相关疟疾感染最常见的病原体，占感染总数的将近 50%。间日疟原虫和恶性疟原虫的全球发病率分别居于第二和第三位。这一排序可能反映了一个事实，无症状献血者三日疟原虫感染可以持续多年，间日疟原虫在人体中很难存活超过 3 年，恶性疟原虫很难超过 1 年。因此，无症状三日疟原虫感染难以检测的概率更高，从而成为输血相关感染的来源。

1970 年，美国血库协会采用献血者筛选指南中推荐的预防疟疾传播的方法，但在 1974 年放宽了标准[139,140]。2006 年对《血库和输血服务标准》(*Standards for Blood Banks and Transfusion Services*)进行了第 24 版修订。

为了能在献血前进行快速筛查，研究人员研发了血液寄生虫筛查的分子诊断技术。一个科研团队开发了一种套式疟原虫聚合酶链反应(polymerase chain reaction，PCR)检测技术，可同时检测 5 种人类疟原虫。在加纳使用该技术对无症状患者进行检测，涂片薄膜阳性样本检出率为 78/78(100%)，涂片阴性样本检出率为 19/101(19%)[113]。另一种分子诊断技术(实时 PCR)检测间日疟原虫被用于确认献血者是否为疟原虫感染。在巴西北部收集了 595 个献血者的样本，其中 8 例(1.34%)健康献血者的样本检出间日疟原虫。使用 TaqMan 探针的实时 PCR 技术可检测临床健康献血者是否携带间日疟原虫，证明了血库使用敏感筛查方法进行疟疾检测的必要性[143]。尽管如此，识别可能传播疟疾的献血者，仍很大程度上依赖于献血者访谈中其是否有暴露史。为了降低与疟疾风险延期相关的献血者的损失，2009 年 11 月 16 日，美国 FDA 再次向血制品咨询委员会(Blood Products Advisory Committee，BPAC)征询减少献血者损失的替代策略。FDA 于 2020 年 4 月更新了指南，由于 COVID-19 大流行而出现血液供应短缺，该指南在没有征询公众意见的情况下生效[144]。

指南修订了献血者历史问卷和延迟献血指导。非疟疾流行国家居民前往或经过 CDC 定义的任何疟疾流行地区后，无论献血者是否采取了疟疾药物预防措施，必须在最后一次离开疟疾流行地区 3 个月后献血，不需 1 年。FDA 声明，如果血液成分会采用 FDA 批准的对恶性疟原虫有效的病原体灭活手段，并且献血者符合所有其他献血者资格，则允许非疟疾流行国家的居民和去过或经过疟疾流行地区的献血者捐献血小板和(或)血浆成分，没有延迟期限。

疟疾流行国家的既往居民在非疟疾流行国家连续居住不满 3 年且前往疟疾流行地区的仍必须延迟 3 年。但是，疟疾流行国家的既往居民在非疟疾流行国家连续居住满 3 年后才返回疟疾流行地区，如果血液成分采用 FDA 批准的病原体灭活方法，则从返回非疟疾流行国家之日起延迟 3 个月。

疟疾流行国家的既往居民在非疟疾流行国家连续居住满 3 年后返回疟疾流行地区的，可以捐献血小板和(或)血浆成分，且无须延迟。因为血小板和白细胞制品也可传播疟疾，该指南适用于所有血液成分制品的献血者。

2014 年，FDA 批准的病原体灭活技术显示可有效减少血浆或血小板中的恶性疟原虫。在疟疾流行地区加纳进行的一项试验中，226 名需要输血的成年人被随机分配到接受核黄素加 UV 光处理组或未接受灭活病原体处理的全血组。核黄素加 UV 处理组输血传播疟疾的发生率显著降低(1/28 *vs.* 8/37)，(4% *vs.* 22%)[145]。

在墨西哥、南美洲和中美洲流行的 Chagas 病（美洲锥虫病）已蔓延到非疫区国家。由于一些感染者在 10～30 年内可能长期存在寄生虫血症而无临床症状，因此血液传播的可能性很高。血液储存 10 日后寄生虫的感染性下降，但是血液存储并非有效预防寄生虫血源性传播的方法；此外，该寄生虫在全血或红细胞 4℃（30℉）储存 21 日后仍可存活。许多南美国家强制性对献血者进行血清学筛查。由于移民和潜伏感染献血者增加，输血相关美洲锥虫病也成为美国血库面临的一个严重问题。20 世纪 90 年代早期，美国约有克鲁斯锥虫感染者 100 000 人[146]。CDC 估计，现在美国感染者约为 300 000 人[147]。2006 年洛杉矶市献血者的样本中，克鲁斯锥虫抗体阳性率为 1/2 000[148]，而在 1998 年该比例仅为 1/7 500[149]。

20 世纪 80 年代中期以来，美国和加拿大已报道了 8 例输血相关美洲锥虫病[150-156]。美国红十字会、加拿大血液服务中心和西班牙红十字会对北美和西班牙输血相关克鲁斯锥虫感染情况进行了评估，并对受血者进行了跟踪调查。发现 1987 年至 2011 年间的 20 例受血者克鲁斯锥虫感染与 18 名血清学阳性的献血者相关，其中 11 例仅通过对受血者的追踪确定。已明确的 11 例传播与全自动机采血小板或全血分离血小板相关，没有通过红细胞或冷冻血液制品传播的案例[157]。

鉴于美国克鲁斯锥虫感染率不断上升，需要灵敏的检测手段防止其通过血液制品进一步传播。2005 年美国 Ortho-Clinical Diagnostics 公司（Raritan，新泽西州）开发了临床试用的酶联免疫吸附分析（enzyme-linked immunosorbent assay，ELISA）用于检测献血者的克鲁斯锥虫抗体。2006 年 8 月至 2007 年 1 月，美国红十字会对该产品进行了评估，共对 148 969 个血液样本进行了克鲁斯锥虫抗体检测，63 个样本检测结果为阳性，其中 32 个样本（约 1/4 655）通过放射免疫沉淀法确证克鲁斯锥虫抗体阳性[158]。2007 年 5 月，法国血液服务中心开始对高危献血者进行克鲁斯锥虫抗体系统筛查。2007 年 5 月至 2008 年 12 月，对 4 637 479 例献血者中的 163 740 例样本进行了筛查，筛查率为 3.5%，克鲁斯锥虫抗体阳性率为 1/32 800[159]。2007 年至 2011 年，纽约血液中心使用 FDA 批准的 ELISA 方法对献血者进行克鲁斯锥虫抗体筛查，阳性率为 0.019%（204/1 066 516）。至少有来自 29 个克鲁斯锥虫抗体阳性献血者的 154 个血液制品被 141 个受血者使用，其中 48 人受血者存活可以进行检测，7 人接受了克鲁斯锥虫抗体筛查，2 人免疫荧光法（immunofluorescence assay，IFA）检测阳性。这 2 个免疫荧光法检测阳性的受血者均接受了一个单位的去白细胞血小板输注，血液来自同一个克鲁斯锥虫病献血者的两次献血（两次单独捐赠）。回顾性分析可以确定这 2 例输血相关克鲁斯锥虫感染病例。自美国国家筛查项目实施以来，报道总例数已增加至 8 例[160]。美国红十字会和血液系统公司的采血机构负责美国约 65%的血液供应，自 2007 年 1 月 29 日起对所有献血者进行克鲁斯锥虫抗体筛查。美国血库协会已建立了基于互联网的锥虫病感染生物预警网络以追踪检测结果，这一监测于 2020 年 2 月 14 日停止[129]，并对数据进行了总结：2007 年至 2019 年间，共报道了 15 999 例初筛阳性的捐献；其中 12 049 例确诊阴性，2 462 例确诊阳性，1 142 例不确定，253 例未行确诊性检测，70 例结果待定，23 例是否行确诊性检测状态未知。

FDA 于 2016 年 11 月发布的一项草案对 2010 年克鲁斯锥虫血清学筛查指南进行更新，于 2017 年完成[161]。更新后的指南，不再推荐“您是否曾患过锥虫病?”这一问题用于对献血者的调查。FDA 已批准了至少 2 种献血者克鲁斯锥虫筛查试验。目前，捐献者必须使用一种获得许可的抗体筛选试验来筛查感染与否。获得许可的克鲁斯锥虫抗体筛选试验反复阳性的献血者必须延期捐献。2016 年最新版指南概述了基于克鲁斯锥虫抗体筛查结果或捐献前筛查问题而推迟的献血者再入算法[162]。同时研究了一种 PRT 的有效性，体外研究表明核黄素加紫外光能灭活克鲁斯锥虫[163]。最后，为降低通过输血或器官移植传播克鲁斯锥虫的风险，并减少不必要的献血者血液浪费，FDA 正在与研究人员合作，以期更好更直接地从感染献血者的血液中检测出克鲁斯锥虫[164]。

弓形虫病也可通过输血传播。一项针对经常输血的地中海贫血患者的前瞻性调查发现，亚临床弓形虫病的发生率与对照组相当，不支持输血可以传播弓形虫病[165]。然而，另一项研究发现，受血者接受患有慢性髓细胞性白血病献血者捐献的白细胞输注治疗急性白血病后感染了弓形虫；对该献血者血清学数据的回顾性分析显示其抗弓形虫抗体滴度升高[166]。弓形虫病可通过输血在动物之间传播；弓形虫在储藏的血液中可存活 50 天；可从弓形虫病患者的血液白膜层中孵育出病原体，这些均可为输血相关弓形虫感染提供支持证据。因为高浓度白细胞输注可传播弓形虫病且所有的白细胞捐献者患有慢性髓细胞性白血病，所以建议不输注患有慢性髓细胞性白血病献血者的全血或白细胞，尤其是免疫功能已严重受损的受血者。尚未有红细胞（red blood cell，RBC）或新鲜冷冻血浆（fresh frozen plasma，FFP）输注导致弓形虫病传播的案例。已有 1 例疑似血小板输注相关弓形虫病传播的报道[167]。

微小巴贝虫病是美国的地方病——在康涅狄格州、马萨诸塞州、新泽西州、纽约州、罗得岛州、明尼苏达州和威斯康星州流行。分歧巴贝虫（*Babesia divergens*）主要是牛的寄生虫，但是欧洲已证实其可导致免疫功能不全患者感染。2011 年 1 月前，美国没有用于报道的巴贝虫感染的标准定义。2011 年，美国的 18 个州和 1 个城市开始推行人类巴贝虫病国家监测，使用了由 CDC 及国家和地区流行病学委员会制定的巴贝虫感染的标准定义。推行人类巴贝虫病国家监测的第一年，卫生部门向 CDC 报告了 1 124 例确诊和疑似病例，其中 7 个州（康涅狄格州、马萨诸塞州、明尼苏达州、新泽西州、纽约州、罗得岛州和威斯康星州）的报道例数占 97%（1 092/1 124），共有 10 例输血相关巴贝虫感染案例[168]。

过去 30 年有超过 100 例输血相关巴贝虫病（transfusion-transmitted *Babesia*, TTB)的病例报道[169,170]。在康涅狄格州巴贝虫流行地区的一群献血者所捐献的血液中，血清反应阳性率为 1.4%，其中超过 50%的人有明显的寄生虫血症[171]。CDC 对 1979 年至 2009 年巴贝虫感染情况进行了汇总，7～10 月为 TTB 感染高峰期。最近的 10 年里报道了 77%的感染病例，提示可能是由于感染率的增高，也可能是由于监测 TTB 体系的完善所致[167,172-174]。事实上，微小巴贝虫感染是美国输血相关传染病最常见的类型。

使用实时 PCR 和间接免疫荧光技术对献血者进行微小巴贝虫实验室筛查可有效预防其传播[175]。然而，目前美国没有获得许可的筛查献血者巴贝虫感染的检测方法[176]。因为既往有巴贝虫病的献血者可长期存在无症状的寄生虫血症，因此禁止既往感染者献血[174,177,178]。核黄素加紫外线能降低微小巴贝虫的全血负荷，从而减少含有被微小巴贝虫感染的红细胞的血液成分通过输血传播巴贝虫病的风险[179]。

内脏利什曼病(visceral leishmaniasis, VL)是整个地中海盆地地区流行的由婴儿利什曼原虫引起的一种人畜共患疾病，存在无症状感染者，因此有通过输血传播的风险。Riera 等用免疫学[免疫印迹和延迟型超敏反应(delayed-type hypersensitivity, DTH)]、寄生虫学方法(培养)和分子生物学方法(巢式 PCR)调查了巴利阿里群岛(马略卡岛、福门特拉岛和米诺卡岛)1 437 名献血者的利什曼原虫感染情况。此外，用过滤器去除白细胞的操作对清除寄生虫的效果可以借助对红细胞单位进行巢式 PCR 来验证。献血者利什曼原虫抗体检测阳性率为 3.1%(44/1 437)。随机检测了来自马略卡岛献血者的 304 个样本，外周血单核细胞(peripheral blood mononuclear cells, PBMNC)中婴儿利什曼原虫 DNA 检测阳性率 5.9%(18/304)，寄生虫培养阳性率为 0.6%(2/304)。其中 73 个样本进行了 DTH 检测，阳性率为 11%(8/73)。共有 18 个样本巢式 PCR 检测阳性，其中 2 个样本血清学反应阳性。这 18 个样本中共有 13 个红细胞样本，外周血单核细胞巢式 PCR 检测阳性，去白细胞后巢式 PCR 检测均为阴性。在巴利阿里群岛的献血者中隐性利什曼原虫感染广为流行，迟发型超敏反应和婴儿利什曼原虫巢式 PCR 技术与血清学检测相比，在检测无症状感染时灵敏度更高。使用去白细胞过滤器似乎可有效去除红细胞单位的寄生虫[180]。

美国陆军已有多例驻伊拉克服役人员感染皮肤利什曼病的报道[181]。因此曾在伊拉克旅行或居住的人离开伊拉克和阿富汗 1 年后方可献血。已开展患有利什曼病的人延期献血的讨论，但该建议在民用血库中尚未常规实施[181]。

随着 PCR 等分子生物学技术的进一步发展和应用，将有更好的设备来高效地鉴定捐献血液中的寄生虫，从而预防输血相关性传播[182]，而这并不造成大量非感染献血者延期或显著增加费用。核黄素加紫外线照射可部分灭活全血中的杜氏利什曼原虫[183]。

血小板输注

血小板

过去的 20 年里，美国血小板的输注量已大大减少。2015 年，美国输注了近 200 万单位血小板(1 983 000)，而 1999 年约为 900 万单位[184,185]。

通常建议血小板室温储存(20～24℃/68～75℉)以延长其在体内的半衰期，所以有必要关注血小板储存期间内在污染及可能的污染物扩散的真实发生率。有意思的是，以往血小板曾一直在 4℃(39℉)储存。1969 年，Murphy 和 Gardner 证实，与储存在 13℃、20℃、37℃(55℉、68℉、99℉)的血小板相比，存储在 22℃(72℉)可改善其在体内的生存能力和功能[186]。这些观察结果导致了目前将血小板在室温下储存长达 5 日的做法。似乎可以合理假设，血小板浓缩液和全血一样在收集时容易被污染，通常为 1%～6%的低水平污染率。此外，与全血相比，血小板浓缩液失去了保护性的抗菌活性，且血小板通常是通过汇集多个献血者的捐献而获得的，增加了污染的风险。尽管这看似不容乐观，但是从血小板浓缩液中分离得到的细菌多为正常皮肤菌群，如极低浓度的表皮葡萄球菌和类白喉菌。即使在经常输注血小板的高度易感人群中，这些污染也未能产生任何有记录的不良反应[187,188]。然而，至少有 1 例革兰阳性菌导致一名年轻女性患者感染性休克的报道。这是一起由牛链球菌污染的血小板捐献继发的败血症病例。该献血者在献血前 2 个月曾进行了结肠镜检查[189]。

尽管血小板输注相关脓毒症很罕见，但与其他成分血输注相比，室温下储存的血小板发生脓毒症及相关死亡风险更高。事实上，血小板输注传播的细菌污染是输血医学中感染性并发症最常见的原因[190]。输血日每个输血单位的细菌残留风险估计约为 1/2 500。两项研究结果显示[191]，接受多个机采血小板输注单位的血液肿瘤患者输注被细菌污染的血单位的风险高达 1/250[192]。据估计，输注 1 单位血小板后发生输血相关细菌感染的死亡风险为 1∶500 000～1∶7 500[126,193]。2017 年，有 5 人因血小板污染而死亡[194,195]。尽管采取了多项干预措施，包括在采集血小板后不早于 24 h 内进行单次培养，但风险仍然存在。报道的血小板输注相关脓毒症发生率从被动监测的 1/100 000 到主动监测的 1/10 000。储存长达 5 日的血小板监测数据表明 95%～100%的血小板输注相关脓毒症和 100%的相关死亡发生于输注第 4 天和第 5 天储存的血小板后[196]。超出可存储时间的血小板的培养显示有大量细菌污染，且大多数事件要么未被医生识别出来，要么没有按照常规被动监测要求向血库报告。因此，血小板输注相关脓毒症发生率约为 1∶10^5[195]。

Benjamin 等利用数学模型估算了机采血小板的污染率。该研究组在早期培养中发现>99.5%未分离出活的需氧菌。估计所有检测到的确认有阳性污染的标本中，高达 19 个含有低浓度的休眠细菌，但未被早期培养方法培养出。他们专门研究了 BacT/ALERT 培养方法[197,198]。Eder 等发现，所使用的单采技术类型是影响单采血小板单位细菌污染量的重要因素。与 Trima(Trima Accel, TerumoBCT)相比,使用 Amicus(Fenwal, Fresenius Kabi 公司)的细菌培养阳性率较高,与报道的单采血小板败血症率显著较高相关。所有与脓毒性输血反应有关的单采血小板成分,培养第 5 天的结果均为假阴性[185]。

受污染的血小板相关感染暴发

尽管细致的血库技术和密闭的血液收集系统的广泛使用,使得血小板输注相对安全,但感染暴发的出现强调了血小板偶发的、严重污染的可能性。第一个暴发是因输注血小板引起的猪霍乱沙门菌感染暴发,导致 7 位受血者发生败血症,对献血者进行追踪后发现其患有临床症状不明显的沙门菌属感染性骨髓炎和间歇性无症状菌血症[199]。这次感染暴发的潜伏期很长,从输入受污染的血小板到出现败血症症状平均间隔 9 天,输血时刚好几个受血者均使用了抗菌药物,故未能及时识别出此感染因输注血小板而起[200]。

第二个暴发是输血导致 2 例阴沟肠杆菌感染引起的败血症[201]。一项调查显示,医院备用的血小板库 20%受到污染。尽管大多为低浓度非致病菌污染,但是 6/258 个培养出大肠埃希菌。这些不寻常污染菌的来源尚未可知。第三个暴发是血液收集后使用了污染的真空管导致沙雷菌属感染暴发[202]。第四个暴发[203],是某大学医院在 34 天内接受血小板输注的 4 名患者发生了聚集性感染,病原菌分别为蜡样芽孢杆菌、铜绿假单胞菌和表皮葡萄球菌。其中发生输血相关假单胞菌属性败血症的患者死亡,其余均存活。调查人员推测暴发原因可能为采血时被污染。此外,这 4 个被污染的血小板单位存放时间明显较长(平均 4.8 天),而 106 个作为随机对照的血小板单位的存放期平均为 3.7 日($P=0.04$)。最近报道了 2 例沙门菌属脓毒症,其中 1 例因血小板输注而死亡的患者,感染原因是献血者在接触宠物蟒蛇后出现无症状感染[133]。

2017 年 8 月,犹他州和加利福尼亚州分别报道了两起与血小板输注相关的细菌性脓毒症。犹他州的两名患者在输注了同一献血者捐赠的血小板后死亡。全基因组测序(whole genome sequencing, WGS)结果显示,1 例患者的血液、1 例患者的血小板袋和献血者皮肤拭子中分离到的产气荚膜梭菌高度相近。加利福尼亚州的一名患者在输血小板后死亡;从患者血液和血小板袋残留物中分离到的肺炎克雷伯菌与非输注血小板单位的使用 WGS 进行匹配。调查显示,血液供应商或医院程序没有差错[204]。2018 年 5～10 月,来自 3 个州的 4 例患者因输注单采血小板而感染醋酸钙不动杆菌-鲍曼不动杆菌复合群和腐生葡萄球菌出现败血症,1 例患者死亡[189]。最后,2018 年 1 名 23 岁的白血病女性因血小板池被黏质沙雷菌污染而死亡[205]。

这些事件突显了血小板污染的可能及污染识别的困难,并揭示从采集到输注血小板整个过程都需严格仔细。如果发生疑似血小板输注相关细菌性败血症(如低血压或高热),应立即停止输注,向医院血库报告,并立即开展调查。血袋及其内容物应送回血库,检查包装是否完好,进行革兰染色和细菌培养。患者应进行血培养。应通知血液供应部门疑似发生细菌污染,以回收和培养同一献血者的血液成分,防止再次发生输血相关感染和死亡。

显然,需要通过更先进的技术来更好地预防和检测血小板的细菌污染,以保证患者安全,并尽可能延长血小板的保质期。为防止血小板输注带来的污染,对其进行快速筛查非常关键。NAT 技术用于筛查细菌很有效,PCR 技术因敏感性和特异性均较高,在细菌筛查方面将发挥越来越重要的作用[206]。尽管有研究发现 PCR 方法的缺陷是其灵敏度过高[207]。

一项研究对 2 个大型血液中心的 7 万多个全血分离血小板样本进行了检测。使用 Pan Genera(Verax Biomedical, 伍斯特,马萨诸塞州)检测所有革兰阳性菌或革兰阴性菌的共享(保守)抗原,污染率为每 10^6 个血小板池中 99 个阳性。该检测是 FDA 明确要求的安全筛查方法,用于去白细胞机采血小板成分输血前 24 h 的检测[208]。一项研究对 3 种不同的快速筛查方法——BactiFlow 流式细胞术(BactiFlow flow cytometry)、潘属检测试验(Pan Genera Detection Assay)和 23S rRNA RT-PCR 进行实验室间比较。在德国 3 个血液中心,发现 BactiFlow 和 23S rRNA RT-PCR 技术在检测血小板浓缩液细菌污染时的灵敏度很高,而潘属检测试验的灵敏度不高,尤其是对革兰阴性菌的检测。实验室间比较显示 BactiFlow 和 23S rRNA RT-PCR 技术准确性也很好(阳性: 12/12;阴性: 8/8),而潘属检测试验在所有阳性样本中仅检出了 4 个。4 个未检出的阳性样品的检测值未达到阳性报道的下限,另外 4 个有较高细菌计数接种样本检测结果为假阴性(2 个大肠埃希菌,1 个肺炎克雷伯菌,1 个金黄色葡萄球菌)。所有的快速筛查方法均未出现假阳性结果[209]。其他研究发现 BactiFlow 或其他流式细胞术可快速灵敏地筛查血小板的细菌污染[210,211]。使用 Amotosalen(光化学处理/紫外线,UV-A)系统进行血小板病原体灭活也可以防止血小板污染菌的传播[212]。

美国血库协会标准自 2004 年开始实施,要求认证机构实施措施来降低血小板制品细菌污染并对污染进行检测[213],该标准于 2012 年进行了修订,要求使用 FDA 批准的检测方法,或经过验证可提供等效灵敏度的方法进行检测[213]。数据显示,标准实施后,输血后败血症已经下降了 70%,死亡人数随之下降。2018 年 11 月 29 日,FDA 举办了一场题为“安全的血液病原体灭活技术”的研讨会,并于 2019 年 9 月给出了最终建议,以提高输血小板的安全性。指南建议使用 FDA 认可或批准的细菌检测设备、PRT 和血小板储存容器。

根据技术使用说明,经 FDA 批准的病原体灭活技术处理后的血小板,无须再进行其他控制血小板细菌污染风险的措施[214,215]。

与输血感染相关的新发和再现病原体

血液采集、处理和输血流程方面新技术的出现和发展,为安全输血提供了保障。无论是献血者(如症状性感染者)或是血制品本身,新发和再现病原体均不容易鉴别,这将对受血者造成威胁[216]。流行性腮腺炎再现,特别是在 18～25 岁的人群中,感染者中 20%无临床症状,50%临床症状不典型。尽管尚未有因输血导致腮腺炎病毒感染的案例,但曾发现腮腺炎病毒血症,因此存在未被识别的无症状病毒血症献血者通过输血将流行性腮腺炎传播给受血者的可能性。美国血库协会的输血传播性疾病(Transfusion-Transmitted Diseases, TTD)委员会及美国 FDA 的代表已经出台了有关预防输血相关流行性腮腺炎的建议[217]。

西尼罗病毒(WNV)是另一种可能导致无症状病毒血症并通过输血传播的病原体。研究者对捐献血液中 WNV 阳性(通过检测 RNA)的 1 436 名献血者进行了访视,结果显示约 26%的感染者有临床症状[218]。虽然自 2003 年以来,美国对所有捐献的血液均使用核酸检测(NAT)方法进行 WNV 筛查,但 2005 年 12 月 FDA 才批准了第一个用于 WNV 筛查的 NAT。生物安全监测网络(Biovigilance Network)收集了美国和加拿大疑似 WNV 感染的献血者的数据(通过 NAT),显示这一潜在感染形势不容乐观;2006 年有意向的献血者中 WNV 筛查检测阳性例数为 340 例,2009 年为 145 例[219],2020 年 7 月 24 日至 2021 年 3 月 24 日为 127 例[220]。

自 2003 年引入混合微池(minipool)NAT 以来,已报道了与 9 名献血者相关的 11 例输血感染 WNV 及相关疾病的案例[221,223]。此外,为更好地识别 WNV 阳性的献血者,发现使用全血替代血浆可提高 NAT WNV 检测的敏感性,但是血清阳性反应监测中有局限性[222-224]。在 WNV 活跃的地区,献血者单人份 NAT(individual-donation NAT, ID-NAT)实施后,未见输血相关 WNV 感染的报道。然而有 1 例粒细胞成分输血导致 WNV 传播的报道,粒细胞成分输血前虽常规进行了传染病检测,但是输血前无法拿到 ID-NAT 结果[225]。最后,一个可能致命的神经侵入性输血相关的 WNV 感染病例与 WNV ID-NAT 未检测到分离的血小板被感染有关。我们推测,可疑的血液是在病毒 RNA 低于 ID-NAT 下限的病毒血症早期采集的。对献血者实施 ID-NAT 并未完全消除与输血相关的 WNV 感染风险。PRT 可能会解决这一问题[226]。

随着疯牛病和变异型克-雅病(variant Creutzfeldt-Jacob disease, vCJD)逐渐被熟知,导致了针对献血者的政策出台,以防止那些在 1980 年至 1996 年间在包括英国在内的某些国家居住 3 年以上或 1980 年 1 月 1 日至今在某些欧洲国家输过血的人献血。迄今为止,已有 4 例通过输血传播 vCJD 感染的案例,献血者后来也发展为 vCJD[183]。英国血液服务中心已采取多项措施以降低 vCJD 通过血液、血浆和组织制品传播的风险[227]。虽然 vCJD 主要是因食用了被感染的牛肉和牛肉制品而得,但英国(the United Kingdom, UK)有 4 人在接受了 3 名后来出现 vCJD 的捐献者的红细胞后感染了 vCJD。且其中 3 名受血者后来均患上了 vCJD,出现典型的 vCJD 症状并死于该病。第 4 人死于一种不相关的疾病,但有感染证据。

FDA、CDC 和国立卫生研究院(National Institutes of Health, NIH)在全球范围内尚未发现接受血浆源性凝血因子(包括 pdFⅧ)治疗的患者发生 vCJD 的报道。其中包括接受了大量由 UK 血浆捐献制造的凝血因子产品的患者[228]。

2020 年 8 月,FDA 更新了 2016 年版的建议,旨在降低血液和血液成分传播 CJD 和 vCJD 的可能风险,放宽了对可能有 CJD 和 vCJD 风险的献血者的限制。修改或删除了筛查献血者可能暴露于牛海绵状脑病的地理风险的建议,包括位于欧洲的美国军事基地的时间,在某些 vCJD 高风险国家接受输血,以及医源性 CJD 的危险因素(例如,服用尸源性垂体人生长激素的病史、血缘亲属患有 CJD、或注射牛胰岛素的病史)[229]。

其他病毒如人类疱疹病毒 8 型(human herpesvirus 8, HHV-8)、细小病毒 B19、甲型和戊型肝炎病毒,或任何入血后有无症状期的病毒,都有通过血制品传播的风险。其他新发虫媒病毒疾病,如可能发生在白纹伊蚊地区的登革热和基孔肯亚出血热,同样有通过输血传播的风险[230,231]。

白蛋白输注

由于对产品生产过程有信心以及极低的白蛋白输液反应发生率,大多数医生认为人血清白蛋白产品非常安全。然而,多年前在美国全国范围内暴发的白蛋白输注相关的洋葱伯克霍尔德菌感染的败血症强调,任何商业产品,特别是任何血制品,都容易受到污染[232]。除了强调输注血液无形成分相关感染的风险外,值得注意的是,白蛋白输注相关感染暴发显示了检测和评价低频污染商业产品中的几个普遍性问题。

首先,在任何一家医疗机构中,由低频污染商品引起的院内感染都难以与地方问题区分开来。在最初报道的医院,仅仅由于白蛋白使用的数量巨大,白蛋白输注相关感染才浮出水面。其次,由于商业产品通常是批量制备和消毒的,因此,能够追踪可疑的单个批次的分布尤为重要。再次,输注产品的无菌性无法从外观确定。尽管洋葱伯克霍尔德菌污染量约为 100 CFU/mL,但是受污染的白蛋白仍是完全清澈的。最后,目前用于产品质量控制的抽样方案,就低频污染商品来说,可能会漏掉污染物,内毒素可逃过终端过滤,目前使用的热原检测法也无法检查到。现在尚未有白蛋白输注相关病毒或克-雅病(CJD)感染的案例。值得注意的是,由于白蛋白水平较低与 COVID-19 患者预后较差相关,因此可对该人群的白蛋白输注进行评估[233]。

麻醉相关感染风险

使用污染器械进行局部麻醉、椎管内麻醉以及使用被污染的麻醉机实施全身麻醉,会导致严重的细菌感染。

麻醉药物

丙泊酚(得普利麻,Fresenius Kabi 公司,苏黎世湖,伊利诺伊州)是一种脂溶性麻醉药物。按照美国药典标准,是一种未抗微生物保存的产品,储存温度为 4～25℃

(40～77℉)(得普利麻注射剂,2017年包装说明书)。丙泊酚作为一种脂溶性药物,被微生物污染后有利于微生物生长,因此应关注该药的感染风险。一项回顾了1989年至2014年的全球文献的综述显示,与丙泊酚相关的20次感染暴发影响了144名患者,导致10人死亡;其中11起发生于美国[234]。可能还有未报道或未公布的暴发事件。病原体包括细菌、真菌和HCV/HBV。常见的污染原因包括在多名患者间重复使用同一注射器和安瓿开封后长时间敞露于环境中。研究人员发现,与丙泊酚外源性污染相关的最常见储菌库是注射器或微泵和安瓿。静脉输注的旋塞死区也与一些聚集性感染有关[234]。对术后感染或出现急性发热症状的7起暴发事件的调查显示,感染暴发与接受丙泊酚注射有关。麻醉医生无菌技术不到位导致丙泊酚外源性污染,加之脂溶性药物有利于微生物生长,或者多位患者共用同一注射器[235]是这7起暴发事件的主要原因。

另一家机构中,7名患者因注射被污染的丙泊酚继发全身炎症反应综合征。从已开启的丙泊酚药液、丙泊酚相关设备以及2名患者的血培养中培养出肺炎克雷伯菌和黏质沙雷菌,且分离菌株的基因型相同。调查人员发现了丙泊酚的准备、注射及储存方式有误。再次出现多名患者共用一瓶一次性瓶装丙泊酚[236]。从3名胸外科术后出现脓毒血症患者的呼吸道标本和血培养中分离出了黏质沙雷菌,发现是由受污染的丙泊酚引起的黏质沙雷菌暴发。4个装有丙泊酚的注射器和1个生理盐水冲管液中亦分离到了黏质沙雷菌。脉冲场凝胶电泳(pulsed-field gel electrophoresis, PFGE)发现,来自患者和环境样本的10株分离株中有9株基因型相同。无菌技术不当被认为是其原因[237]。丙泊酚污染也可以引起病毒传播。内华达州拉斯维加斯一所内镜诊所内,2个手术日共有5位患者被确诊为医院获得性HCV感染。准种分析显示,此次HCV感染有两个不同的病毒准种;一位源患者与两个准种都有关联,表明为独立的感染事件。HCV的患者与患者间传播可能是由污染的一次性瓶装麻醉药引起的,据称在麻醉过程中,该瓶药被用于多名患者,且重复使用注射器和(或)针头。一项体外研究显示,丙泊酚乳剂为维持HCV的传染性提供了理想的环境,这就解释了医疗机构麻醉相关丙型肝炎流行暴发的原因[238]。

由于丙泊酚同样可作为一种镇静剂在ICU使用,感控人员必须对丙泊酚相关感染进行持续监测。此外,感控人员也有必要调查丙泊酚的使用方式以确保无菌技术执行到位。合理的做法是确保负责处理本药的医务人员均接受严格培训。由于不含防腐剂或抗菌剂且因其产品特性有利于微生物生长,所以丙泊酚不能多人共用一瓶。美国感染控制和流行病学专业协会(Association for Professional in Infection Control and Epidemiology, APIC)、美国手术室注册护士协会(Association of Operating Room Nurses, AORN)、CDC和南非麻醉师协会已经联合出版了药物管理安全规范准则[239-241]。

外科手术麻醉/镇痛

连续外周神经阻滞(continuous peripheral nerve block, CPNB)是骨科手术术后的有效镇痛方式。然而,这种需要经皮导管输注局麻药的操作也可导致感染。在一项为期1年的多中心研究中,对进行CPNB的择期骨科手术患者进行了前瞻性评估研究,发现28.7%的导管细菌培养阳性,发生局部炎症或感染的危险因素包括:术后ICU监测、导管留置时间>48 h、男性患者及未预防性使用抗菌药物[242,243]。另一项研究评估了211根连续外周神经阻滞导管,发现208根导管中有57%在留置48 h后细菌定植阳性。最常见的病原体为表皮葡萄球菌(71%)、肠球菌属(10%)和克雷伯菌属(4%)。3例疑似出现导管相关一过性血流感染。6周后未发现并发脓毒血症[244]。Bomberg等研究了CPNB术后15天导管相关感染风险的时间依赖性。研究人员评估了2007年至2014年间来自德国区域麻醉网络的44 555例手术患者,并进行了持续的区域麻醉。评估了导管使用时间与无感染导管使用率间的关系。与之前的研究一样,无感染导管使用率随外周和硬膜外导管使用天数的增加而降低。外周导管中,留置第4天为99%,第7天为96%,第15天为73%。硬膜外置管中,第4天为99%,第7天为95%,第15天为73%。31例患者(0.07%)出现严重感染,其中有5例导管最初有轻度至中度感染迹象,但未拔除;全部进展为严重感染。4天后导管感染风险增加最多[245]。与绝大多数医疗器械相关感染一样,留置时间是危险因素之一,病原菌以革兰阳性菌最为多见。

前列腺活检需要穿刺针两次或多次穿过高度污染的直肠进行穿刺,因此很难实施麻醉。Obek等对100名接受经直肠超声引导下前列腺穿刺活检的患者进行了前瞻性评估研究[246]。患者被随机分为前列腺周围神经阻滞组和不麻醉组。神经阻滞组患者高热和住院治疗概率更高;不麻醉组穿刺活检后菌尿症更多见。美国泌尿学会在2012年发表了关于"前列腺活检相关常见并发症的预防和治疗"的白皮书,并在2016年进行了更新。指南讨论了包括感染在内的并发症、预防措施(包括抗菌药物预防以及与感染相关的治疗建议)[247]。

气管插管

气管插管继发血流感染是麻醉的一个潜在风险,血培养分离出来的病原体通常为上呼吸道正常定植的α溶血链球菌、需氧及厌氧的类白喉菌和其他厌氧菌。与损伤小的经口气管插管相比,经鼻气管插管的血流感染发生率更高[248],但两种插管方式均不推荐预防性使用抗菌药物。

长期留置经鼻气管导管(或鼻饲管)发生鼻窦炎的概率为2%～5%,鼻窦炎可能是隐匿性的[249,250]。上颌窦与蝶窦最常受累[195,249],常见病原体包括金黄色葡萄球菌、肠杆菌科、铜绿假单胞菌、嗜血杆菌属、肺炎链球菌和厌氧菌[250]。无菌性或偶发感染性中耳积液在接受气管插管和机械通气的患者中也非常常见[251]。为预防医疗保健相关肺炎的发生,CDC指南建议:接受机械辅助通气的患者选择经口气管插管而非经鼻插管;使用无创机械通气以减少气管插管率并缩短带管时间;呼吸机回路发生故障或有明显污染时应及时更换;尽可能减少机械通气时间,每日进行撤机指征评估,尽早撤机[252];尽可能采取半卧位;使用带气囊的气管导管,或进行声门下吸引[253]。

Greene 等观察了新生儿至 17 岁儿童接受体外循环手术时鼻插管和口插管的情况。与口插管相比,鼻插管是导致纵隔炎(0.7% *vs*. 0.4%)、败血症(1.6% *vs*. 1.3%)和伤口感染(2.3% *vs*. 1.6%)的危险因素。然而,口插管的婴儿比鼻插管的婴儿更容易出现菌血症(1.8% *vs*. 1.2%)。鼻插管的新生儿意外拔管的风险也较低[254]。一个病例报道中总结了与气管插管相关感染的发病率,认为气管插管袖口压力高是气管感染的原因。术后第 9 天,患者出现颈前红肿。咽部 CT 显示气管坏死和脓肿形成。伤口分离出了产气肠杆菌和粪肠球菌[255]。另一个气管插管相关感染的案例为一起胸外科术后铜绿假单胞菌感染的暴发事件。在使用支气管镜气管插管进行单肺通气后,7 名患者痰中检出铜绿假单胞菌。对支气管镜和全自动内镜清洗消毒机进行采样培养,均分离出铜绿假单胞菌。所有菌株经 PFGE 鉴定为同一菌株。核查支气管镜灭菌周期发现支气管镜管理不当。调查发现消毒机的消毒剂槽被污染。在对所有的支气管镜重新消毒,并对清洗消毒机进行改造后,暴发事件结束。使用支气管镜可提高气管插管成功率,尤其是进行单肺通气麻醉时,但与其他侵入性医疗器械一样,必须严格进行消毒处理[256]。

喉罩(laryngeal mask airway, LMA)是在全身麻醉时保持患者气道开放的一种可重复使用装置,由充气硅胶面罩和通常可以重复使用的橡胶连接管组成。由于喉罩上可以出现蛋白质沉积,因此即使消毒后仍能传播病原体(包括朊粒,prion),有研究人员已经量化了喉罩消毒后的蛋白质污染量,发现喉罩消毒后仍有蛋白质沉积,并且随着喉罩使用,蛋白质增多[257-259]。尽管残留的蛋白质沉积物是否会对患者造成危害尚不得而知,但是很明显其可以引起病原菌的传播,但是由于感染在不同医疗机构不同时间散在发作,因此通常难以识别。随着新型材料器械进入市场,制造商有义务告知安全清洗方式,此外感控专业人员应密切关注这些新进展。

由于医务人员在进行气管插管操作时可能会接触到患者口腔及呼吸道分泌物,因此气管插管也会给医务人员带来风险。严重急性呼吸综合征(SARS)就是一种能够致人患病和死亡的传染病。研究表明,进行气管插管操作的医生和护士有更高的发生 SARS 感染的风险[260]。在 SARS 暴发后,加拿大制定了麻醉感染控制指南。指南提出了非 SARS 患者和 SARS 患者的手术室管理规范,以及手术室之外 SARS 患者急诊气管插管管理规范。该指南是在麻醉医生、重症监护医生、感控专业人员以及呼吸治疗师共同商议后制定,为新兴病原体的动态处理提供了一个很好的范例,体现了多学科团队合作、及时应对的价值[261]。

SARS-CoV-2 引起的 COVID-19 大流行期间,美国麻醉医师协会(American Society of Anesthesiologists, ASA)基于 CDC 的指导和以往与其他传染性病原体(SARS-CoV)或中东呼吸综合征冠状病毒(MERS-CoV)的经验以及对雾化动力学的研究提出了建议。该建议包括手卫生指南和使用接触预防、飞沫预防和空气传播预防措施;使用个人防护装备(personal protective equipmengt, PPE),包括使用电动空气净化呼吸器(powered high-level respiratory protection, PAPR),因其可提供高水平的呼吸保护并遮盖面部、头发和颈部,不需要贴合性测试,可反复消毒并重复使用。

https://www.asahq.org/about-asa/newsroom/news-releases/2020/12/asa-and-apsf-joint-statement-on-elective-surgery-and-anesthesia-for-patients-after-covid-19-infection[262-267].

非血管手术相关一过性血流感染

相对非侵入性的有菌定植的黏膜操作后可发生一过性血流感染[268]。这种血流感染通常持续时间不超过 5~15 min,峰值时每毫升血液中可检出 100 个病原体(尽管峰值浓度通常都不高),且大部分感染都无症状。很多研究仅报道了口腔治疗后的血流感染情况[269]。本节讨论了诊断性胃肠道检查、泌尿生殖系统检查和支气管镜检查后相关血流感染;气管插管和侵入性血管操作后发生的血流感染已在本章的前面部分叙述。

胃肠道手术

内镜手术后继发的临床严重感染并不常见。尽管美国每年进行数百万次结肠镜、乙状结肠镜和胃镜检查,但菌血症发生率<0.000 2%。创伤性并发症(如穿孔)或邻近结构损伤(如前列腺损伤)也很少见,但有报道。没有数据表明内镜手术与感染性心内膜炎(infective endocarditis, IE)之间存在因果关系,也没有数据表明内镜手术前预防性使用抗菌药物可以预防 IE。因此,大多数接受内镜手术的患者包括患有瓣膜性心脏病或有关节假体的患者不需要预防性使用抗菌药物。仅建议高危患者在肠道检查前常规预防性使用抗菌药物。

菌血症或细菌感染的高风险手术包括食管狭窄扩张术、内镜硬化治疗、内镜下逆行胰胆管造影术(endoscopic retrograde cholangiopancreatography, ERCP)、内镜超声引导下细针穿刺(endoscopic ultrasound-fine needle aspiration, EUS-FNA)和经皮内镜胃/空肠造口术(percutaneous endoscopic gastrostomy/jejunostomy, PEG/PEJ)及置管[270,271]。大多数需接受 ERCP 的患者都有特定的风险,因为胆管和胰管的阻塞可能导致被污染的注射剂滞留。任何疑似有导管阻塞的 ERCP 患者都应接受预防性抗菌药物治疗[270,271]。

各类胃肠道手术都有术后并发血流感染的报道,包括乙状结肠镜检查、结肠镜检查、钡灌肠、食管镜检查、黏膜肿块活检、食管静脉曲张硬化剂注射治疗、ERCP、肝组织活检、食管扩张术和直肠镜检查。

免疫功能受损(急性白血病)患者和非活动性肠炎患

者进行钡剂灌肠后发生败血症的报道非常少见。此外，一系列的ERCR相关血流感染事件[272-276]，凸显了以下问题：内镜室存在各种污染源，尤其是镜头冲洗装置，即使使用自动清洗机，精密仪器的一些旋钮和许多狭小通道仍难以进行彻底清洗和消毒。由于清洗、干燥不充分，十二指肠镜内腔发生污染导致了8例肺炎克雷伯菌血流感染[277]。

血流感染在接受食管狭窄扩张和食管静脉曲张硬化剂治疗的患者中亦有报道[278-280]。然而，目前内镜下静脉曲张套扎(endoscopic variceal ligation，EVL)很大程度上取代了食管硬化剂治疗。尽管如此，已有许多研究报道了血流感染与EVL相关(1%～25%)[281-286]。

虽然经皮肝脏穿刺活检亦是侵入性操作，但通常不会并发感染。超声引导下穿刺具有定位优势，从而对预防感染起到积极作用。对500名接受超声引导下肝穿刺活检患者进行的前瞻性队列研究未发现感染性并发症[287]。Cervini等回顾了2年的数据以确定超声引导术后的感染发生率，发现感染率很低，但不是零。2006年1月至2007年12月，共进行了13 534例超声引导下的手术。有11例可能和3例非常可能的手术相关感染，总发病率为0.1%(14/13 534)。包括5例脓肿、4例血流感染、4例腹膜炎和1例尿路感染(urinary tract infection，UTI)。超声引导下活检术后感染发生率最高(0.2%，10/5 487)，肝移植活检术后感染发生率最高(1.0%，2/192)[288]。目前认为肝活检没有必要预防性使用抗菌药物[271]。

如果在奶粉配制或者母乳收集、准备和(或)调配的过程发生污染，进行鼻饲或肠内营养可导致婴幼儿发生血流感染、腹泻及喂养不耐受，新生儿尤为明显[289,290]。肠内营养喂养与两种主要感染风险途径有关：奶粉和喂养辅料污染引起的胃肠道感染风险和造口部位的局部伤口感染。美国国家卫生与临床卓越研究所于2012年发表了关于“预防肠内喂养相关感染”的指南[291]。

泌尿外科及妇产科手术器械使用

泌尿系统手术器械的使用与发热、血流感染之间的关联早已被认识多年。各种研究表明，泌尿外科手术相关血流感染发生率为2%～80%[292]，其中术前已经存在泌尿系统感染、行经尿道前列腺电切术(transurethral resection of the prostate，TURP)以及组织切片活检为前列腺炎的患者，并发血流感染的风险最高[293]。Fortin等调查发现7 217例血流感染中有1 510例继发于尿路感染，其中71%与使用泌尿系统手术器械有关[292]。50%～67%发生术后血流感染的患者，术前尿培养与术后血培养检出的病原体一致。剩余33%～50%的患者发生术后血流感染的原因有：隐匿性前列腺炎、正常尿道菌群移位，以及术前术中手术器械或冲洗液发生污染。

一项荟萃分析表明，预防性使用抗菌药物能够降低经尿道前列腺电切术的术后感染率(包括菌血症)[294]。在一项前瞻性研究中，73例接受预防性抗菌药物治疗的TURP患者中，17例出现无症状菌血症(23.2%)。粪肠球菌和铜绿假单胞菌是培养到的最常见致病菌。近期抗菌药物使用情况(OR＝4.34；95% CI＝1.14～16.62；P＝0.032)、留置导尿管(OR＝4.92；CI＝1.13～21.51；P＝0.034)以及恶性组织学结果(OR＝4.90；CI＝1.30～18.46；P＝0.019)与术中血流感染相关。术前尿培养与血培养结果无统计学相关性。研究人员得出结论，尿液可能不是TURP相关菌血症的主要来源，相反，可能是由隐匿性前列腺感染引起的[295]。术前必须对患者的泌尿系统感染进行仔细评估和充分治疗[296]，同时严格消毒手术器械并严格执行无菌操作。此外，子宫内膜活检及绒毛膜取样发生血流感染或者念珠菌菌血症的情况比较少见[297-299]。

肺部操作

患者在接受硬质以及纤维支气管镜(fiberoptic bronchoscopy，FB)操作后有出现发热和血流感染的报道。由于美国心脏协会(American Heart Association，AHA)声明，除既往有容易诱发心脏疾病因素的患者外，纤维支气管镜检查前不建议预防性使用抗菌药物。为了解FB术后菌血症及发热的情况，连续对85名患者分别在术前及术后进行了血培养，所有患者术前均未使用抗菌药物。结果有7名患者(8.2%)纤维支气管镜检查后血培养阳性，其中凝固酶阴性葡萄球菌4名、凝固酶阳性葡萄球菌1名、β溶血链球菌1名、弗劳地枸橼酸杆菌及草绿色链球菌1名。然而，6例考虑为污染；因此，仅1名(1.1%)患者的支气管灌洗液及静脉血培养均检出草绿色链球菌，被认为是真正感染。调查人员同时发现9名(10.5%)患者在接受支气管镜检查后的24 h内出现发热[300]，但除1名患者外，其他均与真正的血流感染无关。

其他操作相关血流感染总结

从刚发表的其他操作相关血流感染的调查研究中得出以下两点结论：① 手术器械使用前均应该进行严格消毒/灭菌；② 手术人员应该严格执行无菌操作。此外，需要设计一项严谨的前瞻性多中心临床研究，来评估手术相关一过性血流感染的发生率及其临床意义，从而确定哪些患者从长远角度来看存在并发脓毒血症或者感染的风险；是否能够明确特定手术的特殊感染风险，从而调整预防措施(比如预防性使用抗菌药物)；确定何种预防方案最为有效。尽管这种研究可能难以实现，但是手术仍会继续，应尽力寻求并实施最合理的对患者有益的措施[301]。应当指出的是，多年来患有心脏瓣膜疾病的牙科患者都接受了经验性的心内膜炎预防治疗[302]，尽管具体方案[303]与机制还不确切[304,305]。美国心脏协会1997年和2007年的指南已经放宽了标准，现在只建议有人工心脏瓣膜或进行人工瓣膜修补的患者在接受牙科手术如牙龈、根尖区操作或口腔黏膜穿刺时，进行感染性心内膜炎预防[306,307]。

其他手术并发感染

放射介入手术

自20世纪80年代中期以来，开始广泛应用经皮影像学引导下置入组织活检穿刺针、导管以及支架进行诊断与治疗[308]。虽然放射介入手术感染并发症(主要是血流感染、器官穿孔及置管部位感染）的发生取决于手术种类、患者自身风险因素，以及手术人员和医院的手术经验，但其感染发生率不比其他更具侵入性的手术高[308]。

放射介入手术要根据患者情况和手术特点决定是否需要预防性使用抗菌药物[309,310]。在一项对发展成脓毒血症的患者调查中发现，ERCP 和经皮肝穿刺胆管引流术（percutaneous transhepatic biliary drainage，PTBD）术后的并发症是导致重症胆管炎的主要原因[311]。经皮肝胆管造影术（percutaneous transhepatic cholangiogram，PTC）由于导管进入胆道系统，因此并发感染比较常见。胆管引流的死亡率约为 2%，脓毒血症和出血是两大致死原因[312]。据估测，在进行肝脏穿刺时胆道系统和脉管系统之间会产生短暂的沟通。在另一项研究中，患者更换经皮穿刺胆管引流管后胆管炎和脓毒血症的发病率分别为 2.1%（n=19/910）和 0.4%（n=4/910）[313]。影像学引导下胃造瘘术相关感染并发症的发生率为 0.3%～2.3%[308,314,315]。经肝动脉化疗栓塞术的感染率较低，但是一旦发生感染，死亡率可高达 50%[316]，需常规预防性使用抗菌药物[317-319]。最后，经颈静脉肝内门体分流术相关感染率可高达 35%[320]，因此会联合使用多种抗菌药物以预防感染[272,317]。

参与介入放射手术的医务人员也存在感染风险。侵入性手术总是存在接触血源性病原体的风险，因此必须正确穿戴个人防护装备。据报道，每年约有 31%的介入手术发生黏膜暴露，44%的介入医生在职业生涯中发生黏膜暴露。0.6%手术后发生经皮损伤；每年有 38%的介入医生发生针刺伤；52%的介入医生在职业生涯中发生过锐器伤[321,322]。

机器人成像（例如，机器人辅助 MRI 引导下的肝脏消融）和无线放射学（例如，用于牙科 MRI 的无线口内线圈）目前已开始应用于临床。需要评估其感染控制措施，以更好地预防医院获得性感染。

腹腔镜手术

腹腔镜手术（laparoscopic surgery，LS），尤其是腹腔镜下胆囊切除术，现在是美国最常见的外科手术之一。与传统手术相比，腹腔镜手术术后恢复快很多。研究人员回顾了 10 万例儿童阑尾切除手术，发现就单纯性无并发症的阑尾炎患儿而言，与开腹阑尾切除术（open appendectomy，OA）相比，腹腔镜下阑尾切除术具有住院时间短及术后并发症少的特点。而对于复杂性阑尾炎手术的患儿，LS 的切口感染率虽然较低，但是术后发生腹腔脓肿的风险更大[323]。研究人员查找 2005 年至 2008 年的美国外科医师学会国家外科质量改进计划数据库后，得出了与之相同的结论[324]。另外，在回顾美国国家住院样本数据库时发现，在穿孔性阑尾炎患儿中，LS 比 OA 的术后并发症与死亡率更低[325]。一项研究比较了 OA 和 LS 的手术部位感染（surgical site infection，SSI），同样发现 LS 组的住院时间较短，浅表切口 SSI 的风险较低，但总 SSI 的风险较高[326]。最后，中国的一个研究团队将 LS 与 OA 进行了前瞻性对比来研究其治疗价值。研究纳入了 220 名患者，发现 OA 的切口感染率更高，LS 组发生 2 例腹腔脓肿，OA 组 9 例（P<0.05）[327]。腹腔镜下胆囊切除术后手术部位感染的发生率也较低[328-330]。

16 项随机对照试验（randomized controlled trials，RCT）的荟萃分析评估了 2000 年至 2014 年期间接受各种结肠 LS 和开腹手术的 5 797 例患者，发现 LS 伤口感染率显著降低（RR＝0.72，95% CI＝0.60～0.88，P＝0.001），腹部脓肿率也显著降低（RR＝0.88，95% CI＝0.62～1.27，P＝0.51）[329]。LS 的总体 SSI 率明显低于开放手术（RR＝0.76，95% CI＝0.64～0.90，P＝0.001）[330]。

与开腹手术相比，腹腔镜下远端胰腺切除术住院时间较短（P＝0.032）。由于胆道通常是无菌的，因此只推荐高危患者预防性使用抗菌药物，比如年龄＞60 岁，或者有胆总管结石、胆道梗阻、近期出现急性胆囊炎或有胆道手术史的患者。在患者风险分级数据没有得出之前，腹腔镜下胆囊切除术预防性抗菌药物使用标准可以参照传统手术方式进行经验性用药[296]。大量研究表明，低感染风险患者 LS 术前没有必要预防性使用抗菌药物[329-338]。

膀胱镜检查

除了与血流感染的风险相关外，膀胱镜检查也是尿路感染（UTI）的重大危险因素。有数例极其相似的由假单胞属①（尤其是洋葱伯克霍尔德菌）引起术后 UTI 暴发的报道，均使用了稀释的水溶性季铵盐化合物对膀胱镜进行消毒。在这些感染暴发事件中，季铵盐化合物作为消毒剂是失效的或实际上已被污染[339]。

尽管从 20 世纪 70 年代开始，使用稀释的水溶性季铵盐化合物消毒会导致感染风险增加已经众所周知，但是仍有许多医院在继续使用，因而导致许多医院获得性 UTI 和血流感染暴发，偶尔也有医院获得性呼吸道感染及切口感染发生。现在，膀胱镜主要通过自动内镜清洗消毒机进行高水平消毒，采用多种高水平消毒剂包括戊二醛、邻苯二甲醛（ortho-phthalaldehyde，OPA）和过氧乙酸等[340]。

2017 年一项评估膀胱镜检查前预防性抗菌药物预防 UTI 的研究显示，接受和未接受抗菌药物治疗的患者之间没有任何差异[341]。因此，手术器械使用前必须进行彻底清洗和严格消毒，以降低膀胱镜手术后医院获得性泌尿系统感染的风险。

输尿管支架

输尿管支架是进行上尿路引流的必要手段，但同时也存在包括感染在内的致病风险。泌尿系统支架从 1978 年开始使用，到现在已经有能够更好地防止包覆物形成和抗感染的软质生物材料支架。频繁接触尿液、尿液晶体沉积、支架上形成细菌生物膜都很常见，少量细菌即可以迅速利用外来物质进行繁殖。Chew 和 Denstedt 研究了新型支架材料、涂层及其他创新产品的潜在临床应用

① 原文为 *Pseudomonas spp.*（假单胞属），实际应为 *Burkholderia spp.*（伯克霍尔德属）——译者注

价值，比如药物涂层支架[342]。他们进行了体外及动物模型实验，结果表明二氯苯氧氯酚涂层支架确实能够有效抑制细菌生长[343,344]。相反，Mendez - Probst 等对 20 名分别使用二氯苯氧氯酚涂层支架或无涂层支架的患者进行前瞻性研究(但对照组接受了 3 天预防性左氧氟沙星治疗)，发现二氯苯氧氯酚涂层输尿管支架并不能防止细菌黏附、生物膜及包覆物形成[345]。另一个研究小组对长期留置支架患者(8 名)进行了调查，发现与对照组相比，使用二氯苯氧氯酚涂层支架的患者抗菌药物使用及感染症状都显著减少(每组留置时间为 3 个月)[346]。一项细菌学研究发现，留置 J 型输尿管支架非常容易引起菌尿症和细菌定植，导致泌尿系统感染，但是尿培养阳性率却可能很低，所以即使培养结果为阴性也不能排除支架细菌定植。最常分离到的细菌为大肠埃希菌、肠球菌属、葡萄球菌属、假单胞菌属以及念珠菌属，同时支架上培养到的细菌较留置前培养到的细菌耐药性更强[347,348]。

2008 年 8 月至 2011 年 1 月，Altuna 等试图确定输尿管支架成人感染率或无症状菌尿率，以及与 UTI 相关的合并症因素。60 例患者接受监测，直到取出支架——中位时间为 111 天。11 例患者(18%)发生 UTI。最常见的危险因素是支架使用时间、糖尿病和慢性肾脏疾病[349]。

一项特殊的研究调查了泌尿系统微生物菌群和宿主因素如何影响输尿管支架的细菌定植和包覆物[350]。采用 16S rRNA 基因测序和扫描电镜对 241 例患者的尿液和支架微生物菌群进行了分析。抗菌药物暴露和支架放置方法与微生物菌群无关。患者的合并症和年龄与微生物菌群相关。支架微生物菌群似乎来自患者特异性的尿微生物黏附。研究者认为，患者的尿液不能代表支架包覆物或微生物菌群。然而，与其他研究一样，这似乎也表明，在预防支架包覆物方面，早期移除支架最为重要[350]。对于新型医疗器材和新型材料，必须调整并加强监测力度，才能准确判断可能出现的新的感染机制及传播方式，并了解这些患者的尿液培养结果的意义。

支气管镜及消化内镜检查

美国每年约有 1 800 万例消化内镜手术[351]及百万例支气管镜检查[352]。不过根据既往数据看，内镜检查相关感染发生率约为 1/180 万[353]。Vaidya 等 2017 年的一篇综述中描述了支气管镜包括超声引导下经支气管针抽吸后的感染性并发症和风险，与内镜清洗消毒过程无关[354]。内镜检查相关的感染暴发时有发生，并非所有感染暴发都能被发现和(或)报道。由于不常规进行送检培养，所以结肠镜检查后继发的感染尤其难以识别。然而，一些暴发事件凸显了纤维支气管镜清洗不充分而导致肺部感染以及培养结果假阳性的问题[355,356]。

尤其令人担忧的是有报道称聚维酮碘(碘伏)并不能杀灭支气管镜上的结核分枝杆菌[357]。即使经过了高水平消毒，仍然有 3 名患者共用同一根纤维支气管镜后，进行标本采样，均分离到了人结核分枝杆菌，但是仅第 1 位患者确诊为肺结核。尽管医院的消毒流程基本符合指南要求，但是消毒之后支气管镜上仍残留有患者组织，说明人工清洗不充分，没有使用医院自动内镜清洗消毒机进行再处理[358]。由于未进行测漏试验从而未发现支气管镜鞘的漏洞，导致消毒不彻底，使患者发生显性或者隐性结核分枝杆菌感染[359]。再次强调，内镜需要进行高水平消毒(如使用戊二醛)和(或)灭菌，尤其在肺结核患者使用之后。

有支气管镜消毒不充分或者损坏造成的假性暴发或感染的报道[360-363]。其中一个感染暴发被认为是活检钳的制造缺陷而致，另一个是由于纤维支气管镜吸引管道与 STERIS SYSTEM 1(STERIS 公司，门托，俄亥俄州)处理器连接错误致使过氧乙酸无法通过纤维支气管镜内腔所致[364,365]。

支气管镜术后感染和隐性感染反映出一系列问题，包括操作不当、设备受损、复杂或难以接触到的组件难以清洗、消毒处理设备无效(因为连接错误或不恰当，以及消毒剂失效)、使用自来水冲洗内镜、存放不恰当(如内镜卷绕)、对国家消毒规范不熟悉。Srinivasan 等进行了一项支气管镜检查者对支气管镜相关感染控制事项以及特殊消毒处理规范重视程度的调查[366]。支气管镜室的主任医师或者主治医师完成了 46 份调查问卷。接受调查者中 65%对国家消毒处理规范不熟悉，39%不知道自己医院所采用的消毒处理程序。此外，支气管镜的某些组件(如反复使用的弹簧吸水阀)如果受到严重的细菌污染(如被难杀灭的分枝杆菌污染)则需进行高压蒸汽灭菌[367]。在 COVID - 19 大流行期间，美国支气管镜和介入肺病学协会发表了一份声明，支持对疑似或确诊感染 COVID - 19 的患者使用一次性支气管镜，以避免 COVID - 19 通过支气管镜传播给其他患者[368]。

支气管镜和消化道内镜手术相关感染及隐性感染是一个持续存在的问题，其总体影响仍有待定义。由于被污染的内镜可导致感染，而病原体来自周围环境或者前一位患者，因此一些医疗机构已经制定了软式内镜有关感染控制指南[369-372]。

尽管有众多不良事件报道，且已经发布指南，但是还有许多医院仍然在执行不达标的内镜消毒程序(表 44.3)[373-377]。由于内镜构造复杂，即使医疗机构完全按照生产商推荐的操作指南进行清洗，也不能保证清洗效果。使用管道镜对 80 所医疗机构的 241 条消化道软式内镜的工作环境及吸引管道进行检查后[378]，发现 47%(38/80)的医疗机构至少有 1 条已消毒备用的内镜内有明显的组织残留，11%(26/241)的内镜管腔有明显刮痕，刮痕处易残留组织碎屑。只有 5.4%(3/56)的医疗机构在 2 台手术之间努力做到了对内镜进行干燥。一项前瞻性研究同样使用管道镜对 24 条使用过的支气管镜进行检查，以评估 3 家机构支气管镜再处理方法的有效性。通过微生物培养和检测蛋白质、血红蛋白和三磷酸腺苷来评估污染情况。人工清洗后，100%的支气管镜有残留物。14 条(58%)完整消毒处理后的支气管镜中有微生物存活，包括丝状真菌、嗜麦芽窄食单胞菌和大肠杆菌/志贺菌。所有支气管镜均有明显异常，包括保留液体或油性残留物；管道内有杂物、划痕，以及插入管和前端损坏。调查人员发现其中 2 家机构(2/3)的清洗消毒方法是不理想的。然而，依照指南，仅人工清洗和高水平消毒仍然无法充分消毒[379]。《*Chest*》杂志的一篇社论概述了 Ofstead 等文章中发现的严重性，并提出了一些改进措施，包括确保严格遵循当前的高水平消毒(high-level disinfection, HLD)做法，遵循美国医疗器械促进协会(Association for the Advancement of Medical Instrumentation, AAMI)指南，并考虑对支气管镜进行高压灭菌或使用一次性内镜[380]。

表 44.3　消毒步骤和无效机制

消毒步骤	步骤目的	无效机制
清洗	降低生物负荷 去除污物：血液、盐	制度不健全 人员培训不到位 消毒剂失效
使用合格的消毒剂	灭活污染微生物活性(展示效能)	消毒剂浓度不够 时间不充分
消毒剂与污染微生物充分接触	杀灭	AER：未使用管道连接器 AER：管道连接器连接错误 镜腔堵塞 镜腔损坏
组织活检钳灭菌	杀灭污染微生物	制度不健全 人员培训不到位
冲洗	去除有毒的化学物质(如戊二醛、过氧化氢)	黏膜损伤(如结肠炎)
防止再污染	防止环境中的微生物污染	自来水冲洗后未使用乙醇冲洗 内镜未吹干 AER 污染 存放内镜的场所发生污染

AER，全自动内镜清洗消毒机。
经允许改编自：Rohr M, Siqueira E, Brant C, et al. Prospective study of bacteremia rate after elastic band ligation and sclerotherapy of esophageal varices in patients with hepatosplenic schistosomiasis. Gastrointest Endosc. 1997,46：321-323。

最后，对 4 家退伍军人医疗中心内镜清洗消毒不当的大型回顾性调查发现，结肠镜和喉镜消毒不充分导致血源性病原体传播的总体风险很低；然而，4 家机构确实存在一些不当的消毒和灭菌措施[373]。

因为使用高效消毒剂需要表面清洁，所以在放入高效消毒剂里浸泡之前需要彻底洗去镜子上所有的黏液、血液和其他生物物质[381]。上述研究显示并不是总能做到的这点，且也不知道能做到的频率。对于更高级别的内镜护理，自动清洗消毒机存在不足[382-385]，甚至有时是内镜污染的来源，特别是铜绿假单胞菌。即使采取了感染控制措施，重大的偶发问题也还是很容易被长期忽视。尽管有明确的指导方案和许多感染暴发的报道，许多医院仍存在内镜消毒水平低下的情况[371,386-390]。使用者应严格遵守制造商推荐的消毒说明，但同时也要意识到，即使做到这一点，清洗槽内定植的细菌可能也无法完全去除。

对内镜相关的感染与隐性感染进行监测非常重要，感染控制专业人员必须对内镜使用者(内镜室所有人员及医生)就本节讨论的问题进行培训；使用者在进行复杂的清洗流程操作时也必须保持警惕，因为稍不留意就会清洗不充分。建议负责清洗和消毒的内镜人员获得该技术的认证。正如 Weber 和 Rutala 所提出的，预防内镜相关感染暴发需要注意以下几点：内镜消毒灭菌之前需要彻底清洗，注意检测消毒剂是否失效或浓度是否达标，内镜的内外表面在消毒剂里充分浸泡，当使用全自动内镜清洗消毒机时要按照厂商说明正确安装和连接管道。消毒后，用无菌水进行冲洗，再用高压气枪吹干；或者用自来水冲洗后用高压气枪吹干再用 70%乙醇冲洗，以防止再污染。消毒后的内镜必须按可防止再次污染的方式储存[349]。最新的指南明确阐述了内镜的高水平消毒步骤、维护及储存方法，同时也强调了遵守具体制度和规程的重要性[349,371-391]。

ERCP 是一种常见的胃肠道内镜手术，美国每年有 35 万～50 万例[392]。胆管炎是 ERCP 的术后并发症，胆管炎的暴发也是由此类手术引起。尽管内镜监测培养呈阴性，但是仍有术后发生细菌性胆管炎感染暴发的报道，病原体多为多重耐药铜绿假单胞菌[393]。其他医源性胆管炎的原因参见“介入放射手术”章节。同时为调查超声内镜(endoscopic ultrasound, EUS)检查的感染风险，对一所门诊内镜中心进行评估，基本未发现感染[394]。进行胰腺囊性病变超声内镜检查之前需要预防性使用抗菌药物[271]。然而，现在有数据表明，有无预防性使用抗菌药物，感染发生率并没有显著差异[370,395]。

ERCP 使用的十二指肠镜是一种特殊的内镜，因其设计复杂，特别难以消毒，即使使用自动清洗消毒机，仍然会存在细菌污染。十二指肠镜抬钳器内部凹槽(elevator recess)通常难以触及清洗，有利于细菌定植，因此很难完全去污。检查污染的十二指肠镜，发现抬钳器内部凹槽上有污染性的生物膜形成。也无法用标准清洗消毒机和 HLD 轻易去除[396,397]。2012 年至 2015 年间，全球至少发现了 25 起由受污染的十二指肠镜引起的不同暴发[398-400]。许多其他感染事件与暴发亦有报道[207-214]。

欧洲 2018 年的一项全国性研究表明，进行 ERCP 的机构中，近 40%有一根或多根患者备用的十二指肠镜，这些十二指肠镜在标准清洗消毒后细菌污染依然常见[401]。此外，过去 10 年中，由于十二指肠镜检查，MDRO 的传播率有所增加，包括与碳青霉烯类耐药菌有关的暴发[398]。

与十二指肠镜相关的 MDRO 暴发的死亡率可能非常高，一项研究发现，1 个月内死亡率＞20%[398,402]，即使根据制造商的指导方案进行了 HLD[396-399,403,404]。更新后的胃肠内镜再处理指南[371]重点介绍了含可移动抬钳器的内镜的再处理，如十二指肠镜及线阵超声内镜。从感染控制的角度来看，其他需要关注的问题是再处理到内镜复用之间的滞后时长、内镜使用耐久性。此更新还纳入了 2015 年 FDA 对十二指肠镜制造商(Fujifilm, Olymbus 和 Pentax)的要求——对在美国临床使用的十二指肠镜类型进行上市后监测。2019 年，FDA 再次开会讨论内镜的清洗和消毒问题。大部分讨论都围绕减少环氧乙烷的使用展开[405]。

2011 年的指南中，区分了内镜再处理相关风险与围手术期(包括给药在内)的相关风险；进行区分的原因是患者 HCV 感染暴发是由不恰当的静脉注射药物和镇静措施导致的[371,390,406]。尽管如此，并未建议常规对内镜进行细菌培养。内镜常见环境微生物检测的质量保证尚未建立，需要进一步研究。

由于消毒不充分和持续被污染的十二指肠内镜造成的感染和死亡率，业界开发了包含抬钳器的一次性内镜和镜帽。Muthusamy 等评估了一种新型的一次性十二指肠镜用于 ERCP 患者的可行性、初步安全性和性能。发现内镜专家能够使用一次性十二指肠镜完成 ERCP。但费用昂贵，必须与 MDRO 病原体相关暴发导致的发病率和死亡率的成本进行比较[407-409]。目前已有可用的一次性内镜[410,411]。相比于组件全为一次性的十二指肠镜，更经济的解决方案可能是使用一次性远端帽及一次性抬钳器来消除细菌污染。目前正在进行几项试验来评估这些一次性远端帽。Forbes 等正计划在加拿大进行一项研究，以评估一次性远端帽的性能。该研究旨在评估十二指肠镜经自动清洗消毒后的持续细菌污染率和 ERCP 成功率，也将评估临床成功率以及其他次要结果[412,413]。

关节腔穿刺和胸腔穿刺

尽管化脓性关节炎多由于微生物血行播散引起，但是个别葡萄球菌关节炎和少数革兰阴性杆菌关节炎可继发于侵入性关节术后，比如一位 72 岁老年女性患者全膝关节置换术后膝关节疼痛，关节镜治疗 2 日后出现关节感染[414]。与门诊关节腔内注射相关的 41 次脓毒性关节炎，被发现是因在制备和给药过程中多次违反标准感染预防措施所导致。这些药品本身应为一次性使用药物，但被用于多名患者[415]。

另一项研究中，单剂量药物被违规用于多名为缓解疼痛接受关节腔内注射的患者后，其中 7 名患者发生脓毒性关节炎或滑囊炎[416]。1987 年，发生了 10 例沙雷菌属化脓性关节炎，事后调查发现为苯扎溴铵消毒剂被污染所致[417]。但总体来说，关节镜术后感染率较低，文献记录为 0.42%[318]。迄今为止，美国骨科医师协会不推荐术前预防性使用抗菌药物[418]。一项回顾性调查研究结果证实了这一观点，研究人员对比了超过 300 例膝关节镜手术，发现预防性使用抗菌药物的患者与未使用者相比，术后感染发生率并没有显著的统计学差异[419]。Kirchhoff 等[420]对关节镜术后感染管理策略进行了回顾性总结。回顾了 2006 年至 2013 年在丹麦进行的 22 370 次关节腔注射或穿刺，包括 14 118 例糖皮质激素注射和 8 252 例关节腔穿刺，发现仅 11 例(0.8%)患者出现脓毒性关节炎。其中，既往存在关节疾病的老年患者风险最高[421]。如严格遵守标准感染控制措施，并按照安全注射做法使用一次性安瓿，关节腔穿刺应该是一项安全的操作。

其他诊断性穿刺，如胸腔穿刺术[422]，也能够导致医疗保健相关感染。这强调所有的侵入性操作都应该严格遵守无菌操作原则，操作人员必须进行适当的手部清洗并戴手套、使用无菌器械、对皮肤进行仔细消毒。尽管穿刺相关感染相对来说发生率较低，说明医院和诊所的医生通常都严格执行了无菌技术，同时也证明了正常机体局部组织的免疫应答能够阻止细菌入侵[423]。但当接受操作的是有机体免疫缺陷的患者或者防御能力减弱的器官组织(如类风湿关节炎)，感染风险将会增加，需要保持警惕。

如进入无菌部位(如关节腔或腹腔)操作时，应尽可能使用可进行高压蒸汽灭菌的器械[424]。

腹腔穿刺

腹腔镜手术和羊膜穿刺术的术后感染并发症很少见，这可能与技术娴熟、器械无菌、机体局部防御机制完善及患者的健康状态有关。实际上，使用戊二醛对腹腔镜进行高水平消毒似乎可替代蒸汽灭菌。对 1 578 例腹腔穿刺患者进行了回顾性研究调查，发现只有 1 例患者因穿刺针误入肠管而导致混合性细菌性腹膜炎[425]。一项对 1978 年 1 月至 2011 年 1 月在 Medline 和 Cochrane 图书馆发表的关于妇科手术预防性抗菌药物使用的文章进行检索分析，得出结论为：建议所有接受腹腔镜下子宫切除术或腹腔镜辅助阴式子宫切除术的女性患者预防性使用抗菌药物。2018 年 ACOG 实践指南推荐按体重给予预防性抗菌药物，术前首次给药并手术开始时再次给药[426]。一项对 2011 年 9 月至 2015 年 5 月在 5 家医院接受子宫切除术的 2 742 例患者的回顾性队列研究显示，与开腹或经阴道子宫切除术相比，腹腔镜下子宫切除术的术后感染发生率最低[427]。对于不与子宫或阴道直接沟通的腹腔镜手术不建议预防性使用抗菌药物[426,428]。

人工授精

人工授精可导致各种传染病的传播，因此必须严格按照标准对捐精者进行筛选[429]。FDA 最终规范了人类细胞、组织、以细胞和组织为基础的产品的供体资格，并要求机构筛查和检测细胞和组织供体的风险因素，以及传染病或疾病相关的临床证据[430]。

如果丈夫是 HIV 感染患者，即使在去除精液中病毒后进行人工授精，仍然可能导致妻子感染 HIV - 1。CDC 不建议使用 HIV 感染男性的精液进行人工授精[431]。这一决议 2017 年被逆转，当时 CDC 发表报道称，如果采用抗逆转录病毒疗法、抗逆转录病毒暴露前预防和精子清洗等降低感染风险的策略，HIV 感染男性通过人工授精将 HIV 病毒传播给 HIV 阴性女性的风险很低[432]。有研究人员对精子洗涤技术的安全性和有效性进行了调查，对于丈夫感染了 HIV 又想要生育孩子的夫妻，将丈夫精子洗涤后进行人工受孕，事后对女方进行 HIV 检测，结果显示 1 036 名女性中 967 名检测结果全部为阴性(其中 7.1%失访)[433]。其他研究也得出了类似结论[434]。然而，印度一家不孕门诊有人工授精后发生 HIV - 1 传播的报道[435]。其他研究也证明了精子清洗的有效性[436]。

眼科检查

进行眼压测量、眼药水滴注和人工眼科检查时，都可能与结膜和角膜发生接触。这些操作可能导致角膜炎和一些其他眼部感染。流行性角结膜炎是最常见的由 8 型腺病毒引起的具有高度传染性的医源性感染[437]。病毒通常都是通过污染源传播，比如消毒不充分的眼压计，被污染的眼药水或者由医务人员的手间接传播。D 型腺病毒在智利引起的流行性角结膜炎，可能是眼科医生将病毒传染给了患者[438]。另一起新生儿重症监护病房的暴发表明，即使是间接眼科检查，也应严格执行消毒措施。发现 23 名新生儿腺病毒检测阳性后，PCR 和基因组测序在每周筛查早产儿视网膜病变时所使用的 2 个间接检眼镜和 2 个手持式镜片上发现腺病毒血清型 3 型的 DNA。调查发现，2 名医务人员从一个新生儿到另一个新生儿，手上或口袋里都拿着设备；观察到不规范的手卫生和手套使用有限[439]。

其他一些病毒性和细菌性眼部感染也是通过这种方式传播。虽然严格进行器械消毒以及执行手卫生能够有效阻止病原体传播，但是一些厂家建议的消毒方式仍然不能保证消毒效果[440]，且持续存在的社区感染暴发，需要有更严格的分诊制度和感染控制方案以限制医院感染传播[441]。一项有趣的模拟实验证明，医生在进行玻璃体注射时戴口罩或模拟过程中不与人交谈，均可使细菌感染的发生率明显降低[442]。

机器人手术

机器人辅助外科手术作为一种微创手术，与传统开放术式相比具有创伤小、出血量少、恢复快、疼痛轻以及切口小的优点。2000 年 Intuitive Surgical 公司的达 · 芬奇外科手术系统于 2000 年 7 月获得 FDA 批准使用。该系统将遥控机械手臂与三维立体实时成像器相结合。然而，机器人手术相关的手术部位感染（SSI）发生率可能远远高于传统开放手术。

对 273 例机器人辅助手术进行回顾性研究，发现其 SSI 率远远高于开放性手术的全国统计数据；前列腺和泌尿生殖系统手术，5.74 *vs.* 0.85；妇产科手术，10 *vs.* 1.72；结肠手术，33.33 *vs.* 5.88；疝修补术，37.50 *vs.* 1.62（机器人辅助手术 SSI 发生率与开放手术 SSI 发生率，每 100 台手术）[443]。相反，一项对一家机构 986 例患者的回顾性研究显示，与开放性手术相比，接受机器人辅助经腹子宫切除术的女性患者的 SSI 率更低[444]。耻骨后前列腺癌根治术机器人辅助手术的 SSI 率明显较低（约为 0.6% *vs.* 4.5%，$P<0.001$）[445]。以下这些不同类型的机器人手术 SSI 发生率较低：包括单侧机器人胆囊切除术[446]、机器人辅助小儿腹腔镜手术[447]、经口机器人咽部切除术、颈部淋巴结清扫术[448]、经放疗无效的机器人辅助前列腺癌根治术[449]、机器人输尿管软镜检查[450]、胆囊切除术[451]、结直肠手术[452]。然而，有 2 例机器人辅助腹腔镜下骶骨阴道固定术后发生骶骨骨髓炎的病例报道[453,454]。机器人辅助外科手术是一项相对较新的技术，随着对该类微创手术操作熟练程度的增加及机器人设备的更新迭代，感染率可以控制得更低[455]。现在已有多个达 · 芬奇系统版本[455]。

本章概述了医疗保健机构中医院获得性感染的众多机会和案例。随着更好地理解该类感染的机制和医务人员以及医疗机构工作流程，通常能够进行干预并降低感染率。现在可采用 WGS 更好地查找病原体并寻找原因；推广使用 PRT 以提供更安全的血制品供应；有更好的诊断工具，如管道镜（borescopes）；也有更多的一次性器械，如一次性支气管镜和内镜；我们还在不断地发明和创造新的、更安全的设备，如用于外科手术的机器人。然而，临床中必须保持警惕，仔细了解新设备和新技术，并对这些技术的使用者进行适当的培训和监控，以避免医院获得性感染的发生或降低医务人员的风险。

第45章

Pamela Bailey • Michael B. Edmond • Michael P. Stevens
(朱庆堂 译;汪邦芳 校)

医疗保健相关感染率的公开报告

Public Reporting of Healthcare-Associated Infection Rates

引言

21世纪初,要求医院公开披露医疗保健相关感染(HAI)率的运动迅速发展。2003年,伊利诺伊州和宾夕法尼亚州成为第一个颁布立法要求报告的州。截至2020年,已有37个州颁布了法律[1]。从2005年开始,医疗保险与医疗补助服务中心(CMS)开始将所有已被认定的原本可以通过循证实践合理预防的临床并发症判定为高成本和高频率的医疗保健事件[2]。后来,在2008年10月,CMS停止了对其中8种病症的治疗报销,其中3种被认为是"绝不能发生事件",5种是"可合理预防的"。在5种"可合理预防"的情况中,有3种属于HAI:中央导管相关血流感染(CLABSI)、导管相关性尿路感染(CA-UTI)和手术部位感染(SSI)[2,3]。该清单定期重新审查和更新,并在2020年继续包括CLABSI、CA-UTI和SSI[3]。

2009年,综合法案(the Omnibus Bill)要求获得预防保健和卫生服务整笔拨款的各州在2010年1月1日前向卫生与公众服务部(HHS)部长提交一份减少HAI的计划[1]。2009年还公布了《预防医疗保健相关感染国家行动计划:消除感染路线图》(*the National Action Plan to Prevent Health Care-Associated Infection: Road Map to Elimination*),该计划分为4个阶段:第一阶段,急症照护医院;第二阶段,透析中心、非住院手术中心,以及增加医务人员的流感疫苗接种;第三阶段,长期护理机构;第四阶段,纳入抗生素管理[4]。该计划概述了医疗保健设施到2013年应达到的目标。

2009年,疾病预防控制中心(CDC)成立了国家医疗保健安全网络(NHSN)[1]。该系统由1970年建立的国家医院感染监测系统演变而来,是美国使用最广泛的HAI跟踪系统,用于跟踪国家在减少HAI方面的进展情况,以及抗菌药物的使用和耐药性、血液安全错误和某些医疗保健过程测量,如医务人员的流感疫苗接种率和感染控制依从率[1]。它允许医院遵守联邦、州或地方的报告规定或质量改进计划[5]。其他计划包括疾病预防控制中心的新发感染计划(该计划有一个HAI社区接口部分,负责开展基于人群的积极监测),以及医疗保健研究与质量局(AHRQ)的医疗成本与利用项目,这是全国最全面的医院数据来源,尤其用于报告艰难梭状芽孢杆菌住院病例[4]。NHSN发布年度报告《国家和州医疗保健相关感染进展报告》(*National and State Healthcare-Associated Infections Progress Report*)。截至2020年3月,NHSN共收到22 253家医疗机构的报告,平均每周约有13家医疗机构注册。其中,6 879家为医院[包括长期急症照护医院(LTACH)、独立康复机构],7 623家为门诊血液透析机构,4 665家为非住院手术中心,3 086家为长期护理机构[6]。

2010年3月,患者保护与平价医疗法案(the Patient Protection and Affordable Care Act)对美国医疗保健进行了改革。除其他许多规定外,该法案还通过"医院获得性病症减少计划"(HACRP)将CMS的支付与HAI报告联系起来,通过减少1%的医疗保险支付来惩罚HAI发生率高的医院[7]。

强制报告HAI和其他医疗质量问题的概念与患者(customer)驱动型医疗保健和以价值为基础的采购模式(旨在控制医疗成本)的出现十分吻合。与通过限制医疗保健供应来控制成本的管理型医疗保健不同,患者驱动型医疗保健试图通过限制对医疗保健的需求来控制成本。实现这一目标的方法是使用医疗储蓄账户,并为患者提供激励措施,鼓励他们参与有关自身健康和医疗保健的决策[8]。因此,患者充分知情是患者驱动型医疗保健的一个不可或缺的特征。最近,出现了基于价值的采购概念。在这种模式下,医疗服务的购买者(即雇主)试图要求医疗服务提供者对成本和质量负责[9]。这与CMS针对HAI发生率的财政激励和惩罚措施相吻合,重点关注医疗质量。

到2015年,医院获得性感染的数量从2010年的145例/1 000人次下降到115例/1 000人次,CLABSI感染率下降了约80%[10]。随着2016年取得的这一进展,HHS制定了新的目标,并在《预防医疗保健相关感染国家行动计划:消除感染路线图》中更新了路线图,又称"HAI行动计划"。这些目标利用了截至2015年的可用数据,为2015年至2020年设定了"雄心勃勃但可以实现"的目标:CLABSI减少50%,CA-UTI减少25%,侵袭性耐甲氧西林金黄色葡萄球菌(MRSA)和医院发病MRSA减少50%,SSI减少30%,艰难梭菌住院率降低30%[4]。

医疗保健相关感染:问题的范围

对于任何公共政策问题,重要的是要估计立法所要解决的问题的影响。据估计,在任何一天,每31名住院患者中就有近1人至少感染1次HAI;2015年,这一比例约为住院患者的3%[1]。这相当于急症照护医院发生了约 687 000 例 HAI，约 72 000 例 HAI 患者在住院期间死亡。2015 年，这一数字比 2011 年下降了 16%[5]。同样，2018 年，估计有 16 万人死于医疗事故(其中 HAI 占很大比例)，比 2016 年的 20.5 万人有所改善[11]。

在成本方面，Zimlichman 及其同事们进行了蒙特卡罗模拟法，预测每例 CLABSI 的费用(以 2012 年美元计)为 45 814 美元(95%CI，30 919～65 245 美元)；其次是呼吸机相关性肺炎(VAP)，费用为 40 144 美元(95%CI，36 286～44 220 美元)；SSI，费用为 20 785 美元(95%CI，18 902～22 667 美元)；艰难梭菌感染，费用为 11 285 美元(95%CI，9 118～13 574 美元)；CA-UTI，费用为 896 美元(95%CI，603～1 185 美元)。5 种主要感染的年度总成本为 98 亿美元(95%CI，83～115 亿美元)，其中 SSI 对总成本的贡献最大(占总成本的 33.7%)，其次是 VAP(31.6%)、CLABSI(18.9%)、艰难梭菌感染(15.4%)和 CA-UTI(<1%)[12]。

2010 年，美国医疗流行病学学会(SHEA)、感染控制与流行病学专业人员协会(APIC)、美国感染病学会(IDSA)和儿科传染病学会(PIDS)联合呼吁消除 HAI[13]。HAI 被认为不是住院的必然结果，而是可以预防的。与会者指出，要消除这一现象，需要广泛采用循证做法、财政激励措施、开展更多研究以弥补知识差距、对现有计划进行适当评估，以及有能力应对新出现的威胁[13]。

必须重点关注可预防的 HAI，因为有些感染是不可预防的。关键问题是，有多大比例的 HAI 可以预防。Umscheid 及其同事进行了一项系统回顾，他们估计约 65%～70%的 CA-UTI 和 CLABSI 以及 55%的 VAP 是可以预防的[2]。

表 45.1 说明了强制报告 HAI 的潜在影响。每年有 8%的美国人住院治疗[14]。根据 2018 年的调查数据(美国人口约 3.27 亿)，如果 5%～10%的住院患者发生 HAI，而其中 10%～70%的 HAI 是可以预防的[15]，我们可以估计，在美国每年受可预防的 HAI 影响的平均人数为 130 867～1 832 138 不等。如果强制报告和披露计划能将 HAI 减少 10%～50%，那么这些计划每年可预防的 HAI 估计为 13 000～916 000 例。

表 45.1 强制报告和公开 HAI 对全国每年的潜在影响

	估计	受影响人数
美国人口(估计值，2018 年)	327 167 439	
每年住院的人口比例	8%	26 173 395
发生 HAI 的住院患者比例	5%～10%	1 308 670～2 617 340
可预防的 HAI 比例	10%～70%	130 867～1 832 138
因强制报告而避免的感染(可预防的 HAI 减少率)	10%～50%	13 087～916 069

HAI，医疗保健相关感染。

强制报告和披露政策所依据的假设

强制报告运动基于 10 项假设(表 45.2)，所有这些假设都必须成立，才能取得完全成功[16]。然而，目前没有什么理由相信所有这些假设都是真实的，正如我们所讨论的那样，对于某些假设，目前还没有数据可以证实或反驳。

表 45.2 强制报告和公开披露 HAI 比率的基本假设

(1) 透明、公开交流信息和问责制是重要的社会价值观
(2) HAI 是可以预防的
(3) 将提供医院感染率的有效数据
(4) 消费者在选择医疗保健时会做出理性的决定
(5) 消费者将了解并使用有关 HAI 感染率的数据
(6) 消费者能够选择就医地点，并愿意更换就医地点
(7) 患者可以使用 HAI 比率的数据做出提高他们自身保健质量的决策
(8) 市场力量将激励医院降低 HAI 发生率
(9) 积极成果将超过意外的消极后果
(10) 医疗保健是一种商品

HAI，医疗保健相关感染。

(1) 透明、公开交流信息和问责制是重要的社会价值观：消费者运动的核心是允许让消费者选择医院和提供高质量医疗服务的机构。消费者权益倡导者认为，消费者目前没有得到有用的数据来对自己的医疗保健做出决定。因此，所有医院应该向消费者公布医疗保健相关感染率。当医院阻止披露信息时，就有可能失去患者的信任，患者会认为医院一定有什么不可告人的秘密。在提供高质量数据的过程中，他们采用透明的方法，向公众展示责任感，尊重公众的知情权。

(2) HAI 是可以预防的：尽管医学文献报道关于如何通过最佳实践和技术进步来预防 HAI 的例子不胜枚举，但可以预防的 HAI 的比例仍不得而知。Umscheid 等的系统综述中，估计有 65%～70%的 CA-UTI 和 CLABSI 以及 55%的 VAP 病例是可以预防的[3]；但这些都是估计数字，可预防的医疗保健相关感染的真实比例还不得而知。

在引入 CLABSI 插管和护理集束化措施后，CLABSI 的减少最初被认为“好得令人难以置信”，但在早期的 HAI 预防工作中得以复制。这些努力改变了人们对伤害和 HAI 的看法。现在即使在没有明显错误的情况下，也有可能大大降低伤害风险[10]。像航空等高可靠性行业那样的系统方法也可应用于医疗保健领域[10]。

总体而言，可预防的 HAI 比例在 35%～55%，这表明即使采用了最佳实践，仍会有感染发生。每个医疗机构都必须采取个性化的患者护理方法，以降低感染率并改善患者的治疗效果[17]。越来越多的人担心，在预防 HAI 的过程中，“低等”和“中等”的结果已被剔除，HAI 表现的差异不再是可预防事件的反映，而是反映了不同机构之间患者病情风险的差异[18]。

尽管许多医院都声称坚持循证实践，例如可预防 HAI 的措施(如中心静脉插入集束化措施)，实施科学表明，实现措施的意图与真正实施这些做法之间存在差异[17]。医院文化对循证医学的真正实施至关重要。安全文化的坚持取决于领导的支持和人的行为[10]。

(3) 将提供医院感染率的有效数据：鉴于监控的复杂性和风险调整的困难性，向消费者提供有效数据并非易事，必须认真关注监测方法。这就要求对 HAI 的病例定义、监控策略和数据来源进行标准化。随着时间的推移，NHSN 的定义也发生了变化。此外，必须对数据进行风险调整，以考虑每家医院提供的疾病严重程度和护理的复杂性。疾病预防控制中心引入了标准化感染比值的概念来进行有意义的医院间比较，减少对不同风险人群的误差担忧，并最终将医院与国家基准进行比较[19]。

不过，对于医院间比较是采用间接标准化数据还是直接标准化数据还存在争议。反对间接标准化的支持者认为，病例组合和人口存在变异；由于每家医院的内部权重(即中心静脉使用率)不同，因此不应采用间接标准化方法进行排名。反对直接标准化的人担心结果频率太低；支持直接标准化的人则指出，比较两组以上的结果是合适的，但在处理少量结果时会出现随机变化。在 2012 年至 2014 年的马里兰州，当使用直接标准化方法而不是间接方法(CMS 目前使用的方法)来调整马里兰州医院的 CLABSI 感染率时，许多医院在所有研究年份中的排名移动了≥3 位。从一个四分位数移动到另一个四分位数的情况也经常发生。在所有研究年份中，一些医院在第 4 个四分位数中进进出出。这对付款产生了重大影响[20]。

第三方对 CLABSI 数据的审查发现，康涅狄格州的漏报率超过了 50%，这与对 NHSN 定义的误解有关。对数据进行更多的衡量或验证至关重要[21,22]。监察长办公室评估了关于多报、少报和裁定等"玩弄"数据的说法进行了评估，并要求 CMS 使用额外的标记来确保数据的有效性[23]。

(4) 消费者在选择医疗保健时会做出理性的决定：换句话说，消费者做出的医疗保健决定是否能使其福利最大化？关于患者如何做出此类决定的研究很少；然而，似乎越是急需治疗，患者就越不可能对去哪里治疗进行合理的、有计划的调查。在发生重大健康危机时，患者会依赖医生、家人和朋友的建议，而且往往需要在相对较短的时间内做出决定。Abraham 及其同事对明尼苏达州 4 家诊所的 467 名患者进行了调查，研究了医疗消费者在选择医疗服务提供者时的重要因素。他们发现，医生和医疗机构的声誉最为重要，后勤和合同问题也很重要。他们发现，很少有调查对象表示正规的高质量信息来源很重要[24]。

一个患者参与的 HAI 研究综述承认，减少 HAI 的战略效果不理想，部分原因在于涉及患者和公众专业知识的研究有限。让公众参与可能会产生创新想法[25]。

(5) 消费者将了解并使用有关 HAI 感染率数据：重要的是要认识到，医疗质量报告是由专家和政策制定者设计的，他们对医疗系统的了解决定了应采用哪些具体指标来衡量质量。总体而言，消费者对医疗质量指标的了解程度较低，而社会经济地位较低的患者对医疗质量指标的了解程度更低。数据经常以 SIR 的形式呈现，消费者无法正确理解[20,26]。自 2012 年起，Leapfrog 集团等机构试图通过对医院进行"分级"(A、B、C、D、F 级)，让患者对此有更直观的认识[11]。医院向 Leapfrog 提交信息属于自愿行为，因此体现了原则 1。报告的数据还可能基于特异或未经测试的方法，导致同一机构的报告的数据出现错误或不一致。这导致了患者选择中的意外后果，包括对医生或医院声誉的无谓伤害或帮助，以及医院资源的误用。有缺陷的报告数据会助长嘲讽和不信任，尤其是在质量衡量方面[27]。

排名取决于所提交数据的清晰度，因为《美国新闻与世界报道》使用的是有限的数据集(而不是 AHRQ 和 https://www.cms.gov/Medicare/Quality-Initiatives-Patient-Assessment-Instruments/HospitalQualityInits/HospitalCompare 使用的 CMS 完整数据集)，这可能会改变排名[22,27]。排名还可能基于不准确的指标，从而导致患者做出错误的选择，并对机构及其声誉造成不利影响[10]。

2016 年，47%的患者认为比较医院的网站会有所帮助，但实际使用过的只有 10%[28]。

一项研究中，随机让患者通过 CMS 医院比较网站或按照"新方法"格式化的数据查看 HAI 数据，结果显示，使用新方法的参与者有 56%的时间能够成功比较医院，而对照组只有 32%的时间能够成功比较医院($P=0.000\,2$)。作者指出，CMS"医院比较"网站要求了解费率和比率，而 55%的美国人只有基本或低于基本的定量读写能力，无法解读这些数字，因此这些结果在他们的意料之中[28]。CMS 的数据展示方式存在局限性；审查发现，它缺乏清晰的语言和符号，没有很好地进行总结或组织，无法形成模式，也不允许消费者自定义信息的展示方式[29]。

尽管随着消费者受教育程度的提高，公众获取医疗质量数据的愿望可能会发生变化，更多的数据可用，并且更多的人能够访问并熟悉在线信息来源。但是目前，似乎只有少数人对这些数据感兴趣，他们更倾向于医疗服务提供者、家人和朋友的建议。

(6) 消费者能够选择就医地点，并愿意更换就医地点：凯泽家庭基金会/《洛杉矶时报》对拥有雇主提供的医疗保险的成年人进行了一项代表性调查，大多数人对自己的保险表示"感激"或"满意"，但每 10 人中就有 4 人表示在支付医疗账单、支付保费或自付医疗费用方面遇到困难。调查中较少见的一种行为是"货比三家"，在不同的供应商处寻找最优惠的价格，占 17%。这包括试图查找有关不同医生或医院提供的治疗或程序的信息，40%的人表示难以了解其医疗保险计划的覆盖范围，44%的人表示难以了解使用医疗服务时的自付费用[30]。

由于保险、医生接诊权限或地理位置的原因，许多患者的选择受到限制[31]。

(7) 患者可以使用 HAI 比率的数据做出提高他们自身保健质量的决策：这一假设取决于另外两个假设：医院 HAI 感染率的比较数据是有效的，医疗消费者可以并将会根据报告的数据改变他们的医疗地点。人们的治疗决定往往受到传闻而非统计信息或循证医学的影响[32]。与消费者最相关的信息与他们的个人情况(例如，他们正在考虑进行的手术)、医疗质量,以及有关自付费用的信息直接相关。如前所述,自付费用是难以获取和理解的信息[29]。

(8) 市场力量将激励医院提升医疗质量:从理论上讲,公开报告可以在以下 4 个方面提高质量:① 补救(医院共同努力提高质量);② 限制(许可和认证组织使用数据来限制机构提供护理服务);③ 清除(业绩不佳者停止提供服务);④ 在提高质量的基础上刺激医院之间的竞争,以提高市场占有率。

目前通过 CMS 系统对医院进行处罚和奖励。通过其"医院获得性病症减少计划"(Hospital - Acquired Conditions Reduction Program)进行处罚,或根据其"基于价值的采购计划"(Value Based Purchasing Program)对医院进行奖励。如果医院为了逃避罚款而少报感染率,这就是在玩弄系统,从而有可能根据"虚假索赔法"(the False Claims Act)提起法律诉讼[22]。以付费为基础的处罚可能会使机构把重点放在以付费为基础的措施上,从而将注意力和资源从其他重要的安全问题上转移开[10]。

Cohen 等在 2013 年至 2014 年开展了一项关于支付配置的研究,分析了因 HAI 感染而导致的超额费用及支付方式的变化。根据目前的付款结构[包括医疗保险(medicare)、医疗补助(medicaid)、私人付款人,以及每日费用和诊断相关组别(DRG)在内],医院实际上可以收回部分超额医院费用,以抵消 HAI 的成本。该模型显示,医院可收回 1/3～1/2 的 HAI 成本,因此大大降低了医院投资改善患者安全的经济激励[33]。

在对可能导致"高编码"或误报(可能是无意的)的编码错误进行评估时,Bastani 等发现一个保守的估计,即有 18.5%的入院时感染的报销申请可能被高估,这使医疗保险损失了 2 亿美元。向上编码消除了减少 HAI 发生率的经济激励[34]。

(9) 积极成果将超过意外的消极后果:公开报告 HAI 的影响是多方面的。如果数据是通过非标准化方法收集的,那么比较医院的 HAI 感染率就没有意义。这可能会导致消费者做出不符合自己意愿的选择。即使数据收集得当,不进行充分的风险调整,那些收治患者最多的医院的 HAI 感染率似乎更高。疾病预防控制中心和 CMS 要求感染符合 NHSN 标准,CMS 用于奖励付款或公开报告的要求必须准确报告给 NHSN。不应为了记录"入院时存在"而对患者进行不必要的检查。例如,临床医生不应该仅仅为了记录"入院时存在"而对无症状的患者进行检查[23,35]。

重要的是要考虑公开报告的机会成本。鉴于在几乎所有已颁布法律的州,公开报告都是一项没有经费的任务,而医院预算又是一场零和博弈,因此从其他项目和问题中挪用资源的情况令人十分担忧。在一项针对感染预防人员的调查中,大多数受访者认为,在过去 3 年里,在实施强制报告的同时,感染控制资源并没有增加[36]。这也引起了人们对将资源转用于强制性报告的关注。有人对感染预防人员用于报告数据而不是教育和预防感染的时间表示担忧[37]。

Hughes 和 Mackay 指出,医学非常复杂,有些患者感染 HAI 的风险更高。公开报告的一个关键问题是,公开报告是为了更好地提供医疗服务,还是为了通过将高风险患者转移到其他医生或医院来更好地规避风险[38]。

随着越来越多的注意力集中在提高 HAI 业绩上(或者说,缺乏改进),在目前的报告模式中,人们对公平竞争、数据的有效性和监控定义的应用提出了担忧[18]。对问责制的日益关注带来了对质量、安全和基于绩效的支付的重视,但也暴露出医疗质量衡量方式的缺陷[27]。

人们应该意识到报告 HAI 可能带来的负面影响,这可能会危及医疗质量和患者安全的潜在改善。下文概述了其中一些主要的意外后果。

- 视野狭窄。这是因为质量改进工作集中在被衡量的领域,而忽略了其他重要领域。CMS 不付款政策的关注点之一是,通过重点关注定义的潜在可预防的 HAI,其他或与医院相关的不良事件(如用药错误、跌倒等)将被忽视。Haut 和 Pronovost 的一项调查研究就说明了这一问题,他们指出,在 CMS 政策的推动下,对 CA - UTI 的新关注将资源从其他 HAI 预防工作中抽走[39]。
- 次级优化。这被定义为追求狭隘的组织目标而牺牲战略合作。在一家非常重视减少医疗相关血流感染(BSI)的医院中,多个小组(如感染控制小组、绩效改进小组和科室护士小组)可能会为减少感染而各自制定相互竞争的干预措施,从而导致工作和数据收集的重复。要避免这类问题,可以建立一个多学科小组,让所有利益相关群体的成员都参与进来。虽然监管对于提供监督和问责至关重要,但"监管超载"也是一个值得考虑的问题,因为不同的优先事项、内部激励措施和制裁措施之间存在冲突[40]。
- 缺乏远见。医院可能会专注于短期目标,而忽视长期结果。这一意外后果尤其令人担忧。鉴于强制披露 HAI 感染率关系重大,感染率高的医院应积极改进感染控制活动,这是显而易见的理想结果。然而,一些医院,尤其是感染率特别高的医院,可能会拼命寻求解决方案,试图迅速降低 HAI 感染率。最令人担忧的是,医院将对使用常用医疗设备(导尿管、中心静脉导管和机械呼吸器)的患者进行抗菌预防。这几乎肯定会在短期内降低 HAI 发生率,但与这种做法相关的抗菌药耐药性迅速增加产生的长期后果可能是灾难性的。
- 趋同。趋同的定义是指将重点放在已暴露的异常,而不是努力以出色的方式表现出来。医院可以将 HAI 感染率的平均值或中位数作为目标,而不是将感染率推至绝对最低值,这才是医院的目标。
- 僵化。当组织因担心业绩不佳而避免尝试新方法时,就会出现这种情况。在学术医疗中心,由于担心 HAI 可能会增加,因此可能不鼓励采用创新方法来减少 HAI。随着临床微生物实验室的改进,检测更精确、更灵敏,HAI 的发生率可能会增加[41]。这也可能会引起对"收益递减"的担忧;然而,住院患者流行病学的变化(慢性病增多)可能并不像人们认为的那样是一个重要因素[17]。

• 博弈。当医院为获得战略优势而改变行为时，它们就会玩弄系统。例如，通过行政数据衡量的质量指标可能会受到诊断编码变化的影响，因为风险调整取决于合并症的编码。人们普遍认识到"博弈"的存在，因为人们认为在发现 HAI 的情况下，医院和员工会受到惩罚性的绩效评估和处罚[42]。随着 NHSN 将艰难报告改为"最后一次检测结果记入病历"，而不是最后一次进行的检测。据指出，这为实验室将结果优先输入病历以提高艰难梭菌感染率和"玩弄系统"打开了方便之门[43]。

• 虚假陈述。遗憾的是，强制性报告会使医院产生一种监测医院感染系统的内在动机，而这种监测系统往往敏感性欠佳，在没有强制报告的情况下，最大限度地检测 HAI 以提高质量并减少与感染相关的无偿护理成本符合医院的最佳利益。然而，在强制报告和披露的背景下，对医院来说，检测出较少的 HAI 可能在经济上更有利，因为披露高感染率可能会导致患者到其他地方就医。值得注意的是，在两家医院具有相同的 HAI 感染率的假设情况下，监控系统最好的医院的感染率似乎更高，这种现象被称为监控偏差[39]。由于排名和报销的原因，医院管理者会优先考虑低感染率，但少报也会带来附带的造成虚假的安全感[44]。有报告称，有裁决小组评估 HAI 是否符合 NHSN 标准。根据 NHSN 标准，70%接受调查的感染预防从业人员将否决或共识裁定纳入 CLABSI 判定。建议只有熟悉 NHSN 定义的人才能对 HAI 做出判断[21]。另外，由于 NHSN 只在一个手术类别中报告 SSI，因此 SSI 感染率可能会被低估，因为一个手术可能属于多个分母。例如，涉及小肠(SB)、结肠(COLO)和直肠(REC)的腹部手术将分别计入 SB、COLO 和 REC 手术分母，但与此手术相关的 SSI 只计入 COLO-SSI[45]。

(10) 医疗保健是一种商品：在美国，与许多其他国家不同，医疗保健被视为一种商品，而不是一项基本人权。2010 年，"患者保护与平价医疗法案"(the Patient Protection and Affordable Care Act)试图确保全民保险，从而使美国所有人都能以可承受的价格获得医疗保健服务。虽然保险率最初有所改善，但现在又开始下降，2018 年有 8.5%(2 750 万)的美国人没有保险[46]。可负担得起的医疗保健仍然是美国的一个重要问题。

在没有医疗保险的人群中，少数民族和低收入人群所占比例过高。这些群体在公开报告方面存在一些独特的问题。衡量医疗质量的指标通常强调疾病、程序和健康状况，而不是与服务不足者更相关的问题(如服务的就近性、预约的可获得性、经济障碍等)[47]。这些患者最不可能选择自己的医疗场所。此外，弱势群体可能会受到意外后果的影响。其中包括避免收治少数族裔和低收入患者(通过转院)，因为这可能会降低质量评分，并对那些照顾过多弱势患者的机构造成声誉上的损害。SIR 的计算试图缓解这些问题，但也有其自身的缺陷。HAI 存在种族和民族差异。与白色人种患者相比，黑色人种、西班牙裔、亚裔和夏威夷原住民/太平洋岛民合并组患者发生 HAI 的年龄、性别和合并症调整后的概率比分别为 1.1(95%CI，0.99～1.23)、1.3(95%CI，1.15～1.53)、1.4(95%CI，1.07～1.75)和 0.7(95%CI，0.40～1.12)[48]。要弄清这些关系，还需要做更多的工作。

美国医疗保健系统的一个固有缺陷是，在医院因收入减少和没有经费支持的强制项目而面临越来越大的财政压力时，为无保险者提供的一些非急诊服务成为了医院预算中的一个减支部分。2017 年，全国社区医院提供了 384 亿美元的无补偿医疗服务[49]。由于医院的财务最终是一场零和博弈，我们必须研究强制报告和披露的机会成本。此外，HAI 还带来非金钱成本：患者的信任。

报告的选项

理想的强制报告和披露计划有 4 个重要特征：

(1) 最大限度地提高数据收集的准确性。

(2) 所有要进行比较的医院都采用统一的数据收集和分析方法。

(3) 最大限度地降低医院和国家机构的成本。

(4) 交付的最终产品是有效的，易于获取，对消费者有用，对医院公平。

为满足个别医院的监测需求，如何收集 HAI 数据并不特别重要，只要数据前后一致即可。然而，如果医院使用不同的方法，就不可能进行医院间比较[50]。因此，要求医院在没有规定方法的情况下报告其数据，对告知消费者没有什么帮助，而且很可能会误导消费者。多年来监测定义的修改使得比较变得复杂，即使是与 NHSN 和 SIR 进行比较也是如此[44]。

尽管 NHSN 是美国历史最悠久、最发达、也是唯一的全国性 HAI 监控系统，但其存在的一个重要问题是，其定义倾向于敏感性，并试图最大限度地减少主观性，但可能会夸大真实的发病率，从而导致伤害发生率不明[51]。NHSN 的简化定义是事实上的国际定义，但在美国的监测可行性有限，更不用说全球范围了[52]。

SIR 是用于跟踪一段时间内 HAI 的汇总指标。SIR 通过全国汇总数据生成的多元回归模型对比率进行调整，考虑了导致各设施内 HAI 风险的各种设施和(或)患者层面的因素[19]。计算 SIR 的方法与计算标准化死亡率(SMR)的方法类似，后者是公共卫生领域广泛用于分析死亡率数据的一种汇总统计量。在 HAI 数据分析中，SIR 将报告的 HAI 实际数量与标准人群(即 NHSN 基线)的预测数量进行比较，并对多变量模型中指出的与感染发生率差异显著相关的几个风险因素进行调整。换言之，SIR＞1.0 表示观察到的 HAI 多于预测值；反之，SIR＜1.0 表示观察到的 HAI 少于预测值。目前，NHSN 对以下 HAI 类型计算 SIR：CLABSI、黏膜屏障损伤实验室确诊血流感染(MBI-LCBI)、CA-UTI、SSI、艰难梭菌感染(CDI)、MRSABSI 和呼吸机相关事件(VAE)[19]。

NHSN 提供培训，帮助任何向其报告的机构实现报告标准化。AHRQ 提供了各种资源，帮助医疗机构遵守强制报告规定。CDC 提出各种计划，包括最近的"通过参与减少感染的州级目标(States Targeting Reduction in

Infection via Engagement，STRIVE)”计划，该计划提出了针对特定HAI的建议。人们认识到，现有的感染预防措施存在严重的不合规现象，缺乏一线人员和管理人员的支持，以及用于感染预防战略的财政资源有限。他们尝试横向应用预防感染的措施，并针对特定的HAI采取纵向减少HAI的策略[53,54]。

指标

迄今为止，消费者权益倡导者主要关注成果指标的公开报告。虽然SSI、VAP和CLABSI的发生率较低，但其对发病率、死亡率和成本的影响却很大。

虽然CA-UTI的致死风险较低，且相对费用较低，但其发生频率高于其他感染。

由于对BSI的监控是由血液培养阳性触发的，而且病例定义相对简单，因此对这些感染的监控非常直接。然而，VAP的病例定义非常复杂。同样，SSI监测的主要困难与病例确定有关。由于至少50%的感染发生在出院后，因此很难捕捉到所有SSI，这也对SSI感染率的有效性提出了挑战。

值得注意的是，随着人们对避免发生HAI的兴趣日益浓厚(部分原因是医疗保健消费者的关注度提高)，对监测数据的分析也变得更加深入。为了预防HAI，通过监测发现的每个病例都可能经过临床医生的仔细检查，他们可能会从临床角度对诊断提出质疑。可能存在裁决委员会，但如前所述，只有那些接受过NHSN定义培训的人才能确定感染是否属于HAI[21]。NHSN的CLABSI定义有一些主观标准(BSI是否可归因于其他来源?)联合委员会指出，这引起了人们对CLABSI感染率基准、医院间可比性、公开报告的有效性，以及与这些感染率相关的经济激励和惩罚措施的极大关注[55]。为了不遗漏事件，灵敏度比特异性更受青睐，预计会出现一定程度的分类错误。

微生物实验室诊断技术的改进也产生了影响。例如，基质辅助激光解吸/电离飞行时间(MALDI-TOF)可以对以前被归类为“双热体”的生物进行分类。此外，实验室识别艰难梭菌感染的方法也存在很大差异。现有的微生物技术以及如何使用这些技术会对医院的HAI感染率产生重大影响[41]。

最近，过程指标受到了关注。一般来说，流程措施是经证明可降低HAI发生率的做法。因此，它们提供了与成果挂钩的直接绩效衡量标准。Berhe等通过重点关注中心静脉导管插入过程，证明在外科重症监护病房(ICU)中与导管相关的BSI大幅减少。其他例子还包括抬高床头以预防VAP，避免在股骨部位使用血管导管以预防BSI，手部卫生以及为医务人员接种流感疫苗。与结果指标相比，过程指标更容易定义和衡量，也不需要进行风险调整。监测这些指标的工作可以由受过的培训少于成果测量的人员来完成，这可能需要复杂的定义和对多种数据源的审查。事实证明，与结果指标的反馈相比，过程指标的反馈能更有力地推动遵守最佳做法[56]。例如，众所周知，中心静脉置管捆绑包可以减少CLABSI;每家医院的实施方式都不尽相同，但许多医院都配备了一个工具包，其中包含中心静脉导管的所有必要部件以及无菌帘布和无菌超声探头盖。一些医院在插入中心静脉导管或Foley导管时使用核对表，还有一些医院在手术前使用核对表来减少SSI。虽然捆绑方法作为一个整体有助于提高HAI发生率，但很难找出这些捆绑方法中哪一个步骤最为关键[57]。

有必要针对每一种HAI制定可实现的预防措施，并在行政领导的支持下向员工广泛传播。所有医务人员都应感到自己有能力在遵守政策和使用相关捆绑包方面相互问责[57]。

数据来源

由训练有素的感染预防人员通过主动监测收集的多种来源的临床数据(如医生笔记、实验室数据和放射学报告)仍然是金标准数据源。遗憾的是，这种数据采集工作耗费大量人力和财力。因此，大多数医院进行前密集型HAI监控的能力有限。

有些人主张使用行政数据代替通过监测得到的临床数据。通过这些数据识别HAI的主要优点是成本低、效率高，因为每一次医院出院都已经有了这些数据，而且通过搜索国际疾病分类，无论是第9次修订版还是较新的第10次修订版的相关代码，都可以快速生成电子报告。然而，使用编码数据是有问题的，因为这些数据是为计费而不是临床目的设计的。使用行政数据进行HAI监测将病例确定工作从训练有素的感染预防人员转移到医学知识匮乏的病历摘要人员身上。因此，使用这些数据进行监测极易出现分类偏差。有些研究在使用报销数据时报告了更高的比率，因此可能存在比公认的更高的HAI比率，从而再次导致错误的安全的感觉[58]。

宾夕法尼亚州一家儿童医院的研究将感染预防人员的主动监控与通过管理数据识别HAI进行了比较[59]。感染预防人员主动监测的灵敏度为76%，阳性预测值为100%，阴性预测值为99%，而行政数据的灵敏度为61%，阳性预测值为20%，阴性预测值为99%。在仅通过行政数据确定病例的情况下，进一步审查发现90%的病例被错误分类，原因是感染源于入院前、未出现感染或未安装易感染的设备。行政编码数据不足以作为唯一的HAI监测机制[60]。

在对加利福尼亚州索赔代码使用情况的分析中指出，如果由感染预防人员进行事后病历审查，则SSI的检测灵敏度要高于传统的监测方法，传统方法因医院而异，主要依靠各种手术记录、微生物学报告、再入院记录等。

基于索赔的监测对深部切口或器官间隙SSI的敏感度为84%，而传统监测的敏感度为50%。腹部子宫切除术的情况也类似，传统监测的灵敏度为68%，而基于索赔的灵敏度为74%。感染预防人员发现，74%的结肠手术医院和35%的腹部子宫切除术医院存在未报告的SSI[58]。

在对向HACRP报告的NHSN数据与密歇根州一家外科登记处的数据进行对比审查后发现，NHSN中某些医院获得性病症(不只是HAI)的发病率比其登记处的发病率低一个数量级，这表明数据不可靠或存在偏差[7]。

由于诊断代码缺乏准确性和完整性，行政数据抽取容易出现误差。在对作为黄金标准的NHSN定义与AHRQ患者安全指标之间的CLABSI进行比较时，使用AHRQ数据检测的灵敏度为6.6%。如果将年龄<18岁、免疫力低下和确诊患有潜在恶性肿瘤的患者排除在外，这一比例确实提高到了26.7%，与NHSN的定义非常接近[61]。同样，一项关于CA-UTI的研究将NHSN黄金标准与ICD-10编码进行了比较，发现两者的灵敏度仅为1.7%；当从ICD-10数据中剔除入院时存在的CA-UTI以更贴近NHSN诊断时，使用ICD-10编码捕获CA-UTI的灵敏度仍为2.4%[62]。使用行政数据容易出错，在将其作为可靠的工具之前需要进一步调查。

此外，人们还对CLABSI数据的可靠性以及如何在预防感染领域对其进行解释表示担忧。在SHEA研究网络的一项调查中，参与者被要求将他们对CLABSI指标的了解应用于各种情况。受访者对度量指标的理解程度与度量指标之间存在明显的反比关系（$R=-0.28$，$P=0.03$），这表明受访者对数据的理解程度越高，他们就越不可能认为数据是可靠的。事实上，参与者对CLABSI质量指标数据可靠性的评估平均分为61分（0，从不；100，总是；95%CI，56～67）。即使是经常与CLABSI指标互动的专家，也认为这些数据并不可靠[63]。

Aswani等的研究调查了14个州，这些州都有公开数据和强制性CLABSI监测法。这些作者发现，Aswani等的研究中报告的数据在风险调整方法、感染率表述和地点方面存在很大差异[64]。最后，Lin等发表了一项针对4个医疗中心20个ICU的回顾性队列研究，使用CDC的定义对感染预防人员报告的CLABSI感染率进行了检查。这些作者使用了计算机算法参考标准，并将其与感染预防人员定义的CLABSI病例进行了比较。他们发现计算机参考标准与感染预防人员导出的CLABSI感染率之间的相关性很差，而且不同医疗中心之间的相关性也不尽相同[65]。

立法活动

根据疾病预防控制中心（CDC）的数据，截至2020年，已有37个州颁布了强制报告HAI的法律[1]。这些法律在数据来源、需要报告的指标以及向公众报告和发布的机制方面存在很大差异。

公开报告医疗质量数据是否有效仍是未知数。在对2006年至2012年的数据进行分析后发现，在有强制报告法的州，成人ICU的CLABSI感染率在法律生效前约6个月开始降低（发病率OR=0.66，$P<0.001$），在法律生效后的6.5年多时间里，这些变化仍在持续，并有可靠的二级模型将这些变化归因于感染控制措施。这是强制性报告改善护理的宝贵证据[66]。另外，使用有序概率回归模型评估各州报告立法与CLABSI SIR之间的关联时，没有发现任何证据表明各州的HAI法律对CLABSI感染率有影响[67]。强制报告法是否会改变HAI发生率仍存在争议，尽管许多人赞成法律所激励的问责制。

其他由CMS或AHRQ监控的情况也需强制报告，如心肌梗死患者在就诊时服用阿司匹林，或败血症患者在到达后6 h内接受抗生素治疗。有一些特定的数据必须上报给CMS，但有些州在这方面的监管力度比其他州更大，包括安全机构和州一级的审查，如果发现医疗服务提供者虚报数据，可能会对其进行经济处罚。分析表明，与没有额外规定的州相比，这些更严格的规定提高了这些具体措施的绩效[34]。假设是，要求报告详细情况会迫使建立报告基础设施，从而提高护理质量[34]。

此外，在这些对特定医疗服务提供者的结果进行额外监管的州中，监管力度较大的医疗服务提供者在美国卫生质量管理局（AHRQ）制定的成人住院患者护理质量测量过程中表现较好，而不仅仅是在HAI方面[34]。某些州级政策，如报告患者标识符、事件的详细描述以及不良事件的已确定根本原因等，由于要求提供这些额外信息，提高了向上编码率[34]。

当各州开始强制报告时，许多州都加入了AHRQ的“基于单位的综合安全计划（CUSP）：停止BSI计划”，该计划旨在通过合作将参与州的平均CLABSI感染率降至每1 000个导管日少于1例。这也是为了改善当地患者的安全文化。从2009年至2011年，有44个州和哥伦比亚特区以及波多黎各参与了该计划[31]。强制报告只要求报告数据，但由于绩效不佳会受到经济处罚，因此改善HAI发生率至关重要。因此，CUSP等计划的存在就是为了帮助医疗机构开展感染预防工作。CUSP：停止BSI计划实施18个月后，明显改善了CLABSI感染率，CLABSI感染率下降了43%（基线时，每千个导管日1.96例，实施16～18个月后降至1.15例）[65]。

Stone等描述了对有强制报告法和没有强制报告法的州的知识产权人进行的一系列访谈。主题包括公开报告数据有助于领导层关注预防和适当的基准。公开报道加强了当地的合作，并使人们认识到预防感染的重要性[37]。

密歇根州的一项研究专门评估了“平价医疗法案”（the Affordable Care Act）中的HACRP条款（即对HAI发生率高的医院扣减其医疗保险收入的1%），发现HACRP计划与HACRP计划目标病症的独立减少并无关联。总体而言，在整个研究期间，医院获得的病症总体呈减少趋势。这表明，适度的处罚可能不足以推动患者安全的改善[7]。

与非安全网医院相比，安全网医院在联邦价值激励计划中的表现普遍较差。造成这种绩效差距的原因是，安全网医院的社会经济地位较低，少数种族/族裔群体的患者比例较高。对从2013年1月1日至2018年6月30日收集的618家急症照护医院的NHSN数据进行了间断时间序列分析，比较了HACRP的实施对安全网医院和非安全网医院HAI的影响。这些作者发现，HACRP的实施与安全网医院和非安全网医院HAI发生率的增减无关。他们的结论是，与HACRP相关的经济处罚可能会成为对安全网医院不相称的处罚制度[68]。

如果不公开披露，医院可能会被视为对公众不负责。如果外部目标明确且易于管理，并为这项工作分配了适当的资源，那么组织就更有可能采取质量改进措施。法规应鼓励提高质量，而不仅仅是改善合规性[40]。

小结

总之，强制报告和披露 HAI 所带来的透明度给患者带来的好处应该大于医院声誉和财务所面临的风险，各州和联邦政府已广泛颁布法律和法规来确保这一点。这将极大地激励医院投入资源预防 HAI。然而，要为消费者提供可靠的数据，最重要的是检测感染的方法标准化、准确的风险调整以及对报告的 HAI 感染率进行验证。最后，应持续评估此类任务的影响，包括预期和意外后果。

第46章

Moi Lin Ling
(王青青 译;马玉燕 校)

患者安全

Patient Safety

引言

随着医学研究所(IOM)发布了关于患者安全的报告《人非圣贤》(*To Err Is Human*),一些医疗机构开始开展患者安全项目。患者安全是指在医疗过程中免受伤害或疾病的自由[1]。许多患者护理过程通常通过涉及多个交接、各种系统的相互关联。医疗错误的可能性随着护理复杂性的增加而增加。这并不令人意外,因为医学仍然是一项不精确的、实践性很强的工作。患者比非患者更容易受到伤害,而医疗干预本质上是高风险的实践,容错空间相对较小。

错误被定义为无意的行为,无论是由于疏忽或故意,或者是未达到预期结果的行为[1]。可能是一个差点发生的事故,也可能是一个导致患者不良结果的事件。医疗机构是高度复杂的系统,由成千上万个相互关联的、可能出错的过程构成。医疗保健相关感染(HAI)是患者进入医疗系统后可能发生的不良结果之一。其他被视为医疗错误的事件包括错误诊断、不适当的检查或治疗、手术部位错误、药物错误、输血错误、患者跌倒、压疮、与静脉导管相关的静脉炎、可预防的自杀等。

IOM的报告估计,医疗错误在3%~4%的患者中发生,美国医疗机构每年发生约200万例HAI,每个重症监护病房(ICU)患者每天平均发生2次错误。HAI是全球死亡和残疾的主要原因[2]。世界卫生组织(WHO)估计全球每时每刻有超过140万人发生HAI。据估计,美国每年发生200万例HAI,导致约8万人死亡;在英国,每年估计有5 000例因HAI死亡。经济负担很大,据估计,美国每年的医疗费用为45亿至57亿美元,英国国家医疗服务机构每年的费用为10亿英镑。

James Reason[3]提出的系统事故瑞士奶酪模型很好地解释了系统问题在患者安全中的关键作用。防御、屏障和安全措施可能存在许多漏洞,就像瑞士奶酪切片一样。尽管这些系统旨在防止错误,但讽刺的是,如果漏洞被当成一个个不良事件被通过而未被阻止或未被发现,错误将最终导致不良结果。这一点很容易理解;我们对导致HAI的许多系统因素都非常熟悉。预防手术部位感染(SSI)的关键过程是在麻醉诱导过程中为患者及时提供适当的抗菌药物[4]。该过程有许多相互关联的步骤,有助于成功且及时地进行SSI预防:

(1) 基于证据制定预防准则。

(2) 麻醉师与外科医师协作遵守准则(即药物、剂量和时间)。

(3) 在需要时提供适当的抗菌药物。

(4) 麻醉师在诱导时进行给药。该过程的任何环节中断都将导致不遵守准则,进而可能导致SSI的发生。

错误发生因医疗机构系统的基本缺陷导致。因此,先前的错误审查认为这些错误是由于不良行为、无能、疏忽或机构贪婪所致,与先前的错误审查相反,现在的方法是通过过程审查来识别需要改进的系统漏洞。

因此,为了提高患者安全性,需要预防错误指向并设计更安全的护理系统。第二份IOM报告《跨越质量鸿沟》(*Crossing the Quality Chasm*),建议将优质医疗系统定义为安全、有效、以患者为中心、及时、高效和公平的系统[5]。关键挑战将是重新设计满足这些预期特征的医疗机构。

建立安全文化

安全文化被认为是医疗系统中最大的挑战:“向更安全的医疗系统迈进的最大挑战是将文化从指责个人错误转变为将错误视为改进系统和预防伤害的机会[5]。”安全文化指的是人们愿意毫不畏惧地、具有责任心地报告所有安全事件和险些失误的事件[1]。员工有能力在有顾虑时发表意见。理解每个人对组织安全负有责任,员工希望团队合作,帮助每个人做好自己的工作。为了消除所有恐惧和焦虑,并消除指责和羞辱的文化,可使用系统方法来分析安全问题。在这种方法中,会审视流程,以了解它们如何导致错误,而不是专注于个人责备。需要一个整合的系统来支持安全行为。组织为整合行为模式设定了哲学和价值观。只有在组织领导者承诺下,员工才可以在无惩罚环境中对安全问题进行开放的沟通。在建立一个从错误中学习的学习型组织中,组织变革是必要的。结构、流程、目标和奖励必须与改善患者安全相一致。如插图展示的患者安全三角有助于理解如何发展患者安全文化(图46.1)。

患者安全三角:领导者

领导者在发展和塑造安全文化方面起着关键作用。他们引领变革,负责为组织设定方向。借鉴联合委员会(TJC)每年的患者安全目标[6],制定包括患者安全在内的年度目标体现出组织在致力于实现为患者营造安全环境的承诺。领导者还通过树立榜样来引领。领导者对患者安全的承诺必须通过行动来表达。必须提供资源以使该

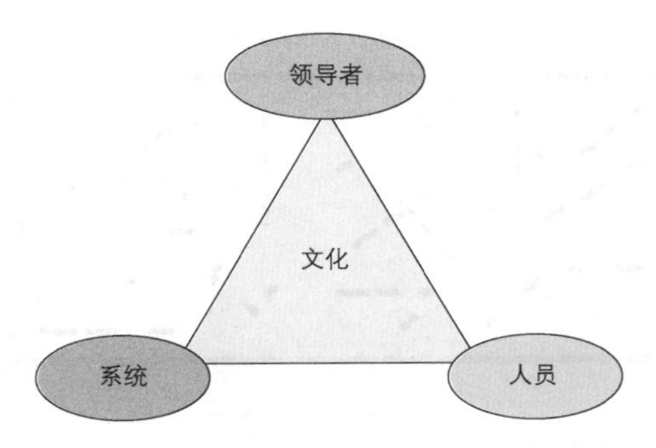

图 46.1　感染预防与控制、患者安全和质量之间的相互关系。

计划取得成功。致力于安全的医疗机构需要任命一位患者安全官，通常是组织内的高级职位人员，与行政和临床领导者合作[7]。此人必须与首席执行官建立强大的合作伙伴关系，以成功开发和实施全面的患者安全计划，因为其在监督患者安全计划方面起着重要作用。除了人员，可能还需要其他资源（例如用于改善系统的预算，提供安全设备或设备的访问权限）。当高级管理层定期进行安全巡视时，就会树立起良好的基调。这些高管巡视不仅成功地增强了员工对管理层的信心，更重要的是，使员工积极参与提供意见或建议，以创造更安全的环境[8]。当感染预防专家参加患者安全巡视时，将有助于促进感染控制团队与基层员工之间更紧密的关系。

患者安全三角：系统

系统影响安全。易于使用或用户友好的事故报告系统有助于确保事故和近似差错的良好报告。匿名报告已被鼓励使用于报告拟失误事件。报告系统中的事件数据库是一个丰富的信息来源，可以从中获取学习要点，以建立一个更好、更安全的工作环境。与从该数据库跟踪和监测指标同样重要的是对选定的关键事件或哨兵事件进行分析。根本原因分析（RCA）方法是一种用于分析这些哨兵事件的质量工具。根据 TJC 的建议，进行这种 RCA 的步骤[9]可以总结为以下几点：

（1）组织一个团队。
（2）使用头脑风暴来提出问题。
（3）研究问题。
（4）确定发生了什么。
（5）确定有助于过程的因素。
（6）探索和确定降低风险的策略。
（7）制定改进建议。
（8）实施改进计划。
（9）制定有效性措施。
（10）评估改进努力的实施情况。

评估改进措施的最后一步同样重要，不容忽视。这得益于在规定时间范围内接收哨兵事件报告的机构对实施措施的有效性进行必要反馈的系统。

犯错是人类构成的一部分。我们也许无法改变人类的条件，但我们可以改变人们工作的条件。设计管理意味着设计工作，使得正确执行变得容易，而错误执行则非常困难或几乎不可能。设计管理是变革管理的一部分。可以采用以下几种方法：

• 减少对记忆的依赖（例如，使用海报来说明手卫生的 7 个步骤）。

• 减少或简化流程中的步骤。

• 使用标准化（例如，标准化采血设备，以减少锐器伤和针刺伤，并确保血液标本的质量良好）。使用约束和强制功能来实现期望的行为[例如，只有会诊医师/主治医师可以开具万古霉素的处方（以避免万古霉素使用不当，从而控制耐万古霉素肠球菌的发生率，VRE）]。

• 使用条款和清单[例如，医疗保健改善研究所（IHI）的检查清单用于 100K 呼吸机相关性肺炎的预防组合包括 4 个部分：① 将床头抬高到 30°～45°；② 每天进行“镇静假期（暂停镇静剂）”；③ 每天评估拔管准备情况，消化性溃疡病（PUD）预防；④ 深静脉血栓预防（除非禁忌证）[10]]。

• 认识到疲劳对效率的影响（例如，限制低年资医生的工作时间）。

• 要求进行安全教育和培训（例如，要求所有员工接受感染预防与控制培训，以便他们熟悉感染预防与控制实践，包括隔离预防措施、手卫生）。

• 促进团队合作（例如，感染预防与控制联络员和感染预防与控制团队的密切合作）。

• 减少已知的混淆源[例如，在内部网上有清晰的感染预防与控制指南的信息来源，以便员工在发生重大暴发（如 SARS、流感、COVID－19 大流行）时能够轻松访问]。

虽然通过多年来不断强调政策和流程实施，感染预防与控制得到了提高，但系统审查方法和质量改进技术的使用可以帮助机构进一步提高患者护理的质量水平。

患者安全三角：人员

人员及其行为决定了安全文化。医务人员具有关心和关注患者的特有的能力。与先前讨论的系统问题密切相关，习惯和态度可能需要一些改变，以帮助医务人员遵守安全实践。一个很好的例子是手卫生的实践。尽管有明确的证据表明这是一种重要的、以证据为基础的实践，可以限制病原体的传播，但无论是在最佳中心还是在手卫生宣传活动之后，手卫生的合规性都没有达到理想水平[9-13]。进行行为改变，需要通过教育、演讲、海报、研讨会及组织领导者的示范来提高对问题的认识。公开展示示例或榜样已被证明是改善手卫生合规性的有效干预措施[14]。患者安全领导巡回检查的实践是领导者树立榜样的又一个好示范[8]。

患者作为合作伙伴在建立患者安全方面也起着至关重要的作用。毕竟，他们是最关心该计划是否有效的人，因为他们的安全是最重要的问题。将他们作为安全和质量合作伙伴纳入计划中可能看起来是一种非传统的做法。然而，在感染控制方面，患者及其家属可以在确保医务人员了解并遵守必要的感染预防与控制措施方面发挥关键作用。他们指出不合规或提醒员工安全实践的作用可以使合规达到预期水平。

建立患者安全文化可能是一个漫长而艰苦的过程。然而，采用系统化的方法将有助于将组织提升到更高的安全水平。对现有安全文化的初步评估有助于了解起点，并制定行动计划以实现变革[15]。越来越多的医疗机构现在定期进行组织调查，以衡量态度和实践，确定其计划的成功程度[16]。医疗保健研究和质量局（AHRQ）的患者安全医院调查（*Hospital Survey on Patient Safety*）是这类调查工具的一个例子，用于衡量患者安全文化的以下方面[17]：

（1）主管/管理人员对促进患者安全的期望和行动。

（2）组织学习-持续改进。

（3）单位内的团队合作。

（4）沟通的开放性。

（5）关于错误的反馈和沟通。

（6）对错误的非惩罚性回应。

（7）人员配备。

（8）医院管理对患者安全的支持。

（9）跨医院部门的团队合作。

（10）医院交接和转移。

领导者还需要确定变革的优先事项。这可以在组织目标的定期年度审查期间完成。将患者安全目标纳入组织目标的一部分有助于管理层清晰地看到这一点。此外，审查需要产生一些必要的变革（例如，可能需要修改质量和安全框架或创建帮助系统）。最后，定期审查实现目标的进展情况，有助于完成变革的循环。

质量、感染预防与控制，以及患者安全

患者安全及感染预防与控制都是致力于保护患者免受伤害。然而，感染控制的安全范围更广。它包括员工安全或职业健康问题。患者安全和感染预防与控制之间存在很大的重叠（图 46.2）。感染预防与控制是一个质量项目。

质量改进是一个过程管理的科学，它不仅可以提供优质护理，还可以增强患者护理。质量改进侧重于简化、对齐和改进系统和流程，目标是消除流程步骤中的不适当变化，并记录持续改进或结果[18]（图 46.3 和图 46.4）。质量改进使用已知的系统方法和分析测量手段来达到客观结论，以改进流程。有效的过程管理将产生期望的结果。

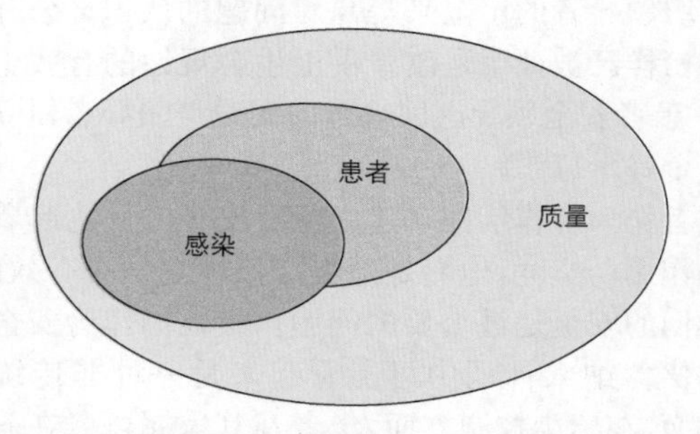

图 46.2 患者安全和感染预防与控制之间的重叠关系。

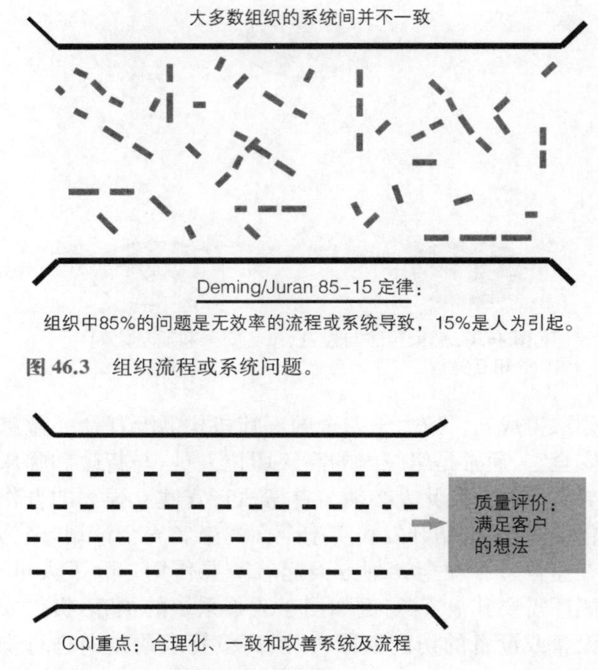

大多数组织的系统间并不一致
Deming/Juran 85–15 定律：
组织中85%的问题是无效率的流程或系统导致，15%是人为引起。

图 46.3 组织流程或系统问题。

图 46.4 持续质量改进（CQI）重点。

良好的感染预防与控制项目如果能正确应用，将在指导组织评估系统并确保患者、员工和组织的安全方面起着重要作用。根据疾病预防控制中心的定义，监测是持续系统地收集、分析和解释对规划、实施和评估公共卫生实践至关重要的健康数据，并及时传播这些数据给需要的人[19]（见第 6 章）。这些步骤展示了监测作为数据驱动的过程，类似于质量改进模型中的计划、执行、研究和行动（PDSA）原则[20]。计划变革涉及以某种方式修改当前的患者护理实践，或者完全重新设计它。通常会进行试点研究来测试干预措施的有效性。然后通过持续跟踪指标来密切监测，以确定新的过程是否具有优于先前过程显示的性能水平和（或）随机变化。最后，如果试点成功，将在更大范围内实施干预措施；如果失败，则进行修改，并使用另一个 PDSA 循环再次进行测试。除了 PDSA，还有其他质量改进方法[例如，LEAN、Six Sigma、LEAN - Six Sigma、稳健过程改进（RPI）][21]。所有方法都采用类似的方法，即让多学科利益相关者参与改进计划。

在实践中变化是不可避免的。然而，应该消除不适当的变化，因为它是一种质量浪费，导致成本增加。质量改进旨在通过过程管理消除不适当的变化，从而节省成本。因此，质量控制会增加成本。这种有效的方法在实现质量方面是一种可行的获胜策略，特别适用于面临资源平衡的组织。当应用于感染控制计划时，无论是在物理还是成本方面其影响都会放大。

使用改进模型取得成功的因素之一是将流程所有者纳入改进过程中。这些流程所有者对其流程具有专业知识，因此对问题的原因和改进的良好建议必定会提供有用的见解。当应用于感染预防与控制计划时，这种强大的技术将有助于在该计划中实现质的飞跃。质量改进团队是针对已确定的问题而组建的。流程负责人在项目的诊断阶段使用质量工具（例如流程图、鱼骨图或帕累托图）来分析问题。使用几个快速的 PDSA 循环来测试变化有助于确保改进措施的成功实施。只有进行测量，才

能进行改进。因此,指标跟踪是任何质量改进计划的关键组成部分。这个过程包括监测的所有组成部分:数据收集、分析、解释和反馈。质量工具,如运行图和统计过程控制(SPC)图,在其他行业中帮助区分随机变化和特殊原因变化[22,23]。这些是数据分析中优秀的客观工具,当用于感染控制监测时,将帮助感染预防专家适当地应对所见到的变化,从而有助于更好地时间管理。然后可以将时间和精力用于教学、政策制定或审查以及质量改进项目。这些质量改进团队内部的协同作用有助于带来有效的变革。

方案组合和清单

从 2001 年开始,IHI 的 10 万人生命活动和 500 万人生命活动引入了护理方案,其方案是针对特定患者群体/人群和护理环境的一组基于证据的干预措施组合,当一起实施时,结果会比单独实施时更好[24]。这些方案的例子包括:

(1) 呼吸机相关性肺炎(VAP)预防措施组合[25]

- 抬高床头。
- 每日“镇静假期”和评估是否准备拔管。
- 消化性溃疡预防。
- 深静脉血栓预防。
- 每日使用氯己定进行口腔护理。

(2) 中央导管相关血流感染(CLABSI)预防措施组合[26]

- 手卫生。
- 插管时采取最大限度的防护措施组合。
- 用含乙醇的氯己定皮肤消毒。
- 成人患者中,选择最佳导管插入部位,避免使用股静脉建立中心静脉通路。
- 每日审查导管的必要性,并及时拔除不必要的导管。

(3) 耐甲氧西林金黄色葡萄球菌(MRSA)预防措施[27]

- 手卫生。
- 主动监测。
- 对感染者和携带者采取接触预防措施。
- 环境和设备的消毒。
- 设备组合(CLABSI 和呼吸机组合)。

(4) SSI 预防组合[28]

- 适当使用预防性抗菌药物(即药物、时间和停药)。
- 适当的脱毛(剪刀而不是刮剃)。
- 心脏手术后控制血糖。
- 结直肠手术后立即保持正常体温。

(5) 导管相关性尿路感染(CA-UTI)预防组合[29]

- 避免不必要的导尿管。
- 使用无菌技术插入导尿管。
- 根据推荐指南维护导尿管。
- 每天审查导尿管的必要性并及时拔除。

使用“全或无”的衡量方式有助于整合实施各项措施以获得最佳结果。这些护理措施实施成功的关键因素是采用涉及多学科流程利益相关者的改进模型方法[20]:

(1) 要达到什么目标?——项目的使命或目标有助于为改进任务提供焦点和清晰度。

(2) 如何知道改变是一种改进?——强调了测量的重要性,以帮助确定由于预措施带来的显著改进。

(3) 可以做出哪些改变以实现改进?——突出了保持开放并愿意接受改变想法的需要,以改进流程。

这些组合包实施取得的成功激发了许多医疗机构采取零容忍的方法来处理医院感染。这强调了组织中持续改进的理念,努力保持已取得的改进。

2007 年,WHO 发起了第二次全球患者安全挑战“安全手术挽救生命”,在伤害发生之前使用检查表发现潜在错误得到了普及。检查表有助于确保在提供患者护理时执行复杂任务的一致性和完整性。此外,它们可以促进根本原因分析,因为可以从检查表中确定符合流程的数据。世界卫生组织的外科手术安全检查表专注于改善即刻术前、术中和术后护理步骤,以提高手术预后。其实施使全球手术并发症发生率降低了 33%以上,死亡率减少近 2/3[30,31]。

沟通

医疗保健专业人员之间的沟通不力是医疗错误和患者受伤害的主要原因之一。有效的沟通尤其具有挑战性,尤其是在有多个护理提供者的医疗系统中出现高度复杂的工作流程时。有效沟通可以通过使用标准化的沟通工具来实现,例如 SBAR(情况-背景-评估-建议),IPASS(疾病严重程度-患者概要-行动清单-情况意识和应急计划-整合)[32]。

安全问题会议

安全问题会议是一个短暂的多学科情况介绍会,定期(通常每天)在指定的时间和地点举行,主要目的是向团队成员介绍和更新关键问题。最初,常被应用于术后,以回顾工作中的优点和缺点,并从中吸取教训。该方法在包括普通病房在内的更广泛环境中的应用表明,通过沟通和合作创造性地解决问题以及提高对安全问题的态势感知,该方法在加强团队合作方面非常有效[33]。在 10～15 min 内的情况介绍会中提出的关键问题包括:

- 有什么进展?
- 有哪些需要改进的地方(包括系统、物资、人员配备和沟通问题)?

安全问题会议提供了讨论任何安全事件的机会,包括事件的发生原因以及如何防止再次发生。

小结

患者安全、感染预防与控制以及质量之间存在着密切的相互关系,需要紧密合作以取得最佳结果。应用质量改进技术和原则将极大地实施感染预防与控制计划,以确保患者安全和提供更好护理质量的目标。

第47章

Gillian Ray-Barruel • Claire M. Rickard
(刘海霞 译;袁 征 校)

外周静脉导管

Peripheral Venous Catheters

外周静脉导管相关感染概述

静脉注射(IV)通路是输注液体和电解质、血液制品、药物和营养支持的重要途径,是现代医疗的支柱。据估计,全世界每年插入约20亿根外周静脉导管(peripheral venous catheter, PVC),它们是最常见的侵入性医疗器械,大多数医院患者在住院期间都会使用一根或多根PVC[1]。时点患病率研究显示,从1992年至2002年,非ICU患者的PVC流行率从11%增加到了33%[2],目前所有住院患者的使用比例为70%~90%[3,4]。

尽管PVC有很多好处,但它可能会因感染而导致并发症。PVC置入为微生物从未经消毒的外部环境进入身体组织和血液提供了潜在的入口。15%~30%的医院获得性感染与各种类型的血管通路导管有关,约13%的医院获得性血流感染(BSI)是由PVC引起的[5,6]。尽管每台设备的PVC相关血流感染(PVC-related BSI, PVCR-BSI)发生率较低,但由于较高的PVC使用数量,发生感染的绝对数量与中央导管相关血流感染(CLABSI)相当[2,7]。PVCR-BSI相关的全因死亡率与CLABSI相当[7]。其他不良反应包括感染性血栓的形成,可进一步导致心内膜炎或通过血行传播几乎可以感染任何器官[5]。因此,预防、检测、监测并有效治疗PVC相关的BSI或局部组织感染具有重要意义。

不幸的是,临床医生和政策制定者常常认为PVC是理所当然的,其感染风险未被充分认识且被严重低估[8,9]。许多医疗机构没有系统地跟踪PVC感染,PVCR-BSI的实际患病率可能要比报道的水平高得多。医院获得的没有其他已知来源的BSI可能反映了PVC的使用缺乏相关记录或调查。医疗机构对这个问题的忽视不仅影响了患者的预后,也一定程度上损害了他们的经济利益;与CLABSI一样,PVCR-BSI的治疗成本每个从3 000到56 167美元不等[6,10]。

过去的20年里,随着研究成果的不断积累以及对医院获得性CLABSI的持续跟踪和报道,现在可以通过遵循标准和规范的导管插入以及护理全流程来实现零感染的目标[11]。通过提高对设备相关感染预防的认识和重视,也可以预防外周导管相关BSI(peripheral line-associated BSI, PLABSI)。本章批判性地回顾了当前PVC相关感染检测和治疗的研究证据和专家指南;患者层面的预防策略,包括PVC置管、维护和移除实践流程;以及预防、监测和报道PVCR-BSI的系统性推荐。

在本章中,我们将PVC感染分为局部PVC感染和PVC相关的血流感染,两者也可能同时存在。感染可以局限于置管部位或导致血流感染,或者可以两者同时或先后出现。最初的局部感染可能是由置入过程或置入后进入穿刺处的微生物引起的,然后传播导致BSI。另外,微生物可能在药物输送或其他治疗过程中通过PVC进入血液,导致BSI,随后可能导致局部感染。这两种情况都是可以预防的,本章包括了PVC置入和维护的感染预防措施,以确保患者安全。

区分外周导管相关BSI(PLABSI)和PVC相关BSI两个概念非常重要。这些术语经常被混淆地使用。在本章中,PLABSI表示近期置入PVC并且没有其他确认感染源的患者的BSI。PVCR-BSI表示具有PVC相关感染额外证据的临床事件(即,血液和PVC导管尖端/脓性分泌物匹配的阳性微生物培养以及PVC置入部位阳性的体征和症状,如疼痛)。

本章中涉及的最常见的PVC类型包括:成人和儿童上肢浅静脉(以及幼儿脚部)置入的人造聚氨酯装置,以及某些地区仍在使用的主要用于短期输液的钢制蝶形针。此外,本章中较多内容涉及长期PVC和较深静脉(通常在上臂和/或较深静脉)的中央导管置管患者的护理,尽管迄今为止这些装置相关的研究较少,这些装置虽置于外周血管,也会导致深部组织的感染,因此必须加以重视。文献中使用了PVC的各种命名法,详见表47.1。

表47.1 外周静脉导管名称

名称	缩写
外周套管	Cannula
外周静脉内导管	PIVC
外周静脉注射	PIV
外周静脉导管	PVC
短期外周导管	SPC
外周静脉通路装置	PVAD
超声引导外周导管	USGPIV
安全注射装置	SED
一体式导管	—
长外周导管	—

续　表

名称	缩写
中线导管	ML
微型中线导管	Mini - ML
钢针	Butterfly

局部感染

大多数 PVC 感染表现为置入部位的局部软组织感染，没有相关的全身感染。患者可能会出现例如 PVC 置入部位局部红肿热痛、触诊有压痛等症状和体征，通常发生在外来 PVC 置入静脉后[6,12]。这种情况很难与 PVC 所致的静脉刺激和炎症（静脉炎）区分开来。虽然一些文献中将静脉炎与感染等同[13]，但大多数文献中根据炎症的可能原因将静脉炎分为三类：化学性、机械性或感染性静脉炎[10]。例如，化学性静脉炎是由刺激性输注物引发的，如>600 mOsm/L 的高渗性液体和（或）pH<5 和>9 的溶液/药物，以及已确定的各种高风险药物[14]。机械性静脉炎的发生与置入导管尺寸较大、置管位于屈曲部位（例如腕部、肘窝）、置管技术差，以及导管和关节稳定性不足有关[15,16]。感染性静脉炎的发生由皮肤消毒、导管护理、敷料完整性和稳定性缺陷等原因引起[14]。静脉炎存在多种定义和评估工具，但这些都没有得到很好的验证，建议确诊静脉炎时需与感染进行谨慎的鉴别[17]。如发生感染，建议立即去除 PVC 导管，早期移除源头可以成功地阻止感染[12]。局部感染未积极治疗或延迟治疗可致 BSI 和脓毒症的发生[12]。

在严重的情况下，PVC 局部感染的患者可能会出现发热或 C 反应蛋白（CRP）升高，置入部位的体征和症状可能会沿静脉走行（即所谓的静脉追踪），导致静脉变硬并可触及，发生血栓性静脉炎[6,12]。确诊的严重感染在置入部位会出现严重的症状，如脓性渗出、脓疱、水疱或疖子[18]。

局部感染病灶可发生在浅表组织或深层组织，不同部位的感染病程不同[18]。局部感染可进一步发展为局部蜂窝组织炎、脓肿和组织坏死，血管内感染性血栓形成时病灶也可沿感染静脉走行，导致血栓栓塞[12,18]。身体远端部位可能会出现严重的并发症，感染性血栓栓塞导致心内膜炎、感染性关节炎和（或）感染性葡萄膜炎[12]。

局部感染被认为是由于针刺破坏血管壁，炎症物质、血栓和体表微生物（通过患者的皮肤或医务人员的手）进入患者血管，进一步增殖并加剧血栓形成和炎症[12]。包括金黄色葡萄球菌在内的葡萄球菌属，是最常见的致病菌；链球菌和厌氧菌也较为常见，此外，病毒、寄生虫、真菌或多微生物均可导致 PVC 感染的发生[12]。

风险因素

一项调查局部感染危险因素的病例对照研究结果中显示，新生儿、老年人、罹患活动性恶性肿瘤、烧伤和长期使用糖皮质激素的患者，以及静脉吸毒者发生感染风险较高。该研究中的 46 例患者分别与同一天在同一病房内置管的对照组患者按 1∶4 的比例进行匹配，通过多元回归确定的独立危险因素如下：>24 h 连续静脉输注[比值比（OR），5.2]；置管部位位于下肢（OR，8.5）；使用输液泵（OR，4.6）；和具有神经外科或神经系统诊断（OR，3.6）[1]，因此限制不必要的长时间输注并避免成人下肢置管可以显著减少局部感染的发生[18]。

发病率

成年患者的前瞻性研究中局部感染发生率总结见表 47.2。这些研究显示导管感染的发生率为 0%～5.1%（平均 1.0%），或每 1 000 个 PVC 置管日会发生 0～17.8（平均 8.9）例的导管感染，这种变化可能与定义的不一致有关。然而，这些研究可能比监测数据库的回顾性研究更为准确，后者仅识别阳性病例，但通常缺乏所有置入 PVC 患者的分母数据[12,19]。尽管出院记录中未充分使用 PVC 相关程序代码，但使用国际疾病分类代码数据表明 PVC 与 0.24%的蜂窝织炎和脓肿发生率相关[8]。

表 47.2　成人患者前瞻性研究中局部外周静脉导管感染的发生率（2001—2021 年）

作者参考文献	国家	研究设计	环境	PVC 局部感染	天数（比率/1 000 天）
Palefski and Stoddard[227]	美国	队列研究	医院范围广泛；家庭输液	0/776（0%）	3
Cornely et al[228]	德国	队列研究	肿瘤科；传染病科；自身免疫性疾病科	7/364（1.92%）	—
Creamer et al[229]	爱尔兰	队列研究	医疗机构；外科手术室	28/554（5.05%）	1 569（17.8）
Taylor[230]	澳大利亚	队列研究	医疗机构；外科手术室	7/275（2.55%）	—
Vandenbos et al[231]	法国	队列研究	急诊科	9/390（2.31%）	—
Webster et al[232]	澳大利亚	随机对照试验	医疗机构；外科手术室	0/368（0%）	—
Periard et al[233]	瑞士	随机对照试验	医学教育	0/29（0%）	—
Webster et al[234]	澳大利亚	随机对照试验	医疗机构；外科手术室	2/755（0.26%）	4 413（0.45）
Lee et al[235]	中国（台湾）	队列研究	医疗机构；外科手术室	153/6 538（2.34%）	—
Van Donk et al[236]	澳大利亚	随机对照试验	家庭医院	0/161（0%）	508（0）

续 表

作者参考文献	国家	研究设计	环境	PVC 局部感染	天数（比率/1 000 天）
Dargin et al[237]	美国	队列研究	急诊科	0/75(0%)	—
Rickard et al[189]	澳大利亚	随机对照试验	医疗机构；外科手术室	0/323(0%)	—
Rickard et al[188]	澳大利亚	随机对照试验	医疗机构；外科手术室	0/3 283(0%)	8 693(0)
Palefski and Stoddard[227]	西班牙	随机对照试验	医疗机构；外科手术室	21/1 183(1.8%)	4 353(4.8)
Cornely et al[228]	澳大利亚	随机对照试验	医疗机构；外科手术室	0/85(0%)	221(0)
González López et al[114]	澳大利亚	随机对照试验	医疗机构；外科手术室	0/160(0%)	496(0)
Marsh et al[238]	中国	队列研究	急诊科	0/189(0%)	—
Keogh et al[138]	法国	队列研究	急诊科	0/815(0%)	1 964(0)
Zhu et al[194]	中国	随机对照试验	医疗机构；外科手术室	0/1 198(0%)	—
Miliani et al[13]	澳大利亚	队列研究	医疗机构；外科手术室	0/1 578(0%)	3 786(0)
Xu et al[187]	澳大利亚	随机对照试验	医疗机构；外科手术室	0/300(0%)	792(0)
Marsh et al[56]	澳大利亚	随机对照试验	医疗机构；外科手术室	0/119(0%)	270(0)
Marsh et al[239]	澳大利亚	随机对照试验	医疗机构；外科手术室	1/1 697(0.06%)	4 809(0.21)
Marsh et al[61]	法国	队列研究	传染病科	0/614(0%)	—
Rickard et al[55]	澳大利亚	队列研究	肿瘤科	2/396(0.51%)	957(2.1)
Mailhe et al[240]	中国	随机对照试验	医疗机构；外科手术室	1/600(0.17%)	—
总计				231/22 825(1.01%)	54/32 831(1.64/1 000)

—，不可用。

监测定义

疾病预防控制中心（CDC）国家医疗保健安全网络（NHSN）使用的与 PVC 局部感染（未经实验室确诊的 BSI）相关的监测定义是心血管系统 VASC-动脉或静脉感染（cardiovascular system VASC，CVS-VASC），如表 47.3[20] 所示。

表 47.3 CDC NHSN 动脉或静脉感染标准，不包括血管通路装置血液中鉴定出的微生物

动脉或静脉感染必须至少满足以下标准之一：
1. 患者具有来自提取的动脉或静脉的微生物，该微生物是通过基于培养或非培养的微生物学测试方法鉴定的，该测试方法是出于临床诊断或治疗的目的而进行的，例如，不是主动监测培养/测试（ASC/AST）
2. 患者的组织病理学检查中，有动脉或静脉感染的证据
3. 患者至少有以下一种体征或症状：发烧（>38.0℃）、疼痛a、红斑a或受累血管部位发热a并且采用半定量培养法从已拔除的导管尖端培养出超过 15 个菌落
4. 患者受累血管部位有脓性渗出
5. ≤1 岁的患者至少有以下一种体征或症状：发烧（>38.0℃）、体温过低（<36.0℃）、呼吸暂停a、心动过缓a、嗜睡a、疼痛a、红斑a或受累血管部位发热a和采用半定量培养法从已拔除的导管尖端培养出超过 15 个菌落

a：没有其他公认的原因。
引自：National Healthcare Safety Network. NHSN Patient Safety Component Manual. Centers for Disease Control and Prevention；2020：1-30。

诊断方法

CDC NHSN 监测标准表明可进行适当的临床和实验室检查以协助诊断。例如，应评估患者是否发热、置管部位是否存在红肿热痛和脓性分泌物，以及针对婴儿的附加诊断标准[20]。应采集 PVC 置管部位或先前置管部位的脓性分泌物，标本行微生物革兰染色和培养，以确诊感染并指导临床抗生素治疗；如需进行手术切除，则应同时送检组织微生物检查。如果尚未拔除 PVC，则应遵循无菌原则拔除导管后行包括皮内部分的导管尖端培养[21,22]。免疫功能低下的患者需行真菌培养，建议同时行抗酸杆菌（AFB）检测[6,22]。如果症状严重，需行外周血培养，以鉴别局部和（或）全身感染[23]。尽管 Sato 等指出不能从外周静脉导管中抽取血液来确定感染，但对于经 PVC 抽血行血培养是否可作为普通外周血培养的补充诊断依据目前尚无相关研究[6]。复杂的病例可能需要结合静脉超声等进一步影像学检查以评估脓毒性血栓和脓肿形成，并积极评估手术指征。存在全身症状的患者需完善全血细胞计数、血液生化、肝酶、肝功能检测，以及国际标准化比率/凝血酶原时间等实验室检查[12]。

治疗

治疗的主要方法是去除感染源（即 PVC）。如果 PVC 存在定植（可能带有生物膜形成）而未拔除，微生物可继续繁殖和播散。多个专业机构和政府组织建议对可疑局部感染进行 PVC 去除，如表 47.4 所示。即使正在进行的

治疗需要在不同的位置置入新的静脉导管，也应立即拔除。PVC 去除后，应密切监测患者，因为局部感染可能在未来几天或几周内发展为 BSI[6]。

表 47.4　专业机构和政府指导方针对于疑似局部感染的外周静脉导管拔除的建议

组织参考文献	建议(证据等级)
美国感染病学会[23]	应去除伴有疼痛、硬结、红斑或渗出物的 PVC(证据级别 A～I)
疾病预防控制中心[26]	如果患者出现静脉炎(发热、压痛、红斑或可触及的静脉索)、感染或导管故障的体征，请拔除 PVC(证据类别ⅠB)
输液护士协会[21]	标准 50 感染的实践标准： 如果患者出现感染等并发症(例如，距离置管部位至少延伸 1 cm 的红斑、硬结、渗出物、发热且无其他明显感染源)或患者报告有任何疼痛或压痛，则应拔除 PVC(证据等级Ⅱ) 标准 45 血管通路装置移除的实践标准： 如果护理计划中已无须使用 PVC 导管或 24 h 或更长时间未使用 PVC 导管，请拔除 PVC[1-4](证据等级Ⅰ) 根据现场评估结果和(或)全身并发症的临床体征和症状，当有临床指征时，去除儿科和成人患者的 PVC(证据等级Ⅰ) 在任何医疗保健环境中，在紧急情况下在不理想的无菌条件下置入的导管，都应做好标记。在 24～48 h 内尽快取出并重新置入导管(证据等级Ⅳ)
西班牙传染病和临床微生物学会(SEIMC)以及西班牙重症监护医学和冠心病学会(SEMICYUC)[5]	如果局部疼痛、硬结、红斑或渗出，则必须去除 PVC(证据级别 A～I)

除了去除 PVC 外，还应考虑静脉使用广谱抗生素，并提供镇痛和其他非药物治疗(图 47.1)[10,24]。应考虑联合多学科专家协同诊疗，包括血管外科、介入放射科和感染科。严重的局部感染可能需要手术干预：如手术切除感染的静脉、结扎周围静脉、引流脓液，并在适当的时间行二次闭合[10]。是否抗凝治疗是有争议的，但对于确定的血栓可考虑进行抗凝治疗[12]。

大多数局部 PVC 感染的患者在拔除导管后病情有所改善，且症状轻微。部分患者会出现并发症，并在几天或几周后出现明显症状。患者和医务人员需要继续评估局部 PVC 置管部位和全身症状、体征，以及时监测感染的复发、BSI 或心内膜炎或化脓性关节炎等远端并发症，良好的患者教育和跨学科健康管理团队的协作沟通至关重要[12]。

外周导管相关血流感染

值得关注的是，国际疾病分类数据表明 1.8%的患者在留置 PVC 时会出现 BSI[8]。如果没有其他已知的感染源，这些被认为是 PLABSI(外周导管相关但无相关确诊依据)。尽管并非所有 PLABSI 都真正归因于 PVC，但目前认为临床上普遍低估了对此类感染的诊断和识别[9,25]。

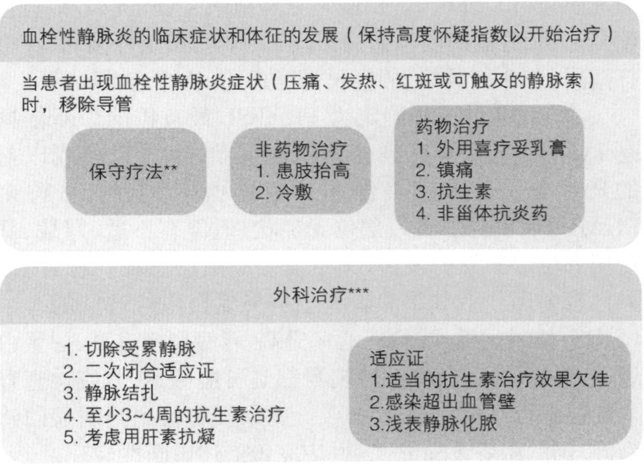

血栓性静脉炎的临床症状和体征的发展(保持高度怀疑指数以开始治疗)

当患者出现血栓性静脉炎症状(压痛、发热、红斑或可触及的静脉索)时，移除导管

保守疗法**

非药物治疗
1. 患肢抬高
2. 冷敷

药物治疗
1. 外用喜疗妥乳膏
2. 镇痛
3. 抗生素
4. 非甾体抗炎药

外科治疗***

1. 切除受累静脉
2. 二次闭合适应证
3. 静脉结扎
4. 至少3~4周的抗生素治疗
5. 考虑用肝素抗凝

适应证
1.适当的抗生素治疗效果欠佳
2.感染超出血管壁
3.浅表静脉化脓

图 47.1　Heng 等[10]治疗 PVC 血栓性静脉炎/上肢局部感染的算法，总结了** Di Nisio 等[24]，*** Mermel 等[23]和 O'Grady 等的研究[26]。PVC，外周静脉导管。

引自：Heng SY, Yap RT, Tie J, et al. Peripheral vein thrombophlebitis in the upper extremity: a systematic review of a frequent and important problem. *Am J Med*. 2020; 133: 473 - 484; Mermel LA, Allon M, Bouza E, et al. Clinical practice guidelines for the diagnosis and management of intravascular catheter-related infection: 2009 update by the Infectious Diseases Society of America. *Clin Infect Dis*. 2009; 49: 1 - 45; Di Nisio M, Peinemann F, Porreca E, et al. Treatment for superficial infusion throm-bophlebitis of the upper extremity. *Cochrane Datubuse Syst Rev*. 2015; 11: CD011015; O'Grady N, Alexander M, Burns L, et al. Guidelines for the prevention of intravascular catheter-related infections. *Clin Infect Dis*. 2011: 1 - 83。

对于中心静脉通路装置通常会进行导管相关血流感染(CABSI)的密切监测，但针对普通外周静脉导管通常未进行相关监测[26]。通常，PLABSI 从置入 PVC 到感染体征和症状的出现至少需要 24～48 h，在一项研究中，第一次血培养呈阳性的平均时间为 3.9 天[2]。此外，PLABSI 相关症状可能在出院后出现。Austin 等追溯到 1/4 的 PLABSI 病例存在住院史或门诊输液史，出院后到确诊平均需要 5 天[25]。

来自一家拥有 900 张床位的医院(非 ICU 患者)的 150 例 PLABSI 的监测数据表明，PLABSI 发病率为 0.19 例/1 000 置管日，即平均每月 4.2 例[2]。Mermel 等研究报道 PLABSI PVC 的发生率为 0.18%左右[27]。对于局部感染，PLABSI 相关的回顾性研究的局限性在于通常缺乏置入的 PVC 总数/PVC 风险天数的统计数据，因此每根导管的真实风险为无法计算[2,7]。

疑似外周导管相关血流感染的调查

对于疑似 BSI 的患者，无论是导管置入部位感染还是全身感染，都应立即进行微生物学检测。至少应进行外周血培养，立即取出 PVC，并将导管尖端进行革兰染色和培养[6,23]。血培养致病菌或致病真菌阳性(不包括在 NHSN 常见共生菌列表中)并且与其他部位的感染无关，根据 CDC 的 NHSN，将其定义为实验室确诊的血流感染(laboratory-confirmed bloodstream infection, LCBI)，或两套血培养中共生微生物均为阳性，同时具有符合年龄组定义的感染相关的临床表现也被定义为实验室确诊的血流感染(LCBI)[20]。皮肤常见定植微生物[例如,金黄色葡萄球菌、凝固酶阴性葡萄球菌(CoNS)、棒状杆菌属、芽孢杆菌属、念珠菌属等]的生长需考虑与 PVC 有关[5,6,23]。

将 LCBI 进一步确定为 PLABSI,最直接的诊断依据是 LCBI 加上全身感染的体征和症状,以及当前或以前的 PVC 置入部位感染源的确凿证据[5,28]。然而,许多 PLABSI 病例局部置入部位无症状,但伴有不适、寒战、低血压和(或)新发的发热,其中发热是最敏感的指标,但特异性较差[23,28]。如果患者有全身炎症反应综合征的迹象(SIRS;体温过低或过高、心率升高、呼吸频率升高、白蛋白过低或过高),任何侵入性装置都是可能的原因,应检查置入部位是否有炎症或化脓[29]。如果没有检测到明显的感染源,仍然需要拔除 PVC,并应完善前述诊断性检查。

置入部位诊断标准

置管部位红肿、疼痛等阳性体征,对诊断 PLABSI 有特异性,但敏感性较差[23]。非感染性炎症(刺激性静脉炎或化学性静脉炎)很常见,因此,疼痛和轻微发红的说服力不如 33%～40% 的 PLABSI 病例,具有更明显的化脓或蜂窝织炎感染迹象[2,6]。许多 PLABSI 病例被遗漏,因为在 BSI 时,PVC 置管部位通常无症状或仅有轻微症状。在一项研究中,79% 的 PLABSI 被感染科专科医生追踪到先前 PVC 置入部位有局部症状,其中 1/3 在治疗团队的检查中被遗漏[25]。如果有脓液渗出,则应采集置管部位的渗出物送检革兰染色和培养[30],在免疫功能低下的患者中需完善真菌培养。2022 年 CDC NHSN 定义的"BSI - LCBI"诊断标准为符合 LCBI 标准,且 PVC 部位的脓液培养与血培养报阳微生物结果一致[20]。

外周静脉导管尖端培养

PVC 尖端培养的推荐方法是半定量(平皿滚动法)或定量培养,定性的方法是肉汤培养法,但是特异性较差[23]。半定量培养阳性的定义为对 5 cm 导管尖端进行培养时,菌落计数超过 15 个菌落形成单位(cfu)。[23]然而,由于成人短 PVC 的长度通常为 2.5～3 cm,因此 2 cm 的标本是可行的。对所有移除的 PVC 常规行微生物培养价值有限,因为许多无症状患者中导管尖端培养为阳性[3]。一项前瞻性研究报道,41/711(5.8%) 例常规送检培养的 PVC 存在菌落定植(>15 cfu);其中,22/41(54%)有 PLABSI 的阳性体征和症状,但没有患者 PVC 尖端培养和血培养微生物结果一致[3]。在临床实践中,怀疑有 PLABSI 的 PVC 尖端培养有时无法完善,因为许多 PVC 已经在症状和体征出现时被去除。在一项针对 62 名 PLABSI 患者的研究中,仅对 13 个导管尖端(21%)进行了培养,培养结果全部报阳[6]。同时应认识到培养方法的局限性,即某些生物的优先生长,包括那些快生长的微生物;一项研究中对 PVC 内表面和外表面进行的分子检查发现,尽管培养阴性,但所有 PVC 微生物分子学检测结果均为阳性[31]。

外周静脉导管相关的血流感染

已发表的 PLABSI 发生率相关报道因所参考的定义不同而有所差异,因为此类定义不需要微生物学确认 PVC 是 BSI 的来源。使用导管相关 BSI (CRBSI)诊断标准可以实现更严格的 PVCR - BSI 诊疗。CRBSI 是用于诊断和治疗的临床定义,它适用于任何血管通路装置,包括 PVC,并且需要实验室确认导管是感染来源[26]。

美国感染病学会(IDSA)2009 年对 CRBSI 的定义[23]包括以下标准:

- 使用血管内装置的患者出现菌血症或真菌血症。
- 从外周静脉获得的一项阳性血培养结果。
- 感染的临床表现[例如发烧、寒战和(或)低血压]。
- 无明显的 BSI 来源(导管除外)。
- 半定量(每个导管段>15 cfu)或定量(每个导管段>10^2 cfu)导管培养的阳性结果,即从导管尖端和外周血培养中分离出相同的微生物。

使用最后一个标准,来明确 PVCR - BSI 的诊断,可行性不高,因为 PVC 通常不进行培养,可能存在在怀疑感染之前已将其取出,或意外脱落,或错过了培养标本等多种情况。在一项研究中,只有 1/5 的疑似 PVCR - BSI 病例进行了培养[6],而在 PLABSI 的一项研究中,大多数病例与 PVC 原置管位置有关[25]。

中心静脉接入装置,为了确认感染源,导管尖端培养的替代方法是,同时从中心静脉接入装置和外周静脉中抽取血培养标本,并比较不同样本的定量计数及报阳时间差[23]。这些技术尚未针对 PVC 进行验证[6]。其他研究将 PVCR - BSI 的确诊标准从仅依靠导管尖端培养扩展到静脉炎相关的其他标准,如 PVC 去除后症状缓解或渗出液培养阳性[6,7,25,32]。

关于 PVCR - BSI 定义,Maki 等在 2006 年发表的具有里程碑意义的综述中纳入了 1966 年至 2006 年的 9 项前瞻性研究(10 910 个 PVC)[33]。塑料(聚氨酯、聚乙烯、聚乙烯、氯己定涂层)PVC 中 PVCR - BSI 的平均发生率为 1/1 000,即 0.1%(95% CI,0.1%～0.2%),相当于每 1 000 个设备日发生 0.5 个病例(95% CI,0.2～0.7)。

外周血管相关血流感染发生率

表 47.5 显示了 2001 年至 2021 年使用 PVCR - BSI 或 PLABSI 定义的 40 项前瞻性队列或随机对照研究(369 451 个 PVC)。据报道,发展中国家的 PVC 相关感染发病率较高,高达 1.6%或每 1 000 PVC 置管日 2.9 例[34,35],而发达国家最常见的发病率为零,平均为 0.30%或每 1 000 PVC 置管日 0.19(表 47.5)。这表明目前每 10 000 个 PVC 中有 30～160 例病例,这在很大程度上取决于卫生系统的资源配置。全球每年使用约 20 亿个 PVC,这表明每年可发生 700 万～2 500 万次感染事件,这是一个巨大的疾病负担[1]。

微生物

大多数已发表的报道表明革兰阳性菌(尤其是皮肤定植菌)是导致 PVCR - BSI 的常见病原体。如表 47.6 所示,此类研究报道金黄色葡萄球菌和凝固酶阴性葡萄球菌(CoNS)是最常见的致病菌[2,6,7,36,37]。然而,最近来自发展中国家的 PLABSI 数据表明,至少对于 ICU 患者,革兰阴性均占主导地位,其中 16%为大肠埃希菌,9%为肺炎克雷伯菌,4%为肠杆菌[38]。

表 47.5　PLABSI 和 PVCR－BSI 随机对照中的相关血流感染发生率或成年患者的前瞻性队列研究(2001—2021 年)

作者参考文献	国家	研究设计	环境	PLABSI/PVCR－BSI 公司(发病率/研究中的患者人数)	PVC 天数(发生率/1 000 天)
资源丰富的国家					
Palefski and Stoddard[227]	美国	队列研究	全院范围;家庭输液机构	0/776(0%)	—
Cornely et al[228]	德国	队列研究	肿瘤科/感染病科/自身免疫性疾病科	0/364(0%)	—
Cornely et al[229]	爱尔兰	队列研究	医疗机构;外科手术室	0/554(0%)	1 569(0)
Taylor[230]	澳大利亚	队列研究	医疗机构;外科手术室	0/275(0%)	—
Vandenbos et al[231]	法国	队列研究	急诊科	0/390(0%)	—
Webster et al[232]	澳大利亚	随机对照试验	医疗机构;外科手术室	0/368(0%)	
Fujita and Namiki[243]	日本	队列研究	外科手术室	0/368(0%)	—
Periard et al[233]	瑞士	随机对照试验	医学教育	0/29(0%)	—
Webster et al[234]	澳大利亚	随机对照试验	医疗机构;外科手术室	0/755(0%)	3 057(0)
Lee et al[235]	中国(台湾)	队列研究	医疗机构;外科手术室	0/6 538(0%)	—
Martinez et al[244]	西班牙	随机对照试验	感染病科	3/683(0.44%)	—
Van Donk et al[236]	澳大利亚	随机对照试验	家庭医院	0/316(0%)	1 207(0)
Rickard et al[189]	澳大利亚	随机对照试验	医疗机构;外科手术室	0/362(0%)	2 091(0)
Fakih et al[245]	美国	队列研究	医疗机构;外科手术室	8/4 434(0.18%)	—
Mestre et al[246]	西班牙	队列研究	医疗机构;外科手术室;重症监护病房	0/1 201(0%)	2 290(0)
Rickard et al[188]	澳大利亚	随机对照试验	医疗机构;外科手术室	1/3 283(0.03%)	8 693(0.12)
Freixas et al[32]	西班牙	队列研究	非重症监护病房,急症护理	115/7 463(1.5%)	—
Mestre et al[247]	西班牙	队列研究	全院范围	0/2 145(0%)	5 333(0)
Marsh et al[238]	澳大利亚	随机对照试验	医疗机构;外科手术室	0/85(0%)	221(0)
Wang et al[248]	中国	随机对照试验	肝硬化	0/190(0%)	—
Keogh et al[138]	澳大利亚	随机对照试验	医疗机构;外科手术室	0/160(0%)	496(0)
Zhu et al[194]	中国	队列研究	急诊科	0/189(0%)	—
Xu et al[187]	中国	随机对照试验	医疗机构;外科手术室	0/1 198(0%)	—
Carr et al[249]	澳大利亚	队列研究	急诊科	0/391(0%)	—
Marsh et al[56]	澳大利亚	队列研究	医疗机构;外科手术室	0/1 578(0%)	3 786(0)
Marsh et al[239]	澳大利亚	随机对照试验	医疗机构;外科手术室	0/300(0%)	792(0)
Marsh et al[61]	澳大利亚	随机对照试验	医疗机构;外科手术室	0/119(0%)	270(0)
Pandurangadu et al[250]	美国	队列研究	急诊科	0/86(0%)	—
Rickard et al[55]	澳大利亚	随机对照试验	医疗机构;外科手术室	3/1 697(0.18%)	4 809(0.62)
Blanco-Mavillard et al[3]	西班牙	队列研究	医疗机构;外科手术室	1/711(0.14%)	—
Larsen et al[241]	澳大利亚	队列研究	肿瘤科	1/396(0.25%)	957(1.04)
Mailhe et al[240]	法国	队列研究	感染病科	0/614(0%)	—
Perez-Granda et al[251]	西班牙	随机对照试验	医学教育	1/354(0.28%)	2 019(0.49)
Lu et al[242]	中国	随机对照试验	医疗机构;外科手术室	0/600(0%)	—
Yasuda et al[252]	日本	队列研究	重症监护病房	3/7 025(0.04%)	16 212(0.33)
总计(发达国家)				136/45 997(0.30%)	10/53 802(0.19/1 000)

续　表

作者参考文献	国家	研究设计	环境	PLABSI/PVCR-BSI 公司(发病率/研究中的患者人数)	PVC 天数(发生率/1 000 天)
资源匮乏国家					
Rosenthal et al[38]	42 个资源匮乏国家	队列研究	重症监护病房	1 689/139 465(1.2%)[a]	680 820(2.48)
Rosenthal et al[34]	印度	队列研究	重症监护病房	814/68 563(1.19%)[a]	279 239(2.92)
Rosenthal et al[35]	14 个中东国家	队列研究	重症监护病房	425/26 776(1.59%)[a]	174 550(2.43)
Rosenthal et al[253]	东南亚 8 个国家	队列研究	重症监护病房	945/79 054(1.2%)[a]	352 045(2.68)
Rosenthal et al[39]	9 个拉丁美洲国家	队列研究	重症监护病房	70/9 596(0.73%)[a]	38 262(2.06)
资源匮乏国家总数(平均)				3 943/323 454 (1.22%)	3 943/1 524 916 (2.6/1 000)

—,不可用;a：儿科数据已删除。

表 47.6　PLABSI 和 PVCR-BSI 的微生物学特征(2007—2021 年)

作者参考文献	国家	研究设计;大体时间	环境	样本	微生物(%)
Pujol et al[2]	西班牙	回顾性研究;2 年	医疗机构;外科手术室	77 PVCR-BSI	金黄色葡萄球菌(53%) 凝固酶阴性葡萄球菌(32%) 肠球菌(4%) 革兰阴性杆菌(13%) 铜绿假单胞菌(3%) 多种微生物(10%)
Austin et al[25]	美国	回顾性研究;2 年	医疗机构;肿瘤科	34 PVCR-BSI	甲氧西林敏感金黄色葡萄球菌(62%) 耐甲氧西林金黄色葡萄球菌(38%)
Sato et al[6]	日本	回顾性研究;5 岁	医疗机构;外科;产科/儿科 妇科;儿科	62 PLABSI	革兰阳性(58%) 革兰阴性(35.8%) 念珠菌属(6.2%) 多种微生物(25.8%)
Ripa et al[36]	西班牙	前瞻性观察性研究;25 岁	所有住院患者	711 PVCR-BSI	金黄色葡萄球菌(46%) 凝固酶阴性葡萄球菌(25%) 肠球菌属(3.7%) 克雷伯菌属(5.6%) 铜绿假单胞菌(4.5%) 大肠埃希菌(4.1%) 肠杆菌属(3.9%) 沙雷氏菌属(0.7%) 不动杆菌属(0.7%) 念珠菌属(1.3%)
Ruiz-Giardin et al[37]	西班牙	回顾性研究;7 年 4 个月	所有住院患者	65 PVCR-BSI	凝固酶阴性葡萄球菌(40%) 金黄色葡萄球菌(23%) 肠杆菌属(15%) 多种微生物(6%) 肠球菌属(3%) 革兰阴性非发酵性(3%) 念珠菌属(3%)
Tatsuno et al[7]	日本	回顾性研究;2 年	医疗机构;外科手术室;急诊科;重症监护病房	124 PVCR-BSI	金黄色葡萄球菌(35%) 凝固酶阴性葡萄球菌(28%) 革兰阴性杆菌(19%) 肠球菌(1.6%) 念珠菌属(1.6%) 多种微生物(9%) 其他(5%)(芽孢杆菌属、棒状杆菌属和分枝杆菌)

续　表

作者参考文献	国家	研究设计;大体时间	环境	样本	微生物(%)
Rosenthal et al[38]	42 个发展中国家	前瞻性研究;6 年	727 个重症监护病房(成人和儿科)	1 789 PLABSI	大肠埃希菌(16%) 常见问题(15%) 金黄色葡萄球菌(12%) 克雷伯菌属(12%) 铜绿假单胞菌(6%) 链球菌属(5%) 念珠菌属(4%) 肠杆菌属(4%) 其他(26%)
Rosenthal et al[34]	印度	前瞻性观察性研究;6 年	204 个重症监护病房(成人和儿科)	863 PLABSI	大肠埃希菌(23%) 克雷伯菌属(15%) 金黄色葡萄球菌(10%) 凝固酶阴性葡萄球菌(7%) 链球菌属(6%) 肠杆菌属(5%) 铜绿假单胞菌(5%) 阴性菌(5%) 念珠菌和其他真菌(4%) 不动杆菌属(4%) 肠球菌属(4%) 洋葱伯克霍尔德菌(3%) 黏质沙雷氏菌(1%) 其他(8%)
Rosenthal et al[35]	14 个中东国家	前瞻性观察性研究;6 年	246 个重症监护病房(成人和儿科)	470 PLABSI	常见问题(31%) 金黄色葡萄球菌(14%) 肺炎克雷伯菌(8%) 大肠埃希菌(7%) 铜绿假单胞菌(5%) 念珠菌属(5%) 鲍曼不动杆菌(5%) 不动杆菌属(3%) 肠球菌属(4%) 肠杆菌属(3%) 其他(14%)
Sasaki er al[43]	日本	回顾性研究;5.5 年	癌症	99 PVCR - BSI	革兰阴性: 铜绿假单胞菌(8%) 阴沟肠杆菌(7%) 肺炎克雷伯菌(6%) 黏质沙雷菌(6%) 产气肠杆菌(6%) 伊沃非不动杆菌(5%) 产酸克雷伯菌(5%) 弗氏柠檬酸杆菌(3%) 大肠埃希菌(3%) 鲍曼不动杆菌(3%) 嗜麦芽寡养单胞菌(2%) 科塞柠檬酸杆菌(1%) 洋葱伯克霍尔德杆菌(1%) 荧光假单胞菌(1%) 弗氏柠檬酸杆菌和肺炎克雷伯杆菌(1%) 大肠埃希菌和鲍曼不动杆菌(1%) 非革兰阴性: 金黄色葡萄球菌(12%) 芽孢杆菌属(11%) 白念珠菌(3%) 溶血链球菌(2%) 金黄色葡萄球菌和化脓性链球菌(1%) 白念珠菌和光滑念珠菌(1%)

续 表

作者参考文献	国家	研究设计;大体时间	环境	样本	微生物(%)
Berger et al[254]	以色列	回顾性研究;10 年	儿科	27 PVCR - BSI	革兰阴性(59%): 克雷伯菌属(33%) 不动杆菌属(7%) 大肠埃希菌(7%) 科塞柠檬酸杆菌(4%) 黏质沙雷氏菌(4%) 革兰阳性(22%) 甲氧西林敏感金黄色葡萄球菌(11%) 化脓性链球菌(7%) 中枢神经系统(4%) 酵母(4%) 白念珠菌(4%) 多种微生物(15%) K. oxytoca/阴沟肠杆菌(7%) 金黄色葡萄球菌/莫拉氏菌属(4%) 肺炎克雷伯菌/恶臭假单胞菌/嗜麦芽窄食单胞菌(4%)
Rosenthal et al[253]	东南亚 8 个国家	前瞻性研究;6 年	262 个重症监护病房(成人和儿童)	999 PLABSI	大肠埃希菌(23%) 金黄色葡萄球菌(11%) 克雷伯菌属(14%) 凝固酶阴性葡萄球菌(8%) 铜绿假单胞菌(5%) 链球菌属(4%) 念珠菌属(4%) 肠杆菌属(4%) 不动杆菌属(3%) 其他(26%)
Rosenthal et al[39]	9 个拉丁语 美洲国家	前瞻性研究;8 年	100 个重症监护病房(成人和儿科)	79 PLABSI	革兰阳性(49.2%) 革兰阴性(44.2%) 中枢神经系统(24%) 链球菌属(13%) 念珠菌属(5.2%) 大肠埃希菌(8%) 金黄色葡萄球菌(8%) 克雷伯菌属(8%) 不动杆菌属(7%) 粪肠球菌(5%) 铜绿假单胞菌(5%) 黏质沙雷氏菌(5%) 阴沟肠杆菌(2.6%) 其他(10%) 耐甲氧西林金黄色葡萄球菌(0%)

PVC 相关金黄色葡萄球菌菌血症(SAB)由于其高发病率和死亡率而特别令人担忧[6]。针对美国两家医院的 445 例 SAB 病例的一项分析发现,其中有 34 例(7.6%)是 PVCR - BSI[25]。Pujol 等研究发现,41/77(53%)PVCR - BSI 病例致病菌为金黄色葡萄球菌,而同一时间范围内同一西班牙机构中致病菌为金黄色葡萄球菌的 CLABSI 比例为 24/73(33%)[2]。在发展中国家/地区,金黄色葡萄球菌是最常见的革兰阳性菌,在 1 789 个 PVCR - BSI 病例中比例达 12%[2]。在金黄色葡萄球菌 BSI 的相关研究中,甲氧西林耐药率分别为 0%[39]、9.5%[36]、23%[7]、25%[40]、29%[6]、38%[25] 和 54%[38]。此外,所有医院获得性 SAB 中约 20%来自未知的原发部位,可能反映了被遗漏或未记录的 PVC 相关感染或 PVC 去除后才出现的置管部位感染症状[25]。

其次常见的病原体是革兰阴性杆菌。这些细菌通常从医院环境中获得,包括肠杆菌属、嗜麦芽窄食单胞菌、洋葱伯克霍尔德菌和弗氏柠檬酸杆菌[41]。来自医务人员的手、受污染的注射液或肠外营养的念珠菌属等真菌,也是重要的病原体[42]。西班牙一项为期 25 年(1992—2016 年)的前瞻性研究报道发现,除了革兰阳性菌感染外,革兰阴性菌导致的 PVCR - BSI 患病率呈增加趋势(46%金黄色葡萄球菌和 25% CoNS),其 30 天死亡率为 7.5%[36]。发展中国家报道革兰阴性菌相关感染占优势,耐药率令人担忧[38]。一项日本癌症医院报道 60.1%的 PVCR - BSI 是由革兰阴性菌引起的,报道相关独立预测因素如下:年龄≥65 岁、患者洗澡、Pitt 菌血症评分≥2 和肠外营养输液[43]。

风险因素

任何患者均可发生 PVCR - BSI,但一些研究表明在特定患者中存在感染相关的高风险因素。在一项针对 77 例 PVCR - BSI 病例的前瞻性、非对照研究中，感染患者通常合并慢性阻塞性肺疾病（COPD）、糖尿病、肝硬化、慢性肾功能衰竭和恶性肿瘤等基础疾病，并且 42%的患者存在并存疾病[2]。对 62 例 PVCR - BSI 病例的回顾性研究表明恶性肿瘤和糖尿病是最常见的合并症（分别为 53%和 18%）。此外，23%合并高血压[6]。对 34 例金黄色葡萄球菌导致的 PLABSI 病例进行回顾，发现了与之前研究报道相似的风险因素（32%患有糖尿病，29%患有恶性肿瘤，21%患有肾病）[25]，124 例 PVCR - BSI 病例的回顾性系列研究与之前结论类似（28%为糖尿病，50%为实体瘤，24%为肝病）[7]。西班牙一项历时 25 年的前瞻性观察研究发现，入院后第 1 周 PVCR - BSI 患病率较高（占病例的 55%），其中 28%的患者在放置导管后 3 天内确诊[36]。一项回顾性病例对照研究在成年患者中发现了 16 例院内发病的 PVCR - BSI（金黄色葡萄球菌）病例；logistic 回归分析结果表明，肘前 PVC 置入且导管持续时间≥4 天的患者罹患 PLABSI 的可能性增加 50.4 倍（95% CI，2.4～1 043.8；$P=0.01$）[40]。

治疗

当怀疑感染时，需要去除 PVC，以防止微生物在局部进一步繁殖并进入血液[6]，并且不应该因等待血培养而延迟拔除。Sato 等认为，未能拔除或延迟拔除导管以及延迟开始抗生素治疗会导致血源性并发症[6]。IDSA 建议应拔除伴有疼痛、发红或渗出的 PVC（无论是否伴有菌血症）[23]。

IDSA 于 2009 年发布了关于血管内导管相关感染的诊断和治疗的综合指南[23]。表 47.7 列出了这些指南中针对“化脓性血栓性静脉炎”的治疗建议。表 47.8 列出了导管相关感染的一般处理建议。

表 47.7　美国感染病学会（IDSA）关于化脓性血栓性静脉炎的管理建议

化脓性血栓性静脉炎的治疗建议（第 14 页）	证据水平/质量
对于持续性菌血症或真菌的患者（即，经过 3 天充分抗菌治疗后血培养结果仍呈阳性的患者），如果没有其他血管内感染源（例如心内膜炎），应怀疑化脓性血栓性静脉炎	A - Ⅱ
化脓性血栓性静脉炎的诊断需要存在阳性血培养结果，并通过放射学检查（例如计算机体层成像、超声检查或其他方法）证实血栓	A - Ⅱ
化脓性血栓性静脉炎患者受累静脉的手术切除应仅限于浅静脉化脓的患者或感染超出血管壁的患者，以及采用适当的抗菌疗法保守治疗失败的患者	A - Ⅱ
肝素在这种情况下的作用尚未确定	C - Ⅲ
CRBSI 引起的化脓性血栓性静脉炎患者应接受至少 3～4 周的抗菌治疗	B - Ⅲ

Mermel LA, Allon M, Bouza E, et al. Clinical practice guidelines for the diagnosis and management of intravascular catheter-related infection: 2009 update by the Infectious Diseases Society of America. *Clin Infect Dis*. 2009; 49: 1 - 45.经牛津大学出版社许可使用。

表 47.8　美国感染病学会（IDSA）对导管相关感染的一般管理建议

导管相关感染的一般管理建议（第 3～4 页）	证据水平/质量
当表示抗菌治疗的持续时间时，第 1 天是获得阴性血培养结果的第一天	C - Ⅲ
建议在耐甲氧西林金黄色葡萄球菌（MRSA）患病率较高的医疗机构中使用万古霉素进行经验性治疗；对于大多数 MRSA 分离株的万古霉素最低抑菌浓度值>2 mg/L 的机构，应使用替代药物，例如达托霉素	A - Ⅱ
利奈唑胺不应用于经验性治疗（即疑似但未证实患有 CRBSI 的患者）	A - Ⅰ
革兰阴性杆菌的经验治疗应基于当地抗菌药物敏感性数据和疾病的严重程度（例如，第四代头孢菌素、碳青霉烯或 β - 内酰胺/β - 内酰胺酶组合，含或不含氨基糖苷类）	A - Ⅱ
当中性粒细胞减少症患者、脓毒症重症患者或已知定植有此类病原体的患者中怀疑 CRBSI 时，应针对多重耐药革兰阴性杆菌（如铜绿假单胞菌）进行经验性联合抗生素治疗，直至培养和药敏结果确定数据已可用，抗生素治疗方案的降级是可以实现的	A - Ⅱ
对于具有以下任何危险因素的脓毒症患者，应采用疑似导管相关念珠菌血症的经验性治疗：全肠外营养、长期使用广谱抗生素、血液恶性肿瘤、接受骨髓或实体器官移植、股动脉插管或由于念珠菌在多个部位的定植	B - Ⅱ
对于疑似导管相关念珠菌血症的经验性治疗，可使用棘白菌素，或在选定的患者中使用氟康唑	A - Ⅱ
对于拔除导管后持续出现真菌血症或菌血症（即拔除导管后 72 h 以上）的患者、发现患有感染性心内膜炎或化脓性血栓性静脉炎的患者以及患有骨髓炎的儿科患者，应使用 4～6 周的抗生素	A - Ⅱ 为金黄色葡萄球菌；C - Ⅲ 用于其他病原体
治疗成人骨髓炎应使用 6～8 周的治疗	A - Ⅱ
如果插管患者的单一血培养呈阳性，且生长有凝固酶阴性葡萄球菌，则应在开始抗菌治疗和（或）拔除导管之前，对通过可疑导管和外周静脉获得的血液样本进行额外培养，以确定患者确实患有血流感染，并且导管可能是感染源	A - Ⅰ
治疗短期外周静脉导管的独特之处（第 8 页）	
伴有疼痛、硬结、红斑或渗出的外周静脉导管应拔除	A - Ⅰ
在评估免疫功能低下的患者时，应按照指示对置管部位的任何渗出物进行革兰染色、常规培养和额外的真菌和抗酸生物培养	A - Ⅱ

建议强度（第 16 页）：A=支持或反对使用建议的良好证据。B=支持或反对使用建议的中等证据。C=支持该建议的证据不足。证据质量：Ⅰ=来自一项或多项适当随机对照试验的证据。Ⅱ=来自一项或多项精心设计的临床试验的证据，未随机化；来自队列或病例对照分析研究（最好来自多个中心）；来自多个时间序列；或来自不受控制的实验的戏剧性结果。Ⅲ=来自受人尊敬的权威机构的意见、基于临床经验、描述性研究或专家委员会报告的证据。

Mermel LA, Allon M, Bouza E, et al. Clinical practice guidelines for the diagnosis and management of intravascular catheter-related infection: 2009 update by the Infectious Diseases Society of America. *Clin Infect Dis*. 2009; 49: 1 - 45.经牛津大学出版社许可使用。

在获悉血培养结果之前，需要进行涵盖金黄色葡萄球菌和革兰阴性杆菌的经验性治疗，同时应以该区域的抗菌谱为指导[7]。令人担忧的是，一项研究报道表明只有49%的PVCR-BSI患者在患病第一天就接受了适当的治疗[7]。

有研究报道，PVCR-BSI的抗菌治疗持续时间中位天数为13天(范围为0～65天)[7]和15天[43]。患有感染性血栓或腔内脓肿等复杂因素的患者需要延长抗生素治疗。Sato等报道PVCR-BSI患者接受静脉注射抗生素治疗5～100天；患有血行并发症的患者平均需要33.5天的治疗，而以静脉炎为唯一确诊体征的单纯PVCR-BSI病例治疗需要15.8天($P=0.004$)[6]。

预后

大多数PLABSI患者PVC去除后有明显改善，随后症状得到缓解[3]。然而，据报道，在某些患者中，BSI和感染症状持续存在。Sato等报道，23/62(37%) PVCR-BSI患者的血培养持续呈阳性(26%为2套血培养阳性，6.5%为3套阳性，4.8%为5套阳性)[6]。血培养持续阳性与死亡率、感染复发和转移灶相关[25]。需要对这些患者进行进一步检查，以了解潜在的感染性血栓、腔内脓肿或感染性心内膜炎[23]。

重要的是，PVCR-BSI可能会产生严重后果。Sato等报道，9/62(14.5%)的患者因PVCR-BSI继发的血流动力学不稳定和多器官功能衰竭而需要入住ICU，2/62(3.2%)的患者患有骨髓炎；没有感染性心内膜炎发生[6]。PVCR-BSI可成为导致患者死亡率升高的潜在原因。Pujol等报道，77名PVCR-BSI患者的30天相关死亡率为18%，归因死亡率(BSI 10天内，无其他明确解释)为10.4%[2]。日本研究报道了30天全因PLABSI死亡率为9%[43]、12%[7]和13%[6]。虽然人们认为中心静脉导管中的感染更为危险，但Tatsuno等发现PVCR-BSI死亡率和CLABSI相似。在124名PVCR-BSI患者中死亡率为12%，而110名CLABSI患者中死亡率为12.8%[7]。在Sato等的一项研究中，与死亡率显著相关的一些因素包括置管部位的细菌性蜂窝织炎(不仅仅是静脉炎)、致病菌为金黄色葡萄球菌，以及PVC置管后3天以内发生BSI[6]。

涉及耐甲氧西林金黄色葡萄球菌(MRSA)或甲氧西林敏感金黄色葡萄球菌(MSSA)的PLABSI患者比其他病原体感染的预后较差，并且更有可能出现持续性血培养阳性及转移性并发症。Austin等对36个金黄色葡萄球菌PLABSI病例的回顾研究显示，BSI持续时间超过3天的MRSA(54%持续存在)和MSSA(38%持续存在)比例较高，并且在PVC去除后置管部位症状可持续存在，12%的患者合并心内膜炎，15%出现转移性感染[25]。Pujol等在一项针对41例金黄色葡萄球菌PVCR-BSI患者的回顾性研究中，有7例(17%)出现转移性感染，其中5例患有化脓性关节炎(1例伴有心内膜炎，2例伴有假体关节感染)，1例创伤后脓胸，1例肝硬化相关继发性腹膜炎和脓胸；而36例来自其他病原体导致的PVCR-BSI对照病例中没有出现这些并发症[2]。

Austin等的研究报道称，金黄色葡萄球菌PLABSI的30天和90天死亡率很高，MRSA PLABSI的30天和90天死亡率分别为15%和31%，MSSA分别为10%和24%[25]。Sato等还报道5/14(36%)的金黄色葡萄球菌PVCR-BSI患者在诊断后30天内死亡，所有这些患者都合并恶性肿瘤或白血病等导致免疫缺陷的疾病；与其他病原体相比，这些患者的死亡率OR值为8.33 ($P=0.004$)[6]。Pujol等研究表明，与其他病原体相比，金黄色葡萄球菌PVCR-BSI的死亡风险增加，两者总体死亡率分别为20%和11%，归因死亡率分别为19.5%和0%[2]。

致病源

PLABSI可以追溯到置管或随后带管期间的PVC污染，微生物通过PVC内部或外部表面进入血液。有5种感染途径，如图47.2[44]所示。

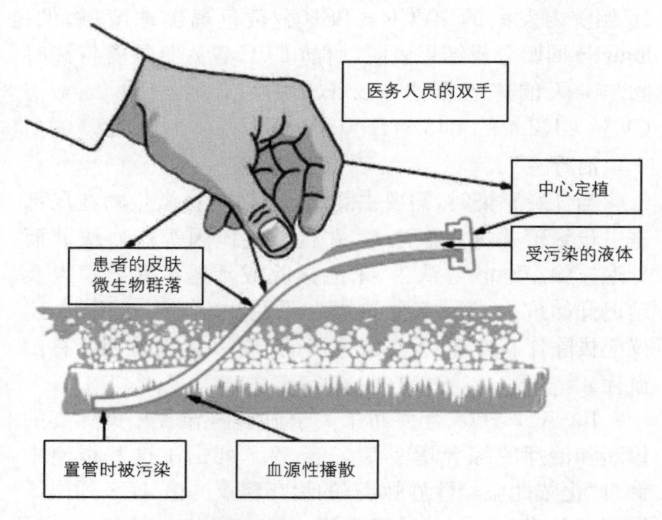

图47.2 PVC感染的潜在来源[44]。

(1) 置管流程：如果皮肤消毒(包括干燥时间)和无菌置管技术流程不规范，则PVC可能会在操作过程中受到污染[9]。病原菌可通过刺穿的皮肤或直接放置受污染的PVC进入患者血管导致感染发生。

(2) PVC置管部位：PVC置管伤口可能会使皮肤或环境病原体沿着管腔外导管表面迁移到置管通道中，特别是在敷料不干净、不干燥或未密闭的情况下。尽管在置管之前将氯己定乙醇溶液消毒皮肤可以减少微生物负荷，并且氯己定具有一些残留的抑制作用，但仍然会有微生物存在，并且在消毒后很快就会出现微生物的生长。

(3) 医务人员：在连接补液、给药或采血时，PVC内部、接头和连接器可能会受到污染。这与接触前手卫生、无菌操作和(或)连接器消毒不足有关[14]。致病菌可能来自医务人员的手、皮肤或环境中[45,46]。注射部位容易受到来自患者自身、工作人员或外部环境来源的病原菌污染，其中约50%来自皮肤或呼吸道微生物的定植[46]。不规范的手卫生及不规范操作导致的接头和连接器污染问题值得重视。患者的手部也可能存在耐药微生物定植，因此患者的手卫生也必须加以重视[47]。因此，手卫生教育工作应包括患者和医院陪护人员。

(4) 试剂耗材污染：消毒液和消毒湿巾、超声波凝胶和输注液体(药物或补液)可能在制造或储存过程中受到污染。这种“内在”污染并不常见，但也可导致感染发生[48-51]。

(5) 血液：PVC 可能会被血液循环中的细菌污染(称为“血源播散”)。在这些情况下，患者已有 BSI，微生物在经过设备时能够附着在导管上[52,53]。

大多数 PVC 感染致病菌是经置管部位(置管期间或之后)或通过受污染的导管进入体内[23,52,53]。大多数 PLABSI 来源于皮肤定植菌，因此，患者皮肤及医务人员的手是最常见的致病菌来源[42]。血行播散或与试剂耗材相关的原因并不常见[53]。

一旦 PVC 表面被污染，微生物附着可能会进一步导致生物膜形成、成熟，以及微生物从生物膜播散到血液中。许多输液有可能在管腔内导管表面形成晶体，从而进一步诱导细菌附着和定植[52]。PVC 最初通常仅有单个微生物的定植，但在生物膜形成后，可能会有多种微生物进入[53]。

非感染性并发症和危险因素

非感染性 PVC 并发症可分为置管失败或置管后失败。在成功放置导管之前，患者可能会经历多次不成功的置管尝试(置管失败)，这增加了感染风险。此外，约 1/3 成功置管的 PVC 在治疗完成前会出现疼痛或装置故障并发症[54]。这种并发症的发生率被低估了，Helm 等将其精辟地总结为“得到公认，但却难以接受”[19]。非感染性并发症在感染预防中也很重要，因为 PVC 失败需要进一步的置管手术(这有引入病原体的风险)和治疗延迟(例如，错过针对现有感染的抗生素治疗)。除了静脉炎(本章前面讨论)之外，置管后装置故障的一些常见原因包括移位、闭塞、渗出和外渗[55]。导管故障有时候是多原因同时存在，导致文献中报道的故障发生率范围比较宽泛[19]。有的时候很难区分导管故障，特别是在轻度病例中，相关研究报道了综合原因的故障率(例如，渗出/闭塞[56]、闭塞/阻塞/渗出/外渗[57]、渗出/外渗[54])。各种原因所致的导管故障都会导致患者的疼痛和焦虑、治疗中断、患病(例如，外渗导致组织坏死)、额外的 PVC 置管手术，以及大幅增加的医疗费用和工作量[55]。

置管失败

PVC 放置可能会很困难、痛苦且耗时。住院患者、77%～86%的急诊科患者及 25%需多个输注装置同时置管的患者首次置管成功率为 44%～58%；其中有些患者经历了多达 10 次尝试，28%的患者放弃了手术或中心静脉导管(CVC)置管[58]。PVC 置管失败可分为静脉注射相关(置管困难、屈曲部位置管、规格小、固定不充分)、患者相关(运动、血管细小、静脉弯曲)和置入人员相关(专业知识、超声可用性)[59]。置管失败的一些常见预测因素如下：年龄、体重，很少/没有可触及和(或)可见的静脉；反过来，置管困难可以预测因创伤而导致的置管后并发症[60-62]。多次置管尝试失败可能会导致相关静脉破坏，而导致缺乏可用于未来治疗的血管[63]。

移位

移位的定义为导致导管尖端移出静脉的导管移动[54]。移位可分为部分移位(可能表现为渗漏)及完全移位。临床研究表明，大约 10%的侵入性导管可脱落或意外拔出。然而，实际发生率可能要高得多，因为试验通常排除有躁动、意识模糊或谵妄的患者，而这些患者经常发生导管移位[64,65]。意外移位的一些常见风险因素包括手或肘前窝的置管、置管操作人员为临床工作人员或是血管通路专家，以及使用较小规格的导管(22G 或更小)[66]。护理人员进行补液时也常发生移位事件[56]，可能由于固定不充分或患者的转移不够规范。在需要频繁静脉注射药物或液体的患者中，移位也更常见[56]。

闭塞和血栓形成

闭塞，定义为无法抽血或注射到先前正常使用的导管中，发生在约 10%的 PVC 中[67]，其特征是置管部位疼痛、压痛和(或)肿胀[56,68]。常见的闭塞风险因素包括：女性；目前有感染；导管为初始导管还是更换导管；较小规格的导管(22G)；置管部位为前臂还是肘前窝、手或上臂；进行抗生素输注[56]。在同一静脉中重复置管尝试可能会导致血管肿胀和血栓形成，增加闭塞和导管故障的风险[69]。在成人中，≥18 G 的大口径导管与较高的血管血栓形成风险相关，很可能是因为超过推荐的 45%的导管与静脉比率[70]。血栓形成和“闭塞”也可能是由于未能清除导管接口附近的血液而引起的。闭塞(甚至部分闭塞)的 PVC 应及时去除，切勿使用过大的力来尝试“清除”闭塞。

渗出

渗出，定义为导管尖端无意中移出血管，导致输注的液体进入组织间隙，发生在 10%～15%的 PVC 中[56,68]。临床体征和症状可能包括疼痛或压痛、发红、肿胀，并可能形成大疱。渗出风险与闭塞风险相似[56]。一项针对 43 个渗出导致骨筋膜室综合征的案例研究的系统评价中报道了静脉造影剂、静脉输液和甘露醇是罪魁祸首；43 例病例中有 42 例报道了患者精神状态，其中 32/42 例存在精神状态受损或沟通受限(76%)[71]。幼儿由于报告并发症的能力欠缺，并且存在血管细小、皮肤发育不完全、缺乏皮下脂肪和持续活动等特征，因此发生导管渗出的风险较高[72]。土耳其对 131 名新生儿(<4 kg)的一项研究发现，渗出损伤的发生率为 28%，其中 58%渗出等级评定为≥2 级[72]。如果怀疑渗出，则应除去 PVC，并对该部位进行密切监测。

外渗

外渗是发疱液体或药物(例如钾、钙、阿昔洛韦、肠外营养、化疗药物等液体)渗入组织间隙的最严重形式[73]。外渗的临床表现为局部疼痛或压痛、肿胀、发红，并可能形成大疱，进一步进展为组织坏死、功能受限和感染[68]。在成人中，外渗比其他并发症少见，但在儿童中较为常见，而且新生儿发病率很高[74]。外渗可造成严重后果，包括严重的组织损伤、筋膜室综合征和肢体截肢。如果怀疑有外渗，必须立即停止输注，将注射器连接到PVC，并尝试抽出发疱液体[75]。同时使用冰袋收缩血管，予口服镇痛治疗[75]。并且需密切监测受影响的肢体。

患者层面的感染预防

PVC局部感染和PLABSI是可以预防的[3]，但在患者医疗过程的每一步都需要采取严格且一致的措施才能实现这一目标。在本节中，我们回顾了预防PVC相关感染的核心临床措施。

在尝试置管PVC之前，置管者应首先考虑置管目的、预计持续时间、可用静脉条件及输注液体的刺激性。以输液护士协会(INS)和其他机构提供有关外周相容性输注的指南作为指导[76]。许多置管的PVC根本没有使用过，因此，首先应排除替代的非静脉治疗方式[77]。在某些人群中可以采用口服药物或皮下注射等替代治疗方式。在紧急情况下，骨内装置可作为一种替代治疗方式[78]。如果预测患者的治疗时间超过6天，则应考虑使用中央导管或中心静脉导管，特别是在静脉条件较差的情况下[26,79]。不应进行备用性的PVC置管，因为这会增加不必要的感染风险[80]，并可能导致静脉耗竭而产生较为长期的影响[63]。

感染预防

手卫生是预防感染的重要途径。世界卫生组织(WHO)规定手卫生可预防以下4种不良后果：① 患者的定植和外源性感染；② 患者的内生性及外源性感染；③ 医务人员感染；④ 医疗环境和医务人员的定植[81]。手卫生可通过阻断传播途径(即医务人员的手)来减少两个表面之间交叉污染的可能性。当手没有明显弄脏时，医务人员的手必须用含醇类手消毒剂消毒；当手明显弄脏或接触潜在的孢子形成性病原体(例如艰难梭菌)后，必须使用肥皂和水消毒。世界卫生组织建议在5个时刻需进行手卫生：① 在接触患者之前；② 在清洁/无菌程序之前；③ 体液暴露风险后；④ 接触患者后；⑤ 接触患者周围环境后[81]。这些都与PVC的置管和维护相关。

当存在血液或体液暴露风险时，应穿戴个人防护装备。PVC置管过程中，对于免疫功能低下的患者或消毒后必须触诊的部位，应戴无菌手套，以免污染置管部位。常规PVC置管和护理仅需佩戴干净、非无菌手套和塑料围裙[26]。如果佩戴手套受到污染，则需立即更换新手套。

无菌非接触技术(ANTT)由英国[82]首先提出，目前已经在全球范围内得到了广泛的应用。与外科手术无菌(完全无菌屏障预防措施)原则相比，ANTT采用“关键部位”原则，该原则规定产品的无菌部位不得与任何非无菌部位接触，从而避免内源性(使用前存在)或外来性(使用过程中引入)污染。在置管或取出PVC期间、PVC护理和维护期间、静脉注射药物和液体的连接和给药期间，以及任何开放导管封闭系统时(例如，更换导管和添加辅助装置)均应遵循ANTT原则[83]。

医务人员教育

CDC建议所有医务人员均应接受有关PVC置管指征、置管和维护的标准流程，以及导管相关感染防控措施的培训[26]。此外，CDC建议对所有参与PVC置管和维护的人员对指南的了解和遵守情况进行定期考核评估[26]。尽管一项大型全球研究报道称，PVC主要由护士进行置管(71%)[84]，临床医生也需要进行相关培训。但相关调查研究表明，目前医务人员对血管通路管理的相关护理知识的掌握及相关循证指南的遵守现状并不理想，相关方面的教育也存在不足[85]。澳大利亚对儿科医务人员的一项调查发现，32%(37/117)的医务人员接受过很少或根本没有接受过PVC置管方面的培训，尽管这是临床上要求具备的一项技能[86]。北美的一项调查发现，医院和护理学校会普遍提供PVC相关教育，从模拟培训到独立的在线教育板块，但38%的项目在PVC教育上花费的时间不到1 h[87,88]。对澳大利亚护理专业学生的采访强调了护理学校教育和临床医院实践在PVC管理建议和期望方面的不一致[89]。而文献中报道的PVC并发症和失败率很高，表明迫切需要进行相关的教育和培训。

基于证据的集束化护理

自21世纪初推出以来，集束化护理在预防CLABSI方面已取得了巨大成功。医疗保健改善研究所将“集束”定义为“针对特定患者群体和护理环境的一小组循证干预措施，同时实施比单独实施时产生明显更好的结果”(p.2)[90]。将冗长的实践指南中的关键点组合成为“集束化”床旁标识以提高医务人员依从性的概念并不新鲜。有证据表明，集束化的干预或护理方式始终优于单一的干预措施[91,92]。集束化措施需整体使用，通常包含不超过5个项目，每一项都基于较高级别的循证学依据，如经随机对照研究证实有效[90]。集束化护理并不代表全面护理；相反，他们专注于系统性的质量改进，并鼓励团队合作和沟通以实现集束化措施的依存性，这在理想情况下可达到改善全程护理质量的效果。几项系统研究已证实，如果中心静脉导管置管和管理的集束化措施的每个项目都同时实施，并且对相关措施的依从情况进行持续的监测和报道，可以有效预防CLABSI[93-97]。中心静脉导管集束化措施的推行使得许多医院的CLBSI发生率降至零，而临床上发现PVC也会导致BSI，因此PVC集束化措施越来越受欢迎也就不足为奇了。然而，对PVC置管和维护集束化措施的系统研究发现PVC集束化措施中的某些项目缺乏随机对照试验证据或基于过时的推荐(例如，72 h更换)，并且对其依从性缺乏监测，且相关报道结论并不一致[92](表47.9)。在未来研究中值得进一步探究。

在以下部分中，我们参考现有研究和权威的循证资料(例如CDC指南[26]和INS标准[21])，提出了PVC置管、维护和移除的相关推荐。

表 47.9　外周静脉导管集束化措施与血流感染结果的临床试验报告(2010—2021 年)

作者参考号,国家/地区	置管集束化措施	护理集束化措施
Easterlow et al[255],英国	• CHG 皮肤准备 • 一体式导管 • 无针接头	• 审查 PVC 需求 • 包含 PVC 置管和移除的详细信息,以及静脉炎量表的药物图表 • 护理计划
Freixas et al[32],西班牙	• 手卫生 • CHG 皮肤准备	• 每日回顾 PVC 需求 • 对无针连接器进行消毒 • 敷料完整性检查 • 72 h 和必要时更换(或紧急置管管后 48 h)
Mestre et al[247],西班牙	NA	• 审查 PVC 需求 • 静脉炎量表 • 96 h 例行重置(2005 年 7 月至 2008 年 6 月) • 120 h 例行重置(2008 年 7 月至 2011 年 12 月)
Chiu et al[256],中国台湾	• 手卫生 • 无菌技术 • 插管尺寸(20～22G) • 透明敷料	• 审查 PVC 需求 • PVC 检查表(通畅、日期、部位并发症、固定、速率、线路设置) • PVC 使用流程图/算法 • 例行重新安置 3 天
Sriupayo et al[257],泰国	NA	• 每日回顾 PVC 需求 • 去除 PVC 的渗出或外渗 • 敷料完整性检查 • 手卫生
DeVries[168],美国	• CHG 皮肤准备 • 无菌手套 • 一体式导管 • CHG 海绵/敷料 • 固定	• 酒精帽 • 临床指示更换
Park et al[258],韩国	• 血管评估/部位选择 • 护士置管能力自我评估 • 患者观察 • 置管文件	• 轮班评估和记录 • 渗出分级工具
Rhodes et al[259],澳大利亚	• 标准化 PVC 置管手推车 • 插管警报贴纸提示 24 h 去除院外和次优置管	• 带静脉炎量表的 PVC 观察图 • 手卫生
Salm et al[260],德国	• 手卫生 • 皮肤消毒剂(未指定)	• 每日回顾 PVC 需求 • 手卫生 • PVC 检查表 • 每日 PVC 现场评估 • 静脉用药管理
Yagnik et al[261],澳大利亚	• PVC 手推车上张贴海报,提示移除不需要的 PVC • 置管过程中使用无菌非接触技术 • 置管文件	• 每日回顾 PVC 需求 • PVC 手推车上的公告 • 安装板上的 PVC 柱 • 医用支架上的 PVC 排
Duncan et al[262],美国	NA	• PVC 现场评估 • 敷料完整性检查 • 酒精帽 • 酒精尖端保护器 • 最大限度地减少管道断开
Hartman et al[263],美国	• 患者舒适计划 • 血管评估/部位选择工具 • 护士对静脉输液能力的自我评估 • 护士决定停止置管	NA
Saliba et al[116],西班牙	2003—2005 年: • 2% CHG 备皮 • 无菌手套 • 透明敷料 • 延长管 2010—2016 年: • 集成闭合导管	2003—2005 年: • 敷料完整性检查 • 延长管 • 72 h 常规更换和 prn 更换 • 48 h 更换 ED 置管 2006—2009 年: • 预充式注射器 2010—2016 年: • 计划外更换

续 表

作者参考号,国家/地区	置管集束化措施	护理集束化措施
Kleidon et al[86],澳大利亚	SUCCESS 缩写: ● 置管者的技能 ● 了解患者需求 ● 知情同意 ● 消毒部位 ● 2 次尝试后升级 ● 固定 PVC ● 签署并记录	PIVCS 缩写: ● 及时移除 ● 每小时检查一次 ● 静脉通畅 ● 清洁双手(手卫生和无菌非接触技术) ● 擦拭导管
Olivier et al[192],美国	NA	● 临床指示更换 ● CHG 固定敷料 ● 手卫生 ● 管理设置每周更换 2 次 ● 擦洗无针接头 ● 现场评估 ● 冲洗方案 ● 去除不必要的导管
Steere et al[136],美国	● 称职的置管者 ● 可用超声波 ● 静脉选择 ● 22G 导管 ● PVC 启动套件 ● CHG/乙醇消毒,备皮 ● CHG 固定敷料 ● 抗反流无针接头	● 评估 1～2 次/天
Bhatt et al[264],澳大利亚	● “对预防性插管说不”的干预措施 ● 有关无菌技术的教育和视频 ● PVC 启动套件 ● 修改置管程序	NA
Blanco-Mavillard et al[265]	● 手卫生、无菌措施和 PVC 置管的规程和公告 ● 卫生专业人员教育(电子学习和面对面)	● PVC 维护和清除的规程和公告 ● 卫生专业人员教育(电子学习和面对面) ● 患者教育小册子 ● 定期绩效反馈

Gunasundram et al[266],新加坡	● LINE 缩写:
	  ● 插管位置
	  ● 置管日期
	  ● 针距
	  ● 到期日
	● PVC 置管浅静脉简化图
		● 静脉炎评分量表
		● 每班通畅检查
		● 每班评估 PVC 部位、敷料和固定
		● 患者及家属教育小册子
		● 检查每次轮班需要的 PVC,并在不再需要时及时移除

Kollar[267]	● 工程固定装置 ● 员工教育	● 工程固定装置 ● 员工教育 ● 依据临床指征的拔管策略

CHG,氯己定;NA,缺失数据;PVC,外周静脉导管。

外周静脉导管置管

PLABSI 的有效预防要求具备熟练的置管技术和在置管过程中严格遵守无菌原则。每次皮肤穿刺都有发生 PLABSI 的风险,因此应该由有置管经验的护士在充分评估和计划后进行置管尝试。PVC 置管是一项通过临床实践培训(最好是在被认可的培训计划中)获得的技能,必须建立在掌握理论知识(例如,解剖知识)和概念(例如,最佳部位选择)的基础上。成功置管取决于操作者先前对于手术流程和技能的实践训练,以及患者的血管条件[62]。置管技能培训计划应包括模拟训练,使新手在临床实践之前得以提高技术能力并获得信心。完成模拟训练后,置管者必须多次进行 PVC 置管实践以培养能力,并且需要定期实践以保持其技能。

INS 标准建议在考虑更换为较高年资临床医生和(或)考虑替代途径之前,每位临床医生进行置管尝试不超过 2 次[21]。然而,如果预计置管有困难,则应尽量选择由技术熟练者进行置管。事实上,在上级医生(高年资医生)被叫来之前,患者经常会遭受来自不同临床医生的多次针刺。因此,患者会出现血管功能受损和针头恐惧症[98]。重复多次不成功的置管尝试会给患者带来疼痛、延迟治疗、限制未来的血管通路、增加成本,并增加并发症的风险[21]。

许多医疗机构聘请了专门的血管通路专家和团队,但大部分机构还是通过培训大量的医生和护士来进行

PVC 置管。后者似乎更具成本效益，因为几乎每个医生和护士都具备插管技能。但是几项小样本研究结果显示血管通路专家表现出较高的 PVC 置管技能，置管相关并发症较少出现[61]。由于具有较为丰富的经验，专家团队技术技能更加精湛，表现在首次及总体置管成功率较高[99]；疼痛评分较低[100]；置管后故障较少[61]。PVC 置管的专业教育可以确保置管者更好地理解置管过程中保持无菌的必要性，并且置管成功不仅包括初始的成功置管，也包括在治疗期间 PVC 的正常使用。

在 PVC 置管之前，临床医生应核对患者病史，确定患者是否存在建立外周静脉通路的相对禁忌证，例如临界或确诊的肾功能不全（理想情况下，保留非优势前臂中的静脉用以造瘘）[101]或既往接受过腋窝淋巴结切除术（尽量避免在手术侧肢体中留置 PVC，因为感染风险会增加）[57]。对于需要长期皮质类固醇治疗的健康状况不佳的患者，也应慎重置入血管通路装置，因为该人群易发生感染[102]。

置管前需仔细评估 PVC 置管适应证及置管可能持续的时间，评估四肢的可用血管，并与患者核对血管通路置管史和置管偏好（如果有）。如果患者先前存在静脉置管困难的状况，建议由经验丰富的医生进行超声引导下的 PVC 置管[21]。首选置管部位为在整个治疗期间可持续使用的部位，患者对插管部位感到舒适，自我护理较为方便，为防止意外移位或闭塞；应尽可能避免手腕或肘前窝等屈曲部位[21]。可选择上肢的背侧或腹侧的静脉，包括掌骨静脉、头静脉、贵要静脉和正中静脉[21]（PVC 常用静脉见图 47.3 和图 47.4）。在成人中，首选上肢，若已置管在下肢，应尽快重置[26]。不推荐选择胸部、颈部或手指的静脉等少见部位进行置管。在儿科中，导管可以置于上肢或下肢或头皮（新生儿或小婴儿）[26]。前臂静脉通常较长直，且前臂骨骼表面平坦，形成天然的夹板，可更好地进行置管、敷料固定，并且导管故障较少，是首选的置管部位[66]。但对于患有慢性肾病的患者，手背静脉是 PVC 置管的首选[101]。在成人中，首选导管尺寸为 20G，因为较大孔径的导管存在血管血栓和静脉炎的风险，而较小孔径的导管更容易发生堵塞或移位[66]。应确定穿刺部位皮肤没有损伤。如果置管部位毛发较多，则需要提前去除毛发，以减少微生物定植并增强敷料黏附力；应使用剪刀（而不是剃刀）以避免微磨损和可能的感染[21]。

初始置管成功可降低 PVC 并发症发生的风险，特别是可减少重复穿刺引起的局部感染和血栓形成。为了方便置管并减少针刺疼痛，临床医生应在 PVC 置管前进行局部麻醉；目前，有多种商业化产品可供使用，但针对产品有效性的报道差异较大。最广泛使用的表面麻醉产品是一种易熔的复方利多卡因麻醉乳膏（EMLA），其在幼儿中的使用效果参差不齐[103]，但在婴儿中的使用效果较差[104]。局部麻醉注射可有效减轻成人插管疼痛[105]。中等质量的证据支持使用蒸发冷却剂喷雾进行局部镇痛[106]，而低质量的证据表明，振动冰袋装置是一种很有前途的儿童局部镇痛方法[107]。

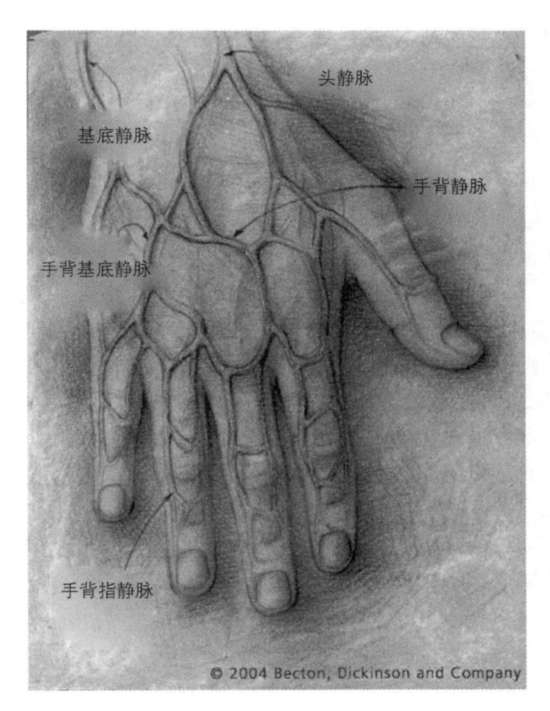

图 47.3　手部血管。
（由 Becton、Dickinson and Company 提供。）

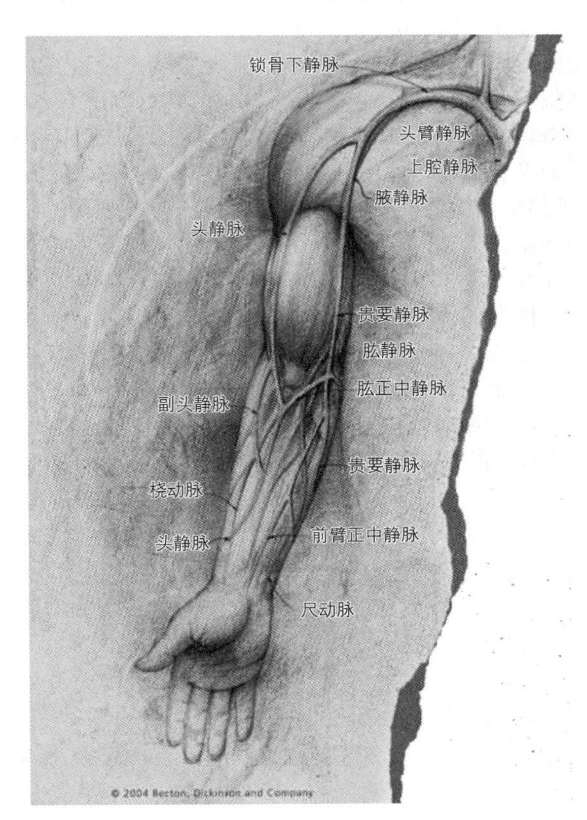

图 47.4　前臂的血管。
由 Becton、Dickinson and Company 提供。

血管置管位置可以通过传统的解剖学标志和触诊、超声引导成像或红外成像设备来确定。置管方式的选择取决于置管者的技能和把握，以及可用的设备。然而，专业的检查技术可以实现最佳的置管前静脉评估（例如分叉、瓣膜)及手术过程中的实时可视化。建议尽量采用超声引导置管,以减少尝试次数并提高患者满意度,提高插管成功率,特别是对于评估插管困难的患者,初始置管成功率可提高 3 倍[108]。对缺乏可见或可触及血管的患者以及肤色较深的患者推荐使用超声辅助定位。尽管红外线成像等可视化设备可提高血管可视性,但迄今为止,对其改善插管成功率的效果尚未在随机试验中得到证实[109]。与完整皮肤接触的超声探头和其他可视化设备被认为是非关键医疗设备。通过清洁再处理,可进行低水平或中水平消毒[110]。如果探头/换能器直接接触不完整的皮肤、血液或黏膜,则无论是否使用换能器罩,都应进行高水平消毒[110]。任何与血管系统直接接触的设备都必须是无菌的。

PVC 有多种直径(14～26 G),导管接口可通过国际颜色编码系统识别。外周导管长度可以从 2.5 cm 的短期外周导管到 10 cm 中线导管不等,也可以通过改进的 Seldinger 技术在导丝上插入较长的导管[111]。在过去 20 年中,PVC 技术的创新使得设备对于患者和工作人员的安全性均明显提高。采用可伸缩针头的安全注射装置大大减少了针刺和相关感染风险[112]。带有“血控制系统”的 PVC 可防止血液回流到 PVC 装置内和管道内,从而减少血液暴露/感染风险及闭塞风险。一些 PVC 导管接口采用蝶形设计,可提高置管器舒适度并防止装置在静脉中移位,确保斜角始终向上[112]。一些国家采用带有侧面注射端口的外周导管(“带端口 PVC”),但距离 PVC 尖端太近的连接端口的处理可能会增加污染和静脉刺激的风险,可能会增加感染风险[113]。钢针(也称为“蝴蝶针”)容易刺穿血管壁,因此只能用于短期输注,不建议用于输注可能导致外渗和组织坏死的刺激性药物或液体[26]。带有预连接稳定平台和延长管的集成闭合导管在随机试验中显示出优越性[114,115],原因可能是由于连接数量和操作机会减少。研究表明,使用集成闭合导管在内的多模式 PVC 置管和维护套件使得每 10 000 个患者日的 PVCR-BSI 发生率相对减少[术前,1.17;术后,0.36(RR,0.92;95% CI,0.90～0.96)][116]。该研究中除应用闭合导管外,还同时采用 2%氯己定进行皮肤消毒、采用无菌手套进行置管,同时使用透明敷料、延长管、预装盐水注射器,进行日常检查、置管技能培训、向所有员工提供规范的口袋指南并进行调查反馈[116]。因此,无法确定闭合导管单一因素的作用,但该研究表明 PVC 技术化措施确实可有效减少 PVC 相关不良事件的发生。

经皮留置血管内装置存在被医务人员的手及患者皮肤共生微生物污染的风险。PVC 置管需无菌操作。置管前术者使用含乙醇的洗手液或肥皂水进行手卫生,应使用消毒剂(>0.5%氯己定或 70%异丙醇)消毒置管处皮肤,并让皮肤自然干燥[26]。对于氯己定过敏患者,可用乙醇或碘溶液。置管过程需使用清洁或无菌手套;如果在消毒置管处皮肤后重新进行血管触诊(例如,困难置管)或在高危患者(例如新生儿、免疫功能低下)置管时,则应戴无菌手套[26]。应在无菌区域进行,使用一次性止血带和消毒剂等。置管后,腔室出现回血可确认导管插入静脉。经初步确认后,可进一步通过静脉液体流量(输液泵或重力)和(或)静脉冲洗(手动注射)来估计 PVC 位置。

导管部位应覆盖无菌透明聚氨酯敷料(利于插管部位的可视化)或无菌纱布和胶带敷料(适用于出血/渗出部位或出汗较多患者)[26]。无论使用何种敷料类型,均应确保 PVC 妥善固定,从而避免导管在血管内移动;PVC 和管线都必须正确固定(参见图 47.5,作为示例)。这可以通过固定敷料、附加固定装置(例如 Grip-Lok)、导管接口周围的无菌胶带、置管部位和导管接口下方使用氰基丙烯酸酯胶水,以及非无菌胶带或绷带来实现[117]。需注意固定装置不会阻碍血液流动,也不会妨碍定期的置管部位评估。

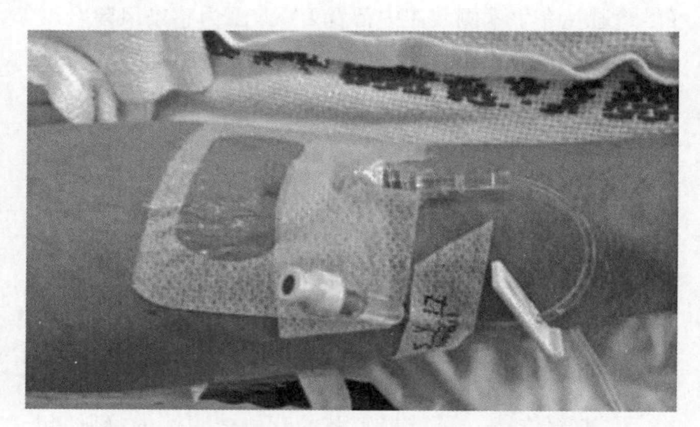

图 47.5 干净、干燥、完好无损且标注日期的敷料,前臂上固定良好的 PVC。

经© AVATAR®许可使用。

外周静脉导管维护

评估和监测

临床上通常由护理人员进行 PVC 的维护。然而,所有负责 PVC 置管或经 PVC 进行静脉注射药物和液体的医务人员都应接受过专门的 PVC 置管、评估、护理以及发生感染或其他并发症时的应对措施的相关培训。强烈建议对相关人员进行 PVC 知识技能水平及对指南的遵守情况进行定期评估[26]。PVC 管理需始终考虑感染风险并采取相应策略来减轻这种风险。但医务人员通常低估了 PVC 的感染风险,处理 PVC 时有时亦未遵循严格的感控标准[118]。此外,临床上应对是否需继续使用 PVC 进行全面和常规的评估,以期早期发现并发症,从而预防 PLABSI。

临床评估从识别设备的存在开始。在一项研究中,10%的医疗保健专业人员和学生不知道他们的患者已置入 PVC[119]。如果在患者病历中或在临床交接期间未记录或未提及 PVC,医务人员应询问患者是否具有 PVC 并检查患者的四肢。对于住院的成年患者,应至少每 4 h 评估 1 次 PVC 部位和输液装置的完整性;对于重症/镇静或有认知缺陷的患者,应每 1～2 h 评估 1 次;对于新生儿/儿童患者,应每小时评估 1 次;对于接受发疱药物输注的患者,应适当增加检查频次[21]。

医务人员应至少每天评估 PVC 继续留置的必要性；如果不需要继续留置，应及时将其拔除。闲置导管（以防万一可能需要）未能及时移除的情况很常见，这使患者发生 PLABSI 的风险增加[9,80,120]。高达 50%的从未进行静脉液体、药物或检测试剂输注的“备用”PVC 未被及时拔除[121]。一项研究发现，许多患者同时留置多个 PVC，但大多数（82%）患者只需使用 1 个[122]。院前和急诊科置管的 PVC 尤其容易被闲置[123]。在另一项研究中，急诊科置入的所有 PVC 中有一半在 72 h 后仍未使用[77]，这表明这些患者根本不需要置管，或者导管被医务人员遗漏。最近的一项成本分析估计，澳大利亚急诊科置入的 PVC 平均有 43%处于闲置状态，每年在员工时间和物资方面的相关成本为 2 亿美元[124]。临床上通常会错误地认为如果患者以后需要的话，保留 PVC 会减少临床工作量[118]。但实际上，当医务人员尝试使用闲置超过 24 h 的 PVC 时，导管常常会因堵塞、部分堵塞或完全脱落而需要更换新导管。

定期和全面的评估可以早期发现导致导管故障的相关并发症，包括感染、疼痛、压痛、发热、局部发红或肿胀，这些并发症的出现表明 PVC 功能故障，需要及早识别并予以纠正，必要时需拔除并置入新的 PVC[21]。疼痛通常是发生导管故障的早期表现。因此，如果患者报告有任何疼痛或压痛（例如，超过 1/10），则应考虑去除 PVC。在移除后 48 h 应持续进行置管部位评估，因为即使 PVC 移除后也可能会发生静脉炎和 PLABSI[25,125]。如果患者在此之前已出院，应提醒他们向其保健医生报告局部可能发生的任何并发症。

迄今为止，PVC 评估主要集中在静脉炎的评估。然而，一项系统综述对已知的 71 种已发表的静脉炎评估工具进行总结发现，所有评估工具均缺乏对其有效性和可靠性的严格评估[17]。此外，该综述报道医院工作人员经常对静脉炎量表进行修改，但对修改的静脉炎量表的有效性和可靠性未进行重新评估。同时，针对静脉炎的临床评估未考虑导管渗出、阻塞和移位等其他类型的导管故障，而约 1/3 的 PVC 患者会出现此类并发症[1,126]。此外，静脉炎评估工具也未考虑增加感染风险的其他因素，例如闲置的导管或弄脏、松动的敷料等。静脉炎评分依赖于对症状的主观评估，可靠性较差[127]。文献中静脉炎的发生率为 0%～91%，这反映了静脉炎定义和评估方法的差异化[17,54,126]。评估工具应包括促进问责制的行动建议；否则，它们会仅仅增加文书工作，而不能增加患者的安全性保障。只有可视性输液性静脉炎（VIP）评分[128]指定了评估后的相应处理，但该工具仅建议针对严重静脉炎症（2 级＝疼痛、发红和肿胀）可去除 PVC。

用于决策的结构化评估工具可以促进多学科沟通并增加患者的安全性[129]。I－DECIDED 是一种有循证医学证据、临床有效且可靠的装置评估和决策工具[130]（图 47.6）。这个简单的工具使临床医生能够进行全面的装置评估并做出决定，并可与患者和跨学科团队进行讨论，以提供最佳的 PVC 护理措施。与静脉炎评估量表不同，I－DECIDED 评分工具可用于对装置需求性、装置功能、是否存在并发症，以及敷料完整性进行全面评估，并记录评分结果以采取进一步行动：① 继续当前的 PVC 管理；② 更换敷料或应用额外的固定装置；③ 如果需要，移除 PVC 并重新置入[131]。该工具还包括感染预防策略的推荐（手卫生、无针连接器消毒、输液器的规范使用）。与其他血管通路评估工具不同，I－DECIDED 包含了患者对其导管和治疗的了解程度的评估，在需要时进行健康教育，并鼓励患者说出任何问题或疑虑。一项多中心研究表明，使用 I－DECIDED 工具使得闲置 PVC 减少了 5%[132]。

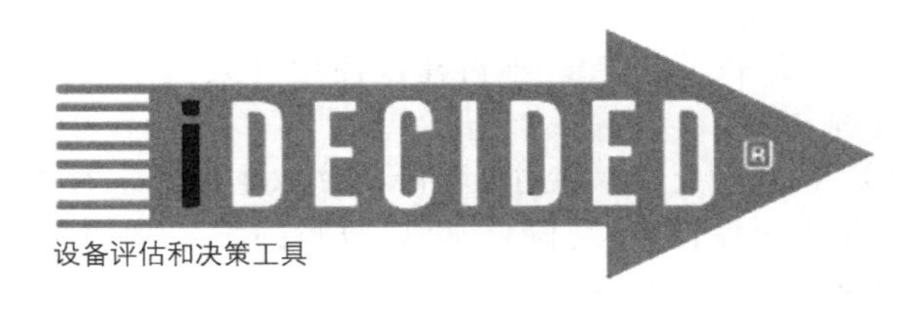

I　识别是否存在设备

D　患者是否需要该设备？
如果不再使用，请考虑移除设备。

E　有效的功能？
设备是否按预期运行？
如果没有，请根据策略进行故障排除或删除设备。

C　有无并发症？
如果发现并发症，请排除故障或移除设备。

I　感染预防
护理患者和设备前后的手卫生。
对设备接入点进行仔细处理和消毒。

D　包扎固定
确保敷料清洁、干燥且完好无损。
固定装置，防止拉扯或伤害患者。

E　评估和教育
与患者家属讨论设备计划，按需进行健康教育。

D　记录您的决定
继续、排除故障、更换敷料或移除设备。
始终考虑当地政策，必要时与团队和患者协商。

图 47.6　I－DECIDED 设备评估和决策工具。

© 格里菲斯大学“I－DECIDED”是格里菲斯大学的注册商标（美国专利商标局，编号 5905825）；经创建者 Gillian Ray-Barruel 博士许可使用。

其他用于日常 PVC 管理的助记评分工具已被提出和（或）试验，结果好坏参半（例如，HANDS[133]、KISSSS[134]、PPPVA[99]、STICK[135]、PIVCS[86]和 PIV5Rights[136]）。建议在这一领域进一步开展工作，特别是随着电子病历决策支持系统的能力不断扩大。

导管通管、冲管和血液采样

间歇冲管或缓慢连续输注以保持静脉开放（KVO）的目的是通过冲洗导管、减少管腔内纤维蛋白和细菌的积累、防止药物积聚沉淀，以及减少不相容液体或药物之间的相互作用来防止管腔阻塞以保持导管通畅[21]。在静脉注射药物之前和之后用 0.9%的盐水冲洗 PVC 可减少药物的混合并降低导管堵塞的风险[137]。

可通过回抽血液，用 0.9%的盐水冲洗 PVC 以确保导管通畅来评估导管功能。冲洗遇到阻力或冲洗失败表明 PVC 可能扭结或堵塞，或者可能已移出血管[21,137]。PVC 冲洗方法各不相同[138]，临床医生应使用轻柔的推停方法，以便在冲洗导管管腔时尽量减少对静脉壁的压力[139]。PVC 冲洗的最佳频率和冲洗量尚未确定。一项针对成人 PVC 冲洗液体量(3 mL *vs*. 10 mL)和频率(6 h *vs*. 24 h)的单中心试点因子随机对照试验发现，组间获益无明显差异[138]。然而，一项类似的儿科试点研究发现，3 mL 组的 PVC 冲管失败率显著较高(HR＝2.90；95% CI，1.11～7.54)[140]。不再建议使用肝素盐水进行 PVC 冲洗[141]。

使用预充盐水注射器可降低抽取生理盐水时微生物污染的可能性，并可降低 PVC 故障的发生率[142]。欧洲一项大型多中心准实验研究发现，使用商用预充式生理盐水注射器可显著减少 PVC 故障的发生率(置管前：57%；预冲后：43.3%；$P<0.001$)并延长了留置时间(PVC 置管＞5 天者增加 20%)[142]。澳大利亚一项针对 619 名患者的整群随机对照试验(干预 $N=311$)显示，预充生理盐水注射器、临床教育和强化 PVC 冲洗指南等多方面干预措施降低了 PVC 发生故障的比例和风险(30% *vs*. 22%，$P=0.032$)，提高了 PVC 管理的成本效益(在考虑了失效 PVC 的 PVC 更换成本后)，并受到临床医生的好评[143]。两项研究均未发生 PLABSI。

如果患者仅需要间歇性输注药物(但不需要补充水分)，则可以在 2 次药物剂量之间以缓慢的速度(5～20 mL/h，视患者情况而定)输注液体，以保持导管和静脉的畅通及正常使用。临床前生物工程研究已经证明了流量和压力(剪切力)对血液成分和静脉的重要影响。静脉内的低压(即低血流或血流淤滞时)可诱导白细胞黏附到血管内皮上，进而使血小板活化，促进炎症、凝血和血栓形成[144,145]。因此，KVO(保持静脉开放的微凉输液模式)输注可减少淤血部位和凝血风险。然而，INS 指出，无法确定标准的 KVO 输注速率，即所谓的“一刀切”速率，输注速度需要考虑患者的年龄、体液和电解质平衡，以及是否存在合并症[21]。最近对 PVC 最佳 KVO 输注速率的初步研究[146]表明，低流速与 PVC 尖端周围的血液阻力有关，产生再循环，可能会促进 PVC 尖端附近的血栓形成。接近插管血管中血液流速的输注速度输液阻力较小，并可减少淤血和凝血风险。相反，另一项研究证明过大的力可影响血管内皮[147]。这表明推注和输注的最佳速率为保持适中的剪切力(2～4 dyn/cm^2)。综上所述，目前对于间歇冲洗或 KVO 输注尚无具体的指导原则。偏低和偏高的剪切力都可促进血小板和(或)内皮细胞的活化。稳定的 KVO 输注和温和的间歇性冲洗相结合有助于保持 PVC 的通畅及安全使用。

目前的指南不建议从 PVC 中进行血液采样，以防止血液样本溶血和潜在的导管堵塞，除了在置管时可进行采样。最近的一项系统回顾和荟萃分析证实，与静脉穿刺相比，从 PVC 抽取血样的溶血率是静脉穿刺的 4.58 倍。然而，研究显示遵循血液采样规程进行采样的溶血率较低。该综述认为，对于静脉穿刺困难或需要多个血液样本的患者来说，这一溶血率可能是可以接受的[148]。需要更多证据来确定从 PVC 抽取血液样本的最佳方法。

药物管理和输液器更换

静脉输液和药物的内在和外来污染是 BSI 的另一个潜在来源。系统评价和荟萃分析报道称，在临床环境而非受控药房环境中进行肠外药物配制时，污染率增加 100 倍[149]。药物配制应由药剂师和药房助理进行，而非由医生和护士进行。如果在不可行的情况下，在配制过程中应特别注意，不要污染注射器、输液袋或装置。最好使用单剂量药瓶和预装注射器，或多剂量药瓶专用于单个患者[26]。患者之间共用胃肠外药瓶会导致严重感染，应尽量避免[150]。必须始终遵循制造商的指导原则。

尽管引入了智能输液泵，但用药错误仍然是患者的安全隐患之一。尽管智能泵在医疗保健环境中广泛使用，但它仍然依赖于临床医生的调控，因此仍然容易出现用药错误，特别是在多次输液、可变剂量和大剂量注射期间[151]。

发疱药物渗入组织间隙可能会对患者造成严重且可能是永久性的后果。照顾接受抗肿瘤药物的患者的肿瘤科工作人员通常受过外渗处理方面的教育。然而，大多数医生和护士对起疱性药物的认识甚少。INS 已制定了一份具有循证证据的非细胞毒性糜烂药物和解决方案清单[76]。最常见的非细胞毒性糜烂药物包括抗菌药物(阿昔洛韦、萘夫西林、喷他脒、万古霉素)、血管升压类药物(多巴胺、多巴酚丁胺、肾上腺素、去甲肾上腺素、去氧肾上腺素、血管加压素)、电解质(氯化钙、葡萄糖酸钙、钾、碳酸氢钠)、静脉注射液(葡萄糖≥10%、氯化钠≥3%)和其他药物(胺碘酮、精氨酸、造影剂、≥20%的甘露醇、戊巴比妥、苯妥英钠和异丙嗪)。这些药物应尽可能通过中心静脉导管给药，如果不确定，应寻求药剂师的建议。

2011 年 CDC 指南[26]建议，除血液、血液制品或脂肪乳输液外，连续使用的输液器(包括辅助输液器和附加装置)的常规更换频率间隔不应超过 96 h，但至少应每 7 天进行 1 次。这是基于试验发现长达 7 天内各种更换间隔对感染没有影响，但其中只有 2 项小样本试验测试了超过 4 天的间隔[152]。CDC 指南并未就间歇性使用的输液器的更换频率提出建议，目前这个问题尚未解决[26]。实验室研究表明，微生物在普通静脉输液中可稳定存在，但在含脂溶液(例如，异丙酚或一体式肠外营养液)中会快速生长，特别是念珠菌属[153]。因此，用于输送血液、血液制品或脂肪乳剂(与氨基酸和葡萄糖混合成三合一混合物或单独输注)的管道应在开始输注后 24 h 内更换。根据说明书建议，用于注射异丙酚的管道应在每 6 h 或 12 h 更换 1 次[26]。

设备配件

使用 PVC 进行静脉注射药物和液体时，存在微生物污染、空气进入及导管移动引起的静脉刺激的风险。为了降低这些风险，我们开发了一系列配件产品，包括无针连接器、三通接头和延长回路；这些产品优于在注射前需要取下端盖的产品，因为端盖直接打开会使得 PVC 导管与环境直接相接触。这些配件可以手动连接或集成到封闭系统中，但需注意的是，PVC 上的多个附件可能会促进微生物定植，进而增加 BSI 风险[154]。

无针连接器的开发是为了减少医务人员的针刺伤害。在过去的 30 年里，已经开发出了各种各样的连接器设计，包括旨在防止血液回流到 PVC 中的正向、负向和中位连接阀；无论何种连接器，在每次接入前都必须进行消毒[155]。理想情况下，无针连接器应具有光滑的可注射表面（使其易于消毒）和简单的内部结构（以减少生物膜生长）[155]。只能使用无菌一次性注射器或其他设备来连接连接器。无针连接器的更换频率至少应与输液器的更换频率相同，但在 72 h 内更频繁地更换它们无任何获益，除非它们已用于抽血或输注血液制品[26]。

由于 PVC 可注射表面会受到环境和患者皮肤的污染，指南要求使用消毒剂擦洗无针连接器，待其晾干后方可使用[21,26]。大多数机构使用含醇湿巾（通常为 70%异丙醇）进行消毒；针对非随机研究的一项系统综述发现，使用含醇氯己定湿巾或含醇浸渍消毒帽比使用含醇湿巾的 BSI 发生率要低得多[156]。但最近的一项随机对照试验发现，含醇湿巾和含醇氯己定湿巾在无针接头消毒方面没有明显差异[155]。含醇湿巾具有成本效益，因此多数情况下（包括氯己定过敏者）均可选择[155]。

但是目前临床工作人员对无针接头消毒的规范执行率低至 10%[157]。即使执行该程序，消毒持续时间通常也不够[158]。建议 15 s 的擦拭为最佳[159]；然而，最近的工作表明 5 s、10 s 和 15 s 擦拭时间之间的差异很小，没有任何擦拭方案能够成功地完全净化外部连接器表面[155]。干燥时间与擦拭时间同样重要，含醇擦拭巾需要 5 s 干燥时间，含醇氯己定擦拭巾需要 20 s 干燥时间，聚维酮碘需要 6 min 以上干燥时间[160]。不使用时，含醇浸渍帽盖住无针连接器接头，并根据冒盖类型的不同进行或不进行手动擦拭消毒过程。每次使用 PVC 后，必须丢弃含醇浸渍帽并更换新的盖子。目前缺乏强有力的证据证明管帽在预防 BSI 中的功效，但这些管帽可能作为导管管理相关集束措施的一部分来发挥作用[161]。

三通阀（也称为旋塞阀）使注射器或输液器能够直接连接到主管路。最近的一项实验研究报道表明，具有三通阀的 PVC 比具有无针接头的 PVC 更容易发生微生物定植（$P \leqslant 0.01$）[154]。通常在置管后将具有无针连接器的延长回路（J -环）与 PVC 进行连接；以稳定导管并防止移动。一项随机试验发现，如果延长回路与 PVC 一体化，而不是单独连接，则并发症会减少，但 PVC 的基底更平，更贴近皮肤，可能也会在一定程度上减少并发症的发生[114]。体外研究对外周和中央导管设计及附件连接对标准输液器的流体动力学影响进行系列研究；该研究发现，在所有情况下，无论导管规格如何，输液管都是限制流速的主要变量[162]。额外的附件连接进一步减慢了流速，其中无针连接器对流速的影响最大，尤其是血液制品等黏性输注液[162]。在成人[163]和新生儿[164]中进行的系统综述中发现使用导管内过滤器并未产生显著降低感染或死亡率的效应。由专家共识小组在 2021 年发表的一篇综述中表明现有的针对管路过滤器对静脉炎影响的大多数研究都已过时并且缺乏严谨性[165]。需设计高质量研究针对管路过滤器的使用进行进一步探究。

敷料和固定

多项大型随机试验和患病率研究表明 PVC 并发症与敷料和固定不良有关[55]。在一项针对 40 620 例 PVC 的全球横断面研究中，20%的病例存在敷料不干净、不干燥和不完整的状况[84]。脏污、潮湿和松散的敷料会大大增加感染和导管脱落的风险，导管在静脉中的移动会促进皮肤微生物沿导管移动并进入血液[117]。目前建议敷料使用无菌透明聚氨酯或无菌纱布和胶带[117]。仅用胶带（无菌或非无菌）作为主要敷料是不合适的[84]。透明聚氨酯敷料可以使置管部位清晰可见，并且如果状况良好，可以持续使用长达 7 天。无菌纱布和胶带敷料应每 2 天更换一次，如果弄湿或弄脏，则应提前更换。Cochrane 综述发现两种敷料类型之间的感染风险没有差异[166]。然而，临床医生通常更喜欢透明敷料，因为它们可以使导管部位可视化，并且比纱布敷料需要更少的更换频率。无论使用何种材料，所有敷料都必须是清洁、干燥且封闭的，以防止该部位受到微生物污染。如果敷料潮湿、松动或明显弄脏，则应更换，并用胶带、绷带或固定装置牢牢固定输液管，同时使置管部位可见，以便及时发现并发症[21]。Cochrane 综述发现，与成人 ICU 患者中心静脉导管的标准透明敷料相比，氯己定敷料和透明敷料可降低 BSI 发生率[167]。尽管已有队列研究将浸有氯己定的敷料纳入 PVC 包中[136,168]，但仍需要更高级别的研究证据支持（例如随机对照试验）。

多种固定产品，例如有边型敷料、无缝线固定装置和氰基丙烯酸酯胶，现已广泛用于 PVC 固定。一项系统综述表明氰基丙烯酸酯胶可以密封“渗漏”部位，具有抗菌特性，并在某些情况下显著减少 PVC 失效[169]。除了主要的敷料外，临床医生还经常使用加固措施，例如额外的无菌或非无菌胶带、绷带、网袜和夹板[170]。尽管最佳固定方法仍不清楚，但额外的 PVC 固定确实可以防止装置失效[55]。通过在敷料下的皮肤上使用胶泥和液体医用黏合剂可提高敷料的完整性，特别是在置管具有挑战性的一些患者中（例如出汗的患者）[171]。

采用固定夹板（通常是板和绷带）来保护 PVC 置管部位是一种常见的临床策略，目的是防止活跃（例如儿童）或烦躁患者的导管移位。很少有研究对这种做法进行验证，而且目前的试验证据并不支持固定夹板作为延长导管使用寿命的一种手段[172-174]。两项评估新生儿夹板的随机对照试验研究表明，使用夹板时外渗略多[172,174]。使用任何固定产品都需保持局部皮肤完整性。如果该位置被遮挡，也有可能错过对导管复杂情况的识别。输液器或肢体夹板的摩擦或压力可能导致皮肤破裂，尤其是皮肤完整性较易受损的患者（例如新生儿、老年人、烧伤患者或接受类固醇药物治疗的患者）。

医用黏合剂相关皮肤损伤（medical adhesive-related skin injury，MARSI）与基于黏合剂的固定装置的使用有关。大约2%的内外科患者在置管部位周围出现不良皮肤事件（最常见的是皮疹），这可能反映了医用黏合剂或在敷料之前使用消毒剂备皮干燥的刺激造成的结果[55]。此类并发症在某些患者群体中更为常见，例如合并肿瘤的患者[175]，应咨询伤口专家，以使用适用于敏感皮肤的专业敷料；在这种情况下，也可使用皮肤保护屏障产品（应用于敷料下的皮肤）。必要时需要使用抗组胺药，并建议患者在未来的医疗保健中报告皮肤反应或敷料过敏史。

患者教育

让患者和家属共同参与对预防感染大有裨益，让他们能够表达自己的担忧，促使护理行动解决问题并清除闲置的PVC。然而，临床上很少将患者的参与作为改善导管管理的相关措施。爱尔兰的一项患病率研究发现，不知道置管原因的患者使用不必要的PVC的可能性是其他患者的7倍[OR，6.935（95% CI，3.523～13.650）][176]。一项调查研究发现许多患者（以及儿科患者的父母）希望参与血管通路决策，但很少会被采纳，而且大多数人认为，即使他们确实表达了自己的担忧，工作人员也常常不予倾听[98]。研究报道称，38%的患者出现PVC相关不良反应，但只有22%的患者会询问医生是否可以去除[177]。

这些结果证实了一项大型研究的结果，该研究评估了患者在住院期间遇到问题时敢于发声的信心；接受调查的患者中有4 958名/10 212名（49%）在出院后表示曾遇到过问题，其中1 514名（31%）觉得不敢表达出来[178]。较少表达的患者通常年龄较大、身体或心理健康状况较差、通过急诊室入院或在家不会说英语[178]。作为PVC评估的一部分，医务人员应评估患者及其家属对治疗的了解以及置管的原因，并根据需要进行解释和教育[131]。提高患者对PVC管理的参与可以改善结果；但仍然需要进一步研究以确定患者最佳参与策略。

外周静脉导管移除

任何在次优条件下置入的PVC（例如，在紧急情况下或未实现无菌技术的情况下）均应贴上标签并尽快（即在24～48 h内）移除[21,26]。PVC是一种异物，会刺激穿刺血管，导致炎症反应、血栓形成和潜在的生物膜形成。因此，应尽快将其移除。如果未能定期评估设备需求并及时清除闲置的PVC，会使患者面临感染的风险，承受留置设备带来的不适/不便，并可能对血管造成长期损害。若患者不再需要PVC治疗或没有手术计划，临床医生应考虑将其移除[120]。但临床上闲置的PVC很常见[121]，特别是在内科病房[179]。原因如下：工作人员为防止患者发生危急事件，认为所有住院患者都必须使用PVC；工作人员没有注意到患者具有PVC；工作人员认为自己没有权力移除不再使用的设备[120,180,181]。

PVC移除后，必须在患者病历中记录移除的日期、时间和原因[182]。这符合法律和专业要求。如果患者有多于一根PVC，临床医生应记录哪一根PVC被拔除，并注意是否还有其他PVC残留在原位。必须记录在移除时观察到的置管部位并发症以及为缓解这些并发症而采取的措施。如本章前面所述，如果怀疑PLABSI或局部感染，除了局部分泌物的拭子样本外，还应无菌采集导管尖端样本进行培养。临床医生应提醒患者，如果患者在PVC置管时出现发烧、疼痛、分泌物或其他体征和症状，请通知工作人员。最后，应与接班工作人员进行交班，评估输液后静脉炎和感染，这些情况可能在导管拔除后数天或数周内发生[25,125]。如果PVC在出院当天拔除，应指导患者将任何疑虑反馈给医务人员。

令人遗憾的是，由于医务人员不知道已置入PVC导致患者常常带着不必要的PVC出院，这使他们存在PLABSI的风险，并使医院面临因疏忽造成医疗事故的风险。临床上可通过每天评估置管必要性、鼓励患者和护理人员积极反馈问题以及确保医疗记录中的文件准确可靠，进而解决这一患者的安全隐患问题[182]。

PVC将外部环境直接连接到血液；因此，医务人员必须了解PVC留置的风险，这点至关重要。过去30年的许多研究都对置管天数和感染风险之间的关系提出了质疑。这期间，导管材料、置管技术和敷料均发生了很大变化。尽管早期的研究表明置管天数与静脉炎之间存在相关性[183]，其他研究表明每天的风险是恒定的[184]。此后，几项随机对照试验[185-189]和Cochrane系统综述[190]发现，按常规（72～96 h）间隔更换PVC与有临床指征的更换相比，两者导管故障、并发症（包括静脉炎）和BSI感染风险相当。但这两种临床处理策略对于最初置管后几天内出现的非感染性并发症均无法顾及，感染可能发生在置管后的任何一天。多个基于证据的指南[21,57,191]建议所有患者根据临床指征进行PVC置换，但定期评估PVC仍至关重要。值得注意的是，根据临床指征的导管更换已成为多年来住院儿童的公认做法。据报道，根据临床指征进行导管更换的措施可使得每张病床在护理时间和耗材方面节省数千美元的成本[192,193]，同时可改善患者体验且不影响患者治疗结局。

我们目前正处于由原来的基于一定时间间隔进行导管更换向基于临床指征进行导管更换的新措施的过渡阶段。一些医院仍在施行每72～96 h进行PVC定期更换的措施，其中一些经验丰富的工作人员也经常根据临床指征来判断或继续留置或去除PVC[180,194-197]。针对某些特殊人群，例如老年患者或静脉功能不佳的患者，或者在下班后没有具备插管能力的工作人员时，如无明显禁忌，即使在置管时间超过96 h后仍可继续使用PVC[180,195]。当然，如果在96 h之前已不需要PVC或PVC对患者已造成风险，应立即将其移除。由于置管技术不佳而导致的PLABSI通常会在48 h内出现，如果工作人员错误地认为存在安全的96 h时间窗口，则可能会导致无法及时识别相关风险。然而，基于临床指征的导管更换目前临床应用尚不够理想，需要进一步推进。医务人员和学生接受的 PVC 相关教育欠缺，相关知识水平差异很大[85-89,198,199]；这需要从本科生到继续职业发展教育层面均予以加强。一些医院对持续留置超过 4 天的 PVC 日常医疗记录实施了额外要求，以便将有关评估 PVC 是否持续留置的决策常规化。需注意的是，一项大型非随机研究中，在没有任何正式实施计划、也未对员工进行导管移除标准指征培训的情况下，实施了基于临床指征拔管的政策变更，随后感染率出现了非常小的显著增长[200,201]。许多医院通过有计划和系统的流程成功实施了基于临床指征的 PVC 移除，这些流程包括良好的领导、有能力和专业的置管者、对护理和医疗专业人员进行 PVC 评估和管理教育，以及安全监控系统[192,202,203]。

所有侵入性设备都存在风险，而且随着天数的增加风险也相应增加，而 PLABSI（尤其是 SAB）可能是致命的。无论留置时间长短，医务人员都应定期监测患者和置管部位是否有任何并发症的体征或症状，是否需要移除 PVC。一些患者对 PVC 的留置会产生强烈的炎症反应，而少数患者能够耐受数周的治疗。导管的安全性和寿命取决于置管者是否选取最佳静脉（成年人最好是前臂）、置管流程是否无菌，以及是否定期评估 PVC——在患者的参与下，对其进行适当的维护，并在不再需要或出现并发症时及时将其移除。

记录

专业的临床实践标准要求临床医生在病历中记录患者评估情况和采取的任何措施，以提供护理服务的法律证据。值得关注的是，29%～49% 的医疗记录中缺少 PVC 置管相关记录[84,204]，如果出现导管相关并发症，则增加了出现护理不当或法律诉讼的可能性。如果没有记录 PVC，就会增加其被遗忘及未被移除的可能性，从而增加导管相关并发症和 PLABSI 的风险。

PVC 置管的记录应包括日期和时间、置管原因、置管人员、置管部位、导管规格、置管尝试次数（表明插管困难）、是否遵循技术指导、是否保持无菌，以及出现任何并发症或患者耐受性等问题[21]。PVC 留置期间，文件应至少包括以下内容：置管日期和时间；每个护理班次的评估和行动；以及移除的日期和时间。还应记录去除 PVC 的原因，包括观察到的任何并发症或采取的干预措施及患者的反应。

系统性感染预防措施

医疗保健系统和流程复杂且成本高昂。为了确保实践标准化并优化患者护理结果，联邦和各州的法规对医疗服务的整个流程进行了规范管理，包括医疗保健设施的建设和管理、医疗保健人员的许可、医疗设备的分类和安全性能、药品的安全性和有效性等。在此，我们将讨论系统层面的流程，旨在为使用血管通路接受治疗的患者提供安全、优质的医疗服务。

卫生专业监管、资格认证和继续教育

对医疗保健工作人员的监管在美国是联邦和各州的责任，在澳大利亚等其他国家是国家的责任。许多医疗保健专业人员都需要专业执照，包括医生、医生助理、注册护士和高级执业注册护士等。医疗保健工作人员，例如呼吸或放射技术人员，拥有资格证书，但没有执业许可，而其他工作人员，例如未经许可的助理人员或护理助理，无法独立工作，但必须由经过适当认可或许可的人员监督其履行医疗保健职责[21]。所有负责置管、维护和移除 PVC 的临床医生必须在其专业机构确定的执业范围内并根据本医疗机构的组织政策进行操作。不同机构的执业资格和能力标准可能有所不同。因此，必须定期进行适当的培训并对其临床能力进行评估。

在获得医疗保健职业国家许可的执业资格后，个人可以追求高等教育资格、高级职业资格和（或）专业证书，以表明在特定领域的进一步深造学习。从事专业工作的人员可以选择接受专业委员会认证，以展示他们对最新知识及对提高患者护理质量的持续更新学习。医务人员资格认证通过建立最低能力标准还可以保护公众、展示专业责任并确保执业质量[205]。

从事血管通路及相关专业的医务人员有资格申请血管通路认证公司（vacert.org）的专业委员会认证。这一过程需要进行标准化、全面的多项考核，以对从事血管通路工作的专业人员预期的知识、技能和能力进行积极评估。认证考试需根据不同的科室规范（例如血液透析室、儿科）量身定制，并定期更新，以确保符合血管通路临床实践指南。计算机形式的考核每年在美国各地（包括美国领土区域）、加拿大和选定的国际网站的考试中心举办 2 次。成功完成考试后，专业人士将获得正式认可的 VA-BC（血管通路委员会认证），为期 3 年，此后，个人可以通过重复考试来更新其认证[206]。注册护士还可以获得输液护士认证机构（INCC）的认证，成为注册输液护士（简称 CRNI）。获得认证需要严格的考试、1 000 h 的相关经验、每 3 年重新认证一次，并得到国家认证机构委员会和专科护理认证委员会认可[207]。

设备监管和报告

在美国，所有医疗器械和产品都必须向美国食品药品监督管理局（FDA）注册以获得批准和安全监测。类似的监管机构在其他国家发挥着类似的作用。FDA 网站提供有关产品批准的要求和流程、医疗器械上市前和上市后数据，以及报告严重器械相关不良事件（严重伤害、死亡）时的产品召回和安全更新的信息。FDA 规定，“医疗器械制造商及其他参与器械分销的公司必须遵守某些要求和法规，以确保器械上市后的安全性和有效性。其中包括跟踪系统、设备故障报告和严重伤害等[208]”。医疗机构，包括医院、门诊诊断或治疗机构、疗养院、门诊手术设施，还必须报告导致其设施内任何患者严重受伤或死亡的设备故障。报告（如果可能的话，包括批号）应发送给 FDA 和设备制造商（如果已知）。医疗保健专业人员、患者和其他消费者也可以通过 FDA 网站报告与设备相关的安全问题。

FDA 将 PVC 及相关输液器和附加装置归类为 Ⅱ 类医疗器械，表明它们对患者构成中等风险。尽管不常见，但已有安全违规情况的相关报告(例如,PVC 断裂或破裂;安全针回缩失败;输液器夹子故障;输液泵故障;液体和药物的内在污染)。医务人员在置管 PVC 或操作任何相关输液设备时应保持警惕。

疫情监测和报告

CABSI 暴发病例的发生可与受污染产品相关,例如 PVC 置管时使用的超声凝胶和皮肤消毒剂,或者由于输注液和随后使用的药物受到污染。污染源可能是内在的(即在制造、储存或运输过程中)或外在的(即制造后在临床区域受到污染)[48]。

在短时间内从同一诊疗区域的多名患者中鉴定出具有相似药敏的相同微生物(单一或多种微生物)需怀疑污染,可通过基因检测确认其克隆相关性。在室温下繁殖的革兰阴性菌或真菌较常见[23];这些通常是环境病原体,并非常见的人体致病菌。之前的几次暴发案例主要为一次性或多用途超声凝胶和静脉输液污染,涉及伯克霍尔德菌、弗氏柠檬酸杆菌、皮氏罗尔斯顿菌、肠杆菌属、克雷伯菌属或沙雷菌属[48-51]。一次性使用的产品和规范的生产流程可降低此类污染的发生。

2009 年 IDSA 指南包含了 CRBSI 暴发检测和管理的建议。表 47.10 中列出了这些内容[23]。

指南和标准

感染预防指南提供了关于患者安全护理的建议,并根据支持证据进行分级。受政府卫生部门或专业机构委托,指南由多学科委员会成员制定,他们都是各自领域的专家,并需要根据新的证据定期更新。疾病预防控制中心的血管内导管相关感染预防指南(*Guidelines for the prevention of intravascular catheter-related infections*)[26]和英国 Epic3 指南(*UK epic3 guidelines*)[191]提供了一系列血管通路装置(包括 PVC)的感染预防建议,但不包括针对常见并发症(如渗出、外渗、移位和闭塞)的详细建议。因此,仍需其他指南的指导。

除指南外,专业实践标准还为临床医生确立了业绩基准水平,并在分级研究证据的支持下,由临床专家定期更新[209]。INS 输液治疗实践标准(*Infusion therapy standards of practice*)[1]、英国皇家护理学院输液治疗标准(*Standards for infusion therapy*)[210]和澳大利亚卫生保健安全与质量委员会外周静脉导管:临床护理标准(*Peripheral intravenous catheters: clinical care standard*)[211]定义了对血管通路和输液专家以及普通临床医生的临床实践期望。这些涵盖全面的安全和质量概念,包括感染预防。这些标准列出了 PVC 置管和管理的关键要点,包括定期评估、及时移除、感染预防、敷料护理和记录。理想情况下,应随时提供标准来指导专家和普通临床工作者的护理实践。然而,有些标准仅对协会成员开放权限,因此,某些参与 PVC 护理但不是该协会会员的临床工作者无法访问这些标准。

许多机构根据循证指南为临床医生制定了自己的 PVC 指南。然而,地方政策需要定期修订,这可能既耗时又昂贵,并可能导致过时和矛盾信息的扩散。作为解决方案,一些在线教育门户网站现在提供最新的基于证据的指南和指南摘要,并收取许可费,通常由医疗机构而不是个人支付。

表 47.10 IDSA 关于检测和管理导管相关血流感染暴发的建议

检测和管理 CRBSI 暴发的建议	证据水平/质量
当怀疑输注液或导管冲洗液或封管液受到外来污染时,应向公共卫生当局报告,并将可疑产品留置进行培养	A-Ⅱ
为可能接触过的患者建立病例档案,包括时间段、危险因素和患者所在位置	A-Ⅱ
应采用病例对照研究来确定感染的危险因素,并帮助阐明潜在的污染源	B-Ⅱ
通过检查微生物抗生素敏感模式,然后进行分子指纹分析,例如脉冲场凝胶电泳、聚合酶和搅拌链反应或多位点序列分型法,确定可疑微生物的相关性	A-Ⅱ
污染调查涉及对医院药房和输注液输送点感染控制实践中潜在的违规行为进行彻底审查;这需要采访医疗保健人员并观察医疗保健环境中的做法	A-Ⅱ
应进行环境中潜在点源污染物的培养,包括给患者静脉注射药物	A-Ⅱ
在调查期间,应加强监测以发现新病例	A-Ⅱ
确定源头后,应持续进行监测以确认源头已被根除感染	A-Ⅱ

美国公共卫生服务分级系统,用于对临床指南中的建议进行排名
推荐力度
A—支持使用建议或反对使用建议的良好证据
B—支持使用建议或反对使用建议的中等证据
C—支持建议的不良证据
证据质量
Ⅰ——来自≥1 项适当随机对照试验的证据
Ⅱ——来自≥1 项精心设计的临床试验的证据,未经随机化;来自队列或病例对照分析研究(最好来自>1 个中心);来自多个时间序列或来自不受控制的实验的戏剧性结果
Ⅲ——来自受人尊敬的权威机构的意见、基于临床经验、描述性研究、专家委员会的所有报告的证据

Mermel LA, Allon M, Bouza E, et al. Clinical practice guidelines for the diagnosis and management of intravascular catheter-related infection: 2009 update by the Infectious Diseases Society of America. Clin Infect Dis. 2009; 49: 1-45. 经牛津大学出版社许可使用。

决策支持框架

血管通路的决策支持框架以算法格式提供循证指南,帮助临床医生就设备选择、置管和管理做出明智的决策,并减少血管通路的并发症[209]。他们促进了血管通路方法的标准化,同时指导临床医生,也需考虑患者个体因素。例如,密歇根静脉导管适用性指南(*the Michigan Appropriateness Guide for Intravenous Catheters*, *MAGIC*)帮助临床医生根据患者的需要选择最合适的血管通路装置和置管部位[79]。导管置管的指导原则是:① 建议的使用期限和导管类型;② 是否有合适的血管和经验丰富的置管者;③ 患者的医疗状况、置管史和偏好。MAGIC 指南确定 PVC 适用于预计需要使用长达 5 天的配伍输液,对预计使用 6~14 天的患者可考虑超声引导下行 PVC 置

管；对于更长时间的 IV 治疗，可选择替代血管通路[79]。MAGIC（迷你 MAGIC）的儿科版本指出，PVC 适合预计输液超过 7 天的足月新生儿和超过 14 天的住院婴儿、儿童和青少年[212]。

另一个决策支持工具是血管健康和保护框架（Vessel Health and Preservation framework），旨在为临床医生提供以下方面的循证指导：① 外周血管和输注液外周给药的适用性评估；② 适当的装置选择；③ 每日重新评估置管需求并检测并发症[213-218]。将血管通路决策框架付诸临床实践需要对大量临床工作者进行广泛的教育规划和培训。早期研究表明，实施这些框架后，医务人员关于置管的知识和患者预后略有改善[219]，但对框架的进一步验证尚需时日。决策框架的一个可能的缺点是需要足够的支持流程和工具，例如将框架整合到电子病历、手机应用程序和得到当地管理层的支持，否则它们可能会变得过于复杂而无法在医疗服务中使用。

审查和反馈、数据登记

根据国际指南的建议，可以通过定期审查来提高 PVC 的安全性和质量[191]。这些审查数据可以评估临床实践是否符合医院政策、临床指南、国家质量指标和决策支持框架，以及当地和国家基准[220]。重要的是，审查结果必须同步反馈给临床医生和当地管理人员，以鼓励绩效改进并确定需要临床创新或集中再培训和教育的领域[221]。并定期进行重复审查，医院可以在内部对其结果进行基准测试，并对教育、新产品和培训计划的效果进行评估[220]。2020 年发布了一个经验证的血管通路装置国际最小数据集，以促进与 PVC[222,223] 相关标准化术语及相互可比数据集的使用（表 47.11）。

表 47.11　血管接入装置的最小数据集

患者人口统计数据（*N*=5）	**置管项目（*N*=16）**	**管理项目（*N*=9）**	**并发症和移除项目（*N*=15）**
1. 年龄	11. 指示	27. 设备正在使用吗？	36. 静脉炎
2. 重量	12. 置管日期和时间	28. 现场评估	37. 渗出和外渗
3. 性别	13. 尝试次数	29. 锁定解决方案	38. 原发性血流感染
4. 诊断组	14. 置管部位	30. 着装时间表	39. 局部感染
5. 患者合并症	15. 置管位置	31. 敷料和固定	40. 移位
器件特性（*N*=5）	16. 置管器名称	32. 血液采样	41. 血栓形成
6. 设备类型	17. 使用的方法	33. 其他血管通路装置的数量	42. 闭塞
7. 导管尺寸	18. 使用的技术	34. 发现并发症	43. 内部错位
8. 导管长度	19. 使用消毒剂	35. 使用抗凝剂	44. 骨折
9. 导管腔	20. 导管与静脉的比率		45. 导管相关的皮肤损伤
10. 导管材质	21. 尖端位置		46. 移除原因
	22. 提示位置确认		47. 日期时间或移除
	23. 缓解疼痛		48. 需要更换置管件
	24. 敷料和固定		49. 住院时间——医院
	25. 置管相关不良反应		50. 患者报告的疼痛/不适事件
	26. 患者是否知晓使用该装置的原因？		

转载自：Schults J，Kleidon T，Chopra V，et al. International recommendations for a vascular access minimum dataset：a Delphi consensusbuilding study. *BMJ Qual Saf*. 2021；30：722－730. doi：10.1136//bmjqs-2020-011274 经 BMJ Publishing Group Ltd 许可。

目前，虽然在最小数据集开发过程中出现了一些患者的参与，但还没有专门针对 PVC 开发的患者报告体验测量（PREM）或患者报告结果测量（PROM）[224]。尚不清楚是否有通用的 PREM/PROM，如 EuroQoL5D[225] 可以检测 PVC 护理质量的变化。数据审查可以提交给更大的登记处，以便进行国内和国际比较。尽管目前没有已知的 PVC 登记处，但对来自 51 个国家的 40 620 个 PVC 进行的国际流行率研究表明，医务人员对基准测试和改进 PVC 管理非常感兴趣[34]。

由于医院使用的 PVC 量很大，审查所有导管的情况并不常见。理想情况下，最佳审查样本量应足够小，以便快速收集数据并最大程度地减少工作量，但又应足够大，以具有代表性并提供精确的估计，以检测机构之间随时间变化的差异。一家机构报告了 5 年内对 2 274 例 PVC 进行的 16 次数据审查，其中 475 例（21%）出现并发症[226]。每轮审查 PVC 并发症发生率从 7.8%（95% CI，4.2～12.9）到 39%（95% CI，32.0～46.4）不等。数据模型显示，小样本量数据审查非常不精确，但当审查的患者数量从 20 人增加至 50 人，再从 50 人增加至 100 人时，无论并发症发生率如何，数据精确度都会得到显著改善。作者得出的结论是，最佳审查规模应为每轮审查 100～250 个 PVC[226]。

监控护理指标过程的审查数据可以补充其他常规管理数据，例如抓取护理指标结果的医院活动编码。2019 年 Lim 等研究表明，常规国际疾病分类编码（当时为 ICD－9）使当地管理人员能够追踪 PVC 相关并发症，包括局部感染、BSI、静脉炎和外渗[8]（表 47.12）。

未来发展方向

过去十几年，CLABSI 的数量大幅减少。这一成果的取

表 47.12 外周静脉导管相关并发症代码表

并发症	ICD-9-CM 代码
• 血流感染(如败血症、脓毒症、严重脓毒症、感染性休克、败血症性休克、菌血症、弥散性真菌感染、弥散性念珠菌感染、弥散性真菌性心内膜炎) • 上肢蜂窝织炎和脓肿在以下部位：上臂和前臂；除手指和拇指外的手；以及未指定的部位 • 上肢浅静脉炎和血栓性静脉炎发生于以下部位：上肢浅静脉炎；上肢，未指明；和未指定的部位 • 其他未分类的感染(NEC)，包括输血、输注或注射血液和血液制品后的急性感染；其他输注、注射、输血或接种后感染；血管装置、植入物、移植物引起的感染和炎症反应(包括外周静脉血管导管) • 外渗，包括其他发疱性化疗药物或发疱剂的外渗(浸润)	• 038.× 败血症 • 995.91、995.92 脓毒症，严重脓毒症 • 785.52 感染性休克 • 020.0，790.7，117.9，112.5，112.81 败血症，菌血症，弥散性真菌感染，弥散性念珠菌感染，弥散性真菌性心内膜炎 • 682.3 上臂和前臂 • 682.4 除手指和拇指外的手 • 682.9 无指定部位 • 451.82 上肢浅静脉 • 451.84 上肢，未指定 • 451.9 无指定部位 • 999.34 输血、输注或注射血液或血液制品后的急性感染 • 999.39 其他输注、注射、输血或接种后感染 • 996.62 血管装置、植入物和移植物引起的感染和炎症反应(包括外周静脉血管导管) • 999.81 其他发疱性化疗药物外渗(浸润) • 999.82 其他发疱剂外渗(浸润)

Lim S, Gangoli G, Adams E, et al. Increased clinical and economic burden associated with peripheral intravenous catheter-related complications: analysis of a U.S. hospital discharge database. Inquiry. 2019; 56: 46958019875562, copyright © 2019. 经 SAGE 出版物许可再版。

得，在很大程度上归功于中央导管置管和维护最佳临床实践的积极探索，以及基于循证依据的导管集束化措施的广泛实施。同时，医务人员也越来越清晰地认识到，CLABSI 可能是致命性的，但通过严格遵守循证指南是可以预防的。参与医疗保健行业的每个人都有责任在其培训和专业知识范围内尽其所能。每个患者应得到相同的待遇。

若像对待中央导管一样重视和勤勉地对待 PVC，PLABSI 也可能成为过去。在不久的将来，我们相信医务人员将接受全面的 PVC 置管和管理教育，并定期接受能力评估。临床实践指南的知识将定期进行评估，以确保临床实践的有效性。

理想的血管内导管置入应由最有能力的专业人员一次性置管成功，同时考虑患者的置管偏好及是否真正需要，置管时提供镇痛，在置管时使用超声引导定位并严格遵守无菌原则，进行规范的皮肤消毒，使用无菌和安全的敷料，并在操作记录表中记录置管情况。患者每次入院只需要一个血管通路装置，这对他们的伤害性最小。专门的血管通路团队可以为医疗机构节省成本，减少重复置管尝试的支出和导管耗材的浪费。医务人员应每日评估 PVC 的置管需求，并立即移除所有闲置设备。在接触任何侵入性设备之前和之后都要进行手卫生，在接触导管之前消毒无针连接器并使其干燥，在连接注射器和输液器时采用严格的无菌非接触原则。每次交接班后都要评估置管部位是否存在并发症，检查设备功能，及时更换不合格敷料。患者和护理人员接受有关 PVC 的教育，如有任何疑虑，及时通知医务人员。PVC 置管、移位评估和移除均记录在患者的病历中，对移除置管部位的监测可以及早发现输注后静脉炎或感染，方便及时治疗，不会因治疗延误或发生本可预防的并发症而延长住院时间。每季度对导管管理工作进行审查评估确认遵守循证指南。使得没有患者发生 PLABSI，没有工作人员经历造成患者伤害的痛苦，也没有机构遭受经济处罚。

我们怎样才能达到这个理想状态呢？尽管近年来对 PVC 感染的认识已经取得了长足的进步，但我们还有很多工作要做。手卫生和临床实践指南等已知有效策略的实施仍然是一个持续的挑战。基于循证证据的 PVC 技术化措施和检查表的实施和广泛采用会减少 PLABSI 的发生。然而，目前仍需更高级别的证据来对一系列当前或更新的 PVC 实践和干预措施进行验证。对置管困难患者提供更好的培训和设备。我们需要抗生物膜和抗血栓的导管材料和安全的导管敷料，这些敷料在患者活动最少的情况下不会滚动或抬起。我们需要电子医疗记录系统来使设备记录和跟踪不至于复杂化。我们需要更好的方法来审查临床实践并在局部区域对新设备的效果进行评估。

临床医务人员、研究人员和行业合作伙伴都致力于实现最佳和经济高效的患者治疗效果。我们仍然乐观地认为，PVC 血管通路的未来确实是光明的。

致谢

GRB 感谢产品制造商(3M、Becton Dickinson)和教育提供者(Ausmed Education、Wolters Kluwer Lippincott)向格里菲斯大学提供的研究资助、演讲者、费用和咨询付款，这些与本项目无关。

CMR 感谢产品制造商(3M、Becton Dickinson、Cardinal Health、Eloquest)向格里菲斯大学或昆士兰大学提供的研究资助、演讲费和咨询费，这些与本项目无关。

第48章

Jaffar A. Al-Tawfiq · Ziad A. Memish
(徐化洁 译;苑菲菲 校)

冠状病毒:SARS-CoV-1、MERS-CoV和SARS-CoV-2(COVID-19病原)

The Coronaviruses —— SARS-CoV-1, MERS-CoV, and SARS-CoV-2 (COVID-19)

引言

冠状病毒在过去20年中的出现,造成了多次疫情,对世界各地产生了重大影响。2002年中国广东省发现了1例严重急性呼吸综合征冠状病毒(severe acute respiratory syndrome coronavirus, SARS-CoV)[1,2]感染病例。在2002年底至2003年初的4个月里,该病导致8 096例病例和774例(9.6%)死亡[3]。越南、中国香港、加拿大、美国、爱尔兰、越南和新加坡都报道了SARS病例[1,4-11]。所有病例都与在中国香港M酒店住宿的一名患者有关[12]。10年后,在沙特阿拉伯的一名患者身上发现了一种名为中东呼吸综合征冠状病毒(Middle East respiratory syndrome coronavirus, MERS-CoV),这是一种新型冠状病毒(a novel coronavirus, nCoV)[13-15]。2019年新型冠状病毒从与海鲜市场相关的聚集性肺炎患者中分离出来,在中国武汉市首次被发现,并于2019年12月正式向世界卫生组织(World Health Organization, WHO)报告[16]。这种病毒后来被命名为严重急性呼吸综合征冠状病毒2型(severe acute respiratory syndrome coronavirus 2, SARS-CoV-2)[17],这种疾病被称为2019冠状病毒病(coronavirus disease-2019, COVID-19)。

病毒

这些病毒(SARS、MERS和SARS-CoV-2)是属于α型或β型的冠状病毒(图48.1)。这些都是大型带包膜的正链RNA病毒,分为4属(α、β、δ、γ),而人类冠状病毒属于α或β属[18]。基因组的5′端包含复制酶基因。该基因有2个重叠的开放阅读框(open reading frame, ORF),分别为ORF 1a和ORF 1b[19]。ORF1b的下游有4个ORF,编码4种常见的冠状病毒结构蛋白:刺突(spike, S)、包膜(envelope, E)、膜(membrane, M)和核衣壳(nucleocapsid, N)蛋白[19]具有不同的功能(表48.1和图48.2)。

在COVID-19出现之前,已知有4种冠状病毒(HCoV-229E、HCoV-NL63、HCoV-OC43和HCoV-HKU1)会引起人类普通感冒和胃肠道症状(图48.1)。这些病毒在家畜、禽类、蝙蝠、小鼠和其他野生动物中传播。HCoV-229E是一种α-冠状病毒,起源于蝙蝠,通过羊驼传染给人类[20]。HCoV-OC43是一种β-冠状病毒,通

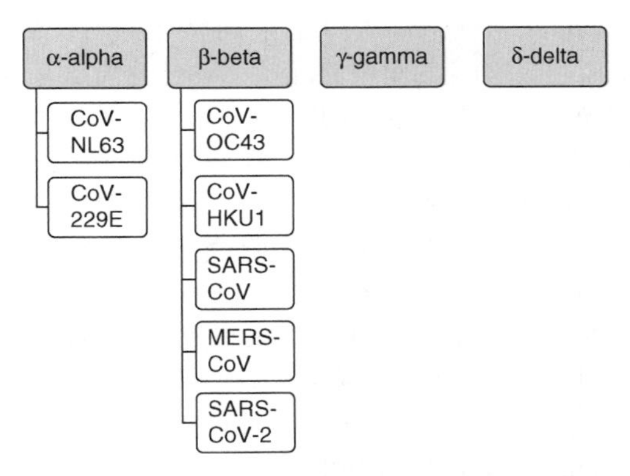

图48.1 该图显示了不同的冠状病毒。MERS-CoV,中东呼吸综合征冠状病毒;SARS-CoV,严重急性呼吸综合征冠状病毒。

表48.1 冠状病毒结构蛋白的功能

结构蛋白	功能	宿主细胞受体
刺突(S)	(1) 促进病毒吸附于宿主细胞受体 (2) 包膜和质膜之间的融合 (3) 中和抗体诱导剂	HLA-A2限制性CD8⁺T细胞(SARS-CoV和MERS-CoV)
包膜(E)	病毒包膜组件	
膜(M)	(1) Ⅲ型糖蛋白 (2) 有3个部分:氨基末端外域、三跨膜结构域、羧基末端结构域	
核衣壳(N)	(1) 高碱性磷蛋白 (2) 需要在病毒粒子中 (3) 调节病毒RNA合成	CD8⁺T细胞(SARS-CoV)

MERS-CoV,中东呼吸综合征冠状病毒;SARS-CoV,严重急性呼吸综合征冠状病毒。

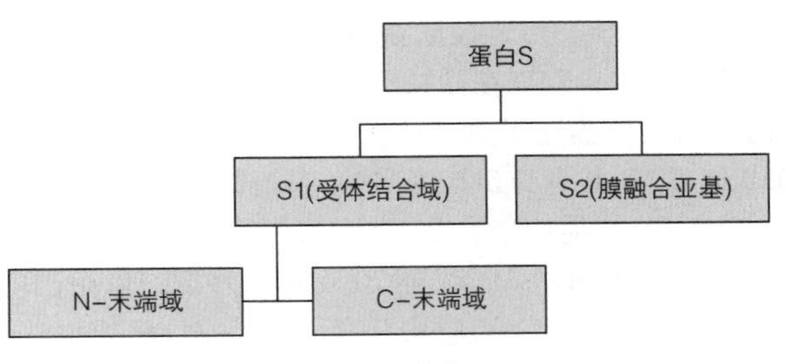

图48.2 所有冠状病毒的S蛋白结构。

过牛从啮齿类动物传播给人类[21]。这两种病毒自 20 世纪 60 年代以来就为人所知。SARS 出现后，又发现了 HCoV - NL63(α-冠状病毒)和 HCoV - HKU1(β-冠状病毒)，分别来源于蝙蝠和啮齿类动物[22]。HCoV - NL63 于 2003 年从荷兰的一名 7 个月大的婴儿和其他患者中分离出来[23]。HCoV - HKU1 是于 2005 年从中国深圳返回后出现发烧和咳嗽症状的一名 71 岁男子身上分离出来的[24]。

SARS 和 SARS - CoV - 2 都属于 β 属[25]，MERS - CoV 属于 C 系 β 冠状病毒[26]。这 3 种病毒被认为是来自动物，并溢出到人类种群。SARS 的动物宿主被确定为蝙蝠，喜马拉雅棕榈果子狸(*Paguma larvata*)和浣熊(*Nyctereutes procyonoides*)是中间宿主[27-29]。MERS - CoV 的宿主被确定为单峰骆驼[30-39]。已分离出基因密切相关的蝙蝠冠状病毒，发现 SARS - CoV - 2 与 SL - CoVZC45 相似[40]。一项研究发现，SARS - CoV - 2 与蝙蝠 CoV RaTG13 的同源性为 96.2%，且一致性为 79.5%[40]。一项进化序列分析表明，蛇最有可能是 SARS - CoV - 2 的宿主[41]。此外，在刺突(S)糖蛋白中还发现了一种蝙蝠冠状病毒与一种来源未知的冠状病毒的重组。这一发现可以解释疾病严重程度降低的原因[41]。SARS - CoV 的受体是血管紧张素 1 转换酶 2(angiotensin 1 - converting enzyme 2，ACE2)[42,43]，SARS - CoV - 2 的受体被认为是相同的，而 MERS - CoV 的受体是二肽基肽酶- 4 (DPP - 4)[44-46](表 48.2)。

表 48.2 不同冠状病毒的比较

	出现年份	感染细胞	受体
SARS - CoV	2002	呼吸道上皮细胞，T 细胞	血管紧张素转化酶 2
MERS - CoV	2012	肺泡上皮细胞和免疫细胞	二肽基肽酶- 4
SARS - CoV - 2	2019	呼吸道上皮细胞，T 细胞	血管紧张素转化酶 2

MERS - CoV，中东呼吸综合征冠状病毒；SARS - CoV，严重急性呼吸综合征冠状病毒。

疾病严重程度

SARS - CoV 于 2002 年至 2003 年间出现，引起了涉及 37 个国家的大流行，全球感染人数超过 8 000 人，死亡为 774 人(9.6%)[47]。最初于 2012 年在一名 60 岁男子身上发现 MERS - CoV 社区获得性肺炎，然后出现肾功能和呼吸衰竭[13]，后来在沙特阿拉伯东部省 Al - Hasa 的多个医疗机构中描述了第一例医疗保健相关感染[48]。截至 2022 年 2 月，共有 2 585 例实验室确诊病例，其中 890 例(34.4%)死亡，他们来自 27 个国家[49](图 48.3)。

关于 COVID - 19，截至 2020 年 1 月 23 日，中国实验室确诊的 2019 - nCoV 感染病例为 835 例，病死率(case-fatality rate，CFR)为 3%(N = 25)[16]。然而，2020 年 2 月 8 日，WHO 报道了来自泰国、日本、韩国、阿拉伯联合酋长国和美国等 23 个国家的 34 886 例确诊病例[50]。截至 2022 年 5 月 15 日，这些数字已增至全球确诊病例＞5.18 亿例，死亡病例＞600 万例(图 48.4)。

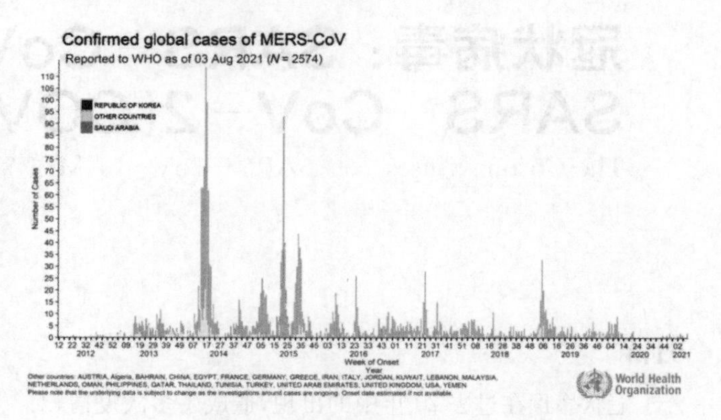

图 48.3 中东呼吸综合征冠状病毒(MERS - CoV)全球感染曲线。改编自 https://www.who.int/images/default-source/health-topics/mers-cov/global-mers-cases-2021-08-03.jpg?sfvrsn=48d4d177_4

图 48.4 因故删除。

临床特征

所有冠状病毒都有导致轻微或无症状到严重和致命疾病的能力。MERS 的临床特征通常是呼吸系统性的[51-54]，约 1/3 的患者出现了呕吐和腹泻[48,51,52,54-56]。腹泻是 SARS 的常见表现，40%～70%的患者有这种表现[57,58]。MERS - CoV 是一种新出现的呼吸道病毒，可引起无症状或轻度感染，并可能导致危及生命的高 CFR[39,59]。急性肾损伤是 MERS 的并发症之一，在一项重症监护病房(intensive care unit，ICU)患者的队列研究中，58%的患者接受了肾脏替代治疗，而 SARS 患者的这一比例为 5%[55]。MERS - CoV 可能直接引起急性肾损伤[60]。肾上皮细胞比支气管上皮细胞更容易产生感染性 MERS - CoV 后代[60]。然而，尿液中检测到 MERS - CoV 的频率较低[61]。与无 MERS - CoV 的患者相比，淋巴细胞减少不是 MERS 患者的特异性特征[54]。报道的淋巴细胞计数为 1.55[54]，0.9 (范围 0.3～2.7)[55]，0.9 (范围 0.6～1.2)[52]，0.9(范围 0.5～6.9)[56]。在 MERS - CoV 感染中，中位潜伏期为 5.2 天(95% CI，1.9～14.7)，序列间隔为 7.6 天(95% CI，2.5～23.1)[48]。引用的 MERS - CoV 增殖数为 0.8～1.3[62,63]。

SARS 的平均潜伏期为 5.9 天，其他研究显示平均潜伏期为 4.6 天(95%CI，3.8～5.8)[4,64]。然而，COVID - 19 的初始潜伏期平均为 5.8 天(95% CI，4.6～7.9)[65]。在

2020 年的一项荟萃分析中，合并平均潜伏期为 6.38 天(95% CI，5.79～6.97)[66]，另一项荟萃分析显示，合并平均序列间隔为 5.2 天(95% CI，4.9～5.5)[67]。

MERS－CoV 患者来住院、ICU 住院、机械通气和死亡的中位时间分别为 5 天、7 天和 11 天[48,68]。在 COVID－19 大流行中，从发病到住院时间为 7 天，发生呼吸窘迫时间为 11 天，到 ICU 住院时间为 16 天[69]。另一项研究表明，从出现症状到住院的时间为 3～10.4 天，中位住院天数为 3～10.4 天[70]。

在 COVID－19 病例中，32%需要 ICU 护理，因为他们需要高流量鼻插管或更高水平的氧气支持，73%是男性，32%有基础疾病[69]。在 COVID－19 患者中，66%直接接触过华南海鲜市场[69]。此外，还描述了 2019－nCoV 的家庭聚集性。在 6 例家庭聚集性病例中，1 名无症状儿童(10 岁)胸部 CT 出现肺磨玻璃影[71]。另一个家庭聚集性病例发生在越南，父子传播[72]。有症状病例的病死率估计为 0.4%，0～49 岁病例为 0.05%，≥65 岁病例为 1.3%[73]。此外，高血压、肥胖和糖尿病等其他合并症在 COVID－19 患者中很常见，并且与住院和不良结局独立相关[74,75]。在一项研究中，高血压的发生率估计为 56.6%，肥胖为 41.7%，糖尿病为 33.8%[76]。严重不良事件与 COPD[危险比(hazard ratio，HR)2.681]、糖尿病(1.59)、高血压(1.58)和恶性肿瘤(3.50)相关。此外，有一种合并症的患者(HR 1.79)比有两种或两种以上合并症的患者(HR 2.59)的风险更低[77]。在一项荟萃分析中，患者的平均年龄为 51 岁，男女比例为 1.2∶1[78]。合并症的发生情况如下：高血压(21%)、糖尿病(11%)、脑血管疾病(2.4%)、心血管疾病(5.8%)、慢性肾病(3.6%)、慢性肝病(2.9%)、慢性肺病(2%)、恶性肿瘤(2.7%)、吸烟(8.7%)[78]。在另一项对 2 401 名 COVID－19 患者的荟萃分析中，66.6%的死者是男性，中位年龄为 69.9 岁[79]。死亡患者入院时更容易出现血小板减少症、较高的 C 反应蛋白(C－reactive protein，CRP)和乳酸脱氢酶(lactate dehydrogenase，LDH)，更容易发生急性呼吸窘迫综合征(acute respiratory distress syndrome，ARDS)[优势比(odds ratio，OR)为 100]和休克(OR 为 96.6)[79]。

儿童患病情况

儿童中的 SARS－CoV 大多是轻微的，并表现为非特异性呼吸道疾病，青少年的疾病与成人相似[80-82]。

多项研究对 MERS－CoV 在儿童中的传播程度进行了评估，并表明该疾病在儿童中很少见[51,83]。首例报道病例于 2013 年 6 月 28 日在沙特阿拉伯出现[84]，随后 5 年内报道了 31 例小儿 MERS－CoV 病例[85]。2 235 名患有急性病毒性呼吸道疾病的儿童中，没有人 MERS－CoV 呈阳性[86]。此外，在 2012 年至 2015 年的 1 250 例 MERS 患者中，只有 3.3%是 10 岁以下的儿童[87]，1 年内 109 例 MERS 患者中年龄<20 岁的仅占 4.2%[88]。在对 8 032 名接受检测的儿童进行大型实验室评估中，只有 10 名(0.1%)MERS－CoV 呈阳性[89]。许多确诊的小儿 MERS 病例与接触同一家庭中的其他 MERS－CoV 病例有关[85,90]。

在对来自 26 个国家的 131 项研究(包括 7 780 名 COVID－19 患儿)的系统综述中，症状和体征的发生率如下：发烧(59.1%)、咳嗽(55.9%)、肺斑片状病变(21.0%)和磨玻璃样影(32.9%)[91]。在纳入的儿童中，死亡率为 0.09%，患有多系统炎症综合征为 0.14%[91]。而另一项研究报道，纳入的儿童中 15%患有多系统炎症综合征[92]。在一个对 1 325 项研究的系统综述中，无症状儿童占年轻患者 14.6%～42%[93] 的病例。发热占 46%～64.2%，咳嗽占 32%～55.9%，胃肠道症状占 10%～20%[93]；另一项研究报道腹泻占 19%(95%CI，9%～28%)，咽痛占 13%(95%CI，5%～20%)[94]。另一项对儿童 COVID－19 病例的系统评价显示，平均年龄为 6.48 岁(95% CI，52.0～77.5)，66%有轻度至中度临床综合征，23%无症状[95]。47%(95% CI，41%～53%)出现发热，42%(95% CI，36%～48%)出现咳嗽，平均潜伏期为 9.57 天(95% CI，7.70～11.44)[95]。

不同人类冠状病毒病死率的差异

SARS 大流行与 20%～30%的机械通气和 10%的 CFR 有关[2,96,97]。在老年患者[1,4,57,98] 和那些有基础疾病的患者中观察到较高的 CFR[4,99,100]。17%～30%的 SARS 患者需要 ICU 护理[57,99,101,102]，医务人员占所有 SARS 病例的 21%[103-104]。

MERS－CoV 的 CFR 约为 30%，死亡率与合并症的增加有关[51]，在危重患者中也是如此[105-108]。30 天死亡率与年龄增加(>65 岁)、非医务人员、既往存在的合并症、严重疾病、医院获得性感染和皮质类固醇使用有关[52,109-111]。

在 COVID－19 患者中，老年人和多重合并症患者的 CFR 也出现了类似的增加[112]。在最初报道的 41 例 COVID－19 病例中，CFR 为 14.6%[69]，另外 99 人中有 11%死于多器官衰竭[112]。武汉市一家医院的一篇综述显示，41%的病例与医疗保健有关，包括医务人员和因其他诊断入院的住院患者[113]。2021 年进行的一项荟萃分析使用了 42 项研究，共计 423 117 例患者，结果显示住院患者的总死亡率为 17.62%(95% CI，14.26%～21.57%)[114]。该研究确定了与合并优势比(pooled odds ratio，pOR)增加相关的其他因素，如年龄较大(2.61；95% CI，1.75～3.47)、男性性别(1.45；95% CI，1.41～1.51)，当前吸烟(1.42；95% CI，1.01～1.83)[114]。2021 年另一项荟萃对 39 项研究和 468 503 例患者分析显示，COVID－19 的合并 CFR 为 10%(95% CI，8.0～11.0)，与普通人群的合并 CFR 差异显著，其中两个人群的住院患者分别为 13%(95% CI，9.0～17.0)与 1%(95% CI，1.0～3.0)，而 COVID 中 ICU 患者为 37%(95% CI，24.0～51.0)和 50 岁以上患者为 19.0%(95% CI，13.0～24.0)[115]。COVID－19 大流行的特征是出现了一系列多种 SARS－CoV－2 变异体，如 δ 和 Omicron 变异体，以及引入了 COVID－19 疫苗。一项系统综述回顾了病毒变异出现前和接种疫苗前的总病死率,发现病死率与年龄、国家和时间有关。CFR 以 7 岁最低[0.002 3%,95%不确定区间(uncertainty Interval, UI) 0.001 5~0.003 9],90 岁最高(20.3%,14.7~28.9)。病死率最高的国家为葡萄牙(2.1%,0.94~4.39)、摩纳哥(1.7%,1.26~2.91)、日本(1.75%,1.30~2.69)、西班牙(1.71%,0.99~2.71)和希腊(1.63%,1.15~2.67)[116]。

到目前为止,儿童似乎不太可能感染 SARS-CoV-2 并发展为 COVID-19,这与儿童感染 SARS-CoV-1 和 MERS-CoV 的低发生率相似[80,83,85,117]。对 SARS-CoV-2大流行第一波期间的 13 项研究的系统回顾显示,对无症状病例的儿童 SARS-CoV-2 检测阳性百分比的汇总估计为 21.1%(95% CI,14.0%~28.1%),在纳入的 14 项研究中,3.8%(95% CI,1.5%~6.0%)有严重或危急情况[118]。一项研究显示,无症状 SARS-CoV-2 感染发生率在老年人中为 19.7%(95% CI,12.7%~29.4%),在儿童中为 46.7%(95% CI,32.0%~62.0%)[119]。

诊断

这些 CoV 的诊断主要依赖于呼吸道样本的实时聚合酶链反应(real-time polymerase chain reaction, RT-PCR)。对于 SARS,用 RT-PCR 在前 3 天的鼻咽吸入物中检测到 80%的病毒,在第 14 天的粪便中检测到 97%的病毒,在第 15 天的尿液中检测到 42%的病毒。在第 1 天的血清中检测到 80%的病毒,在第 7 天检测到 75%的病毒,在第 14 天检测到 45%的病毒[57,120-123]。对于 MERS-CoV,症状出现 12~26 天后,在人的尿液和粪便中检测到病毒[124-127]。诊断依据是 5/6 个家庭成员的鼻咽或咽拭子阳性[71],最初的 41 例为下呼吸道样本[69]。

有多种基于 RT-PCR 的检测方法可用于诊断 SARS-CoV-2。这些实验检测 SARS-CoV-2 的一个或多个亚基,如 E 基因 PCR(对蝙蝠相关的 β-冠状病毒有特异性,因此可以检测 SARS-CoV-1 和 SARS-CoV-2),或 S 基因、ORF1ab、N、RdRp,或者这些基因的组合[128]。在 7 种检测 SARS-CoV-2 的 RT-PCR 检测方法的比较中,所有实验都检测到 SARS-CoV-2 RNA 浓度最高的样本(内部 E 基因 PCR 检测 Ct≤34.5)。在一份报道的 416 个阳性样本中,3.6%的样本 Ct 值>34.5[128]。由于症状轻微或无症状或感染后期的患者可能具有较低的病毒载量[129],诊断性 PCR 检测的选择仅限于来自 R-Biopharm AG、BGI、KH Medical 或 Seegene 的检测[128]。

冠状病毒在无症状个体传播

对于无症状个体对呼吸道病毒传播的贡献,确实令人担忧。无症状个体的发生程度也是对检测的一个挑战。在流感中,在 5.2%~35.5%的患者中发现了无症状携带者[130]。在 SARS-CoV-1 暴发期间,根据血清学检测,13%的病例报道无症状 SARS[131]。无症状个体在 MERS-CoV 传播中的确切作用尚不清楚[132,133]。SARS-CoV-2 的无症状传播程度尚不清楚。一份病例报道显示,SARS-CoV-2 在会议期间从一名无症状的旅行者传播给一名商人同事[134]。在一个数学模型中,估计至少 50%的 SARS-CoV-2 感染来自无症状个体[135]。据估计,无症状病例的传播率为 0%~2.2%,而有症状个体的传播率为 0.8%~15.4%[136,137],在另一项研究中分别为 0%~4.9%和 18.0%[138]。

血清学

对于 MERS-CoV 和 SARS-CoV-2 感染的血清学诊断,抗体的鉴定需要采集急性期和恢复期的血清样本。这一点尤其重要,因为我们看到无症状或症状前 SARS-CoV-2 感染的数量有所增加。可以理解的是,这种血清学检测没有常规用于诊断呼吸道病毒感染。然而,目前尚不清楚无症状的个体是否能够产生抗体反应。随着我们检测到更多的无症状个体,血清学检测使我们能够了解冰山一角(死亡率)的程度。

血清学检测使政策制定者能够在恢复正常生活、解除社会距离和城市封锁方面做出明智的科学决定,特别是如果我们的血清阳性率达到 50%~60%,这被视为可能存在群体免疫的信号,尽管 SARS-CoV-2 似乎无法实现“群体免疫”。血清学测试将使卫生界能够了解感染的程度,并成为确定已经免疫的医务人员的重要工具。识别有免疫力的医务人员可以让他们重返工作岗位。此外,血清学对评估任何疫苗的有效性尤为重要。迄今为止,由于感染或接种疫苗而产生的 SARS-CoV-2 抗体似乎随着时间的推移而下降。这导致重复加强疫苗接种以维持较高的抗体水平,特别是在老年人和免疫功能低下的人群中。

血清学检测的发展需要更好地了解 SARS-CoV-2 的结构和对该病毒的免疫反应。这种抗体最引人注意的部位是 SARS-CoV-2 的 S 蛋白。然而,S 蛋白有多个部分,目前尚不清楚该蛋白的哪一部分提供了研发抗体的最佳位点[139]。同样重要的是,要确保这些抗体检测是独特的,不会与流行地区广泛分布的普通感冒冠状病毒或 MERS-CoV 发生交叉反应。一项对 3 名患者的研究显示出与 SARS-CoV S 和 S1 蛋白的交叉反应,与 MERS-CoV S 蛋白的交叉反应程度较低,但与 MERS-CoV S1 蛋白没有交叉反应[140]。一个优秀的血清学测试应该是 100%的敏感性和 100%的特异性,特别是用于测量 SARS-CoV-2 的 S 蛋白和受体结合域(receptor binding domain, RBD)免疫球蛋白(IgA)、IgG 和 IgM 抗体。

拥有一个有用的血清学检测要求我们知道这些抗体是特异性的,确认长期免疫,并知道这些抗体如何防止感染,以避免与感染有关的虚假安全感。另一个值得关注的领域是需要进行诊断管理,因为这些检测对急性 SARS-CoV-2 感染的诊断没有帮助。对 SARS-CoV-2 患者的早期研究显示,50%(8/16)和 81%(13/16)的患者存在 IgM 抗体,随着时间的推移,81%(13/16)和 100%(16/16)的患者检测到 IgG 抗体[141]。在其他研究患者中也检测到 IgM 抗体[142]。据说在一项研究中,血清转换在 2 周内发生[140]。S1 IgG 和 IgA 两种 ELISA 的特异性较低,敏感性可变,IgA ELISA 的敏感性较高[140]。在一项对轻度症状患者接触者的研究中,采用基于 Vero E6 细胞的免疫荧光法(immunofluorescence assays，IFA)分析了抗 SARS-CoV-2 的 IgM 和 IgG 抗体。在指数型患者中，IgG 和 IgM 在症状出现后第 4 天检测不到；第 9 天和第 20 天 IgG 滴度分别为 80 和 1 280，IgM 滴度分别为 80 和 320[143]。19 名医务人员均无阳性[143]。在 SARS-CoV-2 病例中，IgM 抗体可在第 3～42 天检测到，IgG 抗体可在第 5～47 天检测到[144]。

很少有研究针对不同的 SARS-CoV-2 抗原进行血清学研究。在一项针对 3 名患者的研究中，检测到针对 S1 亚基和受体结合结构域(RBD)的抗体，只有 2 名患者检测到针对 N 端(S1A)结构域的抗体[140]。血清学检测也可能有助于家庭中 SARS-CoV-2 感染的诊断。一项研究显示，5/6 名血清学阳性成员中有 COVID-19 家族聚集，而 PCR 检测显示有 2 名成员阳性[145]。

回顾我们从 MERS-CoV 血清学中吸取的教训，我们可以推断出与 SARS-CoV-2 的相似和不同之处。在 MERS-CoV 病例的家庭接触者中，血清学分析显示 280 例接触者中，19 例(6.7%)重组酶联免疫吸附试验(recombinant enzyme-linked immunosorbent assay，rELISA) S1 阳性，6 例(2.1%)重组免疫荧光试验(recombinant immunofluorescence assay，rRIFA)全 S 阳性，4 例(1.4%)斑块减少中和试验(plaque reduction neutralization testing，PRN)阳性[8]。然而，2～6 个月后的样本随访显示，44 个样本中分别有 5 个(11.4%)，2 个(4.5%)和 1 个(2.3%)使用 rRIFA、rELISA 和 PRN 检出阳性[146]。本研究显示：家庭中存在亚临床传播，少数接触者血清学阳性，其中一小部分在感染后数月仍有持续抗体。目前，我们没有对 SARS-CoV-2 血清学进行长期研究，以记录这些抗体的持久性。

血清学有益的一个领域是监测，这是了解 SARS-CoV-2 感染流行病学的一个期待已久的步骤。然而，对于 MERS-CoV，沙特阿拉伯进行了一项全国性的血清学监测研究。该研究检查了 10 009 人的血清学反应，结果显示 15 人阳性(0.15%；95%CI，0.09～0.24)[147]。不同实验室的不同血清学检测方法的诊断能力存在较大差异，建议实验室使用包含>2 项检测的检测算法，以确保对 MERS-CoV 的正确诊断[148]。此外，基于 MERS-CoV S1 蛋白的 ELISA 用于监测研究，发现在临床症状轻微的 PCR 确诊患者中检测感染敏感性较低[149]。尽管 PCR 检测发现轻度 MERS-CoV 感染的患者存在血清转化，但并非所有患者都具有可检测到的病毒中和抗体水平[149]。这可能表明抗 MERS-CoV 抗体的存在可能并不意味着免疫。

季节性

呼吸道病毒感染的典型特征之一是疾病以季节性模式发生[150]。对于新出现的呼吸道病原体，必须认识到人与动物之间传播的任何季节性变化[49]。就 MERS-CoV 而言，第一次医院疫情发生在 2012 年 4 月(约旦 Zarqa 公共卫生医院)[151]，2013 年 4～5 月(Al-Hasa 暴发)[48]，以及 2014 年 4～5 月[152]。因此，人们认为 MERS-CoV 主要发生在每年的春季(3～5 月)[153]。由于骆驼在 3 月(春季)分娩，MERS-CoV 通常发生在年轻骆驼身上，因此在春季发生病例增加了 MERS-CoV 季节性循环的可能性[68,154-160]。在一项关于 MERS-CoV 社区聚集性的研究中，所有病例都发生在 6～8 月；然而，样本太小，无法得出有关季节性变化的任何结论[30,161]。季节性变化可能反映出 MERS-CoV 在动物和人之间传播的风险。季节性变化可能是由于单峰骆驼的产犊季节(11 月至来年 3 月)[18,39,68,153-158,162,163]。在一项研究中，冬季骆驼中 MERS-CoV 的患病率(71.5%)高于夏季(6.2%)[164]。对 2012 年 6 月至 2016 年 7 月 MERS-CoV 病例的调查显示，MERS-CoV 可能在冬季和夏季出现两个高峰[165]。然而，随后的分析显示 MERS-CoV 没有明确的季节性变化[166]。

SARS-COV-2 在环境中的存活

在实验条件下，SARS-CoV-2 在气溶胶环境中至少可存活 180 min。表 48.3 总结了其他冠状病毒(如 SARS-CoV-1、MERS-CoV 或地方性人类冠状病毒)的数据[167-170]。这些研究表明，冠状病毒可以在金属、玻璃或塑料上持续存在长达 9 天。此外，SARS-CoV-2 在塑料和不锈钢上比在铜和纸板上更稳定。SARS-CoV-2 在 4℃条件下可保持传染性 14 天，但在 20℃污水条件下仅可保持 2 天[171]。空气传播是病毒的一种传播方式，这种病毒存在于飞沫中，通常直径<5 μm，在空气中停留很长时间，导致距离>1 m 的传播。人们怀疑 SARS-CoV-2 存在这种传播，但一直存在争议[172,173]。然而，在感染 SARS-CoV-2 的患者中，有多个产生气溶胶的方式可能导致空气传播[174]。

表 48.3　冠状病毒的存活情况

	SARS-CoV-1	SARS-CoV-2	其他 CoV	MERS-CoV
气溶胶	3 h[167]	3 h[167]		
纸面			5 min 至 5 d[168]	
玻璃			4～5 d[168,169]	
塑料	72 h[167]	72 h[167]	2～9 d[168,169]	2 d[170]
聚氯乙烯(PVC)			5 d[168,169]	
硅橡胶			3～5 d[168,169]	
外科手套(乳胶)			5 d[168]	
防护服			1～2 d[168]	
聚四氟乙烯(PTFE)			5 d[169]	
陶瓷			5 d[169]	
不锈钢	48 h[167]	48 h[167]	5 d[169]	2 d[170]
硬纸板	8 h[167]	24 h[167]		
黄铜制品			<40 min[169]	
铜币	8 h[167]	4 h[167]		
铜镍			120 min[169]	
镀锌			60 min[169]	

新加坡的一项研究显示，13/15(87%)的房间地点(包括出风口风扇)和3/5(60%)的厕所地点的环境样本RT-PCR呈阳性；然而，接待室和走廊样本的结果为阴性[175]。数据表明存在广泛的环境污染[175]。在对房间进行常规清洁后，环境和空气样本呈阴性，其中一个鞋类样本呈阳性[175]。使用RT-PCR检测显示28个来自ICU的空气样本阳性率为3.6%，在130个护理站的空气样本检测中，仅1个SARS-CoV-2阳性，阳性率为0.77%[176]。

对2003年暴发期间收治SARS-CoV-1患者的某医院7个病房和阳台空气样本进行RT-PCR检测，病房空气样本阳性率为29.03%，阳台空气样本阳性率为20%，仅分离到1株活病原体[177]。

在中国的一项研究中，通过PCR检测到的污染率在ICU住院的COVID-I9患者为32%(22/69个样本)，在只有COVID-I9感染孕妇的产科隔离病房中为28%(9/32个样本)，在COVID-I9患者的隔离病房中为19.6%(11/56个样本)[178]。妇产科病房的阳性率上升的解释是，在分娩前后，有多个家庭成员和朋友去看望孕妇的习惯，而孕妇分娩的平均住院时间通常超过5天[178]。

另据韩国的一项研究显示，在负压病房收治的5名COVID-19患者中，A医院的室内样本中有10/57例(17.5%)呈阳性，B医院的8名无症状患者中有3/22例(13.6%)呈阳性[179]。然而，大多数房间的清洁或消毒都很差[179]。

对环境样本中PCR阳性的系统回顾显示，在26项研究和3077个医院样本中，只有533个(17.3%)呈阳性，而在非临床环境中，1724个样本中有174个(10.1%)呈阳性。然而，没有对生存力或培养物进行检查[180]。在接触气溶胶生成过程的患者环境中，空气和表面PCR检测病毒RNA的阳性率分别为4/90(4%)和6/90(7%)，培养均无阳性[181]。早期的荟萃分析显示，SARS-CoV-2 PCR阳性率在医疗实验室为21%，在病房医疗设施表面为17%，在非病房医疗设施表面为12%，在家庭表面为3%[182]。来自巴西的另一项审查显示，35个(4.9%)表面SARS-CoV-2 RNA呈阳性[183]。另一项系统评价显示，SARS-CoV-2 RNA在高、中、低风险表面的流行率分别为0.22、0.04和0[184]。一项荟萃分析显示，7/81(8.6%)的病毒培养物呈阳性，这些样本为接近患者的环境表面[185]。

传染给医务人员的风险

早在COVID-19大流行之前，就已经对病毒传播给医务人员(HCW)的风险进行了研究。在对5项病例对照研究和5项回顾性队列研究的回顾中，研究了急性呼吸道感染病毒媒介传播的风险(acute respiratory infections, ARIS)如下：气管插管——4项队列研究：OR (95% CI) 6.6(2.3,18.9)，4项病例对照研究：6.6(4.1,10.6)；无创通气——2项队列研究：OR 3.1(1.4,6.8)；气管切开术——1例病例对照研究：OR 4.2(1.5,11.5)；插管前人工通气——1项队列研究：OR 2.8(1.3,6.4)[186]。而其他产生气溶胶的操作与风险增加无关[186]。

SARS主要是一种与社区有关的疾病，传播给医务人员的比率很高[1,187,188]。虽然已经描述了MERS-CoV的多个家族聚集性[189-191]，MERS-CoV感染的标志是医疗保健相关感染[48,52,53,59,62,63,151,152,192-204]。MERS-CoV在医疗卫生机构传播的主要原因是诊断延迟，因为93%的接触者在患者诊断之前就已暴露[132]。另一个原因是在患者护理期间不一致地使用个人防护装备，特别是在产生气溶胶的过程中[132]。对已发表数据的审查表明，MERS-CoV医疗卫生传播的促成因素如下：设施结构、医务人员的知识和技能，以及与患者有关的问题[132]。这些因素可以是个性化的整合策略，包括教育、反馈和解决与设施相关的问题[132,205]。

医务人员感染SARS-CoV-2的风险各不相同，在中国、意大利和美国的报道中分别为3.8%、10%和19%，相关CFR高达1.2%[206-208]。在英国的一项研究中，接受SARS-CoV-2检测的488/1 045名医务人员(52%)呈阳性[209]。

SARS-CoV-2的出现引起了人们对社区和医疗机构工作者感染该病毒风险的关注。来自中国武汉一家三级医院的一项研究中，一线医务人员的感染率为17/3 110(0.55%)，非一线医务人员的感染率为73/4 433 (1.65%)，未直接接触患者的医务人员为20/2 012(0.99%)，但被认为有社区感染[210]。另一方面，在荷兰的一项研究中，有发热或呼吸道症状的医务人员中有86/1 353(6.36%)为SARS-CoV-2阳性，其中有社区获得，医务人员的总感染率为86/9 705(0.89%)[211]。在一项针对2 035 395名社区个人和99 795名一线医务人员的大型研究中，有5 545人在34 435 272人/天中SARS-CoV-2检测呈阳性，与一般人群相比，一线医务人员的校正风险比为11.6(95% CI,10.9～12.3)[212]。

在一项对41名接触SARS-CoV-2患者的医务人员的研究中，85%戴着外科口罩的人接触过产生气溶胶的过程，另外15%的人戴着N95口罩[213]。暴露的医务人员均未检测出阳性，这表明外科口罩、手卫生和标准方式已足以提供保护[213]。在印度的一项病例对照研究中，21 402例的记录显示，医务人员中有1 073例(5%)确诊感染SARS-CoV-2[214]。对624例病例和549例对照组的进一步分析显示，气管插管与SARS-CoV-2感染的较高概率相关[校正优势比(adjusted odds ratio, aOR)：4.33,95%CI：1.16～16.07][214]。

在1/28(3.6%)无症状入院患者SARS-CoV-2阳性的情况下，121名无症状筛查的医务人员无一阳性[215]。该医院对所有无症状入院患者实施了主动筛查，将阳性患者集中安置在带有负压室的指定单位，医务人员在所有产生气溶胶的操作过程中使用N95，在手术前对所有患者进行筛查，并佩戴通用口罩[215]。在意大利的一项研究中，对2 611名医务人员的评估显示，根据呼吸道PCR检测，只有0.65%的人SARS-CoV-2呈阳性；其中，70.6%是在医疗机构感染的，11.8%是在社区感染的，

17.6%是从高危地区返回的[220]。仅有 2%的医务人员血清学阳性[216]。最近的数据显示，一线医务人员感染 SARS－CoV－2 的风险增加(与非一线、面向患者的医务人员或公众相比)，但如果实施适当的感染控制措施，可以降低风险。

当前的 COVID－19 大流行似乎与 SARS－CoV－1 类似，主要是社区传播，但在医疗卫生机构中也发生了疫情。有多份关于 SARS－CoV－2 医院传播的报道，一项研究估计发病率为 60%[217]。除了使用个人防护装备外，在医疗卫生机构中预防 SARS－CoV－2 的其他研究干预措施有限[218]。一项研究表明，干预措施有助于将工作人员之间的传播从 31.6%减少到 12.9%，但患者之间的传播从 27.1%增加到 52.1%[219]。采用简单的感染控制措施，如普遍使用口罩，可以使 SARS－CoV－2 的院内传播在 3 周内从 14.65%线性下降到 11.46%[220,221]。尽管采取了全面戴口罩措施，但仍发生的疫情与休息室聚集、摘下口罩、饮食[221,222]或在感染控制预防措施方面的妥协有关[223]。

大量研究已经记录了医务人员感染 SARS－CoV－2 的风险增加，尤其是在一线、直接面对患者的医务人员中，采用感染控制措施可以降低这种风险[224-261]。

疫苗接种

目前正在为开发一种 MERS－CoV 疫苗进行一些临床试验[262-269]。这些疫苗要么是基于 DNA 平台[GLS－5300(INO－4700)][262,263]，要么是病毒载体的疫苗，包括基于改良牛痘病毒的疫苗[264,265]，或者是腺病毒载体疫苗[266-269]。在这些候选疫苗中，只有少数疫苗进行了 1 期临床试验，所有的参与者数量都非常有限[262-264,266]。一项试验显示，接种第二次剂量后，使用 MERS－CoV S1 ELISA 进行检测发现，低剂量组中 9/12(75%)和高剂量组中 11/11(100%)的患者有血清转化；未见严重副作用的报道[264]。另一项研究显示，两剂量组 59/69(86%)和三剂量组 61/65(94%)的参与者通过 S1－ELISA 法检测血清转化，无严重副作用[262]。第三项试验显示，高剂量组中有 4/9(44%)的参与者产生了抗－MERS－CoV 抗体[266]。

在 SARS－CoV－2 Omicron 变异体出现之前，对疫苗接种效力/有效性的系统评价显示，疫苗接种后 1～6 个月对 SARS－CoV－2 感染降低了 21%，症状性 COVID－19 疾病降低了 24.9%，严重疾病降低了 10%，随着时间的推移，严重疾病降低了 70%以上[270]。

SARS－CoV－2 的情况非同寻常。SARS－CoV－2 基因组序列一经报道，基于多个疫苗接种平台的多种疫苗就被开发出来了。在 Pfizer－BioNTech 的Ⅲ期临床试验中信使 RNA(mRNA)疫苗、BNT162b2 疫苗和 Oxford－AstraZeneca 腺病毒载体疫苗 ChAdOx1－S (Ad26.COV2.S)疫苗两剂均能有效降低 COVID－19 的发病和 CFR 的发生[271]。在单剂量 Ad26.COV2 的临床试验中。据报道，在接种疫苗后 14～28 天，预防中重度危重 COVID－19 的有效性为 67%，预防重度危重 COVID－19 的有效性为 77%～85%[272]。增加 ChAdOx1－S 和 BNT162b2 疫苗的剂量间隔提供了额外的保护[273,274]。

在对 13 项随机、盲法、对照试验的系统性回顾中，10 项此类研究的 28 天血清转化率>80%，两项 10 000 名受试者的大规模研究的 28 天血清转化率分别为 95%和 70.4%[275]。疫苗的疗效如下：mRNA 疫苗，95%(95% CI，92%～97%)；灭活疫苗 61%(95% CI，52%～68%)；蛋白质亚单位疫苗，77%(95% CI，－5%～95%)；病毒载体疫苗 68%(95% CI，61%～74%)[276]。另一项荟萃显示，BNT162b2 和 mRNA－1273 疫苗对有症状的 COVID－19 最有可能有效，其次是 Gam－COVID－Vac[277]。荟萃分析显示，对 Pfizer－BioNTech 和 Moderna COVID－19 疫苗的总合并过敏反应率为 5%(95% CI，2.9～7.2)，非过敏反应率为 53.9%(95% CI，0.0～116.1)[278]。与 Moderna 疫苗相比，Pfizer－BioNTech 疫苗的过敏反应发生率更高(但不显著)：分别为 8(95% CI，0.0～11.3)和 2.8(95% CI，0.0～5.7)[278]。

治疗

MERS－CoV 冠状病毒感染的治疗主要是支持性的，没有特异性的病毒靶向治疗。然而，MIRACLE 研究，一项洛匹那韦-利托那韦和干扰素－β1b 与安慰剂的随机对照试验，在症状出现后 7 天内开始治疗，显示 90 天死亡率降低，RR＝0.19(95% CI，0.05～0.75)[279]。此外，在Ⅰ期临床试验中，使用人多克隆 IgG 抗体(SAB－301)被证明是安全且耐受性良好的[280]。

对于 SARS－CoV－2 感染，已经有多项研究检查了各种治疗药物。对于住院患者，主要的治疗方法来自 RECOVERY 试验，使用 6 mg 地塞米松静脉注射或口服，每天 1 次[281]。在一项随机对照试验中对法维拉韦的使用进行了评估，其使用与轻度至中度 COVID－19 患者的病程缩短有关[282]。来自东京的另一项研究显示，重症监护病房和住院的平均天数分别为 6 天和 22 天[283]。一项荟萃分析显示，与对照组相比，在住院 7 天期间使用法维拉韦与临床改善相关(RR＝1.24，95% CI，1.09～1.41；P＝0.001)[284]。虽然可以加速病毒清除、补充氧需求降低和更低的死亡率，但这些结果都没有达到统计学意义[284]。另一项荟萃分析显示，在致死率(OR 1.11，95% CI，0.64～1.94)或机械通气需求或持续时间(OR 0.50，95% CI，0.13～1.95)方面，Favipiravir 和安慰剂之间无显著差异[285]。第三项荟萃分析显示，死亡率没有差异，但高尿酸血症和丙氨酸转氨酶的发生率增加[286]。其他抗病毒药物如索磷布韦-达卡他韦显示非统计学意义上的临床改善[287]。瑞德西韦在不同的研究中显示不一致地缩短了恢复时间。在一个对 5 项随机对照试验(RCT)和 5 项非随机化研究干预(NRSI)的系统评价中，使用瑞德西韦可显著改善 28 天康复(RR＝1.09，95% CI，1.04～1.15)、低流量氧支持(RR＝2.88，95% CI，1.80～4.60)和有创机械通气或体外膜氧合(RR＝5.34，95% CI，2.37～12.05)[288]。

另一项荟萃分析显示，使用瑞德西韦与对照组的死亡率无差异[OR＝0.92(95％ CI，0.79～1.07)，P＝0.30][289]。第三项荟萃分析显示，瑞德西韦可能会略微减少机械通气或体外膜氧合的需要[290]。

目前对轻度、中度或重度 SARS－CoV－2 的治疗方法在不断变化。

例如，截至 2022 年 5 月，有几种在家或门诊治疗 COVID－19 的选择。它们包括：

• 奈玛特韦/利托那韦（Paxlovid）：一种用于成人和≥12 岁儿童的试验性抗病毒治疗药物。可在家中口服。应尽快开始，并必须在出现症状后 5 天内开始。已有 COVID－19 治疗后复发的报道，正在调查重复使用或更长时间治疗的进一步研究。

• 维克露瑞（Veklury）：一种用于成人和儿童的抗病毒治疗方法。治疗需要在医疗机构连续 3 天静脉注射。它应尽快开始，并必须在症状出现后 7 天内开始。

• Bebtelovimab：一种研究性单克隆抗体治疗，用于成人和年龄≥12 岁的儿童单次静脉注射。应尽快开始治疗，且必须在症状出现后 7 天内开始。

• 莫努匹拉韦（Lagevrio）：一种用于 18 岁以上成人的研究性抗病毒治疗药物。可在家中口服。应尽快开始使用，并必须在症状出现后 5 天内开始使用。

有关最新信息和数据，请访问疾病预防控制中心（CDC）（https://www.cdc.gov/coronavirus/2019-ncov/your-health/treatments-for-severe-illness.html）或 NIH 网站 websites（https://www.covid19treatmentguidelines.nih.gov/about-the-guidelines/whats-new/）。

附　录

专业术语英汉对照

（此表由译者整理，非原著内容）

外文名称	缩写	中文名称
1,3-β-D-Glucan	BDG	1,3-β-D-葡聚糖
A		
absolute total neutrophil	ATN	中性粒细胞绝对计数
acceptable quality level	AQL	可接受质量水平
Achromobacter	—	无色杆菌
acid-fast bacterial	AFB	抗酸杆菌
Acinetobacter baumannii	—	鲍曼不动杆菌
Acinetobacter spp.	—	不动杆菌属
acquired immunodeficiency syndrome	AIDS	获得性免疫缺陷综合征
Acremonium spp.	—	枝顶孢霉属
active forced-air warming	FAW	主动式强制空气加温
acute kidney injury	AKI	急性肾损伤
Acute Physiology and Chronic Health Evaluation	APACHE Ⅱ	急性生理与慢性健康评分
acute respiratory distress syndrome	ARDS	急性呼吸窘迫综合征
acute respiratory illness	ARI	急性呼吸道疾病
adenosine triphosphate	ATP	三磷酸腺苷
adenovirus	—	腺病毒
Advancement of Medical Instrumentation	AAMI	医疗器械促进协会
Advisory Committee on Immunization Practices	ACIP	免疫实践咨询委员会
Aeromonas hydrophila	—	嗜水气单胞菌
aerosol-generating procedure	AGP	产生气溶胶的操作
Agency for Healthcare Research and Quality	AHRQ	医疗保健研究与质量局
Aichivirus	—	爱知病毒
air changes per hour	ACH	每小时换气次数
alanine aminotransferase	ALT	谷丙转氨酶
alcohol-based handrub	ABHR	含醇类手消毒剂
ambulatory surgery center	ASC	门诊手术中心
American Academy of Pediatrics	AAP	美国儿科学会
American Association of Blood Banks	AABB	美国血库协会
American Association of Tissue Banks	AATB	美国组织库协会
American Burn Association	ABA	美国烧烫伤协会
American College of Cardiology	ACC	美国心脏病学会
American College of Obstetrics and Gynecology	ACOG	美国妇产科学会

续 表

外文名称	缩写	中文名称
American College of Surgeons	ACS	美国外科医师协会
American Conference of Governmental Industrial Hygienists	ACGIH	美国政府及工业卫生协会
American Heart Association	AHA	美国心脏协会
American Institute for Ultrasound in Medicine	AIUM	美国超声医学研究所
American Medical Director's Association	AMDA	美国医学主任协会
American Osteopathic Association	AOA	美国骨科协会
American Red Cross	ARC	美国红十字会
American Society for Testing and Materials	ASTM	美国材料与试验协会
American Society of Anesthesiologists	ASA	美国麻醉医师协会
American Society of Health-System Pharmacists	ASHP	美国卫生系统药剂师协会
American Society of Heating, Refrigerating and Air-Conditioning Engineers	ASHRAE	美国供暖、制冷和空调工程师协会
American Society of Peri-anesthesia Nurses	ASPAN	美国围手术期护士协会
angiotensin-converting enzyme 2	ACE - 2	血管紧张素转换酶 2
antibiotic "time-outs"	ATO	抗生素暂停
Antibiotic Resistance & Patient Safety Portal	ARPSP	抗生素耐药性与患者安全门户
Antibiotic Stewardship Program	ASP	抗生素管理计划
Antibiotic Utilization and Resistance	AUR	抗生素使用和耐药性
antibiotic-associated diarrhea	AAD	抗生素相关性腹泻
antibody against HCV	anti - HCV	丙肝抗体
antibody to HBeAg	anti - HBe	乙型肝炎病毒 e 抗体
antibody to HBsAg	anti - HBs	乙型肝炎病毒表面抗体
antibody to hepatitis B core antigen	anti - HBc	乙型肝炎病毒核心抗体
antimicrobial peptide	AMP	抗微生物肽
antimicrobial resistance	AMR	抗微生物药物耐药
antimicrobial stewardship	AMS	抗微生物药物管理
apparent diffusion coefficient	ADC	表观弥散系数
arteriovenous fistula	AVF	自体动静脉内瘘
arteriovenous graft	AVG	移植物动静脉内瘘
aseptic non-touch technique	ANTT	无菌非接触技术
Asia Pacific Society for Infection Control	APSIC	亚太感染控制学会
Aspergillus flavus	—	黄曲霉
Aspergillus fumigatus	—	烟曲霉
Aspergillus spp.	—	曲霉属
Aspergillus terreus	—	土曲霉
Associate Infection Prevention and Control	a - IPC	感染预防与控制助理
Association for Professionals in Infection Control and Epidemiology	APIC	感染控制和流行病学专业协会
Association for the Healthcare Environment	AHE	医疗环境协会
Association of Occupational Health Professionals in Healthcare	AOHP	医疗保健职业卫生专业人员协会
Association of Operating Room Nurses	AORN	美国手术室注册护士协会
astrovirus	—	星状病毒

续　表

外文名称	缩写	中文名称
asymptomatic bacteremic UTI	ABUTI	无症状菌血症尿路感染
ATP-binding cassette F	ABC－F	ATP 结合盒 F
automated endoscope reprocessor	AER	自动内镜清洗机
avian influenza	AI	禽流感
B		
Bacillus	—	芽孢杆菌属
Bacillus atrophaeus	—	萎缩芽孢杆菌
Bacillus Calmette-Guerin	BCG	卡介苗
Bacillus cereus	—	蜡样芽孢杆菌
Bacillus Sp.	—	芽孢杆菌属
Bacillus stearothermophilus	—	嗜热脂肪芽孢杆菌
bactericide	—	杀细菌剂
Bacteroides spp.	—	拟杆菌属
bar-coding medication administration records	BCMA	条形码药物管理记录
benchmarking	—	基准化分析法
bilevel positive airway pressure	BiPAP	双水平气道正压通气
biologic safety cabinet	BSC	生物安全柜
Blastomyces dermatitidis	—	皮炎芽生菌
Blood Products Advisory Committee	BPAC	血制品咨询委员会
Bloodborne Pathogens Standard	BBP	血源性病原体标准
bloodstream infection	BSI	血流感染
body mass index	BMI	体重指数
Bordetella pertussis	—	百日咳鲍特菌
bronchoalveolar lavage	BAL	支气管肺泡灌洗
broth microdilution	BMD	肉汤微量稀释
Brucella abortus	—	流产布鲁菌
Brucellosis	—	布鲁菌病
bundle	—	集束化
Burkholderia cepacia	—	洋葱伯克霍尔德菌
Burkholderia spp.	—	伯克霍尔德菌属
burn wound infection	BWI	烧烫伤创面感染
C		
Campylobacter	—	弯曲菌属
Campylobacter jejuni	—	空肠弯曲菌
Canadian Nosocomial Infection Surveillance Program	CNISP	加拿大医院感染监测项目
Candida albicans	—	白念珠菌
Candida auris	—	耳念珠菌
Candida famata	—	无名念珠菌
Candida glabrata	—	光滑念珠菌
Candida guilliermondii	—	季也蒙念珠菌

续 表

外文名称	缩写	中文名称
Candida haemulonii	—	希木龙念珠菌
Candida krusei	—	克柔念珠菌
Candida parapsilosis	—	近平滑念珠菌
Candida rugosa	—	皱褶念珠菌
Candida sake	—	清酒念珠菌
Candida spp.	—	念珠菌属
Candida tropicalis	—	热带念珠菌
Candidiasis	—	念珠菌病
cardiovascular implantable electronic device	CIED	心血管植入式电子设备
care bundles	—	护理集束化(策略)
catheter-associated asymptomatic bacteriuria	CA - ASB	导管相关无症状菌尿
catheter-associated bloodstream infection	CABSI	导管相关血流感染
catheter-associated urinary tract infection	CA - UTI	导管相关尿路感染
catheter-related BSI	CR - BSI	导管相关血流感染
catheter-related infection	CRI	导管相关感染
Center for Public Integrity	CPI	公共廉政中心
Centers for Disease Control and Prevention	CDC	疾病预防控制中心
Centers for Medicare and Medicaid Services	CMS	医疗保险与医疗补助服务中心
central line-associated bacteremia	CLAB	中心静脉导管相关菌血症
central line-associated blood stream infection	CLABSI	中央导管相关血流感染
central line-insertion practice	CLIP	中心静脉导管插入操作
central nervous system	CNS	中枢神经系统
central venous catheter	CVC	中心静脉导管
cerebrospinal fluid	CSF	脑脊液
Certification Board of Infection Control and Epidemiology	CBIC	感染控制与流行病学认证委员会
Certified in Infection Control	CIC	感染控制认证
certified registered nurse infusion	CRNI	注册输液护士
chlorhexidine gluconate	CHG	葡萄糖酸氯己定
chlorhexidine gluconate-impregnated sponge	CHGIS	含氯己定的半透性敷贴
chlorofluorocarbon	CFC	氯氟烃
chronic obstructive pulmonary disease	COPD	慢性阻塞性肺病
Chryseobacterium (*Flavobacterium*) *meningosepticum*	—	脑膜炎败血金黄杆菌
Ciprofloxacin	Cp	环丙沙星
Citrobacter diversus	—	克氏柠檬酸杆菌
Citrobacter spp.	—	柠檬酸杆菌属
Clinical and Laboratory Standards Institute	CLSI	临床与实验室标准协会
clinical sepsis	CSEP	临床脓毒症
Clostridiodes	—	梭菌属
Clostridioides difficile	—	艰难梭菌
Clostridioides difficile infection	CDI	艰难梭菌感染

续　表

外文名称	缩写	中文名称
Clostridioides difficile-associated diarrhea	CDAD	艰难梭菌相关性腹泻
Clostridium botulinum	—	肉毒杆菌
Clostridium perfringens	—	产气荚膜杆菌
coagulase negative *Staphylococci*	CoNS	凝固酶阴性葡萄球菌
Coccidioides immitis	—	粗球孢子菌
colony forming unit	CFU	菌落形成单位
Community and Hospital Infection Control Association Canada	CHICA	加拿大社区和医院感染控制联合会
Community Hospital Infection Program	CHIP	社区医院感染项目
community respiratory virus	CRV	社区呼吸道病毒
community-associated	CA	社区相关
community-onset，healthcare facility-associated	CO - HCFA	社区发病，与医疗保健机构相关
community-onset，hospital-associated	CO - HA	社区发病，医院相关
computed tomograph	CT	计算机断层扫描
computer-assisted decision support	CADS	计算机辅助决策支持
confidence interval	CI	置信区间
contact precautions	CP	接触预防措施
continuous environmental disinfection	CED	持续环境消毒
continuous peripheral nerve block	CPNB	连续外周神经阻滞
continuous positive airway pressure	CPAP	持续气道正压通气
Continuous Quality Improvement	CQI	持续质量改进
coronavirus	—	冠状病毒
coronavirus disease 2019	COVID - 19	新型冠状病毒感染
Corynebacterium	—	棒状杆菌
Corynebacterium diphtheriae	—	白喉棒状杆菌
cost effectiveness analyses	CEA	成本效果分析
COVID-19-associated Candidiasis	CAC	新冠病毒相关念珠菌病
COVID-19-associated Mucormycosis	CAM	新冠病毒相关毛霉病
COVID-19-associated pulmonary Aspergillosis	CAPA	新冠病毒相关肺曲霉病
C-reactive protein	CRP	C 反应蛋白
Creutzfeldt-Jakob disease	CJD	克罗伊茨费尔特-雅各布病
critical /semi-critical /non-critical items	—	高度危险/中度危险/低度危险性物品
Cronobacter	—	克罗诺杆菌
Cronobacter sakazakii	—	阪崎克罗诺杆菌
Cryptosporidium parvum	—	微小隐孢子虫
Cunninghamella spp.	—	小克银汉
Cyclospora cayetanensis	—	环孢子虫
cystic fibrosis	CF	囊性纤维化
Cytomegalovirus	CMV	巨细胞病毒
D		
Danger-Associated Molecular Pattern	DAMP	危险相关分子模式

续 表

外文名称	缩写	中文名称
defined daily dose	DDD	限定日剂量
define-measure-analyze-improve-control	DMAIC	定义-测量-分析-改进-控制
delayed-type hypersensitivity	DTH	延迟型超敏反应
denominator data	—	分母数据
device utilization	DU	器械使用
device utilization ratio	DUR	器械使用率
device-associated	DA	器械相关
device-associated infection	DAI	器械相关感染
diagnosis related group	DRG	诊断相关分组
differential time to positivity	DTP	差异报警时间
diffusion weighted imaging	DWI	弥散加权成像
dihydropteroate synthase	DHPS	二氢叶酸合成酶
dipeptidyl peptidase 4	DPP-4	二肽基肽酶-4
Diphtheroids	—	类白喉杆菌
disability-adjusted life years	DALY	伤残调整寿命年
Division of Healthcare Quality Promotion	DHQP	医疗质量促进部
E		
electronic medication administration record	eMAR	电子药物管理记录
emergency use authorization	EUA	紧急使用授权
Emerging Infection Network	EIN	新发感染网络
Emerging Infections Program	EIP	新兴感染项目
endoscopic retrograde cholangiopancreatography	ERCP	内镜下逆行胰胆管造影术
endoscopic ultrasound	EUS	超声内镜
endoscopic ultrasound-fine needle aspiration	EUS-FNA	内镜超声下细针穿刺
endoscopic variceal ligation	EVL	内镜下静脉曲张套扎
end-stage renal disease	ESRD	终末期肾病
Entamoeba histolytica	—	溶组织阿米巴
Enterobacter cloacae complex group	—	阴沟肠杆菌复合群
Enterobacter sakazakii	—	阪崎肠杆菌
Enterobacter spp.	—	肠杆菌属
Enterococcus faecalis	—	粪肠球菌
Enterococcus faecium	—	屎肠球菌
Enterococcus spp.	—	肠球菌属
Environmental Protection Agency	EPA	环境保护署
enzyme immunoassay	EIA	酶免疫分析
enzyme-linked immunosorbent assay	ELISA	酶联免疫吸附分析
epidemic keratoconjunctivitis	EKC	流行性角结膜炎
Epstein-Barr virus	EBV	EB 病毒
erythrocyte sedimentation rate	ESR	红细胞沉降率
Escherichia coli	—	大肠埃希菌

续 表

外文名称	缩写	中文名称
Ethylene oxide	EtO	环氧乙烷
European Antibiotic Awareness Day	EAAD	欧洲抗生素宣传日
European Centers for Disease Control and Prevention	ECDC	欧洲疾病预防控制中心
European Committee for Standardization	ECEN	欧洲标准化委员会
European Committee on Antimicrobial Susceptibility Testing	EUCAST	欧洲抗微生物药物敏感性检测委员会
European Organization for Research and Treatment of Cancer/Invasive Fungal Infections Cooperative Group	EORTC	欧洲癌症研究与治疗组织/侵袭性真菌感染合作组
European Surveillance of Antimicrobial Consumption Network	ESAC - Net	欧洲抗微生物药物消费监测网络
Exposure Prevention Information Net	EPINet	暴露预防信息网络
Exposure Survey of Trends in Occupational Practice	EXPO - S.T.O.P	年度职业实践趋势暴露调查
Extended Prevalence of Infection in Intensive Care	EPIC	重症监护病房感染扩展流行率调查
extended-spectrum β-lactamase	ESBL	超广谱β-内酰胺酶
extended-spectrum β-lactamase-producing Enterobacterales	—	产超广谱β-内酰胺酶肠杆菌目细菌
extensively drug-resistant	XDR	广泛耐药
external ventricular drain	EVD	脑室外引流管
extracorporeal membrane oxygenation	ECMO	体外膜肺氧合
extremely low birth weight	ELBW	极低出生体重
F		
fatal insomnia syndrome	FFI	致死性家族失眠症
fetal calf serum	FCS	胎牛血清
fetal microbiota transplant	FMT	粪菌移植
fiberoptic bronchoscopy	FB	纤维支气管镜
filtering facepiece respirator	FFR	过滤式呼吸器
fluorescence in situ hybridization	FISH	荧光原位杂交
Food and Drug Administration	FDA	食品药品监督管理局
fraction of inspired oxygen	FiO_2	吸入氧饱和度
Francisella tularensis	—	土拉弗朗西斯菌
fresh frozen plasma	FFP	新鲜冷冻血浆
fungicide	—	杀真菌剂
Fusarium spp.	—	镰刀菌属
G		
galactomannan	GM	半乳甘露聚糖
Geobacillus stearothermophilus	—	嗜热脂肪地芽孢杆菌
germicide	—	杀菌剂
Gerstmann-Sträussler-Scheinker	GSS	格斯特曼综合征
Giardia lamblia	—	蓝伯贾第虫
Glasgow Coma Scores	GCS	格拉斯哥昏迷评分
glutamate dehydrogenase	GDH	谷氨酸脱氢酶
Glutaraldehyde	glut	戊二醛
glycopeptide-intermediate *S. Aureus*	GISA	糖肽类中介的金黄色葡萄球菌
good manufacturing practices	GMP	良好生产规范

续 表

外文名称	缩写	中文名称
graft-versus-host disease	GVHD	移植物抗宿主病
gram-negative bacteria	GNB	革兰阴性菌
gram-positive Cocci	—	革兰阳性球菌
granular activated carbon	GAC	颗粒活性炭
granulocyte colonystimulating factor	G-CSF	重组粒细胞集落刺激因子
gross national income	GNI	国民总收入
group A *Streptococcus*	GAS	A群链球菌
H		
Haemophilus	—	嗜血杆菌属
Haemophilus aphrophilus, *Actinobacillus actinomycetemcomitans*, *Cardiobacterium hominis*, *Eikenella* spp., and *Kingella* spp.	HACEK	嗜血杆菌、放线杆菌、心杆菌、艾肯菌属和金氏菌属
Haemophilus influenzae	—	流感嗜血杆菌
hand hygiene	HH	手卫生
Hand Hygiene Self-Assessment Framework	HHSAF	手卫生自我评估框架
Hazard Analysis and Critical Control Point	HACCP	危害分析和关键控制点系统
Health Care Without Harm	HCWH	无伤害卫生保健协会
healthcare facility-onset	HCFO	医疗保健机构内发病
Healthcare Infection Control Practices Advisory Committee	HICPAC	医疗保健感染控制实践咨询委员会
healthcare personnel safety	HPS	医疗保健人员安全
healthcare provider	HCP	医疗保健提供者
Healthcare Sterile Processing Association	HSPA	医疗保健无菌处理协会
healthcare worker	HCW	医务人员
healthcare-associated	HCA	医疗保健相关
healthcare-associated infection	HAI	医疗保健相关感染
healthcare-associated pneumonia	HCAP	医疗保健相关性肺炎
healthcare-associated ventriculitis and meningitis	HCA-VM	医疗保健相关性脑室炎和脑膜炎
heater-cooler unit	HCU	冷-热交换器
heating ventilation and air-conditioning	HVAC	暖通空调系统
Helicobacter pylori	—	幽门螺杆菌
hematopoietic stem cell transplant	HSCT	造血干细胞移植
hepatitis A virus	HAV	甲型肝炎病毒
hepatitis B	—	乙型肝炎
hepatitis B core antibody	HBcAb	乙型肝炎病毒核心抗体
hepatitis B core antigen	HBcAg	乙型肝炎病毒核心抗原
hepatitis B E-antigen	HBeAg	乙型肝炎病毒 e 抗原
hepatitis B immunoglobulin	HBIG	乙型肝炎病毒免疫球蛋白
hepatitis B surface antibody	HBsAb	乙型肝炎病毒表面抗体
hepatitis B surface antigen	HBsAg	乙型肝炎病毒表面抗原
hepatitis B virus	HBV	乙型肝炎病毒
hepatitis C virus	HCV	丙型肝炎病毒
hepatitis D virus	HDV	丁型肝炎病毒

续 表

外文名称	缩写	中文名称
hepatitis E virus	HEV	戊型肝炎病毒
hepatitis G virus	HGV	庚型肝炎病毒
herpes simplex viruses	HSV	单纯疱疹病毒
high-efficiency particulate air	HEPA	高效微粒空气过滤器
high-intensity narrow-spectrum	HINS	高强度窄光谱灯
highlevel disinfection	HLD	高水平消毒
high-volume，unidirectional vertical flow	hvUDVF	高容量单向垂直流
Histoplasma capsulatum	—	夹膜组织胞浆菌
hospital census	—	医院普查
hospital epidemiologist	—	医院流行病学家
Hospital Infections Program	HIP	医院感染项目
Hospital Infections Society	—	英国医院感染协会
hospital-acquired bloodstream infection	HABSI	医院获得性血流感染
Hospital-Acquired Condition Reduction Program	HACRP	医院获得性病症减少项目
hospital-acquired conditions	HAC	医院获得性并发症
hospital-acquired pneumonia	HAP	医院获得性肺炎
hospital-onset	HO	医院内发病
human adenovirus	HAdV	人腺病毒
human herpesvirus 8	HHV-8	人类疱疹病毒 8 型
human immunodeficiency virus	HIV	人类免疫缺陷病毒
human leukocyte antigen	HLA	人类白细胞抗原
human metapneumovirus	HMPV	人偏肺病毒
human papillomavirus	HPV	人乳头瘤病毒
human parainfluenza viruses	HPIV	人副流感病毒
human T-lymphotropic virus	HTLV	人类 T 淋巴细胞病毒
Hydrochlorofluorocarbon	HCFC	氢氯氟烃
hydrogen peroxide	HP	过氧化氢
hydrogen peroxide gas plasma	HPGP	过氧化氢等离子体气体
I		
immediate-use steam sterilization	IUSS	快速压力蒸汽灭菌
immunofluorescence assay	IFA	免疫荧光法
impervious plastic wound protector	IPWP	非渗透塑料切口保护器
implantable cardioverter defibrillator	ICD	植入式心律转复除颤器
inactivated poliovirus vaccine	IPV	灭活脊髓灰质炎病毒疫苗
incident rate ratio	IRR	发病率比
incremental cost effectiveness ratio	ICER	增量成本效果比率
infection control	IC	感染控制
Infection Control Nurses Association	—	(英国)感染控制护士协会
infection control professional/infection preventionist	ICP/IP	感染控制专业人员/感染预防专业人员
infection prevention and control	IPC	感染预防与控制

续 表

外文名称	缩写	中文名称
infection prevention specialist	IPS	感染预防专家
infection-related ventilator-associated conditions	IVAC	与感染相关的呼吸机相关疾病
Infectious Diseases Society of America	IDSA	美国感染病学会
infective endocarditis	IE	感染性心内膜炎
influenza associated pulmonary Aspergillosis	IAPA	流感相关肺曲霉病
influenza virus	—	流感病毒
Infusion Nurses Society	INS	输液护士协会
Inpatient Prospective Payment System	IPPS	住院患者预付系统
Inpatient Quality Reporting	IQR	住院病人质量报告项目
Inpatient Rehabilitation Facility	IRF	住院康复机构
Institute for Healthcare Improvement	IHI	医疗保健改善研究所
Institute of Medicine	IOM	医学研究所
intensive care unit	ICU	重症监护病房
interleukin	IL	白介素
International Federation of Infection Control	IFIC	国际感染控制联合会
International Nosocomial Infection Control Consortium	INICC	国际医院感染控制联盟
International Organization For Standardization	ISO	国际标准化组织
International Patient Safety Goals	IPSG	国际患者安全目标
International Society for Heart and Lung Transplantation	ISHLT	国际心肺移植学会
intravascular device	IVD	血管内装置
intravenous	IV	静脉注射
intravenous immune globulin	IVIG	静脉注射免疫球蛋白
intraventricular	IVT	脑室内
invasive mechanical ventilation	IMV	侵入性机械通气
invasive pulmonary Aspergillosis	IPA	侵袭性肺曲霉病
isopropyl alcohol	IPA	异丙醇
J		
Joint Commission Accreditation of Healthcare Organization	JCAHO	医疗机构联合认证委员会
Joint Commission International	JCI	国际联合委员会
K		
Klebsiella oxytoca	—	产酸克雷伯菌
Klebsiella pneumoniae	—	肺炎克雷伯菌
Klebsiella pneumoniae carbapenemase	KPC	肺炎克雷伯菌碳青霉烯酶
Klebsiella spp.	—	克雷伯菌属
L		
laboratory information system	LIS	实验室信息系统
Laboratory-Confirmed Bloodstream Infection	LCBI	实验室确诊的血流感染
laminar airflow	LAF	层流气流
laparoscopic surgery	LS	腹腔镜手术
Laryngeal Mask Airway	LMA	喉罩

续 表

外文名称	缩写	中文名称
latent TB infection	LTBI	潜伏结核感染
left ventricular assist device	LVAD	左心室辅助装置
Legionella pneumophila serogroup 1	—	嗜肺军团菌血清Ⅰ型
Legionella spp.	—	军团菌属
Legionellosis	—	军团菌病
length of stay	LOS	住院时间
licensed practical nurse	LPN	执业护士
lipololysaccharide	LPS	脂多糖
Listeria	—	李斯特菌
Listeria monocytogenes	—	单核细胞增多性李斯特菌
long-term acute-care hospital	LTACH	长期急症照护医院
long-term care facility	LTCF	长期护理机构
lower respiratory infection	LRI	下呼吸道感染
lower-and middle-income country	LMC	中低收入国家
low-volume unidirectional vertical flow	lvUDVF	低容量单向垂直流
lymphokine-activated killer	LAK	淋巴因子激活杀伤细胞
M		
magnetic resonance imaging	MRI	磁共振成像
Malassezia pachydermatis	—	厚皮马拉色菌
Malassezia spp.	—	马拉色菌属
Managing Infection Risk	MIR	感染风险管理
mass spectrometry	MS	质谱
Matrix-Assisted Laser Desorption/Ionization-Time of Flight	MALDI - TOF	基质辅助激光解吸电离飞行时间
measles virus	—	麻疹病毒
measles-mumps-rubella	MMR	麻疹-流行性腮腺炎-风疹(麻腮风)
medical adhesive-related skin injury	MARSI	医用黏合剂相关皮肤损伤
medical intensive care unit	MICU	内科重症监护病房
meningitis/encephalitis panel	MEP	脑膜炎/脑炎检测试剂盒
methicillin-resistant *S. aureus*	MRSA	甲氧西林耐药金黄色葡萄球菌
methicillin-susceptible *S. aureus*	MSSA	甲氧西林敏感金黄色葡萄球菌
Middle East respiratory syndrome coronavirus	MERS - CoV	中东呼吸综合征冠状病毒
midline catheter	ML	中线导管
minimal infective dose	MID	最小感染剂量
minimum inhibiting concentration	MIC	最低抑菌浓度
mobile genetic element	MGE	可移动遗传元件
mold-specific quantitative PCR	MSQPCR	特定霉菌定量聚合酶链反应
molecular rapid diagnostic testing	mRDT	分子快速诊断测试
Moraxella catarrhalis	—	卡他莫拉菌
Morbidity and Mortality Weekly Report	MMWR	发病率和死亡率周报
Morganella spp.	—	摩根菌属

续 表

外文名称	缩写	中文名称
multidrug resistant organism	MDRO	多重耐药菌
multidrug-resistant	MDR	多重耐药
multidrug-resistant *A.Baumannii*	MDR - AB	多重耐药鲍曼不动杆菌
multidrug-resistant gram-negative	MDR - GN	多重耐药革兰阴性菌
multidrug-resistant gram-negative rods	MDR - GNR	多重耐药革兰阴性杆菌
multidrug-resistant *M. tuberculosis*	MDR - TB	耐多药结核分枝杆菌
multilocus sequence typing	MLST	多位点序列分型
multiple organ dysfunction syndrome	MODS	多器官功能障碍综合征
Mycobacteria spp.	—	分枝杆菌属
Mycobacterium abscessus	—	脓肿分枝杆菌
Mycobacterium avium	—	鸟分枝杆菌
Mycobacterium avium complex	MAC	鸟分枝杆菌复合群
Mycobacterium chimaera	—	奇美拉分枝杆菌
Mycobacterium terrae	—	土地分枝杆菌
Mycobacterium tuberculosis	MTB	结核分枝杆菌
N		
National Center for Biotechnology Information	NCBI	(美国)国家生物技术信息中心
National Healthcare Safety Network	NHSN	(美国)国家医疗保健安全网络
National Institute for Clinical Excellence	NICE	(英国)国家临床优化研究所
National Institute for Occupational Safety and Health	NIOSH	(美国)国家职业安全与健康研究所
National Institute of Allergy and Infectious Diseases Mycoses Study Group	MSG	(欧洲)国家过敏和感染病研究所真菌病研究组
National Institute of Child Health and Human Development Neonatal Research Network	NICHD NRN	(美国)国家儿童健康和人类发展研究所新生儿研究网络
National Institutes of Health	NIH	(美国)国立卫生研究院
National Nosocomial Infection Surveillance	NNIS	(美国)国家医院感染监测系统
National Outbreak Reporting System	NORS	(美国)国家疫情报告系统
National Patient Safety Goals	NPSG	(美国)国家患者安全目标
National Quality Forum	NQF	(美国)国家质量论坛
National Surgical Quality Improvement Program	NSQIP	(美国)国家外科质量改进计划
necrotizing Enterocolitis	NEC	坏死性小肠结肠炎
needleless connector	NC	无针输液接头装置
needlestick injury	NSI	针刺伤
Needlestick Safety and Prevention Act	NSPA	针刺安全和预防法案
Neisseria meningitidis	—	脑膜炎奈瑟菌
neonatal intensive care unit	NICU	新生儿重症监护病房
new Delhi metallo-β-lactamase	NDM	新德里金属-β-内酰胺酶
Nocardia spp.	—	诺卡菌属
non-randomized study intervention	NRSI	非随机化研究干预
non-tuberculous *Mycobacteria*	NTM	非结核分枝杆菌
non-ventilator-hospital-acquired pneumonia	NV - HAP	非呼吸机医院获得性肺炎

续　表

外文名称	缩写	中文名称
norovirus	—	诺如病毒
no-touch disinfection	NTD	无接触消毒
nucleic acid amplification test	NAAT	核酸扩增试验
nucleic acid test	NAT	核酸检测
numerator data	—	分子数据
nursing home	NH	护理院
nursing home-acquired pneumonia	NHAP	护理院获得性肺炎
O		
occupational health	OH	职业卫生
occupational health service	OHS	职业卫生服务
Occupational Safety and Health Administration	OSHA	职业安全与健康管理局
odds ratio	OR	比值比
open reading frame	ORF	开放阅读框
optical character recognition	OCR	光学字符识别
oral antibiotics and mechanical bowel preparation	OA - MBP	口服抗生素和机械性肠道准备
oral Poliovirus vaccine	OPV	口服脊髓灰质炎病毒疫苗
ortho-phthalaldehyde	OPA	邻苯二甲醛
P		
pandrug-resistant	PDR	全耐药
parainfluenza virus	—	副流感病毒
parts per million	ppm	百万分之几
Parvovirus	—	细小病毒
Parvovirus B19	—	人细小病毒 B19
pathogen reduction technology	PRT	病原体灭活技术
patient-reported experience measure	PREM	患者报告体验测量
patient-reported outcome measure	PROM	患者报告结果测量
pediatric intensive care unit	PICU	儿科重症监护病房
pediatric ventilator-associated event	PedVAE	小儿呼吸机相关事件
Pediculus humanus capitis	—	头虱
Pediculus humanus humanus	—	体虱
penicillin-binding protein	PBP	青霉素结合蛋白
peptic ulcer disease	PUD	消化性溃疡病
peptide nucleic acid	PNA	肽核酸
Peptoclostridium	—	消化梭菌属
Peptostreptococcaceae	—	消化链球菌科
peracetic acid	PA	过氧乙酸
percutaneous coronary intervention	PCI	经皮冠状动脉介入术
percutaneous endoscopic gastrostomy/jejunostomy	PEG/PEJ	经皮内镜胃/空肠造口术
percutaneous transhepatic biliary drainage	PTBD	经皮肝穿刺胆管引流术
percutaneous transhepatic cholangiogram	PTC	经皮肝胆管造影术

续 表

外文名称	缩写	中文名称
percutaneous transluminal coronary angioplasty	PTCA	经皮冠状动脉腔内血管成形术
perioperative antimicrobial prophylaxis	PAP	围手术期抗微生物药物预防
peripheral blood mononuclear cell	PBMNC	外周血单核细胞
peripheral intravenous	PIV	外周静脉注射
peripheral intravenous catheter	PIVC	外周静脉内导管
peripheral line-associated BSI	PLABSI	外周导管相关血流感染
peripheral vein catheter-related	PVCR	外周静脉导管相关
peripheral venous access device	PVAD	外周静脉通路装置
peripheral venous catheter	PVC	外周静脉导管
peripheral venous catheter-related bloodstream infection	PVCR - BSI	外周静脉导管相关血流感染
peripherally inserted central catheter	PICC	外周静脉置入中心静脉导管
personal protective equipment	PPE	个人防护用品
Plan-Do-Check-Act	PDCA	计划-执行-检查-行动
plaque reduction neutralization test	PRN	空斑减少中和试验
Plesiomonas shigelloides	—	类志贺邻单胞菌
Pneumococcal vaccine	—	肺炎链球菌疫苗
Pneumocystis pneumonia	PCP	(耶氏)肺孢子菌肺炎
pneumonia	PNEU	肺炎
Poliovirus	—	脊髓灰质炎病毒
polymerase chain reaction	PCR	聚合酶链反应
polymethyl methacrylate	PMMA	聚甲基丙烯酸甲酯
positive end expiratory pressure	PEEP	呼气末正压
positive predictive value	PPV	阳性预测值
positron emission tomography	PET	正电子发射断层扫描
postexposure prophylaxis	PEP	暴露后预防
powered air-purifying respirator	PAPR	动力空气净化呼吸器
pressure gauge	PG	压力表
[illegible] calcitonin	PCT	降钙素原
[illegible]ed suppressive antibiotic therapy	PSAT	长期抑菌治疗
[illegible] joint arthroplasty	PJA	人工关节置换术
[illegible] infection	PJI	假体关节感染
[illegible]ndocarditis	PVE	人工瓣膜心内膜炎
[illegible]	—	奇异变形杆菌
[illegible]	—	变形杆菌属
[illegible]	—	斯氏普罗威登斯菌
[illegible]	—	铜绿假单胞菌
[illegible]	—	假单胞菌属
[illegible]	—	阴虱
[illegible]	PHAC	加拿大公共卫生署
[illegible]	PFGE	脉冲场凝胶电泳

续 表

外文名称	缩写	中文名称
percutaneous transluminal coronary angioplasty	PTCA	经皮冠状动脉腔内血管成形术
perioperative antimicrobial prophylaxis	PAP	围手术期抗微生物药物预防
peripheral blood mononuclear cell	PBMNC	外周血单核细胞
peripheral intravenous	PIV	外周静脉注射
peripheral intravenous catheter	PIVC	外周静脉内导管
peripheral line-associated BSI	PLABSI	外周导管相关血流感染
peripheral vein catheter-related	PVCR	外周静脉导管相关
peripheral venous access device	PVAD	外周静脉通路装置
peripheral venous catheter	PVC	外周静脉导管
peripheral venous catheter-related bloodstream infection	PVCR - BSI	外周静脉导管相关血流感染
peripherally inserted central catheter	PICC	外周静脉置入中心静脉导管
personal protective equipment	PPE	个人防护用品
Plan-Do-Check-Act	PDCA	计划-执行-检查-行动
plaque reduction neutralization test	PRN	空斑减少中和试验
Plesiomonas shigelloides	—	类志贺邻单胞菌
Pneumococcal vaccine	—	肺炎链球菌疫苗
Pneumocystis pneumonia	PCP	(耶氏)肺孢子菌肺炎
pneumonia	PNEU	肺炎
Poliovirus	—	脊髓灰质炎病毒
polymerase chain reaction	PCR	聚合酶链反应
polymethyl methacrylate	PMMA	聚甲基丙烯酸甲酯
positive end expiratory pressure	PEEP	呼气末正压
positive predictive value	PPV	阳性预测值
positron emission tomography	PET	正电子发射断层扫描
postexposure prophylaxis	PEP	暴露后预防
powered air-purifying respirator	PAPR	动力空气净化呼吸器
pressure gauge	PG	压力表
procalcitonin	PCT	降钙素原
prolonged suppressive antibiotic therapy	PSAT	长期抑菌治疗
prosthetic joint arthroplasty	PJA	人工关节置换术
prosthetic joint infection	PJI	假体关节感染
prosthetic valve endocarditis	PVE	人工瓣膜心内膜炎
Proteus mirabilis	—	奇异变形杆菌
Proteus spp.	—	变形杆菌属
Providencia stuartii	—	斯氏普罗威登斯菌
Pseudomonas aeruginosa	—	铜绿假单胞菌
Pseudomonas spp.	—	假单胞菌属
Pthirus pubis	—	阴虱
Public Health Agency of Canada	PHAC	加拿大公共卫生署
pulsed-field gel electrophoresis	PFGE	脉冲场凝胶电泳

续　表

外文名称	缩写	中文名称
norovirus	—	诺如病毒
no-touch disinfection	NTD	无接触消毒
nucleic acid amplification test	NAAT	核酸扩增试验
nucleic acid test	NAT	核酸检测
numerator data	—	分子数据
nursing home	NH	护理院
nursing home-acquired pneumonia	NHAP	护理院获得性肺炎
O		
occupational health	OH	职业卫生
occupational health service	OHS	职业卫生服务
Occupational Safety and Health Administration	OSHA	职业安全与健康管理局
odds ratio	OR	比值比
open reading frame	ORF	开放阅读框
optical character recognition	OCR	光学字符识别
oral antibiotics and mechanical bowel preparation	OA - MBP	口服抗生素和机械性肠道准备
oral Poliovirus vaccine	OPV	口服脊髓灰质炎病毒疫苗
ortho-phthalaldehyde	OPA	邻苯二甲醛
P		
pandrug-resistant	PDR	全耐药
parainfluenza virus	—	副流感病毒
parts per million	ppm	百万分之几
Parvovirus	—	细小病毒
Parvovirus B19	—	人细小病毒 B19
pathogen reduction technology	PRT	病原体灭活技术
patient-reported experience measure	PREM	患者报告体验测量
patient-reported outcome measure	PROM	患者报告结果测量
pediatric intensive care unit	PICU	儿科重症监护病房
pediatric ventilator-associated event	PedVAE	小儿呼吸机相关事件
Pediculus humanus capitis	—	头虱
Pediculus humanus humanus	—	体虱
penicillin-binding protein	PBP	青霉素结合蛋白
peptic ulcer disease	PUD	消化性溃疡病
peptide nucleic acid	PNA	肽核酸
Peptoclostridium	—	消化梭菌属
Peptostreptococcaceae	—	消化链球菌科
peracetic acid	PA	过氧乙酸
percutaneous coronary intervention	PCI	经皮冠状动脉介入术
percutaneous endoscopic gastrostomy/jejunostomy	PEG/PEJ	经皮内镜胃/空肠造口术
percutaneous transhepatic biliary drainage	PTBD	经皮肝穿刺胆管引流术
percutaneous transhepatic cholangiogram	PTC	经皮肝胆管造影术

续 表

外文名称	缩写	中文名称
norovirus	—	诺如病毒
no-touch disinfection	NTD	无接触消毒
nucleic acid amplification test	NAAT	核酸扩增试验
nucleic acid test	NAT	核酸检测
numerator data	—	分子数据
nursing home	NH	护理院
nursing home-acquired pneumonia	NHAP	护理院获得性肺炎
O		
occupational health	OH	职业卫生
occupational health service	OHS	职业卫生服务
Occupational Safety and Health Administration	OSHA	职业安全与健康管理局
odds ratio	OR	比值比
open reading frame	ORF	开放阅读框
optical character recognition	OCR	光学字符识别
oral antibiotics and mechanical bowel preparation	OA - MBP	口服抗生素和机械性肠道准备
oral Poliovirus vaccine	OPV	口服脊髓灰质炎病毒疫苗
ortho-phthalaldehyde	OPA	邻苯二甲醛
P		
pandrug-resistant	PDR	全耐药
parainfluenza virus	—	副流感病毒
parts per million	ppm	百万分之几
Parvovirus	—	细小病毒
Parvovirus B19	—	人细小病毒 B19
pathogen reduction technology	PRT	病原体灭活技术
patient-reported experience measure	PREM	患者报告体验测量
patient-reported outcome measure	PROM	患者报告结果测量
pediatric intensive care unit	PICU	儿科重症监护病房
pediatric ventilator-associated event	PedVAE	小儿呼吸机相关事件
Pediculus humanus capitis	—	头虱
Pediculus humanus humanus	—	体虱
penicillin-binding protein	PBP	青霉素结合蛋白
peptic ulcer disease	PUD	消化性溃疡病
peptide nucleic acid	PNA	肽核酸
Peptoclostridium	—	消化梭菌属
Peptostreptococcaceae	—	消化链球菌科
peracetic acid	PA	过氧乙酸
percutaneous coronary intervention	PCI	经皮冠状动脉介入术
percutaneous endoscopic gastrostomy/jejunostomy	PEG/PEJ	经皮内镜胃/空肠造口术
percutaneous transhepatic biliary drainage	PTBD	经皮肝穿刺胆管引流术
percutaneous transhepatic cholangiogram	PTC	经皮肝胆管造影术

续 表

外文名称	缩写	中文名称
percutaneous transluminal coronary angioplasty	PTCA	经皮冠状动脉腔内血管成形术
perioperative antimicrobial prophylaxis	PAP	围手术期抗微生物药物预防
peripheral blood mononuclear cell	PBMNC	外周血单核细胞
peripheral intravenous	PIV	外周静脉注射
peripheral intravenous catheter	PIVC	外周静脉内导管
peripheral line-associated BSI	PLABSI	外周导管相关血流感染
peripheral vein catheter-related	PVCR	外周静脉导管相关
peripheral venous access device	PVAD	外周静脉通路装置
peripheral venous catheter	PVC	外周静脉导管
peripheral venous catheter-related bloodstream infection	PVCR-BSI	外周静脉导管相关血流感染
peripherally inserted central catheter	PICC	外周静脉置入中心静脉导管
personal protective equipment	PPE	个人防护用品
Plan-Do-Check-Act	PDCA	计划-执行-检查-行动
plaque reduction neutralization test	PRN	空斑减少中和试验
Plesiomonas shigelloides	—	类志贺邻单胞菌
Pneumococcal vaccine	—	肺炎链球菌疫苗
Pneumocystis pneumonia	PCP	(耶氏)肺孢子菌肺炎
pneumonia	PNEU	肺炎
Poliovirus	—	脊髓灰质炎病毒
polymerase chain reaction	PCR	聚合酶链反应
polymethyl methacrylate	PMMA	聚甲基丙烯酸甲酯
positive end expiratory pressure	PEEP	呼气末正压
positive predictive value	PPV	阳性预测值
positron emission tomography	PET	正电子发射断层扫描
postexposure prophylaxis	PEP	暴露后预防
powered air-purifying respirator	PAPR	动力空气净化呼吸器
pressure gauge	PG	压力表
procalcitonin	PCT	降钙素原
prolonged suppressive antibiotic therapy	PSAT	长期抑菌治疗
prosthetic joint arthroplasty	PJA	人工关节置换术
prosthetic joint infection	PJI	假体关节感染
prosthetic valve endocarditis	PVE	人工瓣膜心内膜炎
Proteus mirabilis	—	奇异变形杆菌
Proteus spp.	—	变形杆菌属
Providencia stuartii	—	斯氏普罗威登斯菌
Pseudomonas aeruginosa	—	铜绿假单胞菌
Pseudomonas spp.	—	假单胞菌属
Pthirus pubis	—	阴虱
Public Health Agency of Canada	PHAC	加拿大公共卫生署
pulsed-field gel electrophoresis	PFGE	脉冲场凝胶电泳

续　表

外文名称	缩写	中文名称
purified protein derivative	PPD	纯蛋白衍生物
pyrogenic reaction	PR	热原反应
Q		
Q fever	—	Q热
quality adjusted life year	QALY	质量调整寿命年
quaternary ammonium compound	QUAT	季铵盐类化合物
R		
rabies virus	—	狂犬病病毒
Ralstonia Sp.	—	罗尔斯顿菌属
random amplified polymorphic DNA	RAPD	随机扩增多态性DNA
randomized control trial	RCT	随机对照试验
reactive oxygen species	ROS	活性氧
Recognition for Nursing Excellence	RNE	卓越护理认证
recombinant ELISA	rELISA	重组酶联免疫吸附测定法
recombinant immunofluorescence assay	rRIFA	重组免疫荧光测定法
registered nurse	RN	注册护士
relative risk	RR	相对风险
relative unit	RLU	相对单位
repetitive element polymerase chain reaction	rep-PCR	重复序列聚合酶链式反应
replicate organism direct agar contact	RODAC	微生物直接接触琼脂采样法
respiratory syncytial virus	RSV	呼吸道合胞病毒
respiratory tract infection	RTI	呼吸道感染
restriction fragment length polymorphism	RFLP	限制性片段长度多态性
reverse osmosis	RO	反渗透
reverse transcription polymerase chain reaction	RT-PCR	逆转录聚合酶链反应
rhinoviruses	—	鼻病毒
Rhodococcus	—	红球菌
Rhodotorula glutinis	—	黏红酵母
Rhodotorula mucilaginosa	—	胶红酵母
Rhodotorula spp.	—	红酵母菌属
ribonucleic acid	RNA	核糖核酸
root cause analysis	RCA	根本原因分析
Rotavirus	—	轮状病毒
Rothia mucilaginosa	—	胺胨罗斯菌
S		
Saccharomyces	—	酵母
safety-engineered device	SED	安全注射装置
safety-engineered sharps device	SESD	安全设计型锐器
Salmonella choleraesuis	—	猪霍乱沙门菌
Salmonella Sp.	—	沙门菌属

续 表

外文名称	缩写	中文名称
Sapovirus	—	札如病毒
Sarcoptes scabiei	—	疥疮
scanning electron microscopic	SEM	扫描电子显微镜
Scedosporium spp.	—	赛多孢属
Score for Neonatal Acute Physiology	SNAP	新生儿急性生理学评分
selective digestive decontamination	SDD	选择性消化道去污
sequence type	ST	序列类型
Serratia marcescens	—	黏质沙雷菌
Serratia spp.	—	沙雷菌属
severe acute respiratory syndrome	SARS	严重急性呼吸综合征
severe acute respiratory syndrome coronavirus	SARS CoV	严重急性呼吸综合征冠状病毒
Shigella boydii	—	鲍氏志贺菌
Shigella dysenteriae	—	痢疾志贺菌
Shigella flexneri	—	福氏志贺菌
Shigella sonnei	—	宋内志贺菌
short peripheral catheter	SPC	短期外周导管
single-use device	SUD	一次性使用设备
skilled nursing facility	SNF	专业护理机构
Staphylococcus aureus	—	金黄色葡萄球菌
surgical site infection	SSI	手术部位感染
T		
tuberculosis	TB	结核病
U		
ultrasound-guided peripheral catheter placement	USGPCP	超声引导外周导管置入法
value of a statistical life	VSL	统计寿命年
Vancomycin-intermediate *Staphylococcus aureus*	VISA	万古霉素中介的金黄色葡萄球菌
Vancomycin-resistant *Staphylococcus aureus*	VRSA	万古霉素耐药的金黄色葡萄球菌
Veterans Health Administration	VHA	退伍军人健康管理局
visual infusion phlebitis	VIP	可视静脉炎
W		
World Health Organization	WHO	世界卫生组织